"十三五"国家重点出版物出版规划项目

本草纲目研究集成

总主编
张志斌 郑金生

本草纲目续编 三|草部

张志斌 郑金生 于大猛 编著

U0289638

科学出版社
龙门书局
北京

内 容 简 介

本书是"本草纲目研究集成"丛书之一，收载李时珍所未能得见及李时珍之后至1911年以前的中国传统药物学相关内容，且采用《本草纲目》（此下简称《纲目》）原体例予以编次，故名之为《本草纲目续编》。以《神农本草经》为起点，此后大约每隔四五百年，本草学就会有一次集大成式的整理。《纲目》成书至今又历440余年，本书尝试再次对传统本草文献进行集大成式的整理，并仿《纲目》"分项说药"体例，尽量与《纲目》无缝对接，使古代传统药学资料源远流长。本书谓之"续编"，"续"的是《纲目》原有体例，"编"的却是《纲目》所无内容。为适应现代需求，本书严格规范出处标注，且根据《纲目》之后的本草发展及当今时代特点，对药物分类等内容做了若干修正。凡有异于李时珍之见者，用"【校正】"或者"编者按"的方式予以表达。各部总论之后新加"编者按"，说明本部药物计数结果及与《纲目》药数的比较，同时也简介对《纲目》同部药物取舍与迁移情况。本书共收药2583种，新增药1306种，另在《纲目》原有1547种药名之下，补入新增内容。全书字数达500万左右，附古代药图万余幅。

本书适合中医药研究教学与临床人员、文献研究者，以及《本草纲目》爱好者参阅使用。

图书在版编目（CIP）数据

本草纲目续编.三,草部 / 张志斌,郑金生,于大猛编著. — 北京：龙门书局, 2019.4

（本草纲目研究集成）

国家出版基金项目　"十三五"国家重点出版物出版规划项目

ISBN 978-7-5088-5567-7

Ⅰ. ①本… Ⅱ. ①张… ②郑… ③于… Ⅲ. ①《本草纲目》 Ⅳ. ①R281.3

中国版本图书馆CIP数据核字（2019）第090512号

责任编辑：鲍　燕　曹丽英 / 责任校对：王晓茜

责任印制：肖　兴 / 封面设计：黄华斌

科 学 出 版 社
龙 门 书 局 出版

北京东黄城根北街 16 号

邮政编码：100717

http://www.sciencep.com

北京汇瑞嘉合文化发展有限公司 印刷

科学出版社发行　各地新华书店经销

＊

2019年4月第 一 版　开本：787×1092 1/16

2019年4月第一次印刷　印张：84

字数：1 720 000

定价：798.00元

（如有印装质量问题，我社负责调换）

本草纲目研究集成

学术指导委员会

主　　任　　王永炎

委　　员　　曹洪欣　黄璐琦　吕爱平
　　　　　　谢雁鸣　王燕平

本草纲目研究集成

编辑委员会

进入21世纪，面向高概念时代，科学、人文互补互动，整体论、还原论朝向融通共进。中医学人更应重视传承，并在传承基础上创新。对享誉全球的重大古医籍做认真系统的梳理、完善、发掘、升华，而正本清源，以提高学术影响力。晚近，虽有运用多基因网络开展证候、方剂组学研究，其成果用现代科技语言表述，对医疗保健具有一定意义。然而积学以启真，述学以为道，系统化、规范化，多方位、高层次的文献研究，当是一切中医药研究项目的本底，确是基础的基础，必须有清醒的认识，至关重要。

中医千年古籍，贵为今用。然古籍之所以能为今用，端赖世代传承，多方诠释，始能沟通古今，励行继承创新。深思中医学的发展史，实乃历代医家与时俱进，结合实践，对前辈贤哲大家之医籍、理论、概念、学说进行诠释的历史。诠释的任务在于传达、翻译、解释、阐明与创新。诠释就是要在客体（即被诠释的文本）框架上，赋予时代的精神，增添时代的价值。无疑，诠释也是创新。

明代李时珍好学敏思，勤于实践，治学沉潜敦厚。博求百家而不倦，确系闻名古今之伟大医药科学家，备受中外各界人士景仰。明代著名学者王世贞称其为"真北斗以南一人"，莫斯科大学将其敬列为世界史上最伟大的六十名科学家之一（其中仅有两位中国科学家）。其巨著《本草纲目》博而不繁，详而知要，求性理之精微，乃格物之通典。英国著名生物学家达尔文称之为"中国古代百科全书"。2011年《本草纲目》被联合国教科文组织列入"世界记忆名录"（同时被列入仅两部中医药古籍），实为中国传统文化之优秀代表。欲使这样一部不朽的宝典惠泽医林、流传后世，广播世界，更当努力诠释，整理发扬。此乃《本草纲目研究集成》丛书之所由作也。

中国中医科学院成立60年以来，前辈学者名医于坎坷中筚路蓝缕，负重前行，启迪后学，笃志薪火传承。志斌张教授、金生郑教授，出自前辈经纬李教授、继兴马教授之门下，致力医史文献研究数十年，勤勉精进，研究成果累累。2008年岁末，志斌、金生二位学长，联袂应邀赴德国洪堡大学，参与《本草纲目》研究国际合作课题。历时三年余，所获甚丰。2012年两位教授归国后，向我提出开展《本草纲目》系列研究的建议，令我敬佩。这是具有现实意义的大事，旋即与二位共议筹谋，欲编纂成就一部大型丛书，命其名曰《本草纲目研究集成》。课题开始之初，得到中医临床基础医学研究所领导的支持，立项开展前期准备工作。2015年《本草纲目研究集成》项目获得国家出版基金资助，是为课题顺利开展的良好机遇与条件。

中医药学是将科学技术与人文精神融合得最好的学科，而《本草纲目》则是最能体现科学百科精神的古代本草学著作，除了丰富的医药学知识之外，也饱含语言文字学、古代哲学、儒释道学、地理学、历史学等社会科学内容与生物学、矿物学、博物学等自然科学内容，真可谓是"博大精深"。要做好、做深、做精《本草纲目》的诠释研究，实非易事。在志斌、金生二教授具体组织下，联合国内中医、中药、植物、历史地理、语言文字、出版规范等方面专家，组成研究团队。该团队成员曾完成《中华大典》下属之《药学分典》《卫生学分典》《医学分典·妇科总部》，以及《海外中医珍善本古籍丛刊》《温病大成》《中医养生大成》等多项大型课题与巨著编纂。如此多学科整合之团队，不惟多领域知识兼备，且组织及编纂经验丰富，已然积累众多海内外珍稀古医籍资料，是为《本草纲目研究集成》编纂之坚实基础。

李时珍生于明正德十三年（1518）。他穷毕生之智慧财力，殚精竭虑，呕心沥血，经三次大修，终于明万历六年（1578）编成《本草纲目》。至公元2018年，乃时珍诞辰500周年，亦恰逢《本草纲目》成书440周年。志斌、金生两位教授及其团队各位学者能团结一心，与科学出版社精诚合作，潜心数年，将我国古代名著《本草纲目》研究推向一个高峰！此志当勉，此诚可嘉，此举堪赞！我国中医事业有这样一批不受浮躁世风之影响，矢志不渝于"自由之思想，独立之精神"的学者，令我备受鼓舞。冀望书成之时培育一辈新知，壮大团队。感慨之余，聊撰数语，乐观厥成。

中央文史研究馆馆员
中国工程院院士　王永炎

丙申年元月初六

　　《本草纲目研究集成》是本着重视传承，并在传承基础上创新之目的，围绕明代李时珍《本草纲目》（此下简称《纲目》）进行系统化、规范化，多方位、高层次整理研究而撰著的一套学术丛书。

　　《纲目》不仅是中华民族传统文化的宝典，也是进入"世界记忆名录"、符合世界意义的文献遗产。欲使这样一部宝典惠泽当代，流芳后世，广播世界，更当努力诠注阐释，整理发扬。本丛书针对《纲目》之形制与内涵，以"存真、便用、完善、提高、发扬"为宗旨，多方位进行系统深入研究，撰成多种专著，总称为《本草纲目研究集成》。

　　我国伟大的医药学家李时珍，深明天地品物生灭无穷，古今用药隐显有异；亦熟谙本草不可轻言，名不核则误取，性不核则误施，动关人命。故其奋编摩之志，穷毕生精力，编成《纲目》巨著。至公元2018年，乃李时珍诞辰500周年，亦恰逢《纲目》成书440周年。当此之际，我们选择《纲目》系列研究作为一项重点研究课题，希望能通过这样一项纯学术性的研究，来纪念伟大的医药学家李时珍。

　　为集思广益，本课题成员曾反复讨论应从何处着手进行具有创新意义的研究。《纲目》问世400余年间，以其为资料渊薮，经节编、类纂、增删、续补、阐释之后续本草多至数百。中、外基于《纲目》而形成的研究专著、简体标点、注释语译、外文译注等书，亦不下数百。至于相关研究文章则数以千计。尽管如此，至今《纲目》研究仍存在巨大的空间。诸如《纲目》文本之失真，严格意义现代标点本之缺如，系统追溯《纲目》所引原始文献之空白，《纲目》药物及药图全面研究之未备，书中涉及各种术语源流含义研究之贫乏，乃至《纲目》未收及后出本草资料尚未得到拾遗汇编等，都有待完善与弥补。

　　在明确了《纲目》研究尚存在的差距与空间之后，我们决定以"存真、便用、完善、提高、发扬"为宗旨，编撰下列各种学术研究著作。

　　1.《本草纲目导读》：此为整个丛书之"序曲"。该书重点任务是引导读者进入《纲目》这座宏伟的"金谷园"。

2.《本草纲目影校对照》：将珍贵的《纲目》金陵本原刻影印，并结合校点文字及校记脚注，采用单双页对照形式，以繁体字竖排的版式配以现代标点，并首次标注书名线、专名线。这样的影印与校点相结合方式，在《纲目》研究中尚属首创。此举旨在最大程度地保存《本草纲目》原刻及文本之真，且又便于现代读者阅读。

3.《本草纲目详注》：全面注释书中疑难词汇术语，尤注重药、病、书、人、地等名称。此书名为"详注"，力求选词全面，切忌避难就易。注释简明有据，体现中外现代相关研究成果与中医特色，以求便于现代运用，兼补《纲目》语焉不详之憾。

4.《本草纲目引文溯源》：《纲目》"引文溯源"方式亦为本丛书首创。《纲目》引文宏富，且经李时珍删繁汰芜，萃取精华，故文多精简，更切实用。然明人好改前人书，李时珍亦未能免俗，其删改之引文利弊兼存。此外，《纲目》虽能标注引文出处，却多有引而不确、注而不明之弊。该书追溯时珍引文之原文，旨在既显现李时珍锤炼引文之功力，又保存《纲目》引文之真、落实文献出处，提高该书的可信度，以便读者更为准确地理解《纲目》文义。

5.《本草纲目图考》：此书研究角度乃前所未有。该书将金陵本、钱（蔚起）本、张（绍棠）本三大系统药图（各千余幅）逐一进行比较，考释《纲目》药图异同之原委，及其与前后本草药图之承继关系，有助于考证药物品种之本真，弥补《纲目》原药图简陋之不足。

6.《本草纲目药物古今图鉴》：以《纲目》所载药物为单元，汇聚古代传统本草遗存之两万余幅药图（含刻本墨线图及手绘彩图），配以现代药物基原精良摄影，并结合现代研究成果，逐一考察诸图所示药物基原。该书药物虽基于《纲目》，然所鉴之图涉及古今，其便用、提高之益，又非局促于《纲目》一书。

7.《本草纲目辞典》：此书之名虽非首创，然编纂三原则却系独有：不避难藏拙、不抄袭敷衍、立足时珍本意。坚持此三原则，旨在体现专书辞典特色，以别于此前之同名书。所收词目涉及药、病、书、人、地、方剂、炮制等术语，以及冷僻字词典故。每一词条将遵循史源学原则，追溯词源，展示词证，保证释义之原创性。此书不惟有益于阅读《纲目》，亦可有裨于阅读其他中医古籍。

8.《本草纲目续编》：该书虽非诠释《纲目》，却属继承时珍遗志，发扬《纲目》传统之新书。该书从时珍未见之本草古籍及时珍身后涌现之古代传统医药书（截止于1911年）中遴选资料，撷粹删重，释疑辨误，仿《纲目》体例，编纂成书。该书是继《纲目》之后，对传统本草知识的又一次汇编总结。

9.《本草纲目研究札记》：这是一部体裁灵活、文风多样、内容广泛的著作。目的在于展示上述诸书在校勘、注释、溯源、考释图文等研究中之思路与依据。《纲目》被誉为"中国古代的百科全书"，凡属上述诸书尚未能穷尽之《纲目》相关研究，例如《纲目》相关的文化思考与文字研究等，都可以"研究札记"形式进入该书。因此，该书既可为本丛书上述子书研究之总"后台"，亦可为《纲目》其他研究之新"舞台"，庶几可免遗珠之憾。

10.《全标原版本草纲目》：属《本草纲目》校点本，此分册是应读者需求、经编委会讨论增加的，目的是适应读者购阅需求。将《本草纲目影校对照》的影印页予以删除，再次重订全部校勘内容，保留"全标"（即全式标点，在现代标点符号之外，标注书名线、专名线）、"原版"（以多种金陵本原刻为校勘底本、繁体竖排）的特色，而成此书。故在《本草纲目》书名前冠以"全标原版"以明此本特点。

最后需要说明的是，由于项目设计的高度、难度及广度，需要更多的研究时间。而且，在研究过程中，我们为了适应广大读者的强烈要求，在原计划8种书的基础上又增加了2种。为了保证按时结项，我们对研究计划进行再次调整，决定还是按完成8种书来结项，而将《本草纲目辞典》《本草纲目详注》两书移到稍后期再行完成。

本丛书学术指导委员会主任王永炎院士对诠释学有一个引人入胜的理解，他认为，诠释学的任务在于传达、解释、阐明和创新，需要独立之精神，自由之思想。本丛书的设计，正是基于这样的一种精神。我们希望通过这样可以单独存在的各种子书，相互紧密关联形成一个有机的整体，以期更好地存《纲目》真，使诠释更为合理，阐明更为清晰，寓创新于其中。通过这样的研究，使《纲目》这一不朽之作在我们这一代的手中，注入时代的血肉，体现学术的灵魂，插上创新的翅膀。

当然，我们也深知，《纲目》研究的诸多空白与短板，并非本丛书能一次全部解决的。在《纲目》整理研究方面，我们不敢说能做到完美，但希望我们的努力，能使《纲目》研究朝着更为完美的方向迈进一大步。

张志斌　郑金生

2018年12月12日

　　《本草纲目续编》（以下简称《续编》）是"本草纲目研究集成"所含子书之一。本书基本按《本草纲目》原体例，收载李时珍所未能得见的及1911年以前的中国传统药物学相关内容。

　　古本草有两种书含《拾遗》二字。其中唐·陈藏器《本草拾遗》拾掇唐·苏敬《新修本草》之遗，清·赵学敏《本草纲目拾遗》拾掇明·李时珍《本草纲目》（以下简称《纲目》）之遗。本书亦拾掇《纲目》之遗，但因增收后续出新资料，且采用《纲目》原体例予以编次，故名之为《本草纲目续编》。

　　《续编》的编纂，得益于中国传统本草文献编纂优良传统的启迪。这一优良传统表现在：

　　①不间断地总结药学发展所得，形成本草主流著作。②汲取儒家经学"注不破经，疏不破注"的学术传承法，在后人阐释己见时注重完整保留前人之说。这一传统沿袭2000余年，绵延不绝，使本草学术源流朗若列眉。这一过程宛如以《神农本草经》为珍珠内核，后世注说则如不断分泌的珍珠质，层层包裹于内核之外，最终形成层次分明的中国本草学硕大宝珠。

　　宝珠形成之初，采用朱墨分书、大小字分书的方式，后来增用文字、符号（如"【 】"）标示法，区分出自不同本草书的内容。这一方式由宋·唐慎微《证类本草》推向了高峰。书籍按时序层层包裹的体例，其利在前后有序，弊在实用时查找不便。于是李时珍起而变革，在按时序分辨诸书的基础上，采用"振纲分目"的"纲目"体例，"析族区类"，且分项（区分不同类别的学术内容）按时序列举前人论说，从而更深入广泛地发挥了保存清晰学术源流这一优良传统的优势。

　　从《神农本草经》（约公元元年前后）为起点，大约每隔四五百年，本草学就会有一次集大成式的总结。例如：

　　陶弘景《本草经集注》→唐慎微《证类本草》→李时珍《本草纲目》

　　（约公元500年前后）　　（约公元1098～1108年）　　（公元1578年）

　　从《纲目》成书至今，又过了440余年。再次对传统本草文献进行集大成式的整理，势在必行。编写《续编》就是尝试对此目标发动的一次冲击。

　　近40余年来，我国的药学事业有了长足的发展。《中药大辞典》《全国中草药汇编》《中华本草》等多种大型药学著作在总结发扬古代药学成就方面功勋卓著。这些书籍运用现代科学技术知识，在辨析药物基原、药理药化、临床验证等方面取得了前所未有的成就，已非任何个人的能力与经验所能企及。可以说，在整理发扬《纲目》考辨药物成就等方面，现代多学科专家已经走在了前面。

但在古代传统药学资料荟萃方面，还留有待补的空间。这方面现代大型专书已有《中国本草全书》（丛书）、《中华大典·药学分典》（类书）。前者重在本草单本书集刊，后者重在本草单味药类编。但《纲目》在类编药学资料方面已经深入到单味药的内部（即分项说药），也就是说不仅有药物"正名为纲"，还深入到"分项为目"，更深了一个层次。因此，若再仿《纲目》"分项说药"体例，将截止到1911年的本草资料予以荟萃类编，就有可能双璧相合，将2000多年来古代传统药学的文字资料接续连贯，畅通药学源流，为发掘古代药学宝库做好基础工作。这就是我们为什么选择从文献学角度编纂《续编》的思路。

要达到这一目的，必须解决两个问题。一是尽可能广泛收集李时珍未能得见的古代药学资料，二是处理好资料分类编纂，尽量与《纲目》无缝对接。

关于资料收集，又有李时珍生前未见及李时珍身后所出两大类。

李时珍编纂《纲目》取材广博，但他毕竟是一名地方医家，难免有见不到的书。加之近代以来，陆续有许多新的医药文献浮现或出土。例如新浮现的南宋·王介《履巉岩本草》（地方彩色药谱），李时珍仅从《卫生易简方》转引了其中少量文字材料，根本不知道这些材料原出何书，因此错把早就存在于《履巉岩本草》的药物作为《纲目》新出药。又如南宋王继先《绍兴本草》、陈衍《宝庆本草折衷》，对了解南宋本草发展具有非常重要的意义，李时珍也无从得见。即便是明代唯一的官修《本草品汇精要》，李时珍曾上京进入了太医院，但从未有文字资料证实他见过该书。如一些罕见流传的医药书籍与早期版本，也非李时珍所能得见，例如南宋本《大观本草》、元刻《政和本草》、宋·刘明之《图经本草药性总论》、元·尚从善《本草元命苞》、明·兰茂《滇南本草》、王文杰《太乙仙制本草药性大全》、皇甫嵩《本草发明》等数十种明以前的医药书，李时珍都无从得见。更遑论还有近现代出土或散落异域的早期医药资料（如《新修本草》的敦煌残卷与日藏卷子本残卷，《食疗本草》敦煌残卷……），李时珍如何能见到？这些《纲目》遗漏的明以前药学资料若不加搜求荟萃，岂不是极大的憾事！

李时珍《纲目》出版以后，激励了后世一大批本草学者"奋编摩之志"，涌现出230多种的本草学著作。这些本草学著作，除了有对《纲目》改编发挥之书外，也有很多拾遗、阐发的新著。例如明·李中立《本草原始》、缪希雍《本草经疏》、倪朱谟《本草汇言》、贾所学《药品化义》、清·赵学敏《本草纲目拾遗》、吴其濬《植物名实图考》等，也都迫切需要汇集与遴选其中新出的资料。

要收集整理上述李时珍未曾得见的本草资料，诚然艰难异常。好在《续编》的编纂班底，已花费20余年，编成了《中华大典·药学分典》，基本完成了资料收集的前期工作。但《药学分典》囿于《中华大典》特有的"经纬目"体例与类书性质，并不能替代《纲目》的"纲目"体系。

"纲目"体系分为三级：分类——以部为纲，以类为目；定种——基原为纲，附品为目；叙药——标名为纲，列事为目。按此体系，则大能析族分类、物以类从，小能列事为目，分项说药。各药之下分释名、集解、正误、修治、气味、主治、发明、附方。按时序类列药学资料。从而能深入单味药内部，条理其学术发展源流。这一"纲目"体系，实践证明比明代《本草品汇精要》药分24项更为简洁实用。《纲目》不是类书，是一部本草学术著作，更贴近辨药与用药实际。在这一点上，其"纲目"体系有纯属类书的《中华大典·药学分典》所无法替代的优势。例如，《中华大典》要求"经目"分类体现时代特征，而用现代分类法整理古代药学资料，不免会留下某些死角，出现需要削足适履的窘境。为此，我们经过反复讨论，集思广益，决定《续编》应该继承《纲目》三级纲目的编纂体例。这一体例业已施用了400余年，可以解决编纂中许多棘手的问题。

仿照《纲目》体例看似省心，但绝不意味着省事。首先，我们要解决《纲目》引文与标注出处存在的引而不确、注而不明的缺陷，严格规范出处标注。关于出处标注，李时珍曾说过："各以人名书于诸款之下，不没其实，且是非有归也。"也就是说标示出处，不埋没各家之说，且可明白诸家的是非得失。阅读出处详明的本草著作，宛如阅读脉络清晰的本草学史书，参观种色夺目的本草博物馆。反之则会令人晕头转向，降低古代资料的可信度。由于《续编》已经定位在荟萃类编李时珍未能得见的古代药物资料，因此，确保引文准确，可节略而不篡改，也是《续编》必须做到的事。

然而《续编》毕竟是现代著作，也不能泥古不化。为此，《续编》在仿效《纲目》体例的同时，根据《纲目》之后的本草发展及当今时代特点，作了若干修正。例如药物分类，《续编》计分火、水、土、金石、草、谷豆、菜、果、木、虫、鱼、介甲蛇蜥、禽、兽，共计14部，删除了《纲目》原有的"服器部"与"人部"。《纲目》原本虽然有附图，但其图乃仓促绘成，不尽如人意。为此我们又增补遴选了古代本草12000多幅插图，使之有裨发挥以图鉴药的作用。

《续编》虽然在体例等方面参照了许多《纲目》的旧例，类目与许多药名亦与《纲目》相同，但其中内容并不与《纲目》重复。即便同一药名之下，其内容也都是李时珍所未见之药学资料。换言之，从药名来看，《续编》有"旧药"与"新增药"之分，但无论新、旧药，其实际内容皆属《纲目》所未引。从编纂的角度来看，补入新增药相对要轻松一些，但处理《纲目》原有"旧药"名下的后世本草书，则需要耗费大量的精力，甄别删汰因袭重复之文，萃取具有新意之言。从这个角度来看，《续编》"续"的是《纲目》旧体例，"编"的却是《纲目》所无的新内容。

此外，虽然《续编》多引前人药物资料，但并非如宋代唐慎微编《证类》那样全无自家之见。《续编》的"历代诸家本草续补"一节，所收诸书目皆为《纲目》所无，且解说全为自撰。这一节的写法很类似《嘉祐本草·补注所引书传》，与《纲目·历代诸家本草》常大段引用前人原文小有不同。

又，本书对药物出典及分条等问题的意见，用"【校正】"或者"编者按"的方式来表达。例如"乌头"与"草乌头"二药，《神农本草经》已有"乌头"条，后世分化出"草乌头"，其名晚至宋代才出现。《纲目》将"乌头"作为"附子"条的子药，内容则为"川乌"。《纲目》的"乌头"却专门定义为"乌头之野生于他处者，俗谓之草乌头。"这就改变了《本经》"乌头"条本义，造成混乱，也与古代用药实际不符。南宋《宝庆本草折衷》最早将"附子""川乌头""草乌头"3药分立，这是符合用药实际的。后世《本草备要》等亦多将"草乌头"单立，现代《药典》《中华本草》均将附子、川乌、草乌分别立条。有鉴于此，《续编》将"乌头"仍从《本经》，独立成条，加【校正】注明即"川乌头"。又依据《宝庆本草折衷》，将"草乌头"单立条，并在【校正】中加注说明。

历代本草书计算所收药数，各有明确的标准，《续编》亦然。本书药物计数有自己的特点。书中各部总论之后，新加了"编者按"，说明本部药物计数及与《纲目》药数的比较，同时，也交代了对于《纲目》同部药物取舍与迁移情况。凡《纲目》已载之药物正名，为体现传承，作为旧条，尽量保留，计入《纲目》原有药物。但《纲目》"有名未用""杂录"之类，时珍虽列入药物计数，其实际应用价值几近于零。故此类药物均加删汰，不计入《续编》药数。凡《纲目》未收，或仅作为单味药"附录"的药，《续编》中将其单独立条者，按历代本草旧例，均计作新增药物。依上述计数之法，《续编》共收药2583种。此数乍看起来比《纲目》原载1892种仅多数百种，但因取用《纲目》的药物仅1547种，故《续编》新增药已达1306种。其中67种属"新分条"（即《纲目》原附录药升格为独立药），1239种来自于唐、宋、元、明、清各代本草著作，均为《纲目》所无。

《续编》杀青之后，我们从文献角度将其与《纲目》比较，发现其中所收《纲目》之前、未被时珍见到过的本草著作每多精彩之论，亦多精美之图。但《纲目》之后的本草著作，以新增临床用药及药理发明之类的内容居多，关于释名、集解、性味、主治、附方等内容较少。清代能超出《纲目》辨药之论者，多集中在《本草纲目拾遗》《植物名实图考》《增订伪药条辨》等数种著作中。后世本草新增之药亦有精彩之处，但其论述均相对简单。由此可见，《纲目》在药物的基原辨析等方面，确实达到了古本草的巅峰。

《续编》字数已达500万，附图万余幅，从体量上已超过《纲目》一倍多。但本书只是一部从文献荟萃角度辅翼《纲目》之作。在考辨药物、广采博收百科资料等方面则远不如《纲目》之精深。即便是药学文献荟萃类编，也仍有许多不足之处。"本草纲目研究集成"丛书是国家出版基金项目，对项目内诸书的容量与完成时间都有硬性要求。因此对资料的取舍与遴选，我们还未能在有限的时间内做到尽善尽美。舍弃割爱的许多资料中也许还有遗珠璞玉，对此心怀忐忑，难以自安，衷心希望得到读者的谅解与批评指正。

张志斌　郑金生

2018年11月27日于北京

凡例

一、本书的编纂目的定位是继承与发展。即秉承《本草纲目》（以下简称"纲目"）编纂宗旨，广泛收集，拾遗补缺，对《纲目》所未囊括的1911年以前的传统本草知识予以系统地整理与总结。

二、1911年以前《纲目》未囊括的传统本草知识包括两大类，一为李时珍所未能得见的《纲目》成书以前的本草著作，二为《纲目》成书以后涌现出来的新增本草著作。换言之，一为《纲目》已收药物的未及内容，二为《纲目》未收的药物。本书对于前者，立足于对《纲目》原有药物知识的补充完善；对于后者，则多关注增补《纲目》所无的药物及相关内容。出处则均仿照《纲目》方式，标注于药名之后。

三、考虑到古代鉴定药物比较粗放，故确定药物正名，基本遵从首出文献，较为冷僻的药名，加括号说明（即：XX）。并按照古代用药习惯，只要同等入药的同属近缘植物，一般仍归于一名之下，不以现代分类学的种为标准。

四、本书每部总论之后加"编者按"，说明本部药物计数及与《纲目》药数的比较。药物数的统计方法，沿袭李时珍《纲目》之旧。凡《纲目》已载之药物正名，为体现传承，作为旧条，尽量保留，计入原有药物。但原本属"有名未用""杂录"之类，时珍虽亦进入药物计数，但因原本内容不清，凡后世无发挥者，予以放弃，不计入药数。凡《纲目》未收，或原先仅作为附录，在《续编》中作为独立药条收入者，按时珍旧例，均计作新增药物。

五、由于各部的参考文献有太多的雷同。本书每部总论之后，省略原《纲目》所附在本部之后的参考文献附录。全部的参考文献附于书后。

六、本书沿袭《纲目》的纲目体系和分类系统，并针对现代用药特点略加改进。全书计分火、水、土、金石、草、谷豆、菜、果、木、虫、鱼、介甲蛇蜥、禽、兽，共14部。去掉了原《纲目》所有的"服器部"与"人部"及部下分类。其中少部分药物归入大致同科属、结构的药类，现已废弃不用者，不收。

七、每一药物之下仍标正名为纲，其他药名及其他药用部分均仿《纲目》的"纲目"体例处理。药物解说仍分8项，次第为：释名、集解、正误、修治、气味、主治、发明、附方。

1.【释名】：凡涉及药物名称、别名及定名依据者。这一项中实际上有两类表示方法：一是罗列别名（大字），一是说明别名出处及解释名义（小字）。

2.【集解】：凡涉及药物品种、形态、真伪、产地等内容者。其中或间或偶涉功效主治者，为不使文字断续杂乱，不予分割处理，一并归放此处。

3.【气味】：凡涉及气味、毒性、归经者。

4.【主治】：凡涉及功效、主治者。偶或涉及简单的药物用法。

5.【发明】：有关功效、主治、副作用、毒性、禁忌、配伍调节及相关注意等内容的发挥及说明。

6.【附方】：凡药物应用之方剂举例。按原时间顺序排列，除主治病证不按《纲目》受四字限制外，余按时珍旧例，凡主治病证名置处方之前用大字，药物组成、剂量、煎服法及相关说明文字等用小字。属引用者，出处用小字置处方之后。

7.【校正】：主要是对与《纲目》不同之处给出说明。根据《纲目》的体例：一般与主药名并列，在"校正"文字比较多，甚至有换行的情况，做另起段处理。

另如【修治】、【正误】、【附录】等项，内容相对明确，均仿《纲目》体制。

八、本书药品附图图名中的书名均采用简称，现将"全部图录书名序号简称表"附录于下。

附：药图来源书名简称一览表

序号	书名	简称
1	本草图经（政和本）	图经（政）
2	本草图经（绍兴本）	图经（绍）
3	履巉岩本草	履巉岩
4	备急灸法	灸法
5	本草歌括	歌括
6	饮膳正要	饮膳
7	救荒本草	救荒
8	滇南本草（务本堂本）	滇南
9	本草品汇精要	品汇
10	食物本草	食物
11	野菜谱（救荒野谱）	野谱
12	本草蒙筌	蒙筌
13	太乙仙制本草药性大全	太乙
14	茹草编	茹草
15	补遗雷公炮制便览	雷公
16	精绘本草图	精绘
17	三才图会	三才
18	本草原始	原始
19	金石昆虫草木状	草木状
20	野菜博录	博录
21	本草图谱	图谱
22	救荒野谱补遗	野谱补
23	本草汇言	汇言
24	本草汇	本草汇
25	本草纲目类纂必读	类纂
26	本草备要	备要

序号	书名	简称
27	食物本草会纂	会纂
28	本草求真	求真
29	古今图书集成·草木典	草木典
30	古今图书集成·禽虫典	禽虫典
31	滇南本草图说	滇南图
32	草药图经	草药
33	植物名实图考	图考
34	草木便方	便方
35	本草简明图说	图说

九、本书把《纲目》之外的相关药图也作为传统本草知识，在各药之下随文收录。限于篇幅，这部分内容，根据是否原创及药图的精确程度，有所选择。

十、为节省篇幅，各种文献引用的内容（除附方外），均作接排。同一来源的同项内容，若来自于不同的段落，则加以省行符"○"后，予以接排。

十一、本书引用的资料均标明出处。出处名称均以书名或其简称为准，每一出处只有一个名称。同一作者的不同著作，则分别给出各书的准确书名。书后附参考文献，注明所有引文来源的作者、版本等信息。出处所在位置，或在引文之前，或在其后，均袭时珍旧例。

十二、本书采用简体横排，现代标点。考虑到所收资料多为古籍，因此仍然采用大小字的方法来处理版面。大小字的标示原则，仿《纲目》金陵本做法。

十三、限于篇幅，原书讹字、衍字、少用的异体字，本书径改不注。凡脱字，用"〔〕"（六角符号）补出。

一 序例

二 火水土金石部

三 草部

四　谷豆菜果木部

五　虫鳞介禽兽部

附录

目录

草部第十二卷

草之三　芳草类110种 ………… 1606

本草纲目续编 三 草部

xx

草部第十四卷

草部第十五卷

草部第十七卷

草部第十八卷

草部第二十一卷

三

草部

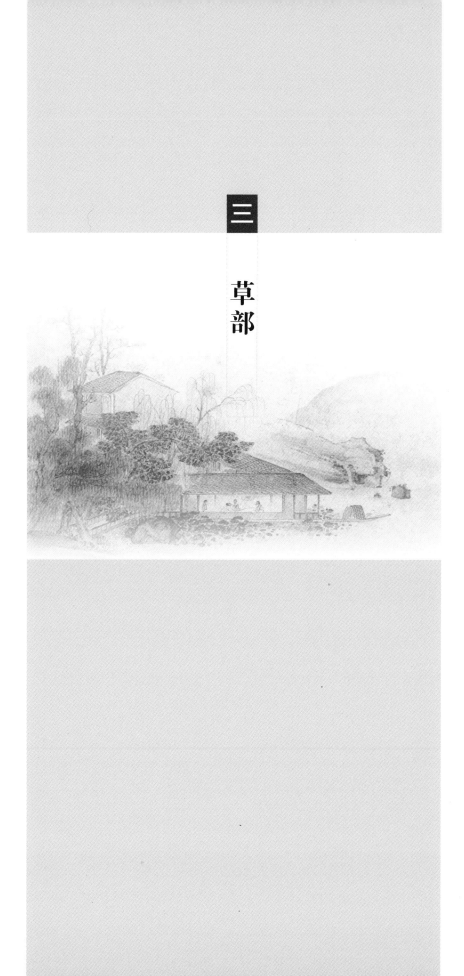

草部第十卷

《礼记·礼运》：昔者先王、○未有火化，食草木之实，鸟兽之肉，饮其血，茹其毛。《素问·六节藏象论第九》：草生五色，五色之变，不可胜视，草生五味，五味之美，不可胜极。嗜欲不同，各有所通。天食人以五气，地食人以五味。○五味入口，藏于肠胃。味有所藏，以养五气，气和而生，津液相成，神乃自生。《尔雅·释草》：木谓之华，草谓之荣。不荣而实者谓之秀，荣而不实者谓之英。《草木子》卷一：草木一荄之细，一核之微，其色香葩叶相传而生也，经千年而不变。其根干有生死，其神之传，初未尝死也。○草木一核之微，而色香臭味、花实枝叶，无不具于一仁之中。及其再生，一一相肖，此造物所以显诸仁而藏诸用也。《艺文类聚》卷八一：《尔雅》曰：卉，百草揔出名也。草，谓之荣。荣而实谓之英，荄根也。《方言》曰：苏芥，莽草也。江淮南楚之间曰苏，自关西曰草，或曰芥。南楚江湘之间谓之莽。《周书》曰：霜降之日，草木黄落。《周官》曰：薙氏掌杀草，春始生而萌之，夏日至而夷之，秋绳而芟之，冬日至而耜之。《毛诗》曰：无草不死，无木不萎。又曰：野有蔓草，零露团兮。又曰：湛湛露斯，在彼丰草。《大戴礼》曰：孟春冰泮，百草权舆。《师旷占》曰：黄帝问师旷曰：吾欲知苦乐善恶，可知否？对曰：岁欲丰，甘草先生，甘草荠也。岁欲苦，苦草先生，苦草葶苈也。岁欲恶，恶草先生。恶草水藻也。岁欲旱，旱草先生，旱草蒺藜也。岁欲疫，病草先生，病草艾也。《博物志》曰：黄帝问天老曰：天地所生，岂有食之令人不死者乎？天老曰：太阳之草，名黄精，饵之可以长生。太阴草名曰钩吻，不可食之，入口立死。人信钩吻之杀人，不信黄精之益寿，不亦惑乎？宋谢惠连《仙人草赞》曰：余之中园有仙人草焉，春颖其苗，夏秀其英，秋有真实，冬无雕色，可谓贯四时而不改者也。既嘉其名，而美其质，染笔作咏，庶以摅述云：园有嘉草，名曰仙人，晔晔炜炜，莫莫臻臻，颖发炎暑，苗秀和春，寄尔灵质，乃植中邻。《本草洞诠》卷八：草部 天造地化而草木生焉。刚交于柔而成根荄，柔交于刚而成枝干。叶萼属阳，华实属阴，得气之粹者为良，得气之戾者为毒，故有五形焉，五气焉，五色焉，五性焉，五用焉。炎农尝而辨之，轩岐述而着之，历代名贤递有增益，品汇甚繁，精微难格，千方具备，一效难求。苟不察其微妙，审其淑慝，其何以权十方，衡十剂，而寄死生耶。

编者按　草部凡12卷，仍《本草纲目》之旧，分山草、芳草、隰草、毒草、蔓草、水草、石草、苔草8类，载药1132种。收入《纲目》原有药物440种，包括原草部436种，原菜部1种（翻白草），谷部3种（罂粟、阿芙蓉、蓬草子）。新增692种，其中27种为原《纲目》附录药分出独立成条，665种来自宋、元、明、清各本草著作。《纲目·草部》原载611种（包括附录诸藤19种，杂草9种及有名未用153种），现收入本部凡436种。移出药物17种（燕脂、线香移谷豆部；甘蓝、菰、莼移菜部；甘蔗、萍蓬草移果部；水松、瑞香、藤黄、山豆根、水杨梅、巴戟天、云实、大青移木部；越王余算、石帆移虫部）。陆英、蒴藋并为一条。由于"杂草类"9种与"有名未用"148种（除外荔枝草、透骨草、墓头回、吉祥草、羊屎柴等5种），后世少有引用发挥，故本部未予收录。

《本经》164种

《别录》51种

《吴普本草》1种　三国魏·吴普

《唐本草》35种　唐·苏敬

《药性本草》1种　唐·甄立言

《四声本草》1种　唐·萧炳

《本草拾遗》60种　唐·陈藏器

《食疗本草》1种　唐·孟诜

《海药本草》2种　五代·李珣

《日华子》6种　宋人大明

《开宝本草》37种　宋·马志

《嘉祐本草》16种　宋·掌禹锡

《图经本草》42种　宋·掌禹锡

《证类本草》3种　宋·唐慎微

《履巉岩本草》39种　宋·王介

《宝庆本草折衷》3种　宋·陈衍

《用药法象》1种　元·李杲

《日用本草》2种　元·吴瑞

《本草衍义补遗》1种　元·朱震亨

《救荒本草》29种　明·朱橚

《滇南本草》63种　明·兰茂

《本草品汇精要》2种　明·刘文泰

《救荒野谱》1种　明·王西楼

《本草会编》1种　明·汪机

《药性要略大全》1种　明·郑宁

《食物本草》1种　明·卢和

《医方药性》38种　明·罗必伟

《本草蒙筌》1种　明·陈嘉谟

《医门秘旨》2种　明·张四维

《本草发明》1种　明·皇甫嵩

《本草纲目》41种　明·李时珍

《本草原始》1种　明·李中立

《野菜博录》1种　明·鲍山

《本草汇言》2种　明·倪朱谟

姚氏《食物本草》4种　明·姚可成

《药镜》1种　明·蒋仪

《养生食鉴》1种　清·何其言

《本经逢原》1种　清·张璐

《生草药性备要》73种　清·何谏

《本草从新》6种　清·吴仪洛

《医林纂要探源》1种　清·汪绂

《得配本草》2种　清·严洁

《药性切用》4种　题清·徐大椿

《滇南本草图说》42种　明·兰茂原著　清·范洪等抄补

《滇南新语》1种　清·张泓

《本草纲目拾遗》101种　清·赵学敏

《本草再新》2种　清·叶桂

《植物名实图考》164种　清·吴其濬

《草木便方》30种　清·刘善述、刘士季

《草药图经》7种　清·莫树蕃

《本草求原》8种　清·赵其光

《校补滇南本草》33种　明·兰茂原著　清·高暄等抄补

草之一 山草类（上）85种

甘草《本经》

【集解】《植物名实图考》卷七：甘草《本经》上品。《尔雅》：蘦，大苦。郭注：今甘草。《梦溪笔谈》谓甘草如槐而尖，形状极确。《诗经》：采苓采苓，首阳之巅。首阳在今蒲州府。晋俗摘其嫩芽，溲面蒸食，其味如饴。疑采苓亦以供茹也。零娄农曰：甘草，药之国老，妇稚皆能味之。郭景纯博物，注《尔雅》：蘦，大苦。曰：今甘草也，蔓延生，叶似荷，或云蘦似地黄。甘草殊不蔓生，亦不类荷。盖传闻异，或传写讹，与地黄尤非类，或之者疑之也。陶隐居亦云：河西上郡，今不复通市。今从蜀汉中来。坚实者是抱罕草，最佳。晋之东迁，西埵隔绝，江左诸儒，不复目验。宋《图经》谓河东蒲坂，甘草所生。先儒注首阳采苓，苗叶与今全别。岂种类不同云云。殆以旧说流传，不敢显斥。沈存中乃矞谓郭注蔓延似荷者为黄药，今之黄药，何曾似荷？《尔雅翼》云：不惟叶似荷，古之莲字，亦通于蘦。则直以音声相通，不复顾形实迥别矣。《广雅疏证》斥沈说之非，而以《图经》诸说为皆不足信，经生家言，墨守故训，固与辨色尝味、起疴肉骨者，道不同不相谋也。余以五月按兵塞外，道傍辙中，皆甘草也。谛叶玩蘦，邹车载之。闻甘、凉诸郡尤肥壮，或有以为杖者。盖其地沙浮土松，根荄直下可数尺，年久则巨耳。梅圣俞有《司马君实遗甘草杖诗》可征于古。余尝见他处所生，亦与《图经》相肖，尝之味甘，人无识者，隐居所谓青州亦有而不好者，殆其类也。《药性诗解》：出太原汾州，弹之有粉者良。

【气味】味甘，气平，生寒熟温。阳也，无毒。《本草纂要》卷一。味甘，气平，寒、温，无毒。阳也，可升可降，入足厥阴、太阴、少阴经。《本草约言》卷一。

【主治】解百毒，协诸药而无争，以其甘能缓急，故有国老之称。珍云：和中，补阳，益胃气，润肺除热，去咽疼，发散寒邪，兼养血。惟与腹胀不相能。胸中积热，茎中疼痛，可使清宁。调和诸药，缓其太过，咸得和平。《迸》云：通经暖胃，除红肿，下气通关，又壮筋。《神农本经会通》卷一。主治五痨七伤，诸虚百损，温中下气，养血益肾，生津止渴，去热涤烦，解百药之毒。为九土之精。惟中满者忌之。《药性粗评》卷一。补脾和中，止泻退热，润肺而疗痿，坚筋而长肌，益阴除热，有裨金宫，故咳嗽咽痛，肺痿，均治；专滋脾土，故泻利虚热肌肉，均赖。解一切毒，和一切药。毒遇土则化，甘草为九土之精，故化毒和药。梢止茎中痛，节医肿毒诸疮。《宝命真诠》卷三。主治和中补脾，悬痈单服即散，

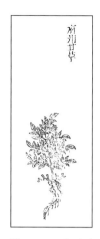

图 10-1-1 汾州甘
草《图经（政）》

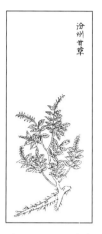

图 10-1-2 府州甘
草《图经（政）》

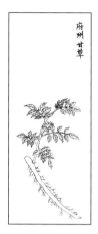

图 10-1-3 汾州甘
草《图经（绍）》

图 10-1-4 府州甘
草《图经（绍）》

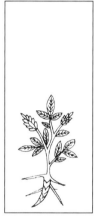

图 10-1-5 甘
草《歌括》

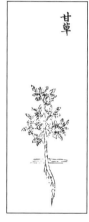

图 10-1-6 甘
草《饮膳》

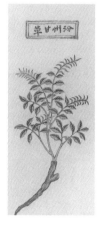

图 10-1-7 汾州
甘草《品汇》

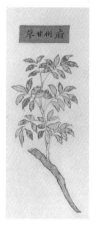

图 10-1-8 府州
甘草《品汇》

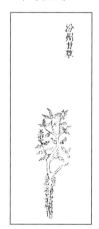

图 10-1-9 汾州
甘草《蒙筌》

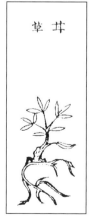

图 10-1-10 甘草
《太乙》

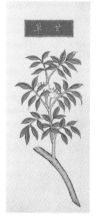

图 10-1-11 甘草
《雷公》

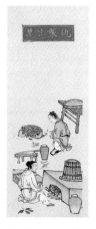

图 10-1-12 炮制
甘草《雷公》

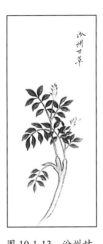

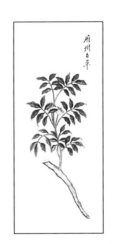

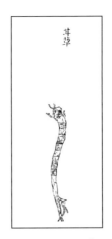

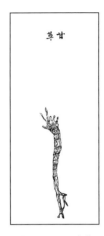

图 10-1-13　汾州甘草《草木状》　　图 10-1-14　府州甘草《草木状》　　图 10-1-15　甘草《原始》　　图 10-1-16　甘草《汇言》

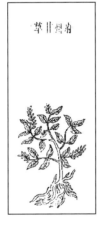

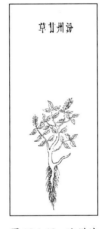

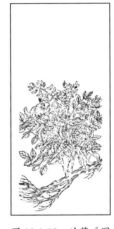

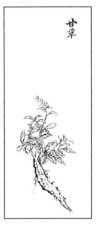

图 10-1-17　府州甘草《草木典》　　图 10-1-18　汾州甘草《草木典》　　图 10-1-19　甘草《图考》　　图 10-1-20　甘草《图说》

咽痛旋咽能除。解百物毒，和诸药性。止茎中作痛。节治肿毒诸疮，缓带脉之急，和冲脉之逆。《医经允中》卷二。生用泻火解热毒消疮疽，熟用能补三焦元气，健胃和中，解诸药毒。《冯氏锦囊秘录》卷一。生用缓中气，泻火。炙用温元气，补中。和药解毒。中满忌之。节行肢节，头入吐剂，稍入茎中。《药性切用》卷三。其味纯甘而厚，性极和平，能和百种峻厉之药，解一切急迫难解之毒。故《别录》称为国老。凡病内热烦渴，腹中急痛，虚羸惊悸，痈疽恶疽，肺痈肺痿，咽喉热痛等症，均为圣药。《调疾饮食辩》卷一。

　　【发明】《药性粗评》卷一：甘属土，恋脾，食之愈甚。其稍子去肾茎之痛，胸中积热，非稍子不能除。洁古云：生用之则大凉泻热，炙用之则补三焦元气，和诸药协力不争，故有国老之称。国老，帝师也，言其非君而为君所宗。《内经》曰：脾欲缓，急食甘以缓之。以甘补脾也。

丹溪云：下焦药宜少用之，恐太缓不能自达。如大羌活、大柴胡、小承气、大承气、小陷胸、大陷胸诸汤中用甘草者，恐其虚弱，不欲太迅也，否则不必用之，仲景诸公自有明训。其生甘草节，能行污浊之血，外科多用之。《药性要略大全》卷二：甘草君生则分身稍而泻火，炙则健脾胃而和中。解百毒而有效，协诸药而无争。以其甘能缓急，诸药之寒热而使之不烈，故有国老之名。

《医经大旨》卷一：甘草生用性寒，能泻胃火，解热毒，诸痈疽疮疡红肿而未溃者宜用。其已溃与不红肿者不可生用。炙用性太缓，能和诸药，性能解百药毒，宜少用，多用则泥膈而不思饮食，抑恐缓药力而少效。大抵脾胃气有余，如心下满及肿胀，痢疾初作，皆不可用；下焦药中亦宜少用，恐太缓不能自达也。与海藻、大戟、芫花、甘遂相反，切当忌之。《本草经解要》卷一：甘草气平，禀天秋凉之金气，入手太阴肺经。味甘无毒，禀地和平之土味，入足太阴脾经。气降味升，阳也。肺主气，脾统血，肺为五藏之长，脾为万物之母。味甘可以解寒，气平可以清热。甘草甘平，入肺入脾，所以主五藏六府寒热邪气也。肝主筋，肾主骨，肝肾热则筋骨软。气平入肺，平肝生肾，筋骨自坚矣。脾主肌肉，味甘益脾，肌肉自长；肺主周身之气，气平益肺，肺益则气力自倍也。金疮热则膶，气平则清，所以治膶。味甘缓急，气平清热，故又解毒。久服肺气清，所以轻身。脾气和，所以延年也。《本草纂要》卷一：入太阴脾经、少阴心经，能实心脾，复入厥阴肝经、太阳小肠，能调下焦之气；生则泻火，熟则和中。是以气盛之人用甘草以缓其气，气虚之人用甘草以实其气。故《本草》云甘以缓之，甘以实之是也。如中满之症，气之聚也，郁结之症，气之闭也，若用甘草，则非惟缓气而反助邪，此又所当慎者也。予又闻之，甘草乃缓中不行之剂，且如中满之症，脾之邪也，脾喜甘，用甘味以治脾，则非惟不能治症，而反助邪矣；郁结之症，气之缓也，甘能缓结，苟用甘味以治结，则非惟不能开结，而反气缓矣，如斯二者奚可乎？是以吾家秘用之法，气之虚者宜以补之，故和中之剂用甘草以为君；气之盛者宜以缓之，故因心苦急，急食甘以缓之；气之实者宜以泻之，故用甘草稍降火而利小便也。由是观之，则凡症之类于此者，亦可放此而例推乎？《太乙仙制本草药性大全·本草精义》卷一：身，选壮大横纹，刮皮生炙随用。悬痈单服即散，咽痛旋咽能除；同桔梗治肺痿脓血齐来，同生姜止下痢赤白杂至。小儿初生，加黄连煎汤，拭口有益。饮馔中毒，伴黑，宜煮汁，恣饮无害。《赋》云：生则分身稍而泻火，炙则健脾胃而和中，解百毒而有效，协诸药而无争。以其甘能缓急诸药之寒热，而使之不烈，故有国老之名。《本草经疏》卷六：正禀土中冲和之阳气以生。故《别录》称之为九土之精。可升可降，阴中阳也。主五脏六腑寒热邪气、坚筋骨者，以其得土中冲阳之气。味甘平，性和缓，故能解一切毒气，安脏腑，除邪热也。五脏之寒热邪气既解，则脏气和而真气生，气日以盛，故筋骨坚。长肌肉、倍力者，甘能益脾，脾主肌肉，兼主四肢，脾强则四肢生力，故长肌肉、倍力也。主金疮膶者，甘入血分而能缓中，且伤则热，热而后膶。甘温益血而除热，烦热解，故膶散也。温中下气者，甘味属土，土位乎中，故温中。《景岳全书》卷四八：助参芪成气虚之功，人所知也。助熟地疗阴虚之危，谁其晓焉？祛邪热，坚筋骨，健脾胃，长肌肉，随气药入气，随血药入血，无往不可，故称国老。惟中满者勿加，恐其作胀。速下者勿入，恐其缓功，不可不知也。《本草汇笺》卷一：大抵实热宜甘凉而生，虚热宜甘温而熟。古方升阳散火汤，生熟兼用，具有至理。盖一助芪、防升发火邪，一助人参补益元气。至如嗜酒恶甘，及心肺火炽，痢疾初起，气郁呕吐中满作胀者，咸忌甘草。《本草述》卷七：药味之甘者多矣，乃兹种独以甘擅名。盖《别录》谓其为九土之精，能治七十二种乳石毒，解一千二百般草木毒，调和诸药有功也。是濒湖所谓赞帝力而人不知，敛神功而已不与者乎？是一和足以概众美矣。第就和之中，其功有缓，而缓之中，其功又有泻，就缓泻之中，其或更有补也。如东垣所云：脾胃不足，而心火乘脾，火性苦急，赖此缓之，此火非可以苦寒泻，即以甘平而和缓者泻之。一炙则为甘温，即以甘温补阳之不足矣。此甘草于和诸药中，而先哲洗发其专功，又有如是也。抑脾胃不足，何以心火乘脾乎？盖后天阳气之原出于胃，虽土以火为母，而心火更以土为化原，脾胃虚，则心火之化原竭，故母反索救于子，以乘脾也。心火乘脾，阳不能生阴，而反属阴，故甘温能缓正气，即以养阴血，是又可通于养心血之义也。东垣其医中之圣乎。《本草详节》卷一：大抵脾胃气有余，如心下满及肿胀呕吐，痢疾初作，皆不可用。下焦药亦少用，恐缓不能达。凡药俱少用，多则泥膈，且缓药力而少效。《本草备要》卷一：甘草之功用如是，故仲景有甘草汤、甘草芍药汤、甘草茯苓汤、炙甘草汤，以及桂枝、麻黄、葛根、青龙、理中、四逆、调胃、建中、柴胡、白虎等汤，无不重用甘草，赞助成功。即如后人益气、补中、泻火、解毒诸剂，皆倚甘草为君，必须重用，方能建效，此古法也。奈何时师每用甘草不过二三分而止，不知始自何人，相习成风，牢不可破，殊属可笑。附记以正其失。《元素集锦·本草发挥》：甘草性缓，时人执不能速达之说，有忌用者，不知缓其益不可，缓其损亦不可乎？是故有大宜缓之之证者，不可不知。《本草新编》卷一：或问：中满症忌甘，恐甘草助人之胀乎？不知中满忌甘，非忌甘草也。中满乃气虚中满。气虚者，脾胃之气虚也。脾胃喜甘，安在反忌甘草？因甘草性缓，缓则入于胃而不即入于脾。胃气即虚，得甘草之补，不能遽然承受，转若添其胀满者，亦一时之胀，而非经久之胀。故中满之症，反宜用甘草，引人参、茯苓、白术之药，入于中满之中，使脾胃之虚者不虚，而后胀者不胀，但不可多用与专用耳。盖多用则增满，而少用则消满也。专用则添胀，而同用则除胀也，谁谓中满忌甘草哉。《颐生秘旨》卷八：甘草甘缓而补，调和诸剂之药也。昔人称此为国老，言其性和缓，不急不骤，协和万类。寒者用之缓其寒，热者用之缓其热。补药不欲急，以此渐复。利药恐其迅，以此稍迟。甘能缓中泻火，故能解毒，用此者当知其宜。《长沙药解》卷一：甘草味甘，气平，性缓，入足太阴脾、足阳明胃经。备冲和之正味，秉淳厚之良资，入金木两家之界，归水火二气之间，培植中州，养育四旁，交媾精神之妙药，调剂气血之灵丹。《医林纂要探源》卷二：古人以其补土，为五行所赖，既成扶正，乃可攻邪，故补表泻下之剂皆用之。且有以为君，分两独重者，非协和众药，使之不争之说也。惟入肾水及去湿满，则不用。不欲其缓以生湿也。古人用药，每寒热同剂，补泻同剂，自有妙义，何待此为和之。若以为和之使不争，则肾气丸中有丹皮、泽泻之寒，有附子、肉桂之热，又何不以此和之乎？今则凡方皆用之，而止于三五分，是非推为国老，而奴之耳，是误于调和众药之说也。生用泻火养阴，周行肌表。生则有散意，土固火之子，然土令行则火令谢而衰矣。

《要药分剂》卷四：甘草功用甚多，各本草所详亦甚繁而难记，因总括前贤笺记，而举其要如左。甘草入和剂则补益脏腑气血，一切劳伤虚损。入汗剂则解肌表之寒热，入凉剂，则泻内外之邪热。入峻剂，则缓正气，而使姜、附无僭上之嫌，硝、黄无峻下之患。入润剂，则养阴血而生津液，能协和诸药，使不相争，资其土气而生肌，藉其甘味而止痛，通行十二经脉，而益精养气，壮骨和筋，故有国老之称，而为九土之精也。《许氏幼科七种》卷下：叶时可先生一日观钓鱼，而悟甘草之用，谓予曰：鱼竿在手，所用者，丝与钓也，投竿于水，丝属木而性浮，钓属金而性沉，腰间必系一泛留于水面，能使浮者不浮，沉者不沉，钓者之心视为准则，是钓鱼无需于泛子，非泛子竟不能得鱼。药中之甘草极似之，以其味长于甘而守中也。古称甘草能和百药，药留于胃则从容分布，升者循经，降者入腑。非甘草所治之病，而药之得力皆赖其停顿之功，无用之用大已哉。

《神农本草经读》卷一：物之味甘者，至甘草为极。甘主脾，脾为后天之本，五脏六腑皆受气焉。脏腑之本气，则为正气；外来寒热之气，则为邪气。正气旺则邪气自退也。筋者，肝所主也；骨者，肾所主也；肌肉者，脾所主也；气者，肺所主也；力者，心所主也。但使脾气一盛，则五脏皆循环受益，而得其坚之、长之、倍之之效矣。金疮者，为刀斧所伤而成疮，疮甚而肿。脾得补而肉自满也。能解毒者，如毒物入土，则毒化也。土为万物之母，土健则轻身延年也。《橘旁杂论》卷下：一渔家子屡逆其母，母苦之久，而无法使悛，欲买信石毒之。铺中知其故，谬以甘草末付之。适子捕得鲫鱼，使母烹食。母乃以甘草末置鱼腹中，其子不觉，尽其汁而毙。奇哉！槐花与鱼羹同食则杀人，小说所载。甘草与鲫鱼相犯，从古未闻其说。岂天道恶逆子，而冥冥中致其死耶？录之以俟博物者备考焉。《本草崇原集说》卷一：仲氏曰：《本经》凡言气平，解者都作气平入肺论，以肺为金脏也。未若此处气得其平四字，不脱不粘。按：气平之品，有中守者，有下行者，总无上僭者。或曰平既不上僭矣，何以蜀漆气平，反能引吐？曰：彼是引疟邪从阴出阳，非上僭也，况有吐有不吐耶！

【附方】《药性粗评》卷一：咳嗽、肺痿。凡咳嗽日久，唾多，肺痿骨节疼痛，乍寒乍热者。甘草炙，捣为末，每日以一钱匕，调童子小便三合，服之降火。

《本草汇言》卷一：治脾胃不和，一切劳损内伤、诸不足证。用甘草三钱，人参三钱、黄耆、白术各五钱，当归身七钱，生姜五片，黑枣十枚，水煎服。许长如手集。

黄耆《本经》

【集解】《药性粗评》卷一：黄芪防腠理，胜李牧之备边。黄芪，一名戴椹，一名芰草。独茎或作丛生，叶扶疏似羊齿状，又如蒺藜，枝干去地二三寸许，七月间开黄紫花，其实作荚子，长寸余，根似甘草，皮黄肉白，长二三尺，折其皮柔韧如绵者真，谓之绵黄芪，生蜀汉诸郡山谷。有数种：曰白水芪，曰赤水芪，曰木芪，功用并同，而力不及白水。木芪短而理横，今人多以苜蓿根假充，折其皮亦颇似绵，但苜蓿根坚而脆，以此为别。**《本草蒙筌》卷一**：种有三品，治无两般。木耆茎短理横，功力殊劣；此为下品。缺岁多收倍用，煎服亦宜。《本经》不载州土，必出黄耆处并有之，如稊稗之贱，自产谷田，凶年多收，亦可代粮也。水耆生白水、赤水二乡，俱属陇西。白水颇胜。此为中品。绵耆出山西沁州绵上，乡名有巡检司。此品极佳。此为上品。咸因地产金名，总待秋采入药。久留易蛀，勤曝难侵。务选单股不歧，直如箭干，皮色褐润，肉白心黄，折柔软类绵，嚼甘甜近蜜。如斯应病，获效如神。市多采苜蓿根假充，谓之土黄耆媒利。殊不知此坚脆音翠味苦，能令人瘦；耆柔软味甘，易致人肥。每被乱真，尤宜细认。**《植物名实图考》卷七**：黄耆《本经》上品。有数种，山西、蒙古产者佳，滇产性泻，不入用。零娄农曰：黄耆西产也。而《淳安县志》云：嘉靖中人有言本地出黄耆者，当道以文索之，无有，以俗名马首苜蓿根充之。医生解去，遭杖几毙，不得已，解价至三四十金而后已。呜呼！先王物土宜而布之利后世，乃以利为害乎！夫任土作贡，三代以来，莫之能改。然征求多而馈问广，犹虑为民病，洛阳儿女之花、莆田荔支之谱，转输千里，容悦俄时，贤者有余憾矣。旧时滇元江有荔支，以索者众，今并其树刈之；昆明海亦时有虾，渔者惧索，得而匿之，不敢以售于市。民之畏官，乃如鬼神哉！吾见志乘，于物产不曰地穷不毛，则曰昔有今无。惧上官之按志而求也，意亦苦矣。然吾以为未探其本，而因噎而废食也。邑志物产，非注《尔雅》，以淹博考证为长；又非如赋京都者，假他方之所有以夸靡富。考其山林川原，则知所宜；考其所宜，则知民之贫富、勤惰。《职方氏》曰：其利金锡、竹箭，其畜宜六扰，其谷宜五种。不为后世有贪墨者而稍减、而讳之也。虽然，以志乘而累及官民者亦有之矣。夫天下之稻一也，而《弋阳志》则曰：其稻他县不能有也，昔固以索弋稻为累矣；天下之猪一也，而《赣州志》则曰：龙猪他郡不能及也，昔固以索龙猪为累矣。志物者一时泚笔而矜其名，宰邑者因其所矜以媚其上，浸假而为成例，横征旁求，馈者竭矣，受者未厌。有强项吏迁延不致，则谯责随之。故天下病民病官之弊，皆献谀者实尸其罪。然则作志者必当曰：邑某里山泽，其谷畜果蓏宜某种；某里原隰，其谷畜果蓏宜某种；某里陜瘠，无宜也。则民衣食之所资，而穷富着矣。林木萑苇出某里，药草花蓝，出某里，则民养生、送死、薪炊、种艺所赖也。林木必着其所用，药物必究其所主，既述其培植之劳，又记其水陆之阻，则物力之贵贱难易又着矣。若其金锡羽毛，非尽地所宜，则必悉其得之之艰、出入之数。凡民生之不易，皆反复三致意焉。使良有司按志而知若者宜因势而导，若者宜改而更张。或种葱及薤，或拔茶植桑。交址荔支之书，坊州杜若之驳，孔戣菜蚶之疏，子厚捕蛇之说，民生疾苦，洞若观火。于以补偏救弊，利用厚生，王道之始，虽圣贤岂能舍此而富民哉？否则如《淳安志》所云，强其无以渎货，彼若索志乘而观之，不将失其所恃欤！

《增订伪药条辨》卷一：黄耆伪名介芪，介或作盖。条硬无味，色白不黄。按黄芪以山西绵上出者为佳，故一名绵芪。色黄带白，紧实如箭竿，故又名北箭芪。折之柔韧如绵，故能入肌腠而补气。若介芪之呆劣，又安可用乎？闻盖芪性极发散，有人误服，汗流不止。其性与绵芪大相反，用者当明辨之。炳章按：黄芪冬季出新。山西太原府里陵地方出者，名上芪。是地有大成义聚成育生德等号货卖，双缚成把，其货直长糯软而无细枝，细皮绉纹，切断有菊花纹，兼有金井玉栏杆之纹，色白黄，味甜鲜洁，带有绿豆气，为最地道。又大同府五台山出，粗皮细硬，枝短味淡，作小把，为台芪，俗称小把芪，略次。亳州出者，性硬筋多而韧，肉色黄，为亳芪，俗称奎芪，亦次。陕西出者，为西芪，性更硬，味极甜，更次。蛟城出者，为蛟芪，枝短皮粗无枝，极次。四川出者，为川芪，小把，皮红黑色，性硬筋韧如麻，味青草气，为最下品，服之致腹满，最能害人。凡外症疮疡用黄芪，如阳痈托毒化脓，及虚体痘疮凹陷，皆用生。阴疽补托转阳用炙，皆须太原产之上芪，立能见效。若以侧路杂芪充用，则为害甚烈，不可不辨矣。《**本草思辨录**》**卷一**：黄芪，中央黄，次层白，外皮褐，北产体虚松而有孔，味甘微温，叶则状似羊齿，明系由胃达肺，向外而不中守。有外皮以格之，却又不泄出。独茎直上，根长二三尺，故能由极下以至极上。凡其所历，皆营卫与足太阳、手太阴经行之境，论其致用，则未易一二明也。

【修治】《**本草通玄**》**卷上**：古人制黄耆多用蜜炙，愚易以酒炙，既助其达表，又行其泥滞也。若补肾及崩带淋浊药中，须盐水炒之。《**本草汇笺**》**卷一**：黄芪之制不一，有汗蜜炙，无汗煨用。表恶寒，酒炒。胃虚，米泔水炒。嘈杂，乳制。外科，用盐水炒，从骨托毒而出。入心，生用之亦能泻火。《**本草经解要**》**卷一**：酒炒、醋炒、蜜炙、白水炒。《**本草求真**》**卷一**：发表生用，气虚肺寒，酒炒。肾虚气薄，盐汤蒸润，切片用。《**神农本草经读**》**卷一**：生用、盐水炒、酒炒、醋炒、蜜炙、白水炒。《**本草述**》**卷七**：修治去头刮皮。生用治痈疽，蜜炙治肺气虚，盐水或蒸或炒，治下虚。

【主治】主丈夫小儿五劳七伤，骨蒸体瘦，消渴腹痛，泻痢肠风；治女子妇人月候不匀，血崩带下，胎前产后，气耗血虚。益元阳，泻阴火。扶危济弱，略亚人参。《**本草蒙筌**》**卷一**。黄耆托疮疡，排脓止痛。助脾胃，理湿调中。消渴能医，则泻火退热。眩运可治，斯敛汗去烦。壮气弱者，暑毒之侵，捍表虚者，贼风之犯。《**药镜**》**卷一**。补肺气而实皮毛，敛汗托疮，解渴定喘，益胃气而去肤热，止泻生肌，补虚治劳，理大疯癫疾，治带下崩淋。《**颐生微论**》**卷三**。虚劳消瘅，中风着痹，自汗下血，头痛脚气，悸淋伤劳倦，吐血咳嗽，血痹挛，黄疸，伤暑疟，鼻衄，心痛，胃脘痛，惊盗汗，滞下赤白浊，恶寒，往来寒热，水肿溲血，腹痛腰痛，破伤风，不能食，大便不通，发热厥痞，诸见血证，痹瘘、鹤膝风，颤振眩晕，虚烦身重，泄泻，小便不通，遗精，疝。此以用之多少分先后。《**本草述**》**卷七**。黄耆味甘，生凉炙温，气味俱轻。功专补气，生可托痈疽，炙能扶虚损。乃偏于气分而性浮。若阴虚气浮，

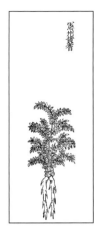

图 10-2-1 宪州黄
耆《图经（政）》

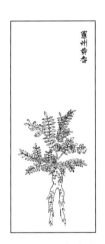

图 10-2-2 宪州黄
耆《图经（绍）》

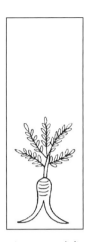

图 10-2-3 黄耆
《歌括》

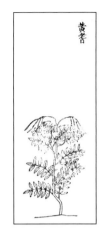

图 10-2-4 黄耆
《救荒》

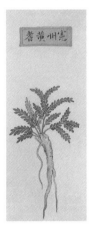

图 10-2-5 宪州
黄耆《品汇》

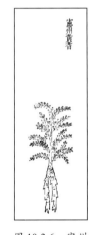

图 10-2-6 宪州
黄耆《蒙筌》

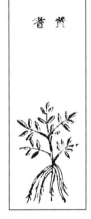

图 10-2-7 黄耆
《太乙》

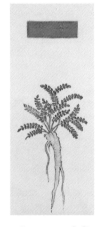

图 10-2-8 黄耆
《雷公》

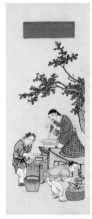

图 10-2-9 炮制黄
耆《雷公》

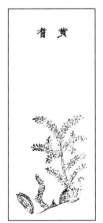

图 10-2-10 黄耆
《三才》

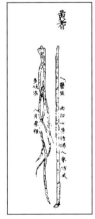

图 10-2-11 黄耆
《原始》

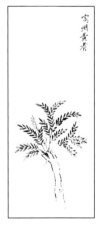

图 10-2-12 宪州
黄耆《草木状》

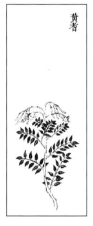

图 10-2-13 黄耆
《博录》

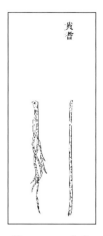

图 10-2-14 黄耆
《类纂》

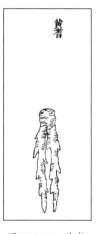

图 10-2-15 黄耆
《本草汇》

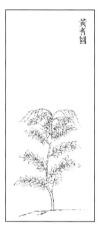

图 10-2-16 黄耆
《草木典》

及中满气滞，凡病虚而升多降少者，皆宜酌用。《本草正义》卷上。

【发明】《用药十八辨》〔见《秘传痘疹玉髓》卷二〕：黄芪补卫气，振天元，功莫大于芪也。单用则翼相火而致燥闷，生用则鼎枭炎而解胃毒，炙用则敛自汗而活肝荣。虽曰与人参同功，但带焦紫者，毫厘不可用也。评曰：花门多要用黄芪，经道肝心实不宜。脾肺两家须倍用，同参收效助陈皮。《医经大旨》卷一：黄芪气味甘温。大补阳虚自汗，如痈疽已溃，用此从里托毒而出。又能生肌收口，补表故也。大抵表邪旺者不可用，用之则反助邪气。阴

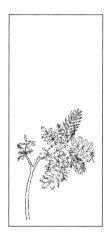

图 10-2-17 黄耆
《图考》

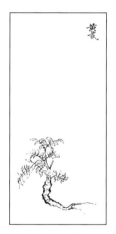

图 10-2-18 黄耆
《图说》

虚者宜少用，用之以升气于表，则内反虚耗矣。又表虚有邪，发汗不出者，服此自汗。《本草蒙筌》卷一：谟按：参芪甘温，俱能补益。证属虚损，堪并建功。但人参惟补元气调中，黄耆兼补卫气实表。所补既略差异，共剂岂可等分。务尊专能，用为君主。君药宜重，臣辅减轻。君胜乎臣，天下方治。臣强于主，国祚渐危。此理势自然，药剂仿之，亦不可不注意也。如患内伤，脾胃衰弱，饮食怕进，怠惰嗜眠，发热恶寒，呕吐泄泻，及夫胀满痞塞，力乏形羸，脉息虚微，精神短少等证，治之悉宜补中益气，当以人参加重为君，黄耆减轻为臣。若系表虚，腠理不固，自汗盗汗，渐致亡阳，并诸溃疡，多耗脓血，婴儿痘，未灌全浆，一切阴毒不起之疾，治之又宜实卫护荣，须让黄耆倍用为主，人参少入为辅焉。是故治病在药，用药由人。切勿索骥按图，务须活泼泼地。先正尝曰：医无定体，应变而施。药不执方，合宜而用。《本草纂要》卷一：善能充实腠理，排托诸疮，是以自汗盗汗，腠理虚也，虚则非芪不能实；溃脓溃血，腠理弱也，弱则非芪不

能托。痼冷沉寒，乃元虚之不足，虽用姜桂之属，而无参芪之剂，则不能温经以回阳；阴虚不足，阳邪下陷于阴经，虽用升提之类，而无实腠之药，则自上而复下也。是故补中益气汤用参、芪为君，升麻、柴胡为使；诸疮托里散以黄芪独用，使腠理固密，而余毒不能妄攻于内，故治者果察其气有不足而与之，使正气复而邪气散矣，他症何由而生焉。苟不揣其气或有余，而概与补气之药，则不助其正，而反助其邪，必变证为喘咳气急之患也，岂可乎？吾尝秘用之法，平补而用参、芪，必兼苦寒，使气不能以自盛，致生胸闷之症也；大补而用参芪，必兼消导，使补不能以太速，致生气急之患也；如邪盛而用参芪，必先治其邪，而少加补剂，使邪不能以胜正气；虚而用参芪，必当调其气，而大加补剂，使气得以受补也，如是推之他症，治例亦可详矣。**《本草发明》卷二：**黄芪虽属内外三焦通用之药，其实托里固表为专，而补中益气兼之。故《本草》云：补肺气，温分肉，实皮毛。阳虚自汗盗汗，此能敛之。痈疽、肺痈、痔瘘已溃、久败疮疡用此，从里托毒而出，能生肌收口，皆护表以补里也。若表邪旺、腠理实用之，反助邪气。所谓泻阴火，非阴经相火也，以内伤者上焦阳气下陷于阴分，为虚热耳，故三焦火动者不可用。云补三焦，实卫气，敛汗，与桂枝同，但桂枝能通血破血而实卫，乃荣中药。黄芪只实卫益气为异耳。若表虚有邪，发汗不出，服之自汗。如伤寒脉虚涩，血少不能作汗，春夏秋三时用黄芪建中汤和荣卫，自然汗出邪退之类。**《药鉴》卷二：**其用有四：温分肉而实腠理，益元气而补三焦，内托阴症之疮痍，外固表虚之盗汗。如痈疽已溃者多用，从里托毒而出。又能生肌收口，补表故也。大都表邪旺者不可用，用之反助邪气。就阴气弱者论之，亦宜少用。若用之以升元气于表，则内反虚耗矣。又表虚有邪，发汗不出者，服之自汗。此药大益胃气，能解肌热。**《药性解》卷二：**按：黄芪之用，专能补表，肺主皮毛，脾主肌肉，故均入之。已溃疮疡及盗汗，皆表虚也，故咸用之。里虚者忌服，恐升气于表，愈致其虚。表邪者忌服，恐益其邪也。惟表虚邪凑不发汗者，可酌用之，生者亦能泻火。

《本草经疏》卷七：黄芪禀天之阳气、地之冲气以生。故味甘、微温而无毒。气厚于味，可升可降，阳也。入手阳明、太阴经。甘乃土之正味，故能解毒。阳能达表，故能运毒走表。甘能益血，脾主肌肉，故主久败疮，排脓止痛。风为阳邪，凡贼风虚邪之中人也，则病疠风。○黄芪功能实表，有表邪者勿用。能助气，气实者勿用。能内塞补不足，胸膈气闭闷，肠胃有积滞者勿用。能补阳，阳盛阴虚者忌之。上焦热甚，下焦虚寒者忌之。病人多怒，肝气不和者勿服。痘疮血分热盛者禁用。

《本草汇言》卷一：黄芪：补肺健脾，方龙潭实卫、敛汗，驱风运毒之药也。马继高稿故阳虚之人，自汗频来，乃表虚而腠理不密也。黄芪可以实卫而敛汗。伤寒之证，行发表而邪汗不出，乃里虚而正气内乏也。黄芪可以济津以助汗。贼风之痼，偏中血脉而手足不随者，黄芪可以荣筋骨。痈疡之证，脓血内溃，阳气虚而不愈者，黄芪可以生肌肉。又阴疮不能起发，阳气虚而不溃者，黄芪可以托脓毒。东垣谓益元气，补三焦之虚损，实腠理，温肉分之虚寒，功在是矣。**《分部本草妙用》卷六：**黄芪为补三焦，实卫气，为表里诸虚圣药。自汗盗汗，芪以实之。溃脓恶血，芪以托之。痼冷沉寒元虚，惟宜姜桂，非参芪何以回阳？阳邪陷阴，扶之自宜升提，不实腠，则必复下。果察其气虚，而腠理疏者服之，则正气复而邪气散。苟或气有余而胸闷急者，与之则不助其正，而反益其邪，岂可不辨症，而乱用乎？《折肱漫录》卷三：黄芪之功不下人参，但性太绵密，能闭腠理，有邪者禁服，不如人参之补，而能宣耳。然补益之功，似出人参之上。我郡岐黄家多不敢用芪，惟恐误补邪气。王宇泰先生用芪最多。予少病时，因服芪不多，终不能胜劳，而汗症莫疗。四十岁后大服补中益气汤，计一岁服四五斤，然后能胜劳，而汗症渐减。往时多服参而无济，后来兼服芪而始效，予故驾其功于人参。外科毒溃后用生芪补托，予臀后生一瘤，医用药点去，几成漏，每日加芪五钱于诸药内服之，竟得收功。《颐生微论》卷三：黄耆为补表要药。肺主皮毛，脾主肌肉，故入此二经。黄耆得防风，其功愈大，为其助达表分，表有邪气方实者勿用。

《景岳全书》卷四八：黄芪味甘，气平，气味俱轻，升多降少，阳中微阴。生者微凉，可治痈疽。蜜炙性温，能补虚损，因其味轻，故专于气分而达表，所以能补元阳，充腠理，治劳伤，长肌肉。气虚而难汗者可发，表疏而多汗者可止。其所以止血崩血淋者，以气固而血自止也，故曰血脱益气。其所以除泻痢带浊者，以气固而陷自除也，故曰陷者举之。然其性味俱浮，纯于气分，故中满气滞者，当酌用之。**《药品化义》卷五**：黄芪属阳有土，体柔软，色皮微黄肉带白，气和，味甘而淡，性温，能升能降，力益气固表，性气温厚而味薄，入脾肺三焦三经。黄芪皮黄入脾，肉白走肺，性温能升阳。味甘淡，用蜜炒又能温中，主健脾，故内伤气虚，少用以佐人参，使补中益气，治脾虚泄泻，疟痢日久，吐衄肠血诸久失血后，及痘疮惨白。主补肺，故表疏卫虚，多用以君人参，使敛汗固表，治自汗盗汗，诸毒溃后收口生肌，及诸痘疮贯脓，痈疽久不愈者，从骨托毒而出，必须盐炒。痘科虚不发者，在表助气为先，又宜生用。若气有余，表邪旺，腠理实，三焦火动，宜断戒之。至于中风手足不遂，痰壅气闭，始终皆不加。芪出绵上，细直柔软，故名绵芪。**《轩岐救正论》卷三**：黄耆、白术、人参，此三者虽为补气之药，第主治之属，藏府之殊，则迥然不同也。《本草》虽未详晰，而余请为备列之。盖耆专主卫气，白术主脾胃中州之气，人参则益脾肾之元气。合三者兼用，又通益上中下三焦表里藏府诸气也，何以言耆专主卫气乎？耆质轻气薄，色白微黄，味淡略甘，乃肺脾上中二焦阳分之药，而主治则固自汗，治虚喘，解肌热，疗痈疽。只此数症，尚须佐以参、术，方能着功。王节斋云：内伤发热，是阳气自伤，不能升达，降下阴分而为内热，乃阳虚也，故其脉大而无力，属肺脾。立斋云：当用补中益气汤治之。第此汤以耆为君，参、术为臣，少佐升、柴，则独疗沉陷发热之虚阳，与劳役过度及阳虚自汗者宜之。**《本草述》卷七**：黄耆止言其补气，讵知其化血生血，乃所以竟其气之用耳。盖达阳即以利阴，利阴即以达阳，此正分合微义也。故阐发以补先哲之遗。《内经》曰：水火者，阴阳之征兆也。金木者，生成之终始也。是则合肾与脾以上至于肺者，肝也；合心与胃以下至于肝者，肺也。在肝得乎水中之火，所以为阴中之少阳，故主升，如水不足，是先拨其本也。即水中之火郁，则升之机亦病，而气病矣。在肺为得火中之水，所以为阳中之少阴，故主降，如火不足，是亦先拨其本也。即火中之水郁，则降之机亦病，而气病矣。若脾固以水为体，而以火为用，坎中之离，借风木以上交，故脾能化气于上，而胃为表以达之，胃固以火为体，而以水为用，离中之坎，借燥金以下交，故胃能化血以下，而脾为里以统之。《本草新编》卷一：补血之汤，名虽补血，其实单补气也。失血之后，血已倾盆而出，即用补血之药，所生之血不过些微，安能遍养五脏六腑，是血失而气亦欲失也。在血不能速生，而将绝未绝之气，若不急为救援，一旦解散，顷刻亡矣。故补血必先补气也。但恐补气则阳偏旺而阴偏衰，所以又益之当归以生血，使气生十之七而血生十之三，则阴阳有制，反得大益。生气而又生血，两无他害也。至于补中益气汤之用黄芪，又佐人参以成功者也。人参得黄芪，兼能补营卫而固腠理，健脾胃而消痰食，助升麻、柴胡，以提气于至阴之中，故益气汤中无人参，则升提乏力，多加黄芪、白术，始能升举。倘用人参、白术而减去黄芪，断不能升气于至阴也。故气虚之人，毋论各病，俱当兼用黄芪，而血虚之人尤宜多用。惟骨蒸痨热与中满之人忌用，然亦当临症审量。《顾氏医镜》卷七：补肺气而实皮毛，敛汗如神。益胃气而去肌热，止泻有效。劳倦则发热，甘温能除大热也。止泻者，补中气之功也。肠风崩带俱用，益气补脾，则得统摄而止矣。止渴除喘亦宜。气主煦之，故益气则津生，气虚则喘，故补肺则喘除。能托疮而生肌肉，未溃能同败毒药而托出走表，已溃能同补脾药以生肌长肉。治风疠而理痘疮。治风疠者，以邪之所凑，其气必虚，气充于外，邪无所容矣。痘疮因阳分表虚气不足者宜之，血热者则大忌也。功能实表，有表邪者勿用。能助气，气实者勿用。能补阳，阴虚者勿用。多怒则肝气不和，亦禁用之。《药性通考》卷四：生用固表，无汗能发，有汗能止。丹溪云黄芪大补阳虚自汗，若表虚有邪、发汗不出者，服此又能自汗。温分肉，实腠理，泻阴火，解肌热。炙用补中，益元气，温三焦，壮脾胃。脾胃一虚，则土不能生金，则肺气先绝。脾胃缓和，则肺气旺，而肌表固实，补中即所以固表也。生血生肌，气能生血，血充则肉长。《经》曰：血生肉也。犹能排脓，内托疮痈圣药。毒气化则成脓，补气故能内托痈疽。不能成脓者，死不治，毒气盛而元气衰也。痘症亦然，痘症不起、阳虚无热者宜之。《颐生秘旨》卷八：黄芪补中益气之药也。病有虚实，治有逆从。实火之势微，微者逆之。虚火之势甚，甚者从之。如肺脏元气充足，外势燔灼，治用寒凉，芩、连之属以直折之。若元气不足，外势燥热，治用温补，参、芪之属以治之。所谓黄芪同甘草为退热之圣药，凡气中不足，卫不能固表，疮痍久溃不能收敛，自汗盗汗，所当必用。《得宜本草》：得当归能活血，得白术能补气，得防风相畏相使，而其功愈大。《药性切用》卷三：黄芪性味甘温，生用托邪实表，炙用补中益气。但其性滞，不似人参之灵活。《本草求真》卷一：味甘性温，质轻皮黄肉白，故能入肺补气，入表实卫，为补气诸药之最，是以有芪之称。且着其功曰：生用则能固表，无汗能发，有汗能收，是明指其表实则邪可逐，故见无汗能发，表固则气不外泄，故见有汗能止耳。又着其功曰：熟则生血生肌，排脓内托，是盖指其气足，则血与肉皆生。毒化脓成，而为疮疡圣药矣。《神农本草经读》卷一：黄芪气微温，禀少阳之气，入胆与三焦；味甘无毒，禀太阴之味，入肺与脾。其主痈疽者，甘能解毒也。久败之疮，肌肉皮毛溃烂，必脓多而痛甚，黄芪入脾而主肌肉，入肺而主皮毛也。大风者，杀人之邪风也。黄芪入胆而助中正之气，俾神明不为风邪乱；入三焦而助决渎之用，俾窍道不为风所壅；入脾而救受克之伤，入肺而制风木之动，所以主之。癫疾，又名大麻风，即风毒之甚也。五痔者，五种之痔疮，乃少阳与太阴之火陷于下，而此能举其陷。鼠瘘者，瘰疬之别名，乃胆经与三焦之火郁于上，而此能散其郁也。其曰补虚者，是总结上文诸症，久而致虚，此能补之。非泛言补益之品也。《齐氏医案·黄芪白术不固表说》卷四：舒驰远曰：后天以脾为主，芪、术大补中气之药，皆入足太阴脾经之里，不走躯壳之外，何以固表？外科用之脱毒外出，可见其性外攻，不为收敛显然矣。即不当用而误用之，亦止壅塞中焦，无固表之理也。当云实者不必用，虚者必当用之以御其表也。彼不知分经解表，又不能辨其虚实，用之不当，能无害乎？无怪乎其视如砒毒也。且说治病必先表而后补，乌知三阴虚寒诸证，法当温补并用者。若但驱阴散寒，而不知急早重用芪、术，则寒虽去，而虚不能回，甚且不治矣，而况妄行表散者乎？若能早知重用芪、术补中宫之阳以翊之，则火种不致灭也。否则，火种无存，吹然无益矣。○又常见阴寒腹痛之证，法当温补并用者，世俗名曰气痛，既用顺气之药以耗其气，而更伤其阳，虽能暂快目前，必至渐见加重，久而酿成不治之证矣。且云其气既痛，岂可补气？而芪、术又视如鸩毒焉，是未读仲景六经之法，不明阴阳表里寒热、虚虚实实之理也。若此辈者，信口雌黄，全无识见，拘执几个陈方，混施一切，贻害苍生，纵王法幸脱，天律难逃。粗工者，其速当猛省。《药笼小品》：黄耆西产为佳，虽系种者，亦金井玉栏，体糯而甜，新货为上，稍久则色味尽减，不可用矣。去头去粗皮，切片蜜水拌炒，欲达肌肤，连皮生用。黄耆补气，亚于人参，然当归补血汤中，用黄耆倍于当归者，盖谓有形之血不能速生，无形之气须当急固，故重用之也。然则黄耆兼能补血明矣，治阳虚自汗，人尽知之；阴虚盗汗，人皆不察，只须兼凉血之品，六黄汤用此一味是也。惟肺家有火，表邪未清，胃气壅实者，咸宜忌之。《本草明览》卷一：参芪甘温，具能补益，症属虚损，并建其功。但人参惟补元气而调中，黄芪兼补卫气而实表，功既互施，用难一定。如患内伤，脾胃衰弱，脉息细微，发热恶寒，精神短少者，治之悉宜补中益气，须以人参加重为君，黄芪轻减为臣。若系表虚，腠理不固，汗出亡阳，疮疡已溃，痘浆未足者，治之又宜实卫护荣，须让黄芪倍用为主，人参少入为辅焉。治病在药，用药在人，弗索骥而按图也。《王氏医存》卷一五：黄耆之害六淫病未全愈者，误服黄耆，胸隔腠理全然堵实，变生诸病，久而难愈。咸丰五年四月，吾邑顾二尹室人刘氏，产后湿盛乳少，医人误用黄耆四两，母鸡二只煮服，遂致乳闭不能饮食，身生痒核如拳，抓破流血而不疼，百治不愈，深秋渐危。诊得右寸关二脉尚存，予药数帖，二脉不变。始悟非脉不全，乃黄耆闭塞也。用宣通营卫，开发腠理诸剂，数日六脉俱见。加用渗湿，核渐消，次年午节始愈。《本草思辨录》卷一：刘潜江疏黄芪，以治阳不足而阴亦不利之病，不治阳有余而阴不足之病，与阳不得正其治于上，阴即不能顺其化于下四语，最为扼要。○缪仲醇谓黄芪功能实表，有表邪者勿用。岂知黄芪惟不实表，故表邪亦有用之者。如《本经》之排脓止痛，《金匮》之治风湿、风水、黄汗，皆堪为不实表之据。若伤寒之邪，宜从表泄，黄芪虽不实表，而亦无解表之长，且有补虚羁邪之患，断非所宜也。《冷庐医话》：曹谓其嫂吴氏，患子死腹中，浑身肿胀，气喘身直。其兄珊林观察，检名人医案得一方，以黄芪四两，糯米一酒钟，水煎与服。即便通肿消，已烂之胎，成十数块逐渐而下，一无苦楚。又山阴王某患肿胀，自顶至踵皆遍，气喘声嘶，大小便不通，许亦告以前方，煎一大碗，服尽而喘平，小便大通，肿亦随消。继加祛湿平胃之品，至两月后，独脚面有钱大一块不消。更医痛诋前方，迭进驱湿猛剂，竟至危殆。仍以前方挽回，用黄芪至数斤，脚肿全消而愈。黄芪治肿胀有此大效，得不诧为异事。

【附方】《药性粗评》卷一：补肺排脓。肺热咯吐脓血；是内生痈，口舌咽干，又非凉药所宜。黄芪六两，剉，水三升，煎取一升，去滓，温服，日可三四。肠风泻血。黄芪、黄连等分，为细末，面糊丸如绿豆大，每服三十丸，米饮下。中风口噤。中风不语，汤药不入者。以黄芪、防风等分三四斤，煎汤数斗，置于床下，得气熏蒸入于腠理，自当苏解。酒疸心便黄。贪酒成疸，胫肿，小便频，发赤黑黄斑，此由大醉当风入水所致。黄芪一两，木兰一两，共为细末，每服一二钱，酒下。

《本草汇言》卷一：治阳虚腠理不密，自汗频来。用黄芪一两，白术五钱，桂枝二钱，白芍药一钱，干姜一钱五分，大枣十枚，水煎服。方龙潭《本草切要》。○治伤寒里虚表实，行发散药，邪汗不出，身热烦躁，六脉空数。用黄芪一两，桂枝三钱，白芍药、人参各二钱，甘草八分，柴胡一钱五分，加生姜三片，黑枣三个，水煎服。方龙潭《本草切要》。○治风邪偏中血脉，手足不随，口眼㖞斜。用黄芪、防风各五钱，人参、白术各三钱，天麻、半夏各二钱，当归、肉桂各一钱五分。水煎服。方龙潭《本草切要》。○治痈疽溃后，不论五善七恶证。用黄芪八两，金银花二两，人参一两，穿山甲火烧五钱，水煎服。方龙潭《本草切要》。○治阴毒不起，内陷不溃，饮食不入。或大肠作泻，阳虚气脱之证。用黄芪二两，人参一两，肉桂、附子童便制，各五钱，穿山甲火烧三钱，水煎服。方龙潭《本草切要》。○治痘疮七八日后，浆汁未充，或干枯不起，或浆汁不浓，种种虚寒证见者。用黄芪五钱，人参一钱或二三钱，桂枝一钱，白芍药酒炒一钱五分，穿山甲火烧二钱，水煎服。泄泻不食，加附子童便制一钱，木香五分，肉桂八分，水煎服。《全婴心要》。○治老人虚秘，大便不通。用嫩白生黄芪一两，陈皮五钱，俱为末。大麻子一合，研烂和匀，每日炼蜜五匙，调药末三钱，常服无秘结之患。《和剂局方》。○治肠风泻血。用嫩白黄芪二两，川黄连五钱，俱微炒，磨为末，红曲研末，打稀糊为丸，如绿豆大。每服百丸，米汤下。孙用和方。○治妇人血崩不止。用黄芪、人参、麦门冬各四钱，北五味子七分，杜仲、熟地黄、山茱萸各三钱，真阿胶二钱，川续断、黑荆芥各一钱，河水煎服即止。《广笔记》。

土黄耆《滇南本草》

【释名】白淑气花《滇南本草》、耆菜叶《滇南本草图说》。

【修治】《滇南本草图说》卷四：生食令人泻，蜜炒可用。

【气味】性温，味辛、微甘、苦。《滇南本草图说》卷四。

【主治】其性守而不走，引血补气益元。土生者主于破结下气，止气痛，散痰消瘿。《滇南本草图说》卷四。

【发明】《滇南本草》卷中：治一人生瘿瘤于项，咽喉内气粗喘促，喉内有痰声，响而不止。土黄耆，一两，蜜炒。皮硝三钱，猪眼子五钱，新瓦焙去油，共为细末，蜜丸，每服三钱，滚水送下，吃至三天后，人面消瘦，至七天后全愈。

含羞草《生草药性备要》

【释名】喝妖草、怕羞草《生草药性备要》、喝呼草、惧内草、知羞草《植物名实图考》。

【集解】《植物名实图考》卷三〇：《广西通志》：喝呼草干小而直上，

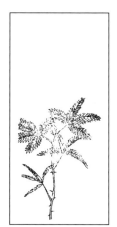

图 10-4-1　喝呼草《图考》

高可四五寸，顶上生梢，横列如伞盖，叶细生梢，两旁有花盘上；每逢人大声喝之，则旁叶下翕，故曰喝呼草。然随翕随开，或以指点之亦翕，前翕后开，草木中之灵异者也，俗名惧内草。《南越笔记》：知羞草叶似豆瓣相向，人以口吹之，其叶自合，名知羞草。按：此草生于两粤，今好事者携至中原，种之皆生。秋开花茸茸成团，大如牵牛子，粉红娇嫩，宛似小儿帽上所饰绒球；结小角成簇，大约与夜合花性形俱肖；但草本细小，高不数尺，手拂气嘘，似皆知觉，大声呵喝，实时俯伏。草木无知，观此莫测，唐阶指佞，应非诞言；蜀州舞草，或与同汇。彼占闰倾阳，转为数见。

【气味】味甘，性寒。《生草药性备要》卷下。

【主治】止痛消肿。《生草药性备要》卷下。敷疮妙。《本草求原》卷三。

百脉根《唐本草》

【气味】味甘、苦，气微寒，无毒。《太乙仙制本草药性大全·仙制药性》卷二。

【主治】主下气，止渴去热如神。除虚劳，补养不足大效。《太乙仙制本草药性

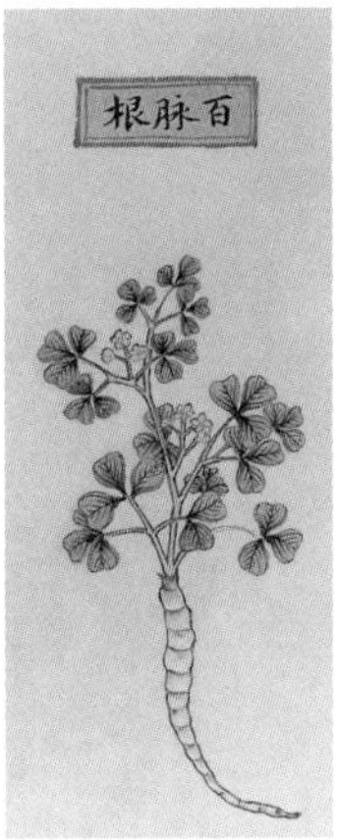

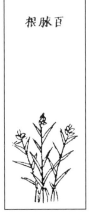
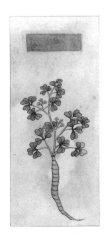
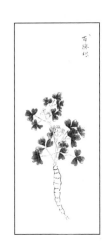

图 10-5-1　百脉
根《品汇》

图 10-5-2　百脉
根《太乙》

图 10-5-3　百脉根
《雷公》

图 10-5-4　百脉根
《草木状》

胡苍耳《救荒本草》

【集解】《救荒本草》卷上：胡苍耳又名回苍耳。生田野中。叶似皂荚叶微长大。又似望江南叶而小，颇硬，色微淡绿，茎有线楞，结实如苍耳实，但长音哨。

【气味】味微苦。《救荒本草》卷上。

【主治】治诸般疮，采叶用好酒熬吃，消肿。《救荒本草》卷上。

苦参《本经》

【释名】虎麻、岑茎、禄白、陵郎《通志》。

【集解】《药性粗评》卷二：苦参，一名水槐，一名地槐。其名甚多。树高四五尺，茎青，叶极似槐，故有槐名。春生新叶，至冬而凋，夏开花黄白色，秋结角如小豆子，其根黄绿色，长尺余，大小不同。好生川谷阪岸之间，江南处处有之。十月采实，三、八、十月采根。《植物名实图考》卷八：苦参《本经》中品。处处有之，开花结角，俱似小豆。医牛马热多用之。苦参至易得，而方用颇少。

根

【修治】《神农本经会通》卷一：少入汤用，多作丸服。或浸酒。三八九月采根，暴干。《局》云：用米泔浸，漉出焙干。《药性粗评》卷二：以糯米泔水浸一宿，蒸过暴干。《药性解》卷三：以糯米泔浸一宿，去浮面腥气，晒用。《本草经疏》卷八：腊月米醋渍，入瓮中封固。《本草述》卷七：

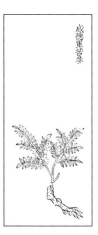

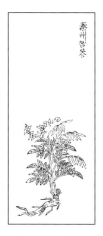

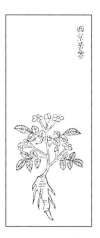

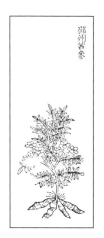

图 10-7-1　成德军
苦参《图经（政）》

图 10-7-2　泰州苦
参《图经（政）》

图 10-7-3　西京苦
参《图经（政）》

图 10-7-4　邵州苦
参《图经（政）》

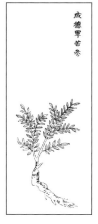

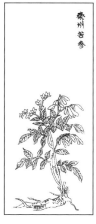

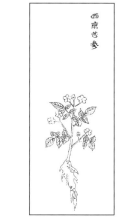

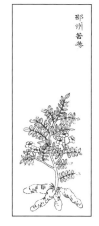

图 10-7-5　成德军
苦参《图经（绍）》

图 10-7-6　泰州苦
参《图经（绍）》

图 10-7-7　西京苦
参《图经（绍）》

图 10-7-8　邵州苦
参《图经（绍）》

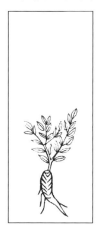

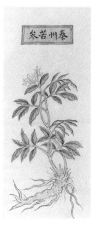

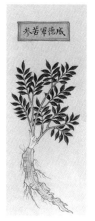

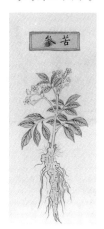

图 10-7-9　苦参
《歌括》

图 10-7-10　泰州
苦参《品汇》

图 10-7-11　成
德军苦参《品汇》

图 10-7-12　西京
苦参《品汇》

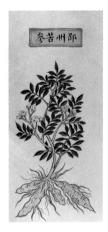

图 10-7-13 邵州苦
参《品汇》

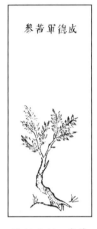

图 10-7-14 成德
军苦参《蒙筌》

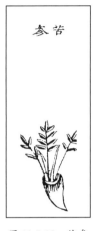

图 10-7-15 苦参
《太乙》

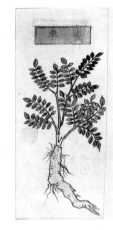

图 10-7-16 苦参
《雷公》

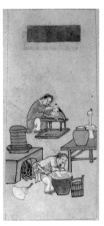

图 10-7-17 炮制
苦参《雷公》

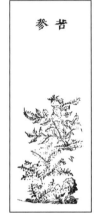

图 10-7-18 苦参
《三才》

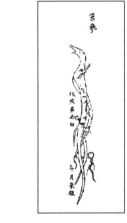

图 10-7-19 苦参
《原始》

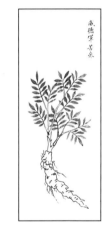

图 10-7-20 成德
军苦参《草木状》

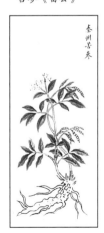

图 10-7-21 泰州
苦参《草木状》

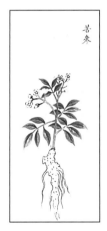

图 10-7-22 苦参
《草木状》

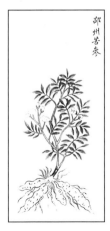

图 10-7-23 邵州
苦参《草木状》

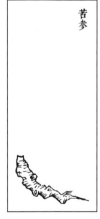

图 10-7-24 苦参
《本草汇》

修治糯米泔浸一宿，蒸三时久，晒干。少入汤药，多作丸服。治疮浸酒，治肠风炒至烟起，为末。

【气味】味辛，性寒，无毒。入胃、大肠、肝、肾四经。《药性解》卷三。性大寒，味苦。《滇南本草》卷中。

【主治】凉血解热，皮肤瘙痒，疮疡要药。并治肠风下血，消风，消痰，消肿毒等症。《滇南本草》卷中。主治癥瘕积聚，黄疸水气，伏热烦渴，肠风下血，痈肿疮疥，下部湿，麻风遍身瘙痒，眉脱发落，养肝胆，安五脏，利九窍，清小便。《药性粗评》卷二。主治大风有功。凡一切风癞、风癣、风疥、风疮，或厉风而眉发尽落，或风秃而眉炼丹流，或时疮而肿块破烂，或皮燥而抓痒风屑，是皆风热之症也，惟苦参可以治之。又有肠风下利，肠澼泻血，积聚黄疸，淋沥尿血，是皆湿热之症也，亦苦参可以疗之。《本草纂要》卷二。主治痈肿，杀疥虫，消热毒，破癥瘕，散结滞，养肝气，安五脏，定诸志。同菊花明目，止泪益精。同麦冬解渴，生津利窍。赤癞眉脱者，君诸药驱风甚捷。黄疸遗溺者，主利药逐水立效。《药鉴》卷二。除热祛湿，利水固齿，痈肿疮疡，肠澼下血。《医宗必读·本草征要》。主肠风下血，积热下痢，除热祛湿，疗风热虫疾，擦牙固齿。齿乃骨之余，清坚自固。纯阴之品，故理湿热诸证，皆湿蒸热阏之愆。《宝命真诠》卷三。去血热湿热风热。治大麻风、杨梅诸疮。水坚则热除。凡热之生于酒色，浸淫于肠胃肌肤者，皆能解之。阳虚者忌。《医林纂要探源》卷二。治肠风下血，热痢刮疼。疗温病狂言，结胸心躁。热狂立住，疝痛如劫。《本草纂要稿·草部》。苦参苦寒燥湿热，血痢肠风酒疸灭。生津消渴止目泪，滋阴血痔汤火切。《草木便方》卷一。

【发明】《本草纂要》卷二：大抵苦参之剂，苦可以除热也，寒可以凉血也。虽然治风有功，殊不知热胜则生风也；治湿有效，殊不知湿胜则生热也。然而，东南之人，皆是湿生热，热生风，风胜则下血，热胜则生疮，此理之所必然也。苟非此药，其何能治之矣乎。《本草发明》卷二：苦参苦寒，能除湿降火。故《本草》主心腹结气，癥瘕积聚，黄疸溺余，逐水利窍，止渴，除痈肿恶疮下，热毒皮风燥痒疹，赤癞眉脱，肠澼下血，中恶腹痛。其降火除湿之用见矣。又补中明目，止泪，养肝胆，安五藏，定志益精，平胃进食，轻身。似此，岂真补剂哉？抑亦降火除湿之效欤？时方多用治痈肿疮癞，此专功也。《药性解》卷三：苦参属水，有火性下降，本入少阴心，又入手足阳明及足厥阴经者，以其善主湿也。盖湿胜则生热，热胜则生风，而结气等症，从兹有矣。今以苦参燥湿，治其本也。东南卑湿，尤为要药。丹溪曰：能峻补阴气，或得之而腰重者，以其气降而不升。非伤肾也。《本草经疏》卷八：味既至苦，性复大寒，善能杀虫，故《药性论》治热毒风，皮肌烦躁生疮，赤癞眉脱，主除大热嗜睡。○苦参虽能泄血中之热，除湿热生虫为疠，然以其味大苦，气大寒，久服能损肾气。肝肾虚而无大热者，勿服。《本草汇言》卷一：前人谓苦参补肾补阴，其说甚谬。盖此药味苦气腥，阴燥之物，秽恶难服，惟肾气实而湿火胜者宜之。若火衰精冷，元阳不足，及年高之人，胃虚气弱，非所宜也。况有久服而致腰重者，因其气降而不升，实伤肾之谓也，何有补肾补阴之功乎？书之不足尽信者以此。沈拜可先生曰：苦参苦寒，燥脾胃之湿热，兼泄气分血分之湿热，故协治癥瘕结气，黄疸便红，脚气痛肿，热毒皮风，烦燥厉毒，疥瘊疮癞等诸疾，由于风雨、饮食、湿热而成者。所以《农皇本草》云有安五藏、平胃气之功焉。《医宗必读·本草征要》上：苦参大苦，大寒，不惟损胃，兼且寒精，向非大热，恶敢轻投？《药镜》卷四：苦参疗恶疮，去热毒，遍身风癞能消，癥瘕亦破。平胃气，逐寒邪，填膈痰涎可吐，结滞亦散。用多能滞肾气，久服亦致腰疼。少入麻黄，能扫皮肤痒疹。佐以山栀，能止卒暴心疼。同茵陈疗湿病狂言，致心燥结胸垂死。同槐花除肠风下血，及热痢刮痛难当。止泪目明，服偕甘菊。解渴利窍，煎并麦冬。遗溺与黄疸，主利药以逐水。赤癞而眉脱，君辛药以驱风。盖湿胜生热，热则生风，故东南地卑，燥湿为要。《本草述》卷七：苦参春生冬凋，是亦同于众卉之为荣枯者也。第其味至苦，其气复寒。夫苦为火味，肾阴中原有真阳，故味之苦者入之。况苦味禀乎寒水之气化，其气味固有专至者。洁古所说纯阴良是。丹溪谓其峻补阴气，又曰其气降而不升，实时珍谓止宜于肾水弱而相火旺者，皆确论也。《本草汇》卷九：苦参大寒大苦，属水而有火，能泄血中之热。虽薛立斋言其能峻补阴气，然必竟是损胃寒精之物，向非大热，未易投也。故沈存中《笔谈》载有病齿者，用以揩齿，遂致腰重不能行，亦其气降而不升之验也。时疫狂躁垂死者，用此酒煮吐之，或煎服汗之，皆可见效。《宝命真诠》卷三：服苦参多致腰重，因其性降而不升也。大苦大寒，不惟损胃，兼且寒精。火旺者宜之，火衰虚弱者大忌。《本草新编》卷三：或问：苦参非益肾之药，夫人而知之也，但未知其所以损肾之故耳？吁！苦参之不益肾，岂待问哉。沉寒败肾，必有五更泄利之病；苦寒泻肾，必有少腹作痛之疴。苦参味苦而寒，气沉而降，安得不败肾而泻肾乎？而五更泄利，小腹作痛，必不能免矣。败泻肾气，而反言益肾，殊不可解，愿吾子勿信也。《神农本草经百种录》中品：《内经》云：脾苦湿，急食苦以燥之，即此义也。明目止泪。寒清肝火，苦除肝湿。此以味为治也。苦入心，寒除火，故苦参专治心经之火，与黄连功用相近。但黄连似去心藏之火为多，苦参似去心府小肠之火为多。则以黄连之气味清，而苦参之气味浊也。《本草求原》卷一：疠风疥癞，瘾疹瘙痒，风毒坏烂。同皂角丸，温汤下；同荆芥丸，茶下。又一味煎水洗。湿烂者，一味为末掺。同芎、归、秦艽、胆草、地、冬、芷、荆、菊、白蒺、首乌、胡麻、牛膝、漆叶、豨莶，治大麻风。疳蛔，胃热也。同牡蛎、白术、青黛。谷疸，失饥大食，胃脘湿热，同牛胆汁丸，麦汤下。热痛狂邪，及小腹热痛、色青黑或紫。为末，薄荷汤下。时疾结胸，醋煮饮妙。毒热足痛，酒煮渍之。梦遗，同牡蛎、白术末，猪肚煮烂为丸，米汤下。中恶心痛，醋煮饮，取吐。饮食中毒，方同上。热痢、肠风下血，血痢，炒焦研，米饮下。脱肛，同五棓、陈壁煎洗，木贼末敷之。齿缝出血，同枯矾末揩之。鼻疮脓臭，虫也。同枯矾、生地汁滴。肺热遍身生疮，为末，米糊丸，饮下。上下痔瘘，水煎洗，醋煎服。瘰疬结核，牛膝汁丸，滚水下。赤白带，同牡蛎末，猪肚丸酒下。汤火灼伤，为末，油调搽。○苦参专入肾，兼入脾胃。味苦至极，古书有云：虽在五参之外，人参、沙参、紫参、丹参、玄参。云参亦属有补，然究止属除湿导热之品，于补其奚济乎？绣按：五参，除人参可以言补，余不得以补名。凡味惟甘为正，惟温为补，苦参味等黄蘗，寒类大黄，阴似朴硝之解，号为极苦极寒，用此杀虫除风，逐水去疸，扫疥治癫，开窍通道，清痢解疲，或云有益。若谓于肾有补，纵书立有是说，亦不过从湿除热祛之后而言，岂真补阴益肾之谓哉？况有用此擦牙，而更见有腰痛伤肾之症，其可谓之补肾者乎！《药笼小品》：苦参清下焦血热，故孙一奎治血痢，每多用之。不可多服，令人腰膝软弱。盖苦伐生气，徒有参名而已。《植物名实图考》卷八：《史记》著漱龋齿之效，后人常以揩齿，遂至病腰。此亦食古不化之害事也。余曾见捆载诣药肆者，询之，云牛马病热必以此治之。东皋农作，需之尤亟。《本草》书皆未及，殆未从牛医儿来耶？

【附方】《滇南本草》卷中：治疗癫疮毒，风湿相搏，遍身疮痛，并治血症。苦参丸：苦参一两，牛膝四两，黄连五钱，独活一两，酒炙条芩五钱，防风一两，枳壳一两，酒大黄一两，栀子五钱，菊花一两，共为末，蜜丸，每服二钱，开水下。○结胸。用苦参切细五钱，微炒，水煎，连进数服，不拘有汗无汗皆愈。伤寒四五日，头痛壮热，胸中烦痛。宜用苦参五两，乌梅二十个，同以水煎下。伤寒三四日，已经呕吐，更宜吐之。用苦参为末，每服二钱，以酒送下，得吐即愈。瘟疫四五日，结胸满痛。用苦参一两，以醋二碗，煮至一碗，尽饮得吐，即愈。凡天行病，非此不解，宜盖被发汗，自愈。疮疥。用苦参切炒，待烟出尽，取起，研为末，米汤送下。发背痔疮。用苦参炒，为末，以水丸如桐子大，每服三钱，热酒送下。肠风泻血，并血痢。用苦参炒，带烟为末，以米汤送下，或水丸吞下亦可。卒心痛，及饮食中毒。用苦参一二两，好酒煎稠汁，乘热分作二服下。杨梅疬风，大麻风等症。用苦参半斤，浸酒十五壶，春冬浸一月，秋夏浸十日，早晚开服。大治疮科之圣药。

《药性粗评》卷二：风癫。苦参五斤，剉，以好酒三斗，渍三十日，每饮一合，日三服不绝，若觉痹，即差。狂邪。凡病狂，披头大叫，踰墙升屋，犯火蹈水，无所不为者。苦参为细末，蜜丸如梧桐子大，待稍醒时，多服十丸，薄荷汤下。瘟病伤寒。凡天行瘟疫，不拘伤寒壮热垂死者。苦参一两，剉，酒二升半，煮取一升半，去滓，待温服之，得吐如溶胶便愈。或以苦参一两，醋二升，煮取一升二合，顿饮之，以吐而愈，亦可。

《寿世保元》卷一○：时疫热病，狂言心躁，结胸垂死。苦参切片微炒，每服五钱，水煎温服，连进数服，有汗无汗即瘥。达斋以酒炒，热服。○疮疥。盖能杀虫，苦参炒带烟出，为末，米饮下。发背或痔疮疼痛，疥癫瘙痒。苦参炒为末，水丸，每服三钱，酒送下。杨梅、绵花等疮。苦参生捣汁饮之，效。○发黄谷疸。食劳，头旋，恶心，怫郁不安而发黄。由失饥大食，胃气冲熏所致。劳疸者因劳为名，谷疸者因食而得。苦参三两，龙胆草一合，为末，牛胆丸如梧子大，生大麦汤下五丸，日三服。劳疸，加栀子仁三七个。治卒心痛，又治饮食中毒，鱼肉菜等。取吐愈。苦参三两，好酒一升半，煮八分，分二次热服。治酒渣鼻。苦参四两，当归二两，为末，酒糊丸，茶下。

《本草汇言》卷一：主一切天行热病。头痛口渴，身热甚，及发狂者。腊月以米醋渍苦参，入瓶中封固，饮杯许，得吐即愈。汗亦如之。《广济方》。○治久失饥之人，骤食多食，胃气湿热熏蒸，成黄为疸证者。用苦参、龙胆草为末，作丸如梧桐子大，每服十余丸。淳于氏方。○治妊娠饮食如故，小便难出。用苦参、贝母、当归各二两，为末，每服二钱，白汤送下。《本草发明》。○治肠风下血，肠澼痔血诸证。用苦参二两，川黄连一两，俱酒浸一宿，晒干、炒。甘草、木香各五钱，白芍药一两二钱，醋浸炒，共为末，饧糖为丸如梧子大，每早服三钱，白汤下。《龚氏家抄方》。

实

【气味】性温。《医方药性·草药便览》。

【主治】治恋脚风，洗豆疹。《医方药性·草药便览》。

人参《本经》

【集解】《宣和奉使高丽图经》卷二三：春州者最良，亦有生熟二等。生者色白而虚，入药则味全，然而涉夏则损蠹，不若经汤釜而熟者可久留。旧传形扁者，谓丽人以石压去汁作煎，今询之非也，乃参之熟者积垛而致尔。《滇南本草》卷上：山多有参光出现。此参蒸造成者，形枝大小不同，坚实明亮。滇中有十三种土人参，味甘，性燥热，伤人无益。故此不注。人参味微温，无毒。君药也。生山谷中。滇南所产者，肥大润实。春生苗，多在深山阴处。初生时小者三四寸许，一桠五叶，叶细小，至十年生十数枝，枝上细叶，夜有白光，长至三十年，其根有变人形者，故曰人参。《药性粗评》卷一：人参，一名人微，一名神草，一名土精。以上党及辽东所出者为上，其次出新罗及河东泰山诸州。稍虚软味薄，功力少亏。又一种出江淮，名土人参，似桔梗，味虽甘美，功力又其次矣。所产不同，苗叶亦异，兹不尽述。上党如人形者通神，含之奔四五里，气息不喘者，真上党也。辽产亦然。二、四、八月上旬采根，以竹片刮去土，阴干，无令见风，封时略放细辛在内，经年不蛀。凡用择去芦头，即本苗头也。《五杂俎》卷一一：草木之药，可以延年续命多矣，而世独贵人参，以其出自殊方，它处稀得，盖亦家鸡野鹜之喻也。人参出辽东、上党者最佳，头面手足皆具，清河次之，高丽、新罗又次之。○择参惟取透明如肉，及近芦有横纹者，则不患其伪矣。《本草原始》卷一：生人参，形类蔓菁、桔梗，故世以桔梗造参欺人，形像亦相似，亦有金井玉阑，但皮无横纹，味亦淡薄，不同耳。

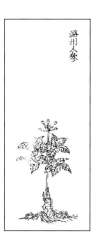

图 10-8-1 潞州人参《图经（政）》

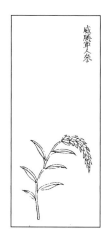

图 10-8-2 威胜军人参《图经（政）》

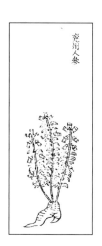

图 10-8-3 兖州人参《图经（政）》

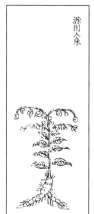

图 10-8-4 滁州人参《图经（政）》

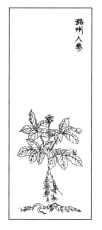

图 10-8-5 潞州人参《图经（绍）》

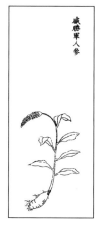

图 10-8-6 威胜军人参《图经（绍）》

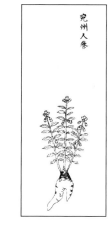

图 10-8-7 兖州人参《图经（绍）》

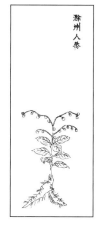

图 10-8-8 滁州人参《图经（绍）》

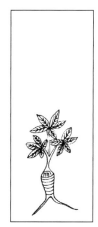

图 10-8-9 人参《歌括》

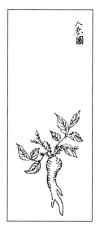

图 10-8-10 人参《滇南》

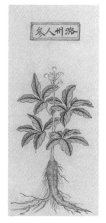

图 10-8-11 潞州人参《品汇》

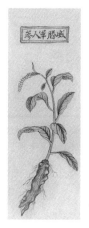

图 10-8-12 威胜军人参《品汇》

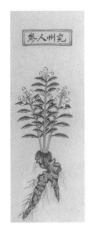

图 10-8-13 兖州
人参《品汇》

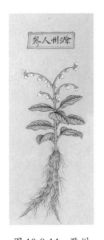

图 10-8-14 滁州
人参《品汇》

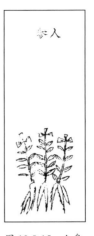

图 10-8-15 人参
《太乙》

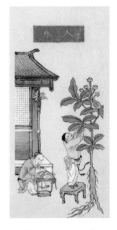

图 10-8-16 人参
《雷公》

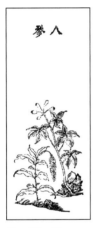

图 10-8-17 人参
《三才》

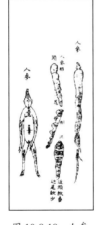

图 10-8-18 人参
《原始》

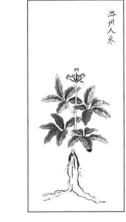

图 10-8-19 潞州人
参《草木状》

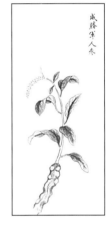

图 10-8-20 威胜
军人参《草木状》

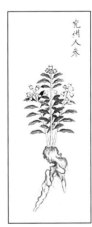

图 10-8-21 兖州
人参《草木状》

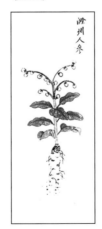

图 10-8-22 滁州
人参《草木状》

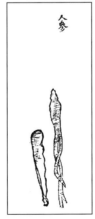

图 10-8-23 人参
《汇言》

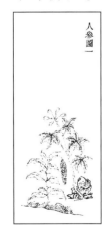

图 10-8-24 人
参《草木典》

市人参者，皆绳缚杆上蒸过，故参有绳痕。买者若不识真伪，惟要透明似肉，近芦有横纹者，则假参自不得紊之。凡用宜择秋参，勿用春参。《本草蒙筌》曰：春参轻飑，因汁升，萌芽抽梗；秋参重实，得汁降，结晕成胶。人参近头纹多，近尾纹少。此参乃〔晒〕蒸造成者，形块大小不等，坚实明亮为上。上党参色黄，坚实有肉色；高丽参色虽黄，轻虚，内多有白色者；紫团参紫大，稍扁；百济参白坚且圆，名〔曰〕白条参；新罗参亚黄，味薄；清河参块小色白，坚实明亮。诸参并堪主治，独上党黄参功效易臻。至于竹节参、条参、芦参、参须，不堪入药。《唐本》注云：欲试上党人参者，

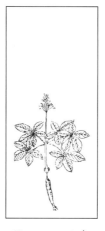
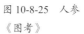

图 10-8-25　人参
《图考》

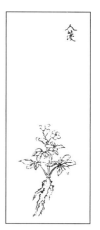

图 10-8-26　人参
《图说》

当使二人同走，一与人参含之，一不含，度走三五里许，其不含者必大喘，含者气息自如，其参乃真也。《枣林杂俎》中集：人参辽阳东二百余里，山深林密，不见天日，产人参。采者以夏五月入，裹三日粮。搜之最难，或径迷毙人。《本草汇》卷九：选上党者今潞州，要肥大，块如鸡腿，并似人形，黄色者。去芦头用。《医林纂要探源》卷二：茎三桠，每分五枝，根色黄润有歧，或微赤，或微白，古谓有人形，殆亦神其说耳。生每依椴木下，背阳向阴。古时皆出上党，今则出长白山及高丽。盖地气有厚薄变迁也。○上党参有小如人参色不甚润者，殆茅蓇伪充，其大而枯者，亦不足用，惟肥大而实者佳。宜多用，少则寡效。《人参谱》卷一：上党今山西潞安府，天文参井分野，其地最高，与天为党，故曰上党。居天下之脊，得日月雨露之气独全，故产人参为最良。紫团山即在潞安府东南壶关县境，尤为参星所照临者也。○今人参惟产辽东东北者，世最贵重，有私贩入山海关者，罪至大辟，高丽次之，每陪臣至，得于馆中贸易，至上党紫团参，竟无过而问焉者。栗应宏《游紫团山记》曰：由东峰入，屏山遮地，即为参园，已垦为田久矣。按：人参实生太行山东北诸山，绵亘数千里，皆受太行余气故，上党也，盛京也，高丽也，朝鲜也，新罗、百济也，其地皆绣壤相错，故皆产人参，乃知东北诸山无不产人参者，特以上党为贵耳。参之贵上党，犹术之贵浙，橘红之贵广也。上党之贵紫团，犹浙术之贵于潜，广橘红之贵新会也。自紫团参所出有限，不能应天下之求，于是辽参始贵重于世。自辽参既贵，人遂不知有上党，则不考古之过也。傅子曰：先王之制，九州岛异赋。天不生，地不生，君子不以为礼，若河内诸县去壮山绝远，而各调出御上党，真人参者十斤，下者五斤，所调非所生，民以为患。《唐书·地理志》曰：太原府土贡人参。宋王存《九域志》：潞州上党郡贡人参一千斤，泽州贡人参十斤。《明史·食货志》：太祖洪武初却贡人参，以劳民故也。《五杂俎》曰：人参出辽东、上党者最佳，头圆，手足皆具，清河次之，高丽、新罗又次之。今生者不可得见，其入中国者，皆绳缚蒸而夹之，故上有夹痕及麻线痕。新罗参虽大，皆数片合而成之，其力反减。择参惟取透明如肉，及近芦有

横纹，则不患其伪矣。又曰：人参在本地价不甚高，过山海关纳税，加以内监高准橄取，动以数百斤计，故近日佳者绝不至京师，其中上者，亦几与白镪同价矣。按：寇宗奭所谓其价等银者，乃上党参也。《杂俎》所谓与白镪同价者，则已为辽参矣。顾近日参价十倍黄金，一百五六十倍白金，而上党参每斤仅值银四五钱，乃世人非辽参不服，人情之忽近而图远，附贵而忘贱类如此。

王士正《居易录》曰：新定刨参之例，刨参人新王一百四十名，人参七十斤；世子一百二十名，人参六十斤；郡王一百名，人参五十斤；长子九十名，人参四十五斤；贝勒八十名，人参四十斤；贝子六十名，人参三十斤；镇国公四十五名，人参二十二斤半；辅国公三十五名，人参十七斤半；护国将军二十五名，人参十二斤半；辅国将军二十名，人参十斤；奉国将军十八名，人参九斤；奉恩将军十五名，人参七斤半；准免关税，余参每斤纳税六钱。其出关买参之人，准于盛京、开原等处采买，不许于打牲之处采买云。《东坡集》自注曰：正辅分人参一苗，归种韶阳。《广东新语》曰：粤无人参。苏长公尝种于罗浮，与地黄、枸杞、甘菊、香薷，为罗浮五药之圃。罗曰褧《咸宾录》曰：云南姚安府产人参。吴儆《邕州化外诸国土俗记》曰：牂牁国药有牛黄、人参、草果等。按：姚安、牂牁亦与高丽为近，若韶阳、罗浮则东坡偶然戏种，恐今亦无其种也。范蠡《计然》曰：人参以状类人者善。《异苑》曰：人参生上党者佳，人形皆具，能作儿嗁，昔有人掘之，始下铧便闻土中呻吟声，寻音而取，果得人参。朱郁仪《玄览》曰：人参千岁为小儿。《群芳谱》曰：其有手足面目似人形者更神效，谓之孩儿参，而假伪者尤多。《尔雅翼》曰：欲试上党真人参者，当使二人同走，一与人参含之，度走三五里许，其不含者必喘，含者气息自如也。《续博物志》曰：人参类荠苨。刘勰《新论》曰：佞与贤相类，诈与信相似，辩与智相乱，愚与直相像，若荠苨之乱人参。按：上党参以形如防风，根有狮子盘头者真，其硬纹者伪也。心不空虚，愈大愈妙。与其大而空虚，毋宁小而坚实。今市肆所货红党，又名熟党，乃取江浙间土人参，去皮净煮极熟，阴干而成者，性下劣不可用。辽参出宁古台者，光红结实。船厂出者空松铅塞，并有糙有熟。今乱人参者，匪独荠苨。西洋人参产佛兰国西，大似白泡糙参，但煎之其气不香耳。珠参出闽中，形圆，其皮肉绝类辽参，若作饮片与参无辨，其他以伪作真，做小为大，为弊滋多，用者其详慎之。

《人参考》：参当辨识防害，人参价贵，我等士人寒素者，多澹泊，自甘宁以人参为常食之物。然或有时进以奉亲，有时自需调摄，或入场科举，携备不时。事所必有物非常用，偶见难分玉石，向有以短接长者，谓之接货；以小并大者，谓之合货。必先用水潮过，原汁已出，又用粉胶粘扎，蒸烘做成，其力薄而易变，固不待言。又有薄夫，以参汤泡自啜，乃晾干烘燥，做色复售，谓之汤参，究不失为真参，尚无大碍。迩年价目昂贵，渐致以伪杂售，若不辨识真赝，不第被欺诓财，且恐贻害非细，故特考人参之地道，出山之早晚，货市之时候，形色之高下，霉蛀之收拾，乃市肆之多立名称，以眩惑人目，略列于后。○凤凰城：凤凰城货虽地道，所出不一，大略早出，白秀体松而瘦长者，皆名曰凤凰城。土人采取，出山甚早，五六月即可掘采，九十月贾人便至苏城开价矣。故其质不坚，皆由未经霜雪，行根未久，统货糙多熟少。此种低货，惟营销于洋、广、江西。一过年春风透时，熟则变糙，糙则更变瘪皱不堪矣。船厂：去凤凰城三四千里，名曰船厂。其地多巨木屋宇，道路、桥梁皆巨木所建。相传以开海禁时，曾于是地造洋船出洋，故名船厂。其处二百里内外所产，较凤凰城稍坚实，且红润可观，但其中空松者确不少。土人并以铅条等插内以图利。大约六七月采取出山，冬初亦至苏矣。铅条之由，盖土人采参者，不过藏精于橐，以充食，铅壶贮酒以供饮酒，罄即剪壶作条，以插参耳。其货稍逊台货，其价市尝并驱。台货：台货者，宁古台所出之货也。地处极北，去船厂五千余里，地极厚，天极寒。深秋之时，霜雪即已载道。总在八九月采，岁终方至苏城。其体质皆由地土既厚，出山又甚迟晚，所以坚实圆湛，熟多糙少，即或间有糙皮，而肉必红结，并无藏铅之弊。夫凤、台、厂三处，此盖总罗大地之名，而言其各有所属一隅，如老城新城等处，地道甚杂，称名甚多，难以尽举，产莫悉别，必须凭货品题，难以悬拟大要。以色光、体圆、质熟、肉湛四项兼者为上耳。苏行分等：经商至苏，在行发店，其行规店规不同。凡客货到行规时，主将客货分作三等。拣坚结红大，熟多糙少者名统货；其色次红，瘪皱糙多熟少者，名拗色；又次，色浮白微红，质薄肉少者，加入条参者，名泡丁。苏行称兑：行称轻店称，以货二十四两二钱四分作一斤。以行称行货一百换合作店；平店，货六十换。故交行贸易，每两作九七折，作大称算。店家名色：参至店家，必逐一细拣，分等次第以价值，各自多立名色，取五六十名以眩人。移步换形，难以执论，总在自己眼力辨别。其曰：拔顶，熟红润圆绽，全乎是肉，每枝重一钱至四五钱者。参之最红熟者，不拘大小，塘西所行，故最高熟参谓之塘西货。扬州之行，熟参反次塘西。统顶，细红，皮肉圆湛，六七分至八九分、一钱者。二顶，细红皮肉，或色滞稍较顶熟身瘦怯，六七八分者。次顶，细红，皮肉稍瘪皱，或色滞，或瘦长，或武相，五六七分者。大拣，熟细红，皮肉圆湛，短壮四五分。中拣，熟细红，皮肉或色滞，身长三四五分者。中熟，细红，皮肉圆湛，二三分成枝者。小熟，细红，皮肉一分四五厘至二分以外者。条小熟，细红，皮肉身长圆瘦，有头尾，一分以外者。短中，细红，圆湛成枝一分上下者。大修，尖细红，皮肉不成枝数，皆大货枝梢修下，二三四厘，而如戬梗粗细者。其力甚薄，只可生津止渴，调理常病，或系芦头上横生者，其性横行指臂，无力者宜之。二修，尖比大修尖稍细，形则同。太参，细红短小，自成枝数，比短中更小，或瘦三四厘至一分外者。然其短紧坚实，其力不下大参。顶条，细红皮肉，身细长，无头尾，七八厘至一分外者。大条，细红皮肉，细长，五六厘至一分者。短条，细红若大条断者，不成厘头。短丁，细红如蜂蝶足粗细者，俗名蜢腿是也。中条，细红，长短不盈寸，如蜂蝶小足细者。光顶，熟〔细〕光润，色明如粉妆成，头尾渺无粗皮，短圆文静，单枝挺湛，或有旁枝而不歧，六七分至一钱者。光二顶，光细圆湛，或稍长武，四五六分成枝，较顶熟少减一等。光拣，熟光圆红，湛而文，三四分成枝，较二顶又小一等。光中，熟较光拣又小一等，二三分成枝者，体色亦如之。光小，熟一二分成枝者，较中熟又下一等。光大条，光圆而长瘦，无头尾，一分外者。光小条，光圆而长一分内者。顶兼皮形，体如顶熟，而有细白皮红肉，轻重同。大兼皮形，体如次二顶，而有细白皮红肉者，轻重亦同之。中兼皮形，体如中拣而瘦长，有细白皮红肉者，轻重同中拣中熟。小兼皮形，体如小熟，而长短不分，有细白皮红肉者，轻重同中小熟。顶糙，形类兼皮而粗，白皮，头内亦白，肉不实，梢头露红，而体大质轻。拣糙，形类大兼而粗，白皮者，质亦轻。次糙，形类中兼，而色滞瘦长者。小糙，形类小兼而粗皮者，如色红即名小红糙，体质总轻。绍糙，形类兼皮，不拘大小，粗红皮而有肉者，绍兴去路，故名曰绍糙兼皮。亦有绍兼，即兼皮之皮红细结者，不拘大小，去路同。风参，质大如顶拣，中熟而细白糯皮，稍头有红晕，而中如败絮者。东洋必需。镶风，质轻，大小如风参，细白皮，不糯，微有铁线纹者。亦洋去白棍，质益轻，皮泡，色黄白不一，形大如顶熟。风梢，质如风参而细长如条，小形者稍有红晕，可接入镶风，以充风参。片料，质轻，中而有肉者，皮色粗细黄白不一。浙人备以潮透，切片贸易，颇似熟参，奸商邪侩，往往镶节眩人，然尚胜于伪者。糙条，皮糙皱而细长，如顶条者。泡头，皮色不拘黄白黑，质轻重如白棍，商人备以鞑接入混糙。泡条，形如中条，而泡白者。须条，细红如柴心者。净须，红润细如发。参芦，乃参之芦头，发苗之处也。色多白，每以体松糙货断以杂之。空红，细红皮而色娇，中空而熟者，不拘大小。白熟，细糯而白皮娇嫩，中空若兼皮者，不拘大小。箱底，乃是零星渣末，恶劣不堪之物，俱入其中，货中之至底至贱者也。都中称为杂末，间有落存大段于内，若到苏城，一经市商之手，大者、好者俱已拣去矣。大参，迩年颇少，库货迩年不蛀。人参年贵一年，日低一日，此皆采取之勤，不使其年久滋养长大耳。昔之库货，因贮库年远，及至发出，故有虫蛀。近年皇上圣明，鉴惜臣民气体屠弱，生齿日繁，需参日众，随收随发，赐臣工而散天下，故库货与客货一样新鲜。

收藏参法：人参易为蛀蚰，频见风日则蠹生矣。惟用盛过麻油磁瓶，炮净焙干，与华阴细辛相间纳盛于中，密封，经年不坏。一法，用淋过灶灰，晒干，罐收亦可。今苏州店家，光熟参皆包贮茶叶之中，此法最便。防霉时候：人参变色，最怕黄梅时节，桂花黄后。大暑不使其伤热，淫雨不使其受湿，湿则烘之，热则风凉之，不时启看，勿使虫啮。光熟参至夏日，每遍身白点，谓之起霜，常以软布，用新凉水挤湿，捻去无碍，盖经焙其色易老，再焙色皆黑紫矣。同名参类：太子参，虽细脚短紧，坚实，其力不下大参。珠参，苦而微甘，宜于治火，味厚体重，形如茨实。防风党参，根有狮子盘头者真，硬纹者伪。党参，今肆中所卖者，种类甚多，无所考据，皆不敢用。惟白党之味，虽甘甚淡，功力之不及防党可知。粉沙参，出于江浙，去皮净煮极熟，阴干，即名红党。西洋参，形似白泡糙参，煎之不香，啜之苦多，宜于治火。北沙参，色白，形如戟梗，鲜时折之多白汁，故里人呼为羊婆奶。秋采者白而实，春采者微黄而虚。小人亦每絷蒸压实，以乱人参。花如铃铎，故称铃儿草。南沙参，形稍瘦小而短，色稍黄，功同北〔沙〕参，力逊。近有一种，味带辣者，不可用。空沙参，即荠苨。又名甜桔梗。形似于参：伪造者或以形似于参之物造作乱之，如防风、沙参、荠苨、桔梗之类是也。江浙间出一种土人参，苗叶与桔梗相似，根亦如桔梗而柔，气香味甘美，较参稍淡，亦荠苨也。又有野萝卜根，宛然似人参，以山栀、甘草等，次第煮味于中，一时殊难辨别。惟色泽不甚光亮，煎之汤无香味，渣不肯烂，惟胀胖耳。真伪攒选：参日价贵，奸恶之徒，巧于网利，恐以全假之货求售，被人觑破，反罹罪戾，故或以糙接熟，或以假镶真，或用竖相杂以攒辏，或用层相间以节选，做成枝桠一色，宛如无缝天衣，一时眩惑人目，难以识别，名曰金镶玉嵌。必须细心审察，庶不受欺也。诸参总较：人参、党参、土人参、洋参、荠苨、桔梗多相似。人参体实有心，而味甘微带苦，自有余味，煎之易烂而渣少；防党体实，而味甘；土人参体实有心，而味甘淡；洋参虽似糙参，而气味不香；沙参体虚无心，而味淡；荠苨体虚无心，而味甘；桔梗体坚有心，而味苦。**《许氏幼科七种·怡堂散记》卷下：**古本人参重上党，力胜也。至明末，上党参力渐薄，入药无功，始重辽参。辽参初采红润肥大，肆中所货，一枝有重三五钱者，价不过十换。曾闻前辈有言，误服人参三五分，有发狂者，阳气如此之旺也。人参得天地正阳之气，而产于阴，此即阳根于阴之义。其味入口，先苦后甘，此苦味非苦寒之苦，是炎上作苦之苦，先苦后甘，火生土也。若作寒字解，岂能后甘。人参之生三桠法三才，五叶应五行。金井玉阑是其体，先苦后甘是其味。功力之大，能回元气于无何有之乡，岂区区凡草，可同日语哉！人参之体，柔熟为上，白熟次之。柔者，软也，非取其色之油润也。白熟者，皮白而中润，并不枯硬。若皮白而粗揉之枯硬者，不堪用。一部本草，归之形色气味四字。形色，药之体也。气味，药之用也。药之主病，气味为重。人参之伪在形似，明者自能辨。予所辨者，在气味。人参一片，入口咀之，先微苦而后甘，愈咀愈隽，津液自生，是人参之真味也。今之狮党，无苦味，入口咀之，但甘淡耳。此其力之所以薄也。人参之伪，不止于荠苨，或全苦而不甘，或但甘而不苦，或带辛酸之味。挟利者取形似以害人，予故以味辨之。高丽参，其味与辽参相近，迩来参价贵，甚有以高丽参惑人者，其形色大略相似。予取尝之，全无参味，是高丽参亦假也。洋参，皮白而中实，金井玉阑，但欠红润耳。入口咀之，先苦后甘，颇似人参，咀之久，其味厚于人参，汤亦浓于人参。人参气味俱薄，得冲和之气，浑然上升，元气之所以生也。洋参味厚而汤浓，沉阴而降，乏冲和之气，非金玉之君子。用者详之。近岁以来，辽参采取日繁，生长不及，市中所货，枝小而力薄。略可观者，二三百换，自古以来，所未有也。贫士无力服，医家因伪多，不敢用，遇一虚症，听命而已。人参之用甚多，其大纲有四：一参、芪，二参、麦，三参、附，四参、连。临症变通，用之的当，其功未可尽录也。**《本草纲目拾遗》卷三：**东洋参汪玉于言：东洋参出日本东倭地，其参外皮糙中油，熟蒸之，亦清香，与辽参味同，微带羊膻气，入口后微辣，为各别耳。然性温平，与西洋佛兰参性寒平者又别。此参近日颇行，无力之家，以之代辽参用亦有效。每枝皆重一钱许，亦有二三钱者，总以枝根有印日本二字名，价八换，无字价五换，盖有印字者，乃彼土之官参，最地道。无印者，皆彼土之私参也。亦有通身皮糙，内肉白色者，不佳。桂圆肉拌蒸晒用。癸丑三月，予在李燮堂先生处，见有东洋参二种：一种大者，粗如拇指，俨似西洋参，最坚实多肉。一种小者，每枝不过二三分，亦有分许者，肉薄不甚坚实。据言二种皆日本洋客带来，新时俱色白，皮皆有皱纹，其大者切片，口含过夜，皆化而无滓，小者含口中，三夜皆不化。大者煎汤，色淡少味，小者反浓厚。二种俱出日本倭地，而小者何以色味独厚？岂生产之土又不同耶。

又一种亦出东洋近奉天旅顺等处者，皮上有红纹，云彼倭国中亦珍之，言其力更十倍于此。舶商多以贵价售得，转贩中土。今苏州有东洋参店，专市此参者。盖因上年壬子冬江浙疫痘遍染，小儿死者不下千百计，有教服东洋参，能助浆解毒，服之果验，遂大行于时。入药内须饭锅上蒸透晒干用，磁瓶收存，方免蛀坏。又一种东洋参，出高丽新罗一带山岛，与关东接壤，其参与辽参真相似，气亦同，但微薄耳。皮黄纹粗，中肉油紫，屠舞夫携来，予曾见之。据云性温平，索价十换，言产薝服之最效，其力不让辽参也。《五杂俎》：人参出辽东、上党者最佳，头面手足皆具，清河次之，高丽、新罗又次之。今生者不可得见，入中国者，皆绳缚蒸而夹之，故上有夹痕及麻线痕也。新罗参虽大，皆用数片合而成之，功力反不及小者，择参取透明如肉，及近芦有横纹者，则不患其伪矣。《植物名实图考》卷七：人参，《本经》上品。昔时以辽东、新罗所产，皆不及上党。今以辽东、吉林为贵，新罗次之。其三姓、宁古塔亦试采，不甚多。以苗移植者为秧参，种子者为子参，力皆薄。党参今系蔓生，颇似沙参苗而根长至尺余，俗以代人参，殊欠考核。谨按：我朝发祥长白山，周原膴膴，菫荼如饴。固天地之奥区，九州岛之上腴也。长林丰草中，夜有光烛，厥惟人参。定制、私刨者，举其物，罚其人；官给商引，出卡分采，归以所得上之官，官视其参之多寡而纳课焉。课毕，献于内府，府第其品，上上者备御，其次以为班赏，凡文武二品以上及侍直者皆预。臣父、臣兄备员卿二，岁蒙恩赉。臣供奉南斋时迭承优锡。其私贩越关入公者，亦蒙分赏。自维臣家，惧饫仙药，愧长生之无术，荷大造之频施，敬纪颠末，用示后人。考《图经》绘列数种，多沙参、荠苨辈。今紫团参园已垦为田，所见舒城、施南山参，尚不及党参，滇姚州丽江亦有参，形既各异，性亦多燥。惟朝鲜附庸陪都所产，虽出人功，而气味具体，人间服食至广，即外裔如缅甸，亦由京都贩焉。《增订伪药条辨》卷一：近代货缺价昂，假者皆以沙参、荠苨、桔梗采根造作乱之。考沙参体虚无心而味淡，荠苨体虚无心而味甘，桔梗体坚有心而味苦，而人参体坚有心而味甘微苦，自有余味，煎之易烂而渣少。气味形色，原自可辨，所恨谋利之徒，伪造混售，以乱真品。甚至因人参价贵，有以短接长者，谓之接货。以小并大者，谓之合货。必先用水潮过，原汁已出，又用粉胶粘紧蒸烘做成，力薄而易变。又有以汤泡参自啜，乃晒干烘燥，做色复售，谓之汤参。江淮所出土木人参，多荠苨混充。层出不穷，欺人太甚。今欲辨真伪，不如用苏颂之一法：但使二人同走，一含人参，一空口，度走三五里许，其不含人参者必大喘，含者气息自如，其人参乃真也。然必使年岁体气相若之人行之方准，否则反至误事。夫富贵人平时卫生，喜服人参，误购赝品，虽无裨益，尚未大害。倘购假参以治大病，则害立见。匪特不能升提中气，抑且反贼脏阴。盖荠苨、桔梗、沙参，性皆降下。如上损下损，虚寒之体，乘危之症，服之则去生反速，吾见亦多矣，可不慎欤？炳章按：参，多年生草根也。长者八九寸，短者二三寸，略似人形，故名人参。产吉林，以野参为贵，故又谓吉林参，或曰野山参。叶似掌状复叶。《东陲游记》云：辽东人参，产宁古塔，即今吉林宁安县地。四月发芽，草本方梗，对节生叶，叶似秋海棠。六七月开小白花，花白如韭，大者如碗，小者如钟。八月结子，若小豆而连环，色正红，久之则黄而扁。初生一桠，四五年两桠，十年三桠，久者四桠。每桠五叶，茎直上。即扈从《东游日记》所谓百丈杵也，高者数尺余。云考其产处，有人工培植者，有天然野生者。如为凤凰城及船厂产者，种植为多。而宁古塔产者，野生为多。总之人参野生，历年愈久，性愈温和，其精力亦足，因其吸天空清静之气足，受地脉英灵之质厚，故效力胜也。吴渭泉云：真野生人参，山中少出。今市肆所售，皆秧种之类。其秧种者，将山地垦成熟土，纯用粪料培养之，受气不足，故质不坚，入水煎之参渣即烂，臭之亦无香味。阴亏之证忌用。故秧种一出，而参价逐贱，而野山真参，更不可得也。因野参采取难，且出额少，不使其年久滋养长大耳。又且产参之山险峻，多虎狼毒蛇，故走山者，常有伤生。《东陲游记》又云：走山采参者，多山东、山西等省人，每年三四月间，趋之若鹜，至九十月乃尽归。其组织以五人为伍，内推一人为长，号曰山头。陆行乘马，水行驾威弧，以独木雕成。首尾皆锐。沿松花江至诺尼江口，登岸随山头至岭，乃分走丛林中，寻参枝及叶。其草一茎直上，独出众草，光与晓日相映。得则跪而刨之，日暮归寨，各出所得，交山头洗剔，贯以长缕，悬木晒干，或蒸而晒之。晒干后，有大有小，有红有白，土人贵红而贱白。大抵生者色白，蒸熟则带红色。近世以白者为贵，名曰京参，其体实而有心，其味甘微兼苦，自有余味，即野山真参是也。《龙江乡土志》云：野山参，有米珠在须，其纹横。秧子参多顺纹，无米珠。所谓秧种者，即凤凰城及船厂产者是也。凤凰城之货，形色白秀，体松而瘦长，皮色多绉纹，皮熟者少，味甜，因用糖汁煮过，无余味。近人所谓白抄参、移山参、太子参，皆其类也。船厂产者，其地二百里内外，所产较凤凰城稍坚实，且红润可观，味苦微甘，其空松者亦多，俗所谓厂参，今俗名石渠子是也。皆不地道。如郑君所言有沙参、荠苨、桔梗做充之品，而近时则所未见未闻。且人参形状，代有变态。据近时辨之，体态宜坚白，皮宜细紧，有横绉纹，芦蒂宜凹陷。桠节宜多，桠节多，年分多也。味宜甘中兼苦，要有清香气而有回味，方是上品。否则皆属侧路，不可不知也。别直参别直参即高丽参。以野山所产为上品，近日价值甚昂。有以副野伪充者，即新山所产也，色白味淡，纹稀，虚寒之体，服之作泻。且煎熬之后，参片糜烂，不比真者参片完固。以此辨之，便知真伪。闻又有抄参、糖参二种，以之混充，则殊碍卫生。炳章按：抄参、糖参二种，乃人参之种参，前人参条下已辨明，与别直不同。别直，产韩国，即古之高丽。其产参之地，如京畿道之松都龙仁，平安道之江界，全罗道之锦山，忠清道之忠州，其间以松都产者为最胜。红参制造官厂在焉，其地在韩京之北二十余里，四面皆山，居北纬三十八度，寒暑之差殊甚。如松都产者，以金刚山出者，曰金刚参，为最上品，即今正官别直也。而拳头参次之。且有官私之别，红白之分。官参松都所产，由义州出关，加以重税。私参别处所出，多偷漏出口，故曰私也。《广报》云：白参虽不行于内地，而实则红参鲜时亦是白参制成，不过加附子水以酿其色，价且较白参为昂。及考其性，红参又远不逮白参之和平，故土人无食红参者。盖别直虽为种品，如历年愈久，质味愈良。古时每栽七年而采，后则五年而采。当韩国被日统治时，日人多精农学，教以人工栽培速成之法，三年即能采卖，故其受气逐年薄弱，而性味效能，亦年不如年也。凡辨真伪，若真正官别，体态圆方形而直，芦头大，与身混直而上，皮面近芦有细横绉纹，中身细直纹，权须则无纹，味苦兼微甘，鲜洁而有清香气，煎淘多次，汁清而参仍不腐烂，此为最上之品。近时射利之徒，多以厂参伪充，即俗所谓扁刚石渠子是也。考厂参中身大，芦头小，颈细，权下亦粗圆而大，皮纹直而粗，味苦而兼涩，煎淘汁混，参亦腐化。以此可辨为赝品。若厂参以矿灰同贮藏年余，参性受灰炕燥过度，形质因此坚致，煎之亦汁清不烊，其味仍苦兼涩，总不若真别直质味之清香鲜洁也。剪口参伪名冲剪。以太极参及大小稀头尾，假冲洋参剪口。色白，味不苦。按剪口之货，吾省盛行才有数年，因参价昂贵，市肆将洋参头尾切下，名为剪口。昧者不知，疏方竟用剪口参。考诸本草，未闻有剪口之药。今即洋参，可用连类而成。为爱惜物力起见，熟料又有一种冲剪为之混乱耶。奉劝医家勿用，病家勿购，则不为冲参所误耳。炳章按：剪口参，种类甚多，如参头东条、别折、大尾、中尾、细尾、夹尾之类是已。所云剪口者，乃是闽地药家之命名耳。郑君所云洋参剪口者，即东条也，以东洋参之尾，蒸熟干之。大尾、中尾、细尾、夹尾等类，皆从船厂参即石渠子扁刚参。傍枝剪下，以枝条之粗细，分大、中、细、夹等尾名目，近今市售，伪名别条是也。又有别折一种，以扁刚参之形态不正者，剪去头尾，名曰参头，其中身名曰别折，皆为侧路，藉以混乱别直参也。若中虚者误服之，立时胸腹胀满，医者不可不知也。

【修治】《药性会元》卷上：细切，用层纸包，童便微浸，蒸，晒干用。《肯堂医论》卷中：凡用，勿取高丽及色枯体虚者。采得去芦用，如不去，能吐人。又丹溪云：若服人参一两，入芦一钱，则一两之参徒费矣。戒之。《本草汇言》卷一：凡使以铜刀切片用。《冯氏锦囊秘录》卷一：有采来入沸汤，略沸即取起，焙干，或生置无风处阴干。凡带生而采者，有皮力大；过熟而采者，无皮力驯。临用切薄片，银石器中慢火熬汁。如入丸散，隔纸微火焙燥。如欲久藏，和炒米拌匀，同纳瓶中封固，则久藏不坏，且得谷气也。

根

【气味】味甘，性微温，无毒，入肺经。《药性解》卷二。味甘，微寒，无毒。《冯氏锦囊秘录》卷一。味甘、苦。入手太阴。能通行十二经。《得宜本草·上品药》。

【主治】补五脏阳气之君药，开胃气之神品。《本草经疏》卷六。补气安神，除邪益智，消食开胃，止渴除烦。疗肠胃冷，止心腹痛，善理劳伤，最清虚火。《颐生微论》卷三。生津液而止渴，消冷气而和中。补五藏真阳不足。《本草汇》卷九。大补元气，生亦泻火。《本草备要》卷一。补气安神，除邪益智。气足则精神自安，正旺则邪气自除。心气强则善思多智。疗心腹虚痛。得补则痛自止。按之不痛者为虚，可用之。除胸胁逆满。得补则气自归元。止消渴，气回则津液自生。破坚积。气旺则脾健能运。胃虚得之而能食，脾弱得之而能消。大补元气之圣药，能回元气于垂危。理一切虚症，气虚者固无论矣，即血虚者亦不可缺。所谓无阳则阴无以生，又血脱者补气是也。肺家有热，咳痰吐血，及痧疹初发，身大热而斑点未形；伤寒始作，症未定而邪热方炽，误投立祸。痢疾初起，早用缠绵。《顾氏医镜》卷七。

【发明】《用药十八辨》〔见《秘传痘疹玉髓》卷二〕：人参补真元，养心肺，功莫大于参也。若痘毒在内，未曾尽暴于外，虽毫厘不可加。若痘连锦罩椒皮铁叶者，亦不宜用。倘带灰白，元气虚损，踰四五日方可投。西参要肚胀，惟清河者为尚。评曰：枭炎未暴弃人参，须审元亏觅补阴。宜用陈皮为补助，腹无烦闷痘安宁。《医经大旨》卷一：生脉散用之而能生脉者，正以其经通血活，则动脉亦生矣。古方解散药及行表药中多用此者，亦取其通经而走表也。又云：肺气寒，则能补元气，惟其肺寒，则脉濡滞而行迟，假参之力，而经通血活，则元气发生，亦自是而盛矣。肺热则还损肺气，惟其肺热，则气血激行，再加通迅，则助其激速，而脾气不能无耗损矣。所谓通经活血者，信哉。与黄芪同用，则助其补表；与白术同用，则助其补中；与熟地同用，而佐以白茯苓，则助补下焦而补肾。医者但泥于作饱而不敢用，盖不知少服则滋壅，多服则宣通意也。与藜芦相反，当忌之。又当去芦，不去芦令人吐。《本草纂要》卷一：入太阴脾经，能健脾养胃；入少阴心经，能宁心定志；复入少阴肾经，能生津液，止烦渴，妙不可及。是故元虚火动，心志不宁，用此以安之，如惊悸、怔忡、健忘、恍惚皆可治也；精神散乱，魂魄飞扬，用此以敛之，如阳亡阴脱皆可回也；元本不足，荣卫空虚，用此以实之，如安胎、补气皆可用也；又若汗下过多，津液失守用之，可以生津而止渴；脾胃衰弱，饮食减常，或吐或泻，伤损过多，用之可以和中而健脾。《本草约言》卷一：可升可降。生津液而止渴，益元气而和中。运用之性颇缓，补益之性尤充。但虚火可御，而实火难用。以其甘能生血，故有通脉之功。人以形言，参者，参也。补人元气，有参赞之功。○人参和细辛可久留不蛀。人参但入肺经，助肺气而通经活血，乃气中之血药也。《补遗》所谓入手太阴，而能补阴火者，正此意。生脉散用之，亦以其通经活血，则动脉自生。古方解散药及行表药中多用此者，亦取其通经而走表也。其云肺寒用之者，盖以肺寒则血脉濡滞而行迟，假参之力，而通经血活，则元气发生而充长矣。肺热伤肺者，盖其肺热，则气血激行，再加通迅，则助其激速，而肺气不能无耗损矣。又补上焦元气，须升麻为引用。与黄芪同用，则助其补表。与白术同用，则助其补中。与熟地同用，而佐以白茯苓，则助补下焦而益肾。医者但泥于作饱而不敢用，盖不知少服，则滋壅不行，多则反宣通而不滞矣。然与藜芦相反。又当去芦用，不去令人吐。又云：肺热宜沙参。盖沙参味苦微寒，能补五脏之阴，而人参则补五脏之阳故也。按：《集要》注云：肺受寒邪及短气虚喘宜用。肺受火邪喘嗽及阴虚火动，劳嗽吐血勿用。盖人参入手太阴而能补火，故肺受火邪者忌之。此说固是，然安知寒热之中犹有虚实之别也。肺中实热忌之固宜，肺中虚热用亦何害。《药鉴》卷二：人参气温，味甘。气味俱轻阳也。亦有微阴，故温中微寒，甘中微苦。入手太阴而泻肺火也。还须配茯神，佐枣仁为良。治脾肺，壮元阳，补而缓中，气短气促气少者俱用。更泻脾肺胃中火邪。气不足而亡血者，须参补之。里虚而腹痛者，亦参补之。且通经活血，乃气中之血药也。生脉散中用之，正以经通血活，则脉生矣。古人用之于解散药及发表药者，取其通经走表也。又曰：肺寒方可服者，何也？盖肺惟寒，则脉濡滞而行迟，假参之力而通经活血，则元气遂生发矣。肺热又伤肺者，何也？盖肺惟热，则气血激行，再加通迅，则助激速，而肺气遂耗散矣。《伤寒证治准绳》卷八：余每治伤寒温热等证，为庸医妄汗误下，已成坏病，死在旦夕者，以人参一二两，用童子小便煎之，水浸冰冷饮之，立起。去芦，锉细用。《肯堂医论》卷中：〔清顾金寿评点〕近世用人参者，往往反有杀人之害。富贵之家，以此为补元气之妙药，其身欲壑太过，藉参补养，每见危殆者，乃不明当用不当用之过也，况杂入温补剂中，则尤谬矣。世人仅知用参之补，而不知行气，徒形壅塞，不能流通矣。余用参一钱，必加陈皮一分，取效敏捷。按：《主治要诀》谓人参之用有三：补气也，止渴也，生津也。补气不必言，何为生津而止渴？盖脾气输于肺，肺气下降，津液乃生，犹蒸物然。热气熏蒸，旋即成液，故气不足则渴，补其气则津生而渴自止矣。能消痰、变酸水者，脾气不足，不能运化精微，故蓄而为饮，以人参补之，治其本也。疗肠中冷者，气为阳，阳虚则内寒，而人参补气也。止腹痛者，补里虚之效也。破坚积者，养正气，积自除也。止燥烦，治梦纷纭者，《本经》安精神、定魂魄之功也。《药性解》卷二：参之用，脏腑均补，何功之宏也。盖人生以气为枢，而肺主气，《经》所谓相传之官，治节出焉。参能补气，故宜入肺，肺得其补，则治节宜，气行而血因以活矣。古方用以解散，亦血行风自灭之意也。至于津液，藏于膀胱，实上连于肺，故有生津液之功。肺寒者气虚血滞，故曰可服。肺热者火炎气逆，血脉激行，参主上升，且能浚血，故肺受伤也。性本疏通，人多泥其作饱，不知少服则壅，多则反宣通矣。《本草经疏》卷六：人参，论其功能之广，俱如《本经》所说，信非虚语。第其性亦有所不宜。世之录其长者，或遗其短；摘其瑕者，并弃其瑜。是以或当用而后时，或非宜而妄设。不蒙其利，徒见其害。二者之误，其失则一。遂使良药不见信于世，粗工互腾其口说，惜哉！岂知人参本补五脏真阳之气者也。若夫虚羸尪怯，劳役饥饱所伤，努力失血，以致阳气短乏，陷入阴分，发热倦怠，四肢无力，或中热伤暑，暑伤气，无气以动；或呕吐泄泻，霍乱转筋，胃弱不能食，脾虚不磨食；或真阳衰少，肾气乏绝，阳道不举，完谷不化，下利清水，中风失音，产后气喘，小儿慢惊，吐泻不止，痘后气虚，溃疡长肉等证，投之靡不立效。惟不利于肺家有热咳嗽，吐痰吐血，衄血齿衄，内热骨蒸，劳瘵阴虚火动之候。《折肱漫录》卷一：王节斋极言阴虚之症不可服人参，服人参过多者不治。人参为中和之妙药，虽云补气，佐以血药，亦能补血者，何得概禁勿服？予初守此戒，凡遇肺火冲激，痰涎壅盛，辄禁参、术不入口，而服清凉之剂，殊不效。后读他书有悟，即痰盛喉腥，亦服参、术不辍，究竟不见助火，而肺气旋清，始知肺中实火方忌人参，若虚火，非参不治。土为金母，虚则补其母，故服参、术等药，而痰火反愈，妙理昭然。王氏之言，误人不浅！《折肱漫录》卷三：人参固补气，亦能补血。盖补气而血自生，阴生于阳，甘能生血也。王节斋谓劳疾阴虚，服人参过多者不治，恐是一偏之论。盖节斋方论用参最少，与时师动必用参者，其弊相等。惟肺受火邪实热，与夫阴虚劳极而喘急者，则忌用耳。予幼时参价甚贱，十五六岁时亦时服参，忆一两止价三钱耳。后日渐腾贵，不数年，价即与银等，迨后价益高，甚至三镪，东事败后，参之腾涌无足怪，前此何以顿贵耶？盖前此医者多不敢轻用参，每等于附子用者少，故价贱；后来服参如果，无人不用；且世俗日益奢，参之价势不得不日高，乃世变使然，亦可慨也。《医宗必读·本草征要》：人参能理一切虚证，气虚者固无论矣，血虚者亦不可缺。无阳则阴无以生，血脱者补气，自古记之。所谓肺热还伤肺者，肺脉洪实，火气方逆，血热妄行，气尚未虚，不可骤用。疹初发，身虽热而斑点未形，伤寒始作，症未定而邪热方炽，若误投之，鲜克免者。多用则宣通，少用反壅滞。《颐生微论》卷三：古今治劳，莫妙于葛可久，用参之剂，十有六七。由是则古之神农，未尝不以参治阴伤，而世医为节斋所误，牢不可破，殊不知虚劳吐血，古人屡言其受补者可治，不受补者不治。故不服参者，不能愈，服参而不受补者，必不能愈。敢陈臆见，俟正于后之君子，若血症骤起，肺脉独实；胀症暴成，九候坚强；疹初发，斑点未彰；伤寒始作，热邪昌炽。惟兹数者不可轻投也。《裴子言医》卷三：昔王好古论人参曰肺热用之则伤肺。王节斋论人参曰阴虚血证忌服，服之过多，必不治。余深味之，皆千古不可移易之绳墨。何后之妄议其非者纷然也？是岂词不足以发其理，而人莫之解与非也。唱和成风，耳熟心痼，遂不复有揭其理，而正其讹者矣。谓非吾道之一大不幸哉！夫所谓肺热者，即阴虚之肺热也。所谓肺虚者，即肺热之阴虚也。盖肺热谓阳独盛，阴虚谓阴独虚。阴独虚则阴不足以化阳而火炽，火炽则烁金，而咳血咯血，干嗽声嘶，诸肺热之候，所从出矣。此正有阳无阴之瘵病，治当曲尽养阴之法，以化阳而救热，遂用人参助其阳气，则肺愈热而阴愈虚，喘嗽痰血不愈甚乎？此两先生所以垂戒谆谆乃尔，后人不察，悉误以《素问》无阳则阴无以生之旨，认作阴虚之病，论则曰造化之理，阴从乎阳，凡阴虚者，必皆用人参补阳而生阴。又执朱丹溪虚火可补参、蓍之属，暨张洁古人参补上焦元气，而泻肺中火邪，以及李东垣人参补元阳，生阴血而泻阴火诸论，以为凡属虚火肺火，阴虚之火，无不可用人参以补之，遽懔然侈口而斥两先生之非。呜呼！何其不明之甚耶？《本草通玄》卷上：愚谓肺家本经有火，右手独见实脉者，不宜骤用。即不得已而用之，必须盐水焙过，秋石更良。盖咸能润下，且参畏卤咸故也。若夫肾水不足，虚火上炎，乃刑金之火，非肺经之火，正当以人参救肺，何忌之有？元素云：人参得升麻，补上焦之气，泻肺中之火；得茯苓，补下焦之气，泻肾中之火。凡用必去芦净，芦能耗气，又能发吐耳。李言闻曰：东垣交泰丸用人参、皂荚，是恶而不恶也。古方疗月闭四物汤加人参、五灵脂，是畏而不畏也。痰在胸膈，以人参、藜芦同用而取涌越，是激其怒性也。是皆精微妙奥，非达权者不能知。少用则壅滞，多用则宣通。《古今名医汇粹》卷一：人止知手足厥冷，下痢完谷，一切阴寒等候而用之，此系正治，人所易晓。然其最妙处，反能以热攻热。故胃阳发露而为口烂舌糜，肾阳发露而为面赤吐红，入于滋阴补气药中，顷刻神清热退，则其能反本回阳也，谓其能壮火益土也。世人甘用寒凉，畏投温剂，一用参附，即妄加诋毁，亦知秋冬之气，非所以生万物者乎？若乃强阳已极，房术用以兴阳，外感伏阳阳厥，用之狂越，譬之服毒自刃，此自作之孽，岂参、附之罪耶？《元素集锦·本草集锦》：人参补气，人皆知之。然而败毒散、小柴胡汤用之以泻，是亦与补药同用则补，与泻药同用则泻也。《药性纂要》卷二：东圃曰：古云病不单来，糅杂而至，邪之所凑，其气必虚。然有邪实而正不虚者，有正虚而未有邪者，故病有纯有杂，药有专有兼。病纯实则药专攻，病纯虚则药专补。若虚中实，实中虚者，则兼补兼消，而又别其病之轻重，以配药之多寡。此仲景立方妙义，有寒热并用，补泻兼施之法也。盖专攻与专补，其旨昭然易晓，而兼用者便难理会。姑举数方，以为准则焉。如参苏饮，散风寒药而用参者也；小柴胡汤、败毒散，清外感药而用参者也；资生丸，消食药而用参者也；鳖甲丸，消积药而用参者也；四磨汤，破气药而用参者也；白虎汤，寒凉药而用参者也；理中汤，温补药而用参者也。盖行中有补，体用兼该，补得乎运，则补者不滞，运得乎补，则运者不耗，相助为理也。《医学六要》云：凡用参、耆，必加熟附数分，以行参、耆之功。如诸方中配参者，既助人元气，而亦行诸药之力也。**《本草新编》卷一**：世人以人参为气分之药，绝不用之以疗肝肾，此医道之所以不明也。但人参价贵，贫人不能长服为可伤耳。或疑人参既是入肾之药，肾中虚火上冲，以致肺中气满而作嗽，亦可用乎？此又不知人参之故也。夫肾中水虚，用参可以补水；肾中火动，用参反助火矣。盖人参入肝、入肾，止能补血添精，亦必得归、芍、熟地、山茱，同群以共济，欲其一味自入于肝、肾之中，势亦不能。

《医经允中》卷一八：人参，职专补气。若气口脉不虚，误服必成喘胀；阳明邪未散，早投必致艰危。且色脉宜兼察，望色之青白而羸瘦，是气虚也。合诸脉而虚迟濡缓细弱涩代者，非人参不治也。望色之赤黑而痰喘，是气实也。合诸脉而滑数弦长紧实促结者，用人参必误也。亦有脉之浮芤而大，似不可用矣。然按之虚而无力者，更宜速用也。**《香祖笔记》卷二**：汤调鼎，淮之清河人，顺治初进士，著《辨物志》，议论多发人神智。偶笔其记人参二则于此：隋高祖时，上党民宅后闻人呼声，求之，得人参一本，根五尺余，具体人状。占者谓晋王阴谋夺宗，故妖草生。予曰非妖也，人参如人形者，食之得仙，根至五尺而具人状，盖岁久神灵之物，而上党又人参之所出。惜时无张华其人，故其物不着，而以为阴谋夺宗之应。文帝以丞相僭帝位，何尝不以阴谋得哉？又《元览》云，人参千岁为小儿，枸杞千载为犬子。按：参以人名，伏土岁久，而具体人状，气类神灵之感，无足怪者。枸杞字不从犬，何以岁久为犬？《广韵》云：春名天精子，夏名枸杞，秋名却老根，冬名地骨皮。是枸杞特四名之一。考《山海经》：建木上有九欘，下有九枸。枸，根盘错也。与犬义绝不相涉。使枸杞而为犬，天精、却老、地骨皮又何化乎？**《得宜本草分类·下部》**：人参味甘、苦。入手足太阴经。能通行十二经。得羊肉则补形。古方寒热攻补剂中皆用之。得升麻补上焦，泻肺火；得茯苓补下焦，泻肾火；老人卒倒，若无痰气阻滞者，为阳气暴脱之候，急以大剂参附峻补元气，以先其急。随用地黄、当归、枸杞之类填补真阴，以培其本。证至垂危，必多用独用。先哲于气虚血脱之症，用人参三两，浓煎顿服，能救性命于瞬息。世之用者些少，以姑试之，或加消耗以监制之，人何赖以得生？用独参汤，或加童便，或加姜汁，或加黄连，或加附子，相得益彰，亦不碍其为独。如薛新甫治中风，于三生饮中加人参两许，以驾驭之，此真善用独参汤者。**《医学源流论》卷上**：人参论 天下之害人者杀其身，未必破其家。破其家，未必杀其身。先破人之家，而后杀其身者，人参也。夫人参用之而当，实能补养元气，拯救危险。然不可谓天下之死人皆能生之也。其为物，气盛而力厚，不论风寒暑湿、痰火郁结，皆能补塞。故病人如果邪去正衰，用之固宜。或邪微而正亦惫，或邪深而正气怯弱，不能逐之于外，则于除邪药中投之，以为驱邪之助。然又必审其轻重而后用之，自然有扶危定倾之功。乃不察其有邪无邪，是虚是实，又佐以纯补温热之品，将邪气尽行补住。轻者邪气永不复出，重者即死矣。夫医者之所以遇疾即用，而病家服之死而无悔者，何也？盖愚人之心，皆以价贵为良药，价贱为劣药。而常人之情，无不好补而恶攻。故服参而死，即使明知其误，然以为服人参而死，则医者之力已竭，而人子之心已尽，此命数使然，可以无恨矣。若服攻削之药而死，即使用药不误，病实难治，而医者之罪，已不可胜诛矣。故人参者，乃医家邀功避罪之圣药也。病家如此，医家如此，而害人无穷矣！更有骇者，或以用人参为冠冕，或以用人参为有力量；又因其贵重，深信以为必能挽回造化，故毅然用之。孰知人参一用，凡病之有邪者即死，其不死者，亦终身不得愈乎。其破家之故，何也？盖向日之人参，不过一二换，多者三四换。今则其价十倍，其所服，又非一钱二钱而止。小康之家，服二三两，而家已荡然矣。夫人情于死生之际，何求不得，宁恤破家乎？医者全不一念，轻将人参立方。用而不遵在父为不慈，在子为不孝，在夫妇昆弟为忍心害理，并有亲戚朋友责罚痛骂，即使明知无益，姑以此塞责。又有孝之慈父，幸甚或生，竭力以谋之，遂使贫窭之家，病或稍愈，一家终身冻馁。若仍不救，棺殓俱无，卖妻鬻子，全家覆败。医者误治，杀人可恕，而逞己之意，日日害人破家，其恶甚于盗贼，可不慎哉！吾愿天下之人，断不可以人参为起死回生之药而必服之。医者，必审其病，实系纯虚，非参不治，服必万全，然后用之。又必量其家业，尚可以支持，不至用参之后，死生无靠，然后节省用之。一以惜物力，一以全人之命，一以保人之家。如此存心，自然天降之福。若如近日之医，杀命破家于人不知之地，恐天之降祸，亦在人不知之地也，可不慎哉！**《医林纂要探源》卷二**：人参本苦，微寒，今多以为甘温，谬也。五参皆微寒，又谓生用微寒，熟用甘温。盖煎汤则谓之生用，炙过而后煎则谓之熟。古方有炙者，正以恐其寒也。入脾，而兼和五脏之气，调燮阴阳，益气生血，退邪热，治虚劳。甘而有苦，和缓而不至生湿，脾厚胃和，则气血自生。又其生，背阳向阴，是火土之交，阴阳之和，补益阳气，自有生血之理也。**《药性切用》卷三**：人参大补。能回元气于无有。性味甘温，肺家专药。功用灵活，五藏之虚，随所引而至。益五藏之阳，生阴生血，阳自生而阴自长。退虚火，止烦渴，所谓甘温能除大热也。若大虚吐衄，生噙咽汁，乃气不摄血，血脱益气耳。参条补力稍减，有横行手臂之功。参芦涌吐虚痰。参须降泄虚逆。有一种小者，名太子参。气质稍嫩，其用不下大参。参叶苦寒，虽有泻热生津之用，而苦寒之性不甚益人，虚甚者忌之。**《人参谱》卷四**：《晋书·石勒载记》曰：勒居武乡北原山下，草木皆有铁骑之象，家园中人参花叶甚茂，悉成人状。《南史·隐逸传》曰：阮孝绪母王氏有疾，合药须得生人参，旧传钟山所出，孝绪躬历幽险，累日不逢，忽见一鹿前行，孝绪感而随后，至一所遂灭，就视果获此草。《卓异记》曰：骆琼采药北山，月下见紫衣童子歌曰：山涓涓兮树蒙蒙，明月愁兮当夜空，烟茂密兮垂枯松。遂于古松下得参，一本食之而寿。《隋书·五行志》曰：高祖时，上党有人，宅后每夜有人呼声，求之不得。去宅一里所，但见人参一本，枝叶峻茂，因掘去之，其根五尺余，具体人状，呼声遂绝，盖草妖也。视不明之咎。时晋王阴有夺宗之计，谄事亲要，以求声誉。谮皇太子，高祖惑之。人参不当言，有物凭之，上党，党，与也。亲要之人，乃党晋王而谮太子。高祖不悟，听邪言，废无辜，有罪用，因此而乱也。按：汤调鼎《辨物志》谓隋高祖时云云，占者谓晋王阴谋夺宗，故妖草生，非也。人参如人形者，食之得仙，根至五尺而具人状，盖岁久神灵之物。而上党又人参之所出，惜时无张华其人，故其物不着耳。《罗氏会约医镜》卷一六：人参补气性阳，若真阴亏竭，邪火炽于表里，内外枯燥，以及肺脉洪实，血热妄行，痧初发，而斑点未形，伤寒始作而邪热方盛，不得误投。《阅微草堂笔记》上卷八：又闻刘季箴先生尝与论医。乩仙曰：公补虚好用参。夫虚证种种不同，而参之性则专有所主，不通治各证。以藏府而论，参惟至上焦中焦而下焦不至焉；以荣卫而论，参惟至气分，而血分不至焉。肾肝虚与阴虚，而补以参，庸有济乎？岂但无济，亢阳不更煎铄乎？且古方有生参、熟参之分，今采参者得即蒸之，何处得有生参乎？古者参出于上党，秉中央土气，故其性温厚，先入中宫。今上党气竭，惟用辽参，秉东方春气，故其性发生，先升上部。即以药论，亦各有运用之权。愿公审之。季箴极不以为然。余不知医，并附录之，待精此事者论定焉。《本草纲目拾遗》卷三：《从新》云：辽参之横生芦头上者，其力甚薄，止可用以调理常病，生津止渴。其性横行手臂，凡指臂无力者，服之甚效。《千金方》云：凡煮参汤，须用流水煎之佳，若用止水则不验。参须《百草镜》：参须宁古塔来者色黄粗壮，船厂货次之，凤凰城货色带白为劣，煎之亦无厚味。《从新》云：参须亦辽参之横生芦头上而甚细者，性与参条相同，而力尤薄。《本经逢原》云：参须价廉，贫乏者往往用之。其治胃虚呕逆咳嗽失血等症，亦能获效，以其性专下行也。若治久痢滑精，崩中下血等症，每至增剧，以其味苦降泄也。脚疮湿烂：《百草镜》云：芽茶、参须各等分，为末，掺之。固牙补肾方：《祝氏效方》：生熟石膏各五钱，甘松山柰各三钱，细辛二钱，寒水石二钱，升麻一钱五分，青盐参须各三钱，北五味五十粒，毕澄茄四十五粒，共为末，每晨擦牙漱口，咽下亦可。参叶辽参之叶也，率多参客带来，以其气味清香而微甘，善于生津，又不耗气，故贩参者干之，带以饷遗，代茶叶入汤用，不计入药用也。人亦无用之者，近因辽参日贵，医辄以之代参，凡症需参而无力用者，辄市叶以代。故今大行于时，苏州参行市参叶且价至三五换不等，以色不黄瘁，绿翠如生，手按之有清甜香气者真。气清香，味苦微甘。其性补中带表，大能生胃津，祛暑气，降虚火，利四肢头目，浸汁沐发，能令光黑而不落，醉后食之，解醒第一。按：人参三桠五叶，乃禀三才五行之精气，寄形于草质，为百草之王。其根干之色黄，得坤土正色。其子秋时红如血，是土之余生火也，故能峻补元气，返人魂魄，其功尤能健脾。盖脾主中宫，为万物之母，人无土不生，参得土德之精以生人，非若芪术之腻滞，世所以重之。然百草本性，大率补者多在根，叶则枝节之余气，不可以言补也。参叶虽禀参之余气，究其力止能行皮毛四肢，性带表散，与参力远甚。惟可施于生津润燥益肺和肝之用。今一概用作培补元气，起废救危，何不察之甚耶！《**重庆堂随笔**》卷下：古之权量既小，而药剂甚轻，每服数钱者居多；今世反是，故药价渐贵，所以患病愈难矣，不但良医罕出也。如人参一味，竟为富贵人常馔。夫人参亦草根耳，天之生此，原以疗人之病，非以养人之生。因无病之人竞相购服，而视为养生之物，无怪乎其价之日昂也。其价既昂，伪物日多，而病之果当用此者，遂不能用矣。岂非以有用之才，销磨于无用之地，而需才之时，反无才用乎？其实古之人参微凉、微苦，与近时西洋参性味略同，深明医理者似可通融代用，不必刻舟求剑而默赞参价之昂，擅破贫人之产也。如证属大虚，西洋参嫌其力薄，不妨以黄芪、甘草、枸杞、龙眼肉之类随宜匡佐，亦在善用者驱策得其道尔。《**药笼小品**》：人参功魁群草，善疗百病，为气虚之圣药。最不可缺者，痘疮气虚难起，临盆补气易产，跌扑血出发晕，一切气脱危症。所禁用者，肺邪未清，癍疹初起，产后瘀血为患。此药在国初时，出多用少，大参不过黄金对换，见《退庵诗钞》。予少时，五分枝白金五十换；近年产稀用繁，价十倍于前。其力亦大，最虚之症，服参三四钱，已可挽回，续用西党参代之，往往奏功。每见有人倾资服参，反致遍身浮肿，仍归无济，可见用之的当，少亦有功；若浪服之，虽多奚为！《**医钞类编**》卷二三：一切气虚血损之证，气补而血得内固。皆所必用。至人参畏灵脂，而亦有参同用以治月闭。是畏而不畏也。参恶皂荚，而亦有参同用名交泰丸，是恶而不恶也。参反藜芦，而亦有参同用以取涌越，是盖借此以激其怒，虽反而不反也。然非深于医者，决不能知其奥耳。出言闻氏。但参本温，积温亦能成热。故阴虚火亢，咳嗽喘逆者，为切忌焉。参以黄润紧实似人者佳。上党虽为参产地道，然民久置不采。《**知医必辨**》：药有甚贵，宜于人有益而反有损者，人参是也。据本草，人参能回元气于无何有之乡，可谓仙丹矣。于是富贵之家，病至莫救，无不服参者，奈十难救一。盖参虽补气，必得人有气而弱，可以补救；若气至无何有，人参何能为无气之人生出气来耶？然此不过无益而已，而更有损者，何也？富贵之人，骄奢之性，淫欲不节，自谓体虚，初病即欲服参，庸工无识，意在奉承，一药不效，遂即用参，或因外感邪滞未去，得补不治，或因内伤壮火食气，得补病进。予至亲丁吴氏，肺热音哑，某医顺病人之意，人参服之数两，而更无音。乃延予诊，嘱以停参，进泻白散数服而愈。又予至友吴在郊翁，肝火上升，头晕出汗，其家皆以为虚，某医亦以为虚，逐日服参，而汗晕更甚。遂延予诊，欲代平肝，本人深信，而旁言哓哓，以为如此温补汗尚不止，况停参服阴药耶？予辨以服参多日，毫未见效，且觉病进，犹不更法，必欲以参治死老翁耶！予曾代伊家排难解纷，素知感激，故能如此争论。而其子以为知医，最喜用参，某医附和之，究不信予之言，幸老翁深信不疑，自愿服予之方。予总以平肝养血为主，调理一月而愈，然则服参何益耶？更有目睹者，吾乡富户赵氏，为予近邻。其父血痢，死于参。其弟疗证，亦死于参。又有吴景贤者，偶感时邪，赵氏因其父之老友，特送参数钱，景贤并不肯服，奈旁人以为财东所送，何能不服？某医尤加附和，极力劝服，遂致邪不出而死。此皆人所同知，以益人之药而损人，谁之过欤？予治病四十余年，大抵富贵者少，中平者多，类多无力用参，而予亦轻易不用；即富贵之人，其病不当用参，予必禁止不用。如必用参而始能活人，则无力之人能活者有几哉？《浪迹丛谈》卷八：人参实是灵药，可以活人，而方与病违，则其祸亦不旋踵而至。余在京，亲见伊云先生朝栋偶患风痹，其喆嗣墨卿比部访求医药甚切，值纪文达师来视疾，谓切不可用参，墨卿不能守其言，先生遂成痼疾。又余外舅郑苏年师，因隔邻不戒于火，力移缸水扑救，致跌足受伤，先大夫往视，亦嘱其不可急投参剂，适徐两松中丞师以参相赠，服之亦成痼疾，此皆余所目击。后先室清河夫人笃疾几殆，亲眷皆劝服参，余力持不可，最后始以高丽参代之，亦竟愈，从此遂力劝人慎用参剂，而不知近日之参，远不如乾隆间之性味，虽误用而其害尚轻也。忆纪文达师《笔记》中有乩仙论参一条，云虚证种种不同，而参之性则专有所主，以藏府论，参惟至上焦、中焦而不至下焦。《本草问答》卷上：问曰：人参不生于东南而生于北方，古生上党，今生辽东、高丽，皆北方也，此何以故？答曰：此正人参所由生之理，不究及此，尚难得人参之真性也。盖北方属水，于卦为坎，坎卦外阴而内阳，人参生于北方，正是阴中之阳也。坎卦为水，天阳之气皆发于水中，观西人以火煎水，则气出，而气着于物，又复化而为水，知水为气之母，气从水而出矣。人身肾与膀胱属水，水中含阳，化气上行出于口鼻，则为呼吸，充于皮毛，则为卫气，只此肾与膀胱，水中之阳化气而充周也。故《内经》曰：膀胱者，州都之官，气化则能出矣。此与天地水中含阳，化而为气，以周万物本属一理，水在五行属北方，人参生于北方，秉水中阳气，故与人之气化相合，所以大能补气，不独人参为然，凡一切药皆当原其所生，而后其性可得知矣。

《茶香室丛钞》卷二一：人参贵红贱白以八九月间者为最佳。生者色白，蒸熟辄带红色。红而明亮者，其精神足，为第一等。今之医家以白色者为贵，谓其土不同，故有此二种，大谬。凡掘参之人，一日所得，至晚便蒸，次日晒于日中。晒干后，有大有小，有红有白，并非地之不同，总因精神之足不足也。故土人贵红而贱白。《对山医话》卷四：尝观《瓯北集》云：曩阅国史，我朝以参贸高丽，定价十两一斤。迨定鼎中原，售者多而价渐贵。然考康熙甲午查悔余《谢揆恺功惠参诗》，有十金易一两，盖是时参价不过十倍。乾隆十五年，余应京兆式，虑精力不支，以白金一两六钱，易参一钱。二十八年，因病服参，则其价贵已过半。三十年来，何啻更增十倍云云。按今之市价，虽不甚相悬，而物产则远不如前矣。余尝悉心辨别，始知是物真伪，固非难识。在今之医士，寻常草木尚不深求气味，况非习见之品，有终其身未尝一睹庐山面目者，犹何可与言哉！究之真非绝无，特其价过昂，识者亦罕，故非富贵家，素讲服饵者，鲜克知其味矣。然于痘科产科及元气欲脱之症，实有起死回生之力，断非他药所能代也。忆昔某戚妇，每产血必大下，服参则止。道光壬辰复娩时，次参甚行，某置两许，意十倍服之，功力足以相抵，及服，崩血愈甚，气竭欲脱，急市山参一钱，服之即止。按参之功用，固在诸药之上。行之中土，百有余年，活人无算。自为奸民私种，以致鱼目混珠，遂见疑于世，而弗可不惜哉！

【附方】《药性粗评》卷一：上气。凡本患上气喘急，鸣息欲绝者。人参为细末，汤调下一钱匕，日五六服，效。开心。凡欲开心益智，并使肥健。人参末一分，脂肪十分，煮熟酒拌和食之，百日后心知自开，日诵千言，肌肤肥泽，百病俱除。**翻胃无常。** 凡患反胃呕吐无常，粥饮入口即吐，困弱无力垂死者。上党人参二大两，拍破，水一大升，煮取四合，乘热频服，日再，或用人参汤煮粥，与服之稍稍，自愈。**吐血与咯。** 凡患咳嗽吐血咯血，不拘远年近日。人参好者，捣为细末，每服三钱匕，五更初以鸡子清调服，服毕去枕仰睡一时，自愈。年深者不过再服。

《本草汇言》卷一：治真气衰弱，虚喘短促，并营卫空虚。用人参、麦门冬各五钱，北五味子五分，黄耆三钱，广皮一钱，水煎服。○治精神散乱，魂魄飞扬，并阳亡阴脱。用人参、麦门冬各三钱，北五味子五分，酸枣仁炒五钱，茯苓二钱，龙眼肉十枚，水煎服。○治惊悸怔忡，健忘恍惚，并心志懒怯。用人参、麦门冬各三钱，北五味子五分，当归身、益智仁二钱，白术、半夏、茯苓、胆星各二钱，水煎服。临服时，调朱砂末五分。○治元神不足，虚羸乏力，并中气衰陷，饮食厌常。用人参、麦门冬各三钱，北五味子五分，当归身、白术、茯苓、木瓜、半夏各一钱五分，陈皮、苍术、升麻、甘草、木香各七分，水煎服。○治诸病汗下过多，津液失守，口干烦渴，饮食减少，或吐或呕。用人参、麦门冬各二钱，北五味子五分，当归、白芍药、怀熟地各三钱，水煎服。○治诸病脾胃衰薄，饮食减常。用人参三钱，麦门冬二钱，北五味子、甘草各五分，白术、半夏、白豆仁各一钱八分，木香一钱，水煎服。○治小儿痘疮灰白、倒陷不起，浆汁干枯。用人参、麦门冬各一钱，黄耆二钱，白芍药八分，甘草五分，皂角刺、桂枝三分，穿山甲火烧研末一钱五分，水煎服。○治临产，分娩艰难，用力过度，胞胎愈涩，愈难分娩，母子危急。用人参数钱，当归五钱，川芎一钱五分，益母草二钱，水煎服即产。○治久病元虚，面色痿白，言语轻微，饮食不入，六脉空大，或虚微无力。用人参五钱，白术、茯苓、黄耆各三钱，甘草八分，生姜二片，黑枣三枚，水煎服。○治吐血过多，面色痿白，脉微神怯者。用人参、麦门冬各三钱，真阿胶一钱，炮姜灰、炙甘草各七分，水煎服。○治中热伤暑，汗竭神疲，精神将脱者。用人参、麦门冬、黄耆各三钱，知母二钱，甘草、石膏各一钱，加姜、枣水煎服。○治血崩神脱，精神溃乱，四肢将厥者。用人参一两，当归五钱，炮姜灰三钱，童便制附子二钱，炙甘草八分，水煎温和，徐徐服。○治内伤伤寒，邪实正虚，热烦躁渴，脉数神疲，恹恹欲尽者。用人参五钱，黄耆一两，北五味、甘草各七分。热甚加柴胡、干葛，内热加知母、黄连，有痰加半夏、贝母，有宿食加枳实、瓜蒌仁，增损以意消息用之。○治痰厥风虚，眼黑旋晕，卒然倒仆者。用人参八钱，白术、天麻各五钱，半夏、胆星各三钱，干姜、陈皮各二钱，加姜、枣，水煎服。已上一十四方俱出《方龙潭方抄》。

《握灵本草》卷二：**房劳脱阳。** 人参、附子、肉桂、麦门冬、五味子，煎服。亦治下部虚冷。○老疟久不愈。用人参一两，生姜一两，捣汁同煎，于发日早服，贫家以白术代人参，亦效。○治元脏气虚，真阳耗散，脐腹冷痛，泄泻不止。人参、白茯苓、附子、木香，等分煎服，名四柱散。人参芦，能吐虚劳痰饮，不伤元气。吐后，以参、芪、当归调理。

《人参谱》卷三：气奔怪病，人忽遍身皮底混混如波浪声，痒不可忍，抓之血出不能解，谓之气奔。以虎杖、人参、青盐、细辛各一两，作一服，水煎，细饮尽便愈。

芦

【气味】味苦，气轻。《伤寒温疫条辨》卷六。味苦，温。《药性蒙求》。

【主治】性升。主吐虚痰。虚人痰阻膈上，昏仆发厄举身跳动，气不得降，及经络痰饮，泻痢脓，崩带、精滑亦宜。若气虚火炎、喘呕嗽血最忌。《本草求原》卷一。

【发明】《本草从新》卷一：参芦其味与人参同，亦能补气，微虚者用以调理颇效，未见其吐也，但其力甚缓尔。今东洋、西洋俱用此为补剂。又人参内有一种泡松，东洋甚行，中国不行。

《伤寒温疫条辨》卷六：以逆流水煎服五钱，或入竹沥。涌出痰涎，虚人无损。

叶

【气味】大苦，大寒。《本草从新》卷一。味苦，性寒，无毒。入肺、胃二经。《本草再新》卷一。气清香，味苦、微甘。《药性蒙求·草部》。

【主治】损气败血，其性与人参相反，且无用，所以从来本草内俱不载。《本草从新》卷一。清肺火，燥胃气，解渴除烦。《本草再新》卷一。生津润燥，益肺和肝。《药性蒙求·草部》。

【发明】《增订伪药条辨》卷一：人参叶乃辽东真参之叶。气清香，味苦微甘，其性补中带表，大能生胃津，清暑气，降虚火，利四肢头目。浸汁沐发，能令光黑而不落。醉后服之，解酲第一。以色不黄瘁，绿翠如生，手挼之有清甜香气者，真品也。率多参客带来饷客，颇不易购。市肆所售参叶，不知何种叶伪充，勿服为是。炳章按：项元麟云：各种参叶形状相似，难分真伪。然皆苦寒损气败血之物，未可视为补药。此乃益中含损，如麻黄发汗，根节反止汗之意。赵恕轩云：大率补者多在根，叶乃枝节之余气，不可以言补也。参叶虽禀参之余气，究其力止能行皮毛四肢，性带表散，与参力远甚。近时妇人以参叶塞于发内，能令光黑而不落，醉后食之解酲云云，未识验否。然观近时市上通行者，决非树叶伪充，惟何参之叶，且难断定耳。

须

【气味】性味同，专入肺经。《本草再新》卷一。

【主治】润肺中之虚气，清肺中积寒，其用有二也。《本草再新》卷一。性下行，利水。治胃虚呕逆，咳嗽失血。若久痢精滑，去脓血过多，忌之。《本草求原》卷一。

【发明】《药性蒙求》：参须，亦横生甚细者，力尤薄。〇叶氏有秋石水拌烘。

参条

【主治】参条：横生芦头上者。性横行，专治肩背、指臂之病。补中之力薄。《本草求原》卷一。

子

【集解】《本草纲目拾遗》卷三：人参子人参子如腰子式，生青熟红，近日贩参客从辽东带来者，皆青绿色，如小黄豆大，参叶上甚多。宁古塔一带，七八月霜大，难以入山，故不能待其子熟，生取而归。以售客，每多绿色，发痘行浆，凡痘不能起发，分标行浆者，药内加参子，后日无痒塌之患。

白云参《滇南本草》

【集解】《滇南本草》卷上：独枝，绿黑叶，根肥，嫩肉有汁，俗呼还阳参。只可用根。〇生金沙江边有水处。梗甚硬，结瓜绿青，淡黑叶，开紫花。根丁结瓜，生食令人不饥，久服不能老。《滇南本草图说》卷三：白云参对叶，形似桃叶，白花，根肥。

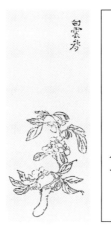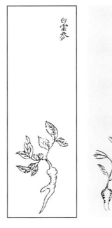

图 10-9-1 白云 参《滇南》-1　　图 10-9-2 白云 参《滇南》-2　　图 10-9-3 白云 参《滇南图说》

根

【气味】味甘平，无毒。《滇南本草图说》卷三。

【主治】同猪肉煮食，主人大生气血，补肾添精。又妇人干血痨，食之神效。《滇南本草》卷上。止渴生津，化痰明目，养心，引血归元而安神。《滇南本草图说》卷三。

叶

【主治】叶治伤寒头疼，不问阴阳两感，或阴毒，或阳毒，或有汗，或无汗，或乱语失汗，肺金火盛，鼻血不止，或产后伤寒，服之神效。《滇南本草》卷上。

梗

【主治】梗烧灰，治走马牙疳。《滇南本草》卷上。

瓜

【主治】瓜熬膏，治中风不语，或痰涌气结，左瘫右痪，半身不遂，酒毒流于四肢，不能行动，每服一钱，开水下，神效。

花

【主治】花为末，治脑漏。《滇南本草》卷上。

皮

【主治】皮为末，调蜜，搽鼻糟。《滇南本草》卷上。

还元参《滇南本草》

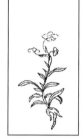

图 10-10-1 还元参《滇南》

【集解】《滇南本草》卷上：生有水处。形似竹笋，初出包叶而生出一软苗，苗上开黄花，其根似人参，有横直纹。○夷人不识此参，常作菜用，呼为牛菜，因牛食此草而生牛黄，故曰牛生菜。

【气味】味甘而美，无毒。《滇南本草》卷上。

【主治】采根久服，令人白胖，延年益寿，胜人参百倍之功，治百病皆效。《滇南本草》卷上。

土人参《本草从新》

【集解】《本草从新》卷一：出江浙。俗名粉沙参。红党，即将此参去皮净，煮极熟，阴干而成者，味淡无用。

【修治】《本草从新》卷一：蒸之极透则寒性去。

【气味】甘，微寒。《本草从新》卷一。

【主治】补气生津。治咳嗽喘逆，痰壅火升，久疟淋沥，难产经闭，泻痢由于肺热，反胃噎膈由于燥涩。《本草从新》卷一。

【发明】《本草从新》卷一：凡有升无降之证，每见奇效。其参一直下行，入土最深。脾虚下陷，滑精梦遗俱禁用，以其下行而滑窍也。孕妇亦忌。

黄参 《滇南本草图说》

【集解】《滇南本草图说》卷三：黄参滇中昭通最多，细叶黄花，软枝根大而肥。

【气味】气味甘，微温，无毒。《滇南本草图说》卷三。

【主治】补五藏，安精神，定魂魄，止惊悸。除邪气，明目。开心益智，久服轻身延寿。疗肠胃中冷，心腹鼓痛，胸胁逆满，霍乱吐逆。调中，止消渴，通血脉，补坚积，令人不忘。〇治肺脾阳气不足，肺气虚促短气少气，补中暖中。泻心脾胃肺中邪火，止渴生津液。一治男妇一切虚劳，发热自汗，眩晕头痛，反胃吐食，痃疟，滑泻久痢，小便频数淋沥，中风中暑，痿痹，吐血嗽血，下血血淋，血崩，胎前产后诸病立瘥。《滇南本草图说》卷三。

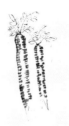

图 10-12-1 黄参 《滇南》

凤尾参 《滇南本草图说》

【集解】《滇南本草图说》卷三：凤尾参产滇中山，细叶软枝，根似人参形，十年可成人形，采根用。

【气味】气味甘，微寒。性走十二经络。《滇南本草图说》卷三。

【主治】散寒，祛三肿。《滇南本草图说》卷三。

【发明】《滇南本草图说》卷三：古人治伤寒多用此代人参，今人不识，往往以沙参、洋参易人参，误人多矣。伤寒解非此草不能救。此参功胜人参十倍，此参湮没于世久矣。可照图留心寻访得之。

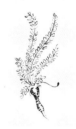

图 10-13-1 凤尾参 《滇南》

鸡尾参 《滇南本草图说》

【集解】《滇南本草图说》卷三：鸡尾参叶似鸡尾，绿色，软小枝，无花，根似人形，人多不觉。

【气味】性甘，寒，辛，无毒。《滇南本草图说》卷三。

【主治】远年近日眼目不明，或内障外障，云翳遮睛，小儿疳疾雀盲。化虫除痞，或肚大筋青。亦妇人五夜虚烧，骨蒸热，此药服之立瘥。《滇南本草图说》卷三。

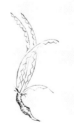

图 10-14-1 鸡尾参 《滇南》

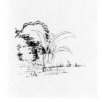

图 10-15-1 对叶参
《滇南》

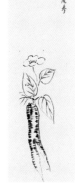

图 10-16-1 双尾
参《滇南》

对叶参《滇南本草图说》

【气味】味甘苦，平，无毒。《滇南本草图说》卷三。

【主治】九种气痛，筋骨寒冷，癥瘕，酒积食积，痰火瘀血作痛，以酒为使，最为神效。《滇南本草图说》卷三。

双尾参《滇南本草图说》

【集解】《滇南本草图说》卷三：双尾参叶似地草果，开白花，根分双尾，似人参形。生山中大川中，滇中山亦有。

【气味】气味甘甜，微寒，无毒。《滇南本草图说》卷三。

【主治】男妇老幼一切风痰昏迷五癫，或怔忡，如有人捕捉之状。久服消痰镇惊，安神定魄，用之无不神效。即气癫色癫可解，或受官刑惊散魂魄可医。一治妇人生一胎后，久不生产，服之暖宫，调血顺经，亦可妊也。一治胎前产后血积冲心神效。采叶治小儿惊风，即七日内外皆愈。《滇南本草图说》卷三。

会兰参《药性切用》

【气味】虚挟微热，而消渴者较胜。其性甘凉可知。《药性切用》卷三。

【主治】补虚，功在珠参之上，力近东洋。《药性切用》卷三。

竹节参《滇南本草图说》

【集解】《滇南本草图说》卷三：此参按七十二候生七十二叶，每叶下开一小黄花，十年根肥，似人形。

【修治】《滇南本草图说》卷三：采根，用糯米蒸透，红润色。

【气味】滇中性燥，产辽东性寒。《滇南本草图说》卷三。

【主治】骨间寒热，惊闲邪气，接续阳气，定五藏，救蛊毒。除胃中伏热，时气温热泄痢，去肠中小虫。益肝胆气，止惊惕。久服益志不忘，轻身耐老。

○客忤疳气热狂，明目，止燥烦。治疮疥，去目中之黄，及睛赤肿，瘀肉高起，痛不可忍。○退肝经邪热，除下焦湿热之肿，泻膀胱火。○疗咽喉痛，风热，盗汗，其功不能尽述。《滇南本草图说》卷三。竹根七甘入血分，散血活血破血症。痛肿消瘀疗犬伤，金刃跌扑消瘀尽。即甜七是也。《草木便方》卷一。

珠参 《本草从新》

【集解】《本草从新》卷一：出闽中。《本草纲目拾遗》卷三：珠参，《金沙江志》：产东川者，味似参，较苦。《本草从新》云：出闽中，以大而明透者佳，须多去皮，滚水泡过，然后可用。因其苦劣之味皆在外边，近中心则苦减而稍甘。《书影丛说》：云南姚安府亦产人参，其形扁而圆，谓之珠儿参。《药性考》：珠儿参根与荠苨同。苦寒微甘，味厚体重。○珠参本非参类，前未闻有此，近年始行，然南中用之绝少，或云来自粤西，是三七子，又云草根。

【修治】《本草从新》卷一：须多去皮，滚水泡过，然后可用。《审病定经》卷上：须多去皮，滚水泡过，然后可用。以其苦劣之味皆在外皮，近中心则苦味减而稍甘。《本草纲目拾遗》卷三：大约以参名，其性必补，医每患其苦寒，友人朱秋亭客山左，闻货珠参者有制法，服之可代辽参，每五钱索价五十金，秋亭罄千金市其方，秘不轻授，予恳其弟退谷，始得其术，因录之以济贫。珠参切片，每五钱以附子三分，研末拌匀，将鸡蛋一个去黄白，每壳纳参片五钱，封口，用鸡哺，待小鸡出时取出，将笔画一圈于蛋上作记，如此七次，共成七圈，其药即成矣。每遇垂危大症，并产蓐无力吃参者，煎服五钱，力胜人参。并能起死回生，较腊狐心功力尤捷，不得少服，约人以五钱为率，每次须多做数两救人。

【气味】苦寒微甘。味厚体重。《本草从新》卷一。甘寒微苦。《药性切用》卷三。

【主治】补肺降火下气，肺热有火者宜之。《本草从新》卷一。补肺降火。清热救阴，虚劳甚妥。苦寒微甘，味厚体重，补肺清肺为宜。郁火忌服，服之则火不透发，反生寒热。血证用之，可代三七。《药性蒙求》。

【发明】《药性切用》卷三：入肺而泻热，补虚用代沙参之不及，性味稍沉，胃虚者不宜多用。

1313

【附方】《本草纲目拾遗》卷三：理脾化邪，生气引气生血，为调经圣药。济阴保元汤：滇珠参三钱，以米仁四钱拌水蒸透，咀片，再入姜，加米仁汁蒸晒干，用怀生地一两，砂仁酒姜三味，拌蒸九晒收，再以瓦焙为炭，当归四钱，白芍三钱，酒炒川芎二钱，去净油，米泔水浸洗，收干，再入酒浸丹参四钱，酒洗透茺蔚子四钱，酒蒸透香附三钱，以姜、土醋、盐、童便、甘草水、乳汁逐次制过，用云白术五钱，陈土炒女贞子三钱，以白芥车前水浸干用。如气血热，加丹皮、生地，气血寒，加肉桂数分，不真确之寒热而先后至者，照本方。如经闭，无分妇女，本方加牛膝。《医铃》。

三七《本草纲目》

【集解】《医门秘旨》卷一五：三七草其本出广西，七叶三枝，故此为名。用根，类香白芷。《医林纂要探源》卷二：广西番峒者佳。苗叶之状未详。根略似白及而有节，味颇似人参。《本草纲目拾遗》卷三：《金沙江志》：即人参三七，产昭通府，肉厚而明润，颇胜粤产，形如人参，中油熟一种。王子元官于滇，曾以此遗外舅稼村先生，予亲见之，状较参红润，大小亦不等，味微苦甜，皮上间有带竹节纹者。刘仲旭少府云：昭通出一种名苏家三七，俨如人参，明润红熟，壮少者服之作胀，惟六十以外人服，则不腹胀。其功大补血，亦不行血，彼土人患虚弱者，以之蒸鸡服，取大母鸡用苏三七煎汤，将鸡煮少时，又将三七渣捣烂入鸡腹，用线缝好，隔汤蒸至鸡烂，去三七食鸡，可以医劳弱诸虚百损之病。据所言，即昭参也。《宦游笔记》：三七生广西南丹诸州番峒中，每茎上生七叶，下生三根，故名三七。土人入山采根曝干，色微黄，形似白及，长而有节者，其味微甘而苦，颇类人参。人参补气第一，三七补血第一。味同而功亦等，故人并称曰人参三七。为药品中之最珍贵者。此常中丞《笔记》所言：人参三七以形圆而味甘如人参者为真，其长形者，乃昭参水三七之属，尚欠分晰也。《识药辨微》云：人参三七，外皮青黄，内肉青黑色，名铜皮铁骨。此种坚重，味甘中带苦，出右江土司，最为上品。大如拳者治打伤，有起死回生之功。价与黄金等。沈学士云：竹节三七即昭参，解醒第一，有中酒者，嚼少许，立时即解。又近时人参三七中，有名佛手山漆者，形长，俨如佛手，上有指。出广西，药客贩至，其价在圆山漆之上。此名荸荠山漆，即所称铜皮铁骨参三七是也。壬戌，有客自打箭炉来，带有藏三七，名佛手参。俨如干麦冬而坚实，形小不大，作三叉指形，玲珑如手，故名。王圣俞曾尝其味，淡而微辛凉，云能治肺血劳损，此亦白及三七之属也。浙产台温山中，出一种竹节三七，色白如僵蚕，每条上有凹痕如白，云此种血症良药。庚申，予于晋斋处见琼州山漆，圆如芋，皮光，色黄白，肉黄如金，云琼人珍之，名野山漆。胜右江所出者。又一种出田州土司，如佛手形，名佛手三七，云此种系野生，入药更胜。《百草镜》云：人参三七味微甘，颇似人参，入口生津，切开内沥青色，外皮细而绿，一种广西山峒来者，形似白及，长者如老干姜，黄有节，味甘如人参，亦名人参三七，又名竹节三七。此外又有旱三七，名萝卜三七，色白味苦。有小三七，色黑，出湖南宝庆府，亦名红三七。有羊肠三七，即水三七之类，形如羊肠细曲。又一种出云南昭通者，能乱人参，色味无异，且油熟明透，但少芦耳，然回味太甜。金御乘云：近时市品三七之外，有水三七，有白芷三七，有竹节三七，其形状功效，皆未见其有考核者。味甘苦，同人参，去瘀损，止吐衄，补而不峻。以末掺诸血中，血化为水者佳，大能消瘀，疗跌扑损伤，积血不行，以酒煎服之，如神。○人参三七，出右江土司边境，形如荸荠，尖圆不等，色青黄，有皮，味甘苦，绝类人参，故名。彼土人市入中国，辄以颗之大小定价，每颗重一两者最贵，云百年之物，价与辽参等。余则每颗以分计钱，计者价不过一二换而已。昭参无皮，形如手指，绝无圆小者，间有短扁形者，亦颇类白及样。《金沙江志》所载：以为即人参三七，恐未确，故附存刘说以备考。**《植物名实图考》卷八**：按广西三七、金不换，形状各别。《通志》俱载之，辨其非一物。《本草纲目》殆沿讹也。其所述叶似菊艾者乃土三七。江西、湖广、滇南皆用之。《滇志》：土富州产三七，其地近粤西，应是一类。尚有土三七数种，俱详草药。余在滇时，以书询广南守，答云：三茎七叶，畏日恶雨，土司利之，亦勤培植，且以数缶莳寄，时过中秋，叶脱不全，不能辨其七数，而一茎独蕴，顶如葱花，冬深苗芽，至春有苗及寸，一丛数顶，旋即枯萎。昆明距广南千里，而近地候异宜，而余竟不能睹其左右三七之实，惜矣，因就其半萎之茎而图之。余闻田州至多，采以煨肉，盖皆种生，非野卉也。又《赤雅》云：凡中蛊者，颜色反美于常，夭姬望之而笑，必须叩头乞药，出一丸啖之，立吐奇怪，或人头蛇身，或八足六翼如科斗子，斩之不断，焚之不燃，用白矾浇之立死。否则对时复还其家。予久客其中，习知其方，用三七末、荸荠为丸，又用白矾及细茶，等分为末，每服五钱，泉水调下，得吐则止。按古方取白蘘荷，服其汁，并卧其根，知呼蛊者姓名，则其功缓也。三七治蛊，前人未曾述及，有蛊之地，即产断蛊之药。物必有制，天道洵好生哉。**《增订伪药条辨》卷一**：假田三七，即芨术假造混充，误入匪浅。按田漆即山漆，一名三七，以叶左三右七，故有是名。产广西南丹诸州番峒深山中。采根曝干，黄黑色，团结者状似白及，长者如老干地黄。亦有如人形者，有节。味微甘而苦，能止血散血定痛，匪特为金疮圣药。或云试法：以三七糁猪血中，血化为水者真。用者不可不明辨也。炳章按：三七，原产广西镇安府，在明季镇隶田阳。所产之三七，均贡田州，故名田三七。销行甚广，亦广西出品之大宗也。有野生种植之分。其野生形状类人形者，称人七，非经百年，不能成人形，为最难得最地道。前广西百色商会吴宝森君，购得人七一枚，送沪陈列。其他普通野生者，皮黄黑色，肉色黄白兼红润皆佳。种植者，如绿豆色亦佳，黄色次之。产湖广者，名水三七，黄黑色，皮绉有节，略次。产广东者，名竹节三七，形似良姜，有节而长，色淡红，别有用处专能。如无节苗者，名萝卜三七，皆次。顷广东出有一种，有芦肉色白，名新三七，更次。伪者以白芷做成，实害人匪浅，不可不辨也。

根

【气味】味甘，气辛温，性微凉。阳中之阴。《医门秘旨》卷一五。味苦、微甘，性平，无毒。乃阳明、厥阴经药。《本草汇言》卷一。甘、苦，微温。《本草备要》卷二。甘、微苦，寒。入胃肝二经。《顾氏医镜》卷七。甘、苦。入足阳明、厥阴经。《得宜本草》。味甘而辛，气微寒，入五脏之经。《本草新编》卷三。

【主治】散血凉血，治金疮刀斧伤，立效，又治吐衄崩漏之疾。边上将官宝之

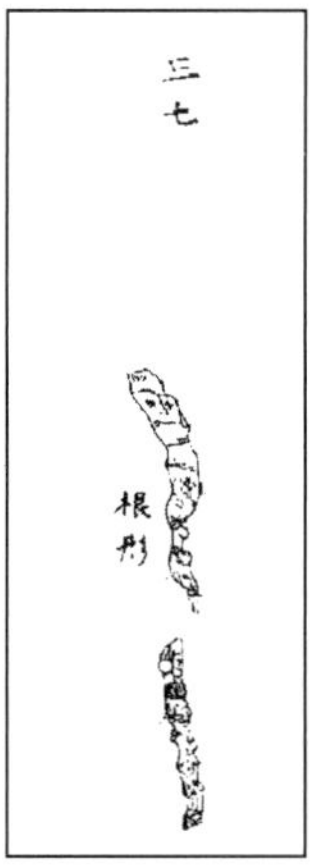

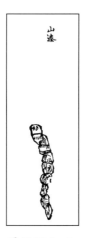

图 10-20-1 三七《原始》

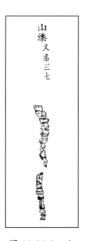

图 10-20-2 山漆《汇言》

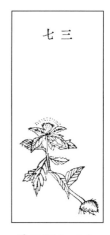

图 10-20-3 山漆《类纂》

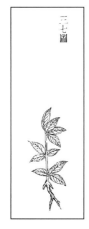

图 10-20-4 三七《备要》

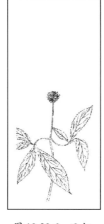

图 10-20-5 三七《草木典》

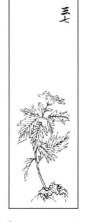

图 10-20-6 三七《图考》

图 10-20-7 三七《图说》

为珍，如有伤处，口嚼吞水，渣敷患处即安，血症之奇药也。《医门秘旨》卷一五。活血散血，行血止血。治上下诸失血之药也。《本草汇言》卷一。跌扑杖伤，捣敷即愈。痢崩吐衄，末服旋瘳。临杖预吞，血不冲上。产后恶茹，下自走瘀。《药镜》卷一。跌打消瘀散血，敷毒疮，治痰火，又能止血。《生草药性备要》卷下。和营止血，通脉行瘀。行瘀血而敛新血，凡产后、经期、跌打、痈肿，一切瘀血皆破。凡吐衄崩漏，刀伤箭射，一切新血皆止，血病之上药也。《玉楸药解》卷一。

【发明】《轩岐救正论》卷三：山漆近代出自粤西南丹诸处，唯治军中金疮及妇人血崩不止，与男子暴吐失血，而真元未亏者，用之极有神效，奏功顷刻。若虚劳失血，阴阳损竭，便当寻源治本，嘘血归经，误用此药，燥劫止塞，反滋祸害也。特举一二言之，丙子秋，余蜀归，见犹子妇乃陈曲江公女也，虚损吐血，医用此药，未及月而殁。又余案内所开社友郑去华季郎，与庠生陈子贞，皆以心肾亏损吐血，亦用此药，致经旬肠结而死。可不戒欤！《本草新编》卷三：最止诸血，外血可遏，内血可禁，崩漏可除。世人不知其功，余用之治吐血、衄血、咯血，与脐上出血、毛孔渗血，无不神效。然皆用之于补血之中，而收功独捷。大约每用必须三钱，研为细末，将汤剂煎成，调三七根末于其中饮之。若减至二钱，与切片煎药，皆不能取效。三七根，止血神药也，无论上、中、下之血，凡有外越者，一味独用亦效，加入于补血补气之中则更神。盖止药得补，而无沸腾之患。补药得止，而有安静之休也。三七根，各处皆产，皆可用。惟西粤者尤妙，以其味初上口时，绝似人参，少顷味则异于人参耳，故止血而又兼补。他处味不能如此，然以之治止血，正无不宜〔也〕。《顾氏医镜》卷七：阴虚炎火失血，非所长，或与地冬滋阴之药同用亦可。《药性通考》卷一：三七根各处皆产，皆可用，惟西粤者尤妙，以其味初上口时绝似人参，少顷味则异耳，故止血而又兼补。他处味不能如此，然以之止血无不效。凡血之在中上下有外越者，一味独用亦效。《得宜本草》：主治上下血证。得生地、阿胶治吐血捷效。《本草求真》卷八：世人仅知功能止血住痛，殊不知痛因血瘀则痛作。血因敷散则血止，三七气味苦温，能于血分化其血瘀，试以诸血之中入以三七，则血旋化为水矣。

【附方】《滇南本草》卷中：刀刃箭伤及跌打损伤，血出不止。用三七少许，于口中嚼烂，敷之。吐血，用三七一钱，自嚼烂，米汤送下。肠风下血。三七五分，嚼烂，温酒下。杖疮，或刀伤瘀血。用三七嚼烂，敷伤处即愈，未破可先服一二钱，使血不攻心。产后血不止。用三七为末，二钱，米汤下。眼沉肿，用三七水磨，涂眼眶，眼即愈。赤白痢。用三七研末，二钱，米泔水下。蛇伤虎咬，用三七末二钱，酒下，并敷伤处。畏人下蛊。先服下三七少许，其毒不能入。无名肿毒及痛疽等症。用三七一二钱，研细，以醋调涂之，疼痛即止。

《本草纲目拾遗》卷三：治吐血。用鸡蛋一个，打开，和人参三七末一钱，藕汁一小杯，陈酒半小杯，隔汤炖熟食之。不过二三枚，自愈。《种福堂方》。刀伤收口。七宝散：用好龙骨、象皮、血竭、人参、三七、乳香、没药、降香末各等分为末，温酒下，或掺上。仇氏传方。军门止血方。人参、三七、白蜡、乳香、降香、血竭、五倍、牡蛎各等分，不经火，为末敷之。陈氏《回生集》。

叶

【气味】味辣，性辛。《生草药性备要》卷下。甘辛，平。《本草求原》卷三。

【主治】性用与根大同，凡折伤跌扑出血，傅之即止，青肿亦散。《景岳全书·本草正》卷四八。

帕拉聘《本草纲目拾遗》

【集解】《本草纲目拾遗》卷五：七椿园《西域闻见录》：帕拉聘，草根也。全似三七，但色蓝或黑，出温都斯坦。回地人多往采取，重价货于回城。

【主治】云可治疾，中土人弗达，不敢尝也。治一切阴冷痼疾，服之立除。《本草纲目拾遗》卷五。

西洋参《本草从新》

【集解】《本草从新》卷一：虚而有火者相宜。出大西洋佛兰西。形似辽东糙人参，煎之不香，其气甚薄，市中伪人参者皆此种所造，最难辨认。《本草纲目拾遗》卷三：《药性考》：洋参似辽参之白皮泡丁，味类人参，惟性寒，宜糯米饭上蒸用，甘苦，补阴退热，姜制，益元扶正气。《从新》云：出大西洋佛兰西，形似辽东糙米参，煎之不香，其气甚薄，若对半擗开者，名片参，不佳。反藜芦。入药选皮细洁，切开中心不黑，紧实而大者良。《增订伪药条辨》卷一：西洋参皮色微黄者，以小稀充之。皮色纯白者，以冲白攧之。其味不苦。又以苦参煎汤，浸而晒之，虚寒之体，误服即泻。花旗所产，又有一种肉色黄者，价最贵，竟以新山之太极参伪充之。近人方剂，喜用洋参。若以贵价买假药，且于病无益而有害，洵堪浩叹，用者慎之。炳章按：西洋参，形似辽参而小。产于美国。向来只有光、白二种，近时更增毛皮参一种。因光参由日本人作伪，以生料小东洋参，擦去表皮，名曰副光，售与我国。贪利市侩，伪充西参以害同胞，天良丧尽，耻莫大焉。盖西参滋阴降火，东参提气助火，效用相反。凡是阴虚火旺劳嗽之人，每用真西参，则气平火敛，咳嗽渐平。若用伪光参，则反现面赤舌红，干咳痰血，口燥气促诸危象焉，以致医者见西参有裹足不前之感。故近年美商有不去表皮之毛西参，运入我国，意在杜绝某国浪人之作伪。讵知通行未逾十年，而某国原皮伪毛参又混售市上。病家服药，可不慎软！伪西参之为害既如此，而卒不能革除者，何也？因真西参之价，每斤八九十元，而伪参每斤仅八九元耳。贩卖真参者，得利甚微。混售伪参，则利市十倍。我国商人，大抵目光浅短，素少公众道德观念，只知孳孳为利，不顾有害于民众。作伪者，所以有如是之盛也。至欲鉴别其真伪，必须分气味形色性质。真光西参，色白质轻性松，气清芬，切片内层肉纹有细微菊花心之纹眼，味初嚼则苦，渐含则兼甘味，口觉甚清爽，气味能久留口中。若副光伪参，色虽白，质重而坚，内层肉纹多实心，无菊花心纹眼，亦无清芬之气，嚼之初亦先苦后甘，数咽后即淡而无味，不若真者能久留口中。毛西参，皮纹深绉微灰黑色，内肉松白，质亦轻，性松，气清芬，味苦兼甘，含咽清爽鲜洁为地道。伪毛参皮纹深陷，质坚实，味微苦中兼微甘，后即淡而兼涩黏舌者，此即伪也。如郑君所谓苦参煎汤浸入，亦非其本有之味也，苟误用之，亦属有害无益，愿卫生家注意之。

【修治】《本草纲目拾遗》卷三：近日有嫌其性寒，饭锅上蒸数十次而用者，或用桂圆肉拌蒸而用者，忌铁刀火炒。《药性蒙求》：虚而有火者相宜。宜糯米饭上蒸用。姜制则益元，扶正气。

【气味】苦寒微甘，味厚气薄。《本草从新》卷一。味甘、苦，性凉，无毒。入心、

肺、肾三经。《本草再新》卷一。苦，寒。色白，味厚气薄，肺经气分药。《本草纲
目易知录》卷一。

【主治】补肺降火，生津液，除烦倦。《本草从新》卷一。补气清肺，气味浓厚，
功在珠参之上。胃虚不耐寒凉者，宜久制用。《药性切用》卷三。补肺降火，生津液，除
烦倦，虚而有火者相宜。《本草纲目拾遗》卷三。呵喘，失血痨伤，固精安神，生产
诸虚。《本草再新》卷一。降肺中伏火，泻肝肾虚热，生津止渴，明目安胎，益心肺，
止惊烦。治邪热结胸，懊侬不眠，暑热温邪，唇焦口躁，肺热咳嗽，头旋呕吐。
水亏金躁者，宜之。寒客肺中及虚寒者《本草纲目易知录》卷一。火燥堪治。止嗽
除烦，肺虚赖此。○补肺降火，生津液，除烦倦。虚而有火者相宜。《药性蒙求》。

【发明】《药笼小品》：惟牙宣出血，虚而有火者宜之。更车中马上嚼含数片，亦可生津止渴。
世人见其有参之名，又能生津止渴，作为补益之品，火体庶可；其虚寒者，能免脾胃受伤，纳减
便泄乎？

【附方】《本草纲目拾遗》卷三：肠红。用西洋参蒸桂圆服之，神效。《类聚要方》。

土当归《本草纲目》

【集解】《植物名实图考》卷
二五：土当归江西、湖南山中多有之，
形状详《救荒本草》。惟江湖产者花紫。
李时珍以入山草，未述厥状；但于独
活下谓之水白芷，亦以充独活，今江
西土医犹以为独活用之。

【气味】性温，味辛、微苦。
《滇南本草图说》卷四。

【主治】其性走而不守，引
血归经，入心肝脾三经。止腹
疼痛，止面寒背寒痛，消痈疽，

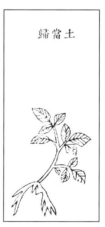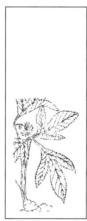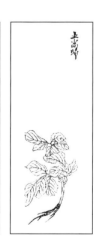

图 10-23-1 土当归
《备要》　　图 10-23-2 土当
归《图考》　　图 10-23-3 土当
归《图说》

排脓定痛。《滇南本草》卷中。散诸血之恶，首治飞疡之全风。《医方药性·草药便览》。
散血、消疮。俗云头能补血。妇人勿服。《生草药性备要》卷上。

【附方】《滇南本草》卷中：治面寒背寒，肝气疼。土当归不拘多少，新瓦焙干，为末，
引用烧酒服。

都管草《图经本草》

【集解】《植物名实图考》卷八：都管草，宋《图经》外编。生宜州。根似羌活，叶似土当归。主风肿、痈毒、咽喉痛。《桂海虞衡志》云：一茎六叶。

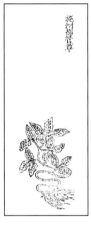

图 10-24-1 施州都
管草《图经（政）》

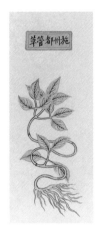

图 10-24-2 施州
都管草《品汇》

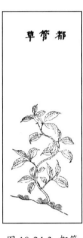

图 10-24-3 都管
草《三才》

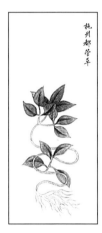

图 10-24-4 施州都
管草《草木状》

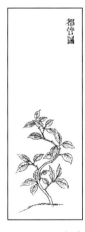

图 10-24-5 都管
草《草木典》

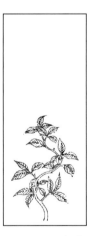

图 10-24-6 都管
草《图考》

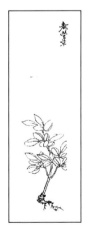

图 10-24-7 都
管草《图说》

【气味】苦辣寒。气薄味厚，阴中之阳。《本草品汇精要》卷四一。

【主治】主风肿、痈毒、咽喉痛。《植物名实图考》卷八。

桔梗《本经》

【集解】《宝庆本草折衷》卷一：《博济方》用者名白三棱。生嵩高山谷及宛句、关中，和、解、成州。今在处有之。○续说云：《十便方》论桔梗：白肥、蚕头、鼠尾者为上，歧头者不佳也。然桔梗之与荠苨形模近似，名称相重，皆当依《图经》所辨，则不致疑二矣。《药性粗评》卷一：春生苗，高尺余，其叶名隐忍，似杏叶而长，四叶相对生，夏开花紫碧色，秋后结子。南北山野处处有之，出成州和州者为胜。二八月采根，去芦头并附须，暴干。《太乙仙制本草药性大全》卷一：荠苨别种，味甘气寒。在处山谷生，苗与桔梗相似。但荠苨叶下光泽无毛为异；关中桔梗根黄，颇似蜀葵根，茎细青色，叶小青似菊花叶，根甚甘美，可乱人参，土人取蒸压扁以充人参卖者，即此是也。善解诸毒，别无所能。蛇虫毒捣敷，药石毒生服，以毒药与之共处，其毒气自旋消无。野猪被毒箭中伤，亦每食此物得出。《医林纂要探源》卷二：桔梗苦、辛，平。或一茎，或分歧，叶对生，花着节间，下垂如铃铎，紫碧白色，根白独下，如胡萝卜，中有硬心。《植物名实图考》卷八：桔梗《本经》下品。处处有之。三四叶攒生一处，花未开时如僧帽，开时有尖瓣，不纯似牵牛花。

【修治】《神农本经会通》卷一：米泔浸，焙干用。《本草汇言》卷一：修治：冬月采，去浮皮用。《医宗必读·本草征要》：泔浸，去芦，微焙。

【气味】辛、苦，微温，有小毒。《本草元命苞》卷五。辛苦甘平，微温无毒。入手太阴、少阴，兼入足阳明胃经。味厚气轻，阴中之阳，升也。《本草经疏》卷一〇：苦、辛，平，无毒。《分部本草妙用》卷四。味苦、微辛，气微凉。气轻于味，阳中有阴，有小毒，其性浮。《景岳全书》卷四八。大苦甘辛而凉。《读医随笔》卷五。

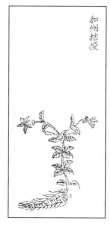

图 10-25-1　和州桔梗
《图经（政）》

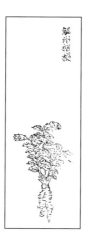

图 10-25-2　解州
桔梗《图经（政）》

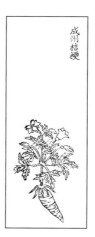

图 10-25-3　成州
桔梗《图经（政）》

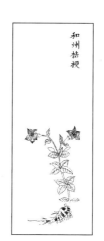

图 10-25-4　和州
桔梗《图经（绍）》

图 10-25-5 解州
桔梗《图经（绍）》

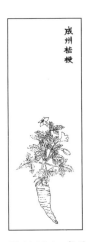

图 10-25-6 成州
桔梗《图经（绍）》

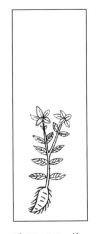

图 10-25-7 桔
梗《歌括》

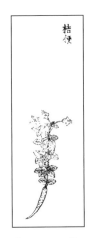

图 10-25-8 桔
梗《救荒》

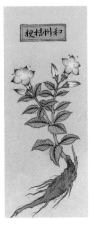

图 10-25-9 和州
桔梗《品汇》

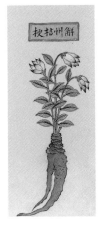

图 10-25-10 解州
桔梗《品汇》

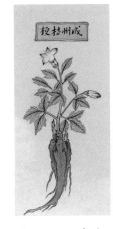

图 10-25-11 成州
桔梗《品汇》

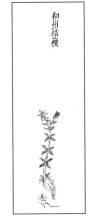

图 10-25-12 和
州桔梗《蒙筌》

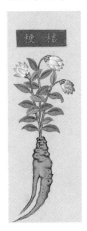

图 10-25-13
桔梗《雷公》

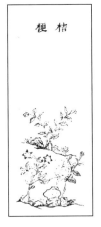

图 10-25-14 桔
梗《三才》

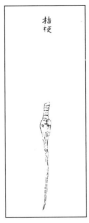

图 10-25-15 桔
梗《原始》

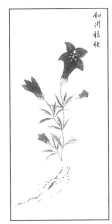

图 10-25-16 和
州桔梗《草木状》

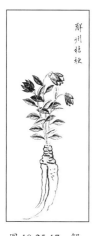

图 10-25-17 解
州桔梗《草木状》

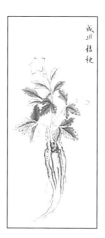

图 10-25-18 成
州桔梗《草木状》

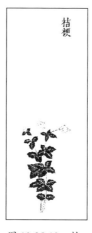

图 10-25-19 桔
梗《博录》

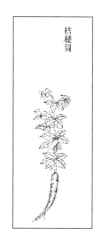

图 10-25-20 桔
梗《草木典》

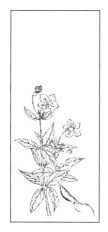

图 10-25-21 桔
梗《图考》

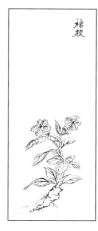

图 10-25-22 桔
梗《图说》

【主治】止咽痛兼无除鼻塞，利膈气仍治肺痈。主胸胁痛如刀刺，除寒热风痹。通经，疗腹满肠鸣，湿中消谷。治惊恐悸气，小子癫闲，破癥瘕，养血排脓，补虚损，消痰止嗽，定肺气喘促。医客忤，辟温。除腹中冷痛，止霍乱转筋。《本草元命苞》卷五。主利肺气，通咽膈，宽中理气，开郁行痰之要药也。盖咳嗽痰喘，非此不除，有顺气豁痰之功；头目之病，非此不疗，有载药上行之妙。《本草纂要》卷一。开胸膈，除上气壅；清头目，散表寒邪。治腹满肠鸣幽幽惊恐悸气，利咽嗌喉痹气促嗽逆痰涎。补内漏积气，治下痢破血。驱胁下刺痛，通鼻中窒塞。咽喉肿痛急觅，中恶蛊毒当求。逐肺热，住咳下痰；治肺痈，排脓养血；仍消恚怒，尤却怔忡。《太乙仙制本草药性大全·仙制药性》卷一。

【发明】《医经大旨》卷一：《衍义补遗》言其能开提气血，气药中宜用之，其载诸药而行上行表，故为舟楫之剂。惟加葱白、石膏则升气于至阴之下，虽然亦上升也，能治气血凝滞，而痰拥等疾者，盖以开提气血，则痰亦自是而疏通矣。故疮疖痈疽，及在表实证皆宜用之。故必假是以为舟楫，载诸药而行上行表，使其气血疏通，则痰亦濡润，而结核为之自释。下虚者及怒气上升者皆不可用。《本草纂要》卷一：且如中膈不清，或痰或气之所郁，剂用二陈，佐以枳桔治之，无有不愈；咽喉、口齿或火或热之所使，治用芩连，佐以甘桔用之，无有不痊。大抵桔配于枳，有宽中下气之妙，桔配于草，有缓中上行之功。《本草发明》卷二：桔梗舟楫之剂，载诸药上行，乃肺经上部药。故《本草》云：疗咽痛鼻塞，利膈气，治肺咳肺热，气奔促，乃专功也。以其开提气血，气药中宜用之。故主胸胁痛如刀刺，腹满肠鸣，惊恐悸气，小儿惊闲客忤，兼治气血凝滞，痰壅积气，寒热风痹，辟温除邪，温中消谷，疗肺痈排脓，破血中恶，下蛊毒等症者，由能行上行表，使其气血流通也。若下虚及怒气上升，皆不可用。《药鉴》卷二：止喉疼，除鼻塞，利膈气，疗肺痈。同甘草理喉闭甚捷，入解毒消痈肿立应。诚诸药之舟楫，肺经之引药也。《补遗》以为开提气血，何哉？盖气血凝滞，则痰涎因之而作。今用之以开提，则气血流行，而痰壅自是疏通矣。故诸疮疡痈疽及在表实者，皆当用之。且苦能泄毒，辛能散肿，又为诸疮疡痈疽之要药也。《本草经疏》卷一〇：伤寒邪结胸胁，则痛如刀刺。邪在中焦，则腹满及肠鸣幽幽，辛散升发，苦泄甘和，则邪解而气和，诸证自退矣。其主惊恐悸气者，心脾气血不足则现此证，诸补心药中藉其升上之力，以为舟楫胜载之用，此佐使之职也。《别录》利五脏肠胃，补血气者，盖指邪解则脏腑肠胃自和，和则血气自生也。除寒热风痹，温中，疗咽痛，下蛊毒者，皆散邪解毒通利之功也。消谷者，以其升载阳气，使居中焦而不下陷，则脾中阳气长浮而谷食自消矣。甄权用以治下痢及去肺热气促者，升散热邪之故也。《日华子》用以除邪辟瘟，肺痈排脓。洁古用以利窍除肺部风热，清利头目咽嗌，胸膈滞气及痛，除鼻塞者，入肺开发和解之功也。好古以其色白，故为肺部引经，与甘草同行，为舟楫之剂，诸药有此一味，不能下沉也。〇桔梗之性属阳而升，凡病气逆上升，不得下降及邪在下焦者勿用。凡攻补下焦药中勿入。《本草汇言》卷一：桔梗：主利肺气，通咽膈，宽中理气，许长知开郁行痰之要药也。《方龙潭稿》凡咳嗽痰喘，非此不除，以其有顺气豁痰之功。头目之病，非此不疗，以其有载药上行之妙。中膈不清，胁肋刺痛；或痰或气之所郁，剂用二陈，佐以枳、桔，治之无有不愈。咽喉口齿胀满肿结，或火或热之所使，剂用荆、翘，佐以甘、桔，治之无有不痊。所以桔配于枳，有宽中下气之效；桔配于草，有缓中上行之功。古方立甘桔汤、枳桔汤，以治咽痛郁结之证，良有义哉！但性本开达，故儿方以此散瘰疹，发痘瘴；大方以此除温疫，解蛊毒。如桔榇之梗，为少阳、少阴枢药也。《分部本草妙用》卷四：凡肺家受病，及上部等疾，非梗不灵。故干嗽为痰火之邪郁于肺，非梗不开。痢疾腹痛，乃肺气郁于大肠，又非梗不通，所以痢药用此为君，能开提气血，而毫无壅滞矣，此治痢之神剂也，时人鲜有知此。《医宗必读·本草征要》：清肺热以除痈痿，通鼻塞而理咽喉。排脓行血，下气消痰。定痢疾腹痛，止胸胁烦疼。桔梗为舟楫之剂，引诸药上至高之分以成功，肺经要药也。风症、郁证、肺证，皆不可缺。按：桔梗功着于华盖之脏，攻补下焦药中，不可入也。《颐生微论》卷三：按：桔梗为舟楫之剂，引诸药上至高之分以成功。既以上行，又能下气者，为其入肺，肺实主气，肺金得令，则浊气自下行耳。古称开提气血郁症中宜用，亦同此义。丹溪云干咳乃痰火郁在肺中，痢疾腹痛乃肺金之气郁在大肠之间，均宜桔梗开之。观其开字及止痛，则其下气洵有神功也。若病不属肺者，用之无益。《景岳全书》卷四八：此者，用其载药上升，故有舟楫之号。入肺、胆、胸膈、上焦。载散药表散寒邪，载凉药清咽疼喉痹，亦治赤目肿痛。载肺药解肺热肺痈，鼻塞唾脓咳嗽。载痰药能消痰止呕，亦可宽胸下气。引大黄可使上升，引青皮平肝止痛。能解中恶蛊毒，亦治惊痫怔忡。若欲专用降剂，此物不宜同用。《药品化义》卷一：气味轻清，若风热壅闭，头目不清，咽痛不利，鼻塞不通，及胸膈痞满，能行上行表，达窍之先剂也。倘下虚及怒气并血病火病痰上逆者，断不可用。用南产者佳。北方者味甘，但能提载，不能开散，宜辨之。《本草汇笺》卷一：非梗也。其根结实而梗直，故名。根，主上行，气味轻薄，气清者升，号曰舟楫，谓能载物上浮也。如入凉膈散，偕硝黄诸品，以导胸中，使不峻下。○桔梗贵南产者，以北产味甘，不能开散。《本草汇》卷九：桔梗功着于华盖之藏，为肺部引经之要药。与甘草同行为舟楫之剂，载引诸药入至高之分以成功，故用将军苦泄峻下之剂，欲引至胸中之分，非此辛甘不居，譬如铁石入江，非舟楫不载也。然既以上行，又能下降者，为其入肺，肺实主气，肺金得令，则清肃下行，浊气下降耳。古称开提气血，郁症中宜用，亦同此意。世俗但泥为上升之剂，不能下行，失其用矣。《本草新编》卷二：余犹记在襄武先辈徐叔岩，闻余论医，阴虚者宜用六味地黄汤，阳虚者宜用补中益气汤。徐君曰：余正阴阳两虚也。余劝其夜服地黄汤，日服补中益气汤，服旬日，而精神健旺矣。别二年复聚，惊其精神不复似昔，问曾服前二汤否，徐君曰：子以二汤治予病，得愈后，因客中无仆，不能朝夕煎饮消息子之二方，而合为丸服，后气闭于胸膈之间，医者俱言二方之不可长服，予久谢绝。今幸再晤，幸为我治之。予仍以前二方，令其朝夕分服，精神如旧。徐君曰：何药经吾子之手，而病即去也，非夫医而何？余曰：非余之能，君自误耳。徐问故。余曰：六味地黄汤，补阴精之药，下降者也；补中益气汤，补阳气之药，上升者也。二汤分早晚服之，使两不相妨，而两有益也。今君合而为一，则阳欲升，阴又欲降，彼此势均力敌，两相持，而两无升降，所以饱闷于中焦，不上不下也。徐君谢曰：医道之渊微也如此。《冯氏锦囊秘录》卷一：桔梗既能引诸药以上行，又能下气者，为其入肺，肺金得令，则浊气下行耳。古人开提气血及痰火痢疾诸郁症中用之，亦同此义。若病不属肺者，用之无益。凡病气逆上升者，勿得混加。《本草崇原》卷下：桔梗治少阳之胁痛，上焦之胸痹，中焦之肠鸣，下焦之腹满。又，惊则气上，恐则气下，悸则动中，是桔梗为气分之药，上中下皆可治也。张元素不参经义，谓桔梗乃舟楫之药，载诸药而不沉。今人熟念在口，终身不忘。夫以元素杜撰之言为是，则《本经》几可废矣。医门豪杰之士，阐明神农之《本经》，轩岐之《灵》《素》，仲祖之《论》《略》，则千百方书，皆为糟粕。设未能也，必为方书所囿，而蒙蔽一生矣，可畏哉。《医林纂要探源》卷二：苦以降逆，其用主下气，以专入于肺，快膻中之气，故兼及胃。胃气上贲门，会膻中，而肺主。胃之浊气并升，则上焦不清，而膻中不快，此能散浊降逆，所以快膻中而保肺也。故或谓其载诸药以上升，后遂不知其下气之为用矣。《重庆堂随笔》卷下：夫气味轻清之药，皆治上焦，载以舟楫，已觉多事，质重味厚之药，皆治下焦，载以上行，更觉无谓。故不但下焦病不可用，即上焦病亦惟邪痹于肺、气郁于心，结在阳分者始可用之。如咽喉、痰嗽等证，惟风寒外闭者宜之，不但阴虚内伤为禁药，即火毒上升之宜清降者，亦不可用也。《读医随笔》卷五：能降能开，入肺，清热，散风，风火菀亢于上焦。故神农主两胁胀痛，本草主咽痛，化斑疹，止咳，解温毒，痈疽排脓，皆火邪菀结之病，宜用苦者。甜梗生津益气，攻近黄芪，而力较薄。桔梗不能升散李东垣谓：桔梗为药中舟楫，能载诸药上浮于至高之分。当时未曾分明甘、苦，而推其功用，则当属于甘者；若苦梗泄肺，是能泄至高之气，不能升气于至高也。近日着本草者，列其说于苦桔梗条内，谬矣。甜桔梗味甘而静，能升发胃气，故能解百药毒，与葛根相近。后人又谓桔梗能开肺发表。此则甘、苦皆无此功。且诸书并明言咳嗽以苦梗开之，何也？彼盖见苦梗中挟辛膻之气也，而孰知其辛不敌苦耶！故徐灵胎谓：外感作咳，用桔梗、麦冬清肺，便成劳损。可称伟论！《增订伪药条辨》卷一：苦桔梗之根，结实而梗直，故有是名，非木上之梗也。近道处处有之。其根外白中黄有心，味苦而辛，《本经》主治胸胁痛如刀刺，腹满肠鸣幽幽，惊恐悸气。其一种无心味甜者，荠苨也。一名杏叶沙参，又名甜桔梗。性味功用，与桔梗大不相同。近今药肆因苦桔梗价贵，多以甜梗伪充。又有一种水口梗，性味更劣，服之安能见功耶？炳章按：桔梗出安庆古城山，色白有芦，内起菊花心，味甜带苦者佳。宁国府泾县出者，形味略同，亦佳。其他如镇江、全椒、滁州、白阳山、常州、宜兴、天长、定远、樟渚各县皆出，色黄白味甜，均不地道。此药乃开提肺气，为手太阴要药。须择色白性糯饱绽，味苦而有心者用之。若味甜者，即荠苨也，效用不同，不可混用耳。

【附方】《药性粗评》卷一：痰喘。桔梗一二两，剉，童子小便二升，或一升，煎取一半，去渣温服。咽疮。桔梗一两，甘草二两，剉，相合，每服二钱，水一盏，煎六分，去渣，温服，食后细呷之。或以治肺痈亦可。**内损血瘀**。凡被跌打，内损瘀血作痛者，桔梗为末，米饮调下二三钱，其块自下。**小儿客忤**。小儿中风客忤，以桔梗烧焦，米饮调下二钱。**中蛊下血**：桔梗干者，剉为末，温酒调下一钱匕，其毒自下。

《本草汇言》卷一：治伤寒伤风，咳嗽痰喘，气逆不下，睡卧不宁。用桔梗四钱，甘草五分，前胡、枳壳、苏子、防风、杏仁去皮、陈皮、半夏各一钱，生姜三片，葱头二个，水煎服。协热者，加黄芩、花粉各一钱。《方脉全书抄》。○同前治头风头痛，或时眼暴赤、肿痛不宁。用桔梗、白芍各二钱，防风、荆芥、薄荷、羌活、干葛、柴胡、白芷、益母叶、连翘、甘菊花各一钱五分，甘草八分，水煎服。○治小儿风热内盛，外复感寒，风热寒三气壅闭，或发寒热咳嗽、或发瘾疹瘸毒，游风等证。用桔梗一钱，荆芥、薄荷、防风、连翘、前胡、干葛、大力子各一钱二分，甘草五分，水煎服。张文仲方。○治时行瘟疫、瘟毒，及大头风瘟诸证。用桔梗、防风、羌活各一钱五分，连翘、白芷、玄参、马勃、真青黛各一钱，甘草八分，半夏姜制二钱，生姜二片，绿豆一撮，葱头三个，水煎服。《丹溪约言》。○治中蛊下血如鸡肝，昼夜不止、将危者。用桔梗四两，焙燥为极细末，真犀角二两镑，再研为细末，二味和匀，用白汤调数钱，日服三四次渐止。初虞世《古今录验方》○治小儿客忤垂死，不能言。用桔梗五钱，水二钟，煎减半。临服研麝香二分和入。《备急方》。○治打扑跌伤，瘀血内结不散，愈后时发动者。用桔梗一两，水煎服。《肘后方》。

长松《本草拾遗》

【集解】《植物名实图考》卷八：长松，《本草拾遗》始著录。生关内山谷古松下。根类荠苨。
释慧祥有《清凉传》，宋人诗集多及之。

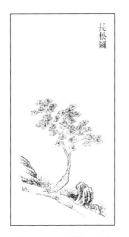

图 10-26-1　长松《草
木典》

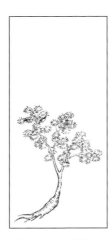

图 10-26-2　长松
《图考》

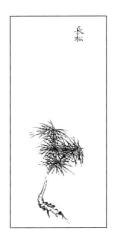

图 10-26-3 长松
《图说》

【气味】长松味甘，温，无毒。〔《本草拾遗》〕《证类本草》卷七。

【主治】主风血冷气宿疾，温中去风。〔《本草拾遗》〕《证类本草》卷七。

【发明】《医说》卷三：长松治大风。释普明齐州人，久止灵岩，晚进五台，得风疾，眉发
俱堕，百骸腐溃，哀号苦楚，人不忍闻。忽有异人教服长松。明不知识，复告之云：长松生古松下，
取根饵之。皮色如荠苨，长三五寸，味微苦，类人参，清香可爱，无毒。服之益人，兼解诸虫毒。
明采服。不旬日，毛发俱生，颜貌如故。今并代间士人，多以长松杂甘草、干山药为汤煎服甚佳。
然《本草》及诸方书皆不载，独释慧祥作清凉传，始序之《渑水燕谈》。《续医说》卷一〇：朱少
章《曲洧旧闻》云：齐州释普明寓五台山，晚得风疾，眉发俱脱，手足腐烂，哀号苦楚，人不忍闻。
忽遇异人，教服长松。僧不能识，复告之曰：长松生古松下，取其根饵之。皮色如荠苨，长三五
寸，味微苦，类人参，清香可爱。僧采服之，不旬日毛发俱生，颜貌如故。惜乎！今之有风疾者，
未之服也。按《本草》陈藏器云：长松味甘，温，无毒。主风血冷气宿疾，温中去风。此草似松，
但叶上有脂。产关内山谷中。近韩《医通》云：长松产于太行西北诸山，似独活而香。三说未知
孰是。《本草经疏》卷七：长松生太行西北五台诸山，得天地温和之气而生，故性味甘温而无毒。
主风血冷气宿疾，温中去风也。出陈藏器。治大风恶疾，眉发堕落，百骸腐溃：每一两，入甘草
少许，水煎服，旬日即愈。又解诸虫毒。当是祛风之仙药也。

沙参《本经》

【释名】半天狗根《神农本经会通》。

【集解】《本草原始》卷一：入药用根。二月八月采根，暴干。沙参形如桔梗，无桔梗肉实，亦无桔梗金井玉栏之状。又似荠苨，无荠苨色白，亦无荠苨芦头数股之多。然而有心者为桔梗，多芦者为荠苨。市者彼此代充，深为可恨！用沙参者，宜择独芦无心、色黄白、肉虚者真也。《本经》云：中正白实者良。就沙参之虚实黄白而论也。《药品化义》卷六：北地沙土所产，故名沙参。皮淡黄肉白中条者佳。南产色苍体匏，纯苦。另有粉沙参，味甘，俱不可用。《本草从新》卷一：附南沙参，功同北参而力稍逊，色稍黄，形稍瘦小而短。近有一种味带辣者，不可用。《本草纲目拾遗》卷三：《药性考》：南沙参形粗似党参而硬，味苦性凉，清胃泻火解毒，止嗽宁肺。《从新》云：南沙参色稍黄，形稍瘦小而短，近有一种味带辣者，不可用。张璐《本经逢原》云：沙参有南北二种，北者质坚性寒，南者体虚力微。功同北沙参，而力稍逊。按：参类不一，有窃参名者，如苦参、沙参是也。有窃参形者，如荠苨、三七是也。凡参皆随地运为升降，故各地皆产参，而性亦各异，功用总不及辽参。今择可入药为《纲目》未及载者，悉附识于此，以广知焉。张觐斋云：珠儿参者，其形独蒜似之，去皮煮熟，色如红熟人参，因圆大而如珠，故名。其味苦而微带辛，不知何根子所造。价每斤五钱，治牙痛有验。大略苦者性寒，而辛者必散，是火郁发散之意，未必全在补功也。至于红党参，即红萝卜草所造。白党参未考。此皆苏地好奇者所制，好奇之医，因而用之。走方者所以惑乡人。称太子参者，乃参中之全枝而小者，是参客巧取之名也。洋参清气同参，味苦必寒，疑产阴山，补功虽不及人参，较之珠儿红白党等远矣。土人参俗名观音山货，形与人参无二，亦有糙熟之分，出处不一，中有白丝心而味淡，亲见台、温、处州及新昌嵊县人有货此参者，价每两两许，未考其性，亦未用过，如南沙参误用者甚多。南沙参产于浙地者，鲜时如萝卜，土人去皮煮熟，如熟山药。晒干如天花粉，而无粉性，本名粉沙参。功专散毒消肿排脓，非南沙参也。其南沙参形如桔梗，而中空松，味淡微甘。桔梗带辛，而南沙参不辛，产于亳门者最佳，俗名雄桔梗。药肆中即于桔梗包中拣出，水润打扁切片，确类银柴胡片。此则入肺而理嗽，功如北沙参而兼理气，盖中空之义也。台州亦出桔梗，而条干带硬，亦有雄桔梗，如南沙参。但色不如亳产者白，盖参类本不一，近日价日昂贵，而各种伪品杂出，人亦日搜奇。于穷岩荒壑中觅相似草根以代混，倘误用之，为祸非浅。王绎堂云：时下盛行一种福建长乐参，广西南陔参，二物颇似，俨与台参油熟无别，味亦苦中带甜，蒸汤亦极浓厚，然皆性热，不似人参之平和滋益也。即台参中，近日人颇有入白糖及卤水制透，取其重也。凡参八分，可制重二分作一钱以图利，店中有此参者，每日必蒸焙，否则潮润难售，故市参者须加意焉。《植物名实图考》卷七：沙参《本经》上品。处处皆有。以北产及太行山为上，其类亦有数种。详《救荒本草》。花与荠苨相同，惟叶小而根有心为别。

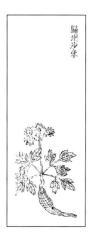

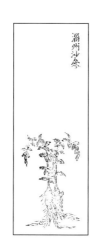

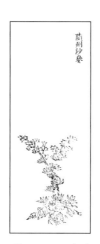

图 10-27-1　归州
沙参《图经（政）》

图 10-27-2　淄州
沙参《图经（政）》

图 10-27-3　随州
沙参《图经（政）》

图 10-27-4　归州
沙参《图经（绍）》

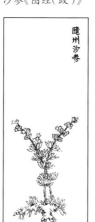

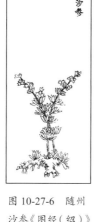

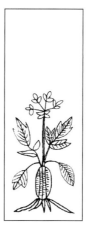

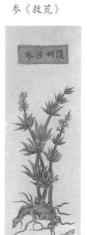

图 10-27-5　淄州
沙参《图经（绍）》

图 10-27-6　随州
沙参《图经（绍）》

图 10-27-7　沙参
《歌括》

图 10-27-8　沙
参《救荒》

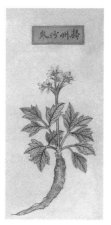

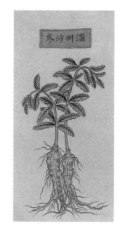

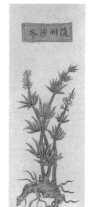

图 10-27-9　杏
叶沙参《救荒》

图 10-27-10　归州沙
参《品汇》

图 10-27-11　淄
州沙参《品汇》

图 10-27-12　随
州沙参《品汇》

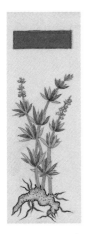

图 10-27-13 沙
参《雷公》

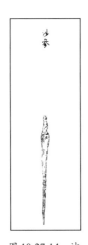

图 10-27-14 沙
参《原始》

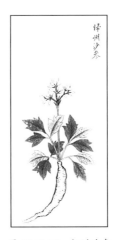

图 10-27-15 归州沙参
《草木状》

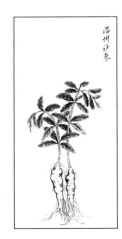

图 10-27-16 淄州
沙参《草木状》

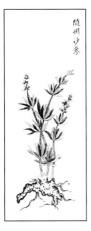

图 10-27-17 随
州沙参《草木状》

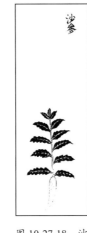

图 10-27-18 沙
参《博录》

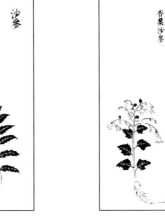

图 10-27-19 杏
叶沙参《博录》

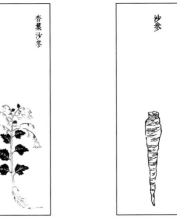

图 10-27-20 沙
参《本草汇》

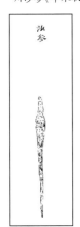

图 10-27-21 沙
参《类纂》

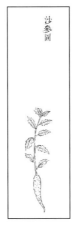

图 10-27-22 沙
参《草木典》

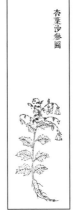

图 10-27-23 杏
叶沙参《草木典》

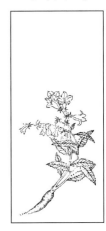

图 10-27-24 沙
参《图考》

【修治】《**滇南本草**》卷中：刮去皮，铜锅蜜炒。《**药鉴**》卷二：童便制，治痰之邪热无比。《**颐生微论**》卷三：去芦。微焙用。《**本草述**》卷七上：修治水洗去芦。

【气味】性平，味甘，微寒。《滇南本草》卷中。气微寒，味苦、甘，无毒。足厥阴本经药。《本草发明》卷二。

【主治】入肺能补肺气，以及六腑之阴气。《滇南本草》卷中。主安五脏，止疝气，去惊烦。排脓消肿，其功甚捷。益肺补肝，其效若神。《药鉴》卷二。理胸中结热结血，治虚劳肺痿肺痈，定心内惊烦，退皮间邪热。《颐生微论》卷三。能养肝气，治多眠，

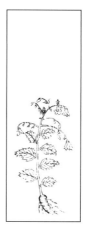
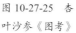
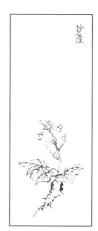

图 10-27-25　杏叶沙参《图考》　　图 10-27-26　沙参《图说》

除邪热，益五脏阴气，清肺凉肝，滋养血脉，散风热瘙痒，头面肿痛，排脓消肿，长肌肉，止惊烦，除疝痛。然性缓力微，非堪大用。《景岳全书》卷四八。清金除烦，润燥生津。凉肃冲淡，补肺中清气，退头上郁火，而无寒中败土之弊。但情性轻缓，宜多用乃效。《玉楸药解》卷一。

【发明】《**本草发明**》卷二：沙参补五脏之阴，然益肺养肝之功为专。《本草》主补中，益肺气，安五脏，久服利人，此补五脏之阴也。而益肺，肝自在其中，故寒热邪气，头痛胃痹，皮肤间邪，皆肺受火邪者，藉此清之。又云：浮风瘙痒，恶疮疥癣，诸肿毒，藉此消散之，是即所以益肺气也。又血积惊气，心腹结热，疝坠下痛等候，宁非养肝气之功欤。云补五脏，须各经药佐使，而相辅一脏也。《**药鉴**》卷二：玄参佐之，散浮风瘙痒何难。易老用之以代人参，良有以也。但甘则补五脏之阳，苦则补五脏之阴。《**本草汇言**》卷一：沙参清肺热，疏肝逆，李时珍解脾火之药也。梁心如稿：盖禀天地清和之气，味甘苦而寒。王好古谓苦者味之阴也，寒者气之阴也，甘乃土之冲气所化，合斯三者，故补五藏之阴，而治热劳咳嗽，并疗诸因热所生病。设使藏府无实热，而肺虚寒客之作嗽，慎勿服也。卢不远先生曰：色白而乳，肺金之津液药也。乐生沙碛而气疏，质本秋成而性洁，参容平之金令，转炎歊为清肃者也。故可汰除肺耆。因热伤气分，为胸痹，为寒热，及藏真失行营卫阴阳，致气不畅，血不濡者，功用颇捷。《**颐生微论**》卷三：沙参气轻力薄，非肩弘任大之品也。人参补阳而生阴，沙参补阴而制阳。一行春气，一行秋气，不相俟也。《**药品化义**》卷六：沙参色白，原名白参，体轻虚，味微苦，气味俱清，为清中清品，专入肺经。《经》曰：肺苦气上逆，以此清润其气，肺性所喜，即谓之补。主治火嗽痰逆，鼻塞热壅，皮肤燥痒，失血病久，则皆补阴而制阳也。盖肺与大肠为表里，以此使肺气清，而大肠受荫，故肠红下血久者，皆得而不妄泄矣。又肺金清，则不克肝，而肝气得养，用治血积惊烦，心腹结热，能益阴血，邪气自宁。所以肺寒用人参，肺热用沙参，迥然而别。《**本草通玄**》卷上：以补阴清肺为用，故

久咳肺痿，右寸数实者颇为相宜，但体质轻虚，性用宽缓，非肩弘任重之品也。《本草述》卷七：文清曰：散血分积，养肝之功居多，常欲眠而多惊烦者最宜。故曰厥阴本药也。之颐曰：乐树沙碛而气疏，质本秋成而性洁，参容平之金令，转火歊为清肃者也。故可汰除肺胃因热伤气分，为洒淅寒热及藏真失行，营卫阴阳致气不响，血不濡，与惊上逆，不能响之使下者，功用颇捷。希雍曰：沙参禀天地清和之气，《本经》味苦微寒，无毒。王好古谓甘而微苦。苦者，味之阴也。寒者，气之阴也。甘乃土之冲气所化，合斯三者，故补五脏之阴，入手太阴经。《本草备要》卷一：味淡体轻，专补肺气。清肺养肝，兼益脾肾。脾为肺母，肾为肺子。久嗽肺痿，金受火克者宜之，寒客肺中作嗽者勿服。人参补五藏之阳，沙参补五藏之阴。肺热者用之，以代人参。似人参而体轻松，白实者良。生沙地者长大，生黄土者瘦小。《本草新编》卷三：沙参味苦而甘，气微寒。无毒。入肺、肝二经。治诸毒，排脓消硬，安五脏，益肺补肝，止疝气绞疼实神，散淫风瘙痒，除邪热，去惊烦。可为君药，但其功甚缓，必须多用分两为得。易老用代人参，则过矣。说者论其能安五脏，与人参同功，又云人参补五脏之阳，沙参补五脏之阴，皆不知沙参之功用而私臆之也。夫沙参止入肺、肝二经，诸经不能俱入也。既不能俱入，何以《本草》言其能安五脏。不知人身肺、肝病，则五脏不安矣。沙参善滋肺气，则上焦宁谧，而中下二焦安有乱动之理。沙参又善通肝气，肝气通，则中下二焦之气亦通。下气既通，岂有逆而上犯之变哉。此上焦亦安其位，无浮动之病也。安五脏之义如此，而古今人差会其意，谓沙参能安五脏，用之以代人参，误矣。《药性通考》卷四：或问：沙参既有人参之功，恐用于久嗽之病，恐虚不受补，而反加气骤乎？曰：非虚不受补，乃世上不明理之人之说，亦不会用药之故也。何也？久嗽之人，乃虚火上攻，不用滋阴降火之药、清火之药，反加燥火之药，岂不反加气骤乎？况世人不知子母之人，亦多不知沙参兼补脾土，脾为肺之母，肺为肾之子，用沙参补脾者，土能生金，补肺者，金能生水，水升则火降，火降而痰化，而气骤自止矣，又何疑乎？《医林纂要探源》卷二：沙参甘、苦，微寒。茎似桔梗，开青花如杯状，萎乃转紫色，根长直，白而润。出北土沁泽诸州者，细长，白润为佳。南方枯燥咼大者劣。入肺，而泄上逆之气，润燥清金，布膻中之治令。气会膻中，而肺主气者也。肺敛之过，则气上而不下，往而不返，喘嗽肺痿之证作焉。又气涩则燥而不润，不润则消而不行。沙参色白，轻虚上浮，入肺，甘以补土生金，苦以降泄逆气，且苦而不燥，故能和肺气，治邪火上迫。肺气虚损及敛涩太过，以至痿咳者，或谓人参补阳，此补阴，阴虚者用以代人参，亦不尽然也。《本草求真》卷七：沙参泄肺火熏蒸。沙参专入肺。甘苦而淡，性寒体轻，故能入肺以泄热及泻肺火。凡久嗽肺萎，金受火克者，服此最宜。盖以热气熏蒸，非用甘苦轻淡，不能以制焚烁之势，故嗽必藉此止。若寒客肺中作嗽，切勿妄用。以嗽既属寒成，复以寒药为治，不更使寒益甚乎？至书有言补肺养肝及益脾肾，皆是从肺子母受累推究而出，服此肺不受刑，子母皆安，即肝亦不受累，诸脏并见安和耳，非真能以补阴也。热在于肺宜用，肺热清而阴不受累，故书言人参补五脏之阳，沙参补五脏之阴。凡书所载药性补泻，类多如斯，不独沙参为然，似人参而体轻松白实者良。生沙地长大，生黄土者瘦小。恶防己，反藜芦。《**罗氏会约医镜**》卷一六：沙参虽能补五脏之阴，然气轻力薄，不堪重任，非人参比也。若脏腑无实热，及寒客肺中作嗽者，勿服。《**重庆堂随笔**》卷下：沙参清肺，盖肺属金而畏火，清火保金，故曰补肺。肺主一身之气，肺气清则治节有权，诸脏皆资其灌溉，故曰补五脏之阴。肺气肃则下行自顺，气化咸藉以承宣，故清肺药皆通小水。喻氏谓有肺者有溺，无肺者无溺，可云勘破机关。《**本草思辨录**》卷一：沙参《本经》沙参主血积、惊气、除寒热。血积二字，惟徐氏最为得解，云沙参为肺家气分中理血之药，色白体轻，疏通而不燥，润泽而不滞，血阻于肺者，非此不能清之。曰理血，曰血阻，曰清之，恰合沙参治血之分际。与桃仁为肺药而主瘀血之闭者，大有不同。热伤其气，斯气阻而血亦阻，心以扰乱而有惊气，营卫愆其度而有寒热，非甚重之证，故得以沙参主之。《别录》演之为疗胸痹，则失其实矣。沙参生于沙碛而气微寒，色白而折之有白汁。茎抽于秋，花开于秋，得金气多。味微甘则补肺中之土，微苦则导肺气而下之，金主攻利，寒能清热，复津润而益阴。故肺热而气虚者得之斯补，血阻者得之斯通，惊气寒热，咸得之而止。肺恶寒，咳嗽由肺寒者多，故徐氏戒用沙参；然《卫生方》用沙参一味治肺热咳嗽。曰肺热，则有风寒外感与素有内寒者，自不相宜，若用于肺热何害？

【附方】《**滇南本草**》卷中：端治诸虚之症。沙参一两，嫩鸡，一只，去肠。入沙参在鸡腹内，用沙锅水煎烂，食之。若肺家有痰火及热者，服之令人咽喉痛，牙齿痛。评：去鸡热，非沙参热也。

《**本草发明**》卷二：诸疝。小腹连阴引痛剧，自汗出欲死。捣末，酒调服方寸匕，立效。

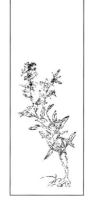

仙人过桥《植物名实图考》

【集解】《**植物名实图考**》卷九：仙人过桥建昌、南赣山坡皆有之。丛生，高不盈尺，细茎叶如柳叶；秋时梢端开紫筩子花，略似桔梗花而小；开久瓣色退白，黄蕊进露。

【主治】土人采根叶，煎洗疮毒。《植物名实图考》卷九。

图 10-28-1　仙人过桥《图考》

荠苨《别录》

【集解】《**本草从新**》卷一：人参、防党参、土人参、洋参、荠苨、沙参、桔梗相似，不可不辨。沙参体虚无心而味淡，荠苨体虚无心而味甘，桔梗体坚有心而味苦，防党参体实有心而味甘，土人参体实有心而味甘淡，人参体实有心而味甘微带苦，自有余味，洋参虽似糙参，但气不香尔。即甜桔梗。乃桔梗之一类二种。《**罗氏会约医镜**》卷一六：论：桔梗与荠苨，形似相乱，第桔梗

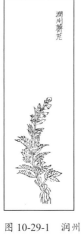

图 10-29-1　润州荠苨《图经（政）》

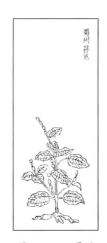

图 10-29-2　蜀州荠苨《图经（政）》

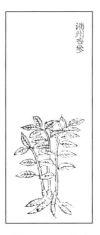

图 10-29-3　淄州杏参《图经（政）》

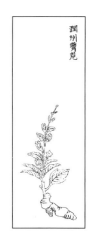

图 10-29-4　润州荠苨《图经（绍）》

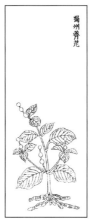

图 10-29-5　蜀州荠苨《图经（绍）》

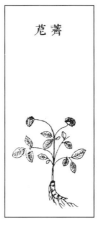

图 10-29-6　荠苨《救荒》

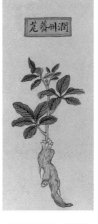

图 10-29-7　润州荠苨《品汇》

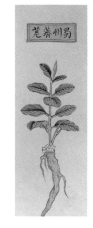

图 10-29-8　蜀州荠苨《品汇》

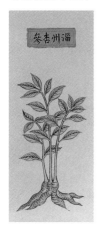

图 10-29-9　淄州杏参《品汇》

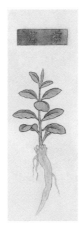

图 10-29-10　荠苨《雷公》

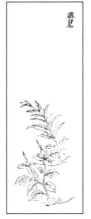

图 10-29-11　荠苨《三才》

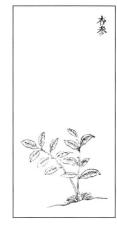

图 10-29-12　杏参《三才》

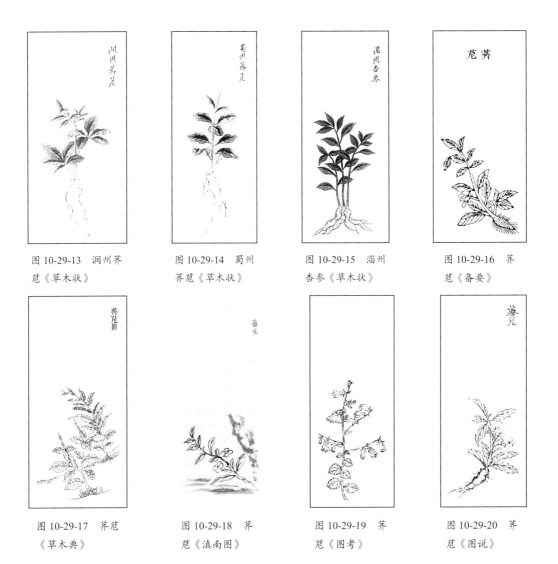

图 10-29-13 润州荠苨《草木状》　　图 10-29-14 蜀州荠苨《草木状》　　图 10-29-15 淄州杏参《草木状》　　图 10-29-16 荠苨《备要》

图 10-29-17 荠苨《草木典》　　图 10-29-18 荠苨《滇南图》　　图 10-29-19 荠苨《图考》　　图 10-29-20 荠苨《图说》

味苦辛，荠苨味甘寒，因味以别之，固易明也。荠苨与沙参，根复相似，亦就其味别之，沙参甘淡而寒，且有言其甘而微苦者，若荠苨根味甜绝甘，能解毒，绝甘而且寒者，更解百药之毒热也。沙参甘而微苦，即不能解毒，故用荠苨须究其形似，更精审于味，庶乎无误。**《本草求原》卷一**：皮白钿光似沙参者，真。

【气味】辛，寒，甘。《滇南本草图说》卷一〇。甘，平。《医林纂要探源》卷二。

【主治】利中止嗽，消渴强中，并治疗痈肿毒。《滇南本草图说》卷一〇。

【发明】**《本草述》卷七**：《神农本经》无荠苨，止有桔梗。一名荠苨，至《别录》始出，荠苨另为一种，是则可以形似相乱者，在桔梗与荠苨也。第二味俱用根，乃桔梗味苦辛，而荠苨味甘寒，因味以别之，固易明也。即就时珍所云：荠苨根与沙参根相似，然亦就其味别之。沙参甘淡而寒，且有言其甘而微苦者。若荠苨根，在弘景谓其根味甜，绝能解毒。夫甘能解毒，而味之绝甘，而且寒者，更解百药之毒，是虽与沙参同有甘，而甘之各具者亦大殊。盖甘而微苦者，即不能解毒。此《别录》之言解百药毒，不为无据也。故细究其形似，而更精审于味，则庶乎无误，不致用而罔功矣。

党参《本草从新》

【释名】防党《本草从新》、潞党参《药性切用》、防党参《药笼小品》、黄参《百草镜》。

【集解】《本草从新》卷一：古本草云，参须上党者佳。今真党参久已难得，肆中所卖党参种类甚多，皆不堪用，惟防党性味和平足贵。根有狮子盘头者真。白党即将此参煮晒而成，原汁已出。《药性切用》卷三：潞党参味甘微温，补益中气，藏平无火，元气微虚者宜之。有一种西党参，微甘带辛，宜入补托药用。白党参，气味辛劣，用之发散虚邪，不入补剂。红党参，味甘性润，益血补虚，最为平稳，但力薄耳。《松峰说疫》卷二：夫古之所谓人参，即今之所谓党参也。故古有上党人参之号。上党者何？即山西之潞安府也。今日上党所出者，力虽薄弱而参性自在，其质坚硬而不甚粗大，味之甘与苦俱而颇有参意，第较之辽参色白耳。忆四十年前，此物盛行，价亦不昂，一两不过价银二钱。厥后有防党、把党者出，止二钱一斤，而药肆利于其价之贱，随专一售此，而真党参总格而不行，久之且并不知真者为何物，而直以把党、防党为党参矣。○用党参者，必当向潞安求其真者而用之，方能奏效。但真者不行已久，闻之济宁药肆中尚有，而他处则鲜矣。此外又有明党、洋参二种，明党形类天冬而两头俱锐，洋参形似白及而其性颇凉，总不知其为何物，皆不敢用。至于药肆中，又有所谓广党者，云出自广东。夫党者，地名也。不曰广参，而曰广党，其命名先已不通，又安敢服食欤！真可发一笑也。余阅本草，云葳蕤可代人参。又阅医书云少用无济。吾乡山中颇有此物，因掘取如法炮制而重用之，冀其补益，不意竟为其所误。服之头痛、恶心，尚意其偶然，非药之故，后竟屡用皆然，因知可代人参之说断不足信也。《药笼小品》：防党参西产为上，体糯味甜，嚼之少渣者佳；他方所出，反觉肥大，概不入药。《植物名实图考》卷七：山西多产，长根至二三尺，蔓生，叶不对节，大如手指。野生者根有白汁，秋开花如沙参花，色青白。土人种之为利，气极浊。案：人参昔以产泽、辽、上党及太行紫团者为上，皆以根如人形、三桠、四桠、五叶中心一茎直上为真。今形状迥殊，其可谓之参耶？举世以代神草，莫知其非，而服者亦多胸满气隔之患。《山西通志》谓党参今无产者，殆晓然于俗医之误，而深嫉药市之售伪也。余伤人于深山掘得，莳之盆益，亦易繁衍。细察其状，颇似初生苜蓿，而气味则近黄耆。昔人有以野苜蓿误作黄耆者，得非此物耶？举世服饵，虽经核辩，其孰信从？但太行脉厚泉甘，此草味甜有汁，养脾助气亦应功亚黄耆。无甚感郁之人，藉以充润肠胃，当亦小有资补。若伤冒时疫，以此横塞中焦。羸尫杂症，妄冀苏起沉疴，未睹其益，必蒙其害。世有良工，其察鄙言。《本草纲目拾遗》卷三：《百草镜》云：党参，一名黄参，黄润者良，出山西潞安太原等处。有白色者，总以净软壮实味甜者佳。嫩而小枝者，名上党参。老而大者，名防党参。味甘性平，治肺虚，能益肺气。防风党参《从新》云：古本草云参须上党者佳，今真党参久已难得，肆中所市党参，种类甚多，皆不堪用。惟防党性味和平足贵，根有狮子盘头者真，硬纹者伪也。白党即将此参煮晒以成，原汁已出，不堪用。翁有良《辨误》云：党参功用，可代人参，皮色黄而横纹，有类乎防风，故名防党。江南徽州等处呼为狮头参，因芦头大而圆凸也，古名上党人参。产于山西太行山潞安州等处为胜，陕西者次之。味甚甜美，胜如枣肉。近今有川党，盖陕西毗连，移种栽植，皮白味淡，类乎桔梗，无狮头，较山西者迥别，入药亦殊劣不可用。味甘平，补中益气，和脾胃，除烦恼，解渴，中气微虚，用以调补，甚为平安。《增订伪药条辨》卷一：党参种类不一，《纲目拾遗》引翁有良辨误云：党参功用可代人参，皮色黄而横纹，有类乎防风，故名防党。江南徽州等处，呼为狮头参，因芦头大而圆凸也，古名上党人参。产于山西太行山潞安州等处为胜。○今有川党，盖陕西毗连，移种栽植，皮白味淡，有类桔梗，无狮头，较山西者迥别，入药亦殊劣不可用。近肆中一种黄色党参，有用栀子熬汁染造者，服之涌吐。更有一种小潞党参，皮色红者，乃矾红所染，味涩不甘，皆赝物也。用者宜明辨之。炳章按：前贤所谓人参，产上党郡，即今党参是也。考上党郡，即今山西长子县境，旧属潞安府，故又称潞党参。其所产参之形状，头如狮子头，皮细起绉纹，近头部皮略有方纹，体糯糙黄色，内肉白润，味甜鲜洁，为党参中之最佳品。其他产陕西者，曰介党，亦皮纹细绉，性糯，肉色白润，味鲜甜，亦为佳品。如凤党皮纹虽略糙，性亦糯软，味亦甜。产四川文县者，曰文元党，皮直纹，性糯味甜，芦头小于身条，皆佳。又一种川党，俗称副文元，产川陕毗连处，性粳硬，皮粗宽，纹粗，肉色呆白，味淡，为次。产禹州者，曰禹潞。产叙富者，曰叙富党，皆粗皮直纹，性硬，肉燥，呆白色，味淡，皆次。产关东吉林者，曰吉林党，皮宽粗而糙，头甚大，如狮子头，肉白燥而心硬，味淡有青草气，价甚贱，为党参中之最次。其余种类甚多，未及细辨。总之，以皮纹细横，肉白柔润，头小于身，气带清香，味甜鲜洁者皆佳。若皮粗肉坚或松，味淡，气腥如青草气者，皆为侧路。以此分别，最为明晰。如郑君云：有用栀子煎汁染造者，及皮红以矾红所染者云云，此等赝物，我江浙未之见也。

【修治】《药笼小品》：腊月煎胶合丸料,代蜜最妙。《药性蒙求》：去芦。

【气味】甘，平。《本草从新》卷一。味甘，性平，无毒。入心、脾、肺三经。《本草再新》卷一。

【主治】补中益气，和脾胃，除烦渴。中气微虚，用以调补，甚为平妥。《本草从新》卷一。补中益气，保肺生脉，助脾胃，除烦满，和营卫，实腠理，解肌表，泻阴火。治虚劳内伤，气虚伤寒，中暑中风，发热自汗，眩运头痛，呕逆反胃，虚咳喘促，疟痢滑泻，淋沥胀满，吐血下血，血淋血崩，妇人

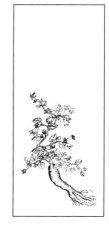

图 10-30-1　党参
《图考》

胎前产后诸病，小儿风痫慢脾。其主治同人参，而峻补之功较逊。《本草纲目易知录》卷一。

【发明】《药笼小品》：近来人参大贵，无力者惟仗此扶助脾胃。与西洋、甜冬术并用，以为补益，四君、补中益气等汤，皆以代人参，往往见效。惟中满有火者忌之。《本草求原》卷一：防党参气平，得阳明秋天之气。退肺胃之虚热以除烦渴。味甘，和脾胃，补中益气。津液复于中州，自能散精归肺以生气。《新编六书》卷六：无补益。○此大行山所产，安可代人参之峻补？《本草纲目易知录》卷一：古之列名人参，即今之党参，原名人参者，谓其根神化似人形，而参字，古作参字，由年久蕴浸渐长而成，故谓人参。后世因参字繁，遂以参星参字代之。而今名党参者，产处不一，其原出于上党。上党者，今之潞州也，是名党参。原上古地广人稀，运隆气厚，风不鸣条，民病者少，所服亦稀，其产之参，系山川灵气所钟，天造地设而成，其体得精华蕴久，涵养弥深，是所服者，故能大补益。兹际人极繁盛，运薄气衰，人之嗜欲早泄，天之六淫交伤，民病者多，而服参者，非特补益所需，则发表攻里诸剂，多加用之。所自产之参，不敷民用。故其参系收其子，如种菜法，于十月择肥地莳之，春夏采者虚软，秋冬采者坚实，其来由人力栽培，非比天造地设而出，其性味主治俱符自产之参，所以不能端大补益。葆阅近汇本草者，不更其名，又不细详本末，仍照人参列名，殊失本来面目矣。讵知今之人参，相传出于建都之处，兹际产自盛京长白山，监守严防，以备御用。获盗取者，即行枭首，王公大臣，或沐赏赐有之，吾侪小民，见之者尚少，岂能施用？是以不附列名人参，而直创名党参，及高丽东西二洋参，系临症多年，历试效验，故并列名于后，以俟后之君子博考，勿以杜撰见责，幸甚。

铜锤玉带草《履巉岩本草》

【释名】漆草《履巉岩本草》、扭子草《草木便方》。

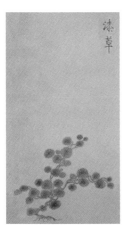

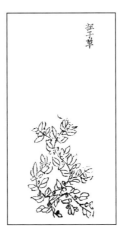

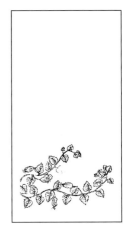

图 10-31-1　漆草《履巉岩》　　　　图 10-31-2　扭子草《草木典》　　　　图 10-31-3　铜锤玉带草《图考》

【集解】《植物名实图考》卷二三：铜锤玉带草生云南坡阜。绿蔓拖地，叶圆有尖，细齿疏纹；叶际开小紫白花；结长实如莲子，色紫深，长柄擎之；带以肖蔓，锤以肖实也。

【气味】性温，无毒。《履巉岩本草》卷上。性苦，平，辛。《草木便方》卷一。

【主治】医漆丁生疮不差，每用少许，捣烂敷贴患处，立见神效。又治痔疮作疼，用三两叶揉软，擦在痔疼处，须少坐片时，即愈。《履巉岩本草》卷上。

【发明】《草木便方》卷一：内外痔漏脏毒清，肠胃热湿利便结，炖猪大肠服毒轻。

细叶沙参《救荒本草》

【释名】土参《滇南本草》、兰花参《滇南本草图说》。

【集解】《救荒本草》卷上：细叶沙参生辉县太行山山冲间。苗高一二尺，茎似蒿音秆，叶似石竹子叶而细长，又似水蓑与莎同，音梭衣叶，亦细长，梢间开紫花；根似葵根而粗如拇音母指大，皮色灰，中间白色。味甜，性微寒。《本草》有沙参，苗叶茎状所说与此不同，未敢并入条下，今另为一条开载于此。《滇南本草》卷中：补注：沙参，土参，枝叶相同。但沙参根皮粗，体轻。土参根皮细，体重。土参根小，沙参根大。

【气味】甘、苦，性平，无毒。《滇南本草图说》卷三。

【主治】补虚损，止自汗盗汗，益元气。或睡卧不安，能生血，使脾健而统血。心神散乱者，服之最良。妇人服此，白带自止，阴血渐旺。久服延年之仙品也。○功效次于人参，亦补肾添精，

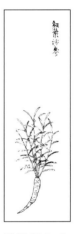

图 10-32-1 细叶沙参《救荒》

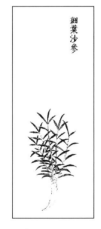

图 10-32-2 细叶沙参《博录》

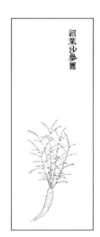

图 10-32-3 细叶沙参《草木典》

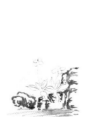

图 10-32-4 兰花参《滇南图》

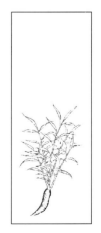

图 10-32-5 细叶沙参《图考》

滋阴降火，而调和元气。五劳七伤，诸虚百损，服此最良。《滇南本草图说》卷三。

【附方】《滇南本草》卷中：治勤劳过度，产后失血过多，虚损劳伤，烦热，自汗盗汗，妇人白带。兰花参五钱，嫩母鸡一只，去肠，入参于内，水煮烂服之。惟弱极者，同牙猪精肉炖用亦可。

北沙参《药镜》

【释名】白参、铃儿参《得配本草》。

【集解】**《药性蒙求·草部》**：张路玉云：沙参有南、北二种，北者白实，长大良，质实性寒；南者色稍黄，形稍瘦小而短，功同而力稍逊。○南沙参形如桔梗而小，空松味淡微甘，桔梗带辛，而南沙参不辛。一云：空沙参即甜桔梗，又名荠苨。利肺气，微寒解毒。嘉言曰：此良品也，而世不知用，惜哉！**《增订伪药条辨》卷一**：北沙参伪名洋沙参。色带黄，味辣不甜。又有南沙参，皮极粗，条大味辣，性味与北产相反。按北沙色白条小，而结实，气味苦中带甘，故《本经》云微寒，又云补中益肺气。盖以上所述二种之伪品，味既辛辣，又安能补益乎？炳章按：北沙参，山东日照县、故墩县、莱阳县、海南县俱出。海南出者，条细质坚，皮光洁色白，鲜活润泽为最佳。莱阳出者，质略松，皮略糙，白黄色，亦佳。日照、故墩出者，条粗质松，皮糙黄色者次。关东出者，粗松质硬，皮糙呆黄色，更次。其他台湾、福建、湖广出者，粗大松糙，为最次，不入药用。惟无外国产，所云南沙参为块根，亦能补肺。郑君云有辣味，或别有一种耳。

【气味】味甘。入手足太阴经。《得宜本草·中品药》。甘、苦，微寒，味淡体轻。**《本草从新》卷一**。苦、甘、凉。**《本草正义》卷上**。

【主治】生心血，能止悸惊。养肝气，更除疝。清痰嗽而痰浓最当，益肺气而肺热尤宜。治血风瘙痒之疮，酒焙多效。攻丹田痛结之便，盐炒通神。《药镜》卷一。功专止嗽除疝。得麦冬清肺热，得糯米补脾阴。《得宜本草·中品药》。专补肺阴，清肺火。治久咳肺痿，金受火刑者宜之。寒客肺中作嗽者勿服。**《本草从新》卷一**。治久咳肺痿，皮热瘙痒，惊烦，嘈杂，多眠，疝痛，长肌肉，消痈肿。《得配本草》卷二。

【发明】**《药镜》卷一**：夫人参端补脾胃元气，因而益肺与肾，故内伤元气者宜之。沙参端补肺气，因而益脾与肾，故金受火克，以致久咳者宜之。一补阳而生阴，一补阴而制阳，不可不辨也。**《本草从新》卷一**：人参补五脏之阳，沙参补五脏之阴，肺热者用之。白实长大者良。**《药笼小品》**：北沙参肺经轻清淡补之品。予治肺虚咳嗽，每用党参、元参、北沙参，或加降气消痰，名三参饮，获效甚多。若肺中有邪，不可漫施。

前胡《别录》

【集解】《药性粗评》卷三：前胡备采于伤寒。前胡，根叶香美，可作茹。南北平野处处有之。二月、八月采根，暴干。《植物名实图考》卷八：前胡《别录》中品。江西多有之，形状如《图经》。《救荒本草》：叶可煤食。零娄农曰：前胡有大叶、小叶二种，黔滇山人采以为茹，曰水前胡，俗呼姨妈菜。方言不可译也，或曰本呼夷鬼菜，夷人所食，斯为陋矣。古人重芳草，芍药和羹，郁金合鬯，有馌其馨，人神共享。后世茴香、缩砂、荜拨、甘松香之属，或来自海舶重洋之外，饮食异华，然其喜洁而恶浊，尚气而贱腐，口之味、鼻之臭，与人同耳。前胡与芎䓖、当归，气味大体相类。《尔雅》以薛、山蕲与山韭、山葱比类释之，则亦以为菜属。江南采防风为蔬，江西种莠为饵，滇人直谓芎为芹，然则草之形与味似芹者多矣，其皆芹之侪辈耶？《救荒本草》：凡蛇床、藁本、前胡诸草，皆煤其嫩叶调食，此岂夷俗哉？伊蒲塞之馔，或取香花助之，彼诚夷矣。然视嗜痂、逐臭，蒸乳豚而探牛心者，将谓为华风否耶？又按：黄元冶《黔中杂记》云：柴胡英似野芹，土人采而蓄之，谓之罗鬼菜。方言前与柴音相近，盖未考矣。罗鬼为苗民之一种，其山多前胡云。《贵州志》：前胡遍生山麓，春初吐叶，土人采以为羹，根入药也。《增订伪药条辨》卷二：真前胡以吴兴产者为胜。根似柴胡而柔软，味亦香美，为疏风清热，化痰妙药。闻有一种土前胡，其根硬，其心无纹，决不可服。炳章按：前胡十月出新。浙江湖州、宁国、广德皆出。颗大光白无毛，性软糯，气香触鼻者佳。若梗硬心白，即土独活之类，与前胡同类异种耳，为不地道。《药性会元》卷上：勿误用野蒿，根形类前胡，但味酸，粗硬，服之令人反胃，吐不受食。

【修治】《药性要略大全》卷三：雷公云：去芦，去土，细到。用甜竹沥浸润，晒干收用。《药性会元》卷上：凡使去毛，水洗净用。

【气味】性寒，味苦、辛。阴中阳也。《滇南本草》卷下。味甘、苦，气辛、温，无毒。手太阴、足太阴太阳经之药也。《本草纂要》卷一。气微寒，味苦，无毒。《本草发明》卷二。味苦，气微寒，无毒。味薄气清，阴中之阳，可升可降。《本草约言》卷一。性凉、温。《医方药性·草药便览》。气平，寒，味苦，无毒。《药鉴》卷二。味苦、甘、辛，性微温，无毒，入肺、肝、脾、膀胱四经。《药性解》卷二。味苦，气寒，降也，阴中微阳。《景岳全书》卷四八。

【主治】解散伤风伤寒，发汗要药。止咳嗽，升降肝气，明目退翳。出内外之痰，有推陈治新之功。《滇南本草》卷下。前胡使除内外之痰实，治胸胁痞满及伤寒寒热。《药性要略大全》卷三。疗胸膈痞满，消痰下气，治伤寒寒热。推陈致新，除内结热之药也。《本草约言》卷一。治肺中之风邪，肺内恶热。《医方药性·草药便览》。主心腹结气，治伤寒寒热，消风止头疼，保婴利疳气。《药鉴》卷二。去火痰实热，

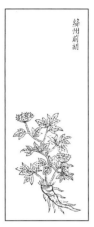

图 10-34-1　绛州
前胡《图经（政）》

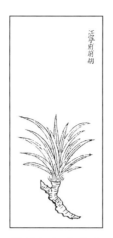

图 10-34-2　江宁府
前胡《图经（政）》

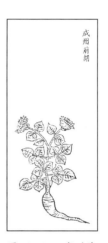

图 10-34-3　成州前
胡《图经（政）》

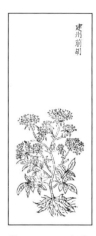

图 10-34-4　建州
前胡《图经（政）》

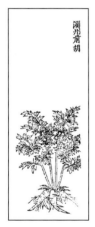

图 10-34-5　淄州
前胡《图经（政）》

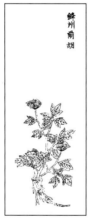

图 10-34-6　绛州
前胡《图经（绍）》

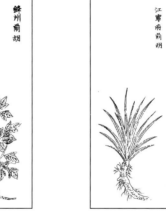

图 10-34-7　江宁
府前胡《图经(绍)》

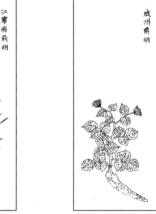

图 10-34-8　成州
前胡《图经(绍)》

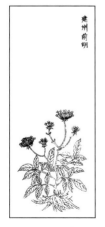

图 10-34-9　建州
前胡《图经（绍）》

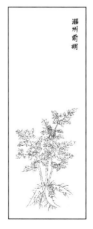

图 10-34-10　淄州
前胡《图经（绍）》

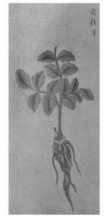

图 10-34-11　自摇
草《履巉岩》

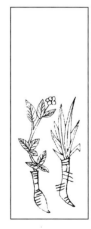

图 10-34-12　前胡
《歌括》

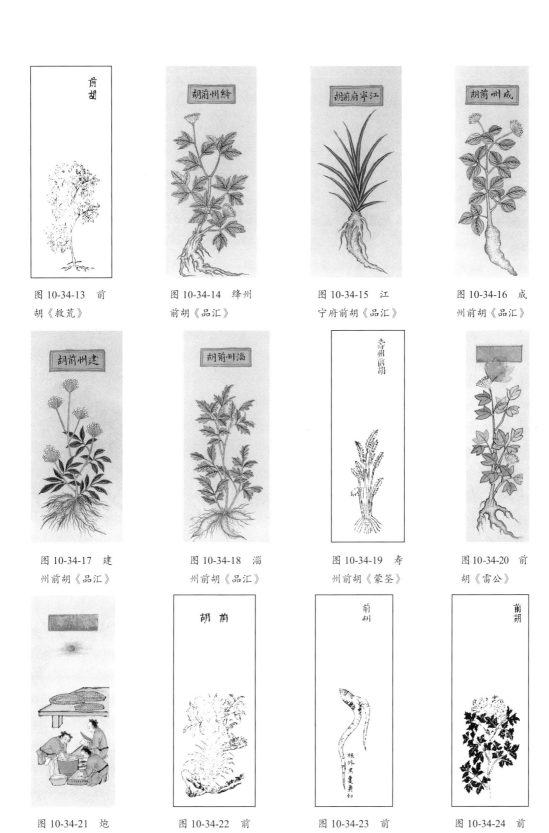

图 10-34-13　前
胡《救荒》

图 10-34-14　绛州
前胡《品汇》

图 10-34-15　江
宁府前胡《品汇》

图 10-34-16　成
州前胡《品汇》

图 10-34-17　建
州前胡《品汇》

图 10-34-18　淄
州前胡《品汇》

图 10-34-19　寿
州前胡《蒙筌》

图 10-34-20　前
胡《雷公》

图 10-34-21　炮
制前胡《雷公》

图 10-34-22　前
胡《三才》

图 10-34-23　前
胡《原始》

图 10-34-24　前
胡《博录》

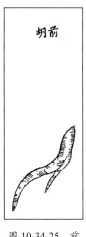

图 10-34-25 前
胡《汇言》

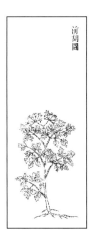

图 10-34-26 前
胡《草木典》

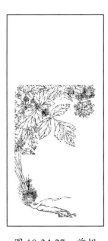

图 10-34-27 前胡
《图考》

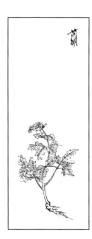

图 10-34-28 前
胡《图说》

开气逆结滞，转筋霍乱。除胸中痞满，气喘呕逆，咳嗽烦闷。治伤寒寒热，风热头疼。解婴儿痃热。《景岳全书》卷四八。肝胆经风痰为患者，舍此莫疗。此治风痰，与半夏之治湿痰，贝母之治燥痰不同。《宝命真诠》卷三。

【发明】《本草纂要》卷一：大抵前胡之剂与柴胡不同。柴胡气味苦寒，入少阳、厥阴，治在半表半里之间，以清往来之热；前胡味苦辛温，入太阳、太阴，专攻初表之时，以清肌表之热。假如伤寒初起，当用前胡，以散表邪。若使用柴胡于初表，则苦寒之性，必引邪入少阳矣；又如邪在半表之间，当用柴胡以清肌热，若使用前胡于半表，则汗多表虚，亡阳可立而待矣。二者之间，不可不审。《本草经疏》卷八：前胡苦辛微寒之药也，能散有余之邪热实痰，而不可施诸气虚血少之病。故凡阴虚火炽，煎熬真阴，凝结为痰而发咳嗽；真气虚而气不归元，以致胸胁逆满；头痛不因于痰而因于阴血虚；内热心烦，外现寒热而非外感者，法并禁用。明目益精，厥理亦谬。《本草汇言》卷一：散风寒，净表邪，温肺气，李东垣消痰嗽之药也。陈象先稿如伤风之证，咳嗽痰喘，声重气盛，此邪在肺经也。伤寒之证，头痛、恶寒发热、骨疼，此邪在膀胱经也。胸胁痞满，气结不舒，此邪在中膈之分也。又妊娠发热，饮食不甘；小儿发热，疹疹未形；大人痰热，逆气隔拒。此邪气壅闭在腠理之间也。用前胡俱能治之。但苦辛而温，能散有余之邪热实痰，而不可施诸气虚血少之病。故凡阴虚火炽，煎熬真阴，凝结为痰而发咳嗽者，真气虚而气不归原以致胸胁逆满者，头痛骨疼、不因于痰而因于阴血虚少者，内热心烦、外现寒热而非外感者，法并禁用。《药镜》卷一：前胡荡风痰之痞结，清热嗽之失音。咳嗽喘逆，火盛咽疼，盖风伤乎肺经也，惟此甘辛可解。头痛恶寒，身热骨疼，盖寒贼乎膀胱也，辛温惟尔能驱。小儿痃热，大人痰热，脾经之湿也，清理推兹。胎娠寒热，疮肿发热，邪之郁于肌表也，是能疏散。痘家用之者，取其气寒，以平胸次无形之热毒，取其味苦以泄膈中有形之实痰。此胡入少阳、厥阴，前胡入太阳、太阴。假如伤寒初起，当用前胡，以散表邪，若误用此胡，则苦寒之性，必引邪入少阳矣。惟是邪在半表半里，当用茈胡，以清肌热，而或误用前胡，则汗多表虚，亡阳可立而待矣。**《本草述》卷七下**：柴胡见《本经》，而前胡于《别录》补《本经》之遗。然功用似谓概同，乃李时珍则辨其升降之迥殊也，何云能察物矣。大柴胡始苦而后微甘，是从下而上。前胡折之有香气，其味始甘次辛，辛后有苦，苦胜而甘不敌，辛又不敌甘也。本香甘先入脾胃，还至于肺，就辛甘发散为阳者，即致其苦泻之用，是从上而下，时珍所谓阳中之阴，希雍所谓得土金之气，而感秋冬之令者是也。**《本草汇》卷九**：前胡辛可畅肺以解风寒，甘可悦脾以理胸腹。苦能泄厥阴之火，有功于散气清痰，除内结热之要药也。同柴胡俱为风药，但前胡乃手足太阴、阳明之药，其性主降，与柴胡纯阳上升，入少阳、厥阴者不同也。弘景言其与柴胡同功，非也。盖其所入所主，则迥不同耳。因其长于下气，故能治痰热喘嗽，痞膈呕逆之疾，气下则火降，痰亦降矣。所以有推陈致新之绩也。亦能疗肝胆风热为患。种种功力，总皆搜风下气之效。然第可施之于有余，而不可施之气虚血少之病。故凡阴火煎熬，凝痰发嗽，气不归元，以致胸胁逆满，内热心烦，外现寒热，而非外感者，法并禁用。同杏仁、桑皮、甘草、桔梗，能豁风痰热嗽。入青礞石滚痰丸中，代黄芩，治一切实痰有殊功。其用黄芩者，误也。盖前胡去风痰，与半夏治湿痰，贝母治燥痰者各别也。**《元素集锦·本草发挥》**：前胡射干与半夏互相须使，化痰甚速，痰饮门中要药也。人不知用，予二陈汤去茯苓、甘草，加前胡、射干，为李氏二陈汤，以治杂证大效。**《顾氏医镜》卷七**：下气消痰，止咳定喘。长于下气，与柴胡上升之性不同，气降则痰亦降，而咳喘俱止。能去气实风痰，与贝母之治燥痰，半夏之治湿痰者各别。凡阴虚火动之痰，及不因外感而有痰者，勿服。**《医林纂要探源》卷二**：枝叶疏散婀娜，根下行，皮白肉黑。泻泄高亢之气，辛泻肺，苦降逆，而甘能补。疏畅下行之滞。辛补肝，甘缓肝，苦补肾，皮白入肺，苦以降之，肉黑入肝肾，辛以行之，甘以缓之，有知白守黑之意焉。功专下气行痰，亦能调剂阴阳，非表药也。**《本经续疏》卷四**：陶隐居曰：茈胡、前胡为疗，殆欲同之。李濒湖曰：茈胡主升，前胡主降，为不同。予谓言其同，正足见古人立言深浑，言其升降有殊，虽亦无可厚非，然立言之旨不如古人，亦于此可见。盖二月生苗，初出时有白芽，七月间开花，气香味苦，两物正同。故其去结气除痰，推陈致新，明目益精亦同。惟茈胡主肠胃中结气，前胡主心腹结气。茈胡主饮食积聚，前胡主痰满胸胁中痞。足以见茈胡之阻在下，前胡之阻在上。在下则有碍于升，在上则有碍于降。去其阻而气之欲升者得升，欲降者得降，但举目前而名曰升曰降，于理固不为悖，特其功能并不在升与降，效验乃在升与降耳。

【附方】**《滇南本草》卷下**：治伤风头痛，发热怕寒，身体困疼，鼻流清涕。前胡一钱，陈皮一钱，干葛一钱，枳壳五分，苏叶五分，黄芩一钱，荆芥五分，薄荷五分，引用生姜，水煎服。○治反胃。昔一人得翻吐食不安，得此方服效。前胡十两打碎，忌铁器，白酒五斤，共入沙礶内，重汤煮二炷香，取出俟冷，每用将酒炖化，热饮三杯，七日全愈。忌鱼、羊、蛋、蒜。白酒，即清烧酒。

《本草汇言》卷一：治风热痰壅，喘嗽上气。用前胡同杏仁、桑白皮、甘草、桔梗。《广济方》。○治一切实痰。用礞石滚痰丸方中，用前胡易黄芩，有殊功。魏子良方。○治时疫寒热。用前胡同羌活、干葛、黄芩、柴胡、天花粉。《方脉正宗》。

防葵《本经》

【集解】《通志·昆虫草木略》卷七五：而狼毒能乱其真。《本草品汇精要》卷七：防葵置水不沉，狼毒则不然。以此为别尔。《太乙仙制本草药性大全·本草精义》卷一：生临淄川谷及嵩高、太山、少室，诸郡虽有，独羡襄阳。一本三茎三叶，中抽大干，花开干端色白，如葱干开花，叶类葵叶。色青，根若防风香窜，故历名防葵也。三月三日采根曝干。依时入水能浮，切勿误用狼毒。药剂修合制法须知：甘草汤浸成块一宵，黄精汁拌，咀片炒燥。《植物名实图考》卷七：宋《图经》云：惟出襄阳。叶似葵，花如葱花及景天，根香如防风。陶隐居误以为与狼毒同根，以浮沉为别。《别录》云：中火者不可服，令人恍惚见鬼。与《本经》戾。《唐本草》及《本草拾遗》皆辨之。《本草纲目》仍与狼毒同入毒草，今移入山草。

【气味】味甘、辛、苦，气寒，无毒。一云有小毒。《太乙仙制本草药性大全·仙制药性》卷一。

【主治】祛逐风虚，通利血脉，《千金方》每与参、术、钟乳、石英同用。主疝瘕肠泄，膀胱热结，溺不下，小腹胀满、咳逆湿喑、癫痫惊邪狂走。皆湿浊支塞之病，宜此开除积垢。久服坚骨髓，益气轻身。浊垢去则髓充，气自复。若脏虚肾邪逆满，久服反助肾火引领痰湿上侮心君，令人恍惚见鬼。《本草求原》卷六。

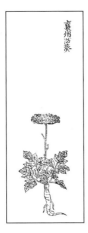

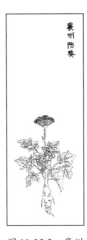

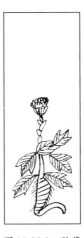

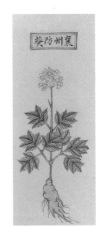

图 10-35-1　襄州防葵《图经（政）》　　图 10-35-2　襄州防葵《图经（绍）》　　图 10-35-3　防葵《歌括》　　图 10-35-4　襄州防葵《品汇》

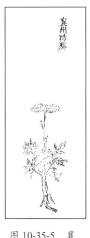

图 10-35-5 襄州防葵《蒙筌》

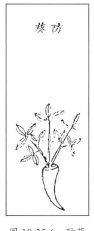

图 10-35-6 防葵《太乙》

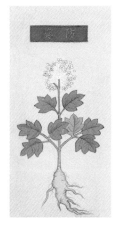

图 10-35-7 防葵《雷公》

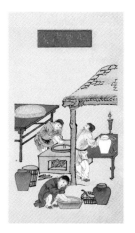

图 10-35-8 炮制防葵《雷公》

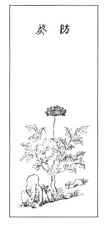

图 10-35-9 防葵《草木状》

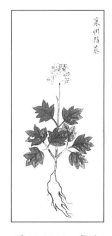

图 10-35-10 襄州防葵《草木状》

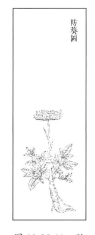

图 10-35-11 防葵《草木典》

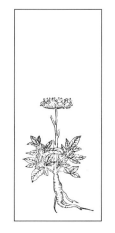

图 10-35-12 防葵《图考》

【发明】《本经逢原》卷二：防葵辛寒，性善走散。能治疝瘕肠泄、膀胱热结等证，而《别录》又言，疗五藏虚气，小腹支满，胪胀口干，除肾邪，强志，中有火者不可久服，令人恍惚见鬼，二说各有主见。一以治浊邪支塞，惊邪狂走，故须久服，开除积垢，自然髓充骨坚，正气自复。一以疗五藏虚气，肾邪逆满，故不可久服，久服恐正气愈虚，不能制五志之火，引领痰湿上侮君主，令人恍惚见鬼。同一防葵，而有治惊邪狂走与久服见鬼之不同也。尝考《千金方》防葵为治风虚、通血脉之上药，每与参、术、钟乳、石英并用，取其祛逐风虚，通利血脉，而正气得复，肾志自强，当无助火为虐之虑矣。

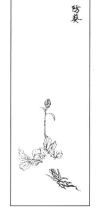

图 10-35-13 防葵《图说》

防风《本经》

【集解】《通志·昆虫草木略》卷七五：叶如青蒿，嫩苗可茹。《神农本经会通》卷一：实而脂润，头节坚者良。去芦叉头叉尾者不用。《植物名实图考》卷七：防风《本经》上品。《图经》：石防风出河中。又宋亳间出一种防风，作菜甚佳，恐别一种。《本草纲目》：江淮所产多是石防风，俗呼珊瑚菜。《安徽志》：山葵，叶翠如云，正二月间，湑露抽苗，香甘异常，土人美其名曰珊瑚菜。怀远、桐城、太和俱出，盖即石防风也。今从《救荒本草》图之，山西山阜间多有，与《救荒》图同而叶稍肥。

【修治】《本草述》卷七：去芦并叉头叉尾及形弯者，令人吐，勿用。

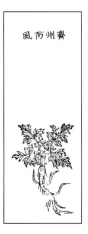

图 10-36-1 齐州防风《图经（政）》

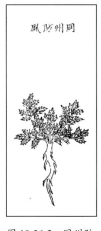

图 10-36-2 同州防风《图经（政）》

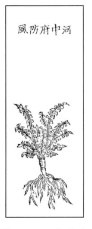

图 10-36-3 河中府防风《图经（政）》

图 10-36-4 解州防风《图经（政）》

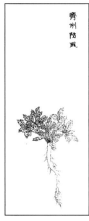

图 10-36-5 齐州防风《图经（绍）》

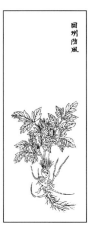

图 10-36-6 同州防风《图经（绍）》

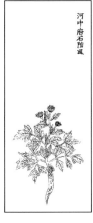

图 10-36-7 河中府石防风《图经（绍）》

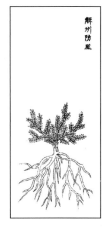

图 10-36-8 解州防风《图经（绍）》

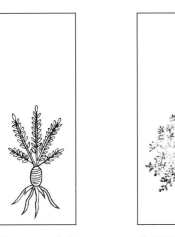

图 10-36-9 防风
《歌括》

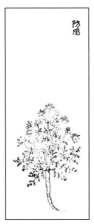

图 10-36-10 防风
《救荒》

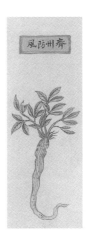

图 10-36-11 齐
州防风《品汇》

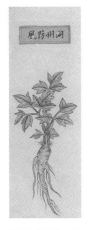

图 10-36-12 同
州防风《品汇》

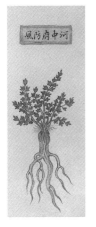

图 10-36-13 河
中府防风《品汇》

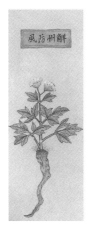

图 10-36-14 解
州防风《品汇》

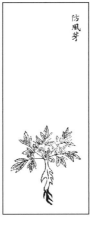

图 10-36-15 防
风芽《野谱》

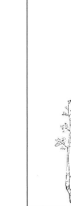

图 10-36-16 防
风《蒙筌》

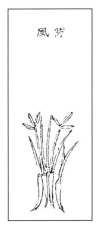

图 10-36-17 防
风《太乙》

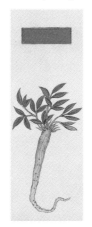

图 10-36-18 防
风《雷公》

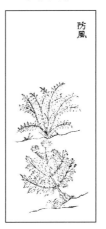

图 10-36-19 防风
《三才》

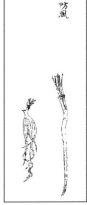

图 10-36-20 防
风《原始》

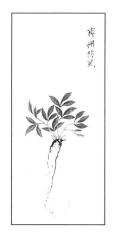

图 10-36-21 齐州
防风《草木状》

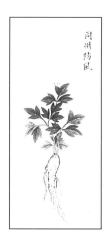

图 10-36-22 同州
防风《草木状》

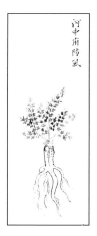

图 10-36-23 河中
府防风《草木状》

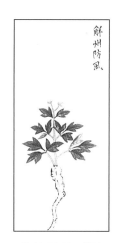

图 10-36-24 解州
防风《草木状》

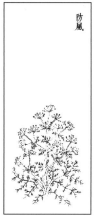

图 10-36-25 防风
《博录》

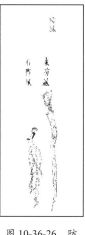

图 10-36-26 防
风《类纂》

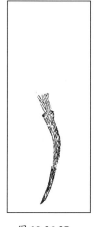

图 10-36-27
防风《求真》

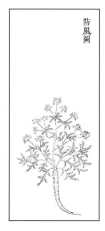

图 10-36-28 防风
《草木典》

图 10-36-29 防
风《图考》

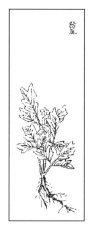

图 10-36-30 防
风《图说》

【气味】味甘、辛，气温，无毒。《神农本经会通》卷一。辛、甘，微温，升浮为阳。《本草备要》卷一。

【主治】去在表阳分风热；亦疗肢节拘疼。《医经大旨》卷一。主诸风周身不遂、骨节酸疼、四肢挛急，痿痹闲痉等症。又利肺气，润大肠，散风寒，除湿热，消肿毒，开郁结，治风之通用也。《本草纂要》卷一。泻肺金，疗诸风，开结气，理目痛。《药性解》卷二。主上焦之风热，搜肝顺气。理周身之痹痛，四体挛急。清头目中滞气，散经络中留湿。开腠理，荡肌表之风邪。泻肺实，止眼赤之冷泪。外敛营卫风邪，以代桂枝解表退热。内托痈疽热毒，而使黄耆通经消肿。治风热之汗出，叶之功也。疗经脉间骨痛，花之效欤。《本草汇》卷九。

【发明】《本草纂要》卷一：与芎芷上行，治头目之风；与羌独下行，治腰膝之风；与当归治血风；与白术治脾风；与芩连治热风；与连翘治目风。虽然风症无往不行，防风尽能去之。如无引经之药，亦不能独行者也。又曰：风能胜湿，防风可以治湿也。辛能发散，辛散可以驱风也；甘能缓结，甘辛可以开结也；温能利气，大温可以利肺气也。防风之体质如此，治风者苟能随机应敌，则功效无穷者矣。《药鉴》卷二：行周身骨节疼痛之要药也。以气味能泻气，以体用能疗风，何者？盖此剂气温而浮，故能去在表风热，亦能疗肢节拘疼。治风通用，散湿亦宜。能驱眩晕头颅，更开目盲无见。续命汤用之以除口眼歪斜，通圣散用之以去周身湿热。与条芩同用，能解大肠之风热。与杏仁同用，能散肺经之风邪。佐甘菊善清头目之风热，臣羌活善解巨阳之风寒。昔王太后风病不言而脉沉，其事甚急。若以有形之汤药与服，缓不及事。令以防风、黄芪煎汤熏蒸，如雾满室，则口鼻俱受其无形之气疾斯愈矣。何也？盖人之口通乎地，鼻通乎天，口以养阴，鼻以养阳，天主清，故鼻不受有形而受无形为多，地主浊，故口受有形而兼乎无形。《药性解》卷二：防风辛走肺，为升阳之剂，故通疗诸风。气之结者，肺之疾也。目之痛者，风之患也，宜并主之。东垣云：卑贱之卒，听令而行，随所引而至，乃风药中润剂也，能泻上焦，元气虚者不得概用，今人类犯此弊。《本草经疏》卷七：防风禀天地之阳气以生，故味甘温。《别录》兼辛而无毒。气厚味薄，升也，阳也。入手阳明、足少阳厥阴。风药也，治风通用，升发而能散，故主大风，头眩痛，恶风风邪，周身骨节疼痹，胁痛胁风，头面去来，四肢挛急，字乳金疮因伤于风内痉。其云主目无所见者，因中风邪，故不见也。烦满者，亦风邪客于胸中，故烦满也。风寒湿三者，合而成痹。祛风燥湿，故主痹也。发散之药，焉可久服？其曰轻身，亦湿去耳。《别录》云：又头者，令人发狂，又尾者，发痫疾。子似胡荽而大，调食用之香，而疗风更优也。《本草汇言》卷一：张元素散风寒湿痹之药也。莫士行稿故主诸风周身不遂，骨节酸疼，四肢挛急，痿躄痫痉等证。又伤寒初病太阳经，头痛发热，身疼无汗，或伤风咳嗽，鼻塞咽干；或痘疹将出，根点未透，用防风辛温轻散，润泽不燥，能发邪从毛窍出。故外科痈疡肿毒，疮痍风癞诸证，亦必需也。为卒伍之职，随引而效。如无引经之药，亦不能独奏其功。故与芎、芷上行，治头目之风；与羌、独下行，治腰膝之风；与当归治血风，与白术治脾风，与苏、麻治寒风，与芩、连治热风，与荆、柏治肠风，与乳、桂治痛风，及大人中风，小儿惊风，防风尽能去之。若入大风、厉风药中，须加杀虫活血药乃可。至如产后血虚发痉，角弓反张，血虚痿躄者，头痛不因于风寒寒湿者，及阴虚盗汗、阳虚自汗者，诸证法宜禁用。《折肱漫录》卷七：《本草》言防风能泻肺实，误服泻上焦元气，及后列方则又云：自汗不止以防风二钱，用浮麦汤调服。又云：治盗汗以防风二两，芎劳二两，人参半两，末服。夫既称泻肺实，则其性发散矣。而又欲以止汗，岂不自相矛盾耶？予曾冒风而病，以体素弱，用六君子汤加防风、桔梗服之，顿觉疏散欲汗，一时劳倦，以参、术与防风同用，尚不禁其疏散。若服前二方，以止汗是愈泄其汗矣。谁敢尝试乎伤风？《**药镜**》卷一：防风泻肺邪而升胃气，疗风湿而理目疼。同甘草、麻黄治风寒未曾发汗，伴黄耆、芍药能实表而止汗流。润大肠也，更定眩运之头颅。开郁结也，亦疗酸疼之肢节。续命汤用除口眼歪斜，通圣散用去周身湿热。若夫风在血分，则与当归。风在气分，则与白术。《**景岳全书**》卷四八：用此者，用其气平散风。虽膀胱、脾胃、经药，然随诸经之药，各经皆至。气味俱轻，故散风邪，治一身之痛，疗风眼，止冷泪。风能胜湿，故亦去湿，除遍体湿疮。若随实表补气诸药，亦能收汗，升举阳气，止肠风下血崩漏。然此风药中之润剂，亦能走散上焦元气，误服久服，反能伤人。《**药品化义**》卷一一：防风气味俱薄，善升浮走表，卑贱之品，随所引而至，为风药之使。若多用主散，治在表阳分风邪，清头目滞气，疗脊痛项强，解肌表风热，以其辛甘发散之力也。若少用主利窍，治周身骨节疼痛，四肢挛急，经络郁热，及中风半身不遂，血脉壅滞，以其透利关节之功也。又取其风能胜湿，如头重目眩，骨痛腰酸，腿膝发肿，及脾湿泄泻，湿热生疮，一切风湿症，为风药中之燥剂也。同白芷入活命饮，治诸毒热痈，亦能散邪逐毒。用蜜煮防风同黄耆治痘疮发痒，用酒洗防风合白芍又发痘疮不起，因善疏肝气之故。川东产，取粗大坚实内金井玉栏泽润者佳。南产色白者不可用。《**本草新编**》卷三：防风味甘、辛，气温，升也，阳也，无毒。系太阳本经之药，又通行脾、胃二经。古人曾分上、中、下以疗病，其实，治风则一。盖随所用而听令，从各引经之药，无所不达，治一身之痛，疗半身之风，散上下之湿，祛阴阳之火，皆能取效。但散而不收，攻而不补，可暂时少用以成功，而不可经年频用以助虚耳。或问：通圣散，专恃防风以散风邪，可常用乎？曰：此方暂服尚不可，乌可常用哉。盖防风散人真气，即以之散风邪，亦未可专恃也。《**顾氏医镜**》卷七：通治诸风，三十六般风皆用。兼能去湿。能去经络中留湿，以风能胜湿也，故疮科多用之。疗周身骨节之疼，邪散痛自止。去头目四肢之疾。如头疼头眩，头面游风，目赤多泪，四肢挛急，亦邪散而诸症安。能防御外风，故名防风，乃风药中润济也。卑贱之卒，随所引而至。虚劳骨节疼痛，血虚火炎头痛，阳虚自汗，阴虚盗汗诸症，皆忌。《**冯氏锦囊秘录**》卷一：治风通用，升发而能散。恶藜芦，杀附子毒。防风杀乌头大毒，系太阳本经药，又通行脾胃二经，职居卒伍卑贱之流，听命即行，随引竟至。尽治一身之痛，为风药之润剂也。治风通用，散湿亦宜，身去身半已上风邪，梢去身半已下风疾，收滞气面颊，尤泻肺实有余，驱眩晕头颅，开目盲无见，搜肝顺气，四体挛急，开腠理，托痈疽。大风、恶风、风邪周痹，头面游风，眼赤多泪，除上焦风邪要药，倘或误服，反泻人上焦元气。疮药中用之者，以风能除湿热，且宣扬药势也。必兼荆芥者，以防风入气分，荆芥入血分也。主治痘疹合参：凡痘初风热发表不可缺，如疮搔痒者，与黄耆同用，手足不起发者，与白芍、桂枝同用，须以酒炒，疮太湿者用之，风能胜湿也。疮干者亦用之，以其能行药中之润剂。故曰：利热解毒，和血止痒。然不可久用，盖味辛纯阳，终属走散耗血也。按：防风虽为去风祛湿之仙药，然系辛温走泄之品，肺虚、气虚、血虚、火燥者，弗服之。《夕庵读本草快编》卷一：防风味辛而甘，气温且浮，升也，阳也。为手足太阳本药，兼行足阳明太阴，又入肝家气分。故能通利周身，散风逐湿，且其为卑贱之卒，随令而行，如头疼脊强，固为必用，补益脾胃，亦赖引扬，风药中之润剂，解诸毒之总司尔。钱仲阳泻黄散倍用之，取其能与土中泻水也；上部见血以及目痛用之者，取其搜肝而清热也；妇人子藏风用之者，取其佐归，苟以成功也。又泻肺实有效。凡金虚汗泄者，所当远避。《药性通考》卷五：搜肝泻肺，散头目滞气，经络留湿，主上部见血，用之为使。亦能治崩，上焦风邪，头痛目眩，脊痛项强，周身尽痛，太阳经症。得葱白能行周身，又行脾胃二经，为去风除湿之要药。散目赤疮疡。若血虚痉急头痛不因风寒，内伤头痛泄泻不因寒湿，火升发嗽、阴虚盗汗、阳虚自汗者，并禁。同黄芪、芍药又能实表止汗，合黄芪、白术名玉屏风散，固表圣药。黄芪得防风而功益大，取其相畏而相使也。黄润者良。上部用身，下部用梢。畏萆薢，恶干姜、白敛、芫花，杀附子毒。《长沙药解》卷二：防风味甘辛。入足厥阴肝经。燥己土而泄湿，达乙木而息风。《金匮》桂枝芍药知母汤方在桂枝用之，治历节疼痛，以其燥湿而舒筋脉也。薯蓣丸方在薯蓣用之，治虚劳风气百病，以其燥湿而达木郁也。竹叶汤方在竹叶用之，治产后中风，发热面赤，以其疏木而发营郁也。厥阴风木之气，土湿而木气不达，则郁怒而风生。防风辛燥发扬，最泄湿土而达木郁，木达而风自息，非防风之发散风邪也。风木疏泄，则窍开而汗出，风静而汗自收，非防风之收敛肌表也。其诸主治，行经络，逐湿淫，通关节，止疼痛，舒筋脉，伸急挛，活肢节，起瘫痪，清赤眼，收冷泪，敛自汗、盗汗，断漏下崩中。《医林纂要探源》卷二：防风辛、甘、微温。苗似菊，根长韧，下引，色黄而润。补肝缓肝，则风淫不能乘正，故曰防风。根柔韧引长，筋类也，故入肝舒筋。凡掉眩搐搦，缪戾反张，强项头痛之因风湿者，皆筋急或筋涩也，筋舒则邪却矣。此不专入一经，随所引而至，而要能以润泽和缓胜邪，为去风主药。能杀附子毒。《阅微草堂笔记》上卷：八歙人蒋紫垣，流寓献县程家庄，以医为业。有解砒毒方，用之十全。然必邀取重货，不满所欲，则坐视其死。〇其方以防风一两研为末，水调服之而已，无他秘药也。《神农本草经读》卷一：风伤阳位，则头痛而眩；风伤皮毛，则为恶风之风；邪风害空窍，则目盲无所见。风行周身者，经络之风也；骨节疼痛者，关节之风也；身重者，病风而不能矫捷也。防风之甘温发散，可以统主之。然温属春和之气，入肝而治风，尤妙在甘以入脾，培土以和木气，其用独神。此理证之易象，于剥复二卦而可悟焉。两土同崩则剥，故大败必顾脾胃；土木无忤则复，故病转必和肝脾。防风驱风之中，大有回生之力。李东垣竟目为卒伍卑贱之品，真门外汉也。

【附方】《本草汇言》卷一：治妇人血崩。用防风、蒲黄炒，各等分为末，每服三钱。白汤调下，累试有验。《经验方》。〇治痘疹不透发。用防风五钱，西河柳一两，水煎代茶饮，痘疹立时发出。〇治久病泄泻不止。用防风五钱，酒洗炒，于白术四钱，土拌炒，骨碎三钱，酒洗炒，加黑枣五个，生姜三片，水煎服。〇治男人便血久不止。用防风、升麻各二钱，黄耆、白术、熟地各三钱，炮姜四钱，水煎服。

竹叶防风《滇南本草》

【气味】性温，味辛。《滇南本草》卷中。

【主治】泻肺气，治风，通行十二经络，一切风寒湿痹，筋骨疼痛，痈肿等症。杀附子毒。《滇南本草》卷中。

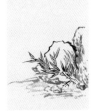

图10-37-1　竹叶防风《滇南图》

串枝防风《滇南本草图说》

【气味】辛、平。《滇南本草图说》卷八。

【主治】头晕祛风，散热退癍，解毒。煎水，洗癣疮疥癞最效。《滇南本草图说》卷八。

杏叶防风《滇南本草》

【气味】性大温，味辛。《滇南本草》卷中。

【主治】温中散寒，治九种胃疼，寒疝偏坠，寒热往来，痰疟。《滇南本草》卷中。

图10-38-1　串枝防风《滇南图》

【附方】《滇南本草》卷中：治胃气疼痛。古方单剂，今增补加用。杏叶防风，三钱，焙。草豆蔻二钱，小茴，二钱，炒。共为细末，每服二钱，烧酒热服。○治胸隔气胀，面寒背寒，肚腹疼痛。杏叶防风，五分，焙。白芷一钱，威灵仙三钱，赤地榆三钱，过山龙二钱，茶匙草五钱，水酒各半，煎服。或泡酒服亦可。○治九种疝气。古方单剂，今加减。杏叶防风二钱，橘核五分，地果一钱，小茴，一钱，盐炒。荔枝核，五分，烧捣碎。水煨热，水酒服。○治偏坠，或疝气，或膀胱气痛。杏叶防风二钱，吴萸五分，白头翁一钱，小茴，一钱，盐水炒。赤木通二钱，水煎，点水酒服。○截疟症神效。杏叶防风采新鲜者，捣汁一小钟，点烧酒，对太阳服；俟欲发未发之前，将叶渣分男左女右，缚脉上，过时方解去。

独活《本经》

【集解】《药笼小品》：节疏色黄者为独活，节密色紫者为羌活，并出蜀中。《植物名实图考》卷七：独活《本经》上品。《图经》独活、羌活一类二种，近时多以土当归充之，湖南产一种独活，颇似莱菔，叶布地生，有公、母。母不抽茎，入药用；公者抽茎，紫白色，支本不圆如笕状，末乃圆。枝或三叶或五叶，有小锯齿，土人用之，恐别一种。云南独活大叶，亦似土当归，而花杈无定，粗糙，深绿，与《图经》文州产略相仿佛，今图之。存原图五种。

【修治】《神农本经会通》卷一：去皮净用。《本草原始》卷一：独活，去皮细剉，焙用。《本草述》卷七下：去皮及腐朽者。陶隐居曰：独活易蛀，宜密器藏之。此语诚然。此亦验真伪之一

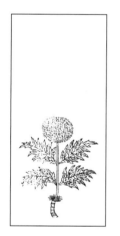

图 10-40-1　凤翔府
独活《图经（政）》

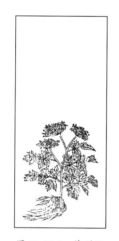

图 10-40-2　茂州独
活《图经（政）》

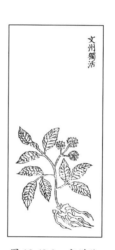

图 10-43-2　文州独
活《图经（政）》

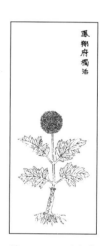

图 10-40-4　凤翔府
独活《图经（绍）》

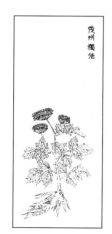

图 10-40-5　茂州独
活《图经（绍）》

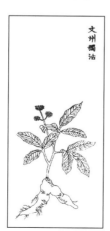

图 10-40-6　文州独
活《图经（绍）》

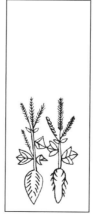

图 10-40-7　独活
《歌括》

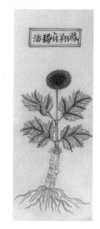

图 10-40-8　凤翔
府独活《品汇》

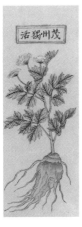

图 10-40-9 茂州独活《品汇》

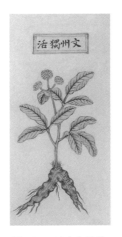

图 10-40-10 文州独活《品汇》

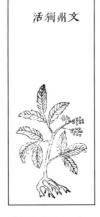

图 10-40-11 文州独活《蒙荃》

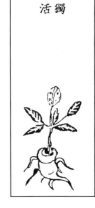

图 10-40-12 独活《太乙》

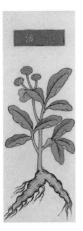

图 10-40-13 独活《雷公》

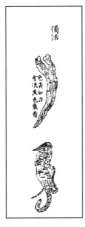

图 10-40-14 独活《原始》

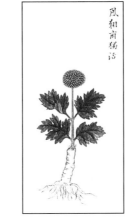

图 10-40-15 凤翔府独活《草木状》

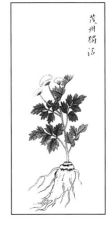

图 10-40-16 茂州独活《草木状》

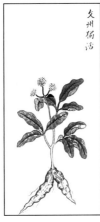

图 10-40-17 文州府独活《草木状》

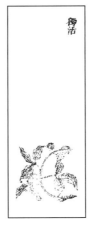

图 10-40-18 独活《图谱》

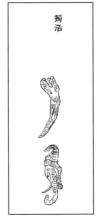

图 10-40-19 独活《类纂》

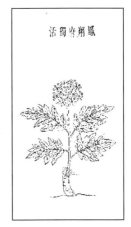

图 10-40-20 凤翔府独活《草木典》

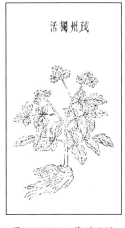

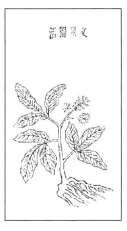

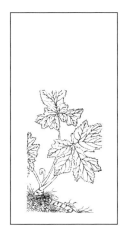

图 10-40-21　茂州独活　　　　图 10-40-22　文州独活　　　　图 10-40-23　文州
《草木典》　　　　　　　　《草木典》　　　　　　独活《图考》

端也。《**本草汇**》卷九：产蜀汉，节疏重实，黄色而作块者，去皮焙用。以淫羊藿拌挹一二日，暴干，去藿，免人烦心。

【气味】性温，味辛、苦。阴中之阳也。行十二经络。《滇南本草》卷下。味苦、甘，气平，微温，阴中之阳，可升可降。《本草约言》卷一。味辛、甘、平，气微温。沉而升，阴中阳也。无毒。入手少阴心经，足少阴肾经引经药。《药性会元》卷上。

【主治】疗诸风角弓反张，表汗，除风寒湿痹，止周身筋骨疼痛，治两胁面寒疼痛。《滇南本草》卷下。善行血分，能敛能舒。治颈项腰疼，奔豚疝疬，散闲痊运眩，挛痿湿痹。《药镜》卷三。

【发明】《本草发明》卷二：羌活治风之要药。又云治湿者，风能胜湿也。故《汤液》治太阳经头痛，肢节及周身尽痛。又云贼风失音不语，多痒血癫，手足不随，口眼㖞斜，痿痹，筋骨拳挛，头旋目赤痛，时疫等候，皆风邪风湿所致，惟辛温而气味轻浮，故能散肌表八风诸邪，而周身骨节之痛与痛肿等，因于风湿者悉除矣。若血虚不能荣筋，肢节筋骨酸疼者，宜审用。或挟风湿者，血药中兼用。治风邪在表在上，此要药也。治太阳、厥阴二经头痛尤捷，若治足太阳、少阳头痛，加川芎。透关节。去黑皮并腐烂者。《药性解》卷二：独活气浊属阴，善行血分，敛而能舒，沉而能升，缓而善搜，可助表虚，故入太阴肺、少阴肾，以理伏风。羌活味苦、甘、平，性微温，无毒，入小肠、膀胱二经。散入表风邪，利周身节痛，排巨腐腐肉之疽，除新旧风湿之症，紫色而节密者为羌活。按：羌活气清属阳，善行气分，舒而不敛，升而能沉，雄而善散，可发表邪，故入手太阳小肠、足太阳膀胱，以理游风。其功用与独活虽若不同，实互相表里，用者审之。《**本草经疏**》卷六：独活禀天地正阳之气以生，故味苦、甘，平。甄权、洁古益之以辛，微温，无毒。气味俱薄，浮而升，阳也。足少阴引经气分之药。羌活性温，辛、苦，气厚于味，浮而升，阳也。手足太阳行经风药，并入足厥阴、少阴经气分。羌活气雄，独活气细。故雄者治足太阳风湿相搏，头痛肢节痛，一身尽痛者，非此不能除，乃却乱反正之主君药也。细者治足少阴伤风头痛，两足湿痹不能行动，非此不能除，而不治太阳之证。名列君部之中，非比柔懦之主。小无不入，大无不通，故能散肌表八风之邪，利周身百节之痛。其主风寒所击，金疮止痛者，金疮为风寒之所袭击，则血气壅而不行，故其痛愈甚。独活之苦甘辛温，能辟风寒，邪散则肌表安和，气血流通，故其痛自止也。贲豚者，肾之积。肾经为风寒乘虚客之，则成贲豚。此药本入足少阴，故治贲豚。痫与痉，皆风邪之所成也，风去则痫痉自愈矣。女子疝瘕者，寒湿乘虚中肾家所致也。苦能燥湿，温能辟寒，辛能发散，寒湿去而肾脏安，故主女子疝瘕，及疗诸贼风，百节痛风无久新也。轻身耐老，定非攻邪发散之药所能，乌可久服哉？《本经》载之误矣！二药本一种，第质有虚实老嫩，气有厚薄之不同耳。**《本草汇言》卷一**：善行血分，李东垣祛风行湿散寒之药也。夏碧潭稿凡病风之证，如头项不能屈申，腰膝不能俯仰，或痹痛难行，麻木不用，皆风与寒之所致，暑与湿之所伤也。必用独活之苦辛而温，活动气血，祛散寒邪，故《本草》言能散脚气，日华化奔豚，疗疝瘕，元素消痈肿，《本经》治贼风百节攻痛，定少阴寒郁头疼，意在此矣。**《药镜》卷三**：君荆翘解下身之痈毒，主苍术治两足之湿肿。佐黄蘗，血崩之止如神。君查根，痘毒之祛极效。独活气浊而入少阴，助表而条达乎气血。羌活气清而入太阳，发表而通彻乎荣卫。古方羌独并用，厥旨深哉。**《药品化义》卷一一**：独活属阴中有微阳，体轻、色苍，气香而浊，味苦微辛，性微温，能沉能浮，力除风湿，性气与味俱重，入心肝肾膀胱四经。独活气香而浊，味苦而辛，能宣通气道自顶至膝，以散肾经伏风。凡颈项难舒，臀腿疼痛，两足痿痹，不能动移，非此莫能救也。取其气香透心，用为心经引药，疗赤眼痛。因其枝茎遇风不摇，能治风，风则胜湿，专疏湿气。若腰背酸重，四肢挛痿，肌黄作块，称为良剂。又佐血药活血舒筋，殊为神妙。**《本草述》卷七下**：有谓独活紧实，羌活轻虚者，殊与陶隐居、苏颂之说不合。隐居云羌活形细而多节，软润，气息极猛烈；独活色微白，形虚大，为用亦相似，而小不如。苏颂亦谓独活自蜀来者，小类羌活而极大，气亦芳烈，又有槐叶气者，用之极验。至王贶《易简方》云：羌活须用紫色，有蚕头鞭节者，独活是极大羌活，有臼如鬼眼者。据诸说如一，则所谓独活紧实者，似不足凭。何也？又先哲类言羌活气雄，独活香细，而后人有云羌活气清，属阳，善行气分；独活气浊，属阴，善行血分。此说似创矣。然苏颂言独活气亦芳烈，而市肆所售独活，有虚大者，既与紧实不类，而其气猛烈，又与香细不合，然用之亦验，则所云气浊属阴者，理或然也。陈嘉谟谓真者难得，其然，岂其然乎？**《医林纂要探源》卷二**：《本经》云独活一名羌活，人言其有风不动，无风自动，故名独摇草。此亦未见其然，但枝叶婀娜，常觉自动，而干颇粗劲，有风亦不甚倾侧耳。补肝润肾，行湿祛风。此辛散之意多，而性稍从容不骤，治诸风掉眩，诸湿疼痹，舒筋活骨，循经络而行，非若半夏、南星之劲悍不问经络也。又南星、半夏之体滑，而治痰之力多，二活则气行而搜风之意胜，故二活为搜风入经之药。又二活分用，则以形虚大而根多白，节疏色黄者为独活。医家以为行足少阴肾经，理阴分伏风。愚谓既虚大而疏节，则未必入于阴伏之地。又色淡则其气柔，恐分非所分也。

但二活有缓有劲，力不同耳。羌活：性味同而力劲。医家以体紧节密，色紫黑者为羌活。按此种枝叶尤茂，气更雄悍，故宣布升达，及于表里也。去湿祛风，自内达外，无所不宣，活骨舒筋，达于腠理。医家以为行足太阳膀胱经，而太阳亦少阴之表也。又云兼行厥阴肝经。要之，二活皆润补肝耳。

【附方】《滇南本草》卷下：治背寒面寒，胀硬疼痛，止两胁胃气胀疼，心口痛。独活二钱，新瓦焙，为末，开水点烧酒服。

《本草汇言》卷一：治脚气肿胀痛。用真川独活五钱，木瓜、牛膝各一两，共为末，每服三钱。空心白汤调下。○治奔豚气或痃疝攻筑疼痛。用真川独活、羌活各一两，吴茱萸三钱，荔枝核、小茴香各五钱，共为末，每服三钱。空心白汤调下。○治下部痈肿。用独活、羌活各二钱，防风、柴胡、桔梗、金银花、连翘、川芎、赤芍药各一钱五分，水煎服。○治贼风百节攻痛。用川独活、羌活、防风、当归各二钱，水煎服。○治少阴寒郁头痛。用川独活五钱，防风二钱，水煎服。

独活草《履巉岩本草》

【气味】苦、甘，平，无毒。《履巉岩本草》卷中。

【主治】治小儿脾积疳黄，四肢羸弱，饮食不进。用不以多少，为细末，每服一钱，用木香煎汤调服，不以时。《履巉岩本草》卷中。

玉净瓶《本草纲目拾遗》

【释名】猪屎草、气杀郎中草、白山桃、青背仙禽、疔见怕、疔头草《本草纲目拾遗》。

【集解】《本草纲目拾遗》卷四：春月发苗，叶尖长排生，茎有白纹斑点，高数尺，叶对节生，夏开细白花，成簇如华盖，结实如莱菔子大，青圆，霜降后红。其根肥白。十月采，入药。

【气味】味甘，性平。《本草纲目拾遗》。

【主治】和血行血有效，治劳伤跌扑。○其性清凉降火，消痈毒，散肿，拔疔根。《本草纲目拾遗》卷四。

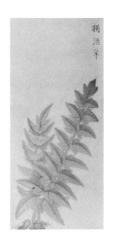

图 10-41-1　独活草
《履巉岩》

羌活《本经》

【集解】《本草原始》卷一：南羌活节少，西羌活节密。二、八月采根。南、西羌活色并苍紫，气味芳烈，咸堪治疗，今人多用鞭节。《本草汇》卷九：产羌胡，故又名胡王使者。紫色节密者。

【修治】《神农本经会通》卷一：去黑皮并腐烂者用。《本草原始》卷一：以温水润透，切片任用。

【气味】味苦、甘，气平，微温，无毒。《神农本经会通》卷一。味甘、苦，性平，无毒。入小肠、膀胱、肝、肾四经。《颐生微论》卷三。味微苦，气辛，微温，升也，阳也。《景岳全书》卷四八。气平，味苦、甘，无毒。《本草经解要》卷二。

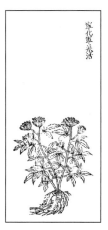

图 10-43-1　宁化军羌活《图经（政）》

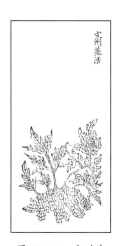

图 10-40-3　文州羌活《图经（政）》

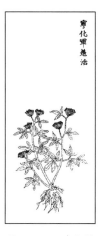

图 10-43-3　宁化军羌活《图经（绍）》

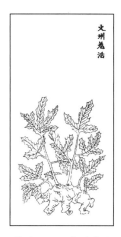

图 10-43-4　文州羌活《图经（绍）》

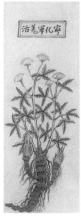

图 10-43-5　宁化军羌活《品汇》

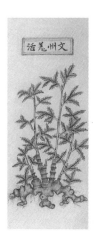

图 10-43-6　文州羌活《品汇》

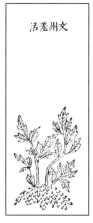

图 10-43-7　文州羌活《蒙筌》

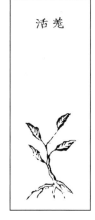

图 10-43-8　羌活《太乙》

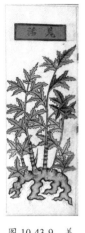

图 10-43-9　羌活《雷公》

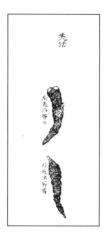

图 10-43-10　羌活《原始》

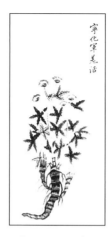

图 10-43-11　宁化军羌活《草木状》

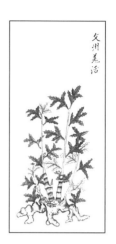

图 10-43-12　文州羌活《草木状》

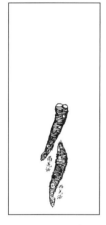

图 10-43-13　羌活《汇言》

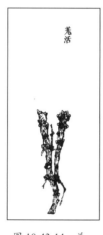

图 10-43-14　羌活《本草汇》

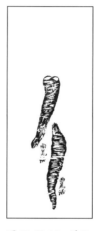

图 10-43-15　羌活《备要》

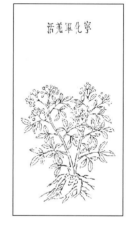

图 10-43-16　宁化军羌活《草木典》

【主治】主风寒湿痹，筋骨挛疼，头旋掉眩，头项难伸。《颐生微论》卷三。散肌表之寒邪，利周身项脊之疼痛，排太阳之痛疽，除新旧之风湿。《景岳全书》卷四八。通关逐痹，发表驱风。泄湿除风，治中风瘫痪，喝斜，关节挛痛，皮肤瘙痒，痈疽疥癞诸病。《玉楸药解》卷一。

【发明】《神农本经会通》卷一：或问治头痛者何？答曰：巨阳从头走足，惟厥阴与督脉会于巅，逆而上行，诸阳不得下，故令头痛也。云：羌活苦温散表风，利支节排巨阳痈。更除新旧风寒湿，手足太阳表里通。《局》云：羌活独活本来同，主疗筋挛及痛风。眼赤头疼并水气，用之俱各有神功。羌活独活本来同，头痛筋挛风气挠。《本草纂要》卷一：能解表间之风寒，

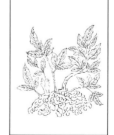

图 10-43-17　文州羌活《草木典》

清理荣卫之邪热。如头痛目疼、身热恶寒、四肢拘急，乃风寒之症，以此辛温之剂，而配发散之药，未有不痊者也。或头痛目眩，四肢怠惰，不能屈伸，腰膝拘挛，不能俯仰，亦皆风湿之所致也，以此苦辛之剂，自能条达乎肢体，通畅乎血脉，攻彻乎邪气。是故疮症以之而发散，因其苦辛而微温也；目症用之而治羞明，瘾涩肿痛难开，因其辛散而苦下也；风症用之而治痿痹癫闲，麻痹不仁，厥逆强仆，因其味辛以攻脏腑，气温以散肌表也。吾又闻之，羌活之剂，其体轻而不重，其气清而不浊，其味辛而能散，其性行而不止，故能上行于头，下行于足，遍达肢体，以清气分之邪，散风寒湿之神药也。善用者宜察之。独活：味甘苦，气辛温，无毒。乃手太阴、少阳，足厥阴、少阳、太阴、阳明经之药也。主善行血分，上至颈项，下至腰膝。与羌活不同，羌活之气阳也，独活之气阴也；羌活之气清而不浊，独活之气浊而不清；羌活之气舒而不敛，独活之气敛而又舒；羌活行气而发散荣卫之邪，独活行血而温养荣卫之气；羌活有发表之功，独活有助表之力；羌活解表自头至足，所以通彻乎荣卫，独活助表自项至膝，所以条达乎气血。故羌活入太阳之经，独活入少阴之经也。且如颈项不能屈伸，腰膝不能俯仰，或痿痹难行，麻痹不用，皆风与寒之所致，暑与湿之所伤也，必用此剂之甘温，以荣养其气血，用此剂之辛温，以荡涤其邪秽。是以古之方书，羌独活并用，本草所收一种，意在其中矣。《药品化义》卷一一：羌活属阳中有微阴，体轻而虚，色紫，气和而雄，味辛苦云甘非，性微温，能升能降，力发散，性气重而味轻，入膀胱小肠肝肾四经。羌活气雄味辛，发汗解表，属足太阳膀胱经药。自头至踵大无不通，细无不入，透利关节最捷。若多用主散邪，凡风湿寒气，恶寒发热头疼体痛，以此发泄腠理，为拨乱反正之主。若少用则利窍，凡周身骨节疼痛，风热及中风瘫痪，手足不遂，以此疏通气道，为活血舒筋之佐。痘家用之，善能运毒走表追脓，又消诸毒热痛，解百节疼痛。独活气香而浊，善行血分之邪；羌活气雄而清，善行气分之邪。《本草汇》卷九：羌活气清属阳，善行气分，舒而不敛，升而能沉，雄而善散，游风非此不去，乃手足太阳、足厥阴少阴表里引经之药，拨乱反正之主也。○《本经》《别录》并载主中风及诸风，不知真中风，惟西北边地，风气刚猛，虚人当之，往往猝中，或口眼歪斜，或口禁不语，或手足瘫痪，左右不仁，或刚痉柔痉，即角弓反张。此药与诸风药并用可也。若夫江南吴楚越闽等域，从无刚劲之风，多有湿热之患，质脆气虚，多热多痰，其患中风如前等病，外证虽一一相似，而其中实非，何者？此皆刘河间所谓将息失宜，水不制火；丹溪所谓中湿、中痰、中气是也。此则病系气血两虚，虚则内热，煎熬津液，结而为痰，热则生风，故致猝倒，亦如真中风状，而求其治疗之方，迥若天渊。外邪之气胜则实，实则泻之，祛风是已。内而真气不足则虚，虚则补之，调气补血，生津清热是已。倘误用风药，反致燥竭其津液，血愈不足，而病愈沉困，命曰虚虚，攻补既谬，死生遂殊矣。《本草备要》卷一：古人治中风，多主外感，率用续命、愈风诸汤以发表，用三化汤、麻仁丸以攻里。至河间出，始云中风非外来之风，良由心火暴甚，肾水虚衰。东垣则以为本气自病。丹溪以为湿生痰，痰生热，热生风。世人复分北方风劲、质厚为真中，南方地卑、质弱为类中。不思岐伯云：中风大法有四：一偏枯，半身不遂也；二风痱，四肢不收也；三风懿，奄忽不知人也；四风痹，诸风类痹状也。风症尽矣，何尝有真中、类中之说乎？此症皆由气血亏虚，医者不知养血益气以固本，徒用乌、附、羌、独以驱风，命曰虚虚，误人多矣。真中定重于类中，焉有类中既属内伤，真中单属外感乎！河间、东垣皆北人，安能尽舍北人而端治南病乎？头旋目赤。目赤要药。散肌表八风之邪，利周身百节之痛，为却乱反正之主药。若血虚头痛、遍身痛者，此属内症。二活并禁用。《本草新编》卷二：羌活、独活味苦、辛，气平而温，升也，阳也，无毒。入足太阳、足少阴二经，又入足厥阴。善散风邪，利周身骨节之痛，除新旧风湿，亦止头痛齿疼。古人谓羌活系君药，以其拨乱反正，有旋转之力也。而余独以为止可充使，而并不可为臣佐。盖其味辛而气升，而性过于散，可用之为引经，通达上下，则风去而湿消。若恃之为君臣，欲其调和气血，燮理阴阳，必至变出非常，祸生反掌矣。故羌活止可加之于当、芎、术、苓之内，以逐邪返正，则有神功耳。羌活与独活，本是两种，而各部《本草》俱言为一种者，误。仲景夫子用独活，以治少阴之邪，东垣先生用羌活，以治太阳之邪，各有取义，非取紧实者谓独活，轻虚者谓羌活也。盖二物虽同是散邪，而升降之性各别，羌活性升，而独活性降。至于不可为君臣，而止可充使者，则彼此同之也。《本草求真》卷三：羌活散足太阳膀胱游风头痛，兼治风湿相搏骨节痛。羌活专入膀胱，兼入肝肾。按大明曰：独活是羌活母也，则知羌活即为独活之子。又按时珍言：羌活、独活是一物二种，正如川芎、抚芎、苍术、白术之义。〇但羌活性雄，力非柔懦，凡血虚头痛及遍身肢节痛者，皆非所宜。伤气损血。独活搜足少阴肾伏风头痛，并两足湿痹。独活专入肾。辛苦微温，比之羌活，其性稍缓。凡因风干足少阴肾经，伏而不出，发为头痛，痛在脑齿。则能善搜而治矣。《罗氏会约医镜》卷一六：羌活性猛，轻重量用，若血虚体弱，表松自汗者，忌之。独活味苦气香，性微凉，入肾与膀胱二经。川产润而香者良。有风不动，无风反摇。善行滞气，专得风湿、拘挛湿痹、通身湿痒肿毒、风胜湿也。本经头痛同细辛用、奔豚、疝瘕。肾积曰奔豚，风寒湿客于肾家所致。疝瘕亦然。按：独活可理伏风，羌活可理游风，皆主风疾。若因血虚头痛及遍身肢节痛，不可误服。《神农本草经读》卷二：羌活气平，禀金气而入肺。味苦甘无毒，得火味而入心，得土味而入脾。其主风寒所击者，入肺以御皮毛之风寒，入脾以御肌肉之风寒，入心助太阳之气，以御营卫之风寒也。其主金疮止痛者，亦和营卫、长肌肉、完皮毛之功也。奔豚乃水气上凌心火，此能入肺以降其逆，补土以制其水，入心以扶心火之衰，所以主之。痫痓者，木动则生风，风动则挟木势而害土，土病则聚液而成痰，痰迸于心则为痓为痫。此物禀金气以制风，得土味而补脾，得火味以宁心，所以主之。女子疝瘕，多经行后血假风湿而成，此能入肝以平风，入脾以胜湿，入心而主宰血脉之流行，所以主之。久服轻身耐老者，着其扶阳之效也。张隐庵曰：此物生苗，一茎直上，有风不动，无风自动，故名独活。后人以独活而出于西羌者，名羌活。出于中国，处处有者，名独活。今观肆中所市，竟是二种。有云羌活主上，独活主下，是不可解也。

【附方】《药性粗评》卷一：中风语涩。凡患中风，身冷口噤，腹中绞痛，妇人产后血晕腹痛。并用羌活四两，剉，酒一升，煎取七分，温服。牙关肿疼：独活酒煎，含而漱之，吐却再含，以止为度。

柴胡《本经》

【集解】**《本草汇言》卷一**：倪朱谟曰：柴胡有银柴胡、北柴胡、软柴胡三种之分。银柴胡出关西诸路，色白而松，形长似鼠尾；北柴胡出山东诸路，色黑而细密，形短如帚；软柴胡出海阳诸路，色黑而轻软。一名三种也。气味虽皆苦寒，而俱入少阳、厥阴，然又有别也。银柴胡清热，治阴虚内热也；北柴胡清热，治伤寒邪热也；软柴胡清热，治肝热骨蒸也。**《植物名实图考》卷七**：陶隐居已以芸蒿为柴胡。《图经》有竹叶、斜蒿叶、麦冬叶数种。今药肆所蓄，不知何草。江西所出，已非一类，医者以为伤寒要药，发散之剂，无不用者，误人至死，相承不悟，盖不知非真柴胡也。《本草衍义》以治劳方用之，目击人死，况非柴胡，可轻投耶？今以山西、滇南所产图之。又一种亦附图，盖北柴胡也。余皆附后，以备稽考。世有哲人，非银州所产，慎勿入方。雩娄农曰：柴胡一名山菜，固可茹者。《图经》具丹州、兖州、淄州、江宁、寿州五种，有竹叶、麦门冬叶、斜蒿叶之别。《唐本草》以芸蒿为谬。李时珍亦谓斜蒿叶最下，柴胡以银夏为良。而《图经》又无银州，所上者唯山西所产，及《救荒本草》图与苏说同。滇南有竹叶、麦门冬叶二种，土人以大小别之，与丹州、寿州者相类。江西所产，则不识为何草。李时珍以《本草衍义》不分藏腑经络、有热无热，一概摈斥为非，余谓得真柴胡，固当审脉用汤，否则以寇说为稳。李时珍既谓银柴胡不易得，而用北柴胡矣。倘乡曲中又无北柴胡，可任土医以不知何草投之，而谓此症必用此药，乃望其治劳退疟乎？抑无此药而遂委而去乎？世以逍遥散为清热及妇科要剂，余见有愈服愈甚者，方误耶，抑药误耶？赵括与其父奢论兵，奢不能难。其所读兵书，固即其父书也。而胜败相反者，同甘苦之卒与离心之士也。廉颇一为楚将，无功，曰我欲得赵人。廉颇之将一也，而能用赵，不能用楚，知赵人之强弱，而不知楚人之强弱也。不知之而用之，其不偾事者几希。故曰知人难而任人易，医者不知药而用方，固赵括之易言兵也。君以为易，其难也将至矣。**《增订伪药条辨》卷一**：鳖血柴胡，北柴胡用鳖血制者，原欲引入厥阴血分，于阴虚之体，最为得宜。市肆中有一种伪品，不知何物所制，殊可恨也。炳章按：鳖血柴胡，以鳖血拌炒柴胡。虑不地道，可以杀鳖现炒，尚非难事。然柴胡之良窳，亦有多种，亦宜审慎辨明。如苏、浙通销者，以江南古城产者为多。柴胡者，在地上叶茎为柴，地下根芦为胡，如古城产者，叶绿甚软而短，无硬梗，地下根皮紫黄色，肉淡黄色，形似紫草，尚佳。福建厦门销行者，乃卢州府无会州白阳山所出，装篓运出，梗略硬，或曰北柴胡，略次。山东本地不行，两湖通销者，为川柴胡，叶绿黄色，根黑黄色，性糯味淡，亦佳。他如湖北襄阳出，梗硬者为次。滁州全椒、凤阳定远俱出，泥屑略多，尚可用。江南浦阳，有春产者无芦枪，秋产者有芦枪，亦次。关东出者如鸡爪，更不地道。

图 10-44-1 丹州
柴胡《图经（政）》

图 10-44-2 襄州
柴胡《图经（政）》

图 10-44-3 寿州
柴胡《图经（政）》

图 10-44-4 淄州
柴胡《图经（政）》

图 10-44-5 江宁
府柴胡《图经（政）》

图 10-44-6 丹州
柴胡《图经（绍）》

图 10-44-7 襄州
柴胡《图经（绍）》

图 10-44-8 银州
柴胡《图经（绍）》

图 10-44-9 淄州
柴胡《图经（绍）》

图 10-44-10 江宁
府柴胡《图经（绍）》

图 10-44-11 柴
胡《歌括》

图 10-44-12 柴
胡《救荒》

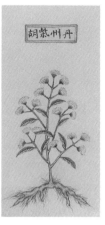

图 10-44-13 丹州柴胡《品汇》

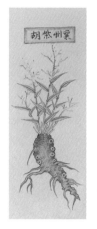

图 10-44-14 襄州柴胡《品汇》

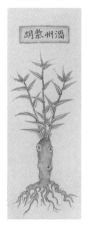

图 10-44-15 淄州柴胡《品汇》

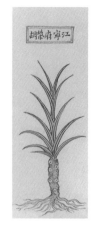

图 10-44-16 江宁府柴胡《品汇》

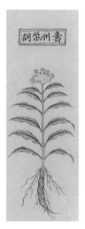

图 10-44-17 寿州柴胡《品汇》

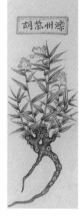

图 10-44-18 滦州柴胡《品汇》

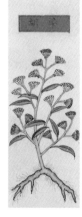

图 10-44-19 柴胡《雷公》

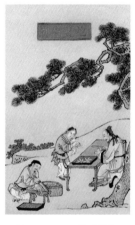

图 10-44-20 炮制柴胡《雷公》

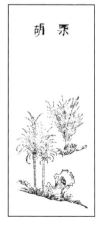

图 10-44-21 柴胡《三才》

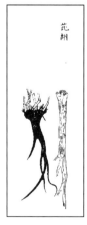

图 10-44-22 柴胡《原始》

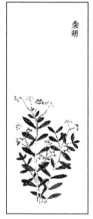

图 10-44-23 柴胡《博录》

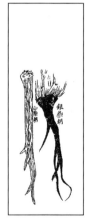

图 10-44-24 柴胡《汇言》

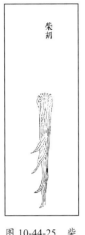

图 10-44-25 柴胡《本草汇》

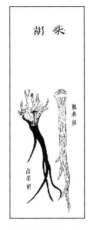

图 10-44-26 柴胡《类纂》

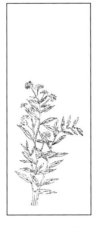

图 10-44-27 柴胡《图考》

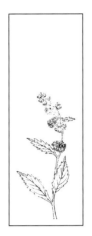

图 10-44-28 小柴胡《图考》

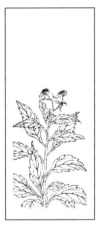

图 10-44-29 大柴胡《图考》

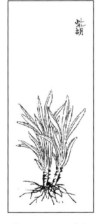

图 10-44-30 柴胡《图说》

【修治】《神农本经会通》卷一：用须去芦。《药性粗评》卷一：暴干，勿令见火，凡用去杂须并芦头，又以粗布擦去薄皮，剉。《伤寒证治准绳》卷八：去芦，剉细，竹筛齐之用。《本草原始》卷一：去芦及须，水洗净，剉用。勿令犯火。欲上升用根，酒浸；欲下降用稍。《本草汇》卷九：欲上升，用其根，以酒浸；欲中及下降，用其梢。外感生用，内伤升气，酒炒熟用。有咳汗者，蜜水炒。银刀刮去赤皮及须、头。勿令犯火，立便无功。又以黄牯牛溺浸一宿，晒干。《本草备要》卷一：外感生用，内伤升气，酒炒用根，〔欲〕中及下降用梢。有汗咳者蜜水炒。

【气味】性寒，味苦。阴中阳也。入肝胆二经。《滇南本草》卷下。味苦，气平、微寒，气味俱轻扬，升也，阴中之阳，无毒。《本草纂要》卷一。味苦，性微寒，无毒，入肝、胆、心胞络、三焦、胃、大肠六经。《药性解》卷二。

【主治】伤寒发汗，解表要药。退六经邪热往来，痹痿。除肝家邪热痨热，行肝经逆结之气，止左胁肝气疼痛。治妇人血热烧经，能调月经。《滇南本草》卷下。主伤寒、疟疾，寒热往来，呕吐胁痛，口苦耳聋，痰实结胸，饮食积聚，心中烦热，热入血室，目赤头痛，湿痹水胀，肝劳骨蒸，五疳羸热。《医宗必读·本草征要》。

【发明】《医经大旨·本草要略》卷一：柴胡能提下元清气以泻三焦之火，此所以能除手足少阳寒热也。治劳方中多用之者，由其能提清气以祛邪热耳。用之当知其要，惟可用于下陷，不可用于下竭。《本草纂要》卷一：入少阳经，为引经之药，能退往来之寒热。复入厥阴之经，能调达肝气，引气上行者也。盖尝论之，柴胡有行气行血之功，寒热往来是邪气搏乎正气，邪正交争而作寒热，用柴胡以治之，由其性能条达，故古者以为在脏调经，在肌主气者，良有以也。但伤寒初起不可用，因苦寒之性，恐引邪入少阳也；咳嗽气急，痰喘呕逆不可用，因条达之性，恐升提其气反助上行也。若夫气陷在下不可上，舍柴胡其何施？气郁于胁不可行，非柴胡莫能畅。所以柴胡能明目，止胁痛，泻肝火者，以其气有条达也。阳邪下陷于阴经，或少腹痛而疝瘕积聚，以其气有升提也。临症之时，贵乎察其形症，随机应敌，庶无误矣。《本草发明》卷二：在经主气，在藏调经者，气薄能行经故耳。愚谓阳道升而阴道降，又何气脉经血之不顺且调哉？《本经》无一字治劳，今治劳方中多用之，谓能提清气，祛邪热耳。若真藏亏损，复受大热，因虚致劳，须审用之。故用于清阳下陷则可，若下元虚，谓之下绝，决不可用。仲景治伤寒寒热往来如疟，及温疟等症为宜，治劳热青蒿煎丸中用之亦可。《焦氏笔乘·续集》卷六：张知阁久病疟，遇热作如火，年余骨立。医以为虚，饵之茸、附，热益甚。召孙诊视，许谢五十万，孙笑曰：但安乐时，湖上作一会足矣。命官局赎小柴胡汤三贴，服之热减十九。又一服，病脱然。孙曰：是名劳疟。热从髓出，又加刚剂剥损气血，安能不瘦？盖〔去〕热药不一，有去皮肤中热者，有去脏腑中热者。若髓热，非柴胡不可。北方银州柴胡，只得须一服，南方力减，须三服乃效。今却可进滋补药矣。《药性解》卷二：柴胡气味升阳，能提下元清气上行，以泻三焦火。补中益气汤用之，亦以其能提肝气之陷者，由左而升也。凡胸腹肠胃之病因热所致者，得柴胡引清去浊而病谢矣，故入肝胆等经。《衍义》曰：《本经》并无一字言及治劳，今治劳多用之，误人不小，劳有一种真脏虚损，复受邪热，邪因虚而致劳者，宜用，后世得此数言，凡遇劳症，概不敢用，此所谓侏儒观场，随众喧喝矣。惟劳症不犯实热者，用之亦能杀人，诚所当慎，咳嗽气急痰喘呕逆者禁用，以其上升也。伤寒初起忌之，恐引邪入少阳经也。《本草经疏》卷六：柴胡性升而发散，病人虚而气升者忌之。呕吐及阴虚火炽炎上者，法所同忌。疟非少阳经者，勿入。治疟必用柴胡，其说误甚！不可久服，亦无益精明目之理。尽信书则不如无书，此之谓也。按今柴胡，俗用有二种，色白黄而大者，为银柴胡，用以治劳热骨蒸；色微黑而细者，用以解表发散。本经并无二种之说，功用亦无分别，但云银州者为最，则知其优于升散，而非除虚热之药明矣。《衍义》所载甚详，故并录之。《本草汇言》卷一：柴胡能条达肝气，王好古升清降浊之药也。朱东生稿解伤寒，清少阳半表半里之邪；调血气，疏肝胆已结未结之疾。其味苦寒，可以清热；其性轻扬，可以散邪。故治少阳伤寒，寒热往来，口苦呕逆，胸胁满闷，头角作痛等证。或温疟瘅疟，邪热不清；或邪陷阴中，日晡发热；又治妇人热入血室，谵语妄见，并经水不调，寒热交作。又治小儿五疳羸热，能食而瘦；痘后余热，两眼赤烂等证，悉用柴胡治之。因其味之苦寒而散，性之轻扬而达，能发越屈曲不正之气也。前人又谓治劳热。若劳热在肝、胆、心及胞络、三焦、脾、胃者，用之有验。若劳热在肺、肾者，用之无益耳。病人元虚而气升者，呕吐及阴虚火炽炎上者，法皆禁忌。朱东生先生曰：柴胡，少阳、厥阴主药，轻清而升，苦寒而降，散表邪，除头痛，退寒热，止胁痛，和表里，调血室，明目疾，升下陷，降浊阴，性惟疏散。凡病肝郁愤闷不平者，服之最灵。《医宗必读·本草征要》：柴胡少阳经半表半里之药，病在太阳者，服之太早，则引贼入门；病在阴经者，复用柴胡，则重伤其表。世俗不知柴胡之用，每遇伤寒传经未明，以柴胡汤为不汗、不上、不下，可以藏拙，辄混用之，杀命不可胜数矣。劳证惟在肝经者用之，若气虚者，不过些小助参、耆，非用柴胡退热也。若遇劳证便用柴胡，不死安待？惟此一味，贻祸极多，故特表而出之。《景岳全书》卷四八：愚谓柴胡之性，善泄善散，所以大能走汗，大能泄气，断非滋补之物。凡病阴虚水亏，而孤阳劳热者，不可再损营气，盖未有用散而不泄营气者，未有动汗而不伤营血者。《本草述》卷七：柴胡为用，在于阳气之不达，而阳气不达，本于阴气之不纾。升阳者，固阴中之阳，即其有表而更有里，乃宜于此味以和解。如阴气虚者，是谓本之则无也，何可辄事升阳乎？又如元气下脱，及虚火上炎者，或在所忌矣。更阴虚发热，不与气聚血凝以致病乎？寒热者等，如斯疑似之类，岂得妄投？乃粗工不审而贻害，遂使用之者，即宜投而辄弃，讵知其能平肝胆、包络、三焦相火，如时珍所指，固就元气之不达以病乎郁者也。由是为病，日用不知而亦最多，且类为滋阴降火之治，以致困顿。然则柴胡一切之功，其可抹杀乎哉？《本草详节》卷二：柴胡为治伤寒寒热之要药。然已传少阳则用之，未传则不用也。兼少阳亦用之，未兼则不用也。疟病以少阳为主，虽有兼经，总不能外少阳。故仲景云疟脉多弦。弦者，少阳脉也，柴胡所必用也。妇人经脉不调，经行感冒，热入血室，胎前产后感冒，时行寒热，不可汗吐下者，柴胡又不可专用，须合八珍和之。十二经疮疽，皆气结血聚为殃，柴胡能散，功同连翘，故亦用也。此用柴胡之权衡，触类而是之则善矣。又能提清气上行，以泻三焦之火，补中益气汤正取其提肝气之陷者，由左而升。升麻提脾气之陷者，由右而升耳。惟元气下绝及阴火多汗，误服杀人。咳嗽气急，痰喘呕逆，俱禁用。《本草备要》卷一：杨氏秦艽扶羸汤，治肺痿成劳，咳嗽声嗄，体虚自汗，用柴胡为君，则肺劳亦有用之者矣。○《谈薮》云：张知阁久病疟，热时如火，年余骨立。医用茸、附诸药，热益甚。孙琳投以小柴胡汤，三服脱然。琳曰：此名劳疟，热从髓出。加以刚剂，气血愈亏。热有在皮肤、在藏府、在骨髓，在骨髓者，非柴胡不可。若得银柴胡，只须一服。南方者力减，故三服乃效也。时珍曰：观此则得用药之妙的矣。昂按：据孙氏之说，是柴胡亦能退骨蒸也。头眩目赤，胸痞胁痛，凡胁痛，多是肝木有余，宜小柴胡汤加青皮、川芎、白芍。又左胁痛，宜活血行气；右胁痛，宜消食行痰。口苦耳聋，皆肝胆之邪。妇人热入血室，冲为血海，即血室也，男女皆有之。柴胡在藏主血，在经主气。胎前产后诸热，小儿痘疹，五疳羸热，散十二经疮疽，血凝气聚，功同连翘。连翘治血热，柴胡治气热，为少异。阴虚、火炎气升者禁用。《本草新编》卷二：或问：柴胡不可用之以治阴虚之人是矣，然古人往往杂之青蒿、地骨皮、丹皮、麦冬之内，每服退热者，又谓之何？曰：此阴虚而未甚者也。夫阴虚而火初起者，何妨少用柴胡，引诸补阴之药，直入于肝、肾之间，转能泻火之速。所恶者，重加柴胡，而又久用不止耳。用药贵通权达变，岂可拘泥之哉。又问：柴胡既能提气，能补脾而开胃，何以亦有用之而气上冲者，何故？此正见柴胡之不可妄用也。夫用柴胡提气而反甚者，必气病之有余者也。气之有余，必血之不足也，而血之不足者，必阴之甚亏也。水不足以制火，而反助气以升阳，则阴愈消亡，而火愈上达，气安得而不上冲乎。故用柴胡以提气，必气虚而下陷者始可。至于阴虚火动之人，火正炎上，又加柴胡以升提之，火愈上腾，而水益下走，不死何待乎？此阴虚火动，断不可用柴胡，不更可信哉。《冯氏锦囊秘录》卷一：柴胡乃少阳经半表半里之药，疟症有热时如火，形瘦骨立者，此名劳疟。热从髓出，加以刚剂，气血愈亏矣，非柴胡莫能愈也。若病在太阳，用之太早，犹引贼入内。病在阴经者，用之则重伤其表，世俗不明，表里混投，可以藏拙，然杀人不可胜数矣。至于气虚者用之，不过些小以助参耆之力，非柴胡能退热也。若遇痨症便用，不死安待？惟痨症在肝经者，别有银柴胡一种，色白而软，专理肝痨五疳羸热，亦非小柴胡也。《神农本草经百种录》：此胡味苦，平。主心腹，去肠胃中结气，轻扬之体，能疏肠胃之滞气。饮食积聚，疏肠胃之滞物。寒热邪气，驱经络之外邪。推陈致新。总上三者言之，邪去则正复也。久服，轻身，明目益精。诸邪不能容，则正气流通，故有此效。此胡肠胃之药也。观经中所言治效，皆主肠胃，以其气味轻清，能于顽土中疏理滞气，故其功如此。天下惟木能疏土，前人皆指为少阳之药，是知其末，而未知其本也。《医林纂要探源》卷二：柴胡色紫入肝，有以靖阴血之储。味苦入胆，有以济相火之过，而气轻虚浮游疏散，引肾水以润肝木之枯，泄逆气以舒胆火之郁，是能调济阴阳，犹爽气微行，轻雨洒尘，而溽暑暴风，皆焕然消释也。故寒热往来，虚劳肌热，骨蒸劳热，呕逆心烦，皆能治之。又少阳经脉之行，每出入于阳明脉之间，故邪入少阳经，则寒热往来，惟此能和阴阳，故为少阳、厥阴主药。然要之，非表药也。又能散结调经，及胸胁痞痛，妇人热入血室，凡血热血结诸证，皆和肝之用也。《要药分剂》卷一：今人治虐，必用柴胡，若非柴胡，即不足以为治者，故致辗转淹滞，变生不测，竟能殒命。则知疟本非死症，惟概以柴胡治疟者，杀之也。夫柴胡为少阳表药，若其疟果发于少阳，而以柴胡治之，无不立愈。若系他经，用之则必令他经之邪辗转而入少阳，迁延日久，正气已虚，邪气仍盛，而且弥漫诸经，又或调养失宜，以致毙命，所必然矣。《吴医汇讲》卷三：柴胡为少阳药者，因伤寒少阳证之用柴胡汤也。夫邪入少阳，将有表邪渐解，里邪渐着之势，方以柴、芩对峙，解表清里，的为少阳和解之法。而柴胡实未印定少阳药也，盖以柴胡之性苦平微寒，味薄气升，与少阳半表之邪适合其用耳。乃有病在太阳，服之太早，则引贼入门；若病入阴经，复服柴胡，则重虚其表之说，此恐后人误以半表半里之品，为认病未清者模糊混用，故设此二端以晓之也。不观之景岳新方中诸柴胡饮、柴芩煎、柴胡白虎煎诸方，信手拈用，头头是道，是诚知柴胡之用，而先得我心之所同然矣。再古方中有逍遥散之疏解郁热，归柴饮之和营散邪，补中益气汤之升发清阳、提邪下陷，疏肝益肾汤之疏肝清热、养阴透邪，其妙难于仆数，何至重虚其表乎？余于风邪初感之轻症，及邪气淹留，表热不解之久病用之，并臻神效，奈何将此有用之良品，拘泥成说而畏之，即用亦准之以分数，竟至相沿成习，不得不为置辩。《重庆堂随笔》卷下：赵菊斋先生云：

乾隆间先慈随侍外祖于番禹署时，患证甚剧，得遇夷医治愈。因嘱曰：此肝阴不足之体，一生不可服柴胡也。后先慈年逾五旬，两目失明，肝阴不足信然。继患外感，医投柴胡数分，下咽后即两胁胀痛，巅顶之热，如一轮烈日当空，亟以润药频溉，得大解而始安。《读医随笔》卷五：柴胡苦寒清降之品也，入肝胆，清结热，降逆气，疏理肠胃湿热，止晕眩、呕吐，除胁胀，坚痞缓，并无宣发升腾之性。但气清，能燥不能润，燥则近于升散，故湿热菀结者宜之，阴虚火亢未合也。其主寒热往来，是疏理湿热结气之功能，清疏营分之结热，不能开发卫分之表邪。而世以治寒湿疟，失之。

【附方】《本草汇言》卷一：治湿热黄疸。用柴胡、茵陈各等分，水煎服。孙尚药。○治眼目昏暗。用柴胡一钱为末，羊肝煮熟，蘸食。食肝三十个，用柴胡三两，自明。《千金方》。○治积热下痢不止。用柴胡、黄芩各四钱，水煎服。五剂愈。《圣惠方》。○治疟疾大热口渴。用柴胡一钱，麦门冬五钱，知母、石膏各三钱，竹叶三十片，粳米一撮，水二碗，煎八分，不拘时服。○治疟疾寒多热少、腹胀者。用柴胡、半夏、厚朴、陈皮各二钱，如前煎服。

菜蓝 《植物名实图考》

【释名】大叶仙人过桥《植物名实图考》。

【集解】《植物名实图考》卷九：菜蓝生广信。黑根有须，丛生，绿茎，微有疏节；叶似大叶柴胡，粗纹疏齿。

【主治】土人采治跌打损伤。《植物名实图考》卷九。

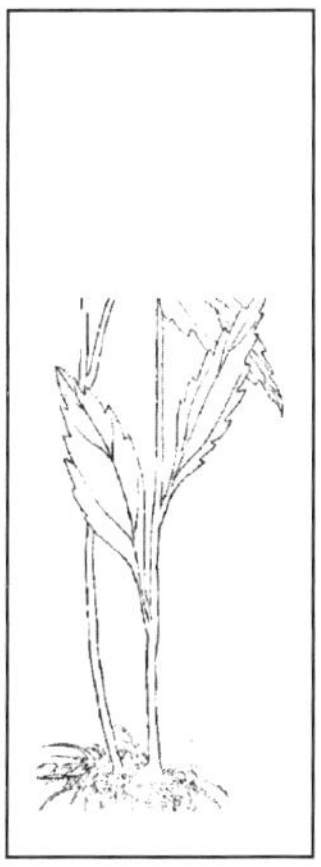

图 10-45-1　菜蓝
《图考》

银柴胡 《药性要略大全》

【集解】《太乙仙制本草药性大全·本草精义》卷一：柴胡惟银夏者最良，根如鼠尾，长一二尺，香味甚佳。今虽不见于《图经》，俗亦不识其真，故市人多以同华者代之，然亦胜于他处者。盖银夏地多沙，同华亦沙苑所出也。《本经逢原》卷一：银州者良。今延安府五原城所产者，长尺余，肥白而软。北地产者如前胡而软，今人谓之北柴胡。《本草纲目拾遗》卷三：《经疏》云：俗用柴胡有二种：一种色白黄而大者，名银柴胡，专用治劳热骨蒸。色微黑而细者，用以解表发散。《本经》并无二种之说，功用亦无分别，但云银州者为最，则知其优于发散，而非治虚热之药明矣。《本草汇》：柴胡产银夏者，色微白而软，为银柴胡。用以治劳弱骨蒸，以黄牯牛溺浸一宿，晒干，治劳热试验。《本经逢原》云：银柴胡银州者良。今延安府五原城所产者长尺余，肥白而软，北地产者如前胡而软，今人谓之北柴胡。勿令犯火，犯火则不效。《百草镜》云：出陕西宁夏镇，

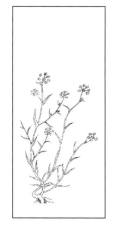

图 10-46-1 滇银柴胡《图考》

二月采叶,名芸蒿。长尺余,微白,力弱于柴胡。《药辨》云:银柴胡出宁夏镇,形如黄芪,内有甘草串,不可混用。翁有良云:银柴胡产银州者佳,有二种。但辨形如鼠尾,与前胡相等。查前胡与柴胡相类,皆以西北出产者为胜,形既相同,当以湖广古城柴胡为准。今银柴胡粗细不等,大如拇指,长数尺,形不类鼠尾,又不似前胡,较本草不对,治病难分两用,究非的确,用者详之。金御乘云:银州柴胡软而白,北产亦有白色者,今人以充白头翁,此种亦可谓银柴胡。盖银指色言,不指地言,犹金银花白色者曰银花是也。银柴胡原有西产北产之分,不必定以银夏者为银柴胡也。然入药以西产者胜。按:《纲目》注银柴胡以银夏出者为胜,不知今人所用柴胡,有北柴胡、南柴胡之分。北产如前胡而软,南产强硬不堪用。又银柴胡虽发表,不似柴胡之峻烈,《纲目》俱混而未析。甘,微寒,无毒,行足阳明少阴,其性与石斛不甚相远,不但清热,兼能凉血。《和剂局方》治上下诸血,龙脑鸡苏丸中用之,凡入虚劳方中,惟银州者为宜。北柴胡升动虚阳,发热喘嗽,愈无宁宇,可不辨而混用乎。按柴胡条下,《本经》推陈致新,明目益精,皆指银夏者而言,非北柴胡所能也。周一士云:凡热在骨髓者,非银柴胡莫疗。治虚劳肌热,骨蒸劳疟,热从髓出,小儿五疳羸热。**《增订伪药条辨》卷一:**银柴胡味淡,芦头又大,不知何物伪充。按银柴胡以银州及宁夏出者为胜。气味甘微寒,无毒。蒿长尺余,色微白,力弱于北柴胡。即银州之软柴胡,专治骨蒸劳热,不但清热,兼能凉血,《和剂局方》治上下诸血,龙脑鸡苏丸中用之。凡入虚劳方中,最为相宜。用者须购真银柴胡为要。炳章按:银柴胡,陕西宁夏府、甘甫州及山西大同府皆产。选肥大坚实,色白软糯无沙心者为佳,伪者尚无。又按《经疏》云:柴胡有二种,一种色白而大者,名银柴胡。《逢原》云:银柴胡,银州者良。今延安五原城所产者,长尺余,肥白而软。《百草镜》云:出陕西宁夏镇。二月采叶,名芸蒿。长尺余,根微白,即银柴胡。《药辨》云:银柴胡出宁夏,形似黄耆。参合诸说,与近今市肆所备,亦相符合。据余实验,凡治虚劳肌热,骨蒸劳热,热从髓出及小儿五疳羸热,用之颇效。若用北柴胡,则升动虚阳,发热喘咳,愈无宁乎?周一士云:热在骨髓者,非银柴胡莫瘳。前人有不识药品之形态,往往妄评银柴胡为赝物,岂可不辨,以淆惑后人,而使无从遵循乎?

【气味】味苦,平,性寒,无毒。**《药性要略大全》**卷三。甘,微寒,无毒。**《本经逢原》**卷一。

【主治】解皮肤热及骨蒸劳热,治暴赤痛火眼,喉痹,疗大人小儿一切热症。泻手少阴、太阴、足厥阴诸经火邪。防风为之使。**《药性要略大全》**卷三。入肝肾而端治虚劳烦热,骨蒸髓热。**《药性切用》**卷三。

【发明】**《本经逢原》卷一:**银柴胡行足阳明、少阴,其性味与石斛不甚相远,不独清热,兼能凉血,《和剂局方》治上下诸血,龙脑鸡苏丸中用之。凡入虚劳方中,惟银州者为宜。若用北柴胡升动虚阳，发热喘嗽，愈无宁宇，可不辩而混用乎？按：柴胡条下，《本经》推陈致新，明目益精，皆指银夏者而言，非北柴胡所能也。《本草求真》卷七：银柴胡入肾凉血。银柴胡专入肾，兼入胃。味甘微寒无毒，功用等于石斛，皆能入胃而除虚热。但石斛则兼入肾，涩气固筋骨，此则入肾凉血之为异耳。故《和剂局方》用此治上下诸血，及于虚痨方中参入同治。如肝痨之必用此为主，且不类于北胡，盖北胡能升少阳清气上行，升清发表，必有外邪者方用。此则气味下达，入肾凉血。与彼迥不相符，若用北胡以治虚痨，则咳嗽发热愈无宁日。阴火愈升愈起。可不辩而混用乎？出银州者良，故以银胡号之。《本草求原》卷一：《谈薮》云：人有病劳疟，热时如火，年余骨立，服小柴三剂而安。孙琳曰：热有在皮毛、脏腑、骨髓之分，都非柴胡不解。银胡则一服见效，北胡力减，故须三服。可知《本经》柴胡条下言明目、益精，与诸家治痘疹、疳热、骨热、劳热方俱见上条。皆用银胡。若阴虚里热，非关外邪，而误用北胡以升阳，则发热咳嗽，愈无已矣。《本经》但言银州者胜，而未分言，故别之。

麻黄《本经》

【集解】《本草崇原》卷中：麻黄始出晋地，今荥阳、中牟、汴州、彭城诸处皆有之。春生苗，纤细劲直，外黄内赤，中空有节，如竹形，宛似毛孔。《植物名实图考》卷一一：今江西南安亦有之，土人皆以为木贼，与麻黄同形同性，故亦能发汗解肌。俚医用木贼，皆不去节，故误用麻黄，亦不至亡阳耳。《增订伪药条辨》卷三：麻黄始出晋地，今荥阳、汴州、彭城诸处皆有之。气味苦温，无毒。春生苗纤劲直，外黄内赤，中空有节如竹形，宛似毛孔，故为发表出汗圣药。市肆有以席草伪充，气味既别，力量毫无，重症用之，不免贻误。炳章按：麻黄，九十月出新。山西大同府、代州边城出者肥大，外青黄而内赤色为地道。太原陵丘县及五台山出者次之。陕西出者较细，四川滑州出者黄嫩，皆略次。山东、河南出者亦次。惟关东出者，细硬芦，多不入药。若席草伪充，更为害人矣。

茎

【修治】《本草品汇精要》卷一〇：《雷公》云：用夹刀剪去节并头，槐砧上用铜刀细剉，煎三四十沸，竹片掠去上沫，尽漉出，晒干，用之。若不尽，令人心闷。《图经》曰：丸散内用皆不必煮。今取发汗，但去节。《药性要略大全》卷三：雷公云：凡用摘去节、根，先煮一二沸，去上沫，不则令人烦闷。《一提金》云：将热醋汤略浸片时，捞起阴干用。庶免大发汗。欲大发汗，生用，不须制。《景岳全书》卷四八：制用之法：须折去粗根，入滚汤中煮三五沸，以竹片掠去浮沫，晒干用之。不尔，令人动烦。

【气味】性温，味苦、辛。入肺经。《滇南本草》卷下。味苦、甘，气温，气味

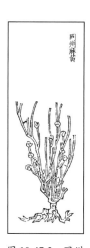
图 10-47-1 茂州
麻黄《图经（政）》

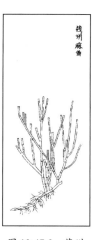
图 10-47-2 同州
麻黄《图经（政）》

图 10-47-3 茂州
麻黄《图经（绍）》

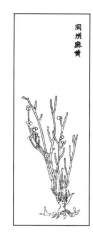
图 10-47-4 同州
麻黄《图经（绍）》

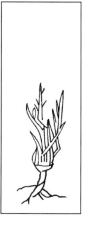
图 10-47-5 麻
黄《歌括》

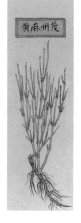
图 10-47-6 茂
州麻黄《品汇》

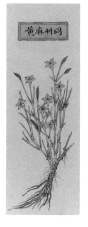
图 10-47-7 同
州麻黄《品汇》

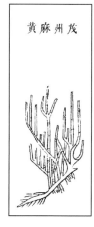
图 10-47-8 茂
州麻黄《蒙筌》

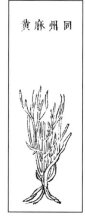
图 10-47-9 同
州麻黄《蒙筌》

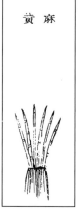
图 10-47-10 麻
黄《太乙》

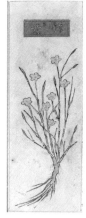
图 10-47-11 麻
黄《雷公》

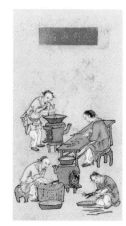
图 10-47-12 炮制
麻黄《雷公》

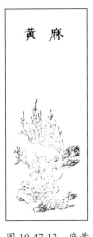

图 10-47-13 麻黄
《三才》

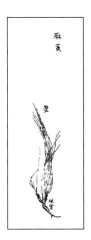

图 10-47-14 麻
黄《原始》

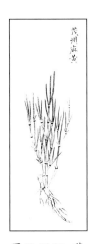

图 10-47-15 茂
州麻黄《草木状》

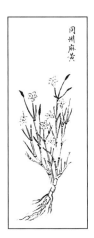

图 10-47-16 同
州麻黄《草木状》

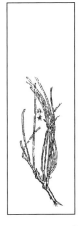

图 10-47-17 麻
黄《汇言》

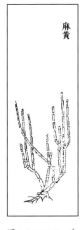

图 10-47-18 麻
黄《本草汇》

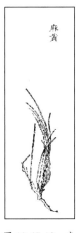

图 10-47-19 麻
黄《类纂》

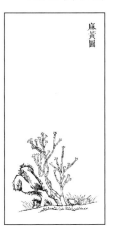

图 10-47-20 麻
黄《草木典》

俱薄，阳也，升也，无毒。手太阴经药。
入足太阳经、手少阴经、阳明经，荣卫药
也。《本草纂要》卷二。味苦、甘，气温，无
毒。阴中之阳，升也，入手太阴经。《本草
约言》卷一。味甘，性温。升也，阴中之阳。
《药性会元》卷上。味苦、辛。入手太阴、足
太阳经。《得宜本草·中品药》。

【主治】治鼻窍闭塞不通，香臭不闻，
寒邪入于太阴肺经，肺寒咳嗽。药苗中空，散
寒邪而发表汗。《滇南本草》卷下。其用有二，

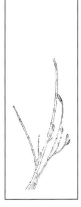

图 10-47-21 麻
黄《图考》

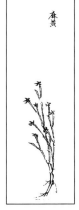

图 10-47-22 麻
黄《图说》

其形中虚,发汗解表,治冬月正伤寒如神；祛风散邪,理春初真温疫果胜。泄卫实,消黑斑赤疹；去荣寒,除身热头疼。消身上毒风,主中风邪热。春末温疟勿加,夏秋寒疫切禁,因时已变,温热难抵剂之轻扬。仍破积聚癥坚,更劫咳逆痿痹。山岚瘴气亦可御之。若蜜炒煎汤,主小儿疮疱。患者多服恐致亡阳。《太乙仙制本草药性大全·仙制药性》卷二。通玄府,治伤寒血涩之身疼。开腠理,疗伤寒阳郁之表热。故能散荣中之寒,泄卫中之实,疗足太阳经无汗之表药也。《本草约言》卷一。专司冬令寒邪,头痛、身热、脊强。去营中寒气,泄卫中风热。轻可去实,为发散第一药,惟在冬月,在表真有寒邪者宜之。《医宗必读·本草征要》。

【发明】《医经大旨》卷一：麻黄性温,解散在表寒邪。去根节者能发汗,连根节者能敛汗。惟在表真有寒邪者宜用,汗之其真无寒邪,或寒邪在里,或表虚之人,或阴虚发热,或伤风有汗,或伤食等证。虽有发热恶寒,其不头疼身疼而拘急,六脉不浮紧甚者皆不可用；虽可汗之证,亦不可过服。盖汗乃心之液,惟不可汗而汗之,或可汗而过汗,则心家益涸,而心血亦为之动矣。或至亡阳,甚至衄血不止,而成大患害者有也。慎之！慎之！丹溪尝以麻黄、人参同用,亦攻补发也,医可知之。《本草纂要》卷二：主伤寒,有大发散之功。与紫苏、干葛、白芷等剂不同。盖麻黄苦为地中之阴,辛为发散之阳,故入太阳经,散而不止,能大发其汗,非若紫苏、干葛、白芷之轻扬,不过能解表而已也。伤寒之症,必用麻黄,无麻黄不能尽出其寒邪。又曰：麻黄配天花粉用治乳痈,下乳汁,以其辛能发散,辛通血脉故也。又曰：麻黄配半夏用,能治哮喘咳嗽,以其气之闭者,宜以辛散之故也。抑又论之麻黄根亦能止汗。何也？根苦而不辛,盖苦为地中之阴也,阴当下行,而麻黄之根亦下行,所以根能止汗者,此也。又苗何以发散而升上？《经》云：味之薄者,乃阴中之阴,气之厚者,乃阴中之阳,所以苗能发散而升上,亦不离乎阴阳之体也,故入足太阳。《药性会元》卷上：其形中空,散寒邪而发表；其节中闭,止盗汗而固虚。表汗而止咳嗽,发散攻头痛。发汗用茎,止汗用根节。丹溪云：泄卫中湿,去荣中寒,发手太阳小肠、足太阳膀胱、手少阴心、足少阴肾经之汗。治中风、伤寒头痛,温疟,皮肤寒湿,及风通九窍,开毛孔,止嗽逆上气,除邪气,破坚积,消赤黑斑毒,身上毒风,癜痹不仁。多服令人表虚。治伤寒虽有发汗之功,冬月可用。交春分后止,可用九味羌活汤,最稳。春夏用之,恐其汗倾身而来势不能止,多致不救。《药鉴》卷二：去根节者发汗,留根节者敛汗。惟在表真有寒邪者,宜用之。若表无真寒邪,或寒邪在里,或表虚之人,或阴虚发热,或伤风有汗,或伤食等症,虽有发热恶寒,其不头疼身痛而拘急,六脉不浮紧甚者,皆不可汗。虽有可汗之症,亦不可过。盖汗乃心之液也,不可汗而汗,与可汗而过之,则心家之液涸,而心血亦为之动矣。或致亡阳,或致衄血不止,而成患也。戒之！《药性解》卷二：麻黄专主发散,宜入肺部,出汗开气,宜入心与大肠膀胱,此骁悍之剂也。可治冬月春间伤寒瘟疫,夏季不可轻用,惟在表真有寒邪者可用,或无寒邪,或寒邪在里,或里虚之人,或阴虚发热,或伤风有汗,或伤食等症。

虽发热恶寒，其不头疼身疼而拘急，六脉不浮紧者，皆不可用。虽可汗之症，不宜多服，盖汗乃心之液，若不可汗而汗，与可汗而过汗，则心血为之动矣。或至亡阳，或至衄血不止，而成大患。丹溪以麻黄、人参同用，亦攻补之法也，医者宜知。《**本草经疏**》卷八：麻黄轻扬发散，故专治风寒之邪在表，为入肺之要药。然其味大辛，气大热，性轻扬善散，亦阳草也，故发表最速。若夫表虚自汗，阴虚盗汗，肺虚有热，多痰咳嗽，以致鼻塞；疮疱热甚不因寒邪所郁而自倒靥；虚人伤风，气虚发喘，阴虚火炎，以致眩晕头痛；南方中风瘫痪，及平日阳虚，腠理不密之人，皆禁用。汗多亡阳，能损人寿，戒之！戒之！自春深夏月，以至初秋，法所同禁。《**本草汇言**》卷三：麻黄，马瑞云稿主伤寒，有大发散之功。专入太阳之经，散而不止，能大发汗。非若紫苏、前、葛之轻扬，不过能散表而已也。所以东垣云：净肌表，泄卫中之实邪；达玄府，去营中之寒郁。凡六淫有余之邪，客于阳分皮毛之间，腠理闭拒，营卫不通，其病为实。麻黄，其形中空，轻清成象，入足太阳寒水之经，以泄皮毛气分，直彻营分之寒邪，无麻黄寒邪不能尽出也。故《本经》主中风伤寒，头痛温疟，及咳逆上气诸病，悉属太阳卫实之邪，用此药为解表第一。推而广之，若瘄疹之隐见不明，恶疮之内陷不透，哮喘之壅闭不通，产乳之阻滞不行等证，悉用麻黄，累累获效。但此药禀阳刚清烈之气，味大辛，性大热，体轻善散，故专治风寒之邪在表，为入肺之要药，而发表最速也。若发热不因寒邪所郁而标阳自盛之证，或温疟不因寒湿瘴气而风暑虚热之证，或虚人伤风、虚人发喘，阴虚火炎，血虚头痛，以致眩晕，中风瘫痪；或肺虚发热，多痰咳嗽，以致鼻塞疮疱，及平素阳虚腠理不密之人，悉皆禁用。误用则汗多亡阳，损人元气，戒之慎之！《**医宗必读·本草征要**》：或非冬月，或无寒邪，或寒邪在里，或伤风等证，虽发热恶寒，不头疼身疼而拘急，六脉不浮紧者，皆不可用。虽可汗之证，亦不宜多服。汗为心液，若不可汗而汗，与可汗而过汗，则心血为之动矣。或亡阳、或血溢而成大患，可不慎哉。麻黄乃太阳经药，兼入肺经，肺主皮毛；葛根乃阳明经药，兼入脾经，脾主肌肉。发散虽同，所入迥异。《**景岳全书**》卷四八：此以轻扬之味，而兼辛温之性，故善达肌表，走经络，大能表散风邪，祛除寒毒，一应瘟疫疟疾，瘴气山岚，凡足三阳表实之证，必宜用之。若寒邪深入少阴、厥阴筋骨之间，非用麻黄、官桂不能逐也。但用此之法，自有微妙，则在佐使之间，或兼气药以助力，可得卫中之汗。或兼血药以助液，可得营中之汗。或兼温药以助阳，可逐阴凝之寒毒。或兼寒药以助阴，可解炎热之瘟邪。此实伤寒阴症家第一要药，故仲景诸方以此为首，实千古之独得者也。今见后人多有畏之为毒药而不敢用，又有谓夏月不宜用麻黄者，皆不达可晒也。虽在李氏有云：若过发则汗多亡阳。若自汗表虚之人，用之则脱人元气，是皆过用及误用而然。若阴邪深入，则无论冬夏，皆所最宜，又何过之有？此外，如手太阴之风寒咳嗽，手少阴之风热班疹，足少阴之风水肿胀，足厥阴之风痛目痛，凡宜用散者，惟斯为最。然柴胡、麻黄俱为散邪要药，但阳邪宜柴胡，阴邪宜麻黄，不可不察也。《**药品化义**》卷一一：开通腠理，为发表散邪之药也。但元气虚弱及劳力感寒或表虚者断不可用，但误用之，自汗不止，筋惕肉瞤，为亡阳症，难以救治。至若春分前后，元府易开，如患足太阳经症，彼时寒变为温病，量为减用。入六神通解散，通解表里之邪，则荣卫和畅。若夏至前后，阳气浮于外，肤腠开泄，人皆气虚，如患足太阳经症，寒又变热症，不可太发汗，使其元气先泄，故少用四五分，入双解散，微解肌表，大清其理。此二者乃刘河间元机之法，卓越千古。若四时感暴风寒，闭塞肺气，咳嗽声哑，或鼻塞胸满，或喘急痰多，用入三拗汤以发散肺邪，奏功甚捷。若小儿疹子，当解散热邪，以此同杏仁发表清肺，大有神效。《轩岐救正论》卷三：麻黄性辛热，主散，善发汗，唯三冬正伤寒、太阳症脉浮紧者宜之。与夫三拗汤之治哮喘实症，暂用无妨。若余月而脉非浮紧，不免致班黄之患，甚有真阳外脱，纯热无汗，误投必死。《本草通玄》卷上：麻黄轻可去实，为发表第一药。惟当冬令在表，真有寒邪者，始为相宜。虽发热恶寒，苟无头痛，身痛拘急，脉不浮紧者，不可用也。虽可汗之症，亦当察病之重轻，人之虚实，不得多服。盖汗乃心之液，若不可汗而误汗，虽可汗而过汗，则心血为之动摇。或亡阳，或血溢，而成坏症。可不兢兢至谨哉。服麻黄，而汗不止者，以水浸发，仍用扑法即止。凡服麻黄，须谨避风寒，不尔复发难疗。去根节，煮数沸，掠去上沫，沫令人烦，根能止汗故也。《本草述》卷九上：先哲谓桂枝汤所治为营弱卫强，麻黄汤所治为营实卫虚，此说良然。故如桂枝汤，有桂枝以泄卫强，即有白芍助桂以和营虚。如麻黄汤有麻黄以泄营实，而更有桂枝以撤卫邪。夫既云卫虚，奈何又重泄之？盖寒邪郁遏于营中，遂致卫气固闭，此即是卫虚耳。故必藉达卫之正剂以助之，不止借力于杏子也。《经》曰：邪气并则实，精气夺则虚。风伤卫，故曰卫强。气之所病，为血虚，故曰营弱。寒伤营，故曰营实。血之所并，为气虚，故曰卫虚。若然，何故不全用桂枝汤，而顿去白芍乎？盖麻黄汤以泄营实为主，用白芍恐其滋阴邪之郁也。是则麻黄一味，先生固专藉其导阴中之阳以出耳。乃粗工漫曰解肌，不为语末而忘其本乎？《本草新编》卷三：或问：麻黄易于发汗，用何药制之，使但散邪，又不发汗耶？曰：麻黄之所最畏者，人参也。用麻黄而少用人参，则邪既外泄，而正又不伤，何致有过汗之虞。倘疑邪盛之时不宜用人参，则惑矣。夫邪轻者，反忌人参。而邪重者，最宜人参也。用人参于麻黄汤中，防其过汗亡阳，此必重大之邪也，又何足顾忌哉。或问：麻黄误汗，以致亡阳，用何药以救之乎？曰：舍人参无他药也。夫人参非止汗之药，何以能救麻黄之过汗。盖汗生于血，而血生于气也，汗出于外，而血消于内，非用人参以急固其气，则内无津液之以养心，少则烦躁，重则发狂矣。此时而欲用补血之药，则血不易生；此时而欲用止汗之药，则汗又难止。惟有用人参补气，生气于无何有之乡，庶几气生血，而血生汗，可以救性命于垂绝，否则，汗出不已，阳亡而阴亦亡矣。《冯氏锦囊秘录》卷一：麻黄，中风伤寒，头痛温疟，皮肉不仁，发汗解表。冬月正伤寒如神，春初真温疫并妙。泄卫热，黑斑赤疹，去荣寒，头疼身热。春末温疟勿加，夏秋寒疫切禁。仍破积聚癥坚，更劫咳逆痿痹。痰哮气喘，并奏神功。凡寒邪深入，非麻黄不能逐，但在佐使之妙。兼气药助力，可得卫中之汗；兼血药助液，可得荣中之汗；兼温药助阳，可逐阴凝寒毒；兼寒药助阴，可解炎热瘟邪。但患者多服，必致亡阳，盖气味轻清，升浮发表太过耳。根节止汗，效同影响。因有善行肌表之性，能引诸药直固腠理也。麻黄，其形中空，散寒邪而发表，其节中闭，止盗汗而固虚。《本草崇原》卷中：植麻黄之地，冬不积雪，能从至阴而达阳气于上。至阴者，盛水也，阳气者，太阳也。太阳之气，本膀胱寒水，而气行于头，周遍于通体之毛窍。主治中风伤寒头痛者，谓风寒之邪，病太阳高表之气，而麻黄能治之也。温疟发表出汗，去邪热气者，谓温疟病藏于肾，麻黄能起水气而周遍于皮毛，故主发表出汗，而去温疟邪热之气也。治咳逆上气者，谓风寒之邪，闭塞毛窍，则里气不疏而咳逆上气。麻黄空细如毛，开发毛窍，散其风寒，则里气外出于皮毛，而不咳逆上气矣。除寒热，破癥坚积聚者，谓在外之寒热不除，致中土之气不能外达，而为癥坚积聚。麻黄除身外之寒热，则太阳之气出入于中土，而癥坚积聚自破矣。《神农本草经百种录》：麻黄味甘，温。主中风伤寒，头痛温疟，发表出汗，去邪热气，凡风寒之在表者，无所不治，以能驱其邪，使皆从汗出也。止咳逆上气，轻扬能散肺邪。除寒热，散营卫之外邪。破癥坚积聚。散藏府之内结。麻黄，轻扬上达，无气无味，乃气味之最清者，故能透出皮肤毛孔之外，又能深入积痰凝血之中。凡药力所不到之处，此能无微不至，较之气雄力厚者，其力更大。盖出入于空虚之地，则有形之气血，不得而御之也。《罗氏会约医镜》卷一六：哮喘，宜泻肺气，服麻黄不出汗。即寒邪深入少阴、厥阴筋骨之间，亦能同肉桂以逐之。且兼气药以助力，可得卫中之汗；兼血药以助液，可得荣中之汗；兼温药以助阳，可逐阴凝之寒毒；兼寒药以助阴，可解炎热之疫邪。能善佐使，无往不利，实寒伤家第一要药也。既受寒邪，四季皆可用，不得疑夏不用。《医略》卷一：麻黄一药，宜于北方，不宜于南方。以北方风力既劲，而又常服面食，肌肤密实。人患伤寒，非麻黄不能发汗。不去节，则发中有收。若南中宜慎用之。以酒略泡，晒干备用可也。《本经疏证》卷七：麻黄气味轻清，能彻上彻下，彻内彻外，故在里则使精血津液流通，在表则使骨节肌肉毛窍不闭，在上则咳逆头痛皆除，在下则癥坚积聚悉破也。昔人泥于《伤寒·脉法篇》脉浮而紧一节，遂谓寒必伤营，风仅中卫，附以伤寒无汗、中风汗出二语。以为麻黄、桂枝二汤方柄，至大小青龙二汤，则既不可隶之寒伤营，又不容隶之风伤卫，遂别立风寒两伤营卫一门，以为鼎峙。殊不知风则伤卫，寒则伤营，仲景之言也。风寒两伤营卫，非仲景之言也。夫寒非风，何以能及人之身？风非寒，何以能中人之卫？是风与寒，寒与风，一而二，二而一者也。《外科明隐集·疔毒邪盛勿畏麻黄论》卷三：疔毒见形，必系身紧无汗，甚则必致增寒附冷，即为邪盛，致有以上之象，故而古人云邪与表征则寒，邪与里征则热。若待发热烦呕，邪已传里，而与毒搀，其患将要走黄变为逆证矣。古方有七星剑汤施之，此剂催发重汗，效见影响，此皆麻黄之力也。或问曰：麻黄性热，世所知也，疔毒非毒火而无是患，疔既火毒，投以致热之药，而反得效者，何也？答曰：疔毒之患，邪由外受，拘引内毒外发，毒邪兼染，则为凝滞，总系阴阳乖变，逆于肉腠之分。麻黄能发里中之表，逐邪出散，邪既漫散，毒无所附，血腠得通，汁水时流，毒自患孔随汁水而泻，毒既解释，阳气便盛，脓从气化，欲其不愈，无所得也。麻黄虽是致热之剂，性能由内直发于外，邪从腠理逐出，其热决无傍伤之虑，兼之解毒之药，而有何害？然而当以随证施用，若逢无邪表虚之患，须当禁用。

【附方】《滇南本草》卷下：麻黄汤。治伤风后，风邪敛注于肺，香臭不闻，鼻窍不通，鼻流清涕，或成脑漏。气虚弱者忌用，恐汗多亡阳也。陈皮三分、麻黄、五钱，乳浸。桔梗二钱、栀子三钱、川芎二钱、黑豆，三钱，去壳，炒。共为细末，每服一钱，用淡竹叶汤送下。

《本草汇言》卷三：治寒邪郁于肺经，以至喘满咳嗽。用麻黄、石膏、杏仁、桑皮、甘草。○治时行温疟，寒多拘急者。用麻黄、杏仁、桂枝、柴胡、生姜。○治风痹冷痛。用麻黄、桂枝、甘草。○治冬月痘疮为寒风所郁，以致倒靥喘闷。用麻黄、桂枝俱蜜水炒，杏仁、紫苏叶、葱头，一服立解。○治冬夏冷哮痰喘。用麻黄、半夏、苏子、皂角、白芥子，配二陈汤立验。○治痘瘄斑疹不起透。用麻黄、荆芥、牛蒡子、桂枝、前胡、甘草。○治乳汁不行。用麻黄一两蜜水炒，天花粉、当归身各五钱，水煎服。○治杨梅恶疮，毒气不起，疮脚冷停、不攻发者。用麻黄一两，蝉蜕、僵蚕、肉桂、当归、皂角刺、白芷、红花各五钱，羊肉汤煎服。

根节

【气味】味甘，平，微苦、微涩。《景岳全书》卷四八。气平，味甘，无毒。入足太阴脾经、手太阴肺经，《本草经解要》卷二。麻黄根：味甘平，微涩。《罗氏会约医镜》卷一六。

【主治】根节止汗，实表气，固虚，消肺气，消咽唈唈，即喉中梅核之气，咽不下，吐不出是也。《滇南本草》卷下。

【发明】《本草述》卷九上：麻黄根节云能止汗，似与去根节之能发汗大相反也。讵知其根节与茎，同是透阳而出之一物，却即有不凌节而出之妙存焉，易遇涣而受之以节，虽微物，亦具斯义也。虽先哲分而用之，取材适于宜耳。更如洗心之治，又和节用之，不止于单用节矣。观此则麻黄之和节用者，亦不外于透阳。但有节次，俾阳之透者，仍有守也。再观闲证属阳，跷者治以升阳汤，其义益明。而去节，与独用节之义，并可参矣。《罗氏会约医镜》卷一六：止一切汗证，皆可加用。盖其性能行周身肌表，引诸药至卫分，而固腠理也。《神农本草经读》卷三：根节古云止汗，是引止汗之药，以达于表而速效，非麻黄根节自能止汗，旧解多误。《本草正义》卷上：麻黄发汗，其根止汗。根茎之反，造化之奇。然止汗必赖甘敛为助，相替成功。同牡蛎、米粉、蕉扇，等分为末，可扑止盗汗。

【附方】《景岳全书》卷四八：用扑盗汗，或夏月多汗，用之俱佳。同牡蛎粉、米粉，或用旧蕉扇杵末，等分，以生绢袋盛贮。

《本草经解要》卷二：治风痹冷痛。麻黄同桂心。治寒伤营症。同桂枝、甘草、杏仁、生姜、大枣。治肺寒而喘。同白芍、甘草、炮姜、细辛、苏梗、北味。治自汗。麻黄根同黄耆、牡蛎末，小麦汤下。

肉苁蓉《本经》

【集解】《绍兴本草》卷四：肉苁蓉乃采根入药。○又有草苁蓉一种，然形颇相似，止是枯燥，全无肉性，即不堪入药矣。《通志》卷七五：肉苁蓉曰肉松容。旧曰马精化为苁蓉，人血化为蘮茹。故苁蓉生于沙中，在西方多马处，然亦有生于大木间及土墼上者。《宝庆本草折衷》卷九：伯乐论马受气于丙，又属于午，故惟燥骁腾。旧说马有遗沥堕地，苁蓉感其气而生，故又号马芝，宜其力能补壮也。真者状如鲮鲤甲，尾鳞细薄而肉肥柔，味甘咸而气芬郁，切之则煤而有纹，咀之则化而无滓。不如是，则木下或土之上所生者，皆无甚力也。薄俗亦以芭蕉根、鸡冠花梗等伪之，性寒味恶，施于滋补，岂无害欤？所以《是斋方》十柔元本用肉苁蓉。注云：如无苁蓉则鹿茸可代。《本草品汇精要》卷八：《图经》曰：旧说是野马遗沥落地所生。今西人云：大木间及土墼垣中多生此，非游牝之所而乃有，则知自有种类耳。或疑其初生于马沥，后乃滋殖，如茜根生于人血之类是也。皮如松子，有鳞甲，苗下有一细扁根，长尺余，然西羌来者肉厚而力紧，为佳也。采时掘取中央好者，以绳穿至秋，乃堪用。又有一种草苁蓉，极相类，但根茎圆紫色，北来人多取，刮去花，压令扁以代肉者，功力殊劣耳。又下品有列当条云：生山南岩石上，如藕根，初生掘取，亦名草苁蓉，性温，补男子，疑即是此物。今人鲜用，故少有辩之者，因附见于此。陶隐居云：第一出陇西，形扁广，柔润多花而味甘；次出北国者，形短而少花。巴东、建平间者不如也。《日华子》云：又有花苁蓉，即是春抽苗者，力较微耳。《植物名实图考》卷七：《图经》云：人多取草苁蓉以代肉者，今药肆所售皆咸制，有鳞甲，形扁，色黑，柔软。

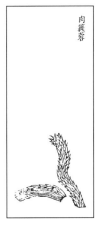

图 10-48-1 肉苁蓉《图经（政）》

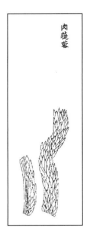

图 10-48-2 肉苁蓉《图经（绍）》

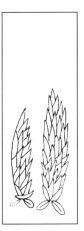

图 10-48-3 肉苁蓉《歌括》

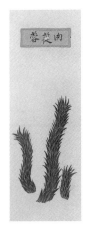

图 10-48-4 肉苁蓉《品汇》

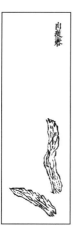

图 10-48-5 肉苁蓉《蒙筌》

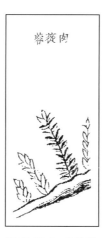

图 10-48-6 肉苁蓉《太乙》

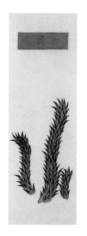

图 10-48-7 肉苁蓉《雷公》

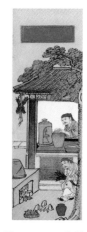

图 10-48-8 炮制肉苁蓉《雷公》

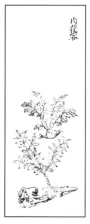

图 10-48-9 肉苁蓉《三才》

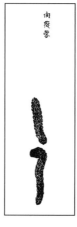

图 10-48-10 肉苁蓉《原始》

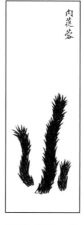

图 10-48-11 肉苁蓉《草木状》

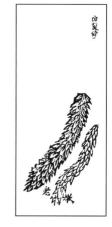

图 10-48-12 肉苁蓉《汇言》

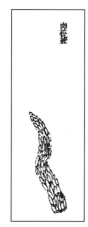

图 10-48-13 肉苁蓉《本草汇》

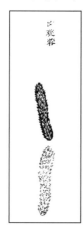

图 10-48-14 肉苁蓉《类纂》

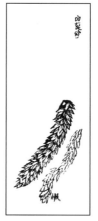

图 10-48-15 肉苁蓉《求真》

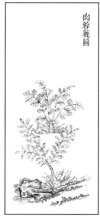

图 10-48-16 肉苁蓉《草木典》

【修治】《**本草纂要**》卷二：制用酒洗，去浮甲为妙。《**本草发明**》卷二：用清酒浸去浮甲，劈破中心，去白膜一重如竹丝样，此隔人心气不散，令人上气闭，削去，蒸半日用，酥炙最妙。《**本草求原**》卷一：酒浸，去浮甲劈破，去内筋膜，酒蒸半日，或酥炙焙干用。忌铁。

【气味】味甘、酸、咸，性微温，无毒。《**药性要略大全**》卷三。甘、酸，微温。入肾经。《**顾氏医镜**》卷七。甘、咸，微温，无毒。《**本经逢原**》卷一。味甘、咸，气平。入足厥阴肝、足少阴肾、手阳明大肠经。《**玉楸药解**》卷一。

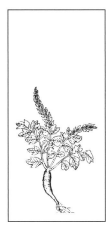
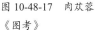
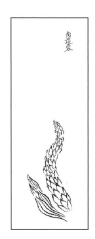

图 10-48-17　肉苁蓉《图考》

图 10-48-18　肉苁蓉《图说》

【主治】补肾之药也。主五劳七伤，阴虚不足，情欲斮丧，以致羸弱，或茎中寒而内热交作，或阳道衰而阴器不举，或精髓虚而腰膝无力，或崩带下而血气空虚，是皆肾气不足，命门火动之症，以此治之，无不验也。《**本草纂要**》卷二。治精血之虚漏，腰膝之冷痛，女子绝阴不产，男子绝阳不兴。○疗妇人癥瘕，崩中赤白带下，除膀胱邪热。《**本草约言**》卷一。兴阳道，益精髓，补劳伤，强筋骨，主男子精泄尿血，溺有遗沥，女子症痛崩带，宫寒不孕。《**药性解**》卷三。劳伤，除茎中寒热痛，强阴壮阳多子，妇人癥瘕血崩，男子痿阳，遗沥腰寒，女子不产，带下阴痛。《**分部本草妙用**》卷五。凡滋肾补精之首药。《**宝命真诠**》卷三。

【发明】《**本草纂要**》卷二：大抵苁蓉乃温经之剂，吾闻男子绝阳不兴，苁蓉可以兴阳；女子绝阴不产，苁蓉可以生产。此其峻补之剂，有益精养血之功。又为精化之物，有强阴壮阳之理。《**本草发明**》卷二：肉苁蓉属土有水与火，入肾而峻补精血，益水中之火。故《本草》主劳伤补中，养血脏，强阴益精，多子，除茎中寒热痛，膀胱邪气，腰痛寒痢，益髓悦颜，壮阳，日御过倍，补精败及妇人癥瘕，赤白带下，绝阴不产，血崩阴痛。若相火衰，阳事不举，此不可缺。骤用反致动，大便滑。《**本草经疏**》卷七：肉苁蓉得地之阴气、天之阳气以生，故味甘酸咸，微温，无毒。入肾，入心包络、命门。滋肾补精血之要药。气本微温，相传以为热者，误也。甘为土化，酸为木化，咸为水化。甘能除热补中，酸能入肝，咸能滋肾。肾肝为阴，阴气滋长，则五脏之劳热自退，阴茎中寒热痛自愈。肾肝足则精血日盛，精血盛则多子。妇人癥瘕，病在血分，血盛则行，行则癥瘕自消矣。膀胱虚则邪客之，得补则邪气自散，腰痛自止。久服则肥健而轻身，益肾肝，补精血之效也。若曰治痢，岂滑以导滞之意乎？此亦必不能之说也。软而肥厚，大如臂者良。《**分部本草妙用**》卷五：苁蓉峻补精血，阳事不兴者补之立效。丹溪以骤用滑肠，好古以治肾妨心，合药配合得宜，阴阳交制，庶可用之。《**药镜**》卷一：肉苁蓉壮阳益精，男子阳衰复举。强阴养血，女人阴绝重胎。补助过隆，反能动火。大便脾泄，不可误投。《本草汇笺》卷一：肉苁蓉以其温补肾气，而不热不骤，故有苁蓉之名。《本草述》卷七：肉苁蓉，《别录》曰：生河西山谷及代郡雁门。《舆图备考》云：肉苁蓉出平凉府华亭县，又出宁夏卫吴。普云：河西山阴地丛生。又苏颂曰：陕西州郡多有之，然不及西羌界中来者肉厚而力紧。如颂所说，有合于隐居，所谓陇西出者，其形扁，黄柔润，多花而味甘，余产皆不及也。统而绎之，则是物以极西产者为良，为其得金气之厚也。犹如枸杞子亦取河西之意也。夫是物产于土而得金气乃厚，故色黄质厚，兼得柔润，所以能益精血。希雍亦曰：软而肥厚，大如臂者良。然则是物虽多伪造，但即上数说以求之，或亦不误矣。《本草汇》卷九：虽云能止泻精遗沥，然多服骤用，反致便滑。丹溪云骤用滑肠。好古谓治肾妙心。药配合宜，阴阳交制，亦何妨也。今人以其温而不热，每用补肾，不知此特助老人便燥闭结，命门火衰耳。若青年服之，相火愈炽，于肾何益？然其性滑，如肾中有热，强阳易兴而精不固，并泻泄者，禁之。肾虚白浊者，同鹿茸、山药、茯苓，米糊丸，枣汤下。汗多便秘，同沉香末、麻仁汁，打糊丸服。若阳痿阳衰，肾虚腰痛，同人参、鹿茸、狗阴茎、白胶、杜仲、补骨脂服之。《本草新编》卷二：肉苁蓉味甘，温而咸、酸，无毒。入肾。最善兴阳，止崩漏。久服令男女有子，暖腰膝。但专补肾中之水火，余无他用。若多用之，能滑大肠。古人所以治虚人大便结者，用苁蓉一两，水洗出盐味，另用净水煮服，即下大便，正取其补虚而滑肠也。然虽补肾，而不可专用，佐人参、白术、熟地、山茱萸诸补阴阳之药，实有利益。使人阳道修伟，与驴鞭同用更奇，但不可用琐阳。《夕庵读本草快编》卷一：其性喜与黄鳝同行，则二本受益，强筋壮髓，力可十倍矣。但治其肾者必妙心，濡其燥者必戕土，是以大便滑泄，阳易举而精不洞者，所当忌也。若锁阳功用相同。而陶九成谓塞外野马蛟龙媾精于地，久而乃生。此说也，予深疑之。但今市贩车运马驰，安得落精有如此之多哉。《得宜本草》：肉苁蓉味淡。入足少阴经。周慎斋云：苁蓉补肾之阴，得菟丝补肾之阳，二者同用，能生精补阳。《重庆堂随笔》卷下：肉苁蓉温润潜阳，阴虚阳浮者，滋清药中皆可佐用。《本经续疏》卷一：苁蓉之用，以阴涵阳则阳不僭，以阳聚阴则阴不离，是其旨一近乎滑润，一近乎固摄。《别录》所谓止利者，为取其滑润耶，抑取其固摄耶。夫《别录》固不但云止利，而云除膀胱邪气，腰痛，止利，是亦可识其故矣。诚分而言之，则利有泄泻肠澼，腰痛有气血痹阻，膀胱邪气有淋浊畜血，为寒为湿为热，均无不可。若遽与苁蓉是使阳锢而终难伸，阴敝而终难化。可治之疾，不反致难治欤。

【附方】《折肱漫录》卷三：助阳种子。肉苁蓉、五味子各等分，加蜜丸。友人言有奇效，予未之试。

列当《本经》

【释名】《本草原始》卷一：《日华子》名花苁蓉，俗呼紫花地丁。

【集解】《通志》卷七五：列当，曰栗当，曰草苁蓉。生岩石上，根如藕，能乱苁蓉。《宝庆本草折衷》卷一一：列当，一名草苁蓉，一名栗当。生山南岩石上。又云：生原、秦、灵州。○又云：四月中旬掘取根，阴干。《医林纂要探源》卷二：草苁蓉功力稍劣。小而无鳞甲。

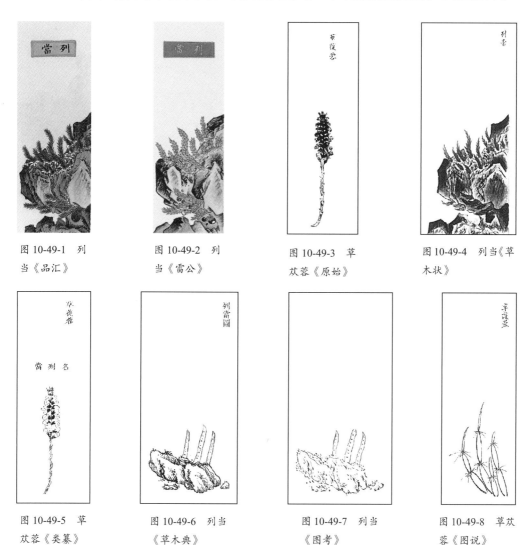

图 10-49-1　列
当《品汇》

图 10-49-2　列
当《雷公》

图 10-49-3　草
苁蓉《原始》

图 10-49-4　列当《草
木状》

图 10-49-5　草
苁蓉《类纂》

图 10-49-6　列当
《草木典》

图 10-49-7　列当
《图考》

图 10-49-8　草苁
蓉《图说》

【主治】《植物名实图考》卷一六：治劳伤，补腰肾，代肉苁蓉。

【发明】《宝庆本草折衷》卷一一：续说云：列当性用，适与肉苁蓉近似，故本条以草苁蓉称之。然两苁蓉皆根生尔，彼何以肉名？此何以草名？细思古人区别之由，彼以体柔如肉，故得肉名也。此以体强如藕，故得草名也。犹肉豆蔻、草豆蔻之辨也。

锁阳《本草衍义补遗》

【集解】《太乙仙制本草药性大全·本草精义》卷一：琐阳产陕西。《本草述》卷七：琐阳出肃州。又云：产陕西。出土如笋，上丰下俭，鳞甲栉比，筋脉连络，绝类男阳，即肉苁蓉之类。土人掘取，洗涤去皮，薄切，晒干市之。《类经证治本草》：生肃州軜靼田地，野马遗精入地，久之发起如笋，上丰下俭，状似男阳，或谓里之淫妇就而合之，得阴气勃然而上。恐未必然。间或有之，亦不能尽皆得妇人之阴气也。

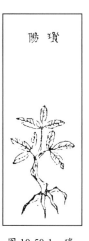

图 10-50-1 琐
阳《太乙》

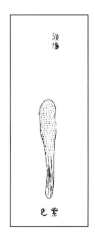

图 10-50-2 锁
阳《原始》

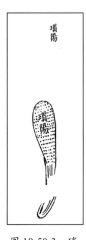

图 10-50-3 琐
阳《汇言》

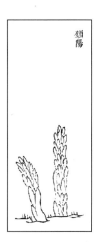

图 10-50-4 锁阳
《本草汇》

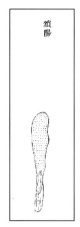

图 10-50-5 锁
阳《类纂》

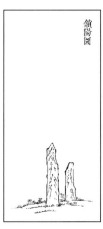

图 10-50-6 锁阳
《草木典》

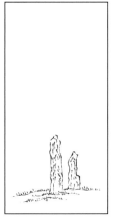

图 10-50-7 锁阳
《图考》

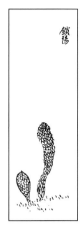

图 10-50-8 锁
阳《图说》

【修治】《神农本经会通》卷一：琐阳酥油涂炙。《本草通玄》卷上：酒润,焙〔用〕。《本草述》卷七：烧酒浸七次,焙七次,为末。《本草求原》卷一：酒浸,去皮及心中白膜,酒蒸焙用。《类经证治本草·足少阴肾脏药类》：以大至五六寸、七八寸者,刷洗去鳞甲,酥炙。忌铁。

【气味】味甘、咸。《神农本经会通》卷一。味甘,性温,无毒。《药性粗评》卷一。

【主治】亦主虚劳补益,与肉苁蓉并为元阳不足之剂。《药性粗评》卷一。补虚绝与痨伤。《药性要略大全》卷三。润大便燥结。若溏泻者切忌服之。补阴血虚羸,兴阳固精,强阴益髓。《太乙仙制本草药性大全·仙制药性》卷一。补阴虚,固精髓,润大便燥结。《药性解》卷三。用治痿弱,其功百倍苁蓉。《握灵本草》卷二。功专润燥养筋,得虎骨治痿弱。《得宜本草》。补阴益精,润燥滑肠、养筋、壮骨补肾。治痿弱不举。《罗氏会约医镜》卷一六。

【发明】《癸辛杂识》续集上：锁阳,鞑靼野地有野马与蛟龙合,所遗精于地,遇春时则勃然如笋出地中。大者如猫儿头,笋上丰下俭,其形不与,亦有鳞甲筋脉,其名曰锁阳,即所谓肉苁蓉之类也。或谓鞑靼妇人之淫者,亦从而好合之,其物得阴气,则怒而长。土人收之,以薄刀去皮毛,洗涤令净,日干之为药。其力百倍于肉苁蓉,其价亦百倍于常品也。五峰云：亦尝得其少许。《药性粗评》卷一：苁蓉能峻补精血,骤多用之反滑大肠。琐阳煮粥弥佳,治虚而大便燥者,虚而大便不燥勿用。又云：可代苁蓉。《药性解》卷三：锁阳咸温,宜入少阴,《本经》不载,丹溪续补,以其固精,故有锁阳之名。主用与苁蓉相似,老人枯闭,最为要药。大便不实者忌之。《本草汇言》卷一：兴阳固精,强阴益髓,朱震亨润大肠燥结之药也。释医临水稿但味甘可啖,煮粥益佳。入药尤效。虚人血枯,大便燥结者宜之。脾虚有湿痰溏泄者勿用。《药性切用》卷三：本与苁蓉同为一类,甘咸性温,润燥养筋,凡阴气虚损,精血衰败,大便燥结,治可用此以啖。并代苁蓉煮粥弥佳,则知其性虽温,其体仍润,未可云为命门火衰必用之药也。故书有载,大便不燥结者勿用,益知性属阴类。即有云可补阳,亦不过云其阴补而阳自兴之意,岂真性等附桂,而为燥热之药哉？但古表着药功,多有隔一隔二立说,以致茫若观火,究之细从药之气味形质考求,则孰阴孰阳,自尔立见,又奚必沾沾于书治功是求者乎？

【附方】《药性粗评》卷一：精败黑瘠。肉苁蓉四两,制过,煮烂薄切,同羊精肉细研,分为四度入五味,以米煮粥,空心服之。强筋健髓。肉苁蓉同鳝鱼,研末,黄精酒丸,服之力可十倍。

《本草汇言》卷一：治男妇阴阳衰陷,痿弱不振,腰膝无力,头眩足重,精髓空虚,血脉绝少,妇人崩带淋沥,或癥瘕内疝,男子遗精失溺,或茎中涩痛等证。用肉苁蓉八两,依前法修制,捣烂成膏,配入鹿角胶、龟甲胶、鳖甲胶、当归、白术、山药、杜仲、牡丹皮、山茱萸、茯苓、芡实各三两,草薢四两,牛膝五两,俱炒过,共为末,炼蜜丸梧桐子大。每早晚各服三钱,白汤下。《药性论》。○治破伤风,口噤身强。用肉苁蓉切片晒干,烧烟于疮口熏之，累效。《卫生宝鉴》〇治男妇阳弱精虚，阴衰血竭，大肠燥涩，便秘不运诸证。用琐阳三斤，清水五斗，煎浓汁二次，总和，以砂锅内熬膏，炼蜜八两，收成，入磁瓶内收贮。每早午晚各食前服十余茶匙，热酒化服。方龙潭《本草切要》。

《伤寒温疫条辨》卷六：老人枯秘。煮粥弥佳。最为要药。锁阳三钱，肉苁蓉三钱，苏子一钱，升麻五分，水煎，入蜜服。

术《本经》

【集解】《南方草木状》卷上：药有乞力伽，术也。濒海所产，一根有至数斤者。刘涓子取以作煎，令可丸，饵之长生。《本草品汇精要》卷七：根坚白不油者为好。《药性粗评》卷一：白术，一名乞力伽。春生苗，茎方，叶亦似蓟而大，有毛，相对而生，夏茎端开花淡紫红碧色，至秋而枯，其根作桠，外黄紫，内白色。出杭越、宣舒等州，以肥如鸡腿者为胜。二三月、八九月采根，暴干。凡用去芦，择取肥与不油者。《太乙仙制本草药性大全·本草精义》卷一：采根秋月，俱同制度，烘曝却异。浙者大块，旋曝每润，滞油多；歙者薄片，须烘，竟干燥，白甚，凡用惟白为胜，仍觅歙者尤优。《本草汇》卷九：浙术，即俗名云头术，则粪力滋溉，肥大易油。歙术，即俗名狗头术，瘦小燥白，得土气甚充，反胜云术。《本草崇原》卷上：术始出南郑山谷，今处处有之，以嵩山、茅山及野生者为胜。其根皮黄，肉白，老则苍赤，质多膏液，有赤、白二种。《本经》未分，而汉时仲祖汤方始有赤术、白术之分，二术性有和暴之殊，用有缓急之别。按：《本经》单言曰术，确是白术一种，苍术固不可以混也，试取二术之苗，叶、根、茎性味均异。白术近根之叶，每叶三歧，略似半夏，其上叶绝似棠梨叶，色淡绿不光。苍术近根之叶，作三五叉，其上叶则狭而长，色青光润。白术茎绿，苍术茎紫。白术根如人指，亦有大如拳者，皮褐色，肉白色，老则微红。苍术根如老姜状，皮色苍褐，肉色黄，老则有朱砂点。白术味始甘，次微辛，后乃有苦。苍术始甘，次苦，辛味特胜。产于潜者最佳，今甚难得。即浙江诸山出者俱可用，俗称为天生术。有鹤颈甚长，内有朱砂点，术上有须者尤佳。以其得土气厚，须乃其余气也。其次出宣歙者名狗头术。冬月采者佳。《本草纲目拾遗》卷三：于术即野术之产于潜者，出县治后鹤山者为第一，今难得，价论八换。其形有鹤颈鹤头，羽翼足俱全，皮细带黄，切开有朱砂点，其次出北乡，皮色带黑不黄。茅翼云：产徽州者皆种术，俗称粪术。乃粪力浇灌大者，肥而无鹤颈。野生者名天生术，形小，有鹤颈甚长，内有朱砂点，术上有须者尤佳，以得土气厚也。于术亦野生，出于潜，产县治龙脉土上者，其内点真似朱砂，猩红如洒血。鹤颈肉芦干之清香，产他处，内或无点纯白，或有黄点，总不及龙脉上产者为上品。冬月采取，形味方全。一种江西术，其形甚小，与野术相似，虽有鹤颈而甚短，其体坚实，其味苦劣不可用。万历《杭州府志》：白术以产于潜者佳，称于术。《清异录》：潜山产善术，以其盘结丑怪，有兽之形，因号为狮子术。《西吴里语》：孝丰天目山有仙丈峰，产吴术，名鸡腿术。入药最佳。《百草镜》云：白术一茎直上，高不过尺，其叶长尖，傍有针刺纹，花如小蓟，冬采者名冬术。汁归本根，滋润而不枯燥，却易油，不能止泻。春采夏采者，藏久虽不易油，却枯燥不润，肉亦不饱满。凡收术须阴干勿晒，晒则烂。野术形小，芦梗细硬，皮细。若芦软而粗，即种术矣。又有象术，系台术中拣出如野术者，但切开有晕纹。台术虽种而不用粪，故不肥大，服之不胀。倘野术难得，此为稳。安徽宣城歙县亦有野生术，名狗头术，亦佳。又一种系取野术种，灌以粪，形虽大，皮却细紧，出樟村，较徽省种术稍好。今人论野术云：黑土者真，不知土色各处不同，不可执一而论。又云：小者真，然老山货年久亦有大者。又云：有朱砂斑者真，不知于术亦有无朱砂斑者。据土人言：产县后山脉及黄塘至辽东桥一带，西流水四十里地之术，方有朱砂点，他处则无。但野术入口，甜味虽重，气极清香，自不同也。总以白为佳，以润为妙。叶天士《本草》云：浸刮，饭锅上蒸晒如枣黑，黄土炒，为中宫和气补脾之药。《本经逢原》云：云术肥大气壅，台术条细力薄，宁国狗头术皮赤稍大，然皆栽灌而成，故其气浊，不若于潜野生者气清，无壅滞之患。入风痹痰湿利水破血药，俱生用。然非于潜产者，不可生用也。张觐斋云：今有一种野术，深山处必有，形如于术，切开有朱砂斑，香而不甜，细考其味，亲见其苗，乃天生之苍术也。因久无人采，故大而宛如于术。大凡术以火焙干者，味必苦。生晒者，味必甜。台术以及各处种术，皆于术所种而变者，功虽不如于术，服亦有验。今于术绝少，市中皆以仙居所产野术充于术，功亦相等。○辛亥五月，有客自青田县来，带有天生术，大小如一，约重两许，俱生者，未经日晒干焙，若干之，可三钱许。其术形俨如仙鹤，翅足皆具，亦有长颈，颈皆左顾，一一相似，无作磊块形者。询之云：此术不生于土，所生之地系青田边境，有一山，山有石壁，壁上每年生此术二三十斤，不能多有。○吾杭西北山近留下小和山一带地方，及南高峰翁家山等处，皆产野术，气味香甜，生唤一二枚，终日不饥。生津溢齿，解渴醒脾，功力最捷。切开无朱砂点，肤理腻细，面白如雪色，名曰玉术，又呼雪术。亦不易得，入药功效，与于术等。较他产野术尤力倍也。《医钞类编》卷二三：出浙江于潜地者，为于潜术，最佳。今甚难得。即浙江诸山出者皆可用，俗称为天生术。有鹤颈甚长，内有朱砂点，术上有须者尤佳。以其得土气厚，须乃其余气也。其次出宣歙者，多狗头术。冬月采者佳。○种术乃粪力浇灌，反肥大于野术。有台术、云术二种。江西白术，其形甚小，与浙江野术相似。其体坚实，味苦劣，如野术，不可得。惟用台术为稳。《植物名实图考》卷七：《尔雅》：术，山蓟；杨枹蓟。《图经》以杨枹为白术，宋以后始分苍、白二种，各自施用。娄娄农曰：杨枹蓟。注以为马蓟。范汪以马蓟为续断。李时珍以马蓟为大蓟，乃又以为白术。术名山蓟，安得即以蓟为术？昔产术者，汉中、南郑也，蒋山、茅山也，浙也，歙也，幕府山也，昌化也，池州也。东坡云：黄州术，一斤数钱。此长生药也。舒州术，花紫难得。余莅江右，则饶州、九江皆有之；莅湘南，则幕府山所产颇大，力亦不劣；山西葫芦峪产术甚肥壮，土人但以苍术用之。《南方草本状》药有乞力伽，术也。濒海所产有至数斤者，深山大壑殆必有如濒海者，特未遇耳。《仙传拾遗》纪刘商得真术，为阴功笃行之所感，然则服术而无效。所得者乃蓟属，而非真术耶？晋侯得良医，而二竖居于膏肓。《本事方》载以剪草治血疾，而鬼覆其钅告。无功德而访仙药，固缘木求鱼；狂惑之疾，虽得良医真药，亦何益之有？《新编六书》卷六：于潜术最良。萍乡武功白术，切开有朱砂点亦佳，余者功用减少。《药性蒙求》：野者产于潜者最佳，嘉言谓可以代人参。今甚难得。即浙江诸山出者，俱可用，俗称天生术，有鹤颈甚长，内有朱砂点，外有须者尤佳。○种白术，止可调理常病之虚者。产浙江台州诸山。冬月采名冬术，汁归本根，滋润不燥，不能止泻，并无鹤颈与须，反肥大。于术与野术不可得，惟用台术为稳。《增订伪药条辨》卷一：于术白术种类甚多。云术肥大气壅，台术条细力薄，宁国狗头术皮赤稍大，皆栽灌而成，故其气甚浊，却少清香之味。当以浙江于潜野生者，名于术为第一，一名天生术。形小有鹤颈甚长，内有朱砂点，术上有须者尤佳，以得土气厚也。据土人云产县后山脉及黄塘至辽东桥一带，西流水四十里地之术，方有朱砂点，他处则无。但野术入口，味甜气极清香，总以白为佳，以润为妙。近有一种江西种术，其形甚小，与野术相似，虽有鹤颈而甚短，其体坚实，其味苦劣，不可用。货者多以此混充于术，是不可以不辨也。炳章按：天生野于术，体轻质瘦小，性糯味甘，色紫，皮细宽而层迭，芦软而圆，有凤头鹤颈之象，切开有朱砂斑点，气甚香，即郑君所云于潜山黄塘至辽东桥一带出者是也，为最佳品，不易多得。他如近潜山各山，亦得其山脉余气，野生者亦佳。然芦硬皮不层迭，亦有凤头鹤颈之形。其他邻县所出，别有一种，亦凤头鹤颈，软芦如小算子而圆，切开亦有朱砂点，质燥味薄，气不甚香，价亦廉，俗名钮扣术。近时有充湖广术者，郑君所云江西术，或即此也，亦次。更有冬术移种于潜，名种术，颗甚大，重量大者十余两，小者五六两，皮黄肉白，无晕，亦有朱砂点，味甘兼辣，近时市肆作于术者此也，亦不甚佳。其带叶者名带叶术，伪充野术，装玻璃盒，官场赠送为礼品，此皆侧路也。又有南京茅山出者，曰茅术，亦有朱砂点，味甘辛，性糯形瘦长有细须根，利湿药中用之，亦佳。泗安产者，形类茅术，性燥，味甘辣，切片逾日起白霜，亦次。惟术之种类甚多，就与于术有类似关系者，约辨数种，余概略之。

【修治】《太乙仙制本草药性大全·本草精义》卷一：咀，妇人乳汁润之，制其性也。润过，陈壁土和炒，窃彼气焉。《本草通玄》卷上：米泔浸之，借谷气以和脾也；壁土蒸之，窃土气以助脾也。惧其燥者，以蜜水炒之；惧其滞者，以姜汁炒之。《本草汇笺》卷一：制法：以水煮烂，成饼，晒干用。亦能补脾阴之不足，盖先去其燥气耳。补中、十全俱生用。惟脾胃作胀，阳气不足等症，然后炒用之。或以苍术煮白术，去苍术用。脾病以陈壁土炒者，假土气以助脾也。今人每以云术味厚，不知粪力所培，不如台术得土气之全。《本草述》卷七：米泔浸洗极净，刮去皮，拌黑豆蒸，又拌蜜酒蒸，又拌人乳透蒸，凡三次，蒸时须烘晒极干，气方透。按：此制法似妥，苍术燥，上行，用黑豆蒸者，引之合水气也。蜜、酒、人乳皆润之，更使合于金气而不燥也。能曰：胎中酒蒸，平用泔制。《冯氏锦囊秘录》卷一：宜囫囵米泔水浸一宿，切片晒干，炒深黄。如入滋阴药，人乳拌炒；如入止泻药，东壁土拌炒；如入膨胀药，麸皮拌炒。

图 10-51-1 商州
术《图经（政）》

图 10-51-2 荆门
军术《图经（政）》

图 10-51-3 石州
术《图经（政）》

图 10-51-4 舒州
术《图经（政）》

图 10-51-5 越州
术《图经（政）》

图 10-51-6 歙
州术《图经（政）》

图 10-51-7 商州
术《图经（绍）》

图 10-51-8 荆门
军术《图经（绍）》

图 10-51-9 石州
术《图经（绍）》

图 10-51-10 舒
州术《图经（绍）》

图 10-51-11 越
州术《图经（绍）》

图 10-51-12 歙
州术《图经（绍）》

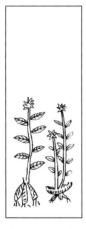

图 10-51-13 白
术《歌括》

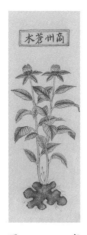

图 10-51-14 商
州苍术《品汇》

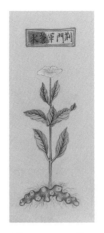

图 10-51-15 荆
门军苍术《品汇》

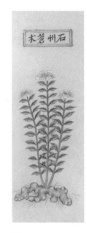

图 10-51-16 石
州苍术《品汇》

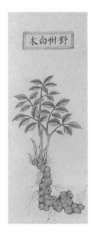

图 10-51-17 舒
州白术《品汇》

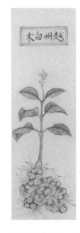

图 10-51-18 越
州白术《品汇》

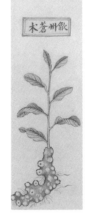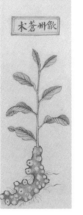

图 10-51-19 歙
州苍术《品汇》

图 10-51-20 白
术《太乙》

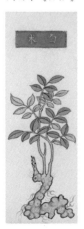

图 10-51-21 白
术《雷公》

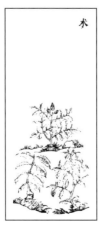

图 10-51-22 术
《三才》

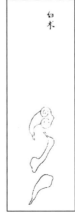

图 10-51-23 白
术《原始》

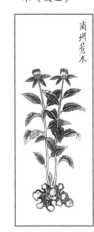

图 10-51-24 商
州苍术《草木状》

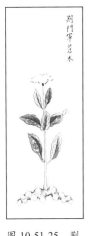

图 10-51-25 荆
门军术《草木状》

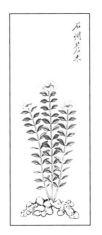

图 10-51-26 石
州术《草木状》

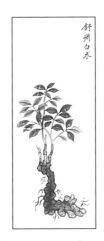

图 10-51-27 舒
州术《草木状》

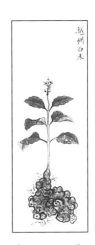

图 10-51-28 越
州术《草木状》

【气味】味甘、辛，性温，无毒。入手太阳小肠、少阴心、足阳明胃、太阴脾、厥阴肝经。《药性粗评》卷一。味苦、甘、辛，气温，味厚气薄，阴中阳也，无毒。脾经之要药也。《本草纂要》卷一。气温，味甘，

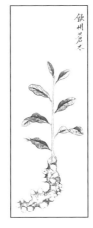

图 10-51-29 歙
州术《草木状》

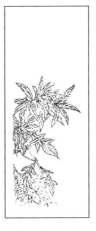

图 10-51-30 术
《图考》

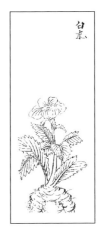

图 10-51-31 白
术《图说》

1393

又微苦、辛。可升可降，阳中阴也，无毒。入足阳明太阴、足少阴厥阴，又手少阳、少阴。《本草发明》卷二。

【主治】主治虚弱湿满，中气不足，饮食无味，心下有水，小便不利，风寒内侵，痨瘦无力，和中益气，强脾胃，健精神。《药性粗评》卷一。利水道，有除湿之功。强脾胃，有进食之效。《药性要略大全》卷二。

【发明】《医经大旨》卷一：白术味微辛、苦而不烈，大能除湿而健脾胃。与二陈同用则健胃消食，化痰除湿；与芍药、当归、枳实、生地之类同用，则补脾而清脾家湿热，再加干姜去脾家寒湿。又有汗则止，无汗则发。与黄芪同功，味亦有辛，能消虚痰也。《本草纂要》卷一：脾经之要药也。盖脾虚不健，术能补之，胃虚不纳，术能助之。又有呕吐、泄泻、霍乱转筋，此脾胃乘寒之症也，非术不能疗；涎痰壅盛，咳嗽喘急，此脾气不和之症也，非术不能平；腹

满肢肿，饮食不纳，四肢困倦，此脾虚不足之症也，非术不能补。按此剂兼黄连而泻胃火，与山药而实脾经，并苍术可以燥湿和脾，同猪苓亦能利水下行，黄芩佐之固能安胎益气，枳实君之尤能消痞除膨。温中之剂无白术，痛而复发；疮肿之症，有白术可以托脓。概尝论之，白术味之甘也，甘所以和脾气之辛也，辛可以健胃，其性本清，而质复浊尔，若用陈土炒之，制妙如神。《本草发明》卷二：白术健脾除湿，此其大略也。《本草》谓主风寒湿痹，死肌痉疸，止汗除热，消痰水，心下急满呕逆，霍乱吐下，逐皮间风水结肿等，皆湿热伤脾所致。盖脾恶湿，除湿所以健脾也。脾气健运，则饮食消导，痰涎除而气自利，心下何急满之有？脾土实能食火，而胃热自清矣。湿除，痰消，热清，则风湿痹痛，风眩目泪，风水肿满等候悉去。而霍乱吐下之因于湿热者，亦止矣。白术本燥，《本草》又谓利腰脐间血，益津液者，何然？脾胃运，能滋生血气，腰脐间血自利，津液从此益矣。盖膀胱为津液之府，气化出焉，因脾土有湿，不得施化，而津道阻。白术燥其湿，则气化得施，津液随气化而生矣。○若夫除湿邪，逐寒气，止霍乱吐泻，平胃发汗，又不如苍术之燥烈也。《药性解》卷二：白术甘而除湿，所以为脾家要药，胎动痞满吐泻，皆脾弱也。用以助脾诸痰自去，有汗因脾虚，故能止之。无汗因土不能生金，金受火克，皮毛焦热，既得其补脾，又藉其甘温，而汗可发矣。伤寒门有动气者，不宜用之。《本草经疏》卷六：术，《本经》无分别，陶弘景有赤白二种。近世乃有苍、白之分，其用较殊。要之俱为阳草，故祛邪之功胜，而益阴之效亏。药性偏长，物无兼力，此天地生物自然之道也。凡病属阴虚血少，精不足，内热骨蒸，口干唇燥，咳嗽吐痰，吐血，鼻衄，齿衄，咽塞，便秘，滞下者，法咸忌之。术燥肾而闭气，肝肾有动气者勿服。刘涓子《痈疽论》云：溃疡忌白术。以其燥肾而闭气，故反生脓作痛也。凡脏皆属阴，世人但知术能健脾，此盖指脾为正邪所干，术能燥湿，湿去则脾健，故曰补也。宁知脾虚而无湿邪者用之，反致燥竭脾家津液，是损脾阴也，何补之足云？此最易误，故特表而出之。《本草汇言》卷一：白术：乃扶植脾胃，张元素散湿除痹，消食去痞之要药也。许辰如稿脾虚不健，术能补之。胃虚不纳，术能助之。是故劳力内伤，四肢困倦，饮食不纳，此中气不足之证也。痼冷虚寒，泄泻下利，滑脱不禁，此脾阳衰陷之证也，或久疟经年不愈，或久痢累月不除，此胃虚失治，脾虚下脱之证也。或痰涎呕吐，眩晕昏痫；或腹满肢肿，面色痿黄，此胃虚不运，脾虚蕴湿之证也。以上诸疾，用白术总能治之。又如血虚而漏下不止，白术可以统血而收阴；阳虚而汗液不收，白术可以回阳而敛汗。大抵此剂能健脾和胃，运气利血。上而皮毛，中而心胃，下而腰脐。在气主气，在血主血；有汗则止，无汗则发；燥病能润，湿病能燥。除风痹之上药，安脾胃之神品也。《药镜》卷一：白术之为性也，惟其纳食，所以止吐，胃脾之功臣。惟其行痰，所以敛汗，湿热之苦吾。谓扫除也。利小便而肿退，实大腑而泻停。安妊佐以黄芩，消痞君之枳实。气实喘促，脾虚而无湿邪者，宜勿用也。血滞津枯，风寒兼湿而成痹者，可任投之。痘家毒盛尿多，切须禁忌。若见水泡之症，用麻黄根汁浸透，焙干，取其达表，以利水道也。《药品化义》卷五：主治风寒湿痹，胸膈痰痞，嗳气吞酸，恶心嘈杂，霍乱呕吐，水肿脾虚，寒湿腹痛，疟疾胎产，能使脾气健运，正气胜而邪气自却也。且润脾益胃，为滋生气血，痘疮贯脓时，助浆满圣药。凡郁结气滞，胀闷积聚，吼喘壅塞，胃痛由火，痈疽多脓，黑瘦人气实作胀，皆宜忌用。取内干白者佳，油黑者勿用。同陈壁土略炒，毋太过，借土气以助脾。或人乳制，或饭上多蒸数遍。《轩岐救正论》卷三：白术性温质厚，味甘平，气微香，为脾胃要药。兼补肝肾，主治百病，功居八九。○湿固需燥，用术以健脾，脾气得健，湿能停留否？此非燥湿，乃健脾也。书云胎前主实，用此安胎，宁不犯实实之戒乎？岂知百病万机，皆主乎脾，未有脾胃实而胎不固者。人徒知麦芽、神曲之善消胀满，陈皮、半夏之补益脾胃，此特为疗有形之积，与补不甚伤之脾耳。设若虚胀虚满，便当参、术主治。若混投以前药之属，隐耗真气，益觉增剧。大凡病属实何难治？而所难者，正虚矣。《本草通玄》卷上：白术味甘，性温。得中宫冲和之气，故补脾胃之药，更无出其右者。土旺则能健运，故不能食者、食停滞者、有痞积者，皆用之也。土旺则能胜湿，故患痰饮者、肿满者、湿痹者，皆赖之也。土旺则清气善升而精微上奉，浊气善降而糟粕下输，故吐泻者不可缺也。《别录》以为利腰脐间血者，因脾胃统摄一身之血，而腰脐乃其分野，藉其养正之力而瘀血不敢稽留矣。张元素谓其生津止渴者，湿去则气得周流，而津液生矣；谓其消痰者，脾无湿则痰自不生也；安胎者，除胃中热也。《本草述》卷七：苍、白二术，缪希雍概指其功，亦概慎其用。但二术之功原殊，其气味之偏，即因之而异。李东垣先生云：补中益气，力优在白；除湿快气能专于苍，此为确论。故先哲谓二术不可相代也。若然，则希雍所谓祛邪之功胜，而益阴之功亏者，当以坐苍，不得概蔽之白。此朱丹溪之所以致慎于苍也，至燥肾闭气。又宜以坐白，不能混及于苍，故先哲以枳实佐白术而用之者，岂无深意乎？至言脾虚而无湿邪者，概言忌术，不知脾虚而湿邪之或有或无，白术正所急须，但不宜于胃有实热者耳。在苍术或宜如所忌，然切禁于苍者，若消渴，痰火，少血，一切阴虚之证也。希雍所诡原浅，恐误投剂者，故一明之。《本草新编》卷一：白术味甘、辛，气温，可升可降，阳中阴也，无毒。入心、脾、胃、肾三焦之经。除湿消食，益气强阴，尤利腰脐之气。有汗能止，无汗能发，与黄芪同功，实君药而非偏裨。往往可用一味以成功，世人未知也，吾今泄天地之奇。如人腰疼也，用白术二三两，水煎服，一剂而疼减半，再剂而痛如失矣。夫腰疼乃肾经之症，人未有不信。肾虚者用熟地、山茱以补水未效也，用杜仲、破故纸以补火未效也，何以用白术一味而反能取效。不知白术最利腰脐。腰疼乃水湿之气浸入于肾宫，故用补剂，转足以助其邪气之盛，不若独用白术一味，无拘无束，直利腰脐之为得。夫二者之气，原通于命门，脐之气通，而腰之气亦利，腰脐之气既利，而肾中之湿气何能久留，自然湿去而痛忽失也。通之而酒湿作泻，经年累月而不愈者，亦止消用此一味，一连数服，未有不效者。而且湿去而泻止，泻止而脾健，脾健而胃亦健，精神奋发，颜色光彩，受益正无穷也。是白术之功，何亚于人参乎？《冯氏锦囊秘录》卷一：白术甘温，得中土之冲气，补脾胃之第一品也。《术赞》云：味重金浆，芳踰玉液，百邪外御，六腑内充，察草木之胜，速益于己者，并不及术之多功也。每遇暴病大虚，中气欲脱之症，用此馨香冲和之味，托住中气，真奏奇功，不亚人参。试思古人理中、术附二汤，咸仗为君，补虚续绝诸方，必兼佐用，但不无少偏于燥性，久服宁免偏胜。未若人参纯得阳和之气，可久服单服也。奈俗医往往概嫌其滞，一坐未读本草，一坐炮制未精耳，但脐间有动气筑筑及阴虚燥渴便闭者禁之。《本草崇原》卷上：苍术性燥而烈，并非一种可知。后人以其同有术名，同主脾胃，其治风寒湿痹之功亦相近，遂谓《本经》兼二术言之，盖未尝深辩耳。观《本经》所云止汗二字，唯白术有此功，用苍术反是写得相混耶。白术之味，《本经》云苦，陶弘景云甘，甄权云甘辛，张杲云味苦而甘，今取浙中所产白术尝之，实兼甘辛苦三味。夏采者辛多甘少，冬采者甘多辛少，而后皆归于苦。是知诸说各举其偏，而未及乎全也。隐庵于《本经》原文定苦字为甘字，爱以白术为调和脾土之品，甘是正味，苦乃兼味，故采弘景之说，以订正之耳。白术气味甘温，质多脂液，乃调和脾土之药也。○太阴主湿土而属脾，为阴中之至阴，喜燥恶湿，喜温恶寒。然土有湿气，始能灌溉四旁，如地得雨露，始能发生万物。若过于炎燥，则止而不行，为便难脾约之证。白术作煎饵，则燥而能润，温而能和，此先圣教人之苦心，学者所当体会者也。《本草求真》卷一：盖补脾之药不一，白术专补脾阳。仲淳曰：白术禀纯阳之土气，除邪之功胜，而益阴之效亏，故病属阴虚。血少精不足，内热骨蒸，口干唇燥，咳嗽吐痰，吐血、鼻衄、齿衄，便秘滞下者，法咸忌之。生则较熟性更鲜补不滞腻，能治风寒湿痹，及散腰脐间血，并冲脉为病，逆气里急之功，非若山药止补脾脏之阴，甘草止缓脾中之气，而不散于上下，俾血可生，燥症全无。苍术气味过烈，散多于补，人参一味冲和，燥气悉化，补脾而更补肺，所当分别而异视者也。出浙江于潜地者为于潜术，最佳。米泔浸，借谷气和脾。壁土拌炒，借土气助脾。入清燥药，蜜水炒。借润制燥。入滋阴药，人乳拌用，借乳入血制燥。入清胀药，麸皮拌炒用。借麸入中。《罗氏会约医镜》卷一六：白术燥湿，脾虚而寒湿者可用，湿而兼热者勿用。古方君枳实以消痞，佐黄芩以安胎。枳实破气，黄芩寒胃，亦宜辨其可否，不得概用。至于痈疽得之，必多生脓。奔豚遇之，恐反增气。其阴虚燥渴，便闭气滞，肝肾有动气者，俱当禁用。《阅微草堂笔记》下卷一四：景州戚典言：少尝患心气不宁，稍作劳则似簌簌动，服枣仁、远志之属，时作时止，不甚验也。偶遇友人家扶乩，云是纯阳真人。因拜乞方。乩判曰：此证现于心，而其原出于脾，脾虚则子食母气故也。可炒白术常服之。试之果验。《神农本草经读》卷一：白术之功用在燥，而所以妙处在于多脂。张隐庵云：土有湿气，始能灌溉四旁，如地得雨露，始能发生万物。今以生术削去皮，急火炙令熟，则味甘温而质滋润，久服有延年不饥之效。可见今人炒燥、炒黑、土蒸、水漂等制，大失经旨。《药笼小品》：白术天生野产，不论何处，皆能扶土生津，挽回造化。近时不可得矣，即有亦只如钮大，欲求津如玉液，味似琼浆，难矣哉！土人以此细者种之数载，然后出售，已为难得，得一枚重钱数者，价亦不贱。铺中所卖，所谓于术，即苍术种，亦为高品；更有大如拳者，出台州，谓之粪术，种而浇肥，故易大耳。或饭饧久蒸，调理常病，亦可用。更有小者味薄炒用，惟能燥湿；更有小而甜者为甜冬术，宜入淡补剂中。予治肺虚咳嗽，每用白术，因其补土生金，前人用异功散治肺疾，亦由此也。玉屏风用之，亦取其补土生金，以固皮毛。胃气壅实，邪在阳明，在所禁用。一人停食，用消导无效，一医令浓煎白术汤，服之而愈，谓胃虚则欠运，如磨齿平，不能屑物。此塞因塞用，亦颇有理。

《读医随笔》卷五：暴病忌术。《伤寒论》霍乱条理中丸后，有脐上筑筑有动气者，去术，加桂。《金匮·水气篇》苓桂术甘汤下，有少腹有气上冲胸者，去术，加五味子。世谓动气忌术，以术能闭气也。盖动气上冲者，气之不能四达也。寒水四塞，肾中真气不得旁敷，而逼使直上，故气动也。桂枝、细辛所以散水而通络，使气旁达也。五味子所以敛肺而降逆，使气归根也。若白术，能利腰脐结气，似于证无甚相违，而不知腰脐无结，而忽利之，是欲虚其地以受邪，邪将固结腰脐，上下格拒，肾阳因之扑灭矣。且甘苦能坚能升，津液不得流通，气机为之升提，即有碍于桂枝、细辛之功用也。故吾以为凡遇上吐下泻以及心腹急痛、痧胀转筋、晕眩颠仆之急病，又或干呕、噎隔、哕呃之危病，皆以慎用白术为宜。**《本草思辨录》卷一**：邹氏云：仲圣治风寒湿痹方，多有不用术者，以术于风胜湿胜者为最宜，寒胜者差减。盖风胜必烦，湿胜必重。《金匮》中治痹用术诸方，非兼烦必兼重。或云身烦疼，或云身体疼烦，或云骨节烦疼掣痛，或云腹重，或云头重，或不烦不重，而云身体疼、手足寒、骨节痛，是析风与湿与寒而三之矣。不知仲圣方言烦者未尝不兼湿，言重者未尝不兼风，言寒者未尝不兼风与湿，核诸《本经》主风寒湿痹，无不吻合。邹氏徒泥于字面而不知细审，遂并白术性用而胥失之矣。凡仲圣方用桂至四两，必为利小便与下肾邪，桂枝附子去桂加白术汤，又明云大便硬、小便自利去桂，大便不硬、小便不利当加桂，是桂枝之能利小便无疑矣。乃尤氏解此方云：大便硬、小便自利，知其人在表之阳虽弱，而在里之气自治。则皮中之湿，所当驱之于里，使水从水道而出，不必更出之表以危久弱之阳，故去桂枝之辛散，加白术之苦燥，合附子之大力健行者，于以并走皮中逐水气。夫去桂以小便利也。今去桂而犹欲驱湿从水道出，不知其意何居。况既云当驱之于里，不必更出之表，而又云加白术合附子，以并走皮中逐水气，不仍出之于表乎？是尤氏于本条语意，全未体会。邹氏之说，差胜于尤，而亦未见其当。其解去桂加术也。曰：脾健则能制水，水在内能使下输膀胱而大便实，水在外能使还入胃中而大便濡。夫谓使在内之水下输膀胱，实非术之能事。仲圣加术，正取其不利小便。谓使在外之水还入胃中，则殆以大便硬而更崇其土，理不可晓，作此当然之想耳。按仲圣云，三服尽其人如冒状勿怪，此以术、附并走皮中，逐水气未得除，故使之耳。可见术、附并用，是使水从表除，不从里泄，即水不还入胃中之据。

【附方】**《本草汇言》卷一**：治胃虚不纳，脾虚不运，饮食不甘，四体困倦，此中气不足之证。用于白术土拌炒一两，白蒺藜、黄耆、茯苓、广陈皮、白豆仁、砂仁各一两五钱，厚朴二两姜汁炒，人参六钱，共为末，每早晚各食前服三钱，白汤调下。〇治虚寒痼冷，泄泻下利，滑脱不禁，饮食不思，腿酸头晕，此脾阳衰陷之证。用于白术土拌炒二两，黄耆、补骨脂各三两，吴茱萸、附子童便制、甘草、木香、人参各五钱，共为末，饧糖为丸如绿豆大，每早晚各食前服三钱，酒下。○治久疟经年不愈。用于白术土拌炒一两，附子童便制一钱、肉桂、牛膝、黄耆、人参各二钱，白薇酒洗一钱五分，水三大碗，煎一碗，食前服，渣再煎，十帖愈。○治久痢屡月不除。用于白术土拌炒六钱，茯苓、甘草、川黄连、白芍药、当归身，俱酒拌炒，白豆仁、砂仁、木香、人参各一钱二分，水三大碗，煎七分，不拘时服。渣再煎，十帖愈。○治痰涎上攻，呕吐眩晕。用于白术土拌炒一两，天麻、半夏、南星，俱姜制，广陈皮、茯苓各三钱，水三大碗，煎一碗，食后服。○治腹满四肢肿，面色痿黄。用于白术、苍术俱土拌炒各一两，猪苓、泽泻、肉桂、茯苓、茵陈、干姜各三钱，葶苈子一两二钱炒，共为极细末，每早午晚各食前服二钱，白汤调下。○治妇人血崩血漏不止。用于白术土拌炒五钱，当归身、牡丹皮、丹参、白芍药，俱酒洗炒，香附、乌药俱醋浸一宿炒，各三钱，五灵脂水飞，去砂石净一两，共为末，每早晚各食前服三钱。白汤调下。○治自汗盗汗不止。用于白术一两，嫩黄耆、白芍药、石斛、酸枣仁炒、人参、沙参各三钱，水煎服。○治中风口噤，四肢痿痹。用于白术一两、黄耆、人参、当归身、枸杞子、天麻、胆星、半夏各三钱，肉桂一钱，水煎服。○治老人脾虚，脚弱无力。用于白术土拌炒一两，杜仲、木瓜各五钱，水煎服。○治妇人胎气不安，腰腹胀重，或寒或热者。用于白术一两，黄芩、当归、川芎各三钱，甘草五分，水煎服。已上一十一方俱出方龙潭《本草切要》。○治胸腹痞满，饮食不消，勉食作胀。用于白术土拌炒四两，枳实麸拌炒三两，川黄连、干姜各五钱，木香三钱，共为末，水发丸如黍米大，每早午晚各食后服二钱，白汤下。《保命方》。○治五饮酒癖。一留饮，水停心下；二癖饮，水在两胁；三痰饮，水在胃中；四溢饮，水在五藏；五流饮，水在肠间。五者皆因饮食胃寒，或饮茶酒，或食生冷肥甘过多所致。用于白术、苍术，俱土拌炒各四两，干姜、肉桂微焙、半夏姜制、吴萸、草果俱酒炒各一两，共为末，水发丸如绿豆大，每早午晚各食前服三钱，白汤下。《和剂局方》。○治产后中寒遍身冷，僵直口噤，不知人事。用于白术土拌炒、干姜各一两，甘草炙三钱，水三碗，煎一碗，徐徐服。孙用和方。○治中湿遍身骨节痛。用于白术土拌炒一两，秦艽五钱，羌活四钱，水煎服。《三因方》。○治妇人血虚肌热，饮食不甘。用于白术、白芍药各一两，白茯苓五钱，当归八钱，甘草一钱，水四碗，煎一碗，渣再煎，徐徐服。《外台秘要》。○治小儿肌热、蒸蒸羸瘦，不能饮食。方同上，各药分两，减三之二。杨齿屏方。○治肠风泻血不止，面色痿黄，积年不瘥，并脱肛者。用于白术土拌炒，磨为末一斤，怀熟地八两，酒浸，饭锅上蒸烂，共捣为丸如梧子大。早晚各服四钱，白汤下。《普济方》。○治面上如雀卵色。用白术一块，醋浸一日，时晚拭之，极效。○治牙齿日长，渐至难食，名髓溢病。用于白术煎汤，漱服。《张鸡峰备急方》。

《本草纲目拾遗》卷三：代参膏。 于术十斤，白米泔水浸三昼夜，洗净浮皮，蒸晒十次，有脂沾手为度。切片熬膏，一火收成，滴纸不化。用白茯苓十斤，春末水飞，去浮，只取沉者，蒸晒十次，沾手如胶，与术膏搅匀，每服两许，米汤送下。杨春涯《验方》。**治虚弱枯瘦，食而不化。**用于术酒浸，九蒸九晒一斤，菟丝子酒煮吐丝晒干一斤，共为末，蜜丸梧子大，每服二三钱。四制仙术散：治盗汗不止，此药如神。于术四两，分四制，一两黄芪煎汁炒，一两牡蛎粉炒，一两麸皮汤炒，一两石斛汤炒，只取术为末，服三钱，粟米汤下。**各色痢疾。**于术一两，老姜一两，当归五钱，水二碗，煎好，露一宿服，自愈。《传信方》。**保胎丸。**茯苓二两，条芩一两，于术土炒一两，红花一两，没药三钱，制香附一两，元胡索醋炒一两，益母草去根一两，共研末，蜜丸桐子大，早晚白滚水服七粒，不宜增减，戒恼怒劳伤，生冷发气等物。凡遇腹痛腰酸作胀，即宜服之，成孕三月，即服起，直至足月，不但保胎，即临产亦可保易生无恙。方内红花、元胡索二味，皆是行血滑胎之品，分两太重，每味只可二钱，方合本方君臣，用者详之。《良方集要》。**三日疟。**九制于术一斤，广皮八两，熬膏，用饴糖四两收。又方：专治四日两头或一二年至三四年不愈者，或愈而复发，连绵不已者，用于术一两，老姜一两，水煎，发日，五更温服即愈。重者二服，永不发矣。《古今良方》。

苍术《本经》 【校正】《本草纲目》收在"术"条下，今分出。

【集解】**《神农本经会通》卷一**：《衍义》云：其长如大拇指，肥实，皮色褐。**《本草品汇精要》卷七**：茅山、蒋山、嵩山者为胜。**《本草汇言》卷一**：汉人钟离氏曰：苍术，处处山中有之，惟嵩山、茅山者良。苗高二三尺，其叶抱茎而生，梢间叶似棠梨叶，其脚下叶各有叉，三五出，边有锯齿及小刺。花开紫色，根如老姜状，苍黑色。气味辛烈，古人用术，不分赤白。自宋人始分。白者曰白术，赤者曰苍术，但气味有和暴之殊，则施治亦有补利刚柔之别。**《颐生微论》卷三**：产茅山，梗细皮黑，其须蓊茂，内有红点者佳。

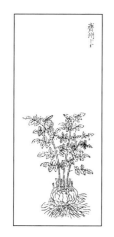 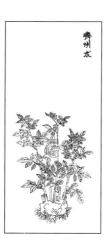 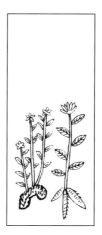 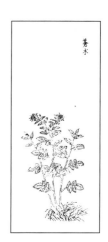

图10-52-1 齐州（苍）术《图经(政)》　图10-52-2 齐州（苍）术《图经（绍）》　图10-52-3 齐州苍术《歌括》　图10-52-4 苍术《救荒》

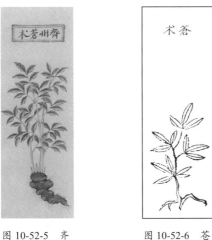

图 10-52-5 齐
州苍术《品汇》

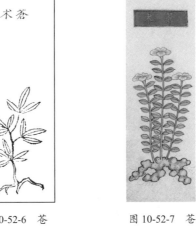

图 10-52-6 苍
术《太乙》

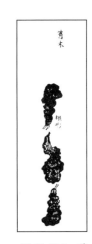

图 10-52-7 苍
术《雷公》

图 10-52-8 苍
术《原始》

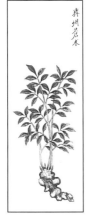

图 10-52-9 齐
州苍术《草木状》

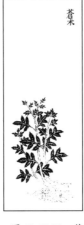

图 10-52-10 苍
术《博录》

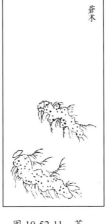

图 10-52-11 苍
术《本草汇》

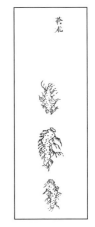

图 10-52-12 苍
术《类纂》

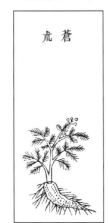

图 10-52-13 苍
术《备要》

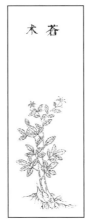

图 10-52-14 苍
术《草木典》

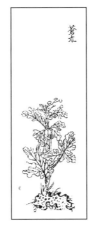

图 10-52-15 苍
术《图说》

【修治】《神农本经会通》卷一：
《衍义》云：气味辛烈，须米泔洗，再换
泔浸二日，去上粗皮，干火炒。《医学统
旨》卷八：盐水炒，佐黄柏力健，行下
焦腰足湿热。《药鉴》卷二：制用米泔水，
入铜器内浸之，置月下，浸去黄油净，晒
干，又浸又晒，如此三宿，清水渡过，晒
干，约有五斤净，用紫桑椹一斗，好醋一壶，
盐四两，与苍术拌匀，浸晒令汁干，蒸之，
一晒一蒸，如此者三次，又用大草半斤煎
汁，去渣，入蜜四两，酒润蒸晒凡九次，

净苍术一斤，加白茯四两，黄芩三两，当归四两，白术三两，神曲四两，秋石四两，用大甘草五两煎汁，入竹沥、姜汁，打神曲糊为丸，酒水米饮任下，名五合丸，能健脾胃，消痰涎，助精神，壮筋骨，神效。《颐生微论》卷三：米泔浸一日，土蒸半日，刮去皮，晒干切片，米糠拌炒，糠枯为度。

【气味】气温，味辛烈，无毒。浮而升，阳也。入足阳明、太阴经。《医学统旨》卷八。味甘、辛，气温，性燥，气味辛烈，阳也，无毒。入太阴脾经，燥脾湿；复入阳明胃经，和胃气。《本草纂要》卷一。气温，味苦、辛，无毒。入足阳明、太阴经药。《本草发明》卷二。味苦、辛，温，无毒，入脾经。《医宗必读·本草征要》。

【主治】主治风寒湿痹，瘴疠眩晕，浮肿鼓胀，头风脚气，消痰逐水，平胃消谷，利腰脐间血，疏通一身气脉，令人嗜食。《药性粗评》卷一。治风寒湿痹，消痰水，暖胃消谷嗜食；温疫，山岚瘴气；大风在身面，风眩头痛，除恶气，消疬癖气块，心腹胀痛，呕吐，驱疟发汗，健胃宽中进食，除湿燥脾。《医学统旨》卷八。主治霍乱、呕吐、泄泻、疟痢、腹痛胀满、阴疝痿厥及寒湿等症。《本草纂要》卷一。

【发明】《医经大旨》卷一：苍术气味辛烈，发汗甚速。以黄柏、牛膝、石膏下行之药引用，则治下元湿疾；入平胃散，能去中焦湿证而平胃中有余之气；入葱白、麻黄之类，则能散肉分至皮表之邪。大抵有邪者宜用，无邪者不用。今俗医不分虚闷及七情气闷皆用苍术，丹溪载腹中窄狭须用苍术，医者徒诵其言而不察其言，所谓苍术乃辛散，有湿实邪者用之，则邪散而湿除即止，岂谓不分虚实概用之乎？抑且虚闷者用之，则耗其气血，燥其津液，其虚火益动，而愈闷矣。吾知调其正气，则闷自是而散矣。《本草纂要》卷一：何则脾胃之药，喜燥而恶湿？苍术乃大辛温之剂，能行气而燥湿者也。是以吾尝治症，欲令宽中顺气，开郁散结，必兼苍朴而用之；欲使健脾和胃，温中进食，必兼苍白而用之；欲其健行下焦，立清湿热，必兼苍柏而用之；欲止心腹攻痛，温中利湿，必兼苍萸而用之。此盖脾家治湿之妙药也。又曰：如欲补脾必用白术，如欲清湿，必用苍术。若《本经》不分苍白，以其土厚而入淳也，后人分而用之，以其多卑湿之居处也。世尝谓其有驱邪辟恶之说，每焚术以为美。然岂止于此乎？苟于山岚瘴气、烟雾杀厉所生之地，得闻术味，非惟去湿除恶，抑且开脾健胃，安神助气，长生不老，此无方之神妙也。《经》曰：必欲长生，当服山精。是之谓欤。《本草发明》卷二：苍术辛温散邪，苦以燥湿，尽之矣。故《本草》主大风湿在身面及风寒湿痹死肌，逐皮肤间风水结肿。发汗者，能发散之；山岚瘴气，湿邪之外致能辟除之，皆其辛烈散邪之力也。《本草》又谓消疬癖气块、痰饮，除心腹胀痛窄狭，健胃安脾，宽中进食者，由其苦温以燥湿之功也。故逐邪除湿，其功最大。若补中，除湿健脾，不如白术之能。入平胃散，去中焦湿，平胃中有余之气。心腹胀痛，必是有湿邪者，用之则宽。若虚闷痛，无实邪者，用之反耗气血，燥津液，虚火益动而愈闷矣。《药性解》卷二：苍术辛甘祛湿，脾胃最喜，故宜入之。大约与白术同功，乃药性谓其宽中发汗，功过于白，固矣。又用其补中除湿，力不及白，于理未然。夫除湿之道，莫过于发汗，安有汗大发而湿未除者也？湿去而脾受其益矣。若以为发汗，故不能补中，则古何以称之为山精。炼服可长生也？亦以其结阴阳之精气。俗医泥其燥而不常用，不知脾为藏主，所喜惟燥，未有脾气健而诸藏犹受其损者，独火炎土燥脾虚作闷者忌之，恐益其火也。《本草汇言》卷一：二术白者补中有燥，气平而和；苍者燥中有补，气雄而烈。苍者发汗，与白者止汗特异，用者不可以此代彼。如欲补脾中之虚，必用白术；如用燥脾中之湿，必用苍术。《药镜》卷一：苍术燥脾土以去湿，补中焦以进飧。辟瘴气于山岚，功居发汗。逐瘟疫与痎疟，效在消痰。《本草备要》卷一：苍术善发汗，安能长远服食？文氏《仙录》之说，要亦方书夸张之言也。出茅山，坚小有朱砂点者良。糯米泔浸，切片，焙干，同芝麻炒，以制其燥。二术皆防风、地榆为使，主治略同，第有止汗、发汗之异。古文本草不分苍、白。陶隐君即弘景言有两种，始各施用。

《本草新编》卷一：苍术气辛，味厚，性散，能发汗。入足阳明、太阴经。亦能消湿，去胸中冷气，辟山岚瘴气，解瘟疫尸鬼之气，尤善止心疼。但散多于补，不可与白术并论。《神农经》曰：必欲长生，当服山精。此言白术，非指苍术也。苍术可辟邪，而不可用之以补正。各本草诸书混言之，误矣。然而苍术善用之，效验如响，如人心气疼，乃湿挟寒邪，上犯膻中也，苍术不能入膻中，然善走大肠而祛湿，实其专功也。故与川乌同用，引湿邪下行，使寒气不敢上犯膻中，而心痛立定。若不用苍术而用白术，则白术引入心中，反大害矣。《本草崇原》卷上：白术性优，苍术性劣，凡欲补脾则用白术，凡欲运脾则用苍术，欲补运相兼，则相兼而用。如补多运少，则白术多而苍术少。运多补少，则苍术多而白术少。品虽有二，实则一也。《本经》未分苍白，而仲祖《伤寒》方中，皆用白术，《金匮》方中，又用赤术，至陶弘景《别录》，则分而为二，须知赤白之分，始于仲祖，非弘景始分之也。赤术，即是苍术，其功用与白术略同，故仍以《本经》术之主治为本，但白术味甘，苍术兼苦，白术止汗，苍术发汗，故止汗二字，节去不录。后人谓：苍术之味苦，其实苍术之味，甘而微苦。《医林纂要探源》卷二：叶似白术，干有分枝，枝各五叶，根色苍赤，尤多坎坷。出茅山，有朱砂点者良。行震木之气于坤土之中。甘补脾，苦燥脾，色苍有赤气，辛性烈，是行肝木之气于脾土之中也。《本经》不分苍白，《别录》始分二种。然气味、枝干各有不同，分之为当也。宣阳气，达阴郁。宣达胃气荣于肌肤，达于腠理，能发汗，治痿躄，舒筋骨，止上下吐泻。凡郁塞之邪，无不达也。逐壅塞，辟邪恶。凡痰生于湿，此行脾湿为能，治痰之本。且凡湿肿胀满及湿热下流，而为肠风带浊，皆能治之。焚之芬香四达，可辟山岚瘴气，逐鬼气，皆震木一阳宣达之性也。但医书所云饵之可长生，则必不然。燥结多汗，阴虚者忌。以宣达之过。

【附方】《本草汇言》卷一：治脾虚有寒湿，不能健运。为肿满胀泄不食诸证。或伤食不消，或气滞不行，或水道不利。用苍术八两、切片，米泔浸三日，晒微干，再拌黄土蒸半日，晒干，磨为细末，干姜七两，白术六两，厚朴、砂仁、茯苓各二两，人参、肉桂、木香各一两，后九味剉碎，俱用麸拌炒，和苍术共磨为细末，饧糖为丸梧子大，每早晚各服四钱，米汤下。〇治人受风雨山蒸，瘴雾湿气。或头重目眩，胸腹胀满，或四肢困倦，腰疼重坠，或寒疝虚浮胀痛，或足膝痹肿不仁诸证。用苍术六两，切片，制法如前。藁本、川芎、厚朴、陈皮、杜仲、胡卢巴、木瓜、防己各二两，后八味剉碎，俱用姜酒拌炒，和苍术共磨为末，红麹糊为丸梧子大，每早晚各食前服三钱，酒下。○治瓜果鱼腥生冷，有伤脾胃。或腹痛泄泻，胀满否塞；或积聚不清，霍乱吐利诸证。用苍术六两切片，制法如前。吴茱萸、黄连三钱煎汤泡浸一宿，晒干，木香、厚朴、草果仁、半夏、扁豆各二两，白术四两，红曲三两，茯苓二两，人参一两，后十一味剉碎和匀，用黄土三钱，调醋一碗，俱拌炒，和苍术共磨为末，水发为丸。每早晚各食前服三钱，酒下。

北云术 《本草纲目拾遗》

【集解】《本草纲目拾遗》卷三：《边塞志》：产辽东口外五国城等处。此术初生土中，并无枝叶，生于暗地者多，城北最盛，天气晴和，则掘地求之可得，色如枯杨柳，大小如箸，蔓延数十步，屈曲而生。

【主治】此地病人无药物，凡有疾者，煎此术汤服之，自愈。又可占病人之吉凶，若煎沸数次药浮者，病即愈。半浮半沈者，病久不愈。土人以此验之。治风寒伤食一切病。《本草纲目拾遗》卷三。

远志 《本经》

【集解】《植物名实图考》卷七：《尔雅》：葽绕，棘菀。注：今远志也，似麻黄，赤华叶锐而黄。语约而形容毕肖。《说文》：菀，棘菀，《系传》即远志，又葽草也。四月秀葽，刘向说此味苦，苦葽，则葽与葽绕异物。释《诗》者或即以葽为远志。《图经》载数种，所谓似大青而小，三月开花白色者，不知何处所产，今太原产者与《救荒本草》图同，原图解州远志不应与太原产迥异。李时珍谓有大叶、小叶二种，滇南甜远志，叶大花黄，土人亦不以入剂。盖习用之品。药肆所采，较当时州郡图上者为可信也。《植物名实图考》卷一〇：甜远志生云南大华山。独根独茎，长叶疏齿。《马志》所谓似大青而小者，盖即此。根如蒿根色黄，长及一尺，皆与《图经》说符。李时珍分大叶、小叶，《滇本草》分苦、甜，苦即小叶，甜即大叶耳。补心血，定惊悸，主治略同。但《本经》只言味苦，《滇本草》苦远志治证悉如古方，甜者仅云同鸡煮食。盖苦能降，甜惟滋补耳。《救荒本草》图亦是小叶者，夷门所产，自是小草。

【修治】《太乙仙制本草药性大全·仙制药性》卷一：太乙曰：远志凡使先须去心，否则令人闷。去心后用热甘草汤浸一宿，漉起曝干用。《本草发明》卷二：凡用，须甘草煮，去心。《医宗必读·本草征要》：冷甘草汤浸透，去水焙干。《颐生微论》卷三：甘草汤浸半日，去木曝过焙干。《本草汇笺》卷一：凡用须甘草汤浸，去梗，即以此汤煮熟，晒干用。生则戟人之咽，梗不去则令人烦闷。《冯氏锦囊秘录》卷二：米泔浸洗，捶去心，甘草浓汁煮透，晒干用。《本草求原》卷一：去骨取皮，甘草水浸晒，因苦下行，以甘缓之，使上发也。陈久勿用，恐油气戟喉也。

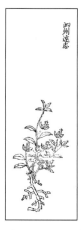

图 10-54-1　泗州
远志《图经（政）》

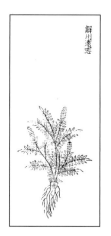

图 10-54-2　解州
远志《图经（政）》

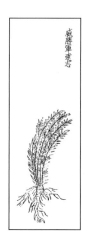

图 10-54-3　威胜军
远志《图经（政）》

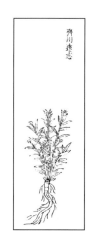

图 10-54-4　齐州
远志《图经（政）》

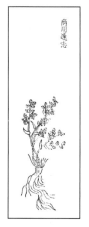

图 10-54-5　商州
远志《图经（政）》

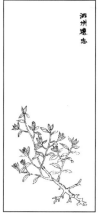

图 10-54-6　泗州远
志《图经（绍）》

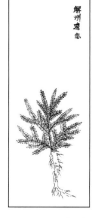

图 10-54-7　解州
远志《图经（绍）》

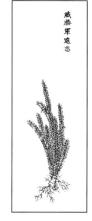

图 10-54-8　威胜军
远志《图经（绍）》

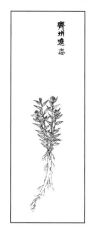

图 10-54-9　齐州远
志《图经（绍）》

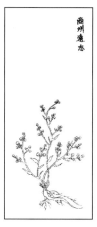

图 10-54-10　商州远
志《图经（绍）》

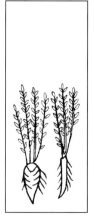

图 10-54-11　远
志《歌括》

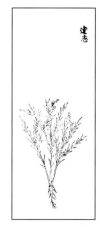

图 10-54-12　远
志《救荒》

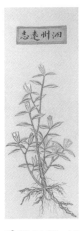

图 10-54-13 泗
州远志《品汇》

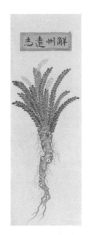

图 10-54-14 解
州远志《品汇》

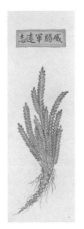

图 10-54-15 威
胜军远志《品汇》

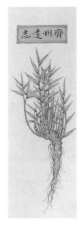

图 10-54-16 齐
州远志《品汇》

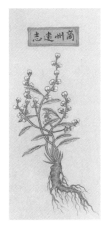

图 10-54-17 商州
远志《品汇》

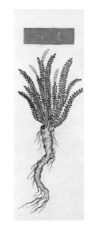

图 10-54-18
远志《雷公》

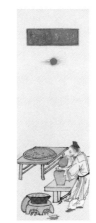

图 10-54-19 炮
制远志《雷公》

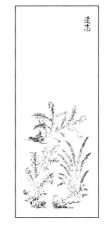

图 10-54-20 远
志《三才》

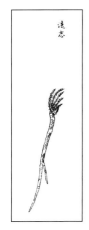

图 10-54-21 远
志《原始》

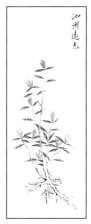

图 10-54-22 泗
州远志《草木状》

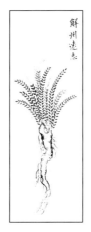

图 10-54-23 解
州远志《草木状》

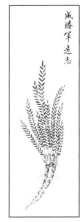

图 10-54-24 威
胜军远志《草木状》

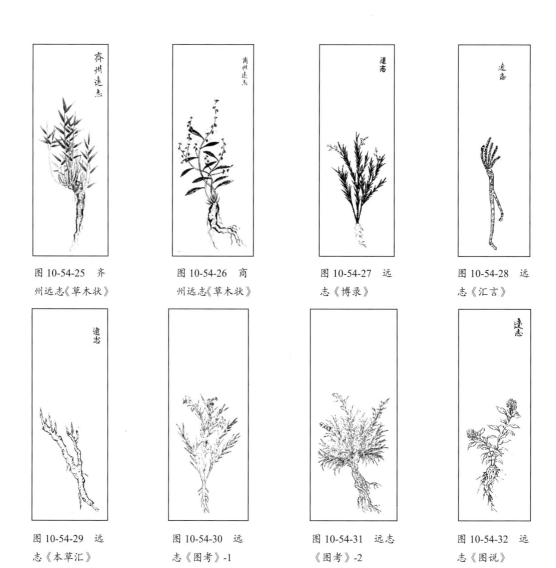

图 10-54-25 齐州远志《草木状》　　图 10-54-26 商州远志《草木状》　　图 10-54-27 远志《博录》　　图 10-54-28 远志《汇言》

图 10-54-29 远志《本草汇》　　图 10-54-30 远志《图考》-1　　图 10-54-31 远志《图考》-2　　图 10-54-32 远志《图说》

【气味】性微温,味甘。《滇南本草》卷下。气温,味苦,无毒。《本草发明》卷二。味苦、甘、辛,气温,无毒。手足少阴二经药也。《本草汇言》卷一。味苦、辛,温,无毒,入心、肾二经。《医宗必读·本草征要》。

【主治】补肝脾肾,滋阴血,荣养精神,健体润肌,止面寒腹痛,止痨热咳嗽,妇人白带,腰疼,头眩耳鸣,男妇虚损要药。《滇南本草》卷下。通塞而利滞,畅外而慧中,理心神之惊悸,去耳目之昏聋。《本草约言》卷一。主和颜悦色,轻身耐老。利九窍而补中伤,除咳逆而驱惊悸,益智慧而善不忘。小儿惊痫客忤,非此莫治。妇人血噤失音,非此莫疗。《药鉴》卷二。消痰利气,驱惕镇惊。益肾水,又利膀胱。上通心志,而善忘以治。养心血,因生智慧,下与肾交而强志以全。《药镜》卷一。功专心肾,故可镇心止惊,辟邪安梦,壮阳益精,强志助力。《景岳全书》卷四八。

开心利窍，益智安神。辛散开通，治心窍昏塞，胸膈痹痛。补肾壮阳，敛精止泄。疗骨疽乳痈，一切疮疡肿毒。《玉楸药解》卷一。开心气，散郁结，疮家用以为膏。《药笼小品》。

【发明】《本草经疏》卷六：远志感天之阳气，得地之芳烈而生，故无毒，亦阳草也。其菖蒲之流乎？其味苦温，兼微辛。为手少阴经君药，兼入足太阴经。苦能泄热，温能壮气，辛能散郁，故主咳逆伤中，补不足。养性全神明，故除邪气。阳主发散，故利九窍。心气开通则智慧自益。《本草汇言》卷一：远志，李时珍通心气，补肾气之药也。茹日江主利九窍，聪耳目而安神明；解郁结，定惊悸而止梦泄。益精补肾，开心灵于未发之天；达卫调营，散疮痍于已顽之疾。气味清芳，无消无滞，不寒不燥，为心肾二经养精养血之妙品也。《折肱漫录》卷三：肾藏志，故补肾药中用远志。《医宗必读·本草征要》：定心气，止惊益智，补肾气，强志益精。治皮肤中热，令耳目聪明。心君镇定，则震撼无忧，灵机善运，故止惊益智。水府充盈，则坚强称职，闭蛰封藏，故强志益精。水旺而皮热可除，心安而耳目自利。按：远志水火并补，殆交坎离而成既济者耶？本功外善疗痈毒，敷服皆奇；苦以泄之，辛以散之之力也。《药品化义》卷四：远志属阳，体干而轻，色苍，气和，味辛重而雄，性温，能升，力豁痰，性气重而味薄，入心经。远志味辛重大雄入心，开窍宣散之药。凡痰涎伏心，壅塞心窍，致心气实热，为昏瞆神呆，语言蹇涩，为睡卧不宁，为恍惚惊怖，为健忘，为梦魇，为小儿客忤，暂以此豁痰利窍，使心气开通，则神魂自宁也。又取其辛能醒发脾气，治脾虚火困，思虑郁结，故归脾汤中用之。及精神短少，竟有虚痰作孽，亦须量用。若心血不足，以致神气虚怯，无痰涎可祛，即芎归味辛尚宜忌用，况此大辛者乎？诸本草谓味辛润肾，用之益精强志，不知辛重暴悍，戟喉刺舌，与南星、半夏相类。《经》曰肾恶燥，乌可入肾耶？特为订误，幸同志者辨之。用甘草汤浸去梗，即以此汤煮熟晒干，用生则戟人之咽。《本草述》卷七上：远志谓能开郁，果若斯论，则开郁之义益明，人身止是水火二气。肾气者，水中火也。心血者，火中水也。能使肾气上奉于心，则水亦随火以升矣。水随火升，则即能使心血下达于肾，而火亦随水以降矣。如远志，下即阴气以升阳，上即阳气以致阴，故所疗诸证，非即水火互为升降之征乎？水火即气血之根，安得不宜于痈疽恶毒之各因哉？即如强志定气等证，可以识升者机，如疗赤浊，治奔豚，又可以识降者机，至若七情内郁，悉由阴阳之不合而和也。《经》曰：调气之道，在和阴阳，合则和矣。故远志能开郁者，亦其升降阴阳之功耳。《本草汇》卷九：远志，水火并补，殆交坎离而成既济者耶？为肾经气分药，非心经药也。其功专于强志益精，心君镇定，则震撼无忧，灵机善运，故止惊益智；水府充盈，则坚强称职，闭蛰封藏，故强知益精。盖精与志皆肾所藏者，精虚则志衰，不能上发于心，故善忘。精足志强，而善忘愈矣。味中兼辛，故下气而走厥阴。《经》曰：以辛补之。此水木同源之义也。凡一切痈疽，肾积奔豚，主治虽多，总不出补肾之功也。心家有实火者，禁用。《本草新编》卷一：远志味苦，气温，无毒。而能解毒，安心气，定神益智，多服强记，亦能止梦遗，乃心经之药，凡心经虚病俱可治之。然尤不止治心也。

肝、脾、肺之病俱可兼治，此归脾汤所以用远志也。而吾以为不止治心、肝、脾、肺也。夫心肾常相通者也，心不通于肾，则肾之气不上交于心，肾不通于心，则心之气亦不下交于肾。远志定神，则君心宁静而心气自通于肾矣，心之气既下通于肾，谓远志但益心而不益肾，所不信也。是远志乃通心肾之妙药。故能开心窍而益智，安肾而梦遗，否则心肾两离，何能强记而闭守哉。《**本草经解要**》卷一：远志气温，禀天春和之木气，入足厥阴肝经。味苦无毒，得地南方之火味，入手少阴心经。气温味苦，入手厥阴心包络。气升味降，阳也。中者，脾胃也。伤中，脾胃阳气伤也。远志味苦下气，气温益阳，气下则咳逆除，阳益则伤中愈也。补不足者，温苦之品，能补心肝二经之阳不足也。除邪气者，温苦之气味，能除心肝包络三经郁结之邪气也。气温益阳，阳主开发，故利九窍。九窍者，耳目鼻各二，口、大小便各一也。味苦清心，心气光明，故益智慧。心为君主，神明出焉。天君明朗，则五官皆慧，故耳目聪明不忘也。心之所之谓之志，心灵所以志强。肝者，敢也。远志畅肝，肝强故力倍。久服轻身不老者，心安则坎离交济，十二官皆安。阳平阴秘，血旺气充也。《**要药分剂**》卷四：前贤皆以远志为心家药，至今守之。独海藏以为肾经气分药，时珍亦以为入肾经，非心经药。其功专于强志益精，治善忘，以精与志皆肾经之所藏，肾精不足，则志气衰，不能上达于心，故迷惑善忘。二说是已。然心与肾毕竟交通，离开不得，非心气足，不能下交于肾，而使肾之气上通于心，故凡肾精充，肾气旺，有以上达于心者，皆心气先能充足，有以下注故也。则强志益精，治善忘，虽肾之所藏，而何莫非心欤？则前肾皆以远志为心药者论，其原二家以为肾药者，据其功也。故余以为入心肾二经，一以见心为主，而肾为应；一以见心肾之不可离，二也。《**神农本草经读**》卷二：远志气温，禀厥阴风木之气，入手厥阴心包。味苦，得少阴君火之味，入手少阴心。然心包为相火，而主之者，心也。火不刑金，则咳逆之病愈；火归土中，则伤中之病愈。主明则下安，安则不外兴利除弊两大事，即补不足，除邪气之说也。心为一身之主宰，凡九窍耳目之类，无一不待其使令，今得远志以补之，则九窍利，智慧益，耳聪目明，善记不忘，志强力壮，所谓天君泰，百体从令者此也。《**本经续疏**》卷一：《千金·杂补门》治阴痿精薄而冷方后注：欲多房室倍蛇床，欲坚倍远志，欲大倍鹿茸，欲多精倍钟乳。亦可见用远志者，为坚志意，非益其精之谓也。远志何以能坚其志？盖房室之事，源发于心，心有所忆谓之意，意之所存谓之志，其志不回，则其火不散，而阴不泄，此即与不忘强志倍力之经文一贯矣。于此见善忘即志不坚，志之不坚，即神之注于精不纯一，其取义仍在远志之苗短根长，自上下下，苦温以醒发其火耳。益精云乎哉？

【附方】《滇南本草》卷下：治妇人产后蓐痨症，发热出汗，饮食无味。甜远志，去皮心，干用五钱，生用一两。用笋母鸡一只，去肠，将药入内，煮烂，空心食之。按：蓐痨，产中之虚也。产后虚弱，少气喘之，乍寒乍热，病如疟状，名曰蓐痨，此是虚弱也。有因产后着气恼，肝家气血受郁而成蓐痨。盖气血不相顺，气虚故乍寒，血虚故乍热，自汗，无时休息，症状似疟，其实非疟，治宜大补气血。甜远志补气补血，笋母鸡亦补血气之物，合而用之，立见奇效。

《药性粗评》卷三：健忘。凡患心气不足，多忘少喜误者。丁酉日密自入市，买远志着巾中，还去心，为末，温酒调下一钱匕，日二三，久久有功。

《本草汇言》卷一：治耳目昏重，精神恍惚。用远志三两，枣仁二两，当归一两，苍耳仁五钱，枸杞子、甘菊花各四两，为丸，每早晚各服三钱，白汤下。方龙潭《本草切要》。○治情郁神虚，怔忡惊悸，梦遗失精，及妇人梦与鬼交等证。用远志三两，枣仁二两，黑山栀仁一两，茯苓八钱，当归、川芎各五钱，为丸，每早晚各服三钱，白汤下。○治怔忡健忘，惊悸恍惚。用远志、枣仁、当归身、白茯苓各二两，为丸，每早晚各服三钱，白汤下。○治心孔昏塞，多忘善误。丁酉日取远志肉二两，炒为末，每晚临睡时服一钱，白汤下。《肘后方》。○治喉痹作痛。用远志炒为末吹之，涎出为度。《直指方》。○治一切痈疽发背，恶毒。用远志肉不拘多少，炒为末，用好酒一盏，调末三钱，澄清，将酒饮之。其滓末敷患上，其毒痛者敷之即止，不痛者敷之即痛；热者敷之清凉，冷者敷之温暖；焮肿者敷之消减，平陷者敷之起发；未溃者敷之即溃，溃久不敛者敷之即敛。《三因方》。○治小便赤白浊。用远志肉二两，甘草一两，茯苓五钱，益智仁三钱，共为末，酒糊丸梧子大，每空心白汤下二钱。《普济方》。○治气郁成臌胀，诸药不效者。用远志肉四两，麸拌炒，每日取五钱，加生姜三片，煎服。陈肖庵自制方。○治妇人无病而不生育者。用远志一两，和当归身一两炒燥，和匀，每用药一两，浸酒二壶，每日随量蚤晚饮之，三月即受孕。○治小儿胎惊。用远志肉三钱，天麻一钱，半夏五分，生姜二片，煎汁半盏，调天竺黄、朱砂末各二分与服。《方脉正宗》。

鹧鸪茶 《生草药性备要》

【释名】金不换、紫背金牛《生草药性备要》、蛇总管《本草求原》。

【气味】味甘，香，性温。《生草药性备要》卷上。甘、辛，香温。《本草求原》卷一。

【主治】散热毒，止咳嗽，理痰火。治蛇咬伤，又名蛇捻管。小叶的祛风，治咳膨胀，小儿五疳。其根，止牙痛。《生草药性备要》卷上。主咳嗽、痰火内伤，散热毒瘰疬；理蛇要药。根，治牙痛、疳积。《本草求原》卷一。

瓜子金 《滇南本草》

【释名】苦远志《滇南本草》、紫花地丁、金锁匙、神砂草、地藤草《植物名实图考》、辰沙草《草木便方》。

【集解】《植物名实图考》卷一五：瓜子金江西、湖南多有之。○高四五寸，长根，短茎，数茎为丛，叶如瓜子而长，唯有直纹一线，叶间开小圆紫花，中有紫蕊。

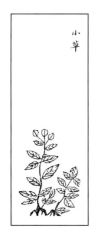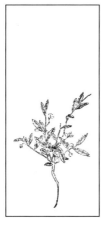

图 10-56-1 小草《草　图 10-56-2 瓜子金
木典》　　　　　　《图考》

【气味】性微寒，味甘、微苦。入心、肝、脾三经。《滇南本草》卷下。

【主治】养心血，镇惊宁心，定惊悸，散痰涎。疗五闲角弓反张，惊搐，口吐痰涎，手足战摇，不醒人事。缩小便，治赤白浊，膏淋，滑精不禁，点滴不收，良效。《滇南本草》卷下。破血、起伤、通关、止痛之药。《植物名实图考》卷一五。

【发明】《草木便方》卷一：辰沙草根苦温辛，补精益气强骨筋。聪耳明目通心肾，痈疽郁结消散清。

【附方】《滇南本草》卷下：治滑精不禁，点滴不收，头晕耳鸣，腰疼，小腹胀疼。苦远志三钱，水煎，点水酒服。滑精加金樱子一钱，白浊加臭椿皮一钱，赤浊加赤茯苓二钱。又方：治闲症惊搐，手足战摇，角弓反张，不醒人事，口吐痰涎。苦远志五钱，胆星一钱，皂角子十五粒，引用沙糖，水煎服。〇治同前。苦远志三钱，猪牙皂一钱，石菖蒲一钱，胆星一钱，辰砂，三分，另末。琥珀，五分，另为末。引用灯心煎药，调二味服。

淫羊藿《本经》

【释名】弃杖草《冯氏锦囊秘录》。

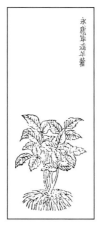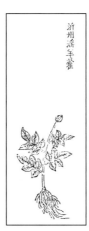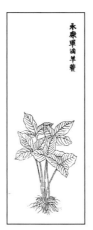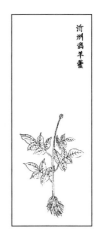

图 10-57-1　永康军　　图 10-57-2　沂州淫　　图 10-57-3　永康军　　图 10-57-4　沂州淫
淫羊藿《图经（政）》　羊藿《图经（政）》　淫羊藿《图经（绍）》　羊藿《图经（绍）》

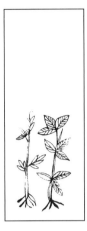

图 10-57-5　淫羊藿《歌括》

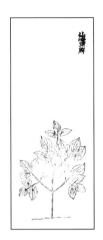

图 10-57-6　仙灵脾《救荒》

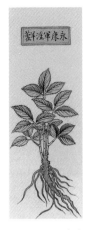

图 10-57-7　永康军淫羊藿《品汇》

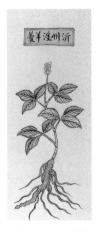

图 10-57-8　沂州淫羊藿《品汇》

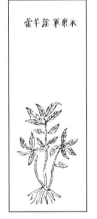

图 10-57-9　永康军淫羊藿《蒙筌》

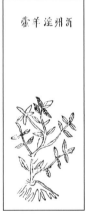

图 10-57-10　沂州淫羊藿《蒙筌》

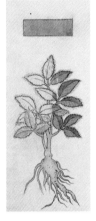

图 10-57-11　淫羊藿《雷公》

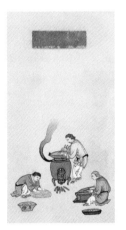

图 10-57-12　炮制淫羊藿《雷公》

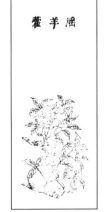

图 10-57-13　淫羊藿《三才》

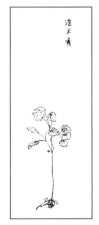

图 10-57-14　淫羊藿《原始》

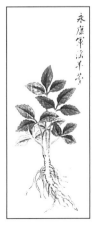

图 10-57-15　永康军淫羊藿《草木状》

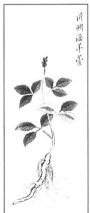

图 10-57-16　沂州淫羊藿《草木状》

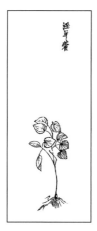
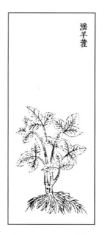
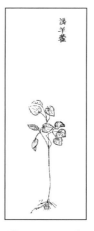
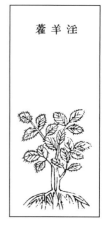

图 10-57-17 淫
羊藿《汇言》　图 10-57-18 淫
羊藿《本草汇》　图 10-57-19 淫
羊藿《类纂》　图 10-57-20 淫羊
藿《备要》

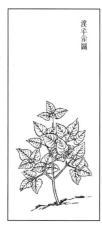
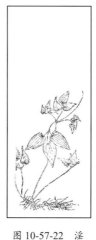
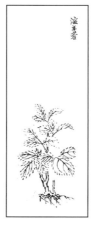

图 10-57-21 淫
羊藿《草木典》　图 10-57-22 淫
羊藿《图考》　图 10-57-23 淫
羊藿《图说》

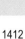

【集解】《植物名实图考》卷八：叶可煠食。柳柳州《仙灵脾》诗：乃言有灵药，近在湘西原。服之不盈旬，蹩躠皆腾骞。又云：神哉辅吾足，幸及儿女奔。盖此草为治腰膝之要药。《救荒本草》云：密县山中有之。滇大理府亦产，不止汉中诸郡，郏车而载。

【修治】《滇南本草》卷下：用剪剪去边上刺，羊油拌炒。《药性要略大全》卷四：洗去土用。《本草品汇精要》卷一〇：《雷公》云：须用夹刀去叶四畔花枝尽后，细剉，每修事一斤，用羊脂四两，相对拌炒过，待羊脂尽为度。《药性会元》卷上：制法：每一镒用羊脂四两，拌匀，妙过，待霍合为度。

【气味】微温，味微辛。入肝肾二经。《滇南本草》卷下。味苦、辛，性寒，无毒。《药性要略大全》卷四。味辛，气寒，无毒。《太乙仙制本草药性大全》卷二。味辛、苦，气温，无毒。入手足厥阴、足少阴经，可升可降，阳也。《本草汇言》卷一。味辛、苦，微温。《玉楸药解》卷一。辛，香，甘，温。入肝、肾。《本草从新》卷一。

【主治】兴阳治痿，强筋骨。《滇南本草》卷下。补肾虚，兴阳绝不起。《神农本经会通》卷一。治男子绝阳不兴，治女人绝阴不产。腹中痛堪疗，小便涩可医，瘰疬赤痛可消，下部疮虫洗出。却老人昏耄，除中年健忘。益骨坚筋，增力强志。《太乙仙制本草药性大全·仙制药性》卷二。荣筋强骨，起痿壮阳。滋益精血，温补肝肾。

1412

治阳痿不举，阴绝不生，消瘰疬，起瘫痪，清风明目，益志宁神。《玉楸药解》卷一。补命门，益精气，坚筋骨，利小便。治绝阳不兴，绝阴不产，冷风劳气，四肢不仁。手足麻木。《本草从新》卷一。

【发明】《药性解》卷四：仙灵脾入肾，而主绝阳等症，其为补也明甚，乃继之曰久服无子，毋乃惑乎？不知此剂专助相火，令人淫欲不休，欲太甚则精气耗。《经》曰：因而强力，肾气乃伤，高骨乃坏，且命门之火，乘水之衰，挟土来克，生之不保，其能嗣耶。**《本草经疏》卷八**：淫羊藿本得金土之气，而上感天之阳气，故其味辛甘，其气温而无毒。《本经》言寒者，误也。入手厥阴，为补命门之要药，亦入足少阴、厥阴。可升可降，阳也。辛以润肾，甘温益阳气，故主阴痿绝阳，益气力，强志。茎中痛者，肝肾虚也，补益二经，痛自止矣。膀胱者，州都之官，津液藏焉，气化则能出矣。辛以润其燥，甘温益阳气，以助其化，故利小便也。肝主筋，肾主骨，益肾肝则筋骨自坚矣。辛能散结，甘能缓中，温能通气行血，故主瘰疬赤痈，及下部有疮，洗出虫。丈夫久服令人无子者，因阳旺则阳道数举，频御女而精耗散，故无子也。**《本草汇言》卷一**：强阳起气，《日华子》发郁动情之药也。黄正旸稿前古主阴痿阳绝，盖可知矣。故《大氏方》治男子阳弱不生，女人阴衰不育，老人昏耄失灵。此药辛温发达，鼓动相火。凡意索情疲，欲子而无其为者，宜加用之。如年少之人，血热气强，精盛力充者，服之阴阳频举，意念妄为，交御多而精血走耗，不惟无子，亦且损年。切宜戒之。**《医宗必读·本草征要》**：淫羊藿补火，相火易动者远之。**《本草述》卷七上**：夫中土之甘，举水火二气，由此为权舆真阳具足者，能使地气际天，以畅厥用。真阳不足者，又能使天气达地，以嘘其枯。此味甘香，能奏后天之功于绝阳绝阴，不概同于补阳之他味，如老人昏耄，中年健忘，皆元阳衰败，而不能上升者也，以是思功，功可知矣。须知此味以降为升，其升由于能降也。希雍曰：虚阳易举，梦遗不止，便赤口干，强阳不痿，并忌之。**《本草新编》卷四**：或问：补命门之火者，宜于男子而不宜于妇人，妇人火动，又安可救乎？夫妇人之欲火盛者，非命门之火旺，乃命门之火衰。命门火衰，无以安龙雷之火，而火必越出于肝中，以助肝木之旺。肝木旺，则欲火之心动矣。木能生火，又何制哉？往往有思男子而不可得者矣。治法泻肝木之火，乃一时之权宜也。肝木既平，仍宜补命门之火，龙雷而下安于肾宫，而火无浮动之虞。可见妇人亦必须补命门也。妇人既宜补命门之火，安在淫羊藿，但宜于男子，而不宜于妇人哉，况淫羊藿妇人用之，又不止温补命门也，更能定小腹之痛，去阴门之痒，暖子宫之寒，止白带之湿。岂可疑止利于男子，而不用之于妇科哉？**《本草崇原》卷中**：盖禀水中之天气，而得太阳阳热之气化也。禀水中之天气，故气味辛寒。得太阳之阳热，故主治阴痿绝伤。太阳合膀胱寒水之气，故治茎中痛，利小便。太阳之气，上合于肺，内通于肾，故益气力，强志。淫羊藿禀太阳之气，而功能治下，与紫萍禀太阳之气，而浮越于肤表者，少有不同，故生处不闻水声者良。欲使太阳之气藏于水中，而不征现于外也。圣人体察物性，曲尽苦心，学者潜心玩索，庶几得之。**《本草经解要》卷一**：淫羊藿气寒，禀天冬令之水气，入足少阴肾经。味辛无毒，得地润泽之金味，入手太阴肺经。气味降多于升，阴也。阴者，宗筋也。水不制火，火热则筋失其刚性而痿矣。淫羊藿入肾而气寒，寒足以制火，而痿自愈也。绝伤者，阴绝而精伤也。气寒益水，味辛能润，润则阴精充也。茎，玉茎也。痛者，火郁于中也。热者，清之以寒；郁者，散之以辛。所以主茎中痛也。小便气化乃出，辛寒之品，清肃肺气，故利小便。肺主气，肾统气。寒益肾，辛润肺，故益气力也。气力既益，内养刚大。所以强志，盖肾藏志也。《神农本草经读》卷三：羊藿气寒味辛，具水天之气，环转营运行而能续之也。茎，主茎也，火郁于中则痛，热者清之以寒，郁者散之以辛，所以主茎中痛也。小便主于膀胱，必假三焦之气化而出，三焦之火盛，则孤阳不化而为溺短、溺闭之症，一得羊藿之气寒味辛，金水相涵，阴气濡布，阳得阴而化，则小便利矣。《重庆堂随笔》卷下：夫羊性喜淫，乃其天赋，不必食此藿也。即谓食之益淫，故以命名，然人非羊也，食之何必淫？吾乡畜羊者，秋冬以桑叶饲之，故羊之益人，惟杭、嘉、湖者为最。然桑叶者，蚕食之而成丝之物也，若谓人食淫羊之藿而亦淫，则羊食成丝之桑而亦丝矣。盖体脏既殊，不能以一例论也。如矾石之为物也，蚕食之肥，鼠食之死。可见药有定性，而体脏不同，则性亦随之而变矣。《本草崇原集说》卷中：《本经》淫羊藿主治之病，专在下焦，曾以淫羊藿治之，总无不验，故取《经读》论病之善而存之，盖论病既独有所见，虽与经旨未必尽符，而主治之发明者，亦十得八九矣！

【附方】《药性粗评》卷三：兴阳。凡患阳痿不起，腰膝不利者，淫羊藿一斤，酒一斗，浸二日，温饮之，不过一二日见效。去痿。凡患手足痿痹，风瘫不起者，淫羊藿一斤好者，细剉，以生绢袋盛于不津器中，用无灰酒二斗浸之，厚纸重封，春夏三日，秋冬五日可开，每日随性温饮之，常令微醺醺，不可大醉，久当见效。如酒尽，如前再合，合时毋令鸡犬见之。

《太乙仙制本草药性大全·仙制药性》卷二：偏风，手足不遂，皮肤不仁。宜浸酒一斤好者，细剉，以绢袋盛于不津器中，用无灰酒二斗浸之，厚纸封不通气，春夏三日，秋冬五日，随日暖饮之，常令醺醺，不得大醉。若酒尽，再合，忌鸡犬见之。○疮子入眼。用威灵仙等分，为末，食后米汤下二钱，小儿五分。

《本草汇言》卷一：治男妇精衰血冷，子嗣少成。服此宜节欲，谨养百日，一鼓而弄璋矣。用淫羊藿一斤，酒浸一日，晒干，鹿角胶、龟板胶、鳖甲胶各六两，切碎，好酒溶化，当归、白术、枸杞子、北五味子、黄耆、白芍药、怀生地、牡丹皮、山药、泽泻各三两，俱酒浸炒，川黄柏二两，盐水炒，共为极细末，以三胶酒和为丸，再加炼蜜少许，丸如黍米大。每空心服五钱，好酒下。《心镜》。○治偏风手足不遂，皮肤麻木。以淫羊藿八两，枸杞子、天麻各四两，人参一两，龙眼肉三两，浸酒，隔汤蒸一日，每日薄饮，不得大醉，极妙。《圣惠方》。○治牙齿虚痛。以淫羊藿煎汤，汩漱立止。

《本草经解要》卷一：治偏风不遂，水涸腰痛。淫羊藿浸酒。治三焦咳嗽。同五味、覆盆丸。专治牙疼。为末，泡汤漱。

仙茅《开宝本草》

【集解】《宝庆本草折衷》卷一一：生西域，及大庾岭、蜀川、江湖、两浙、衡山、武城，及戎州、江宁府。○二八九月采根，竹刀或铜刀刮去外皮，暴干。又石灰同藏，不致蛀损。《药性粗评》卷三：仙茅，即独茅根也。叶青如茅而软，腹稍阔，面有纵理，长五六寸，春初生苗，三月有花如栀子黄，不结实，其根大如指，长三四寸，独茎而直，傍有短细根相附，肉黄白色，皮稍粗，褐色，好生乱茅丛中。服之可以通仙，故名。江南茅岗处处有之。一曰衡山出者花碧，五月结黑子。二八月采根，忌铁器，以木锹掘之。《岭南杂记》：出庾岭嫦娥嶂。叶似兰，根如姜蕤，色白。《医林纂要探源》卷二：叶如白茅而润，根直下如小指，色黄白而多涩，花亦多涩，或开在顶而红，或附根开而红紫，如筒。用根。去皮。《植物名实图考》卷八：仙茅，唐开元中婆罗门僧进此药。《开宝本草》始著录。今大庾岭产甚伙，土人以为茶饮。盖岭北泉涧阴寒，藉此辛烈以为温燥。服食者少，或有中其毒者。川中产亦多。

【修治】《药性粗评》卷三：凡用以竹刀刮去粗皮，切如豆大，糯米泔浸二昼夜，频频易水，以赤水尽去出毒，阴干，《药性解》卷四：洗净去皮，铜刀切如豆大，生稀布袋盛，于乌豆水中浸一宿，酒拌，蒸半日，晒干用，勿犯铁器，忌牛肉、牛乳。

【气味】性温，味辛、微咸。入肾肝二经。《滇南本草》卷中。气温，味辛，有毒。《医学统旨》卷八。味辛、甘，性温，有小毒。《药性粗评》卷三。辛，热，有小毒。《本草备要》卷二。

【主治】治老人失溺，补肾兴阳。又治妇人红崩下血，攻痈疽排脓。《滇南本草》卷中。用壮元阳之弱。《药性粗评》卷三。止衄血，去恶血，生新血。《医方药性·草药便览》。主心腹冷气，不能食，腰足挛痹，不能行，丈夫血损劳伤，老人失溺无子。强阳道，补精血，明眼目，坚骨髓。《药性解》卷四。助阳填骨髓，心腹寒疼，开胃消宿食，强记通神。《医宗必读·本草征要》上。壮骨强筋，暖腰温膝。《玉楸药解》卷一。

【发明】《药鉴》卷二：益肌肤，明耳目，强阳事，壮精神，久服大有奇功。惟气温，故能除心腹冷气，不能食。惟味辛，故能疗腰足挛痹不能行。合气与味，又能治大人虚损劳伤，老人失溺无子。忌牛肉、牛乳。《药性解》卷四：仙茅性温，本入肾经，而肝者肾所生也。故兼入之。传云：十斤乳石不及一斤仙茅，盖表其功尔。中其毒者，令人舌胀，急煎大黄朴硝汤饮之，复以末掺舌间，即解。素有火症者勿用。《本草经疏》卷一一：仙茅禀火金之气，然必是火胜金微。虽云辛温，其实辛热有毒之药也。气味俱厚，可升可降，阴中阳也。入手足厥阴经。命门真阳之火，即先天祖气。天非此火不能生物，人非此火不能有生。故真火一衰，则虚劳无子，阳道痿弱，老人失溺，风冷外侵，为腰脚不利，挛痹不能行，并不能生土，以致脾虚腹冷不能食。此药味辛气热，正入命门补火之不足，则诸证自除，筋骨自利，皮肤自益也。命

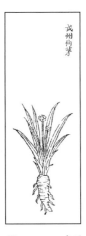

图 10-58-1 戎州仙茅《图经（政）》

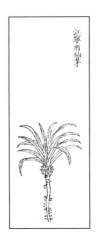

图 10-58-2 江宁府仙茅《图经（政）》

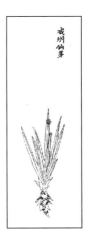

图 10-58-3 戎州仙茅《图经（绍）》

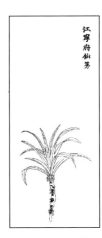

图 10-58-4 江宁府仙茅《图经（绍）》

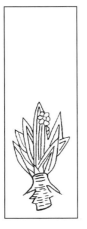

图 10-58-5 仙茅《歌括》

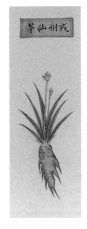

图 10-58-6 戎州仙茅《品汇》

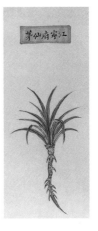

图 10-58-7 江宁府仙茅《品汇》

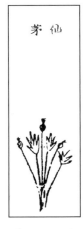

图 10-58-8 仙茅《太乙》

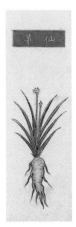

图 10-58-9 仙茅《雷公》

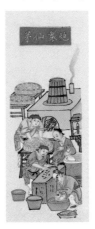

图 10-58-10 炮制仙茅《雷公》

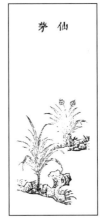

图 10-58-11 仙茅《三才》

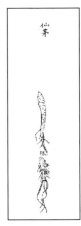

图 10-58-12 仙茅《原始》

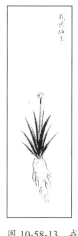

图 10-58-13 戎
州仙茅《草木状》

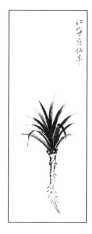

图 10-58-14 江宁
府仙茅《草木状》

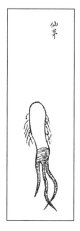

图 10-58-15 仙
茅《汇言》

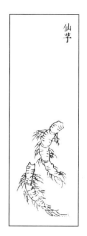

图 10-58-16 仙
茅《本草汇》

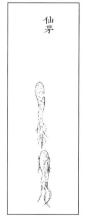

图 10-58-17 仙
茅《类纂》

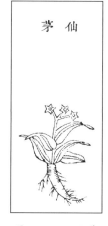

图 10-58-18 仙茅
《备要》

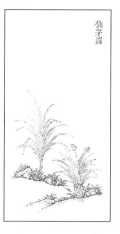

图 10-58-19 仙茅
《草木典》

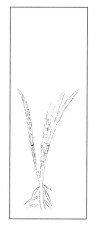

图 10-58-20 仙
茅《图考》

门之系，上通于心，相火得补，则君火益自振摄，故久服能通神强记也。长精神、明目〔者〕，言真阳足，阴翳消，肝肾俱补之极功耳。《本草汇言》卷一：仙茅，助阳气，暖藏府，李时珍壮筋脉、强骨力之药也。葛小溪稿《开宝》方：统治一切风气冷痹，腰脊痿软，足膝挛瘫，不能行立；或阳道久虚，子嗣难成；或血室衰寒，胎娠罔育；或肾弱精寒，瞳人昏障；或脾虚气惫，水谷不消。此药培土益阳，凡属阴凝痼冷之疾，总能治之。然味辛气热，性毒而烈。凡一切阴虚发热，咳嗽吐血、衄血、齿血、溺血、淋血，遗精白浊，梦与鬼交；或虚火上炎，口干咽痛；或水涸血竭，夜热骨蒸；或肾虚有火，脚膝无力；或多欲精耗，不能种子；或血热经枯，不能受孕；或多食辛热炙煿之味，或久服金石丹火之药，以致筋骨偏痹，挛瘫不起；或胃火攻灼，邪热不能消谷；或胃热血耗，嘈杂易于作饥；或三消十膈，五疸八痢；或诸病外寒内热，阳极发厥，火极似

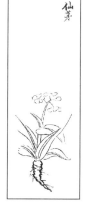

图 10-58-21 仙
茅《图说》

水等证，法并禁用。《折肱漫录》卷三：仙茅助阳，原非常用之药，有人极赞其功效。予宦南安，携十余斤归，以遗友应大室方伯，不受，覆予柬云：此药有毒，能杀人。予遂不敢以相遗，尚容再考。《医宗必读·本草征要》上：补而能宣，西域僧献于唐玄宗，大有功力，遂名婆罗门参。广西英州多仙茅，羊食之遍体化为筋，人食之大补。其消食者助少火以生土，土得干健之运也；其强记者，肾气时上交于南离故也。按：仙茅专于补火，惟精寒者宜之，火炽者有暴绝之戒。

《药镜》卷一：仙茅入命门，而扶衰火，则虚损劳伤，阳道痿弱之仙方也。补相火，端助君火，则通神强记，长精明目之圣药也。脾虚腹冷不能食者，得其气之温，而运化自健。腰足挛痹不能行者，得其味之辛，而步履如常。《本草述》卷七下：诸本草于仙茅，主治大都补阴中之阳。缪希雍所云补命门真阳之火是也。第阳以阴为主，《经》言出地者，阴中之阳，阳予之正，阴为之主，是以阴胜而阳不足者，阳不能为阴之政，岂谓仙茅非适治之味哉？如阴虚而阳亢者，阴又不能为阳之主矣。此味固为禁剂，即阴阳俱虚，而补阳亦必主以补阴。若漫言阳为阴之先，止恃此以补虚劳也，不亦绝其化原乎哉？此投剂者，于仙茅宜致慎也。或曰：桂附之补阳，何以不切切慎之？在之颐有云：仙茅功齐雄、附，但雄、附起贞下之元，此更深淫业之毒。慎之！慎之！如斯数语，是亦微中矣。然阅方书于诸证，主治更复寥寥，其亦有所鉴也乎。《海药本草》：治一切风气。盖属阳微，而风之虚者也。希雍曰：凡味之毒者必辛，气之毒者必热。仙茅味辛，气大热，其为毒可知矣。虽能补命门，益阳道，助筋骨，除风痹，然而病因不同，寒热迥别，施之一误，祸如反掌。况世之人，火旺致病者十居八九，火衰成疾者，百无二三。辛温大热之药，其可常御乎？凡一概阴虚发热咳嗽，吐血、衄血、齿血、溺血、血淋，遗精白浊，梦与鬼交，肾虚腰痛，脚膝无力，虚火上炎，口干咽痛，失志阳痿，水涸精竭，不能孕育。老人孤阳无阴，遗溺失精，血虚不能养筋，以致偏枯痿痹，胃家邪热，不能杀谷。胃家虚火嘈杂易饥，三消五疸，阴虚内热，外寒阳厥，火极似水等证，法并禁用。《本草新编》卷三：主心腹冷气，疗腰膝挛痹，不能行走，男子虚损劳伤，老人失溺，无子，益肌肤，明耳目，助阳道，长精神，久服通神强记。中仙茅毒者，含大黄一片即解，不须多用大黄也。此种药近人最喜用之，以《本草》载其能助阳也。然而全然不能兴阳。盖仙茅气温，而又入肾，且能去阴寒之气，以止老人之失溺，苟非助阳，乌能如此。而子独谓全不兴阳者，以仙茅之性，与附子、肉桂迥异。仙茅虽温，而无发扬之气，长于闭精，而短于动火。闭精，则精不易泄，止溺，则气不外走，无子者自然有子，非因其兴阳善战，而始能种玉也。予辨明其故，使世之欲闭其精者，用之以固守其精。而元阳衰惫，痿弱而不举者，不可惑于助阳之说，错用仙茅，归咎于药之不灵也。《夕庵读本草快编》卷一：仙茅气味辛温，有热有毒，补三焦助命门药也。自唐而后，制服之者，必藉其纵欲，多致夭折。故张弼有使君昨日才持去，今日人来乞墓铭。拒且严矣。独不思禀赋素怯，阳弱精寒，老人遗溺，男子虚劳者，非此不愈。是以旌阳美其久服长生，李珣誉其壮志悦颜，良有以也。若体气本旺，相火炽盛，用恣淫乐，以火益火，髓竭精枯，毒发而毙，人自召之，岂仙茅之故哉？

医者宜两审而投，庶不负许、李之颂，而蹈张弼之讥也。《罗氏会约医镜》卷一六：仙茅补火，男子精寒，妇人子宫虚冷不孕，最宜多服。若阴虚火盛者忌用。加于各补药中，为丸服之，无所不可。

【附方】《滇南本草》卷中：治妇人红崩下血，以成漏症。仙茅三钱为末，全秦归、蛇果草各等分，以二味煎汤，点水酒，将仙茅末送下。○治痈疽火毒，漫肿无头，色青黑者。仙茅不拘多少，连根须，煎点水酒服。或以新鲜者，捣烂敷之，有脓者溃，无脓者消。

《本草汇言》卷一：治一切风气冷痹，腰脊痿软，足膝瘫挛，不能行立；或精虚血冷，子嗣难成；或瞳人寒障不明；或胃寒水谷不化等证。用仙茅一斤，酒浸五日，晒干、炒，枸杞子、怀生地、覆盆子、人参、白术、当归、黄耆、牛膝、白芍药、小茴香、甘菊花、蜜蒙花、知母各二两，俱酒拌炒，炼蜜丸，每早服三钱，白汤下。《方氏本草》。○治跌伤打伤，杖伤夹伤，或木石压伤等证；或筋骨内损，血冷不散。用仙茅一味，伤在上部，作末子，食后服，每用二钱，酒下；伤在下部，作丸子，食前服，每用三钱，酒下；伤在遍身，浸酒蒸熟服，随食前食后，亦随量饮。

罗浮参《本草纲目拾遗》

【集解】《本草纲目拾遗》卷三：《罗浮山志》：罗浮所产人参，殊与本草人参不类，状如仙茅。叶细茎圆，有紫花。三叶一花者为仙茅，一叶一花者为人参。根如人字，色如珂玉，煮汁食之，味与参无别，但微有胶浆耳。

【气味】味甘带苦。《本草纲目拾遗》卷三。

【主治】生津养胃，补虚羸，润肺。《本草纲目拾遗》卷三。

丹参《本经》

【释名】山苓《通志》。

【集解】《植物名实图考》卷七：丹参《本经》上品。处处有之，春花，亦有秋花者，南方地暖，得气早耳。《增订伪药条辨》卷一：丹参，古出桐柏川谷，今近道处处有之。其根赤色，大者如指长尺余，一苗数根。气味苦，微寒，无毒。主治心腹邪气，寒热积聚。《本草经》原文历叙功用，未加益气二字，盖益正气所以治邪气也。近今市肆有一种土丹参，服之极能散血，又奚有益气之功？不知用何种草根混充，殊可恨也。炳章按：丹参产安徽古城者，皮色红，肉紫有纹，质燥体松，头大无芦，为最佳。滁州全椒县，形状同前，亦佳。产凤阳定远、白阳山漳涧者，芦细质松，多细枝次。产四川者，头小枝粗，肉糯有白心，亦次。郑君所云土丹参，或即川丹参也。抑或福

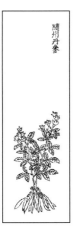

图 10-60-1　随州
丹参《图经（政）》

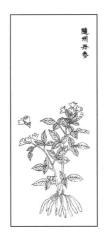

图 10-60-2　随州
丹参《图经（绍）》

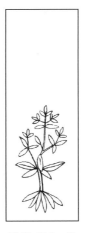

图 10-60-3　丹
参《歌括》

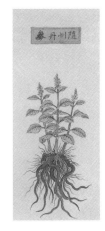

图 10-60-4　随
州丹参《品汇》

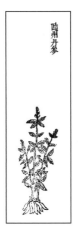

图 10-60-5　随
州丹参《蒙筌》

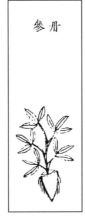

图 10-60-6　丹
参《太乙》

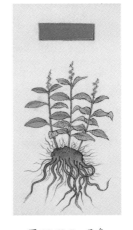

图 10-60-7　丹参
《雷公》

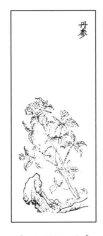

图 10-60-8　丹参
《三才》

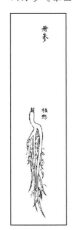

图 10-60-9　丹
参《原始》

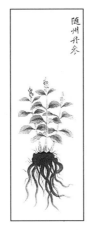

图 10-60-10　随
州丹参《草木状》

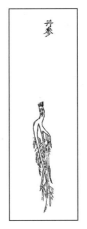

图 10-60-11　丹
参《汇言》

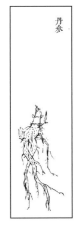

图 10-60-12　丹
参《本草汇》

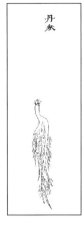

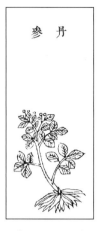

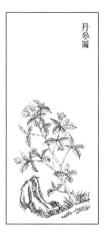

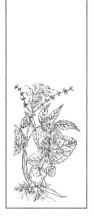

图 10-60-13　丹
参《类纂》　　　　　　图 10-60-14　丹
参《备要》　　　　　　图 10-60-15　丹参
《草木典》　　　　　　图 10-60-16　丹
参《图考》

建土产之一种，别具形态，余未之见也。

【修治】**《本草述》卷七**：修治去芦，卖家多染色，须辨之。**《本草汇》**
卷九：酒润，微焙。

【气味】微苦、微甘、微涩，性微凉，无毒。**《景岳全书》卷**
四八。味微苦，性凉。**《药品化义》卷四**。苦，平。**《本草通玄》卷上**。苦平，
微温，阴中之阳也。入手少阴、厥阴经。**《本草汇》卷九**。苦，平。
入心经。**《顾氏医镜》卷七**。

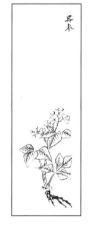

图 10-60-17　丹
参《图说》

【主治】补心定志，安神宁心，治健忘怔忡，惊悸不寐。生新血，
除瘀血。安生胎，落死胎。单剂有四物汤补血之功。**《滇南本草》卷中**。
主治中恶邪气，骨蒸热痨，癥瘕结块，心腹痼疾，腰脚痿弱，风
湿肿满，骨节疼痛，恶疮肿毒，眼赤血崩，养神定志，通经益气，
凉血安胎，排脓止痛，生肌长肉，破宿生新，通利关脉。**《药性粗评》卷二**。养心
神而烦闷解，扶肝气而风热除。补肾之虚，使志定而骨壮。行气与血，医眼赤
而消痈。热酒调吞，寒疝顿平，并少腹及阴，相引痛者。酒煮温服，堕胎立稳，
且调经破瘀，兼补新焉。**《药镜》卷三**。能养血活血，生新血，行宿血，故能安生胎，
落死胎，血崩带下可止，经脉不匀可调。此心脾肝肾血分之药，所以亦能养阴
定志，益气解烦，疗眼疼脚痹，通利关节，及恶疮疥癣，赤眼丹毒，排脓止痛，
长肉生肌。**《景岳全书》卷四八**。

【发明】**《本草发明》卷二**：丹参色赤味苦，入心而益血，行气之药，以心主血脉也。故
《本草》主益气养血，去心腹邪气寒热，痼疾结气，破积聚癥坚，腰脊强脚痹，肠鸣幽幽如走水。
又云养神定志，通关脉骨节痛，四肢不随，散瘿赘恶疮，排脓生肌，调经止崩带，去宿血，生

草
部
第
十
卷

1421

新血，安胎，此皆益血气之用也。又主风邪留热烦满，丹毒赤眼，热温狂闷，谓非苦入心，寒治热欤。《本草经疏》卷七：丹参，《本经》味苦，微寒。陶云：性热，无毒。观其主心腹邪气，肠鸣幽幽如走水，寒热积聚，破症除瘕，则似非寒药。止烦满，益气，及《别录》养血，去心腹痼疾结气，腰脊强，脚痹，除风邪留热，久服利人，又决非热药。当是味苦平微温。入手足少阴、足厥阴经。心虚则邪气客之，为烦满结气，久则成痼疾。肝虚则热甚风生。肝家气血凝滞，则为癥瘕。寒热积聚，肾虚而寒湿邪客之，则腰脊强，脚痹。入三经而除所苦，则上来诸证自除。苦能泄，温能散，故又主肠鸣幽幽如走水。久服利人，益气养血之验也。北方产者胜，俗名逐马。《本草汇言》卷一：丹参善治血分，去滞生新，《日华子》调经顺脉之药也。御医耿长生稿主男妇吐衄，淋溺崩血之证。或冲任不和而胎动欠安，或产后失调而血室乖戾，或瘀血壅滞而百节攻疼，或经闭不通而小腹作痛，或肝脾郁结而寒热无时，或癥瘕积聚而胀闷痞塞，或疝气攻冲而止作无常，或脚膝痹痿而痛重难履，或心腹留气而肠鸣幽幽，或血脉外障而两目痛赤。故《明理论》以丹参一物而有四物之功。补血生血，功过归、地。调血敛血，力堪芍药。逐瘀生新，性倍芎䓖。妇人诸病，不论胎前产后，皆可常用，而时医每用每效，此良方也。《药品化义》卷四：丹参原名赤参，色赤味苦，与心相合，专入心经。盖心恶热，如有邪热，则脉浊而不宁，以此清润之，使心神常清，心清则气顺，气顺则冲和，而血气皆旺也。取其微苦，故能益阴气；味轻清，故能走窍。以此通利关节，调养血脉，主治心腹邪气，寒热痼疾，骨节肿痛，四肢不遂，经水不调，胎气不安，血崩胎漏，丹毒凝聚，暴赤眼痛，此皆血热为患，用之清养其正而邪自祛也。古人以此一味代四物汤，通主调经胎产诸失血症，大有奇功，盛后湖尝赞为血药中良剂。《本草述》卷七：丹参之根皮丹而肉紫，且其味苦，酌形与味，的入手少阴、厥阴经，李时珍之说是也。据其奏效者，似通利关脉一语，足以概之。《药性纂要》卷二：东圃曰：心生血，丹参能行血中之气，入平和调理之剂，非大攻大补之药。但云有四物之功，而不若熟地、当归之汁重味厚也。大抵与益母相类，行中有补。益母入肝，而丹参入心。与白蒺藜同用，则和肝运脾，宽心膈。《本经》有治心腹邪气，肠鸣幽幽如走水，止烦满之说，其用以此。《本草新编》卷三：丹参世所共享，吾子又亟称之，吾恐损胃伤脾不少也。是言何变余之深也。虽然余誉丹参，一则曰仅可佐使，再则曰产后多用取败，非戒之之辞乎。可用而用，非教人不可用而亦用也。《本草崇原》卷中：丹参、玄参，皆气味苦寒，而得少阴之气化，但玄参色黑，禀少阴寒水之精，而上通于天，丹参色赤，禀少阴君火之气，而下交于地，上下相交，则中土自和。故玄参下交于上，而治腹中寒热积聚，丹参上交于下，而治心腹邪气，寒热积聚。君火之气下交，则土温而水不泛溢，故治肠鸣幽幽如走水。破症除瘕者，治寒热之积聚也。止烦满益气者，治心腹之邪气也，夫止烦而治心邪，止满而治腹邪，益正气所以治邪气也。《医林纂要探源》卷二：昔人谓丹参一味，可当四物，此亦不然。丹参自是丹参之用，四物自有四物之用。忌醋。反藜芦。丹参主降泄，醋一于收。《重庆堂随笔》卷下：丹参降而行血，血热而滞者宜之，故为调经产后要药。设经早或无血经停，及血少不能养胎而胎不安，与产后血已畅行者，皆不可惑于功兼四物之说，并以其有参之名而滥用之。即使功同四物，则四物汤原治血分受病之药，并非补血之方，石顽先生已辨之矣。至补心之说，亦非如枸杞、龙眼真能补心之虚者，以心藏神而主血，心火太动则神不安，丹参清血中之火，故能安神定志，神志安则心得其益矣。凡温热之邪传入营分者则用之，亦此义也。若邪在气分而误用，则反引邪入营，不可不慎。《本经续疏》卷二：丹参之养血在取其色。丹参之色，外丹而内紫。紫者，赤黑相兼，水火并形之色也。水火并形而和，原系太和之象。惟其内虽紫而外则丹，丹不能入，紫不能出，则紫为寒热积聚。丹为致生气于寒热积聚之象，惟能致生气于寒热积聚中，故逢春半而苗茎勃发，数根而共一苗，一苗而发多枝，一枝而标五叶，叶必相对，且皱而有文有毛，是其内引肝脾所统所藏之血，一归心之运量，敷布于两两相对之经脉，且外及乎皮毛。尤可贵者，三月开花，九月乃已，他物之发扬底蕴无有过于此者。惟其如是，方有合乎血既盛而华遂不易衰。则其能使在内之血，方与热为水谷之气所搏激，而为声凝而成块者，无不血复为流动之血，热化为温煦之气，而敷布周浃。岂复有肠鸣幽幽如走水之寒热积聚与癥瘕烦满之患哉？曰益气者，正诩其流动温煦之功，否则味苦气寒，安能益气？

【附方】《药性粗评》卷二：寒疝阴痛。凡中寒疝，小腹及阴引痛，白汗出，欲死者。丹参一两，为末，每服二钱匕，热酒调下。热油火烧：凡中热油及汤火所烧，丹参杵为末，水调敷之，或以羊脂煎出膏者，相调更妙。

《本草汇言》卷一：治男妇吐衄，淋溺崩血之证。用丹参一两，当归身三钱，怀熟地五钱，白芍药二钱，黄芩、知母、茯苓、牡丹皮各一钱五分，甘草七分，水煎服。《妇人明理论》。○治产后虚喘。予妇产后五日，食冷物，怒伤肝，又作泄，又作嗽，又三日泄不止，手足冷，卒然发喘，觉神气飞荡不守。一医以丹参二钱、人参三钱、附子二钱，煎服如故。又加参、附，又不效。仲淳竟用人参三两、附子五钱，童便制丹参五钱，盐水炒，水五碗，煎二碗，徐徐进之。半日许，喘即霍然而定。治妇人卒然风狂，妄言妄动，不避亲疏，不畏羞耻。用丹参八两，醋拌炒，研极细末，每早晚各服三钱，淡盐汤调灌，三日即愈。杨石林方。

小红花《生草药性备要》

【主治】治蛇缠腰疮，散毒，去瘀生新，敷疮如神。《生草药性备要》卷下。

老虎耳《医方药性》

【气味】性凉。《医方药性·草药便览》。

【主治】治肠风下血为善。散心火最妙。《医方药性·草药便览》

叶下红《植物名实图考》

【释名】小活血、红花草《植物名实图考》。

【集解】《植物名实图考》卷一〇：叶下红产建昌。一名铺地生，颇似紫菀，叶面青，背紫，碎纹粗涩如芥，背微光滑，长茎长叶。

【主治】土人取根、叶，捶敷蛇头指《植物名实图考》卷一〇。

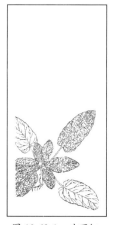

图 10-63-1　叶下红《图考》

紫花地丁《植物名实图考》

【集解】《植物名实图考》卷一三：紫花地丁生田塍中。赭茎对叶，叶似薄荷而圆；梢开长紫花，微似丹参花而色紫不白，与《本草纲目》地丁异。

【气味】性寒，味苦。《滇南本草图说》卷四。

【主治】破血，解痈疽痔漏如神。《滇南本草图说》卷四。

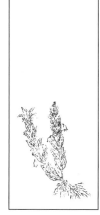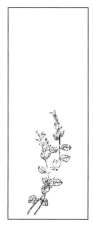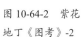

图 10-64-1　紫花地丁《图考》-1　　图 10-64-2　紫花地丁《图考》-2

黄芩《本经》

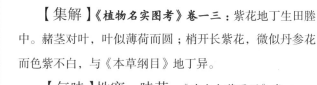

【集解】《药性粗评》卷二：春抽苗，高一尺许，茎粗如筋，内虚，叶长从地，作丛，两两四四相对，亦有独茎生者，六月开红紫色，结实黑色，根黄如知母，粗细不同，长四五寸，年久者内烂，故一名腐肠，谓之片芩，未烂者子芩也，谓之条芩。生川蜀、河陕川谷，今荆湘州郡亦有之，以西北出者为胜。二八月采根，暴干。《本草原始》卷二：条芩形圆坚实，色黄者良。片芩破飘成片。枯芩中心朽烂。《本草洞诠》卷八：诸本草唯分宿芩、子芩，至李文清乃歧而为四，谅亦有据。宿芩即今所谓片芩也。

【修治】《本草原始》卷二：黄芩，治上膈病，酒炒为宜；治下焦病，生用最妙。《医宗必读·本草征要》：酒浸，蒸熟，曝之。《药镜》卷四：猪胆汁炒，能泻肝胆之火。麦冬汁浸，能润肺家之燥。酒炒则清头目，盐炒则利肾邪。《本草洞诠》卷八：上行酒浸切炒，下行便浸炒，寻常生用或水炒。去寒性亦可除肝胆火，猪胆汁拌炒。先哲有用吴茱萸制芩者，为其入肝，散滞火也。《冯氏锦囊秘录》卷一：入邪热实症药用，宜生；入脾胃泻痢药用，宜酒拌炒；入安胎药用，宜条实者酒浸炒黄。《本草述钩元》卷七：寻常生用，或水炒去寒性亦可。上行，酒浸切炒。下行，便浸炒。除肝胆火，

1424

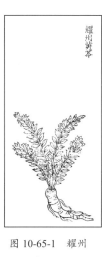

图 10-65-1　耀州
黄芩《图经（政）》

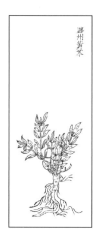

图 10-65-2　潞州
黄芩《图经（政）》

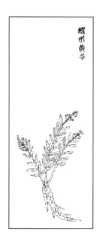

图 10-65-3　耀州
黄芩《图经（绍）》

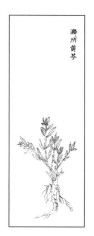

图 10-65-4　潞州
黄芩《图经（绍）》

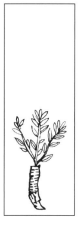

图 10-65-5　黄
芩《歌括》

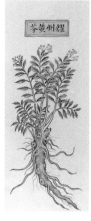

图 10-65-6　耀
州黄芩《品汇》

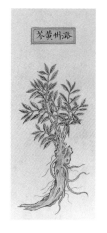

图 10-65-7　潞
州黄芩《品汇》

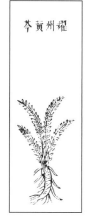

图 10-65-8　耀州
黄芩《蒙筌》

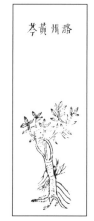

图 10-65-9　潞
州黄芩《蒙筌》

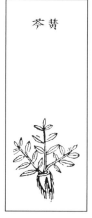

图 10-65-10　黄
芩《太乙》

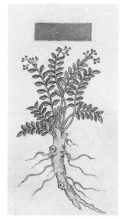

图 10-65-11　黄芩
《雷公》

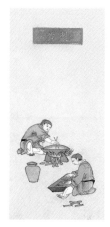

图 10-65-12　炮制
黄芩《雷公》

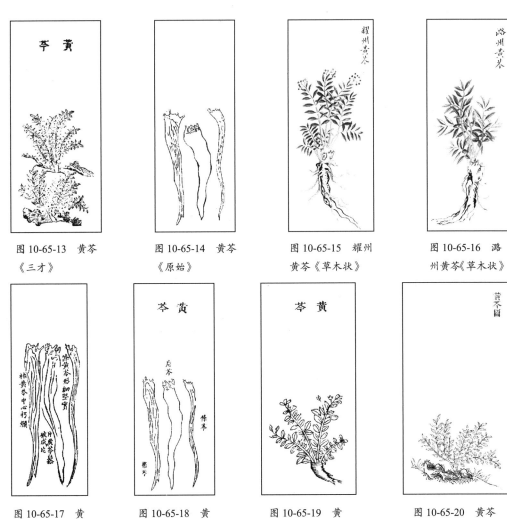

图 10-65-13 黄芩 《三才》

图 10-65-14 黄芩 《原始》

图 10-65-15 耀州 黄芩《草木状》

图 10-65-16 潞 州黄芩《草木状》

图 10-65-17 黄 芩《汇言》

图 10-65-18 黄 芩《类纂》

图 10-65-19 黄 芩《备要》

图 10-65-20 黄芩 《草木典》

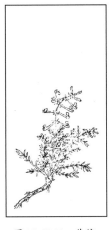

图 10-65-21 黄芩 《图考》

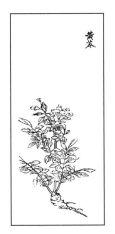

图 10-65-22 黄芩 《图说》

猪胆汁拌炒。更有用吴萸制芩者,欲其入肝散滞火也。

【气味】味苦,性平,大寒。《本草品汇精要》卷一〇。气平、寒,味苦、微甘。味薄气厚。无毒。可升可降,阴也,阴中微阳。入手太阴经。《本草发明》卷二。

【主治】上行泻肺火,下行泻膀胱火。男子五淋,女子暴崩,调经清热。胎有火热不安,清胎热。除六经实火实热,黄芩与黄连是也,热症多用之。《滇南本草》卷中。清热安胎之圣药也。《医学统旨》卷八。退热除烦,泻膀胱之火,止赤痢,消赤眼,善安胎气，解伤寒郁蒸，润燥，益肺气。《本草新编》卷二。枯芩：降泻心火于高位以安肺，清肌表之热。即老而中空者。以黄明为良。酒炒或浸使上行。主泻肺热，利胸膈，治热嗽，喉腥，目赤肿痛，凡上焦之邪。子芩：彻邪热于下行而厚大肠，除肠胃湿滞。又曰条芩，嫩长而中实者宜生用。治腹中急痛，肠澼下痢，淋闭失血，黄疸，痔瘘，坚肾水，去膀胱、小肠火，凡下焦邪热之证。亦除寒热往来。宜胆汁炒，引入肝胆，用同柴胡。虚寒者忌。《医林纂要探源》卷二。

【发明】《医经大旨》卷一：黄芩味苦性寒。治诸般实热。中飘而枯者清肺热；条实而坚者清大肠热。此剂又为安胎圣药，由其能降上中二焦之火，使之下行也。凡痰热者，又假此以降之。宜炒用。《本草纂要》卷一：入手太阴肺经，上治肺火；入足太阳膀胱，下清化源；复入少阳胆经，能凉表里邪热；又入阳明大肠之经，润大肠之燥，降三焦之火。殆见痰火咳嗽，气急喘盛，舍黄芩莫能清；小便赤浊，小腹急疾，非黄芩莫能疗；大便秘结，壅塞不行，非黄芩莫能通。又曰：清肌退热柴胡最佳，然而无黄芩不能凉达肌表；上焦之火山栀可降，然而舍黄芩不能上清头目。《本草发明》卷二：黄芩苦寒，乃肺家本药。盖肺苦气上逆，急食苦以泻之。中枯而飘者名宿芩，泻肺火，清上部，利胸中气。故《本草》主消膈上痰热，天行热疾，诸热黄疸，解肌风热，治赤目胀痛，皆肺之部也，此专治之。又除胃中湿热及消谷，盖邪热不杀谷，此能除热，则胃和而谷消矣。又主血闭，女子淋痛，恶疮疽蚀，火疡丁肿，乳痈等属肺胃之热，故兼治之。《药鉴》卷二：主治诸经实热。中枯而飘者，泻肺火，清痰利气。细实而坚者，泻大肠火，养阴退阳。又枯者，除痰湿，去热于肌表。坚者，滋化源，退热于膀胱。见柴胡则寒，为少阳之妙剂。君白术则和，乃安胎之圣药。若以猪胆炒之，又能泻肝胆之火也。如以麦冬汁浸之，又能润肺家之燥也。酒炒则清头目，盐制则利肾邪。大都治热宜寒，泄实宜苦。黄芩气味寒苦，必真有有黄芩症，而后可用。若妄投之，则向为几席，今为碪碢矣。《本草经疏》卷八：黄芩为苦寒清肃之药，功在除热邪，而非补益之品。当与黄连并列。虽能清湿、利热、消痰，然苦寒能损胃气而伤脾阴，脾肺虚热者忌之。故凡中寒作泄，中寒腹痛，肝肾虚而少腹痛，血虚腹痛，脾虚泄泻，肾虚溏泻，脾虚水肿，血枯经闭，气虚小水不利，肺受寒邪喘咳，及血虚胎不安，阴虚淋露，法并禁用。《分部本草妙用》卷四：予尝用之，入肺则火清；入足太阳膀胱，下清化源；入少阳胆经，能凉表里邪热；入阳明大肠，能润其燥，降三焦火。殆见痰嗽气喘，舍芩莫清。小便赤，小腹急，非芩莫疗。大便秘，非芩莫通。清肌退热，柴胡让之。清上焦火，山栀同之。目疾可以退翳，妇人可以安胎，外科以之解热毒，无非以其折火之本也。气分之火，非芩奚用哉？《医宗必读·本草征要》：中枯而大者，清肺部而止嗽化痰，并理目赤疔痈；坚实而细者，泻大肠而除湿治痢，兼可安胎利水。苦能燥湿，苦能泄热，苦能下气，故治疗如右。轻飘者上行，坚重者下降，不可不别也。杨仁斋谓：柴胡退热不及黄芩，不知柴胡苦以发之，散火之标；黄芩寒以胜热，折火之本。按：苦寒伤胃，证挟虚寒者均宜戒之，女人虚胎，亦不宜与。《药品化义》卷九：黄芩一曰腐肠，一曰内虚，有黄离之象。柔得乎中，体虚而用实也。芨中腐，乃腐化耳。故主腹肠诸热，实满于中，为黄疸澼痢，水停血闭失于腐化，反现腐败者，对待治之。恶疮、疽蚀、火疡，实者虚之，热者平之，若厚肠腹，并厚肌肉矣。《本草洞诠》卷八：罗天益曰：肺主气，热伤气，黄芩能泻火益气而利肺，则其为肺经气分之剂无疑。在《本经》首言治诸热，是举其功之大概也。然次即承以黄疸肠澼泄痢，是就治诸热之中，举其病于湿热者而言也。又次更承以逐水下血闭。则《本经》之主治诸热者，功专于湿热明矣。○抑兹味既治湿热，又云疗风湿者，其义何居？曰：黄芩皮根皆黄，而中有绿色。黄者中土色，而绿者为震坤相见，请得而悉之。盖后天之气，本于胃中谷气以至于肺，而谷气能合于膻中宗气以至肺者，乃属于肝，此正先哲所谓元气、胃气、风升之气合而为一者也。此味苦寒而色乃黄是由胃至肺之用，乃中有震坤相见妙理，合于由胃至肺而肝实达之，故虽苦多甘少，实自苦归甘，胃资于肝，举其苦寒者，上而效用于肺，以清其气分之热也。试以小柴胡汤参之，其除寒热也，芩岂专属胆药，固亦为胆之至于胃，以上达肺者，热郁而不清耳。张仲景先生制方妙有意义如此，先哲谓芩能除表热，曰除热，又曰除风热，更曰除风湿，以其在中土中，而有风木之用也。虽然，肝胆清热之剂亦须分气血，一阴一阳，原有表里，如栀子为血分药，入厥阴肝，薛立斋每同丹皮用之，犹黄芩之入胆，而并柴胡者，其义不可参欤。《本草汇》卷九：黄芩禀寒金之性，除阳有余，为清肃之剂，功在除邪热，而非补益之品也。为肺家本药。肺苦气逆，急食苦以泻之。然有余者为宜。虽云安胎圣药，若女人而虚者，未可与也。《本草新编》卷二：但可为臣使，而不可为君药。近人最喜用之，然亦必肺与大肠、膀胱之有火者，用之始宜，否则，不可频用也。古人云黄芩乃安胎之圣药，亦因胎中有火，故用之于白术、归身、人参、熟地、杜仲之中，自然胎安。倘无火，而寒虚胎动，正恐得黄芩而反助其寒，虽有参、归等药补气、补血、补阴，未必胎气之能固也，况用参、归等药，欲望其安胎，万无是理矣。或问：黄芩清肺之品也，肺经之热，必须用之，然亦有肺热用黄芩而转甚者，何也？曰：用黄芩以清肺热，此正治之法也。正治者，治肺经之实邪也。肺经有实邪，黄芩用之，可以解热；肺经有虚邪，黄芩用之，反足以增寒。盖实邪宜正治，而虚邪宜从治也。或问：黄芩举世用之而无疑，与用知母、黄柏颇相同，乃先生止咎用知母、黄柏之误，而不咎用黄芩，何也？曰：黄芩亦非可久用之药，然其性寒而不大甚，但入于肺，而不入于肾。世人上热多，而下热者实少，清上热，正所以救下寒也。虽多用久用，亦有损于胃，然肾经未伤，本实不拨，一用温补，便易还原，其弊尚不至于杀人。若知母、黄柏泻肾中之火矣，肾火销亡，脾胃必无生气，下愈寒而上愈热，本欲救阴虚火动，谁知反愈增其火哉。下火无根，上火必灭，欲不成阴寒世界得乎。此用黄柏、知母之必宜辟也。或问：黄芩乃清肺之药，肺气热，则肾水不能生，用黄芩以清肺金，正所以生肾水乎？曰：黄芩但能清肺中之金，安能生肾中之水。夫肺虽为肾经之母，肺处于上游，居高润下，理之常也，何以清金而不能生水。盖肺中之火乃邪火，而非真火也，黄芩止清肺之邪火耳，邪火散而真水自生，安在不可下生肾水。不知肾水之生，必得真火之养，黄芩能泻邪火，而不能生真火，此所以不能生肾水也。予之取黄芩者，取其暂用以全金，非取其久用以益水。或疑黄芩之寒凉，不及黄柏、知母，以黄芩味轻，而性又善散，吾子攻黄柏、知母宜也，并及黄芩，毋乃过乎？曰：黄芩之多用，祸不及黄柏、知母远甚，余未尝有过责之辞，独是攻击知母、黄柏，在于黄芩门下而畅论之，似乎并及黄芩矣。谁知借黄芩以论黄柏、知母，意重在黄柏、知母也。见黄芩之不宜多用，益知黄柏、知母之不可重用矣。世重寒凉，病深肺腑，不如此，又何以救援哉？**《冯氏锦囊秘录》卷一**：治痘疹合参：宜酒炒用。泻肺胃火，解热毒，养阴退阳，上焦热盛者可用。然中枯而飘者，泻肺金之火，而消痰退热于肌表。细实而坚者，泻大肠之火而滋阴，兼退热于膀胱。但于初起，以至灌浆，俱所禁服。惟收靥以后，余热毒盛者皆宜。安胎尤不可缺。如胃虚脾弱，脉沉细者，切勿混投。**《本草崇原》卷中**：黄芩色黄内空，能清肠胃之热，外肌皮而性寒，能清肌表之热，乃手足阳明兼手太阴之药也。主治诸热黄疸，肠澼泄痢者，言诸经之热，归于胃土而为黄疸，归于大肠而为泄痢。黄芩中空，主清肠胃之热，故能治之。肠胃受浊，得肺气通调，则水津四布，血气运行，逐水下血闭者，黄芩外肌皮而清肌表。肌表清，则肺气和，而留水可逐，血闭自下矣。火热之气留于肌肉皮肤，则为恶疮疽蚀。恶疮疽蚀名曰火疡。黄芩治之，清肌表也。**《神农本草经百种录》**：黄色属土属脾，大肠属阳明燥金，而黄芩之黄属大肠，何也？盖胃与大肠为出纳水谷之道，皆统于脾。又金多借土之色以为色。义详决明条下，相参益显也。**《神农本草经读》卷三**：黄芩与黄连、黄柏皆气寒味苦而色黄，主治大略相似。大抵气寒皆能除热，味苦皆能燥湿，色黄者皆属于土，黄而明亮者则属于金，金借土之色以为色，故五金以黄金为贵也。但黄芩中空似肠胃，肠为手阳明，胃为足阳明。其主诸热者，指肠胃诸热病而言也。黄疸为大肠澼经中之郁热，肠澼泄痢者，为大肠腑中之郁热。逐水者，逐肠中之水。下血闭者，攻肠中之蓄血。恶疮、疽蚀、火疡者，为肌肉之热毒。阳明主肌肉，泻阳明之火即所以解毒也。《本经》之言主治如此，仲景于少阳经用之，于心下悸易茯苓，于腹痛易芍药，又于《本经》言外别有会悟也。**《植物名实图考》卷七**：零娄农曰：黄芩以秭归产着，后世多用条芩。滇南多有，土医不他取也。张元素谓黄芩之用有九，然皆湿热者，一服清凉散耳。《千金方》有三黄丸，疗五劳七伤、消渴诸疾，又谓久服走及奔马。夫黄芩苦寒矣，又加以黄连、大黄，人非铁石心肠，乃堪日腹而月削之也？夫世之阴淫、阳淫、雨淫、风淫、晦淫、明淫，其疾非一端。而所药非所病，又或讳疾忌医，以自戕其生者，因多矣。然有求长生服金石，丹毒暴躁，痈疽背裂，是不同捣椒而饮药乎？

【附方】《滇南本草》卷中：治妇人月水过多，将成崩症，甚效。黄芩，一钱，酒炒。臭椿皮一钱，黄柏，五分，炒黑。香附，一钱五分，童便浸。白芍一钱，土艾叶，一钱，炒。龟板，二钱，酥炙。不用引，煎服。

《本草汇言》卷一：治痰火咳嗽，气盛喘急。用黄芩三钱，黑山栀、苏子各一钱五分，茯苓、杏仁各一钱，水煎服。《方氏本草》。○治黄疸面目身黄，骨节烦疼，因湿热者。用黄芩、秦艽、黑山栀、薄荷各二钱，茵陈三钱，水煎服。同前。○治小便赤涩，或白浊淋闭不通。用黄芩、木通各三钱，茯苓一钱五分，甘草一钱，水煎服。同前。○治骨蒸内热，或虚劳寒热。用黄芩三钱，知母、花粉、沙参、麦门冬、怀生地、地骨皮、黄柏各二钱，白芍药、当归各一钱五分，水煎服。同前。○治赤白痢疾，大便后重，不通顺者。用黄芩、山楂各三钱，枳壳、厚朴、白芍药各二钱，川黄连一钱，甘草五分，水煎服。如腹痛闭滞不通者，本方加大黄一钱二分。同前。○治伤寒三阳协热利，口渴，下清水，日数行。用黄芩、柴胡、花粉、甘草各一钱，水煎服。仲景方。○治时行暴发赤眼，肿痛难忍者。用黄芩二钱，连翘、柴胡、龙胆草、防风各一钱五分，水煎服。《眼科精义》。○治产后发渴。用黄芩、麦门冬各五钱，水煎服。杨氏《产宝》。○治男妇相火时发不能忍。用黄芩一两，怀生地五钱，甘草三钱，水煎服。《方脉正宗》。○治老幼男妇无故夜热盗汗，又能饮食，起居平常无他疾者。用黄芩一两，麦门冬五钱，黑枣十个，水三碗，煎一碗服。○治痢疾后重不通，淋漓不断。用黄芩一两，白芍药三钱，大黄二钱，甘草一钱，水四碗，煎一碗，食前服。方伯诸安所手录。○治春夏秋感冒，非时暴寒，亦有头疼、恶寒发热、脉浮缓、自汗。用黄芩、黄耆、羌活、桂枝、川芎、白芷、防风、甘草、生地黄各一钱五分，细辛五分，生姜三片。○治吞酸吐酸，酸水刺心不安者。用黄芩一两，吴茱萸五钱，甘草四钱，茯苓三钱，陈皮二钱，芒硝一钱五分，其为末，水发为丸绿豆大，每食后服二钱，白汤下。

一枝箭《医门秘旨》

【释名】鸡翅苗《医门秘旨》。

【集解】《医门秘旨》卷一五：其梗紫色，叶对节生，七八月间果红如椒状，内有黑目，嫩叶极红，如秋叶、经霜枫叶样，山上处处有之。

【气味】味辛，气微温，性平，无毒。阳中之阴。《医门秘旨》卷一五。

【主治】行气血，散污浊，走经络，除邪气，解毒热，攻肿毒，祛疔疮。《医门秘旨》卷一五。

【附方】《医门秘旨》卷一五：散初起发背并无名肿毒，其效如鼓应桴。先用叶一大撮，葱五根，姜五片，入酒捣烂，用滚白酒冲入，去渣服。将渣敷患处，取汗出即安。一周友误食牛肉，生疔于嘴上，立时肿起，缓则不可救，服此即消，是其验也。

韩信草《生草药性备要》

【释名】大力草、耳挖草《生草药性备要》、金茶匙《本草求原》。

【气味】味辛，性平。《生草药性备要》卷下。甘、辛，平。《本草求原》卷一。

【主治】治跌打、蛇伤，祛风散血、壮筋骨、消肿，浸酒妙。《生草药性备要》卷下。

紫参《本经》

【集解】《医林纂要探源》卷二：茎叶似人参，根形圆短，色紫润。今药肆不复识。入肝而缓肝之急，生血养血，去血中之邪热。肝苦急，宜甘以缓之。凡苦降之味，皆以泻心火，去热邪之过。而色紫入肝，是能泄血分之邪热。凡阴虚作热，及痈疽疮毒皆主之。今汉上有一种，紫色圆短如茄，亦以为人参，而功力不逮，入疮科治痘证热毒甚效。是则古所谓紫参也。反藜芦。五参皆反藜芦。盖字古作參，有浸润从容之意。藜芦辛、恶急遽，宜其两相反也。**《植物名实图考》卷七**：《唐本草》注，紫参叶似羊蹄，牡蒙叶似及己，乃王孙也。《图经》又谓，茎青细叶似槐叶，亦有似羊蹄者，五月花，白色似葱花，亦有红如水荭者，盖有数种。滇南山中多有之，与《图经》同。其如水荭者，盖作穗色粉红相似，花仍类丹参辈；如葱花者，梢端开细碎白花成簇，实似水芹、蛇床等，叶比槐叶尖长，茎叶同绿，根鲜时不甚紫。近时方书少用。《滇本草》：通行十二经络，治风寒湿痹、手足麻木、筋骨疼痛、半身不遂、活络强筋，功效甚多，宜温酒服。

【气味】性温，味苦、甘，平。通行十二经络。《滇南本草》卷中。味苦、辛，气寒，微寒，无毒。《神农本经会通》卷一。苦，微寒，无毒。《握灵本草》。

【主治】风寒湿痹，手足麻木，软〔擅〕摇动，筋骨疼痛，半身不遂，痿软流痰。《滇南本草》卷中。治诸血病，为除热散结，逐血之要品。《本草汇笺》卷一。主心腹邪气，止烦满，益气，疗风痹足软，利胎产，止崩带，排脓止痛，生肌长肉，活血，通心胞络。《握灵本草》。消胸中之痞结，止肺家之疼痛。《长沙药解》卷三。

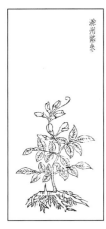

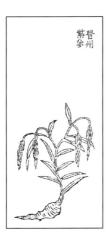

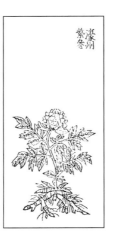

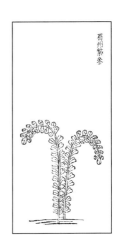

图 10-68-1　滁州紫参《图经（政）》　　图 10-68-2　晋州紫参《图经（政）》　　图 10-68-3　濠州紫参《图经（政）》　　图 10-68-4　眉州紫参《图经（政）》

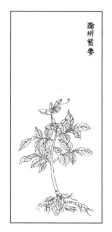
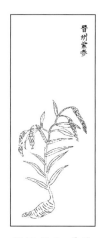
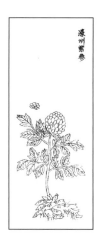
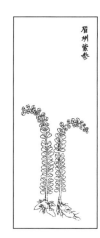

图 10-68-5 滁州紫　图 10-68-6 晋州　图 10-68-7 濠州　图 10-68-8 眉州
参《图经（绍）》　紫参《图经（绍）》　紫参《图经（绍）》　紫参《图经（绍）》

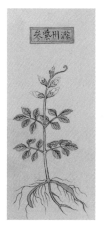
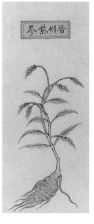
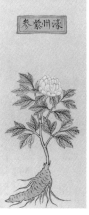
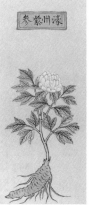
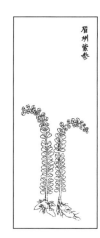

图 10-68-9 滁　图 10-68-10 晋　图 10-68-11 濠　图 10-68-12 眉
州紫参《品汇》　州紫参《品汇》　州紫参《品汇》　州紫参《品汇》

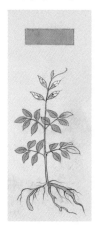
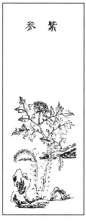
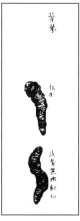
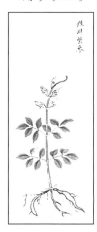

图 10-68-13　图 10-68-14 紫　图 10-68-15 紫　图 10-68-16 滁
紫参《雷公》　参《三才》　参《原始》　州紫参《草木状》

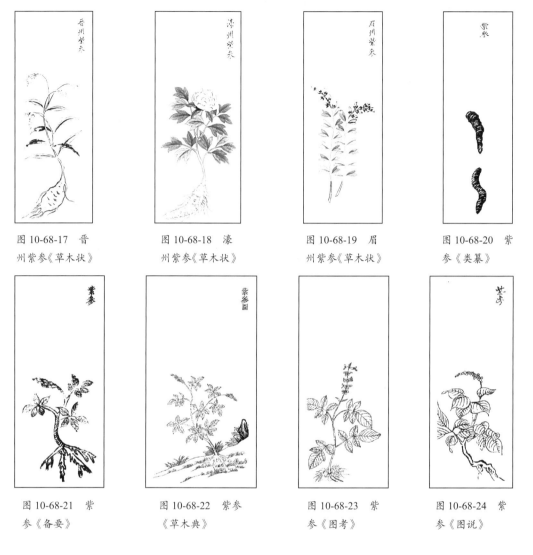

图 10-68-17 晋
州紫参《草木状》

图 10-68-18 濠
州紫参《草木状》

图 10-68-19 眉
州紫参《草木状》

图 10-68-20 紫
参《类纂》

图 10-68-21 紫
参《备要》

图 10-68-22 紫参
《草木典》

图 10-68-23 紫
参《图考》

图 10-68-24 紫
参《图说》

【发明】《本草经疏》卷八：紫参禀地之阴气，兼得天之寒气，故味苦辛，气寒而无毒。气味俱厚，阴也，降也。入足厥阴，亦入足太阳、阳明。专入血分，为除热散结逐血之要药。故主心腹积聚，寒热邪气，通九窍，利大小便，略同紫草也。苦以燥湿泄热，辛以散结，寒以除邪气，故疗肠胃大热，唾血衄血，肠中聚血。亦主痈肿诸疮者，荣气热则留瘀而成痈肿，血凉而活，则自散也。能散瘀血，故主妇人血闭不通。疟有血蓄则狂。阳明热则衄血。湿热在肠胃，则血瘀滞而成血痢。除热活血，故亦主金疮。○妇人血枯经闭禁用。男子劳伤吐血，阳气虚乏，脾胃弱者禁用。《**本草乘雅半偈**》帙一一：赤黑兼色而得紫，参水火相射者，既济之为参也。犹未离乎火味之苦，水寒之气，金亦互，木亦交矣。故府藏咸入，根身并叶尔。藏在胸，府在腹。积者，五藏之所生；聚者，六府之所成也。积解聚散而寒热平，清阳仍走上窍而利，浊阴仍走下窍而通矣。《**本草汇笺**》卷一：凡妇人血瘀，则经闭不通。疟有血蓄则狂，阳明热则衄血，湿热在肠胃则血瘀滞而成血痢，荣气热则留瘀而成痈肿。紫参味苦气寒，凉血活血，故亦主金疮。其功略同于紫草也。《**本草述**》卷七上：紫参之治，专主血分，而血分之治，专主其滞者。试以《本经》主治参之，其云治心腹积聚寒热邪气，盖心腹积聚，即血之滞，而寒热邪气因于血之滞也。在《经》云营之生病也，寒热少气，血上下行。又先哲曰：凡刺寒热皆多血络，必间日而取之，血尽乃止，乃调其虚实。若然，则《本经》所云寒热邪气之治，非专属血，而紫参非的治血分之滞者乎？且其根淡紫黑色，肉红白色，应是血分之剂也。《**本经逢原**》卷一：紫参入足厥阴，兼入足太阳、阳明血分，故治诸血病，及寒热血痢，痈肿积块。即《本经》治心腹积聚、寒热邪气之谓。瘀血去，则九窍利，而二便通矣。古方治妇人肠覃乌喙丸中用牡蒙即紫参也。仲景治下痢、肺痛，用紫参汤，取其散积血也。但市人罕识其真，详痢下肺痛皆胸中气结之故，每以紫菀代之，虽气味之寒温不同，疏利之性则一。

【附方】《滇南本草》卷中：**舒筋活络药酒方**。紫参三两，秦归二两，川芎一两，威灵仙五钱，桑寄生五钱，秦艽五钱，川牛膝五钱，洋桂枝五钱，陈木瓜一两，老观草五钱，防风五钱，胆南星三钱，陈皮一两，薏苡仁五钱，用烧酒六斤，布袋贮药，浸酒内，重汤煮一炷香，去火毒用。

《本草汇言》卷一：**治唾血常发**。用紫参四两，牡丹皮、川贝母、麦门冬、当归身、玄参、知母、干葛、柿饼各二两，甘草五钱，煎汁熬膏，炼蜜收成。每早午晚各服十茶匙，灯心汤化下。《圣惠方》。○同前治衄血，便血，淋血。用紫参五钱，水煎服。○如衄血。本方加大生地三钱；如便血，本方加地榆、苍术米泔浸，各二钱，赤石脂一钱五分。○如淋血。本方加丹参、玄胡索、白芍药、怀生地，俱醋炒各二钱。○如溺血。本方加车前、茯苓、牡丹皮、麦门冬去心、建莲子去心各三钱。○如肠中聚血、腹胀。本方加丹参、牡丹皮、玄胡索、桃仁，俱酒炒，各三钱。○如痈疽热血。本方加金银花、赤芍药、牡丹皮、当归、红花、皂角刺各三钱。○如经阻瘀血腹痛。本方加红花、当归、牡丹皮、干漆、玄胡索、香附各二钱。○如金疮留血，肿胀硬痛。本方加当归二钱，肉桂、木香各一钱。○如下痢蓄血。本方加赤芍药、怀生地、牡丹皮、五灵脂各三钱。○如伤寒移热于大肠，下血如豚肝。本方如柴胡、黄芩、川黄连各一钱，怀生地二钱，真阿胶三钱。○如伤寒阳明热甚，蓄血如狂。本方加柴胡、牡丹皮、红花、青皮各一钱，桃仁三钱，大黄一钱五分。○如温疟久发，发必昏迷如死。本方加半夏、柴胡各二钱，青皮、白薇、桃仁、杏仁、鳖甲各三钱。○如妇人血闭不通，或适来适断，发寒热，谵语如见鬼祟，病名热入血室。本方加柴胡、牡丹皮、红花、桃仁、玄胡索，俱酒炒，各三钱。○如男人血蕴腹胀，身面发黄如疸，痢疾积滞未清，早行兜涩；或疟疾邪气未散，速行止截，累有此证。本方加干漆、牡丹皮、青皮、桃仁、龙胆草、茵陈草各二钱。已上数方，俱用水煎服。

拳参《图经本草》

【集解】《证类本草》卷三〇：〔本草图经〕拳参和淄州田野。叶如羊蹄，根似海虾，黑色。
五月采。

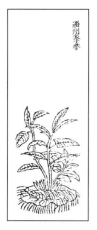

图 10-69-1　淄州
拳参《图经（政）》

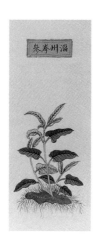

图 10-69-2　淄
州拳参《品汇》

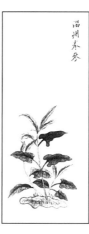

图 10-69-3　淄州
拳参《草木状》

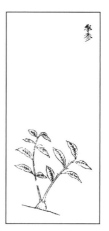

图 10-69-4　拳参
《三才》

【主治】彼土人捣末，淋猤肿气。《证类
本草》卷三〇。

刀枪草《本草纲目拾遗》

【集解】《本草纲目拾遗》卷四：《粤西丛载》：
此草细叶黄花。

【主治】止金疮血。《本草纲目拾遗》卷四。

阄石辣《生草药性备要》

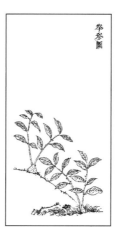

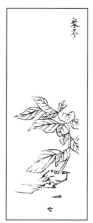

图 10-69-5　拳参
《草木典》

图 10-69-6　拳
参《图说》

【释名】山辣料《生草药性备要》。

【气味】性辛。《生草药性备要》卷上。

【主治】入骨祛风，理跌伤肿痛，和酒捶烂，敷患处甚妙。《生草药性备要》卷上。

紫茉莉根《本草纲目拾遗》

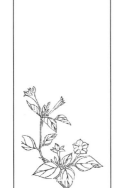

图 10-72-1　野茉莉《图考》

【释名】紫茉莉《本草纲目拾遗》、野茉莉《植物名实图考》。

【集解】《本草纲目拾遗》卷七：此草二三月发苗，茎逢节则粗如骨节状，叶长尖光绿，前锐后大，小暑后开花，有紫、白、黄三色，又有一本五色者，花朝开暮合，结实外有苞，内含青子成簇，大如豌豆，久则黑子，内有白粉，宿根三年不取，大如牛蒡，味微甘，类山药。陈扶摇《花镜》：紫茉莉一名状元红，本不甚高，但婆娑而蔓衍易生，叶似蔓菁。按：紫茉莉入夏开花，至深秋未已。白花者香尤酷烈，其花见日即敛，日入后复开，亦不经久，一日即萎。西人有食之者，去其外皮，盐渍以佐馔，云能去风活血，无浊淋等症。然其性秉纯阴，柔中带利，久食恐骨软，阳虚人尤忌之。性恶铁，凡取用忌铁器。《植物名实图考》卷二七：野茉莉处处有之，极易繁衍。高二三尺，枝叶纷披，肥者可荫五六尺；花如茉莉而长大，其色多种易变；子如豆深黑有细纹；中有瓢白色，可作粉，故又名粉豆花。曝干作蔬，与马兰头相类。根大者如拳黑硬。俚医以治吐血。

【气味】性寒。《药性考》。

【主治】根治乳痈白浊。花可浸酒。子名土山奈，取其粉，可去面上癍痣粉刺。《本草纲目拾遗》卷七。

【发明】《草木便方》卷一：体瘦劳伤补益强。头昏目暗清利服，五淋崩带炖羹尝，红白入血气二分。

紫草《本经》

【集解】《植物名实图考》卷七：紫草《本经》中品。《尔雅》：藐，茈草。《图经》：苗似兰，茎赤节青，二月花，紫白色，秋实白。今医者治痘破血多用紫草茸。《齐民要术》有种紫草法，近世红蓝，利赢十倍，而种紫草者鲜矣。《图经》诸书，皆未详的，湘中徭峒及黔滇山中，野生甚繁，根长粗紫黑，初生铺地，叶尖长浓密，白毛长分许，渐抽圆茎，独立亭亭，高及人肩，四面生叶，叶亦有毛，夏开红筒子花，无瓣亦不舒放，茸跗半含，柔枝盈干，层蔼四垂，宛如璎珞。《遵义府志》：叶似胡麻，干圆，结子如苏麻子，秋后叶落干枯，其根始红，较诸书叙述，简而能类。李时珍谓根上有毛，而未言其花叶，殆亦未见全角。按《说文》：草也。可以染流黄。臣锴按《尔雅》：藐，紫草。注：一名茈，臣以为史仪制多言绿縓绶，即此草所染也。又按五方之间色，有留黄，其色紫、赤、黄之间，盖玄冠紫绥萌于鲁桓，汉魏缊纶，遂同亵服，贵红蓝而贱紫苏，郑注：
掌染草谓之紫苏。尚循夺朱之恶欤？**《本草求原》**卷一：色深紫而脆者良。淡紫、质坚者，曰紫梗，
不入药。

【修治】**《神农本经会通》**卷一：凡使须用蜡水蒸之，取去头，并两畔须，细剉用。**《本草述》**
卷七下：凡资入药，去根取茸，取其初发阳气，用发痘疮也。细剉，白汤泡用。收藏勿令近烟气，
致其色变。

【气味】气味甘咸，大寒。《滇南本草图说》卷一〇。气寒，味苦，无毒。《医学统旨》
卷八。味甘，气寒，入心胞络及肝经血分。《本草通玄》卷上。苦咸，气寒，入心胞
络、肝三经。《罗氏会约医镜》卷一六。

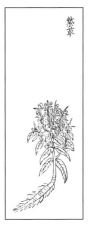

图 10-73-1　紫草
《图经（政）》

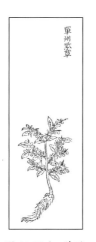

图 10-73-2　单州
紫草《图经（政）》

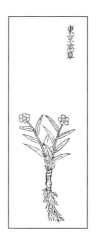

图 10-73-3　东京
紫草《图经（政）》

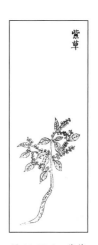

图 10-73-4　紫草
《图经（绍）》

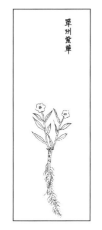

图 10-73-5　单州
紫草《图经（绍）》

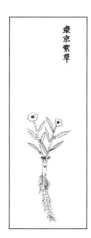

图 10-73-6　东京
紫草《图经（绍）》

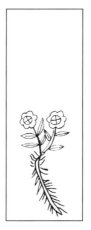

图 10-73-7　紫
草《歌括》

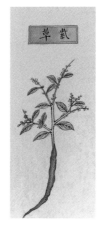

图 10-73-8　紫
草《品汇》

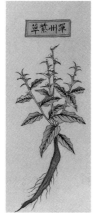

图 10-73-9 单
州紫草《品汇》

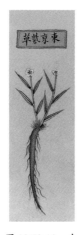

图 10-73-10 东
京紫草《品汇》

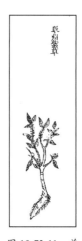

图 10-73-11 单
州紫草《蒙荃》

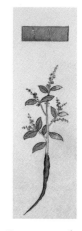

图 10-73-12 紫
草《雷公》

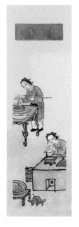

图 10-73-13 炮
制紫草《雷公》

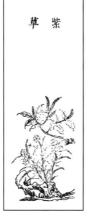

图 10-73-14 紫
草《三才》

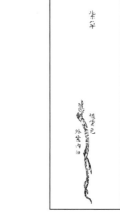

图 10-73-15 紫
草《原始》

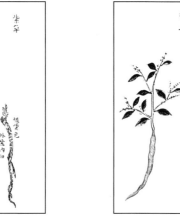

图 10-73-16 紫
草《草木状》

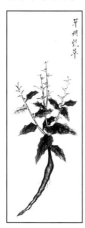

图 10-73-17 单
州紫草《草木状》

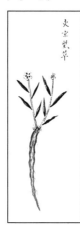

图 10-73-18 东
京紫草《草木状》

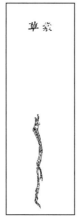

图 10-73-19 紫
草《类纂》

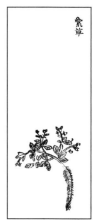

图 10-73-20 紫
草《备要》

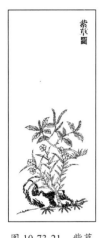
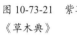

图 10-73-21 紫草
《草木典》

图 10-73-22 紫
草《滇南图》

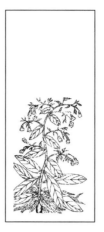

图 10-73-23 紫草
《图考》

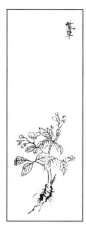

图 10-73-24 紫
草《图说》

【主治】凉血活血，利九窍，通二便。治心腹邪痛，消水肿，退黄疸及诸疮毒，服之可解。《滇南本草图说》卷一〇。治伤寒时疾，发疮不出；卒小便淋沥痛，除五疸，通水道，腹肿胀满，补中益气。《医学统旨》卷八。通九窍，退肿通淋，制痘疹之灾，止心腹邪气，治五疸及诸疮。《药性要略大全》卷七。主心腹邪气，胀满作痛，痈肿诸毒，除五疸，利九窍，通水道，小儿血热痘疮，尤为要剂。《药性解》卷四。凉血最胜，清心更佳。湿热之侵脾胃者祛，五疸除，九窍利。邪热之盘心腹者解，中气补，肿满消。《药镜》卷四。主血中郁热，去心腹邪气。利二便，解黄疸，消肿胀，托痘疹，化紫斑，利九窍，通脉络，达皮毛。《得配本草》卷二。凉血活血，为痘疮血热专药。《药性切用》卷三。

【发明】《格物粗谈》卷下：蟾酥入目，令赤肿盲，紫草汁洗点即消。《用药十八辨》：〔见《秘传痘疹玉髓》卷二〕紫草善解阳明之痘毒，若焦紫枭红用之，则宜多用。眼睛遂黄，倘痘灰白，毫厘不可用，何允中单用一味紫草茸治痘，误人多矣。评曰：紫草阳明专解毒，人枭红用此获奇功。睛黄灰白应须禁，多用毫厘未免凶。《本草发明》卷三：紫草苦寒，惟清热消毒除湿。故《本草》主心腹邪气，治小儿托豌痘疮疹疮疡，是清热消毒为专。又利九窍，通水道，疗腹肿胀痛，治五疸，是能除湿也。诸痛疮疡，皆属湿热。故合膏敷痂癣疮，小儿头疮及面皶最宜。又谓补中益气者，非真有补益，不过清热除湿之效耳。凡用之，去头根，取茸。《药鉴》卷二：紫草气寒，味苦，无毒。其色紫，故能行血。其味苦，故能通窍利水。其气寒，故能治肿毒痈疽。与大力子同用，善快痘疮未发。与淫羊藿同用，能起痘疮已快。攻血泡佐以红花。消水泡并以茯苓，同川芎、赤芍，入青葙子，能医眼目之赤障。用翘、连、荆、防兼皂荚刺，善消痈疽之红肿。大都血家药也。无问麻痘症，无论痈疽病，无问男女杂症，但见血紫血热，及热毒深者，俱宜用之。但泻痢则忌。糯米监制无妨。《药性解》卷四：紫草主血热，本入心经。而小肠者，受盛而与心应者也，故并入之。邪气诸症咸本于热，今清其心而自愈矣。《本草经疏》卷八：紫草禀天地阴寒清和之气，故味苦、气寒而无毒。入足少阴、厥阴。为凉血之圣药，故主心腹邪热之气。五疸者，湿热在脾胃所成，去湿除热利窍，其疸自愈。邪热在内，能损中气，邪热散即能补中益气矣。苦寒性滑，故利九窍而通利水道也。腹肿胀满痛者，湿热瘀滞于脾胃，则中焦受邪而为是病，湿热解而从小便出，则前证自除也。合膏药，疗小儿痘疮及面皯，皆凉血之效也。《本草汇言》卷一：李时珍：凉血，解疹毒之药也。吴养元：前古主利九窍，通水道，散五疸，逐心腹邪气，肿胀满痛等疾。凡关湿热血热，气闭火结之证，咸宜用之。后人推广此意，通治斑疹痘毒，欲出未出之际，根晕紫黑，或已出，仍紫黑干枯，口渴便闭、热极者，投之即透发郁毒，色转红润，诚为痘家起死回生之首剂。如脾元薄弱之子，或痘色红润，或根晕淡红及白陷下塌，与大便通利者，切宜忌之。徐仰垣先生曰：紫草凉血解毒，古方稀用。今时医治伤寒热极，与痘疹热闭不出，以此发透，独行有效。今人不达此理，一概用之，非矣！如前医曾氏仁斋公有云：脾实协热者可用，脾虚协寒者不可用。慎之！慎之！二句尽之矣。《本草通玄》卷上：紫草之用，专以凉血为功。痘疹毒盛则血热，血热则干枯而毒不得越，得紫草凉之，则血行而毒出。世俗未明此旨，误认为宣发之剂，非也。其性凉润，便闭者乃为相宜。若大便利者，不敢多用。嫩而紫色染手者佳。《本草述》卷七下：血本于水，而化于火，其行水火之气化者，脾胃也。故丹皮、紫草、红花、茜根、苏木，多以赤色应心火，而紫草则独为间色。多以甘应脾胃，咸应肾水，而丹皮则独禀苦辛。夫应火者赤，在紫草庐氏谓为水乘火色，其义较精。盖相火为水中之火，以上奉君火，而摄行君令，故心脉诊于左寸，包络之脉诊于右尺也。所以其味甘咸，应水土之化者，与红花、茜根、苏木同，而紫色则应乎包络而入之也。赤黑相间曰紫，坎离交会之色也。夫甘咸之味同矣，而其用将无同欤？曰：紫草味固甘咸，然其气微寒，缪氏谓禀天地阴寒清和之气者是，故凉包络之血而解毒，不似三味之或兼辛温，止以行血为功也。《本草汇》卷九：紫草一味，人家园圃多有栽种。凉而不凝，为痘家血热之要药。夫痘疹，毒盛则血热，血热则干枯，而毒不得发，得紫草凉之，则血行而毒出。世俗未明此旨，误认为宣发之剂，非矣。第其性凉润，必毒热盛大，脾实便闭者，乃为相宜。若已出而红活及白陷大便利者，切宜忌之。同红花子、生地、甘草、贝母、牡丹皮浓煎，加生犀角，量儿大小，以四十九匙，至半盏为度。治痘疮深红色，或紫或黑，陷下枯干便闭，神效。若在一二朝，稍有元气者，虽危可生。嫩而紫色染手者佳。去根，取茸用。《冯氏锦囊秘录》卷二：软嫩而紫色者佳，去根取茸。血分热盛者生用，脾虚者酒净焙。紫草和膏，敷热毒疮疡。煎服，凉血化斑，托豌豆疮疹。利九窍水道，乃血热痘中，滑肌通窍凉血必用之药。但性苦寒通利，勿多服久服，以增中寒泄泻之虞。主治痘疹合参：治痘红紫目赤，血热毒盛之症。此痘心经有热，闭塞不通，血气凝滞，毒盛色紫，用此凉血开窍，而热毒发越，痘易起也。至于五六朝用，宜同粘米，盖粘米能制紫草之余寒。但终属性寒滑利，不可久用过用，恐致泄泻成虚。若非血热及大便滑利者，勿用。《吴医汇讲·辨紫茸之伪》卷三：痘科所用紫茸，即紫草之嫩苗也。《活幼新书》

云：紫草性寒，小儿脾实者可用，脾虚者反能作泻。古方惟用茸，取其初得阳气，以类触类，用发痘疮。今人于前四朝，凉血利窍，则用紫草，若痘局布齐后，改用紫茸，以血热未清，于凉血中兼寓升发之义也。今肆中所用，色紫而形如松膏者，乃系洋内树脂，与紫草茸迥异。医俱不察而用之，不可不急为之辨。

【附方】《太乙仙制本草药性大全·仙制药性》卷二：恶虫咬人。用紫草油涂之。○卒小便淋沥痛。用一两为细末，每食前以井花水调二钱服。○婴童患疹痘疾。用二两，细判，以百沸汤一大盏泡，以物合定，勿令走气，量儿大小，服半合至一合，服此疮虽出亦当轻减。太乙曰：凡使须用蜡水蒸之，待水干取去头并两畔髭，细判用。每修事紫草一斤，用蜡三两，于铛中镕，镕尽便投蜡水作汤用。

《本草汇言》卷一：治痘疮深红色，或紫或黑陷干枯、便闭。用紫草三钱，红花子、笕桥生地、贝母、牡丹皮各一钱，甘草五分，浓煎汁，加生犀角汁十匙至五十匙，量儿大小和之。在二朝及三四五朝，稍有元气，虽危可生，痘疔立解。如痘疮夹斑疹者，本方加石膏、麦门冬、花粉、竹叶。如痘毒，须加黄耆、金银花、鼠粘子、白芷各三钱。《直指方》。○治痈疽便闭。用紫草五钱，瓜蒌实一个打碎，水煎服。○治赤游丹毒，红晕如云头。用小锋刀或磁碗锋，划去毒血，用紫草五钱，鼠粘子一两，研细，水煎服。李氏方。○治五疸热黄。用紫草三钱，茵陈草一两，水煎服。《方氏本草》。○治小便淋血，小水不通。用紫草、瞿麦、滑石各三钱，甘草一钱，水煎服。《千金翼》。○治吐血衄血不大凶，亦不尽止，起居如故，饮食如常。一岁之间，或发二三次，或发五六次，久必成劳。用紫草、怀生地各四两，白果肉百个，茯苓、麦门冬各三两，煎膏，炼蜜收，每早晚各服十余茶匙，白汤下。《方脉正宗》。

《本草汇笺》卷一：治白屑风。润肌散：麻油四两，当归五钱，紫草一钱，同熬，药枯滤清，将油再熬，入黄蜡五钱，化尽，倾入磁器，澄冷，涂擦。

黑阳参 《滇南本草》

【释名】黑元参《滇南本草》。

【气味】性微寒，味苦微甘。《滇南本草》卷中。

【主治】滋养真阴，调血除热，退诸虚痨热，利小便，治热淋膏淋。《滇南本草》卷中。

狗屎花 《滇南本草》

【释名】倒提壶、一把抓《滇南本草》。

【气味】性寒，味苦、微咸。入肝肾二经。《滇南本草》卷中。

【主治】升降肝气，利小便，消水肿。泻胃火实热，治黄疸眼仁发黄，周身发黄疸如金叶色。止肝气疼，治七种疝气疼痛。开白花者，治妇人白带淋漓。开红花者，治妇人红崩赤带，泻膀胱火热。《滇南本草》卷中。

【附方】《滇南本草》卷中：治男女黄疸，眼轮黄如金箔，周身黄如金色，头面浮肿，两足水肿。蓝狗屎花根一两，金钟茵陈二钱，点水酒服。忌鱼、羊、蛋、蒜。又方：治七种疝气，小肠气疼，膀胱气疼，偏坠，肾子肿大，肾囊肿，坚硬光亮如水。倒提壶，或一两，或五〔钱〕，要晒干。荔枝核，七个，烧研。茴香子，一钱，炒。水煨，点水酒服。

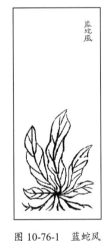

图 10-76-1 蓝蛇风
《草木典》

蓝蛇风《草木便方》

【释名】南蛇风《草木便方》。

【气味】根本热性。《草木便方》卷一。

【主治】行气活血搜风尽，风湿麻木酒煎服，能除脏腹风热病。《草木便方》卷一。

黄连《本经》

【集解】《太乙仙制本草药性大全·本草精义》卷一：宣连：出宣城属南直隶，肥粗苗少去苗收者。川连：生川省，瘦小苗多带苗收者，并取类鹰爪连珠，不必分地土优劣，日曝待甚干燥，布裹揉净须苗。《本草纲目拾遗》卷三：一名土连，浙温台金华山中俱有之，出处州者，名处连。以形大毛轻者好。性较川连尤寒。北人市去为马药。《百草镜》：土黄连二月发苗，根叶与羊蹄大黄无异，但短小耳，三月抽茎，高有尺许，花细成穗，结实初青后红，子藏棱中，夏至后枯。出浙江者，名慈连，安徽宁国府宣城出者粗肥，名宣黄连。性寒而不滞，入膏丹用最良。《吉氏家传》：血痢，用宣连为末，以鸡子搜作饼，炭火煅令通赤，盖定勿泄气，候冷研细，空心米饮下五分，大人一钱，以意加减。按：宣连，即今江浙东西一路所产黄连，皆当日宣州路也。仙姑连出台州仙居县，邑人相传吴魏时蔡经居此，故以名邑。王方平曾偕麻姑降其宅，今遗址犹存，其地产黄连，粗如鸡距，皆作连珠形，皮色青黄，光洁无毛，味大苦寒，折之有烟，色如赤金者佳。疗火症更捷于川产者，马药非此不可。天姥连出天台，皮色鼠褐，略有毛刺，味苦，入口久含有清甘气。大泻心火，性寒而带散，故治目症尤效。《植物名实图考》卷七：今用川产。其江西山中所产者，谓之土黄连。又一种胡黄连，生南海及秦陇。盖即土黄连之类。湖北施南出者亦良。《增订伪药条辨》卷一：黄连伪名广连，即洋川连。色不黄，中有花点，皮黑而有毛。按黄连以四川雅州出者为佳，故名雅连。形如鸡距，故又名鸡爪连。气味苦寒，色极黄，易于辨识。近有办峨嵋山所产者，价值甚昂，漳泉人最喜购之。若此种黄连，色不黄则名不称，性味既殊，功用自劣，误服之则贻害多矣。炳章按：黄连，背阴草根也。苗似茶，经冬不凋，生于深山穷谷，幽僻无日照之处，必得凝寒之气者为上。八九月出新。种类甚多，随地皆产。且有野生、种植之别，惟四川野生者多佳品，为治疗上之要药。兹将其产别种类之形态，详别于下：四川峨嵋山产者，曰峨嵋连，芦软而绿，刺硬皮黄，切开空心，有菊花纹金黄色者，为最上品。潼州野出者，曰潼州连，芦头中空而圆，有硬刺，色黄带青，头尾均匀，切开亦有菊花纹，亦佳。马湖所出者，与峨嵋山连相似，亦软芦硬刺，皮色青带黑，首尾一样，有节，均为佳品。紫岩沟、瓦屋山二山出者，瘦小有蜂腰，皮毛柔，软芦硬刺，亦佳。以上皆为川水连。亦有新老山之别，如新山，则条短刺硬，皮黑色，软芦多绿嫩者佳。老山则细长，芦软刺少而硬，色黄老者，为最佳。此皆野山出品。打箭炉出者，亦曰水连，皮黑刺少，无芦头，有权枝，色黄，略次。重庆种出者，曰母珠连，硬芦而扁，头粗尾细，色黄更次。峒山种出者，曰峒连，芦扁硬，刺略软，色黄，切开空松者，亦次。四川石柱厅种出者，曰味连，形似鸡爪连，亦次。嘉定管高庙所出者，曰嘉定连，俗名母连，种后五年出土，皮如鳞甲，肉色黄而带红，亦次。雅州产者曰雅连，冈山产者曰冈连，皆次。南川金佛山产者，曰金山连，芦长连小，亦次。以上皆四川产也。云南野出者，曰云景连，体松芦软，形似鸡脚爪，无芦刺少，皮黑肉色黄，亦次。种者芦硬刺软，更次。广西产者，曰新山连，皮光色黄，质重，断则淡黄色者，亦甚次。处州出者，曰土连，皮黑肉实心，淡黄色，味虽苦，回味兼甜，亦极次。奇会工出者，曰会连，形似母连，皮略黑，肉空松，乃马所食，不入药用。鸡屎连，色黑细小，断则绿色而淡，亦极次，不入药。近有日本产者，曰洋连，形色略同，皮光而有毛刺，肉色淡黄微白，更次，亦不堪入药。自云连至洋连终，俱属侧路伪品，服之甚为害人，医者与病家，皆宜注意之。

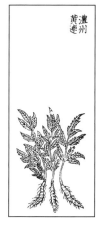
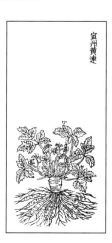
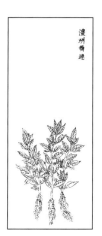
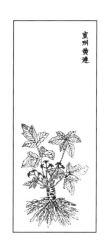

图 10-77-1　潼州黄连《图经（政）》　　图 10-77-2　宣州黄连《图经（政）》　　图 10-77-3　潼州黄连《图经（绍）》　　图 10-77-4　宣州黄连《图经（绍）》

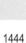

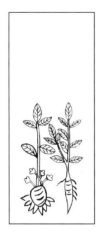

图 10-77-5 黄连
《歌括》

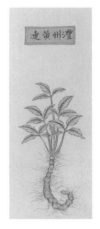

图 10-77-6 澧州
黄连《品汇》

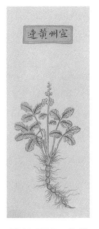

图 10-77-7 宣州
黄连《品汇》

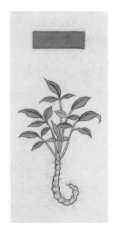

图 10-77-8 黄连
《雷公》

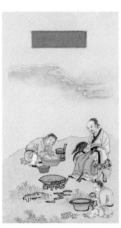

图 10-77-9 炮制黄连
《雷公》

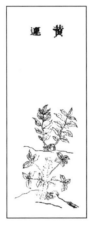

图 10-77-10 黄连
《三才》

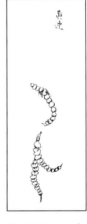

图 10-77-11 黄
连《原始》

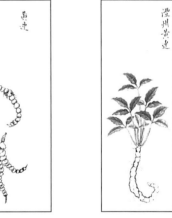

图 10-77-12 澧
州黄连《草木状》

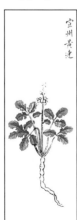

图 10-77-13 宣州
黄连《草木状》

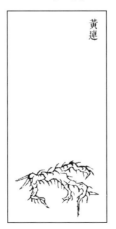

图 10-77-14 黄连
《本草汇》

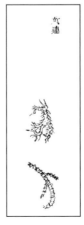

图 10-77-15 黄
连《类纂》

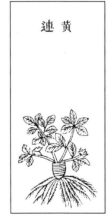

图 10-77-16 黄连
《备要》

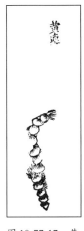
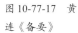

图 10-77-17 黄
连《备要》

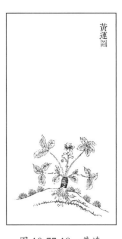

图 10-77-18 黄连
《草木典》

图 10-77-19 黄连
《滇南图》

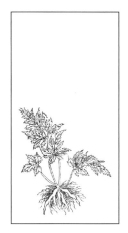

图 10-77-20 黄连
《图考》

【**修治**】《**医学统旨**》**卷八**：酒炒上行，姜汁炒辛散冲热有功。《**医经大旨**》**卷一**：以姜汁炒用则止呕，清心清胃，且治一切时气，又解诸般恶毒秽毒，盖以姜汁炒则和其寒而性轻，抑且小变其性，以引至热处，而使之驯化，不使有之患也。其如欲上清头目、口疮之类，酒炒尤佳。如欲去下元之热，生用亦可。《**药镜**》**卷四**：桂蜜而交心肾，入姜辛而疗心肺。醇酒炒以清头目，猪胆蒸以泻肝胆。桔梗、麻黄汁炒，达表以解痘毒，盖心与小肠相为表里，心火泻则便水自通，小便通而肠胃自厚。《**景岳全书**》**卷四八**：专治诸火，火在上，炒以酒。火在下，炒以童便。火而呕者，炒以姜汁。火而伏者，炒以盐汤。同吴茱萸炒，可以止火痛。同陈壁土炒，可止热泻。同枳实用，可消火胀。同天花粉用，能解烦渴。同木香丸，和火滞下痢腹痛。同吴茱萸丸，治胃热吐吞酸水。《**本草述**》**卷七**：非真川黄连不效，折之中

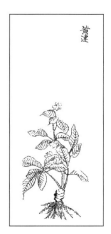

图 10-77-21 黄连
《图说》

有孔，色如赤金者良。去须，切片，分开粗细，各置姜汁透，用绵纸衬，先用山黄土炒干，研细，再炒至将红，以连片隔纸放上，炒干，再加姜汁，切不可用水，纸焦易新者，如是九次为度。赤痢用湿槐花拌炒，上法入痢药中，至于治本脏之火，则生用之；治肝胆之实火，则以猪胆汁浸炒；治肝胆之虚火，则以醋浸炒；治上焦之火，则以酒炒；治中焦之火，则以姜汁炒；治下焦之火，则以盐水或朴消炒；治气分湿热之火，则以茱萸汤浸炒；治血分块中伏火，则以干漆水炒。诸法不独为之导引，盖辛热能制其苦寒，咸寒能制其燥性，在用者详酌之。丹溪治食积丸，首用黄连，以吴茱萸制连而治左，以益智制连而治右。后学须识此义，盖用益智治右，多所未习也。《**罗氏会约医镜**》**卷一六**：治心火生用，虚火醋炒，肝胆火猪胆汁炒，上焦火酒炒，中焦火姜汁炒，下焦火盐水炒或童便炒，食积火黄土炒。治湿热在气分，吴茱萸汤炒，在血分，干漆水炒。

【**气味**】气寒，味苦，无毒。沉也，阴也。入手少阴经。《**医学统旨**》**卷八**。气

薄味厚。无毒。可升，可降，阴也，阴中之阳。入手太阴经。《本草发明》卷二。味大苦，气大寒。味厚气薄，沉也，降也，降中微升，阴中微阳。《景岳全书》卷四八。

【主治】治热气目痛，眦伤泪出，明目；腹痛下痢，烦渴，益胆，杀小儿疳虫；点赤眼昏痛，镇肝定惊悸烦躁，润心肺，长肉止血，并疮疥盗汗，解热毒，泻心火，除心下痞满，脾胃中湿热，厚肠胃，止热呕；安蛔消积。《医学统旨》卷八。主治心火烦热，昏惑，上膈不清，脾胃湿热，消渴，血热妄行，吐洪鼻衄，赤眼肿痛，下利脓血，诸疮作痛，肠风痔漏，排脓凉血，养肝明目，调肠胃，利水道，久服令人不忘。《药性粗评》卷一。泻心火，消心下痞满之疾；主肠癖，除胃中混杂之红。治目疾暴发宜用，疗疮疡首尾俱同。得酒性之浮，除上热而有效；假姜汁之辛，开热郁而有功。《本草约言》卷一。治火毒中于心肝，目障目疼之圣药。驱湿热流于脾胃，便脓便血之灵根。平肠胃之呕吐，而安蛔虫。消胸腹之痞满，而解烦渴。疗疮疡，攻痔澼，妇人阴肿立瘥。祛食火，散胎毒，小儿疳积速愈。《药镜》卷四。

【发明】《医说》卷八：刘奉林，周时人，学道嵩山，四百年三合神丹，为邪物所败，乃入委羽山，闭气三日不息，今千余年，犹未升仙，但服黄连，得不死尔，不能有所役使。《医经大旨》卷一：勿听子曰治消中；《补遗》曰涤者，又曰治烦躁；东垣曰疗疮疡。皆所以清心清胃也。东垣曰厚肠胃，勿听子之说亦如之，其不分寒热之混言也。盖肠胃为湿热所挠，而为利为痛，得此苦寒之剂，则湿热除而痛去，肠胃自而厚矣，非谓药有厚肠胃也。苟或肠胃有寒者，不可误用。又曰与木香同用，消心下痞满，其伏梁心积，当些少用之；其如停食受寒，及伤寒下早所致者，其可以用此固冷之剂哉？其又曰除肠中混杂之红宜矣。其又如阴虚下血，及损脾而血不归脾者，亦不可用也。《日华子》曰治五劳七伤，止心腹痛与惊悸，其亦不分寒热之混言耳，亦惟斟酌为用。

《本草纂要》卷一：入手少阴心经，善治心火；入足厥阴肝经，善治肝火；复入胃与大肠，能肥肠益胃。乃沉静之药也。是故惊悸、怔忡、健忘、恍惚，而心火不宁，非此不治；痛痒疮疡诸家，失血而邪热有余，非此不凉；又有目痛赤肿，睛散荣热。乃肝之邪也，胁痛弦气，心下痞满，乃肝脾之邪也；呕逆恶心，吞吐酸苦，乃脾之邪也；气盛壅塞，关格不通，乃脾胃之邪也，非此剂不能治。七情聚而不散，六郁结而不舒，虽用二陈以清气可也，然无黄连之苦寒，则二陈独不能清虚热，有动于火也；阴极有变于阳也，用苦寒以黄连可也，然无温补之剂，则黄连独不能行。又云：大便不通用之，可以润肠而下利；小便热秘用之，可以清热而行便，亦谓退暑热而消蓄暑，其功专于泻火清湿热；而治疳热，其功在于苦寒。是以予尝有秘用之法，治气之症，剂用二陈，少加黄连；治寒之症，剂用温中，亦加炒连；治火之症，剂用黄连，加以芩佐；治郁之症，剂用炒栀，尤兼姜连，乃千古不易之良法也。惟夫元虚不足之人，苦寒有不能投，姜制可也；阴分之病，苦寒或不能纳，微炒可也。正所谓乘其机而发之，矢至弓验，假以力而使之药到病除者乎。**《本草发明》卷二**：黄连泻心火，又除脾家湿热。非有二也，盖苦以泻心，实所以泻脾，为子能令母实，脾乃心之子也。实则泻其子，泻脾即所以泻心也。《本草》主口疮，诸疮肿毒，皆属心火，乘脾土而生湿热，为热毒，黄连能解毒也。又益胆，目痛眦伤泣出及小儿疳气，妇人阴中肿痛，皆属肝火，此能泻心火，而肝胆之火自清。亦泻子之义。又消渴，烦躁恶心，郁热在中焦，呕吐，心下痞者，清心胃之火也。故仲景治九种痞、五等泻心汤皆用之。云厚肠胃者，以肠胃为湿热所挠，为肠澼下痢脓血，腹痛，得此苦寒泻湿热，则利止痛除，肠胃自厚矣。故藏连、香连等丸皆用之。宁神，定惊悸健忘，以能泻心火也。故安神定惊等丸皆用之。又主形瘦气急，以瘦人多火，气急由火升也。兼之安蛔，以味苦也。**《药鉴》卷二**：以姜汁炒用，则止呕吐，清心胃，且治一切时气，又解诸般热毒秽毒，及肿毒疮疡，目疾之暴发者。盖黄连得姜汁制，则和其寒而性轻。抑且少变其性，以引至热处，而使之驯化，正《经》所谓热因寒用是也。与木香同用，为腹痛下痢要药。与吴茱萸同用，乃吞吐酸水神方。同枳壳治血痔，同当归治眼疾。佐桂、蜜使心肾交于顷刻，入姜、辛疗心肺妙于须臾。欲上清头目口疮之类，酒炒为佳。欲泻肝胆之火，猪胆蒸之为妙。取其入部而泻之也。欲解痘疮之毒，桔梗、麻黄汁炒之，取其达表而解之也。实火同朴硝，虚火用酽醋。痰火用姜汁，伏火用盐汤。米食积泻者，壁土炒之。赤眼暴发者，人乳浸之。人乳汁浸川连，点眼两角，治时火症目疾，非服药也。东垣以为厚肠胃者，何也？盖肠胃为湿热所挠，而为痢为痛，得此苦寒之剂，则湿热去而痛止，则肠胃自厚矣。又曰：与木香同用，治心下痞满，并伏梁心积宜矣。若停食受寒及伤寒下早所使者，则不可用。又曰：除肠中混杂之红宜矣，如阴虚下血及损脾而血不归脾者，概用之乎。又曰：治五劳七伤，定惊悸，止心腹痛，皆未分寒热而混言之，用者宜斟酌可也。**《本草经疏》卷七**：黄连禀天地清寒之气以生，故气味苦寒而无毒。味厚于气，味苦而厚，阴也，宜其下泄。欲使上行须加引导。入手少阴阳明、足少阳厥阴、足阳明太阴。为病酒之仙药，滞下之神草。六经所至，各有殊功。其主热气，目痛眦伤泪出，明目，大惊，益胆者，凉心清肝胆也。肠澼，腹痛下痢，《别录》兼主泄澼。泄者，泻利也；澼者，大肠下血也，俗呼为脏毒。除水利骨，厚肠胃，疗口疮者，涤除肠、胃、脾三家之湿热也。久服令人不忘者，心家无火则清，清则明，故不忘。禅家习定，多饮苦茗，亦此义尔。**《本草汇言》卷一**：黄连沉静而凉，张氏《医说》阴寒清肃之药也。白尚之稿解伤寒疫热，定阳明、少阴赫曦之传邪，退心脾郁热，祛下痢赤白后重之恶疾。又如惊悸怔忡，烦乱恍惚，而神志不宁，痛痒疮疡，瘢毒痦痘，而邪热有余，黄连为必用也。若目痛赤肿，睛散羞明，乃肝之邪热也；呕逆恶心，吞吐酸苦，乃脾之邪热也；胁痛弦气，心下痞满，乃肝脾之邪热也；舌烂口臭，唇齿燥烈，乃心脾之邪热也。均属火热内甚，阳盛阴衰之证，非此不治。设或七情之火聚而不散，六郁之火结而不舒，用二陈以清之可也。然无黄连之苦寒，则二陈不能独清。吐血衄血，妄奔于上，溲血淋血，妄泄于下，用四生以止之可也。然无黄连之少佐，则四生不能独止。又有肠风下血，用之可以厚肠胃而止血，小便热闭用之，可以清内热而行便，又能退伏热而消蓄暑。其功专于泻火、清湿热而治疳热。其味在于苦寒，若胃虚不足，苦寒有不可投，姜汁制炒可也。阴分之病，苦寒有不能入，醇酒制炒可也。按法乘机而用，药至病自除矣。《颐生微论》卷三：近世不明此义，见古人用以治痞满、治疳积，每遇腹中不宽快者，辄用枳实、黄连，以为宽中消食之剂，独不闻脾胃之气，虚则白术、陈皮补之，实则枳实、黄连泻之，若不分虚实，一概用之，杀人必矣。故脾虚血少，以致惊烦，痘疮气虚作泻，行浆后泄泻，肾虚五更泻，阴虚烦热，气虚蒸热，脾虚发泻，法咸禁之。《景岳全书》卷四八：人之脾胃，所以盛载万物，发生万物，本象地而属土。土暖则气行而燥，土寒则气凝而湿，土燥则实，土湿则滑，此天地间不易之至理。黄连之苦寒若此，所以过服芩、连者，无不败脾，此其湿滑，亦自明显易见。独因陶弘景《别录》中有调胃厚肠之一言，而刘河间复证之曰：诸苦寒药多泄，惟黄连、黄檗性冷而燥。因致后世视为奇见，无不谓黄连性燥而厚肠胃。凡治泻痢者，开手便是黄连，不知黄连、黄檗之燥，于何见之？呜呼！一言之谬，流染若此，难洗若此，誖理惑人，莫此为甚。《药品化义》卷九：黄连属阴，体干，色黄，气和，味大苦，性寒而清，能浮能沉，力泻心火，性气薄而味厚，入心肝脾胆胃大肠六经。黄连味苦，苦能燥湿而去垢，性寒，寒能胜热而不滞。善理心脾之火，凡口疮牙疼，耳鸣目痛，烦燥恶心，中焦郁热呕吐痞闷，肠澼下痢，小儿疳积，伤寒吐蛔，诸痛疮疡，皆不可缺。入香连丸，祛肠中积滞，有厚肠之功。入吴茱丸，除吞吐酸水，有清胃之力。此皆一寒一热，阴阳相济，最得制方之妙。若姜制以和其寒，少变其性，引至热所，不至抵牾，则能止呕；酒炒引上，以清头目；猪胆拌炒，泻肝胆火；单炒黑用，脾虚热泻独为妙剂；生用，痈肿解毒尤其所宜。但胃中停食及胃虚作呕，伤寒下早致痞，皆宜禁用。川产肥大肉如黄金色者佳。《轩岐救正论》卷三：黄连性苦燥大寒，疗诸热湿热及毒痢，与胃经吐血，藏毒下血，佐以他药，最为有功。然必惟患实热元气胃气未伤者，用之相宜。但中病即止，亦未可久服也。《本草汇笺》卷一：黄连禀天地清寒之气，味苦而厚，治痢家以之为君。盖诸苦寒药多泄，惟连、檗则性冷而燥，故降火又能胜湿也。其曰久服令人不忘者，心家无火则清，清则明，故不忘。如人昏倦时饮苦茗，即此义耳。然以为久服，断恐不宜。《本草述》卷七：黄连之味苦气寒，何以主治入心？卢复所谓寒水之象，中土之制，判为心之用药者，其义可思。夫离中有坎，丁壬原有合也。肾脉支者注胸中，然脾与肝肾同上行，而脾脉注于心中。此味本寒水至阴，乃其花黄，六月结实亦黄，独用根，根黄，六七月根紧，乃堪采，何以本至阴气味，而色象与告成之时，俱归中土，岂不深合斯义？夫寒水之化，元合于离中之坎，乃具于中土以致之，如寒水不假黄婆，则水亦何得交于火？此天然妙理，在物性亦有然者也。即此以思，是黄连的入心，而心之用，唯中土最先。《本草新编》卷二：或疑世人用黄连，不比用黄柏、知母，先生辟黄柏、知母，何必于论黄连之后，而大张其文澜哉？嗟乎！是有说焉，不可不辨也。夫人生于火，不闻生于寒也。以泻火为生，必变生为死矣。从来脾胃喜温，而不喜寒，用寒凉降火，虽降肾火也，然胃为肾之关门，肾寒则胃寒，胃寒则脾亦寒。脾胃既寒，又何以蒸腐水谷哉？下不能消，则上必至于不能受，上下交困，不死何待乎，又肺金之气，必夜归于肾之中，肾火沸腾，则肺气不能归矣。然补其肾水，而益其肺金，则肾足，而肺气可复归于肾。倘肾寒则肾火不归，势必上腾于肺，而又因肾之寒，不敢归于下，则肺且变热，而咳嗽之症生。肺热而肾寒，不死又何待乎。慨自虚火实火、正火邪火、君火相火之不明，所以治火之错也。夫黄连，泻实火也，补正火也，安君火也，不先将黄连之义，罄加阐扬，则虚火、邪火、相火之道，终不明于天下。吾所以于黄连门中，痛攻黄柏、知母，使天下后世知治火之药，不可乱用寒凉，实救其源也。**《本草崇原》卷上**：黄连生于西蜀，味苦气寒，禀少阴水阴之精气。主治热气者，水滋其火，阴济其阳也。目痛、眦伤泣出者，火热上炎于目，则目痛而眦肉伤，眦肉伤则泣出。又曰：明目者，申明治目痛、眦伤泣出，以其能明目也。肠澼者，火热内乘于阴，夫热淫于内，薄为肠澼，此热伤阴分也。腹痛下痢者，风寒暑湿之邪伤其经脉，不能从肌腠而外出，则下行肠胃，致有肠痛下痢之证。黄连泻火热而养阴，故治肠澼腹痛下痢。妇人阴中肿痛者，心火协相火而交炽也。黄连苦寒，内清火热，故治妇人阴中肿痛。久服令人不忘者，水精上滋，泻心火而养神，则不忘也。大凡苦寒之药，多在中品下品，唯黄连列于上品者，阴中有阳，能济君火而养神也。**《长沙药解》卷四**：《伤寒》大黄黄连泻心汤方在大黄治太阳伤寒，误下成痞。附子泻心汤方在附子治心下痞鞕，恶寒汗出。甘草泻心汤方在甘草治心下痞鞕，干呕心烦。生姜泻心汤方在生姜治心下痞鞕，干噫食臭。半夏泻心汤方在半夏治少阳伤寒，心下痞满。葛根黄连黄芩汤方在葛根治中风，下后喘而汗出。干姜芩连人参汤方在干姜治厥阴吐下后，食入即吐。小陷胸汤方在栝蒌治小结胸，脉浮滑者。白头翁汤方在白头翁治厥阴下利，热渴饮水者。乌梅丸方在乌梅治厥阴蛔厥，心中疼热。皆用之，以其泄心君之火也。火蛰于土，土燥则火降而神清，土湿则火升而心烦。黄连苦寒，泄心火而除烦热。君火不降，湿热烦郁者，宜之。土生于火，火旺则土燥，火衰则土湿。凡太阴之湿，皆君火之虚也。虚而不降，则升炎而上盛，其上愈盛，其下愈虚。当其土盛之时，即其下虚之会。故仲景黄连清上诸方，多与温中暖下之药并用，此一定之法也。凡泄火清心之药，必用黄连，切当中病即止，不可过剂，过则中下寒生，上热愈甚。庸工不解，以为久服黄连反从火化，真可笑也。**《神农本草经读》卷一**：黄连气寒，禀天冬寒水之气，入足少阴肾。味苦无毒，得地南方之火味，入手少阴心。气水而味火，一物同具，故能除水火相乱而为湿热之病。其云主热气者，除一切气分之热也。目痛、眦伤、泪出、不明，皆湿热在上之病；肠澼、腹痛、下痢，皆湿热在中之病；妇人阴中肿痛，为湿热在下之病。黄连除湿热，所以主之。久服令人不忘者，苦入心即能补心也。然苦为火之本味，以其味之苦而补之。而寒能胜火，即以其气之寒而泻之。**《本经疏证》卷三**：黄连根株丛延，蔓引相属，有数百株共一茎者，故名连。其治亦多蔓延淹久之证，如浸淫疮黄连粉主之是矣。夫名浸淫，则非初起暴得之疾，亦非一治可瘳之候。故《伤寒论》《金匮要略》两书，从未有新得之病用黄连者。○愚谓《别录》谓黄连调胃厚肠，不得混而称之曰厚肠胃也。夫肠胃中皆有脂膜一道包裹其内，所以护导滓秽使下行者。若有湿热混于其间，则脂膜消镕，随滓秽而下。古人谓之肠澼，后人目为刮肠痢，亦曰肠垢。胃体广大，容垢纳污，虽有所留，亦未必剥及脂膜，故但和其中之所有，边际自不受伤，故曰调。肠势曲折盘旋，惟其曲折盘旋之处，更为湿气留聚，湿阻热益生，热阻脂膜益消，去其所阻，则消烁之源绝，而薄者厚矣，故曰厚。《本草思辨录》卷一：王海藏云：黄连泻心实泻脾。刘氏释之，谓中土为心之用。心之用病即病乎心，是直以心病统归之脾病矣。脾病固能传心，心病岂能不传脾？夫苦入心，火就燥。黄连苦燥而寒，诚为手少阴除湿热之药，而其花黄实黄根黄，脾与肠胃亦皆其所司。特气味俱厚，惟治血热不治气热。故其功用首在心脾，次及肠胃。肠胃所治，亦属血中之热。肝肾亦得以黄连治者，盖其茎叶隆冬不雕，根则状如连珠，禀寒水之气而直抵极下也。其为入血，更不待言矣。《本经》黄连主腹痛，黄芩不主腹痛，显以黄连为足太阴药。《金匮》小柴胡汤腹中痛去黄芩，黄连汤腹中痛不去黄连，正与《本经》适合。

【附方】《医说》卷一〇：小儿初生服药。小儿初生，急以绵裹指，拭尽口中恶血。若不急拭，啼声一出，即入腹成百病矣。亦未须与乳，且先与拍破黄连，浸汤取浓汁，调朱砂细末，抹儿口中，打尽腹中旧屎，方可与乳儿。若多睡听之，勿强与乳，则自然长而少病。黄连愈癣。指挥使姚欢年八十余，须发不白，自言年六十岁患癣疥，周匝顶踵。或教服黄连，遂愈，久服故发不白。其法：以宣连去须，酒浸一宿，焙干为末，蜜元桐子大，日午临卧，酒吞二十粒《东坡大全》。

《药性粗评》卷一：心痛。凡患卒心痛者，黄连水浓煎温服。若患血痢，以前水露过一夜，温服。眼疼。黄连剉，乳汁浸少顷，以古老钱一文点入。脾泻缠绵。黄连一两，生姜四两，并剉，共炒，以姜干为度，去姜取连，捣末，每服二钱，空心温茶调下，不过二服而愈。骨蒸黄瘦。黄连四两，剉，童子小便五合，浸一宿，微微煎滚，分二服，每历一时再服，最效。伤寒痘疹。凡患伤寒，因出痘疹，才发未发成脓者，以黄连浓煎其汤服之，以杀其毒。月蚀疮。小儿若患月蚀，并鼻疮虫者，黄连米泔净洗，为末傅之。

水黄连《本草纲目拾遗》

【集解】《本草纲目拾遗》卷三：川中一种黄连，生于泽旁，周身有黄毛如狗脊毛状，名水黄连。颇细小，医家不知用，布人以之伪充真川连出售，惟《祝氏效方》用之。《百草镜》：水黄连打箭炉出者，形细长，少硬刺，较重于他连，以皮肉带青色者为佳，出小西天者，色黑有毛者佳，无毛光黄者次之。

【主治】治鼻疮：用百部三钱，切片，晒干炒，取净末二钱，地骨净炒二钱，五倍子炒、黄蘗炒、甘草炒各二钱，水黄连切片炒一钱，共为末，如鼻疮烂通孔者，以此调香油搽，立结痂愈。《本草纲目拾遗》卷三。

凤头莲 《本草纲目拾遗》

【集解】**《本草纲目拾遗》卷三**：凤头莲出台湾内山，形如黄连，色紫，多细须茸茸然，分歧如凤头，故名。

【气味】性平。《本草纲目拾遗》卷三。

【主治】治咽喉一切诸症。《本草纲目拾遗》卷三。

升麻 《本经》

【集解】**《神农本经会通》卷一**：升麻形细而黑，极坚实者第一。细削皮青绿色者亦好，谓之鸡骨升麻。用须去黑皮并腐烂。鬼脸升麻，消百毒，疗痘瘢疮。**《医林纂要探源》卷二**：一茎直上，对节生叶如麻，根外黑内白，曰鬼脸升麻。亦有色青绿者，根多须散，以紧实为良。去芦、须用。**《本草纲目拾遗》卷三**：绿升麻《从新》云：乃升麻之别一种。缪仲醇《广笔记》用治下痢，每每有验。性最窜捷，治痢疾下伤。按：升麻色绿者佳，非另一种也。**《植物名实图考》卷七**：《图经》叶似麻叶，四五月花，如粟穗，白色，实黑根紫，今江西、湖广有土升麻，与《图经》异，别入草药。零娄农曰：《汉书·地理志》：益州牧靡。李奇注：靡，音麻，即升麻，解毒药。《西阳杂俎》：建宁郡有牧靡山，鸟食乌喙中毒，辄飞集牧靡，啄牧靡草以解之。则升麻固滇产也。滇多乌喙，其俗方所用者，盖其升麻也。叶如麻而花作穗，与《图经》茂州升麻符，滇与蜀接，固应同汇，但《图经》又列滁州、秦州、汉州三种。汉州产者，形如竹笋，今湖北土医用以升表痘疮者，其状正同。其余枝叶皆相仿佛，或即隐居所谓落新妇者。江西产者，花如絮，未知即滁州一类否也。李时珍盛称升提之功，然未述其状，仅有外黑内白、俗谓鬼脸升麻一语，其何地所产耶？《图经》四种，判若马牛，其果功用俱同耶？圣人有言未达不敢尝。不睹厥物，听命卖药之手，可以谓之达耶？药之生也，或离乡而贵，或迁地弗良，医不三世，不服其药。以其明于风土所宜、人情所惬，非贸贸者取所不知之物，以试其验与否也。然则四方游手负药笼以奔走逐食者，小则贪人病之痊以索酬，大则用迷惑之药以肆劫。彼有意安民者，得不如鹰鹯之逐鸟雀乎？庆郑曰：古者大事，必乘其产，生其水土，而知其人心，安其教训而服习其道。用药者亦何独不然？余悯世之尚远贱近者，不曰海舶之珍药，则曰贾胡之赍剂，试思农皇所尝，不闻逾海。青囊一卷，岂来流沙。彼四裔之仰给大黄茶叶者，亦曰非此不能生活。不知文轸未播桂海，声教未烛冰天时，彼何以蕃其种族耶？呜呼！以跬步之居，而欲习梯航之俗，卫出公之好夷言，赵武灵之为胡服，其用夷变夏，抑用夏变夷，五百年后，当有知之者。

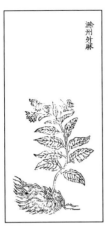

图 10-80-1 滁州升
麻《图经（政）》

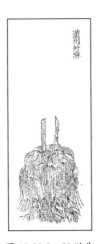

图 10-80-2 汉州升
麻《图经（政）》

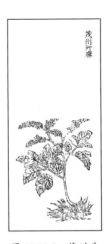

图 10-80-3 茂州升
麻《图经（政）》

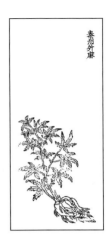

图 10-80-4 秦州
升麻《图经（政）》

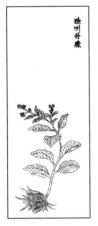

图 10-80-5 滁州
升麻《图经（绍）》

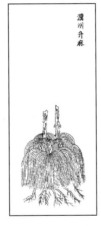

图 10-80-6 汉州
升麻《图经（绍）》

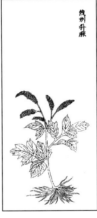

图 10-80-7 茂州升
麻《图经（绍）》

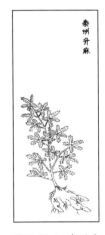

图 10-80-8 秦州升
麻《图经（绍）》

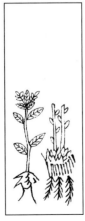

图 10-80-9 升麻
《歌括》

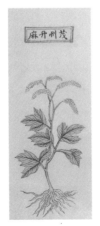

图 10-80-10 茂
州升麻《品汇》

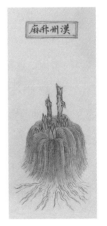

图 10-80-11 汉
州升麻《品汇》

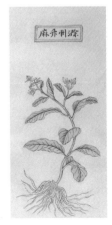

图 10-80-12 滁州
升麻《品汇》

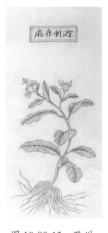

图 10-80-13　滁州
升麻《品汇》

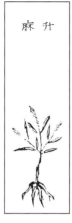

图 10-80-14　升
麻《太乙》

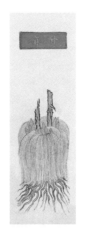

图 10-80-15　升
麻《雷公》

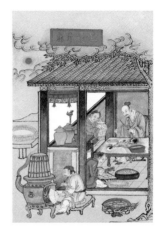

图 10-80-16　炮制升麻《雷公》

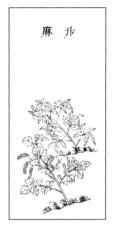

图 10-80-17　升麻
《三才》

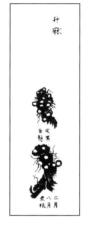

图 10-80-18　升
麻《原始》

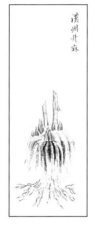

图 10-80-19　汉州
升麻《草木状》

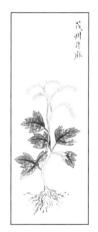

图 10-80-20　茂州
升麻《草木状》

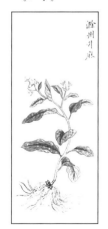

图 10-80-21　滁州
升麻《草木状》

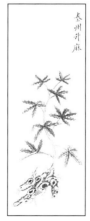

图 10-80-22　秦
州升麻《草木状》

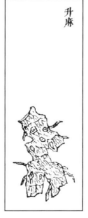

图 10-80-23　升
麻《本草汇》

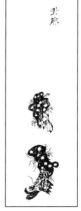

图 10-80-24　升
麻《类纂》

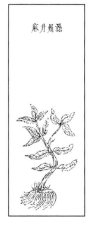

图 10-80-25 滁州升麻《草木典》

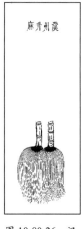

图 10-80-26 汉州升麻《草木典》

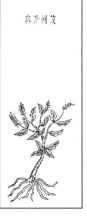

图 10-80-27 茂州升麻《草木典》

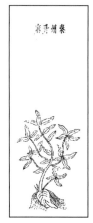

图 10-80-28 秦州升麻《草木典》

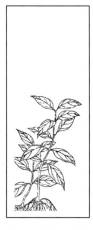

图 10-80-29 升麻《图考》

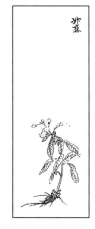

图 10-80-30 升麻《图说》

【修治】《药性会元》卷上：凡用，细削去皮。青绿色者佳。如黑皮并腐烂者不用。《本草汇言》卷一：去皮，暴干用。《本草述》卷七：质轻而坚色黑者佳。发散生用，补中酒炒，止咳汗蜜炒，治滞下醋拌炒。《冯氏锦囊秘录》卷一：清热散表宜生用，入升托补药，蜜酒拌炒用，入升提收敛药，宜醋炒用。

【气味】性寒，味苦平。升也，阴中之阳也。《滇南本草》卷下。味苦、平，气微寒，无毒。浮而升，阳也。入手阳明大肠经、足阳明胃经、足太阴脾经行经药。《药性会元》卷上。气平，味苦、甘，气味俱薄，无毒。升也，阴中之阳也。《药鉴》卷二。味甘、苦，气平、微寒。味薄气厚，阳明经药，走手阳明经、太阴经。《本草便》卷一。

【主治】引诸药游行四经，发表伤寒无汗，发表小儿痘疹要药。解诸毒疮疽，止阳明齿痛，祛诸风热。《滇南本草》卷下。治瘟疫时气，热疾瘴气，蛊毒、班疹、痘疮，头痛喉疼，伤风，口疮，脾痹，解肌肉间热，升提阳气；引葱白散手阳明风邪，同石膏止足阳明齿痛；又为疮家圣药。《医学统旨》卷八。解百毒，杀精鬼，辟疫瘴，止喉疼、头痛、齿痛、口疮、瘢疹，散阳明风邪，升胃中清气。《医宗必读·本草征要》。

【发明】《用药十八辨》：先贤曰：是痘不用升麻，以性寒故也。但痘最要起发鼎峻，升麻有提沉拔匿之功，有擘邪逐秽之捷。肺气可用而鸣，脾气可用而振，始末当用之。《医经大旨》

卷一：升麻能解脾胃肌肉间热，故能散手足阳明经风邪，此言是当。医书皆以为元气不足者用此，于阴中升阳则谬矣。愚以阳气下陷者可升提之，元气不足者升之，则下虚而元气益不足矣。可不辨哉？惟下陷者宜用。**《本草纂要》卷二**：主内伤元气，脾胃虚败，下陷至阴之分；或醉饱房劳，有伤阳气，致陷至阴之中。二者之症不同，均之下陷者也，必须升麻以提之。又或呕吐下利，过伤脾胃，或小腹、少腹急疾作痛，或大小便后重窘迫，或湿热镇坠腰膝，或疮肿下陷黑紫，或风寒发散无汗，亦皆元气下陷，邪气反盛之故。苟非升麻不能扶正驱邪也。大抵此剂升提之药，诸药不能上行，惟升麻可以升之。观其与石膏同治齿疼，意可见尔。古方又用于补中益气，升阳益胃，升阳除湿诸汤，亦可详矣。**《药鉴》卷二**：治肺痿吐脓血。古人犀角地黄汤每用之以代犀角者，止是引地黄等药同入阳明耳。与葱白同用，则能引之以散手阳明之风邪。与石膏同用，则能引之以止足阳明之头疼。补中益气汤用之，提元气从右而上。升麻葛根汤用之，驱邪热从表而散，惟其能解脾胃肌肉间热，故能散手足阳明经邪。诸方书以为元气不足者用之，阴中升阳，则谬矣。盖阳气下陷者，可升提之。若元气不足者，升之则下，益虚而元气益不足矣。盐水浸炒则提肾气，甘草汁制则提脾胃之气。若痰壅气上有汗者，勿用。**《本草经疏》卷六**：升麻属阳而性升，其功用俱如经说。凡吐血、鼻衄、咳嗽多痰，阴虚火动，肾经不足，及气逆呕吐，惊悸怔忡，癫狂等病，法咸忌之。误用多致危殆。**《医宗必读·本草征要》**：禀极清之气，升于九天，得阳气之全者也，故杀鬼辟邪。头喉口齿，皆在高巅之上；风邪瘫，皆在清阳之分，总获其升清之益。凡气虚下陷，如泻痢、崩淋、脱肛、遗浊、须其升提。虚人之气，升少降多。**《内经》**曰：阴精所奉其人寿，阳精所降其人夭。东垣取人补中汤，独窥其微矣。按：升麻属阳性升，凡吐血、鼻衄、咳嗽多痰，阴虚火动，气逆、呕吐，怔忡癫狂，切勿误投。**《药镜》卷四**：升麻奉令之使，不能益人。惟元气有余，而其阳下陷，方堪服此以升。若太阳初病，不可便用之，以发阳明之汗。能扶内伤，能扶脾胃，兼口疮肺痿多功。能清湿滞，能清泻痢，并火毒湿疮有益。阴阳热结，赖此提通。然亦能助虚火，喉毒痈肿，从此救治，而又易妨痰促。引葱白，散手阳明之风邪。领石膏，止足阳明之齿痛。消斑疹，止崩带。补中益气汤用之，提元气从右而上。升麻葛根汤用之，驱邪热从表而散。**《景岳全书》卷四八**：用此者，用其升散提气，乃脾、胃、肺与大肠四经之药。善散阳明经风寒，肌表邪热，提元气之下陷，举大肠之脱泄，除阳明温疫表邪，解肤膝风热斑疹。引石膏除齿牙臭烂肿痛，引葱头去阳明表证头疼，佐当归、肉苁蓉可通大便结燥。凡痈疽痘疹，阳虚不能起发，及泻痢崩淋，梦遗脱肛，阳虚下陷之类，用佐补剂，皆所宜也。若上实气壅，诸火炎上，及太阳表证，皆不宜用。且其味苦气散，若血气太虚及水火无根者，并不可用。**《药品化义》卷一一**：升麻体根，根主上升，性气轻浮，善提清气。少用佐参芪，升补中气。柴胡引肝气从左而上，升麻引胃气从右而上。入补中益气汤，有鼓舞脾元之妙，使清阳之气上升，而浊阴之气下降。其味苦辛，多用亦有发表解肌之助，又其质空通，善引参芪，益气聪明。合柴胡治火郁五心烦热。若劳碌伤神，及肺有伏火者，恐升动阳气，助火生痰，忌之。取青绿色者佳，色黑者勿用。**《本草述》卷七**：升麻秉春阳之气以生，华于夏，实于季夏以后，是气畅于火，宿于土矣。谓非中土之的剂哉？然实为黑色，其根亦紫黑色，是其畅于火宿于土者，不归根于至阴之水，合于水土合德以立地，然后火土合德以际天耶？即味先苦后甘，非从下而上者之征乎？至其气味俱薄，固已毕达，其浮升之功用矣。**《本草汇》卷九**：升麻禀极清之气，升散提气之功最大，得阳气之全者也。故补脾胃药中，非此为引，未能取效。能升阳气于至阴之下，发散阳明风邪，升提胃中清气，又引甘温之药上升，以补卫实表，故元气不足者，用此于阴中升阳。服升麻令人中气骤升，然奉令之使，无益于人也。**《本草新编》卷二**：夫升麻之可多用者，发斑之症也。凡热不太甚，必不发斑，惟其内热之甚，故发出于外，而皮毛坚固，不能遽出，故见斑而不能骤散也。升麻原非退斑之药，欲退斑，必须解其内热。解热之药，要不能外元参、麦冬与芩、连、栀子之类。然元参、麦冬与芩、连、栀子，能下行，而不能外走，必藉升麻，以引诸药出于皮毛，而斑乃尽消。倘升麻少用，不能引之出外，势必热走于内，而尽趋于大小肠矣。夫火性炎上，引其上升者易于散，任其下行者难于解。此所以必须多用，而火热之毒，随元参、麦冬与芩、连、栀子之类而行，尽消化也。大约元参、麦冬用至一二两者，升麻可多用至五钱，少则四钱、三钱，断不可止用数分与一钱已也。**《本草崇原》卷上**：柴胡、升麻，皆达太阳之气，从中土以上升，柴胡从中土而达太阳之标阳，升麻兼启太阳之寒水，细辛更启寒水之气于泉下，而内合少阴，三者大义相同，功用少别。具升转周遍之功，故又名周麻。防风、秦艽、乌药、防己、木通、升麻，皆纹如车辐，而升麻更觉空通。

【附方】**《滇南本草》卷下**：治小儿痘瘆疹，不明发热，头痛，伤风咳嗽，乳蛾乍腮。升麻汤：升麻五分，前胡八分，干葛五分，黄芩一钱，栀子，八分，炒。牛蒡子一钱，甘草三分，桔梗五分，薄荷五分，川芎一钱，引用灯心煎服。咳嗽加桑皮、陈皮、杏仁。喘加苏子、川贝母。

《药性粗评》卷一：时气斑疮。升麻四五两，水与蜜相合二三升，煎三四沸，取出，半服半洗，或用醋煮洗亦可。寒热诸毒。凡患伤寒头痛，及咽肿口疮，诸色肿毒，升麻一升，水一升，煎取浓汁服之，其毒随吐皆出。

《本草汇言》卷一：治噤口痢。用升麻醋炒绿色，配莲肉、人参，极验。○治过食冷物，阳气郁遏，四肢发热，腹满口不渴者。入升阳散火汤用之。○治一切风毒热毒，及瘰疹麻子等证。用升麻、牛蒡子、荆芥、玄参。○治蛊毒、中恶、恶厉诸证。升麻同郁金磨服。不吐则下。○治小儿尿血。用升麻、生地、麦门冬、牛膝、蒲黄。○治喉痹作痛。用升麻片含咽，或用五钱煎服，取吐。○治肿毒卒起。用升麻一段，磨醋，频频涂之。○治泻痢经月，脾胃衰虚，阳气下陷，后重窘迫。与初病积滞后重不同，理宜补而升之。用升麻、白术、干姜、黄耆、人参各一钱五分，甘草、陈皮各八分，加黑枣三枚，水煎服。○治妇人久病崩中，阴络受伤，淋沥不止。用升麻、川芎各一钱，当归身、人参、续断、杜仲、石斛各一钱五分，龟胶、阿胶、炮姜灰、金樱子各二钱，加黑枣三枚，水煎服。○治胎妇转胞下坠，小水不通。用升麻、柴胡各一钱五分，当归、川芎、牡丹皮、茯苓、车前子各一钱，加黑枣三枚，水煎服。○治男子湿热下注，腰膝沉重，不能动履。用升麻二钱，牛膝、木瓜、白术、茯苓、猪苓、肉桂、苍术、黄柏各一钱六分，水煎服。○治痈疽发背，里气空虚，毒气内陷，疮口紫黑胀痛。用升麻一钱五分，人参、黄耆、白术、白芷、穿山甲各三钱，如虚极甚、大便泄者，加干姜、肉桂、附子童便制，各四钱，水煎服。○治里气衰虚，大肠气陷，肛坠不收。用升麻、柴胡各二钱，黄耆、白术、人参、白芍药、北五味子各一钱。内热甚者，加川黄连八分，水煎服。○治小便淋浊，涩痛不通。用升麻八钱，甘草五钱，滑石三钱，莲子肉五十粒，水五碗，煎二碗服。姚平子方。○治感冒发热恶寒，头疼身痛，咳嗽喘急，或欲成疹。此药专治风寒及四时不正，瘟疫妄行，并宜服之。用升麻、川芎、麻黄、白芷、紫苏、陈皮、香附、赤芍药、干葛各二钱，甘草五分，生姜三片，水煎服。胸膈膨闷，加厚朴、枳壳；咳嗽喘急，加杏仁、半夏；呕吐，加藿香、半夏；疟，加草果、槟榔；痢，加枳壳、黄连。

白头翁《本经》

【释名】粉乳草《履巉岩本草》、老翁须《药性粗评》。

【集解】《宝庆本草折衷》卷一一：生嵩（一作高）山山谷，及河南洛阳、新安及近京、徐、商州。今处处田野有之。《滇南本草图说》卷三：白头翁滇中最验，如白微而柔细，稍长，茎上有毛，《本经》名野丈人。《本草从新》卷一：近根处有白茸，今药肆中多于统柴胡内拣出用之，然必头上有白毛者方真。《本草纲目拾遗》卷四：《藻异》：叶似芍药，花类木槿，白毛寸余，披下如白头翁。《植物名实图考》卷八：《唐本草》注谓花紫色，似木槿，实大如鸡子，白毛寸余，皆披下似白头老翁。与《图经》不同。今《宁都州志》云产白头翁，采得亦不甚相类。姑图其形状以备考。陶苏两说，既大乖异，《图经》宗陶说而加详，然原图殊不相肖。李青莲有见野草中有白头翁者，诗云：如何青草里，亦有白头翁。元张昱诗：疏蔓短于蓬，卑栖怯晚风，只缘头早白，无处入芳丛。诗人寓意有作，必非目所未见，而医家乃至聚讼。《本草衍义》以苏恭所述河南新安山中屡见之，太白往来东京，或即指此。惜非咏物诗体，不复揣侔。然有折取对明镜，宛将衰鬓同之句，则非根上白茸矣。滇南有小一枝箭，亦名白头翁，花老作茸，久不飞落，真如种种白发也。鸟有白头翁而无白头婆，然则草之有白毛者以翁名之皆可。《植物名实图考》卷九：白头翁生建昌。赭茎梢绿；长叶斜齿，面绿背淡；夏结青菁葵，上有三四须，细如蝇足。土人云根解毒药。

【气味】味苦，性温，有小毒，入心、肾二经。《药性解》卷四。苦，微寒，无毒。

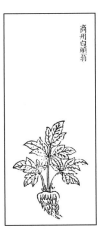

图 10-81-1 商州白头翁《图经（政）》

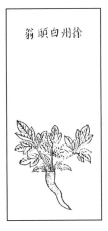

图 10-81-2 徐州白头翁《图经（政）》

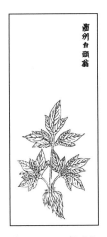

图 10-81-3 商州白头翁《图经（绍）》

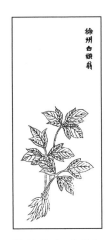

图 10-81-4 徐州白头翁《图经（绍）》

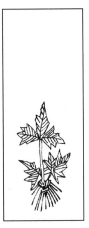

图 10-81-5 白头翁《歌括》

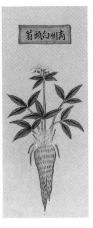

图 10-81-6 商州白头翁《品汇》

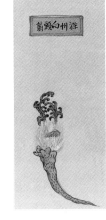

图 10-81-7 徐州白头翁《品汇》

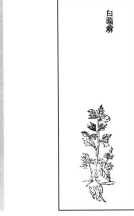

图 10-81-8 白头翁《蒙筌》

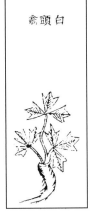

图 10-81-9 白头翁《太乙》

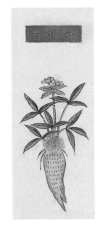

图 10-81-10 白头翁《雷公》

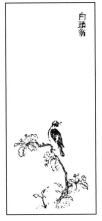

图 10-81-11 白头翁《三才》

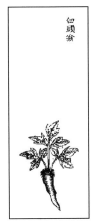

图 10-81-12 白头翁《原始》

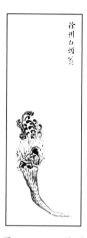

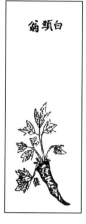

图 10-81-13　商州
白头翁《草木状》

图 10-81-14　徐州
白头翁《草木状》

图 10-81-15　白
头翁《汇言》

图 10-81-16　白
头翁《本草汇》

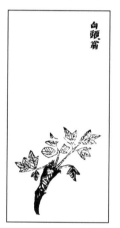

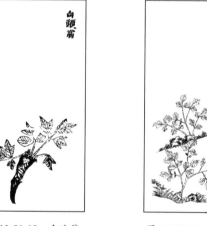

图 10-81-17　白
头翁《类纂》

图 10-81-18　白
头翁《备要》-1

图 10-81-19　白头翁
《备要》-2

图 10-81-20　白头
翁《草木典》

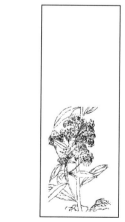

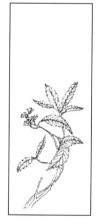

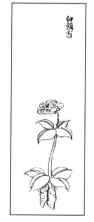

图 10-81-21　白头
翁《滇南图》

图 10-81-22　白
头翁《图考》-1

图 10-81-23　白
头翁《图考》-2

图 10-81-24　白
头翁《图说》

【主治】主温疟寒热狂易音羊，破癥瘕积聚瘿气。疗金疮鼻衄，逐血止痛。治赤毒下痢，百节烦疼。暖腰膝，明目，止腹痛，温中。傅男子阴疝偏肿，涂小儿白秃膻腥。《本草元命苞》卷五。

【发明】《本草经疏》卷一一：白头翁，《本经》味苦，温，无毒。吴绶益以辛寒。详其所主，似为得之。东垣谓其气厚味薄。即能入血主血，应云气味俱厚。可升可降，阴中阳也。入手足阳明经血分。暑伏足阳明经，则发温疟；伏手阳明经，则病毒痢、滞下纯血。狂易，鼻衄者，血热也。寒热者，血瘀也。癥瘕积聚，瘿气，靡不由血凝而成。积滞停留则腹痛。金疮，血凉则痛自止。苦能下泄，辛能解散，寒能除热凉血，具诸功能，故悉主之。殆散热、凉血、行瘀之要药欤！○白头翁苦寒，滞下胃虚不思食，及下利完谷不化，泄泻由于虚寒寒湿而不由于湿毒者，忌之。《本草述》卷七下：张仲景治传经热痢在厥阴者，主白头翁汤。先哲云此味逐血以疗癖，秦皮洗肝而散热，黄连调胃厚肠，黄柏除热止泻，是白头翁为逐瘀解毒之剂矣。而东垣又谓痢则下虚，故以纯苦之味坚之。合而思其所用，盖热传厥阴而痢，其热之入已深，热深而真阴失守，有分利如猪苓汤，有清解如白头翁汤，或攻下如大小承气汤，盖视其病证之浅深缓急，期于祛热救阴而已。然则白头翁虽用以逐瘀解毒，犹不等于承气之峻攻，于诸味清解之中，藉此导瘀而行毒，使伏阳无留地，是乃所以救真阴也。《本草新编》卷三：白头翁味苦，气温，可升可降，阴中阳也。无毒。一云味甘、苦，有小毒者，非。主温疟阳狂寒热，治癥瘕积聚，逐血，愈金疮，驱风暖腰膝，疗血衄疝肿，并疗百节骨疼痛。赤毒之痢，所必用也。或问：白头翁，人多错认是鸟名，谁知是《本草》之药耶。《本草》言其功效颇多，皆不足深信。惟伤寒中之下利，乃热毒也，芩、连、栀子不足以解其毒，必用白头翁，以化大肠之热，而又不损脾气之阴，逐瘀积而留津液，实有奇功也。若胃虚寒不思食，及下痢完谷不化，寒湿不由于湿毒，俱宜忌之。《本经逢原》卷一：白头翁味苦微寒，入手足阳明血分。《本经》言苦温者，传写之误也。其治温疟狂寒热等症，皆少阳、阳明热邪固结之病，结散则积血去，而腹痛止矣。《别录》止鼻衄，弘景止毒痢，亦是热毒入伤血分之候，仲景治热痢下重，有白头翁汤。盖肾欲坚，急食苦以坚之，痢则下焦虚，故以纯苦之剂坚之。男子阴疝偏坠，小儿秃顶，鼻衄，及热毒下痢紫血、鲜血，用此并效。但胃虚，大便完谷不化，痢久下稀淡血水者勿服，以其苦寒降泄也。《本草求真》卷八：白头翁泻肠胃热毒。白头翁专入肠胃。味苦性寒，何书用此以治痢便脓血。《经》云：肾欲坚，急食苦以坚之。痢则下焦虚损，故以纯苦之剂以坚。如仲景之治挟热下痢之用白头翁汤之属是也。汤用白头翁、黄连、黄柏、秦皮。若使热结不除，则肾愈虚愈解而痢莫愈。

【附方】《药性粗评》卷一：大人阴癫：大人茎头肿烂者。生白头翁捣取汁傅之，当变为他疮，勿恐，二十日而愈。小儿秃疮。治法同前。

《本草汇言》卷一：治热痢下重。用白头翁一两，川黄连、黄柏各五钱，水一升，煎三合服。

如妇人产后痢疾虚极者，本方加真阿胶一两，甘草三钱。○治温疟发作，昏迷如死。用白头翁一两，柴胡、半夏、黄芩、槟榔各二钱，甘草七分，水煎服。○治妇人癥瘕积聚。用白头翁不拘多少，酒炒为末，每服三钱，白汤调服。○治瘰疬延生，身发寒热。用白头翁二两，当归尾、牡丹皮、半夏各一两，炒为末，每服三钱，白汤调下。○治男子疝气或偏坠。用白头翁、荔枝核各二两，俱酒浸，炒为末，每早服三钱，白汤调下。○治小儿白秃头疮。用白头翁根捣烂，敷一宿，作湿疮，半月后愈。

翻白草《救荒本草》　　【校正】《本草纲目》原载菜部，今移此。

【释名】鸡腿儿《救荒本草》、天藕儿、碧藕儿《茹草编》、鸡脚草《草木便方》。

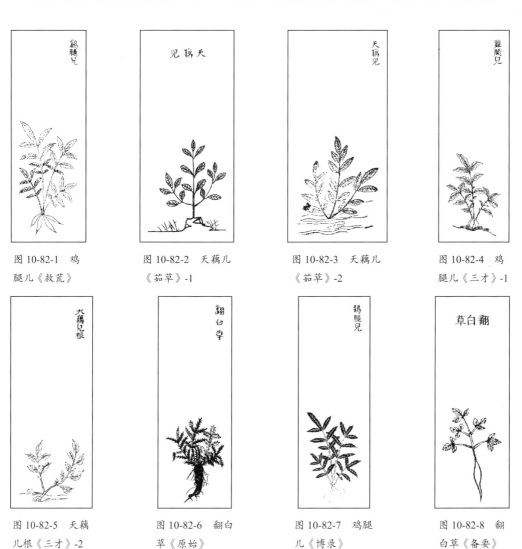

图 10-82-1 鸡腿儿《救荒》

图 10-82-2 天藕儿《茹草》-1

图 10-82-3 天藕儿《茹草》-2

图 10-82-4 鸡腿儿《三才》-1

图 10-82-5 天藕儿根《三才》-2

图 10-82-6 翻白草《原始》

图 10-82-7 鸡腿儿《博录》

图 10-82-8 翻白草《备要》

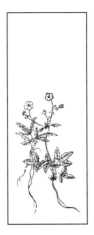

图 10-82-9 天藕儿《草木典》　　图 10-82-10 翻白草《图考》

【集解】《救荒本草》卷上：出钧州山野中。苗高七八寸，细长，锯齿，叶硬玉净切厚背白，其叶似地榆叶而细长，开黄花；根如指大，长三寸许，皮赤内白，两头尖。《茹草编》卷二：根如藕而小，煮熟食。枝叶不可食。《植物名实图考》卷一二：翻白草，《救荒本草》录入。云即鸡腿儿，根白可食。《本草纲目》收入菜部。考此草仅可充饥，不任烹腌，宜入隰草。

【气味】味甜。《救荒本草》卷上。苦，性微平。《草木便方》卷一。

【主治】根：赤白久痢成疳灵。清利肠胃除风湿，恶犬咬伤涂能行。《草木便方》卷一。○叶：今人作汤洗疮疥用。叶正面色青，翻面色白。《本草原始》卷六。

牙子《本经》（即：龙牙草，亦即：《纲目》狼牙）

【释名】金粟狼牙草《履巉岩本草》、瓜香草《救荒》、石打穿、铁笕帚、龙芽草、石见穿、地胡蜂、地蜈蚣、铁胡蜂《植物名实图考》。

【集解】《宝庆本草折衷》卷一〇：生淮南川谷及冤句、江东、京东、江宁府，今处处有之。○二三月采根牙，暴干，勿使中湿，湿则大毒。《本草纲目拾遗》卷五：《百草镜》地蜈蚣与神仙对坐相似，惟叶上有紫斑为别，且神仙对坐草之花，每节两朵，此则攒聚茎端，或三四或五六相聚为别，疑即石见穿。龙芽草生山土，立夏时发苗布地，叶有微毛，起茎高一二尺，寒露时开

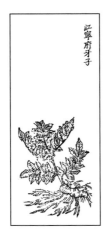

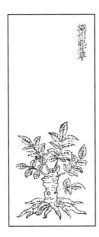

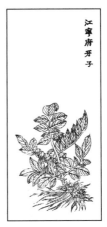

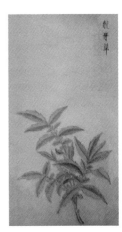

图 10-83-1　江宁府牙子《图经（政）》　　图 10-83-2　施州龙牙草《图经（政）》　　图 10-83-3　江宁府牙子《图经（绍）》　　图 10-83-4　龙牙草《履巉岩》

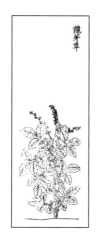
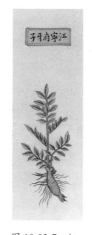
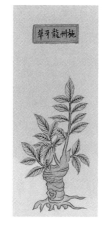

图 10-83-5　金粟
龙牙草《履巉岩》　　图 10-83-6　龙牙
草《救荒》　　图 10-83-7　江
宁府牙子《品汇》　　图 10-83-8　施州
龙牙草《品汇》

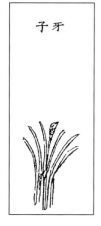
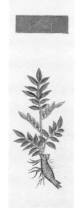
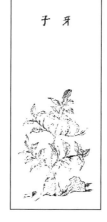
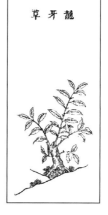

图 10-83-9　牙子
《太乙》　　图 10-83-10
牙子《雷公》　　图 10-83-11　牙子
《三才》　　图 10-83-12　龙牙
草《三才》

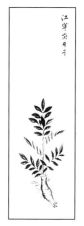
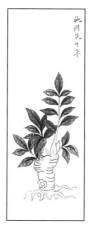
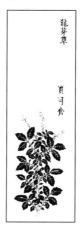
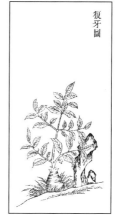

图 10-83-13　江宁
府牙子《草木状》　　图 10-83-14　施州
龙牙草《草木状》　　图 10-83-15　龙
牙草《博录》　　图 10-83-16　狼牙
《草木典》

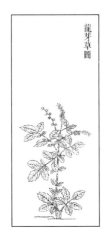

图 10-83-17 龙牙草《草木典》

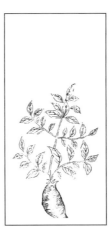

图 10-83-18 狼牙《图考》

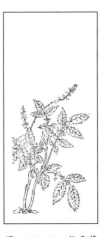

图 10-83-19 龙牙草《图考》

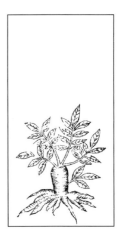

图 10-83-20 施州龙牙草《图考》

花成穗，色黄而细小，根有白芽，尖圆似龙芽，顶开黄花，故名金顶龙芽。一名铁胡蜂，以其老根黑色，形似之。又一种紫顶龙芽，茎有白毛，叶有微毛，寒露时抽茎，开紫花成穗，俱二月发苗，叶对生贴地，九月枯，七月采。按：石打穿《纲目》于有名未用下列之，只言止骨痛大风痹肿，不言他用。而葛祖遗方载其功用甚广，并有诸名考之。《百草镜》：龙芽二种与地蜈蚣俱非一物，论其功用：石打穿治黄疸，地蜈蚣治跌扑黄疸。故《百草镜》因其用相同，于地蜈蚣下注，疑即石打穿，于龙芽草下注，亦名石见穿。治下气活血，理百病，散痞满，跌扑吐血，崩痢肠风下血，明明二种，功用各异，不知《葛祖方》何以混为一？此书传自明末，或有舛讹，或有的识，未敢妄议，附识于此，以俟再考。敏按：蒋仪《药镜拾遗赋》云：滚咽膈之痰，平翻胃之哕，石打穿识得者谁？注：噎膈翻胃，从来医者病者群相畏惧，以为不治之症。余得此剂，十投九效，不啻如饥荒之粟，隆冬之裘也。乃作歌以志之。歌曰：谁人识得石打穿，绿叶深纹锯齿边。阔不盈寸长更倍，圆茎枝抱起相连。秋发黄花细瓣五，结实扁小针刺攒。宿根生本三尺许，子发春苗随弟肩。大叶中间夹小叶，层层对比相新鲜。味苦辛平入肺脏，穿肠穿胃能攻坚。采掇茎叶捣汁用，蔗浆白酒佐使全。噎膈饮之痰立化，津咽平复功最先。世眼愚蒙知者少，岐黄不识名浪传。丹砂句漏葛仙事，余爱养生着数言。据歌中所言形状，则又似铁笊帚，故并存其说而附录之。癸丑，余亲植此草于家园，见其小暑后抽薹，届大暑即着花吐蕊，抽条成穗，俨如马鞭草之穗。其花黄而小，攒簇条上，始悟马鞭草花紫，故有紫顶龙芽之名。此则花黄，名金顶龙芽，与地蜈蚣绝不相类，因此草亦有地蜈蚣之名，故《百草镜》疑为石见穿也。《李氏草秘》：石见穿生竹林等处，叶小如艾，而花高尺许，治打伤扑损膈气，则石见穿之叶如艾，又与石打穿之叶深纹锯齿不侔矣。《葛祖方》：消宿食，散中满，下气，疗吐血各病，翻胃噎膈，疟疾，喉痹，闪挫，肠风下血，崩痢食积，黄白疸，疔肿痈疽，肺痈，乳痈，痔肿。乳痈初起：《百草镜》：龙芽草一两，白酒半壶，煎至半碗，饱后服。初起者消，成脓者溃，且能令脓出不多。《植物名实图考》卷一二：此草建昌呼为老鹳嘴，广信呼为子母草，湖南呼为毛脚茵。以治风痰腰痛。考《本经》蛇含，陶隐居云用有黄花者，李时珍以为即小龙芽，或即此草。但《图经》未甚详晰。方药久不采用，仍入草药，以见礼失求野之义。《滇南本草》谓之黄龙尾，味苦性温，治妇人月经前后红崩白带，面寒腹痛，赤白痢疾。杭芍二钱，川芎一钱五分，香附一钱，红花二钱，黄龙尾三钱。行经紫黑加苏木、黄芩；腹痛加延胡、小茴；白带加白芷、木瓜；赤带加土茯苓、赤木通、蛇果草、八仙草、甘草。《增订伪药条辨》卷一：徐友丞曰：仙鹤草似龙芽草而实非。光绪丙申年间，有畿东丰润张雨人者，刊传《仙鹤草图说》，云：仙鹤草三叶之下，有耳叶者真，无耳叶者非。亦是一考据也。近据会员梅子刚君来函云：据友人肺痨专家陈君言，此草屡治血症，甚有效验，并谓不宜红枣同食，以红枣性燥云。梅君又云：用以治瘰疬，甚有效验。炳章按：毛退之《中西医话》云：龙芽草，多年生草，山野自生。高二三尺，叶为羽状复叶，夏月出花轴，花黄五瓣，实多刺，俗称仙鹤草。治吐血颇效。《百草镜》云：龙芽草生山土，立夏时展苗布地，叶有微毛，起茎高一二尺，寒露时开花成穗，色黄而细小，根有白芽，尖圆似龙芽，顶开黄花，故名金顶龙芽，一名铁胡峰，以其老根黑色形似之。《救荒本草》云：龙芽草一名瓜香草。生辉县鸭子口山野间，苗高尺余，茎多涩毛，叶如地棠叶而宽大，叶头齐团，每五叶或七叶作一茎排生，叶茎脚上，又有小芽叶两两对生，梢间出穗，开小圆五瓣黄花，结实毛菁突，有子大如黍粒，味甜。《植物名实图考》云：此草建昌呼为老鹳嘴，广信呼为子母草，湖南呼为毛脚茵。以治风痰腰痛。《滇南本草》谓之黄龙尾，味苦性温，治妇人月经前后红崩白带，面寒腹痛，赤白痢疾。考诸家学说，并采鲜草察视，再使园中种植，将其生长目睹形状辨之，确是仙鹤草无疑。兹将目睹形态，再辨于下：总茎圆，根如茜草根，根旁有白芽，叶互生，每茎七叶，尖端一叶，下六叶，两两对生，每对叶下有小耳叶两对，亦对生，叶卵圆形，端尖，边缺曲如锯齿，叶面有糙毛，近根老叶枯萎，则红褐色性硬，不若别种草木叶枯时皆黄也，正茎直上，八月间茎端成穗，开五瓣黄色小花，九月结子，如小米。证诸实验，亦与《百草镜》《救荒本草》《中西医话》之龙芽草皆相符合，治吐血咯血皆效。徐君所云：仙鹤草非龙芽草辨，或误以《百草镜》之紫顶龙芽，或《李氏草秘》之石见穿。因仙鹤草开黄花，故曰金顶龙芽。紫顶龙芽开紫花，即马鞭草也。《本草纲目拾遗》龙芽草亦收于石打穿下，石见穿云即石打穿。据炳章详细考正，龙芽草当分二种：金顶龙芽，即仙鹤草。紫顶龙芽，即马鞭草。石打穿即石见穿，别有一物。

【气味】味辛、涩，温，无毒。《履巉岩本草》卷上。苦、辛，寒，有毒。《本经逢原》卷二。味甜，性平。《生草药性备要》卷下。

【主治】根治肿毒，叶治疮癣。《履巉岩本草》卷上。主邪气热气，疗疥瘙恶疡。杀白虫大效，医疮痔神功。《太乙仙制本草药性大全·仙制药性》卷二。治利症。解毒肠。《医方药性·草药便览》。主治邪气、热气、疥瘙、恶疡、疮痔，去白虫。《本草乘雅半偈》帙一一。理跌打伤、止血、散疮毒最妙。《生草药性备要》卷下。

【发明】《本草乘雅半偈》帙一一：狼牙象形，其善逐贪饕而肠直，治用类相同也。气寒味苦，有毒，逐邪热气，秉毒攻毒，捷如影响。盖风入虫成，热伤身窍，此以剧饮伤饱，至肠澼疝痔，阴蚀恶疡，饵服固多奇验，洗濯更易涤除也。《本草述》卷一〇：狼牙，在《本经》主治邪气热气，乃方书用之治心痛，胃脘痛，属口食寒物于里者，乃同附子、巴豆、人参、干姜、吴萸之类，以温利之。岂《本经》气味苦寒，不足据乎？岂用诸辛热而必藉此苦寒者，为温利之先导乎？第即《本经》言此味去白虫，而方书治虫，多言五脏劳热之伤。夫劳热之伤，即《经》所谓气虚者，寒也。所云劳热者，虚热耳。此味能救阴气之损，非专于苦寒主泻者也。试观《本经》主治，言邪气热气，即继以疗瘑恶疡疮痔，去白虫，是则所云邪气热气，即指阴中之气而言也。故《肘后方》治金疮出血，《卫生易简方》疗小便溺血，即此可通于治疗瘑，恶疡疮痔之义矣。〇此味之主治邪气热气者，固阴中之气，而阴中之气，即手太阴为阳中之少阴，下降入心，而血之化原在此也。唯血之化原裕，故阴中之太阴属肾者，更藉以完其阴气之损。如《千金方》用之洗小儿阴疮，《金匮玉函方》用之以洗妇人阴蚀，岂非确征乎哉？《草木便方》卷一：乌脚鸡平养阴血，妇女调经清血热。滋阴养血风热退，生血活血瘀血灭。

【附方】《履巉岩本草》卷上：治赤白痢疾。春夏采之，洗净，拣择去芦头，焙干。不计分两，捣罗为末，用米饮调一钱服。

《履巉岩本草》卷下：治便血。狼牙草焙干，入蚌粉、炒槐花、百药煎为末，米泔水调，每服三钱，空心服。亦治酒病。

《太乙仙制本草药性大全·仙制药性》卷二：治妇女阴疮中烂。煎汤洗。祛蛇毒立差。腊猪脂捣傅。治阴疮洗方。用五两，剉，水五升，煮至三升，温洗。〇治寸白虫。用五两，捣末蜜丸，如麻子大，宿不食，明旦以浆水下一合，服尽即效。〇金疮。用茎叶热捣傅贴之，兼止血。〇妇人阴蚀，若中烂伤。用三两，咀，以水四升，煮，去滓，内苦酒如鸡子一杯，以绵濡汤沥患处，效。〇小儿阴疮。浓煮汁洗之。治射工，即水弩子也。以叶，冬取根，捣，令熟傅之。

《本草汇言》卷五：治寸白诸虫。用狼牙一两，微炒，捣末，水发为丸，如绿豆大，隔宿不食，次早以白汤下五钱。虫下即瘥。《外台》。〇同前治痔疮痛痒，湿烂不收。用狼牙一两，煎汤洗。〇治虫疥搔痒。用狼牙，根叶俱可，捣烂，炒热擦之。杨炎南方。〇治女人阴痒。用狼牙煎汤，乘热洗。《外台秘要》。〇治小儿阴囊湿破成疮，或茎头疳烂。用狼牙煎汤洗。《千金方》。〇治毒蛇螫伤。用狼牙根叶俱可，捣烂敷上立瘥。瞿氏方。

狗脊《本经》

【集解】《药性粗评》卷二：苗尖碎，青色，高一尺以来，其茎叶似贯众而细，其根黑色，长四五寸，两指许大，多歧似狗脊，故名。其肉青绿色，皮有黄毛。南北山野处处有之。二八月采根，暴干。凡用猛火烧去毛，取净。

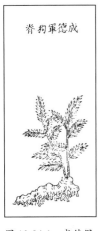

图 10-84-1 成德军
狗脊《图经（政）》

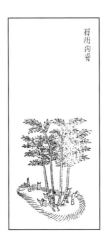

图 10-84-2 眉州狗
脊《图经（政）》

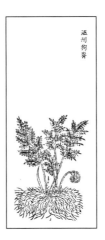

图 10-84-3 温州狗
脊《图经（政）》

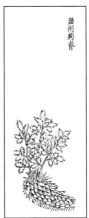

图 10-84-4 淄州
狗脊《图经（政）》

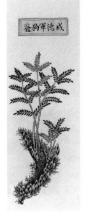

图 10-84-5 成德
军狗脊《品汇》

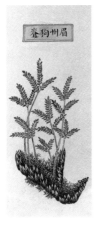

图 10-84-6 眉州
狗脊《品汇》

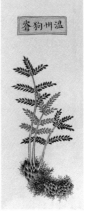

图 10-84-7 温
州狗脊《品汇》

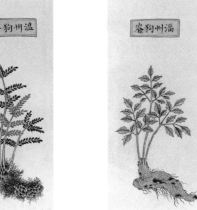

图 10-84-8 淄州
狗脊《品汇》

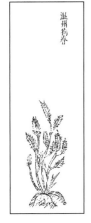

图 10-84-9 温
州狗脊《蒙筌》

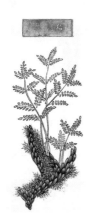

图 10-84-10 狗
脊《雷公》

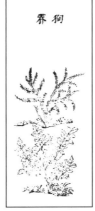

图 10-84-11 狗
脊《三才》

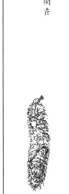

图 10-84-12 狗
脊《原始》

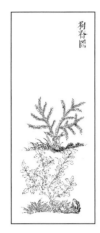 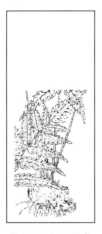 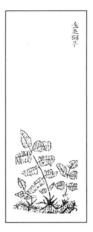 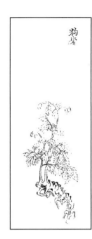

图 10-84-13　狗脊　　图 10-84-14　狗脊　　图 10-84-15　金　　图 10-84-16　狗
《草木典》　　　　　《图考》　　　　毛狮子《便方》　　　脊《图说》

【修治】《药性会元》卷上：用酒拌蒸。《本草述》卷七：剉炒，去毛须，酒浸一夕用。

【气味】味苦、甘，平，性微温，无毒。《药性会元》卷上。苦甘，微温，入足少阴、厥阴、太阳经。《本草汇》卷九。

【主治】主治风湿寒痹，脚弱腰疼，风邪淋露，少气目暗，坚脊膂，续筋骨，利俯仰，尤与老人相宜。《药性粗评》卷二。滋肾益肝。除风虚湿痹，强腰脚，利机关，为滋补虚痹良药。《药性切用》卷三。狗脊入肾，故主骨病，入膀胱，故主湿病。《药性解》卷四。

【发明】《本草经疏》卷八：狗脊禀地中冲阳之气，而兼感乎天之阳气，故其味苦，其气平。《别录》云甘、微温、无毒，兼火化也。苦能燥湿，甘能益血，温能养气，是补而能走之药也。入足少阴。肾主骨，骨者肾之余也。肾虚则腰背强，机关有缓急之病，滋肾益气血，则腰背不强，机关无缓急之患矣。周痹寒湿膝痛者，肾气不足，而为风寒湿之邪所中也。兹得补则邪散痹除而膝亦利矣。老人肾气衰乏，肝血亦虚，则筋骨不健，补肾入骨，故利老人也。《本草汇言》卷一：时医每治男妇伤中羸瘠，腰痛不能俯仰，痿痹强急，软瘫脚弱，筋骨坚掣，不能动摇诸疾，或瞳子昏蒙，或失溺不节，或淋露奔豚诸疾，凡属肝肾虚疲，有风寒湿气者，咸需用之。又《济生方》治冲任寒冷，妇女白带，此又属机关不利为病，并可治奇经诸脉，阳维阴维，阳跷阴跷，以及督与十二经脉，经络之机关失利为病，与诸病沿及机关者，俱可投入。以此推取，真不胜其用矣。如肾虚有蓄热，肝虚有郁火，精亏血热，多欲斲丧之人，以致已上诸疾，或小水不利，或短涩赤黄，口苦舌燥者，皆忌用之。《本草述》卷七：狗脊之用，在《本经》关机缓急一语，而卢氏谓种种主治，皆不外是，似亦近之。○此味能益肾气，若主辅得宜，使阳得达，而阴得化，有何关节不利，而风湿不瘳乎？但病各有所因，则剂各有所主，试即方书治寒湿脚气，必用益阳气，除寒湿之剂，治风湿必用活血除风湿之剂，而此特逐队以奏功。又有脚气宜补心肾者，主以益心肾之味，而此特佐之。三方见脚气类。然则此味固不任攻击之功，即冀其奏补益之效，亦未能专恃也矣。《本草汇》卷九：强筋最奇，壮骨独异。理脚膝软弱，治失溺不节。《本经》称其利老人者，盖老人肾气衰乏，肝血亦虚，则筋骨不健，补肾入骨，故无不利也。又主腰痛者，《经》曰：腰者，肾之府，动摇不能，肾将惫矣。此腰痛，亦指肾虚而为湿邪所乘者言也。按：狗脊，以形得名也。善能利机关，坚筋骨，是补而能走之药也。因其入肾，故主骨病。又入膀胱，故入湿病。若肾虚有热，小水不利，或短涩赤黄，口苦舌干，法皆忌之。《神农本草经百种录》：狗脊味苦，平。主腰背，强机关，缓急周痹，寒湿膝痛，凡邪气之在骨节间者皆能治之。颇利老人。老人精血衰，则筋骨空隙中尤不能舒展，故于此药为尤宜也。此以形为治，狗脊遍体生毛而多节，颇似狗之脊。诸兽之中，惟狗狡捷，而此药似之。故能入筋骨机关之际，去其凝滞寒湿之气，而使之强健利捷也。形同而性亦近，物理盖可推矣。《本草求真》卷二：狗脊专入肝肾。味苦甘平微温，何书既言补血滋水。又曰去湿除风，能使脚弱腰痛、失溺、周痹俱治。周痹因于风寒湿邪，在于血脉上下，寒凝汁沫，排于分肉而痛，即《内经》所谓内不在脏腑，外未发于皮，独居分肉之间，真气不能周，故曰周痹。是明因其味苦，苦则能以燥湿。又因其味甘，甘则能以益血。又因其气温，温则能以补肾养气。盖湿除而气自周，气周而溺不失，血补而筋自强，筋强而风不作，是补而能走之药也。故凡一切骨节诸疾，有此药味燥入，则机关自强，而俯仰亦利，非若巴戟性兼辛散，能于风湿则直除耳。去毛，有黄毛如狗形，故曰金毛狗脊。切片酒蒸，萆薢为使，熬膏良。《本经续疏》卷四：凡兽之脊负重者，坳帖而不挠；行远者，平挺而矢发；绝有力者，穿突而倾前。狗则便儇狡捷之尤也，故其脊坳突随时，折旋任意，奔窜则挺，捕逐则倾，回转如风，蹲起如浪。乃草之根有以似其形，则能通关节可知矣。黑主肾，青主肝。肾者，作强之本，伎巧所由出。肝者，罢极之本，屈伸所由发。相连而周运一身，出于下者为坚强，出于上者为便捷。乃草根之皮肉有以似其色，则能利机括可知矣。人之脊为骨之长，凡骨之屈伸以节，节之能屈伸以脱，脱则屈伸之机括，究在筋而不在骨，惟脊寸寸有节，节皆不脱，仍能屈伸，是骨也含筋之用，为一身关机之所属。狗脊者，皮黑肉青绿，律以肝主筋、肾主骨之义，绝似骨含筋用。周痹者，风寒湿之气，内不在脏，外未发于皮，致真气不能周也。故其治在刺法，则痛从上下者，先遏其下，后脱其上；从下上者，先遏其上，后脱其下。是截其流以探其源。狗脊之所治，腰背强是其源，关机缓急，寒湿膝痛，是其流。关机缓急，所谓左缓右急，右缓左急者也。寒湿膝痛，所以别湿热膝痛，风湿膝痛也。夫众痹之痛，各在其处，更发更止，更起更居，以右应左，以左应右，是以不得为周。今日关机缓急，则非以右应左，以左应右矣。曰寒湿膝痛，则必更发更止，更起更居，各在其处矣。故关机缓急，冠于周痹之前，而寒湿膝痛系于周痹之后，以明寒湿膝痛之非周痹，惟关机缓急，乃为周痹。而腰背强，则狗脊之主证，为两病之所均有也。此《本经》之最明析周详，遥应《灵枢·周痹篇》，黍铢无漏者也。虽然，味苦气平，则性专主降，惟其苦中有甘，平而微温，乃为降中有升，降中有升是以下不能至地，本专主降，是以上不能至天，而盘旋于中下之际，为活利之所凭借，非补虚，亦非泄邪。有邪者也能活利，无邪者亦能活利，是以颇利老人句，着于周痹膝痛两证之外，以见其不专治邪耳。其《别录》以疗失溺不节，更治男女有异，何也？盖溺虽出于膀胱，而启闭由于肾。启闭之以时，犹关节之以利。利者过利，必有不利者过于不利，利者以时，则不利者利矣。所以然者，肾固主藏五脏六腑之精，而敷布于周身百节者也。故以启闭之机关，可验屈伸之机关，以屈伸之机关，可揣启闭之机关，用是知狗脊所治之失溺不节，必机关有倔强之萌者矣。治痿者独取阳明。阳明主宗筋，宗筋主束骨而利机关，病涉宗筋，男女自应有别。脚弱俯仰不利，痿之似而缓急之根，关节重则痹之似而亦缓急之根，其源于湿一也。特宗筋纵者，其病也疾；宗筋缩者，其病也徐。故男子用狗脊，遇弱而无力，即应投之。女子用狗脊，虽至关节已重可也。

【附方】《本草汇言》卷一：治风寒湿气，伤中羸瘠，腰痛不能俯仰，痿痹强急，软瘫脚弱，筋骨不能动摇者。用金毛狗脊四两，酒浸一日，晒干炒，萆薢、于白术、当归、羌活、枸杞子、牛膝、黄柏各三两，俱酒洗炒，共为末，每早晚各服五钱，白汤调下。《普济方》。○治骨冷瘫痪，四肢不举。用金毛狗脊四两，如法修制，磨为末，大附子一两，童便煮，捣膏为丸如梧子大，每早晚各食前服二钱，白汤下。《集简方》。○治妇人并室女白带。用金毛狗脊四两，如前法修制，白敛、蕲艾叶，俱醋炒，共为末，炼蜜丸，每早服五钱，白汤下。《济生方》。

贯众《本经》

【释名】《宝庆本草折衷》卷一〇：贯众，使。一名贯节，一名贯藻，一名百头，一名虎卷，一名篇符，一名伯萍，一名药藻，一名乐藻，一名草鸱头，一名凤尾草，一名泺。

【集解】《本草蒙筌》卷三：在处山谷有，背日阴湿生。茎有三棱，皮系赤色。叶青绿如小鸡翅，根紫黑似老鸱头。故《本经》款中亦载曰：此谓草鸱头也。一说：根形如大爪，下有黑须毛。二八月采根阴干。《太乙仙制本草药性大全·本草精义》卷二：生玄山山谷及宛句、少室，今陕西、河东州郡及荆襄间多有之。而少有花者，生茎有三棱，皮系赤色，叶青绿如小鸡翅，根紫黑似老鸱头，故《本经》款中亦载曰此谓草鸱头也。一说根形如木瓜，下有黑须毛。二八月采根阴干。郭云：叶圆锐，茎毛黑，布地，冬不死。

【气味】性寒，味咸，涩。《滇南本草》卷中。气微寒，辛、苦，有毒。《本草发明》卷三。

【主治】祛毒，止血，解水毒。《滇南本草》卷中。驱诸毒，理金疮恶毒；杀三虫，去寸白蛔虫。仍除头风，更破癥痕。《太乙仙制本草药性大全·仙制药性》卷二。泻热杀虫，辟时行不正。《本草求真》卷六。能解邪，能化热，止气胀气痛，杀虫毒虫伤，发斑疹，解痘毒。《本草再新》卷三。

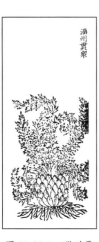

图 10-85-1 淄州贯众《图经（政）》

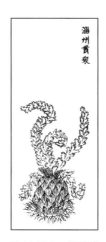

图 10-85-2 淄州贯众《图经（绍）》

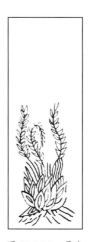

图 10-85-3 贯众《歌括》

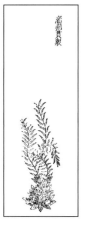

图 10-85-4 淄州贯众《品汇》

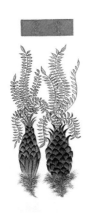

图 10-85-5 淄州贯众《蒙筌》

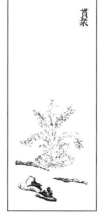

图 10-85-6 贯众《雷公》

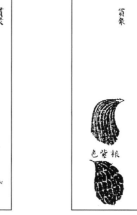

图 10-85-7 贯众《三才》

图 10-85-8 贯众《原始》

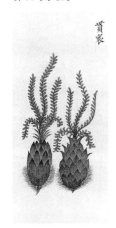

图 10-85-9 贯众《图谱》

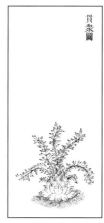

图 10-85-10 贯众《草木典》

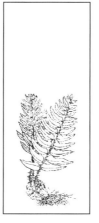

图 10-85-11 贯众《图考》

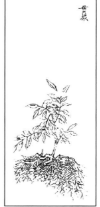

图 10-85-12 贯众《图说》

【发明】《本草经疏》卷一〇：贯众味苦，而又微寒，止应云有小毒。以其苦寒，故主腹中邪热气诸毒。三虫皆由湿热所生，苦寒除湿热，则三虫自死矣。苦以泄之，亦兼有散之之义，故破癥瘕。苦寒能除风热，故止头风。金疮出血后必发热，泄热散结，则金疮自止。《本草汇言》卷一：贯众：《本经》《别录》杀虫化症之药也。杨思山稿前古主腹中邪热结气，故时人用为杀虫化症，皆属腹中邪热，湿郁结气也。《苏氏方》又治下血崩淋，衄血不止，亦取气味苦寒，散结热，百茎贯脉络耳。但性气寒燥有毒，如病人营虚血槁，肝肾有火，并阴虚咳嗽人，不可加用。《本草述》卷七：贯众之所治，海藏数语尽之矣。所云非古分经之法，可以知其功之可及并其所不及。盖分经之法，乃人物阴阳，相为对待而酌治之理。兹味但以解邪热之毒，故遇毒热则无不解。观其饮此水能散疫气，又荒年以煮黑豆，服豆便可食百草木枝叶，是其能解诸毒，非其所独禀者欤。愚按：贯众解毒，在方书用之不一二数也。第止就其疗中风一证，如至圣保命金丹，暨活命金丹，二方特小有异同，固皆危证之所急须者也。然皆以贯众为首，是以合于《本经》主治，在腹中邪热诸毒者，大为恰当。盖真中类中，俱是邪热毒气，还以病于心腹，固剧且急也，疗斯证莫先解毒。《本经》真作者之谓圣哉。然多生山阴近水处，而冬夏俱不死。且百叶俱贯于一根，岂非禀阴之厚，而能撒诸阳之毒以出于外者欤？故多治血病。然以此思其力之所可及，似不外于撒毒，如阴虚阳虚之为病者，未审此味何当也，用者岂得同于他血药以漫投哉？《本草新编》卷四：贯众味苦，气微寒，有小毒。入阳明胃经，亦入心、入肺。祛诸毒，理金疮恶毒，杀三虫，去寸白蛔虫，仍除头风，更破疾癥瘕，尤祛时气，亦止心疼。此物有毒而能祛毒，所谓以毒攻毒也。人家水缸内置贯众一枚，永无疫疠之侵，然须三月一易为妙，否则，味散无益耳。《本草求真》卷六：贯众专入肝胃。即俗称为管仲者是也。味苦微寒无毒，世遇天时行不正之气，人多用此置之水缸，使人食之不染，且不独力能解毒。凡遇崩中带下，并癥瘕斑痘，虫蛊骨鲠，皆可用之。盖以苦能杀虫，寒能散热故也。以诸症皆因热成。昔王璆《百一选方》，言食鲤鱼羹，为骨所鲠，百药不效，或令以贯众煎浓汁连进，一咯而出。可见软坚之功，其殆若是之神矣！形似狗脊而大，汁能制三黄。化五金，伏钟乳，结沙制汞，解毒软坚。

【附方】《滇南本草》卷中：治刀伤血流不止。贯众去尾，为末。发灰、炒，为末。龙骨为末，共合一处，撒患处，止血收口，生肌。

《本草汇言》卷一：治肠风下血，妇人崩淋沥血，久痢日下血水，并积年白带等疾，并宜服之。用贯众五个，酒浸一日，连须并内肉俱切碎，曝干微炒，配黑蒲黄、丹参各减半，俱酒洗炒，共为末，每早晚各食前服三钱，白汤下。林氏方。○治漆疮痛痒湿烂。用贯众一两为末，掺之即消。《千金方》。○治吐血成斗，命在须臾。用贯众生捣净末三钱，发灰五钱，侧柏叶捣汁一碗，和童便一盏，和匀，调入贯众、发灰，顿温徐徐服之，寻止。如不止，用人参一两，煎汤频灌即止。

草部第十一卷

草之二　山草类（下）111种

黄龙尾《滇南本草》

【集解】《滇南本草》卷中：黄龙尾出滇南嵩明州邵甸里为最。

【气味】性微温，味苦，涩。《滇南本草》卷中。

【主治】治妇人月经或前或后，赤白带下。治面寒腹痛日久，赤白血痢。《滇南本草》卷中。

【附方】《滇南本草》卷中：治妇人月经或前或后，有时腰痛，发热气胀之症。黄龙尾二钱，杭芍三钱，川芎一钱五分，香附一钱，红花二分，水煎，点水酒服。如经血紫黑，加苏木、黄芩；腹痛加延胡索、小茴香。又方：治妇人白带，黄龙尾三钱，川芎一钱，香附一钱，白芷，二钱，酒炒。陈木瓜五分，引用白酒汁。如白带黄色，加椿皮。又方：治赤白带，或兼白浊。黄龙尾三钱，马鞭稍根一钱，黑锁梅根二钱，点水酒服。补注：赤带色黄有涎，令人头目眩晕，身体寒热往来，腰痛，四肢酸软。小便淋漓，阴中痒痛，小便急胀，阴内或如虫蚀，或兼白浊。又方：治面寒疼痛。黄龙尾根不拘多少，焙干，水煨，点烧酒服。

地榆《本经》

【集解】《本草汇言》卷一：陶隐居曰：生桐柏及冤句山谷，今处处平原川泽亦有。三月宿根布地作苗，独茎直上，高三四尺，对分出叶，青色，似榆叶，稍狭细而长，边有锯齿。七月开花如椹。九月采根。根似柳，外黑内红。根可酿酒。山人乏茗，摘叶亦可作饮。或作蔬用。

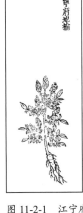

图 11-2-1 江宁府
地榆《图经（政）》

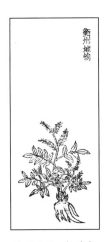

图 11-2-2 衡州地
榆《图经（政）》

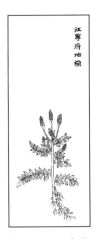

图 11-2-3 江宁府
地榆《图经（绍）》

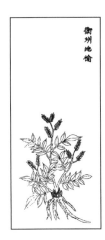

图 11-2-4 衡州地
榆《图经（绍）》

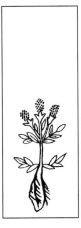

图 11-2-5 地榆
《歌括》

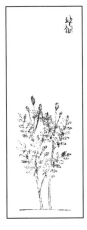

图 11-2-6 地榆
《救荒》

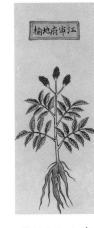

图 11-2-7 江宁
府地榆《品汇》

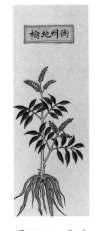

图 11-2-8 衡州
地榆《品汇》

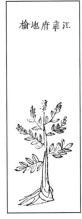

图 11-2-9 江宁
府地榆《蒙筌》

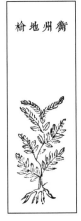

图 11-2-10 衡
州地榆《蒙筌》

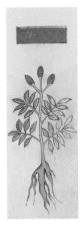

图 11-2-11 地
榆《雷公》

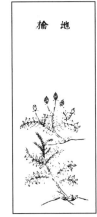

图 11-2-12 地
榆《三才》

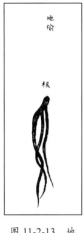

图 11-2-13 地
榆《原始》

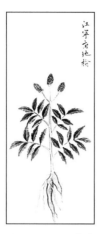

图 11-2-14 江宁府
地榆《草木状》

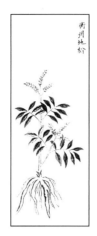

图 11-2-15 衡州
地榆《草木状》

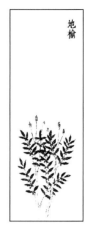

图 11-2-16 地
榆《博录》

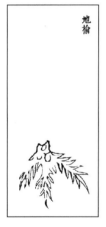

图 11-2-17 地榆
《本草汇》

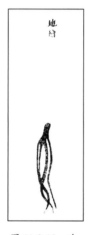

图 11-2-18 地
榆《类纂》

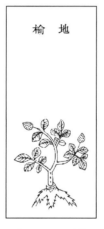

图 11-2-19 地榆
《备要》

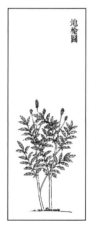

图 11-2-20 地榆
《草木典》

【修治】《本草品汇精要》卷一一：去芦剉碎。《本
草述》卷七上：切之，如绵者良，酒洗。《本草汇》卷九：
宜生用，见火无功。《药性通考》卷五：取上截，炒黑用
之。《医林纂要探源》卷二：身头止血。酸。炒黑用。梢
行血。生用。《药性切用》卷三：除血痢，止肠风。俱炒
炭用。梢反行血，与根相反。

【气味】气微寒，味苦、甘。《医学统旨》卷八。
味苦、微酸，气寒，无毒。沉而降，阴也。《本
草汇言》卷一。苦，微寒，无毒。《分部本草妙用》卷五。
味苦、微涩，性寒而降。《景岳全书》卷四八。

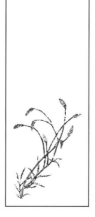

图 11-2-21 地
榆《图考》

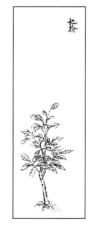

图 11-2-22 地
榆《图说》

【主治】主下部积热之血痢，止下焦不禁之月经。疗崩漏，止血，止痢。《神农本经会通》卷一。主下部积热之血痢，止下焦不禁之月经。《药性要略大全》卷六。虽理血病，惟治下焦，止妇人胎前产后带下、崩中及月经不断。却小儿疳热，泻痢，恶肉蚀脓致积瘀，时行塞痔瘘来红，禁肠风下血，散乳痈，愈金疮。《太乙仙制本草药性大全·仙制药性》卷一。

【发明】《本草纂要》卷二：治下焦湿热之药。吾见便血、溺血、崩漏下血、浊血带血、肠风痔血，或下痢日久而去血不止，或经水无期而乍往乍来，或产后血虚而恶露不尽，或下焦积热而痔漏脱肛，是皆湿热之症，非沉寒之气不能清湿中之热，非苦寒之味不能敛下焦之血，非阴寒之性不能利下焦之湿，所以必用地榆者也。然而施治之法，抑又异焉，与归芍用，敛血而甚速；与归术用，实脾而有余；与归连用，清热而不已；与归芩用，治湿而有功；与归黄用，止血中之痛；与归姜用，温经而益血。大抵酸敛寒收之剂，得补则守，得寒则凝，得温暖而益血归经，在善用者当自得之也。《本草发明》卷三：地榆虽理血病，性沉寒，惟治下焦。故《本草》主治妇人七伤，带下崩中，月水不止，除恶血，止痛，肠风下血，诸瘘恶疮，痔瘘来红泻痢下血，小儿疳痢，皆下部血热也。又疗金疮，止脓血，除恶肉，止汗消酒，除消渴，补绝伤，产后内塞，散乳疮痛。《衍义》曰：此性沉寒，故入下焦诸证，血热痢者，可用。若清气下陷，虚寒血泄久及水泻冷痢白痢等症，宜忌之。《药性解》卷二：地榆沉寒属阴，专入肝肠以理下焦，血症有热者宜之。若虚寒下陷，血衰泄泻者勿用。《本草经疏》卷九：地榆禀地中阴气，而兼得乎天之微阳，故味苦甘酸，气则微寒而无毒。气薄味厚，沉而降，阴也。入足厥阴少阴、手足阳明经。妇人乳痈痛者，厥阴肝经有热，以致血分热壅所致也。七情伤于带脉，故带下也。五漏者，阳明大肠湿热伤血病也。血热则肿而作痛。恶肉者，亦血热极则瘀，故肿而成恶肉也。伤则出血，血出必发热而作痛，金疮是也。脓血不止，皆血热所致。诸瘘恶疮，莫不由血热所生。苦寒能凉血泄热，热散则血活肿消，故并主如上诸疾也。性行而带补，味兼甘酸，故补绝伤及产后内塞。消酒，除渴，明目，止纯血痢、疳痢极效。治肠风者，皆善祛湿热之功也。沉寒入下焦，故多主下部湿热诸病。《本草汇言》卷一：回回医马少川稿达下焦，止肠风下血、痔痢之红，消热肿，治诸瘘恶疮、乳痈之疾。其性苦寒酸收，疗一切热散气流而动血者，故他书有吐衄溺血，月经妄行，或中酒热及小儿疳热积痢，兼可收治。总因血热为告也。若脾胃虚寒泄泻，痈疮久病无火，并阳衰血证，并禁用之。《药品化义》卷二：地榆色性气味与赤芍相同，但味苦稍重，取其苦寒胜热，用之凉血泻肝。因体重而沉，专主下部，凡肠红溺血，女人崩漏血淋，以此清之，不使下泄妄行而血自止矣。若下部失血，久则清气下陷。性寒忌之。又以此除恶血定痛，治金疮止血，解诸毒热痢神妙。体韧如绵，故名绵榆。凡凉血，枯芩为上使，黄连为中使，地榆为下使，因其体味芩轻、连重、榆更重耳。《本草述》卷七上：地榆，宿根，三月生苗，禀木之生气以升也。于七月开花结子，乘金之收气以降也。故其用在根。其根外黑内红，合于子之紫黑色，岂非本于至阴之肾，能布地道生育之化，以为血之主者乎？故《本草》虽言其于上下血皆治，然而治效亲切，于下焦更有功也。如疗下焦血痢，肠风，女子崩中及月经不止，皆取肾司大小便之故也。血为真阴之化醇，故《别录》有主内漏止血不足一语，是则地榆治血，固不徒取其寒也。入门谓热痢不可骤用，良然。但指为涩者，误矣。此味之用，宜于热痢久而虚者，及女子崩中日久，月经不止，皆属热而虚者，以其微寒而带补也。故曰古方断下多用之。抑其气味虽曰苦寒甚微，乃有酸合之，则专于沉降，本乎亲下者，东垣谓为纯阴是矣。纯阴之性味，唯以对待积热，亦宜有以佐之。如血痢不止，合于羊血；久病肠风，合于苍术；结阴下血，合于炙草并砂仁。即三方推之，以尽其用，非投剂者所宜留意乎哉？**《本草备要》卷二**：性沉而涩，《本草》未尝言涩，然能收汗止血，皆酸敛之功也。入下焦，除血热。治吐衄崩中，血虚禁用。**《本草新编》卷三**：地榆味苦、甘、酸，气微寒，阴中阳也，无毒。止妇人赤带、崩下及月经不断，却小儿疳热，止热痢，下瘀血，治肠风下血，愈金疮。但治热而不治寒，虚寒之人，不可轻用，地榆凉血之品也。血热病，生用之凉血，正得其宜。然而血热则必动，动则必有散失之虞。血寒则又凝，凝则必有积滞之患。过用地榆以凉血，则热变为凉，而阴寒结于肠胃，将腹痛之症生，反致血崩下血而不可止，犹以为地榆之少也，更佐之以凉血之药，热必至死亡而后已，良可叹也！**《本经逢原》卷一**：地榆入足厥阴，兼行手足阳明。体沉而降，善入下焦理血。《本经》主乳产痉痛，七伤带下五漏者，是指去血过多，肝风内生之象。又云止汗止痛，除恶肉，疗金疮者，以其能和血也。若气虚下陷而崩带，及久痢脓血、瘀晦不鲜者，又为切禁。性能伤胃，误服多致口噤不食。又凡疮痛者，加地榆。痒者，加黄芩，以其能散血热也。烧灰，香油调，敷火烫，乃借火气引散血中之火毒耳。稍专行血，不可混用。**《本草求真》卷七**：地榆清下焦血热血崩。地榆专入肝肠胃。苦酸微寒，性沉而涩，诸书皆言因其苦寒，则能入于下焦血分除热。俾热悉从下解，又言性沉而涩。凡人症患吐衄崩中，肠风血痢等症，肠风下血，清而色鲜，四射如溅，乃风性使然。《素问》所谓久风入中，则为肠风飧泄是也。若肛门射血如线，或点滴不已者，乃五痔之血耳。得此则能涩血不解，按此不无两歧，讵知其热不除，则血不止，其热既清，则血自安，且其性主收敛，既能清降，又能收涩，则清不虑其过泄，涩亦不虑其或滞，实为解热止血药也！但血热者当用，虚寒者不宜用。久病者宜用，初起者不宜用。作膏可贴金疮，捣汁可涂虎犬蛇虫伤毒，饮之亦可。似柳根，外黑里红，取上截炒黑用，稍反行血。得发良。恶麦冬。**《本经续疏》卷四**：地榆之根，黑外赤内，水火不相入，而偏际风木之极盛时生三月，遇风木之受制时荣七月，不似气血之相违，乘间插入风邪以为病，乃转能化风气为生气，以开紫黑色花，遂可验气已入血，血已随气耶。夫紫黑固水火相间之色也。妇人乳病甚多，此乳字当作生产解，汉以前生产皆谓为乳，曰产后者始自《金匮要略》也。不被风者不痉，《金匮要略》曰新产血虚多汗出，喜中风，故令病痉。痉不必皆痛，故产后痉不必尽可以地榆治，惟痉而且痛，乃地榆所专主也。以是推之，七伤，带下病，亦非风不痛，巢元方曰：妇人带下，六极之病，脉浮则肠鸣腹满，脉紧即肠中痛，脉数则阴中痒痛生疮，脉弦则阴疼掣痛。浮紧数弦，皆有风象者也。则地榆者不治别因之带下，并不治七伤带下病之不痛者，惟能为七伤带下病止痛又可见矣。何况血去气散，风乘虚入而为恶肉，风乘营卫之相遭，而鼓荡为汗。金疮被风而痛不可瘳，不皆为地榆所属耶。《别录》之止脓血诸瘘恶疮、热疮，产后内塞作金疮膏，皆于《本经》推类言之。惟消酒，除消渴，补绝伤，则其义若别有在者。然气盛而鼓风入血，何异血虚而风乘以入，风入而更耗其血，何异风入而大耗其津液，风横梗于气血之间，何异气血之不相续，则仍是血虚气违为根本，风气搅扰于其间乃为病，而治之以化风气为生气，致气血使调和得異而相入矣。

【附方】《本草品汇精要》卷一一：疗下血二十年者。合鼠尾草，等分水煎服。

《药性粗评》卷二：赤白带下。妇人漏下不止，黄瘦虚竭者，地榆三两，剉，米醋一升，煮十余沸，去滓，食前热服一合，再服。蛇犬咬伤。凡被毒蛇或猘犬所伤者，速取地榆根捣绞汁饮之，以楂封其口，愈。代指肿疼。凡手指焮代逆肿者，煮地榆汤渍之。风痹补脑。捣地榆汁，和酒服之。

《太乙仙制本草药性大全、仙制药性》卷一：疗虎犬咬人。地榆根末，服方寸匕，日一二服，傅疮尤佳。治猘犬咬人。煮地榆饮之，兼末傅疮上，服方寸匕，日三服，忌酒。

《本草汇言》卷一：治肠风下血，谷道痛痒不止。用地榆一两，苍术五钱，米泔浸一宿，水二碗，煎八分。食前服《活法机要》。〇治结阴下血，腹痛不已。用地榆四两炒，甘草炒、砂仁炒、炮姜灰各一两，共为末，每服五钱。白汤调服《宣明方》。〇治乳痈诸瘘。用地榆三两，蒲公英二两，俱酒洗炒，乳香、没药各一两，瓦上焙出汗，共为细末。每服三钱，食后白酒调下。姚氏手集。〇治吐血衄血，或溺中带血，或粪前后见血。用地榆五钱，怀熟地三钱，当归、白芍药各二钱。如吐血，本方加牡丹皮、茜草各二钱；衄血加川黄连、炮姜末各一钱；溺血加玄参、车前子各二钱；便血加苍术、炮姜灰各三钱，俱用水二大碗，煎服。江鲁陶方。〇治小儿疳热积痢。用地榆八两，煮汁二次，砂锅内熬如饴糖，不时与服，十茶匙，白汤调下《肘后方》《药镜》卷四：治横痃鱼口最神。同金银花、穿山甲，水酒浓煎热服。治下疳阴蚀极效。去山甲，加牛膝、木瓜、僵蚕、黄柏。

《伤寒温疫条辨》卷六：治结血下血腹疼。地榆三钱，炙甘草三钱，砂仁一钱水煎。

委陵菜《救荒本草》

【释名】翻白菜《救荒本草》、番白贝、白背桃《生草药性备要》、五爪风《草木便方》。

【集解】《救荒本草》卷上之前：委陵菜，一名翻白菜。生田野中。苗初搨地生，后分茎叉，茎节稠密，上有白毛，叶仿佛类柏叶而极阔大，边如锯齿形，面青背白。又似鸡腿儿叶，而却窄；又类鹿蕨叶，亦窄。茎叶梢间开五瓣黄花。

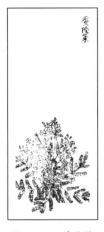

图 11-3-1 委陵菜
《救荒》

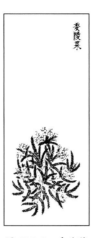

图 11-3-2 委陵菜
《博录》

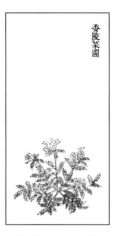

图 11-3-3 委陵菜
《草木典》

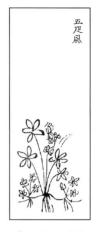

图 11-3-4 五足
凤《草木典》

【气味】味苦，微辣。《救荒本草》卷上之前。味淡，性平。《生草药性备要》卷上。味甘，平。《草木便方》卷一。

【主治】血崩要用。《生草药性备要》卷上。发汗解肌大有情。嗽咳风痰惊痫妙，洗眼消毒自安宁。《草木便方》卷一。

白地榆《滇南本草》

【释名】鼠尾地榆《滇南本草》。

【气味】性温，味苦，涩。《滇南本草》卷中。

【主治】治酒寒面寒疼，肚腹疼。《滇南本草》卷中。

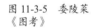

图 11-3-5 委陵菜
《图考》

【附方】《滇南本草》卷中：治同上。白地榆，为末，每服二钱，热烧酒送下。又方：治红白痢、禁口痢累效。白地榆二钱，红白痢用红白乌梅，五枚，炒。山查一钱，水煎服。红痢红糖为引，白痢白糖为引。

天麻《本经》

【集解】《药品化义》卷三：取色白明亮者佳，油黑者不用。

【修治】《本草品汇精要》卷八：剉碎用。《药性要略大全》卷四：凡用，湿草纸包煨熟用。《医宗必读》：酒浸、煨熟、焙干。《颐生微论》卷三：大而透明者佳。酒浸煨透。《药品化义》卷三：湿纸裹煨软，切片，饭上蒸软亦可。《本草汇》卷九：洗净，以酒浸一日夜，湿纸包，糠火中煨熟，取出切片，焙用。破开明亮坚实者佳。《冯氏锦囊秘录》卷一：拣剜囵肥大者，酒浸一日夜，湿粗纸裹煨，剉片用。

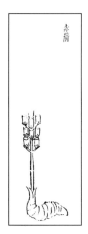

图 11-5-1　赤箭
《图经（政）》

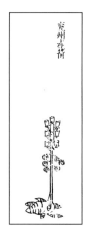

图 11-5-2　兖州
赤箭《图经（政）》

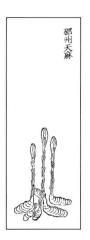

图 11-5-3　邵州
天麻《图经（政）》

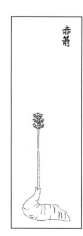

图 11-5-4　赤箭
《图经（绍）》

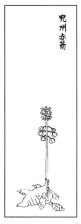

图 11-5-5　兖州
赤箭《图经（绍）》

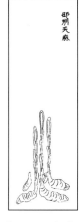

图 11-5-6　邵州天
麻《图经（绍）》

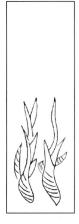

图 11-5-7　天麻
《歌括》

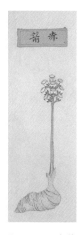

图 11-5-8　赤箭
《品汇》

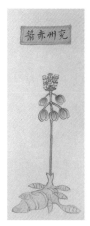

图 11-5-9　兖州
赤箭《品汇》

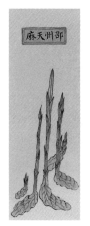

图 11-5-10　邵
州天麻《品汇》

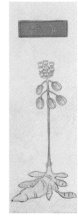

图 11-5-11　赤
箭《雷公》

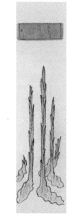

图 11-5-12　天
麻《雷公》

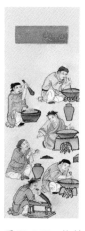

图 11-5-13 炮制
天麻《雷公》

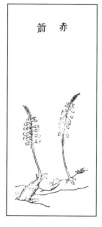

图 11-5-14 赤箭
《三才》

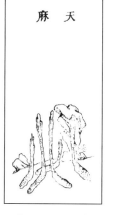

图 11-5-15 天麻
《三才》

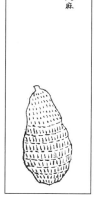

图 11-5-16 天
麻《原始》

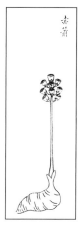

图 11-5-17 赤
箭《草木状》

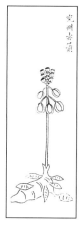

图 11-5-18 兖州
赤箭《草木状》

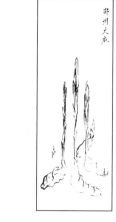

图 11-5-19 邵州
天麻《草木状》

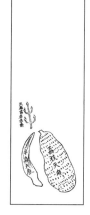

图 11-5-20 天麻
《汇言》

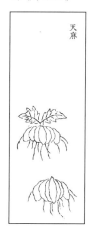

图 11-5-21 天麻
《本草汇》

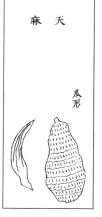

图 11-5-22 天麻
《类纂》

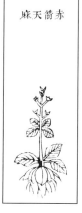

图 11-5-23 赤箭
天麻《备要》

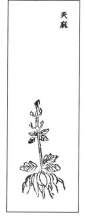

图 11-5-24 天麻
《备要》

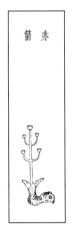
图 11-5-25 赤箭《草木典》

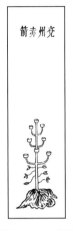
图 11-5-26 兖州赤箭《草木典》

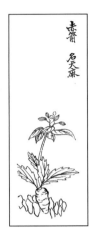
图 11-5-27 赤箭天麻《图说》

根

【气味】味辛,性温。《本草品汇精要》卷八。气平,味苦、甘。无毒。降也,阳也。《医学统旨》卷八。味辛、苦,性平,无毒。降也,阳也。《药性要略大全》卷四。味辛、甘,气温,无毒。《本草纂要》卷二。味辛,平,无毒。入肝经。《医宗必读》。气微辛,味甘平。《轩岐救正论》卷三。味辛,微温。入足厥阴肝经。《玉楸药解》卷一。

【主治】治头风,诸风湿痹,四肢拘挛,风痰眩晕,头痛;利腰膝,强筋力,通血脉关窍,止麻;小儿风痫惊气。《医学统旨》卷八。天麻疗大人风热头眩,治小儿风痫惊悸。主诸风湿痹不仁,却瘫缓语言不遂,利腰膝,强筋力。专治头风。《药性要略大全》卷四。主头风、头痛,诸风湿痹,四肢拘挛,小儿惊风,大人痫痉等症。大抵此剂利腰膝,强筋力,通血脉,去肢满,开九窍,利周身,疗痈肿之神药也。《本草纂要》卷二。主头风、诸风,支满寒疝,理诸毒恶气,鬼疰蛊毒。治小儿风痫惊悸,疗大人风热头眩。驱湿痹拘挛,主瘫痪蹇滞,通血脉开窍,利腰膝强筋,诸毒痈疽并堪调愈。久服益气轻身,长年不老。《太乙仙制本草药性大全·仙制药性》卷二。

【发明】《本草经疏》卷九:天麻得土之辛味,兼感天之阳气以生,故其味辛气平无毒。大明云暖。浮而升,阳也。入足厥阴经。厥阴为风木之脏,诸风湿痹,四肢拘挛,小儿风痫惊气,皆肝脏为邪气所客致病。天麻入肝,味辛气暖,能逐风湿外邪,则肝气平和,前证自瘳矣。肝主筋,位居于下,故能利腰膝,强筋力也。风湿缠注则身重气乏,能除风湿则身自轻,气自益也。凡头风眩晕,与夫痰热上壅,以致头痛及眩,或四肢湿痹麻木,小儿风痫惊悸等证,所必须之药。《医宗必读》:风虚眩运,麻痹不仁,语言蹇涩,腰膝软疼。杀精魅蛊毒,理惊气风痫。肝为风木之脏,藏血主筋,独入肝经,故主治如上。按:天麻虽不甚燥,毕竟风剂助火,若血虚无风者,不可妄投。《药品化义》卷三:天麻属阳,体重而实,色苍白,气和,味甘云辛云苦皆非,性平而缓云温非,能升能降,力缓肝,性气与味俱薄,入肝经。天麻性气和缓,《经》曰:肝苦急,以甘缓之。用此以缓肝气,盖肝属木,胆属风,若肝虚不足,致肝急坚劲,不能养胆,则胆腑风动,如天风之鼓荡,为风木之气,故曰诸风掉眩,皆属肝木。由肝胆性气之风,非外感天气之风也。是以肝病则筋急,用此甘和,缓其坚劲,乃补肝养胆,为定风神药。若中风风痫惊风,头风眩晕,皆肝胆风证,悉以此治,若肝劲急甚,同黄连清其气,又取其体重降下，味薄通利，能利腰膝，条达血脉，诸风热滞于关节者，此能疏畅，凡血虚病中之神药也。

《轩岐救正论》卷三：天麻何尝治风，尚为足少阴肾经滋补之剂。味此风虚内作四字，可知本亏致病，补助力优，岂羌活、防风、独活、荆芥诸辛燥伤阴之物，所能比拟万一哉？余每用以疗产后诸虚剧症及遗精失血，与挟虚伤寒头痛，往往奏奇。世人奈何仅以风药目之，是未悉乎天地造化万物得气之粹者之蕴矣。**《本草汇笺》卷一**：天麻性气和缓。《经》云：肝苦急，以甘缓之。用此以缓肝气。盖肝属木，胆属风，肝虚不足，则急而坚劲，不能养胆，胆腑之风随之而动，此肝胆性气之风，非外感天气之风也。天麻之甘和，能缓坚劲，乃补肝养胆、定风之胜药。凡眼黑头旋，风虚内作，非天麻不能治。今有久服天麻，遍身发出红丹者，是其祛风之验。

《本草述》卷七上：天麻在方书类云疗风，唯先哲罗天益言其神于治内风，且云内风者，虚风也。天麻苗名定风草，独不为风所摇，故其功能如是斯说，固为创获矣。虽然，其有风不动，无风自摇者，与独活等，其功何为迥殊于独活也？请畅虚风之义，乃得悉此品之功用乎。夫人身唯是阴阳合和以为气，而风木由阴以达阳，故阴虚则风实，阳虚则风虚，先哲谓其助阳气者，正与补风虚之义合矣。第虚风为病，在先哲曰有病于清阳不升，浊阴不降，肝木生发之气不得升，致生虚风者，有因脾胃为病，致使土败木侮而生虚风者。若然，是则虚风之病，不第其郁而不达者，即侮所不胜而亦是也。此品之功，似能本乎清阳，而善其升降，镇其数变，而贞夫动静矣。何以明之？郁氏曰：赤箭为苗，天麻为根，根则抽苗，径直而上，有自内达外之理，苗则结子，成熟而落，还返中而下，至土而生，有自表入里之功，此粗可识其外内所主治也。如是，则兹物具有妙理，故其有风不动，无风自摇者，似与独活同，而所以畅其风化，不使之独静，镇其风变，不使之独动者，则与独活大异也。盖其能畅风化，乃自内达外之理，升也。能镇风变，乃自表入里之功，降也。就其为升为降，而已妙于一动一静，故并赤箭之功尽归天麻。**《本草新编》卷二**：天麻味辛、苦，气平，无毒。入肺、脾、肝、胆、心经。能止昏眩，疗风去湿，治筋骨拘挛瘫痪，通血脉，开窍，余皆不足尽信。此有损无益之药，似宜删去。然外邪甚盛，壅塞于经络血脉之间，舍天麻又何以引经，使气血攻补之味，直入于受病之中乎。故必须备载。但悉其功用，自不致用之之误也。总之，天麻最能祛外来之邪，逐内闭之痰，而气血两虚之人，断不可轻用耳。或问：天麻世人多珍之，何先生独戒人以轻用乎？曰：余戒人轻用者，以天麻实止可祛邪。无邪之人用之，未有不受害者也。余所以言其功，又示其过，虑世之误用以损人也。

《本草经解要》卷二：禀天秋平之金气。味辛无毒，得地西方之金味，入手太阴肺经。得天地之金气独全，故为制风木之上药。气降味升，阳也。肝为风木，诸风皆属于肝。肝主血，血涩不通，则湿感成痹也。其主之者，天麻气平味辛，入肺而通水道，能活血而散风也。四肢脾主之，因于湿则大筋软短，而成拘挛也。肺亦太阴，水道通调，则太阴湿行，而脾湿解，拘挛愈矣。小儿风痫惊气，皆肝经血虚气亢，以致气逆而惊痫也。天麻味辛，辛则润血；气平，平则镇惊也。辛平之品，润肝血而平肝气。肝主筋而位居下，故能利腰膝而强筋力也。久服辛平益肺，

草部第十一卷

1483

肺主气，所以益气，气充身自轻而年自长也。《得宜本草》：得川芎则补肝，得白术则去湿。《本草求真》卷三：天麻宜散肝经，气郁虚风。天麻专入肝。辛平微温无毒，性升属阳，为肝家气分定风药。盖诸风眩掉，皆属肝木，肝郁不能荣筋，故见头旋眼黑，语言不遂等症。天麻乃辛平之味，能于肝经通脉强筋，疏痰利气，辛而不燥，得气之平，则肝虚风作。自尔克治，故又名为定风草。若久服则遍身发出红斑，是驱风之验也。是以小儿惊痫，亦用此味以治。若使肝虚在血，症见口干便闭及犯类中等症者，切不宜服。以其辛能燥血者故耳。血燥须用养血之剂，则风不除而自去矣。《本经续疏》卷一：夫人身惟阴阳合和以为气，而风木由阴以达阳，故阴虚则风实，阳虚则风虚。助阳气者，正所以补风虚也，是故虚风为病，有缘于清阳不升，浊阴不降，致肝木生发之气不得畅而生者。有因脾胃有病，致土败木侮而生者。天麻为物，根则抽苗直上，有自内达外之理，苗则结子下归，有自表入里之象，即其有风不动，无风自摇，乃畅其风之郁而不使滥，静镇其风之变而不使群动。畅风郁乃自内达外之功，镇风变乃自表入里之效，就其一往一来而已。能使静作动，返动为静，是其功用断在根，而不在苗。风为六气之首，人身元气通天之本也。元气出于地，风化即与之并育并行，故其治小儿惊气风痫《开宝》，眩晕头痛元素，皆风虚之不能达于阳也，可谓自内达外。然亦不外乎自表入里之体，其治诸风湿痹《开宝》，冷气痹，瘫缓不随甄权，可谓自表入里。然即具有自内达外之用，是则天麻之用殆亦侈乎？所云木乘土虚，是木居其实矣，何以亦曰风虚？盖胃者，五脏六腑之本，食气入胃，首即散精于肝中，土虚则风木之化源伤，可不谓风虚乎？就风气之能达，是为宣阴。挽风气之能回，是为和阳。和阳则所谓自表入里者也，宣阴则所谓自内达外者也。《本草求原》卷一：罗天益谓天麻治内虚之风。虚风有二：一是肝阳虚，郁而为风；一是脾虚，肝乘而为风。盖肝木挟元气上升，由阴达阳，不升则郁而病，太升亦乘脾而病。天麻，一茎直生，有自内达外之功，能畅肝气以上升。子熟则透空入茎，落地复生，有归根复命之理。又能降肝气而不致太升，且辛能润血，平益肺，调水以行湿。故无论肝阳虚、阴虚，皆得佐之，以调其升降，为补益上药。《本经》列为上品，是宣通升降而风自静，非燥散也。今人止用之治风，故时珍惜之。独活，亦有风不动，无风自摇，但不能透空复生，升而不降，故无补益。天麻惟还苗归根，根之功即同于苗茎，《本经》止言采根用，后人分赤箭用苗，天麻用根，故沈括非之。

【附方】《本草汇言》卷一：治风痰风湿，周身不利，经脉不舒，腰膝痿痹，并头风头痛，眩晕虚旋，癫痫劲痉，或语言蹇涩不清，四肢挛拘，瘫痪等证。用天麻八两，牛膝、当归、川芎、枸杞子、半夏、胆星、白术、五加皮、牡丹皮、防风、草薢、羌活、木瓜、红花、僵蚕各四两，俱酒洗，炒，共为末，怀熟地十两、酒蒸烂，捣膏为丸如梧桐子大。每服百余丸，白汤好酒随下。《普济方》。○治小儿风痰搐搦，不拘急慢惊风、风痫之证。用天麻四两酒洗炒，胆星三两，僵蚕二两，俱炒，天竺黄一两，明雄黄五钱，俱研细，总和匀，半夏面二两为末，打糊丸如弹子大。遇是患者，用薄荷、生姜泡浓汤，调化一丸，或二三丸。《开宝》。缪氏方治一人卒然眩晕，不能起坐。细论其人，好嗜烧酒，饮食少进。仲淳曰：此中气虚而酒热之气上升也。用天麻三钱，白术二钱，人参一钱，黄连一钱，甘草五分，一剂即定。

苗

【气味】味甘，气平。《药性要略大全》卷四。味辛，气温，《本草发明》卷二。

【主治】治冷气瘫痪。《药性要略大全》卷四。治冷气痿痹，瘫痪不遂，语多恍惚，多惊失志。又云性寒，主热毒痈疽。补注：热毒痈肿，捣茎叶傅之。又取子作饮，去热气。《太乙仙制本草药性大全·仙制药性》卷二。主益气力，强阴，下支满，除阴疝，杀鬼精蛊毒，消恶气痈肿，辟温疫。又云：味甘平，治冷气痹，瘫缓不遂，恍惚多惊失志，亦疗风湿之剂。《本草发明》卷二。

白及《本经》

【集解】《本草元命苞》卷五：产北山冤句，今河、陕、江淮。生石上，苗长尺许，似藜芦，茎端生薹，夏开花紫，秋结实黄，根如菱叶，类杜若，二七月采之，阴干。《药性粗评》卷一：白及，一名甘根。春生苗，叶长一尺许，似棕榈及藜芦与姜，茎端生一薹，四月开紫花，七月结实，熟时黄黑色，至冬叶凋，根似菱米，有三角，白色，角端生芽。江南川谷处处有之。二八月采根，暴干。此物易蠹，须常晒暴。《植物名实图考》卷八：白及《本经》下品。山石上多有之。开紫花，长瓣微似瓯兰。其根即用以研朱者。凡瓷器缺损，研汁黏之不脱。鸡毛拂之，实时离解。

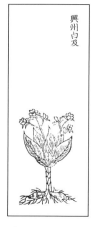

图 11-6-1　兴州
白及《图经（政）》

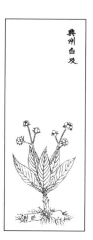

图 11-6-2　兴州
白及《图经（绍）》

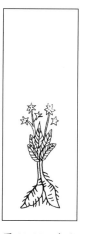

图 11-6-3　白及
《歌括》

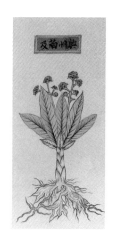

图 11-6-4　兴州白
及《品汇》

图 11-6-5 白
及《蒙筌》

图 11-6-6 白及
《太乙》

图 11-6-7 白
及《雷公》

图 11-6-8 白
及《三才》

图 11-6-9 白
及《原始》

图 11-6-10 兴州
白及《草木状》

图 11-6-11 白及
《本草汇》

图 11-6-12 白
及《类纂》

图 11-6-13 白及
《备要》

图 11-6-14 白及
《草木典》

图 11-6-15 白及
《图考》

图 11-6-16 白及
《图说》

【修治】《本草品汇精要》卷一三：去芦须剉碎用。《本草述》卷七下：修治水洗八九，可磨汁作糊。《本草汇》卷九：微火略焙。

【气味】味苦、辛，平、微寒，无毒。《本草元命苞》卷五。性微温，味辛，平。《滇南本草》卷下。气平、微寒，味苦、辛，无毒。阳中之阴。《本草发明》卷三。味苦、涩，性收敛，微寒。《景岳全书》卷四八。苦，涩，辛，寒。《医林纂要探源》卷二。

【主治】治痨伤肺气，补肺虚，止咳嗽，消肺痨咳血，收敛肺气。《滇南本草》卷下。名擅外科，功专收敛。不煎汤服，惟壳膏敷。《本草蒙筌》卷三。除贼风鬼击，痱缓不收。去溃疡败疽，死肌腐肉。敷山根额之下，鼻之上。止衄。涂疥癣杀虫。治结热不消，阴痿，癜癣。止肠风痔瘘，刀箭扑伤。《太乙仙制本草药性大全·仙制药性》卷二。肺伤吐血建奇功，痈肿排脓称要剂。《医宗必读·本草征要》上。

【发明】《本草发明》卷三：白及，虽专外科，主收敛，然敛中有辛散之妙。故《本草》主痈疽肿恶疮，败疽伤阴，去溃疡死肌腐肉，除胃中邪气，贼风鬼击，痱缓不收，其专主收敛可知也。又止肺涩，与白敛同用，使治热结不消，主阴中痿，治面上疱，令人肌滑。除白癣，涂疥癣，杀虫，金疮扑损，汤火灼疮，生肌止痛。可见敛中有辛散之妙也。惟熬膏散傅疮，不入汤药。敷山根鼻上止衄血。作糊甚粘，裱画多用。《本草经疏》卷一〇：白及，《本经》味苦平。《别录》加辛、微寒。李当之大寒。《日华子》加甘。东垣亦微寒，谓其性涩。阳中之阴，收也。辛为金味，收为金气，其得季秋之气，而兼金水之性者哉，宜乎入肺理伤有奇效矣。苦能泄热，辛能散结，痈疽皆由荣气不从，逆于肉里所生，败疽、伤阴死肌、皆热壅血瘀所致，故悉主之也。胃中邪气者，即邪热也。贼风鬼击，痱缓不收，皆血分有热，湿热伤阴之所生也。入血分以泄热，散结逐腐，则诸证靡不瘳矣。○痈疽已溃，不宜同苦寒药服。《本草汇言》卷一：白及，敛气，渗痰，孙思邈止血消痈之药也。李仁甫稿此药质极粘腻，性极收涩，味苦气寒，善入肺经。凡肺叶破损，因热壅血瘀而成疾者，以此研末日服，能坚敛肺藏，封填破损，痈肿可消，溃败可托，死肌可去，脓血可洁，有托旧生新之妙用也。如已上诸证非关肺藏者，用无与焉。如已关肺藏、不系肺叶外络为病者，又无与焉。但此药质腻性涩，苦平敛肺，如热壅血瘀，肺叶溃损，服之可修。如肺气郁逆，有痰有火，有血迷聚于肺窍气管之中，此属统体一身气道之故，理宜清肺之原，降气之逆，痰血清而火自退矣。若徒用此药粘腻封塞，无益也。刘默斋先生曰：白及苦寒收涩，农皇主痈疽恶疮，取苦寒凉血也。去败疽死肌，取苦涩以去浮垢也。又治痱缓不收，亦取苦寒收涩，敛束筋骨脉络之意云。《本草乘雅半偈》帙六：白，金；及，至也。金至斯坚，故主痈肿疮疽，死肌痱缓，不但坚形，亦可坚藏。填肺生叶，填脉生血，坚固归金，金归地大故也。杭郡狱中，有犯大辟者，生肺痈，脓成欲死，得单方服白及末，遂获生全，越十年临刑，其肺已损三叶，所损处，皆白及末填补，其间形色，犹未变也。《本草述》卷七下：白及，其根白色，采以八月，是固得秋金之令矣。然谓其功能在是，以其性涩而收也。如止以收涩而已，亦何能补肺伤，止肺血，而臻此奇效乎？按《本经》首言其治痈肿，恶疮败疽，伤阴死肌，而《别录》又云：除白癣疥虫，结热不消。即《日华子》亦曰疗血邪，或为其得深秋金令，有合于阳中之少阴，故于肺所患，如伤阴死肌，如结热不消，统为病于肺之血邪者，唯此味对待之，即收令中而有泄热散结之能，还即以奏收令之功者欤？即其先苦后辛，气复微寒，从下而上，以致阴气于肺者，不可以思其所长，不仅在于收涩乎哉？虽然如扑损，刀箭疮，汤火疮，俱能生肌止痛者，谓何？曰：如斯疗治，虽不可以泄热散结概之，然未有不能和血而化其邪，乃能生肌止痛者也。总之，此味于治肺伤有专功。肺主皮毛，为天表之阳，阳在上焦，无阴则不能化，岂谓生肌疗伤，不本于和阴而护阳哉？况其治血证，斯一征矣。附案：一女子年五旬，素因血虚生热，血热化风，有遍体疙瘩证，经年未痊。久之少阳相火并于阳明，而患喉痹。其疾暴，其势盛，喉中陡似搔痒作嗽，气上而呛，遍喉顿有血泡累累，上腭一泡，大如鸡卵，口塞不能合，气涌上更急，少顷血泡尽破，血射如注，其泡皮尽行脱落，喉皆溃烂红肿，异常痛不可忍，且满口痰涎，如羹如糊。即此证参之，则其为血泡，为喉皮溃烂，诸证非热壅于上，而大伤阴气乎？故治疗诸味，无非养阴退阳，活血祛风，兼以止痛。缘汤药难于吞送，为末，或吹或点，诸证渐退。然喉中皮溃而肌未生，其痛不止，因皮破致时时作嗽，而血随出。后于吹药中入白及，磨浆合丸如芡实大，日夜嗑化之，遂一切所患皆愈。是则此味和阴护阳，乃能生肌止痛者，愚虽以义揣之，或亦庶几不谬也。《本草汇》卷九：白及性涩善收，合秋金之德，宜入相傅之经，以疗诸热之证。收中有散，又能排脓。盖去腐逐瘀以生新之药也。故得白敛、红药子，加脑、麝、乳、没，能止一切痈肿之痛，散结排脓有神。若痈毒已溃，不宜同苦寒药服。花名箬兰，贵重可喜。《本草新编》卷四：功专收敛，亦能止血。败疽溃疡、死肌腐肉，皆能去之。敷山根，止衄血。涂疥癣，杀虫。此物近人皆用之外治，殊不知其内治更神，用之以止血者，非外治也。将白及研末，调入于人参、归、芍、黄芪之内，一同吞服，其止血实神。夫吐血未有不伤胃者也，胃伤则血不藏而上吐矣。然而胃中原无血也，血在胃之外，伤胃则胃不能障血，而血入于胃中，胃不藏而上吐。白及善能收敛，同参、芪、归、芍直入胃中，将胃中之窍敛塞，窍闭则血从何来，此血之所以能止也。况白及又不止治胃中之血，凡有空隙，皆能补塞。乌可徒借外治，而不亟用以内治乎？《冯氏锦囊秘录》卷三：白及得季秋之气，兼金水之性。故味苦辛，平，微寒，无毒。辛为金味，收为金气，苦能泄热，辛能散结，故治败疽死肌，散结逐腐生新之要药。既能敛毒排脓，生肌长肉，又治打跌骨折，酒调白及末二钱服之，其功不减于自然铜、古铢钱也。白及，惟熬膏敷，功专收敛。然收中有散，又能腓脓，去溃疡败疽，死肌腐肉。敷山根止衄，涂疥疮杀虫。古方有用以作丸，治肺叶伤破出血，亦能如溃疡长肉平满耳。《夕庵读本草快编》卷一：白及其根色白，连及而生，故名。白及色白性涩而收，得秋金之令，入手太阴药也。古方但用其治手足跋折，金疮痈肿，疥癣肌涩，鬼击痱痹。盖以皮毛为肺之合，言其治标也。独东垣李氏发其止肺血，补肺损，自明其治本也。以此推之，肠风瘘痔，血痢热结，亦宜用之。得非手阳明与肺为表里者乎？而《摘玄》又云：吐血在水，浮者属肺，沉者属肝，半沉半浮者属心，各随其宜。以羊肝、羊肺、羊心煮熟蘸服，无不立效。理益进乎微矣！《本草求真》卷四：白及入肺涩血散瘀。白及专入肺。味苦而辛，性涩而收，微寒无毒。方书既载功能入肺止血，又载能治跌扑折骨，汤火灼伤，恶疮痈肿，败疽死肌，得非似收不收，似涩不涩，似止不止乎。不知书言功能止血者，是因性涩之谓也。血出于鼻，是由清道而至，血出于口，是由浊道而来，呕血出于肝，吐血出于胃，痰带血出于脾，咯血出于心，唾血出于肾。《摘玄》云：试血法，吐水内浮者，肺血也。沉者，肝血也。半浮半沉者，心血也。服白及须随所见，以羊肺、肝、心同服者佳。书言能治痈肿损伤者，是因味辛能散之谓也。此药涩中有散，补中有破，故书又载去腐逐瘀生新。《重庆堂随笔》卷下：白及最粘，大能补肺，可为上损善后之药。如火热未清者，不可早用，以其性涩，恐留邪也。惟味太苦，宜用甘味为佐，甘则能恋膈，又宜噙化，使其徐徐润入喉下，则功效更敏。其法以白及生研细末，白蜜丸龙眼大。临卧噙口中或同生甘草为细末，甘梨汁为丸亦可。若痰多咳嗽久不愈者，加白前同研末，蜜丸噙化，真仙方也。

【附方】《药性粗评》卷一：鼻衄不止。为末，以津调涂山根上，立止。手足皲裂：手足皴裂者，嚼以涂之，效。

《本草汇言》卷一：治肺热吐血不止。用白及研末，每服二钱，白汤下。《本草发明》。○治刀斧伤损肌肉，出血不止。用白及研细末，掺之即止血收口。○治汤火伤灼。用白及研细末，麻油调敷。赵氏方。

白如棕 《植物名实图考》

【释名】仙麻《植物名实图考》。

【集解】《植物名实图考》卷九：白如棕，一名仙麻。江西、湖南山中多有之。状如初生棕叶，青白色，有直纹，微皱；抽茎结实如建兰花实，独根。

【主治】土医采治风损、妇科败血。《植物名实图考》卷九。

钗子股 《海药本草》

【释名】三十根《药性粗评》。

【集解】《药性粗评》卷三：金钗股，一名三十根。根如细辛，三四十茎。出岭南山谷，彼人用之以解诸毒。所采时月《本草》不载。

【气味】味辛，性微寒，有小毒。《药性粗评》卷三。

【主治】主治热痰，山岚瘴气，吐痰，解蛊毒与诸药毒。《药性粗评》卷三。

【附方】《药性粗评》卷三：中蛊。凡服诸药中毒及蛊毒者，以金钗股煮汁服之；或生研水下，更烈，必大吐下，如无毒，亦吐去热痰。

吉利草《本草纲目》

【集解】《南方草木状》卷上：吉利草其茎如金钗股，形类石斛，根类芍药。交、广俚俗多蓄蛊毒，惟此草解之极验。吴黄武中，江夏李俣以罪徙合浦，初入境，遇毒，其奴吉利者偶得是草，与俣服，遂解。吉利即遁去，不知所之。俣因此济人，不知其数，遂以吉利为名。岂李俣者徙非其罪，或俣自有隐德，神明启吉利者救之耶？

【气味】苦，平，无毒。《本草择要纲目·平性药品》。

【主治】解蛊毒极验。《本草择要纲目·平性药品》。

兰花双叶草《滇南本草》

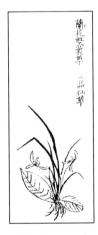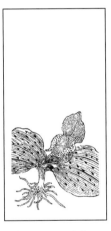

图 11-10-1 兰花双叶草《滇南》

图 11-10-2 兰花双叶草《图考》

【集解】《滇南本草》卷上：此草生山中朝阳处，形似兰花，双叶，黄色，冬天开草花。《植物名实图考》卷二八：兰花双叶草生滇南山中。双叶似初生玉簪叶，微有紫点，抽短茎，开花如兰，上一大瓣，下瓣微小，两瓣傍抱，中舌厚三四分，如人舌，正圆，色黄白，中凹，嵌一小舌如人咽，色深紫，花瓣皆紫点极浓。土医云此真兰花双叶草也，《滇本草》所载即此。

【气味】味甘，有微毒。《滇南本草》卷上。

【主治】主治一切眼目云翳遮睛，服之即愈。昔有夷人以此草掺铜如雪，先生闻之往看，审其性有白光，服之目视千里。又能救一切水肿、气肿、血肿如神。《滇南本草》卷上。

佛手参《滇南新语》

【集解】《滇南新语》：佛手参中甸产参，花叶如辽阳，而根类人手，必五指。

【气味】味微苦而甘胜。《滇南新语》。

【主治】颇益脾。气弱者食之，转致中满。《滇南新语》。

鸡肾参《滇南本草》

【释名】《滇南本草》卷中：鸡肾参形如鸡肾，故名。

【气味】味甘、微辛，性微温。《滇南本草》卷中。

【主治】治虚损，劳伤气血。凡肝肾虚弱者用之良。煮鸡肉良，或煮猪肉、牛肉亦可。《滇南本草》卷中。足厥阴、足少阴亏损，能生血生精，而大补元气。《滇南本草图说》卷三。

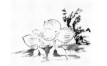

图 11-12-1　鸡肾参《滇南图》

独叶一枝花《校补滇南本草》

【集解】《校补滇南本草》卷上：此草生山中有水处，绿色者荷花叶，独梗，梗上有花，根有二子。

【气味】味甘、辛。《校补滇南本草》卷上。

【主治】主治一切诸虚百损，五痨七伤，腰疼腿痛，其效如神。《校补滇南本草》卷上。

【发明】《校补滇南本草》卷上：此草夜光，如火罩定处即是也。先生用此煮灵砂成宝丹，点铜成银，善通灵气。一粒能治危症，有起死回生之功。此术不可妄用，亦无传匪人。

【附方】《校补滇南本草》卷上：救瘟疫。取根二子，用麦面包好，入火内烧一时，为末。能治百病如神。取叶根煮硫黄成宝丹。夜能视物。取汁点眼。生肌长肉。取花为末。乌须黑发。此草同草果捣烂，晒干，为末合丸，每服一钱，以扁柏叶一钱同服之，八旬之人，亦能生子，久服必效。

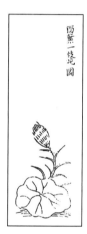

图 11-13-1　独叶一枝花《滇南图》

石蚕《生草药性备要》

【气味】味甜，性平。《生草药性备要》卷上。

【主治】去风痰，煲鸡肉。治风瘫骨痛，又治跌打、蛇伤。紫背者佳。《生草药性备要》卷上。

催生兰《本草纲目拾遗》

【释名】报喜兰《本草纲目拾遗》。

【集解】**《本草纲目拾遗》卷七**：《粤志》：一名报喜兰，风兰之族，并非风兰也。花如蜡梅而色红紫，香味亦同，每茎作七八枝。悬树间，勿侵地气，遇有吉事则开。瘳生者以花悬户上即生。关涵《岭南随笔》：报喜遇吉事始开，种法以空为根，以露为命，与风兰同。

【主治】主催生。《本草纲目拾遗》卷七。

胡黄连《开宝本草》

【集解】**《太乙仙制本草药性大全·本草精义》卷一**：胡黄连一名割孤露泽，出波斯国，生海畔陆地，又种生羌胡国土，因以胡黄连为名。干如杨柳，枯枝折断，一线烟出。气平寒，味尤苦甚，心内黑皮略淡黄。**《药性会元》卷上**：生胡国，似干杨柳，心黑外黄，折之有烟尘飞出者真。

【气味】苦，寒，无毒。《分部本草妙用》卷二。味大苦，大寒。《景岳全书》卷四八。

【主治】止骨蒸之沸。《药性粗评》卷二。治劳热骨蒸，及小儿惊痫疳痢。《药性要略大全》卷二。治冷热泻痢，益颜色，厚肠。调大人五心烦热，理小儿惊痫霍乱。疗劳热骨蒸，治伤寒咳嗽，温疟多热即解，久痢成疳竟除。补肝胆，祛目痛尤灵，理腰肾，敛阴汗最捷。小儿盗汗潮热，妇人胎蒸虚惊，并宜用之，不可缺也。《太乙仙制本草药性大全·仙制药性》卷一。疗劳热骨蒸，治伤寒咳嗽。温疟多热即解，久痢成疳竟除。补肝胆祛目疼尤灵，理腰肾敛阴汗最捷。《药鉴》卷二。主虚家骨蒸久痢，医小儿疳积惊痫。《医宗必读·本草征要》上。

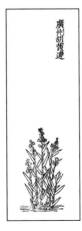
图 11-16-1 广州
胡黄连《图经（政）》

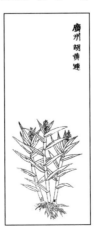
图 11-16-2 广州
胡黄连《图经（绍）》

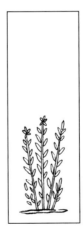
图 11-16-3 胡
黄连《歌括》

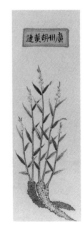
图 11-16-4 广
州胡黄连《品汇》

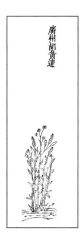

图 11-16-5 广
州胡黄连《蒙筌》

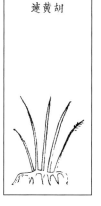

图 11-16-6 胡黄
连《太乙》

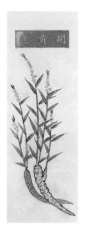

图 11-16-7 胡
黄连《雷公》

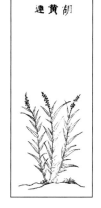

图 11-16-8 胡
黄连《三才》

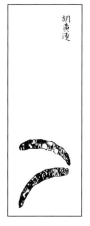

图 11-16-9 胡黄
连《原始》

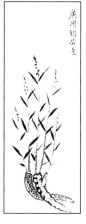

图 11-16-10 广州
胡黄连《草木状》

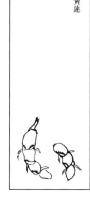

图 11-16-11 胡黄
连《本草汇》

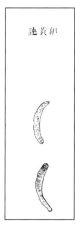

图 11-16-12 胡
黄连《类纂》

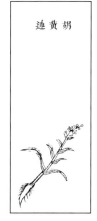

图 11-16-13 胡
黄连《备要》-1

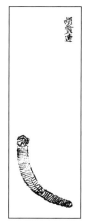

图 11-16-14 胡
黄连《备要》-2

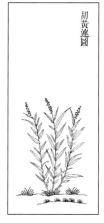

图 11-16-15 胡
黄连《草木典》

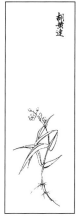

图 11-16-16 胡
黄连《图说》

【发明】《药鉴》卷二：大都苦先入心，入心则热燥，此剂虽云泻心，实泻脾土，盖子能令母实，实则泻其子也。中病即已，不可久服，久则反从火化，愈觉发热。故曰芩、连、栀子久服发热，此之谓也。《本草经疏》卷九：胡黄连得天地清肃阴寒之气，故其味至苦，其气大寒，性则无毒。善除湿热，故主久痢成疳，及冷热泄痢，厚肠胃。伤寒咳嗽者，邪热在手太阴、足阳明也。温疟骨蒸者，热在骨间也。理腰肾，去阴汗者，肾虚湿热下流客之，使热伏肾间也。小儿惊痫寒热，不下食者，热则生风，故发惊痫，热在胃口，故不下食也。心主五色，脾胃主肌肉，二经湿热去，则颜色自佳也。三消五痔，大人五心烦热者，无非湿热在肠胃及火在五脏间也。大寒至苦极清之性，能清热自肠胃以次于骨，一切湿热、邪热、阴分伏热所生诸病，莫不消除。○胡黄连气味苦寒之至，设使阴血太虚，真精耗竭，而胃气脾阴俱弱者，虽见如上诸证，亦勿轻投。即欲用之，亦须与健脾安胃等药同用，乃可无弊。慎之!《本草汇言》卷一：胡黄连，苏颂退肝脾伏热、湿热之药也。张仲垣稿此剂大寒至苦，极清之性，能清热，自肠胃以及于骨，一切湿火邪热、阴分伏热所生诸病，莫不消除。故《陈氏方》：化五痔，截温疟，解热痢，清黄疸，退骨蒸，明目疾，定惊痫寒热，治小儿久痢成疳，皆取苦以泄之，寒以散之之意云。缪仲淳先生曰：胡黄连气味苦寒之至，设使阴血大虚，真精耗竭，而胃气脾阴俱弱者，虽见如上诸证，亦勿轻投。即欲用之，亦须与健脾养胃等药同用乃可。沈则施先生曰：胡黄连统治小儿热疳热劳，一切虚羸怪异热病。《分部本草妙用》卷二：功不及川连，多服令人漏精。《医宗必读》：清肝胆之热，与黄连略似，但产于胡地者也。按：胡黄连大苦大寒，脾虚血弱之人，虽见如上诸证，亦勿轻投，必不得已，须与补剂同施。《本草汇笺》卷一：胡黄连色紫味苦，独入血分而清热。凡血虚骨蒸，五心烦热，日晡肌热，皆热在血分也。脏毒痔漏，亦湿热在肠胃，火在五脏间也。小儿惊痫，热则生风也。疳积，热在胃口也。理腰肾，去阴汗者，热伏肾间也。胡连至苦极清，能清热，自肠胃以次于骨，一切湿热邪热，阴分伏热，所生诸症，莫不消除。《本草述》卷七下：李氏东璧曰：胡黄连，其性味功用似黄连，故其名乃尔。第观其治劳，则有未能尽似也。按五劳证中，或发寒热，或骨蒸作热，或往来潮热，或五心常热，或自汗盗汗，如胡黄连正为主治之味，是其不尽似者也。第先哲类以疗小儿疳疾，虽黄连亦多用之治疳，然不如兹味有专功，是则尤为可参耳。《本草汇》卷九：胡黄连大苦大寒，最能清肝胆之热，专理小儿惊积，与黄连相似，但产于胡地者也。设使阴血太虚，真精耗竭，而胃气脾阴俱弱者，虽见如上证，亦勿可轻投。必不得已，须与健脾安脾等药同施为妥。《元素集锦》：胡黄连总泻诸火，无论虚实上下皆可治，大有数验。古方罕用，唯小儿积滞门用之，是即前人之未备也。予天水白虎汤，清火至神汤，用除大热，非他药可比。《顾氏医镜》卷七：退骨蒸劳热，入肌附骨之热，此能清之。然在初起时，脾胃健旺者可暂用而不可久也。治温疟三消。温疟病，热在骨间，三消症皆从火断。去阴汗，湿热下流客之，故阴汗出，除湿热则止矣。厚肠胃。去湿热而肠胃自厚，与黄连之厚肠胃同，非补益而厚之也。痢疾疸家并用，以同为湿热也。目赤痔痛均求。皆属火症也。疳积甚灵，惊痫莫缺。大苦大寒，故能清肠胃，以及骨间一切湿热邪热，阴分伏热，所生诸病，其功用相似黄连。产于胡地，故以胡名。胃虚脾弱者，虽见以上诸症，亦勿轻投。必不得已，须与保脾胃药同施。**《本草求真》卷六**：胡黄连大泻脏腑骨髓淫火热邪。胡黄连专入脏腑骨髓。出于波斯国，近时秦陇、南海亦有，气味功用，亦同黄连，因以连名。但此性端达下，大伐脏腑骨髓淫火热邪，凡骨髓劳热，五心烦热，三消五痔，温疟泻痢恶毒等症，皆得以治。《经》曰：心移热于肺为膈消，是渴而多饮，上消肺热症也。又曰：二阳结而为消，是多食善饥，中消胃热症也。渴而小便数有膏，为下消肾热症也。又按《经》言痔因饱食，经脉横解，肠澼为痔，又言督脉生病痔漏。又按书言痔有牝痔、牡痔、脉痔、肠痔、血痔之分，皆湿热下流伤于血分，无所施泄，则逼肛门而为痔肿。故同猪胰，以疗杨梅恶疮；且同干姜，以治小儿果积；同鸡肝以治小儿疳眼；同乌梅以治小儿血痢；同甘草、猪胰以治霉疮。又治妇人胎蒸，较之黄连治功同而稍异耳。但小儿肾脏不足，脾胃虚寒者，其切忌焉。

【附方】**《药性粗评》卷二**：眼涩。胡黄连不拘多少，剉，以人乳浸黄，点之，妙。

马先蒿《本经》

【释名】角蒿《植物名实图考》。

【集解】**《类经证治本草》**：诚斋曰：《尔雅》《毛诗》所指，皆是牡蒿，非马先蒿也。一种蒿，一名抱娘蒿。生水间，叶如斜蒿而细科，二月生苗叶，香可食，抱根丛生，专能下气破血。此《毛诗》所指蒌。蒌者，蒌是也。**《植物名实图考》卷一一**：马先蒿即角蒿。马先蒿，《本经》中品。陆玑《诗疏》：蔚，牡蒿。三月始生，七月华，华似胡麻，华而紫赤；八月为角，角似小豆角锐而长，一名马新蒿。据此则马新蒿即角蒿。《唐本草》角蒿系重出，李时珍但以陆释牡蒿为非，而不知所述形状即是角蒿，则亦未细审。今以马先蒿为正，而附角蒿诸说于后。**《神农本草经赞》卷二**：苏恭曰：一名马新蒿、晏子蒿。草之高者也。掌禹锡曰：七月开花，似胡麻花而紫赤。八月生角，似豆角锐而长。李时珍曰：马先蒿、牡蒿，原是二种。《诗疏》：所谓有子者，乃马先蒿。而复引无子之牡蒿释之，误矣。蒿气如马矢，先乃矢之讹，新又先之讹也。《北史·传》：食采有邪蒿，邢峙令去之曰：此菜有不正之名。《礼》：礼不讳嫌名。《汉书·传》注：以马通熏之，马矢也。名医曰：一名炼石草。陶弘景曰：又名烂石。《诗》：赫赫炎炎。

【修治】**《本草品汇精要》卷一一**：细剉，炒为末。

【主治】主寒热鬼疰，治百节酸疼。大风癞疾立治，中风湿痹即痊。疗赤白带下，能令身孕，骨疸。疗眉毛脱落，身体痒痛拘挛。**《太乙仙制本草药性大全·仙制药性》卷二**。主寒热，鬼注，中风湿痹，女子带下病无子。**《神农本草经赞》卷二**。

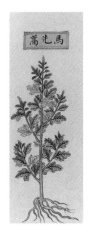

图 11-17-1　马
先蒿《品汇》

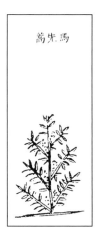

图 11-17-2　马先
蒿《太乙》

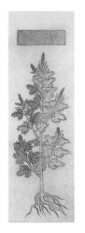

图 11-17-3　马
先蒿《雷公》

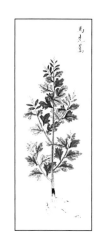

图 11-17-4　马
先蒿《草木状》

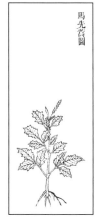

图 11-17-5　马先
蒿《草木典》

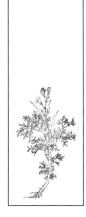

图 11-17-6　马
先蒿《图考》

【附方】《太乙仙制本草药性大全·仙制药性》卷二：大风癞疾。骨肉疽败，百节酸疼，眉毛脱落，身体习习痹痛。以细剉炒为末，每空心及晚食，以温酒调下二钱。○癞疾。用为末，服方寸〔匕〕，日三服，如更未起，一年差。

煤参《本草纲目拾遗》

【集解】《本草纲目拾遗》卷三：煤参出陕西西安等处，形如参，皮心俱青黑，故名。施柳南太守云：此参出陕西华山，食之多吐人，其性亦劣。

【气味】味微苦甘。《本草纲目拾遗》卷三。

【主治】同人参，功力则薄耳。《本草纲目拾遗》卷三。

鬼羽箭《生草药性备要》

【集解】《生草药性备要》卷下：其顶上花，似箭羽；其叶，在根生，晒干变黑色。处处有之。

【主治】治生血箭，能去癫痫，辟邪。《生草药性备要》卷下。

鞭打绣球《植物名实图考》

【集解】《植物名实图考》卷二三：鞭打绣球球生大理府。细叶，茎如水藻；近根处有叶大如指，梢端开淡紫花，尖圆如小球。俚医用之。

【气味】性温，味微甘。《植物名实图考》卷二三。

【主治】治一切齿痛，煎汤含口吐之。《植物名实图考》卷二三。

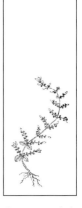

图 11-20-1　鞭打绣球《图考》

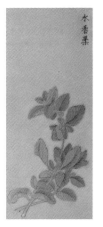

图 11-21-1　水香菜《履巉岩》

水香菜《履巉岩本草》

【气味】性凉，无毒。《履巉岩本草》卷中。

【主治】截四时伤寒不正之气。不以多少，干为细末，每服一钱至二钱，热酒调服。《履巉岩本草》卷中。

公草母草《植物名实图考》

【集解】《植物名实图考》卷一五：公草、母草产湖南田野间。高五六寸，绿茎细弱似鹅儿肠而不引蔓。公草叶尖，长半寸许，附茎三叶攒生，叶间梢头，复发细长茎，开小绿黄花，大如黍米，落落清疏；母草叶短微宽，两叶对生，叶间抽短茎，一茎一花。

【主治】俚医以治跌打，并入妇科通经络。二草齐用，单用不验。《植物名实图考》卷一五。

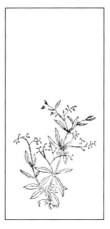

图 11-22-1　公草母草《图考》-1

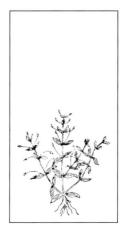

图 11-22-2　公草母草《图考》-2

鹿茸草《植物名实图考》

【集解】《植物名实图考》卷一六：千重塔江西山中近石处皆有之。细茎密叶，丛生，高五六寸；叶微似落帚而短，稍宽。○鹿茸草生山石上。高四五寸，柔茎极嫩，白茸如粉；四面生叶，

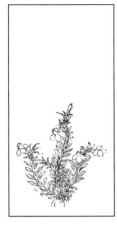

攒密上抱，叶纤如小指甲；春开四瓣桃红花，三瓣似海棠花，微尖下垂，一瓣上翕，两边交掩，黄心全露。《进贤县志》录入药类，不着功用。《别录》：玉柏生石上如松，高五六寸，紫花，用茎叶。殆此类也。又《庐山志》：千年艾，触油即萎。此草色白如艾，是矣。

【主治】土人云同螺蚌肉煎水服，能治咳嗽。《植物名实图考》卷一六。

图 11-23-1　鹿茸草《图考》

龙胆《本经》

【修治】《本草品精汇要》卷八：《雷公》云：去芦洗净，铜刀刲碎，甘草水浸一宿，暴干，用酒浸，上行。《医学统旨》卷八：凡用去芦。《药性粗评》卷一：凡用以铜刀切去毵土并芦头，以生姜自然汁，或甘草汤浸一宿，漉出，焙干。《本草纂要》卷二：是以吾尝用法：治上焦之症，以酒洗之；治下焦之症，亦生用之。《本草述》卷七下：修治铜刀刮去须土，刲细，甘草水浸一宿，晒。虚人酒炒黑。

【气味】味苦，涩，性大寒，无毒。入肝、胆二经。《颐生微论》卷三。

【主治】治酒毒，便血，肠风下血。《履巉岩本草》卷中。泻肝经实火，止咽喉疼痛。《滇南本草》卷中。疗两目赤肿，睛胀翳膜。《医学统旨》卷八。退肝经邪热，除下焦湿肿，益肝虚，疗惊惕，扫疳，去膀胱冷气，止泻痢，破癥瘕。《药性要略大全》卷六。主益肝胆，止惊惕，除目胀，去努肉，治黄疸，利湿肿，清胃热。《本草纂要》卷二。去肝经之邪热，胃中之伏热，下焦之湿热。《本草约言》卷一。退肝经之邪热，除下焦之湿肿，明目定惊，治疸止痢，能杀疳虫。《药性解》卷二。主治目痛颈痛，

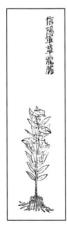

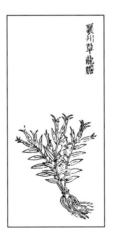

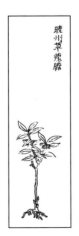

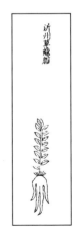

图 11-24-1　信阳军草龙胆《图经（政）》　　图 11-24-2　襄州草龙胆《图经（政）》　　图 11-24-3　睦州草龙胆《图经（政）》　　图 11-24-4　沂州草龙胆《图经（政）》

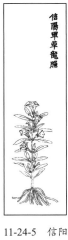

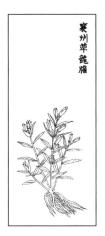

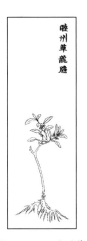

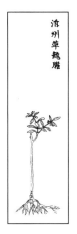

图 11-24-5 信阳军
草龙胆《图经（绍）》

图 11-24-6 襄州草
龙胆《图经（绍）》

图 11-24-7 睦州草
龙胆《图经（绍）》

图 11-24-8 沂州草
龙胆《图经（绍）》

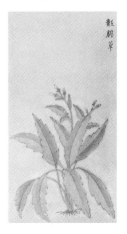

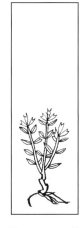

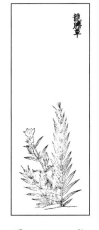

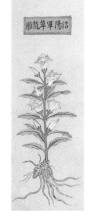

图 11-24-9 龙胆草《履
巉岩》

图 11-24-10 龙
胆草《歌括》

图 11-24-11 龙
胆草《救荒》

图 11-24-12 信阳
军草龙胆《品汇》

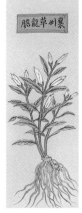

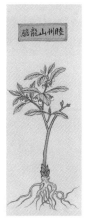

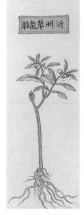

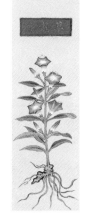

图 11-24-13 襄
州草龙胆《品汇》

图 11-24-14 睦
州山龙胆《品汇》

图 11-24-15 沂
州草龙胆《品汇》

图 11-24-16 草
龙胆《雷公》

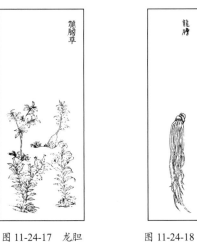

图 11-24-17 龙胆草《三才》　　图 11-24-18 龙胆《原始》　　图 11-24-19 信阳军草龙胆《草木状》　　图 11-24-20 襄州草龙胆《草木状》

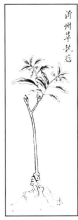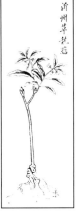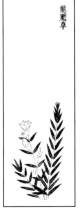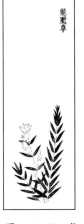

图 11-24-21 睦州山龙胆《草木状》　　图 11-24-22 沂州草龙胆《草木状》　　图 11-24-23 龙胆草《博录》　　图 11-24-24 龙胆《草木典》

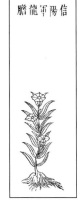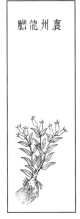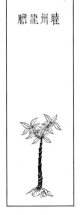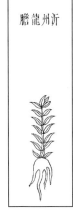

图 11-24-25 信阳军龙胆《草木典》　　图 11-24-26 襄州龙胆《草木典》　　图 11-24-27 睦州龙胆《草木典》　　图 11-24-28 沂州龙胆《草木典》

两胁疼痛，惊痫邪气，小儿疳积。凡属肝经热邪为患，用之神妙。《药品化义》卷九。

【发明】《本草纂要》卷二：又常佐柴胡以之而治目疾，佐黄柏以之而治湿疾，佐归芎以之而助肝益胆，佐苓术以之而除胃中伏热。但空腹勿饵，令人溺之不禁。《本草发明》卷二：此退肺经邪，兼除下焦湿。然益肝胆为专，故主惊痫邪气，小儿客忤疳气，续绝伤，皆肝经之风药。又主骨间寒热，胃中伏热，〔下〕痢，去肠中小虫，下焦湿及翳膜之湿。古方治疸病黄瘅，寒湿脚气，痈肿湿热，热病狂语，止烦及疮疥良。由苦寒除热，风以胜湿也。《本经》并不言治眼，今云明目，治目赤肿，睛胀，瘀肉高起痛甚，酒浸佐

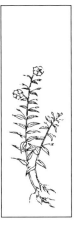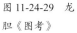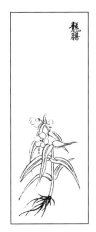

图 11-24-29　龙胆《图考》　　图 11-24-30　龙胆《图说》

柴胡，治眼必用之药，以目属肝，能退肝经热邪气耳。《药性解》卷二：《图经》龙胆秋令开花，冬间结实，属金与水，金能制木，水入肾家，胆与膀胱乃肝肾同部之腑也，故均入焉。夫目得肝血而能视，肝得肾水而后生，今益肾清肝，目之受明所自来矣。惊痫疸痢，皆肝胆症也，何弗治耶？《本草经疏》卷六：草龙胆禀天地纯阴之气以生，故其味大苦涩，其性大寒而无毒。足厥阴、足少阴、足阳明三经药。入足少阴，除本经之热。肾主骨，故主骨间寒热。热极生风则发惊搐，重则变为痫病。湿热邪气之在中下二焦者，非此不去，热去则诸证自解。五脏有热则不安，热除则五脏自定。苦涩而寒，故杀蛊毒。大苦大寒，故能涤除胃中所伏实热，及时气温热，热泄下痢，去肠中小虫。热清则肝胆之气亦清，故益肝胆气而止惊惕也。久服益智不忘，轻身耐老，则非其任矣。○草龙胆味既大苦，性复大寒，纯阴之药也。虽能除实热，胃虚血少之人不可轻试。凡病脾胃两虚因而作泄者忌之。凡病虚而有热者勿用。亦勿空腹服，饵之令人溺不禁。以其太苦，则下泄太甚故也。

《本草汇言》卷一：龙胆草泻肝火，东垣清湿热之药也。缪仲平稿此药禀天地纯阴之气以生，味大苦，性大寒，善攻一切实热火证。故《别录》主散目赤、去胯膜，退脚气，消黄瘅，利小便，化赤浊，疗疳疾，解诸疮，有彻上彻下之妙也。窃思相火寄在肝胆，有泻无补。古方以龙胆益肝胆之气者，正以其能泻肝胆之邪热也。肝胆之邪热退，则他如病热极生风，而为惊搐痫痉、蛊毒虫积、瘟疫热痢诸疾，可一剂而除矣。若老人、虚人并久病之人，或脾虚胃弱，血少精衰，肝虚肾虚，虚火因而致疾者，不可轻用。陈廷采先生曰：按龙胆禀天地纯阴之气，大苦大寒，但以荡涤肝胆之热为职。先哲谓苦寒伐标，宜暂不宜久。如圣世不废刑罚，所以佐德意之无穷。苟非气壮实热之证，率尔轻投，其取败也必矣。《医宗必读·本草征要》上：龙胆大苦大寒，譬之严冬，黯淡惨肃，冰凌盈谷，万卉凋残，人身之中，讵可令此气常行乎？先哲谓苦寒伐标，宜暂不宜久，如圣世不废刑罚，所以佐德意之穷，〔苟〕非气壮实热之证，率尔轻投，其败必矣。《仁寿堂药镜》卷一〇：龙胆草大寒，比天地之严冬，万卉凋落，人身中讵可令此气行乎？先哲谓苦寒伐标，宜

暂不宜久。如圣世不废刑罚，所以佐德意之穷。恃而久用，其败也必矣！《日华子》云：龙胆草治热病狂语，血虚健忘。空腹勿服，令人溺遗。**《景岳全书》卷四八**：龙胆草味大苦，大寒。阴也，沉也。乃足厥阴、少阳之正药。大能泻火，但引以佐使，则诸火皆治。故能退骨蒸疳热，除心火惊痫狂躁。胃火烦热黄疸，咽喉肿痛。肝、肾、膀胱伏火，小水淋闭，血热泻痢。下焦湿热痈肿，疮毒疼痛。妇人血热崩淋，小儿热疳客忤。去目黄睛赤肿痛，杀盅毒肠胃诸虫，及风热盗汗。凡肝肾有余之火，皆其所宜。**《本草述》卷七下**：百物之生，气在味先，寒者水之气，热者火之气，气寒而味苦者，是本下降之气而泄，气热而味苦者，即本上升之气而泄。然阳者，其精奉于上，元气以升为补，不若阴寒，其精降于下，合于味之苦者，乃为泄也。草龙胆其气大寒，味甚苦，非就水中而大泄火者乎？肝胆为阴中之阳，故用以治肝胆火，并湿中蓄热者，此为之对矣。然又云：疗风湿者，盖肝胆自为风木之脏，而藏血者，固易为湿热之病也。第肝胆表里相火寄焉，与手厥阴包络、手少阳三焦历遍于三焦之间，下合于肾脾之阴以病也，则为湿热，上合于肺胃之阳以病也，则为风热种种诸证，明其为本病也，为合病也。而此味之为主为辅，庶乎无误矣。虽然，此等苦寒可以治后天气血之病，不可以治先天元阴元阳之病，即治气血，亦治有余而为热之病，非治不足而为热之病也。夫相火在包络三焦则为先天，在肝胆即为后天，后天藉先天以生，先天藉后天以成，即在相火亦然。此后天气血诸病，以致累及先天者，有时须于胆草也。惟肝胆为后天相火，故每与中五之土，相为用，相为病矣。东垣所谓元气，风升之气，谷气合而为一者也。故骨间寒热，此肾为肝之母也。疗惊痫邪气，心为肝之子也。治胃中伏热黄疸等证，非木土相为用之故乎？如泄后天相火，致有伤谷气，又岂得为肝之利益哉？故用者宜审。土木相为用，相为病之义，见胡黄连条下。湿热有虚有实，勿以胆草概治。**《药性纂要》卷二**：东圃曰：龙胆草能清肝胆二经之热，在方科用之中的，奏效最捷。施治婴儿热症尤宜。康熙丁巳八月，四儿甫四岁，每夜辄多言，起坐不寐，苦索茶汤而又不饮，频云是药不是茶，及放盏则又云要茶矣。如是者半月余，延诸名家治之，投清热定惊安神之剂皆无效。最后延一老医孙君字效亭者，用龙胆、胡黄连、柴胡、青皮等药二剂，夜即安寝。余因思之，婴儿乃少阳也，小儿无忧愁思虑，七情之中惟怒而已。怒是肝病，肝主谋虑，疑而不决，亦肝病也。相火寄于肝，肝藏魂，又卧血归于肝，肝开窍于目，肝热则魂不宁，肝邪干心，故多言张目而不瞑。病不在心经也，所以用清心之药不效，而用治肝之药即愈也。后遇相火司天之年，婴儿多患时行咳嗽发热，都服平常治嗽清热药不应。予因忆及前方，并疏其说，众皆从之，诸疾顿愈。**《本草新编》卷三**：其功专于利水消湿，除黄疸，其余治目、止痢、退热、却肿，皆推广之言也。但此种过于分利，未免耗气败血，水去而血亦去，湿消而气亦消。初起之水湿黄疸用之，不得不亟。久病之水湿黄疸用之，又不可不缓，正未可全恃之为利水神丹、消湿除瘅之灵药也。或谓龙胆草治湿热最利，瘅病，正湿热之病也，然用龙胆草以治黄疸，多有不效者，何也？黄疸实不止湿热之一种也，有不热而亦成黄病者。非龙胆草所能治也，龙胆草泻湿中之热，不能泻不热之湿也。或疑龙胆草苦寒，虽为利湿热之要药，治黄之症，不能舍之他求，然而多服损胃，黄疸之病未必全消，元气已大困矣。曰：治湿热与治虚火大异。湿热乃热结于膀胱，虚火乃火炎于肾脏。热结于膀胱，不用龙胆之苦寒，乃膀胱之热不能下泻。而湿且流于肢体，火炎于肾脏，一用知、柏之苦寒，则肾脏之火不能下归，而寒且留于脾胃。予辟用黄柏、知母之失，而遇大寒之药，不论其治病之有益无益，而尽戒人之不用也，不几因噎废食乎。龙胆草治黄疸，余所以教人亟用，而不可缓用也。《冯氏锦囊秘录》卷二：龙胆草大苦大寒，譬之严冬黯淡惨肃，万卉凋残，先哲谓苦寒伐标，宜暂不宜久。如圣世不废刑罚，所以佐德义之无穷。苟非气壮实热者，率而轻投，其败也必矣。《神农本草经百种录》：龙胆味苦、涩。主骨间寒热，治肝邪犯肾之寒热。惊痫邪气，肝火犯心之邪。续绝伤，敛筋骨之气。定五藏，敛藏中之气。杀蛊毒。除热结之气。久服，益智不忘，收敛心中之神气。轻身耐老。热邪去而正气归，故有此效。药之味涩者绝少，龙胆之功皆在于涩，此以味为主也。涩者，酸辛之变味，兼金木之性者也，故能清敛肝家之邪火。人身惟肝火最横，能下挟肾中之游火，上引包络之相火，相持为害。肝火清，则诸火渐息，而百体清宁矣。《罗氏会约医镜》卷一六：禀纯阴之气，能涤肝胆实热，兼入膀胱肾经，除下焦湿热。退骨蒸肾主骨，治惊痫，肝经风热。去目赤，泻肝胆火，可佐柴胡；但目疾初起，宜发散，忌用寒凉。杀肠内诸虫苦也，除小儿疳热凉也、咽痛、痈肿，一切肝肾有余之火。《药笼小品》：龙胆草大苦大寒，清肝胆实火。故龙荟丸治肝火郁结，大便不通，极伤胃气，非肝经有实火者不用。

《本草思辨录》卷一：龙胆黄芩主少阳之经热，竹茹主少阳之腑热，龙胆则主由少阳入厥阴之热。其味苦中有涩，苦主发，涩主收，即发即收，其用在少阳者少，在厥阴者多，故用龙胆者皆取其泻肝。凡肝之热，有本脏挟胆而热者，有为胆所侵侮而热者。龙胆治胆侮肝之热，能内极于骨间，谓之治肝无愧。以其未全离少阳，故泻肝之气热，不泻肝之血热，龙胆之名，所由来也。

【附方】《履巉岩本草》卷中：治酒毒，便血，肠风下血。干为末，空心食前陈米饮调一二钱服。又治雀盲，夜不见物者。用龙胆草一两，黄连一两，二味为细末，食后用熟羊肝蘸药末服。

《本草汇言》卷一：治伤寒热极发狂。用龙胆草为极细末，白蜜汤调服二钱。○治蛔虫攻心胃刺痛，吐清水，忌一切食物。用龙胆草一两，水煎服，立止。○治咽喉肿痛。用龙胆草一把，捣汁，泪漱服之。○治卒然尿血，茎中痛。用龙胆草一把，水煎服。○治眼中脓漏。用龙胆草、当归各等分，为末，每服二钱，食后白汤下。○治思欲不遂，败精迷失溺道，小便胀闭不通，或肿胀欲溃者。用龙胆草一两，淡竹叶八钱，生甘草五钱，水五碗，煎二碗，临服加生白果肉三十个，捣汁冲入。○治螣儿疮，丛聚细水泡疼痛异常，或延缠背腋腰腹之间，又名白痱。用龙胆草捣敷，立时止痛消退。○治阴囊发痒，瘙之湿润不干，渐致囊皮干涩，愈痒愈瘙，渐成风癣。用龙胆草二两，五倍子五钱，刘寄奴一两，用水一瓮，煎将滚，滤出渣，加樟脑末五分。俟汤通手浸洗《广笔记》。

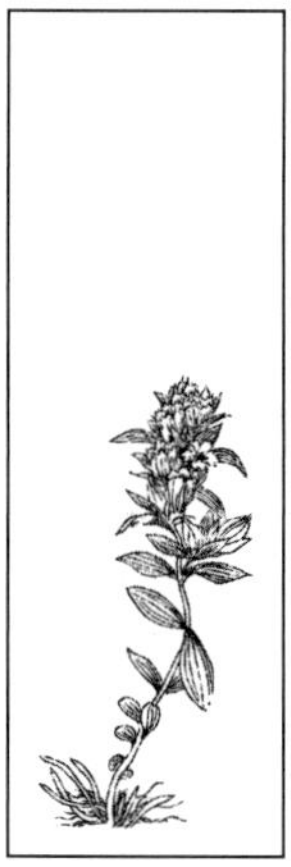

图 11-25-1 滇龙
胆草《图考》

滇龙胆草《植物名实图考》

【集解】《植物名实图考》卷一〇：滇龙胆草生云南山中。丛根族茎，叶似柳微宽，又似橘叶而小；叶中发苞开花，花如钟形，一一上耸，茄紫色，颇似沙参花，五尖瓣而不反卷，白心数点；叶既蒙密，花亦繁聚，逐层开舒，经月未歇。按形与《图经》信阳、襄州二种相类。

【气味】味苦，性寒。《滇本草》。《植物名实图考》卷一〇。

【主治】泻肝经实火，止喉痛。《植物名实图考》卷一〇。

秦艽《本经》

【释名】秦瓜《药性粗评》。

【集解】《药性粗评》卷二：茎高五六寸许，叶似莴苣，六月开花似葛，紫色，当月结子，根土黄色，长一尺许，相为交斜，粗细不等。生飞鸟山谷，今河陕州郡多有之，以新好并罗纹者佳。《植物名实图考》卷七：《图经》：河陕州军有之。叶如莴苣，梗叶皆青。今山西五台山所产形状正同。《唐本草》字或作䒗、作纠、作胶，正作艽。按《唐韵》作。此草根作罗纹，则字为近，古方为治黄要药，今治风犹用之。《增订伪药条辨》卷一：假艽出秦中，今泾州、鄜州、岐州、河陕诸郡皆有。其根土黄色，作罗纹交纠，左右旋转。李时珍云：以左纹者良。今市肆伪品，即边秦有毛，其枝尚小，匪特左右纹难辨，不知何物混充，又安能疗病乎？炳章按：秦艽，陕西宁夏府出者，色黄肥大，芦少，左旋者佳。山西五台山亦出，皮色略黑，肉黄白色，亦佳。以上皆名西秦艽。湖北产者，条细质松，毛屑较多，名汉秦艽，为次。

【修治】《本草品汇精要》卷一〇：《雷公》云：以布拭去黄毛，破开去土，汤洗，到碎用。《药性会元》卷上：制法：去芦、毛，用童便浸一宿，晒干。凡使长润黄色佳。《药品化义》卷一〇：去芦头沙土用。

【气味】味苦、辛，气平，温，无毒。阴中之阳，可升可降，手阳明经也。《本草约言》卷一。味苦，性沉寒，沉中有浮，手足阳明清火药也。《景岳全书》卷四八。

【主治】主治寒湿风痹，肢节挛急，传尸骨蒸，黄疸浮肿，肿毒发背，下水利小便。《药性粗评》卷二。秦艽除四肢风湿，疗遍身黄疸。○攻风逐水，除肢节肿痛，利小便。《药性要略大全》卷五。治口眼歪斜不正，主口噤肠风下血。下牙肿痛，口内疮毒。养血荣筋，除风痹肢节俱疼。通便利水，去遍身黄疸如金。又能去本经风湿。《药鉴》卷二。

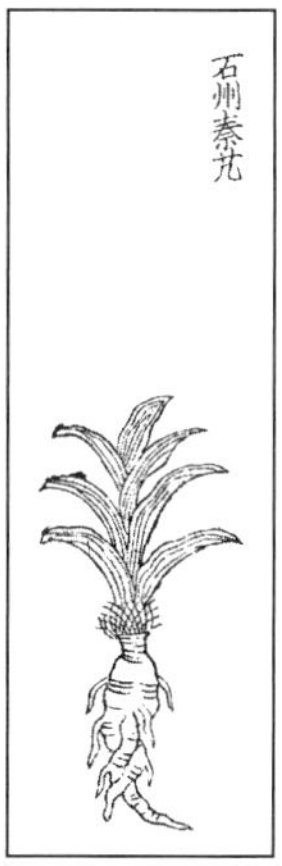

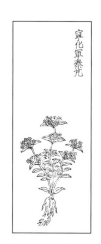

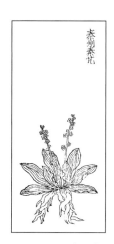

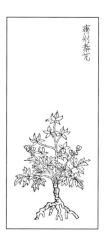

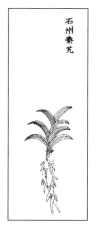

图 11-26-1　石州
秦艽《图经（政）》

图 11-26-2　宁化
军秦艽《图经（政）》

图 11-26-3　秦州秦
艽《图经（政）》

图 11-26-4　齐州秦
艽《图经（政）》

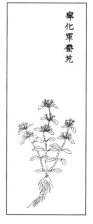

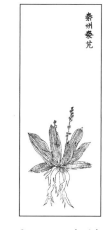

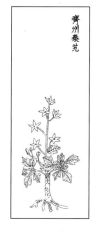

图 11-26-5　石州秦
艽《图经（绍）》

图 11-26-6　宁化军
秦艽《图经（绍）》

图 11-26-7　秦州秦
艽《图经（绍）》

图 11-26-8　齐州秦
艽《图经（绍）》

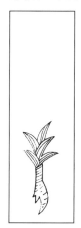

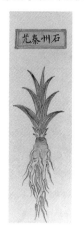

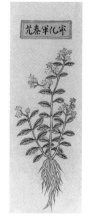

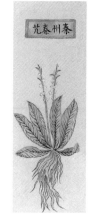

图 11-26-9　秦
艽《歌括》

图 11-26-10　石
州秦艽《品汇》

图 11-26-11　宁
化军秦艽《品汇》

图 11-26-12　秦
州秦艽《品汇》

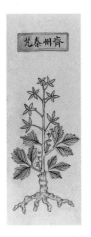

图 11-26-13 齐
州秦艽《品汇》

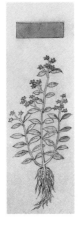

图 11-26-14
秦艽《雷公》

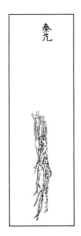

图 11-26-15 秦
艽《原始》

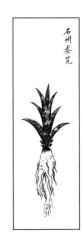

图 11-26-16 石
州秦艽《草木状》

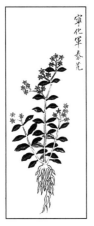

图 11-26-17 宁化
军秦艽《草木状》

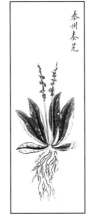

图 11-26-18 秦
州秦艽《草木状》

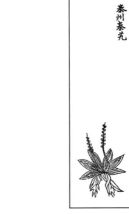

图 11-26-19 秦
州秦艽《汇言》

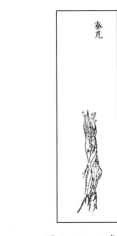

图 11-26-20 秦
艽《类纂》

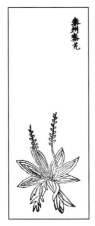

图 11-26-21 秦州
秦艽《备要》

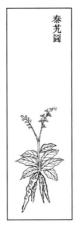

图 11-26-22 秦
艽《草木典》

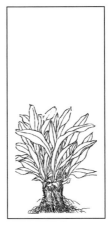

图 11-26-23 秦艽
《图考》

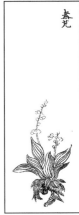

图 11-26-24 秦
艽《图说》

【发明】《本草纂要》卷二：尝论此药，辛所以入阳明，苦所以利大肠，苟能以酒洗之，酒助其性，则风症可以驱风，寒症可以清寒，湿症可以利湿，乃风寒湿之神药也。是虽辛温之剂，行阳明经润燥之药。《本草汇言》卷一：清热去湿，祛风利水，张元素养血荣筋之药也。陆杏圃稿散风寒湿邪，疗五疸蒸热而发黄；通筋骨络脉，去痿痹挛急之疼痛。又止肠风藏毒、痔血白带、寒热骨蒸等证。统属阳明一经之病也。盖阳明有湿，则身体烦疼；阳明有热，则日晡潮热、骨蒸；阳明有风，则肠澼痔血，寒热淋带。秦艽专入阳明，故尽能去之。卢不远先生曰：人身直者为经，横者为络，络之下注者为孙。肌腠之邪，多从孙入，次薄于络，复溜于经，渐传府藏。秦艽罗纹交纠，错综如织，象形从治法也。沈则施先生曰：秦艽味苦辛温，感秋金之气，故入手足阳明经。苦能泄，辛能散，温能通，故主寒热邪气，湿热黄疸，肠红痔带，或机关不利，为痿、为躄、为纵、为挛、为麻、为痛，而诸因湿、因热、因风者，一并除之。凡病阴虚血燥，精竭髓衰之证，非配大滋养药不可。《颐生微论》卷三：秦艽风药中润剂，散药中补剂，故养血有功。中风恒用之者，治风先治血，血行风自灭之意乎？《药品化义》卷一〇：燥药秦艽属阴中有微阳，体微润，色淡黄，气香，味苦微辛，性凉云温非，能升能降，力润燥和血，性气薄而味厚，入胃大肠肝胆四经。秦艽味苦能降，带辛能润，又气香而性凉，故独专治燥。盖燥因血热，渐至血亏，大肠本属阳明燥金，若血液衰耗，则大便干结，煎熬肺金，不生肾水，至肺肾肠胃俱燥，诸症蜂起。咽干口渴，烦闷痞满，皮肤燥痒，通身挛急，肢节疼痛，及牙痛眼涩，浮肿黄疸，疳积酒毒，肠红痔漏，皆宜用此清利脏腑而不推荡，真良品也。且助天麻治风热头晕，同柴胡疗骨蒸潮热，合紫菀润肠利便，佐牛膝利血滋阴，俱有神效。《本草乘雅半偈》帙五：参曰：根有罗纹，左旋者入药，盖天道左旋，而人生气从之。《经》云：自古通天者生之本，天地之间，六合之内，其气九州岛九窍，五藏十二节皆通乎天气。数犯此者，则邪气伤人，内闭九窍，外壅肌肉，卫气散解，是以《本经》用治寒热邪气，或风寒湿痹，致骨节水道，反从地道右旋者，使顺天运，以转玉玑。数犯此者，此字指生气言。《别录》诸家，用治转胞口噤，目暗耳鸣，即九窍内闭。用治痈疽黄疸，传尸骨蒸，即肌肉外壅。用治手足不遂，通身挛急，即卫气散解。设左右无别，天道逆矣。《本草汇笺》卷一：秦艽乃利阳明湿热之药，或以为治燥者，未必确也。且《本经》亦止言其下水，利小便耳。若以治大便干结，盖或藉其推荡脏腑之力，非治燥也。凡阳明有湿，则身体酸疼烦热，有热则日晡潮热骨蒸，此为要药。凡病手足不遂，黄疸烦渴之症，在所必须。产秦地，而根作罗纹交结，以左文者良，右文者即发脚气。伤寒烦渴，心神燥热也，何以亦用秦艽？专取其去热耳。然必与牛乳合用，以润心家之燥。《本草述》卷七下：秦艽本微温之气，其味苦优而辛逊之，苦先而辛继之，是自下而上也。然温气出自地，辛味根于苦，升已而降，自返其始，则又是自上而下也。其自地而升者，为达天气，复自天而降者，为达地气，故三阴三阳之经，无有或壅以为病，皆本于出地之风，能举阴以升，而还能合阴以降也，所以贵乎左旋者此耳。夫肢节痛，似为湿病，通身挛急，是为风病，而独以风剂名此味，正谓风虚则天气不达于上而病于湿，风淫则地气不达于下而病于风。总藉出地之风化，以一升一降转旋之，故止归其功于风耳。中梓谓为风药中润剂，散药中补剂，岂不然哉？但罗纹贵于左旋者，请悉其义。曰：天体左旋，而人身之阳犹是自左而升。盖离阴则无阳，肝之居左，主人身血分，故阳之升者，必由于左也。阴静而阳动，静为动之本，动为静之先，阳不升，则地气亦不升矣。《经》云：升者谓天，升已而降。降者谓地，是升则属阳，降则属阴，阴降而阳随之，俱返其所自始也。故天之东升西降，而人亦犹之矣。使不本于天气之左旋以为东升，乌能使地气上升。俾阳之不离于阴者，遂得右旋以降，且返其始而旋转不息乎？斯谓之履端于始，序乃不忒者也。**《本草汇》卷九**：秦艽，散而能泻之药也。本手足阳明经药，兼旁通乎肝胆，故手足不遂，黄疸酒毒之病须之，取其去阳明之湿热也。阳明有湿，则身体酸疼；烦躁有热，则日晡潮蒸。艽为风药中润剂，散药中补剂，虽主风湿，而长于养血，是以能退热舒筋，养血有功也。盖血活则风灭，湿去则筋荣，故疗风不问新久，通身挛急，四肢节痛，恒用之者。治风先治血，血行风自灭之意乎？世俗不知其功能本于祛风，凡遇痛症，动辄用之，失其旨矣。若下部虚寒，及小便不禁，大便滑者，忌用。**《本草新编》卷三**：或问：秦艽散风邪之品，前人称其能去骨蒸传尸，而吾子不敢信，使余疑信相半，幸为我论之。曰：骨蒸，痨瘵之渐也，内无真阴之水，以冲养其骨中之体，故夜发热而日不热也。且夜热之时，热在骨中，而肉皮之热反轻。此非外有邪犯，亦非邪入骨中，乃精自内空。必须填补真阴，少加退阴火之味，始能奏效。秦艽止能散内风，病既无风，用之不益加内热乎。传尸之症，乃劳瘵之已成也，内生尸虫，食人精血，以致咳嗽不已，日事补阴尚难奏效，况益之以散风利水之药，以重其虚乎。此余之所不敢信，而亦天下之所宜共信余言者也。**《本草崇原》卷中**：秦艽气味苦平，色如黄土，罗纹交纠，左右旋转，禀天地阴阳交感之气，盖天气左旋右转，地气右旋左转，左右者，阴阳之道路。主治寒热邪气者，地气从内以出外，阴气外交于阳，而寒热邪气自散矣。治寒湿风痹，肢节痛者，天气从外以入内，阳气内交于阴，则寒湿风三邪，合而成痹，以致肢节痛者，可愈也。地气运行则水下，天气运行则小便利。

《本草经解要》卷一：秦艽气平，禀天秋降之金气，入手太阴肺经。味苦无毒。得地南方之火味，入手少阴心经。气味俱降，阴也。皮毛属肺，外感之邪气从皮毛而入者，或寒或热，感则肺先受邪。秦艽入肺，味苦能泄，所以主之。风寒湿三者合而成痹，痹则血涩不行矣。味苦入心，心主血。苦能散结，血行痹自愈也。肢节痛，湿流关节而痛也。秦艽气平降肺，肺气行则水道通，水道通，则湿下逐矣。其下水利小便者，皆通水道之功也。**《要药分剂》卷一**：鳖按：感受风寒发热，遍身疼痛，必以秦艽治之，以其能散结除邪也。并能养胎。**《本草求原》卷一**：前贤以为风药中润剂，散药中补剂，无论风虚风实、肺虚虚劳、肺实热劳，一挟客邪，症见寒症，或浮肿，皆可投主剂，血虚补血，气虚补气。而佐此行气活血络以祛风逐湿。倘气血虚痛号与下体虚寒酸痛枯瘦、非关客邪，而小便清利者，咸忌之。今人不辨左纹右纹，一遇痛症即用之，误矣。按：秦艽，纹右旋者，发脚气，不堪用。左旋者，治风湿为良。盖天体左旋，人之脏腑窍络皆通天气，阳左升，阴乃右降。人身直者为经，横者为络，络之下注者为孙，外邪由孙入络而后陷于经。若客邪外伤，则肝不左升，肺亦不右降，是以经络不通而壅闭散解之症作也。

【附方】《药性粗评》卷二：伤寒烦热。以一两去苗，细剉，用牛乳一大盏，煎至六分，去滓，待温，不拘时分为二服。发背起初。凡发背疑似者，即便以秦艽剉，用牛乳煎服，微利而差，不利再服。黄疸成痨。不拘五种黄病，皮肤眼睛俱如金色，心热口干，小便赤涩者，秦艽五两，牛乳三升，煮取一升，去滓纳芒硝一两，分服。小便闭塞。凡腹中满闷，小便不通者，此为恶证。以秦艽一两，去苗，剉，水一大盏，煎取七分，去滓，食后分为二服，差。

《太乙仙制本草药性大全·仙制药性》卷二：治伤寒心神热燥，口干烦渴。用一两，去苗，细剉，以牛乳一大盏，煎至六分，去滓，不计时候分温二服。治小便难，腹满闷，不急疗之杀人。用一两，以水二大盏，煎七分，去滓，食后服。治黄疸。皮肤、眼睛如金色，小便赤，取五两，牛乳三升，煮取一升，去滓，〔内〕芒消一两服。凡发背疑似者。须便服秦艽牛乳煎，当得快利，三五行即差。又治黄方。用秦艽一两，细剉，作两贴，以上好酒一升，每贴半升酒，绞取汁，去滓，空腹分两服。

《本草汇言》卷一：治风寒湿热，郁蒸成黄疸。用秦艽、茵陈各五钱，水煎服。王氏方。○治风寒湿热，壅闭经络，成痿痹瘫痪诸证。用秦艽、苍术，米泔浸，晒干，各四两，草薢、黄柏、羌活、当归、红花各二两，分作十剂，水煎服。○治肠风便血，或白带白浊不止。用秦艽八两，黄连、炮姜各一两，共为末，每早服三钱，白汤下。○治骨蒸夜热。用秦艽、地骨皮各三钱，水煎服。

菊花参《滇南本草》

【释名】金钱参、一颗松《滇南本草》。

【集解】《校补滇南本草》卷上：形似菊花，贴地而生，根似鱼眼。《本草纲目拾遗》卷三：菊花参产云南东川府巧家汛江边，叶似菊花。

【气味】性微寒，苦味微甘。《滇南本草》卷中。

【主治】治男妇虚损劳伤，午后怕冷，夜间发热，天明出汗，自汗，五心烦热。《滇南本草》卷中。同人参，力较逊。《本草纲目拾遗》卷三。

【发明】《滇南本草图说》卷三：此药世俗轻看，昔吴王劳疫多痰，日夜恍惚，不省人事，身似火盆。有内人陈圆圆用此一剂，精神照常。后问何药有此大功，圆圆奏

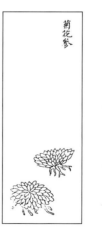

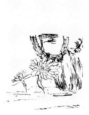

图 11-27-1 菊花参《滇南》　图 11-27-2 菊花参《滇南图》

曰：菊花参。王使民寻此，赏金钱一文，故名金钱参。《校补滇南本草》卷上：采取用之，煮鸡食补血，煮猪肉食补肾，煮羊肉食补气。单食此参，退虚烧热症，神效。

【附方】《滇南本草》卷中：治劳伤、气血久虚弱，热不退、形体消瘦者效。金钱参五钱、笋鸡一只，去肠，将参入腹内。共合一处，煮烂食之。亦有不用鸡，单剂水煎，点水酒、童便服亦可。

白鲜《本经》

【释名】地羊膻《本草品汇精要》。

【集解】《植物名实图考》卷七：《图经》：叶如槐，花似小蜀葵，根似蔓菁，俗名金雀儿椒。其苗可茹。今湖南产一种白鲜皮，与此异，别入草药。

【修治】《药性要略大全》卷五：阴干，去骨用根皮。《本草述》卷七下：修治水洗，去粗皮。

【气味】味苦、咸，寒，无毒。《图经本草药性总论》卷上。入脾、胃、肺、大小肠。咸，寒，无毒。《医经允中》卷二〇。

【主治】治筋弱，去头风，手足顽痹。通关节，利九窍，清便通淋。疗遍身黄疸湿痹，手足不能屈伸。治一切癞毒风疮，眉发因而脱落。消女人阴肿或产后余疼，止小儿惊痫并淋沥。咳逆，时热发狂饮水，多多煎服尤宜。葛洪治鼠瘘有脓，熬白鲜皮膏，吐出立愈。李兵部理肺嗽不已，制白鲜皮汤饮下即差。《太乙仙制本草药性大全·仙制药性》卷二。通淋，治女人阴痛肿。《药性要略大全》卷五。

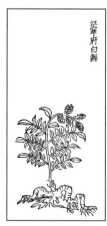

图 11-28-1　江宁府白鲜《图经（政）》

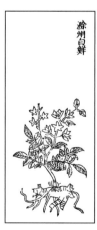

图 11-28-2　滁州白鲜《图经（政）》

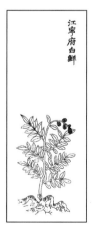

图 11-28-3　江宁府白鲜《图经（绍）》

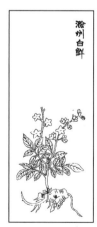

图 11-28-4　滁州白鲜《图经（绍）》

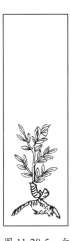

图 11-28-5 白
鲜《歌括》

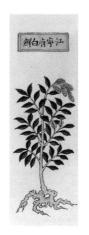

图 11-28-6 江宁
府白鲜《品汇》

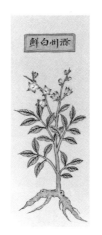

图 11-28-7 滁州
白鲜《品汇》

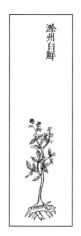

图 11-28-8 滁
州白鲜《蒙荃》

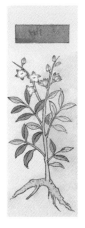

图 11-28-9 白
鲜《雷公》

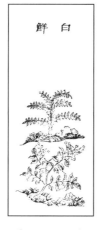

图 11-28-10 白
鲜《三才》

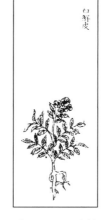

图 11-28-11 白鲜
皮《原始》

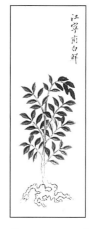

图 11-28-12 江宁
府白鲜《草木状》

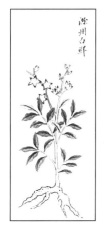

图 11-28-13 滁州
白鲜《草木状》

图 11-28-14 白鲜
《本草汇》

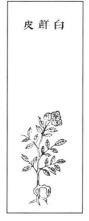

图 11-28-15 白鲜
皮《类纂》

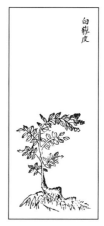

图 11-28-16 白鲜
皮《备要》

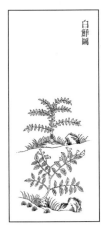

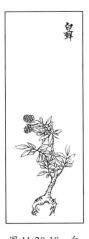

图 11-28-17　白鲜
《草木典》

图 11-28-18　白
鲜《图说》

【发明】《药性解》卷四：白鲜皮入肺经，故能去风；入小肠，故能去湿。夫风湿既除，则血气自活，而热亦从此逝矣。《本草经疏》卷八：白鲜皮禀天地清燥阴寒之气，其味苦寒。《别录》兼咸无毒。降多于升，阴也。入足太阴、阳明，兼入手太阳。苦能泄热，寒能除热，故主头风有火证。性寒而燥，能除湿热，故主五疸。咳逆者，实火上冲也。得寒而散，则咳逆止矣。淋沥及女子阴中肿痛，亦皆下部湿热乘虚客肾与膀胱所致也。湿痹死肌，不可屈伸起止行步者，地之湿气，感则害人皮肉筋脉也。脾主四肢，恶湿而喜燥，今为湿邪所干，故四肢不安也。时行腹中大热，因而饮水、大呼欲走者，邪热盛也。小儿惊痫，亦热则生风之候也。散湿除热，蔑不济矣。妇人产后余痛，应是血虚而热，非所宜也。《药镜》卷四：入肺经以去风，入小肠以去湿。风湿既除，则血气活，杨梅痹癣自光。风热不生，则膀胱利，阴痛惊痫自止。《本草述》卷七下：白鲜根皮，始尝之味微咸，后微辛，后即纯苦，苦中复有微辛。本草言其气寒。夫咸入血，苦寒之性有辛，而合之以入血，宜能清散血中之滞热矣。《经》曰：肝臭臊，在《月令》曰膻，膻与臊同。鲜根之臭绝膻，当是木气，且肝为藏血之脏，则此味不应入肝乎？中风证牛黄散，内治心脏中风，恍惚恐惧，闷乱不得睡卧，语言错乱，方中用白鲜皮。见《准绳》。按：鲜皮本入肝，而曰治心脏中风者，肝固风脏，然由母以病子也。况采之唯春，入夏则虚恶，是非专禀木之用乎？卢复所言，固胜于时珍、希雍也。故甄权云治一切热毒风，恶风。盖肝为风木，不独血虚能生风，即血滞者亦然。血之滞也，不独寒能泣之，即热而气伤者亦能泣之。此味于是有专功，谓其通关节，利九窍及血脉者，不谬也。虽然，肺主诸气而应乎金，他味之本于风木者多矣，何独此味膻臭触人乎？盖木借金之气以达，故其臭独异。如是，即其色白可知矣。卢氏曰：脾以肝为用，亦可除湿。此语诚然。但脾以肝为用，而此之藉金气以达者，肝更藉肺为用以致于脾，脾因肝之血和，肺之气达，而湿热乃散，故治湿痹及黄疸证。《本草汇》卷九：白鲜皮禀天地清燥阴寒之气，故其气寒而善行，为脾胃两家去湿热药也。又为诸黄、风痹要药。世医施之疮科者，浅矣。然多服亦损中气也。同牛膝、苡仁、黄蘗、苍术，能疗足弱顽皮。去下部湿热，多加金银花，佐以汉防己，治下部一切湿疮。若下部虚寒者，虽有湿症，勿用。《本草崇原》卷中：白鲜臭腥色白，气味苦寒，禀金水之精，而治风热之证，主治头风，金能制风也。治黄疸，水能清热也。禀金气而益肺，故治咳逆。禀水气而益膀胱，故治男子淋沥，女子之阴中肿痛。燥气属金，故治湿痹之死肌。水气主骨，故治骨属不可屈伸，及不可起止行步也。《本经续疏》卷四：凡草之根，多于花实后津气返本，方自坚实，独白鲜于花实后则虚耗。岂非取其极升长时津气反下行乎？凡草之气，无论香臭腥臊，多发于枝叶花实，独白鲜藏膻气于根，岂非取其剔幽隐之邪乎？故气之因下蔽而上泄，病之因内不通，而致外结窒者能主之。盖物莫能两大，优于此必绌于彼。头面多汗，咳吐痰涎，究竟所去者少。小便不通不爽，讵非所壅者多，此黄疸、淋沥所由成。惟极于上者，能使之下，斯上者解，而下者亦解矣。且治病之法两源而归并一处，则当两路剿除，两歧而共出一源，则须直探一致。今内之结肿，能缘隙而外溢，外之强直，不得破结而内讧，此女子湿痹死肌，不可屈伸起止行步，只源于阴中肿痛者，可以专攻其内，而外自解也。凡上扰者多风，则下结者为湿。内壅者惟热，则外溢者是风。臭之膻者本属风，既已藏于根柢，则可除上冒外迸之风。味之苦者本化燥，气之寒者本已热，既已托于体质，则可除内郁下蔽之湿热，此其所致虽有两途，然湿热遏甚而拒风，风气阻碍而生湿热，在白鲜功用原可视同一辙。此四肢不安、小儿惊痫、妇人产后余痛之属风，时行腹中大热饮水、大呼欲走之属湿热，不妨举一物而尽治矣。

《本草求原》卷一：此乃诸黄风痹要药。得苍、柏、苡、斛、牛膝，治一切下部湿热顽痹。世人但以此方加防己、银花治下部湿疮，浅矣。《本草思辨录》卷一：白鲜之根作羊膻气，膻属风，宜治在下之风矣。而其根于四五月花开之后，即虚恶无用，是未花之前，其气上注必力，且采于二月风木司令，自于治头风极合。至味苦化燥，气寒已热，又能于湿热大展其用，治淋沥阴肿者，根走极下之验也。治黄疸湿痹者，皮走肌肉之验也。治四肢不安腹中大热饮水者，皮黄白入肺胃之验也。用之于湿热，不必挟风，用之于风，不必挟湿而必挟热，否则于是物无当矣。

【附方】《药性粗评》卷三：鼠瘘已成脓血者。以白鲜皮煎汤，饮一升，当吐出鼠子，自愈。

白鲜皮《植物名实图考》

【集解】《植物名实图考》卷一〇：白鲜皮生长沙山坡。丛生，赭茎，茎多斜刺，交互极密，嫩茎青绿；长叶排生，如蒴藋而有细齿，叶上亦有暗刺甚涩，面绿，背青白。按：形状与《本草》白鲜皮异，别是一种。

【主治】俚医以散痰气、行筋骨。《植物名实图考》卷一〇。

延胡索《开宝本草》

【集解】《太乙仙制本草药性大全·本草精义》卷一：来自安东，生从希国，因避宋讳，改玄为延。形类半夏，色黄如蜡。

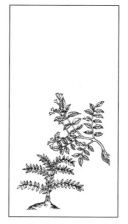
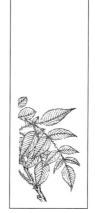

图 11-29-1　白鲜《图考》-1　　图 11-29-2　白鲜《图考》-2

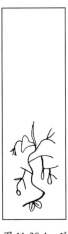

图 11-30-1 延胡索《歌括》

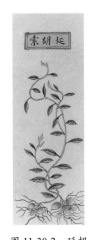

图 11-30-2 延胡索《品汇》

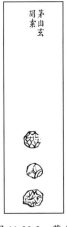

图 11-30-3 茅山玄胡索《蒙筌》

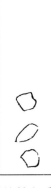

图 11-30-4 西玄胡索《蒙筌》

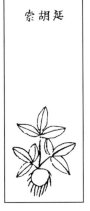

图 11-30-5 延胡索《太乙》

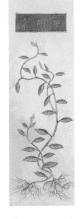

图 11-30-6 延胡索《雷公》

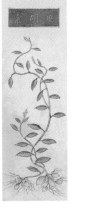

图 11-30-7 延胡索《原始》

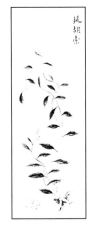

图 11-30-8 延胡索《草木状》

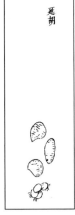

图 11-30-9 延胡《本草汇》

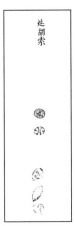

图 11-30-10 延胡索《类纂》

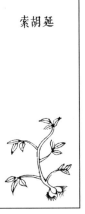

图 11-30-11 延胡索《备要》

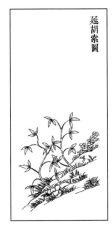

图 11-30-12 延胡索《草木典》

【修治】《太乙仙制本草药性大全·本草精义》
卷一：凡用盐水拌炒，咀片入药。《药镜》卷一：醋
炒血止，酒炒血行。和血用炒，破血用生。《本草通玄》
卷上：上部酒炒用，中部醋炒用，下部盐水炒。

【气味】味苦、辛，温，无毒。入手足
太阴经。《汤液本草》卷三。味辛、苦，气寒，
无毒。阳中之阴，可升可降。《本草约言》卷一。

【主治】主治癥癖结块，月经不调，崩
中淋露，产后血晕、暴血诸病，破血散风，
通经络，暖腰膝，愈扑损，凡血证皆宜之。《药
性粗评》卷三。破血调经，崩淋血运血冲诸血，
除风利气，活血，破癥瘕瘀血，落胎。治心气小腹痛有神，通肾经，利小便。《分
部本草妙用》卷六。

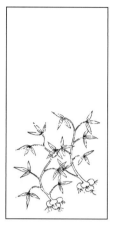
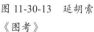
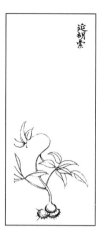

图 11-30-13　延胡索
《图考》

图 11-30-14　延
胡索《图说》

【发明】《泊宅编》卷八：周离亨尝言作馆职时，一同舍得疾，遍体疼，每作殆不可忍，都
下医或云中风，或云中湿，或云脚气，用药悉不效。疑气血凝滞所致，为制一散，饮之甚验。予
未及问所用药，沉思久之，因曰：据此证，非延胡索不可。周君大骇曰：何以知之？予曰：以意
料之，恐当然耳。延胡索、桂、当归等分，依常法治之为末，疾作时，温酒调三四钱，随人酒量
频进之，以知为度。盖延胡索活血化气第一品也。其后赵待制霆道引失节，支体拘挛，数服而愈。《本
草纂要》卷二：乃破血之要药也。主产后诸病，因血所为。或积聚而停结，或蕴蓄而瘀滞，或胀，
或满，或瘕，或痛，或月水不调而腹中结块，或崩中淋沥而漏下不止，或恶露上逆而恶心眩运，
是皆妇室血分之病，必以此剂治之者也。又于男子可治之症，然而心气痛，小腹痛，暴腰痛，疝
瘕痛，此又血分之痛也，而亦俱可用之。用之法何如？彼欲其行血，则当以酒制；欲其止血，
则当以醋炒；欲其破血，则当以生用；欲其调血，则当以炒用。苟使非血之病用之，无益也。奚
其宜。《本草约言》卷一：破结血而止痛，活滞血而调经，治产后败血之要药也。《珍珠囊》云：
活精血，疗产后之疾。调月水，主胎前之证。即延胡索因避宋讳，改玄为延。专止痛调经及产后
诸疾，为女〔科〕中之要药，亦治男子心气小腹痛。○玄胡索辛温入肺脾，主破血滞之药也，兼
止痛。《药性解》卷二：玄胡索可升可降，为阴中之阳，故能行上下四经。此理血之剂也，苟非
血症，用之无益。《本草经疏》卷九：延胡索禀初夏之气，而兼得乎金之辛味，故味辛气温而无毒。
入足厥阴，亦入手少阴经。温则能和畅，和畅则气行。辛则能润而走散，走散则血活。血活气行，
故能主破血，及产后诸病因血所为者。妇人月经之所以不调者，无他，气血不和，因而凝滞，则
不能以时至而多后期之证也。腹中结块，产后血晕，暴血冲上，因损下血等证，皆须气血和而后
愈，故悉主之也。崩中淋露，利守不利走，此则非与补气血药同用，未见其可。《本草汇言》卷一：

玄胡索：《开宝》通经络，李东垣行血中气滞、气中血滞之药也。保心字稿凡治男妇长幼一身上下诸因气滞血滞为病者，然于妇人为尤宜。故病血气积聚，腹中结块，癥瘕胀满；或崩中淋沥，漏下不止；或恶露攻冲，恶心眩晕，是皆妇人血分之病也。又于男子可治之证，疝核痛，暴腰痛，心胃卒痛，小腹胀痛，是皆厥阴气分之病也。俱以此药治之。凡用之行血，酒制则行；用之止血，醋制则止；用之破血，非生用不可；用之调血，非炒用不神。随病制宜，应用无穷者也。但性味温辛，能走而不能守，故经事先期，与一切血热，或崩中淋露，应用补气血、凉血清热药者。一切辛走之药，法所必禁。《分部本草妙用》卷六：玄胡索行血中气滞，气中血滞，专理一身上下诸痛。舒筋，疗疝破积除壅，妙不可言。乃活血下气，第一品神剂也。止有胎者忌用。《医宗必读》：玄胡索走而不守，惟有瘀滞者宜之。若经事先期，虚而崩漏，产后血虚而晕，万不可服。《药品化义》卷二：元胡索属阴中有阳，体实而小，色黄，气和味苦重，略辛云甘非，性凉，能降，力破血滞，性气薄而味〔重〕厚，入脾胃肺肝四经。元胡味苦能降，辛利窍，色黄入脾。盖脾主统血，管理一身上下，血中气滞，气中血滞。用醋炒，治胸膈胃气痛，小腹肝气疼。酒拌炒，治经水不调，崩中淋沥，产后恶露。生用，凡血凝滞者俱皆疗治。但行血之品，胎前忌用。择色如黄金粗大者佳。《本草述》卷七：夫水与血，是一是二，金孕水之元，而木达水之化，岂非血为体，而血中之气即其用欤？时珍所谓能行血中气滞，气中血滞，是亦近之。第不如之颐所谓属血中之气药，气中之用药者，更为中的也。故此味不得同于破血之剂，更不得以疏气耗气诬之矣。之颐能不作犹人语哉。虽然，以血为体者，心主血，肝藏血，故治心痛小腹痛有神。肾者水脏，具有血海。故治肾气，止暴腰痛，血中之气为用者。〇之颐云气之所不嘘，即血之所不濡。此二语须理会。如医案女子食荞面而怒，痛于胃脘当心，医用吐下，行气化滞药，药反吐，且便秘三日。盖不知气之所留，即病乎血也。故以此味为末，温酒调下而愈。又一人五旬，外病痢，腹痛且危，此湿热伤气，即病乎血凝也。亦用此末，米饮服之愈。又一人遍体痛至极，治以中风，或中湿，或脚气，俱不应。盖冷滞乎气，即泣其血也。故此味同当归、桂心为末，温酒服而愈。又有导引失节，肢节拘挛者，亦用此末而愈。然则就气病以泣血，欲活血而即化气者，此味果为要剂矣。《本草汇》卷一〇：延胡索，活血化气之神药也。惟其气血兼理，故能行血中气滞，气中血滞，通理一身上下诸痛，往往独行功多。时珍云：昔有王妃食面着怒，病脘心痛，诸药皆不效。因思《雷公炮炙论》云：心痛欲死，速觅延胡。用此痛止。又有人遍体痛不可忍，中风中湿中气之药，无不杂投。周离亨言是气血凝滞也。用玄胡、归、桂，酒服遂止。乃知延胡是活血化气第一品药也。然走而不守，惟有瘀滞者宜之。若经事先期，虚而崩漏，产后虚而晕，血热百病，皆应补气凉血清热，一切辛走之药，万不可服。《本草详节》卷二：玄胡索能行血中气滞，气中血滞，故治一身上下气痛，乃治血化气要剂。往往独行多功，杂以他药便缓。若崩中淋露，利守不利走，非同大补气血药用不可。《本草新编》卷三：调月水气滞血凝，止产后血冲血晕，跌扑损伤，下血崩淋，心腹卒痛，小肠胀疼，皆能主治。乃气血中佐使之品，可偶用见长者也。产后亦宜少用，非曰用之于补气、补血之内便可肆然多用耳。或问：延胡索乃妇人所宜用，而子曰宜慎用者，何也？延胡索，破气、破血之药也。无气之滞，无血之瘀，用之能安然无恙乎。用之于补血、补气之内，补血而不能救其破血之伤，补气而不能救其破气之损，况全无补剂，其伤损之大，更何如哉。《冯氏锦囊秘录》卷三：延胡索，行气中血滞，血中气滞，通理一身上下诸痛，往往独行功多，故调经药中常用之。然既无益气之情，绝少养荣之义，徒仗辛温，攻凝逐滞，虚人当兼补药同用，否则徒损无益。《本经逢原》卷一：延胡索色黄入脾胃，能活血止痛，治小便溺血。得五灵脂同入肝经，散血破滞。《炮炙论》曰，心痛欲死，急觅延胡，以其能散胃脘气血滞痛也。盖当归、芍药调腹中血虚痛，延胡、五灵治胸腹血滞痛。又延胡善行血中气滞，气中血滞，与当归、桂心治一身上下诸痛，及经癸不调，产后血病，往往独行多功，杂他药中便缓。按延胡走而不守，惟有瘀滞者宜之。若经事先期，虚而崩漏，产后血虚而晕，咸非所宜。

【附方】《药性粗评》卷三：产后血证。延胡索一二钱，为细末，温酒调服，妙。

《太乙仙制本草药性大全·仙制药性》卷一：治产后秽污不尽腹满方。延胡索末，和酒服一钱，立止。○治堕落车马，筋骨疼痛不止。用延胡索一两，捣罗为散，不计时候，以豆淋酒调下二钱。○治膜外气及气块方。延胡索不限多少，为末，猪胰一具，切作块子，炙熟，蘸药末食之。○治产后心闷，手脚烦热，气力欲绝，血晕连心头硬，及寒热不禁。延胡索熬捣为末，酒服一钱匕。止心痛亦酒服。

《本草汇言》卷一：治男妇血气积聚，腹中结块，癥瘕胀满，或崩中淋沥，漏下不止；或秽露攻冲，恶心眩晕。用玄胡索四两醋浸，炒，当归身、川芎各一两五钱酒洗，炒，香附三两、童便浸炒，炮姜灰、牡丹皮焙各二两，共为末，水发为丸梧子大，每早服三钱，白汤下。《方氏本草》。○治妇人女子经血不调，为一切腹内胀满、痛滞诸疾。用玄胡索醋炒，益母叶酒炒，香附米童便浸炒，当归、川芎俱酒炒，各二两，共为末，炼蜜丸如梧子大，每早晚各食前服三钱，白汤下。里寒大便不实者，加肉桂、木香、白术各一两。元本虚弱者，加人参、黄耆各一两。

老鸦草 《本草求原》

【集解】《本草求原》卷三：老鸦草花如雀仔。

【气味】淡、苦，辛，微温。《本草求原》卷三。

【主治】祛风消肿，治风痰，壮筋活络。《本草求原》卷三。

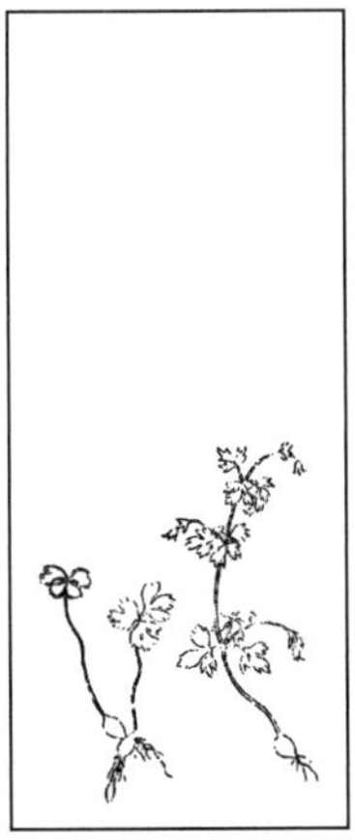

图 11-32-1 天葵
《图考》

天葵《校补滇南本草》

【释名】一粒金丹、洞里神仙、野延胡、飞来牡丹《本草纲目拾遗》、夏无踪《植物名实图考》。

【集解】《本草纲目拾遗》卷五：叶似牡丹而小，根长二三寸，春开小紫花成穗，似柳穿鱼，结子在枝节间，生青老黄，落地复生小枝，子如豆大，其根下有结粒，年深者大如指，小者如豆，一种黄花者乃菫属，根上亦无子，采取不可误用。《植物名实图考》卷一三：初生一茎一叶，大如钱，颇似三叶酸微大，面绿背紫；茎细如丝，根似半夏而小；春时抽生分枝极柔，一枝三叶，一叶三叉，翻反下垂；梢间开小白花，立夏即枯。按《南城县志》：夏无踪子名天葵，此草江西抚州、九江近山处有之，即郑樵所谓菟葵，即紫背天葵者。春时抽茎开花，立夏即枯，质既柔弱，根亦微细，寻觅极难，秋时复苗，凌冬不萎。土医皆呼为天葵。南城与闽接壤，故渔仲稔知之。此草既小不盈尺，又生于石罅砌阴下，安能与燕麦动摇春风耶？建昌俚医以敷乳毒，极效。

【气味】性寒，味苦、辛。《校补滇南本草》卷下。

【主治】散诸疮肿，攻痈疽，排脓定痛。治瘰疬，消散结核。治妇人奶结，乳汁不通，红肿疼痛，乳痈乳岩，坚硬如石，服之或散或溃。《校补滇南本草》卷下。治跌打损伤风气，消痈肿、便毒、瘰疬、天蛇毒、鸦翅毒，捣敷火丹、痔肿、风痹、闪肭腰痛。《本草纲目拾遗》卷五。

【附方】《本草纲目拾遗》卷五：肿毒初起。取一粒金丹根上子一两，捣汁，陈酒和服，并治瘰疬初起。《百草镜》。

地锦苗《救荒本草》

【释名】五味草、金钩如意草《滇南本草》。

【集解】《救荒本草》卷上之后：地锦苗生田野中。小科苗高五七寸，苗叶似园荽音虽，叶间开紫花，结小角儿。《植物名实图考》卷一二：地锦苗，江西园圃平野多有。春初发生茎，叶似胡荽而叶末稍圆，梢杈开紫花如小鱼形，参差偃仰，跗当花中，尾尖首硕，有两小瓣，开合如唇；花罢结角，入夏渐枯。按《救荒本草》：地锦苗生田野中，小科苗高五七寸；茎叶似园荽，叶间开紫花，结小角豆儿。苗叶味苦，煤熟浸净，油盐调食，即此。滇南谓之金钩如意草，一名五味草。《滇本草》：味有五，故名五味。性微寒，祛风明目，退翳，消散一切风热肺劳、咳嗽发热、肝劳发热、怕冷，走筋络，治筋骨疼、痰火等症。

【气味】味苦。《救荒本草》卷上之后。味有五，故名五味，性微寒。《滇南本草》卷中。

【主治】祛风，明目通翳，消散一切风热。肺劳咳嗽，发热，肝劳发热，怕冷。走筋络，治筋骨疼，痰火等症。《滇南本草》卷中。

【发明】《滇南本草》卷中：昔太华山赵道人，久服此草，轻身延年，聪耳明目。

 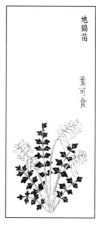 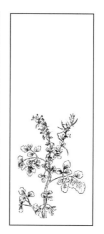

图 11-33-1 地锦苗《救荒》　图 11-33-2 地锦苗《博录》　图 11-33-3 地锦苗《图考》

【处方】《滇南本草》卷中：治眼目生玉翳，或生露翳青盲。五味草二钱、谷精草一钱、木贼草五分、青葙子五分，共合一处，煎汤服。

土当归《本草纲目拾遗》

【集解】《本草纲目拾遗》卷五：荷包牡丹之根，今人呼活血草，即土当归也。《植物名实图考》卷二七：《花镜》：荷包牡丹，一名鱼儿牡丹。以其叶类牡丹，花似荷包，亦以二月开，因是得名。一干十余朵，累累相比，枝不能胜压，而下垂若俯首然，以次而开，色最娇艳。根可分栽，若肥多则花更茂而鲜。黄梅雨时亦可扦活。按此花北地极繁，过江渐稀。或以为即当归，误。

【主治】汪连仕云。用其根捣汁，酒冲服之，令人沈醉，金疮之圣药也。《本草纲目拾遗》卷五。

红毛参《本草纲目拾遗》

【集解】《本草纲目拾遗》卷三：《百草镜》：漳泉估舶从红毛带来，绝不类参形，长而粗，长者有三四尺，色紫黑，粗者如拇指，折之中有白点痕，有起花纹，与建参相似。

【主治】止泻痢如神。《本草纲目拾遗》卷三。

马尾丝《本草纲目拾遗》

【集解】《本草纲目拾遗》卷四：《台志略》：此草叶细而长，花红而小，根如荔子核，黄色，多细丝如发，不拘鲜干，皆可用。

【主治】治蛇蜂诸毒。《本草纲目拾遗》卷四。

黄精《别录》

【集解】《宝庆本草折衷》卷九：生嵩阳（即嵩山）及茅山、滁、丹、兖、解、商、相、洪州、荆门军、永康军。今南北处处山谷有之。续说云：《局方》预知子丸用黄精乃蒸熟。按钩吻一名野葛，入口则钩人喉吻而致毙。《琐碎录》乃谓钩吻花紫，而黄精花黄白也。或误中钩吻毒者，宜服葛根、羊血、桂心、葱涕，皆可以解之。《植物名实图考》卷八：黄精《别录》上品。《救荒本草》谓其苗为笔管菜，处处有之。《抱朴子》云花实可服食。今医方无用者，山西产与《救荒》图同。零娄农曰：黄精一名葳蕤，既与委萎同名。黄帝问天老，曰：太阳之草，可以长生。而《本经》乃只载委萎。至《别录》始出黄精。按图列十种，丹州、相州细叶四五同生一节；余皆竹叶，宽肥对生。《救荒本草》亦云：二叶、三叶、四五叶对节而生，而葳蕤叶似竹叶，阔短而肥厚，又似百合叶颇窄小，根似黄精而小异。然则二物有别耶、无别耶？宋《图经》：黄精苗高一二尺以来，叶如竹叶而短，两两相对。不言四五叶同生一处。葳蕤茎干强直似竹，箭竿有节，叶狭而长，表白里青，与《尔雅注》符。则宽叶为黄精、细叶四五同生一节者为葳蕤。如此分别，自为瞭目。但药肆所售，玉竹细白极黏，与黄精全不相似。或即《图经》所谓多须者。余采得细视，有细叶而多白须，如药肆所售者；亦有大根与黄精同者。土医谓根如黄精者是葳蕤，多白须者乃别一种，用之甚无力，其说乃与古合。滇南山中尤多黄精、葳葳，春初即开花，黄精高至五六尺，四面垂叶，花实层缀，根肥嫩可烹肉，大至数斤重，其偏精及钩吻，皆以夏末秋初开花，偏精矮小，钩吻有反钩，根皆不肥，土人颇能辨之。太阴太阳之说，相传自古。苏恭独创为钩吻蔓生之说，后人遂以黄精、钩吻绝不相类。东坡谓恭注多立异，又喜与陶公相反，几至于骂者。然细考之，陶未必非，恭未必是。余谓陶说有未确，然尚为疑似之词。苏则武断者多，其不如陶远矣。采黄精而并得钩吻，是何异刺人而杀，而诿之曰兵？所幸极阴之地，毒草所丛，采灵药者所不至；而极阳所照，毒物必歼，故误者绝少。否则著书非贻害哉？又按：黄精，原有对叶及数叶同作一层者，《图经》虽列十种，大体不过两端，今江湘皆对叶，滇南数叶一层，其根肥大无异。按：与黄精相似者，除钩吻、偏精外，湘中代以山姜。其根色极相类。又有一种观音竹，滇中谓之淡竹，其茎紫叶柔，都不分别。惟梢端发杈生枝间，花微紫为异，此十图内或不免有形似者耶。《植物名实图考》卷一〇：滇黄精根与湖南所产同而大，重数斤，俗以煨肉，味如山蓣；茎肥色紫，六七叶攒生作层，初生皆上抱；花生叶际，四面下垂如璎珞，色青白，老则赭黄。此种与钩吻极相类。滇人以其叶不反卷、芽不斜出为辨。按《救荒本草》钩吻、黄精，茎不紫、花不黄为异。今北产茎绿、滇产茎紫，又恶可以此为别？大抵北地少见钩吻，故皆言之不详，具见毒草类。

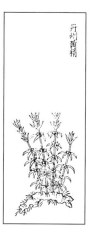

图 11-37-1 丹州黄精《图经（政）》

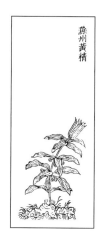

图 11-37-2 滁州黄精《图经（政）》

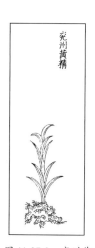

图 11-37-3 兖州黄精《图经（政）》

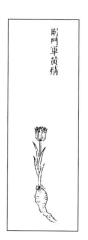

图 11-37-4 荆门军黄精《图经（政）》

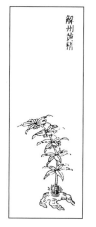

图 11-37-5 解州黄精《图经（政）》

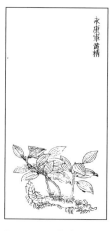

图 11-37-6 永康军黄精《图经（政）》

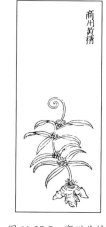

图 11-37-7 商州黄精《图经（政）》

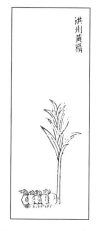

图 11-37-8 洪州黄精《图经（政）》

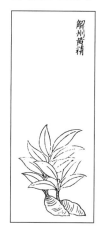

图 11-37-9 解州黄精《图经（政）》

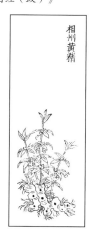

图 11-37-10 相州黄精《图经（政）》

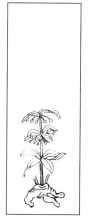

图 11-37-11 黄精《歌括》

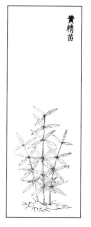

图 11-37-12 黄精苗《救荒》

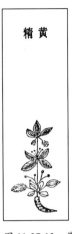

图 11-37-13　黄
精《救荒》

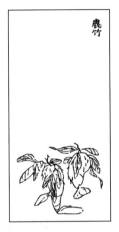

图 11-37-14　鹿竹
（黄精）《滇南》

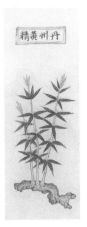

图 11-37-15　丹
州黄精《品汇》

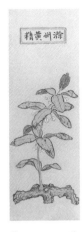

图 11-37-16　滁
州黄精《品汇》

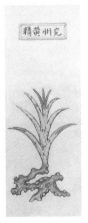

图 11-37-17　兖
州黄精《品汇》

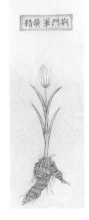

图 11-37-18　荆
门军黄精《品汇》

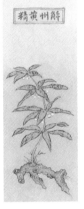

图 11-37-19　解
州黄精《品汇》

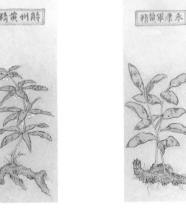

图 11-37-20　永
康军黄精《品汇》

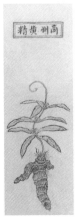

图 11-37-21　商
州黄精《品汇》

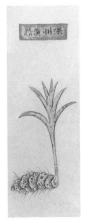

图 11-37-22　洪
州黄精《品汇》

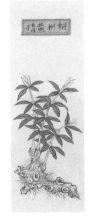

图 11-37-23　相
州黄精《品汇》

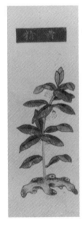

图 11-37-24　黄
精《食物》

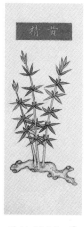

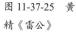

图 11-37-25 黄
精《雷公》

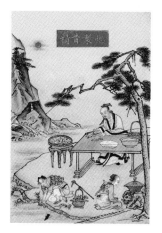

图 11-37-26 炮制黄精《雷公》

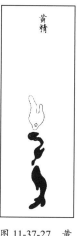

图 11-37-27 黄
精《原始》

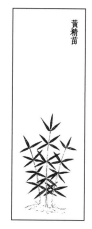

图 11-37-28 黄
精苗《博录》

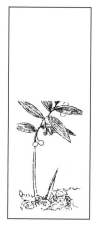

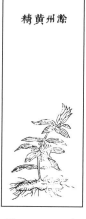

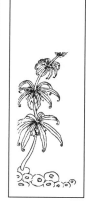

图 11-37-29 黄
精《图考》

图 11-37-30 滁
州黄精《图考》

图 11-37-31 滇
黄精《图考》

【修治】《医宗粹言》卷四：制黄精法：黄精鲜者，用水煮，勿动盖，直煮烂熟，滤起晒干，复蒸之，又晒，若果九蒸九晒，食之可以延年，久服令人飞升。《本草汇言》卷一：二八月采根，以溪水洗净，虽曝燥，亦柔润有脂。甑上蒸熟、黄黑色。《本草从新》卷一：去须，九蒸九晒用。每蒸一次必半日方透。

【气味】味甘、微苦，平，无毒。《食物辑要》卷六。

【主治】能补肾益津。《医方药性·草药便览》。肺益脾，生气血，去风湿，明目乌须。《食物辑要》卷六。补中益气，去湿杀虫。《医宗必读》。安五脏，补中气，健脾胃，润心肺，壮元阳，除风湿，久服轻身延寿，小儿羸瘦，多啖更佳。《医经允中》卷一八。功专补诸虚，安五藏。得枸杞补精益气，得蔓菁养肝明目。《得宜本草》。补脾胃之精，润心肺之燥。《玉楸药解》卷一。补益中气，润养精血。《药性切用》卷三。

【发明】《本草发明》卷二：黄精甘而平，补性和缓，制料他药为佳，非攻疾药也。《药性解》卷三：黄精甘宜入脾，润宜入肺，久服方得其益，实胜于根，花胜于实，但难辨尔，与钩吻相似，然钩吻有毛钩二个，误服杀人。《本草经疏》卷六：黄精，君，纯得土之冲气，而禀乎季春之令，故味甘气和，性无毒。其色正黄，味厚气薄，土位乎中，脾治中焦，故补中。脾土为后天生气之源，故益气。中气强，脾胃实，则风湿之邪不能干，故除风湿。五脏之气皆禀胃气以生，胃气者，即后天之气也。斯气盛则五脏皆实，实则安，故安五脏。脏安则气血精三者益盛。气满则不饥，久服轻身延年，着其为效之极功也。虽非治疗之所急，而为养性之上药。故仙经累赞其能服饵驻颜，久而弥胜矣。《药镜》卷三：黄精甘入脾而补中，润入肺而益气。惟其中气强，脾胃实，故能除风湿而壮筋骨，填精髓，而耐寒暑。实胜叶根，花更胜实。丸膏堪饵，酒散并宜。至若美容，加寿轻身断谷，必俟久服修练，斯获兹勋。《本草乘雅半偈》帙八：无缘自生，独得土大之体用，故名黄精。一名戊己芝也。土位乎中，故补中而益中气。为风所侵而土体失，濡湿泥泞而土用废者，黄精补土之体，充土之用，即居中府藏，亦藉以咸安矣。形骸躯壳，悉土所摄，轻身延年不饥，总属土事耳。《本草汇笺》卷一：黄精非治病所需，而为服食之上品。其受气于戊己，专补黄宫，令中气强，脾胃实，则风湿之邪不能干，而五脏自安。仲淳《经疏》列于卷首，《仙经》着其驻颜断谷，久服轻身。且其甘美易食，凶岁可以疗饥，谓之米舗也。《玉楸药解》卷一：黄精滋润醅浓，善补脾精，不生胃气，未能益燥，但可助湿。上动胃逆，浊气充塞，故多服头痛，湿旺者不宜，《本草》轻身延年之论，未可尽信也。《本草求真》卷一：黄精补脾阴。黄精专入脾，兼入肺肾。书极称羡，谓其气平味甘，治能补中益五脏，补脾胃，润心肺，填精髓助筋骨，除风湿，下三虫，且得坤土之精粹，久服不饥，其言极是。时珍曰：黄精受戊己之淳气，故为真黄宫之胜品。土者万物之母，土得其养，则水火既济，木金交合，而诸邪自去，百病不生矣。但其所述逃婢一事，云其服此能飞，不无可疑，究其黄精气味止是入脾补阴，若使挟有痰湿，则食反更助痰，况此未经火煅，食则喉舌皆痹，何至服能成仙？若使事果属实，则人参更得天地中和之粹，又曷云不克成仙耶？细绎是情，殊觉谎谬，因并记之。根紫花黄，叶如竹叶者是，俗名山生姜，九蒸九晒用。《药笼小品》：黄精天生此味以供山僧服食。凡深山皆产，鲜者如葳蕤，须蒸透作黑色。能补脾益肾，其功胜于大枣。一僧患便血，久而不愈，有道友馈数斤，食尽而痊，亦补脾益肾之功也。《本经续疏》卷一：黄精根既黄，干复本黄末赤，是其归根复命的在火土之化，以为补中益气确凿无疑。或谓其献技效能在青白之花，青以胜土而除湿，白以胜木而除风。予则以为牵强附会。谓青属木，独不可以助风乎？谓白属金，独不可以凝湿乎？安在其能除风湿也，且黄精之补中益气，本为除风湿耳，非补中益气、除风湿两分功效也。盖黄精之宽缓犹夷，决非治外受风湿之物。所谓风必淫于外而不反之阳，所谓湿必滞于内而不化之气。惟气滞于内而不化津化血，斯阳淫于外，而不反本还原，此风湿是一气之不谐，非两气之互合矣。不然，乌得以补中益气之物治之耶？且气血阴阳，皆纲维于中焦，惟其脾输心化，方足供一身运动。然脾输赖肝之疏，心化藉肺之布。倘肺不布，则心所化之阳淫于外而为风，肝不疏则脾所输之精滞于中而为湿。青者风气，白者燥气。风湿之病，得风燥之化行湿，遂不能拒风于外，风遂不能旋湿于中，风则仍为阳气而内归，湿则化为津血而外布，此青白之用，所以密托于本黄末赤之体。而脾之力，尤在行气于四末，此其两两相对之叶，又确然象人之手与足。黄精功用在四支酸疼迟重，不为风雨而增，不因晴明而减。又复中气虚馁者，即轻身不饥，亦一以贯之矣。

【附方】《**本草汇言**》**卷一**：治精神不足，肝虚目暗，毛发憔槁，足膝乏力，并大风癞疮，一切顽疾，偏痹不愈，总能治之。用黄精五十斤，枸杞子、怀熟地、天门冬各十斤，于白术、萆薢、何首乌、石斛各八斤，用水二石煮之，自旦至夕，候冷，入布袋榨取汁，渣再用水一石五斗，再如法煮，如法榨取汁，总和一处，文火熬之。其清汁十存其二，如饴糖，以炼蜜十斤收之。每早晚各服十大茶匙，汤酒皆可调下。此药须冬月制方妙。《圣惠方》。

萎蕤《本经》

【释名】玉术《滇南本草》。

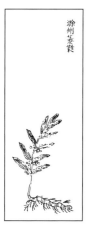

图 11-38-1　滁州萎蕤《图经（政）》

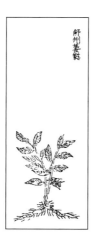

图 11-38-2　舒州萎蕤《图经（政）》

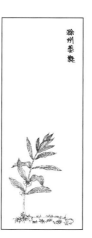

图 11-38-3　滁州萎蕤《图经（绍）》

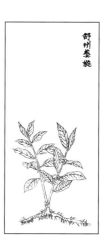

图 11-38-4　舒州萎蕤《图经（绍）》

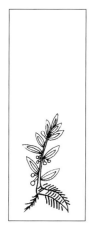

图 11-38-5　萎蕤《歌括》

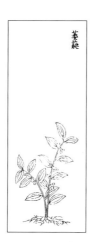

图 11-38-6　萎蕤《救荒》

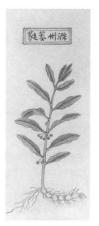

图 11-38-7　滁州萎蕤《品汇》

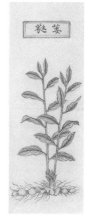

图 11-38-8　萎蕤《品汇》

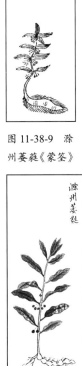

图 11-38-9 滁
州萎蕤《蒙筌》

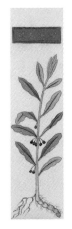

图 11-38-10 萎
蕤《雷公》

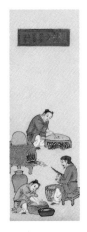

图 11-38-11 炮
制萎蕤《雷公》

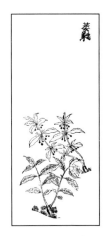

图 11-38-12 萎蕤
《三才》

图 11-38-13 滁州
萎蕤《草木状》

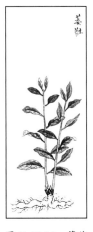

图 11-38-14 萎蕤
《草木状》

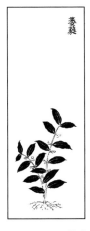

图 11-38-15 萎蕤
《博录》

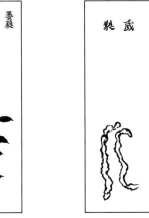

图 11-38-16 萎
蕤《汇言》

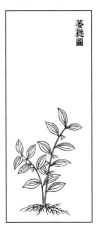

图 11-38-17 萎蕤
《本草汇》

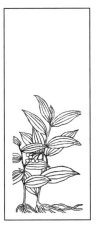

图 11-38-18 萎蕤
《草木典》

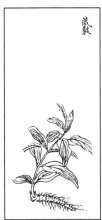

图 11-38-19 萎蕤
《图考》

图 11-38-20 萎蕤
《图说》

【集解】《本草述》卷七上：《本经》萎蕤与同条之女萎。时珍所谓二名为承讹者是也。其后条加圈之女萎，则固与萎蕤殊者也。夫萎蕤叶长而狭，其茎干似黄精，强直似竹，有节，根大如指，一二尺长，色黄多须，至女萎与之全别，似白敛而蔓生，况女萎之味辛而气温，更迥然与甘平者不同乎，其功用悬殊，前哲固已悉之矣。萎蕤用根，其根横行，如荻根及菖蒲，概节平直，多脂润，虽燥亦柔，须节冗密，宛如冠缨下垂之绥，而有威仪之义，故《别录》以葳蕤名之。若女萎，用苗不用根，与之全别也。《本草崇原》卷上：女萎者，性阴柔而质滋润，如女之委顺相随也。葳蕤者，女子娇柔之意。玉竹者，根色如玉，茎节如竹也。青粘，茎叶青翠，根汁稠粘也。春生苗，茎直有节，其叶如竹，两两相对，其根横生如黄精，色白微黄，性柔多脂，最难干。按：葳蕤叶密者，似乎对生，而实不相对。或云：其叶对生者，即是黄精矣。今浙中采药人拣根之细长者为玉竹，根之圆而大者为黄精，其实只是一种年未久者，故根细而长。年久者，其根大而圆。余求真黄精，种数十年不能得。《植物名实图考》卷七：萎蕤即《本经》女萎，上品。《尔雅》：荧，委萎。盖《本经》亦是委萎，脱去委字上半，遂讹为女萎。《救荒本草》云：其根似黄精而小异。今细核有二种：一叶薄，如竹叶而宽，根如黄精多须，长白，即萎蕤也。一叶厚，如黄精叶圆短，无大根亦多须，俚医以为别种，李衎《竹谱》亦俱载之。零娄农曰：古有委萎，或以为即葳蕤，目为瑞草。而黄精乃后出，诸书以委萎类黄精，然则古方盖通用矣。陈藏器以青黏即萎蕤，东坡初阅《嘉祐本草》，乃知青黏是女萎，喜跃之至，而又不敢尽信。夫毛女食黄精而轻捷翻飞如猿猱，委萎得无类是？独恍漆叶人所尽知，而医方决不复用，然则即有华佗与之方，其肯尽信乎？大抵山居谷汲之民，不见外事，无刍豢以浊其口腹，无靡曼以浊其耳目，无欣戚以浊其神明。猱猱狉狉，湛然太古。草木之实，皆自然五谷。南阳饮菊水，崖州食甘藷，皆获上寿，彼服委萎者，即不地仙，亦当却病难老。后世贵极富溢，乃思神仙，秦皇汉武姑不具论，李赞皇、高骈皆惑于方士，宋之朝臣，多服丹石，又希黄白，藏腑熏灼，毒发致危，良医又制解丹毒之药以拯之，其亦不智也已。记小说一事，山水陡发，有物与木石俱下，苔发鬖鬖，乡人剔而视之，乃人也。盖闭息不知几年，而飞升无术，块然无知者。然其神气清固，远近闻以为仙，争迎供之。初尚内视，渐思饮食，未几而茹荤酒，又未几而思人道，叩之者，即无要诀可传，卒以醉欲而死，然则无灵根而得妙术，天上岂有愚盲神仙耶？噫嘻！天上又岂有不忠孝神仙耶？圣人云：未知生，焉知死，若是知生便是不死。按近时所用萎葳，通呼玉竹，以其根长白有节如竹也，与黄精绝不类，其茎细瘦，有斑圆绿，丛生，叶光滑深绿，有三勒道，背淡绿凸文。滇南经冬不陨，逐叶开花，结青紫实。与《尔雅》异。

【修治】《医宗必读》：蜜水拌蒸。《本草求原》卷一：取根，以竹刀刮去皮节，生用，或酒浸蒸焙，则散风热；蜜拌蒸，补。肥白者良。畏咸肉。

【气味】性平，味甘、微苦，又微温。《滇南本草》卷中。

【主治】补中气，健脾胃，气血双补。脾经多血多气故也。《滇南本草》卷中。润肺，除虚热之药。盖润肺以滋水之化源，故能补虚除热。《本草发明》卷三。理风淫于四末，除眦烂于双睛，男子湿注腰痛能痊，女子面注黑可灭。《本草约言》卷一。

【发明】《本草蒙筌》卷二：萎蕤《本经》与女萎同条。考其诸注，有指一物二名，有谓自是二物。又后女萎与前女萎同名，亦云功用并同。信非二物，疑乃剩出一条也。但考陈氏所注，谓古方用者，又似差殊。胡洽治时气洞下下有女萎丸，治伤寒冷下结肠丸亦用女萎。治虚劳小黄耆酒，云下痢者加女萎。详此数方所用，乃后加圈女萎，缘其性温，主霍乱泄痢故也。又茵芋酒用女萎，主贼风手足枯痹，四肢拘挛。女萎膏治身体疬斑剥，乃似前与萎蕤同条女萎，缘其主风淫四末，及去黑，泽容颜故也。陈藏器亦谓更非二物。是不然，况此女萎性平、味甘，后条女萎性温、味辛。性味既殊，功用又别，安得为一物乎？又续命鳖甲汤治伤寒七八日不解，鳖甲汤治脚弱并用萎蕤。又萎蕤饮，主风热项急痛，四肢骨肉烦热。萎蕤丸，主风虚热发即头痛，乃似前与女萎同条萎蕤，缘其主虚热湿毒故也。三者主治既殊，则非一物明矣。又云：萎蕤一名地节，极似偏精，疑即青黏，昔华佗所服漆叶青黏散是此也。然世无复能辨者，未敢为信，姑着之，以俟明达折衷尔。《本草经疏》卷六：萎蕤禀天地清和之气，而得稼穑之甘，故《本经》甘平无毒，主诸不足。久服好颜色，润泽，轻身不老。《别录》又主心腹结气，虚热，腰痛，茎中寒，目痛眦烂泪出。甄权主内补不足，去虚劳客热，头痛不安，加而用之良。《日华子》谓其除烦闷，止渴，润心肺，补五劳七伤虚损，腰脚疼痛。详味诸家所主，则知其性本醇良，气味和缓，譬诸盛德之人，无往不利，终始一节，故可长资其利，用而不穷。正如斯药之能补益五藏，滋养气血。根本既治，余疾自除。夫血为阴，而主驻颜；气为阳，而主轻身。阴精不足则发虚热，肾气不固则见骨痿及腰脚痛。虚而火炎则头痛不安，目痛眦烂泪出。虚而热壅则烦闷消渴。上盛下虚则茎中寒，甚则五劳七伤，精髓日枯，而成虚损之证矣。以一药而所主多途，为效良伙，非由滋益阴精，增长阳气，其能若是乎？迹其所长，殆亦黄精之类欤？其主中风暴热，不能动摇，跌筋结肉，湿毒等证，皆是女萎之用。以《本经》二物混同一条故耳。或谓即青黏，理或有之。纯而不驳，和而不偏，有益无损，故无简误。昔彭城樊阿，少师事华佗，佗授以漆叶青黏散，服之利五藏，去虫，轻身益气，年至五百余岁。青黏，生丰沛彭城及朝歌，一名地节，一名黄芝，主理五藏，益精气。本出于迷入入山，见仙人服之，以告佗，佗以为佳。语阿，阿秘之。人见阿之寿而气力强盛，问之，因醉误说，人服多验。后无复有人识青黏者。或云即黄精之正叶者。又云即萎蕤。同黄精、桑椹、何首乌，能驻颜。《医宗必读》：润肺而止嗽痰，补脾而去湿热，养肝而理眦伤泪出，益肾而除腰痛茎寒。萎蕤滋益阴精，与地黄同功，增长阳气，与人参同力。润而不滑，相而不偏，譬诸盛德之人，无往不利。《本草述》卷七上：萎蕤之气平味甘，是胃与脾之药也。但五方正气味云：胃土戊，其本气平，其兼气温凉寒热。脾土己，其本味咸，其兼味辛甘酸苦，不与《内经》曰中土生甘在味为甘者异乎？盖五行以胜己者为主，以己所胜者为用。云脾味本咸者，就其所用而言也。然则气平味甘，的为中土正剂矣，谓其补中益气是也。第诸本草颂其功不一，而《本经》独以中

1528

本草纲目续编 三 草部

风暴热为首治，其义云何？曰：中土职升降之枢，而荣卫因之以生化，乃一阴风木为独使，就中土生化之地，神其升降以全其终始阴阳，而荣卫大通，故木之味亦甘。盖即己所胜者，为用之义也。若然，则是物禀土为木用，木又用土之气化，如之何《本经》不首以治风为功乎？阳主升，阳升而后阴随之。阴主降，阴降而后阳从之。阴阳即荣卫之先天，荣卫乃阴阳之后天也。故土木之用，唯是升降相合，以尽其变而已。果其交相为用而升降咸宜，则就阴中达阳，而阴随之以极上，《本草》所谓除烦闷，止消渴，润心肺是也。即就阳中达阴，而阳随之以极下，《本草》所谓治湿毒腰痛，虚损，腰脚疼痛。又方书中治脚弱风毒，挛痹气上，大鳖甲汤中用之是也。如脾胃本病，方书呕吐条内有漏气证麦冬汤，有走哺证人参汤，咸得用之是也。如脾胃标病，方书治热痹，肌肉热极，体上如鼠走，唇口反坏，皮肤色变，用此于石楠散中是也。如肝之本病，方书金箔散治风惊，手足颤掉，神昏错乱，如肝之子病，犀角丸治心脏中风，二方举不遗此是也。又如荣卫交病，为时疾寒热，又劳疟寒热痹，无不用之也。种种治疗，无非土木之交相为用也。**《本草备要》卷一**：葳蕤温润甘平，中和之品。若蜜制作丸，服之数斤，自有殊功。与服何首乌、地黄者，同一理也。若仅加数分于煎剂，以为可代参、芪，则失之远矣。大抵此药性缓，久服方能见功。而所主者多风湿、虚劳之缓症，故臞仙以之服食，南阳用治风温，《千金》《外台》亦间用之，未尝恃之为重剂也。若急虚之症，必须参、芪，方能复脉回阳，斯时即用葳蕤斤许，亦不能敌参、芪数分也。时医因李时珍有可代参、芪之语，凡遇虚症，辄加用之，曾何益于病者之分毫哉？拙著《方解》，欲采葳蕤古方可以入补剂者，终不可得，则古人之罕用，亦可见矣。似黄精而差小，黄白多须。二药功用相近，而葳蕤更胜。竹刀刮去皮、节，蜜水或酒浸蒸用。畏咸卤。陶弘景曰：《本经》有女萎，无葳蕤。《别录》有葳蕤，无女萎。功用正同，疑名异尔。**《本草新编》卷三**：此物性纯，而补虚热，且解湿毒。凡虚人而兼风湿者，俱宜用之，但其功甚缓，不能救一时之急，必须多服始妙。近人用之于汤剂之中，冀目前之速效，难矣。且葳蕤补阴，必得人参补阳，乃阴阳有既济之妙，而所收功用实奇。故中风之症，葳蕤与人参并服，必无痿废之忧。惊狂之病，葳蕤与人参同饮，断少死亡之病。盖人参得葳蕤而益力，葳蕤得人参而鼓勇也。**《冯氏锦囊秘录》卷三**：葳蕤虽曰滋益阴精，与地黄同功，增长阳气。与人参同力，润而不滑，和而不偏。譬诸盛德之人，无处不宜，故神农收为上品。但汁薄而不能如地黄之浓厚，力小而不能如人参之大补，性平和缓，难图急效，阴阳并资，未有专功，较之地黄之滋阴，人参之补元，已属霄壤矣，岂可仗此以代挽回垂绝之药乎！**《本草崇原》卷上**：葳蕤气味甘平，质多津液，禀太阴湿土之精，以资中焦之汁。中风暴热者，风邪中人，身热如曝也。不能动摇者，热盛于身，津液内竭，不濡灌于肌腠也。跌筋者，筋不柔和，则踒蹶而如跌也。结肉者，肉无膏泽，则涩滞而如结也。诸不足者，申明中风暴热，不能动摇，跌筋结肉，是诸不足之证也。久服则津液充满，故去面上之黑，好颜色而肌肤润泽，且轻身不老。愚按：葳蕤润泽滑腻，禀性阴柔，故《本经》主治中风暴热，古方主治风温灼热，所治皆主风热之病。近医谓葳蕤有人参之功，无分寒热燥湿，一概投之，以为补剂，不知阴病内寒此为大忌，盖缘不考经书，咸为耳食所误。《**本草经解要**》卷一：萎蕤气平，禀天秋降之金气，入手太阴肺经。味甘无毒，得地中和湿土之味，入足太阴脾经。气降味和，阴也。甘平之品，则能清能润，故亦主心腹结气也。其主虚热者，甘能补虚，平可清热也。湿毒腰痛，及茎中寒，目痛眦烂泪出，皆太阳膀胱之病。膀胱之经起于目内眦，其直者下项挟脊，抵腰中，入循膂，络肾，属膀胱，膀胱本寒水之经，膀胱有湿毒，则湿气走腰中而痛，走膀胱而茎中寒矣。于是膀胱湿火上炎于经络，目痛内眦烂而泪自出也。其主之者，膀胱之开合皆由气化。萎蕤气平益肺，肺气降则小便通，湿行火降，而诸症平矣。盖膀胱津液之府，肺乃津液之原，润其原，则膀胱之湿亦行也。所谓治病必求其本者，如此。制方：萎蕤同黄耆，治老人大便闭。同漆叶，治阴虚，兼令人有子。《**本草经解要附余**》：《纲目》云：治诸不足，用代参、耆，不寒不燥，大有殊功。《解要》内同漆叶方，即华陀漆叶青黏散。青黏世无能识，或云黄精之正叶者，或云即萎蕤也。然吾乡有两老儒，先后服此方皆致殒。或云漆叶乃五加皮叶，《本经》名豺漆也。里有兵子，臂痛不能挽弓，或教用萎蕤一斤、五加皮四两，浸酒饮，尽一卣，健旺胜常。岂古方正尔？《纲目》殆误附漆树下耶？漆本有毒，《本经》久服轻身，及《抱朴子》云通神长生，皆难信！《纲目》谓因货漆人杂桐油，故多毒。亦非！有割漆人误覆漆遍体，疮至莫救，向在山中亲见，况服食乎？弘景云生漆毒烈，是也。古无用叶者，故气味缺。《纲目》殆因古方，臆立主治耳。

《**药性切用**》卷三：甘平性润，补中益气，为风温咽痛专药，用代参耆，功力稍缓。《**罗氏会约医镜**》卷一六：萎蕤阴阳并资，未有专功，性缓力薄，难图急效。倘证属迫促，虽用斤许，不及参、芪数分。若大便溏者，更为忌之。或生用，或蜜水拌蒸，随宜。《**神农本草经读**》卷二：张隐庵曰：葳蕤气味甘平，质多津液，禀太阴湿土之精，以资中焦之汁。主中风暴热不能摇动者，以津液为邪热所灼也。跌筋者，筋不柔和也。结肉者，肉无膏泽也。诸不足者，申明以上诸症，皆属津液不足也。久服则津液充满，故去面上之黑，好颜色而肌肤润泽，且轻身不老也。又曰：阴柔之药，岂堪重用？古人除治风热以外，绝不敢用。自李时珍有不寒不燥，用代参、芪之说，时医信为补剂，虚症服此，百无一生，咎其谁职耶？

【附方】《滇南本草》卷中：治男妇诸虚，肢体酸软，自汗盗汗。葳参五钱，丹参二钱五分，水煎服。此方之意，效古书之八珍，葳参补气，丹参补血也。

《药性粗评》卷二：发热口燥：凡遇天行时疫，发热口干，小便涩者。葳蕤五两，煮汁饮之妙。久痢脱肛：葳蕤切一升，烧烟熏之愈。

《本草汇言》卷一：治中风暴热，四肢拘挛，不能转动。用葳蕤一两，黄耆、当归各五钱，胆星、天麻各三钱，水煎服。姜士农《本经录》。○治头风淫目，泪流眦烂，或赤眼涩痛。用葳蕤三钱，白芍药、防风、天麻各二钱，羌活、当归、川芎、甘菊花各一钱，水煎服，并熏洗。《别录》方。○治伤寒风温，自汗身重，语言难出，或多汗亡阳，手足搐搦，筋惕肉瞤等证。用葳蕤一两，黄耆、人参、白术各五钱，防风、半夏各二钱，水煎服。如多汗亡阳，加干姜、附子各三钱。热不退，加柴胡一钱五分。○治久疟元气虚损，愈发愈剧。用葳蕤一两，人参、白术各五钱，附子、怀熟地各三钱，半夏、牛膝、鳖甲、何首乌各二钱，水煎服。吴侍医手集。○小便卒然成淋，涩胀不通。用葳蕤一两，芭蕉根二两，水五大碗，煎半服。《圣惠方》。○治小儿痫病后身面虚肿。用葳蕤、茯苓各三钱，龙胆草一钱，水煎服。《圣济总录》。○治热痹，四肢风软无力。用葳蕤、防风、黄耆、枸杞子各四两，真羌活一两，俱炒热，浸酒饮。如不饮酒者，分作十帖，水煎服。龚小山方。

鹿药《开宝本草》 　【校正】《本草纲目》原附"葳蕤"条下，今分出。

【释名】延寿果、鹿跑草《本草经疏》。

【修治】《本草品汇精要》卷一五：酒浸用。

【主治】主风血良方，去诸血秘剂。益老起阳甚佳，酒浸服之绝妙。《太乙仙制本草药性大全·仙制药性》卷二。

【发明】《本草经疏》卷一一：鹿药得土中阳和之气以生，故其味甘，其气温，其性无毒。甘能益血，甘能入脾，甘温益阳气，故能主风血，去诸冷，而益老起阳也。当与黄精、葳蕤、枸杞之类同科。气味和平，性本无毒，补益之外，无别治疗，故不着主治、简误。

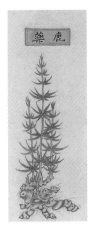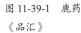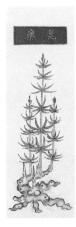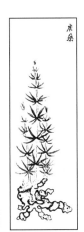

图 11-39-1　鹿药《品汇》　图 11-39-2　鹿药《雷公》　图 11-39-3　鹿药《草木状》

葳参《滇南本草》

【释名】玉术《滇南本草》。

【修治】《滇南本草》卷上：蒸露三次，晒干。

【气味】味甘、微苦，性平，微温。入脾。《滇南本草》卷上。

【主治】补气血，补中健脾。脾经多气多血，故气血双补。脾胃为人之总，统后天根本，贯溉经络，长养百体。脾胃盛，血资以为生者是也。《滇南本草》卷上。

【附方】《滇南本草》卷上：治男妇虚症，肢体酸软。葳参五钱，丹参二钱五分，不用引，水煎服。注补：此方之义，效古书八珍汤。是葳参补气，丹参补血。

知母《本经》

【集解】《**药性粗评**》卷二：其名甚多。《尔雅》谓之莐，又谓之茈藩。春生苗如韭而大，四月开青白花，亦如韭花，八月结实，根似水菖蒲，黄色柔润，难干。生河内及滨河州郡川谷，以肥厚者佳。二、八月采根，暴干。凡用择去毛皮，竹刀切之，勿犯铁器。

【修治】《**神农本经会通**》卷一：凡使勿犯铁器。上颈行经，皆须用酒炒，用须去皮。《**医经大旨**》卷一：用下用炒黄，用上用酒炒。《**本草纂要**》卷一：生则去皮去毛，熟则盐酒炒用。《**药性会元**》卷上：制法：去毛，上行用酒炒，下行用盐水炒。勿犯铁器。《**冯氏锦囊秘录**》卷二：入清热药用宜生，入滋肾药用，宜盐酒拌炒。

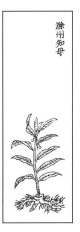
图 11-41-1 滁州
知母《图经（政）》

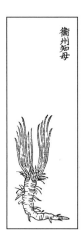
图 11-41-2 卫州
知母《图经（政）》

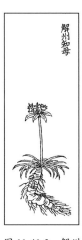
图 11-41-3 解州
知母《图经（政）》

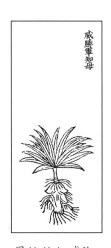
图 11-41-4 威胜
军知母《图经（政）》

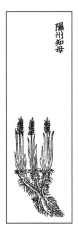
图 11-41-5 隰州
知母《图经（政）》

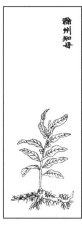
图 11-41-6 滁州
知母《图经（绍）》

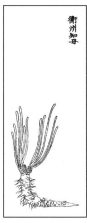
图 11-41-7 卫州
知母《图经（绍）》

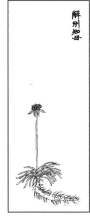
图 11-41-8 解州
知母《图经（绍）》

图 11-41-9　威胜军知母《图经（绍）》

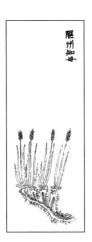

图 11-41-10　隰州知母《图经（绍）》

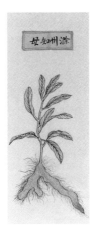

图 11-41-11　滁州知母《品汇》

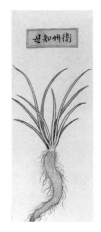

图 11-41-12　卫州知母《品汇》

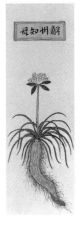

图 11-41-13　解州知母《品汇》

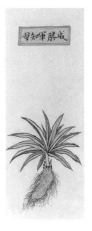

图 11-41-14　威胜军知母《品汇》

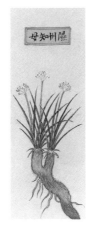

图 11-41-15　隰州知母《品汇》

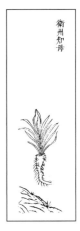

图 11-41-16　卫州知母《蒙筌》

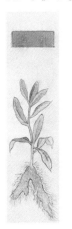

图 11-41-17　知母《雷公》

图 11-41-18　炮制知母《雷公》

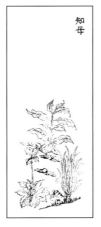

图 11-41-19　知母《三才》

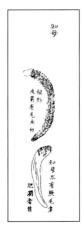

图 11-41-20　知母《原始》

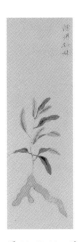

图 11-41-21 滁
州知母《草木状》

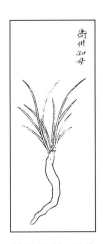

图 11-41-22 卫州
知母《草木状》

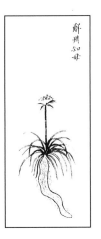

图 11-41-23 解州
知母《草木状》

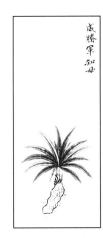

图 11-41-24 威胜
军知母《草木状》

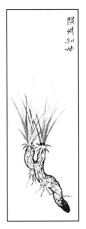

图 11-41-25 隰
州知母《草木状》

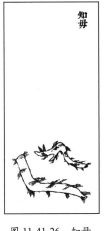

图 11-41-26 知母
《本草汇》

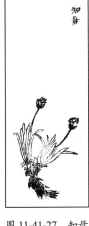

图 11-41-27 知母
《备要》

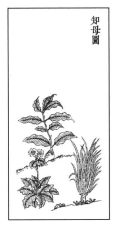

图 11-41-28 知母
《草木典》

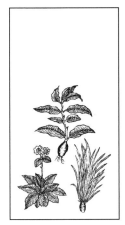

图 11-41-29 知母
《图考》

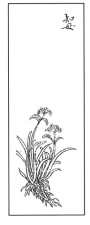

图 11-41-30 知
母《图说》

【气味】气寒,味苦、辛。无毒。沉而降,阴也。入足阳明、手太阴、足少阴本药。《医学统旨》卷八。味苦、微甘,气寒而无毒。入手太阴、足少阴经。《冯氏锦囊秘录》卷二。

【主治】治虚劳有汗骨蒸,传尸疰病,伤寒久疟烦热,止嗽消痰,润心肺,滋肾水,消渴热中,化斑,除邪气体肿,下气补不足,益气安心止悸;泻肾中火,虚〔而〕口干加用。《医学统旨》卷八。主治伤寒久疟,烦热消渴,风汗浮肿,骨蒸尸疰,泻肾经之火,益肾水，利小便，消痰止嗽，润心肺，补虚乏。《药性粗评》卷二。

【发明】《本草蒙筌》卷一：盖知母能补肾水，有滋阴之功；能泻肾火，有生津之妙；能固肾气，有实肾之理；此为肾家之药也。设若阴火攻冲，使咽痒而肺嗽，游火遍行，使骨蒸而有汗，胃火燔烁，使消渴而热中，舍知母，其孰能治乎？由是观之，滋阴降火不出于此剂之能泻南补北，全仗于此剂之妙，所以知柏并行，非惟降火之功大，实在助水之功多；知贝并行，非惟清痰之治美，抑且益阴之理深，乃治阴之神药也。生泻熟补，生则养气滋阴，熟则益血补阴。《药性解》卷二：知母入肾，为生水之剂，水盛则火熄。所谓壮水之主，以制阳光也。口渴干咳眼花目眩，便赤腰痛，褥劳，烦躁不眠，此皆阳盛阴衰之症，服之皆愈。若肺家寒嗽，及肾气虚脱无火者，禁用。《本草经疏》卷八：知母禀天地至阴之气，故味苦气寒而无毒。《药性论》兼平，《日华子》兼甘，皆应有之。入手太阴、足少阴经。苦寒能除烦热，至阴能入骨，故主消渴，热中，除邪气。脾肾俱虚，则湿热客之，而成肢体浮肿，肺为水之上源，肾属水，清热滋肺金，益水脏，则水自下矣。补不足者，清热以滋金水之阴，故补不足。热散阴生，故益气。苦寒至阴之性，烦热得之即解，故疗伤寒，久疟烦热及胁下邪气。凡言邪者，皆热也。膈中恶，即邪恶之气中于膈中也。风汗者，热则生风，而汗自出也。内疸者，即女劳色疸也。热火既散，阴气即生，故主上来诸证也。多服令人泄者，阴寒之物，其味复苦，多则必伤脾胃生发之气，故作泄也。《颐生微论》卷三：知母泻肾经有余之火，惟狂阳亢甚者宜之。若肾虚而泻之则愈虚，而虚火愈甚，况寒能伤胃，润能滑肠，其害人也隐而深。譬诸小人阴柔巽顺，似乎有德，至国祚已移，人犹莫觉其非者。近世治劳尊为上品，往往致上呕下泄，遂至不救，良可憾也！泻相火是其本功，至夫清金止嗽，盖相火不炎，自当驯致也。肠滑食少者，避之当如鸩毒。《景岳全书》卷四八：故其在上，则能清肺止渴，却头痛，润心肺，解虚烦喘嗽，吐血衄血，去喉中腥臭。在中则能退胃火，平消瘅。在下则能利小水，润大便，去膀胱、肝、肾湿热，腰脚肿痛，并治劳瘵内热，退阴火，解热淋崩浊。古书言知母佐黄柏，滋阴降火，有金水相生之义，盖谓黄柏能制膀胱、命门阴中之火，知母能消肺金，制肾水化源之火，去火可以保阴，是即所谓滋阴也，故洁古、东垣皆以为滋阴降火之要药。继自丹溪而后，则皆用以为补阴，诚大谬矣。夫知母以沉寒之性，本无生气，用以清火则可，用以补阴则何补之有？第其阴柔巽顺，似乎有德，倘元气既亏，犹欲藉此以望补益，是亦犹小人在朝，而国家元气日受其削，有阴移焉而莫之觉者，是不可不见之真，而辨之早也。《本草述》卷七：知母苦寒相合，固为肾剂。第其味甘而苦，苦复兼辛，虽苦居其胜，然以甘始而以辛终，且于四月华，则气畅于火，八月实，则气孕于金，不谓之入足阳明、手太阴气分不可也。《本经》谓其补不足，益气者，厥有旨哉？其所谓补不足，益气者，从除邪气，肢体浮肿下水来。○悉此义，则知兹味之功，在清水化，固能泻膀胱热及肾之相火有余也。然亦由胃肺合而致其苦寒之用于上，即由肺胃合而后达其苦寒之化于下也。《经》曰：水火者，阴阳之征兆。《本经》即下水，以明此味能滋水源而益阴。《本草汇》卷九：知母阴寒，乃肾家本药。其味带辛，故兼能清肺，是其肃清龙雷，勿使僭上，则手太阴无销铄之虞也。故命门相火有余者，必用此以泻之。而凡止渴，安胎，骨蒸有汗，莫非清火之功也。《本草》泻足阳明胃火热者，正以阳明亦属燥金也。邪热入胃，故仲景用以入白虎汤。治不眠之烦躁，烦出于肺躁，出于肾，君以石膏，佐以知母，而清肾源，缓以甘草、粳米，使不速下也。《经》云：胸中有寒者，瓜蒂散。表热里寒者，白虎汤。瓜蒂、知母味皆苦寒，何谓治胸中寒也？曰：读者当逆识之，如言乱臣十人，乱当作治。仲景言寒，举其效言之，热在其中矣。若果为寒，安得复用苦寒之剂，且白虎汤证，脉尺寸俱长，其热明矣，岂可因其辞而害其意乎？**《本草新编》卷二**：知母味苦、辛，气大寒，沉而降，阴也，无毒。入足少阴、阳明，又入手太阴。最善泻胃、肾二经之火，解渴止热，亦治久疟。此物止可暂用，而不可久服。丹溪加入六味丸中，亦教人暂服，以泻肾中浮游之火，非教人长服也。近世竟加知母、黄柏，谓是退阴虚火热之圣方，令人经年长用，以致脾胃虚寒，不能饮食，成痨成瘵者，不知几千万人矣。幸薛立斋、赵养葵论知母过寒，切戒久食，实见到之语，有功于世。总之，此物暂用，以泻胃中之火，实可夺命；久用，以补肾中之水，亦能促命。谓知母竟可杀人，固非立论之纯，谓知母全可活人，亦非持说之正也。或问：知母泻肾，肾有补而无泻，不可用知母，宜也。若用之以泻胃，似可常用，何吾子亦谓止可暂用乎？曰：胃火又何可常泻也，五脏六腑皆仰藉于胃，胃气存则生，胃气亡则死。胃中火盛，恐其消烁津液，用石膏、知母以救胃，非泻胃也。然而石膏过于峻削，知母过于寒凉，胃火虽救，而胃土必伤，故亦宜暂用以解氛，断不宜常用以损气也。**《冯氏锦囊秘录》卷二**：知母，泻肾经有余之火，惟狂阳亢甚者宜之。若肾虚而泻之，则愈虚而虚火愈甚。况寒能伤胃，润能滑肠，其害人也隐而深。譬诸小人，阴柔巽顺，深受其祸，莫觉其非也。**《伤寒温疫条辨》卷六**：上清肺金而泻火，下润肾燥而益气，漏无根之浮火，退有汗之骨蒸，润肺解渴，消痰止嗽。治伤寒烦燥，疗温病大热，利二便，清浮肿。按：《本草》言其滋阴，又言滋化源者，正因苦寒灭火以救肾水，不致于涸耳。与黄柏略同，非真补肾也。时珍曰：知母佐黄柏，有金水相生之义，但黄柏入血分，知母入气分，各一两，肉桂二钱，为末，炼蜜丸，名滋肾丸，治下焦积热，小便不通。此东垣治王善夫方也。**《重庆堂随笔》卷下**：知母苦寒，清肺胃气分之热，热去则津液不耗，而阴自潜滋暗长矣。然仲圣云：胃气生热，其阳则绝。盖胃热太盛，则阴不足以和阳，津液渐干，而成枯燥不能杀谷之病，其阳则绝者，即津液涸竭也。清其热，俾阳不绝，则救津液之药，虽谓之补阳也可。乃后人以为寒凉之品，非胃家所喜，谆谆戒勿轻用，辄从事于香燥温补之药者何哉？此议药不议病之世界，所以致慨于喻氏也。**《本草思辨录》卷一**：知母为肺、胃、肾三经清气热之药，洁古、东垣、丹溪，咸以知母与黄柏为滋阴之品，后人遂视为补剂。知母之润，虽不似黄柏之燥，然寒滑下行，使热去而阴生则有之，究无补性能益阴之不足。即以泻邪火，亦当适可而止。否则降令太过，脾胃受伤，真阳暗损，诚有如李濒湖所言者。知母《本经》主消渴，《千金》《外台》固恒用之，仲圣则更有精焉。止渴如五苓散、猪苓汤、文蛤散，皆无知母，白虎汤有知母而无渴证，加人参乃始治渴。盖以阳明热盛，清热诚要；然膏、知无益阴生津之能，于清热之中再加以人参，则病去而正即复，其用意之周密，《千金》《外台》且逊之，况他人乎。

【附方】《药性粗评》卷二：半胎欲产。凡妊娠日月未足，腹痛欲产者。知母二两，剉，焙干，为细末，蜜丸如梧桐子大，每服不拘时，米饮送下二十丸，须预作下，待之。饮水辟毒：夏月入山饮水，恐犯溪毒，以知母末调水中饮之，自化。

《本草汇言》卷一：治阴虚不足，发热自汗，腰酸背折，百节烦疼，咳嗽无痰，津液干少，头眩昏倦，耳闭眼花，小便黄赤等证。用知母四两，地骨皮、沙参、黄耆、牛膝、怀熟地、黄柏、川贝母、百合、麦门冬、菟丝子、山药、山茱萸各二两，人参一两，或为丸，或为膏，每早晚各服三钱，白汤下。方龙潭《本草切要》。○治伤寒邪热内盛，齿牙干燥，烦渴引饮，目昧唇焦。用知母五钱，石膏三钱，麦门冬二钱，甘草一钱，人参八钱，水煎服。《伤寒蕴要》。○治暑疟热烦闷乱，口燥咽干。用知母、白芍药各五钱，甘草一钱，柴胡、半夏、青皮、川黄连各一钱。人虚加人参、黄耆各一钱五分，水煎服。《方脉正宗》。○治久近痰嗽气急，胸膈闭塞。用知母、川贝母各一两，为极细末，每服一钱，用生姜一片，蘸药细嚼，咽下便睡。不过三四次愈。邓笔峰方。○治妊娠胎气不安，烦不得卧，病名子烦。用知母二两炒为末，枣肉丸如弹子大，早晚各服一丸，白汤化下。杨氏《产宝》。

卢会《开宝本草》　　【校正】《本草纲目》原载木部，今移此。

【集解】《神农本经会通》卷一：芦荟生波斯国。似锡。木生山野中，滴脂泪而成，采之不拘时月。一云似黑饧。《植物名实图考》卷三五：卢会，《本草拾遗》始著录。木脂似黑饧，主治杀虫拭癣。旧《云南志》：芦荟出普洱。

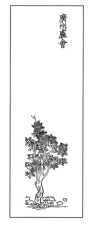

图 11-42-1　广州卢会《图经（政）》

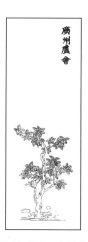

图 11-42-2　广州卢会《图经（绍）》

图 11-42-3　卢会《歌括》

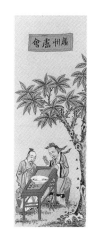

图 11-42-4　广州卢会《品汇》

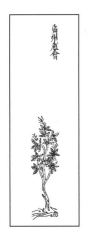

图 11-42-5 广
州卢会《蒙荃》

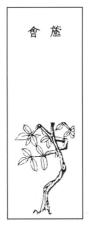

图 11-42-6 卢会
《太乙》

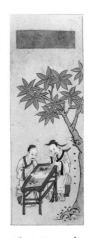

图 11-42-7 卢
会《雷公》

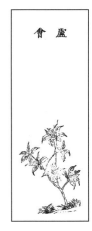

图 11-42-8 卢会
《三才》

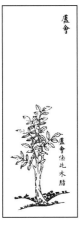

图 11-42-9 卢会
《原始》

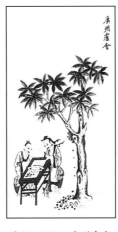

图 11-42-10 广州卢会
《草木状》

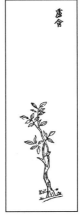

图 11-42-11 卢
会《汇言》

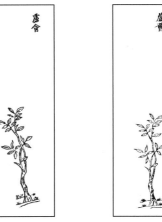

图 11-42-12 卢
会《类纂》

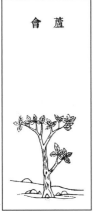

图 11-42-13 卢会
《备要》

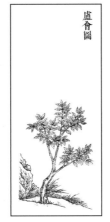

图 11-42-14 卢会
《草木典》

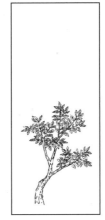

图 11-42-15 卢会
《图考》

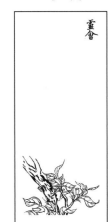

图 11-42-16 卢会
《图说》

【气味】苦，大寒。入心肝脾三经。《顾氏医镜》卷七。

【主治】杀疳虫。《药性粗评》卷三。主热风烦闷，胸膈热气，明目镇心。治小儿惊痫，杀虫，疗痔病疮瘘。《药性要略大全》卷六。误服巴豆，毒能解除。杀虫去疳，镇心明目。治小儿癫痫惊搐，疗大人疮瘘痔疽。癣发颈间，同甘草研匀敷效；生齿缝，以盐汤漱净点差。《本草蒙筌》卷四。明目镇心，杀虫疗疥癣。难得其真。《本草约言》卷一。

【发明】《本草发明》卷三：芦荟苦寒，消风热，小儿热疳圣药。故《本草》主小儿五疳，颠痫惊风，大人风热烦闷，胸膈热，明目镇心，痔病疮瘘，杀三虫，皆苦寒消风热之能也。湿痒有黄水及头面风湿癣疮，研芦荟一两，甘草半两，先以温浆洗，拭干，敷药便差。又治齿，芦荟末之，先以盐揩齿，洗净，敷上妙。《药性解》卷四：芦荟之苦，本入心经，而肝则其母也，故亦入之。在小儿惊疳诸热，尤为要药。《本草经疏》卷九：芦荟禀天地阴寒之气，故其味苦，其气寒，其性无毒。寒能除热，苦能泄热燥湿，苦能杀虫，至苦至寒，故为除热杀虫之要药。其主热风烦闷，胸胁间热气，明目，镇心，小儿癫痫惊风，疗五疳，杀三虫者，热则生风，热能使人烦闷，热除则风热烦闷及胸膈间热气自解。凉肝故明目，除烦故镇心。小儿癫痫惊风，热所化也，五疳同为内热脾胃停滞之证，三虫生于肠胃湿热，痔病疮瘘亦皆湿热下客肠脏，致血凝滞之所生，故悉主之。能解巴豆毒，亦除热之力也。详其功用，是足厥阴、足太阴二经药，亦可兼入手少阴经。《本草汇言》卷八：卢会，李与甄权合论凉肝杀虫之药也。桂汝薪稿宋《开宝》方主除心肺热烦，去胸膈郁火，大人痔瘘湿癣，小儿疳积虫痞，癫痫惊痰诸疾。又去三虫，消五脏。凡属肝藏为病、有热者，用之必无疑也。但味极苦，气极寒，诸苦寒药无出其右者。其功力主消不主补。以上数证，因内热气强者可用，如内虚泄泻、食少者禁之。李濒湖先生曰：卢会，乃厥阴经药，其功专于杀虫清热，故治热疳成积有效。卢不远先生曰：卢会，传说有草木二种，或国异形别亦有之。味极苦，气极寒，对治以热为因，为疳、为癣、为热聚所生之虫病，莫不精良。《本草述》卷二二：卢会类以为清热，不知与他味清热者何以别也？时珍谓为足厥阴药，是矣。然亦止云杀虫清热，而未能明其义也。本草言其疗五疳，杀三虫，又有专言主小儿疳热，又云单用杀疳蛔，乃遍简疳方，用此味者十固八九矣。然而疳之为病，类原于脾，小儿脾胃失于调即易虚，由虚得积，由积成疳，钱乙云诸疳皆脾胃之病，内亡津液之所作也。夫脾主为胃行其津液者也，胃行气于三阴三阳，而脾更为胃行之者也。亡其津液，是脾气虚而不能为胃行气矣。脾胃俱虚，此其所以成积也。第足厥阴药，何以专疗脾胃乎？盖脾以风木为用，而肝尤以湿土为化原，脾气虚，则肝之化原病，即风气亦不达，木还乘土而郁于地藏矣。脾由虚有积，即蕴热于中，更风客淫气于湿土，则热愈蕴，而风湿合化于土以为虫。先哲所谓脏腑停积已久，莫不化为虫者，此也。卢会本气之寒，可以清热，而味之苦为最，尤能就热而泄之。如是，则风之淫气不客于土，而虫杀矣。《冯氏锦囊秘录》卷四：芦荟禀天地阴寒之气，故其味苦，寒，无毒。寒能除热，苦能泻热燥湿，至苦至寒，故为除热、去痔、杀虫、明目、治惊之要药。专入足厥阴经，亦入足太阴、手少阴。然性主消不主补，凡脾胃虚寒作泻者，忌服。止入丸散，先捣成粉入也。芦荟，杀虫去痔，镇心明目。小儿颠痫惊搐，大人疮瘘痔疳。癣发颈间，同甘草研匀敷效。生齿缝，以盐汤漱净点瘥。《本经逢原》卷三：芦荟入厥阴肝经及冲脉。其功专于杀虫清热。冲脉为病，逆气里急及经事不调，腹中结块上冲，与小儿疳热积滞，非此不除。同甘草为末，治头项顽癣甚效。但大苦大寒，且气甚秽恶，仅可施之藜藿。若胃虚少食人得之，入口便大吐逆，每致夺食泄泻而成羸瘦怯弱者多矣。有人背疮愈后余热不除，或令服芦荟药三服，不数日而毙，伤胃之性于此可征。

【附方】《药性粗评》卷三：湿癣。凡患风癣变为湿疮者，芦荟一两，研，又炙甘草半两，俱为末，相和，先以温水洗癣令净，旧布拭干，以药末傅之，立干而愈。虫牙。先以盐搽牙，复用水洗净，次以芦荟末擦上，最妙。

《太乙仙制本草药性大全·仙制药性》卷三：患癣后成湿疮，用药不效。用一两研炙，甘草半两，末和匀，先以温浆水洗癣，旧帛拭干，更以前末傅之即差。○治痛肿。取四分为末，先以盐捣末，令洗净，然后傅少末于上效。○服巴豆毒。用之煎水服立解。太乙曰：凡使勿用杂胆，其象胆干了，上有青竹文斑，并光腻微甘，〔勿〕便和众药捣，此药先捣成粉，待众末出，然后入药中。此物是胡人杀得白象取胆，干入汉中是也。

《本草汇言》卷八：治痔瘘胀痛，血水淋漓。用卢会数分，白酒磨化，和冰片二三厘，调搽。○治湿疮浸淫，延蔓成癣，或在颈项，或在手足，或在腰腹。用卢会五钱，甘草二钱，共研末。先以温米泔水洗癣，拭净，敷之立干便瘥。○治小儿疳积、虫积。用卢会三钱，使君子肉一两，共研末。每服三分，白汤调下。○治大人小儿五种癫痫。用卢会三钱，生半夏一两切碎、姜汁拌炒，白术二两酒炒，甘草五钱炒，共为细末，水发为丸，如黍米大。每服一钱五分，姜汤送下。○治小儿急惊风。用卢会、胆星、天竺黄、雄黄各一钱，共为末，甘草汤和丸，如弹子大。每遇此证，用灯心汤化服一丸。已上六方出方氏《本草》。○治蛔结心痛。用卢会一钱，剪碎如米粒大，用乌梅、花椒汤吞服。○治五种臌胀。用卢会、蟾酥各三钱，酒一盏，浸一日，蒸化如膏，以生半夏为末二两，巴霜三分和丸，如黍米大。每服十丸，淡姜汤早晚吞下。忌盐、糖百日。

《本草汇笺》卷五：芦荟消疳丸。治小儿伤食泄泻，肚大青筋，腹胀疼痛，胸突骨高，手足细小。用芦荟、芜荑各二钱，草龙胆四两，木香二钱，桔梗五钱，川连四两，史君子肉二两半，槟榔五钱，蝉蜕十一枚，去嘴足，洗去土，京墨五钱，炒去烟，大虸蛥腿肉，瓦上焙干，二两，白巴豆二百粒，去油为霜，绢包，放诸药中煮干，去巴霜不用，借气耳。右为末，入香油四两，米醋一碗，建猪胆五枚，同浸一宿，次日入水二碗，文武火熬干，不住手划，勿令焦，再略焙干，研细，又入轻粉一钱，青黛飞过五钱，再研匀，用白面作饼，火煨至香熟，入锅煮烂取出，捣糊，麻布绞去浆，和丸如黍米大，每服十五丸，空心米饮下。此秘方。五宝丹。专治小儿结核。芦荟一两，明矾二两，贝母及乳香、没药各五钱，为末，川黄蜡二两，熔化，加白蜜二两，搅匀，稍冷入前末，丸如芥子大，空心白沸汤送下二钱，临睡酒下一钱。盖瘰疬为劳病之标，大人小儿皆然。故此方半从疳治，所谓劳病还从疳病医也。此亦秘方。

象鼻草《植物名实图考》

【释名】象鼻莲《植物名实图考》。

【集解】《植物名实图考》卷三〇：象鼻草生云南。一名象鼻莲。初生如舌，厚润有刺，两叶对生，高可尺余，边微内翕；外叶冬瘁，内叶即生，栽之盆玩，喜阴畏暵。盖即与仙人掌相类。〇产大理者，夏发茎，开小尖瓣黄花如穗。

【气味】性凉。《植物名实图考》卷三〇。

【主治】可治丹毒。〇敷汤火伤，良。《植物名实图考》卷一七。

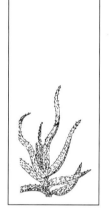

图 11-43-1　象鼻草
《图考》

油葱《植物名实图考》

【释名】罗帏草、罗帏花《植物名实图考》。

【集解】《植物名实图考》卷三〇：油葱即罗帏草。《岭南杂记》：油葱形如水仙叶，叶厚一指，而边有刺；不开花结子，从根发生，长者尺余；破其叶，中有膏，妇人涂掌中以泽发代油，贫家妇多种之屋头。问之则怒，以为笑其贫也。〇又名罗帏花，如山丹，以为妇女所植，故名。

【主治】粤西人以其膏治汤火灼伤，有效。《植物名实图考》卷三〇。

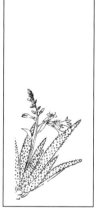

图 11-44-1　油葱
《图考》

王孙《本经》

【释名】紫参《太乙仙制本草药性大全》。

【集解】《植物名实图考》卷八：王孙《本经》中品。《唐本草》注以为即牡蒙。甘守诚谓旱藕为蒙牡。今江西谓之百节藕，以治虚劳。俚医犹有呼为王孙者，其根类初生藕，白润而嫩，芽微红，姜抚所进，状类葛粉，干而研之，当无异矣。《续博物志》因一名黄昏。遂误以合欢为王孙。《游宦纪闻》辨探囊一试黄昏汤，为去五藏邪气，其论确核。《嫏嬛记》：孙真人有黄昏散，夫妻反目，服之必和。亦当是合欢。此药自唐时方家久不用，而江西建昌、广信俗方犹用之。陈藏器云：甘平无毒，主长生不饥。其性固非千岁虆比，而长生之说，得非踵姜抚邪说乎？

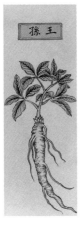

图 11-45-1 王孙《品汇》

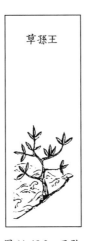

图 11-45-2 王孙草《太乙》

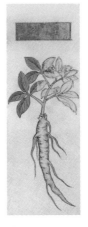

图 11-45-3 王孙《雷公》

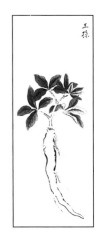

图 11-45-4 王孙《草木状》

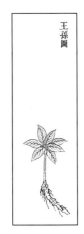

图 11-45-5 王孙《草木典》

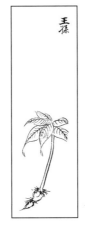

图 11-45-6 王孙《图说》

【主治】止金疮，破血，止痛生肌。疗赤白痢，补虚益气，除脚肿，发阴阳。《药性要略大全》卷七。主五脏邪气神功，驱风寒湿痹奇效。治四肢酸疼，理脚膝冷痛。止金疮破血，住痛生肌。解赤白痢疾，补虚益气。除脚肿仙方，发阴阳神剂。《太乙仙制本草药性大全·仙制药性》卷二。

贝母《本经》

【集解】《本草汇》卷一〇：产荆襄，黄白轻松者为良，油黑重硬者勿用。《本草述钩元》卷七：川贝母小而尖白者良，浙贝母极大而圆色黄，不堪入药。姜汁泡，去心。其中有独颗而不团作两片无皱者，名丹龙精，损人筋脉。《植物名实图考》卷七：《尔雅》：莔，贝母。注：根如小贝，圆而白，华叶似韭。陆玑《诗疏》：叶如栝楼而细小，子在根下如芋子，正白。《图经》云：此有数种，韭叶者罕复见之，今有川贝、浙贝两种。按《陆疏》以为似栝楼叶而细小，郭注以为似韭叶。宋《图经》以为似荞麦叶，各说既不同，原图数种，亦不甚符。今川中图者一叶一茎，叶颇似荞〔麦〕叶。大理府点苍山生者，叶微似韭而开蓝花，正类马兰花，其根则无甚异，果同性耶？张子诗：贝母阶前蔓百寻，双桐盘绕叶森森。刚强顾我蹉跎甚，时欲低柔警寸心。则又有蔓生者矣。《药性蒙求》：贝母微寒，止嗽消痰。肺痈肺痿，开郁除烦。川中开瓣者最妙。味甘。润心肺，化燥痰，治虚劳烦热，咳嗽上气，吐血咯血，又能散结。○象贝出浙江象山，一名浙贝。皮糙味苦。独颗无瓣，顶圆心斜，《拾遗》又谓亦分两瓣。不如川贝，象荷花瓣也。但象贝苦寒，去时感风痰，开宣肺气。入药选圆白而小者佳。土贝母形大如钱，独瓣不分，与川产迥反。各处均有，安徽、江南、浙江皆有之。味苦，性平，微寒。能散痈毒，化脓行滞，消痰。入药选大而皮细者佳。○俱去心，捣用。《增订伪药条辨》卷一：川贝母，伪名鲁贝。粒扁，洗后皮脱，其粉即出。按贝母惟川蜀出者为佳。其子在根下，内心外瓣，其色带白如聚贝子，故名贝母。盖色白味辛，生于西川，故属肺金之药。浙贝尚不可混用，况鲁贝乎？更有一种名西珠贝母，系山慈菇伪充。又有一种伪货，名西贝，其性不能润肺化痰，更相反也。炳章按：川贝，四川灌县产者，底平头尖，肉白光洁而坚，味微苦兼甘，为最佳。平藩县产者，粒团质略松，头微尖，肉色白而无神，味亦微苦兼甘，亦佳。叙、富产者颗大而扁，肉白黄色，质松味淡，为次。鲁京州大白山、松盘等处产者，曰鲁京川，黄白色，头尖，亦次。湖北荆州巴东县产者，皮色带黑，性硬而光，头尖，肉呆白色，味苦，更次。陕西新开山产者，曰西贝，或名尖贝，颗扁头尖，味甚苦，更不地道，郑君所云，或指此种，然非山慈菇伪充。所云珠贝者，即小象贝也。盖川贝中有独颗不分瓣，不作二瓣合抱，皮无皱者，名丹龙精，宜拣去之，误服令人筋脉不收，惟用黄精小蓝汁可解之。川贝粉今人肺燥咳嗽，每以川贝粉蒸梨，亦清润单方也。讵料射利药肆，研便之川贝粉，率以怀山药研粉伪充。虽山药无毒，其奈有外邪未能罢者，服之则留邪；粘痰难出者，服之则助痰，为害匪轻。如用川贝粉，须当面看其研末，方无此弊。炳章按：项元麟云：川贝粉，市者以象贝漂洗代之，或以小山药、天花粉伪之。余谓未必皆如是，此属少数市侩昧良之行为，非可指普通而言如此也。

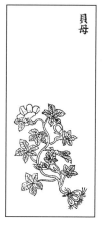

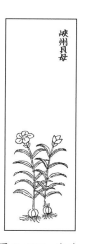

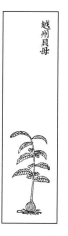

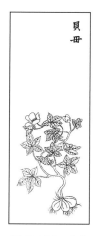

图 11-46-1　贝母　《图经（政）》

图 11-46-2　峡州贝母《图经（政）》

图 11-46-3　越州贝母《图经（政）》

图 11-46-4　贝母　《图经（绍）》

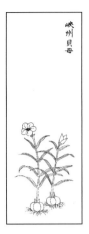

图 11-46-5 峡州贝
母《图经（绍）》

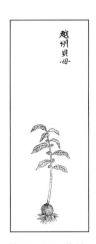

图 11-46-6 越州
贝母《图经（绍）》

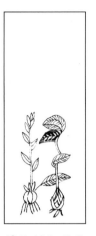

图 11-46-7 贝母
《歌括》

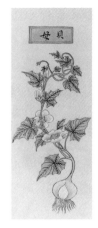

图 11-46-8 贝母
《品汇》

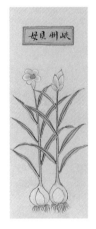

图 11-46-9 峡州
贝母《品汇》

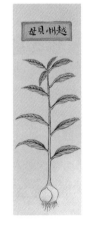

图 11-46-10 越
州贝母《品汇》

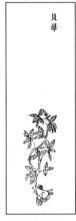

图 11-46-11 贝
母《蒙筌》

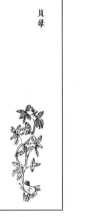

图 11-46-12 贝
母实《蒙筌》

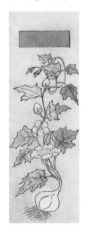

图 11-46-13 贝
母《雷公》

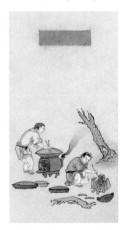

图 11-46-14 炮制贝母
《雷公》

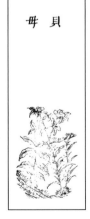

图 11-46-15 贝
母《三才》

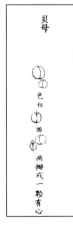

图 11-46-16 贝
母《原始》

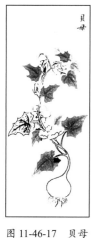

图 11-46-17 贝母
《草木状》

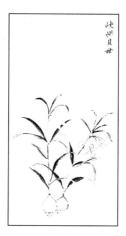

图 11-46-18 峡州贝母
《草木状》

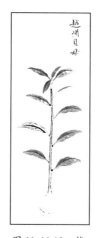

图 11-46-19 越
州贝母《草木状》

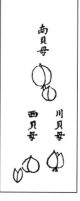

图 11-46-20 贝
母《汇言》

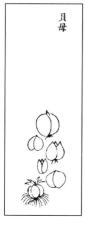

图 11-46-21 贝
母《本草汇》

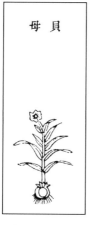

图 11-46-22 贝
母《备要》-1

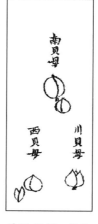

图 11-46-23 贝母
《备要》-2

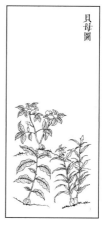

图 11-46-24 贝母
《草木典》

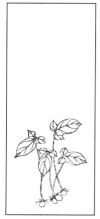

图 11-46-25 贝母
《图考》

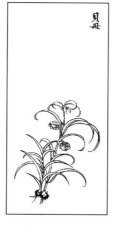

图 11-46-26 贝
母《图说》

1545

【修治】《本草述》卷七下：姜汁泡去心。《本草汇》卷一〇：去心，糯米拌炒，米熟为度。《顾氏医镜》卷七：研。川者佳。《药性通考》卷六：去心，糯米拌炒黄，捣用。

【气味】味辛、苦，性平、微寒，无毒。《药性粗评》卷二。味辛、苦，性微寒。《医经大旨》卷一。味苦、甘，气寒，无毒。入手太阴、少阴经。可升可降，阴也。《本草汇言》卷一。

【主治】贝母散一胸之郁。《药性粗评》卷二。消膈上稠痰，久咳嗽者立效；散心中逆气，多愁郁者殊功。《太乙仙制本草药性大全·仙制药性》卷一。消燥痰而润肺,涤烦热以清心。嗽红痰,胸中郁结,项下瘰疬,恶疮收口,俱所必需。《宝命真诠》卷三。

【发明】《医经大旨》卷一:辛能散郁,苦能降火。故凡心中不和而生诸疾者,皆当用之。《本草》主伤寒烦热,淋沥瘕疝,喉痹,金疮,腹中心下结实,咳嗽上气。《日华子》云:消痰润肺,烧灰敷于恶疮而能敛口,皆取辛能散结。而苦降火,则气血调畅,而疮口自是其敛矣,非贝母性本收敛而敛之也。《本草纂要》卷一:主开结气,散郁气,平中气,解毒气,清心气,破癥气,攻痰气,治火气,此气分理气之药也。吾见疮毒之症,以之托里,以之收敛,以之护心解毒。何也?盖疮毒所生,皆由气郁所聚。贝母为辛苦之药,辛可以散气,苦可以下气也。气散则毒自解,气下则毒自去。所以兼补气之药而为托里,兼和解之药而为收敛,兼发散破结之药而为护心解毒之论也。大抵贝母之剂,气清而不浊,能润乎心肺者也。是以胸膈窒塞,气挟痰而上升,兹能疏通而不滞;咽喉壅盛,痰随火而上客,兹能利导而无虞。配知母以用之,可以清气而滋〔阴〕;配芩连以用之,可以清痰而降火;配参术以用之,可以行补而不聚;配归芍以用之,可以行气而和荣;配二陈汤代半夏用,可以开结散郁平气解毒清心降火,破癥攻痰等症也,治不可缺。凡用去心。畏乌头。《太乙仙制本草药性大全·仙制药性》卷一:贝母能散胸中郁结之气,殊有功效,即《诗》所谓言采其蝱者是也。世俗多以半夏有毒,弃而不用,每取贝母代之,殊不知贝母乃太阴肺经之药,半夏乃太阴脾、阳明胃经之药,安得而相代耶?且咳嗽吐痰,虚劳吐血、咯血,痰中见血,咽痛喉闭,肺痈肺痿,妇人乳难、痈疽,及诸郁证,皆贝母为向导也,半夏乃为禁用。若涎者,脾之液也,美味膏粱、炙煿大料,皆生脾胃湿热。故涎花稠粘为痰,久则生火,痰火上攻,故令昏愦,不省人事,口噤偏废,僵仆,寒涩不语,生死旦夕,非半夏、南星曷可治乎?若以贝母代之,则束手待毙矣。哀哉!《本草约言》卷一:与连翘同用,治颈瘤。烧灰敷于恶疮,而能敛口。皆取辛能散结而苦降火,则气血调畅而疮口自敛矣,非贝母性本收敛而敛之也。《药鉴》卷二:贝母气寒,味苦辛。辛能散郁,苦能降火,故凡心中不和而生诸疾者,皆当用之。治喉痹,消痈肿,止咳嗽,疗金疮,消痰润肺之要药也。人多用之代半夏,误矣。盖贝母本手太阴之剂,而半夏乃足太阴、阳明之药也。但烦渴热极,诸失血及痰中带血,阴虚火动而咳嗽者,禁用半夏,为其燥也。此皆以贝母为佐使者,宜矣。若脾胃之津液不能运行,因而成痰者,非半夏何以燥之?《本草经疏》卷八:贝母在地则得土金之气,在天则禀清肃之令,故味辛平。《别录》兼苦、微寒、无毒。入手太阴、少阴。阴中微阳,可升可降,阴也。色白象金而主肺,肺有热,因而生痰,或为热邪所干,喘嗽烦闷,必此主之。其主伤寒烦热者,辛寒兼苦,能解除烦热故也。淋沥者,小肠有热也。心与小肠为表里,清心家之烦热,则小肠之热亦解矣。邪气者,邪热也。辛以散结,苦以泄邪,寒以折热,故主邪气也。《本草汇言》卷一:《日华子》开郁下气化痰之药也。陆平林稿安肺气横逆,止虚劳喘嗽之不宁;退伤寒烦热,定心神火躁之不眠。又散心胸郁结不舒之气,并多愁郁者,殊有神功。乃肺经气分之药也。《甄权方》:散逆满,开喉痹,消瘰疬,点目瘴,仍取开郁散结气之效也。至于润肺消痰，止嗽定喘，则虚劳火结之证，贝母专司首剂。故配知母，可以清气滋阴；配芩、连，可以清痰降火；配参、耆，可以行补不聚；配归、芍，可以调气和营。又配连翘，可以解郁毒，治项下瘰核；配二陈，代半夏用，可以清肺消痰、和中降火者也。以上修用，必以川者为妙。若解痈毒，破癥结，消实痰，傅恶疮，又以土者为佳。然川者味淡性优，土者味苦性劣，二者宜分别用。《药镜》卷四：涤伤寒之热烦，解心思之郁结。胸膈闷郁，气挟痰而成毒，兹能行气而疏散。咽喉肿痹，痰随火而上壅，兹能降火而清和。所以兼滋补而为托里，兼和解而为收敛。煎汤添母乳汁，捣粉傅人面疮。味属微寒，厥功在肺。肺痈既治，肺痿兼医。盖阴虚火动，而咳嗽烦渴及痰中见血，必需贝母以润肺消痰。若脾胃之津液不能运行，因而生痰者，非半夏何以燥之。《颐生微论》卷三：贝母本功惟入肺治燥痰，久服非脾家所喜。汪机云：俗以半夏燥而有毒，代以贝母。不知贝母治肺金燥痰，半夏治脾土湿痰，何可代也？脾为湿土，故喜燥；肺为燥金，故喜润。若痰属脾经，误投贝母，可翘首待毙。又《诗》云言采其莔，即贝母也。作诗者本以不得志而言，今用以治愁郁者，其说盖本于此。脾虚食少者禁用。《景岳全书》卷四八：善解肝藏郁愁，亦散心中逆气，祛肺痿肺痈痰脓喘嗽，研末，沙糖为丸，含咽最佳。降胸中因热结胸，及乳痈流痰结核。若足生人面诸疮，烧灰油调频敷。产难，胞衣不出，研末用酒和吞。亦除瘕疝，喉痹，金疮，并止消渴烦热。赤眼翳膜堪点，时疾黄疸能驱。○又如半夏、贝母俱治痰嗽，但半夏兼治脾肺，贝母独善清金。半夏用其辛，贝母用其苦。半夏用其温，贝母用其凉。半夏性速，贝母性缓。半夏散寒，贝母清热。性味阴阳，大有不同，俗有代用者，其谬孰甚。《药品化义》卷八：贝母属阴中有微阳，体滑腻，色白，气和，味苦带微辛，性凉云微寒非，能降，力清痰，性气与味俱厚而清，入心肺二经。贝母味苦能下降，微辛能散郁，气味俱清，故用入心肺。主治郁痰虚痰热痰及痰中带血，虚劳咳嗽，胸膈逆气，烦渴热甚，此导热下行，痰气自利也。取其下气则毒去，散气则毒解，用疗肺痿肺痈咽痛喉痹，瘰瘤痰核，痈疽疮毒，此皆开郁散结，血脉流通之功也。又取其色白体瓣象肺，性凉能降，善调脾气，治胃火上炎，冲逼肺金，致痰嗽不止，此清气滋阴，肺部自宁也。取川产者佳，去心。用浙产者解毒亦效。《本草汇》卷一〇：贝母苦、辛，辛宜归肺，苦宜归心。大抵心清气降，而肺赖以宁，且润而化痰，故多功于西方也。散心胸郁结之气居多。汪机曰：俗以半夏燥而有毒，代以贝母。不知贝母寒润，乃太阴肺经之药。肺为燥金，性喜润，故其治也专主肺家燥痰。半夏温燥，乃太阴脾经、阳明胃经之药，脾为湿土，性喜燥，故其治也专主脾胃湿痰。两者天渊，何可代乎？若痰在脾经，误用贝母之润，投以所恶，可翘首待毙矣。故凡寒湿痰，食积痰，脾胃湿痰，肾虚水泛为痰，及痰厥头痛，中恶呕吐，胃寒作泄等症，法应以辛温燥热之药，如南星、半夏、天麻、苍白术、茯苓之类治之者，均非贝母所司也。同天麦冬、桑皮、枇杷叶、百部、桔梗、甘草，治肺热咳嗽，及胸中烦热。同百部、百合、苡仁、麦冬、苏子、郁金、童便，治肺热吐血。同番降香、郁金、橘红、远志、苏梗、苏子、香附、白蔻，开郁痰。加抚芎、神曲，开一切气郁。《本草新编》卷二：贝母味苦，气平、微寒，无毒。

入肺、胃、脾、心四经。消热痰最利，止久嗽宜用，心中逆气多愁郁者可解，并治伤寒结胸之症，疗人面疮能效。难产与胞衣不下，调服于人参汤中最神。黄瘅赤眼，消渴除烦，喉痹，疝瘕，皆可佐使，但少用足以成功，多用或以取败。宜于阴虚火盛，不宜于阳旺湿痰。世人不知贝母与半夏，性各不同，惧半夏之毒，每改用贝母。不知贝母消热痰，而不能消寒痰，半夏消寒痰，而不能消热痰也。故贝母逢寒痰，则愈增其寒；半夏逢热痰，则大添其热。二品泾渭各殊，乌可代用。《医经允中》卷一八：贝母肺经散郁之药，虚劳嗽血咯血，肺痿肺痈，痰症所宜也。俗以半夏辛燥，代以贝母，安知贝母肺药，而半夏脾胃药乎？脾胃湿热成痰，久则生火，上攻昏愦，僵仆蹇涩，生死旦夕，岂贝母可代乎？惟外科用贝母，不用半夏，盖以肺主皮毛故也。又有独颗非两片者，名丹龙眼，误服令人筋脉不收，用黄精、小蓝汁合服立愈。《冯氏锦囊秘录》卷一：贝母功专入肺，以治燥痰。久服非脾家所喜，俗以半夏燥而有毒，代以贝母，不知贝母治肺金燥痰。盖肺为燥金，故宜润。半夏治脾土湿痰，脾为湿土，故宜燥。一润一燥，势实天渊。彼此误投，为害不浅，何可代也！大者名土贝母，味大苦则性寒，其解毒化痰、散郁除热之功居多。小粒者为川贝母，味则微苦，则寒凉之性亦减，其清热解毒之功则不及，而润肺化痰之力尤优耳。《本经逢原》卷一：仲景治伤寒寒实结胸，外无热证者，小陷胸汤主之，白散亦可。二方一主热痰内结，一主寒实内积，虽同一例，治不可混也。○若虚劳咳嗽，吐血咯血，肺痿肺痈，痈疽及诸郁火证，半夏乃禁忌，皆贝母为向导也。至于脾胃湿热，涎化为痰，久则生火，火痰上攻，昏愦僵仆，蹇涩诸证，生死旦夕，岂贝母可治乎？浙产者，治疝瘕，喉痹，乳难，金疮，风痉，一切痈疡。又同苦参、当归治妊娠小便难，同青黛治人面恶疮，同连翘治项上结核，皆取其开郁散结，化痰解毒之功也。《本草经解要》卷二：贝母气平，禀天秋平之金气，入手太阴肺经。味辛无毒，得地西方之金味，入手阳明燥金大肠经。气味降多于升，阴也。其主伤寒烦热者，伤寒有五，风寒湿热温，而风与热乃阳盛之症，阳盛所以烦热也。贝母气平则清，味辛润散，故主之也。淋沥者，膀胱有热也。邪气者，热邪之气也。膀胱以气化为主。贝母味辛润肺，肺乃主气之藏，肺润则气化及于州都，小便通而不淋沥矣。其主疝瘕者，肺气不治，则不能通调水道下输膀胱，因而湿热之邪聚结成疝成瘕。贝母气平，可以通调水道，味辛可以散热结也。大肠之脉，其正者上循咽喉，火发于标，乃患喉痹。痹者，闭也，其主之者，味辛气平，能解大肠之热结也。肺乃津液之府，主乳难者，味辛能润，润则乳自通也。肺主皮毛，味辛气平，则肺润而皮毛理，可愈金疮也。风痉者，风湿流于关节，致血不能养筋，而筋急也。贝母味辛，辛则散风湿而润血，且贝母入肺，肺润则水道通而津液足，所以风湿逐而筋脉舒也。《药性切用》卷三：川贝母味甘微寒，凉心散郁，清肺而化热痰。象贝形坚味苦，泻热功胜，不能解郁也。土贝形大味苦，泻热解毒，外科专药。俱去心用之。《罗氏会约医镜》卷一六：贝母润，治肺经燥痰；半夏燥，治脾经湿痰。误用有害。若胃寒脾虚，恶心泄泻，及肾虚水泛为痰者，均忌。大粒者名土贝母，其解毒化痰、散郁除热之功居多。小者名川贝母，而润肺化痰之力则优耳。二者俱反乌头。

【附方】《药性粗评》卷二：胎衣不下。凡产难或胎衣不下者，取七枚，为末，酒调下良。乳汁不通：同牡蛎、知母三味，为细末，以猪蹄汤调下。

《本草汇言》卷一：治伤寒阳明壮热，喘嗽有痰不得眠。用贝母、前胡、干葛、黄芩、麦冬、玄参。《广济方》。○治肺热痰嗽及胸中烦热。用贝母、知母、天冬、桑白、甘草、桔梗。○治一切热毒。用贝母、紫花地丁、金银花、鼠粘子、甘草、玄参。○治一切虚劳咳嗽，骨蒸夜热。用贝母、天冬、麦冬、怀生地、地骨皮、沙参、茯苓、知母、丹皮。○治肺热吐脓血。用贝母、百部、百合、薏苡、麦冬、苏子、竹沥、童便。○解一切气郁。用贝母、陈皮、苏梗、香附、抚芎、黄芩。○治喉痹肿胀。用贝母、山豆根、桔梗、甘草、荆芥、薄荷。已上六方见方氏《本草》。○治小儿百日晬嗽痰壅。用川贝母三钱，甘草、广橘红各一钱，共为末，每服三五分，热蜜汤调服。《全幼心鉴》。○治小儿鹅口，满口白烂。用金华贝母、去心为末，白汤调，用白绢蘸药抹之，日三四度。○治吹奶作痛。用川贝母末，酒调服二钱，仍令人吮之即消。危氏方。○治虚火喘嗽不宁。用川贝母一两、去心，研细末，每服二钱，淡姜汤调下。《方脉正宗》。○治伤寒心虚内热有痰，烦躁，心神不宁，不能安睡。用川贝母五钱，研细末，每服二钱，灯心汤调下。同前。○治瘰疬，未破可消。用土贝母、甘草各二两，微炒研末，肥皂二斤，去核，每个内藏斑猫四个，用竹箅作架，放肥皂于上，蒸烂，取出斑猫并肥皂皮筋，取净肉，捣烂如泥，加入贝母、甘草末，为丸如梧桐子大。每食后服一钱五分，白滚汤下。倘腹疼勿虑，是此药追毒之故。《广笔记》。○治颏下生硬块，或似石瘿。用土贝母、何首乌各三两，连翘、鼠粘子、天花粉、苍耳子、青木香、白及各二两，黑枣百个，金银花、紫花地丁、甘草、夏枯草各五两，分作十剂，每剂用河水五碗，煎至二碗，徐徐服。同上。

浙贝母《本草纲目拾遗》

【释名】象贝《本草纲目拾遗》、土贝母《景岳全书》。

【集解】《医学疑问》：问：顷年贝母，自天朝贸去者，大如栗瓣，其色且黄，近古所未见之物也。其形则略似，而大小极不相类，欲详真假与否，切愿详知。答曰：贝母荆襄多生，因瓣如聚贝子，故人以贝母名。洁白轻松，形圆而如小算盘子者佳。迩来市家贸利，多采辽东或两浙产者，即所问大如栗而其色黄、坚硬，竟抵贝母以欺众目，本院不用。《本草纲目拾遗》卷五：浙贝土贝今名象贝。去心炒。《百草镜》云：浙贝出象山，俗呼象贝母。皮糙味苦，独颗无瓣，顶圆心斜，入药选圆白而小者佳。○叶阎斋云：宁波象山所出贝母，亦分两瓣，味苦而不甜，其顶平而不尖，不能如川贝之象荷花蕊也。土人于象贝中拣出一二与川贝形似者，以水浸去苦味，晒干，充川贝卖。《本草纲目易知录》卷一：贝母，《本草》未分川、浙两种，使今用者胡猜，故照《纲目》主治，特详分别。以细小尖顶色白光润为川贝，理虚痰，润肺躁，功胜。其较大、色黄而枯、瓣分、味苦为浙贝，解风热，消痈肿，最良。又以详形，以便省目。

【气味】味大苦，性寒。阴也，降也。乃手太阴，少阳，足阳明，厥阴之药。《景岳全书·本草正》卷四八。大苦，性寒而降。入肺、胃、肝、三焦。《本草正义》卷上。气平，味苦、辛。《本草求原》卷一。

【主治】大治肺痈肺痿，咳喘，吐血衄血，最降痰气，善开郁结，止疼痛，消胀满，清肝火，明耳目，除时气烦热，黄疸淋闭，便血溺血，解热毒，杀诸虫，及疗喉痹瘰疬，乳痈发背，一切痈疡肿毒，湿热恶疮，痔漏金疮出血，火疮疼痛。为末可敷，煎汤可服。《景岳全书·本草正》卷四八。

【发明】《本草纲目拾遗》卷五：但川贝与象贝性各不同。象贝苦寒，解毒利痰，开宣肺气。凡肺家挟风火有痰者宜此。川贝味甘而补肺矣，不若用象贝治风火痰嗽为佳。若虚寒咳嗽，以川贝为宜。《景岳全书·本草正》卷四八：性味俱厚，较之川贝母，清降之功不啻数倍。《本草纲目拾遗》卷五：叶闇斋云：宁波象山所出贝母，亦分两瓣，味苦而不甜，其顶平而不尖，不能如川贝之象荷花蕊也。土人于象贝中拣出一二与川贝形似者，以水浸去苦味，晒干，充川贝卖，但川贝与象贝性各不同。象贝苦寒，解毒利痰，开宣肺气。凡肺家挟风火有痰者宜此。川贝味甘而补肺矣，不若用象贝治风火痰嗽为佳。若虚寒咳嗽，以川贝为宜。○张石顽《本经逢原》云：贝母浙产者，治疝瘕喉痹乳痈，金疮风痉，一切痈疡，同苦参、当归治妊娠小便难，同青黛治人面恶疮。同连翘治项上结核。皆取其开郁散结化痰解毒之功也。《家藏蒙筌》卷一五：土贝母即浙贝母。反乌头。味大苦，寒。降之性过于川贝，亦能治肺痿肺痈咳嗽，吐血衄血，降痰气，开郁结，止疼痛，除烦热，解毒杀虫。若治喉痹，瘰疬，乳痈发背，一切痈疡肿毒，湿热恶疮，痔漏出血，火疮疼痛，为末可敷，煎汤可服，较之尖川贝母，清降之功实胜数倍，故宜用此。○虚热嗽痰，宜用川贝母。实热疮症，宜用土贝母。《本草求原》卷一：内开郁结，外达皮肤，功专解毒，兼散痰滞。治疝瘕、喉痹、乳难、金疮、风痉、方解俱见上。吹乳作痛，研，吹鼻。乳痈，初起，研酒服；或同白芷、蒺藜服，令人吮之。项下核及瘤瘿，同连翘。一切结核、瘰疬、乳岩，俱同郁金、橘叶、翘、蒡、花粉、枯草、山豆根、山茨、元参。妊娠尿难，同苦参、归。便痈，同白芷煎，酒服，渣贴。紫白癜斑，同南星，或同百部末，生姜汁调搽。人面疮，烧灰油调，或加青黛。蜘蛛、蛇蝎咬，缚定咬处，勿令毒行，为末，酒服至醉，疮口出水尽，以末塞之。敛疮口。火郁散则敛。应是川贝。去心用。

【附方】《景岳全书》卷四八：吹喉散。治咽喉十八症俱效。大黑枣每个去核，装入五倍子一个去虫研，象贝一个去心研，用泥裹煨存性，共研极细末，加薄荷叶末少许，冰片少许，贮瓷瓶内，临用吹患处，任其呕出痰涎数次，即愈。《经验广集》。对口。象贝母研末敷之，神效。杨春涯《验方》。

苦子 《滇南本草》

【气味】味苦、甘，性大寒，降也。《滇南本草》卷中。

【主治】消酒积，下气，发汗，解大肠积热。吃之令人泻下痰沫浑涎。肠痛，推肠胃宿食积滞，宽中，消膨胀。《滇南本草》卷中。

【附方】《滇南本草》卷中：治臁疮年久不愈效方：轻粉、五倍子、银朱、枯矾、滑石、黄柏、铅粉、上冰片，共为末，桐油调搽，可全愈。又方：用杏仁、轻粉，共捶出油，为饼敷上，一日一换。

金灯花 《嘉祐本草》

【校正】《嘉祐本草》山慈姑之别名，后世常用。为免与另一"山慈姑"同名相混，今以"金灯花"为正名。

【释名】山慈姑《嘉祐本草》、玉簪花《宝庆本草折衷》、鬼灯笼、金灯笼《太乙仙制本草药性大全》、老鸦瓣、棉花包、老鸦头《植物名实图考》。

【集解】《宝庆本草折衷》卷一一：山慈菇团慈菇根在内。一名山慈菇根。○《是斋方》用者名鬼灯檠。○《录验方》云：即玉簪花根也。玉簪花一名金灯花。○其叶一名鹿蹄草。生山中湿地。今人采根片开晒干，或生取，并无时。有小毒。《太乙仙制本草药性大全·本草精义》卷二：山茨菇根，一名金灯笼，一名鬼灯笼。多生沙湿地。初春萌蘖，叶如韭叶，长青，二月开花，状若灯笼，色白，瓣有黑点，子结三棱，立夏才交，其苗即稿，依时掘地可得，迟久腐烂难寻。与老鸦蒜略同，在包裹上分别，〔蒜〕却无毛光秃，茨菇包裹有毛。得之去皮，生焙任用。一名金灯花，叶似车前，根如慈菰。零陵间又有团慈菰，根似小蒜，所主与此略同。《本草乘雅半偈》帙九：核曰：生山中湿地，唯处州遂昌县者良。冬月生苗，如秋叶而稍小，二月中抽一茎，高尺许。茎端作花，有白色、黄色、红色三种，瓣上俱有黑点间杂，众萼攒簇成朵，如丝绒纽结状，甚可爱也。三月缀实，子有三棱。四月采根，形似慈姑而小，又似小蒜而毛，迟则苗腐难觅矣。一种叶如车前草，茎干花实则一也。《酉阳杂俎》云：花与叶不相见，谓之无义草。今人多以金灯花、老鸦蒜根伪充之。但此根无毛而光，山慈姑茸毛固壳为异也。采得曝干，修事去毛壳用。《本草》言叶如水仙花叶，正误指金灯花、老鸦蒜为山慈姑矣。鬼臼一名马目毒公，花不见天，为羞天山慈姑；叶不见花，为无义末忘本乎，本叶末乎。《本草汇》卷一〇：山慈菇花状如灯笼而红，根状如茨菰而白。《酉阳杂俎》云：金灯之花，与叶不相见。故又谓之无义草。能散热消结。然寒凉之品，不得过服也。根苗绝类老鸦蒜，但蒜根无毛，慈菇有毛，壳包裹为异。用去毛壳，焙，苗枯即掘，迟则苗腐难寻矣。忌甘草。《本草从新》卷二：根类慈姑小蒜。去毛壳。有毛壳包裹者真，故今人俱称为毛姑。

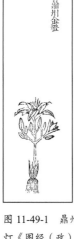

图 11-49-1 鼎州金
灯《图经（政）》

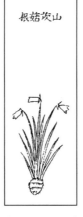

图 11-49-2 山茨
菇根《太乙》

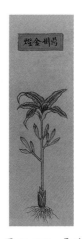

图 11-49-3 鼎州
金灯《品汇》

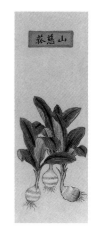

图 11-49-4 山慈
菇《品汇》

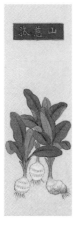

图 11-49-5 山
慈菇《雷公》

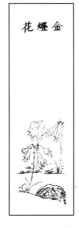

图 11-49-6 金
灯花《三才》

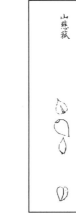

图 11-49-7 山
慈菇《原始》

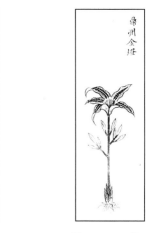

图 11-49-8 鼎
州金灯《草木状》

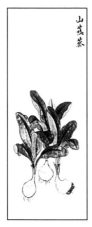

图 11-49-9 山慈
菇《草木状》

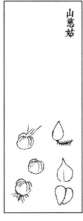

图 11-49-10 山
慈姑《本草汇》

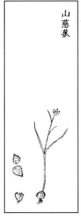

图 11-49-11 山
慈菇《类纂》

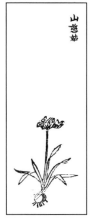

图 11-49-12 山
慈姑《备要》

《医林纂要探源》卷二：叶如萱草，抽茎作花如龙爪，色黄，根圆如慈菇，无毛。出处州山中，衢州、建宁亦出。有毛者乃乌蒜，叶相似，红花，名龙爪花。是处有之。《草药图经》：老鸦蒜，老哇蒜，即老鸦蒜。春初生叶如蒜秧，叶背有剑脊，四散布地，七月苗枯，暑后开花四五朵，六出，红色如山丹花状，黄蕊长须，其根状如蒜，皮色赤紫，肉白色。《植物名实图考》卷一三：老鸦瓣生田野中。湖北谓之棉花包，固始呼为老鸦头。春初即生，长叶铺地，如萱草叶而屈曲萦结，长至尺余；抽葶开五瓣尖白花，似海栀子而狭，背淡紫，绿心黄蕊，入夏即枯；根如独颗蒜，乡人掘食之。

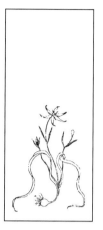
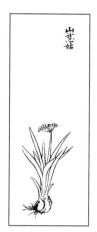

图 11-49-13 老鸦瓣《图考》　　图 11-49-14 山慈姑《图说》

【气味】味淡，平，有小毒。《药性要略大全》卷七。味辛、苦，有小毒。《太乙仙制本草药性大全》卷二。味甘、微辛，气寒，小毒。入足阳明经。《本草汇》卷一〇。味淡、甜，性平。《生草药性备要》卷上。性微温，味苦、辛，入脾肺二经。《校补滇南本草》卷下。

【主治】解诸疮毒，消痈疽肿毒，瘰疬。除皯。《药性要略大全》卷七。治苦伤。煲肉食，消疮毒。《生草药性备要》卷上。消肿败毒，软坚化结。平疮疡肿硬，治痈疽、瘰疬、疔毒、结肿、斑、粉滓诸证，涌吐风狂痰涎。《玉楸药解》卷一。阴分之痰，止咳嗽，治喉痹，止咽喉痛。治毒疮，攻痈疽，敷诸疮肿毒，有脓者溃，无脓者消。《校补滇南本草》卷下。

【发明】《太乙仙制本草药性大全·仙制药性》卷二：生捣为拔毒傅药，频换则灵。焙研合玉枢神丹，必资作主。消痈疽无名疔肿，散癌有毒恶疮。蛇虺、毒虫伤啮，并服神效。鼠瘘病结核，醋摩傅灵。取茎叶捣为膏，入蜜贴疮口上，候清血出效。傅之亦剥人面皮，除皯。《本草发明》卷三：山茨菇根，消毒解热，《本草》惟主痈疽疔肿，消瘰疬结核。醋摩敷之。亦剥人面皮，除皯。花如灯笼，色白，瓣有黑点，子结三棱，立夏即枯。又云叶如车前，根如茨菇。凡使去皮，生焙任用。生捣，为拔毒敷药。焙研，合玉枢丹。《本草经疏》卷一一：山慈菇，味辛气寒，善散热消结，故主痈肿疮瘘，瘰疬结核等。昔人用醋摩傅，今人亦入服药中。产处州遂昌县，实非金灯花与鹿蹄草，叶似车前。《本草新编》卷四：消痈疽、无名疔毒，散癌、恶疮，蛇虺啮伤，治之并效。此物玉枢丹中为君，可治怪病。大约怪病多起于痰，山慈菇正消痰之圣药，治痰而怪病自除也。或疑山慈菇非消痰之药，乃散毒之药也。不知毒之未成者为痰，而痰之已结者为毒，是痰与毒，正未可二视之也。

【附方】《本草汇》卷一〇：玉枢丹方。山慈菇焙二两，川五倍焙二两，红芽大戟焙一两，续随子压去油二两，麝香三钱。散痈疽无名疔肿，疔癌有毒恶疮。〇一方用玉枢丹加金箔十帖，牛黄、珍珠、琥珀、朱砂、雄黄、乳香、没药各三钱，名八宝玉枢丹。

土贝母《本草纲目拾遗》

【释名】大贝母《本草纲目拾遗》。

【集解】《本草纲目拾遗》卷五：土贝母一名大贝母。《百草镜》云：土贝形大如钱，独瓣不分，与川产迥别，各处皆产，有出安徽六安之安山者，有出江南宜兴之章注者，有出宁国府之孙家埠者，浙江惟宁波鄞县之樟村及象山有之。入药选白大而燥，皮细者良。○按：贝母有甜苦之分，有川象之别。《百草镜》云：出川者曰川贝，出象山者名象贝，绝大者名土贝。川产者味甘，间有微苦，总不似他产之一味苦而不甘者也。入药能补气利痰而不寒，虚人宜之。象贝一味苦寒，能化坚痰，性利可知。若土贝，功专化脓，解痈毒，性燥而不润。以象贝皆小，土贝独大，于川产者亦异。《纲目》不分着功用，或其时尚未有此种耳。又《用药识微》云：川贝中一种出巴东者独大，番人名紫草贝母，大不地道。出陕西者名西贝，又号大贝。张石顽云：贝母川产味甘，最佳。西产味薄，次之。象山者微苦，又次之。一种大而苦者，仅能解毒，并去心用。今川中亦产一种大如钱者，土人以之捣粉作浆，刷川绸用，不知入药。然则土贝川中亦产，不特浙江也。忆庚子春有友自川中归，贻予贝母，大如钱，皮细白而带黄斑，味甘。云此种出龙安，乃川贝中第一，不可多得。信是，则川中之甜贝母亦有大者，不特金川子独甜也，并附以俟考。

【气味】《百草镜》云：味苦性平，微寒无毒。《本草纲目拾遗》卷五。

【主治】能散痈毒，化脓行滞，解广疮结毒，除风湿，利痰。傅恶疮，敛疮口。茅昆来笔记：味大苦，专消痈疽毒痰，杨梅结毒，非此不除。《本草纲目拾遗》卷五。

【附方】《本草纲目拾遗》卷五：乳痈初起。白芷、土贝母各等分，为细末，每服三钱，陈酒热服，护暖取汗，即消。重者再一服，如壮实者，每服五钱。杨春涯《验方》：天花粉、乳香去油、没药、白芷、归尾、土贝母、赤芍、独活、川芎各一钱，甘草节、陈皮各八分，穿山甲三片，皂角刺一钱五分，金银花二钱五分，防风一钱二分，好酒煎服。又方：白芷梢、土贝母、天花粉各三钱，乳香去油一钱五分，共炒研末，白酒浆调搽，再用酒浆调服三钱。乳痈。紫河车草、浙贝各三钱，用黄糖拌匀，好酒和服尽醉，盖被取汗。赵贡栽云：浙贝乃宁波土贝母也。《外科全生》。治乳岩。阳和汤加土贝母五钱煎服，数日可消。叶氏《验方》。○治乳岩已破。用大贝母、核桃橘、金银花、连翘各三钱，酒水煎服。姚希周《济世经验方》。疬。不论已破未破，皆治。土贝母半斤，牛皮胶四两，敲碎，牡蛎粉炒成珠，去粉为细末，水发丸绿豆大，每日早晚用紫背天葵根三钱，或用海藻、昆布各钱半，煎汤吞丸三钱。瑞安生《验方》。○又疬膏药：用牛皮胶水熬化一两，入土贝母末五钱，摊油纸上贴之。《吉云旅抄》：紫背天葵一两五钱，土贝母、昆布、海藻各一两，西牛黄三分，海螵蛸五钱，陈胆星三钱，桔梗一两，共为细末。酒发为丸，如绿豆大，每日服六七十丸，好酒送下。《千金不易方》：治男妇小儿生病，内消：用土贝母研末，陈米醋调搽，数日即消。○仙姑玉环散。治痰核病未溃。生南星、生半夏、土贝各等分，研末，醋蜜调匀敷。**病初起**。土贝研细，陈米醋和搽，数日暗消。○又方：土贝母、大力子、全虫洗各五钱，紫背天葵根、昆布洗、海藻洗各一两，青皮、蝉退各三钱，甲片炒四钱，蜈蚣酒炙七条，当归二两，为末，蜜丸，砂仁汤下三钱，虚加人参。○**敷痰核瘰疬方**。用生南星、生半夏、生大黄各一两，大贝母、昆布、海藻、海浮石、铜绿、明矾各五钱，用商陆根汁、葱汁、姜汁、蜜四味调敷。《种福堂》。○**痰核方**。痰核瘰疬膏中，用大贝母、人参、甘草各六分，川芎、桔梗、陈皮、木香、乌梅各八分，当归、白芷、防风、茯苓各一钱，半夏五分，生姜三片，黑枣二个，水二钟，煎服。如患处有水不干，加知母一钱，土贝母一钱。**消瘰疬**。穿山甲和沙炒，牛皮胶切碎，麦壳炒，各二两，土贝母、连翘各一两，共为末，大人三钱，小儿二钱。《传信方》。**治汗斑**。土贝母一两，南硼砂一两，冰片一分，共研末，搽之即愈。《集验》。《家宝方》：硼砂只用五钱，以暑月出汗时频擦乃效。**治鼠疮**。大鲫鱼一尾，皂角内独子每岁一个，川贝母三钱，土贝母二钱，将皂角子、贝母入鱼肚内，黄泥包裹，阴阳瓦炭火焙干存性，研为细末，每服三钱，食后黄酒调服，忌荤百日。汇集关绍圣方。**手发背**。生甘草、炙甘草各五钱，皂刺二钱五分，土炒，土贝五钱五分，半夏一钱五分，甲片二钱五分，炒黑，知母二钱五分，加葱姜，水酒煎二剂服，即愈。《慈惠编》。**刀割斧砍，夹剪枪箭伤损**。土贝母末敷之，止血收口。《集验》。**毒蛇咬**。急饮麻油一碗，免毒攻心，再用土贝母四五钱，为末，热酒冲服，再饮酒尽醉，安卧少时，药力到处，酒化为水，从伤口喷出。候水尽，将碗内贝母渣敷伤口。垂死者皆活。《祝氏效方》。**肿毒初起**。此方传自异人，应验如响。重者不过三服，轻者一二服，初起即散，已成者自溃，且易收口。甲片炙捣六钱，全当归五钱，花粉八钱，白芷五钱，广皮三钱，土贝母研二钱，银花一两，皂刺三钱，赤芍六钱，防风五钱，甘草节六钱，乳香炙另研一钱，没药炙另研一钱，苏木二钱，川牛膝一钱，川断五钱，酒水各半，煎汁去渣，将没药、乳香末调服取汗，忌鸡、犬、孝服男女、僧尼触犯，须避静室服药。赵贡栽云：此方专于攻散，药力太重，惟可施于壮实之人，虚弱者勿服。《百草镜》。

石蒜 《图经本草》

【释名】银锁匙《本草纲目拾遗》。

【集解】《野菜博录》卷二：老鸦蒜生水边下湿地中。其叶直生，出土四垂，叶状似蒲短，背起剑脊。其根形如蒜瓣。**姚氏《食物本草》**：老鸦蒜食根。处处有之。春初生苗如蒜秧，七月乃枯。其根亦如蒜，肉色白。

【主治】治喉风痰核，白火丹。肺痈，煎酒服。《本草纲目拾遗》卷四。

【发明】《草木便方》卷一：石蒜辛甘性微温，捣贴肿毒恶疮疹。疔疮结核煎酒服，汤火热

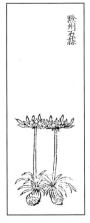

图 11-51-1　黔州石蒜《图经（政）》

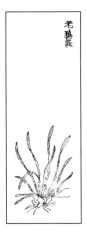

图 11-51-2　老鸦蒜《救荒》

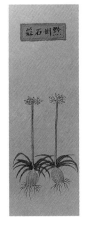

图 11-51-3　黔州石蒜《品汇》

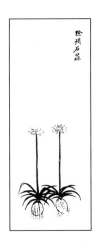

图 11-51-4　黔州石蒜《草木状》

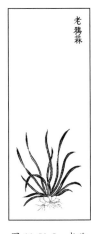

图 11-51-5　老鸦蒜《博录》

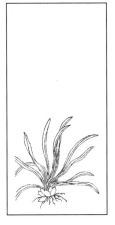

图 11-51-6　老鸦蒜《图考》

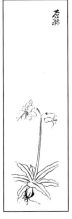

图 11-51-7　石蒜《图说》

毒汁涂清。

【附方】《本草纲目拾遗》卷四：对口初起。用老鸦蒜、捣烂，隔纸贴之，干则频换，其毒自消。《家宝方》。双单蛾。老鸦蒜捣汁，生白酒调服，呕吐而愈。《神医十全镜》。洗痔漏。老鸦蒜、鬼莲蓬捣碎，不拘多少。好酒煎置瓶内先熏，待半日汤温，倾出洗之，三次全愈。沈惠如传方。痰火气急。蟑螂花，根即老鸦蒜，洗焙干为末，糖调酒下一钱。王都官方。

罗裙带《本草纲目拾遗》

【集解】《本草纲目拾遗》卷四：罗裙带《职方典》：出广西南宁府。叶滑嫩，长二寸许，似带。治折伤损手足者，取叶火煨微热，贴之即愈。

【主治】治折伤损手足者。取叶火煨微热，贴之即愈。《本草纲目拾遗》卷四。

雷公凿《植物名实图考》

【集解】《植物名实图考》卷一三：雷公凿江西平野有之，土人不识其名。固始呼为雷公凿。状如水仙叶长而弱，出地平铺，不能挺立；本白末绿，有黑皮，极类水仙根而无涎滑。

【正误】李时珍以老鸦蒜为即石蒜，引及《救荒本草》。而《湖南志》中或谓荒年食之，有因吐致死者。余谓《救荒本草》断不至以毒草济人，此是《纲目》误引之过。考《救荒本草》并无花叶不相见之语，其图亦无花实。此草根叶与老鸦蒜图符，而生麦田中，乡人取以饲畜，其性无毒。余尝之味亦淡，荒年掘食，当即是此，断非石蒜。

牛黄伞《生草药性备要》

【释名】万年青《生草药性备要》、千层喜《植物名实图考》。

【集解】《生草药性备要》卷上：似兰花叶样。○其叶长有尺余，四季常青，又名万年青。《植物名实图考》卷一五：牛黄伞，江西、湖南有之。一名千层喜，长叶绿脆，纹脉润，层层抽长，如抱焦心，长者可三四尺，断之有涎丝。俚医以治肿毒，目为难得之药。亦间有花，即广中文殊兰。踰岭经冬叶陨，故少花，其叶甚长。仍两图之。又滇南有佛手兰，叶亦相类。

【气味】味腥，性甜，平。《生草药性备要》卷上。

【主治】消热毒。《生草药性备要》卷上。

【发明】《生草药性备要》卷上：敷疮。用酒糟。如或生〔用〕，或蜜糖捶叶敷患处。煲水洗外痔极良。○取叶同煲猪精肉，食止热咳，止新吐血，理伤症。大肠结热泻血，小儿脱肛下血，俱煲肉食。

【附方】《本草求原》卷三：散瘀，止热嗽并劳伤吐血。同猪肉煎。

根

【主治】能止血生血。又一种甘苦而寒，清火开气，治咽喉急闭。取汁和醋少许灌之，吐痰立愈。《本草求原》卷三。

子

【主治】子可催生。《本草求原》卷三。

文兰树《植物名实图考》

【集解】《植物名实图考》卷三〇：文兰树产广东。叶如萱草而阔长，白花似玉簪而小，园亭石畔多栽之。按此草近从洋舶运至北地，亦以秋开。《南越笔记》：文殊兰叶长四五尺，大二三寸而宽，花如玉簪、如百合而长大，

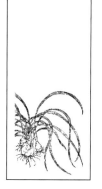

图 11-53-1　雷公凿
《图考》

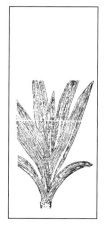

图 11-54-1　牛黄伞
《图考》

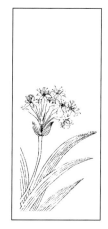

图 11-55-1　文兰树
《图考》

色白甚香。夏间始开，是皆兰之属。江西、湖南间有之，多不花。

【主治】土医以其汁治肿毒，因有秦琼剑诸俚名。《植物名实图考》卷三〇。

水仙《本草会编》

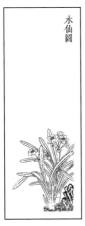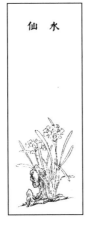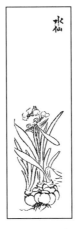

图11-56-1 水仙《草木典》 图11-56-2 水仙《图考》 图11-56-3 水仙《图说》

【集解】《植物名实图考》卷一六：水仙花，《本草会编》始收之。俗谓其根有毒。而《卫生易简方》疗妇人五心发热，同干荷叶、赤芍等分为末，白汤服之。恐未可信。其花不藉土而活，应入石草。

根

【气味】味苦微辛，性寒体滑。《药性切用》卷三。味甘、苦，性寒，无毒。入心、肺二经。《本草再新》卷二。

【主治】泻热解毒，捣涂痈疽暴肿。《药性切用》卷三。治痈疽疮毒，以毒攻毒。排脓消肿，毒托出，脓亦可排出，脓毒皆尽，则肿消矣。解热性寒，可以清热。去风，疗百虫咬伤。《本草再新》卷二。治痈肿及鱼骨鲠。《本草求原》卷一。水磨，涂痈肿，毒肿。《本草纲目易知录》卷一。

【发明】《草木便方》卷一：水蒨花根名水仙，苦辛寒滑热毒捐。实热痈肿捣涂好，鱼刺骨鲠能化坚。梳头光。

【附方】《本草纲目拾遗》卷三：一切风症多可用之。取根罨毒，晒燥研末，合通关散搐鼻，令人吐痰。《本草纲目易知录》卷一：温热时毒，初肿一边眼角，渐延满面颈项。水仙根磨汁涂，留顶出毒气，内服普济消毒饮，若破皮流水，以三黄，加乳香、没药，傅。

花

【主治】泽肌、理发、去风。作香泽涂。《本草求原》卷一。

子

【气味】性甘。《医方药性·草药便览》。

【主治】去风，泽肌肤，润毛发，治五心烦热，嘈杂不宁，同荷叶、芍药为末服。《本草纲目拾遗》卷七。

白茅《本经》

【集解】《植物名实图考》卷八：白茅《本经》中品。古以缩酒，其芽曰茅针，白嫩可啖，小儿嗜之。河南谓之茅荑，湖南通呼为丝茅，其根为血症要药。雩娄农曰：《说文》，茅秀也。从草，私声。《系传》云：此即今茅华未放者也。今人食之，谓之茅揠音轧。《诗》所谓手如柔荑，荑，秀也。汝南儿语，本古训矣。紫茹未拆，银线初含，苞解绵绽，沁鼻生津，物之洁，味之甘，洵无伦比。每忆饧箫吹暖，绣陌踏青，拔汇擘絮，绕指结环，某山某水，童子钓游，盖因之有感矣。

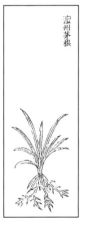

图 11-57-1 澶州茅根《图经（政）》

图 11-57-2 鼎州茅根《图经（政）》

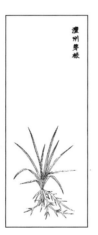

图 11-57-3 澶州茅根《图经（绍）》

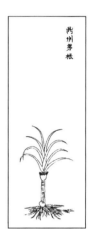

图 11-57-4 鼎州茅根《图经（绍）》

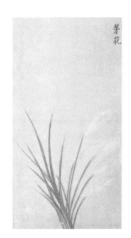

图 11-57-5 茅花《履巉岩》

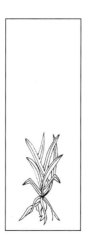

图 11-57-6 茅根《歌括》

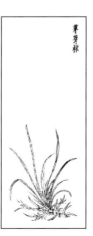

图 11-57-7 茅芽根《救荒》

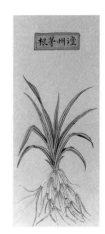

图 11-57-8 澶州茅根《品汇》

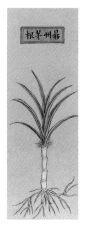

图 11-57-9 鼎
州茅根《品汇》

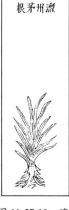

图 11-57-10 澧
州茅根《蒙筌》

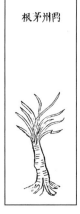

图 11-57-11 鼎
州茅根《蒙筌》

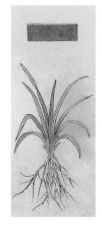

图 11-57-12 茅
根《雷公》

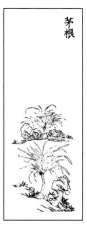

图 11-57-13 茅
根《三才》

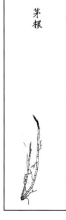

图 11-57-14 茅
根《原始》

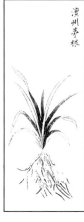

图 11-57-15 澧
州茅根《草木状》

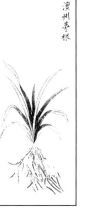

图 11-57-16 鼎
州茅根《草木状》

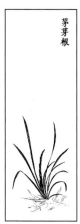

图 11-57-17 茅芽
根《博录》

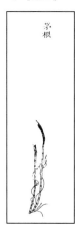

图 11-57-18 茅
根《类纂》

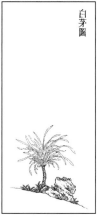

图 11-57-19 白茅
《草木典》

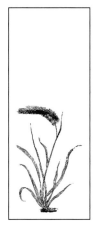

图 11-57-20 白茅
《图考》

根

【修治】《本草述》卷七下：修治洗净捣烂，勿用露根。

【气味】味甘甜，性寒。入胃、小肠二经。《滇南本草》卷中。

【主治】下五淋，利小便，通血闭，逐瘀血，除客热在肠胃，止吐衄因伤劳。主男子虚羸，治妇女崩漏，解渴坚筋，补中益气。《太乙仙制本草药性大全·仙制药性》卷一。祛瘀血，通血闭，止吐血、衄血、瘀血，利小便。止妇人崩漏下血。《滇南本草》卷中。主治吐血衄血，金疮出血，行血止渴，通五淋，利小便。《药性粗评》卷三。逐瘀血，通血闭，止吐衄，下五淋，利小便，理劳伤。补虚羸，除肠胃客热，治妇人崩漏。《药性解》卷四。

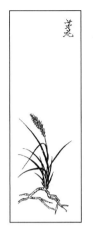

图 11-57-21　茅花
《图说》

【发明】《本草经疏》卷八：茅根正禀土之冲气，而兼感乎春阳生生之气以生，故其味甘、气寒而无毒。入手少阴，足太阴、阳明。劳伤虚羸必内热，甘能补脾，甘则虽寒而不犯胃，甘寒能除内热，故主劳伤虚羸。益脾所以补中，除热所以益气，甘能益血。血热则瘀，瘀则闭，闭则寒热作矣。寒凉血，甘益血，热去则血和，和则瘀消而闭通，通则寒热自止也。小便不利，由于内热也，热解则便自利。淋者血分虚热所致也，凉血益血则淋自愈，而肠胃之客热自解，津液生而渴亦止矣。肝藏血而主筋，补血凉肝则筋坚矣。血热则崩，凉血和血，崩自愈矣。血热则妄行，溢出上窍为吐，为咯，为鼻衄、齿衄，凉血和血则诸证自除。益脾补中利小便，故亦治水肿、黄疸，而兼理伤寒哕逆也。《药镜》卷四：茅根禀土气之冲和，感春阳而萌蘖。内热则血瘀，瘀则气滞，滞则津枯，惟寒以凉血，故补中而止吐衄。热去则血和，和则瘀消，消则闭通，惟甘能益血，故扶脾而利淋便。葛根同煮，而温病热哕自宁。芦根并煎，而反胃上气亦止。

《本草述》卷七下：白茅春初而芽，春夏之交而华，茸茸然，乃至秋而即枯。用其根者，采以六月，岂非其始于木，畅于火，成于土乎？故其味止有甘，专乎土之气也。夫土具四气，气之寒者亦土，然当火土司令之时，其气不禀乎燥热，反独全其甘寒，是于至阳之中，而禀清和之阴，即以清阴而达其至阳之化者也。犹值阴寒之候，乃有独禀阳和之气者，不令阴气益畅乎哉？之颐谓为阳中之阴者不妄，在《本经》首言其治劳伤虚羸，补中益气，而徐言其除瘀血，血闭寒热，利小便等证。先哲云牡丹皮、茅根、藕节、侧柏，俱能清血分中火，血药须之。岂非精察物理，知此味之能裕阴和阳乎？固非谓其以通利为功也。然亦不以止蓄为功，盖其能行能止者，皆阳从外而依阴，阴从中而起阳，流行坎止，应乎自然之节尔。即以其甘寒谓能和血，血和而通塞不爽其天度者，犹为不达先圣之微义也。虽然，能除胃中伏热，是扼其要语，热散而阴和，如吐衄血证之治是也。热散阴和而阳愈宣，如虚后水肿之治是也。即此二证，以推其类，其何不可以奏效，抑散伏热，举知其裕阴矣。而更谓其宣阳者，其义谓何？盖在天之阳，无阴则阳无以化，犹夫在地之阴，无阳则阴无以化也。故此味入阳明胃，并及太阴脾，而兼之手太阴肺，此《本经》有补中益气之说也。

《宝命真诠》卷三：凉金定喘，利水通淋。治吐衄并血瘀，祛黄疸及痈肿。甘寒可除内热，性又入血消瘀，且下达州都，引热下降，故吐衄皆需。然吐衄之因于寒与虚者，非所宜也。《本经逢原》卷一：甘寒能降除伏热，利小便，止渴。治伤寒呃逆、喘哕，主吐衄，便溺诸血。治黄瘅，水肿，胃反上气，五淋疼热，及痘疮干紫不起，但呕吐衄血亦有因于寒者，即非所宜。《本经》主治劳伤虚羸者，以甘寒能滋虚热，而无伤犯胃气之虞也。补中益气，胃热去而中气复，是指客邪入伤中州，渐成虚羸而言，非劳伤本病所宜。昔人考本草功用，言白茅根与百脉根相类。今肃州不行岁贡，百脉根无从可得，而止渴去热之用，白茅根裕如也。其茅花甘温，色白轻虚，力能上升入肺，散热止衄。屋上败茅，研傅斑疮湿烂，取其收湿之力也。《本草求真》卷七：白茅根清胃火，消瘀血，利水道。白茅根专入胃肝。味甘性寒，清热泻火，消瘀利水。凡苦寒之药，未有不伤气败胃，此药味甘性纯，专理血病。凡一切吐血、衄血、血瘀、血淋、血崩、血闭，并哕逆喘急烦渴，黄疸水肿等症。因热、因火而成者，服之热除而血即理，火退而气与水即消矣。吐血由于心肝火旺逼而上行，与衄血由于肺火所致，皆当用此水煎温服，或为末，米泔水调服。且能解酒毒。恐烂五脏，用茅根汁饮一升。溃痈疽，及疔毒诸疮，或用根捣敷，或用此煮汁调敷毒等药，或以酒煮亦无不可。此药甘不泥膈，寒不伤中，为治虚羸客犯中州之剂。《本经续疏》卷四：王辅嗣《易》注：茅之为物，拔其根而相牵引，故曰茹。茹，相牵引之貌。今观夫茅，皆生坟壤。凡欹倾处有茅则不崩溃，以其互相牵引，能使土相属也。低洼积水之地，则不生。有茅处则不积水，以其体滑能泻水也。然生于燥土而偏多津，荣于春夏而偏色白，花茸茸然白而有光，偏开于初夏。叶枯后犹挺然殷赤，虽至得火即燎，亦不萎，是其于至阳中得浓阴，于至阴中得坚阳。惟其于至阳中得浓阴，故凡劳伤虚羸证中，能为之补中益气也。于至阴中得坚阳，故凡瘀血、血闭证中，能为之除寒热也。夫劳伤虚羸之须补中益气者，定系火烁夫土，而土不黏。瘀血血闭之能为寒热者，必是阳翳夫阴，而阴不服。土不黏即崩析之初阶，阴不服即战阳之着象，得生于刚土，十百比连，互相牵引而多津之物，使阴行于中，阳散于外，斯土遂受益，而成发育之功。阴得和阳而解斗争之扰，名曰补虚。非补虚也，济阴气于阳中，则阳自不偏刚而不能化气耳。名曰通血，非通血也，和阳气于阴分，则阴自不蓄怒，而与阳相争耳。

【附方】《药性粗评》卷三：疮疱：凡患遍身疮疱，不拘大人小儿。取白茅根同桃叶，煮水浴之，甚效。热淋。白茅根四斤，剉，以水一斗五升，煮取五升，令冷，仍暖过饮之，每日三服，妙。

茅花

【气味】性暖，无毒。《履巉岩本草》卷中。

【主治】大能止血，用少许浓煎汤服，或塞鼻中，治鼻衄。《履巉岩本草》卷中。治吐血衄血，金疮。《医学统旨》卷八。

茅针

【集解】《本草集要》卷二：苗如针，谓之茅针。

【气味】平，性凉，无毒。《药性要略大全》卷七。

【主治】可啖，益小儿。生挼，傅金疮止血并痛。煮服之，主鼻洪及下血溺血；恶疮肿未溃者，煮服之。主溃，一针一孔，二针二孔。《本草集要》卷二。

屋上陈茅

【主治】屋茅陈久，酒浸煎浓。吐衄血来，服亦即止。烂茅老屋上及盖墙者。得酱汁和研，斑疮蚕咬疮可敷。屋四角茅收，治鼻洪尤验。取茅屋滴溜水饮，杀云母石毒，须知。《本草蒙筌》卷二。

【发明】《冯氏锦囊秘录》卷二：败草即墙头陈柴。既禀谷气之余，久受寒暑雨露日月精华，故为久溃疮疡之用最效耳。败草，宜东壁极陈者佳。或晒或焙，研细，或敷疮上，或衬席间，善解痘毒，渗湿之功神效，烂痘之所必需。

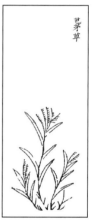

图 11-58-1 芭茅草《草木典》

芭茅《草木便方》

根

【气味】甘。《草木便方》卷一。

【主治】捣汁服，虎狼野兽伤人畜。《草木便方》卷一。

花

【主治】治产后恶露胀，月闭血渴去瘀速。《草木便方》卷一。

黄茅《植物名实图考》

【集解】《植物名实图考》卷八：黄茅生山冈。叶茎如菅而粗大，茎梢生叶，秋时开花，结实似菅而色黄，多针芒，尤刺人衣，种山者以覆屋、索绹、供薪，用之颇亟。河南通呼曰山草，亦曰荒草。岭南秋深阴重，有瘴曰黄茅瘴，盖蛇虺窟宅也。李时珍以其根为地筋。

【气味】味甜，性平。《生草药性备要》卷下。甘，寒。《本草求原》卷一。

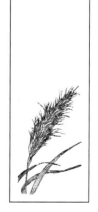

图 11-59-1 黄茅《图考》

【主治】治热咳,止泻肚,理小肠气,盖内伤亦效。其色白,入肺家,故能止咳,散斑疹,敷疮,止崩漏。《生草药性备要》卷下。止水泻,理心气热痛,小肠气痛。《本草求原》卷一。

【附方】《生草药性备要》卷下:凡食鲩鱼醉痰涌,同生蟛蜞擂烂取汁灌饱,待吐出痰,即效。不可轻视,乃神方也。

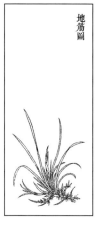

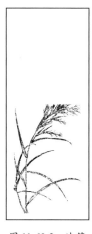

图 11-60-1 地筋
《草木典》

图 11-60-2 地筋
《图考》

地筋《本草拾遗》

【集解】《植物名实图考》卷八:白华,野菅。叶茎如茅而茎长似细芦,秋开青白花如荻而硬,结实尖黑,长分许,粘人衣,河南通呼为荞草。《本草纲目》:根可入药,不及白茅。

【气味】味甘,平,无毒。〔《别录》〕。《证类本草》卷三〇。

【主治】主益气,止渴,除热在腹脐,利筋。〔《别录》〕。《证类本草》卷三〇。

芒《本草拾遗》

【集解】《太乙仙制本草药性大全·仙制药性》卷二:败芒箔无毒。今人作箔多草为之,芒似茅,可以为索,弥久着烟者佳。烧为末,酒下或酒煮服之。《植物名实图考》卷八:《尔

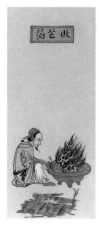

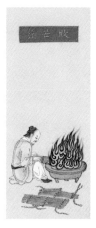

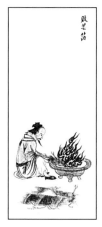

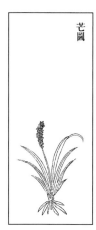

图 11-61-1 败芒箔
《品汇》

图 11-61-2 败芒箔
《雷公》

图 11-61-3 败芒箔
《草木状》

图 11-61-4 芒《草木典》

雅》：芒，杜荣。《本草拾遗》始著录。今人以为荐，多生池堰边，秋深开花，遥望如荻，有红白二种。生山者瘦短，为石芒。湖南通呼为芭茅。

【气味】味甘，平，无毒。〔《本草拾遗》〕《证类本草》卷九。

【主治】主产妇血满，腹胀疼痛，止血渴，恶露不尽，月闭。止好血下恶血神效，去鬼疰破癥瘕快捷。《太乙仙制本草药性大全·仙制药性》卷二。

【发明】《本草发明》卷三：此破血之用，主产妇血满腹胀，血渴，恶露不尽，闭止好血，下恶血，去鬼气疰癥结，酒煮服之，亦烧末，烟下弥久，着烟者佳。东人作箔，《尔雅》云：箔茅，可以为索。

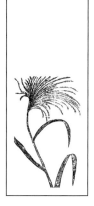

图 11-61-5　芒《图考》

金丝草《本草纲目》

【集解】《本草纲目拾遗》卷四：金丝草出陕西庆阳。

【气味】性凉味苦。《本草纲目拾遗》卷四。

【主治】能去瘴，解诸药之毒。《本草纲目拾遗》卷四。

细辛《本经》

【集解】《通志·昆虫草木略》卷七五：细辛曰小辛，曰细草。而世以杜蘅乱其真。《滇南本草》卷中：细辛白花者可用，紫花者不入药。《药性粗评》卷一：细辛一名小辛。有三种：有一茎直上，细叶相对，高二三尺者；有一根一叶，其状如葵，高尺余者；有叶如车前子，高四五寸者；皆根极细，味极辛，故名。南北原野处处有之，以华阴及高丽者胜。有一种叶如马蹄，高二三寸者，名杜蘅，俗名马蹄香，根亦与细辛相似，服之吐人，不可不辨。但微硬且黄白色者，杜蘅也。柔韧及细，深紫色，嚼之习习有椒味者，细辛也。二八月采根，阴干。《太乙仙制本草药性大全·本草精义》卷二：山泽多产，华阴独良。叶类马蹄，茎如麦稾，其根甚细，其味甚辛，药中惟采根煎，故因名曰细辛。二月、八月采根阴干，卖者多以杜衡假代，殊不知气虽小异，入口吐人，不可不择耳。《医林纂要探源》卷二：叶大如葵，一茎两叶，一上一旁，根细散如须，气辛烈，色紫黑。出华阴者良。对叶者不用。《植物名实图考》卷七：细辛《本经》上品。《图经》：他处所出不及华山者真。《梦溪笔谈》以为南方所用细辛皆杜蘅。今江西俚医以叶大而圆者为杜蘅，叶尖长者为细辛，殊有分别，过剂亦能致人气脱而死，不必华山所产。《增订伪药条辨》卷二：细辛伪名洋细辛。形虽似而无味。按细辛气味辛温。辽冀产者，名北细辛，可以入药。南方产者名杜衡，其茎稍粗，辛味稍减，一茎有五七叶，俗名马蹄香，不堪入药。

北产者其茎极细,其味极辛。若此种粗而无味,先失命名之义,又奚有治病之功乎?炳章按:细辛六月出新。关东出者,为北细辛,根茎细青白,气辛,叶少梗多为最佳。江南宁国泾县出亦佳。江宁句容、滁州白阳山等处出,皆次。亳州出者为马细辛,山东出为东细辛,均次,不堪药用。

【修治】《**药性粗评**》卷一:凡用,拣去双叶并头节,洗去土,瓜水浸一宿,晒干。《**本草述**》:拣去双叶者,服之害人。洗净,去泥沙。

【气味】味甘、辛,气大温,无毒。气厚于味,阳也。少阳经药,少阴经引经药。《本草纂要》卷二。

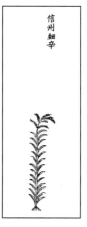
图 11-63-1 信州细辛《图经(政)》

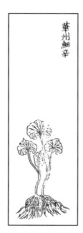
图 11-63-2 华州细辛《图经(政)》

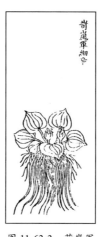
图 11-63-3 苛岚军细辛《图经(政)》

图 11-63-4 信州细辛《图经(绍)》

图 11-63-5 华州细辛《图经(绍)》

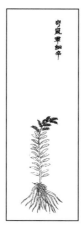
图 11-63-6 苛岚军细辛《图经(绍)》

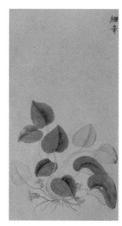
图 11-63-7 细辛《履巉岩》

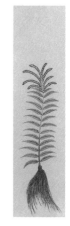
图 11-63-8 苛岚军细辛《品汇》

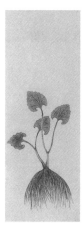

图 11-63-9 华
州细辛《品汇》

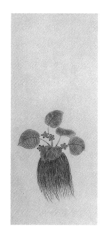

图 11-63-10 信州
细辛《品汇》

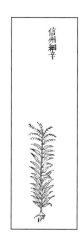

图 11-63-11 信
州细辛《蒙筌》

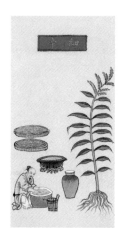

图 11-63-12 细辛
《雷公》

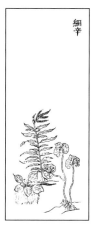

图 11-63-13 细辛
《三才》

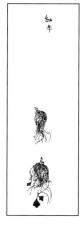

图 11-63-14 细
辛《原始》

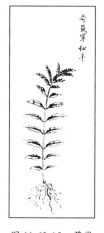

图 11-63-15 苛岚
军细辛《草木状》

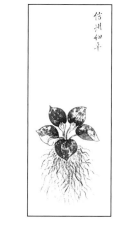

图 11-63-16 信州
细辛《草木状》

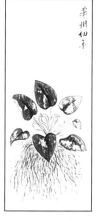

图 11-63-17 华州
细辛《草木状》

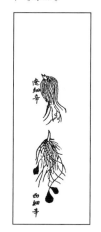

图 11-63-18 细
辛《汇言》

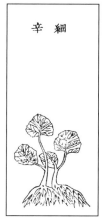

图 11-63-19 细辛
《备要》

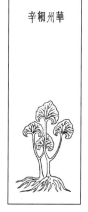

图 11-63-20 华州
细辛《草木典》

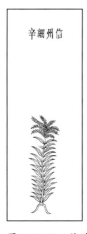

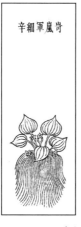

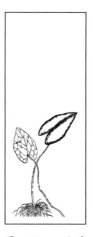

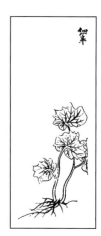

图 11-63-21 信州
细辛《草木典》

图 11-63-22 苛岚
军细辛《草木典》

图 11-63-23 细辛
《图考》

图 11-63-24 细
辛《图说》

【主治】祛风明目,止头风,疗牙齿,攻痈疽毒疮。《滇南本草》卷中。主头风脑痛,百节拘挛,风湿痹痛;又消死肌,破结气,治口臭,除鼻痈,止目泪,疗牙痛,散口疮,温中气,利九窍之圣药也。《本草纂要》卷二。温腹内之阴寒,破胸中之结滞,止少阴之头痛。当少用之,独活为使。散诸经之风气,治邪在里之表药也。《本草约言》卷一。止少阴合病之首痛,散三阳数变之风邪,主肢节拘挛,风寒湿痹,温中气,散死肌,破结气,消痰嗽,止目泪,疗牙疼,治口臭,利水道,除喉痹,通血闭。《药性解》卷二。

【发明】《本草纂要》卷二:吾尝考之,此剂虽驱风逐冷,破气除寒,尤为至截。然而开脏腑之寒,非佐姜桂不能开;破诸积之冷,非佐姜附不能破;除少阴头痛,非佐独活不能除;疗诸经之风,非佐防风不能疗。乃为至捷之药,亦不能单行独立而用治也。《药鉴》卷二:予尝用之以利水道,何哉?不知诸辛入肺,肺气赖辛以通畅,则渗下之官得令,所以能利水道也。大都不可重用,恐成气闭之患。痘家气粗,切不可用。《本草经疏》卷六:细辛禀天地阳升之气以生,故其味辛温而无毒。入手少阴、太阳经风药也。风性升,升则上行,辛则横走,温则发散,故主咳逆,头痛脑动,百节拘挛,风湿痹痛,死肌。盖痹及死肌,皆是感地之湿气,或兼风寒所成。风能除湿,温能散寒,辛能开窍,故疗如上诸风寒湿疾也。《别录》又谓温中下气,破痰开胸中,除喉痹齆鼻,下乳结,汗不出,血不行,益肝胆,通精气,皆升发辛散,开通诸窍之功也。其曰久服明目,利九窍,轻身长年者,必无是理。盖辛散升发之药,其可久服哉?《本草汇言》卷一:细辛,散风寒,元素开关窍之药也。朱正泉稿故主头风脑痛,目风流泪,湿风痹痛,百节拘挛。又开肺气,通鼻塞,治口臭,疗牙疼,消死肌,破结气,温中气,利九窍,皆升发辛散,开通诸窍,活诸脉络之功也。又佐姜、桂,能驱藏府之寒;佐附子,能散诸疾之冷;佐独活,能除少阴头痛;佐荆、防,能散诸经之风;佐芩、连、菊、薄,又能治风火齿痛而散解诸郁热最验也。但其性升散发燥，故凡病内热，及火升炎上，上盛下虚，气虚有汗，血虚头痛，阴虚咳嗽，法皆禁用。即入风药，亦不可过用一钱，多则闷塞不通，昏晕如死。以其气味俱厚而性烈故耳。《药镜》卷一：细辛解少阴合病之首痛，在里温中。散三阳数变之风邪，上部得力。齿因胃火而痛，石膏并清。目因肝热而疼，决明偕效。肺气赖以宣畅，味以辛而入肺也。渗下不失其官，利水道而下行也。通耳窍，疏便涩，且润肾燥。去内寒，散浮热，更补胆虚。疗肢挛之与喉痹，医口臭之与血闭。只宜寒病，火症则非所该也。若或单服其末，恐有补肝闭气之虞。《颐生微论》卷三：细辛禀升阳之气，辛香开窍，单服末至一钱，令人闷绝，则其燥烈可知。血虚头痛者，痛戒之！《景岳全书》卷四八：用此者，用其温散。善祛阴分之寒邪，除阴经之头痛，益肝温胆利窍，逐诸风湿痹，风痫痃疟，鼻齆不闻香臭，开关通窍，散风泪目疼。口臭牙虫，煎汤含漱。过服亦散真气，不可不知。此味辛甚，故能逐阴分之邪，阴分且然，阳分可知。旧云少阴、厥阴之药，然岂有辛甚而不入阳分者？但阳证忌热，用当审之。《药品化义》卷一一：细辛味辛性温，若寒邪入里而在阴经者，以此从内托出，佐九味羌活汤，发散寒邪快捷。因其气味辛香，故能上升。入芎辛汤，疗目痛后羞明畏日，瘾涩难开。合通窍汤，散肺气而通鼻窍。佐清胃汤，祛胃热而止牙疼。此热药入寒剂，盖取反以佐之之义也。但性烈助火，多用则气闭不通，每剂止三四分耳。取辽产者佳。水净用，拣去双叶者，服之害人。《本草述》：细辛在方书类云足少阴药，为手少阴引经，而洁古更以足厥阴与少阴并言，近卢氏止谓宜入足少阳矣。夫据其香味俱细，昔哲以为少阴本药者是也。第再详功用，如《本经》及《别录》甄权所云，则其辛而热，能温足少阴之寒，固如洁古说，究其温寒之用，致于内外周身而上行为最，是非肝不能也。在洁古以厥阴同少阴言者，良有深诣也。《本草新编》卷三：或问：细辛散人真气，何以头痛反能取效？盖头为太阳之首，清气升而浊气降，则头目清爽。惟浊气升而清气降，则头目沉沉欲痛矣，细辛气清而不浊，故善降浊气而升清气，所以治头痛如神也。但味辛而性散，必须佐之以补血之药，使气得血而不散也。《医经允中》卷二〇：主治利窍，散浮热，发郁火。疗头风脑痛，湿痹喉痹，口臭口疮，齿鼻齆，目疼，妇人血闭。但开寒佐以姜桂，破积佐以香附，去风佐以防风，为至捷之药也。治督脉为病，脊强而厥。凡气虚有汗，血虚头痛，脉上盛下虚作泄者，皆不宜用。况辛散太过，即对症亦当以四五分为止，过半钱单服则令人气塞闷死；空腹服之，亦令人溺不禁，以苦能下泄故也。《本草崇原》卷上：细辛乃《本经》上品药也，味辛臭香，无毒。主明目利窍。宋元佑陈承谓：细辛单用末，不可过一钱，多则气闭不通而死。近医多以此语忌用，嗟嗟。凡药所以治病者也，有是病，服是药，岂辛香之药而反闭气乎？岂上品无毒而不可多服乎？方书之言，俱如此类，学者不善详察而遵信之，伊黄之门，终身不能入矣。《医林纂要探源》卷二：补肝润肾，宣达命门之气，以窜达于九窍百骸，潜通咽后。命门并两肾为生人之本，督脉为干，百骸九窍无所不通。肾脉行于身前，亦上自咽后，以通营耳目。细辛一本两叶，根细散辛烈，故有布散宣达，窜走百骸九窍之用。主治咳嗽上气，脊强头痛，行督脉及少阴肾经也。并治喉痹口疮，鼻渊齿，耳聋鼻塞，风目下泪，倒睫拳毛，皆宣达九窍之用也。又辛能行水散结，故能治心下停水，行痰，通经下乳。又辛以补肝，治胆虚惊痫。但性烈不可多服。反藜芦。《伤寒温疫条辨》卷六：散阴分寒邪，逐本经头疼。仲景有麻黄附子细辛汤。辛散利窍，除诸风湿痹，驱风泪眼疼。口臭牙疼，煎含。多服大散真气。按：此物辛甚，故能大散阴分之寒邪。阴分且然，阳分可知，亦岂有辛甚而不入阳分者？但阳证忌热，当慎用耳。

《医医病书》：宋元佑陈承谓细辛单用末，不可过一钱，多则气闭不通而死。近医多以此语忌用。嗟嗟！凡药所以治病者也，有是病，服是药，岂辛香之药而反闭气乎？岂上品无毒而不可多服乎？方书之言，俱如此类，学者不善详察，而遵信之，医门终身不能入矣。汪切庵《本草备要》中，将单用末三字删去，直谓之不可过一钱，多则闷绝而死，虽死无伤可验。且引开平狱尝治此以实之，其不通有如此哉？《蠢子医》卷二：细辛猛烈上头颠，头疼如劈立时痊。有了火症不必用，有了寒疼他为先。若夫寒火夹杂候，有酒军，有酒芩，有酒连，得此拔帜以登先。可以立大功，可以称为仙。胜似平平淡淡药，仅仅逐队而随班，凡用此等药，看监制，看包罗，有了监制与包罗，纵然多用不生波。他如麻黄白芷与川芎，无不并此一样看。譬如武侯在军中，魏延不敢反。譬如汾阳掌大纛，怀恩无变迁。古人每每用数分，恒若禁止不敢添。不是古人无识见，古今气运须细参。不是后人多明哲，如今疵疠大非前。我今幸生古人后，岂敢多改变。犹是前人意，总要善周全。不得不因气运为变迁，不得不因疵疠为牵连。不怕此等药，多倔强，多香窜，有了监制他为先，有了包罗他上前。如此英雄药，使他抑郁在土间，我亦不安然。

【附方】《滇南本草》卷中：治痈疽红肿咬痛。细辛，不拘等分，煎汤，点酒服，有脓者溃，无脓者散。

《药性粗评》卷一：牙疼口臭。细辛煎浓汤，乘热含漱，冷则吐之，再含，自瘥。中风口噤。不拘大人小儿，中风口噤客忤者，细辛、桂心二味等分，剉，纳入口中，须臾自苏。

《本草汇言》卷一：治阳明火热上攻，以致齿痛。用细辛、石膏。《广济方》。○治妇人子宫冷、不受孕。用细辛、当归、白芍药、川芎、藁本、牡丹皮、白薇。陈氏《集要》。○治风头痛。用细辛、藁本、川芎、白芷、荆芥、防风。《佑中秘》。○治伤风寒鼻塞。用细辛、紫苏、防风、杏仁、桔梗、薄荷、桑白皮。《方脉正宗》。○治肝肾虚，目风冷泪。用杞菊地黄丸加细辛。○治胃虚作呕呃。用细辛二钱，丁香一钱，为末，每服一钱，柿蒂汤下。○治大人小儿口疮。用细辛、黄连各等分，为细末，掺之。○治牙宣齿蜃。用细辛二钱，水煎汁，乘热泪漱含之，待冷吐去。○治鼻生瘜肉。用细辛为细末，时时吹之。○治伤风久咳，时吐冷涎。九味羌活汤加减：用细辛五分，半夏、陈皮、桂枝、防风、苏子、杏仁各一钱，干姜八分，甘草七分，北五味三分，黑枣三个，水煎服。如久嗽将成阴虚劳瘵者，不可服。

马蹄草 《草药图经》

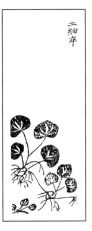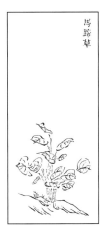

图 11-64-1 土细
辛《草木典》

图 11-64-2 马蹄
草《草药》

【释名】马蹄香、马蹄细辛《草药图经》、
土细辛《草木便方》。

【气味】味甘，寒，无毒。《草药图经》。

【主治】治消渴热痹。和鲫鱼作羹食，下
气止呕。治热疳，厚肠胃，安下焦，逐水，
解百药毒，并蛊气。《草药图经》。

【发明】《草木便方》卷一：土细辛，马蹄草辛性
平温，风寒咳逆痰饮清。消渴下气止呕哕，瘿瘤药毒可
解轻。大小同性。

杜衡 《别录》

【集解】《梦溪笔谈·药议》卷二六：东方、南方所用细辛，皆杜衡也，又谓之马蹄香也，黄
白拳局而脆，干则作团，非细辛也。细辛出华山，极细而直，深紫色，味极辛，嚼之习习如椒，其
辛更甚于椒，故本草云细辛，水渍令直，是以杜衡伪为之也。襄汉间又有一种细辛，极细而直，色
黄白，乃是鬼督邮，亦非细辛也。《医林纂要探源》卷二：叶厚而硬，似马蹄，故名马蹄香。亦一本
两叶，根粗而有块，气辛烈，曰南细辛，功力稍劣。《植物名实图考》卷八：杜蘅《别录》中品。《山
海经》有之。《尔雅》：杜，土卤。注：杜蘅也，似葵而香。《图经》所述綦详，惟不释细辛形状。陶
隐居云：杜蘅根叶都似细辛，则俚医以叶圆、长分别二种，不为无据。《本草求原》卷一：形似细辛，
药肆以之代充细辛。

【修治】《本草品汇精要》卷一一：去芦梗叶，并洗去土，剉用。

【主治】主胸胁下逆气，温中，治风入脑户头肿痛，多涕泪出，眩倒，除气臭，
令人不忘。《药性要略大全》卷二。治消渴热痹。和鲫鱼作羹食，下气止呕。治热疳，
厚肠胃，安下焦，逐水，解百药毒，并蛊气。《草药图经》。散头目风寒、下气行水、
止咳消痰、破血、杀虫、治瘿瘤。《本草求原》卷一。

【发明】《本经逢原》卷一：杜衡，香窜与细辛相似，故药肆以之代充细辛。亦能散头
目风寒，下气消痰，行水破血。但其气浊，不能搜涤少阴经中之寒，稍逊细辛一筹耳。《草木
便方》卷一：土细辛，马蹄草辛性平温，风寒咳逆痰饮清。消渴下气止呕哕，瘿瘤药毒可解轻。
大小同性。

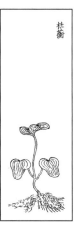

图 11-65-1 杜
衡《图经(政)》

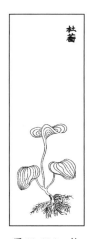

图 11-65-2 杜
衡《图经(绍)》

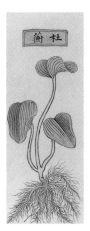

图 11-65-3 杜
衡《品汇》

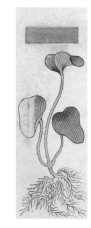

图 11-65-4 杜
衡《雷公》

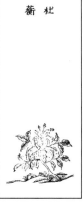

图 11-65-5 杜衡
《三才》-1

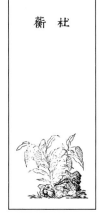

图 11-65-6 杜衡
《三才》-2

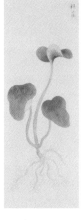

图 11-65-7 杜
衡《草木状》

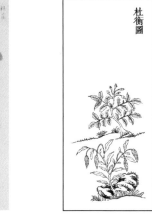

图 11-65-8 杜衡
《草木典》

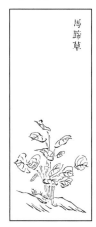

图 11-65-9 马蹄
草《草药》

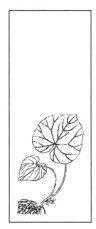

图 11-65-10 杜
衡《图考》

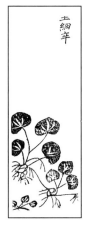

图 11-65-11 土
细辛《便方》

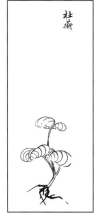

图 11-65-12 杜
衡《图说》

【附方】《本草求原》卷一：治饮水过多、停胸作喘。同瓜蒂、人参末汤服，取吐即愈。此吐药也。俗名金锁匙。喉闭肿痛。捣汁饮。

山蕉根《草木便方》

【气味】气味似细辛。

【主治】山蕉根辛解大毒，脑疽发背涂消速。散血消肿包瘰疬，蛇犬虎伤一齐除。《草木便方》卷一。

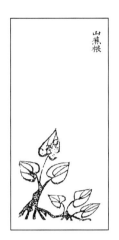

图 11-66-1　山蕉根
《草木典》

剪草《日华子》

【释名】白药《通志》。

【集解】《药性粗评》卷二：剪草，白药苗也。据《本草》云：根名白药。又按：白药条下未尝言其苗为剪草，且二处图形亦不相似，再详之。叶如茗而细。生台、婺等州山泽，若是白药之苗，江南处处有之。《植物名实图考》卷一三：剪草生江西九饶山坡。似相思草而叶对生不连，紫茎拖地。俚呼剪草，亦曰刘寄奴。治跌损。按《本事方》：剪草似茜，治血症有殊功。未知即此草否。

【修治】《药性粗评》卷二：二三月采茎叶，暴干入药，九蒸九暴，每日一蒸一暴而成。若治外科，不必蒸暴。

【气味】味苦，平，无毒。《履巉岩本草》卷上。味苦，气平、凉。有小毒。《药性要略大全》卷七。性凉，味苦，无毒。《本草发明》卷三。辛，凉，无毒。《医经允中》卷二一。苦寒。《药性蒙求》。

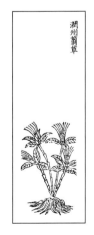

图 11-67-1　润州
剪草《图经（政）》

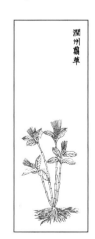

图 11-67-2　润州
剪草《图经（绍）》

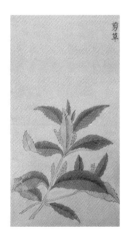

图 11-67-3　剪草《履
巉岩》

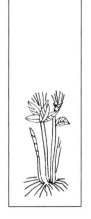

图 11-67-4　剪
草《歌括》

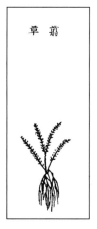

图 11-67-5 剪草《太乙》

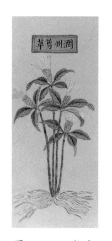

图 11-67-6 润州剪草《品汇》

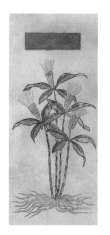

图 11-67-7 剪草《雷公》

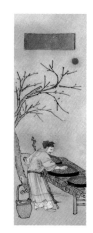

图 11-67-8 炮制剪草《雷公》

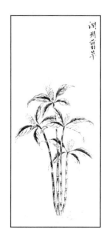

图 11-67-9 润州剪草《草木状》

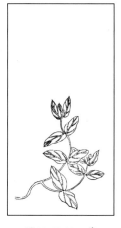

图 11-67-10 剪草《图考》

【主治】治恶疮，疥癣，风瘙。《履巉岩本草》卷上。主治咳嗽，肺损咯血，风瘙疥癣，恶疮，各有奇功。《药性粗评》卷二。凉血清热。治喉中热塞不通，时常肿痛。又治诸骨鲠，解野葛、生金、巴豆药毒。《医经允中》卷二一。能止诸血。血热妄行，损劳最合。入心、肝二经。为凉血止血之品。吐咯上部之血损肺及妄行者皆治。《药性蒙求·草部》。

【发明】《本草发明》卷三：此惟性凉而散，故主恶疮疥癣风瘙。酒浸服及治牛马诸疮。根名白药。治牛马诸气。《本经》另分白药条，与此气味主治各异，恐非上条白药也。《本草经疏》卷九：剪草禀天地清寒至阴之气以生，故藏器云味苦，其气寒凉，性应无毒。主诸恶疮、疥癣、风瘙、瘘蚀者，以诸痛痒疮疡，皆属心火。苦寒能降火而凉血清热，故主之也。湿热生虫，苦能杀虫，寒能除热，故有虫，浸酒服。《要药分剂》卷一：鳌按：茜草、剪草，均为治血药。但茜草止血，又能行血，故既止吐衄崩尿，又消瘀通经，是惟能行故能止也。剪草但止血而不行血，故吐咯损肺及妄行者，皆治。虽二药之性皆凉，而用实不同如此。

【附方】《药性粗评》卷二：痨瘵咳咯。凡病痨瘵，咳嗽咯血者，剪草一斤，净洗，捣极烂，入生蜜二斤，搅捣为膏，勿犯铁器，以瓷器盛之，每日一蒸一暴，九日而成，五更起，坐向东不语，每服以四两许，冷服，良久以粟米粥温食压之，或吐或下皆不妨，如瘵病或肺损咯血，只一服而愈，寻常咳嗽与血妄行，每服一匙可也。疥癣恶疮。以剪草浸酒，如量服之，又以其渣挼擦遍身，可也。

四大天王《植物名实图考》

【集解】《植物名实图考》卷九四：大天王四大天王生南安。绿茎赤节，一茎四叶，聚生梢端；叶际抽短穗，开小白花，点点如珠兰；赤根繁密。

【主治】俚医以治风损跌打、无名肿毒。《植物名实图考》卷九四。

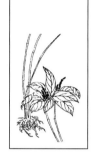

图 11-68-1　四大天王《图考》

四对草《医方药性》

【气味】性热。《医方药性·草药便览》。

【主治】能退烧。胎产可用。《医方药性·草药便览》。

鲇鱼须《植物名实图考》

【集解】《植物名实图考》卷一〇：鲇鱼须生建昌。细茎如竹，有节。近根及梢皆紫色，叶聚顶巅，四面错生，如扁豆叶而团，面绿，背本白，末淡绿，赭根攒簇，细长如鱼须。

【主治】土医以根治劳伤，酒煎服。《植物名实图考》卷一〇。

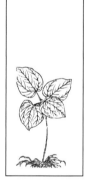

图 11-70-1　鲇鱼须《图考》

及己《别录》

【释名】四叶莲《本草纲目拾遗》、四叶细辛、四大金刚《植物名实图考》。

【集解】《太乙仙制本草药性大全·本草精义》卷二：及己生虚谷阴虚软地。此草一茎，茎头四叶，隙着白花，根似细辛而黑，有毒，入口使人吐血。用赤牡衡，非也。二月采根，日干用。

《本草纲目拾遗·正误》：吾杭西湖岳坟后山生一种草，高三四寸，一茎直上，顶生四叶，隙着白花，与细辛无二，土人呼为四叶莲。按：此即《纲目》所载獐耳细辛，乃及己也。濒湖于及己条下载其形状云：先开白花，后方生叶，止三片。皆误。《植物名实图考》卷八：《唐本草》注：此草一茎四叶，今湖南、江西亦呼为四叶细辛，俗名四大金刚，外科要药。

【修治】《本草品汇精要》卷一三：洗去土用。

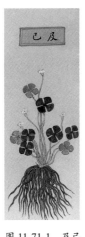

图 11-71-1　及己
《品汇》

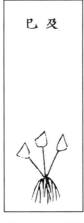

图 11-71-2　及己
《太乙》

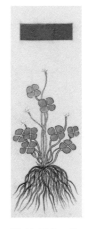

图 11-71-3　及
己《雷公》

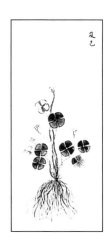

图 11-71-4　及己
《草木状》

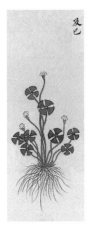

图 11-71-5　及己
《图谱》

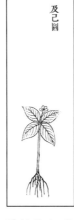

图 11-71-6　及
己《草木典》

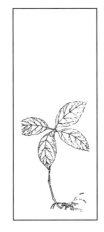

图 11-71-7　及己
《图考》

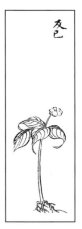

图 11-71-8　及己
《图说》

【气味】味苦，气平，有毒。《太乙仙制本草药性大全·仙制药性》卷二。

【主治】主头疮白秃风瘙，治疥痂皮肤虫痒，疗恶疮痿蚀及牛马诸疮。补注：疥瘙疮疡，用以合膏傅甚效。〇白秃头疮，可煎汁浸，并傅之差。《太乙仙制本草药性大全·仙制药性》卷二。

珠兰《本草纲目拾遗》

【释名】珍珠兰、鸡爪兰、鱼子兰《本草纲目拾遗》。

【集解】《本草纲目拾遗》卷七：《药性考》：可磨敷痛疖，今名鸡爪兰。《花经》云：真珠兰，一名鱼子兰，枝叶似茉莉花，发长条细蕊，与建兰同时，香亦相似，而浓郁过之，好清者取其蕊焙茶尤妙。但性毒，止可取其香气，故不入药。

【气味】味辛，窨茶香郁，其根有毒。《本草纲目拾遗》卷七。

【主治】敷疮消毒，擦飞癣妙。《本草求原》卷三。

【发明】《本草纲目拾遗》卷七：张篁壬云：中条山有老道士，教人治狐魅，有一女子为雄狐所祟，教以用珠兰根捣烂置床头，俟狐来交时，涂其茎物上，狐大嚤窜去，次日，野外得一死狐。道士云：此根狐肉沾之即死，性能毒狐，尤捷效也。《调疾饮食辩》卷四：珍珠兰香气甚浓，性热而耗，点茶作果，所用无多，无所损益。

观音茶《医方药性》

【集解】《生草药性备要》卷上：其种甚少。叶、梗，似鸡爪兰；子，檬红色。一名九节茶。《本草纲目拾遗》卷三：草部上麻衣接骨生背阴山脚下，或涧旁。谷雨后发苗，叶类苎麻，背不白，对节生，节下则粗如鹤膝，作紫色。敏按：接骨草数种，俱产深山涧隰旁，近地罕得，人家间有种之者，然麻衣接骨每不易得。玉接骨性凉味甘而补，能和中调血，生髓益津，其功不仅专治折损。麻衣接骨，性温而行血，惟专治折损。故人多不传其种，辛亥，予馆临安，游西径山宝珠寺，见山门外遍隙地皆麻衣接骨，形状俨如土牛膝，而粗处作紫黯色，甚脆。折之从粗节处断，视之，紫透中心，诚为佳草，不易得。而山僧士人悉皆莫识，故得滋育盈畦也。治跌打损伤。《植物名实图考》卷三八：接骨木江西广信有之。绿茎圆节，颇似牛膝；叶生节间，长几二寸，圆齿稀纹，末有尖。以有接骨之效，故名。《唐本草》有接骨木，形状与此异。

【气味】性凉。《医方药性·草药便览》。性平。《生草药性备要》卷上。

【主治】通骨节风。《医方药性·草药便览》。煲水饮，退热。《生草药性备要》卷上。

【发明】《草木便方》卷一：九节风辛温除风，风湿顽痹便结通。癥瘕积聚消黄肿，中风头痛冷气松。二种同性。

麻衣接骨《本草纲目拾遗》

【集解】《本草纲目拾遗》卷三：草部上紫接骨生山上，与麻衣接骨相似，而叶茎俱紫。○其叶如蝴蝶花，根如商陆，即皱皮葱。今呼麻叶接骨。

【主治】治跌扑劳伤损瘀。《本草纲目拾遗》卷三。

【发明】《本草纲目拾遗》卷三：汪连仕云：金宝相，一名金钵盂。罨金疮之圣药。又能散风透脓，一夜即透。敏按：汪所论，当又是一种，亦非荔支草，而又不是似牛膝之一种接骨也。

徐长卿 《本经》

【释名】钓鱼竿、逍遥竹、一枝箭、九头师子草《植物名实图考》、英雄草、料刁竹《本草求原》。

【集解】《通志·昆虫草木略》卷七五：徐长卿曰别仙踪，曰鬼督邮。苗如小麦子，似萝摩。《救荒本草》卷上之后：尖刀儿苗生密县梁家冲山野中。苗高二三尺，叶似细柳叶，更又细长而尖，叶皆两两抪音布茎对生，叶间开淡黄花，结尖角儿，长二寸许，粗如萝卜，角中有白穰及小扁黑子。《本草纲目拾遗》卷三：草部上竹叶细辛即獐耳草，香胜细辛。《植物名实图考》卷一五：《简易草药》：钓鱼竿一名逍遥竹，一名一枝箭。治跌打损伤、筋骨痛疼要药。清明前后有之，夏至后即难寻觅。按此草建昌俗呼了鸟竹，细茎亭亭，对叶稀疏，似竹而瘦，中惟直纹一道。土医以治劳伤。《植物名实图考》卷七：徐长卿《本经》上品。《唐本草》注：所在川泽有之，叶似柳，两叶相当，有光泽，根如细辛微粗长，黄色，有臊气。《蜀本草》：子似萝藦子而小，核其形状，盖即湖南俚医所谓土细辛，一名九头师子草，惟诸书都未详及其花为疑。

【气味】味淡，性温。《生草药性备要》卷下。

【主治】主蛊毒鬼物百精，驱疫疾恶邪温疟。久服强悍轻身，自然延年益气。《太乙仙制本草药性大全·仙制药性》卷二。去虫毒疫疾，杀鬼物精邪，祛温疟，逐恶气。《冯氏锦囊秘录》卷三。浸酒要药，能除风湿，最效。《生草药性备要》卷下。治脱力虚黄汪氏方。《本草纲目拾遗》卷三。能治筋骨疼痛，能治跌打损伤要药。《草药图经》。治跌打散瘀。《本草求原》卷一。

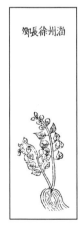 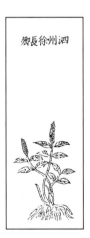 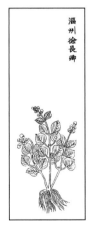 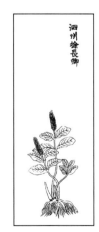

图 11-75-1　淄州徐长卿《图经（政）》　　图 11-75-2　泗州徐长卿《图经（政）》　　图 11-75-3　淄州徐长卿《图经（绍）》　　图 11-75-4　泗州徐长卿《图经（绍）》

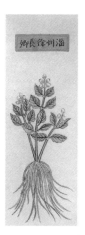

图 11-75-5 淄州
徐长卿《品汇》

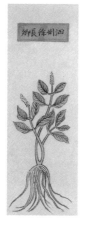

图 11-75-6 泗州
徐长卿《品汇》

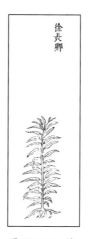

图 11-75-7 徐
长卿《蒙筌》

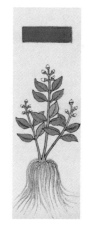

图 11-75-8 徐
长卿《雷公》

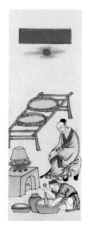

图 11-75-9 炮制
徐长卿《雷公》

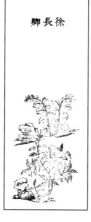

图 11-75-10 徐长
卿《三才》

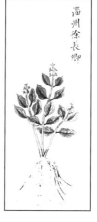

图 11-75-11 淄州
徐长卿《草木状》

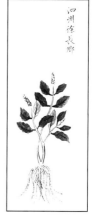

图 11-75-12 泗州
徐长卿《草木状》

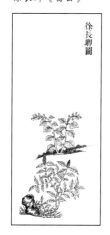

图 11-75-13 徐长
卿《草木典》

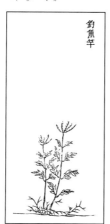

图 11-75-14 钓鱼
竿《草药》

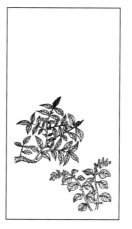

图 11-75-15 徐长卿
《图考》

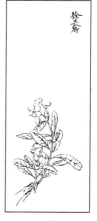

图 11-75-16 徐长
卿《图说》

【发明】《本草发明》卷三：此类鬼督邮，而辛温过之，惟解散邪毒。故本草主鬼物，杀百精蛊毒，疫疾邪恶气，温疟。又服强悍益气。生卑湿川泽，叶如柳叶，两两相当，根类细辛，扁扁短小，气臭，亦似鬼督邮，实非也。

鬼督邮《唐本草》

【集解】《通志·昆虫草木略》卷七五：鬼督邮曰独摇草。茎如箭簳，叶如伞盖，花生叶心，根横而不生须。徐长卿、赤箭俱有鬼督邮之名，而实异。《植物名实图考》卷八：鬼都邮《唐本草》始著录。徐长卿、赤箭皆名鬼都邮，《唐本草》注：苗惟一茎，茎端生叶若伞状，根如牛膝而细黑，与徐长卿别。《蜀本草》云：根横生，无须，花生叶心，黄白色，此种山草形状，亦多有之，而莫能决识。

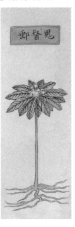

图 11-76-1　鬼督邮《品汇》

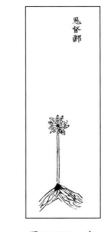

图 11-76-2　鬼督邮《蒙荃》

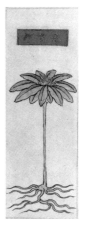

图 11-76-3　鬼督邮《雷公》

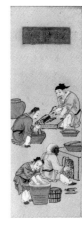

图 11-76-4　炮制鬼督邮《雷公》

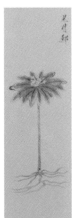

图 11-76-5　鬼督邮《草木状》

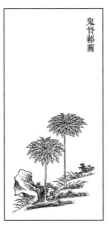

图 11-76-6　鬼督邮《草木典》

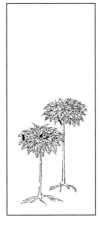

图 11-76-7　鬼都邮《图考》

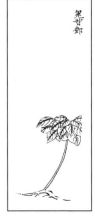

图 11-76-8　鬼督邮《图说》

【气味】味辛、苦，气平。无毒。《本草蒙筌》卷三。味辛，温。《神农本草经赞》卷一。

【主治】主鬼疰卒忤中恶及百精毒，去温疟时行疫疠并心腹邪。强脚膝，益膂力。腰腿诸疾并可驱除。《太乙仙制本草药性大全·仙制药性》卷二。主杀鬼精物，蛊毒恶气，久服益气力，长阴肥健，轻身增年。《神农本草经赞》卷一。

【发明】《本草发明》卷三：鬼督邮专散邪解毒，故《本草》主鬼疰卒忤中恶，心腹邪气，百精毒，去温疟，时行疫疠，强腰脚，益膂力，腰腿诸疾。狗脊散中用之，取其强悍，宜腰脚。用根，甘草水煮一伏时，晒干用。苗一茎，似箭干，花开黄白。

白薇 《本经》

【集解】《救荒本草》卷上之后：生平原川谷，并陕西诸郡及滁州，今钧州、密县山野中亦有之。苗高一二尺，茎叶俱青，颇类柳叶而阔短，又似女娄脚叶而长硬毛涩，开花红色，又云紫花。结角似地稍瓜而大，中有白瓤。根状如牛膝根而短，黄白色。《植物名实图考》卷七：江西、湖南所产，皆同根长繁，故俚医呼白龙须。按细辛、及己诸药皆用根，而根长多须，大率相类，诸家皆以根黄白、柔脆、粗细为别，然其苗叶皆绝不相类，而诸家或略之。故俚医多无所从，唯因俗名采用，反不致误乱也。《增订伪药条辨》卷一：白薇，《本经》名春生，出陕西及舒、滁、润、辽诸处。其根色黄微白，柔软可曲者，白薇也。色白微黄，坚直易断者，白前也。假者即土白薇，条大而硬，色少带黄。或云即白前伪充。形质既异，功用悬殊，万不可误用也。炳章按：白薇产山东者，根皮赤黄色，内白黄色，形类牛膝实心，头下有细须根，短而柔软可曲。《乘雅》云：根似牛膝，而细长色黄微白，此即白薇，与《本经》之说吻合。陈嘉谟曰：白前形似牛膝，粗长坚直，空心有节，色黄白色，折之易断。乃与近时白前形状亦符合，《本草崇原集说》眉批云：苏州药肆，误以白前为白薇。白薇为白前，相沿已久。近调查杭甬药肆，相沿亦与江苏同。近据郑君说福建亦沿此谬习，惟吾绍欣幸早经考定改正，吾望闽苏甬各药界，亦当速为改正，免误病家。

【修治】《药性粗评》卷二：凡用去苗须，糯米泔浸过，蒸熟。

【气味】气大寒，味苦、咸，平，无毒。《汤液本草》卷三。气大寒，味苦平，无毒。《本草发明》卷三。味苦，微咸，微寒。入手太阴肺、足太阳膀胱经。《长沙药解》卷三。性微温，味苦，涩。《校补滇南本草》卷下。

【主治】主治温疟风狂，伤中淋露。《药性粗评》卷二。主中风，身热肢满，忽忽人事不知；疗温疟，寒热酸疼洗洗，有时发作。狂惑鬼邪堪却，伤中淋露可除。利气益精，下水渗湿，消淋沥。止惊，治百邪鬼痊，久服利人。《太乙仙制本草药性大全·仙制药性》卷一。

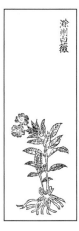

图 11-77-1 滁州
白薇《图经(政)》

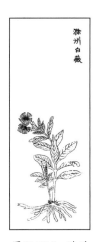

图 11-77-2 滁州
白薇《图经(绍)》

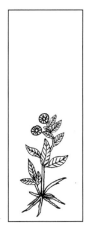

图 11-77-3 白
薇《歌括》

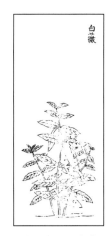

图 11-77-4 白薇
《救荒》

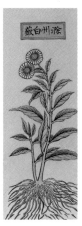

图 11-77-5 滁州
白薇《品汇》

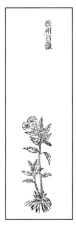

图 11-77-6 滁州
白薇《蒙筌》

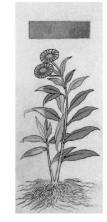

图 11-77-7 白薇
《雷公》

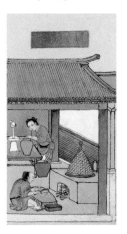

图 11-77-8 炮制白
薇《雷公》

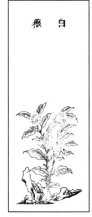

图 11-77-9 白
薇《三才》

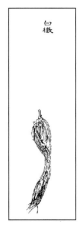

图 11-77-10 白
薇《原始》

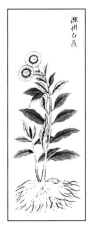

图 11-77-11 滁
州白薇《草木状》

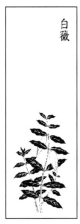

图 11-77-12 白
薇《博录》

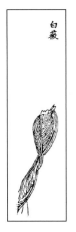

图 11-77-13 白薇
《汇言》

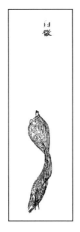

图 11-77-14 白
薇《类纂》

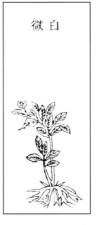

图 11-77-15 白薇
《备要》

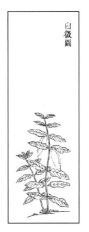

图 11-77-16 白
薇《草木典》

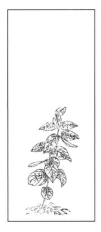

图 11-77-17 白薇
《图考》

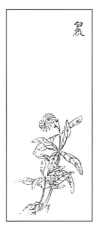

图 11-77-18 白薇
《图说》

【发明】《本草经疏》卷八：白薇全禀天地之阴气以生，《本经》味苦咸平。《别录》益之以大寒、无毒可知已。暴中风、身热支满者，阴虚火旺则内热，热则生风，火气烦灼，故令支满。火旺内热，则痰随火涌，故令神昏忽忽不知人也。狂惑邪气，寒热酸疼，皆热邪所致也。阴气不足，则阳独盛而为热，心肾俱虚，则热收于内而为寒，此寒热之所以交作。寒热作则荣气不能内荣，是以肢体酸疼也。先热而后寒者名曰温疟。疟必因暑而发，阴气不足则能冬不能夏，至夏而为暑邪所伤，秋必发为温疟。故知温疟之成，未有不由阴精不守而得者。若夫阴精内守，则暑不能侵，疟何自而作耶？上来诸证，皆由热淫于内之所发。《经》曰：热淫于内，治以咸寒。此药味苦咸而气大寒，宜其悉主之也。《别录》疗伤中淋露者，女子荣气不足则血热，血热故伤中、淋露之候显矣。除热益阴，则血自凉，荣气调和，而前证自瘳也。水气亦必因于湿热，能除热则水道通利而下矣。终之以益精者，究其益阴除热功用之全耳。○白薇苦咸大寒之药，凡伤寒及天行热病，或汗多亡阳，或内虚不思食，食亦不消，或下后内虚，腹中觉冷，或因下过甚，泄泻不止，皆不可服。《本草汇言》卷一：白薇，《别录》调经顺脉之药也。主中风，身热忽忽而不知人。退温疟狂惑，洗洗而寒热交作。又于妇人阳胜阴虚，则营血日损，血淋白带，多不受孕。王绍泉稿此药芳香寒燥，利湿养阴，故风可驱，疟可解，经滞可行，淋带可止，胎孕可育。诸因热淫为眚，此药苦咸气寒，宜其悉主之也。究其益阴除热，功用之全耳，但苦咸大寒之性，病汗多亡阳，或内虚不食，腹中虚冷，泄泻不止，皆不可服。《本草述》卷七下：白薇于六七月开花，八月结实，而采根用之，亦以八月，是则兹味之用。

盖取其由阳归阴之性味，以疗其所对治之证。○试观治女子宫冷不孕，有白薇丸二方，更胜金丸。秦桂丸中俱用之，且既谓之治宫冷矣。犹然投大寒之味乎？在治法必不尔也。即胎前遗尿方有白薇散，止白薇、白芍二味等分，岂用白芍以收阴，乃同于大寒之味以泻乎，苦寒本能亡阴，是亦知其不然也。更以产后胃弱不食，脉微，多汗亡血，发厥郁冒等证，投白薇汤，是盖因血虚而并伤气也。用白薇、当归各六钱，人参半之，又甘草较参半之。然则是证之用白薇，同于当归诸味以疗虚证者，犹得梦梦然，谓取其大寒乎，只此一证言之，则所云大寒，在《别录》亦为不察矣，是固女子之治也。至于不分男妇，如方书治风虚昏愦不自觉知，手足瘫痪，或为寒热、血虚不能服发汗药，独活汤主之，此汤用白薇，同于人参、当归、茯神、远志、桂心、菖蒲、川芎、甘草，皆以治风虚血虚，而兼以半夏、细辛、羌独、防风，以除虚风。试思入兹味于中，犹谓取其大寒乎哉？是则《本经》之气平足据也。**《本草汇》卷九**：白微禀阴寒之气以生，苦而兼咸，故入心而入肾。古人方中每多用之，后世罕知之也。所以调经种子方中，往往用之。夫不孕由于血少血热，其源必起于真阴不足。阴不足，则阳胜而内热，以致荣血日枯而不孕，用此以益阴，则血自生旺而孕矣。然必佐以地黄、归、芍、苁蓉、杜仲等药，久服自效耳。凡内虚腹泄，饮食不消，汗多亡阳，及天行热病，皆不可服。**《本草新编》卷三**：主中风身热肢满，忽忽人事不知。疗温疟，寒热酸疼洒洒，有时发作。狂惑鬼邪堪却，伤中淋露可除。利气益精，下水渗湿。此佐使要药，非君臣主药也。用之必须用参、苓、芪、术，始可奏功。然亦不可出二钱之外，以其大寒损胃也。或问：白薇却邪定神，是有益于正气之药，多用何伤？夫邪病多热，白薇寒以解热而却邪，非补正而消邪也。大寒之物，多则损胃，所以戒之〔也〕。或问：白薇功用止此乎？夫白薇功用不止此，而其尤效者，善能杀虫。用之于补阴之中，则能杀痨瘵之虫也。用之健脾开胃之中，则能杀寸白蛔虫也。以火焚之，可以辟蝇断虱；以末敷之，可以愈疥而敛疮也。**《顾氏医镜》卷七**：治中风支满神昏，阴虚火旺，热极则生风，火气燔烁，故心下支满，痰随火涌，故神昏不知。益阴除热，则愈。除邪气寒热酸疼。热邪伤人，阴气不足，则阳独盛而为热，心肾俱虚，则热收于内而为寒，寒热作则荣气不能内荣，而肢体酸疼，是热淫于内，故治以咸寒。遗溺血淋俱用，皆热在下焦所致，益阴除热自安。调经种子宜征。经水先期乃因血热，不孕多由阴虚内热，荣血日枯之故，益阴除热，则血自生旺而令能孕矣。凡天行热病后，余热未除，及温疟瘅疟，久而不能解者，必属阴虚，除疟邪药中，类中风，除热药中，俱宜加入。中寒泄泻者，勿用。**《得宜本草》**：白薇味苦。入阳明经。得桂枝、石膏、竹茹治胎前虚烦呕逆，得人参、当归、甘草治产后血厥昏冒。**《要药分剂》卷六**：鳌按：白微并能除血癖。曾治一妇人，本系产后身热，烦呕之症。余用白微为君，加芍、归、地二帖，本病解。其妇向有癖积藏左胁下，已八九年，服此药身凉病退之后，至晚微觉腹痛坠下，如欲临盆状，少顷逐下一物，如茶杯大，极坚，不能破，色红紫而间有白点，其胁下遂觉空快。按所谓癖积者，无有矣。次早邀余诊之，脉亦和平矣。**《重庆堂随笔》卷下**：白薇凉降，清血热，为女科要药。温热证邪入血分者，亦宜用之。何今世不用于女科而视为升散药，不问邪之在气在血，往往乱投，误人不浅。不学无术，此其最也。

【附方】《滇南本草》卷下：治寒疼，肚腹酸疼。单剂：或为末，每服一钱，烧酒为引，煎服。

《本草汇言》卷一：治妇人平居无疾苦，忽然头眩，目闭口噤，身不动摇，不知人事。或有微知，移时方寝，名曰血厥。用白薇、当归各一两，人参三钱，甘草一钱，水煎服。此病不治，再发必成痫证。○治妇人遗尿，不拘已婚未婚，已产未产。用白薇、白芍各一两，炒为末，每服三钱，白汤调下。

白龙须《滇南本草》

【气味】味苦，涩，性微温。《滇南本草》卷中。

【主治】专治面寒疼，肚腹酸痛。跌打损伤，筋骨疼痛。《滇南本草》卷中。

老君须《本草纲目拾遗》

【释名】婆婆针线包、婆婆针袋儿《草木便方》。

【集解】《本草纲目拾遗》卷五：《百草镜》云：此草立夏后发苗，叶似何首乌微狭，对生，茎与叶俱微有白毛，不似首乌茎叶之光泽，根类白薇，白色极多，故名。入药用根。王安《采药录》：老君须，生溪涧边，起藤二三尺，梗青，根须白黄色，有数十条，能消痞。按王三才《医便》云：老君须春夏秋冬常有，青出众草为尊，茎藤青，叶似榉叶而尖小，根如须，白似芋头根，牵藤而去，俗名社公口须。

【气味】味辛，性热。《本草纲目拾遗》卷五。

【主治】治肿毒，采根擂生酒服，渣敷患处。破瘀，治瘰疬。《本草纲目拾遗》卷五。温辛化毒，久嗽痨劳虚肿除。补益强阴治伤劳，蛇虫风狗伤服涂。《草木便方》卷一。

【发明】《本草纲目拾遗》卷五：余晓园云：治风痹，消血瘕面黄痞块。汪连仕云：老君须根细如白薇，理气消肿，通利关格，败毒消痈，俱以酒煎服。王安《采药方》：金钗草根名老君须，合龙虎丹用，治三十六种风症瘫痪鹤膝等风。

【附方】《本草纲目拾遗》卷五：治痞结。痞结年久成龟鳖者，累用极效。用老君须一味，春夏用茎叶，秋冬用根，不拘多少，用好生酒一罐，外用鲫鱼一双，和药同入罐内，日落时煮，以鱼熟为度。令患人先食鱼，次饮酒，再以药渣扑痞结所至。次早去之，大小便见物下即效。如不应，连服

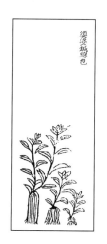

图 11-79-1　婆婆针线包《草木典》

三五次，追其物无迹，而神效难言。《医便》。

白前《别录》

【集解】《太乙仙制本草药性大全·本草精义》卷一：白前旧本不载所出州土。陶隐居云出近道。今江浙蜀川生洲渚砂碛。叶如柳树叶，苗似款花苗，根粗长于细辛，白嫩，亦似牛膝，但坚脆，而柔软，鲜有。凡资入药，秋后采根，甘草汤浸一宵，折去傍其须，焙干用之。浑似白薇，今用蔓生者，味苦，非真也。按：白薇、白前，近道俱有，苗茎根叶形色颇同，倘误采收，杀人顷刻，必辨认的实，方入药拯疴。白前似牛膝，粗长坚脆易断；白薇似牛膝，短小柔软能弯，仍噬汁味相参，庶不失于差误。此医家大关键，匪特一药为然，凡相类者，俱不可不细察耳！《本草原始》卷二：白前今蜀中及淮、浙州郡皆有之。苗似细辛而大，色白易折，亦有似柳，或似芫花苗者，并高尺许。生洲渚沙碛之上。根白色，长于白微。苗生于白微之前，故名白前。《植物名实图考》卷八：白前《别录》中品。陶隐居云：根似细辛而大，色白，不柔易折。《唐本草》注：叶似柳，或似芫花，生沙碛之上，俗名嗽药。今用蔓生者味苦非真。核其形状，蔓生者即湖南所谓白龙须，已入蔓草草药。其似柳者即此，滇南名瓦草。又蔓生一种。《本草崇原集说》卷中：苏州药肆误以白前为白薇、白薇为白前，相沿已久。

【修治】《本草蒙筌》卷二：凡资入药，秋后采根。甘草汤浸一宵，折去傍须，焙用。

【气味】味甘，微温，无毒。《图经本草药性总论》卷上。气微温，一云微寒，味甘、辛。无毒。《医学统旨》卷八。味甘，平，无毒。入肺经。《医宗必读》。

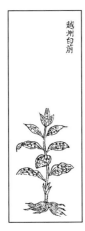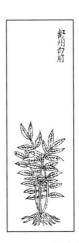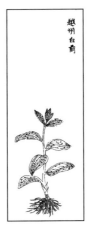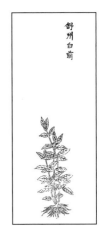

图 11-80-1　越州白前《图经（政）》　　图 11-80-2　舒州白前《图经（政）》　　图 11-80-3　越州白前《图经（绍）》　　图 11-80-4　舒州白前《图经（绍）》

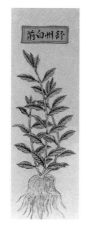

图 11-80-5 越州
白前《品汇》

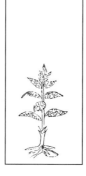

图 11-80-6 舒
州白前《品汇》

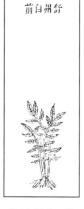

图 11-80-7 成
州白前《蒙筌》

图 11-80-8 舒
州白前《蒙筌》

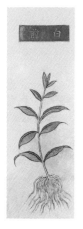

图 11-80-9 白
前《雷公》

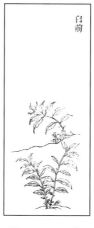

图 11-80-10 白
前《三才》

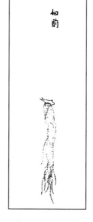

图 11-80-11 白
前《原始》·

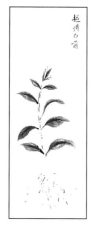

图 11-80-12 越
州白前《草木状》

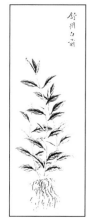

图 11-80-13 舒
州白前《草木状》

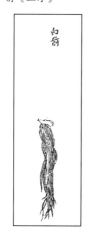

图 11-80-14 白
前《汇言》

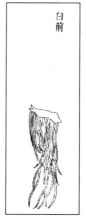

图 11-80-15 白
前《本草汇》

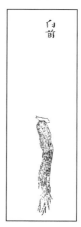

图 11-80-16 白
前《类纂》

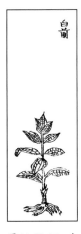

图 11-80-17 白前《备要》

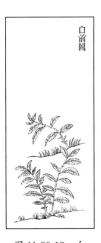

图 11-80-18 白前《草木典》

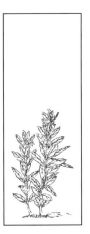

图 11-80-19 白前《图考》

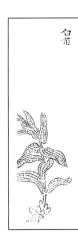

图 11-80-20 白前《图说》

【主治】主胸胁逆气，咳嗽上气冲喉中，呼吸欲绝，不得眠，当作水鸡声。善能保定肺气，治嗽多用之。以温药相佐使，尤佳。《本草集要》卷二。疗喉间喘呼欲绝，宽胸中气满难舒。《医宗必读·本草征要》上。

【发明】《本草经疏》卷九：白前感秋之气而得土之冲味，故味甘辛，气微温。苏恭又谓微寒。性无毒，阳中之阴，降也。入手太阴肺家之要药。甘能缓，辛能散，温能下。以其长于下气，故主胸胁逆气，咳嗽上气。二病皆气升气逆，痰随气壅所致。气降则痰自降，能降气则病本立拔矣。微温，微寒，见人参条下。○白前辛温，走散下气之药，性无补益。凡咳逆上气，咳嗽气逆，由于气虚气不归元，而不由于肺气因邪客壅实者，禁用。《深师方》中所主久咳上气，体肿短气胀满，当是有停饮、水湿、湿痰之病，乃可用之。病不由于此者，不得轻施。《本草汇言》卷一：白前，李东垣泄肺气，定喘嗽之药也。张少怀稿疗喉间喘呼，为治咳之首剂。宽胸膈满闷，为降气之上品。前人又主奔豚及肾气。然则性味功力，三因并施，藏府咸入，腠理皮毛，靡不前至。盖以功用为名也。性惟走散，长于下气，功无补益。凡咳逆上气，咳嗽气逆，由于气虚、气不归源，而不由于寒邪客气壅闭者禁之。《深师方》中所主久咳上气，体肿短气，胀满不卧等证，当是有停饮、水湿、湿痰之故，乃可用之。病不由于此者，不得轻试。《本草述》卷七下：《别录》主治首言胸胁逆气，夫胸中固肺所治，而胁则阴阳升降之道路也。又云：咳嗽上气，呼吸欲绝。呼吸即升降之气，升降相随，即阴阳之分而合也。肺为气主者，以其贯心脉而行呼吸，呼吸欲绝，是有升无降，或阴或阳，皆能病之，如下之真阴不足，即无以召上之阳，无以吸上而气不降，上之真阳不足，即不能生下之阴，无以归下而气亦不降，此皆属虚，固非白前辈所可治也。唯是后天气血之病，因于内外所感，偏胜所成者，上实而下即虚，下实而上即虚，随其所主之味。而以兹味为前导，其庶乎近？下之真阴虚者，即气不归元，人每患之。上之真阳虚者，即中气大虚而失守。余曾患此，大剂参芪而愈。上实下虚，如痰热上壅，下即阴虚，阳愈失阴而亢，气固不降，下实上虚，如贲豚肾气，上即阳虚，阴愈逼阳而僭，其气亦不降。《本草汇》卷九：白前辛温，走散下气之药也。性无补益，惟肺气壅实，而有停饮湿痰者宜之。古人气嗽方中，每每用之者，亦以其长于降气也。若气虚咳逆，气不归元，而非邪客壅实者，禁用。《顾氏医镜》卷七：胸胁逆气能除，长于降气故也。咳嗽上气可安。咳则气逆，痰随上壅，但坐不得卧，痰如水鸡声者，服之立愈。性无补益，肺因邪客痰壅者宜之，若由气不归元所致者，忌用。《夕庵读本草快编》卷一：白前《别录》、石蓝生于洲渚沙碛之上，故有石蓝之名。其叶似柳，根似牛膝而坚直易断，颇与白薇相类，白薇之根可屈可揉，非若白前之脆也。白前甘而微温，嗽药中之神品也。色白属肺，人所共知，前之为义，世所未解。《素问》云：阳明为前。则知不独入手太阴、阳明，兼入足阳明矣。《经》云：咳嗽上气，厥在胸中，过在手太阴、阳明，曰向脉之至也。喘而浮，上虚下实，惊有积气在胸中，得之酒，使内也。又曰：藏真高于肺，以行营卫阴阳也，不行焉则为厥为积矣。故《日华》之主奔豚，《别录》之下逆气，非上虚下实之象乎？濒湖又谓其长于降气，肺实痰壅宜之，若虚而长哽气者，断不可用。仲景治嗽脉浮者，泽漆汤中加之，其意见矣。虽然，白前功力，三因并施，脏腑咸入，腠理皮肤靡不前至，命名以见其功，非泛泛也。《长沙药解》卷三：白前味甘辛，入手太阴肺经。降冲逆而止嗽，破壅塞而清痰。《金匮》泽漆汤方在泽漆用之治脉沉之咳。是缘水气之里冲，非由风邪之外闭。泽漆治其水气，白前降冲逆而驱痰饮也。白前善降胸胁逆气，心肺凝痰嗽喘，冲阻呼吸壅塞之证。得之清道立通，浊瘀悉下，宜于补中之剂并用乃效。《要药分剂》卷六：鳌按：白前性无补益，虽寇氏称其能保肺气，但其功能端于降气，气降故痰亦下，故惟肺气壅实兼有痰凝塞者，用之无不奏功。若虚而哽气者，不可投也。

【附方】《本草汇言》卷一：治冷哮久年频发者。用白前、川贝母、干姜、甘草各一钱，水煎服。《方脉正宗》。○治奔豚疝积。用白前三钱，吴茱萸二钱，白术一钱，甘草五分，黑枣三个，水煎服。同上。○治五饮痰闭，气逆不下。用白前酒炒，半夏、陈皮、茯苓各一两，甘草五钱，白术二两，俱土拌炒，共为末，竹沥一碗，姜汁半盏，和匀，煎滚，调真神麴为稀糊，作丸如黍米大，每服二钱，白汤下。同上。

女青《本经》

【释名】地稍瓜《救荒本草》。

【集解】《救荒本草》卷上之后：地稍瓜生田野中。苗长尺许，作地摊科生，叶似独扫叶而细窄尖硬，又似沙蓬叶，亦硬，周围攒茎而生，茎叶间开小白花，结角，长大如莲子，两头尖音哨，又似鸦嘴形，名地稍瓜。《植物名实图考》卷五：山西废圃中极多，花如木犀，长柄下垂，清香出丛，瓜花皆骈，亦具异状。瓜有白汁，老则子作絮，正如萝藦。直隶人谓之老鹳瓢。按《诗义

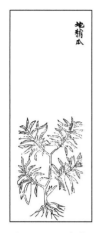

图 11-81-1 地稍瓜《救荒》

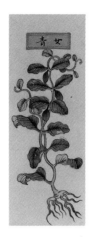

图 11-81-2 女青《品汇》

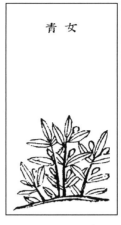

图 11-81-3 女青《太乙》

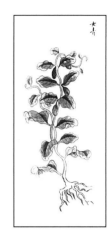

图 11-81-4 女青《草木状》

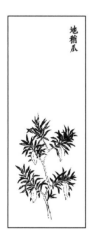

图 11-81-5 地稍瓜《博录》

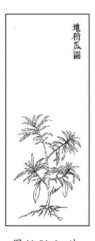

图 11-81-6 地稍瓜《草木典》

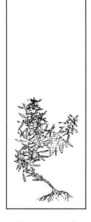

图 11-81-7 地稍瓜《图考》

疏》萝藦，幽州人谓之雀瓢。《唐本草》女青注：此草即雀瓢也。生平泽，叶似萝藦两相对，子似瓢形，大如枣许，故名雀瓢。根似白微，茎叶并臭，又云：萝藦叶似女青，故亦名雀瓢。据此，则北语老鸜瓢即雀瓢矣。苏恭谓子似瓢形颇肖，而叶则迥异萝藦。或谓生肥地叶亦肥，似旋花叶。草木相似极多，究未知苏说雀瓢又有别否。大抵二种子皆如针线，固应一类。《诗义疏》谓之雀瓢，盖统言之。李时珍未见此草，辄以苏说根实形状为误，可谓孟浪。而李氏所谓与萝藦相似，子如豆者，乃臭皮藤。南方至多，北地无是物也。惟女青有雀瓢之名，而诸说纷纷无定解，故不即以入女青。此草花香而茎叶皆有白汁，气近臭，亦可谓熏莸同器矣。

【气味】味辛，气平，有毒。《太乙仙制本草药性大全·仙制药性》卷二。

【主治】主蛊毒，逐邪恶气，杀温疟而辟不祥。祛鬼疰大效，治寒热尤良。《太乙仙制本草药性大全·仙制药性》卷二。

草犀《本草拾遗》

【发明】《本草经疏》卷六：草犀根得地之辛味，感天之寒气以生。本草秖言辛平，详治疗功能，专主解诸药毒，亦主蛊毒、溪毒、恶刺、虎狼虫虺等毒，天行疟瘴寒热，咳嗽痰壅，飞尸，喉闭，疮肿，小儿寒热，丹毒，中恶痓忤，痢血，并煮汁服之。其功用如犀，故名草犀。解毒为最，生衢、婺、江、饶间。苗高二三尺，独茎，根如细辛。研服更良。生水中者名水犀也。

【主治】主蛊毒、溪毒、恶刺、虎狼、虫虺等毒，天行疟瘴寒热，咳嗽痰壅，飞尸，喉闭，疮肿，小儿寒热，丹毒，中恶，注忤，痢血等。并煮汁服之，其功用如犀，故名草犀，解毒为最。〔《本草拾遗》〕。《证类本草》卷六。

紫金牛《本草图经》

【释名】紫金皮《宝庆本草折衷》。

【集解】《宝庆本草折衷》卷二〇：八月采根，去心，暴干。〇根，微紫色，颇似巴戟。叶上绿下紫，实圆，红如丹朱。续说云：此物既去心而曝，故张松称为紫金皮也。

【气味】性暖，有毒。《履巉岩本草》卷上。

【主治】主时疾膈气，去风痰。〇治风气攻疰，头面肿痒，手足麻痹，筋脉挛急，不能伸屈，骨节疼痛，脚膝缓弱，湿气肿满，妇人血风。《宝庆本草折衷》卷二〇。解毒破血，去风痰。治时疾膈气。《本草纲目易知录》卷二。

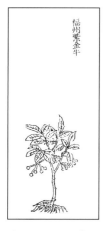 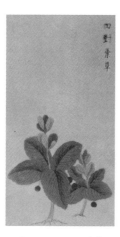 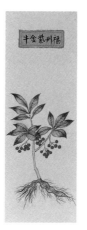 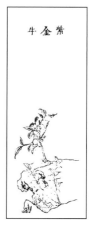

图 11-83-1　福州紫金牛《图经（政）》　　图 11-83-2　四对叶草《履巉岩》　　图 11-83-3　福州紫金牛《品汇》　　图 11-83-4　紫金牛《三才》

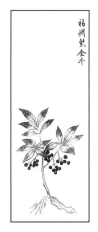

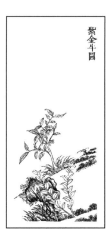

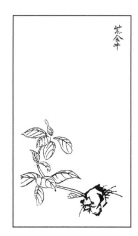

图 11-83-5 福州
紫金牛《草木状》

图 11-83-6 紫金
牛《草木典》

图 11-83-7 紫金牛
《图说》

【发明】《履巉岩本草》卷上：多入疮疖等药。炉火药亦用之。《草木便方》卷一：矮茶荷热能除寒，风湿顽痹治不难。肺痿陈寒止久嗽，寒毒肿痛涂安然。《本草纲目易知录》卷二：予幼年未识此药，肆中亦不采办，近戒洋烟方中用之，名紫背金牛，取其性味，亦属中病。

九管血《医方药性》

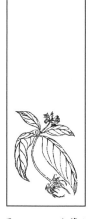

图 11-84-1 九管血
《图考》

【释名】金龙爪《医方药性》。

【集解】《植物名实图考》卷九：九管血生南安。赭茎，根高不及尺，大叶如橘叶而宽，对生；开五尖瓣白花，梢端攒簇。

【气味】性凉。《医方药性·草药便览》。

【主治】治利后白带。《医方药性·草药便览》。俚医以为通窍、和血、去风之药。《植物名实图考》卷九。

朱砂根《本草纲目》

【释名】金凉伞《医方药性》、凤凰肠、老鼠尾《生草药性备要》、平地木、石青子、铁伞《植物名实图考》。

【集解】《植物名实图考》卷九：《花镜》载之。平地木生山中。一名石青子。叶如木樨，夏开粉红细花，结实似天竹子而扁。江西俚医呼为凉伞遮金珠，以其叶聚梢端，实在叶下，故名。○铁伞生南安。绿茎如蒿，有直纹，旁多细枝；厚叶翠绿，背微紫，似平地木叶而齿圆长。俚医以为活气、行血、通络之药。此草叶韧，聚生梢端，故有铁伞之名。

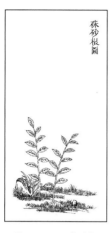 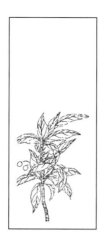 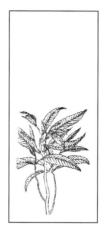 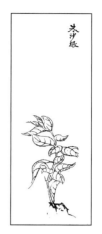

图 11-85-1 朱砂根《草木典》　　图 11-85-2 平地木《图考》　　图 11-85-3 铁伞《图考》　　图 11-85-4 朱砂根《图说》

【气味】性寒。《医方药性·草药便览》。味甘，性平。《生草药性备要》卷下。

【主治】退烧，散四肢火。《医方药性·草药便览》。治痰火、跌打，去瘀生新，宽筋续骨，医牛马圣药。《生草药性备要》卷下。根治跌打行血，和酒煎服。《植物名实图考》卷九。

百两金《本草图经》

【释名】山豆根、金锁匙《五杂俎》、地杨梅《植物名实图考》、长生草《坚瓠续集》、八爪金龙《草木便方》。

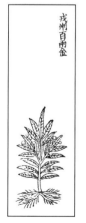 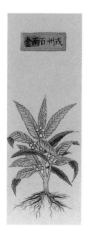 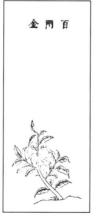 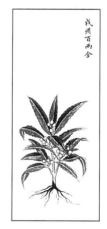

图 11-86-1 戎州百两金《图经（政）》　　图 11-86-2 戎州百两金《品汇》　　图 11-86-3 百两金《三才》　　图 11-86-4 戎州百两金《草木状》

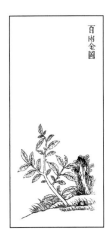

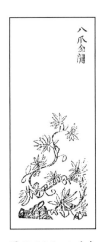

图 11-86-5　百两金
《草木典》

图 11-86-6　八爪金
龙《草木典》

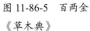

【集解】《证类本草》卷三〇：〔《本草图经》〕百两金生戎州、云安军、河中府。〇叶似荔枝，初生背面俱青，结花实后，背紫面青，苗高二三尺，有干如木，凌冬不凋。初秋开花，青碧色，结实如豆大，生青熟赤。根入药，采无时。〇河中出者，根赤色如蔓青，茎细，青色。四月开碎黄花，似星宿花，五月采根，长及一寸，晒干用，治风涎。《植物名实图考》卷一〇：山豆根生长沙山中。矮科硬茎，茎根黑褐，根梢微白，长叶光润如木犀而韧柔，微齿圆长，有齿处边厚如卷；梢端结青实数粒，如碧珠。俚医以治喉痛。按：形似与《图经》不类，根味亦淡，含之有气一缕入喉，微苦。又一种也。

秋深实红如丹，与小青无异。又名地杨梅。

【气味】味苦，性平。无毒。〔《本草图经》〕。《证类本草》卷三〇。

【主治】用之捶去心，治壅热，咽喉肿痛，含一寸许，咽津。〇治风涎。〔《本草图经》〕。《证类本草》卷三〇。辛通关节，四肢筋骨和血脉。祛风除湿清利药，咽喉痹痛清邪热。《草木便方》卷一。

【发明】《五杂俎》卷一一：世宗末年，一日，患喉闭，甚危急。诸医束手。江右一粮长运米入京，自言能治。上亲问之，对曰：若要玉喉开，须用金锁匙。上首肯之，命处方以进，一服而安，即日授太医院判，冠带而归。后有人以此方治徐华亭者，亦效。徐予千金，令上坐，诸子列拜之，曰：生汝父者，此君也，恩德讵可忘哉！金锁匙，即山豆根也。以一草之微，而能为君相造命，而二人者，或以贵，或以富，始信张宝藏以荜拨一方得三品官，不虚也。《坚瓠续集》卷一：长生草生墙垣上，结红果，治喉病神效，名金锁匙。永嘉张聪以世庙病喉，累日不语，诸医奏药不效，忧思不寝，绕庭独步。有里人以解粮至京，与奴有识，因宿相府。窥见，问得之，曰：小人能治。张曰：当用何药？曰：玉喉须用金锁匙始开。张曰：安得此嘉语？殆天启之也。即令治药，而以奏御。药进稍解，旋进旋效。官太医吏目，赐钞二锭。始来，受朴于邑令，及还，抗礼于庭矣。又吕文安木里居，亦病喉绝粒，有樵人过门，闻其故，自陈能治，其家皆笑。相闻唤入，饮药立解，即前草也。吕大喜，令其子中舍蔡阳拜之，曰：是生汝父也。问：有家否？曰：有老母，恃柴旦暮耳。给田一区。问：有妇否？曰：母且不能赡，安能增口？因出诸婢使择，谬指一婢，乃吕所悦者，遂具装奁与之。

走马胎《生草药性备要》

【集解】《本草纲目拾遗》卷四：走马胎出粤东龙门县南困山中，属庙子角巡司所辖。山大数百里，多低槽，深峻岩穴，皆藏虎豹，药产虎穴，形如柴根，干者内白，嗅之清香，研之腻细如粉，喷座幽香，颇甜净袭人。

【气味】味辛，性温。《生草药性备要》卷下。辛，涩，微温。《本草求原》卷一。

【主治】祛风痰，除酒病，治走马风。《生草药性备要》卷下。研粉敷痈疽，长肌化毒，收口如神。《本草纲目拾遗》卷四。壮筋骨，已劳倦，远行宜食。祛风痰，理酒病。○又治走马风。俱浸酒良。《本草求原》卷一。

叶底红《本草纲目拾遗》

【释名】平地木、矮脚樟《药性蒙求》、短脚三郎《植物名实图考》。

【集解】《本草纲目拾遗》卷六：叶底红乃小木也。生山土，长不过一二尺，叶如石楠，四月生蕊，五六朵成簇，垂如脂麻铃样，花作青白色。六七月结小子如天竺子，霜后色红，俨如天竺子而大，俗呼矮脚樟，以其似樟叶而本短也。山人每掘之入市，售作盆玩，又名叶下红。《李氏草秘》：叶下红，一名平地木，长五六寸，茎圆，叶下生红子，生山隰等处。**《植物名实图考》卷九**：短脚三郎生南安。高五六寸，横根赭色，丛发，赭茎叶生梢头；秋结圆实下垂，生青熟红，与小青极相类而性热。治跌打损伤、风痛，孕妇忌服。**《药性蒙求》**：叶底红乃小木也，长五六寸，不过一尺，茎圆，叶如石楠，叶下生红子。生山隰等处。四月生蕊，花作青白色，六七月结子如天竹子稍大，霜后色红。

【主治】治跌打损伤、风痛，孕妇忌服。《植物名实图考》卷九。疝气能疗。黄疸可退。《药性蒙求》。

【附方】《本草纲目拾遗》卷六：治吐血。叶底红即矮脚樟，用二两洗净，木槌捣烂，猪肺一个洗血净，将叶入肺管内，河、井水各三碗煮烂，至五更去叶，连汤食之。一二次愈，多食绝后患。杨春涯《经验方》。陶殿元语予云，某抚军得宫传秘方，治吐血劳伤，怯症垂危，久嗽成劳，无不立愈，曾经试验多人。用平地木叶干者三钱，猪肺连心一具，水洗净血，用白汤焯过，以瓦片挑开肺管，将叶包裹，麻线缚好，再入水煮熟，先吃肺汤，然后去药食肺，若嫌味淡，以清酱蘸食，食一肺后，病势自减，食三肺，无不愈者。但所用乃平地木，与叶下红有别，或一类相同，其

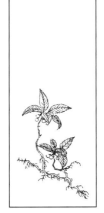

图 11-88-1 短脚三郎《图考》

性本通耶。治偏坠疝气。捣汁冲酒服半碗，屡效。《李氏草秘》。

小青《本草图经》

【集解】《本草汇言》卷三：苏氏曰：小青生与大青异种。惟产福州，三月开花。《植物名实图考》卷九：小青生南安。与俗呼矮茶之小青同名异物。大根无须，绿茎粗圆，颇似初发梧桐；对叶排生，似大青叶而短，微圆。俚医以为跌打损伤要药，每服不得过三分，忌多服。《植物名实图考》卷一四：小青，宋《图经》始著录。亦无形状，今江西、湖南多有之。生沙墙地，高不盈尺，开小粉红花，尖瓣下垂，冬结红实。俗呼矮茶。

【气味】味苦，性寒，无毒。《药性粗评》卷三。微苦，寒。入手足阳明经。《得配本草》卷三。

【主治】解毒，杀瘠。《本草汇言》卷三。俚医用治肿毒、血痢，解蛇毒，救中暑，皆效。《植物名实图考》卷一四。

【发明】《得配本草》卷三：得白芷，治蛇螫伤毒。配沙糖，治中暑神昏。《本草汇言》卷三：朱丹溪清热之药也。王少宇稿治痔热，退小儿疹后骨蒸。止血痢，疗男子酒积肠红。阴寒清利之品，然过服亦克脾气。

【附方】《履巉岩本草》卷上：贴疮疖痈疽等疾。以其叶生捣碎，甚有功效。兼治蛇伤。每用一握，细研，入香白芷半两，用酒调下，却用手捻患处，候黄水出为效。治中暑毒，用叶先以井水浸去泥，控干，入砂糖七文，一处擂取汁，急灌之。

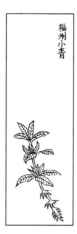

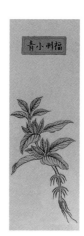

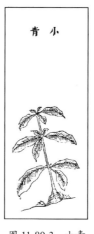

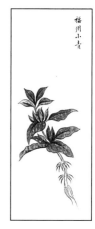

图 11-89-1 福州小青《图经（政）》　　图 11-89-2 福州小青《品汇》　　图 11-89-3 小青《三才》　　图 11-89-4 福州小青《草木状》

《本草汇言》卷三：治小儿痘瘥后赢瘦骨蒸。用小青草、银柴胡各一两，白术、地骨皮、甘草、胡黄连、青蒿各五钱为末，每服一钱。早晚白汤调送。○治酒毒，血痢肠红诸证。用小青草、秦艽各三钱，陈皮、甘草各一钱。水煎服。○治痈疽疮疖。用小青草捣烂，敷上即消。刘公晏方共三首。

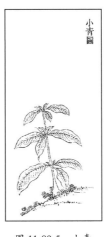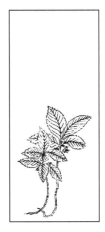

图 11-89-5　小青
《草木典》

图 11-89-6　小青
《图考》

咸酸萢《生草药性备要》

【释名】丧间《生草药性备要》。

【气味】味甘、酸，性平。《生草药性备要》卷上。

【主治】消肿、散毒、止痛、理跌打。《生草药性备要》卷上。浸酒，壮筋骨，洗小儿烂头。《本草求原》卷三。

地涌金莲《滇南本草》

【释名】观音莲《草木便方》。

【集解】《植物名实图考》卷二九：地涌金莲生云南山中。如芭蕉而叶短，中心突出一花如莲色黄，日坼一二瓣，瓣中有蕊，与甘露同；新苞抽长，旧瓣相仍，层层堆积，宛如雕刻佛座。王世懋《花疏》有一种金莲宝相，不知所从来，叶尖小如美人蕉，三四岁或七八岁始一花，黄红色而瓣大于莲。按此即广中红蕉，但色黄为别。《滇〔南〕本草》：味苦涩，性寒，治妇人白带久崩、大肠下血，亦可固脱。

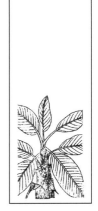

图 11-91-1　地涌
金莲《图考》

【气味】味苦、涩，性寒。《滇南本草》卷中。

【主治】治妇人白带、血崩日久，大肠下血，单剂煎汤，点水酒服。血症日久，有脱之患，亦取以涩固脱。《滇南本草》卷中。辛解大毒，瘴疟风癫消肿服。打痧气痛利二便，牙痛清热能明目。《草木便方》卷一。

仙人掌《本草图经》

【集解】《本草纲目拾遗》卷八：仙掌子乃仙人掌上所生子也。《粤语》：仙人掌多依石壁而生，叶劲而长，若龃龉状，开花俨如凤形，子生花下，名曰凤栗。叶曰凤尾。笋发苞外类芋，渠内攒瓣如珠，各擎子珠于掌。一枝一掌，自下而上，子自青赤而黄，有重壳，外厚内薄。熟其仁食之，味甜兼芡栗，可以延年。又名千岁子。此草可辟火，广人多植之堂侧。性宜沙土，恶肥腻。○《群芳谱》仙人掌出自闽粤，非草非木，亦非果蔬，无枝无叶，又并无花，土中突发一片，与手掌无异。其肤色青绿，光润可观。掌上生米色细点，每年只生一叶于顶，今岁长在左，来岁则长在右，层累而上。植之家中，可镇火灾。如欲传种，取其一片切作三四块，以肥土植之，自生全掌矣。《仙人掌赋》：仙人掌，奇草也。多贴石壁而生，惟罗浮黄龙金沙洞有之。叶劲而长，若龃龉状。发苞时，外类芋魁，内攒瓣如翠球，各擎子珠如掌然，青赤转黄，而有重壳，剖之，厚者在外如小椰，可为匕勺；薄者在里如银杏衣，而裹圆肉煨食之，味兼芡栗，可补诸虚，久服轻身延年，俗呼为千岁子，此与蔓生者名同物异也。《云南通志》：仙人掌叶肥厚如掌，多刺，相接成枝，花名玉英，色红黄，实似山瓜，可食。味甘，性平，补脾健胃，益脚力，除久泻。敏按：《群芳谱》仙人掌出自闽粤，非草非木，亦非果蔬，无枝无叶，又并无花，土中突发一片，与手掌无异。其肤色青绿，光润可观。掌上生米色细点，每年只生一叶于顶，今岁长在左，来岁则长在右，层累而上。植之家中，可镇火灾。如欲传种，取其一片切作三四块，以肥土植之，自生全掌矣。近日两浙亦有，据所载当另是一种，与此全别，或名同物异欤。○仙人掌者，奇草也，多贴石壁而生，惟罗浮黄龙金沙洞有之。叶劲而长，若龃龉状。发苞时外类芋魁，内攒瓣如翠球，各擎子珠如掌。然青赤转黄，而有重壳。剖之，厚者在外如小椰，可为匕勺；薄者在里如银杏衣而裹圆肉，煨食之。味兼芡栗，可补诸虚，久服轻身延年。俗呼为千岁子，云移植惟宜沙土，粤州书院精舍中庭、后圃皆有之。予以其奇赋焉。《植物名实图考》卷一五：《岭南杂记》：仙人掌，人家种于田畔以止牛践；种于墙头亦辟火灾。无叶，枝青嫩而扁厚有刺，每层有数枝，杈枒而生，绝无可观。其汁入目，使人失明。《南安府志》《三国志》载孙皓时，有菜生工人吴平家，高四尺，厚三分，如枇杷形，上广尺八寸，下茎广三寸，两边生绿叶，东观案图作平虑草，按此即今仙人掌，人呼为老鸦舌。郡中有高至八九尺及丈许者。《桂平县志》：龙舌，青色，皮厚有脂，妇人取以泽发。种土墙上可以辟火。《通志》附仙人掌下，当是浔州土名。《南越笔记》：琼州有仙人掌，自下而上，一枝一掌，无花叶，可以辟火。臣谨按：《南安志》据《吴志》以仙人掌为即平露，足称该洽。《南越笔记》云广州种以辟火，殆即昔所谓慎火树者。臣前在京师曾见之，生叶成簇，新绿深齿，缀于掌边，道光乙未，供奉内廷。上命内侍出此草示臣，敕臣详考以补《群芳谱》所未备，惜彼时未检及《吴志》，深惭疏陋。又据内侍口述，此草顷在禁籞，忽开花，色如芙蓉，大若月季，禁中皆称仙人掌上玉芙蓉云。

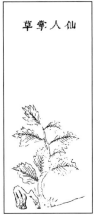

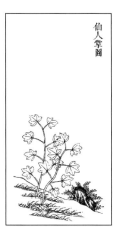

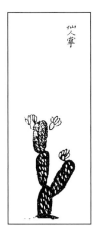

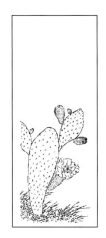

图 11-92-1 仙人掌 草《三才》　　图 11-92-2 仙人掌 《草木典》-1　　图 11-92-3 仙人掌 《草木典》-2　　图 11-92-4 仙人掌 《图考》

【气味】味微苦而涩，无毒。《植物名实图考》卷二〇。苦涩性寒。《草木便方》卷一。

【主治】彼土人与甘草浸酒服，治肠痔泻血，不入众药使。《植物名实图考》卷二〇。五痔泻血治不难。小儿白秃麻油擦，虫疮疥癞洗安然。《草木便方》卷一。

神仙掌《本草求原》

【释名】霸王《本草求原》。

【气味】寒滑。《本草求原》卷三。

【主治】消诸疮初起，敷之。洗痔妙。《本草求原》卷三。

花

【主治】止吐血，煎肉食。《本草求原》卷三。

玉芙蓉《植物名实图考》

【集解】《植物名实图考》卷一七：玉芙蓉生大理府。形似枫松树脂，黄白色，如牙相粘，得火可然。

【气味】味微甘，无毒。《植物名实图考》卷一七。

【主治】治肠痔泻血。《植物名实图考》卷一七。

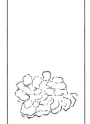

图 11-94-1 玉芙蓉《图考》

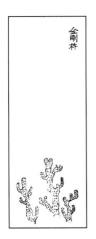

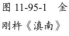

图 11-95-1 金
刚杵《滇南》

图 11-95-2 金
刚杵《滇南图》

金刚杵《滇南本草》

【气味】味苦，有小毒。《校补滇南本草》卷上。

【主治】通大小便，胸中食积，痞块能消，百病皆痊愈。《滇南本草图说》卷四。主治一切单腹胀，水气血肿之症。烧灰为末，用冷水送下，一切可消。《校补滇南本草》卷上。

【发明】《校补滇南本草》卷上：若生用，性同大黄、芒硝之烈。欲止者，双手放在冷水内，即解也。夷人呼为冷水金丹。用者须审虚实，慎之。

锦地罗《生草药性备要》

【释名】一朵芙蓉花《生草药性备要》。

【气味】味淡，性寒。《生草药性备要》卷上。性平微苦。《药性切用》卷三。

花

【主治】红治红痢，白治白痢。煲瘦肉食，汤作茶饮，能治小儿生疳。《生草药性备要》卷上。

根

【主治】治山岚瘴毒，并诸中毒疮毒。以根捣汁，酒服一钱，即解。《药性切用》卷三。

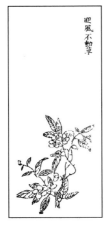

图 11-97-1 迎风不
动草《滇南》

迎风不动草《校补滇南本草》

【集解】《校补滇南本草》卷上：迎风不动草生山中。独茎，数枝，开黄花，大风吹不动。

【主治】治一切瞽目，复明，其效如神。《校补滇南本草》卷上。

青花黄叶草《校补滇南本草》

【集解】《校补滇南本草》卷上：青花黄叶草花似大风子花，绿黄叶，开青花。今山甚多。

【气味】味甘，无毒。《校补滇南本草》卷上。

【主治】采叶，治眼疾。采花，点翳眼，兼散肿。采根，为末，治瘴封眼，神效。《校补滇南本草》卷上。

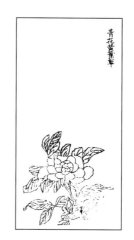

图 11-98-1　青花黄叶草《滇南》

龙吟草《校补滇南本草》

【集解】《校补滇南本草》卷上：生山中向阳处。断根有丝，大叶，黄子，根大白色。

【气味】味甘，平，无毒。《校补滇南本草》卷上。

【主治】采根服之，延年益寿，齿落重生，乌须黑发，久服目视十里。上品仙草也。采叶服之，治大头伤寒症神效。采梗，治舌上生疮，名曰重舌，服之即愈。《校补滇南本草》卷上。

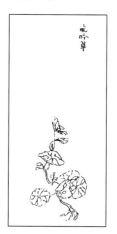

图 11-99-1　龙吟草《滇南》

白龙参《校补滇南本草》

【集解】《校补滇南本草》卷上：白龙参生山中，有藤，藤上有叶，叶下有小黄花。根大而白。

【气味】味甘，无毒。《校补滇南本草》卷上。

【主治】同猪肉煮食，暖肾添精。同牛肉煮食，消气。同羊肉煮食，补气止汗。同鸡肉煮食，治瘰病。生服令人白胖。妇人食之，止盗汗，治白带。男子亦可，其效如神。《校补滇南本草》卷上。

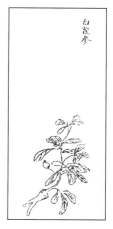

图 11-100-1　白龙参《滇南》

地草果《校补滇南本草》

【气味】性微寒，味辛、酸。入肝，走阳明。《校补滇南本草》卷中。

【主治】破气血，舒郁。风火眼暴赤疼，祛风退翳，白膜遮睛。妇人乳结不通，红硬肿。白花者，眼科良。紫花者，乳结效。黄花者，寒气腹痛效。《校补滇南本草》卷中。

【附方】《校补滇南本草》卷中：治暴赤火眼，风热肿痛，羞明怕日，翳遮等症。地草果一钱，川芎一钱，广木贼五分，蝉蜕，一钱，去头足。黄芩一钱，白蒺藜，一钱，去刺，捣汁。白菊花一钱，栀仁一钱，羊肝一斤，水煎服。补注：肝气散，则云翳自退。肝气结，则翳膜遮睛。肝气实者可用，肝气虚者忌之。又方：治妇人乳结不通，或小儿吹乳，或自身压着，头疼，怕冷发热，口渴，体困胸颤，胀硬痛如针刺。古方单剂，今加减。地草果二钱，川芎一钱五分，青皮五分，白芷一钱，花粉一钱，柴胡一钱，金银花一钱，甘草节五分，点水酒服。补注：乳头属厥阴肝经，乳房属阳明胃经。乳母不知调养，忿怒郁结，厥阴之气不行，阳明乳汁不得升腾，致有乳房红肿疼痛，结核之症。此方地草果、青皮、川芎、柴胡行肝气，解肝结；白芷、花粉行阳明乳汁，令其升腾运化；甘草和中缓肝，金银花消肿解热，郁解毒消，乳汁流通，或溃或败，自愈。

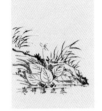

图 11-101-1 地草果《滇南图》

土血竭《滇南本草图说》

【气味】性微温，味苦、辛、微涩。《滇南本草图说》卷五。

【主治】宽中下气，消宿食痞块，年久坚积，胃气面寒。亦能消肿，血症可止。《滇南本草图说》卷五。治一切瘀血作疼，跌打损伤，神效。《校补滇南本草》卷上。

图 11-102-1 土血竭《滇南图》

兴阳草《滇南本草图说》

【集解】《滇南本草图说》卷六：兴阳草：生山中。月白绿叶，叶上有粉霜，边上有刺，根类阳物。

【气味】性温，味辛。入足少阴、足厥阴二经。《滇南本草图说》卷六。

【附方】《滇南本草图说》卷六：凡阳事不举，痿缩不升，久无子嗣者，服之可以兴阳治痿，其应如响。采草去刺，为末，丸桐子大，每服三个，可以复有子嗣。此草勿传，匪人恐误作春方药，其过不小也。

图 11-103-1 兴阳草《滇南图》

金丝莲《滇南本草图说》

【释名】金狮铃《滇南本草图说》。

【集解】《滇南本草图说》卷七：金丝莲形与地荷叶相似，延蔓而生，叶有六方，花开五瓣，黄色，似铃，又名金狮铃。

【气味】气味甘苦，微寒。《滇南本草图说》卷七。

【主治】包伤打伤，或无名肿毒，或筋骨疼痛，熬水熏蒸，即愈。《滇南本草图说》卷七。

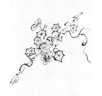

图 11-104-1　金丝莲《滇南图》

瓶尔参《滇南本草》

【集解】《滇南本草》卷中：平儿草、平尔参有辨别。平尔参枝梗矮，杆是方杆，花开一样，但背无毛格，蒂叶同一样，根小，杆红色。平儿草梗高大，杆是圆杆，开花一样，但花后有毛，蒂叶同一样，根大，杆红色。

【气味】味甘，平，性温，无毒。《滇南本草》卷中。

【主治】治脾气弱，中气不足，饮食无味，五劳七伤，肢体酸软，虚热畏寒，面黄消瘦。《滇南本草》卷中。清中，除虚热。《校补滇南本草》卷中。

【发明】《滇南本草》卷中：史明九用平尔参治石羊厂炉烟瘴气，治午后怕冷作寒抖战，夜晚发热，天明出汗方凉。

【附方】《滇南本草》卷中：调治精神，养荣气血，补中气。平尔参三钱、笋鸡。一只，将参入鸡腹，煨服。但脾胃中如有积痰，或有寒湿者服之，令人发水肿。若服后周身肿满，即煎苦菜汤食之，令小便利数次，其肿自消。治烟瘴。用平尔参末三钱，引水酒服三次，后用平儿参煨母鸡一只食之。凡补虚用鸡，男用雌，女用雄。

瓶儿草《滇南本草》

【气味】味淡平，性微温。《滇南本草》卷中。

【主治】行经络，消结气，散瘰疬、马刀、结核，鼠疮溃烂，脓血不止。《滇南本草》卷中。补气血虚弱。《校补滇南本草》卷中。

【附方】《校补滇南本草》卷中：治痰核，结核气瘰，马口瘰疬。瓶儿草、大蓟、蒲公英、牛蒡子，点水酒煎服。又方：治症同前。全归二钱，瓶儿草三钱，连翘一钱，灵仙一钱，夏枯一钱，牛蒡子一钱，银花一钱，防风五分，川贝母五分，水煎，点水酒服。又方：治气血虚弱者。用瓶儿草一味，黄牛肉二两，共一处煮烂，食之，三四服效。

大皮莲《滇南本草》

【气味】味苦、微辛，性微温。《滇南本草》卷中。妇人有妊忌之，不可妄用。《滇南本草图说》卷四。

【主治】治瘀血结滞，腹疼，破血行血，跌打损伤瘀血，坠胎血块等症。点水酒、童便服。《滇南本草》卷中。

小皮莲《滇南本草》

【气味】性微寒，味苦、微辛。《校补滇南本草》卷中。服时忌生冷、鱼、羊。《滇南本草图说》卷四。

【主治】治产后、经期腹痛，血块，破癥瘕，发热头疼，寒热往来有如疟状。《滇南本草》卷中。治跌打损伤。《滇南本草图说》卷中。

【附方】《校补滇南本草》卷中：治痰血结滞，肚腹气痛发热。小皮莲三钱，煎汤，点水酒、童便服。血虚忌服。又方：治退诸虚热。小皮莲三钱，水煨，露一夜，点水酒，清早温服。

双果草《校补滇南本草》

【气味】性寒，味苦、微甘。《校补滇南本草》卷中。

【主治】治膏淋白浊，利小便，止腰疼，疝气疼。《校补滇南本草》卷中。

小仙草《校补滇南本草》

【气味】性微温，味辛、苦。《校补滇南本草》卷中。

【气味】发散疮痈，走经络痰火，筋骨疼痛，手足痿软，除风湿寒热。煎，点水酒服。《校补滇南本草》卷中。

梅花草 《滇南本草图说》

【集解】**《滇南本草图说》卷六**：梅花草形似梅花小朵，生石崖上。

【气味】甘苦，无毒辣。《滇南本草图说》卷六。

【主治】治妇人血崩血块，散气通经。利水，胃中冷痛，内疝癥瘕，即消。
食积成痞，坚硬疼痛，服之立瘥。《滇南本草图说》卷六。

草部第十二卷

草之三　芳草类110种

当归《本经》

【集解】《通志·昆虫草木略》卷七五：叶似芎䓖，有两种：大叶者，谓之马尾当归；细叶者，谓之蚕头当归，此方家之别也。《药性粗评》卷一：《广雅》谓之山芹。春生苗，绿叶，有三瓣，似芹，亦似芎䓖，高尺余，秋开花浅紫色，似莳萝，根黑黄色，头大而多稍。有二种，大叶者名马尾当归，小叶者名蚕头当归。生关、陕、川蜀山谷，有秦归、川归之名，但以肉厚不枯者为胜。二、八月采根，阴干。《太乙仙制本草药性大全·本草精义》卷一：然苗有二种，都类芎䓖，而叶有大小为异，茎叶比芎䓖甚卑下。根亦二种，大叶名马尾当归，细叶名蚕头当归。大抵以肉厚而不枯者为胜。一说：川归力刚可攻，秦归力柔堪补。凡觅拯病优劣当分。《植物名实图考》卷二五：《唐本草》注：有大叶、细叶二种。宋《图经》云：开花似莳萝，浅紫色。李时珍谓花似蛇床，今时所用者皆白花，其紫花者叶大，俗呼土当归。考《尔雅》：薜，山蕲。又薜，白蕲。是当归本有紫、白二种，今以土当归附于后，大约药肆皆通用也。

【修治】《物类相感志》：当归晒干，乘热收入缸，不令透风，则不蛀。《本草品汇精要》卷一〇：去土，酒洗，焙用。《药性粗评》卷一：飞霞子曰：当归主血分之病，川产力刚，可攻秦产。性柔宜补。凡用本病酒制，而痰独以姜汁浸透，导血归源之理。《本草蒙筌》卷一：芦苗去净，醇酒制精。行表洗片时，行上渍一宿。体肥痰盛，姜汁渍宜。曝干咀，治血必用。《本草述》卷八上：择肥润不枯燥者，用上行，酒浸一宿。治表，酒洗片时。血病，酒蒸。有痰，以姜制。导血归源之理，若入吐衄崩下药中，须醋炒过，少少用之，多则反能动血。

【气味】甘、辛，温，无毒。《图经本草药性总论》卷上。味辛，微苦，性温。《滇南本草》卷中。气温，味甘、辛。无毒。可升可降，阳也。入手少阴、足太阴、厥阴经。《医学统旨》卷八。味甘、苦、辛，性温，无毒。《药性粗评》卷一。

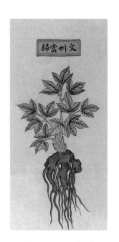

图 12-1-1 文州
当归《品汇》

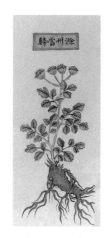

图 12-1-2 滁
州当归《品汇》

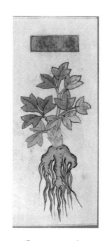

图 12-1-3 当
归《雷公》

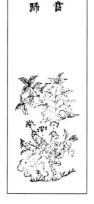

图 12-1-4 当
归《三才》

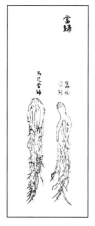

图 12-1-5 当
归《原始》

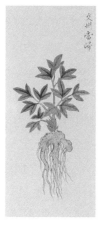

图 12-1-6 文州当
归《草木状》

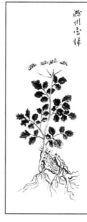

图 12-1-7 滁州
当归《草木状》

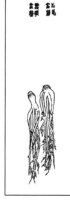

图 12-1-8 当
归《汇言》

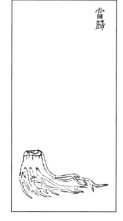

图 12-1-9 当归《本
草汇》

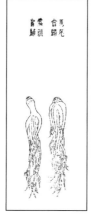

图 12-1-10 当归
《类纂》

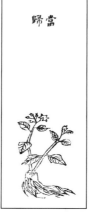

图 12-1-11 当归
《备要》

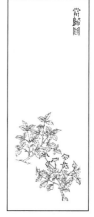

图 12-1-12 当归
《草木典》

【主治】其性走而不守，引血归经，入心肝脾三经。止腹痛，面寒背寒，痈疽排脓定痛。《滇南本草》卷中。主治寒热虚痨，阴血不足，肠胃冷气，痢疾腹痛，妇女血气诸病，导血归源，破旧养新，凡血受病必所用之。然分为三用，其头止血，稍破血，身和血，不可全用。《药性粗评》卷一。当归治血通用之药。除血刺痛，补五脏，生肌，温中，止痛。《药性要略大全》卷二。

【发明】《续医说》卷一〇：当归血中主药也。通肝经。头、身、稍分三治，全用则活血。若气血昏迷者，服之即定，能使气血各有所归也，故名之曰当归。其功用，但从人参、黄耆则能补血，从大黄、牵牛则能破血，从官桂、附子、茱萸则热，从大黄、芒硝则寒，此非无定性也，夺于群众之势，而不得不然耳。譬如生姜，人皆指以为热，殊不知姜备五色，存皮则温，去皮则热。又如半夏之性，能为君子，能为小人者也。近之医者，或治男妇血病，往往禁用当归，书此以破其惑。《医学统旨》卷八：头止血，身和血，尾破血，全用无效，若用在参芪，皆能补血。治咳逆上气，温疟，虚劳寒热，妇人漏下绝子，诸恶疮疡，金疮跌扑。又温中止痢，血刺腹痛，润燥，疗齿痛眼痛不可忍。酒蒸治头风痛。大补血虚不足，止汗明目，养心定悸及诸血症，产后恶血上冲，脐腹急痛，癥瘕，胎动下血，气血昏乱，服之即定，能使气血各有所归。

《医经大旨》卷一：当归，《本草》议论头止血，稍破血，身养血。所用不同，于是而多用身，大能和血补血，诸血证皆用之。但流通而无定，由其味带辛甘而气畅也，重能补血耳，其随所引到而各有用焉。与白术、芍药、生熟地同用，则能滋阴补肾；与川芎同用，能上行头角，治血虚头疼；再入芍药、木香少许，则生肝血以养心血；同诸血药入以薏苡仁、牛膝，则下行足膝而治血不荣筋；同诸血药入以人参、川乌、乌药、薏苡仁之类，则能营于一身之表，以治一身筋寒湿毒。《本草纂要》卷一：归芍同用，可以养血而敛血；归芎同用，可以养血而行血；归芪同用，可以养血而补血；归术同用，可以养血而生血。或者用之凉血，非配生地芩连不能凉；或者用之破血，非配棱术姜桂不能破；或者用之止血，非配地榆乌梅不能止；或者用之清血，非配蒲黄山栀不能清。此不易之良法也，诚可秘之。《本草发明》卷二：当归随经主诸血通用，入手少阴，以心主血也。入足太阴，以脾裹血也。入足厥阴，以肝藏血也。故本草主漏下绝子，咳逆上气，温中，补五藏，生肌肉及一切虚劳，由其身能养血也。云止冷痢腹痛，女人沥血腰痛，除血刺痛及齿痛，以其甘能和血也。又云诸恶疮疡，金疮，皮肤涩痒，湿痹，一切风，与客血内塞，宿血恶血及瘕癖等候，以其辛能活血行血也。又温疟寒热，中风痉汗不出，中恶客气，虚冷呕逆等候，由其辛温以润内寒，苦以助心散寒，亦血中气药也。故补女人诸血不足，胎产备急，男子血虚及气血昏乱，服之

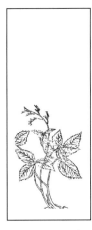

图 12-1-13 当归
《图考》

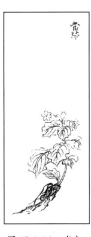

图 12-1-14 当归
《图说》

即定,有各归气血之功,足以尽当归之用矣。《本草经疏》卷八：当归禀土之甘味,天之温气。《别录》兼辛,大温,无毒。甘以缓之,辛以散之润之,温以通之畅之。入手少阴,足厥阴,亦入足太阴。活血补血之要药,故主咳逆上气也。温疟寒热洗洗在皮肤中者,邪在厥阴也,行血则厥阴之邪自解,故寒热洗洗随愈也。妇人以血为主,漏下绝子,血枯故也。诸恶疮疡,其已溃者温补内塞,则补血而生肌肉也。金疮以活血补血为要,破伤风亦然,并煮饮之。内虚则中寒,甘温益血,故能温中。血凝则痛,活血故痛自止。血溢出膜外,或在肠胃,曰客血。得温得辛则客血自散也。内塞者,甘温益血之效也。中风痓,痓即角弓反张也。汗不出者,风邪乘虚客血分也。得辛温则血行而和,故痓自柔而汗自出也。痹者,血分为邪所客,故拘挛而痛也。风寒湿三者合而成痹,血行则邪不能客,故痹自除也。中恶者,内虚,故猝中于邪也。客气者,外来之寒气也,温中则寒气自散矣。虚冷者,内虚血不荣于肉分,故冷也。补五脏、生肌肉者,脏皆属阴,阴者血也,阴气足则荣血旺而肌肉长也。患人虚冷,加而用之。《本草汇言》卷二：当归生血养血,时珍止血活血之药也。须四可稿若吐血、衄血、淋血、便血,或经漏失血,或产崩损血,皆血走也。必用归头以止之。如阴虚不足,精神困倦;或惊悸怔忡,健忘恍惚,皆血少也,必用归身以补之。如疮疡目痛,痈疽肿毒,或跌扑损伤,或经闭淋沥,皆血聚也,必用归梢以破之。如筋骨牵强,遍身疼痛,皆血滞也,必用归头、身、梢,全用以活之。盖心主血,脾统血,肝藏血,归为血药,故专入足三阴血藏,能引诸血,各归其所当归之处,故名当归。○然性味温辛,虽能补血养营,终是润滑之体。大凡脾胃不实,泄泻溏薄,与夫风寒未清,恶寒发热,表证外见者,并禁用之。《药镜》卷一：当归身守中养血,头止血上行,尾破血下流,全活血不走。气温而味带辛甘,随所引而各至焉。血实血虚大用,气壅肠滑少加。抑又闻之,归、芍合则养中带敛,归、芎合则养中带行,归、耆并则养中兼补,归、术并则养中兼生。配以生地、芩、连而血凉,配以棱、术、姜、桂而血破。佐以地榆、乌梅而血止,佐以蒲黄、山栀而血清。痘家内热煎熬,以致血枯便结者,玄明粉内加大把之当归则血生,血生则大肠自润。《颐生微论》卷三：若入吐衄、崩下药中,须醋炒过,少少用之,多能动血耳。《轩岐救正论》卷三：当归固云益血,然性温主动,亦须配合得宜。仲景治手足厥寒,脉细欲绝者,用当归之苦温,以助心血,盖归亦心经之药而通脉也。又佐黄耆为当归补血汤,治血虚发热,此症似白虎,而不得以白虎治也。一凡久病大便不通,论方书固不敢妄投承气,而桃仁、火麻、枳壳之属,是所必需,岂知桃仁味苦泄阴气,辛散阳,火麻滑利伤胃,枳壳大耗真气,亦非久病所宜。盖由大病后水涸津枯,血燥液竭,以致广肠干涩,余每治此症,惟以人参、当归、熟地各二三钱,白术减半,少佐陈皮、秦艽各数分,引以大枣三四枚,不一二剂遂通,且复精爽。此药用参以生津,白术健脾而通津,况大肠主津,而参、术又为手足阳明之药,陈皮亦理脾而调气,熟地补阴润燥,当归活血濡肠,秦艽气辛宣壅,大枣味甘缓急,此特从气血上作用未有病,久而阴阳两亏,昧本从标,可妄投火麻之属,以伤元气而至不救者也。《本草汇笺》卷二：当归有导血归源之义,或止,或破,或补,皆归也。凡药体性分根升、稍降、中守,此独一物而全备。如遇去血过多，暨一切血脱证，宜用头，以止血上行。遇经闭瘀蓄，暨一切血聚证，宜用稍，以破血下降。若一概血虚不足，精神困倦，腰痛腿酸，目痛牙疼，女人血淋等证，宜用身，以养血中守。故全用之，则活血而能不走。凡气血昏乱者，服之即定。盖兼升降，而又能补养，使血各归于经络也。但诸家止言其入心、脾、肝三经，从无言入肺经者，不知其味辛气香，辛能入气，香能通气，肺先受之。《本经》首言主咳逆上气者，以其有散气之功也。周慎斋先生治久痢，气血已虚，当归禁用。盖恐肺虚则大肠愈无敛束，此千古未发之秘。故凡肠胃薄弱，泄泻溏薄，及一切脾胃病，恶食，不思食，及食不消，并宜禁用，皆恶其辛散耳。《本草汇》卷一〇：当归为血分要药。气血昏乱，服之即定。能领气血各有所归，患人虚冷须加用之。故仲景治手足厥寒，脉细欲绝者，用当归之苦温以助心血。凡血受病，诸病夜甚，不可少也。血壅而不流则痛，当归之甘温能和血，辛温能散内寒，苦温能助心散寒，用之而气血自平。入手少阴，以其心生血也。入足太阴，以其脾裹血也。入足厥阴，以其肝藏血也。随所引而各有用焉。分三治而通肝经，虽为血中主药，然仲景伤寒血症三方，及热入血室，皆不用之者，为其一滞中脘，二动痰涎，三坏胃气。而血热宜乎犀角、升麻、柴胡、生地，而非此所能退。血瘀宜乎桃仁、大黄，而非此所能除，故屏弃之。杂病用此，因其脉之滑数实，而当破血，宜从桃仁、红花、大黄、苏木。因其脉之涩数虚，而当补血，宜从四物加减。较此但能主后天血分受伤，为气不虚，独治血也。若气虚血弱，当从长沙血虚，以人参补之，阳旺生阴血之义。而白术、黄芪尚不齿及，何况四物之剂乎？《本草新编》卷一：当归味甘辛，气温，可升可降，阳中之阴，无毒。虽有上下之分，而补血则一。东垣谓尾破血者，误。入心、脾、肝三脏。但其性甚动，入之补气药中则补气，入之补血药中则补血，入之升提药中则提气，入之降逐药中则逐血也。而且用之寒则寒，用之热则热，无定功也。功虽无定，然要不可谓非君药。如痢疾也，非君之以当归，则肠中之积秽不能去；如跌伤也，非君之以当归，则骨中之瘀血不能消；大便燥结，非君之以当归，则硬粪不能下；产后亏损，非君之以当归，则血晕不能除。肝中血燥，当归少用，难以解纷；心中血枯，当归少用，难以润泽；脾中血干，当归少用，难以滋养。是当归必宜多用，而后可以成功也。倘畏其过滑而不敢多用，则功用薄而迟矣。《颐生秘旨》卷八：当归随经主血通用之药也。古人命名之义非无为，如王不留行、硝石之类是也。当归者，言其血之错经妄行，以此投之，使其各归经络也。血各安其处，不补而补。今人认为补药，岂不误哉。《要药分剂》卷四：韩谓治痰以姜制，切庵又谓当归非治痰药，姜制亦臆说。夫当归固非治痰之品，然亦有阴虚痰盛，于治痰药中不得不用当归者。又以当归性究滋补，非疏豁之物，故斟酌用之。制之以姜，使阴既得所补，而补阴之中，又得藉之开窍以治痰。韩说亦未尽非也。《神农本草经读》卷三：参各家说：当归气温，禀木气而入肝。味苦无毒，得火味而入心。其主咳逆上气者，心主血，肝藏血，血枯则肝木挟心火而刑金。当归入肝养血，入心清火，所以主之也。肝为风，心为火，风火为阳，阳盛则为但热不寒之温疟，而肺受风火之邪，肺气怯不能为皮毛之主，故寒热洗洗在皮肤中。当归能令肝血足而风定，心血足而火息，则皮肤中之寒热可除也。肝主藏血，补肝即所以止漏也。手少阴脉动甚为有子，补心即所以种子也。疮疡皆属心火，血足则心火息矣。金疮无不失血，血长则金疮瘳矣。煮汁饮之四字，则言先圣大费苦心，谓中焦受气取汁，变化而赤，是谓血。当归煮汁，滋中焦之汁，与地黄作汤同义。可知时传炒燥、土炒，反涸其自然之汁，大失经旨。《**本经疏证**》卷六：当归能治血中无形之气，不能治有形之气。故痈肿之已成脓者，癥癖之已成形者，古人皆不用。独于胎产诸方，用之最多。则以胎元固血分中所钟之阳气也，特既已成形，则月事不行，月事不行则气滞于血者，非一端矣。检胎产诸方，用当归者六方，其与他物并驾齐驱为领袖者，当归贝母苦参丸；当归散一方，其肩随他物为督率者；芎归胶艾汤、当归芍药散、温经汤三方，其所主证，若气因血滞，为胞阻，为痛。热因血郁，为便难。气阻于血而生热，无非血分中无形之蓄聚，是以气行血即安。惟当归生姜羊肉汤之治男子寒疝，腹中痛胁痛里急，妇人产后腹中痛，全似阴寒结于血分。特痛与急痛有别，胁痛里急又与腹痛里急相殊。以是知为气阻血中，乃气之虚，非气之实也。

【附方】《**药性粗评**》卷一：头疼如破。不拘身稍二两，酒一升，煮取六合，饮之，再服，愈。胎损欲危：胎动下血，心腹绞痛，死生不知者。当归四两，芎劳九两，到，以酒三升，水四升，煎取三升，分服，如胎尚活可安，死则可下，妊娠无虞。小儿好啼。此因胎中受寒，而致时时腹痛，故也。当归末一小豆大，以乳汁灌之，日夜三四度服之，差。妇人百病。凡诸虚不足者，当归四两，熟地黄二两，为末，蜜和丸如梧桐子大，每服二十丸，食前米饮送下，每日三次，数日见效。

《**太乙仙制本草药性大全·仙制药性**》卷一：治心痛。当归为末，酒服方寸匕。治小儿多患胎寒，好啼，昼夜不止，因此成痫。当归末一小豆大，以乳汁灌之，日夜三四度服之。○治小便出血。当归四两，细到，酒三升，煮取一升，顿服之。○治胎动下血，心腹疼，死生不知。服此汤，活即止，死即下。用当归四两，芎劳九两，细到，以酒三升，水四升，煮取三升，分服。○治倒产子死腹中。捣当归末，酒服方寸匕。○治小儿脐风疮久不差。用当归末傅之即效。太乙曰：凡使先去尘并头尖硬处一分已来，酒浸一宿，若要破血，即使头一节硬实处；若要止痛止血，即用尾；若一时并用，不如不使，服食无效，单使妙也。

《**本草汇言**》卷二：治疟在阴分，发久不止。四物汤加牛膝、鳖甲、陈皮、生姜、白术、常山。张一泉方。○治心血虚不得眠。四物汤加酸枣仁、远志肉、人参、茯苓。东垣《调元集》。○治阴虚盗汗。四物汤加知母、黄耆。同上。○治产后血上薄心。四物汤加益母叶、红花、蒲黄、牛膝、玄胡索、炮姜。郭林甫《产宝方》。○治妇人血闭无子。四物汤加鹿角胶、川续断、杜仲、白芷、细辛。《滑氏要言》。○内虚人目暗不明。用当归六两，制附子一两，炼蜜为丸梧桐子大，每服三十丸，温酒下。周简斋《自得集》。○手臂疼痛。用姜黄二两酒炒，当归三两，浸酒服。《圣济总录》。○治一切痈疽疔肿。不问阴阳虚实善恶，肿溃，太痛或不痛，然当服于未溃之先与初溃之时。如毒已大溃，不宜服。初用此剂，大势已退，然后随证调理，其功甚捷。用当归、乳香、没药、土贝母、甘草节、白芷、花粉、赤芍药各一钱，防风、陈皮、皂角刺各一钱五分，金银花三钱，穿山甲三大片，切碎，炒黄色，用好酒、清水各一碗，煎至一碗，随疮上下以分饥饱服。能饮酒者，服药后再饮三五杯，侧卧片时，觉痛定回生。《古今医鉴》。○治气血两虚，形神劳损。恶寒发热，倦怠嗜卧，或烦热作渴，饮食少思，面色痿黄；或下午潮热，两颧作赤。用当归、川芎、白芍药、怀熟地、人参、白术、茯苓各二钱，甘草五分，加生姜一片，黑枣二枚，水煎服。

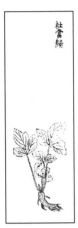

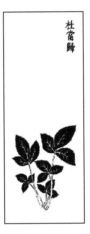

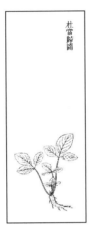

图 12-2-1 杜当归《救荒》　　图 12-2-2 杜当归《博录》　　图 12-2-3 杜当归《草木典》

杜当归《履巉岩本草》

【释名】自摇草《履巉岩本草》。

【气味】性温，无毒。《履巉岩本草》卷下。

【主治】治风气，活血，去头风。《履巉岩本草》卷下。

白芷《本经》

【集解】《医林纂要探源》卷二：茎直上，枝各五叶，顶开独花如菊，根下结块，似芎䓖，色白，气甚馥。《植物名实图考》卷二五：滇南生者肥茎绿缕，颇似茴香，抱茎生枝，长尺有咫，对叶密挤，锯齿槎枒，龃龉翘起，涩纹深刻，梢开五瓣白花，黄蕊外涌，千百为族，间以绿苞，根肥白如大拇指，香味尤窜。

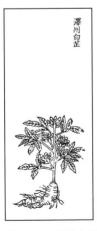

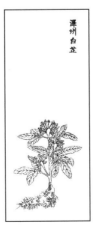

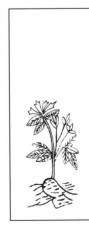

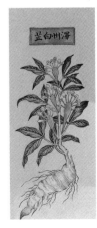

图 12-3-1 泽州白芷《图经（政）》　　图 12-3-2 泽州白芷《图经（绍）》　　图 12-3-3 白芷《歌括》　　图 12-3-4 泽州白芷《品汇》

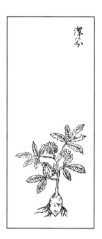

图 12-3-5 泽芬
《茹草》

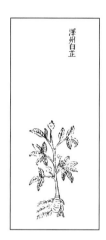

图 12-3-6 泽州
白芷《蒙筌》

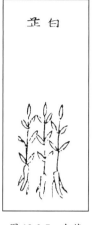

图 12-3-7 白芷
《太乙》

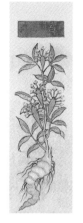

图 12-3-8 白
芷《雷公》

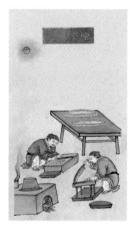

图 12-3-9 炮制白芷
《雷公》

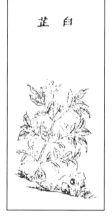

图 12-3-10 白芷
《三才》

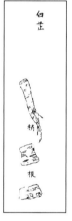

图 12-3-11 白
芷《原始》

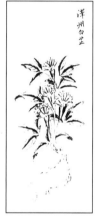

图 12-3-12 泽州
白芷《草木状》

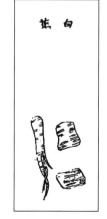

图 12-3-13 白芷
《汇言》

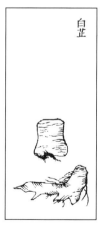

图 12-3-14 白芷
《本草汇》

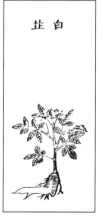

图 12-3-15 白芷
《备要》

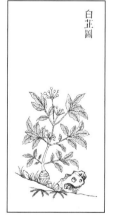

图 12-3-16 白芷
《草木典》

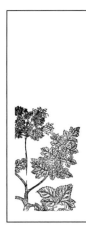
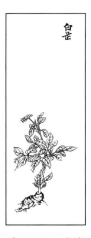

图 12-3-17　白芷　　　图 12-3-18　白芷
《图考》　　　　　　　《图说》

【修治】《本草述》卷八上：白色，不蛀者良。入药微焙。治女子漏下等证，宜炒黑用。之颐曰：近时用石灰蒸煮，及拌石灰曝晒，为不易蛀。并欲色白，不特失其本性，而燥烈之毒最深，用之无忽也。

【气味】气温，味大辛。无毒。升也，阳也。手阳明本经药，足阳明引经药。《医学统旨》卷八。性温，味辛，微带甘。《医经大旨》卷一。

【主治】头风目疾能攻，皮肤燥痒可疗，阳明头痛非此不除，通治本经风邪之药。排脓生肌，疗疮疡邪气之需。活血胜湿，主带下赤白之妙。阳明气血之海，故主女子崩漏赤白。血闭阴肿，多属阳明，此能止之。《本草约言》卷一。去头面皮肤之风，除肌肉燥痒之痹，止阳明头痛之邪，为肺部引经之剂。主排脓托疮，生肌长肉，通经利窍，止漏除崩，明目散风，驱寒燥湿。《药性解》卷二。发表，祛风，散湿。辛散风，温除湿，芳香通窍而表汗。《本草备要》卷一。治头风目泪，止齿痛眉疼。《顾氏医镜》卷七。治阳明头痛、解利风寒之要药。止目痒目泪，眉棱骨痛，牙痛鼻渊，赤白带下，心腹血痛。外散一切乳痈痛疽；内托肠风痔漏，排脓长肉。为祛风燥湿之要药。然阴虚火盛者之所切忌也。痈疽溃后，亦宜渐减。《冯氏锦囊秘录》卷一。

【发明】《医经大旨》卷一：故辛温而走于肌肉，止足阳明头痛，而不治他经也。此剂最能排脓长肉，而散面上风邪，及诸疮疡，皆当以此为佐。又云其能止崩。又以为手太阴引经之剂，意者味辛，但入肺故耳。《本草纂要》卷一：盖上行头目，下抵肠胃，中达肢体，遍通肌肤，以至毛窍，而利泄邪，气寒以之发散，风以之驱风，湿以之燥湿。是故头痛目眩，四肢麻痹，肌肤不仁，或痒或痛或疮，溃脓湿不干，或两目作痒而翳膜昏涩，白芷皆能治之。大抵此剂各有所因，得紫苏、麻黄，可以解表而外泄风寒；得防风、荆芥，可以驱风而散达皮肤；得藁本、川芎，可以上行头目；得天麻、僵虫，可以追逐面风；得山栀、黄芩，可以清风热于肌表；得独活、苍术，可以散风湿于四肢；得黄芩、黄连，可以清湿热于肠胃；得羌活、独活，可以除痛痒于一身。至若阳明引经，无升麻、干葛，不能善行此经；肠风泄泻，无防风、白芷，不能善止其泻。抑又闻之，风从汗泄，以之而发散驱风，风能胜湿，以之而助风燥湿，是皆白芷之功。此其治者，不可不知也。

《本草发明》卷二：白芷辛温而轻，升走肌达于头面，阳明经解利之要药。故治手阳明头痛，中风寒热。本草主寒热头风，侵目泪出，疗风邪，久渴吐呕，胁满风痛，头眩目痒等，皆解利之功也。又长肌肉，润泽，可作面脂，润颜色，去面瘢，头面皮肤燥痒，以能走肌达头面也。阳明，气血之海，故主女子崩漏赤白，血闭阴肿，多属阳明，此能止之。又主痈肿瘰疬，痔瘘肠风，排脓止痛，手阳明大肠湿热所致，故能疗之。辛入肺，为手太阴引经，故散肺经风寒，与辛夷同用，治鼻塞鼻渊病。足阳明经，于升麻汤四味加之。**《本草汇言》卷二**：江鲁陶稿：上行头目，下抵肠胃，中达肢体，遍通肌肤，以至毛窍而利泄邪气。如头风头痛，目眩目昏；如四肢麻痛，脚弱痿痹；如疮溃糜烂，排脓长肉；如两目作胀，痛痒赤涩；如女人血闭，阴肿漏带；如小儿痘疮，行浆作痒，白芷皆能治之。但色白味辛，其气芳香，能通九窍，入手足阳明、手大阴三经，专发阳明表邪为汗，不可缺此。其所主之病皆三经之证也。如头目昏眩之证，三经之风寒也；眉面口齿之证，三经之风热也；漏带疮疡之证，三经之风湿也。白芷具春升发陈之令，洁齐生物，风可以散，寒可以祛，湿可以燥，热可以清，备治四邪，标本兼宜者也。○第性味辛散，如头痛麻痹，眼目，漏带痈疡诸证，不因于风湿寒邪而因于阳虚气弱者，阴虚火炽者，俱禁用之。**《本草经疏》卷八**：白芷得地之金气，兼感天之阳气，故味辛，气温，无毒。其气香烈，亦芳草也。入手足阳明、足太阴。走气分，亦走血分，升多于降，阳也。性善祛风，能蚀脓，故主妇人漏下赤白。辛以散之，温以和之，香气入脾，故主血闭阴肿，寒热，头风侵目泪出。辛香散结而入血止痛，故长肌肤。芬芳而辛，故能润泽。辛香温散，得金气，故疗风邪久泻，风能胜湿也。香入脾，所以止呕吐。疗两胁风痛，头眩目痒，祛风之效也。兼可作膏药、面脂，润颜色，乃祛风散结之余事耳。**《本草述》卷八上**：洁古谓白芷为手阳明本药，又通行两阳明经，亦入手太阴经，其说是也。盖人身之气属阳，胃有谷气以充之，即有肺主之，更即有大肠以收之，故此种纯阳，逢阴气而告成功，至立秋则枯，应收气也。则此味致阳明之气，有始有卒，安得不通三经，以明其用乎？愚阅方书，如行痹、痛痹、着痹，无不用之。病于下焦腰膝者，亦逐于群队中，是岂非胃气之能致于三阴三阳，而肺为主，以达天气，即归于大肠之收降，以达地气乎哉？故谓其有始有卒耳。盖气归原，然后大肠司收气，所谓肾开窍于二阴者也。气归原，乃得至于肾肝之分。然此止属天气之降者，正为地气升之本也。**《本草新编》卷三**：白芷散气，外治独不惧其坏事乎？子之何虑之深也。此药修合之时，便可验其有无之效。我有一法辨之最佳。凡买白芷治病，其色甚白，持回家中修合，忽变为黑色者，不必修合之也；变为微黄色者，半效；变为老黄色者，效少；变为黄黯色者，无效也。辨其色之白者，多用之即愈。否则，递减用药，又何至外治散人真气哉？此药最灵，故善变色。老医自有知之者，非创说也。**《得宜本草分类》下部**：白芷辰砂同服，能敛心液。一人惊恐，自汗不止，曾服麻黄根、牡蛎，不效。以白芷一两，为末，飞辰砂五钱，用茯神、麦冬煎汤，调服而愈。盖此药能敛心液故也。**《神农本草经百种录》**：凡驱风之药，未有不枯耗精液者。白芷极香，能驱风燥湿，其质又极滑润，能和利血脉而不枯耗，用之则有利无害者也。盖古人用药，既知药性之所长，又度药性之所短，而后相人之气血，病之标本，参合研求，以定取舍，故能有显效而无隐害。此学者之所当殚心也。**《医林纂要探源》卷二**：行木气于土中，辛补肝，而辛香醒豁脾胃，行足阳明经。泻肝邪于经隧，色白入肺，行手太阴、阳明。凡不当敛而敛者，皆为肺邪。以达头面肌表。手足阳明脉皆行头面。脾主肌肉，肺主皮毛，此能治头面清痛，眉棱骨痛，牙痛，面皯，鼻渊，目泪，皆阳明分也。又治皮肤燥痒，则肺所主也。又治血崩血闭，肠风痔瘘，痈疽疮疡，排脓活血，生肌止痛，则辛本补肝，而能去血中之邪壅也。但性升散，阴血虚者忌。解砒毒、蛇毒。**《伤寒温疫条辨》卷六**：以其温散祛毒，故逐阳明寒邪以止头疼，去肺经风热以发斑疹；以其辛香达表，故消痈疡排脓，止痒定疼，托肠痔久瘘，生肌长肉。炒黑提妇人漏下赤白，血闭阴肿。欲去面斑，仍须生用。为末，炼蜜丸弹子大，煎荆芥汤，点腊茶嚼下，治诸风头疼。**《本经续疏》卷四**：苗短根长，本主摄阳入阴，以行阴中之化，远志、秦艽莫不如是。惟白芷则以其味辛色白，性芳洁，而专象阳明燥金，故宜归阳明。第阳明主肠胃，为秽浊之所丛集，而性洁者喜行清道，则其最相近而相隶属者，莫如血海，故其用为入冲脉，为之行其阳，用以去其秽浊芜翳，阴之既成形者，水火之属，血也，泪也，涕泗也，津液也，溺也。今观夫水，一若流行坎止，任其自然，绝无为之推挽者。然试思其所处之势，或平坦旷荡，而常停不动。若无风以澄泌其闲，则凡纳垢入污，必不终日而泥滓腾扬，淤浊泛滥，或高下悬绝而倾泻无余。诚有风以宣障其闲，则仍能倾者平，泻者畜。如潮汐之逆行，如东风之溢涨，则亦可知其故矣。女人漏下赤白，风头侵目泪出，肌肤枯槁，非水无风以宣障耶。血闭，阴肿寒热，非水无风以澄泌耶。是皆阳明血分所属，上则阳明脉所及，下则冲任所行也。虽然，冲任者上行，阳明者下行，以为有所隶属，是何言欤？盖惟其相并而相违，斯可以为节宣。若相并而相顺，则直推送已耳。

【附方】**《药性粗评》卷二**：皮肤风。凡头面皮肤风气瘙痒者，常以白芷煎汤，沐浴洗之。小儿热痫。小儿丹，反痫热者，取白芷及茎叶不拘，作汤，避风处洗之。

《本草汇言》卷二：治头风头痛，侵目泪出。用白芷、甘菊、细辛、荆芥、辛荑。《庞氏医林》。○治老人血虚痰眩，头风泪出。用白芷、天麻、胆星、半夏、当归、熟地、枸杞子。同前。○治四肢痿痹，麻木不仁。用白芷、姜黄、白术、羌活、牛膝。《圣惠方》。○治痈疽未溃。排脓止痛，用白芷、连翘、乳香、没药、归尾、甘草、贝母、赤芍药、穿山甲、皂角刺、金银花。《古今医话》。○治痈疽已溃。脓水清稀，胃弱不食，用白芷、人参、黄耆、肉桂、白术、木香、砂仁。立斋《发挥》。○治乳痈结核。用白芷、乳香、没药、瓜蒌、蒲公英、归尾。越医施溥生方。○治暴赤时眼，肿胀痛痒。用白芷、干菊、防风、荆芥、赤芍、柴胡、龙胆草、连翘、草决明。女医韦氏方。○治女人血闭阴肿，寒热带下。用白芷、黄耆、当归、生地、续断、香附、牛膝、丹皮。《女科济阴录》。○治痘疹作痛作痒，用白芷、白芍、防风、甘草，随证加入。沈启先方。○治十八种风邪。用白芷、羌活、防风、菊花、胡麻仁、何首乌、蕲蛇。缪氏方。

《药品化义》卷一：治诸骨鲠。神方：白芷一味为末，井水调三钱。

《校补滇南本草》卷下：白芷散又名香苏白芷散。治四时感冒风寒暑湿。头疼发热，乍寒乍热，止阳明经头风疼。白芷一钱，香附一钱，苏叶一钱，川芎一钱，黄芩一钱，石膏，一钱，烧。防风一钱，甘草五分，引用生姜，水煎服。○白芷汤。治妇人湿痰下注，入膀胱以成白带漏下。白芷，用头不用稍，二钱。苍术一钱，川芎二钱，香附一钱，陈皮一钱，连须一钱，土茯苓二钱，引用糯米一撮，水煎，点水酒服，二三剂不效，加臭椿皮一钱，艾叶。二钱，炒。忌鱼、羊、蛋、蒜、韭菜。

芎䓖《本经》

【集解】《通志·昆虫草木略》卷七五：其叶曰蘼芜，亦曰蕲茝，故《尔雅》：蕲茝，蘼芜。亦曰江蓠。以其芬香，故多莳于园庭。苗似芹、胡荽、蛇床辈，故《淮南子》云，乱人者，若芎䓖之与藁本，蛇床之与蘼芜也。《药性粗评》卷一：出川蜀者名川芎，出抚州者名抚芎，用各有主。《左傅》谓之鞠䓖，所谓麦曲鞠䓖，所以御湿者是也。其叶名蘼芜，高七八寸许，冬夏丛生，四五月间又抽新叶，状似芹，与胡荽、藁本、蛇床之类。《淮南子》曰：夫乱人者，若芎䓖之与藁本，蛇床之与蘼芜是也。其气味香烈，可入茶作饮，亦入香料熏衣。七八月开白碎花，每茎成丛，结小实，黑色，根坚实作块，如雀脑状者有力。好生山谷，好事者植于园圃，关、陕、川蜀处处有之，江东诸处出者，恐非地道。抚州出者另是一种，根小而虚。并九月、十月采根，阴干。《植物名实图考》卷二五：芎䓖《本经》上品。《左氏传》山鞠穷即此。《益部方物记》谓叶落时，可用作羹。《救荒本草》：叶可调食、煮饮。今江西种之为蔬，曰䓖菜；广西谓之坎菜，其叶谓之江蓠，亦曰蘼芜。李时珍谓大叶者为江蓠，细叶者为蘼芜，说亦辨。《增订伪药条辨》卷二：川芎伪名洋川芎。形虽似而味薄，则功用自劣。按芎穷以四川产为胜，故名川芎。气味辛温，根叶皆香。若此种洋川芎，味薄不辛，安能治病？更有一种南芎，止可煎汤沐浴，皆不堪入药矣。炳章按：本草一名芎䓖。蜀省产地首推灌县。有野生、家种之分，其茎高二尺，叶如芹，分裂尤细，秋间开白花五瓣，为伞形，花序全体芬馥，其根即芎䓖也。产地聚集成都、重庆者多。形大圆为抚芎，蓝田县出者，嫩小，曰蓝芎，陕西出扁小，为西芎，皆次。浙江温州及金华出，曰南芎，更次。川芎各处虽出，因地命名，除蜀产者外，皆不地道。近年蜀省产额颇广，足敷全国所需求，所以除川芎外，他如蓝芎、西芎、南芎等，现出产较少，已在淘汰之列。近年日本虽亦有产，其形似是而非，气味尤恶劣，不堪入药，国人亦无购之者。

【修治】《本草品汇精要》卷八：水洗去土，剉用。《本草纂要》卷一：然则眼科、产科、疮肿科，此其为要药，必须以好酒洗制用。

【气味】味辛、甘，性温，无毒，入肝经。《药性解》卷二。味辛、微甘，气温，升也，阳也。《景岳全书》卷四八。

【主治】治中风入脑，头痛目疾，面上游风，一切风气寒痹拘挛。破癥宿血，经闭无子，衄吐溺血。心腹坚痛，胸胁疼，温中散寒，开郁行气，燥湿，诸疮疡排脓。上行头目，下行血海，血虚头疼之圣药。《医学统旨》卷八。主头痛面风，泪出多涕，寒痹筋挛，去瘀生新，调经种子，长肉排脓。《医宗必读》。

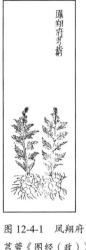

图 12-4-1 凤翔府
芎䓖《图经（政）》

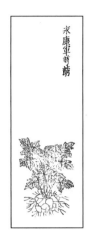

图 12-4-2 永康军
芎䓖《图经（政）》

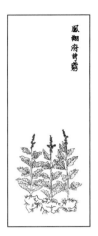

图 12-4-3 凤翔府
芎䓖《图经（绍）》

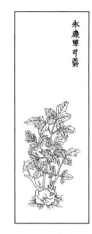

图 12-4-4 永康军
芎䓖《图经（绍）》

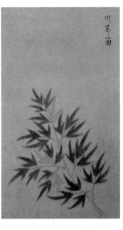

图 12-4-5 川芎苗
《履巉岩》

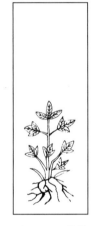

图 12-4-6 芎䓖
《歌括》

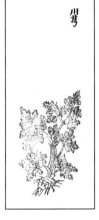

图 12-4-7 川芎
《救荒》

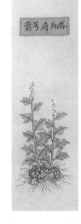

图 12-4-8 凤翔
府芎䓖《品汇》

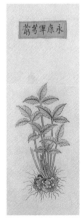

图 12-4-9 永康
军芎䓖《品汇》

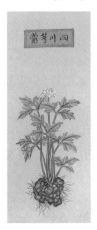

图 12-4-10 四
川芎䓖《品汇》

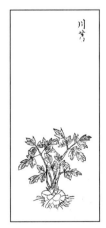

图 12-4-11 川芎
《茹草》

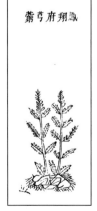

图 12-4-12 凤翔
府芎䓖《蒙筌》

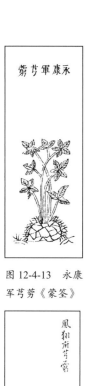

图 12-4-13 永康
军芎䓖《蒙筌》

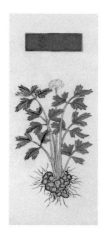

图 12-4-14 芎䓖
《雷公》

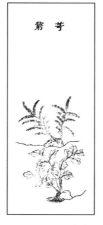

图 12-4-15 芎䓖
《三才》

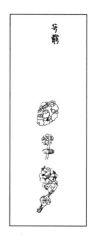

图 12-4-16 芎䓖
《原始》

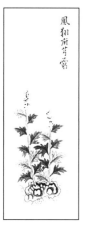

图 12-4-17 凤翔
府芎䓖《草木状》

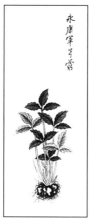

图 12-4-18 永康
军芎䓖《草木状》

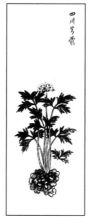

图 12-4-19 四川
芎䓖《草木状》

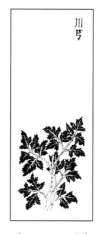

图 12-4-20 川芎
《博录》

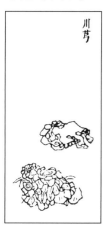

图 12-4-21 川芎
《本草汇》

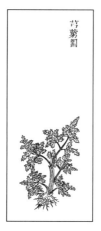

图 12-4-22 芎䓖
《草木典》

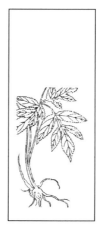

图 12-4-23 芎䓖
《图考》

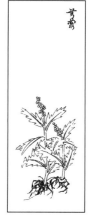

图 12-4-24 芎䓖
《图说》

【发明】《医经大旨》卷一：川芎味辛，性温。血药中用之，能助血流行。奈何过于走散，不可久服多服，令人卒暴死。能止头疼者，正以有余者能散，不足者能引清血下行也。古人所谓血中之气药。信哉！惟其血中气药，故能卒散而又能引血上行也。痈疽药中多用之者，以其入心而能散故耳。盖心帅气而行血，芎入心，则助心帅气而行血，气血行则心火散，邪气不留，而痈肿亦散矣。东垣曰：下行血海，养新生之血者，非惟味辛性温者必上升而散血，贵宁静而不贵躁动。川芎味辛性温，但能升散而不能下守，胡能下行以养新血耶？四物汤中用之者，特取其辛温而行血药之滞耳。岂真用此辛温走散之剂，以养下元之血哉？是以虽用亦不可多而久服也。《本草纂要》卷一：上治头目，下调经水，中开郁结，血中气药也。是故川芎常为当归使，非谓治血有功，而治气亦神验也。何则散风寒，破癥结，通宿垢，养新血，排脓溃，消瘀积，除胁痛，长肌肉，调经水，清寒湿，温中气，利头目，调胎前，益产后之圣药也。是以目痛赤肿，睛散荣热，非此莫疗；痛痒疮疡，痈疽寒热，非此莫和；太阳头痛，眉眶酸疼，非此莫去；验胎有无，鼓舞血室，非此莫知；开达心孔，调摄精气，非此莫通。吾尝芎归同用，可以养心血而通瘀血；芎芷同用，可以行头目耳鼻之经络；芎苏同用，可以散初起之风寒；芎芪同用，可以治诸疮，排脓托里；芎苓同用，可以养心定志，而开达心气；芎术同用，可以温中快气，而又通行肝脾。若夫咳嗽痰喘有不可用，恐提气上行也；热剧火盛有不可用，恐助气上腾也；中满肿胀有不可用，恐引气上升也。

《本草发明》卷二：川芎一味辛散，能助血流行，血中之气药也，上行头目助清阳。故本草主风邪头痛，中风入脑，头面游风去来，目泪及寒痹筋挛，治风通用。内而寒气郁气，中恶卒痛，心腹坚痛，疝气，皆能散之，又助心帅气而行气血，则邪气不留，凡夫癥结、痈肿、瘿瘰等候亦散矣。所云下行血海，养新生之血者，必兼补药，非专用此辛散之味真能补也，以其能破滞，消宿血血闭，而引清血下行耳。女人胎产调经必用之药，不可单服、多服、久服，恐走散胆中元阳真气。丹溪云久服能致暴亡，甚言走散之故也。凡心虚血少汗多，怔忡等候，俱禁用。四物汤中用之，以行血药之滞，要滞行而新血亦得以养也。《药鉴》卷二：血药中用之，能助血流行，奈过于走散，不可久服多服，中病即已，过则令人暴卒死。能止头疼者，正以有余能散不足，而引清血下行也。古人所谓血中之气药者，以能辛散，又能引血上行也。痈疽药中多用之者，以其入心而能散故耳。盖心帅气而行血，川芎入心则助心帅气而行血，气血行则心火散，邪气不留而痈疽亦散矣。东垣谓下行血海者，非也。何者，血贵宁静，不贵疏动，川芎味辛性温，但能辛散，而不能下守，胡能下行以养新血哉？即四物汤中用之，特取辛温以行地黄之滞耳。痘家血不活者，用杏仁汁制之，加少许以行肌表之血，何也？盖芎之辛，但能行血，单用恐成内燥之患，必须杏仁汁制，外籍之以行表，内籍之以润燥。若痘黑陷烂，则勿用。《药性解》卷二：川芎入肝经，能补血矣，何云暴亡？以其气升阳，其味辛散，善提清气，于上部有功，然宜中病即已。若久用，则虚逆且耗，故有此患，凡气升痰喘火剧中满等症，不宜用之。《本草汇言》卷二：芎蒡上行头目，下调经水，薛潭中开郁结，时珍血中气药也。御医门吉士稿尝为当归所使，非第治血有功，而治气亦神验也。凡散寒湿，去风气，明目疾，解头风，除胁痛，养胎前，益产后，又癥瘕结聚，血闭不行，痛痒疮疡，痛疽寒热，脚弱痿痹，肿痛却步，并能治之。味辛性阳，气善走窜，而无阴凝黏滞之态。虽入血分，又能去一切风，调一切气。凡郁病在中焦者，须用川芎开提其气以升之。气升则郁自降也。凡血痢已通而痛不止者，乃血虚气滞，须加川芎，则使气行血调，其痛立止也。故同苏叶，可以散风寒，干表分；同耆、术，可以温中气而通行肝脾；同归、芍，可以生血脉而贯通营阴。若产科、眼科、疮肿科，此为要药。凡病人上盛下虚，虚火炎上，咳嗽痰喘，自汗盗汗，咽干口燥，发热作渴，内热生烦，阴极发躁，中气短怯，并禁用之。《景岳全书》卷四八：其性善散，又走肝经，气中之血药也。反藜芦。畏硝石、滑石、黄连者，以其沉寒而制其升散之性也。芎、归俱属血药，而芎之散动，尤甚于归，故能散风寒，治头痛，破瘀蓄，通血脉，解结气，逐疼痛，排脓消肿，逐血通经。同细辛煎服，治金疮作痛。同陈艾煎服，验胎孕有无。三四月后，服此微动者，胎也。以其气升，故兼理崩漏眩运。以其甘少，故散则有余，补则不足。惟风寒之头痛，极宜用之。若三阳火壅于上而痛者，得升反甚。今人不明升降，而但知川芎治头痛，谬亦甚矣。多服久服，令人走散真气，能致暴亡，用者识之。《本草乘雅半偈》帙二：参曰：芎藭，谐声。穹，高也，极也；藭，究竟也，言主治作用也。故主风中头脑，或脑痛，或头脑俱痛者，此风气通于肝，亦即春气者病在头也。力能直达肝用，从踵彻巅，正鼓而邪自罢矣。风与寒合，斯成筋痹，或挛，或缓，或急者，此属不直，直之使通也。并治金疮者，仍转动摇以成执持。血闭即血痹，逐而通之，使已亥相合以结胞胎，寅申交会而成种子，皆究竟高远之义。风气通于肝，物各从其类，春气者病在头，鱼涉负冰之候乎？已亥相合，厥阴始结胞胎，寅申交会，少阳乃作乳字。《本草汇笺》卷二：芎藭，其性上行头目，引清阳之气而止痛；下行血海，养新生之血以调经。故头痛者必用。然非引使不效，如太阳羌活，阳明白芷，少阳柴胡，太阴苍术，厥阴吴茱萸，少阴细辛，是也。血痢已通，而痛不止，必用，令气行血调，其痛自已。感冒风寒，遍身骨节疼者，必用。盖周身关节，乃少阳所司，川芎为少阳经药，故走关节。大抵川芎可用以治病，中病即止。今人用以为血家常服之剂，走散真气，死而不悟。且川芎既为肝经主药，以辛补之，以辛散之。医家固守其说，假令服之既久，辛喜归肺，肺气偏胜，肝反受刑，久之偏绝，岂不暴亡？《本草述》卷八上：芎藭之生苗也，于三月，则其赋春气已深，故其气温。至八月始于根下结芎藭，而以九十月采之，后其时则虚恶，是又得金气之全者也。故其味由甘而辛，然甘大不敌辛也。夫气禀于温以生，而味结于根下者，又辛甘之阳，此所谓气厚味薄，为浮升之阳也。更加取其枝横埋土中，则节节作根生苗，是非禀春深上升之气，随节而必透其阳，即随阳所透，而必本于阴乎？至仲秋根下乃结芎藭，此从阴透阳者，结于金气司令之时，以合于人身天气之肺，而至于极上。故兹物谓之能畅真气，亦即谓之过用，能散真气也。遍阅方书主治，大抵芎藭之用，能达阳于阴中，即能贯阴于阳中。只此二语，可以尽其用之微义。是则芎藭所主治者，始终在血分也。如其能达阳于阴中，不为就血而完气之用乎？其节能贯阴于阳中，不为就气而更完血之用乎？然其始终在血分者，即已裕其血中之气，在人身何脏司其职，是唯肝司之，能由血而畅气，即由气而和血。《**本草汇**》卷一〇：川芎性走窜而无凝滞，能助血流行，血中气药也。痘疹家不起发者，往往用之。然亦不敢多用，为其上升也。辛甘发散为阳，故其功多于头面。寇宗奭谓多服令人暴亡，以其辛喜归肺，肺气偏胜，金来贼木，肝必受侮，久则伤绝。川芎，肝经药也。若单服，久则辛喜归肺，所以有偏绝之患。若具五味，君臣佐使配合得宜，宁致此哉？然其性升散，胡能下行血海以养新血？不知用于四物中者，特取其辛温而行血药之滞耳。滞行而新血亦得以养，非真用此辛温走散之剂，以养下元之血也。其能止头痛者，正以其有余者，能散不足者能引清血归肝而下行也。古人所谓血中之气药，信哉。惟其血中气药，故痈疽药中亦多用之耳。凡骨蒸多汗，上盛下虚，虚火上炎，呕吐咳嗽，及气弱之人，俱不可服，能令真气走泄，而阴愈亏也。若血痢已通，而痛不止者，乃阴亏气郁，少加为佐，气行血调，其痛立止。若中焦有郁，以抚芎开提其气而升之，气升而郁自降矣。《**本草新编**》卷上：二川芎味辛，气温，升也，阳也，无毒。入手、足厥阴二经。功专补血。治头痛有神，行血海，通肝经之脏，破癥结宿血，产后去旧生新，凡吐血、衄血、溺血、便血、崩血，俱能治之。血闭者能通，外感者能散，疗头风甚神，止金疮疼痛。此药可君可臣，又可为佐使，但不可单用，必须以补气、补血之药佐之，则利大而功倍。倘单用一味以补血，则血动，反有散失之忧；单用一味以止痛，则痛止，转有暴亡之虑。若与人参、黄芪、白术、茯苓同用以补气，未必不补气以生血也；若与当归、熟地、山茱、麦冬、白芍以补血，未必不生血以生精也。所虑者，同风药并用耳，可暂而不可常，中病则已，又何必久任哉？《**神农本草经读**》卷三：川芎气温，禀春气而入肝。味辛无毒，得金味而入肺。风为阳邪，而伤于上，风气通肝，肝经与督脉会于巅顶而为病，川芎辛温而散邪，所以主之。血少不能热肤，故生寒而为痹；血少不能养筋，故筋结而为挛，筋纵而为缓，筋缩而为急，川芎辛温而活血，所以主之。治金疮者，以金疮从皮肤以伤肌肉。川芎禀阳明金气，能从肌肉而达皮肤也。妇人以血为主，血闭不通，则不生育，川芎辛温，通经而又能补血，所以治血闭无子也。《**本草纲目拾遗**》卷三：芎藭有数种，蜀产曰川芎，秦产曰西芎，江西为抚芎。《纲目》取川芎列名，而西芎、抚芎仅于注中一见，亦不分其功用。盖芎藭以蜀产为上，味辛而甘，他产气味辛烈，远不逮矣。殊不知西芎与川芎，性不甚远，俱为血中理气之药。第西产不及川产者力厚而功大。至抚芎则性专于开郁上升，迥然不同，故石顽于川芎下另立抚芎一条，以明不可混，今从之。

【附方】《**药性粗评**》卷一：偏头疼。川芎细到，清酒浸，温服之。风口臭。但以川芎切破，含之。崩中下血。川芎八两，清酒五升，煎取三升，分三服，或徐徐进之。经断验胎。妇人经断三四月者，川芎细末，以浓艾汤下一匙，内觉微动者，是有胎也。损胎不安：胎因妊娠顿跌，及举重登高，内动不安，或死腹中不出者。以川芎细末，温酒服方寸匕，须臾立安，死者须臾立下，不效再服。化痰清上，久患风痰者。川芎不拘多少，洗净薄切，焙干，捣为细末，炼蜜丸如小弹子大，不拘时或茶或酒，嚼下一丸。

《本草汇言》卷二：治血瘕疼痛。用川芎、当归、干漆、玄胡索、五灵脂、白芍药、三棱、牡蛎粉各等分，为丸，每服三钱。《章氏医鉴》。○治血虚头痛。用川芎、甘菊花、当归、白芍药、熟地黄各二钱，水煎服。火盛者加童便。方君实传。○治子死腹中。用川芎、当归尾、肉桂、牛膝各三钱，为末服。《产宝方》。○血崩久不止。用川芎、续断、怀熟地、鹿角胶、杜仲、山茱萸、五味子、人参、黄耆、酸枣仁，各等分为丸，每服三钱。《妇人良方》。

《本草纲目拾遗》卷三：芎归饮。治失血涌吐，因饱食用力，或因持重努伤脉络。用当归二两或三两，酒浸洗，抚芎一两，微炒，水三碗，酒一碗半，煎至八分，作二次服之。取其引血归经。并治跌扑堕打而伤脉络，令人大吐者。二症中如有瘀血，或加大黄下之，或加桃仁红花破之，或加郁金、黄酒行之，审症酌加，其效更速。《不药良方》。一切热疖时毒肿痛。抚芎煅研，入轻粉、麻油调涂。《普济方》。

蘼芜《本经》

【集解】《救荒本草》卷上之前：苗叶名蘼芜，一名薇芜，一名茳蓠。生武功川谷、斜谷西岭，雍州川泽及冤句，其关陕、蜀川、江东山中亦多有，以蜀川者为胜。今处处有之，人家园圃多种。苗叶似芹，而叶微细窄，都有花。又又似白芷，叶亦细。又如园菱叶微壮。又有一种，叶似蛇床子叶而亦粗壮，开白花，其芎人家种者，形块大，重实多脂，开其里色白。《本草蒙筌》卷二：蘼芜系芎苗叶，地产又尚雍州。

【气味】味辛，气香，性温，无毒。入手少阴、足少阳、厥阴经。《本草汇言》卷二。

【主治】除脑中冷，治面上游风去来，目泪出，多涕唾。及诸头风。《履巉岩本草》卷上。

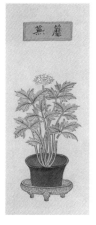

图 12-5-1　蘼芜
《品汇》

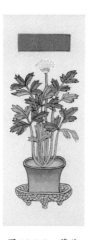

图 12-5-2　蘼芜
《雷公》

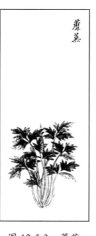

图 12-5-3　蘼芜
《草木状》

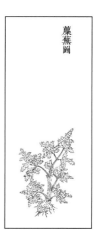

图 12-5-4　蘼芜
《草木典》

【发明】《本草乘雅半偈》帙二：蘼芜茎叶，轻虚端直，繁芜蘼弱，因名蘼芜。合参：芎劳，义意始备。气味辛温，禀少阳甲胆之力，正中抽发，万化为之一新。舒徐和缓，春之春药也。对待急骤上逆，不循次第，而为咳逆惊气者，原从至阴闭密之内，逗破端倪。故可辟除邪恶鬼疰，蛊毒三虫。所谓生阳能死死阴也。若非通神，胡能有此功力乎！客曰：主身中老风，头中久风，风眩者，何也？颐曰：风性宣发，久老身中，无风大性故。先须甲胆逗破端倪，乙木方能抽发。虽行木用，实补木体。客曰：止泄泻，亦属甲乙乎？颐曰：此正风木失制，败乱所胜，亦须甲乙体用，从土甲拆，则土中之水，假借木力吮拔，虽属仇雠，转成三缘和合矣。

发落海《滇南本草》

【释名】土川芎《滇南本草》、法落梅《本草纲目拾遗》。

【集解】《本草纲目拾遗》卷三：《金沙江志》：产云南东川府法戛地。○己酉，友人王鼎条患心腹痛，有客从滇带此物来，呼为法落梅。用根，其形俨如上党参，色亦黄白，味甘苦，服之疾愈。据云：彼中人皆名法落梅，而不知诸书何以作梅字耶？蔡云白言：建参闽人呼法落梅。

【气味】味辛、微苦，性大温。《滇南本草》卷中。性大寒，味辛、微苦。《校补滇南本草》卷下。

【主治】专治面寒，胃气、心气、肝气疼，两肋胀疼。用新瓦焙，为末，每服一钱，热烧酒服。《滇南本草》卷中。治心痛如神。《本草纲目拾遗》卷三。

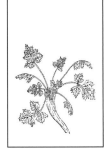

图 12-7-1　滇芎
《图考》

滇芎《植物名实图考》

【集解】《植物名实图考》卷二三：滇芎野生，全如芹。土人亦呼为山芹。根长大粗糙，颇香。

【气味】味辛，性温。《植物名实图考》卷二三。

【主治】发散痈疽，治湿热，止头痛。《植物名实图考》卷二三。

蛇床子《本经》

【修治】《本草蒙筌》卷二：入药取仁炒用，浴汤带壳生煎。《本草述》卷八下：修治入丸散用，布包，挼去皮壳，取仁，微炒杀毒，即不辣也。作汤洗浴，则生用之。酒浸一宿，以生地汁拌，久蒸焙干用。愚按：蛇床子之用，全在辣甚，炒犹不宜，不如雷氏用生地拌蒸之为当也。《冯氏锦囊秘录》卷三：凡使，须用浓蓝汁并百部自然汁二味，同浸三伏时漉出，晒干，却用生地汁拌蒸，从午至亥，晒干用。

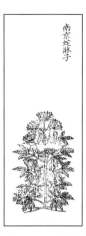

图 12-8-1 南京蛇
床子《图经（政）》

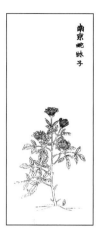

图 12-8-2 南京蛇
床子《图经（绍）》

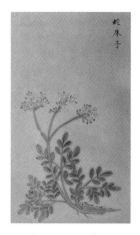

图 12-8-3 蛇床子
《履巉岩》

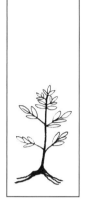

图 12-8-4 蛇床
子《歌括》

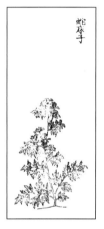

图 12-8-5 蛇床
子《救荒》

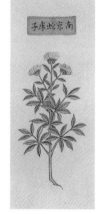

图 12-8-6 南京
蛇床子《品汇》

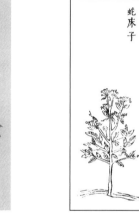

图 12-8-7 南京
蛇床子《蒙筌》

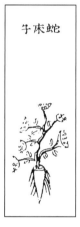

图 12-8-8 蛇
床子《太乙》

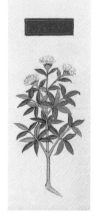

图 12-8-9 蛇床
子《雷公》

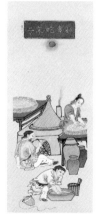

图 12-8-10 炮制
蛇床子《雷公》

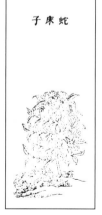

图 12-8-11 蛇床
子《三才》

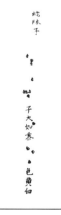

图 12-8-12 蛇
床子《原始》

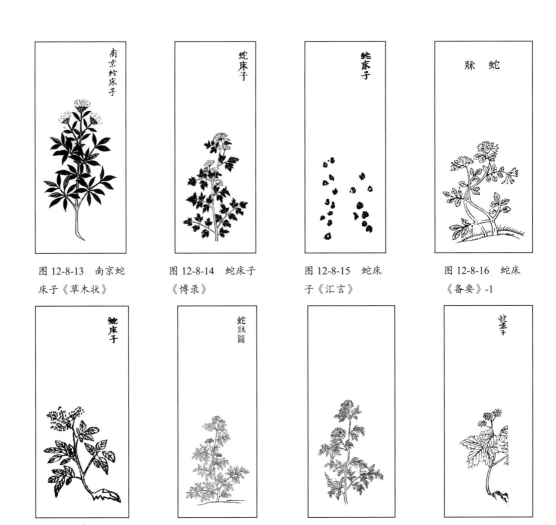

图 12-8-13 南京蛇床子《草木状》

图 12-8-14 蛇床子《博录》

图 12-8-15 蛇床子《汇言》

图 12-8-16 蛇床子《备要》-1

图 12-8-17 蛇床子《备要》-2

图 12-8-18 蛇床《草木黄》

图 12-8-19 蛇床子《图考》

图 12-8-20 蛇床子《图说》

【气味】味苦、辛、甘，平，无毒。《履巉岩本草》卷中。气平，味苦、辛。《医学统旨》卷八。苦而辛甘，阴中之阳。《本草约言》卷一。味苦，性热，无毒。乃右肾与命门、手少阳、足厥阴四经气分药也。《本草汇言》卷二。味苦、辛，温，无毒。入脾、肾二经。《医宗必读》。

【主治】温中下气，悦色轻身。治妇人阴户肿疼，温暖子脏；疗男子阴囊湿痒，坚举尿茎。去风冷齿痛，惊痫。疗湿癣，赤白带淋。敛阴汗，却癫痫，扫疮疡，利关节。主腰膝肿痛，祛手足痹顽。大风身痒难当，作汤洗愈。产后阴脱不起，绢袋熨收。妇人无娠最宜久服。《太乙仙制本草药性大全·仙制药性》卷二。去疥癣之虫。《医方药性》。男子强阳事，妇人暖子宫。除风湿痹痒，擦疮癣多功。去足太阴之湿，补足少阴之虚，强阳颇着奇功，人多忽之。《医宗必读》。

【发明】《**本草经疏**》卷七：蛇床子味苦平，《别录》辛甘无毒。今详其气味，当必兼温燥，阳也，故主妇人阴中肿痛，男子阴痿湿痒，除痹气，利关节，恶疮。《别录》温中下气，令妇人子藏热，男子阴强。久服轻身，令人有子。盖以苦能除湿，温能散寒，辛能润肾，甘能益脾，故能除妇人男子一切虚寒湿所生病。寒湿既除，则病去身轻。性能益阳，故能已疾，而又有补益也。雷公云：凡使，须用浓蓝汁，并百部自然汁，二味同浸三伏时，漉出日干，却用生地汁拌蒸，从午至亥，日干用。此药只令阳气盛数，号曰鬼考也。《**本草汇言**》卷二：壮阳助阴，甄权养肾命之药也。王大生稿暖子藏，起阴器于融和；厚丹田，壮阳元而久健。其气味香温而燥，逐冷痹，利关节，止腰痛，健四肢顽软酸痛，除妇人冷带黄白，及阴痿湿痒，阴中肿痛等疾。凡经久一切虚寒湿闭，气滞阴霾之病，厥阴隐僻之疴，此药鼓舞生阳，倡导塞道，不独补助男子，且能有益妇人。世人舍此而觅补药于他品，岂非弃和璞而砥砆是求乎？然肾家有火，下部有热者，勿用也。《**本草述**》卷八下：蛇床子四月放花白色，结子攒簇，两片合成，极其轻虚。五月采实，夫实结于夏，而尝之先有苦味，后转为大辛，是火气归于金也。然由华而实，华白色，而实轻虚，是金质复归于火也。盖火不归金，则气之体不全，金不归火，则气之用不昌，气之体全，而乃归命门，以孕其元，气之用昌，而乃达三焦，以致其用。或曰：紫苏亦火中之金，何以不归命门？曰：火中之金，应归命门元气。盖金水母子相恋，且反其所自始也。若紫苏其见色紫，合于辛味，自应入心与肺矣。盖命门为元气之根，而心肺即为气之用也。为气之用，所以紫苏为宣剂。故《本经》言治男子阴痿湿痒，妇人阴中肿痛，除痹气，利关节，非指其用而言乎？而《别录》谓令女子子脏热，男子阴强，非指其体而言乎？夫元气之体用，全具于坎离。然而坎中孕离，离中宅坎，皆由其得金气也。金为水母，火为金夫，惟水中有金，故坎中孕离，而水为火用，则元气以生，惟火中有金，故离中蓄坎。而火为水用，则元气以化。兹物乘夏火以结实，却火气尽归金味，赋轻虚以攒成，而金味仍是火质，火归金，故令火为水用而畅阴，夫从妻也。金化火，乃得水为火用而达阳，子随母也。此味由化归生，复由生归化，元气之体用全者，于兹味可窥一班也。《**本草汇**》卷一〇：蛇床子乃右肾命门、少阳三焦气分之药，能去足太阴之湿，能补足少阴之虚，大补元阳。人多忽之，宁知至贱之中，乃伏殊常之品耶？不独于男子有功，而又有益于妇人，世人舍此而求补药于远域，岂非贱目贵耳乎？肾火易动，下部有热者勿服。《**本草新编**》卷三：治阴户肿疼且痒，温暖子宫，疗男子阴囊湿痒，坚举尿茎，敛阴汗，却癫痫，扫疮疡，利关节，主腰膝胯痛，祛手足痹顽，治产后阴脱不起，妇人无娠，最宜久服，此药功用颇奇。内外俱可施治，而外治尤良。若欲修合丸散，用之于参、芪、归、熟、山萸之中，实有利益，然亦宜于阴寒无火之人，倘阴虚火动者，服之非宜〔也〕。或问：蛇床子外治实佳，内治未必得如外治。不知蛇床子内、外治无不佳也。吾言其内治之，益绝阳不起，用蛇床子一两、熟地一两，二味煎服，阳道顿兴，可以久战，大异平日，非内治之最佳乎？以之修合丸散，尤有久力。可见，蛇床子煎丸并用，无不佳妙。不可谓外治佳，而内治不佳也。或问：蛇床子除熟地同用之外，何药更可并用？曰：蛇床子同黄芪各一两，兴阳倍奇于用熟地，推之而当归可并用也，推之而白术可并用也，推之而杜仲可并用也，推之而菟丝子可并用也。或健脾，或安神，或益血，要在人善用之何如耳，安在不可出奇哉。或疑蛇床子乃外治之药，而可妄言内治乎，试之杀人，咎将安归？曰：蛇床子实可内治，而世人以外治，而掩其内治之功，予所以表其奇也，岂好异哉。

【附方】《药性粗评》卷三：疥癞痒疮。凡疮癣疥癞，湿痒诸疮，不拘大人小儿，以蛇床子煎汤洗之。胎产阴脱。凡产后阴下脱，及阴户痒痛，以蛇床子一合，绢袋盛之，蒸热，或炙热熨之，数四自效。

《本草汇言》卷二：治男子阳道不起。用蛇床子、五味子、菟丝子、枸杞子、冬青子，各等分和匀，用黑豆煮浓汁，拌五子，日晒干，再拌再晒，以五次为度。微炒燥，磨为末，炼蜜丸梧桐子大。每早服三钱，酒送下。王自明手集。○治妇人子宫寒冷。用蛇床子为末，水和为丸如枣核大，绵裹纳阴户中，自然温也。并服前五子丸，尤善。○治白带因寒湿者。用蛇床子八两，山茱萸肉六两，南五味子四两，车前子三两，香附二两，俱用醋拌炒，枯白矾五钱，血鹿胶、火炙醋淬五钱，共为细末，山药打糊为丸梧子大，每早空心服五钱，白汤送下。《方脉正宗》。○治白带因热者。蛇床子八两，山茱萸肉六两，南五味子四两，车前子二两，川黄柏二两，生地黄二两，天花粉二两，白芍药二两，俱用醋拌炒，共为细末，炼蜜丸梧子大。每早空心服二钱，白汤下。

藁本《本经》

【释名】山园荽《野菜博录》。

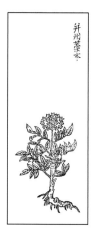

图 12-9-1 并州藁本《图经（政）》

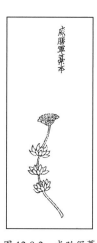

图 12-9-2 威胜军藁本《图经（政）》

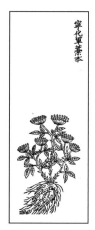

图 12-9-3 宁化军藁本《图经（政）》

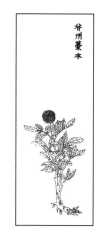

图 12-9-4 并州藁本《图经（绍）》

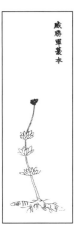
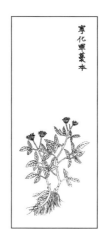
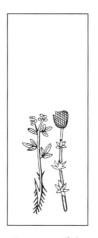
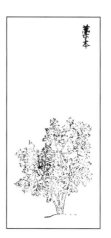

图 12-9-5 威胜军
藁本《图经（绍）》

图 12-9-6 宁化军
藁本《图经（绍）》

图 12-9-7 藁本
《歌括》

图 12-9-8 藁本
《救荒》

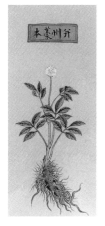
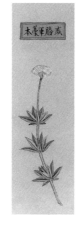
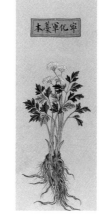
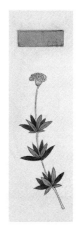

图 12-9-9 并州
藁本《品汇》

图 12-9-10 威胜
军藁本《品汇》

图 12-9-11 宁化
军藁本《品汇》

图 12-9-12 藁
本《雷公》

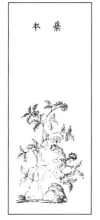
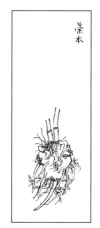
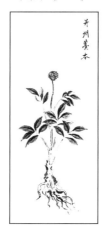
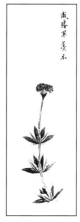

图 12-9-13 藁本
《三才》

图 12-9-14 藁本
《原始》

图 12-9-15 并州
藁本《草木状》

图 12-9-16 威胜
军藁本《草木状》

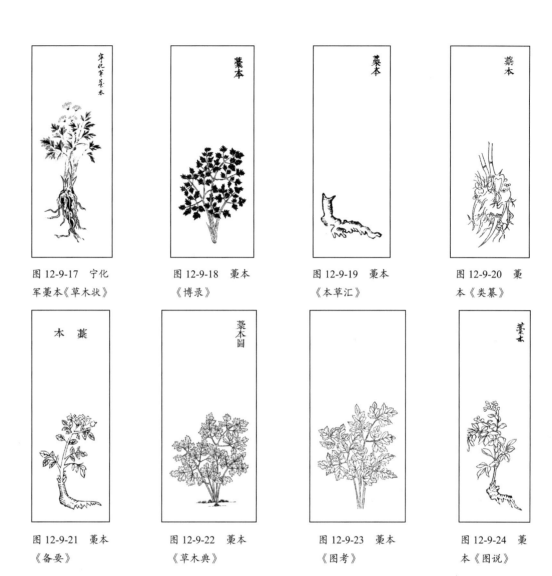

图 12-9-17 宁化　图 12-9-18 藁本　图 12-9-19 藁本　图 12-9-20 藁
军藁本《草木状》　《博录》　《本草汇》　本《类纂》

图 12-9-21 藁本　图 12-9-22 藁本　图 12-9-23 藁本　图 12-9-24 藁
《备要》　《草木典》　《图考》　本《图说》

【集解】《药性粗评》卷一：春初生苗，高尺余，叶似白芷，又似芎䓖而细，五月开白花，七八月结子，根紫色，以其根上苗下似禾藁，故名。西川、河东、山东、浙东诸州郡原野皆有之，今以宁化〔军、并〕州者为胜。正月二月采根，暴干。《野菜博录》卷二：苗高五七寸，叶似芎䓖叶细小，又似园荽叶稀疏。茎比园荽茎颇硬直。

【修治】《本草品汇精要》卷一一：去芦，水浸润，剉用。《本草述》卷八上：修治去芦，水洗切。

【气味】气温，味辛、苦。无毒。升也，阳也。太阳经本药。《医学统旨》卷八。味辛、苦，气温，无毒。《本草约言》卷一。性寒，味苦、辛。《校补滇南本草》卷下。

【主治】主治大寒气客于巨阳之经，若头痛流于巅顶之上。祛风入四肢，妇人阴肿疼痛。治寒邪郁结头脑，齿疼、头面风，遍身皮肤风湿，腹中急，并寒疝瘕，疗䐌曳，金疮。可作沐药、面脂，长肌肤，悦颜色。引诸药上行至巅顶。《药性会元》卷上。疗诸恶风鬼疰，除太阳顶巅头痛，大寒犯脑，痛连齿颊，及鼻面皮肤酒刺，风湿泄泻，冷气腰疼，妇人阴中风邪肿痛。此足太阳经风痫雾露瘴疫之要药。《景岳全书》卷四八。治头疮、面䵟、酒齇、粉刺、疥癣之疾。《玉楸药解》卷一。善祛风寒湿邪，入太阳而兼治督脉。头痛上连巅顶，带浊由清阳下陷，必需之。《药性切用》卷三。治头风疼痛，止诸头疼，明目。《校补滇南本草》卷下。

【发明】《药性解》卷二：藁本上行治风，故理太阳头痛，下行治湿，故妇人诸症，风湿俱治，功用虽匹，尤长于风尔。《本草经疏》卷八：藁本感天之阳气，兼得地之辛味，故味辛气温。《别录》兼苦，从火化也。无毒。入足太阳经。温能通，苦能泄，大辛则善散，气厚则上升，阳也。妇人疝瘕，阴中寒肿痛，腹中急，皆太阳经寒湿邪为病也。风头痛者，风中于太阳经也。此药正入本经，故悉主之。凡痈疮皆血热壅滞，毒气浸淫于肌肉，以致溃烂不收。辛散苦泄，则毒解滞消，肌肉自长矣。悦颜色者，即去风作面脂之义也。辟雾露，疗风邪者，辛温芬芳，开发升散之力也。䐌曳、金疮，及甄权治一百六十种恶风鬼疰，流入腰痛冷，能化小便，通血，作沐药、面脂。日华子去皮肤疵䵟，酒粉刺。元素主太阳经头痛，颠顶痛，及大寒犯脑，痛连齿颊。东垣主头面身体皮肤风湿。皆风邪湿气干犯太阳经所致也。好古主督脉为病，脊强而厥者，督脉并足太阳经夹脊而上故也。《本草汇言》卷二：藁本升阳而发散风湿。上通巅顶，张元素下达肠胃之药也。祝多士稿其气辛香雄烈，能清上焦之邪，《别录》辟雾露之气。故治风头痛，元素寒气犯脑，以连齿痛；又能利下焦之湿，消阴障之气，《本经》故兼治妇人阴中作痛，腹中急疾，疝瘕淋带，及老人风客于胃，濒湖久利不止。大抵辛温升散，祛风寒湿气于巨阳之经为端功，若利下焦寒湿之证，必兼下行之药为善。凡阳病头痛发热口渴者，产后头痛、血虚火炎者，伤寒湿邪发于春夏者，皆不宜服。《药品化义》卷一一：藁本味辛气雄，上行巅顶，入太阳膀胱经，治寒邪郁结头顶连齿痛，味又带苦，亦能降下，佐秦艽羌活汤以疗痔疮，皆辛温散邪开结之力也。《本草乘雅半偈》帙五：参曰：藁本，芳草也。为藁悴之本，故悦颜色，长肌肤，与白芷功用相符。宣发藏阴，精明形色，洁齐生物者也。如一阳之上，气浊及血浊而致风头痛；一阴之下，血浊及气浊而致疝瘕，阴中寒肿痛，腹中急者，咸可齐之以洁。精明形色，非藁悴之本乎。盖形色之藁悴，由阴不使阳以荣外，阳亦失守于中藏耳。《本草述》卷八上：藁本为太阳经之剂，何以入胃去风？盖心肺胃统主上焦元气，东垣曰心与小肠乃脾胃之根蒂，故此味入手太阳，即用以治胃风耳。非其更入阳明经也。附案一妇季冬受寒甚，至仲春而巅顶并左后脑痛，是原病于足太阳寒水，寒久化热，郁热上行，以病于手太阳，因风升之化不达，而病亦在足厥阴也。《经》谓过在巨阳厥阴者，诚然。诊者云：手太阳热甚于风，足厥阴热胜于湿是也。更谓脾肺亦有郁热，心有微热，余止治手太阳，而微兼肺，以上焦合而营诸阳，归于手太阳之气化，在肺主气者也。并治足厥阴，以风升之化达，而手太阳之气化乃畅，更微

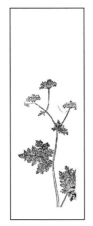
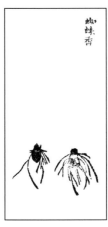
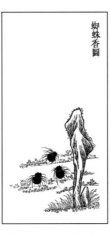
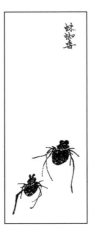

利小肠，以通血脉，而和其气，并心经之热，亦云故不必多治他经也。其方见后。酒片芩二分半，酒枯芩分半，蔓荆子二分半，防风分半，黄连二分半，柴胡三分，藁本三分，升麻二分，川芎二分，酒黄柏三分，当归身三分，木通四分，牛膝三分，水煎，一剂愈。按：此亦治病于巅顶者之一，因见寒者，温治之未尽耳。《医林纂要探源》卷二：藁本辛，温。茎干直上，枝分五叶，花聚顶，根下引，紫色，似芎䓖而轻虚。补肝润肾，达命门之气，以直通于上下而布散之。命门当脊骨十四椎下，脊骨为督脉所行，下抵至阴，上达巅顶。肝脉亦上行，与督脉会于巅顶。藁本紫色，入肝，根本在命火，独行督脉，以上达巅顶，故治头顶痛，项脊强及痛痉诸证，以去其风湿，兼入冲任，而治瘕疝及胃风泻泄。太阳经亦夹督脉而上行，然此非表药也。

【附方】《滇南本草》卷下：治头风疼痛，呕吐痰涎，眼目发晕雾胀。藁本一钱，细辛三分，白菊花一钱，川芎一钱，法夏五分，黄芩一钱，甘草五分，羌活五分，引用生姜一片，水煎服。

滇藁本《植物名实图考》

【释名】骚羊古、瘙痒股《草木便方》。

【集解】《植物名实图考》卷二三：滇藁本叶极细碎，比野胡萝卜叶更细而密。

【主治】消瘰疬，散血破瘕跌损宜。能疗蛇伤散肿毒，或服或涂用不离。《草木便方》卷一。

图 12-10-1　滇藁本《图考》

蜘蛛香《本草纲目》

【气味】味辛，性温，臭芳香。《本草品汇精要续集》卷二。

【主治】主辟瘟疫，中恶邪精，鬼气尸疰。《本草纲目》《本草品汇精要续集》卷二。

图 12-11-1　蛛蜘香《备要》

图 12-11-2　蜘蛛香《草木典》

图 12-11-3　蛛蜘香《图说》

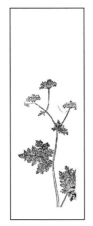

积雪草《本经》

【释名】老公根、葵蓬叶、崩口碗《生草药性备要》、金钱草、遍地香、佛耳草、白耳草、乳香藤、九里香、半池莲、千年冷、遍地金钱《本草纲目拾遗》、葵蓬菜《本草求原》。

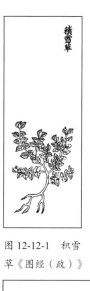

图 12-12-1 积雪草《图经（政）》

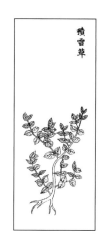

图 12-12-2 积雪草《图经（绍）》

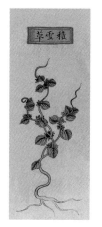

图 12-12-3 积雪草《品汇》

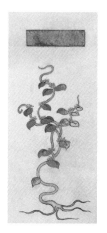

图 12-12-4 积雪草《雷公》

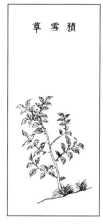

图 12-12-5 积雪草《三才》

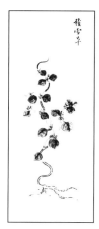

图 12-12-6 积雪草《草木状》

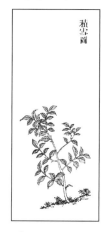

图 12-12-7 积雪草《草木典》

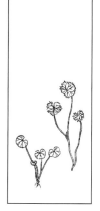

图 12-12-8 积雪草《图考》

【集解】《本草纲目拾遗》卷三：其叶对生，圆如钱，铗儿草叶形圆，二瓣对生，象铰铗，生郊野湿地，十月二月发苗，蔓生满地，开淡紫花，间一二寸则生二节，节布地生根，叶四围有小缺痕，皱面，以叶大者力胜，干之清香者真。三月采，勿见火，《纲目》有积雪草，即此。《植物名实图考》卷二五：积雪草，《本经》中品。《唐本草》注以为即地钱草，今江西。湖南阴湿地极多。圆如五铢钱,引蔓铺地。与《本草衍义》《庚辛玉册》所述极肖。或谓以数枚煎水,清晨服之,能祛百病者,此盖阳强气壮,藉此清寒之品,以除浮热,故有功效,虚寒者恐不宜尔。又一种相似而有锯齿,名破铜钱,辛烈如胡荽,不可服。

【气味】苦、辛,气寒。《本草汇》卷一〇。味辛、甜,性温。《生草药性备要》卷上。味微甘,性微寒。《本草纲目拾遗》卷三。甘、淡、辛,寒。《本草求原》卷三。

【主治】治热肿丹毒,疗大热疳痈。捣汁散腹内结热,研汁点赤眼暴痛。疗女子小腹疼,治小儿热结病。《本草汇》卷一〇。治白浊,散湿热毒。〇又治小肠气发,洗痔疮。《生草药性备要》卷上。祛风,治湿热。《本草纲目拾遗》卷三。除热毒,治白浊,浸痔疮,理小肠气。滚水罩过,姜、醋拌食。《本草求原》卷三。

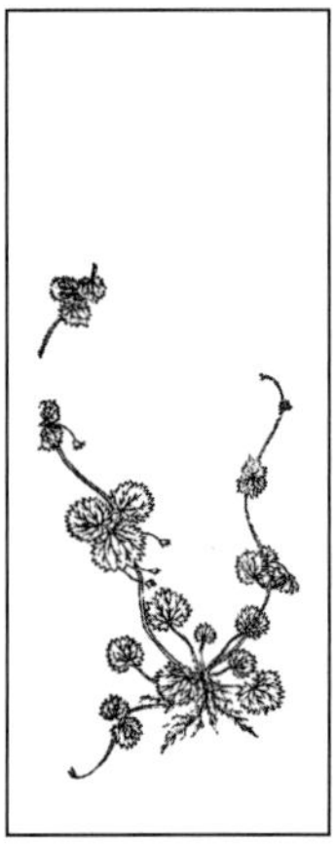

地棠草《植物名实图考》

【集解】《植物名实图考》卷二三:地棠草生云南山阜。细蔓绿圆,叶大如钱,深齿龃龉,三以为簇;花开叶际。

【主治】土医云能散小儿风寒。《植物名实图考》卷二三。

图 12-13-1 地棠草《图考》

建参《本草纲目拾遗》

【释名】福参《本草纲目拾遗》。

【集解】《本草纲目拾遗》卷三:出闽、浙,颇似人参。〇与辽参形色气味真相似,但辽参入口回味生津,此则回味稍涩,故功用亦殊。河南出光山参、嵩山参,俨与辽产无别,惟嚼之有渣,不糯,味亦淡。

【气味】辛苦甘齐,性温。《本草纲目拾遗》卷三。

【主治】益气,虚冷人宜。《本草纲目拾遗》卷三。

【发明】《本草纲目拾遗》卷三:乙未,予馆剡川,故鄞属也。闻有市建参者,往觅得之。俨如台参中油熟一种大者,惟不能纯透,亦有芦,无竹节纹,味亦苦甘。以竹刀剖之,心空,不似辽参之坚实。刘赞之自闽回,言闽中近日大行,亦清补。兄患风火牙疼,煎汤漱口立愈。则性又带寒散,或言其性热者,犹未确也。金御乘云:建人参性热,独不宜于产妇。

粉沙参《履巉岩本草》

【释名】人参苗《履巉岩本草》、土人参《本草纲目拾遗》、金鸡爪《本草求原》。

【集解】《本草纲目拾遗》卷三：土人参各地皆产，钱塘西湖南山尤多，春二三月发苗如蒿艾，而叶细小，本长二三寸，作石绿色，映日有光，土人俟夏月采其根以入药，俗名粉沙参，红党即将此参去皮净煮极熟阴干而成。味淡无用。

【气味】味甘，温，无毒。《履巉岩本草》卷上。甘，微寒。《本草纲目拾遗》卷三。

【主治】杀金石药毒。补五脏六腑，保中守神；治气，消食开胃。《履巉岩本草》卷上。能伸肺经治节，使清肃下行，补气生津，治咳嗽喘逆，痰涌火升，久疟淋沥，难产经闭，泻痢由于肺热，反胃噎膈由于燥涩，凡有升无降之症，每见奇效。○脾虚下陷，滑精梦遗，俱禁用。以其下行滑窍，孕妇亦忌。《本草纲目拾遗》卷三。

【发明】《本草纲目拾遗》卷三：王安《采药方》云：土人参补阴虚，对配茯苓熬膏，治杨梅结毒，酒煎服。

【处方】《履巉岩本草》卷上：治蜂蝎螫人方。用人参苗细嚼，急擦之。立效。

《本草纲目拾遗》卷三：白带初起。土人参切片三两，用陈绍酒饭上蒸熟，分作三服，吃完即愈。《百草镜》。

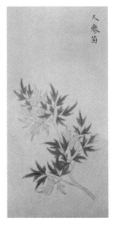

图 12-15-1　人参苗
《履巉岩》

芍药 《本经》

【集解】《本草述》卷八上：今市肆一种赤芍药，不知为何物草根，疡瘘儿医多用之，此习矣，而不察其为害殊甚也。《本草崇原》卷中：芍药始出中岳山谷，今白山、蒋山、茅山、淮南、扬州、江浙、吴松处处有之，而园圃中多莳植矣。春生红芽，花开于三月四月之间，有赤白二色，又有千叶、单叶、楼子之不同，入药宜用单叶之根，盖花薄则气藏于根也。开赤花者为赤芍，开白花者为白芍。

【修治】《本草品汇精要》卷一〇：生用或炒用，酒浸行经。《本草述》卷八上：先别赤白，白根固白，赤根亦白，每根切取一片，各以法记火酒润之，覆盖过宿，白根转白，赤根转赤矣。各以竹刀刮去皮并头，到细，蜜水拌蒸，从巳至未，晒干用。《本草汇》卷一〇：市皆水红种，非真白芍也。拣白者，刮去皮，蜜水拌蒸。避其寒，酒炒；入血药，醋炒；血虚者，煨用。《罗氏会约医镜》卷一六：生用寒，煨熟酒炒，以制寒性。治血脱者，醋炒。

【气味】味苦、酸，气微寒，有小毒。阴也，可升可降，入手足太阴经及足厥阴经。《本草约言》卷一。气平，味苦，无毒。《本草经解要》卷一。性微寒，味酸、微甘。《校补滇南本草》卷下。

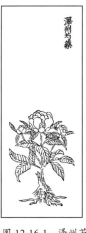

图 12-16-1 泽州芍药《图经（政）》

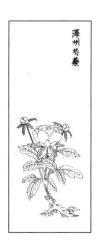

图 12-16-2 泽州芍药《图经（绍）》

图 12-16-3 芍药《歌括》

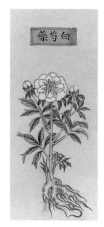

图 12-16-4 白芍药《品汇》

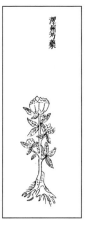

图 12-16-5 泽州芍药《蒙筌》

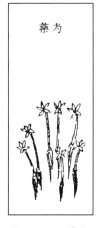

图 12-16-6 芍药《太乙》

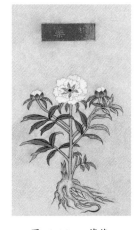

图 12-16-7 芍药《雷公》

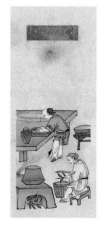

图 12-16-8 炮制芍药《雷公》

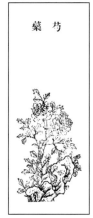

图 12-16-9 芍药《三才》

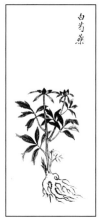

图 12-16-10 白芍药《草木状》

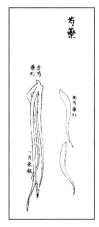

图 12-16-11 芍药《原始》

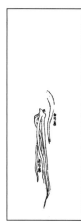

图 12-16-12 芍药《汇言》

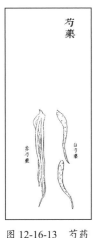

图 12-16-13 芍药
《类纂》

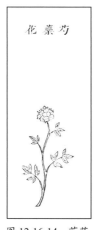

图 12-16-14 芍药
花《类纂》

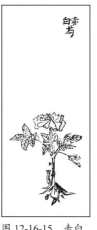

图 12-16-15 赤白
芍《备要》

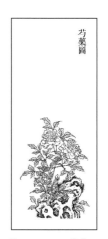

图 12-16-16 芍药
《草木典》

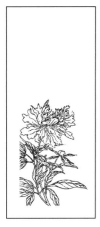

图 12-16-17 芍药
《图考》

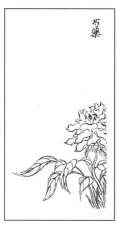

图 12-16-18 芍药
《图说》

【主治】主怒气伤肝，胸腹中积聚，腰脐间瘀血，腹痛下痢，目疾崩漏，调经安胎。赤者端主破血利小便，除热明眼目。《药性解》卷二。主治泻脾热，止腹疼，止水泻，收肝气逆疼。调养心肝脾经血，舒经降气，止肝气疼痛。《校补滇南本草》卷下。

【发明】《伤寒发微论》卷上：论桂枝汤用赤白芍药不同：仲景桂枝汤加减法凡十有九证，但云芍药。《圣惠方》皆用赤芍药，孙尚方皆用白芍药。《圣惠》乃太宗朝命王怀隐等编集，孙兆为累朝医师，不应如此背戾。然赤白补泻，极有利害。尝见仲景桂枝第四十七证云：病发热，汗出，此为荣弱卫强，故使汗出。欲救邪风，宜桂枝汤。盖风伤卫而邪乘之则卫强，荣虽不受邪，终非适平也，故卫强则荣弱。仲景以桂枝发其邪，以芍药助其弱，故知用白芍药也。荣既弱而不受病，乃以赤芍药泻之，决非仲景意。至于小建中，为尺迟血弱而设也。举此皆用白芍药，而仲景亦止称芍药，可以类推矣。《医经大旨》卷一：芍药味酸，性寒，收敛之剂也。东垣曰：可升可降，阴也。其云可降，犹之可也，其云可升，须以酒浸用之，以借升发也。其用犹有赤白之异焉，赤者泻热，而白者补虚也。赤者能泻肝家火，故暴赤眼者，或洗或服，皆当用之。白者与白术同用则补气，又下利腹痛者宜用之。盖由肠胃湿热，用此收敛之剂，则脾胃得正而邪毒不能作衅矣。《补遗》所谓治血虚腹痛，盖谓其补虚耳。抑且收敛之酸寒以和湿热之炽盛，则湿热自是而释矣，故腹中有寒而痛，当煨用之。《本草纂要》卷一：芍药味苦、酸，气微寒，气薄味厚，阴也，降也，阴中之阳，有小毒。入厥阴肝经，伐肝平木；入太阴脾经，健脾裹血。或曰：酸者，肝之味，肝得酸则邪盛而木旺，气盛而土衰，又何有健脾裹血之功，伐肝平木之理？殊不知阴中之阳，气薄而味厚，酸虽入肝，而苦寒亦能平木，酸能敛血，而气寒犹能生血。但赤者泻，而白者补，赤入肝，而白入脾，赤者利下焦而破结，白者补血气而和中。但用之者，少分辨尔。大抵此剂消痈肿，散疮毒，调血室，行荣卫，止崩漏，去瘀结，破坚消积，抑肝缓中，扶阳助阴，益气补血之圣药也。吾尝用治之法，与苓术用，则能和脾而健胃；与归芎用，则能养血而和血；与木香用，则能调胃而行肝；与青皮用，则能泻肝而平木；与黄连用，则能治痢而止痛。若夫产后不可轻用，恐酸寒之味而伐生发之性也。血虚生寒之人禁用，恐酸苦之性而反生其寒也。至如修制之法，又所宜知补血之剂，必宜酒炒；破血之剂，止宜生用。血虚腹痛，非火煨不能达血以止痛；温经回阳，非姜桂附莫不能佐芍以阳复；凉血滋阴，非芩连不能并之以生阴；扶元益气，非参术不能并之以归元。虽曰血家之要药，但为臣使之职，弗能单行独立，随当归用治无不验。《本草约言》卷一：芍药酸寒收敛之剂，扶阳收阴，助脾泻肝之要药也。腹中虚痛，脾经也，损其肝者缓其中，即调血也。然酸寒乃收敛之剂，其云可升，须以酒浸用之，以借升发也。酒浸炒，与白术同用，则能补脾；与川芎同用，则能泻肝；与苍术同用，则能补气。又下痢腹痛者宜用之，盖由肠胃湿热，用此收敛之剂，则脾胃得正，而邪毒不能作衅矣。又治血虚腹痛，以其补虚，抑且以收敛之酸寒，和湿热之炽盛，则湿热自是而释矣。然须得炙甘草为佐。夏月腹痛少加黄芩，恶热而痛加黄檗，恶寒腹痛加肉桂。痢而腹中痛者炒用，后重生用。有赤、白、红三种，今之市者，皆水红种，并非真白芍也。没药、乌药、雷丸为之使。○赤者泻热，而白者补虚；赤者能泻肝家火，而白者能除肝经邪。故暴赤眼者，或洗或服，皆当用赤芍。又能消痈肿，破积坚。《药性解》卷二：白芍酸走肝，故能泻水中之火，因怒受伤之症，得之皆愈。积聚腹痛，虽脾之病，然往往亢而承制，土极似木之象也。《经》曰：治病必求于本。今治之以肝，正其本也。目疾与妇人诸症，皆血之病得之，以伐肝邪，则血自生而病自已，故四物汤用之，亦以妇人多气也。今竟称其补血之效而忘其用，可耶？新产后宜酌用之，恐酸寒伐生生之气也，血虚者煨用，痛痢者炒用。《本草经疏》卷八：芍药禀天地之阴，而兼得甲木之气。《本经》味苦，平，无毒。《别录》加酸、微寒。气薄味厚，升而微降，阳中阴也。又可升可降，阴也，降也。为手足太阴引经药，入肝脾血分。《图经》载有二种：金芍药，色白；木芍药，色赤。赤者利小便散血，白者止痛下气。赤行血，白补血。白补而赤泻，白收而赤散。酸以收之，甘以缓之，甘酸相合用，补阴血，通气而除肺燥。《折肱漫录》卷三：白芍药为助脾泻肝之要药，治泻补脾方中多用之。薛立斋独言有损于脾，罕用此药，想以其性寒耶？养生家审之。《药镜》卷四：调湿益津，令水自行。抑肝补肾，令血自生。清胃安胎，腹中虚痛，春夏大加。生阴敛汗，血分虚寒，秋冬少下。当分白补而赤泻，俱可逐旧以生新。痛痢用炒，后重用生。血虚用煨，产妇用忌。生用则降，酒浸可升。白芍属金，专入脾经血分。土实则金肃，而木气自敛，故风热除，气逆止。赤芍属木，专入肝家血分，木平则土安，而血气自疏，故腠理通，闭肿消。赤芍泻肝火，投暴赤眼，而浸洗与煎服同功。白芍治腹痛，佐以炙甘，而夏芩冬桂酌配。痘家血热及血不归根者，用此酸寒，方能收敛。但血寒痘不发者，勿用。**《景岳全书》卷四八**：白者味甘，补性多。赤者味苦，泻性多。生者更凉，酒炒微平。其性沉阴，故入血分，补血热之虚，泻肝火之实，固腠理，止热泻，消痈肿，利小便，除眼疼，退虚热，缓三消。诸证于因热而致者为宜。若脾气寒而痞满难化者，忌用。止血虚之腹痛，敛血虚之发热。白者安胎热不宁，赤者能通经破血。此物乃补药中之稍寒者，非若极苦大寒之比。若谓其白色属金，恐伤肝木，寒伐生气，产后非宜。则凡白过芍药，寒过芍药者，又将何如？如仲景黑神散，芍药汤之类，非皆产后要药耶？用者还当详审。若产后血热而阴气散失者，正当用之，不必疑也。**《侣山堂类辨》卷下**：芍药气味苦平，苦走血，故为血分之药；苦下泄，故《本经》主邪气腹痛，除血痹，破坚积寒热。因其破泄，故《太阴篇》云：太阴为病，脉弱，其人续自便利，设当行大黄、芍药者宜减之，以其人胃气弱，易动故也。今人咸云芍药主酸敛，而不知有大黄之功能。○元如曰：芍药乃神农中品之药。《本经》曰气味苦平，后人增曰酸，而实未尝酸也。卢子由曰：市肆一种赤芍药，不知为何物草根，儿医疡医多用之，此习已而不察，其为害殊甚。**《本草述》卷八上**：白芍药味酸，本为肝剂，而于脾最切者，以脾之主在肝也。既为脾之主，则即为肺之用，子母相生，而肝又以肺为主也。但白者由肝而效肺之用，故其色白，主气主收。赤者由肝而效心之用，故其色赤，主血主散。又皆不离脾也。○芍药根有白、赤二种。时珍曰：根之赤白，随花之色也。是其同时而芽，同时而长，同禀天地之阴，同兼甲木之气，同致之于脾，但其色赤者之火，血原于水而成于火者也。火主昌扬，故专入血分以行之。其色白者之金，气原于水而统于金者也。金主收敛，故专入气分以收之。然要皆肝以为体，脾以为用。白者由木媾金而有酸，因金媾木而有涩。赤者由木归火而有苦，以火达木，而有泻，是皆不离肝也。白者由气分而致血之用，赤者由血分而致气之用，是皆不外脾也。近用赤芍，多于白芍中寻取，盖市肆中多不辨也。其白赤固分，然不甚大异。第白味有酸，赤味有苦，此其分辨处。乃缪氏以《本经》、《别录》、甄权云云者，专属之赤，是未究赤者之所始也。以洁古云云者，专属之白，是未究白者之所终也。第如赤芍苦而泻，即以《本经》、《别录》所云者归之，亦无不可。第宜因证投剂，审其阴虚而阳亢者则投白芍，取其收阴和阳以补之，阴实而阳郁者，则投赤芍，取其升阴导阳以散之。尤贵于主辅相助，得其宜耳。方书列其功能，类混同而用之，殊未当也。**《本草汇》卷一〇**：白芍药，收补益脾，白者，色应西方，能收能补。能于土中泻木，敛津液而益荣血，收阴气而泻邪热。肺燥气热者，以酸收敛其逆气。甘酸相合，故补阴血，通气而除肺燥。然止能治血虚腹痛，余腹痛皆不可治，以诸病喜辛散，芍药酸收，无温散之功也。其性虽寒，究未若芩、连、栀、柏之甚。而寇氏云减芍药以避中寒，则气虚寒人，当详审而用矣。丹溪言新产后勿用者，盖产后肝血已虚，不可更泻，岂可令生生之气，而为酸寒所伐乎？必不得已，酒炒用之可耳。或用肉桂浸酒拌炒，亦可。**《女科经纶·产后宜用芍药论》卷五**：张景岳曰：按丹溪云"芍药酸寒，大伐发生之气，产后忌之"，此亦言之过也。夫芍药之寒，不过于生血药中，稍觉其清耳，非若芩、连辈之大苦大寒也。使芍药犹忌如此，则他之更寒者，犹为不可用矣。予每见产家过慎，或因太暖，或因年力方壮，饮食药饵大补过度，以致产后动火，病热极多，若尽以产后为虚，必须皆补，岂尽善哉？且芍药性清，微酸而收，最宜于阴气散失之证，岂不为产后要药乎？不可不解也。《本草新编》卷二：芍药味苦、酸，气平、微寒，可升可降，阴中之阳，有小毒。入手足太阴，又入厥阴、少阳之经。能泻能散，能补能收，赤白相同，无分彼此。其功全在平肝，肝平则不克脾胃，而脏腑各安，大小便自利，火热自散，郁气自除，痈肿自消，坚积自化，泻痢自去，痢痛自安矣。盖善用之，无往不宜，不善用之，亦无大害。无如世人畏用，恐其过于酸收，引邪入内也。○或问：芍药有不可用之时，先生之论，似乎无不可用，得毋产后亦可用，而伤寒传经亦可用乎？曰：产后忌芍药者，恐其引寒气入腹也，断不可轻用。即遇必用芍药之病，止可少加数分而已。若伤寒未传太阳之前，能用芍药，则邪尤易出。惟传入阳明，则断乎不可用。至于入少阳、厥阴之经，正须用芍药和解，岂特可用而已哉。或问：芍药平肝气也，肝气不逆，何庸芍药，吾子谓芍药无不可用，毋乃过于好奇乎？夫人生斯世，酒、色、财、气，四者并用，何日非使气之日乎，气一动，则伤肝，而气不能平矣。气不平，有大、小之分，大不平，则气逆自大；小不平，则气逆亦小。人见气逆之小，以为吾气未尝不平也，谁知肝经之气已逆乎。故平肝之药，无日不可用也，然则芍药又何日不可用哉。或问：郁症利用芍药，亦可多用之乎？曰：芍药不多用，则郁结之气，断不能开。世人用香附以解郁，而郁益甚，一多用芍药，其郁立解，其故何也？盖郁气虽成于心境之拂抑，亦终因于肝气之不足，而郁气乃得而结也。用芍药以利其肝气，肝气利，而郁气亦舒。但肝因郁气之结，则虚者益虚，非大用芍药以利之，则肝气未易复，而郁气亦未易解也。故芍药必宜多用以平肝，而断不可少用以解郁耳。○或疑芍药赤、白有分，而先生无分赤、白，又何所据而云然哉。夫芍药之不分赤、白，非创说也，前人已先言之矣。且世人更有以酒炒之者，皆不知芍药之妙也。夫芍药正取其寒，以凉肝之热，奈何以酒制，而使之温耶？既恐白药之凉，益宜用赤芍之温矣，何以世又尚白而不尚赤也？总之，不知芍药之功用，而妄为好恶，不用赤而用白，不用生而用熟也，不大可晒也哉。《冯氏锦囊秘录》卷一：白芍药收敛下降，以秋金之令，犹未若芩、连之寒。而寇氏云：冬月减芍药，以避中寒。丹溪云：新产后勿用芍药，恐酸寒伐生生之气。盖以药之寒者，行杀伐之气。违生长之机，虽微寒如芍药，古人犹谆谆告戒，况大苦大寒之药，其可肆用而莫之忌耶！何今人用芍药，则守前人一定之言，每于产后冬月，兢兢畏惧，及其芩、连、栀子，视为平常要药。凡遇发热，不论虚实，辄投贻害，每将依希浮越之虚阳，一任寒凉而丧尽，冤哉！《得宜本草·中品药》：芍药味酸。得人参益气，得当归养血，得白术补脾，得川芎泻肝。赤者利水行血。《伤寒温疫条辨》卷六：芍药特补药中之微寒者，非若极苦大寒之比，乃产后补血和气之要药也。若谓其色白属金，寒伐生发，产后当忌，则凡白过芍药，寒过芍药者，又将何如？丹溪之言不可泥也。仲景芍药甘草汤，治荣气不足腹疼甚验。《医医病书》：芍药，亥月生芽，藏于根中，仲春红芽出于地上，春尽而后开花，何丹溪谓产后忌服，伐生生之气？按阳生于子中，实根荄于亥，故古人禘祭，祭始祖所自出，必用亥月，以亥为始祖所自出也。芍药亥月生芽，遍历子、丑、寅、卯、辰、巳六阳之全，而后开花，岂伐生生之气者哉？并未细心格物，无知妄作，莫此为甚。《神农本草经读》卷三：芍药气平，是夏花而禀燥金之气。味苦，是得少阴君火之味。气平下降，味苦下泄而走血，为攻下之品，非补养之物也。邪气腹痛、小便不利及一切诸痛，皆气滞之病，其主之者，以苦平而泄其气也。血痹者，血闭而不行，甚则为寒热不调。坚积者，积久而坚实，甚则为疝瘕满痛者，皆血滞之病，其主之者，以苦平而行其血也。又云益气者，谓邪气得攻而净，则元气自然受益，非谓芍药能补气也。今人妄改圣经，以酸寒二字易苦平，误认为敛阴之品，杀人无算。试取芍药而嚼之，酸味何在乎？张隐庵云：赤芍、白芍，花异而根无异。今肆中一种赤芍药，不知何物之根，为害殊甚。《重庆堂随笔》卷下：芍药之味，《本经》苦，《别录》加以酸字，酸苦涌泄为阴，是开泄之品耳。观仲圣云：太阴病，脉弱，其人续自便利，设当行大黄、芍药者，宜减之，以胃气弱易动故也。故滞下为病，乃欲下而窒滞不通者，以此为主药也。今人误为酸敛，用以治虚泻，殊欠考也。惟土受木乘而泻者，用之颇宜。《类经证治本草》：芍药敛阴，能行血中之滞。仲景桂枝汤中用之，取其敛汗而能和血，是为行风之圣剂。散药中加之，不致有过发越之害。虚人外感尤宜，中寒者少入。花白根白名白芍，花赤根赤名赤芍，单瓣者入药。《本草求原》卷二：芍药冬芽，春长，夏花。气平，金气。味苦，火味，入心。无毒。本阴极阳升之时以生，而反得苦泄平降之气味，是本阴之阳以升，遇肺而阳中之阴反以下降之义也。为泄阳以和阴，使肝制于肺，而反本归根，不至肆疟伤脾，而血自生也，非收阴补养之物也。血不升，动不行，故以芎、归；不降，泄不守，故以白芍。主邪气腹痛，风木之邪伤中土，脾络不能从经外行则痛。合甘草，补土泻木；热加芩，寒加桂。除血痹，血涩不行而麻木，泻血中之气则行。破坚积、寒热疝瘕，止痛，血滞久成积，则寒热不调，或心痛，或小腹下痛，皆为疝，或假物成形为瘕，及一切血涩气滞而痛，皆宜此伐肝泄气以行血。利小便，肺气降，则治节行，水道调。益气，治噫，逆肺胀喘咳，皆壮火食气之病，肺气清降则愈。烦热消渴，脾热也，同甘草煎。下痢后重，泄气行滞之功。目涩，肝血不足，泄阳存阴之效。妇人胎产诸病，如四物、芎、归升阴中之阳，此降阳中之阴，是阴阳屈伸之理也。脚气肿痛，同甘草末，白汤下，是脾虚肝乘，伐肝阳以补脾阴。风毒骨痛，同虎骨浸酒。至其治五淋、同槟榔。衄血、咯血、同犀角。崩血、腹痛带下，炒，同香附末，盐汤下；或加柏叶酒煎。经水不止，同香附、熟艾。金疮血出，熬黄为末，酒下，并渗之。血痢必用，如建中汤，补土泻木是也。无非泻肝阳以救阴而血自止耳。若阳气衰而腹痛满急，补中益气加之。肾寒而小便不利，如真武汤芩、姜、术、附、芍。亦用之者，因精血亦伤也。桂枝汤用之者，表虚发热实卫，尤须泻经脉之邪热也。桂枝合甘草，化阳以和卫；白芍合甘草，化阴则和营，兼滋阴以为汗也。建中汤用之者，阳邪内陷而腹痛，培土尤须泻风木以通经脉也。太阳变少阳脉弦，故用之。桂枝、甘草汤去之者，误汗而伤心之液，则心气虚，欲补中扶阳，忌其苦泻也。时说以白芍酸寒，监桂枝之发散，何以症因发汗过多，反减白芍，而不惧其太散乎？且酸收之物,岂能破积消肿、治血闭乎? 少有知者,当自悟矣。参观桂枝自明。《**本草思辨录**》卷一：
芍药十月生芽,正月出土,夏初开花,花大而荣,正似少阳渐入阳明,故得木气最盛。根外黄内白,
则为具木气于土中,而土生其金,金主攻利,又气味苦平,故能入脾破血中之气结,又能敛外散
之表气以返于里。凡仲圣方用芍药,不越此二义,以此求之方得。芍药,《别录》酸微寒,隐庵
辈多议其非。今取嚼之,却带微涩,涩者,酸辛之变味。况同一物而气质有厚薄,安知古之不异
于今。即《本经》之苦平与酸微寒并体之,皆不外敛之与破。识得芍药之用,而无谓之吹求可已矣。
邹氏于仲圣方之有芍药,处处以破阴结解之,支离殊甚。桂枝汤因卫气外泄不与营合,故于桂甘
温经驱风之中,用芍药摄卫气就营气,营气本未尝结,何待于破,此敛之义也。当归芍药散治腹
中痛,此破之义也。桂枝加芍药汤治腹满时痛,此敛与破兼者也。满须敛,痛须破。何可执破阴
结一说,以概诸方? 腹痛为太阴血中之气结,芍药以木疏土而破结,故为腹痛专药。谓于土中泻
水者,犹属膈膜之论。下利乃阴气下溜,土德有惭,岂堪更从而破之,故下利断非所宜。若滞下
之利,则正宜决其壅滞,芍药又为要药。洁古芍药汤用之而以方名,可谓得仲圣心法矣。仲圣黄
芩汤治下利,何以有芍药? 盖太少合病,邪已近里,无用葛根汤之理,治之宜从里和。黄芩清少
阳之热而其气轻,加芍药以敛之,甘、枣以固之,则里和而利止。且太少合病,则病气未肯骤下,
欲其里和,焉得不敛,芍药之不可少如是。甘遂半夏汤证,曰脉伏,欲自利,利反快,虽利,心
下续坚满。脉伏者,有留饮在内。欲自利利反快者,利不即利,既利则快。心下续坚满者,利后
满减,过时又续,显系内有停阻,与滞下无异。芍药能破坚积,正其所宜。且以甘遂逐在上之留饮,
而又以芍药敛而降之,则上下之邪尽去,用芍药之妙有如此,而注家从未见及,可异也。芍药甘
草附子汤证,曰发汗病不解,反恶寒者,虚故也。虚者阳虚,汗后气已外散,故以附子扶阳,炙
甘草补中,芍药敛其外散之气,方义易见。而邹氏以芍药甘草为得桂枝汤之半,尽太阳未尽之风邪。
此与桂枝汤何涉? 且以芍药甘草当桂枝汤之用,不可谓非妄矣。芍药为太阴血中之气药,不能破
血中之血结,且味涩则破而不泄,故凡下瘀血之方,芍药得厕其间者,皆偏裨之任也。芍药若用
为补剂,必配合得宜,如四物汤之类,方能获益。辛佑之患消渴九年,止而复作,苏朴授以芍药
甘草等分为末煎服,七日顿愈。陈日华谓古人处方,殆不可晓。实则无不可晓也,殆善师成无己
酸以收之,甘以缓之,酸甘相合,用补阴血、敛逆气、除肺燥之意耳。此最得用补之妙法,单用
讵能即补。洁古谓入脾经补中焦,东垣谓色在西方故补,皆足贻误后人。洄溪又但以为养肝之圣药,
其亦昧之至矣。古有减芍药以避中寒之说,寇氏然之,谓气虚禁用。此亦仲圣早有以示人者。《伤
寒·太阴篇》云：太阴病脉弱,其人续自便利,设当行大黄芍药者宜减之,以其人胃气弱,易动
故也。以芍药与大黄并称,即可知芍药之为芍药,胃弱宜减。更可知应用而尚不可多用,何后人
直以为补剂而不加深考耶? 胃弱既宜慎矣,乃防己黄芪汤下云胃中不和者,加芍药三分,则何以
解之? 夫芍药者,能敛外散之气以返于里者也。风湿脉浮身重汗出恶风,气之外散为何如,故其
证有兼喘者,有兼气上冲者。和胃非他,敛胃气使下降耳,岂芍药而有和胃之专长。又肺与肠胃

皆一气直下，芍药能敛气入里，即能下归肠胃，故芍药为脾药，而兼为肺药、为胃药也。

【附方】《本草汇言》卷二：治血室不调，转生百病。用白芍药、归身、地黄、川芎四物汤。冷秋旸医稿。○治血崩漏下。用白芍药、川黄柏、人参、姜灰。同前。○治虚汗频出不止。用白芍药、北五味、黄耆、人参、白术。同上。○治痘脚不起发。用白芍药、防风、牛旁子、荆芥。《保婴秘要》。○治痘疮血虚发痒。用白芍药、白芷、甘草。同前。○治痘疮热甚作泻。用白芍药、川黄连、甘草。同前。○治痘疮虚寒作泻。用白芍药酒炒，甘草、白术土炒，肉桂、附子童便制，肉豆蔻。同前。○治下痢，不拘赤白。初起用白芍药、川黄连、枳壳、甘草、青皮、木香、大黄、当归。沃子民《保命集》。○治久痢。用白芍药酒炒、于白术土炒、木香、川黄连、升麻、人参、扁豆。同前。○治肠风下血。用白芍药、防风、荆芥、生地、黄耆、苍术。同前。○治产后血虚发热。用白芍药、熟地、牛膝、姜灰、麦门冬、川续断、北五味。妇医郭怀山方。○治产后恶露不下。用白芍药、牛膝、归尾、玄胡索、泽兰、红花、五灵脂。同前。○治时行赤白痢疾，肠胃中有风热邪毒，发热不退，及时行瘟疫，沿门阖境，皆下痢禁口者，服之神效。用白芍药、羌活、柴胡、川芎、枳壳、桔梗、茯苓、薄荷、人参各一钱二分，甘草六分，黄连一钱五分，陈仓米三百粒，水煎服。《万病回春》。○治童男室女，身发潮热，咳嗽吐痰，夜出盗汗，饮食少进，四肢无力，渐至消瘦。用乌鸡丸：用白芍药、茯苓、生地黄、当归、黄耆、人参、白术、黄柏、知母、川贝母、地骨皮、秦艽、沙参、银柴胡、黄芩各二两，俱用酒拌炒，天门冬、麦门冬俱去心，各四两，酒煮捣膏，前十四味，俱研为细末，配入二冬膏，炼蜜和为丸，梧桐子大，每早晚各食前服三四钱，白汤送下。

《校补滇南本草》卷下：白芍药汤。治肝气疼痛，偶因动怒生气，怕寒怕冷，左胁气胀，上攻胸膈，或连胃口疼痛，饮食不思，背寒，腰脊疼痛，身体曲直俱难。白芍药二钱，青皮五分，川芎一钱，柴胡一钱，吴萸一钱，甘草八分，引用茴香子五分，煎服，或加木香、沉香、玄胡亦可。

赤芍药《履巉岩本草》

【气味】味苦、酸，气平，微寒，有小毒。《神农本经会通》卷一。味酸、苦，性寒，无毒。阴也，降也。为手足太阴行经药。入肝脾血分。《本草汇言》卷二。性寒，味酸、微辛。《校补滇南本草》卷下。

【主治】破血而疗腹痛，亦解烦热。《药性要略大全》卷二。主破血而疗腹痛，烦热亦解，通经，除热，明目，下气，利小便、膀胱、大小肠，能祛水气，疗邪气腹痛，逐贼血，消痈肿。《药性会元》卷上。行血中之滞。通经闭，治血痹，利小肠，除疝瘕，泻血热，退目赤，消痈肿，疗痘毒。得槟榔，治五淋。配香附，治血崩带下。血虚、疮溃、无实热者，禁用。《得配本草》卷二。

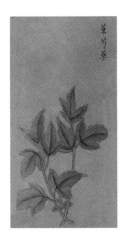

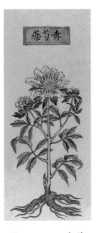
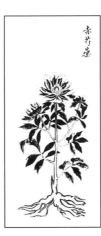

图12-17-1　草芍药《履巉岩》　　图12-17-2　赤芍药《品汇》　　图12-17-3　赤芍药《草木状》

【发明】《药品化义》卷二：赤芍药属阴，体干，色赤，气和，味苦带酸，性寒，能降，力泻肝火，性气薄而味厚，入肝小肠二经。赤芍味苦能泻，带酸入肝，专泄肝火。盖肝藏血，用此清热凉血，入洞然汤，治暴赤眼；入犀角汤，清吐衄血；入神仙活命饮，攻诸毒热痈，以消散毒气；入六一顺气汤，泻大肠闭结，使血脉顺下，以其能主降，善行血滞，调女人之经，消瘀通乳。以其性禀寒，能解热烦，祛内停之湿，利水通便。较白芍味苦重，但能泻而无补。内有花纹者佳，名金钱芍药。《本草汇》卷一〇：赤芍药收敛下降，专入肝家血分，能行血中之滞，泻肝家之火邪，其功长于利小便，破血下气。若白者，止能除肝经邪耳。故暴赤眼者，或洗或服，皆当用赤芍。若血虚病及泄泻，产后恶露已行，少腹痛已止，痈疽已溃，并不宜服。《本草求真》卷七：赤芍泻肝血热。赤芍专入肝。与白芍主治略同，但白则有敛阴益营之力，赤则止有散邪行血之意，白则能于土中泻木，赤则能于血中活滞。故凡腹痛坚积，血瘕疝痹，经闭目赤。邪聚外肾为疝，腹内为瘕。因于积热而成者，用此则能凉血逐瘀。成无己曰：白补而赤泻，白收而赤散，酸以收之，甘以缓之，故酸甘相合，用补阴血逆气而除肺燥。与白芍主补无泻，大相远耳！大明指为赤白皆补，其说不切。日华子指为赤能补气，白能治血，其说尤不切耳，不可不知，至云产后忌用，亦须审其脉症，及脏偏胜若何耳。不可尽拘，如脏阳脉症俱实者，虽在产后，亦所不忌，脏阴脉症俱虚，即在产前，不得妄施，凡治病以能通晓脉症虚实为是。恶芒硝、石斛。畏鳖甲、小蓟。反藜芦。《本草求原》卷二：《本经》止有芍药，并无赤、白之分，后人宗时珍及缪氏之说，谓白者由木媾金而酸涩，入气分，主收主补；赤者由木归火而有苦，入血分，主泻主破。因花有赤、白，根亦随之。颐则曰：白芍根白，赤根亦白，须切片，各以酒润之，覆盖一宿，白者仍白，味酸；赤者转赤，味苦。吾尝依法试之，同一根，而有变赤者，有不变者；以口尝之，味俱极苦，而后带微涩。故刘潜江曰：赤、白虽分，究不甚异。张隐庵、高世栻曰：赤芍、白芍，花异根同。今药肆中一种赤芍，不知何物，疡医、儿医多用之，为害殊甚。又或于白芍中寻取近赤者用之，皆拘于白气、赤血，而过为细分耳。不知血原于水，成于火，火即气之灵。白者媾金，由气以致血，即《经》所谓毛脉合精也；心主脉，肺主皮毛，肺液入心，则金得火而化血。赤者归火，由血以致气。盖肝藏血，为出地之少阳，归于脾，络于胃，其由阴出阳，必得火苦之气，乃能合于膻中，以布心、肺、胃之天气而下济，是阴随阳升，血生而气亦长，《经》所谓至阴虚，天气绝者，此也。白芍，芽于冬，长于春，茎皆赤，是阴得微阳以出地也；其苦而微涩者，正出地之阳，仍不离乎阴也，若阳离阴以暴出则气化，危矣。故曰曲直作酸，伸而仍屈，乃木气归根之妙理。其花赤而根白者，气原于水火，统于金，为血生之初也。其味苦而带涩者，血原于水，成于火，而藏于肝也。金无火不能生血，非苦涩下行，则血上溢，故宗奭曰：芍药单叶红花者佳。正有合于《本经》无分赤、白，皆得以苦泻为补也，安得以白为酸敛哉？

【附方】《本草汇言》卷二：治一切痈疽肿毒。用赤芍药、乳香、没药、贝母、甘草、白芷、花粉、当归尾、防风、紫花地丁、金银花、皂角刺、穿山甲火煅各二钱，共为末，酒调服。《外科全书》。○赤眼肿痛。用赤芍药、柴胡、龙胆草、连翘、防风、荆芥、甘草。岑石峰方。○治妇人癥瘕块痛。用赤芍药、玄胡索、木香、干漆、莪术、五灵脂、肉桂。薛国球《开元记事》。○同前治经阻腹痛，并恶露不行。用赤芍药、当归尾、玄胡索、青皮、五灵脂、肉桂、红花。○治赤血毒痢，疼痛不通。用赤芍药、当归尾、木香、大黄酒炒、枳壳。徐阿妈方。○治脚气肿痛。用赤芍药、木瓜、苍术。《圣惠方》。○治小便五淋。用赤芍药、川牛膝。《千金方》。○治木舌肿满塞口杀人。用赤芍药、甘草、蒲黄各等分，煎水热漱。《圣济总录》。

牡丹《本经》

【集解】《太乙仙制本草药性大全·本草精义》卷一：凡资治惟采根皮，家园花千层，根气发夺无力；山谷花单瓣，根性无异，有神。赤专利多，白兼补，最入剂之际，不可不知。今市多取枝梗皮代充，或采五加皮杂卖，乖谬殊甚，选择宜精。《本草乘雅半偈》帙四：核曰：出汉中、剑南，及丹州、延州、青州、越州、滁州、和州，近以洛阳者为胜。二月梗上生条，叶似芍药。三月开花，色状善变，其名或以姓，或以州，或以色，或以地，或旌其所异者而志之。○入药以山产红花单叶之根皮为贵，盖专精于花者，则力不足于根之皮矣。《本草汇笺》卷二：川丹皮内外俱紫，气香甚，味厚，治肝之有余。亳州丹皮外紫内白，气和，味轻，治肝之不足。通取皮厚实而粗大者佳。去心，酒洗用。丹皮、紫参，体色性味相同，世用丹皮，遂弃紫参矣。《植物名实图考》卷二五：《本经》中品。入药亦用单瓣者，其芽肥嫩，可酱食。种牡丹者必剔其嫩芽，则精脉聚于老干，故有芍药打头，牡丹修脚之谚。《本草求原》卷二：牡丹种类不一，其千叶密瓣者，止供玩赏。惟单叶单瓣野生者，取其根皮入药。此物冬芽、春叶，三月开花，五色俱有，结子黑色，止用红、白花者。其根，皮红内白，具心火之色，兼金水相生之气味，荣于木旺之时，故能入心肝血分，通经脉以行留滞。《增订伪药条辨》卷二：丹皮伪名洋丹皮。肉红皮黑条大，何种草根伪充，本不可知。按牡丹始出蜀地山谷及汉中，今江南江北皆有，而以洛阳为盛。

入药惟取野生。花开红白，单瓣者之根皮用之。气味辛寒而香，皮色外红紫内粉白。乃心主血脉之要药，奚容以赝品误混？用者当买苏丹皮为美。炳章按：丹皮产苏州阊门外张家山闸口者，皮红肉白，体糯性粉，无须无潮，久不变色，为最佳第一货。产凤凰山者，枝长而条嫩，外用红泥浆过，极易变色，亦佳。产宁国府南陵县木猪山者，名摇丹皮，色黑带红，肉色白起粉者，亦地道。滁州同陵及凤阳府定远出，亦名摇丹。有红土、黑土之分。红土者，用红泥浆上，待后其土色红汁浸入内肉，白色变红；黑土乃本色带紫，久远不变，亦佳。产太平府者，内肉起砂星明亮，性粳硬，为次。以上就产地分物质高下，其发售再以支条分粗细大小，以定售价贵贱。选顶粗大者，散装木箱，曰丹王。略细小者曰二王。再下者作把，曰小把丹。最细碎作大把者，曰大把丹。其产地好歹与粗细，以别地道与否。然皆本国出品，非外国货也。

【修治】《冯氏锦囊秘录》卷一：凡实热者宜生用，若胃稍虚者，宜酒炒用。《药性切用》卷三：生用凉血，酒炒和血。

【气味】味辛、苦，寒、微寒，无毒。《图经本草药性总论》卷上。气寒，味苦、辛，无毒。阴中微阳，入手厥阴、足少阴经。《本草发明》卷二。味辛、苦，气微凉。气味俱轻，阴中阳也。《景岳全书》卷四八。性寒，味酸、辛。《校补滇南本草》卷下。

【主治】一曰治肠胃积血，一曰除结气，破瘀血；其又曰治吐血衄血之要药，及无汗骨蒸。意者其能养真血而去坏血，固真气而行结气故耳。《医经大旨》卷一。治一切冷热气血凝滞，吐衄血瘀积血，跌扑伤血，产后恶血。通月经，除风痹，催产难。《药性解》卷三。破血，行消癥瘕之疾。破血块，除血分之热。堕胎。孕妇忌服。《校补滇南本草》卷下。

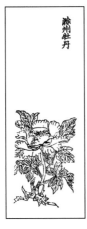
图 12-18-1　滁州牡丹《图经（政）》

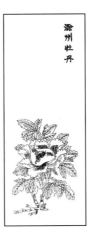
图 12-18-2　滁州牡丹《图经（绍）》

图 12-18-3　牡丹《歌括》

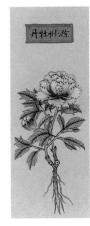
图 12-18-4　滁州牡丹《品汇》

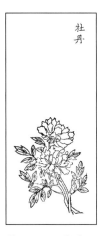

图 12-18-5 牡丹
《茹草》

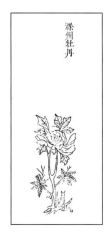

图 12-18-6 滁州
牡丹《蒙筌》

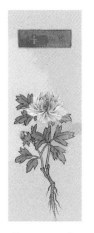

图 12-18-7 牡
丹《雷公》

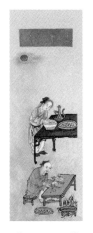

图 12-18-8 炮
制牡丹《雷公》

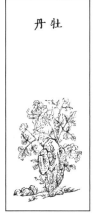

图 12-18-9 牡丹
《三才》

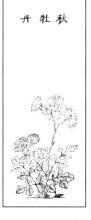

图 12-18-10 秋
牡丹《三才》

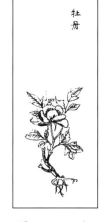

图 12-18-11 牡
丹《原始》

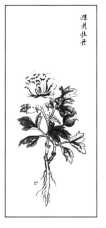

图 12-18-12 滁
州牡丹《草木状》

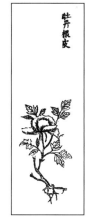

图 12-18-13 牡丹
根皮《汇言》

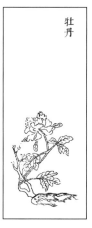

图 12-18-14 牡丹
《本草汇》

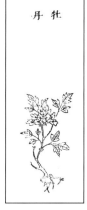

图 12-18-15 牡丹
《类纂》

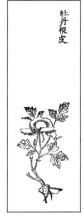

图 12-18-16 牡
丹根皮《备要》

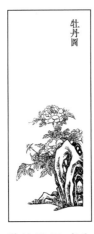
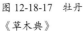

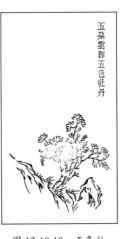

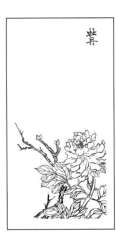

图 12-18-17　牡丹《草木典》　　图 12-18-18　五色牡丹《草药》　　图 12-18-19　牡丹《图考》　　图 12-18-20　牡丹《图说》

【发明】《本草纂要》卷四：治一切冷热血气，女子经水不通及产后恶血不止，大人衄血、吐血、瘀血、积血、跌扑损血，并皆可治。盖缘此药其气香，香所以通气而行血也；其味苦，苦所以止血而下气也；其气寒，寒所以养气而生血也；其味辛，辛所以推陈而致新也。吾按用治之法，同归芍而治阴中之火，同归芎而治产后诸疾，同芩连而凉血止血，同棱术而破血行血，同柴苓而治无汗骨蒸，同知贝而治惊痫郁热，同官桂而排脓定痛，同红花而调经顺脉。此为血中气药，调气则血自和，养血则气自安者也。《本草发明》卷二：牡丹皮苦寒，泻阴中之火，能养真血而去坏血。苦而兼辛，能固真气而行结气。盖血之所患者，火也，惟能泻阴火，故本草治吐衄血为必用之药。所谓养真血也，去瘀血留舍于肠胃者，去坏血也，坏血去而真血自生矣。又云中风瘈疭痉，惊痫风噤，寒热邪气头痛，癥瘕，痈疮，五劳骨热，腰痛，又女子经闭，血沥腰痛，皆荣中血少，而热气郁结，真气日耗也。今苦以泄火，辛以散邪，则结气行，而真气亦固矣。要之滋阴养血必用之药也。此能治无汗之骨蒸，地骨皮除有汗之骨蒸也。易老治神志不足，神属心志，属肾。故天王补心丸用之补心，八味丸中用之补心肾也。采用根上皮。《药鉴》卷二：牡丹皮气寒，味苦辛、阴中微阳也。无毒。凉骨蒸灵丹，止吐衄神方。惟其苦也，故除癥坚瘀血留舍于肠胃之中。惟其辛也，故散冷热血气收作于生产之后。月水欠匀者，服之即调。风痫时搐者，用之可定。痈疽用之消肿住痛，痘家用之行血排脓。清胃汤中止牙疼，快斑〔饮〕内散血热。何也？为其养真血而攻坏血，固真气而行结气耳。又治手少阴神不足，足少阴志不足，故仲景八味丸用之。孕妇所忌。《药性解》卷三：丹皮主用，无非辛温之功，禹锡等言其治冷，当矣。本草曰性寒，不亦误耶！夫肝为血舍，丹皮乃血剂，固宜入之，本功端主行血，不能补血，而东垣以此治无汗骨蒸，六味丸及补心丹皆用之，盖以血患火烁则枯，患气郁则新者不生。此剂苦能泻阴火，辛能疏结气，故为血分要药。《本草经疏》卷九：牡丹皮禀季春之气，而兼得乎木之性。阴中微阳，其味苦而微辛，其气寒而无毒，其色赤而象火，故入手少阴、厥阴，足厥阴，亦入足少阴经。辛以散结聚，苦寒除血热，入血分凉血热之要药也。寒热者，阴虚血热之候也。中风瘈疭痉，惊痫，皆坐阴虚内热，荣血不足之故。热去则血凉，凉则新血生，阴气复。阴气复则火不炎，而无因热生风之证矣，故悉主之。痈疮者，热壅血瘀而成也。凉血行血，故疗痈疮。辛能行血，苦能泄热，故能除血分邪气，及癥坚瘀血留舍肠胃。脏属阴而藏精，喜清而恶热，热除则五脏自安矣。《别录》并主时气头痛，客热，五劳劳气、头腰痛者，泄热凉血之功也。甄权又主经脉不通，血沥腰痛，此皆血因热而枯之候也。血中伏火，非此不除，故治骨蒸无汗，及小儿天行痘疮血热。东垣谓心虚肠胃积热，心火炽甚，心气不足者，以牡丹皮为君，亦此意也。忌胡荽。赤花者利，白花者补。**《本草汇言》卷二**：牡丹皮本入血分，凉血热之要药。然能行血，是其专职。虽有和血生血调血之功，必兼大滋养药乃可。凡妇人血崩及经行过期不净，并忌与行血药同用。**《药品化义》卷三**：牡丹皮属阴中有微阳，体皮干，色紫，气辛香，味微苦略辛，性微凉云寒云温皆非，能降，力疏肝清血，性气薄而味厚，入肝肾胞络三经。牡丹钟天地之精，群花之首，发于冬而盛于春，特取其皮入肝，泻阴中之火。因味苦则补阴，辛能散结，以此疏畅肝气，使血清和，所妙在微苦略辛。味厚可降，故能降火而不推荡，益血而不腻滞。若肝有余，则火盛而逆血热妄行，以其微苦下行降火，兼以辛散阳，用治吐血衄血，通经逐瘀。若肝不足，则荣中血少，热气郁结，以其略辛，散结止痛，兼以苦益阴，用治牙痛腰痛，赤淋白带，以此清热疏郁，使阴血不受火烁，不患阻滞，推陈致新，滋阴养血，为调经产后必用要药。胎前忌之。以能去血中之热，故痘疮壮热烦红用为良剂。取其皮能降火散表，以丹皮治无汗骨蒸，地骨皮治有汗骨蒸，大有殊功。川丹皮内外俱紫，气香甚，味重，治肝之有余。亳州丹皮外紫内白，气和，味轻，治肝之不足。通取皮厚实而粗大者佳，去心酒洗用。牡丹皮与紫参体色性味相同，世作丹皮，遂去紫参耳。今肆绝少，姑载之。**《本草述》卷八上**：牡丹皮，海藏谓其入手厥阴、足少阴经。盖本于洁古所说，入此二经，能治无汗之骨蒸也。唯其入此二经，故洁古谓其能泻阴胞中之火。○又世医粗言此味之能行血，与他药混施，不知其苦寒而多辛，苦寒能除热，更辛以散之，直入阴中，而散伏火，伏火散，则血自行，不等于他药之或兼辛温，而逐瘀以行者也。其最能引血归肝者，职是之故，正所谓和血，不谓能疏瘀也。如止以为导瘀而已，何以天王补心丹用之，补心八味丸中用之，补心肾即此二方，便可以知此品之用矣。然功归于凉血，如血病于寒涩者，此味似难概用。**《本草新编》卷三**：或问：地骨皮治有汗之骨蒸，牡丹皮治无汗之骨蒸，此前人之成说，吾子何略而不谈？岂牡丹皮非治无汗之骨蒸耶，此铎所亟欲辨者也。夫地骨皮未尝不治无汗之骨蒸，牡丹皮未尝不治有汗之骨蒸也。元素将二药分有汗、无汗，为治骨蒸之法，余不知其何所见而分。据其论，牡丹皮牡而不牝，其色丹，象离阳中之火，能泻，似乎牡丹皮乃阳中之阴，亦宜治有汗之骨蒸，而不宜治无汗之骨蒸矣。总之，牡丹皮乃治骨蒸之圣药，原不必分有汗、无汗也。○或问：牡丹皮能退骨蒸之虚热，是亦地骨皮之流亚也，乃先生止誉地骨皮之解骨蒸，而不及牡丹皮，岂别有意欤？夫牡丹皮之解骨蒸，虽同于地骨皮而微有异者，非解有汗与无汗也。牡丹皮之解骨蒸，解骨中之髓热也；地骨皮之解骨蒸，解骨中之血热也。骨中不止髓，髓之外必有血以裹之。骨中之髓热，必耗其骨中之血矣；骨外之血热，必烁其骨中之髓矣。故治骨蒸者，二味必须兼用，不可以有汗用地骨皮、无汗用牡丹皮也。此等论，实前人所未谈，言之必惊世人，然予实闻之吾师，非凿空而论也。髓中有血，斯亦何奇。余曾见人骨折者，骨中流血，与髓俱出，非明验乎。独是地骨皮凉骨中之血，牡丹皮凉骨中之髓，无人证吾言耳。《冯氏锦囊秘录》卷一：丹皮，清东方雷火，是其本功，北方龙火因而下伏，此乙癸同源之治也。古人惟此以治相火，故六味丸用之。后人专用黄柏，不知丹皮赤色象离，能泻阴中之火，使火退而阴生，所以入足少阴，而佐滋补之用。若黄柏者，不过苦寒而燥，既可伤胃，久则败阳，苦燥之性徒存，补阴之功何在！与丹皮之力不啻霄壤矣。但相火实旺，湿热太重者暂用之，以少损其势可也。《神农本草经读》卷三：丹皮气寒，禀水气而入肾。味辛无毒，得金味而入肺。心火具炎上之性，火郁则寒，火发则热，丹皮禀水气而制火，所以主之。肝为风脏，中风而害其筋则为瘈疭，中风而乱其魂则为惊痫，丹皮得金味以平肝，所以主之。邪气者，风火之邪也，邪气动血，留舍肠胃，瘀积瘕坚，丹皮之寒能清热，辛能散结，可以除之。肺为五脏之长，肺安而五脏俱安。痈疮皆属心火，心火降而痈疮可疗。《重庆堂随笔》卷下：丹皮虽非热药，而气香味辛。为血中气药，专于行血破瘀，故能堕胎消癥。所谓能止血者，瘀去则新血自安，非丹皮真能止血也。血虚而感风寒者，可用以发汗。若无瘀而血热妄行，及血虚而无外感者，皆不可用。惟入于养阴剂中，则阴药借以宣行而不滞，并可收其凉血之功。故阴虚人热入血分而患赤痢者，最为妙品。然气香而浊，极易作呕，胃弱者服之即吐，诸家本草皆未言及，用者审之。

【附方】《本草汇言》卷二：治便毒生于两腿合缝之间。用牡丹皮、归尾、金银花、天花粉、白芷、赤芍药各一钱，僵蚕、芒硝各二钱，穿山甲三大片火烧，大黄三钱，木鳖子五个，右剉一剂，好酒二碗煎滚，空心服。渣再煎，随服，厚被盖出汗，利一二次即消。○治悬痈生于谷道之前、小便之后。初发甚痒，状如松子。一月赤肿如桃，迟治则破，而大小便皆从此出，不可治矣。先服国老汤，不消，再服将军散。用牡丹皮、大黄、贝母、白芷、甘草、当归各五钱，其为细末，酒调服二钱，空心吃。

木香《本经》

【集解】《本草品汇精要》卷七：根轻浮苦而粘齿者为好。《药性要略大全》卷六：形类犀涯。贩者杂以此，宜选真者。其犀涯大苦，不堪入药。又与番白芷形亦相类，甚能毒杀人。生痰，锁喉甚速，盛于鸩鸟，尤当审辨也。其番白芷成片，似树皮之形。皮上有点起如包钉为异尔。《医学疑问》：方书有木香、南木香之名，小邦亦有木香云云之物，俗称青木香，或于典卖处用之，而未知其的否？至于南木香，则《本草》亦不言其详。切愿详知。答曰：木香有青、南之异。青者出于天竺，是草根状，若甘草；南者出于广州舶上，形如枯骨，苦口粘牙。《本草经疏》

卷六：详其治疗，与今白木香当是两种。按《图经》谓：生永昌，又云今惟广州舶上有来者。一
云出大秦国，一云产昆仑。则所出地土各异，是名同而实异可知已。《药性论》云：当以昆仑来
者为胜。此绝不可得。又云：西胡来者劣。今市肆所有，正白木香也。其味辛，其气温，专主诸
气不顺。求其能辟毒疫瘟鬼，杀鬼精物，恐或未然也。肺虚有热者，慎毋犯之。元气虚脱及阴虚
内热，诸病有热，心痛属火者禁用。《伤寒类要》所载，治天行热病，若发赤豆斑，用青木香水
煮服者，盖指昆仑来者一种，定非坊间所市广州舶上世所常用之白木香也。《药品化义》卷一：
用广木香体重实如枯骨而坚、嚼之粘牙者良。《植物名实图考》卷二五：木香《本经》上品。宋《图
经》着其形状，云出永昌山谷。今惟舶上来者，他无所出。按《本经》所载，无外番所产，或古
今异物。近时用木香治气极效，盖诸蕃志所谓如丝瓜者。凡番产皆不绘，兹从《本草衍义》图之。
然皆类马兜铃蔓生者，恐非西南徼所产。

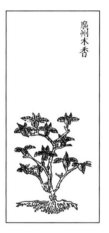

图 12-19-1　广州木
香《图经（政）》

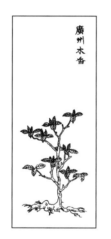

图 12-19-2　广州木
香《图经（绍）》

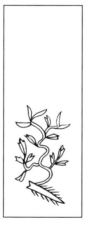

图 12-19-3　木香
《歌括》

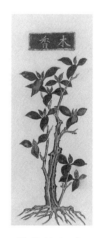

图 12-19-4　木
香《品汇》

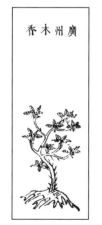

图 12-19-5　广州
木香《蒙筌》

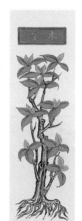

图 12-19-6　木
香《雷公》

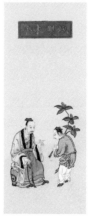

图 12-19-7　炮制
木香《雷公》

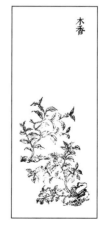

图 12-19-8　木香
《三才》

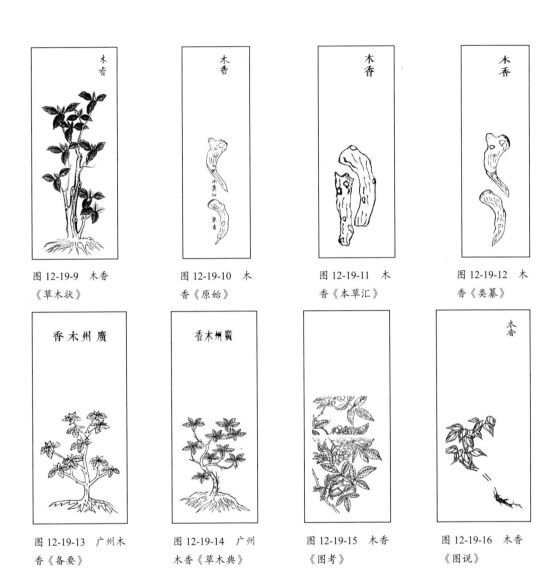

图 12-19-9　木香《草木状》

图 12-19-10　木香《原始》

图 12-19-11　木香《本草汇》

图 12-19-12　木香《类纂》

图 12-19-13　广州木香《备要》

图 12-19-14　广州木香《草木典》

图 12-19-15　木香《图考》

图 12-19-16　木香《图说》

【修治】《本草汇》卷一〇：出自外番，来从闽、广。形如枯骨、味苦粘牙者良。凡入理气药，只生用之。若欲止泻，须面裹煨熟用。

【气味】味苦、辛，性微温。《医经大旨》卷一。味甘、苦，气温，味厚于气，降也，阴中阳也，无毒。《太乙仙制本草药性大全·仙制药性》卷二。

【主治】主邪气，辟毒疫瘟鬼。治女人血刺痛淋露。气劣、气不足能补，气胀、气窒塞能通。和胃气如神，行肝气最捷。散滞气于肺上膈，破结气于中下焦。驱九种心疼，逐积年冷气。《太乙仙制本草药性大全·仙制药性》卷二。主调诸气不可缺，泄肺气不可无。止痢健脾，气疼是实。去膀胱冷气，除癥瘕，止泻痢腹痛如神。行肝气，火煨用。实大肠，疗气劣，肌中偏寒，主气不足，消蛊毒，杀鬼精物。端泄胸腹中积滞寒冷之气，治九种心痛，霍乱吐泻，腹疼呕逆，翻胃消食，强志安胎，女人血气刺痛，辟邪毒，瘟疫、温疟。《药性会元》卷上。行肝、脾、肺气滞如神，止心腹胁气痛甚捷。和胃气，止吐泻霍乱。散冷气，除胀疼呃逆。《景岳全书》卷四八。统理三焦气分，主心腹痛，辟鬼邪，气味纯阳，故辟邪止痛。健脾胃，消食积，止吐利，脾疾喜温燥，得之即效。安胎气。○理疝气，及一切气郁气逆。《宝命真诠》卷三。

【发明】《医经大旨》卷一：苦入心，辛入肺，故能入心而调诸气，胸腹中壅滞及冷气者多用之；经络中气滞痰结者亦当用之。《衍义补遗》以为行肝经气者何哉？盖心乃一身之主，一身气血之所听命者也。心有主，则能帅气；肺气调，则肝家动火自伏。惟人有怒气，则肝气拂逆而反忤其气，况心有纵肝之情而不能制，则肝气于是乎盛矣。或为拂郁者有之，或为攻冲者有之，于此得木香之苦辛温散则入心，惟苦辛温散入心，则心气疏畅，心气疏畅则气亦从而疏畅矣，气疏畅，则肝气之拂逆者自是其无有矣。实心之行，夫肝气也，非肝气之自行也，此又不可不知。又煨用能入大肠，多用能泄肺气。东垣以黄连制之，盖气行过于通畅，不无走泄之患也。《本草纂要》卷三：入阳明胃经，能和胃气；入厥阴肝经，能行肝气；复入太阴肺经，能泻肺气。阳中之微阳。性走而不存，非若干姜、吴萸之存守者也。惟其性走，是以两胁作疼而气闭咳嗽，或阴疝弦气而攻引小腹，或少腹急胀而痛引睾丸，或胸胁郁结而呕逆恶心，或吐利泄泻而癥瘕积聚，或痢疾腹痛而后重赤白，亦皆行太阴、厥阴之症也，用木香治之最妙。吾尝香萸同用，止腹痛最佳；香藿同用，去呕逆为美；香砂同用，开郁结寒邪；香连同用，止下痢食积。此脾胃肝肺清寒理气之药也，治不可缺。又谓木香之剂，其性香燥，非寒湿之症，然亦不可过用。《本草发明》卷二：木香苦辛，调诸气之要药也。故凡胸腹中壅滞及冷气，经络中气滞痰结皆用之，正谓调诸气也。惟寒气滞气为宜。《药性解》卷五：木香辛入肺，苦入心，温宜脾胃。肝者，心之母也，膀胱者，肺所连也，故均入焉。盖心乃一身之主，气血之所听命者也，有主则能塞气，肺气调则金能制木，而肝火自伏矣。凡人有怒，则肝气拂逆，而反忤其元气，心有从肝之情而不能制，则肝气于是乎盛，或为拂逆，或为攻冲，得木香则心气畅而正气亦畅，肝气何拂逆之有哉？实心之行夫肝也，非肝之自行也。东垣以黄连制之，恐其气行过于通畅，不无走泄之患尔。《本草经疏》卷六：是禀夏秋之阳气以生，兼得土之阳精，故无毒。性属纯阳，故主邪气，辟毒疫瘟鬼。阳主清明开发，故强志及不梦寤魇寐。行药之精，皆阳盛气烈之功也。《药镜》卷一：木香苦入心，辛入肺，芬芳入脾。气逆痰壅，皆属于肺，故上焦气滞当用。中气停积，皆属于脾，故中焦气滞应投。大肠气结则后重，膀胱气阻则癃淋，肝气拂郁则作痛，故下焦气滞相宜。戒投于心痛属火，用夹黄连，防其走泄。禁用于肺虚有热。生磨入药，奏功尤易。总之是降气定痛，敌寒胜湿之剂，《补遗》以为行肝气者，盖谓心乃一身之主，惟心能帅气，则肺气调，肺气调则金能制木，而肝火自伏，实心之行乎肝气，非肝气之自行也。《药品化义》卷一：木香属阳，体重而坚，色苍，气香窜，味辛而微苦，性热，能升能降，力调诸气，性气与味俱厚，入肺脾肝三经。木香香能通气，和合五脏，为调诸气要药。盖诸气膹郁，皆属于肺，故上焦气滞用之，为金郁则泄之也。中气不通，皆属于脾，故中焦气滞用之，为脾喜芳香也。大肠气闭则后重，故下焦气滞用之，为塞者通之也。以此治痞闷噫气，水肿腹胀，痢疾脚气，皆调滞散气之功。但辛香属阳，阳则升浮，如中焦下焦结滞，须佐槟榔堕之下行。因性香燥，同黄连黄芩治痢疾，同黄柏防己治脚气，皆藉寒药而制其燥，则用斯神矣。若怒气拂逆攻冲，遍身作痛，以此使肺气调，则肺气自伏。若肝气郁，致胁肋小腹间痛，同青皮疏之，令肝气行，则血顺痛止。惟痘疮实者忌用。用广木香体重实如枯骨而坚、嚼之粘牙者良。临煎切入，无使隔久，恐香气散无力。**《本草乘雅半偈》帙三**：木香，香草也。名木者，当入肝，故色香气味，各具角木用。亦入脾，故根枝节叶，亦各具宫土数。入脾则夺土郁，入肝则达木郁。《经》云：木郁则达之，土郁则夺之。夺土即所以达木，达木即所以夺土。土以木为用，木以土为基也。邪气毒疫，温鬼淋露，梦寤魇寐，致郁土郁木者，咸可达之夺之。强志者，即强木土之用，得以行其志耳。土大具体无用，吐生草木以为用也。木以土为基，又超出体用之外，以言能生之源。**《本草汇笺》卷二**：木香乃三焦气分之药，能升降诸气。《经》云：诸气膹郁，皆属于肺，故上焦气滞者用之，金郁则泄之也。中气不运，皆属于脾，故中焦气滞者用之，乃脾胃喜芳香也。大肠气滞则后重，膀胱气不化则癃淋，肝气郁而为痛，故下焦气滞者用之，乃塞者通之也。但辛香属阳，阳则升浮，如中下二焦结滞，须佐槟榔坠之下行。性香则燥，治痢同芩、连，治脚气同黄柏、防己，皆得寒药而制其燥矣。周慎斋云：木香破上焦之气而下达，砂仁醒脾气而上升，参苓白术散之用砂仁、木香，盖取其交通上下之气；归脾汤用木香，亦此意也。盖火郁气滞，脾气不醒，不能上通于心，下达于肝，失其统属之令。木香破上焦之滞，醒动脾气，而后脾气能淫气于心，心始生血，散精于肝，肝始藏血，心肝归依于脾，而后脾得以统血。且参、芪、术之补脾，当归补肝，伏苓、枣仁、远志补心，各守一经，性皆窒碍，得木香之流畅，则药气活动，三经流通，而无扞格之患。今之用归脾汤者，反欲去木香，其意何哉？**《本草汇》卷一〇**：木香，乃三焦气分第一药也。肺实主气，肺气调，虽能调气，多用能泻肺气，不宜久服。则金能制木而肝平。怒则肝逆上，忤其元气，心有纵肝之情，而不能制，则肝盛。得木香，则心气疏畅，而肝气之拂逆者，自是其无有矣。实心之行夫肝气，非肝气之自行也。胸腹间滞塞冷气，及经络中气滞痰结，必须用之。若得橘皮、肉蔻、生姜相佐使，其效尤速。时珍云：诸气愤郁，皆属于肺。故上焦气滞用之，乃金郁则泻之也。中气不运，皆属于脾，故中焦气滞宜之，脾胃喜芳香也。大肠气滞则后重，膀胱气不化则癃闭，肝气郁则为痛，故下焦气滞宜之。乃塞者通之也。气味纯阳，故能辟邪止痛。所以吐泻停食，脾疾也。土喜温燥，得之即效。气郁气逆，肝疾也。木喜疏通，得之即平。胎前须顺气，故能安胎也。若治中下二焦，气结滞及不转运，须用槟榔为使，因其香燥，而偏于阳，故肺虚有热，血枯而燥，元气虚脱，及阴虚内热，诸病有热心痛，阴火冲上者，则反助火邪，皆当禁用。不得已，用黄柏、知母，少佐木香。**《本草新编》卷二**：广木香味甘、苦，气温，降也，阴中阳也。无毒。能补气通气，和胃气，行肝气，散滞气，破结气，止心疼，逐冷气，安霍乱吐泻，呕逆翻胃，除痞癖癥块、脐腹胀痛，安胎散毒，治痢必需，且辟疫气瘴疠。但此物虽所必需，亦止可少用之为佐使，使气行即止，而不可谓其能补气，而重用之也。大约用广木香由一分、二分，至一钱而止，断勿出于一钱之外，过多反无效功，佐之补而不补，佐之泻而亦不泻也。或问：广木香与青木香，同是止痢之药，子何取广木香，而弃青木香也？盖广木香气温，而青木香气寒耳。夫痢乃湿热，青木香寒以去热，似相宜，而余毅然删去者，恶青木香之散气，虽有益于痢，终有损于气也。若广木香则不然，气温而不寒，能降气而不散气，且香先入脾，脾得之而喜，则脾气自调，脾气调而秽物自去，不攻之攻，正善于攻。此所以删青木香，而登广木香也。《冯氏锦囊秘录》卷一：木香乃三焦气分第一等药也。气味纯阳，故能辟邪止痛。吐泻停食，脾疾也，土喜温燥，得之即效。气郁气逆，肝疾也，木喜疏通，得之即平。胎前须顺气，故能安胎。但纯阳香燥，阴虚切忌；辛香走泄，脱症禁之。即平人久服，亦非所宜也。《玉楸药解》卷二：木香辛燥之性，破滞攻坚是其所长，庸工以治肝家之病，则不通矣。肝以风木之气，凡病皆燥，最不宜者。麦煨实大肠，生磨消肿病。《本草求真》卷四：木香疏肝醒脾，泄滞和胃。木香专入肝脾。味辛而苦，下气宽中。为三焦气分要药，然三焦则又以中为要，故凡脾胃虚寒凝滞而见吐泻停食，肝虚寒入而见气郁气逆，服此辛香味苦，则能下气而宽中矣。中宽则上下皆通，是以号为三焦宣滞要剂。宗奭曰：木香专泄，快胸腹间滞塞冷气，他则次之。得橘皮、肉豆蔻、生姜相佐使绝佳，效尤速。○番船上来形如枯骨、味苦粘舌者良，名青木香，非今所用马兜铃根者是也。今用皆广木香、土木香。入理气药，磨汁生用。若实大肠，面煨熟用。今医妄以西香代木香治痢，殊谬。

青木香《本草品汇精要》

【释名】土木香《药性要略大全》、独行根《太乙仙制本草药性大全》。

【集解】《本草品汇精要》卷七：《图经》曰：春生苗三四尺，叶如牛蒡但狭，长八九寸，皱软而有毛，夏开黄花如金钱，其根类甘草而辛香。又一种叶如山芋而开紫花者，江淮人呼为土青木香也。○出岷州及江淮间，苑中处处有之。《太乙仙制本草药性大全·本草精义》卷一：即马兜铃根。其根名云南根，似木香，小指大，赤黄色，七月采根，晒干用。

【气味】味辛苦，性温，味厚于气，阴中之阳。○无毒。《本草品汇精要》卷七。味辛、苦，气寒，有毒。《太乙仙制本草药性大全·仙制药性》卷二。

【主治】主妇人血气刺心，痛不可忍，九种心痛，积年冷气，疝癖，癥块，胀痛，逐诸壅气上冲，烦闷，霍乱，吐泻，心腹刺。《本草品汇精要》卷七。调诸气，下膈气，止气刺痛。《药性要略大全》卷六。主鬼疰积聚仙方，杀诸毒蛇毒秘法。治蛊毒如神，傅热肿奇效。《太乙仙制本草药性大全·仙制药性》卷二。散毒泄热，凡感受风湿，而见阴气上逆，用此下降。感受恶毒，而见胸肺不快，用此上吐。《新编六书》卷六。

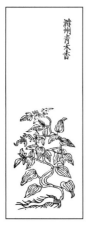

图 12-20-1 滁州青木香《图经（政）》

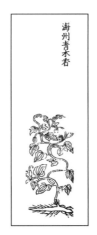

图 12-20-2 海州青木香《图经（政）》

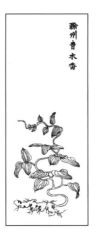

图 12-20-3 滁州青木香《图经（绍）》

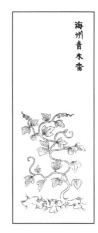

图 12-20-4 海州青木香《图经（绍）》

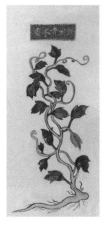

图 12-20-5 滁州青木香《品汇》

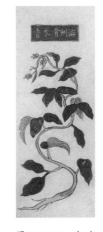

图 12-20-6 海州青木香《品汇》

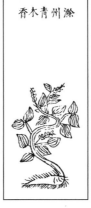

图 12-20-7 滁州青木香《蒙筌》

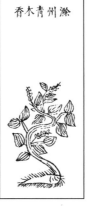

图 12-20-8 青木香《太乙》

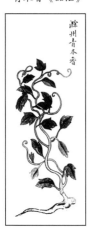

图 12-20-9 滁州青木香《草木状》

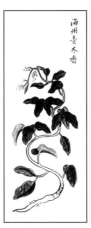

图 12-20-10 海州青木香《草木状》

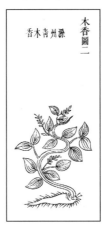

图 12-20-11 滁州青木香《草木典》

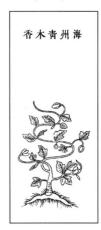

图 12-20-12 海州青木香《草木典》

【发明】《药性要略大全》卷六：与广木香同种。风土有异,故力有优劣尔。功用俱同《本草求真》卷四：味辛而苦,微寒无毒,诸书皆言可升可降,可吐可利。凡人感受恶毒而致胸膈不快,则可用此上吐,以其气辛而上达也。感受风湿而见阴气上逆,则可用此下降,以其苦能泄热也。故《肘后》治蛊毒,同酒水煮服,使毒从小便出矣。惟虚寒切禁,以其味辛与苦。泄人真气也,秃疮瘙痒可敷。出《精义》。

【附方】《医说》卷八：治胡臭。胡臭,股内阴下恒湿,臭或作疮。青木香好醋浸,致腋下夹之愈。《外台秘要方》。

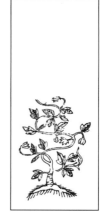

图 12-20-13 滁州青木香《图考》　图 12-20-14 海州青木香《图考》

《太乙仙制本草药性大全·仙制药性》卷二：疗肿,用根细捣,水调傅之效。○蛇咬毒。取根,水摩如泥,涂之差。○蛊毒。取根,水煮二两,取汗,服即吐。

艾纳香《开宝本草》

【释名】大枫艾、牛耳艾《生草药性备要》。

【气味】气温,味辛,无毒。《本草发明》卷三。味苦,性辛。《生草药性备要》卷下。苦,温。《本草求原》卷三。

【主治】祛风消肿,活血除湿,治跌打。《生草药性备要》卷下。活血。祛风消肿,治跌打,理酒风脚、敷之。蛇伤口不合,同鹿耳翎敷。《本草求原》卷三。

兜纳香《本草拾遗》

【校正】《本草纲目》原注出《海药》,今据《证类本草》改。

【集解】《证类本草》卷八：《海药》：谨按《广志》云生西海诸山。

【气味】味甘,温,无毒。〔《本草拾遗》〕。味辛,平,无毒。〔《海药》〕。《证类本草》卷八。

【主治】去恶气,温中,除暴冷。〔《本草拾遗》〕。主恶疮肿瘘,止痛生肌,并入膏用。烧之能辟远近恶气。带之夜行,壮胆安神。与茆香、柳枝合为汤浴小儿,则易长。〔《海药》〕。《证类本草》卷八。

马蹄香《滇南本草图说》

【释名】鬼见愁《滇南本草图说》。

【集解】《滇南本草图说》卷五：形似小牛舌，叶根黑，采枝叶入药。

【气味】性寒，味苦。《滇南本草图说》卷五。

【主治】妇人午后潮热，阴虚火动，头眩发晕，虚劳可疗。晒干烧烟，可避邪物。《滇南本草图说》卷五。

图 12-23-1 马蹄香《滇南图》

甘松香《开宝本草》

【集解】《药性通考》卷六：出凉州及黔、蜀。叶如茅，根极繁密，用根。《植物名实图考》卷二五：滇南同三柰等为食料用，昆明山中亦产之，高仅五六寸，似初生茆而劲，根大如拇指，长寸余，鲜时无香，干乃有臭。

【气味】气温，味甘、辛，无毒。《本草发明》卷三。味辛、甘，性温，无毒。入心、脾二经。《本草再新》卷一。

【主治】主治心腹冷痛，体气不洁，中满不快，下气。煮汤作浴，令人身香。《药性粗评》卷三。专辟恶气。治卒心腹痛满，下气，治黑皮黯、风疳齿。《药性要略大全》卷六。主恶气卒痛即止，治心腹胀满立除。入药剂尤能下气。《太乙仙制本草药性大全·仙制药性》卷二。温部甘松醒脾开胃，善降恶气。浴肌香体，能已心疼。《药镜》卷一。理诸气，开脾郁，治腹中满痛，风疳齿，脚膝气浮，煎汤淋洗。《药性通考》卷六。调气解郁，开胃醒脾。香散甚于藿香，虚人量用。《药性切用》卷三。

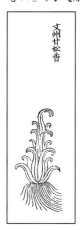

图 12-24-1 文州甘松香《图经（政）》

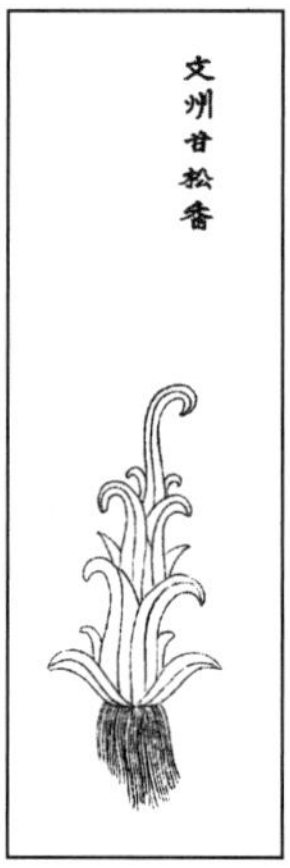

图 12-24-2 文州甘松香《图经（绍）》

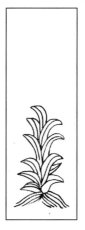

图 12-24-3 甘松香《歌括》

图 12-24-4 文州甘松香《品汇》

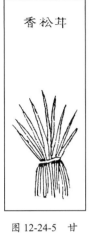

图 12-24-5 甘
松香《太乙》

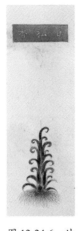

图 12-24-6 甘
松香《雷公》

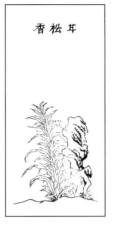

图 12-24-7 甘
香《三才》

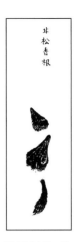

图 12-24-8 甘
松香根《原始》

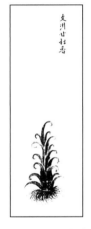

图 12-24-9 文州
甘松香《草木状》

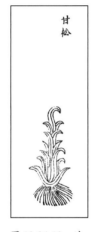

图 12-24-10 甘
松《备要》

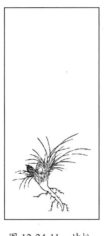

图 12-24-11 甘松
香《图考》

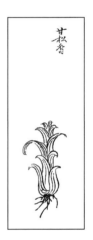

图 12-24-12 甘
松香《图说》

【发明】《神农本经会通》卷一：甘松无毒味甘香，浴体令香可浴汤。下气更能除恶气，腹心痛满是奇方。《本草约言》卷一：甘松、三柰，入手太阴肺。虽为开胃止哕，大都耗气。且诸香真安息能杀虫止劳，余皆开窍惹劳。虚损之人宜闻与食之也。《本草汇言》卷二：李时珍醒脾畅胃之药也。伍少山稿《开宝》方主心腹卒痛，散满下气，皆取温香行散之意。其气芳香，入脾胃药中，大有扶脾顺气，开胃消食之功。入八珍散、三合粉中，治老人脾虚不食、久泻虚脱。温而不热，香而不燥，甘而不滞，至和至美，脾之阳分用药也。与山柰合用更善。《本草乘雅半偈》帙一〇：臭味如松，香草也。宜入脾，脾味甘，脾臭香，脾之阳分用药也。功夺土郁，土郁则夺之，行土用也。由是天气明，地气清，土位乎中而畅于四支，美之至者也。地气冒明，祗须降浊，浊降则明体自着，若欲升清，反致浊矣。《本草述》卷八上：甘松香，亦芳草也。时珍谓其大醒脾气，而海藏更谓其理元气，去气郁者，似又不徒以芳香能醒脾见功矣。试即《准绳》治溲血方，以桑寄生为君，而臣以熟地、茯苓，兹味亦逐队于为佐中，且云此方处剂，乃以补血之乘虚而妄行者，是则兹味见功于海藏理元气一语，煞有可参。盖同于补血虚者，以为理元气之地，初不外于阳生阴中，大有斡旋，以俾元气之流行，岂同于他味之芳香，仅以醒脾为功乎哉？《本草求真》卷四：甘松醒脾开郁，辟邪除恶。甘松专入脾。甘温无毒，考书俱载芳香升窜，功能醒脾开郁。凡因恶气卒中，而见心腹痛满，风疳齿者，可同白芷并附子并用。《圣济总录》治风疳虫牙蚀肉至尽，用甘松、腻粉各二钱半，芦荟半两，猪肾一对，切炙为末，夜漱口后贴之，有涎吐出。若脚气膝肿，煎汤淋洗。惟寒湿则宜，热湿者休用。此虽有类山柰，但山柰气多辛窜，此则甘多于辛，故书载能入脾开郁也。出凉州，叶如茅根紧密者佳。此属草部，与松木、松香不同。

山柰《本草纲目》

【释名】三赖《本草品汇精要》、三柰《药性蒙求》。

【集解】《本草品汇精要》卷一三：其根分莳，春月抽芽直上，生一叶似车前而卷，至秋旁生一茎，开碎花，红白色，不结子，其本旁生小根，作丛，每根发芽亦生一叶，至冬则凋，土人取根作段市之，其香清馥逼人可爱，今合香多用之。《医林纂要探源》卷二：山柰辛，温。根叶皆似姜，气甚芬芳。出广中。盖杜若之类也。《植物名实图考》卷二五三：按《救荒本草》草三柰，叶似蘘草而狭长，开小淡红花，根香味甘微辛，可煮食；叶亦可煠食。核其形状，与今广中所产无小异。盖香草多以岭南为地道，其实各处亦间有之，采求不及耳。

根

【气味】味辛，气温，有小毒。《药性要略大全》卷六。味辛、甘，性温，无毒。入足阳明、太阴、厥阴经。《本草汇言》卷二。

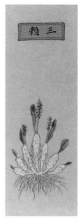

图 12-25-1 三赖《品汇》

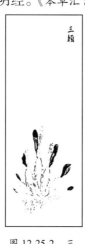

图 12-25-2 三赖《草木状》

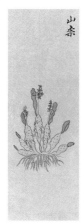

图 12-25-3 山柰《图谱》

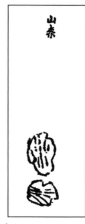

图 12-25-4 山柰《汇言》

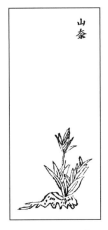

图 12-25-5　山柰
《备要》

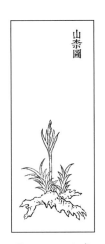

图 12-25-6　山柰
《草木典》

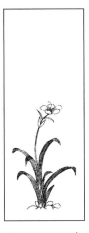

图 12-25-7　三柰
《图考》

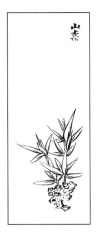

图 12-25-8　山柰
《图说》

【主治】辟秽气，作面脂，疗风邪，润泽颜色。为末擦牙，祛风止痛，及牙宣，口臭。《本草品汇精要》卷一三。辛温而香，去寒暖胃。凡入山行，宜常佩之。除瘴疠恶气。治心腹冷病，寒湿霍乱，停食不化，一切寒中诸证，用此宣散中黄之生气，祛除瘴疠之死气耳。《本草汇言》卷二。补肝，温中除寒，辟恶。治心腹寒痛，亦治霍乱，去湿杀虫。《医林纂要探源》卷二。暖胃辟恶。山柰专入胃。气味芳香，功能暖胃辟恶，凡因邪气而见心腹冷痛，寒湿霍乱，暨风虫牙痛，用此治无不效。《本草求真》卷四。温中辟恶。治心腹冷痛、寒湿霍乱、风虫牙痛。《罗氏会约医镜》卷一六。

【发明】《本草乘雅半偈》帙一〇：山，宣也。柰，遇也。味辛气温，臭香且辛也。对待寒中诸证者，宣散中黄之生气，辟除瘴厉之死气耳。宣气散生，产生万物者。山也，死阴之气，奚奈何。《药性切用》卷三：山柰性味辛温，温中辟瘴。散气烈于甘松，虚人不宜轻用。

【附方】《本草汇言》卷二：治面上雀斑。用山柰、蜜陀僧、鹰粪、蓖麻子肉，等分研匀，以乳汁调之，夜涂旦洗去。〇醒头去垢。用山柰、甘松、零陵香各一钱，樟脑五分，滑石五钱，共为末，夜擦头，旦篦去，立净。《水云录》。

子

【气味】味辛、甘，性微热，无毒。《药性粗评》卷三。

【主治】主治风湿，通九窍，有口气者含之可免。《药性粗评》卷三。

廉姜《本草拾遗》

【释名】箭杆风《草木便方》。

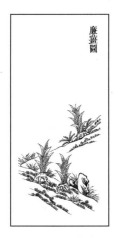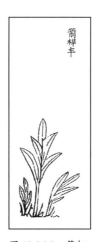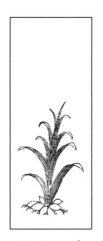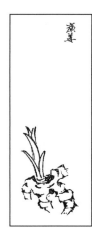

图 12-26-1　廉姜 《草木典》　　图 12-26-2　箭杆 丰《草木典》　　图 12-26-3　廉 姜《图考》　　图 12-26-4　廉 姜《图说》

【集解】《通志·昆虫草木略》卷七五：廉姜，似山姜而根大，一名葰。《植物名实图考》卷二五：南赣多有之。似山姜而高大，土人不甚食，以治胃痛甚效云。

【主治】解风毒，四肢麻木风湿服。中风顽痹煎汤洗，行血消瘀透筋骨。《草木便方》卷一。

山姜花《药性本草》

【集解】《南方草木状》卷上：山姜花茎叶即姜也。根不堪食。于叶间吐花，作穗如麦粒，软红色。煎服之治冷气甚效。出九真交趾。《植物名实图考》卷二五：山姜，《本草拾遗》始著录。江西、湖南山中多有之。与阳藿、茈姜无别，惟根如嫩姜，而味不甚辛，颇似黄精。衡山所售黄精，

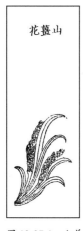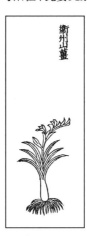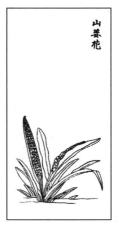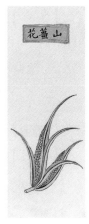

图 12-27-1　山姜 花《图经（政）》　　图 12-27-2　卫州 山姜《图经（政）》　　图 12-27-3　山姜 花《图经（绍）》　　图 12-27-4　山 姜花《品汇》

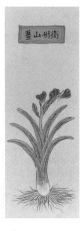

图 12-27-5 卫
州山姜《品汇》

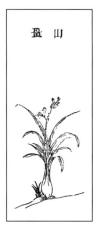

图 12-27-6 山
姜《三才》

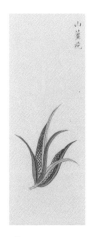

图 12-27-7 山
姜花《草木状》

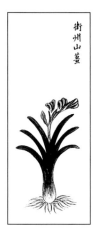

图 12-27-8 卫州
山姜《草木状》

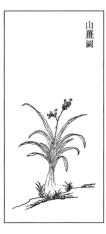

图 12-27-9 山姜
《草木典》

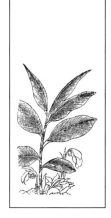

图 12-27-10 山
姜《图考》

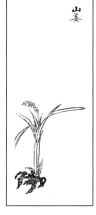

图 12-27-11 山
姜《图说》

多以此伪为之。宋《图经》山姜乃是高良姜，李时珍谓子似草豆蔻，甚猛烈，良是。而谓花赤色则未确，乃子赤色耳。

【主治】去皮间风热，可作淋煤汤，又主暴冷及胃中逆冷，霍乱腹痛。《本草品汇精要》卷四一。解酒毒，退冷虚。《医方药性》。去腹中冷气、冷疼。多食伤人。《本草省常》。

高良姜《别录》

【释名】佛手根《履巉岩本草》。

【集解】《履巉岩本草》卷中：经霜采用。矮似佛手，结大子，花开亦大。《药性粗评》卷二：高良姜，红豆蔻之根也。此据《本草》红豆蔻之条而言。然考良姜本条，又不言其子为豆蔻，再详之。春生茎叶，如姜苗而大，高一二尺许，夏开花红紫色，根与姜相似。或曰出高良郡，故名。今岭南及黔、蜀诸州郡山谷亦皆有之。三月采根，暴干。《增订伪药条辨》卷三：陶隐居言高良姜始出高良郡，故得此名。《别录》云：气味辛，大温，无毒。主治暴冷，胃中冷逆，霍乱腹痛。近有伪品，色黑而暗不黄，根瘦无味，非高良所产，不可用，用之反有害矣。炳章按：高良姜，

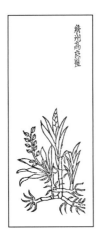

图 12-28-1 儋州高
良姜《图经（政）》

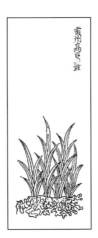

图 12-28-2 雷州高
良姜《图经（政）》

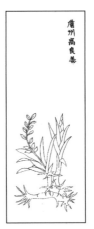

图 12-28-3 儋州高
良姜《图经（绍）》

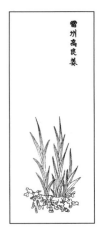

图 12-28-4 雷州高
良姜《图经（绍）》

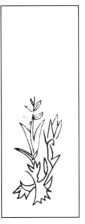

图 12-28-5 高
良姜《歌括》

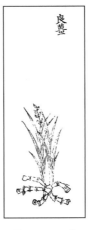

图 12-28-6 良
姜《饮膳》

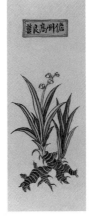

图 12-28-7 儋
州高良姜《品汇》

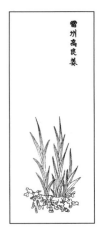

图 12-28-8 雷
州高良姜《品汇》

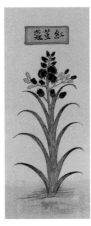

图 12-28-9 红豆
蔻《品汇》

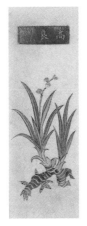

图 12-28-10 高
良姜《雷公》

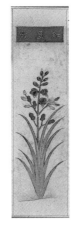

图 12-28-11 红
豆蔻《雷公》

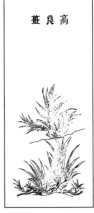

图 12-28-12 高
良姜《三才》

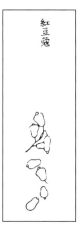

图 12-28-13 高
良姜《原始》

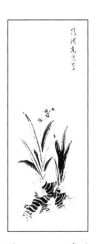

图 12-28-14 红
豆蔻《原始》

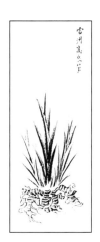

图 12-28-15 詹州
高良姜《草木状》

图 12-28-16 雷州
高良姜《草木状》

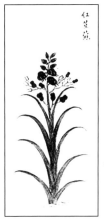

图 12-28-17 红豆
蔻《草木状》

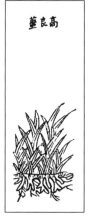

图 12-28-18 高良
姜《汇言》

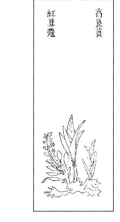

图 12-28-19 高良
姜、红豆蔻《本草汇》

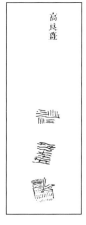

图 12-28-20 高
良姜《类纂》

图 12-28-21 红
豆蔻《类纂》

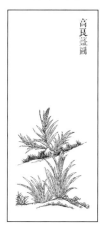

图 12-28-22 高良
姜《草木典》

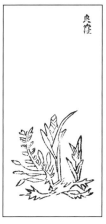

图 12-28-23 良姜
《备要》

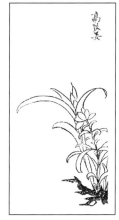

图 12-28-24 高良姜
《图说》

广东、海南出者，皮红有横节纹，肉红黄色，味辛辣，为地道。出货多，用途少，伪者鲜见。《南越笔记》云：高良姜出于高凉，故名。根为高良姜，子即红豆蔻。子未坼，含胎盐醋，经冬味辛香入馔。又云：凡物盛多谓之蔻，是子如红豆而丛生，故名红豆蔻。今验此花深红如灼，与《图经》花红紫色相吻合。花罢结实，大如白果，有棱，嫩时色红绿，子细如橘瓤，所谓含胎也。老则色红，即《草木状》之山姜，《楚辞》之杜若也。

根

【修治】《药性粗评》卷二：凡用剉，以麻油少许拌匀，炒过。

【气味】味辛，性大温，无毒。入足阳明胃、太阴脾经。《药性粗评》卷二。

【主治】主治内冷腹痛，霍乱吐泻，翻食呕沫，除寒消食，温中下气。《药性粗评》卷二。良姜治心腹逆冷，气痛攻冲，及呕食翻胃，霍乱转筋，健脾暖胃，消宿食，解酒毒，下气，止泻痢。《药性要略大全》卷四。健脾消食，下气温中，除胃间冷逆冲心，却霍乱转筋泻痢。翻胃呕食可止，腹痛积冷堪驱。去风冷，治冷痹大效。益声音、好颜色奇功。《太乙仙制本草药性大全·仙制药性》卷二。治胃气疼，面寒疼，肚腹疼痛。《校补滇南本草》卷下。

【发明】《本草发明》卷二：红豆蔻与肉豆蔻同用，而辛温过之。《药性解》卷四：良姜辛温，脾胃所快，真有寒症者，服之甚验。若有热病者，误投愈剧。《本草经疏》卷九：高良姜禀地二之气以生，本经大温，藏器辛温，元素辛热。纯阳，浮也。入足阳明、太阴经。二经为客寒所犯，则逆冷、霍乱、腹痛诸病生焉。辛温暖脾胃而逐寒邪，则胃中冷逆自除，霍乱腹痛自愈矣。甄权治腹内久冷气痛，去风冷痹弱。大明：主转筋泻痢，反胃，解酒毒，消宿食。苏颂治恶心呕清水。皆取其暖胃温中，散寒祛冷之功也。《本草汇言》卷二：梅高士稿《别录》方：主冬月卒中寒冷，阴寒霍乱，腹痛泻利，及胃寒呕吐，山岚瘴疟，逆冷诸证。若老人脾肾虚寒，泄泻自利，妇人心胃暴痛，因气怒、因寒痰者，此药辛热纯阳，除一切沉寒痼冷，功与桂附同等。苟非客寒犯胃，胃冷呕逆，及伤生冷饮食，致成霍乱吐泻者，不可轻用。如胃热作呕，伤暑霍乱，火热注泻，心虚作痛，法咸忌之。《医宗必读·本草征要》上：古方治心脾疼多用良姜，寒者用之至二钱，热者亦用四五分于清火剂中，取其辛温下气，止痛有神耳。按：虚人须与参术同行，若单用多用，犯冲和之气耳。《本草述》卷八上：辛温辛热之味，温多就土，以土喜暖也。热多就火，同气相求也。有辛味胜于温热者，则又就金，如辛温独胜，其能开滞散结。辛温兼苦，是又散而下行。良姜之辛温固也，然其治冷气，吐泻翻食等证，乃其辛而兼苦，有下气之功也。不然，《本草》所列诸味，为辛温辛热者亦多矣，何可不细审也？又按：良姜之治冷而暖胃固也，其谓去风冷者，谓何？盖阳气大虚，则亦病于风，故不止曰风。而曰风冷者，此也。然即此可悟胃中冷逆，而为霍乱及反胃者，何也？夫升降者，一气耳，阳并于阴，则升降之道穷，而中土实司升降之枢，故即病于中土，或为霍乱，甚则为反胃也。知此，则知此味之能奏功于阳也已。《本草汇》卷一〇：高良姜辛温大热，最能解散脾胃风寒停冷。古方多用以治心脾疼痛，噫逆胃寒者，取其下气止痛有神耳。若病因寒而胃脘滞痛，用良姜，酒洗七次，焙研二钱，香附子醋洗七次，焙末一钱。因怒者，用附末二钱，姜末一钱。寒怒兼有，各一钱半，以米饮加入生姜汁一匙，盐一捻，服之立止。《**本草新编**》**卷三**：高良姜良姜：味辛，气大温，纯阳，无毒。入心与膻中、脾、胃四经。健脾开胃，消食下气，除胃间逆冷，止霍乱转筋，定泻痢翻胃，祛腹痛心疼，温中却冷，大有殊功。倘内热之人误用之，必至变生不测，又不可不慎也。高良姜止心中之痛，然亦必与苍术同用为妙。否则，有愈、有不愈，以良姜不能去湿故耳。或问：良姜最能解酒毒，何子之未言也？夫良姜辛温大热，治客寒犯胃者实效，倘胸腹大热者，愈增烦烧之苦矣。良姜宜于治寒，而不宜于治热也。酒性大热，投之解酒，不以热济热乎，缪仲醇谓其能解酒毒，此予所不信也。《**本经逢原**》**卷二**：良姜辛热，纯阳上升，入足阳明、太阴二经。为客寒所犯，则逆冷霍乱，腹痛诸病生焉。辛温暖脾胃而逐寒邪，则胃中冷逆自除，霍乱腹痛自愈。甄权治腹内久冷气痛，去风冷痹弱。大明主转筋，泻利反胃，解酒毒，消食。苏颂治恶心呕清水，皆取暖胃温中散寒之功也。而寒疝小腹掣痛，须同茴香用之。产后下焦虚寒，瘀血不行，小腹结痛者加用之。若胃火作呕，伤暑，霍乱禁用，为其温燥也。〇红豆蔻辛温，主水泻霍乱，心腹绞痛，止呕进食，大补命门相火，故正元丹中用之。然能动火伤目致衄，不宜久服。《**夕庵读本草快编**》**卷二**：良姜苦辛大热，纯阳之品，入足太阴、阳明二经。善治噫逆胃寒，泄泻腹痛，健脾宽膈，破冷除瘴，乃其能也。若以参、苓佐之，非惟温养胃气，更可散中宫之风邪，故《千金方》治心脾冷痛者用。近有华亭邑公陈子明乃高州人也，尝语予曰：良姜非独利于心膈，每见因人被夹，即用此捣烂扎之，则旋复如故，又可验其除瘴续伤矣。《**本经续疏**》**卷四**：凡味辛气温，芳香之物，类取其阴中通阳，而用其根，则有取于从土外达。凡根采掇于花实后者，类取其收藏。采掇于花实前者，类取其散发。若采掇于临花发时，则一取其去病之速，一取其去骤来之病也。高良姜以春末开花，采根于二三月，而所主是暴冷，斯其义讵能外是哉？虽然，暴冷与痼冷又何别耶？夫痼冷于人身已有奠居之所，人身元气已有附从之者，不比暴来之冷破空而入，主客之势，既未相亲，格拒之形又已着见。试观下文所谓胃中冷逆，霍乱腹痛者，为何如证乎？若胃肯受其冷，冷以胃为窟者，则必下泄，决不上逆。若霍乱手足厥者，纵自吐利，必不腹痛，为非浸淫溃败之由，此暴冷之所可征，高良姜之所可用也。至其子，则性向下矣，故其功能在下，而亦与根不甚相差。

【附方】《**药性粗评**》**卷二**：霍乱吐痢。不拘内冷腹痛等疾，以一两，水三大盏，煎取二盏半，去滓，下粳米一合，煮粥食之。饮食膨胀：以一两，到，水三升煎，取一升服之。

《**太乙仙制本草药性大全·仙制药性**》**卷二**：满急霍乱吐利方。火炙令焦香，每用五两，打破，以酒一升，煮三四沸，顿服。〇腹痛不止。但嚼食之亦效。〇心脾痛。细到，微炒，为末，米饮调下一钱立止。〇忽心中恶，口吐清水者。取根如骰子块含之，咽津逡巡即差。

若臭亦含咽，更加草豆蔻同为末，煎汤常服。

《本草汇言》卷二：治冬月中寒，霍乱吐利，逆冷不温。用高良姜一两，酒半升，煮滚五六沸，频频服。《外台秘要》○治胃寒呕吐，并治泄泻，逆冷不温。用高良姜、白豆蔻、白术各五钱，黑大枣五枚、煨，水二大碗，煎七分服。《圣惠方》。○治山岚瘴疟，兼吐泻逆冷者。用高良姜、草果仁炒、姜制半夏、厚朴、苍术炒，各三钱，乌梅三枚，煎服。丹溪方。○治老人虚寒多泻。用高良姜、补骨脂、干姜、于白术各三钱，炙甘草五分，人参二钱，水煎服。《脾胃论》。○治一切滞气。心腹胀闷，疼痛，胁肋胀满，呕吐酸水痰涎，头目眩晕，并食积、酒积及米谷不化，或下利脓血，大小便结滞不快；或风壅积热，口苦咽干，涕唾稠粘。此药最能推陈致新，散郁破结，活血通经，治气分之圣药也。用高良姜、槟榔、黄连、木香、枳壳、青皮、莪术各一两，黄柏二两，香附、大黄各三两，俱用酒拌炒，磨为细末，加黑牵牛头末四两，水发丸如梧桐子大，每服一钱五分。临卧时淡姜汤送下，以利为度。《方脉正宗》。○治小儿上吐下泻。用高良姜、人参、白术、茯苓、藿香、木香、甘草、肉豆蔻各七分，水煎服。

子（子名红豆蔻）

【集解】《本草乘雅半偈》帙八：唐诗云：豆蔻稍头二月初。《桂海虞衡志》云：红豆蔻花丛生，叶瘦如碧芦，春末始发。未开花时，先抽一干，有大箨包之，箨解花见。一穗数十蕊，淡红鲜妍如桃杏。蕊重则垂如葡萄，又如火齐璎珞，及剪彩鸾枝之状。有花无实，不与草豆蔻同种，每蕊心有两瓣相并，词人托兴，如比目连理云。《资暇集》云：豆有圆而红，其首乌者，举世呼为相思子，即红豆蔻之异名。其木斜斫之则有文，可为弹博局及琵琶槽。其树大株而白，枝叶似槐。其花与皂荚花无殊。其子若豆处于甲中，通体皆红。李善云：其实赤如珊瑚。徐氏《笔精》云：岭南闽中有相思木，岁久结子，色红如大豆，故名相思子。每一树结子数斛，非红豆也。《笔丛》谓温廷筠诗：玲珑骰子安红豆，入骨相思知也无。相思子即红豆者，亦谬矣。《方物略记》云：红豆花白色，实若大豆而红，以似得名，叶如冬青。

【修治】《本草述钩元》卷八：宜炒过入药，亦有以姜同吴萸、东壁土炒用者。

【气味】味辛，性热，无毒。《药性要略大全》卷四。味辛，气温，无毒。《神农本经会通》卷一。

【主治】肠虚水泻，心腹绞痛，霍乱，呕吐酸水，解酒毒。不宜多服，令人舌粗，不能饮食。《药性要略大全》卷四。胃寒气冷，心腹疼，肠虚水泻，霍乱不宁，解酒毒，消宿食。不可多服，令人舌粗，不思饮食。《药性粗评》卷一。其气芬芳，温肺醒脾，且疏噎膈，散寒燥湿，更裨肠虚。《药镜》卷一。

【发明】《玉楸药解》卷一：治脾胃湿寒，痛胀皆消。疗水谷停瘀，吐泄俱断。善止霍乱疟痢，能除反胃噎膈。去胸腹之酸秽，散山川之瘴疠。红豆蔻调理脾胃，温燥湿寒，开通瘀塞，倡导污浊。亦与草豆蔻无异，而力量稍健，内瘀极重者宜之。上热易作鼻衄牙痛之家，尽属中下湿寒；胆火不降，当温燥中下，候上热不作而用之。去壳研用。红豆蔻即良姜子，与良姜性同。**《本草述钩元》卷八**：红蔻辛热，最能动火伤目致衄。缪氏云：良姜辛温大热，惟客寒犯胃而呕逆及伤生冷致成霍乱者，宜之。如胃火作呕，伤暑霍乱，心虚作痛者，咸忌。

杜若《本经》

【集解】**《梦溪笔谈·补笔谈》卷三**：杜若即今之高良姜。后人不识，又别出高良姜条。如赤箭再出天麻条，天名精再出地菘条，灯笼草再出苦蘵条，如此之类极多。或因主疗不同，盖古人所书主疗，皆多未尽。后人用久，渐见其功，主疗寖广。诸药例皆如此，岂独杜若也。后人又取高良姜中小者为杜若，正如用天麻、芦头为赤箭也。又有用北地山姜为杜若者。杜若，古人以为香草。北地山姜何尝有香？高良姜花成穗，芳华可爱。土人用盐梅汁淹以为菹。南人亦谓之山姜花，又曰豆蔻花。**《本草图经》**云：杜若苗似山姜，花黄赤，子赤色，大如棘子，中似豆蔻。出峡山、岭南北。正是高良姜，其子乃红蔻也。骚人比之兰芷。然药品中名实错乱者至多，人人自主一说，亦莫能坚决。不患多记，以广异同。**《本草纲目拾遗》卷八**：《粤志》：人多种之为香料。即杜若，非药中草果也。其苗似缩砂，三月开花作穗，色白微红，五六月结子，其根胜于叶。**《植物名实图考》卷二五**：按芳洲杜若，《九歌》迭咏，而医书以为少有识者。考郭璞有赞，谢朓有赋，江淹有颂，沈约有诗，岂皆未睹其物而空托采撷耶？韩保升云：苗似山姜，花黄子赤，大如棘子，中似豆蔻。细审其说，乃即滇中豆蔻耳。苏恭以为似高良姜，全少辛味。陶云，似旋葍根者即真杜若。李时珍以为楚山中时有之，山人亦呼为良姜。甄权所云子姜，《图经》所云山姜，皆是物也。沈存中以为即高良姜，以生高良而名。余于广信山中采得之，俗名

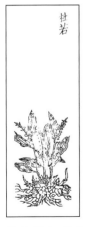

图 12-29-1　杜若
《图经（政）》

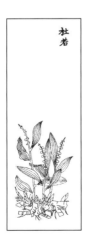

图 12-29-2　杜若
《图经（绍）》

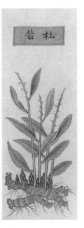

图 12-29-3　杜若
《品汇》

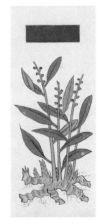

图 12-29-4　杜若《雷公》

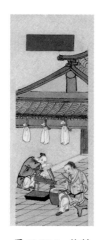

图 12-29-5　炮制
杜若《雷公》

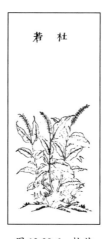

图 12-29-6　杜若
《三才》

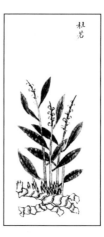

图 12-29-7　杜若
《草木状》

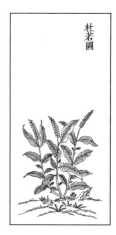

图 12-29-8　杜若
《草木典》

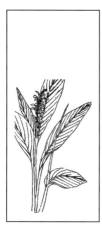

图 12-29-9　杜若
《图考》

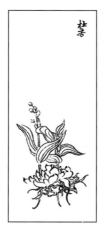

图 12-29-10　杜
若《图说》

连环姜，以其根瘦细有节，故名。有土医云：即良姜也。根少味，不入药用，其花出筹中，累累下垂，色红娇可爱，与前人所谓豆蔻花同，与良姜花微异。殆即《图经》所云山姜也。余取以入杜若，以符大者为良姜、小者为杜若之说。但深山中似此者，尚不知几许，姑以备考云尔。

【气味】味辛，气微温，无毒。得辛夷、细辛良。恶柴胡、前胡。《本草集要》卷二。

【主治】主胸胁胃冷气逆腹痛，明目，去皮间脑户风痛眩晕。《本草求原》卷二。

豆蔻《别录》

【修治】《玉楸药解》卷一：面包糖煨，研，去皮。《新编六书》卷六：麦裹煨熟，取仁。忌铁器。

【气味】味辛，气温，无毒。阳也，可升可降，入足太阴、阳明经。《本草约言》卷一。味辛，气热，阳也，无毒。《药性会元》卷上。味辛，气燥，升也，阳也。《伤寒温疫条辨》卷六。

【主治】去脾胃积滞之寒邪，止心腹新旧之冷痛。《本草约言》卷一。治风寒客邪在胃，痛及呕吐、霍乱，一切冷气，虚弱而不能食者，宜用之。且消酒毒，去口中臭气。益脾胃，散冷气力甚。《药性会元》卷上。惟其气热，故能治风寒客邪，

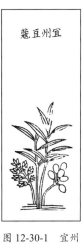

图 12-30-1 宜州
豆蔻《图经（政）》

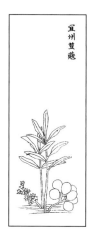

图 12-30-2 宜州
豆蔻《图经（绍）》

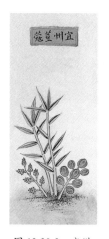

图 12-30-3 宜州
豆蔻《品汇》

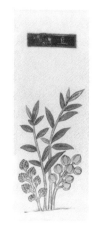

图 12-30-4 宜州
豆蔻《食物》

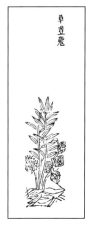

图 12-30-5 草豆
蔻《蒙筌》

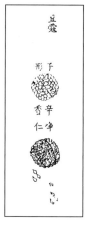

图 12-30-6 豆
蔻《原始》

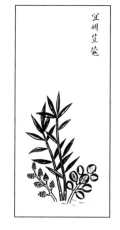

图 12-30-7 宜州
豆蔻《草木状》

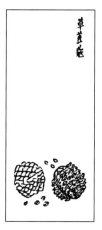

图 12-30-8 草豆
蔻《汇言》

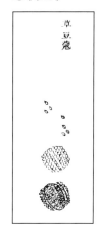

图 12-30-9 草豆
蔻《类纂》

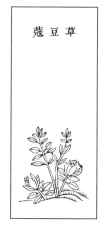

图 12-30-10 草
豆蔻《备要》

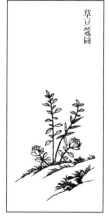

图 12-30-11 草豆
蔻《草木典》

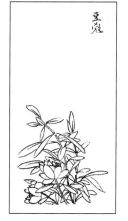

图 12-30-12 豆蔻
《图说》

一切冷气及呕吐诸症。惟其味辛，故能散滞气，除胃脘之刺痛及两胁之气逆。《药鉴》卷二。蠲腹痛而呕吐息，散脾寒而胀满消。痰饮藉以导疏，冷气仗为温解。消中焦之积滞。《药镜》卷二。主治温中下气，止霍乱吐逆，客寒犯胃，祛寒燥湿，开郁消积。多用助脾热，伤肺损目。《医经允中》卷一八。燥湿调中，运行郁浊，善磨饮食，能驱痰饮。治胃口寒湿作痛，疗腹中腐败成积，泄秽吞酸俱效，蛮烟瘴雨皆医。痃疟堪疗，霍乱可愈。反胃噎膈之佳药，呕吐泄利之良品。化鱼骨肉停留，断赤白带下。《玉楸药解》卷一。

【发明】《绍兴本草》卷六：豆蔻采实为用，乃草果子也。性味、主治已载《本经》。然但温中理气功力多矣。产南海。当从《本经》味辛，温，无毒是矣。其花间有用之。虽云消酒毒，亦未闻的验之据。《药性解》卷三：主风寒客邪在胃。其余与白者同功，而性尤燥急，不及白蔻有清高之气。按：草豆蔻辛温发散，故入脾胃而主风寒。多食大损脾胃，《衍义》谓其虚弱不食者宜此，恐非，胃火者大忌。草果味辛，性温，无毒，入脾、胃二经。主疟疾胸腹结滞，呕吐胃经风邪。按：草果温温发散，与草蔻同功，故经络亦同，多食亦损脾胃，虚弱及胃火者亦忌之。《本草经疏》卷九：豆蔻得地二之火气而有金，复兼感乎夏末秋初之令以生。故《别录》谓其味辛，气温，而性无毒。海藏又云：大辛热，阳也，浮也。入足太阴、阳明经。盖辛能破滞，香能入脾，温热能祛寒燥湿，故主温中，及寒客中焦心腹痛，中寒呕吐也。脾开窍于口，脾家有积滞则瘀而为热，故发口臭，醒脾导滞则口气不臭矣。辛散温行，故下气。寒客中焦，饮良不消，气因闭滞则霍乱，又散一切冷气，消酒毒者，亦燥湿、破滞、行气、健脾、开胃之功也。产闽之建宁者，气芳烈，类白豆蔻，善散冷气，疗胃脘痛，理中焦。产滇、贵、南粤者，气猛而浊，俗呼草果者是也。善破瘴疠，消谷食，及一切宿食停滞作胀闷及痛。《本草汇言》卷二：和中暖胃，李东垣消宿滞之药也。何其玉稿专主中膈不和，吞酸吐水，心疼肚痛，泄泻积冷。凡一切阴寒壅滞之病，悉主治也。其功用与白豆蔻相同。白者入脾胃，复入肺经，行气而又有益气之妙。草者仅入脾胃二经，长于利气破滞而已。《医宗必读·本草征要》上：散寒，止心腹之痛；下气，驱逆满之疴。开胃而理霍乱吐泻，攻坚而破噎膈癥痕。辛能破滞，香能达脾，温能散寒。按：草豆蔻辛燥，犯血忌，阴不足者远之。《本草详节》卷二：草豆蔻，辛能破滞，香能入脾，温能祛寒燥湿。寒客中焦，饮食不消，藉其清高之气，可与木瓜、乌梅、缩砂、益智、麴蘗、甘草、生姜同用。若热郁，则不可用，恐积温成热，而伤肺损目也。《夕庵读本草快编》卷二：豆蔻《别录》、草果《方言》云：凡物盛多者名蔻，又其形似豆也，宜于食料，故以果名。今人多以山姜实伪之，不可不辨。草果大辛而热，浮散属阳。入足太阴、阳明，故能除寒燥湿，开郁化食，散膈上之痰，疗胃脘之痛，乃其绩也。夫南方卑下，山岚烟瘴，饮啖酸酸，脾胃常多寒湿郁滞，虚痢痞噎，用之相宜。及妇人恶阻带下，亦有殊效。但不可频服，恐燥脾伤肺而损目，所谓积温成热也。古人治瘴疟寒热与知母同用，盖取其治太阴独胜之寒，知母治阳明独胜之热，一阴一阳，庶无偏胜尔。**《伤寒温疫条辨》卷六**：痰食，除胀满，祛寒湿，止霍乱泻痢，辟山岚瘴气。但其性燥急，不如白蔻有清爽之气，而辛温发散，又与草果相似。同砂仁温中，佐常山截疟。胃燥发热，三蔻并忌。

【附方】**《本草汇言》卷二**：治伤寒湿暑气，或停积水果、油腻、鱼、面、酒、茶，一切外感内伤，疟痢瘴气，为呕吐，为痞胀，为噫哕诸证。用草豆蔻五钱、苍术、厚朴、陈皮、甘草各三钱，俱炒燥，研细末，每早晚各服三钱，浓煎姜汤调下。《方脉正宗》。

草果《宝庆本草折衷》　　【校正】《本草纲目》原附"豆蔻"条下，今分出。

【集解】**《本草品汇精要》卷七**：草果生广南及海南。草果形如橄榄，其皮薄，其色紫，其仁如缩砂仁而大。又云南出者名云南草果，其形差小耳。**《本草原始》卷三**：草果生闽、广。八月采实，内子大粒成团，外壳紧厚多皱。凡资入剂，去壳取仁。此草结实类果，故名草果。

【气味】味辛，温，无毒。《饮膳正要》卷三。味辛，温，入胃经。《医宗必读·本草征要》上。大辛，气热，阳也，可升可降，入足太阴、阳明经。《本草汇》卷一〇。

【主治】治心腹痛，止呕，补胃，下气，消酒毒。《饮膳正要》卷三。定霍乱，止呕逆，去恶气。解酒毒，健脾消饮。《本草元命苞》卷五。温脾胃，止呕吐，霍乱，恶心，消宿食，导滞，逐邪，除胀满，却心腹中冷痛。《本草品汇精要》卷七。主治寒痰湿气，瘴疠吐酸，下气散寒，温脾胃，消饮食。《药性粗评》卷二。散脾胃之寒，消久停之食，截老疟之痰，止呕吐之疾。《本草约言》卷一。破瘴疠之疟，消痰食之愆。《医宗必读·本草征要》上。

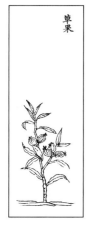

图 12-31-1 草果《图经（政）》

图 12-31-2 草果《品汇》

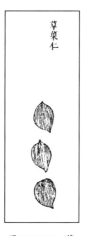

图 12-31-3 草果仁《蒙筌》

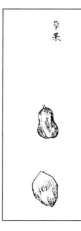

图 12-31-4 草果《原始》

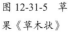

图 12-31-5 草
果《草木状》

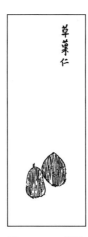

图 12-31-6 草果
仁《本草汇》

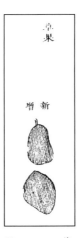

图 12-31-7 草
果《类纂》

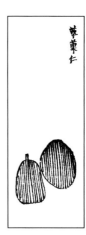

图 12-31-8 草
果仁《备要》

【发明】《宝庆本草折衷》卷一八上品：续说云：草果为理脾之要，惜乎旧经未载，幸而王硕载于《易简方》首，则草果之效始彰。如《局方》常山饮中用此草果，而许洪乃误引草豆蔻说以注之，观者殊觉疑似。继有张松复广其旨，于是草果之条益显矣。然草果每去皮而取肉，今《三因》等方治痢断下汤及治暴疟者，亦以皮并肉剉入众料，盖皮又能发表也。《本草元命苞》卷五：入太阴之仓，和胃温中。行水谷之海，治疟方中多用。如清脾汤、万金散、草果饮之类，是也。进食药内尤宜。如人参养胃汤、草果平胃散之类，是也。赤白带下，同乳香煨，为末，饮服。方用草果，去皮，每个入乳香一小块，面裹煨焦黄，和面同为细末，米饮汤调服。寒热交攻，共柴胡汤咀煎饵。寒热往来，饮食减少，方用小柴胡汤一两半，入草果仁十分，平分二服，姜枣煎饵。《图经》不载备要，详该。吴郡旌表义门汤孟实，七世同居，家藏此本，宋孟公猷所作，故述以拾遗。广州岭南所产。入药用仁，去皮。《药鉴》卷二：辟山岚瘴气，止霍乱恶心。辛则散，宿食立除。膨胀温，则去邪气。且却冷疼，同缩砂能温中焦。佐常山，能截疫疟。大都中病即已，不可多服。盖此剂大耗元气，而老弱虚羸之人，尤宜戒之。《本草汇言》卷二：草果仁治脾胃寒湿，方龙潭逐瘴疠之药也。费五星稿盖脾胃喜温而恶寒，喜燥而恶湿，喜利而恶滞，喜香而恶秽。草果气味香辛而热，香能达脾，辛能破滞，热能散寒与湿，故凡湿郁于中，胸满腹胀；湿积于脾，吞酸吐酸；湿聚于胃，呕吐恶心；湿蒸于内，黄疸黄汗，是皆湿邪之为病也。又有避暑受凉，而为脾寒瘴疟；或中寒感寒，而为腹痛吐利；或食瓜桃鱼腥生冷，而为冷积泄泻，是皆寒与湿之为病也。用草果并能治之。又思东南土地卑下，每多山岚雾瘴。又因饮啖鱼腥、水果、酒、茶、粉、面，脾胃常多寒湿郁滞之病，故服食草果，与之相宜。或云：草果治湿之功大，治脾之效速，常与知母同用，治瘴疟寒热有验。盖草果治太阴独胜之寒，知母治阳明独胜之热，正以一阴一阳合用，无偏胜之虞也。但草果性热味辛，本是祛寒散湿、破滞消食、除瘴之药，凡疟疾由于阴阳两虚，不由于瘴气者；心痛胃脘痛由于火，而不由于寒湿饮食瘀滞者；泄泻、暴注、口渴，由于暑热，不由于鱼

1674

腥生冷伤者；痢疾赤白、后重里急，小水不利，因作胀满，由于暑气湿热，不由暑气湿寒者，皆不当用，用之增剧。《本草述》卷八上：草豆蔻之用，入脾胃也，以其香能入脾，其用之以散中土之寒，并寒之化湿，以为郁为滞者。因其气味合于辛香，而又本于温也。试以《别录》首主温中，《开宝》治一切冷气，东垣去客寒心与胃痛，而时珍言治瘴疠寒疟，如诸说者，不可以知其所主治，固专于外寒，或本于虚寒，而与脾胃湿热之证，迥乎其不相谋哉？丹溪所云必明知身受寒邪，口食寒物云云，意盖谓脾胃湿热之证为多，恐误用温散之剂，反助湿中之热，以滋剧也。至此，味之用与草果悬殊者，一则辛香而和，能散中土之寒邪，一则辛烈而臭，反耗脾胃之元阳，投剂者可不审诸。《本草汇·补遗》：草果气猛而浊，专导滞逐邪，治脾寒湿寒痰之剂也。瘴疠之疟，及一切冷气膨胀，果积酒毒，宿食疟母，惟此为能驱解。同砂仁温中，同青皮泄肝邪，佐常山截疫疟。然辛烈过甚，大耗元阳，虚人及胃火者，禁之。《本草》载与草蔻同条，不分主治。然虽为一物，治微有不同，今特详之。

草果药《滇南本草》

【气味】性大温，味辛、苦。《滇南本草》卷中。

【主治】宽中理气，消胸隔膨胀，化宿食胃气，治九种胃疼，面寒背寒，消痞块积滞。《滇南本草》卷中。

【附方】《校补滇南本草》卷下：治九种胃气疼痛，面寒疼，痞块疼痛。草果药，新瓦焙二两。木香三钱，共为细末，每服一钱，热烧酒服。

白豆蔻《开宝本草》

【释名】白砂仁《药性要略大全》。

【集解】《医林纂要探源》卷二：抽茎大叶，抽穗作红花，结白实，成穗，似砂仁而稍大。

【修治】《药性会元》卷上：凡使，去壳微炒，研用。《本草汇笺》卷二：去壳，炒香，捣碎用。不宜久宿。《本草汇》卷一〇：去皮，研细。不见火，乘沸点服。《本草从新》卷一：去衣，微焙，研细。《本草述钩元》卷八：药煎成，方炒研，入一二沸即起，为丸，待诸药细末后，方研入，勿隔宿。

【气味】味苦、辛，气大温，无毒。阳也，可升可降，入手太阴经。《本草约言》卷一。味甘，平，性温，无毒。《药性全备食物本草》卷四。

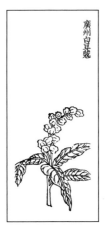

图 12-33-1 广州白豆蔻《图经（政）》

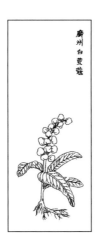

图 12-33-2 广州白豆蔻《图经（绍）》

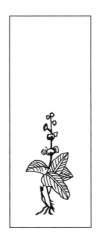

图 12-33-3 白豆蔻《歌括》

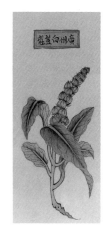

图 12-33-4 广州白豆蔻《品汇》

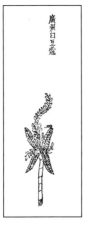

图 12-33-5 广州白豆蔻《蒙荃》

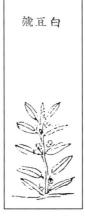

图 12-33-6 白豆蔻《太乙》

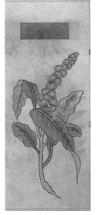

图 12-33-7 白豆蔻《雷公》

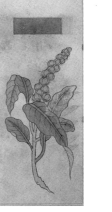

图 12-33-8 白豆蔻《三才》

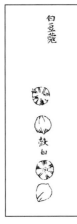

图 12-33-9 白豆蔻《原始》

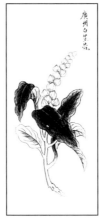

图 12-33-10 广州白豆蔻《草木状》

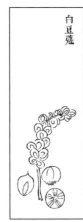

图 12-33-11 白豆蔻《本草汇》

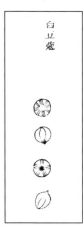

图 12-33-12 白豆蔻《类纂》

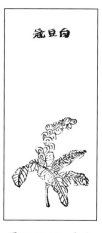

图 12-33-13 白豆
蔻《备要》

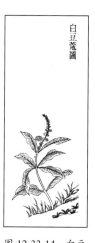

图 12-33-14 白豆
蔻《草木典》

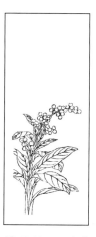

图 12-33-15 白豆
蔻《图考》

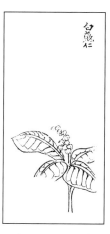

图 12-33-16 白蔻
仁《图说》

【主治】破肺中滞气，退目中云气，散胸中冷滞，益膈上元阳。温脾土，却目翳退障，止翻胃呕，消积食膨。《太乙仙制本草药性大全·仙制药性》卷二。主破肺中滞气，退目中云气，散胸中冷气，补上焦元气。治冷泻，疗痢止痛，温脾健胃，消食宽膨，止吐逆、翻胃，下消谷，胃与心腹冷痛，宽膈进食。赤眼暴发，白睛红翳者，少加用之。《药性会元》卷上。主消寒痰，下滞气，退目中翳，止呕吐，开胃进食，除冷泻痢及腹痛心疼。《药性解》卷三。入脾肺两经，别有清爽之气。散胸中冷滞，温胃口止疼，除呕逆翻胃，消宿食膨胀，治噎膈，除疟疾，解酒毒，祛秽恶，能退翳膜，亦消痰气。欲其速效，嚼咽甚良，或为散亦妙。《景岳全书》卷四八。

【发明】《药性解》卷三：白豆蔻辛宜入肺，温为脾胃所喜，故并入之。大抵辛散之剂，不能补益，药性称其补上焦元气，恐无是理。但不甚刻削耳，世俗不察而信之，误人不小。治寒气神效，肺胃中有火及虚者忌之。《本草经疏》卷九：白豆蔻感秋燥之令，而得乎地之火金，故其味辛，其气大温，其性无毒。好古大辛热，味薄气厚，轻清而升，阳也，浮也。入手太阴，亦入足阳明经。味大辛也，气大温也，宜其主积冷气，及伤冷吐逆，因寒反胃也。暖能消物，故又主消谷。温能通行，故主下气。东垣用以散肺中滞气，宽膈进食，去白睛翳膜，散滞之功也。《本草汇言》卷二：温中开胃，《开宝》消食下气之药也。汤济庵稿凡冷气哮喘，痰嗽无时；或宿食停中，呕吐腹胀；或瘴疟寒热，久发不休；或中酒中气，眩晕烦闷；或暴发赤眼，翳脉遮睛诸证，皆脾肺二藏之气寒郁不和之故也。用白豆仁辛温开达，能行能运，李时珍能消能磨，流行三焦，荣卫一转，诸证自平矣。凡喘嗽呕吐，不因于寒而因于火者，疟疾不因于瘴邪而因于阴阳两虚者，目中赤脉白翳，不因于暴病寒风而因于久眼血虚血热者，皆不可犯。又如火升作呕，因热腹痛，法咸忌之。《本草乘雅半偈》帙一〇：谷府之受盛水谷，以成酝酿，若䪥中之糜烂有形也。其所以成酝酿者，藉肾间动气曰先天。又若䪥底之灼然薪炭耳。更藉肺气吸呼曰后天。又若䪥底薪炭，轮机动扇，乃得灼然薪炭耳。白者肺色，洁白以成休德也。豆者肾谷，受盛䐜肉之䪥器也。味大辛，气大温，宁非火然泉达之机乎。蔻者，寇也，当其完聚而即寇之也。是以酝酿成精气，当其完聚。肺即寇之转灌溉，朝百脉，留四藏，归权衡，成休德矣。主治证名，能以此反复推度，便可迎刃而解。《本草述》卷八上：白豆蔻在《开宝本草》云主治积冷气，而东垣云散肺中滞气，至海藏更言其补肺气，益脾胃，理元气，收脱气，夫东垣之散滞气者，即《开宝》治冷气之义，气固以冷而滞也。至如海藏所云补肺气，理元气者，得勿以散冷化滞，即此便为补乎？以杨仁齐能消能磨，流行三焦，营卫一转，诸证自平数语合之，亦或庶几近之。第海藏收脱气一语，似乎与散冷化滞者，有不相谋此处，可以细绎也。盖此味海藏云入手太阴，第审其味乃先香辣而散，后微辣而凉，夫辛而凉者，金之气味也，正合于阳中之少阴，由天而渐至于地之气也。如使能升散，而不能降收，可谓得秋令之金气，而能入手太阴乎？故方书因寒滞气，而入此味于温补中者，义固然矣。是此味和其味之温补者，以治虚寒也。然有剂合寒热而亦入此味者，则又以其能和寒热之气，而无不宜也，是遵何道哉？盖正取其合于阳中之少阴，能升散而即能降收故，或逐队于升散之阳，而阴未尝不存乎其中；或逐队于降收之阴，而阳已先为主于其内，即推而至于寒热之味并投，而措之无不时宜者，此海藏所以谓其补肺气，理脾胃元气，而且云收脱气也。若于此道深心者，试取陈藏器冬夏不凋一语，稍为寻绎，兹味何以随冬夏而皆不凋也，是岂非寒热胥宜之义欤？彼锢于习说者，何为不一致察乎哉？《元素集锦》：白豆蔻别有清高之气，治金虚木盛，霍乱吐泻之疾用之，一转而五藏皆平。其制肝之功最捷，人皆忽之。《本草新编》卷三：白豆蔻味辛，气大温，阳也，无毒。入手太阴肺经。别有清高之气，非草豆蔻之可比也。散胸中冷滞之气，益心包之元阳，温脾胃，止呕吐翻胃，消积食目翳。但此物最难识，铺家多以草豆蔻充之，所以用多不效。总之，必须白者为佳，正不必问真假也。或问：白豆蔻与砂仁相似，用砂仁，可不必用白豆蔻矣，而不知各有功效，砂仁宜用之于补药丸中，而白豆蔻宜用之于补剂汤内。盖砂仁性缓，而豆蔻性急也。《夕庵读本草快编》卷二：白蔻大辛而热，气厚味薄，轻清而升，阳也、浮也。感秋燥之令，得乎地之火金，为手太阴之本药，故能散胸中之滞气。胸中者肺之府也，且其性芳香，兼入脾胃而理元气，开噎膈而进饮食。感寒腹痛，积冷吐逆，脾虚发疟，酒毒目翳，并皆治之。盖取其化气而行三焦，能消能磨，营卫转而诸症悉平矣。予每治病后恶食，木气有余者，用与黄连同剂，消谷下气，功更神也。《本草求真》卷四：白豆蔻专入肺、脾、胃，兼入大肠。本与缩砂密一类，气味既同，功亦莫别。然此另有一种清爽妙气，上入肺经气分，而为肺家散气要药，且其辛温香窜，流行三焦，温暖脾胃，而使寒湿膨胀，虚疟吐逆，反胃腹痛，并翳膜必白睛见有白翳方用。目眦红筋等症悉除。不似缩砂密辛温香窜兼苦，功端和胃醒脾调中，而于肺肾他部则止兼而及之也。是以肺胃有火，及肺胃气薄切忌。故凡用药治病，最宜审谅气味，分别形质，以为考求，不可一毫忽略，竟无分别于其间耳。《本草求原》卷二：此味辛温而又凉，能和寒热之气，故升阳剂中、降收剂中与寒热互用之剂皆可用之。佐入血药，又能通润二肠，使气行血自润。不论血寒、血热，俱可于寒热方中少佐之以行其升降。故海藏谓其理脾胃元气，补肺气，收脱气。

【附方】《药性粗评》卷一：胃冷翻食。白豆蔻为末，温酒调下二三钱，愈。

《本草汇言》卷二：治哮喘痰逆。不拘冷热，用白豆蔻、麻黄、杏仁、桑白皮、甘草。《广济方》。○治宿食不消，中满呕逆。用白豆蔻、红麴、砂仁、枳实、白术。同前。○治瘴疟寒热，呕吐胃弱，饮食不进。用白豆蔻、人参、白术、陈皮、半夏、厚朴、生姜。同上。○治中酒呕逆，恶心。用白豆蔻、陈皮、干葛、木瓜、砂仁。张文中方。○治中气厥逆，眩晕卒倒。用白豆蔻、人参、黄耆、木香、半夏、乌药。《医通》。○治眼目赤障。用白豆蔻、桑皮、柴胡、生地、连翘、荆芥。东垣《药性论》。○治脾虚白睛生翳障。用白豆蔻、白术、白蒺藜、决明子、甘菊花、密蒙花、木贼草。○治胃虚反胃，及因寒呕吐。用白豆蔻、人参、生姜、陈皮、藿香、白术。《调元宝笈》。○治妇人一切气逆不和。用豆蔻、藿香、乌药、陈皮、木香。妇医郭道子传。

缩砂蜜《开宝本草》

【集解】《医林纂要探源》卷二：贴根生小叶，而后抽茎上达，实累累亦结贴根处，圆大如指拇，外有薄壳，中包细仁，数隔，扁形相砌，体质轻虚。一名缩沙蜜。出广中，以阳春者为佳。《增订伪药条辨》卷二：缩砂伪名洋扣。味辣不香，色亦带黄。更有一种广扣，仁大味苦，均非真品。按缩砂仁产岭南山泽间，近以阳春出者为佳，故一名春砂，状似豆蔻，皮紧厚而皱，色黄赤，外有细刺，气味甚香。胡得撗用洋扣、广扣，鱼目混珠，殊可恨也。炳章按：缩砂，即名阳春砂。产广东肇庆府阳春县者，名阳春砂，三角长圆形，两头微尖，外皮刺灵红紫色，肉紫黑色，嚼之辛香微辣，为最地道。罗定产者，头平而圆，刺短皮紫褐色，气味较薄，略次。广西出者，名西砂，颗圆皮薄，刺更浅，色赭黑色，香味皆淡薄，更次。郑君所说味辣不香，或是西砂，必非洋扣。西砂圆形，惟壳与蔻不同，似难混充耳。土蜜砂缩砂仁在山采下，用蜜生浸，所以杀其燥烈之气也。闻有以原壳砂，水浸透，以蜜煮过，其性仍燥，用者慎之。炳章按：近时之缩砂仁，外粉白色，内肉紫色，嚼之味辣，气味香，皆广西产，即西砂内仁也。其性质确燥，亦次，不若带壳春砂之为地道也。

【修治】《医学统旨》卷八：去壳微炒，碾碎用。《药性解》卷三：炒去衣，研用。

【气味】味辛、甘、涩，气温，无毒。阳也，浮也。入手足太阴、阳明、太阳、少阴八经。《本草汇言》卷二。

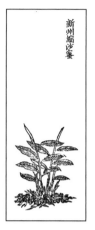

图 12-34-1 新州缩
沙蜜《图经（政）》

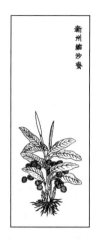

图 12-34-2 新州缩
沙蜜《图经（绍）》

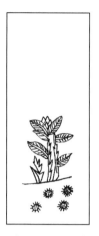

图 12-34-3 缩沙
蜜《歌括》

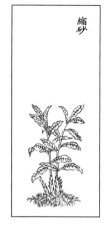

图 12-34-4 缩砂
《饮膳》

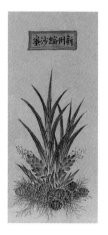

图 12-34-5 新州
缩沙蜜《品汇》

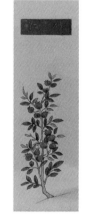

图 12-34-6 砂
仁《食物》

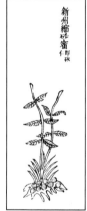

图 12-34-7 新州
缩砂蜜《蒙筌》

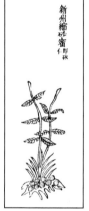

图 12-34-8 缩砂
蜜《太乙》

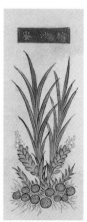

图 12-34-9 缩
沙蜜《雷公》

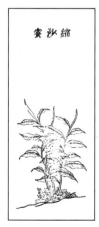

图 12-34-10 缩
沙蜜《三才》

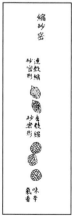

图 12-34-11
缩砂蜜《原始》

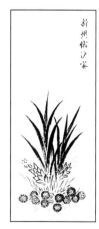

图 12-34-12 新州
缩砂蜜《草木状》

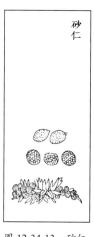

图 12-34-13 砂仁
《本草汇》

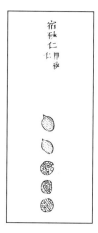

图 12-34-14 缩
砂仁《类纂》

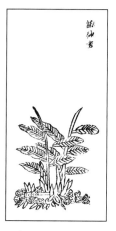

图 12-34-15 缩砂
蜜《备要》

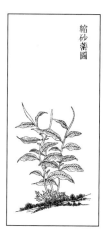

图 12-34-16 缩砂
蔤《草木典》

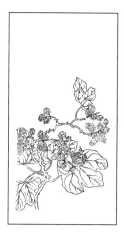

图 12-34-17 缩砂
蜜《图考》

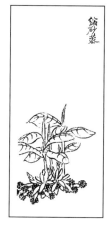

图 12-34-18 缩砂
蔤《图说》

【主治】主止吐泻，安胎，化酒食，消食化气，暖胃温脾。《药性会元》卷上。主虚寒泻痢，宿食不消，腹痛心疼，咳嗽，腹满奔，霍乱转筋，祛冷逐痰，安胎止吐，下气化酒食。《药性解》卷三。温脾胃而寒气散，磨食积而泻痢平。安胎气而呕吐止，祛秽气而霍乱宁。《药镜》卷一。和脾行气，消食逐寒，除霍乱，止恶心。消胀满，安气滞之胎。却腹痛，治藏寒之泻。止小便泄痢，快胸膈开痰。平气逆咳嗽，口齿浮热。止女子崩中，鬼气奔豚。欲其温暖，须用炒研。入肺、肾、膀胱，各随使引。亦善消化铜铁骨哽。《景岳全书》卷四八。

【发明】《本草纂要》卷四：入太阴脾经，行脾气；入阳明胃经，和胃气，治气之美剂也。夫惟气有虚实，砂仁治实而不治虚也。然而，安胎之剂，又佐以砂仁，何也？盖此剂臣使之药，得参归可以安胎顺气也，得木香可以和胃行肝也，得人参益智可以行脾气也，得黄柏茯苓可以行肾气也，得白豆蔻可以行肺气也，得赤白石脂可以行大小肠气也。大抵此剂调冷气，散结气，破滞气，和胃气，清脾气，温中气，行肝气，安胎气，此治气之圣药也。所以同木香用，治气尤速。

《本草发明》卷二：缩砂辛温，专温中止痛行气。故《本草》主虚劳冷泻，赤白痢，腹中虚痛，宿食不消，下气，霍乱转筋，心腹痛冷气，温脾胃。其温中，止痛行气，可见矣。又疗脾胃结滞气。东垣云：化酒食。由辛温而酒食运化，脾胃之结滞自散矣。其他治奔豚鬼疰，惊痫邪气，取其辛散耳。又咳嗽上气，是肺受风寒，以辛散之。若肺有伏火禁用。○与白檀香、豆蔻为使，则入肺。与人参、益智为使，则入脾。与黄柏、茯苓为使，则入肾、膀。与赤白石脂为使，则入大小肠。入安胎饮或以酒调服，主胎动不安。《药鉴》卷二：佐黄芩为安胎之妙剂也。治一切霍乱吐泻心腹绞痛，正以温辛能止疼行气故耳。又于止痢药中用之，亦取此意。以益智、人参为使则入脾，以白檀、豆蔻为使则入肺，以黄柏、茯苓为使则入膀胱、肾，以赤白石脂为使则入大小肠。虽然其性温辛，用之者以热攻热，乃所以为顺治也。《经》曰：热因热用，此之谓也。东垣谓化酒食之剂，何哉？盖惟温辛行气，则气行而酒食亦为之运化矣。若痰火症，下虚上盛，水不制火等症，误服即津枯喉燥，胸唇干郁，害匪轻矣。《药性解》卷三：砂仁为行散之剂，故入脾胃诸经，性温而不伤于热，行气而不伤于克，太阴经要剂也，宜常用之。《本草经疏》卷九：缩砂蜜禀天地阳和之气以生，故其味辛，其气温，其性无毒。入足太阴、阳明、少阴、厥阴，亦入手太阴、阳明、厥阴。可升可降，降多于升，阳也。辛能散，又能润，温能和畅通达。虚劳冷泻，脾肾不足也。宿食不消，脾胃俱虚也。赤白滞下，胃与大肠因虚而湿热与积滞客之所成也。辛以润肾，故使气下行，兼温则脾肾之气皆和，和则冷泻自止，宿食自消，赤白滞下自愈。气下则气得归元，故腹中虚痛自已也。甄权用以止冷气痛，止休息痢，消化水谷，温暖肝肾。陈藏器用以主上气奔豚，鬼疰邪气。鬼疰必由于脾肾两虚、阴阳乏绝故也。日华子用以主一切气，转筋霍乱。转筋霍乱必由脾胃为邪所干，胃气壅滞闭塞而成。杨氏用以止痛安胎。气结则作痛，气逆则胎不安。洁古用以治脾胃气结滞不散，皆下气散结，温中和胃，入脾、入肾、入肝、入命门、入大肠之耳。《本草汇言》卷二：杨士瀛温中和气之药也。陈五占稿治脾胃虚寒，腹痛吐泻，或脾胃郁滞，水谷不行；或伤酒停饮，呕吐恶心；或寒暑不调，霍乱吐利；或肺中受寒，上气咳嗽；或肾气泛溢，奔豚走疰。又若上焦之气梗逆而不下，下焦之气抑遏而不上，中焦之气凝聚而不舒，用砂仁治之，奏效最捷。然古方多用以安胎，何也？盖气结则痛，气逆则胎不安。此药辛香而窜，温而不烈，利而不削，和而不争，通畅三焦，温行六府，暖肺醒脾，养胃益肾，舒达肝胆不顺不平之气，所以善安胎。又有不宜用者，凡腹痛由于内热，泄泻由于火邪，胎痛由于血热，肿满由于湿热，上气咳嗽由于火冲迫肺者，咸宜禁之。《折肱漫录》卷三：砂仁能下气。凡中气虚人不可服。《医宗必读》：砂仁性燥，血虚火炎者，不可过用。胎妇食之太多，耗气必致产难。《药镜》卷一：血虚多服，助火添痰。气虚多服，闭成胀发。问所与偕，理肺气者白豆蔻，补肾者益智、人参，清肾者茯苓、黄柏，行大肠、行小肠者赤石脂、白石脂。佐以食盐，泡汤冷饮，干霍乱可平也。萝卜汁浸，焙干饿服，因痰气而作胀者可疗也。连皮炒黑，热酒调下，此又子痫昏冒之仙方也。《本草汇笺》卷二：缩砂仁为开脾胃之要药，和中气之上品。性温而不伤于热，行气而不伤于克，随所引药，通行诸经。其色黑味辛，黑入肾，肾恶燥，辛以润之。若肾虚气不归元，用之向导。入补肾药，同地黄蒸用，取其达下，殆胜桂、附毒烈之害多矣。其能化铜铁骨梗，何况水谷之属？《本草述》卷八上：缩砂密，《本草》止言其辛温涩，而后贤有言其辛兼苦，有言其辛兼咸，有独言其酸者。然初尝之，即酸辣而有咸，后转微苦，仍兼酸辣咸之味。苦味尽处，带淡甜酸意，而唾渣有余香也。大抵辛苦居多，而辛尤胜咸，酸为少，而酸尤劣。夫咸，水气土之元。酸，木气土之用。辛乃金气土之化，即同具于咸酸中，是咸酸之味，得辛气以畅也。因而转苦者，达水木之化于火。火，土之所自生也。仍不离于咸酸辛者，是不如他味之属土者，专受气于火也。苦尽而微有淡甜者，是五味皆归于中土，以达其化也。唾渣有余香者，金气同于火气，以终始之也。在本草止言辛温涩也，是而后贤乃补其未尽者也。其谓脾之用也，是以脾为己土，其味本咸，其兼味有辛甘咸苦也。其所谓治种种各证者，以中土为四气所生，而四气即由中土所成，谓其为成数者，此也夫四气皆由之以成矣。《本草汇》卷一〇：缩砂，属土而能行散，性温而不伤于热，行气而不伤于克，醒脾调胃，引诸药归宿丹田，香而能窜，和合五藏，冲和之正品，太阴之要剂也。故补肾药中，同地黄丸蒸，取其下达之旨也。若肾虚气不归元，非此向导不济。缩砂胜于桂、附热毒之害，多矣。同熟地、茯苓，能纳气归肾。同檀香、白蔻能下气安肺。得白术、陈皮、人参、益智，能和气益脾。得黄檗、茯苓为使，入肾。得赤、白石脂为使，入大小肠。然性燥，凡属火病者忌之。本非肺经药，乃有用之于咳逆者，通指寒邪郁肺，气不得舒，以致咳逆之证。若咳嗽多缘肺热，此药即不可投矣。胎妇气虚，不可多服，反致难产，不可不知。

《本草新编》卷三：或问：砂仁消食之药，入之补虚之中，似乎不宜，何以反佳？不知补药味重，非佐之消食之药，未免过于滋益，反恐难于开胃。入之砂仁，以苏其脾胃之气，则补药尤能消化，而生精生气，更易易也。或问：砂仁香能入脾，辛能润肾，肾虚气不归元，非用此为向导不济，殆胜桂、附热毒之害多矣。曰：此不知砂仁者也。砂仁止入脾，而不入肾，引补肾药入于脾中则可，谓诸补药，必借砂仁引其由脾以入肾则不可。《神农本草》并未言其入肾，不过说主ూ劳冷泻耳。夫冷泻有专属于脾者，何可谓脾寒俱是肾寒。《顾氏医镜》卷七：下气而治呕吐奔豚，可升可降，降多于升，故能下气，下气开胃，则呕吐止。奔豚属肾，火虚衰，阴气凝结上攻，此能下气，温肾散结。化食而理心疼腹痛。醒脾气则食化，散结气则痛止。霍乱与泻痢均资，霍乱因正气壅塞，泻由食停，痢由积滞，故成主之。鬼疰与安胎并效。鬼畏苦香，胎喜疏利。治中满肿胀，脾虚中满，佐补药以和中气。肿胀因或食积，或因痰、因气、因水，皆用之以理气。兼上气咳嗽。指寒邪郁肺，气不得舒之症，咳因肺热者，不宜用之。开脾胃之要药，和中气之正品。若肾虚气不归元，非此向导不济。性温而燥，凡因热火升，腹痛作呕，伤暑作泻，胎动由于血热，肿胀由于燥热，咳逆由于火冲，难以概投。孕妇食之太多耗气，必至难产。《冯氏锦囊秘录》卷二：可升可降，降多于升，阳也。辛能散能润，温能和畅通达，故治一切虚寒凝结气滞。《本经逢原》卷二：缩砂属土，醒脾调胃，为脾、胃、肺、肾、大小肠、膀胱七经之气药，能引诸药归宿丹田。治脾虚泄泻，宿食不消，泻痢白沫，腹中虚痛，寒饮胀痞，噎膈呕吐，和中行气，止痛安胎，用之悉效。同熟地、茯苓纳气归肾。同檀香、豆蔻下气安肺。得陈皮、白术和气益脾。惟新产妇忌之，恐气骤行动血也。今人治血痢亦多用之。若积欲尽时，良非所宜。又血虚火炎咳嗽禁用。妊妇气滞者宜服。若气虚者，多服反耗其气，多致难产。南人性喜条畅，食品每多用之，北人性喜潜藏，药中亦罕用者。《玉楸药解》卷一：和中调气，行郁消渴。降胃阴而下食，达脾阳而化谷。呕吐与泄利皆良，咳嗽共痰饮俱妙。善疗噎膈，能安胎妊。调上焦之腐酸，理下气之秽浊。除咽喉口齿之热，化铜铁骨刺之鲠。清升浊降，全赖中气，中气非旺，则枢轴不转，脾陷胃逆。凡疟胀肿满，痰饮咳嗽，噎膈泄利，霍乱转筋，胎坠肛脱，谷宿水停，泄秽吞酸，诸证皆升降反常，清陷浊逆故也。泄之则益损其虚，补之则愈增其满，清之则滋其下寒，温之则生其上热，缘其中气堙郁，清浊易位，水木下陷，不受宣泄，火金上逆，不受温补也。惟以养中之味，而加和中之品，调其滞气，使之回旋转轴运动，则升降复职，清浊得位，然后于补中扶土之内，温升其肝脾，清降其肺胃，无有忧矣。和中之品，莫妙如砂仁。冲和条达，不伤正气，调理脾胃之上品也。去壳炒研，汤冲服则气足。《**医林纂要探源**》卷二：润肾补肝，补命门。其实在下，尤能温子珠。和脾胃，开郁结。轻虚上行，实主于温养中州，而行气于膻中，故能治寒热噎隔，寒咳，呕吐霍乱，散咽喉、口齿浮热，消食醒酒。又祛逐寒痰，治赤白滞痢。盖其品中和，然辛而不汗者，其用以仁，其行在中，不及表也。又合黄芩能安胎，以和阴阳之意。能化铜铁，消骨梗，则命火之化也。

【附方】《**药性粗评**》卷二：脾胃诸病。不拘冷气腹痛，霍乱泻痢，饮食膨胀，凡见前证者，以制过砂仁一两，为细末，用羊子肝薄切成片，将末逐片糁上，铺瓦上焙干，为末，又以干姜三四钱为末，相和捣饭为丸梧桐子大，每服五十丸，米饮送下，日二服，殊效。妊娠动胎。妊娠偶因跌扑伤打，触动胎气，腹痛不安者，以制过砂仁捣罗为末，每服二钱，热酒调下，须臾觉胎气暖热，自安。

《**本草汇言**》卷二：治泄泻兼呕吐，及不思食。用缩砂仁、人参、橘皮、藿香、白茯苓、白芍药、炙甘草。《方脉举要》。○治干霍乱累效。用缩砂仁两许，炒为末，入食盐三钱，滚汤一碗泡浸，冷服。《方脉撮要》。○治伤饮食油腻，瓜果、酒面、乳茶等物。用砂仁、苍术、草果、干葛、陈皮、茯苓、生姜。《方脉撮要》。○治奔豚气。用砂仁、茴香、吴茱萸、川黄连。《医方心镜》。倪氏家传介繁安胎方。初受孕时服，过五个月则不用。砂仁、藿香、陈皮、桔梗、益智仁、苍术、黄芩各二钱，甘草、苏叶、厚朴各一钱，枳壳三钱，小茴香炒一钱五分，分作三服，每服水钟半，煎七分，空心温服。治男妇翻胃呕吐，饮食不通。此是寒痰，在胃脘结阻。诸药不效，此方极验。用砂仁、沉香、木香各二钱，血竭、乳香、玄胡索各一钱五分，没药、麝香各八分，共研极细末。米糊为丸，如弹子大。用辰砂末一钱五分，为衣。见是患者，用烧酒磨服。男妇腹痛，诸气作痛，产后诸气攻心作痛，用陈酒磨服。小儿天吊作痛，啼叫不已，用葱汤磨服。《广笔记》。○治男子妇人一切七情之气不和。多因忧愁思虑，忿怒伤神；或临食忧戚，或事不遂意，使抑郁之气，留滞不散，停于胸隔之间，不能流畅，致心胸痞闷，胁肋虚胀，噎塞不通，吞酸噫气，呕哕恶心，头目昏眩，四肢困倦，面色痿黄，口苦舌干，饮食减少，日渐羸瘦；或大胀虚闭，或因病之后，胸中虚痞，不思饮食，并皆治之。用砂仁、茯苓、半夏、白术、桑皮、大腹皮、青皮、紫苏叶、肉桂、乌药、木香、赤芍药各二钱，甘草五分，生姜三片，黑枣三个，水煎服。如面目浮肿，加猪苓、泽泻、车前、葶苈各一钱。气块耕痛，加三棱、莪术各一钱五分。

益智子《开宝本草》

【集解】《药性粗评》卷二：益智子，叶似蘘荷，茎如竹箭，高丈余，其根傍另抽小枝，亦高七八尺，无叶，开花作穗，子从心出，一枝有十子，如枣许大，皮白，中仁黑，四破去之，外皮或可蜜煮为粽。出交址并广州诸郡。昔卢循为广州刺史，遗刘裕益智粽，裕答以续命汤是也。采无时，余说《本草》不载。

【修治】《药性要略大全》卷三：凡使须去皮，盐水炒入药。《药性会元》卷中：去壳，盐水煮服，奇验。凡使去皮壳。

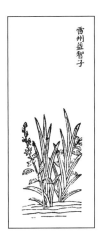

图 12-35-1 雷州益智子《图经（政）》

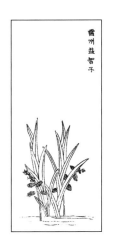

图 12-35-2 雷州益智子《图经（绍）》

图 12-35-3 益智子《歌括》

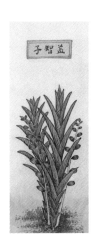

图 12-35-4 益智子《品汇》

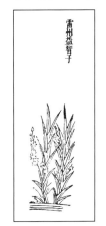

图 12-35-5 雷州益智子《蒙筌》

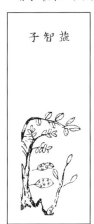

图 12-35-6 益智子《太乙》

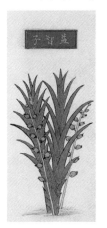

图 12-35-7 益智子《雷公》

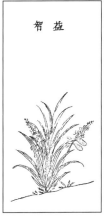

图 12-35-8 益智《三才》

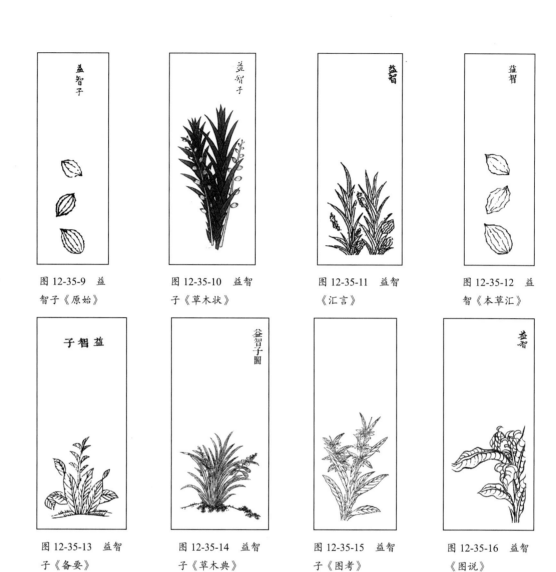

图 12-35-9 益智子《原始》　　图 12-35-10 益智子《草木状》　　图 12-35-11 益智《汇言》　　图 12-35-12 益智《本草汇》

图 12-35-13 益智子《备要》　　图 12-35-14 益智子《草木典》　　图 12-35-15 益智子《图考》　　图 12-35-16 益智《图说》

【气味】气热，味大辛，无毒。入手足太阴、足少阴经。《医学统旨》卷八。味辛、苦，性温，无毒。《药性要略大全》卷三。

【主治】温中进食，补肾扶脾。摄涎唾，缩小便，安心神，止遗浊。《医宗必读·本草征要》上。温脾胃而摄涎唾，暖膀胱而涩多尿。腹痛疝冲用之调气，肠鸣肾泄藉此补虚。能滚反胃之痰，偏补命门之火。固辛香以宣发，且润下而敛收。《药镜》卷一。功专止遗浊，缩小便。得乌药治小便频数。《得宜本草·中品药》。

【发明】**《本草纂要》卷三：**主治心肾脾肺之药也。故凡呕吐、自利、中气不清，皆因脾胃受寒；遗精虚漏、淋带赤白，皆因胃气虚冷；或小便遗溺，皆因心气不足；或涕唾稠粘，皆因肺气不和。用此益智之剂，调摄君相之火，健理脾肺之气。若寒则温之，虚则补之，滑则涩之，滞则和之，此中和之药。如盐炒兼补剂用，其治更佳。**《本草发明》卷四：**益智子，气热味辛，主君相二火不足，温脾肾虚寒，又辛入肺而调气，有母子相关之义。心、肺、肾、脾、三焦有寒邪及虚寒者用之为当也。故《本草》主遗精虚漏，小便余沥，是益肾之虚寒也。若肾经相火动而致遗沥等候禁用之。又云：益气安神，补不足，安三焦，是补元气虚寒，心火、相火之不足也。若心经与三焦火动者，用之反耗元气。治脾胃中寒邪，故能和中益气，而多唾属寒者亦治之，是主足太阴经药也。而脾家有湿热痰火，又不当用。至若能调诸气，是辛以散肺经之寒气，而肺热者又禁之。要之，君相二火脾土之母也，益火之源，以消阴翳，则脾胃之寒邪悉去矣。脾者，肺金之母也。脾胃之寒邪去，而肺气自调矣。肺气调而滋水之化源，肾气自益矣。此母子相关之义，故云益智。凡用，去皮。用治虚寒之症，当于补药内兼用之，勿多服。夜多小便者，取二十四枚，碎之，入盐同煎，服之有神效。《郁冈斋笔麈》卷二：益智子疗滑脱之病甚效，盖其功能收摄而不涩滞，故余于下利、遗精、带下诸症，每喜用之，而味苦气辛不堪啖。然古人每入食品，晋远公《答卢循书》曰：损饷六种，深抱情至。益智乃是一方异味，即于僧中行之。《药性解》卷五：益智辛温，善逐脾胃之寒邪，而土得所胜，则肾水无相克之虞矣。遗精诸症，吾知免矣。《本草经疏》卷一：益智子仁，得火土金之气，故其味辛，其气温，其性无毒。入足太阴、足少阴经。惟辛故所以散结，惟温故所以通行。其气芳香，故主入脾。其禀火土与金，故燥而收敛。以其敛摄，故治遗精虚漏及小便余沥。此皆肾气不固之证也。肾主纳气，虚则不能纳矣。又主五液，涎乃脾之所统，脾肾气虚，二脏失职，是肾不能纳，脾不能摄，故主气逆上浮，涎秽泛滥而上溢也。敛摄脾肾之气，则逆气归元，涎秽下行。宜东垣用以治客寒犯胃，和中益气及人多唾。王好古谓益智本脾家药，主君相二火。故用以益脾胃，理元气，补肾虚滑沥。刘河间又谓益智辛热，能开发郁结，使气宣通。皆以其香可入脾开郁，辛能散结，复能润下，于开通结滞之中，复有收敛之义故也。《医宗必读·本草征要》上：辛能开散，使郁结宣通，行阳退阴之药也。古人进食必先益智，为其于土中益火故耳。按：益智功专补火，如血燥有热，及因热而遗浊者，不可误入也。《本草汇》卷一○：益智专功补火，能使郁结宣通，行阳退阴，通心脾子母藏之药也。三焦命门气弱者宜之。主君相二火不足，温脾肾虚寒。又辛入肺而调气，有子母相关之义。脾者，肺之母也。脾胃之寒邪去，而肺气自调，肺气调，而滋水之化元，肾气日益矣。杨士瀛云：心者，脾之母。进食，不止于和脾，火能生土，当使心药入脾药中，庶几相得。古人进食多用益智，为其土中益火也。诸辛香剂多耗神气，惟此能益气安神。然亦不可多服，与诸香药同用则入肺，与滋补药则入肾，与补气药则入脾。如血燥多火，及因热而遗浊，脾家有湿热痰火，心经与三焦火动者，俱禁服。治虚寒之症，当于补药内兼用之，勿多服。如小便频数，脬气不足也。盐水炒过，同乌药等分，酒煮山药糊丸，空心盐汤下，名缩泉丸，奇效。《本草备要》卷二：益智子燥脾肾，补心肾。辛，热。本脾药，兼入心肾。主君相二火，补心气、命门、三焦之不足，心为脾母，补火故能生土。能涩精固气，《本草》未载。又能开发郁结，使气宣通，味辛能散。温中进食，摄涎唾，胃冷则涎涌。缩小便。肾与膀胱相表里，益智辛温固肾。盐水炒，同乌药等分，酒煮，山药糊丸，盐汤下，名缩泉丸。治呕吐泄泻，客寒犯胃，冷气腹痛，崩带泄精。涩精固气。因热而崩浊者禁用。出岭南。形如枣核，用仁。《**本草新编**》卷三：能补君、相二火，和中焦胃气，逐寒邪，禁遗精遗溺，止呕哕，摄涎唾，调诸气，以安三焦。夜多小便，加盐服之最效，但不可多用，恐动君相之火也。然能善用之，则取效甚捷。大约入于补脾之内则健脾，入于补肝之内则益肝，入于补肾之中则滋肾也。《**玉楸药解**》卷一：凡男子遗精淋浊，女子带下崩漏，皆水寒土湿，肝脾郁陷之故，总之木郁亦生下热，而热究不在脾胃，庸工谓其相火之旺，胡说极矣。其脾胃上逆，则病吐血，往往紫黑成碗，终损性命。益智仁温燥湿寒，运行郁结，戊己旋转，金水升降，故治诸证。然非泄水补火，培土养中之药，未能独奏奇功。去壳，炒研，消食亦良。

【附方】《**本草汇言**》卷二：治脾肾虚弱，胃败不能饮食。用益智子、人参、黄耆、白术、砂仁、广陈皮、谷芽。《医林鸿宝》。○治心虚神怯，睡中多魇梦。用益智子、人参、川黄连、姜半夏、酸枣仁、石菖蒲、白茯苓、柏子仁、白术、当归身、朱砂、羚羊角各等，共为末，每睡时服二钱，灯心汤下。同前。○治老人肾阳不固。无故遗精，或滑泄，或小便后时时滴沥，或白浊。用益智子、人参、鹿茸、枸杞子、肉桂、附子、怀熟地、麦门冬、赤石脂、龙骨、牡蛎粉，各等，共为末，蜜丸梧桐子大。每早晚各服三钱，白汤下。或少年人，本元虚冷无阳者，亦可用此，不在禁例。同前。○治客寒犯胃，呕吐自利。用益智子倍用，吴茱萸汤泡二次，肉桂、木香、白术、苍术各等，俱微炒燥为末，每早晚各服三钱，好酒下。○治劳形劳神，脾肾心气久伤，或伤饥失饱，饮食失节。用资生丸，或归脾汤方中倍加益智子，大效。陈月坡《杂说》。○治崩血大冲，或吐血盈盆。用人参一两，益智子五钱，浓煎冷服，立止。《胡氏济阴方》。○治遗尿失禁。不拘长幼男女，用益智仁、茯苓、白术、熟地黄、黄耆、人参、当归各一钱，升麻、甘草各五分，陈皮八分，每服五钱，水煎服。内虚寒者，加肉桂五分；年老者，再加附子；虚热者，加天门冬、麦门冬各五分。《方脉正宗》。治痰饮、湿热、火郁，三者滞于胃口，为嘈杂病者。用益智子、半夏、陈皮、茯苓各一钱五分，甘草七分，黑山栀、黄连、黄芩、厚朴、砂仁、香附子、白豆仁各一钱，麦芽三钱，加生姜二片，食盐一分，水煎服。《方脉正宗》。○治胃虚有寒痰，成嗳气者。用益智子、干姜、肉桂、半夏、陈皮、人参、白术各二钱，甘草七分，俱用酒拌炒。水二碗，煎一碗，温和服。有挟火郁者，即本方加姜汁炒黄连一钱。同上。○治妇人嗳气胸紧，连十余声不尽，嗳出气，心头略宽，不嗳即紧。是火挟气郁也。用益智子、莪术、槟榔、青皮、瓜蒌仁、苏子各一两，黄连、姜汁炒二两，枳实麸炒、黑山栀、香附醋拌炒，各四两，共为细末，水发为丸，梧子大。每早晚各食后服三钱，白汤送下。《万病回春》。

蓬莪术《日华子》

【释名】《宋朝事实类苑》卷六一：岭南青姜，根下如合捧，其旁附而生者状如姜，往往大于手，南人取其中者干之，名蓬莪术，北人乃呼为蓬莪茂，字书亦无茂字，名之为术乃是。

【集解】《植物名实图考》卷二五：蓬莪术《嘉祐本草》始著录。宋《图经》浙江或有之。颇类蘘荷，莪在根下，如鸭鸡卵。今所用者即此。昔人谓郁金、姜黄、莪术三物相近，其实性不同，形亦全别。

【修治】《医学统旨》卷八：火炮醋炒用，得酒醋良。《药性粗评》卷一：此物极硬难捣，凡用热灰中煨熟，乘热入臼捣之，或沙盆中用醋磨令尽，然后置火边炙，吸令干如粉，重筛过用；或醋煮，到，焙干亦可。《景岳全书》卷四八：制宜或酒或醋炒用，或入灰火中煨熟，捣切亦可。《本草汇》卷一〇：极坚难捣，须热灰火中煨令透，乘热捣之，即碎如粉。得酒、醋良。或以醋磨尽，火干用亦可。若欲先入血，则醋炒。欲先入气，则火炮用之。《本草述钩元》卷八：陈醋煮熟，到焙干，或火炮醋炒，得酒、醋良。

【气味】味辛、甘，气温，无毒。阳中之阴，可升可降。《本草约言》卷二。味苦、辛，性温。《伤寒温疫条辨》卷六。

【主治】主治心腹冷痛，痃癖积块，霍乱奔豚，饮食不消，妇人血气不调，益气开胃，通经散血，平扑损。《药性粗评》卷一。开胃消食，破积聚，行瘀血，疗心疼，除腹痛。利月经，主奔，定霍乱，下小儿食积。《药性解》卷三。入肝经血分。破气中之血，能通肝经聚血。消瘀通经，开胃化食，解毒止痛。治心腹诸痛，冷气吐酸，奔豚痃癖。《本草备要》卷二。

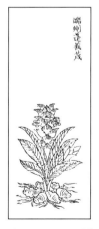

图 12-36-1　端州蓬莪茂《图经（政）》

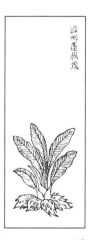

图 12-36-2　温州蓬莪茂《图经（政）》

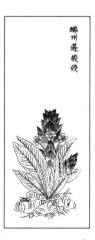

图 12-36-3　端州蓬莪茂《图经（绍）》

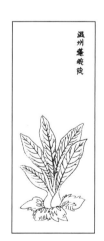

图 12-36-4　温州蓬莪茂《图经（绍）》

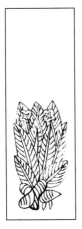

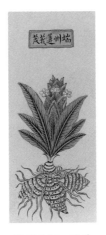

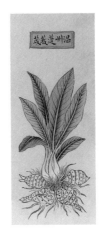

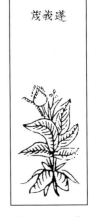

图 12-36-5 蓬莪 茂《歌括》　　图 12-36-6 端州 蓬莪茂《品汇》　　图 12-36-7 温州 蓬莪茂《品汇》　　图 12-36-8 蓬 莪茂《太乙》

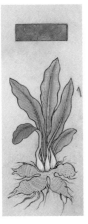

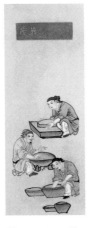

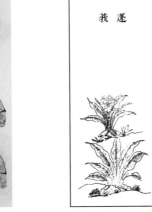

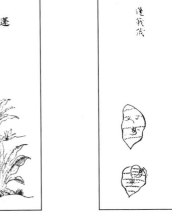

图 12-36-9 蓬 莪茂《雷公》　　图 12-36-10 炮 制蓬莪茂《雷公》　　图 12-36-11 蓬 莪《三才》　　图 12-36-12 蓬 莪茂《原始》

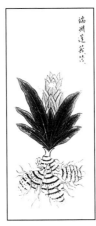

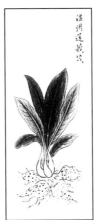

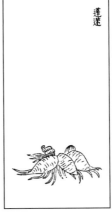

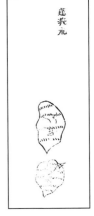

图 12-36-13 端州 蓬莪茂《草木状》　　图 12-36-14 温州 蓬莪茂《草木状》　　图 12-36-15 蓬莪 《本草汇》　　图 12-36-16 蓬 莪术《类纂》

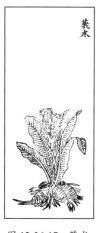
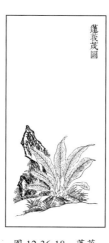
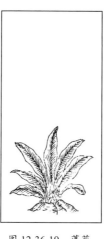
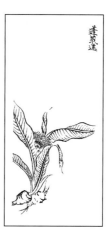

图 12-36-17　莪术　　　图 12-36-18　蓬莪　　　图 12-36-19　蓬莪　　　图 12-36-20　蓬莪
《备要》　　　　　　　　茂《草木典》　　　　　术《图考》　　　　　述《图说》

【发明】《药性要略大全》卷五：莱药，陈藏器云：味苦，性温。色白。主恶气疰忤心痛，血气结聚。姜黄色黄，味辛，性温，无毒。破血下气，温而不寒。郁金色赤，味苦，性寒。主治马热病。三物相似而所用不同。苏恭云不能分别三物。七潭云：据三物气色、性味，分明三种。陈氏之言是也。《药鉴》卷二：主心膈腹痛，饮食不消，除霍乱冷气，止呕吐酸水。又破痃癖及妇人血气，男子奔豚。黑者属血，故其色黑者，破气中之血。大都若能泄实，辛能散积，此棱、术二剂，气味皆苦辛，用之者中病即已，不可过服，以损真元。若用于破气药中，必须用补气药为主。用于破血药中，必须用补血药为主。用于消食药中，必须用补脾药为主。此其大法也。《药性解》卷三：蓬莪茂与三棱相似，故经络亦同，但气中血药为少异尔，性亦猛厉，但能开气，不能益气，虚人禁之，乃大便谓气短不能续者亦宜用之，过矣。即大小七香丸，集香丸，都用以理气，岂用以补气乎？欲其先入血则醋炒，欲其先入气则火炮，三棱亦然。《本草经疏》卷九：蓬莪茂感夏末秋初之气，而得土金之味，故其味苦辛，其气温而无毒。阳中阴，降也。入足厥阴肝经气分，能破气中之血。入气药发诸香。主积聚诸气，为最要之药。与京三棱同用之，良。心腹痛者，非血气不得调和，即是邪客中焦所致。中恶疰忤鬼气，皆由气不调和，脏腑壅滞，阴阳乖隔，则疫疠、疰忤、鬼气得以凭之。茂气香烈，能调气通窍，窍利则邪无所容而散矣。解毒之义亦同乎是。其主霍乱，冷气，吐酸水，乃饮食不消，皆行气之功也，故多用酒磨。又疗妇人血气结积，丈夫奔，入肝破血行气故也，多用醋磨。郁金入心亦入肝，专主血分，亦散肝郁。茂与三棱专能行气破积，姜黄行气破血，入脾为多。《本草汇言》卷二：行气破血，日华为血中气药也。杨小江稿特破血中之气，入气药，发诸香，主诸气诸血积聚，为最要之品。若心腹攻痛，痞积气块而每发无时；若胃脘作疼，牵引背胁而痛难展侧；若吞酸吐酸，刺心如醋而胸膈不清；若停食停饮，霍乱吐泻而蓦然暴作；若奔豚、疝瘕，攻痓小腹而挺痛勿安；若盘肠内钓，肚腹绞痛而面色青黑。凡病食、饮、气、血、痰、火停结而不运，或邪客中下二焦，藏府壅滞，阴阳乖隔，不得升降；

或郁久不通而致损脾元者，虽为泄剂，用此颇能拨邪反正，诸疾自平，通胃行食，故本草称为益气健脾，良有以也。又《孙氏方》治气短不能接续，以集香丸及诸汤散中多用之，使结通滞行，阴阳和平，则短抑而不接续之气自顺矣。但行气破血，散结消滞，是其功能之所长。若妇人小儿，气血两虚，脾胃素弱，而无积滞者，不可妄投。即有血气凝结，饮食积滞，亦当与健脾养胃、补益元气药同用，方无虚虚之失。《分部本草妙用》卷一：蓬莪茂，性甚猛峻，虚人禁之。但能消积聚诸气，为要药耳。都用以理气，不用以补气也。《药镜》卷一：蓬莪茂破气中之血，而导结积停经。疗心腹之疼，而定奔霍乱。先入血，因醋炒。先入气，以火炮。性猛活像三棱，补药同行两便。《本草述》卷八下：蓬莪茂之味苦辛，是泄而散也。其气复温而通行，故主治积聚诸气。乃先哲有谓其益气者，盖因其破气中之血故也。夫血泣于气中，则气不能通，此味入气药，发诸香为能疏阳气，以达于阴血，阴血达而气乃益畅，如疗痃癖冷气，丈夫奔豚等疾，可想见其功用，非真有补益之能也。即所云治气短不能接续者，亦是此义。但较他破血之剂有异，不可不察也。《本草汇》卷一〇：茂莸感夏末秋初之气，而得土金之味，能破气中之血，其性峻猛，诚为磨积之要药。但虚人得之，积不去而真已竭，重可虞也。或与健脾补元之药同行，乃无损耳。李时珍云：郁金入心，专司血病。姜黄入脾，兼治血中之气。蓬莸入肝，治气中之血。稍为不同。若气血两虚，脾胃素弱，而无积滞者，不可用也。《本草》谓气短亦宜用之，恐非。《本草新编》卷三：蓬莪茂味苦、辛，气温，无毒。入肝、脾二经，血分中药也。专破气中之血，痃癖可去，止心疼，通月经，消瘀血，治霍乱，泻积聚，理邪气。乃攻坚之药，可为佐使，而不可久用。专入于气分之中以破血，虽破血，而不伤气也。蓬莪茂与京三棱，同是攻坚之药，余舍三棱而取蓬莸者，以蓬莸破血，而三棱破气也。夫血乃有形之物，破血而气犹不伤；气乃无形之物，破气而血必难复。气不伤，易于生血。气不复，艰于生气耳。或问：蓬莪茂入于气分之中以破血，吾疑血破而气亦破矣。夫入气以破血，入肾于入血以破气乎。虽气血俱不可伤，而血郁于气之中，不得不消血也。然而，消药必伤气血，与其消气，不若消血，况原病于血之瘀也。蓬莪茂专消气中之血，但破血而不破气。血有可破而破之，气无壅滞，无可破也，又宁破气哉。《冯氏锦囊秘录》卷三：蓬莸攻削峻猛，诚为磨积之药。但虚人服之，积滞未退，本元日亏。兼以参、术，乃无损耳。惟元气壮盛者，则有病病当之也。《药性通考》卷一：专破气中之血，痃癖可去，止心疼，通月经，消瘀血，治霍乱，泻积聚，理邪气。乃攻坚之药，可为佐使，而不可久用。专入于气分之中以破血，虽破血而不伤气，与京三棱同是攻坚之药。乃舍三棱而取蓬莪茂者，以莸茂破血，而三棱破气也。夫血乃有形之物，破血而气犹不伤。气乃无形之物，破气而血必难复。气不伤易于生血，血不复艰于生气尔。《本草求真》卷八：莸术泻肝气分之血。莸术专入肝。辛苦气温，大破肝经气分之血。盖人血气安和，则气与血通，血与气附。一有所偏，非气盛而血碍，即血壅而气滞。三棱气味苦平，既于肝经血分逐气。莸术气味辛温，复于气分逐血，故凡气因血窒而见积痛不解，吐酸奔豚，痞癖癥瘕等症者，须当用此调治。按之应手为症，是因伤食所得。假物成形为瘕，是因伤血所得。见于肌肤，可见为痞，是因伤气所得。结于隐癖，不见为癖，是因积聚所得。

【附方】《药性粗评》卷一：经闭不通。酒磨温服。气短不续。以一两，同金铃子去核一两，入炼过硼砂一钱，同研为细末，每服二钱，空心盐汤或温酒调下，日三四次，愈。

《本草汇言》卷二：治胃脘及心腹攻痛，连及背胁，痛不可忍。用蓬莪术二两、醋煮，木香一两，牵牛初次末五钱，萋仁霜五钱，共和匀，每服三钱，白汤调服。时发者可绝根《卫生方》。○治霍乱吐利欲死。用蓬莪术、藿香、滑石、槟榔、厚朴、葱头，水煎冷服。马氏《小品》。○治吞酸吐酸。用蓬莪术一两，川黄连五钱，吴茱萸五钱，同煮，去吴茱萸，水煎服《丹溪心法》。○治奔豚疝瘕。用蓬莪术、肉桂、小茴香各等分，为末服。郎一安方。○治盘肠内钓，面目仰视。用蓬莪术、硼砂、钩藤、胆星、石菖蒲各等分，水煎服。《备急方》。○治妇女血瘕，痞块攻作。用蓬莪术一两，干漆五钱，共为末，红麹打稀糊，丸绿豆大，每早服五分。《济阴良方》。○治一切饮食停滞积聚及小儿癥癖。用蓬莪术、陈皮、人参、砂仁、京三棱、肉豆蔻、青皮、麦芽、谷芽、木香。《保幼全书》。○治痢疾初起，里急后重腹痛，脓血窘迫。壮盛人一剂寻愈。用莪术煨一钱五分，生地、赤芍药、归尾、槟榔、枳壳、牵牛微炒捣碎，黄连、大黄各二钱，水煎，空心温服，以利为度。如见上证，虚弱人不便骤行者，以化积药清之。用莪术煨一钱，白芍药、黄芩、黄连各一钱五分，升麻八分，槟榔、木香、当归、枳壳各一钱二分。《万病回春》。○治下痢稍久，宜调和也。用莪术煨五分，当归、白芍药、桃仁、川芎、黄连、黄芩各一钱二分，升麻六分，水煎服。人虚者，加人参、黄耆各二钱，白茯苓一钱。小便不通，加泽泻、车前子各一钱。《方脉正宗》。

《伤寒温疫条辨》卷六：古方三棱莪术散。治浑身燎泡如棠梨状，每个出水，有石如片，如指甲盖大，其泡复生，抽尽肌肉，即不可治。三棱醋炒，莪术醋炒等分，为末，每服一两，日三夜一，温酒调，连进以愈为度。一方加穿山甲减半。

姜黄《唐本草》

【集解】《太乙仙制本草药性大全·本草精义》卷一：郁金、姜黄两药实不同种，郁金味苦寒，色赤类蝉肚圆尖；姜黄味辛温，色黄，似姜瓜圆大。郁金最少，姜黄常多。今市家惟取多者欺人，谓原本一物，指大者为姜黄，小者为郁金。则世间之物，俱各大小不齐，岂可因其异形而便异其名也？使郁金之易，又何必以山茶花以代之耶？《植物名实图考》卷二五：姜黄《唐本草》始著录。今江西南城县里龟都种之成田，以贩他处染黄。其形状全似美人蕉而根如姜，色极黄，气亦微辛。《图经》所云，叶有斜纹，如红蕉叶而小，根类生姜，圆而有节，极确。乃又引《拾遗》老姜之说，殊为庞杂。陈藏器谓性大热，盖因老姜致误。今姜黄染糕，食多则腹痛，岂非寒苦之证？近时亦不入药用。《增订伪药条辨》卷二：子姜黄子姜黄，气味辛苦而温，是经种三年以上老姜所生，色黄入脾，兼治气，匪特破血除风。闻有以黄北姜伪充，则贻害多矣。炳章按：子姜黄，福建邵武出者，色黄，皮黄黑色，有节绉纹者佳。四川产者，名川黄，略次。江南北地产者，色深黄，作颜料用之。广西柳州产者，形似蝉肚，色深黄兼黑者次，作香料用之。片姜黄李时珍云：以扁如干姜形者，为片子姜黄。治风痹臂痛有奇功。今肆中有伪品，即姜黄假充，粒大皮粗，味辣，内不结润，非片子也，勿用为是。炳章按：片姜黄与子姜黄，大小块色皆不同。片姜黄比子姜黄大六七倍，切厚片，色淡黄兼黑，边有须根，广东潮州、浙江温州俱出。

【修治】《本草述》卷八下：此味《纲目》《本草》无修治，有云不宜见火者良。然盖此味之辛胜者，是其功用之征，见火则去其辛矣。

【气味】味辛、苦，性温，无毒。《药性解》卷四。味苦、辛，性燥而温，无毒。阴中阳也，降也。入足太阴、厥阴经。《本草汇言》卷二。

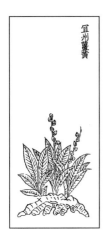

图 12-37-1　宜州姜黄《图经（政）》

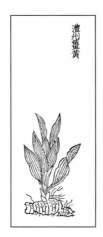

图 12-37-2　澧州姜黄《图经（政）》

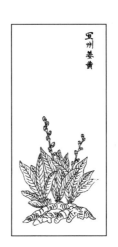

图 12-37-3　宜州姜黄《图经（绍）》

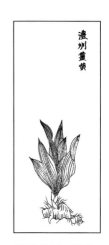

图 12-37-4　澧州姜黄《图经（绍）》

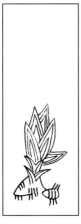

图 12-37-5　姜黄《歌括》

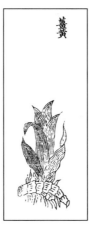

图 12-37-6　姜黄《饮膳》

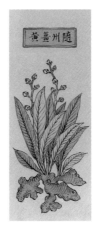

图 12-37-7　随州姜黄《品汇》

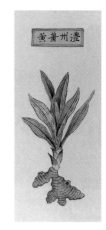

图 12-37-8　澧州姜黄《品汇》

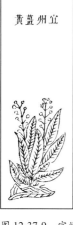

图 12-37-9 宜州
姜黄《蒙筌》

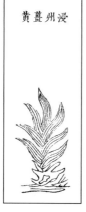

图 12-37-10 浸州
姜黄《蒙筌》

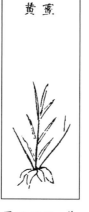

图 12-37-11 姜
黄《太乙》

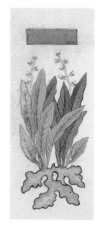

图 12-37-12 姜
黄《雷公》

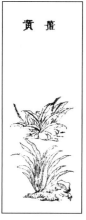

图 12-37-13 姜
黄《三才》

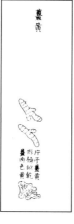

图 12-37-14 姜
黄《原始》

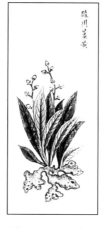

图 12-37-15 随
州姜黄《草木状》

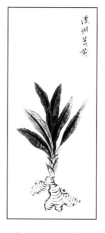

图 12-37-16 澧州
姜黄《草木状》

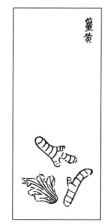

图 12-37-17 姜
黄《汇言》

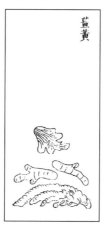

图 12-37-18 姜
黄《本草汇》

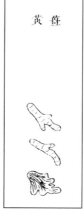

图 12-37-19 姜
黄《类纂》

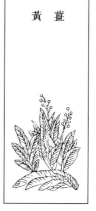

图 12-37-20 姜
黄《备要》

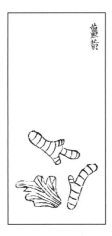
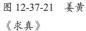
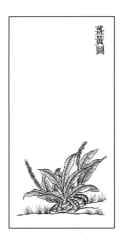
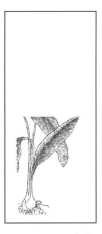
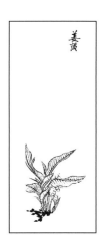

图 12-37-21　姜黄
《求真》

图 12-37-22　姜黄
《草木典》

图 12-37-23　姜黄
《图考》

图 12-37-24　姜黄
《图说》

【主治】破血立通，下气最捷。主心腹结气并疰，积气作膨。治产血攻心及扑损瘀血为痛，更消痈肿，仍通月经。《太乙仙制本草药性大全·仙制药性》卷一。散结气，疗心腹之胀满；破瘀血，通女子之月经。辛温能散，治气为最，故主心腹结积，消痈肿，治癥瘕及扑损瘀血等证。《本草约言》卷一。

【发明】《本草经疏》卷九：姜黄得火气多，金气少，故其味苦胜辛劣，辛香燥烈，性不应寒，宜其无毒。阳中阴也，降也。入足太阴，亦入足厥阴经。苦能泄热，辛能散结，故主心腹结积之属血分者，兼能治气，故又云下气。总其辛苦之力，破血，除风热，消痈肿，其能事也。《日华子》谓其能治癥瘕血块，又通月经，及扑损瘀血。苏颂谓其祛邪辟恶，治气胀及产后败血攻心。方书用以同肉桂、枳壳治右胁痛、臂痛，有效。《本草汇言》卷二：破血气，《唐本草》利筋脉之药也。桂谷溪稿其味苦辛，其性燥利。辛能散，苦能泄，燥利能行。故日华子治癥瘕血块，腹中停瘀，善通月经及跌扑瘀血。苏氏治气胀及产后败血攻心。入气分走气，入血分行血。古方同肉桂、枳壳，治两胁痛、两臂痛有效，何莫非下气破血、辛走苦泄之功欤？察其气味治疗，乃介乎郁金、京三棱之中也。但其性燥烈消耗，有泄无补，凡病血虚臂痛，血虚腹痛，而非瘀血凝滞，气逆壅胀者，切勿乱投。误投则愈伤血分，令病转剧，慎之！慎之！叶振华先生曰：其形似姜，其色纯黄，故名。虽为破血通瘀，专夺土郁者也，然功力固烈于郁金。但郁金泄金郁，姜黄夺土郁别异耳。《本草述》卷八下：附案：一女子年三十外，于冬寒月通身怯寒，并头痛，更背重坠而痛，下引腰腿，及腿肚痛，甚右臂痛不能举。医者以五积散为主，加羌活、乌药，是散凝寒而行滞气，似亦近之。然却止除怯寒，并腰痛而头痛腿痛，及腿肚之痛，右臂不举之痛，大都小愈耳。如背重坠而痛，则毫未应也，是何以故？盖止知散寒，而不知达阳，止知行胃肾之气，而不知达胸中之阳。夫阳受气于胸中，而背固胸中之府也。予简方书，有以姜黄为君，而羌活、白术、甘草四之一，余加入附子三分，服头饮，则背痛与诸痛去其三，复渣再如前剂，而止用其三之一，与前渣同煎服，竟而诸证悉霍然矣。书此于姜黄之后，见此味以达上焦之阳为其能，不混于治血，且不等于治气之味。而余之所测，良不谬也。《本草汇》卷一〇：姜黄得火气多，金气少，辛散苦泄，故专功于破血，下气其旁及者耳。郁金入心治血，姜黄兼入脾，兼治气为不同。别有一种片子姜黄，能入手臂治痛，其兼理血中之气可知。方书用以同肉桂、枳壳，治右胁臂痛有效。凡病属血虚者，切勿误用，误用则愈伤血分。慎之！《冯氏锦囊秘录》卷三：姜黄得火金之气，故其味苦辛，性寒，无毒。阳中阴也，降也。入足太阴、厥阴。苦能泄热，辛能散结，故为破血下气，血分气分之要药。姜黄，性烈过郁金，郁金入心治血。姜黄兼入脾，兼治气破血，立通下气最捷。一切结气积气，癥瘕瘀血，血闭痈疽并治。辛温能散，专理气中之血，内调心腹胀满，外疗手臂疼痛。若血虚腹痛臂疼，而非瘀血凝滞者，用之反剧。《夕庵读本草快编》卷二：郁金种姜年久则生黄，蛮人生啖，云可辟邪。若郁金产于蜀，根似姜黄而小，外黄内赤如蝉肚者佳。善治马热，故云马蒁。市价颇高，多以伪代。折之必以澄明脆彻、苦中带甘者为真。蒁与马蒁，一类二种，蒁则辛而少苦，性热而气烈，得中宫之正色，乃入脾下气之药也。凡人血痞癥瘕，心腹结积，月经阻闷，皆足太阴之湿郁也。风热消痛，肿恶痃疖，暴风卒痛，皆风木之克土也。用此以温中，则血郁散而气自下矣。其片者能横行手臂，故五痹汤用之，亦取其散血中之气尔。若马蒁，性虽属火而土中有水，故能凉心而走包络，且其性轻扬上行，能泄金中之郁，故有郁金之号。夫诸血妄冲，口鼻咯吐，或经脉逆行，是从火化，炎上之象也，俱宜用此以畅导之，则气降而火亦降，血行而引归经矣。故古人有神丹仙药之称尔，但真阴虚极，火亢失血，不关脾肺气逆者用之无益。《本草经解要》卷二：功力烈于郁金。姜黄气大寒，禀天冬寒之水气，入足少阴肾经、足太阳寒水膀胱经。味辛苦无毒，得地金火之二味，入手太阴肺经、手少阴心经。气味俱降，阴也。心腹，心肺之分也。心主血，肺主气，结积者，气血凝结之积也。其主之者，辛能散气，苦能破血也。痃疖者，湿热内痃，性与物忤也。其主之者，苦寒清湿热也。下气者，苦寒降气也。破血者，辛苦行血也。除风热者，风热为阳邪，外感太阳经，气寒清热，味辛散风也。苦寒而辛散，故又主痈肿。功力烈于郁金者，气较郁金更寒也。制方：姜黄同肉桂、枳壳，治左胁痛。同当归、生地、牛膝、延胡索、肉桂，治积血痛。同肉桂末，治中寒心痛。《伤寒温疫条辨》卷六：姜黄广产。性味与郁金相似，然较烈。下气最捷，破血立通，调月信，消痈肿。升降散用为佐。但稍损真气，用宜慎之。《本草思辨录》卷二：《唐本草》于郁金曰辛苦寒，甚是。于姜黄曰辛苦大寒，其实温而非寒。惟以为大寒，故云除风热。邹氏不察，亦沿其误。并以姜黄主心腹结积，为治在上。郁金主血淋尿血，为治在下。意在求精求切，而不知其实非。姜黄辛苦温而色黄，故入脾治腹胀，片子姜黄兼治臂痛，是为脾家血中之气药。郁金苦寒而外黄内赤，性复轻扬，故入心去恶血，解心包络之热。其治淋血尿血与妇人经脉逆行，皆相因而致之效，是为心家之血药。此皆历试不爽者，《唐本草》可不必过执矣。

【附方】《药性粗评》卷二：疮癣痛痒。姜黄为末，傅之。

《太乙仙制本草药性大全·仙制药性》卷一：治心痛。姜黄一两，桂穰三两，为末，醋汤下一两匙。

《本草汇言》卷二：治一切积血在腹中作痛。用姜黄、归尾、牡丹皮、牛膝、生地黄、玄胡索、肉桂、香附子。雷氏方。〇治跌扑瘀血，或痛或肿，疼痛不已。用姜黄、苏木、归尾、红花、大黄、乳香、没药。同前。〇治产后败血攻心，胸胁胀满，烦闷呕恶。用姜黄、玄胡索、没药、硫黄、火硝二味，醋煮干，各等分，共为末。每服二钱，白汤化下。《莐斋方要》。〇治产后血痛有块。用姜黄、肉桂、五灵脂各等分，为末，酒调方寸匕，血下尽即愈。殷氏《产方》。〇治两胁痛，有血瘀气滞者。用姜黄、柴胡、红花、芦荟、白芥子，各等分。钱君旸家藏。〇治臂痛有血瘀气滞者。用姜黄、柴胡、桂枝、白术、威灵仙、白芷、甘草各等分。同前。〇治耳边发肿，连太阳、腮齿俱痛不可忍。用姜黄、青木香、槟榔各三钱，大黄一两，共为细末。米醋和蜂蜜调匀，敷患处，中留一孔出气。《广笔记》。

郁金《唐本草》

【释名】《医宗必读》：血积气壅，真称仙剂；生肌定痛，的是神丹。能开肺金之郁，故名郁金。

【集解】《药性粗评》卷二：郁金香，草根名也。四月初生，苗似姜黄，花白质红，末秋出茎心，不结实，根黄赤色。出蜀中及西戎，胡人谓之马蒁。今岭南、江西州郡亦有之，以蜀中如蝉肚者佳。冬采四畔子根，去皮，火干。《本草原始》卷二：郁金、姜黄二药，原不同种。郁金味苦寒，色赤，类蝉肚；姜黄味辛温，色黄似姜爪，亦有似姜块者。郁金甚少，姜黄甚多。今市家惟取多者欺人，谓原是一物，指大者为姜黄，小者为郁金。则一种之药，大小不齐者多矣，何尝因其异形，而便异其名也？夫何俗医，不（味）〔昧〕诸本草蝉肚之语，而亦以姜黄之小者为郁金，独何欤！《植物名实图考》卷二五：郁金《唐本草》始著录。今广西罗城县出，其生蜀地者为川郁金。以根如螳螂肚者为真。其用以染黄者则姜黄也。考古郁鬯用郁酿酒，盖取其气芳而色黄，故曰黄流在中。若如《嘉祐本草》所引《魏略》生秦国，及《异物志》生罽宾，《唐书》生伽毗，则皆上古不宾之地，何由贡以供祭？《尔雅翼》考据甚博，李时珍分根、花为二条，亦骈辩耳。外裔所产，皆是夷言。郁金之名，自是当时译者夸饰假附。以之释经，岂为典要？今皆附录，以资考辨。《增订伪药条辨》卷二：郁金辛苦微甘，气寒，其性轻扬，上行入心及包络，兼入肺经，凉心热，散肝郁，破血下气。出川广，体锐圆如蝉肚，皮黄肉赤，色鲜微者，折之光明脆彻，苦中带甘者乃真。今市中所售者多是姜黄，并有以蓬莪术伪之者，俱峻削性烈，挟虚者大忌，用者慎之。况郁金苦寒，色赤入心；姜黄辛温，色黄入脾；莪术味苦，色青入肝。胡得混售而贻害耶？炳章按：郁金，山草之根，野生也。两广、江西咸有之，而以蜀产者为胜。上古不甚重，用以治马病，故又名马蒁，因其形象莪蒁也。自唐以后，始入药料，治血症有功。本非贵重之品，清初吴乱未靖时，蜀道不通，货少居奇，致价数倍。甚则以姜黄辈伪之者，然其形锐圆，如蝉腹状，根杪有细须一缕，如菱脐之苗，长一二寸，市人因呼金钱吊虾蟆。蝉肚，郁金是也。其皮黄白有绉纹，而心内黄赤，到开俨然两层，如井栏。产四川重庆，惟本年生者嫩小而黄。若遗地未采，逾年而收，则老而深黯色如三七状，为老广郁金。然老郁金治血症，化瘀削积之力，胜于嫩者。若开郁散痛，即嫩黄者亦效。乃近年传黑者为野郁金，黄者为假，并误其为姜黄，殊不知此物本是野生，若姜黄皮有节纹，肉色深黄无晕，蓬莪色黑无心，最易辨也。然老郁金虽产四川，近今名称广郁金。所谓川郁金，乃温州产也，色黯黑，形扁亦有心，惟不香耳。

【修治】《本草品汇精要》卷一一：到碎或碾末用。《医学统旨》卷八：温醋磨服之。

【气味】味辛、苦，性温，无毒，入心、肺二经。《药性解》卷四。味辛苦，性寒，入心、肺、肝、胃四经。《罗氏会约医镜》卷一六。

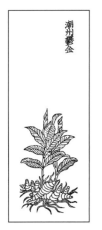

图 12-38-1 潮州郁金《图经（政）》

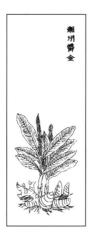

图 12-38-2 潮州郁金《图经（绍）》

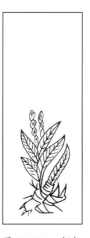

图 12-38-3 郁金《歌括》

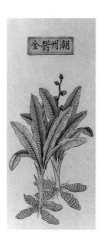

图 12-38-4 潮州郁金《品汇》

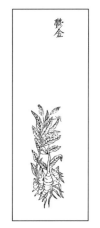

图 12-38-5 郁金《蒙筌》

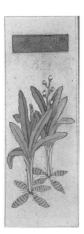

图 12-38-6 郁金《雷公》

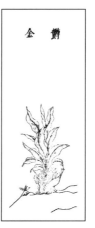

图 12-38-7 郁金《三才》

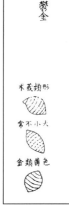

图 12-38-8 郁金《原始》

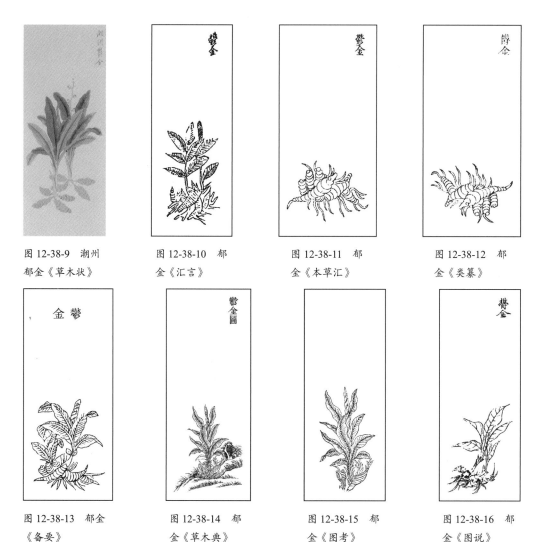

图 12-38-9　潮州
郁金《草木状》

图 12-38-10　郁
金《汇言》

图 12-38-11　郁
金《本草汇》

图 12-38-12　郁
金《类纂》

图 12-38-13　郁金
《备要》

图 12-38-14　郁
金《草木典》

图 12-38-15　郁
金《图考》

图 12-38-16　郁
金《图说》

【主治】疗蛊野诸毒，心气鬼疰恶气。治女人宿血结聚，止血，金疮，凉心经，下气消阳毒，生肌，禁尿血，除血淋兼呕，血气作痛，破血，止吐血，仍散积血归经。《太乙仙制本草药性大全·仙制药性》卷一。调逆气而止心痛，行瘀血而抹金疮。血溺血淋，并舒郁结。《药镜》卷一。

【发明】《药性解》卷四：郁金，本草言其性寒，自《药性论》始言其治冷气，今观其主疗，都是辛散之用，性寒而能之乎？夫肺主气，心主血，郁金能行气血，故两入之。丹溪云：属火而有土与水，古人用以治郁遏不散者，故名。《本草经疏》卷九：郁金禀天令清凉之气，而兼得土中金火之味，故其味辛苦，其气寒而无毒。洁古论气味俱薄，阴也，降也，入酒亦能升。入手少阴、足厥阴，兼通足阳明经。辛能散，苦能泄，故善降逆气。入心、肝、胃三经，故治血积。气降而和，则血凝者散，故主生肌止血。其破恶血，治血淋尿血，主金疮者，调气行血之功也。单用亦治女人宿血气心痛，冷气结聚，温醋磨服之。入心凉血，故洁古用以凉心。入足阳明，故治阳毒入胃，下血频痛。其性轻扬，能开郁滞，故为调逆气，行瘀血之要药。《**本草汇言**》**卷二**：御医米振斯稿其性轻扬，能散郁滞，顺逆气，上达高巅，善行下焦，为心肺肝胃、气血火痰、郁遏不行者，最验。故治胸胃膈痛，两胁胀满，肚腹攻疼，饮食不思等证。又治经脉逆行，吐血、衄血、唾血血腥。此药能降气，气降则火降，而痰与血亦各循其所安之处而归原矣。前人未达此理，乃谓止血生肌，错谬甚矣！凡病属真阴虚极，火亢吐血，溢出上窍，而非气分拂逆、肝气不平者，不宜用也。如胀满、如膈逆、如疼痛，关乎胃虚血虚者，亦不宜用也。即用之亦不效。《**医宗必读·本草征要**》**上**：郁金本入血分之气药，其治吐血者，为血之上行，皆属火炎，此能降气，气降即火降，而性又入血，故能导血归经。如真阴虚极，火亢吐血，不关肝肺气逆，不宜用也，用亦无功。

《**本草汇笺**》**卷二**：郁金禀天令清凉之气，其性轻扬，能开郁滞，故为调气行瘀血之要药。产蜀地及西戎，彼人用以医马，或浸水染衣。盖非罕物也，而此地奉为珍异，肆多伪者，因其不可多得，遂惑其有起死之功。如附子，昔当腾贵时，其相张皇，谓非此不生也，今遍杀人矣。酒和郁鬯令黄如金，故谓黄流，然用花也。此是用根。其苗如姜黄，花白质红，末秋出茎心而无实，其根黄赤，取四畔子根，去皮，火干，大小如指头，长者寸许，体圆有横纹，如蝉腹状，外黄内赤，折之光明脆彻，苦中带甘。凡血上行，皆属内热火炎。郁金降气，气降即是火降。而其性又入血分，故能降下火气，使血不妄行。如怒气伤肝，吐血及鼻衄、唾血，喉中血腥气，或经脉逆行，用郁金同韭菜、番降香、当归、生地黄、童便，有痰方加竹沥。若系真阴虚极，阴分火炎薄血，妄行溢出上窍，而非气分拂逆肝气不平者，不在此例。《**本草述**》**卷八下**：姜黄之味，辛胜于苦，且其气温。郁金苦胜于辛，更其气寒。方书俱以为入血，不知姜黄本于卫之阳，以入血，宣血中结滞之邪而利之也。郁金本于营之阴，以入血，畅血中精微之化而行之也。若然，洁古谓为纯阴，是亦近之矣。○《本草》首云：主治血积，第血之周流由于气，治血积未有不畅气者。一女子胃口作痛，牵引两胁并背，其痛不可忍。适有一方，用郁金一钱五分，酒炒，香附三钱，条甘草一钱，用水及酒各一盏，煎服，立效。盖其处剂，正合前义也。唯此味之散血积，较与他散血之味不同，论中所说甚明。如丹溪所谓其气轻扬一语，便已言此味能由气畅血矣。《**本草汇**》**卷一〇**：郁金禀清凉之气，而兼得土中金火之味，能开肺金之郁，故名郁金。本入血分之气药，其治吐血者，为血之上升，皆属火炎。此能降气，气降即火降。而性又入血，故能导血归经也。丹溪言其性轻扬上行，而治血清血，恐非。凡病属阴虚火炎，薄血妄行，溢出上窍，而非气分拂逆，肺肝逆气，不可轻投也。《蒙筌》云：凡药中必用，倘顷刻难求，以山茶花抵代，亦可。《**本草新编**》**卷三**：血家要药，又能开郁通滞气，故治郁需之，然而终不可轻用也。因其气味寒凉，有损胃中生气，郁未必开，而胃气先弱，殊失养生之道矣。至于破血、禁血、止血，亦一时权宜之用，病去即已，而不可恃之为家常日用也。或问：郁金解郁，自然不宜多用，但入之补剂之内，不识可常服乎？夫郁金解郁，全恃补剂，无补剂则郁不能开，多补剂则郁且使闭。故郁金可暂用于补之中，而不可久用于补之内也。《**顾氏医镜**》**卷七**：入心肺胃肝四经。折之光明脆彻，苦中带甘味者真。但难得耳。

治血气心腹之痛，以其为血分之气药，故治血积气壅如神。止大怒气逆之血。气降则血归经。能开郁滞，故为调逆气，行瘀血之要药。阴虚火炎失血，非关气逆呕吐者，用亦无功。《医林纂要探源》卷二：降泄心肺之逆，以达于至阴之下，升达肾肝之气，以宣于清明之境，气阴而行于阳，以宣郁行瘀。苗逐层包裹而以渐舒。根逐节骈联而体下锐。皮黄入脾土，内赤行血分，故能下气，破血中之滞，治吐衄溺血，妇人逆经，及败血攻心，痰涎入心，诸血滞痛之证。气芬芳，又能宣达阴中之阳。盖古人用和鬯以灌地降神，求神于阴，亦有所取类也。《本草求原》卷二：古人以郁金合秬黍、香草酿酒，为郁鬯，欲其阴达九渊，阳彻九天以降神。故之颐谓条畅上下，非纯阴之品。所以寒水上厥心气痛亦用之。且上而头目，下而二便皆治，非以其能升能降乎？若内外色黄，皮起细横纹，折之中空，其气烈而不香者，片子姜黄也。出川、广，尖圆如蝉肚，外黄内赤，微香，味苦带甘，置生鸡血中化成水者真。但香虽能畅气，究属苦寒，降火以降气，若非瘀血阻气而气滞，误用则有血脱之患。磨汁或末调更效。又同香附、甘草、水酒煎服，治血热入胃，胃痛引两胁并背难忍。

【附方】《药性粗评》卷二：妇人宿癥。妇人血气积聚，时或攻痛者，以温醋磨服之。

《本草汇言》卷二：治心胃作痛因寒者。用郁金、木香、莪术各等分，白汤磨服。王太和家珍。○治妇人胁肋胀满、因气逆者。用郁金、木香、莪术、牡丹皮，白汤磨服。《女科方要》。○治肚腹攻疼因血滞者。用郁金、木香、莪术、玄胡索，白汤磨服。《方脉粹言》。○治胃气不和，停痰停火，饮食不思。用郁金、川黄连、木香、白芥子、红曲、麦芽、茯苓、甘草、白术。同前。○治经脉不和，逆行于上，或吐血衄血。用郁金、木香、乌药、牡丹皮、玄胡索，白汤磨服。同前。○治男妇失心癫狂。用郁金二枚，明矾泡汤磨服。此因惊忧痰血，络聚心窍所致。郁金入心去恶血，明矾化顽痰故也。《本草发明》。○治怒伤肝，吐血衄血。用郁金、当归、牡丹皮、生地黄、韭菜煎汁，调降香末服。黎居士方。

蘘荷《别录》

【集解】《本草纲目拾遗》：蘘荷，东璧谓即上林猙且，而不知猙且乃芭蕉之转声也。方以智《物理小识》：蘘荷似蕉而小，又似芦稷，三月开红花，夏结缘刺，房内有黑子，其根似姜可菹。蛇不喜此，故又治蛊。《植物名实图考》卷三：蘘荷《别录》中品。古以为蔬。宋《图经》引据极晰，他说亦多纪其种植之法。惟《本草纲目》退入隰草，而蔬谱不复品列矣。《滇本草》图其形，贵州诸志皆载之，此蔬固犹在老圃也。余前至江西建昌，土医有所谓八仙贺寿草者，即疑其为蘘荷。以示滇学使家编修荔裳，编修曰：此正是矣。吾乡植之南墙下，抽茎开花青白色，如荷而小，未舒时摘而酱渍之，细瓣层层如剥蕉也。余疑顿释。他时再菹而啖之，种而蕃之，使数百年埋没之嘉蔬，一旦伴食鼎俎，非一快哉？编修名存义，泰兴人。

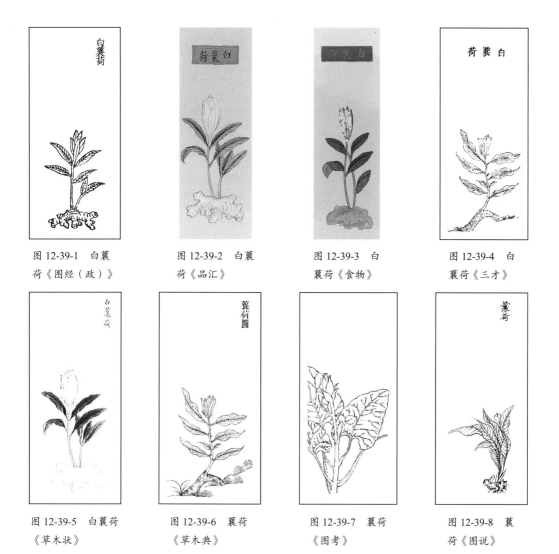

图 12-39-1 白蘘
荷《图经（政）》

图 12-39-2 白蘘
荷《品汇》

图 12-39-3 白
蘘荷《食物》

图 12-39-4 白
蘘荷《三才》

图 12-39-5 白蘘荷
《草木状》

图 12-39-6 蘘荷
《草木典》

图 12-39-7 蘘荷
《图考》

图 12-39-8 蘘
荷《图说》

【气味】微温。《食物本草》卷二。

【主治】主蛊毒甚效，治疟疾尤灵。溪毒沙虱辈毒屡效，多食损药势如神。根，主诸恶疮，杀邪蛊毒，疗吐血，口舌生疮。《太乙仙制本草药性大全·仙制药性》卷五。此主中蛊之要药，又治疟。《本草发明》卷五。

【发明】《本经逢原》卷二：蘘荷有毒而能攻毒，为主蛊之最。中蛊者服蘘荷汁并卧叶上，即能呼出蛊主姓名。其治喉舌疮烂，妇人月闭，及伤寒时气，壮热头痛口疮，用之皆取其辛散也。

樟柳头《生草药性备要》

【气味】味酸、辛，性寒，有大毒。《生草药性备要》卷上。

【主治】治水肿，消痈肿、恶疮，落胎。杀〔虫〕，白者良。赤者不可服，误食杀人。洗风痰最妙。《生草药性备要》。

荜拔《开宝本草》

【集解】《医林纂要探源》卷二：出岭南。茎蔓叶大，实似桑葚而长，色青。《植物名实图考》卷二五：丛生，子亦如桑椹，近时暖胃方多用之。《酉阳杂俎》谓叶似戢叶，则与蒌叶相类。

【修治】《神农本经会通》卷一：凡使先去挺，用头，以刀刮去皮粟子，令净方用。《药性切用》卷三：剉，焙用。《本草求原》卷二：醋浸，去皮、子，免伤肺上气。

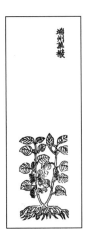

图 12-41-1 端州荜拔《图经（政）》

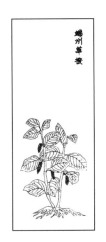

图 12-41-2 端州荜拔《图经（绍）》

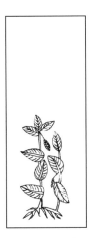

图 12-41-3 荜拔《歌括》

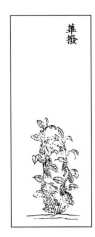

图 12-41-4 荜拔《饮膳》

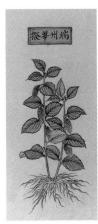

图 12-41-5 端州荜拔《品汇》

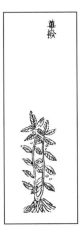

图 12-41-6 荜拔《蒙筌》

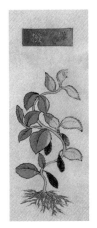

图 12-41-7 荜拔《雷公》

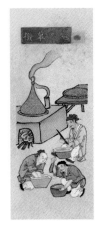

图 12-41-8 炮制荜拔《雷公》

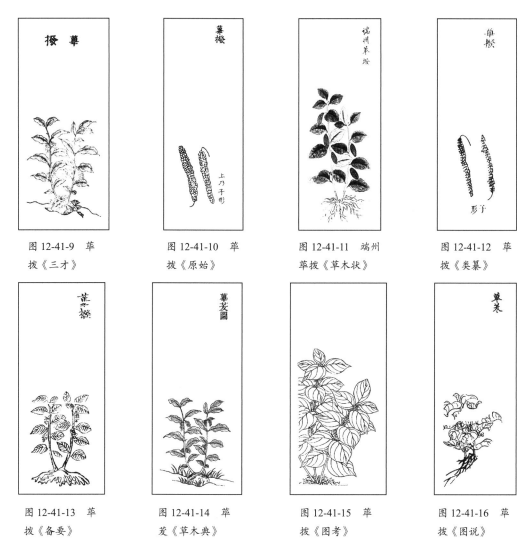

图 12-41-9 荜　　图 12-41-10 荜　　图 12-41-11 端州　　图 12-41-12 荜
拔《三才》　　　拔《原始》　　　荜拔《草木状》　　拔《类纂》

图 12-41-13 荜　　图 12-41-14 荜　　图 12-41-15 荜　　图 12-41-16 荜
拔《备要》　　　茇《草木典》　　　拔《图考》　　　拔《图说》

【主治】荜拔温中暖胃，止心腹冷泻及阴疝肾气，治霍乱。《药性要略大全》卷四。消宿食下气，除胃冷温中。疝癖阴疝痛并驱，霍乱冷气痛却禁。治水泄虚痢，止呕逆醋心。《太乙仙制本草药性大全·仙制药性》卷三。主温中下气，消食开痰，治阴疝，止霍乱，除泻痢日久，疗心腹冷痛。《药性解》卷四。温中，除胃冷，疝癖，水泻虚痢，脏腑虚冷，鼻渊腹痛。治乳痈有神效。《分部本草妙用》卷六。温脾胃而化谷，暖腰膝而止痛。吐泄皆医，疝瘕并效。《玉楸药解》卷一。

【发明】《药性解》卷四：荜拔辛走肺家，温宜脾胃，膀胱肺缩，故咸入之。《分部本草妙用》卷六：荜拔走肠胃，冷气呕吐，心腹满痛者宜之。多服泄真昏目，令人肠虚下重。予尝以之入乳痈方中，神妙不可言。《本草述》卷八下：荜拔产于南方，固已受火土之气矣。且先〔哲〕所云，概治虚冷气之为病者也。第如日华子所治心痛血气，及陈氏方疗妇人血气痛，及下血无时，月水不调者，是不徒泛泛然能治气以及血，似更有妙理存焉。取时珍所谓能散浮热，为头痛鼻渊牙痛要药，是若不徒以散寒冷为功矣。然阅方书，鼻渊之治，如南星饮，服后亦用荜拨，而论中却亦言其所因风邪入脑，宿冷不消者，得勿散浮热之言，犹未及精察欤。第偏头痛用之，又逐队于寒味中，如一粒金方，其义又何谓欤？或其气味固辛温，而犹有和也，未可以大热概之欤。俟再审之。数年后再按诸本草，多言治冷，且有兼以虚冷言者。《经》云气虚者，寒也。又唐太宗气痢，此味煎牛乳用。刘禹锡云累试于虚冷者，必效。是则时珍之所谓浮热者，得无因寒之郁，而郁气为浮热乎？先哲云：善均从众，吾亦从众可也。**《本草汇》卷一〇**：荜茇，大辛热而耗散之剂也。最能动脾肺之火，惟胃冷呕吐者宜之。亦宜于头痛、鼻渊、牙痛，取其辛热入阳明，能散浮热也。其性急甚于胡椒，今人以调食味，不知多服则真气走泄，令人肠虚下重。**《本草求真》卷四**：荜拨散胸腹寒逆。荜拨专入胃，兼入脾、膀胱。气味辛热，凡一切风寒内积，逆于胸膈而见恶心呕吐阳明胃府。见于下部而见肠鸣冷痢水泻太阳膀胱经，发于头面而见齿牙头痛、鼻渊阳明胃经。停于肚腹而见中满痞塞疼痛太阴经，俱可用此投治，以其气味辛温，则寒自尔见除，其曰：鼻渊头痛。涕浓而臭者为渊，涕清而不臭者为鼽，鼻渊有肉痛极而不下垂者为瘜肉，下垂而不痛者为鼻痔。亦是取其辛热能入阳明以散浮热之意，是以病患偏头痛风，须先口含温水，随左右以此末吹鼻最效。牙疼必同干姜、细辛调治，亦取能以除寒之意。热痛，石膏、牙硝；风痛，皂角、僵蚕、蜂房、二乌；虫痛，石灰、雄黄。总之，气味既辛，则凡病属寒起，皆可以投。然亦泄人真气，不可任意多服，以致喘咳目昏，肠虚下重，丧其真气也！**《罗氏会约医镜》卷一六**：荜拨大辛，须同参、术、归、地诸甘温补药用之，尤效。多用能动脾肺之火，损目，宜加酌量。

【附方】**《药性粗评》卷三**：冷痰饮。凡患上焦冷痰，每每恶心者，荜拨一两，捣为细末，每食前用清粥饮调下一钱，一日见效。偏头疼。荜拨为细末，含温水一口，如左边疼，用左鼻孔吸药末一字，右边疼，用右鼻孔吸药末一字，妙。

蒟酱《唐本草》

【释名】**《本经逢原》卷二**：蒟叶子名蒟酱。

【集解】**《植物名实图考》卷二五**：蒟酱，《唐本草》始著录。按《汉书·西南夷传》：南粤食唐蒙蜀枸酱，蒙归问蜀贾人，独蜀出枸酱。颜师古注：子形如桑椹，缘木而生，味尤辛。今石渠则有之。此蜀枸酱见传纪之始。《南方草木状》则以生番国为荜茇，生番禺者谓之蒟。交趾、九真人家多种，蔓生，此交滇之蒟见于纪载者也。《齐民要术》引《广志》、刘渊林《蜀都赋注》皆与师古说同，而郑樵《通志》乃云状似荜拨，故有土荜拨之号。今岭南人但取其叶食之，谓之蒌，而不用其实，此则以蒟子及蒌叶为一物矣。考《齐民要术》扶留所引《吴录》、《蜀记》《交州记》皆无即蒟之语，唯《广州记》云，扶留藤缘树生，其花实即蒟也，可以为酱，始以扶留为蒟。但《交州记》扶留有三种，一名南扶留，叶青，味辛，应即今之蒌叶。其二种曰获扶留，根香美，

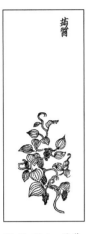

图 12-42-1 蒟酱
《图经（政）》

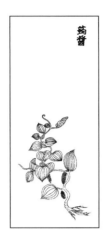

图 12-42-2 蒟酱
《图经（绍）》

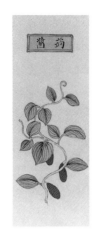

图 12-42-3 蒟
酱《品汇》

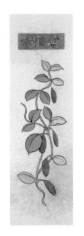

图 12-42-4 蒟
酱《雷公》

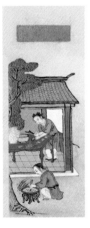

图 12-42-5 炮
制蒟酱《雷公》

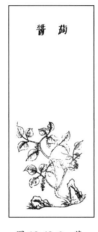

图 12-42-6 蒟
酱《三才》

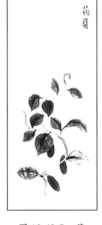

图 12-42-7 蒟
酱《草木状》

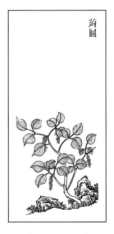

图 12-42-8 蒟
《草木典》

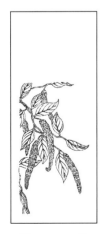

图 12-42-9 蒟
酱《图考》

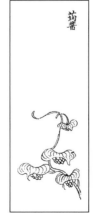

图 12-42-10 蒟
酱《图说》

曰扶留藤，味亦辛。《广州记》所谓花实即蒟者，不知其叶青味辛者耶？抑藤根香辛者耶？是蒟子即可名扶留，而与蒌叶一物与否，未可知也。诸家所述蒟子形味极详，而究未言蒟叶之状。宋景文《益部方物略记》蒟赞云：叶如王瓜，厚而泽。又云，或言即南方扶留藤，取叶合槟榔食之。玩赞词并未及叶，而或谓云云。盖阙疑也。唐苏恭说与郑渔仲同，苏颂则以渊林之说为蜀产，苏恭之说为海南产，李时珍则直断蒟、蒌一物无疑矣。夫枸独出蜀一语，已断定所产，流味番禺，乃自蜀而粤，故云流味，非粤中所有明矣。余使岭南及江右，其贡灰、蒌叶、槟榔三物，既合食之矣。抚湖南则长沙不能得生蒌，以干者裹食之；求所谓芦子者，乌有也。及来滇，则省垣茶肆之累累如桑椹者，殆欲郏车而载，而蒌叶又乌有也。考云南旧志，元江产芦子，山谷中蔓延丛生，夏花秋实，土人采之，日干收货。蒌叶，元江家园遍植，叶大如掌，累藤于树，无花无实，冬夏长青，采叶合槟榔食之，味香美；一则云夏花秋实，一则云无花无实。二物判然。以土人而纪所产，固应无妄。余遣人至彼，生致蒌叶数丛，叶比岭南稍瘦，辛味无别，时方五月，无花跗也。得芦子数握。土人云：四五月放花，即似芦子形，七月渐成实，盖蒌叶园种可栽以饷；而芦子产深山老林中，蔓长故但摘其实。《景东厅志》：芦子叶青花绿，长数十丈，每节辄结子，条长四五寸，与蒌叶长仅数尺者异矣。遍考他府州志，产芦子者，如缅宁、思茅等处颇多，而蒌叶则唯元江及永昌有之，故滇南芦多而蒌少。独怪滇之纪载，皆狃于郑渔仲诸说，信耳而不信目为可异也。《滇海虞衡志》谓滇俗重槟榔茶，无蒌叶则剪蒌子合灰食之，此吴人之食法。夫吴人所食乃桂子，非芦子也。又以元江分而二之，为蒟有两种，一结子以为酱；一发叶以食槟榔。夫物一类而分雌雄多矣，其调停今古之说，亦是考据家调人媒氏。然又谓海滨有叶，滇黔无叶，以子代之，不知冬夏长青者，又何物耶？盖元江地热，物不蛀则枯叶，行数百里，肉瘠而香味淡矣。芦子苞苴能致远，干则逾辣。滇多瘴，取其便而味重者饵之，其植蒌者则食蒌叶。岭南之蒌走千里，而近至赣州，色味如新，利在而争逐，亦无足异。芦子为酱，亦芥酱类耳。近俗多以番椒、木檀子为和，此制便少。亦今古之变食也。《本草纲目》引嵇氏之言《本草》以蒟为蒌子，非矣。其说确甚，后人辄易之，故详着其别。盖蒟与荜茇为类，不与蒌为类。朱子《咏扶留诗》：根节含露辛，苕颖扶援绿。蛮中灵草多，夏永清阴足。形容如绘。曰根节、曰苕颖、曰清阴，独不及其花实，亦可为《云南志》之一证。《赤雅》：蒟酱以荜茇为之，杂以香草、荜菝、蛤蒌也，蛤蒌何物也？岂以蒌同贲灰合食故名耶？抑别一种耶？《滇黔纪游》：蒟酱乃蒌蓊所造，蒌蓊则非子矣，蒌故不妨为酱。又李时珍引《南方草木状》云《本草》以蒟为蒌子，非矣。蒌子一名扶留草，形全不同。今本并无此数语。《唐本草》始着蒟酱，嵇氏所谓《本草》，当在晋以前，抑时珍误引他人语耶？染皂者以芦子为上色，《本草》亦所未及。○蒌叶生蜀、粤及滇之元江诸热地。蔓生有节，叶圆长光厚，味辛香。剪以包槟榔食之。《南越笔记》谓遇霜雪则蒌，故昆明以东不植。古有扶留藤，扶留急呼则为蒌，殆一物也。医书及传纪，皆以为即蒟，说见彼。滇之蒌种于园，与粤同，重芦而不重蒌，故志蒌不及粤之详。茎味同叶，故《交州记》云藤味皆美。

　　【主治】主下气温中神效，治心腹冷气奇秘。散结气仙方，破痰积妙剂。《太乙仙制本草药性大全·仙制药性》卷二。

　　【发明】《本经逢原》卷二：按田抚军蒙斋先生《黔书》云：蒟华如流藤，叶如荜拔，子如桑椹。或亦西域之种，阳蓝阴敷，肤白皮黑，其味辛香，近于桄榔之麦。岭南人取其叶合槟榔食之，呼为蒌蓊，亦蒌也。又为九真之藤，根似芋而长，叶似天南星而大。黔人食槟榔者，购于滇，断破之，长寸许，与石贲灰并咀口中，赤如血。又沥其油醢为酱，故曰蒟酱。今述其可治诸病者，取蒌叶浸以油，封固，晒半载，收贮待用，可留数十年。非独疏积滞、消瘴疬已也。手足红疼，或肿起，以蒌叶油揉擦，用布包裹。耳痛，滴蒌叶油数点于耳内。刀伤、莉伤等，以绵荂浸湿蒌叶油，贴伤处，用布包裹。背痛及疔毒等，以绵荂浸油，贴而裹之。初起毒即解散，已成即开口出脓，若捣烂油内蒌叶，敷绵荂上，贴之尤妙。杨梅疮，以绵荂内油包裹，易得溃决，易得出脓。溃决出脓后，易得生肌。若用油内叶捣烂，以布作膏药贴之，更为捷也。漏痔。治法见单方。

【附方】《本草纲目拾遗》卷七：治手足红肿或疼。以蒌叶油揉擦，用布包裹。治耳痛。滴耳。刀伤莉伤。以棉花浸蒌油贴裹伤处。又治背痛及疔毒，贴之，初起者即解散，已成即速溃脓，亦可敷贴杨梅毒疮漏痔，以上俱泰西应振铎《本草补》。

假蒟 《生草药性备要》

【释名】蛤蒟、不拨子《生草药性备要》。

【气味】味苦，性温，无毒。《生草药性备要》卷上。苦、辛，温。《本草求原》卷三。

【主治】祛风，产后气虚脚肿，煮大头鱼〔食〕，或煲水洗极妙。其根治牙痛，洗烂脚。《生草药性备要》卷上。祛风，治产后风，炒鸡煮酒食。产后脚肿，同鱼煮醋。病后风寒，煎水洗脚。解新膏药火毒，误贴致起浮粒，腐烂流水。同槟、蒟叶、狗屎豆叶捣敷。根治牙痛，洗痔疮洗脚。《本草求原》卷三。

肉豆蔻 《开宝本草》

【修治】《神农本经会通》卷一：用须以汤搜米麦粉裹。灰火中煨黄熟，去米麦用。《医学统旨》卷八：面包煨熟用。《景岳全书》卷四八：面包煨熟用，或剉如豆大，以干面拌炒熟，去面，用之尤妙，盖但欲去其油，而用其熟耳。《本草述》卷八上：去壳，但用肉，油色肥实者佳。用汤调糯米粉，或醋调麦，包灰火中煨黄熟，取出，以纸捶去油净，勿令犯铜铁。《玉楸药解》卷一：麦包煨研，去油汤冲。肉蔻辛香，颇动恶心，服之欲呕，宜蜜小丸，烘干汤送。

【气味】味甘、辛，性温，无毒。入手阳明大肠、足太阴脾经。《药性粗评》卷二。

【主治】补脾治痢，尤调冷泻，解酒消食，调中暖胃，止霍乱，呕沫下气。治积冷，心腹胀痛，脾胃虚冷，痢疾，小儿伤乳吐逆。泄泻之要药也。《药性要略大全》卷三。疗心腹胀疼，卒成霍乱者可止。理脾胃虚冷，不消宿食者能温。男妇伤暑血痢有功，小儿伤乳吐泻立效。《太乙仙制本草药性大全·仙制药性》卷二。主温中，止霍乱而补脾，治痢兼疗冷泻，解酒消食调中，治积冷心腹胀痛，脾胃虚冷，并冷热赤白痢，小儿伤乳吐逆、久泻。《药性会元》卷上。

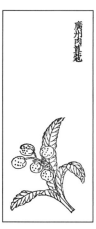

图 12-44-1 广州肉
豆蔻《图经（政）》

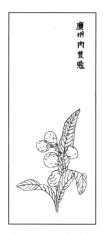

图 12-44-2 广州肉
豆蔻《图经（绍）》

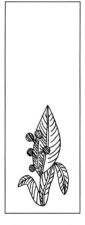

图 12-44-3 肉
豆蔻《歌括》

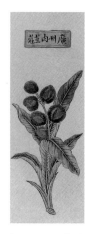

图 12-44-4 广州
肉豆蔻《品汇》

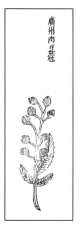

图 12-44-5 广州
肉豆蔻《蒙筌》

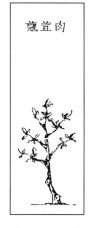

图 12-44-6 肉
豆蔻《太乙》

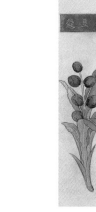

图 12-44-7 肉
豆蔻《雷公》

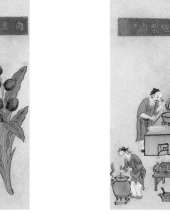

图 12-44-8 炮制
肉豆蔻《雷公》

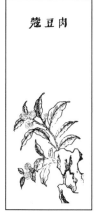

图 12-44-9 肉豆
蔻《三才》

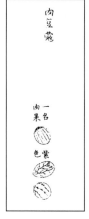

图 12-44-10 肉
豆蔻《原始》

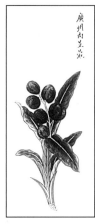

图 12-44-11 广州
肉豆蔻《草木状》

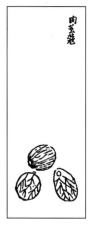

图 12-44-12 肉
豆蔻《汇言》

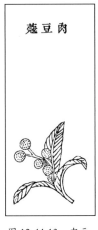
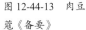
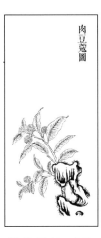
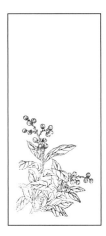
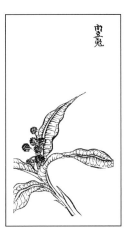

图 12-44-13　肉豆　　　图 12-44-14　肉豆　　　图 12-44-15　肉豆　　　图 12-44-16　肉豆
蔻《备要》　　　　　蔻《草木典》　　　　　蔻《图考》　　　　　蔻《图说》

【发明】《药鉴》卷二：惟其气温，故能温中补脾。又言下气者，盖以脾得补而善运化，其气自下，非若香附、陈皮之快泄也。惟其味辛，故能散肺中滞气，除膈上吐逆，消谷食，开腹胀。合气与味，又能止泄。大都温能补脾，辛能散滞，脾得温以补之，则运化之令司，而漏下之患除。肺得辛以散之，则精化之源司，而淡渗之令强。何泄之有？《本草经疏》卷九：肉豆蔻禀火土金之气，故味辛气温而无毒。入足太阴、阳明经，亦入手阳明大肠。辛味能散能消，温气能和中通畅。其气芬芳，香气先入脾，脾主消化，温和而辛香，故开胃，胃喜暖故也。故为理脾开胃，消宿食，止泄泻之要药。香能辟恶除不祥，又中气不虚，则邪恶之气不能入，故主鬼气及温中。脾主中焦，胃为后天生气之本，脾胃之阳气旺，则积冷心腹胀满、霍乱、中恶、冷疰、呕沫、冷气、食不消、泄不止、小儿乳霍，诸证自除矣。《本草汇言》卷二：《开宝》暖胃消食，李珣止泄泻之药也。释子冷庵稿凡病寒中积冷，阴寒霍乱，呕吐涎沫，心腹胀痛，中恶冷气，大肠滑泄，及小儿胃寒，乳食不消；或吐乳，或下泻诸证，此药其气芳香，其味辛烈，其性温散，故入理脾胃药中，疗寒滞为要剂，为和平中正之品，运宿食而不伤。非若枳实、莱菔子之有损真气也。下滞气而不峻，非若香附、大腹皮之有泄真气也。止泄泻而不涩，非若诃子、罂粟壳之有兜塞掩伏而内闭邪气也。日华子称为寒可散，邪可逐，滞可行，泄可止，实可宽，虚可补，斯言厥有义哉。○如大肠素有火者，中暑热气火之邪，热泄暴注者，湿热积滞方盛，痢疾初起者，皆不宜用。《医宗必读·本草征要》上：肉果性温，病人有火，泻痢初起，皆不宜服。《药镜》卷一：积寒久泻以攻，伤食吐逆能治。专消肉积，亦妥脾家。脾得温而运化，则漏下除。肺得辛而气展，则淡渗施。五痔效及，止霍乱不难。八痢功全，涩积滞甚易。独磨为末，枣肉丸，糖汤下，立时开胃进餐。佐以木香，枣肉丸米饮下，顷刻挽回久泻。《景岳全书》卷四八：治大肠虚冷，滑泄不止。以其气香而辛，故能行滞止痛，和腹胀，治霍乱，调中下气，开胃进食，解酒毒，化痰饮，温胃逐虫，辟诸恶气。疗小儿胃寒伤乳吐泻。以其能固大肠，肠既固则元气不走，脾气自健，故曰理脾胃虚冷，而实非能补虚也。《本草述》卷八上：肉豆蔻主治，惟于泻泄证为多，而滞下次之，是即海藏所谓入手足阳明经者也。又李珣主脾胃虚冷气，并冷热虚泄，赤白痢，不尤为左券乎？然宜即甄权苦辛，合于《开宝》所谓辛温者，以悉其主治之义也。味其先苦而辛，得火中之金气，火为土母，是由肺以至乎胃，而效其温中下气之用也。后辛居胜，而终以微凉，得金中之肃气，金主降收，是又由胃以至于大肠，而效其且降且收之用也。夫气之温者常升，然不全乎金之气，则不能由肺以降。气之降者属金，然不禀乎温之气，则更不能由大肠以收，能使温气降而入中土者，全乎金也。故温中治积冷，而善运化，能使收气，更归大肠者，本乎温也。故温中运化，而又有止泄痢之功。《本草汇》卷一〇：肉豆蔻属金与土，土性喜暖爱香，故肉果与脾胃最为相宜。日华称其下气者，以脾得补而善运化，气自下也。非若厚朴、枳实之偏于峻削耳，多服则泄气。为脾胃虚冷泻痢，小儿伤乳泄泻不愈之要药。但未去之积，不可以此先涩。若冷痢腹痛不能食者，用此最宜，君人参、补骨脂、吴茱萸、五味子、砂仁，为治肾泄及冷泄之药。得缩砂、橘皮、人参、红曲、山查、藿香、麦芽，为开胃进食，消宿食，止泻痢之上剂。若病人有火，泻痢初起，及中暑热泻，肠风下血，湿热积滞方盛，皆不可服。《本草新编》卷三：肉豆蔻味苦、辛，气温，无毒。一名肉果。入心、脾、大肠经。疗心腹胀疼，止霍乱，理脾胃虚寒，能消宿食，专温补心包之火，故又入膻中与胃经也。但能止下寒之泻，而不能止下热之痢，从前本草，多言治血痢有功，而不言其止泻〔痢〕。夫泻不同，五更时痛泻五六次，到日间反不泻，名大瘕泻也。大瘕泻者，肾泻也。肾泻，乃命门无火以生脾土，至五更亥子之时，正肾气正令之会，肾火衰微，何能生土，所以作泻。故大瘕病，必须补命门之火，火旺而土自坚矣。肉豆蔻，非补命门之药也，然命门之火上通，心包之火不旺，而命门愈衰，故欲补命门，必须上补心包也。膻中，即心包，一物而两名之，肉豆蔻补心包之火，补心包，正所以补命门也。况理脾胃寒虚，原其长技，命门旺，而脾胃又去其虚寒。脾胃得〔肾〕气，自足以分清浊而去水湿，又何至五更之再泻哉。《本经逢原》卷二：肉豆蔻辛香，入手足阳明，温中补脾，宽膨胀，固大肠，为小儿伤乳、吐逆、泄泻之要药。二神丸合补骨脂，治肾泻，盖取补脾以治肾邪也。按脾土性喜芳香，故肉果与脾胃最为相宜。以其能下气者，脾胃得补则健运。非若厚朴、枳实之峻削也。热郁暴注禁用，以其辛温性滞也。《本草经解要》卷一：肉蔻气温，禀天春和之木气，入足厥阴肝经。味辛无毒，得地西方燥金之味，入足阳明燥金胃经、手阳明大肠经。气味俱升，阳也。胃者，中州也。辛温温胃，所以温中，胃温则食易化，故主消食。大肠寒则鹜溏，辛温温肠，所以止泄。日积月累，积冷于肠，冬日重感于寒，则大肠病胀，胃亦妨于食而胃胀，胀则腹满而心胃痛矣。肉蔻温肠胃，胃阳充而胀平也。霍乱，胃有湿热也。辛温燥胃，霍乱自止。胃者，阳气之原也。胃阳衰，则阴邪乘之，而患中恶冷痓矣。肉蔻温胃，胃阳充则阴邪消，而中恶冷痓愈也。肝寒而阴气上升，则呕沫，而冷气出矣。肉蔻温肝，肝平呕逆定也。小儿乳霍，胃寒不纳也。辛温散寒，所以亦主之也。《本草求原》卷二：气温达肝，味苦辛而凉，火中金气。令肺气下归于胃、大肠，而能运能收，金本于火，则降而能运；火终于金，则运而能收。《经》曰：魄门为五脏使。言肺气下归而收摄也，世人以为涩者，陋也。无毒。主温中下气，消皮外络中气，岂涩者亦能消气乎？

【附方】《**药性粗评**》卷二：脾胃虚泄。醋调面裹，煨熟，取肉为末，每以二三匙，调清粥食之，日再。宿食不消。以熟末每服一钱，煎陈皮汤送下。

《**太乙仙制本草药性大全·仙制药性**》卷二：冷痢腹痛，不能食。用一两，去皮，醋麦裹煨，麦熟为度，捣为散，非时粥饮下一钱，效。○脾泄气痢。以一颗醋调麦裹，火煨令焦黄，和麦碾末，更以炒了櫻子末一两相和。又焦炒陈廪米，为末，每用二钱，煎作饮，调前末三钱，旦暮各一服，即差。

《**本草汇言**》卷二：治肾泄及冷泄。用肉果、面裹煨熟，砂仁、人参、补骨脂、吴茱萸、北五味子。○治胃气不和，宿食不消，新食不进，大便久泻。用肉果、砂仁、厚朴、人参、白术、红麴、麦芽、谷芽、藿香、广陈皮。甄氏方。○治冷痢久不止，腹痛不能食。用肉果一两、去皮，米醋和面裹煨，捣细，粗纸内去油为末，每用一钱，米汤下。《百一选方》。○治阴寒霍乱吐利。用肉豆蔻，面裹煨，研去油，为末，冷姜汤调服一钱。李氏方。○公子登席散。用肉豆蔻去油为末，枣肉为丸，服一二钱，砂仁汤下。其开胃进食、消导之功烈矣。○治久泻不止。用肉豆蔻煨熟去油一两，熟附子五钱，木香二钱，枣肉丸，米汤下二钱。《百一选方》。○脾肾双补丸。治天明肾泄，用肉豆蔻、车前子各十两，人参、莲肉、菟丝子、北五味、山茱萸肉、补骨脂、巴戟天、怀山药各一斤，广陈皮、缩砂仁各六两，俱炒燥黄为末，饧糖为丸，如绿豆大，每服五钱，早晚各食前服。如元虚而有火者，或火盛肺热者，俱去人参、肉豆蔻、巴戟天、补骨脂。无锡秦公安患中气虚不能食，食亦难化，时作泄泻，胸膈不宽。一医误投青皮、枳、朴等破气药，下利完谷不化，面色黯白。仲淳即用脾肾双补丸，一料而愈。《广笔记》。

补骨脂 《开宝本草》

【释名】破故纸、胡韭子《药性粗评》、婆固脂《本草述钩元》。

【辨疑】《**医学疑问**》问：破故纸即补骨脂，而今典卖处或以轻麻实为破故纸。而用药物之真假，人命之系干，而不知何所见，何所辨而用之耶？若乱真误人，则其害非轻。若因土地之殊，形色之异为致疑而去之，则恐负天地生物救人之意。切愿详知。答曰：破故纸即补骨脂，生广西诸州，圆扁而绿，酒浸，浮酒面者去之，蒸过曝干，微炒，拌乌油麻炒熟，去麻。所问用轻麻代故纸，毋乃泥于油麻之炒而误用之耶？本院并未有以轻麻代故纸之说。

【正误】《**神农本草经读**》：陈修园曰：堕胎者，言其人素有堕胎之病，以此药治之，非谓以此药堕之也。上文主字，直贯至此。盖胎藉脾气以长，藉肾气以举，此药温补脾肾，所以大有固胎之功。数百年来，误以黄芩为安胎之品，遂疑温药碍胎，见《开宝》有堕胎二字，遂以堕字不作病情解，另作药功解，与上文不相连贯。李濒湖、汪切庵、叶天士辈因之，贻害千古。或问《本经》牛膝本文，亦有堕胎二字，岂非以堕字作药功解乎？曰彼顶逐血气句来，唯其善逐，所以善堕。古书错综变化，难与执一不通者道。

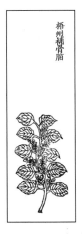

图 12-45-1 梧州补
骨脂《图经（政）》

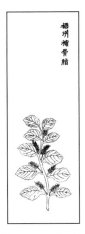

图 12-45-2 梧州补
骨脂《图经（绍）》

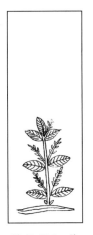

图 12-45-3 补
骨脂《歌括》

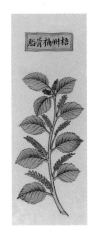

图 12-45-4 梧
州补骨脂《品汇》

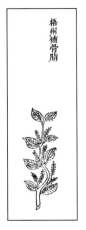

图 12-45-5 梧州
补骨脂《蒙筌》

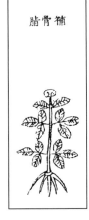

图 12-45-6 补
骨脂《太乙》

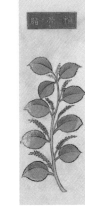

图 12-45-7 补
骨脂《雷公》

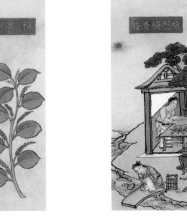

图 12-45-8 炮制
补骨脂《雷公》

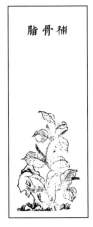

图 12-45-9 补
骨脂《三才》

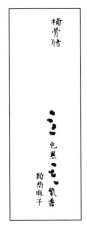

图 12-45-10 补
骨脂《原始》

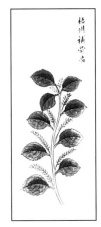

图 12-45-11 梧州
补骨脂《草木状》

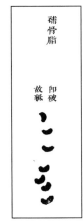

图 12-45-12 补
骨脂《汇言》

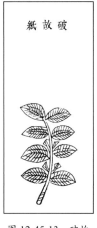

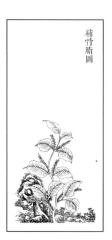

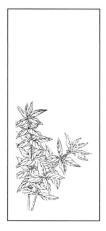

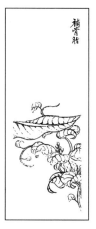

图 12-45-13 破故
纸《备要》

图 12-45-14 补骨
脂《草木典》

图 12-45-15 补骨
脂《图考》

图 12-45-16 补骨
脂《图说》

【修治】《本草纂要》卷二：吾尝以盐酒炒，令香熟，研细用。使咸入肾经，酒行阳道，香则通气，熟则温补，治无不验者也。《药性会元》卷上：酒浸一宿，东流水洗，蒸半日，暴干用。《药品化义》卷七：用酒淘，微炒香，研碎入药，俗名破故纸。《本草述》卷八下：性大燥，酒浸一宿，漉出，用水浸三宿，蒸三时久，曝干，紧急微炒。止泄麦炒，补肾用麻子仁炒。此性燥毒，一法用盐水浸一日，取出曝干，再同盐炒过用。《握灵本草》卷三：酒洗，浮面者去之，凡使揉去皮，以胡桃肉拌擦炒，或盐、酒炒。《类经证治本草》：酒浸蒸，亦有用童便、盐、乳制者，各随其方。《本草求原》卷二：补肾，用童便或乳浸，或盐水浸炒；止泄，酒浸蒸，或面炒。一法以盐水、杜仲水、黄柏水，或生地水，三制故纸，合鱼胶、蛤粉炒为末，胡桃油蜜丸，治老人阳虚及肾冷无子。然世有肾阴虚冷者，忌用。即肾气虚冷由于肾阴虚者，亦当酌主辅。

【主治】主治五痨七伤，血气虚冷，骨髓伤败，肾冷流精，阳气衰弱，腰疼脚酸，囊湿，小便不禁，悦心明目，生精壮阳，补益筋骨，久服延年益气，驻颜乌髭发，亦仙品上药也。与胡桃同服最良。《药性粗评》卷二。主五劳七伤，阳虚肾冷，精道不固，蓦然流出；或体虚袭风，四肢疼痛；或精髓伤败，阳虚无力；或肾虚久冷，小便烦多；或阴囊湿痒，阴汗如水。《本草纂要》卷二。治四肢之酸痛，腰膝之冷痛，阳事之衰惫，肾冷之流精。《本草约言》卷一。主温肾，补精髓与气血劳伤，扶肾冷绝，止梦泄精残，风虚冷痹，四肢疼痛，骨髓伤败，阳衰肾冷精流，腰膝冷疼，囊温小便利，添精益气，及妇人血气堕胎。《药性会元》卷上。

【发明】《本草发明》卷二：此补肾家虚冷药，故《本草》主劳伤风虚冷，骨髓伤败，肾冷精流，腰膝冷，囊湿，诸冷痹顽，缩小便，腹冷，兴阳，治冷劳，明目及妇人血气堕胎，补肾家虚冷可知矣。《本草经疏》卷九：补骨脂禀火土之气，而兼得乎天令之阳，故其味辛，其气大温，性则无毒。阳中微阴，降多升少。入手厥阴心包络、命门、足太阴脾经。能暖水脏，阴中生阳，壮火益土之要药也。其主五劳七伤，盖缘劳伤之病，多起于脾肾两虚，以其能暖水脏，补火以生土，则肾中真阳之气得补而上升，则能腐熟水谷，蒸糟粕而化精微。脾气散精，上归于肺，以荣养乎五脏，故主五脏之劳、七情之伤所生病。风虚冷者，因阳气衰败，则风冷乘虚而客之，以致骨髓伤败，肾冷精流。肾主骨而藏精，髓乃精之本，真阳之气不固，即前证见矣。固其本而阳气生，是前证自除。男子以精为主，妇人以血为主。妇人血气者，亦犹男子阳衰肾冷而为血脱气陷之病，同乎男子之肾冷精流也。大温而辛，火能消物，故能堕胎。**《本草汇言》卷二**：补肾命，暖丹田，方龙潭壮精髓之药也。沈孔庭稿夫肾与命门，水火真阳之所司也。何也？第肾有两枚，而命门又居两肾之中，脊骨十四椎之间，与脐相对，人身真阳之精，于此藏焉。火之源也，取象于坎。以一阳居于二阴之间耳。阴阳和平，则水火交济而无患矣。阴阳离决，人变病焉。如阳虚肾冷，精道不固而自流；或脾肾衰败，大便虚泻而久泄；或肝肾流湿，阴囊湿漏而浸淫；或风湿冷痹，腰膝不用而痿躄等证。用补骨脂辛香而热，以盐酒浸炒香熟，使盐入肾经，酒行阳道。香则通气，熟则温补，故四神、补肾诸丸内，加此药以治脾肾虚寒者，用无不验。凡病阴虚火动者，阳事妄举者，梦遗尿血者，小便短赤者，口苦舌干者，大便燥结者，内热作渴者，火升目赤者，心嘈易饥者，温热成痿、以致骨乏无力者，均不宜用。**《本草汇笺》卷二**：补骨脂温暖水脏，阴中生阳，壮火益水之要药也。凡肾气虚弱，则阳气衰劣，不能熏蒸脾胃，脾胃气寒，令人胸膈痞塞，饮食迟于运化，或腹胁虚胀，或呕吐痰涎，或肠鸣泄泻，此二神丸以故纸补肾，肉豆蔻补脾，加木香以转运之，是为三神丸也。凡虚劳症，多起于脾肾两伤，以故纸补火生土，则肾中真阳之气得补，上升则能腐熟水谷，蒸糟粕而化精微，于是脾气散精，上归于肺，以荣养乎五脏也。丹溪云：久患气症，气不归元，服药无效者，以破故纸，为君则效。若今人则动欲以附子归元矣。

《本草述》卷八下：补骨脂之名，即《本草》谓其主治骨髓伤败也。第先哲谓此味能使心包之火与命门火通，乃令元阳坚固，骨髓充实，却先言其能收敛神明。乃得如是，盖缘人之神明，主于心，而心固火之主也。夫气为火之灵，如得主火者，能收敛其神明，而离之为坎主者，又何元阳之不坚固乎？第所云骨髓充实者，即由元阳坚固所致。道家所谓气盛则精盈，精盈则气盛者，如斯义也。**《本草新编》卷二**：治男子劳伤，疗妇人血气，止腰膝酸疼，补髓添精，除囊涩而缩小便，固精滑而兴阳事，去手足冷疼，能定诸逆气。但必下焦寒虚者，始可久服。倘虚火太旺，止可暂用，以引火归原，否则，日日服之，反助其浮游之火上升矣。古人用破故纸，必用胡桃者，正因其性过于燥，恐动相火，所以制之使润，非故纸必须胡桃也。或问：补骨脂既不可轻用，而青娥等丸，何以教人终日吞服，又多取效之神耶？不知青娥丸，治下寒无火之人也。下寒无火者，正宜久服，如何可禁其少用乎。命门火衰，以致腰膝之酸疼，手足之逆冷，甚则阳痿而泄泻。苟不用补骨脂，急生其命门之火，又何以回阳而续命乎。且补骨脂尤能定喘，肾中虚寒，而关元真气上冲于咽喉，用降气之药不效者，投之补骨脂，则气自归原，正藉其温补命门，以回阳而定喘也。是补骨脂，全在审其命门之寒与不寒而用之耳，余非不教人之久服也。**《颐生秘旨》卷八**：补骨脂补肾家虚冷药也。温肾行气，同小茴香治腰痛，及小腹涩痛。可行阴中之滞气。《罗氏会约医镜》卷一六：补骨脂能补相火以通君火，脾土自旺。但性燥，凡血虚有热，非其所宜，妊妇禁用。《本经续疏》卷四：凡水遇寒则凝，得热斯流。今曰肾冷精流，于理已不合，加之骨髓伤败，而冠以风虚冷。风虚冷者，果能使骨髓伤败，肾冷精流乎？夫惟风虚冷乃能为骨髓伤败，肾冷精流固也。然二义焉，一者风冷，而水遂涸也；一者风虚，而水不涨也。风冷而水遂涸，验之于四时之序。风虚而水不涨，验之于潮汐之候。夫风从西北者为冷风，风从后来者曰虚风。一岁之中，热则水涨，寒则水消。一潮之上，东南风则水涨，西北风则水不涨。盖凝则成形，释则成气者，阳也。凝则成气，释则成形者，阴也。故曰阳化气，阴成形，此水所以盛于夏，减于冬也。至阴之气，当冬令闭密严厉，则水凝为寒也。转瞬春融，不必霖雨，水自能盈，则寒释为水也。天气且然，何况人身？当五劳七伤之余，遭萧索飘零之局，髓之充于骨，精之藏于肾者，何能不化而为肃杀严厉以应之？于是静而不动者，为之伤败焉。动而不静者，为之流散焉。于斯时也，得不以温和之气，踞于水中，转冷风为融风，自然伤败者复完，冷流者复聚，此则必有取于花紫而实黑且味辛气热之补骨脂矣。补骨脂何以能踞水中而转融风？夫花紫固已赤黑相兼，水火相入，且黑实正是水色，而味辛气热，即伏其中，则辛之通，热之行，直如风自东南来，解冻泽物，转寒气为温气也。妇人血气堕胎者，承上之词，亦以血气虚冷伤败，而不能系胎元也。此物当与天雄之治阴寒精自出，巴戟天之治大风邪气，阴痿不起互参也。《本草求原》卷二：补骨脂即破故纸。色黑，形如肾。大温，苦辛，为火中之金，能收敛神明，使心胞之火与命门之火交通，火降水中，则阴得阳以化精，而骨中脂充，故名。无毒。主五劳七伤，下元久冷，一切风虚，五脏化薄，则五气消亡；五行离决，而为劳、为极、为痹，由是食、忧、饮、房、饥、经络、营卫七者俱伤。营卫阳伤，则风易入而病冷，皆损先后二天真气而成。此入肾壮阳以生土，使后天与先天相续，腐水谷而化精微，所谓劳者温之也。又风者，出地之阳，阴中阳虚，则化为冷风。酒浸晒干，以黑芝麻和炒至声绝，去芝麻，醋糊丸，酒、盐汤下。骨髓伤败，手足沉重，气盛则精充而益形。同胡桃、乳香、没药、沉香蜜丸，盐汤、酒任下。肾冷精流，青盐等分研，米饮下。尿多，同茴香盐炒，酒糊丸，以盐汤及米煨猪腰汤下。妇人血气，温肺益气，则津液之化源足，而血脱气陷可除。固胎，胎藉脾气以长，肺肾气以举。如脾虚有火，以芩、术安之；脏寒，则同胡桃以温固。治腰膝冷痛，酒炒，同姜汁炒杜仲、胡桃，以蒜膏为丸，酒、醋任下，名青娥丸。囊湿，诸冷痹痛，气生精，精生形，形归器，囊骨皆肾气也。脾肾虚泻，肾为二便之关，火不生土，则肠鸣腹胀，五更作泻。以此补肾，合玉蔻、枣肉，以补脾，名二神；再合五味、吴萸以收之，名四神；或更加木香以运之，功尤捷。水泻久痢，同粟壳蜜丸，姜、枣汤下。肾虚牙痛，同青盐炒研擦。瘀血腰痛，同茴香、桂研，热酒下，气行则血活痛止。玉茎不痿、精滑而痛，名肾漏。同韭子研末，煎服，日三次。引火纳气，君相交通，而功在补髓，使血归气，气统于肺，而下藏于肾。同茯苓，以酒化没药为丸服，至老不衰，以故纸壮阳返精，苓定心，没药养血也。又唐郑相国方，故纸酒蒸十两，胡桃去衣廿两，酒、蜜调服，益气明目，水得火运则化气。补髓生神，交通君相则火生神，而定志内敛。以胡桃属木，入心润燥养血。故纸属火，入命门，故脱生气，交通心肾，有木火相生、气血合化之妙。

【附方】《药性粗评》卷二：壮阳益气。凡阳衰气弱，百痫俱作者，破故纸十两，净择去皮，洗过，和盐入瓦器中炒，以盐焦为度，取出，播去盐，捣筛为末，又取胡桃肉二十两，汤浸去皮，细研如泥，却入前末，更以好蜜和搅令匀如饴糖，以瓷瓶盛之，每旦空心温酒二合，调药一匙服之，便以饭压上，七八日后便见奇效，久服延年不老。乌发驻颜。凡人衰老，发白颜焦者，破故纸一斤，酒浸一宿，放干，却用乌油麻一升和炒，以麻子声绝为度，取出，播去麻子，捣为细末，醋煮面糊丸如梧子大，每旦空心以二十丸温酒或盐汤送下，久当见效。

《本草汇言》卷二：治阳虚肾冷，精道不固。用补骨脂酒浸一宿，青盐炒，各二两，菟丝子酒炒三两，黄耆、白术、肉桂、石斛各一两，草薢四两，共为末，炼蜜丸，每早服三钱。

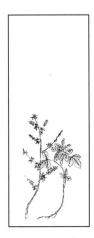

图 12-46-1 辟
汗草《图考》

凌旦峰家珍。○治脾胃两虚，天明溏泄、久泄。用补骨脂、酒制，肉豆蔻去油，白术土拌炒，诃子肉去油，吴茱萸汤炮二次、去苦味，肉桂、炙甘草各一两。同前。○治肝肾虚寒，湿气下流，阴囊湿漏多水。用补骨脂酒浸一宿、炒于白术土拌炒，各四两，苍术米泔水浸炒一两，小茴香三两。同前。○治风湿寒气，袭于足三阴经，腰膝痿躄。用补骨脂酒浸一宿，草薢、防风、牛膝、木瓜、虎骨、当归、川芎、羌活、白术、苍术、姜黄、甘草、海桐皮、桂枝，酒煎温和服。同前。○妇人阳气不足，精神疲败，白带白淫。用补骨脂酒浸炒四两，当归、白术、人参各一两，肉桂、藁本、白芍药、枸杞子各二两，龙骨细末八钱。郭侍郎传治。

辟汗草《植物名实图考》

【集解】《植物名实图考》卷二五：辟汗草处处有之。丛生，高尺余，一枝三叶，如小豆叶，夏开小黄花如水桂花。○按《梦溪笔谈》芸香叶类豌豆，秋间叶上微白如粉污。《说文》芸似苜蓿，或谓即此草。形状极肖，可备一说。

【主治】人多摘置发中辟汗气。《植物名实图考》卷二五。

野辟汗草《植物名实图考》

【释名】赵公鞭《植物名实图考》。

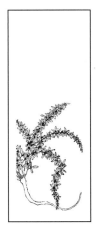

图 12-47-1 野
辟汗草《图考》

【集解】《植物名实图考》卷一○：野辟汗草产江西、湖南山坡间。一名赵公鞭。初生独茎，似辟汗草；附茎生叶，三叶攒生，长五六分，亦能开合，类鸡眼草而大；茎长尺许，梢头发一绿球，团如弹子，渐次黄黑，终不脱落；茎上始生小枝，枝上叶小如麦粒。茎既柔弱，球复重欹，附枝纷披，宛欲低舞。

【主治】土医以祛邪热。《植物名实图考》卷二五。

兰《本经》

【释名】山兰、土续断《医林纂要探源》。

《药性粗评》卷二：兰叶，香草也。《离骚》以比君子者。其叶似鹿葱，起箭薹，开红黄花，春秋不同，故俗有春兰、秋兰之号。

【集解】《药性粗评》卷二：江南山涧处处有之，今惟以洄溪者为佳，好事者须以盆植之，花开时其香极清。惟叶入药，采无时，其名《本草》不载。《太乙仙制本草药性大全·本草精义》卷一：兰草生于深林，似慎独也，故称幽兰。其叶长青，其茎深紫，与蕙相类，逢春出芽。一干一花，而香有余者，名兰。一干五六花而香不足者，名蕙。花同春开，但兰先而蕙继之。然江南之兰只春芳郁，荆、楚、闽、广秋复再芳，故有春兰秋兰不同尔。丹溪云：幽兰叶禀金水清气而似有火。人知花香之贵，不知叶用有芳，如东垣之所云也。况药味载诸《内经》甚少，而兰独擅名，非深有功力，其能致乎。《本草纲目拾遗》卷七：花部建兰花叶、根草兰建兰有长叶、短叶、阔叶诸种，其花备五色。色黑者名墨兰，不易得，干之可治瞖目，能生瞳神，治青盲，最效；红花者名红兰，气臭浊，不入药；黄花者名蜜兰，可以止泻；青色者惟堪点茶，或蜜浸，取其甘芳，通气分；素心者名素心兰，入药最佳。盖建兰一茎数花，实蕙而非兰也。《纲目》以熏草为蕙，即今零陵香，于兰草下正误条申言兰草可佩，乃孩儿菊，古名省头香是也，且斥寇氏、丹溪二家所解兰草，混入世俗之兰花为非，而以兰花为幽兰，与兰草迥异，然何以不立幽兰一条，不能无缺略之憾，因急补之。《植物名实图考》卷二六：兰花即陶隐居所谓燕草。李时珍以为土续断。《遯斋闲览》以为幽兰，其种亦多。山中春时，一茎一花、一茎数花者所在皆有。闽产以素心为贵。俗以蜜渍其花入茶。其根有毒，食之闷绝，兹图不悉列。

叶

【气味】性寒，味苦、辛。《滇南本草》卷中。味辛、甘，气平寒，无毒。《太乙仙制本草药性大全·仙制药性》卷一。气平、寒，味辛、甘，无毒。《本草发明》卷三。味辛，平，气清香，无毒。《药性会元》卷上。

【主治】治五淋便浊，利小便湿热。附方：治妇人赤带，或红白相间，或下阴作痒，小便急胀。《滇南本草》卷中。利水道，劫痰癖，益气生津，杀蛊毒，辟不祥，润肤逐痹。胆瘅必用，消渴须求。《太乙仙制本草药性大全·仙制药性》卷一。散陈郁之气，治消渴，利水道，益气生津，润肤逐痹。《折肱漫录》卷三。

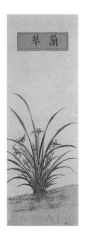

图 12-48-1 兰草《品汇》

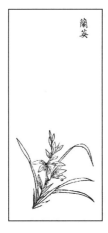

图 12-48-2 兰英《野谱》

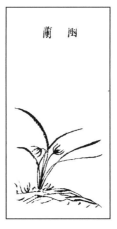

图 12-48-3 幽兰《蒙筌》

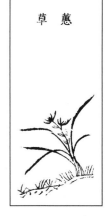

图 12-48-4 蕙草《蒙筌》

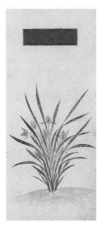

图 12-48-5 兰草《雷公》

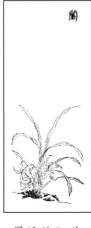

图 12-48-6 兰《三才》

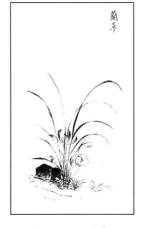

图 12-48-7 兰草《草木状》

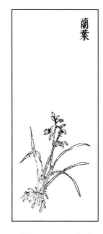

图 12-48-8 兰叶《本草汇》

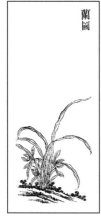

图 12-48-9 兰《草木典》

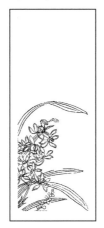

图 12-48-10 红兰《图考》

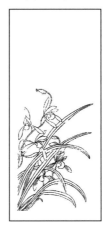

图 12-48-11 兰花《图考》

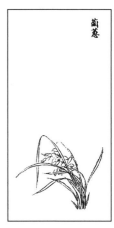

图 12-48-12 兰蕙《图说》

【发明】《药性会元》卷上：主治消渴，除疽痹，生津止渴，益气润肌。秉金水之清气，而似有火。知其花香之贵，而不知为用有方。盖其叶能散久积陈郁之气，甚有力。入药煎煮之。东垣方中尝用。《经》云：消诸痹，治之以兰也。消渴症非此不能除。凉胆疽必用之剂。《医经允中》卷二〇：兰叶禀金水清芬之气，不独清肺开胃消痰，善能散积久陈郁之结气。《经》云治之以兰，除陈气也。《本草纲目拾遗》卷七：《本草汇》云：兰叶禀金水清芬之气，似有火，独走气道，入西方以清辛金，不独开胃、清肺消痰，善能散积久陈郁之结气。今人但赏花香，不知用叶，亦缺典耳。况药味载《内经》甚少，兰独擅名，所谓治之以兰，除陈气也，故东垣方中每常用之，与藿香、枇杷叶、石斛、竹茹、橘红，开胃气之神品，入沉香、郁金、白蔻、苏子、芦根汁，下气开郁，治噎膈之将成者。产闽中者力胜，江浙诸种力薄。辛平甘寒，阴中之阳，入手太阴、足阳明经，亦入足太阴、厥阴经。生津止渴，开胃解郁，润肌肉，调月经，养营气。《本经》主利水道，因其走气道，故能利水消渴，除胸中痰癖杀蛊毒不祥之气者，盖肺主气，肺气郁结，则上窍闭而下窍不通；胃主纳水谷，胃气凝滞，则水谷不以时化，而为痰癖蛊毒不祥之气。辛平能散结滞，芬芳能除秽恶，则上症自除《本草汇》。

【附方】《滇南本草》卷中：治妇人赤带，或红白相间，或下阴作痒，小便急胀。兰花草三钱，红牛膝二钱，地肤子一钱，点水酒服。附案：昔一人常患鼻血之症，每月数次，服此草断其根，其效甚远。

花

【气味】味辛，平，无毒。姚氏《食物本草》卷一五。

【主治】主利水道，杀蛊毒，辟不祥。久服益气，轻身不老，通神明。除胸中痰癖，生血调气养荣，可入面脂。姚氏《食物本草》卷一五。

根

【主治】治跌打和血。《本草纲目拾遗》卷七。

【附方】《本草纲目拾遗》卷七：治疯狗咬。取根四两，水净，入黄酒二碗，煎成一碗服完，其毒即从大小便化血而出。《行箧检秘》。

百乳草 《图经本草》

【校正】《本草纲目》原附"乌韭"条下，今分出。

【释名】百蕊草《证类本草》。

【集解】《证类本草》卷三〇：〔《本草图经》〕百乳草生河中府、秦州、剑州。根黄白色。形如瓦松，茎、叶俱青，有如松叶，无花。

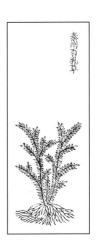

图 12-49-1 秦州百乳草《图经（政）》

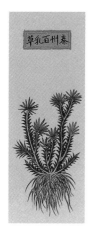
图 12-49-2 泰州
百乳草《品汇》

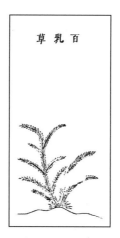
图 12-49-3 百乳
草《三才》

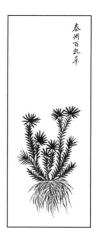
图 12-49-4 泰州
百乳草《草木状》

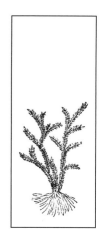
图 12-49-5 泰州
百乳草《图考》

三月生苗，四月长及五六寸许。四时采其根，晒干用。

【主治】下乳，亦通顺血脉，调气甚佳。〔《本草图经》〕。《证类本草》卷三〇。

茉莉《本草纲目》

【集解】《植物名实图考》卷三〇：此草花虽芬馥，而茎叶皆无气味；又其根磨汁，可以迷人，未可与芷、兰为伍。退入群芳，只供簪髻。

花

【气味】辛、甘，温。《随息居饮食谱》。

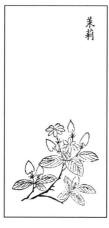
图 12-50-1 茉莉
《茹草》

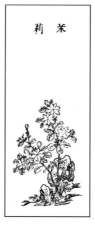
图 12-50-2 茉莉
《三才》

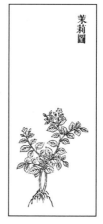
图 12-50-3 茉莉
《草木典》

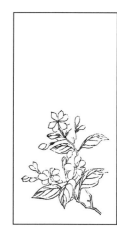
图 12-50-4 茉莉
《图考》

【主治】功端辟秽治痢，虚人宜之。《药性切用》卷三。去积寒、虚热、疽疮、毒瘤。蒸油，泽头、长发；作面脂，润燥、香肌。《本草求原》卷二。能清虚火，能去积寒，并能治疮毒，消疽瘤。《本草再新》卷一。

【发明】《寿世秘典》卷三：《泉南杂志》云：末丽，俗名茉莉，岭表人曰抹丽，谓能掩众花也。性喜暖，畏寒。弱茎繁枝，绿叶团尖。初夏开小白花，重瓣无蕊，秋尽乃止，不结实。有千叶者、红色者、蔓生者，其花皆夜开，色同琼莹，气掩兰芳，盛夏香尤酷烈，汴京谓南土诸花之最者。妇人穿为首饰，或合面脂，或蒸取液以代蔷薇水。东坡目为暗麝。有似茉莉而瓣大，其香清绝者，谓之狗牙，亦名雪瓣。又有枝干袅娜，叶似茉莉而小者名素馨，其花细瘦四瓣，有黄、白二色，采花压油，泽头甚香滑。苏东坡谪儋耳，见黎女竞簪茉莉，含槟榔，戏书几间曰：暗麝着人簪茉莉，红潮登颊醉槟榔。《本经逢原》卷二：茉莉花古方罕用。近世白痢药中用之，取其芳香散陈气也。其根性热有大毒，以酒磨一寸，服即昏迷，一日乃醒，服二三寸二三日醒。惟接骨脱臼用以傅之，则不知痛也。

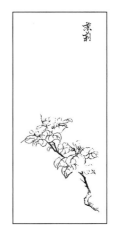

图 12-50-5　茉莉
《图说》

根

【发明】《调疾饮食辩》卷四：茉莉花根可合蒙汗药，花可引蜈蚣，其毒何如，病人勿食。

素馨 《植物名实图考》　【校正】《本草纲目》原附"茉莉"条下，今分出。

【释名】耶悉茗花《南方草木状》。

【集解】《南方草木状》卷上：耶悉茗花、末利花，皆胡人自西国移植于南海。南人怜其芳香，竞植之。陆贾《南越行纪》曰：南越之境，五谷无味，百花不香，此二花特芳香者，缘自别国移至，不随水土而变，与夫橘北为枳异矣。彼之女子以彩丝穿花心以为首饰。

【主治】怀之辟暑，吸之清肺气。○儿女以花蒸油，取液为面脂、头泽，谓能长发、润肌。《植物名实图考》卷三○。

【发明】《植物名实图考》卷三○：《桂海虞衡志》：素馨花比番禺所出为少，当有风土差宜故也。《龟山志》：素馨旧名耶悉茗，一名野悉密。昔刘王有侍女名素馨，其冢上生此花，因名。《岭外代答》：素馨花番禺甚多，广右绝少。土人尤贵重，开时旋掇花头，装于他枝，或以竹丝贯之，卖于市，一枝二文，人竞买戴。《岭南杂记》：素馨较茉莉更大，香最芬烈，广城河南花田多种之，每日货于城中，不下数百担。以穿花镫、缀红黄佛

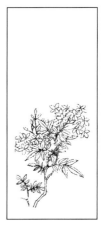

图 12-51-1　素馨
《图考》

桑。其中妇女以彩线穿花绕髻，而花田妇人则不簪一蕊也。《南越笔记》：素馨本名耶悉茗。珠江南岸有村曰庄头，周里许，悉种素馨，亦曰花田。妇女率以昧爽往摘，以天未明，见花而不见叶，其稍白者则是其日当开者也，既摘覆以湿布，毋使见日，其已开者则置之。花客涉江买以归，列于九门，一时穿灯者、作串与璎珞者数百人，城内外买者万家，富者以斗斛，贫者以升，其量花若量珠。然花宜夜，乘夜乃开，上人头髻乃开，见月而益光艳，得人气而益馥，竟夕氤氲，至晓犹有余香，怀之辟暑，吸之清肺气。花又宜作灯，雕玉镂冰，珑四照，游冶者以导车马。杨用修称粤中素香灯为天下之绝艳，信然。儿女以花蒸油，取液为面脂、头泽，谓能长发、润肌，或取蓓蕾，杂佳茗贮之，或带露置于瓶中，经信宿以其水点茗；或作格悬系瓮口，离酒一指许，以纸封之，旬日而酒香彻，其为龙涎香饼、香串者，治以素馨，则韵味愈远。隆冬花少曰雪花，摘经数日仍开；夏月多花，琼英狼藉，入夜满城如雪，触处皆香，信粤中之清丽物也。

鸡脚草 《本草纲目拾遗》

【释名】《本草纲目拾遗》卷四：即鸡爪花，其子名胜光子。

花

【主治】去星翳，明目清肝。《本草纲目拾遗》卷四。

根

【主治】行血治风，治大麻疯、鹤膝疯、鸡爪风。《本草纲目拾遗》卷四。

假素馨 《本草纲目拾遗》

【集解】《本草纲目拾遗》卷七：假素馨出广中，青藤仔花也。《粤语》：青藤仔叶长三四寸，多芒刺，茎大如指而坚韧。人家日用之，犹北地之用柳条。

【主治】煎汤洗疮疥良。《本草纲目拾遗》卷七。

奶酣草 《本草从新》

【集解】《本草从新》卷一：尖叶大如指甲，有枝梗，夏月开细紫花成簇，结子亦细。今人俱盆内种之，妇女摘其头以插发。

【气味】辛温。《药性切用》卷三。

【主治】温中辟恶。芳香辟恶，去臭气；辛温和中，止霍乱吐泻。《本草从新》卷一。

郁金香《开宝本草》

【集解】《太乙仙制本草药性大全·本草精义》卷二：郁金香即芳草也。其香十二叶，为百草之英。生大秦国，二三月有花，状如红蓝，四五月采花，即香也。合而酿酒，以降神也。

【气味】味苦，气温，无毒。《太乙仙制本草药性大全·仙制药性》卷二。

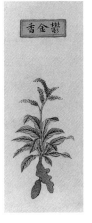

图 12-55-1 郁金香《品汇》

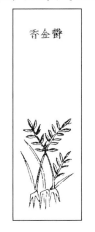

图 12-55-2 郁金香《太乙》

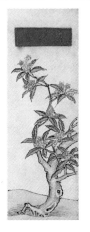

图 12-55-3 郁金香《雷公》

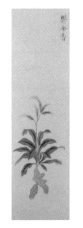

图 12-55-4 郁金香《草木状》

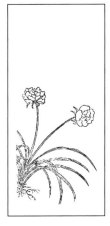

图 12-55-5 郁金香《图考》

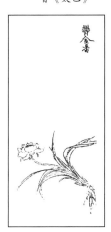

图 12-55-6 郁金香《图说》

【主治】主蛊，点诸毒，除鸦鹘等臭。心腹恶气，祛逐如神。中恶鬼疰，扫除如应。《太乙仙制本草药性大全·仙制药性》卷二。

茅香《开宝本草》

【集解】《本草衍义》卷一〇：茅香花白，根如茅，但明洁而长，皆可作浴汤，同藁本尤佳。《神农本经会通》卷一：茅香花正二月采根，五月采花，八月采苗。其茎叶黑褐色，而花白者名白茅香也。

花

【气味】味甘，气温，无毒。一云：味甘，平。《神农本经会通》卷一。

【主治】花塞鼻洪，傅久不合灸疮，署刀箭疮，止血并痛。煎汤，止痛、血、鼻衄。《日华子》。《太乙仙制本草药性大全·仙制药性》卷二。温胃逐邪，故主中恶，止吐呕，

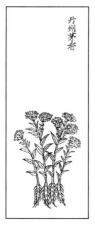

图 12-56-1 丹州茅
香《图经（政）》

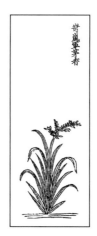

图 12-56-2 岢岚军
茅香《图经（政）》

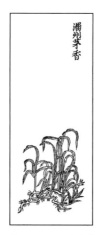

图 12-56-3 淄州茅
香《图经（政）》

图 12-56-4 福州香
麻《图经（政）》

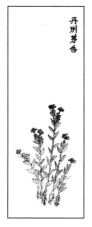

图 12-56-5 丹州
茅香《图经（绍）》

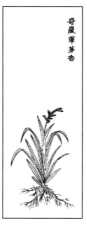

图 12-56-6 岢岚
军茅香《图经(绍)》

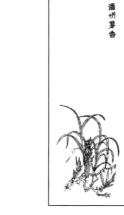

图 12-56-7 淄州
茅香《图经（绍）》

图 12-56-8 茅
香花《歌括》

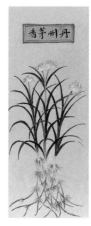

图 12-56-9 丹州
茅香《品汇》

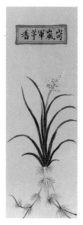

图 12-56-10 岢
岚军茅香《品汇》

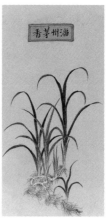

图 12-56-11 淄州
茅香《品汇》

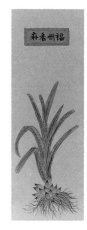

图 12-56-12 福
州香麻《品汇》

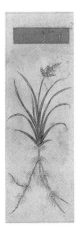

图 12-56-13
茅香花《雷公》

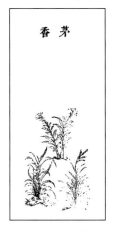

图 12-56-14 茅香
《三才》

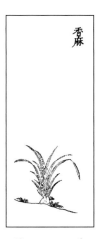

图 12-56-15 香
麻《三才》

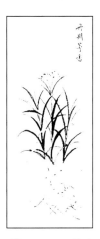

图 12-56-16 丹州
茅香《草木状》

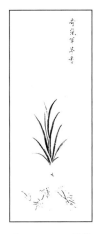

图 12-56-17 岢岚
军茅香《草木状》

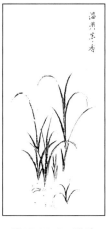

图 12-56-18 淄州
茅香《草木状》

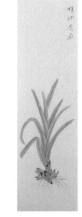

图 12-56-19 福
州香麻《草木状》

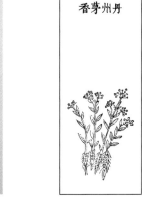

图 12-56-20 丹
州茅香《图考》

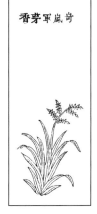

图 12-56-21 岢岚
军茅香《图考》

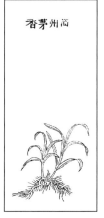

图 12-56-22 淄州
茅香《图考》

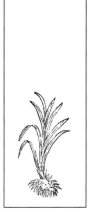

图 12-56-23 福州
香麻《图考》

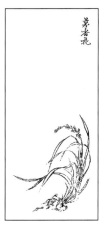

图 12-56-24 茅
香花《图说》

心腹冷痛。《本草发明》卷三。

苗叶

【主治】煮作浴汤，辟邪气，令人身香。○主小儿遍身疮疱，以桃叶同煎浴之。《本草发明》卷三。

【发明】《本草汇言》卷二：李东垣温胃祛寒之药也。王景云稿止呕吐，疗心腹之冷痛，《开宝》而奔豚寒疝可医。却疮痪，李珣去皮肤之风，而煮汤作浴必用。乃辟邪去秽之良草也。今时方汤液中，鲜有用者。入香料每必需之。但气香性热，凡阴虚血热咳嗽，与胃热作呕之证，不可用此。

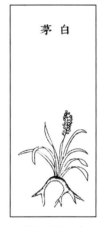

茅白

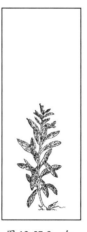

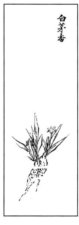

白茅香

图 12-57-1 白茅《备要》　图 12-57-2 白茅香《图考》　图 12-57-3 白茅香《图说》

白茅香《本草拾遗》

【集解】《植物名实图考》卷二五：白茅香，《本草拾遗》始著录。但云如茅根，是未见其茎叶也。今湖南有一种小茅香，俚医用之，根亦如茅，疑即其类，附以俟考。

【气味】味苦，温，无毒。《图经本草药性总论》卷上。

【主治】主中恶，温胃止呕吐，疗心腹冷痛。《图经本草药性总论》卷上。

【发明】《图经本草药性总论》卷上：《日华子》云：白茅香花塞鼻洪，傅久不合灸疮，署刀箭疮，止血并痛，煎汤止吐血鼻衄。《海药》云：主儿偏身疮疱，以桃叶同煮，浴之。

芸香草《滇南本草图说》

【集解】《滇南本草图说》卷三：韭叶芸香草昔武侯入滇，得此以治众军之瘴气。形似兰花，但叶有细白毛，韭叶软，此草叶硬。此外又有蛤蟆芸香草、猓猡芸香草，性异于此。《本草纲目拾遗》卷五：《职方考》：出云南府，能治毒疮。入夷方者，携以自随，如嚼此草无味，即知中蛊。急服其汁，吐之可解。按：《云南志》：出昆明，有二种：五叶者名五叶芸香。韭叶者名韭叶芸香。治瘴疟。

【气味】气味苦、辛，性温、微寒。《滇南本草图说》卷三。

【主治】山岚瘴气，不服水土，有感冒风寒暑湿，四时不正之气，乍寒乍热，体困酸软，寒热往来，似疟非疟，或发瘴疟，胸膈膨胀，饮食无味，肚腹疼痛，呕水泻等症。《滇南本草图说》卷三。

【发明】《滇南本草图说》卷三：逢水毒可解。此草上有白毛者真，若无者非是，须辨之。《校补滇南本草》卷中：昔武侯入滇，得此草以治烟瘴。此草生永昌、普洱、顺宁、茶山地方。形如兰花，但叶有细白毛，且如韭叶，但韭叶则软，芸香草硬。

【附方】《校补滇南本草》卷中：治伤暑霍乱。呕吐水泻，肚腹疼痛，头疼，发热怕寒，或中烟瘴，不服水土。韭菜芸香草一钱，木瓜五分，苍术一钱，陈皮一钱，厚朴一钱，甘草五分，生姜一片，水煎服。忌油荤。此方治四时感冒风寒暑湿，头疼体困，乍寒乍热，烦渴饮水，汗解而愈。

图 12-58-1　韭叶芸香草《滇南图》

迷迭香《本草拾遗》

【集解】《艺文类聚》卷八一：《广志》曰：迷迭，出西域。○魏文帝《迷迭赋》曰：坐中堂以游观兮，览芳草之树庭。重妙叶于纤枝兮，扬修干而结茎。承灵露以润根兮，嘉日月而敷荣。随回风以摇动兮，吐芳气之穆清。薄西夷之秽俗兮，越万里而来征。岂众卉之足方兮，信希世而特生。魏王粲《迷迭赋》曰：惟遐方之珍草兮，产昆仑之极幽。受中和之正气兮，承阴阳之灵休。扬丰馨于西裔兮，布和种于中州。去原野之侧陋兮，植高宇之外庭。布萋萋之茂叶兮，挺苒苒之柔茎。色光润而采发兮，似孔翠之扬精。《证类本草》卷九：《魏略》云：出大秦国。《广志》云：出西海。

【气味】辛，温，无毒。〔《本草拾遗》〕。味平。〔《海药》〕。《证类本草》卷九。

【主治】主恶气，令人衣香，烧之去鬼。〔《本草拾遗》〕。不治疾，烧之祛鬼气。合羌活为丸散，夜烧之，辟蚊蚋。〔《海药》〕。《证类本草》卷九。

藿香《嘉祐本草》

【释名】《医林纂要探源》卷二：主治霍乱，故名。

【集解】《本草汇言》卷二：刘禹锡先生曰：藿香生海边国，及交址、九真、武平、兴古诸国，今岭南亦有之。二月宿根再发，亦可子种。苗似都梁，方茎丛生，中虚外节，叶似茬苏，边有锯齿。七月作穗，开花似蓼。房似假苏，子似茺蔚。五六月未作穗时，采茎曝干，甚芳香。古人用藿叶，为能敷布宣发，后世因藿叶多伪，并枝茎用之。今枝茎尤多伪耳。市家多揽棉花叶、茄叶伪充，不可不择。《折肱漫录》卷三：藿香须自种乃真。《医宗必读·本草征要》上：《楞严经》

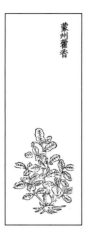

图 12-60-1　蒙州
藿香《图经（政）》

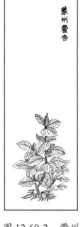

图 12-60-2　蒙州
藿香《图经（绍）》

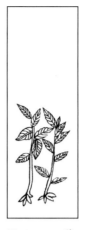

图 12-60-3　藿
香《歌括》

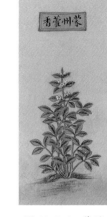

图 12-60-4　蒙州
藿香《品汇》

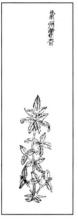

图 12-60-5　蒙
州藿香《蒙筌》

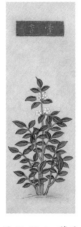

图 12-60-6　藿香
《雷公》

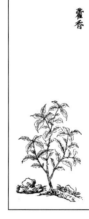

图 12-60-7　藿香
《三才》

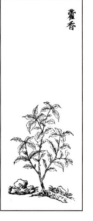

图 12-60-8　藿
香《原始》

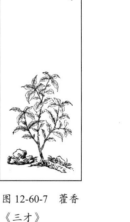

图 12-60-9　蒙州
藿香《草木状》

图 12-60-10　藿香
《图谱》

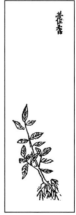

图 12-60-11　藿
香《汇言》

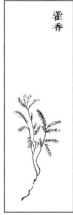

图 12-60-12　藿
香《类纂》

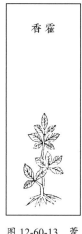

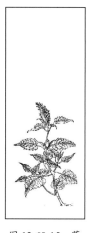

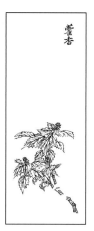

图 12-60-13 藿香《备要》　　图 12-60-14 藿香《草木典》　　图 12-60-15 藿香《图考》　　图 12-60-16 藿香《图说》

谓之兜娄婆香，取其芳气，今市中售者不甚芳香，或非真种。**《本草乘雅半偈》帙九**：藿香出交址、九真、武平、兴古诸国。吏民多种之，今岭南颇饶，所在亦有。二月宿根再发，亦可子种。苗似都梁。方茎丛生，中虚外节。叶似荏苏，边有锯齿。七月擢穗，作花似蓼。房似假苏，子似茺蔚。五六月未擢穗时，采茎叶曝干。可着衣中，用充香草。踰时则性缓无力矣。洁古、东垣惟用藿叶，为能敷布宣发，后世因藿叶多伪，并枝茎用之，今枝茎尤多伪耳。《唐史》云：顿逊国出藿香，插枝便生，叶如都梁。范晔云：零藿虚燥，芬芳之气，经久不变。**《本草备要》卷二**：古惟用叶，今枝茎亦用之，因叶多伪也。**《本草从新》卷一**：方茎有节，叶微似茄叶。古唯用叶，今枝梗亦用，因叶多伪也。

【修治】**《本草品汇精要》卷一三**：去枝梗，水洗去土用。**《本草述》卷八下**：自种者良。揉之如薇香气者真，薄荷香者非也。水洗，去土、梗，用叶。

【气味】性微寒，味苦。**《滇南本草》卷中**。气微温，味甘、辛。无毒。**《医学统旨》卷八**。

【主治】开胃口进食，除霍乱止吐。散风水毒肿，温中焦快气。煎汤灌漱，除口中之臭。调气补脾，入太阴之经。**《本草元命苞》卷六**。主治霍乱呕吐，惊痫，心痛气疼，风水二肿，利九窍，安脾胃，正元气。**《药性粗评》卷一**。主开胃，进饮食，止呕，疗心痛。定霍乱而辟恶气，除口臭而散寒邪。助脾快膈辟瘴气，治寒疟、止呕逆之良剂也。**《药性会元》卷中**。疗风水肿毒，去恶风，治口臭，霍乱心痛。芳香之气，助脾开胃，温中快气，治吐逆为最要之药。上焦壅，煎汤漱口。**《本草便》卷二**。开胃进食，温中快气，止心腹痛，为吐逆要药。**《本草通玄》卷上**。

【发明】**《药性粗评》卷一**：使经络不乱，外邪不侵，譬之曹参为相，有清净画一之功焉，故入正气散中为调中要药。海藏云：藿香入匀气乌药则补肝，入黄芪四君子则补脾。其功可想矣。《本草蒙要》卷四：入足太阴脾经，健脾开胃；入手太阴肺经，温中快气，此中州至要之药也。是故呕吐恶心，自利泄泻，饮食不入，或食入反出，或挥霍变乱而不吐不泻，或心腹郁结而积聚疼痛，或胀满蛊毒而水气风肿，或山岚瘴气而似疟非疟，或湿热不清而吞酸吐酸，或上焦蕴热而口臭舌烂，是皆脾肺之症，非藿香莫能治也。大抵藿香之剂，专治脾肺。《本草发明》卷四：藿香甘温，入脾而助脾开胃之功居多。兼之辛温入肺，而补卫快气。故《本草》主呕吐逆，霍乱，心痛，温中及风水毒肿，去恶气，进食。其助脾开胃之功验矣。兼之补卫气，而不使寒侵，快气以去上焦壅及治口臭，煎汤漱之，为入肺耳。要之，温中快气四字，又足以该手足太阴之经矣。故入乌药顺气则助肺，入黄芪四君子则补脾，入香砂养胃、开胃等汤则益胃也。《本草约言》卷二：治吐逆最要之药也。《十书》云：温中快气。此四字足以该于手足太阴之经矣。故入乌药顺气则补肺，入黄芪四君子则补脾，入人参养胃及正气散则开胃也。《发明》云：藿香甘温，入脾而助脾，开胃之功居多，兼之辛温入肺，而补卫快气。《药性解》卷四：藿香辛温，入肺经以调气。甘温，入脾胃以和中。治节适宜，中州得令，则脏腑咸安，病将奚来？《本草经疏》卷九：藿香禀清和芬烈之气，故其味辛，其气微温，无毒。洁古：辛甘，又曰甘苦。气厚味薄，浮而升，阳也。东垣：可升可降，阳也。入手、足太阴，亦入足阳明经。风水毒肿，病在于脾，恶气内侵，亦由脾虚邪入，霍乱心腹痛，皆中焦不治之证。脾主中焦，香气先入脾，理脾开胃，正气通畅，则前证自除矣。苏颂以为脾胃吐逆为要药。洁古谓其助胃气，开胃口，进饮食。海藏谓其温中快气。肺虚有寒，及寒郁热壅于上焦，饮酒口臭，煎汤饮之。皆辛温入肺入脾，清上治中之功也。《本草汇言》卷二：王好古温中快气，张元素开胃健脾之药也。王嘉生稿然性味辛温，禀清和芬烈之气，故主脾胃，进饮食，辟秽气为专用。凡呕逆恶心而泄泻不食，或寒暑不调而霍乱吐利，或风水毒肿而四末虚浮，或山岚蛊瘴而似疟非疟，或湿热不清而吞酸吐酸，或心脾郁结而积聚疼痛，是皆脾肺虚寒之证，非此莫能治也。故海藏氏治寒瘴于三焦，温肺理脾，和肝益肾，意在斯欤！但气味辛热，虽能止呕、治吐逆，若病因阴虚火升作呕者，或胃热作呕者，或少阳温病热病作呕者，或阳明胃家邪实作呕，并作胀作泻诸证，并禁用之。叶振华先生曰：芬芳藿烈，定寒暑二气交发为祟，并中恶客忤，变乱于俄顷，致反正气者，乃可立定。命名曰藿者，以此入乌药顺气散则理肺，入黄芪四君子汤则理脾。入正气散，治伤寒在表之邪；入桂苓甘露饮，治中暑、安吐泻也。《药品化义》卷一：兼辛入肺，其气芳香。善行胃气，以此调中治呕吐霍乱。以此快气，除秽恶痞闷。且香能和合五脏，若脾胃不和，用之助胃而进饮食，有醒脾开胃之功。辛能通利九窍，若岚瘴时疫用之，不使外邪内侵，有主持正气之力。凡诸气药，独此体轻性温，大能卫气，专养肺胃。但叶属阳，为发生之物，其性锐而香散，不宜多服。茴香气者佳。薄荷气者乃异种薄荷，非藿香也。晒干取叶同梗用。《本草述》卷八下：藿香生苗于二月，擢穗于七月，乃于五六月未擢穗，先采其茎叶，岂非以其禀火土之气，即应其时而取其茎叶以为用乎？故曰蹭时则性缓无力也。第其味先辛次甘，最后苦，辛胜，甘逊之，苦则微矣，是火土之气归于燥金，金仍归土，所谓由肺以致脾之用者也。故举言其开胃助脾，讵知其由火亲土，而火气即已宿于土，由土化金，而金气还以畅乎土，此所以谓其能助胃气，开胃口，谓其能正气，而去恶气者，皆在是也。盖胃之气能上致于肺矣，而肺之气或为他气所乱，不得还其正气，则胃气即不能行，而胃口亦为之不开。此味由燥金之气，以为敷布宣发，故于胃能疗一切乱气以有功。遍阅方书，所治不独六气之淫由于外受，并七情之偏，极于内郁者，无不能佐平治之主剂，而归于正也。不独中土虚弱，亟行补益，即积邪凝聚，必事祛除者，无不寓以定乱之正气，而返于元也。**《本草汇》卷一〇**：藿香禀清和芳烈之气，为脾肺达气要药。入脾而助脾，故能止呕进食。**《楞严经》**谓之兜娄婆香，取其芳气。今市中售者，不甚芳香，或非真种。入顺气乌药散则补肺，入黄芪四君子则补脾，入桂苓甘露饮治中暑吐泻。得人参、橘皮、木瓜、茯苓、缩砂，治吐泻转筋霍乱。得木香、丁香、苏叶、人参、生姜，治中寒吐逆不止。然虽能止呕治吐，若病因阴火虚旺，胃弱欲呕，及胃热作呕，中焦火盛，邪实作胀，法并禁用。**《本草详节》卷二**：藿香辛温，入肺以调气，甘温入脾胃以和中，故入发表药则快气，入补脾药则益气，入顺气药则理肺滞，有清上治中之功。**《冯氏锦囊秘录》卷二**：藿香禀清和芬烈之气，味辛，气温，无毒。气厚味薄，浮而升，阳也。入手足太阴，亦入足阳明经。故治风水毒肿，恶气内侵，霍乱腹痛，温中快气之要药。藿香，拣去枝梗入剂。专调脾肺二经，理霍乱，止呕吐，开胃口，进饮食。治口臭难闻，消风水延肿。以馨香之正气，能辟诸邪；以性味之辛温，通疗诸呕。但肾热胃弱作呕者，非其所宜。若受寒受秽腹痛者，实为要药。**《本草经解要》卷二**：气味俱升，阳也。风水毒肿者，感风邪湿毒而肿也。其主之者，风气通肝，温可散风，湿毒归脾，甘可解毒也。恶气，邪恶之气也。肺主气，辛可散邪，所以主之。霍乱，脾气不治，挥霍扰乱也。芳香而甘，能理脾气，故主之也。心腹亦脾肺之分，气乱于中则痛，辛甘而温，则通调脾肺，所以主之也。制方：藿香同香附末，升降诸气。同陈皮，治霍乱。同滑石、丁香，治夏月吐泻。同香附、甘草，治胎气不安。同白茯、半夏，治风水毒肿。**《本草新编》卷三**：藿香味辛、甘，气微温，可升可降，阳也，无毒。入脾、肺二经。定霍乱有神，止呕吐尤效，开胃消食，去臭气，利水肿。但亦可为佐使，而不可为君臣。盖藿香逐邪甚速，未免耗气亦多，故佐气血之药往往取效，否则，无功耳。或问：藿香散暑气，子未言也？不知藿香虽散暑气，亦散真气也。用藿香以散暑，是犹执热以止热，余所以不言耳。虽霍乱亦暑症之一，然用藿香以定霍乱，实取其降气，非取其消暑，又不可不知〔也〕。或问：藿香为定喘奇方，而子何以未言？夫藿香定喘，乃言感暑气而作喘也，非藿香于治暑之外而更定喘也。余所以止言其治霍乱逐邪，而不言其定喘。夫喘症多生于虚，误认虚喘为实喘，下喉即便杀人。故不敢言藿香之定喘，实有微意耳。**《要药分剂》卷一**：藿香惟入肺经，故古方治鼻渊以之为君，以其能引清阳之气上通巅顶也。**《罗氏会约医镜》卷一六**：禀清和芳香之气，为脾肺快气要药。温中开胃，止呕进食。胃弱、胃热而呕者，大非所宜。治霍乱吐泻、心腹绞痛冷也、肺虚有寒、上焦壅滞。右寸脉紧，用以运脾肺之气。健脾胃，同乌药用。除口臭。同四君用。若阴虚火旺而呕逆者禁用。**《增订伪药条辨》卷二**：藿香伪名次藿香。气味不香，不知何处所产。

更有一种洋藿香，性味更别，叶梗皆然，用之无益而有害。按藿香产于岭南交趾为正地道，故近日由广东办来者为良。气味芬香，功能醒脾和胃，宣气开郁，最得天地之正气，且方茎有节，中虚，叶似桑而小薄，用者当明辨之。炳章按：藿香《本草》名兜娄婆香，产岭南为最地道，在羊城百里内之河南宝冈村与肇庆者。五六月出新，方梗白毫绿叶，揉之清香气绕鼻而浓厚，味辛淡者，名广藿香。广东省垣各山货行，收买拣净发行，首推巨昌与泰昌为最地道。如雷州、琼州等处产者，名海南藿香，即今所谓洋藿香也。其气薄而浊，味辛辣燥烈，叶细而小，梗带圆形，茎长根重，为最次。其他如江浙所产之土藿香，能乘鲜切片，烈日晒干，贮于缸瓮，使香气收贮不走，入药效能亦甚强，不亚于广藿香也。

【附方】《滇南本草》卷中：凉胃热，治小儿牙疳溃烂，出脓血，口臭嘴肿。入枯矾少许，为末，搽牙根上。如刀伤流血，去矾，加龙骨少许。

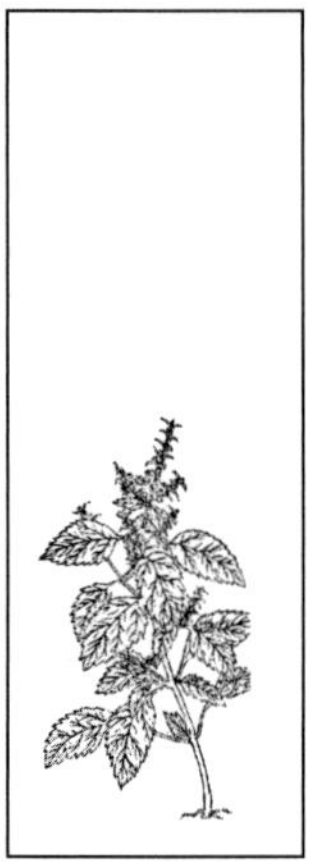

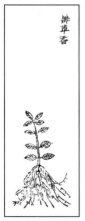

图 12-62-1 野藿香《图考》

白龙须《生草药性备要》

【气味】味辛，性平。《生草药性备要》卷上。

【主治】止咳。《生草药性备要》卷上。

广藿香《药性切用》

【释名】土藿香《药性切用》、野藿香《植物名实图考》。

【气味】辛温芳香。入手足阳明、太阴二经。《药性切用》卷三。

【主治】力能醒脾，祛暑快胃辟秽，为吐泻腹痛专药。《药性切用》卷三。

【发明】《药性切用》卷三：土藿香但能温胃，殊欠芳香之用。鲜藿滴露，气味清彻，善能达邪，暑症寒热最宜。

图 12-63-1 排草香《备要》

排草香《本草纲目》

【气味】辛，温，无毒。《本经逢原》卷二。

【主治】芳香之气，皆可辟臭，去邪恶气。鬼魅邪精，天行时气，并宜烧之。水煮洗水肿浮气，与生姜、芥子煎汤，浴风疟效。《本经逢原》卷二。

【发明】《本草求真》卷四：排草香辟恶宣滞。排草气味芳香专入脾。据

1734

书载能祛恶辟臭，除魅与天时行，并宜烧之。水肿浮气风疟，可用生姜、芥子煎汤浴洗。玩此气味芳香，仅可以辟邪魅鬼恶，使之气不克胜，至于水肿浮气，亦须香以通达，使之气伸浮散，故止可入外用。今妇人用此入油省头。若使作汤以服，则经络遍布。虽曰祛邪扶正，而正气或虚，则又因香而斸败矣。香散之极。故古人制方，有宜于外者，则即以外为主而内不投。有宜于内者，则即以内为要而外不行。即云诸香有类于斯，内亦见用，然此补少泄多，古人独于此味别为外治而不内入，未必不有意义于其中也。《新编六书·药性摘录》卷六：排草香气味芳香，能除恶辟臭，除魅与时行病，并宜烧之。水肿风疟，可同生姜煎洗。○勿内服。

藕车香《本草拾遗》

【集解】《证类本草》卷一〇：〔《本草拾遗》〕生彭城。高数尺，白花。《尔雅》曰：藕车，音乞舆。郭注云：香草也。《广志》云：黄叶白花也。〔《海药》〕《广志》云：生海南山谷。陈氏云：生徐州。○《齐民要术》云：凡诸树木蛀者，煎此香冷淋之，善辟蛀蚰也。

【气味】味辛，温。〔《本草拾遗》〕。微寒，无毒。〔《海药》〕。《证类本草》卷一〇。

【主治】主鬼气，去臭及虫鱼蛀蚰。〔《本草拾遗》〕。主霍乱，辟恶气，裹衣甚好。〔《海药》〕。《证类本草》卷一〇。

香薷《别录》

【释名】香戎、香茸《宝庆本草折衷》。

【集解】《药性粗评》卷一：春生苗，高尺余，茎叶俱细，气味辛香，可作菜，亦可煮羹。荆、湘、川、广原野处处有之，以石上生者更佳。七八月采，去根，暴干，用纸包封挂，收勿令近火，日久者良。《药性粗评》卷三：香薷，一作香菜。茎高尺余，似白苏，叶细闻之有香气。石缝内生者，谓之石香菜，其叶尤细，入药尤佳。三月生叶，七八月开茸紫花，凡四五十房为一穗，穗中有子。江南平野处处有之，有莳之于园圃者，土人夏月以煎水饮之解暑。二、八月连苗茎花实采之，去根，暴干，以纸封其茎叶，悬挂不落，陈久者尤利入药。余说《本草》不载。味辛，性微温，无毒。入手太阴肺经。主治内热，霍乱呕逆，腹痛冷气，清肺解热，消暑止衄，调中养胃，利小便，尤散水肿，能壅注下行。有似白圭治水之事焉。丹溪云：大叶香薷浓煎汁成膏，为丸，服之以治水胀。

【修治】《本草品汇精要》卷三九：去根茎，叶剉细用，勿令犯火。《本草述钩元》卷八：八九月采之，去根留叶，阴干，勿令犯火。《局方》煎之以酒以水，水中顿冷饮，胡洽水熬作圆，《深师》取汁熬膏，《简易》捣筛成末，酒调，热服取汗，此各因其势而利导之，不独水中顿冷饮

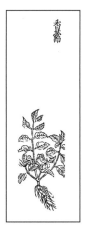

图 12-65-1 香薷
《图经（政）》

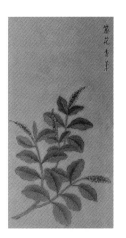

图 12-65-2 紫花香
薷《履巉岩》

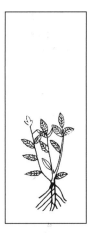

图 12-65-3 香
薷《歌括》

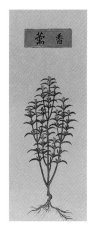

图 12-65-4 香
薷《品汇》

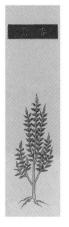

图 12-65-5 香
薷《食物》

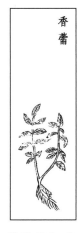

图 12-65-6 香
薷《蒙筌》

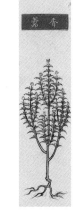

图 12-65-7 香
薷《雷公》

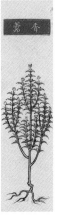

图 12-65-8 炮
制香薷《雷公》

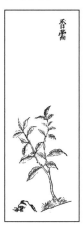

图 12-65-9 香薷
《三才》

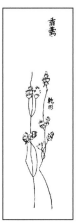

图 12-65-10 香
薷《原始》

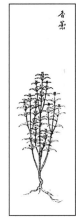

图 12-65-11 香
薷《草木状》

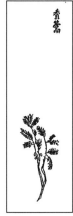

图 12-65-12 香
薷《汇言》

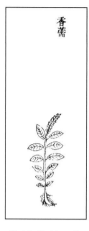

图 12-65-13 香
蒿《本草汇》

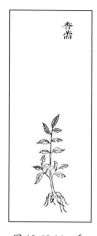

图 12-65-14 香
蒿《类纂》

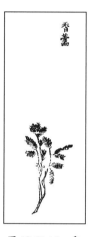

图 12-65-15 香
蒿《备要》

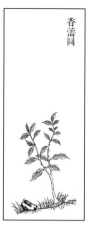

图 12-65-16 香
蒿《草木典》

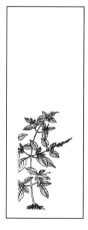

图 12-65-17 香
蒿《图考》

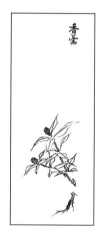

图 12-65-18 香
蒿《图说》

反佐以取之之法也。

【气味】性温,味苦、辛。《滇南本草》卷下。味辛,气微温,无毒。《食物本草》卷一。味辛、甘,性微温,无毒。《药性粗评》卷一。味辛、香,气微温,无毒。《本草纂要》卷七。其性苦、辣。《医方药性》。味苦、辛,气寒。气轻,能升能降。《景岳全书》卷四八。

【主治】主治中暑内热,烦渴霍乱,吐泻腹痛,下气调血,消水肿,利小便,温中养胃。《药性粗评》卷一。主下气,除烦热,定霍乱,止呕吐,疗腹痛,散水肿,调中温胃,最解暑气。《药性解》卷四。散暑热霍乱,中脘绞痛,小便涩难,清肺热,降胃火,除躁烦,解郁滞。为末水服,可止鼻衄。煮汁顿饮,可除风热转筋,去口臭。湿热水肿者可消,中寒阴脏者须避之。《景岳全书》卷四八。解表除邪,治中暑头疼,暑泻肚肠疼痛,暑热咳嗽,发汗,温胃中和。《校补滇南本草》卷下。

【发明】《本草集要》卷五:又治口气甚捷,盖口臭是脾有郁火,溢入肺中,失其清和甘美之意,而浊气上干故也。《本草纂要》卷七:治水之圣药也。何也?吾见伤暑而用香茹,即消蓄水;霍乱而用香茹,即利水道;水肿而用香茹,即行小便。大抵香茹之剂,辛温治水,有彻上彻下之功,肺得之则清气化行,而蕴热自下;脾得之则浊气不干,而水道流行。所以伤暑之人得香茹,而除烦热;夏月吐利之症得香茹,而调中暖胃;口臭之人得香茹,而清和甘美。盖此药《本经》收为馨香之剂,而专取彻上彻下之功,故也。《药鉴》卷二:有彻上彻下之功,治水肿，利小便甚捷。肺得之则化原清，何也？行热自下也。有拨浊回清之妙，去口臭，解烦热最佳，脾得之则郁火散，何也？降气不上也。惟其温也，似助火烁金，然辛重于温，故能益精治水，使火不得以烁金也。《药性解》卷四：香薷性温，其除热解暑之功，何若是其着也！不知炎威酷暑，则脏腑伏阴，胸腹有凝结之忧，而皮肤多蒸热之气，得香薷之辛以散之，温以解之，而伤暑之症，从兹远矣。热服令人泄泻，久服耗人真气。江右硬梗石生者良，土香薷苗软，但能解暑，其他无效。《本草经疏》卷九：香薷，丹溪谓其有金与水，然亦感夏秋之气以生者，故其味辛，其气微温而无毒。可升可降，阳也。入足阳明、太阴，手少阴经。辛散温通，故能解寒郁之暑气、霍乱腹痛。吐下转筋，多由暑月过食生冷，外邪与内伤相并而作。辛温通气，则能和中解表，故主之也。散水肿者，除湿利水之功也。孟诜谓其去热风，卒转筋者，煮汁顿服半升即止。为末，水调服，止鼻衄。日华子谓其下气，除烦热，疗呕逆冷气。汪颖谓其夏月煮饮代茶，可无热病。调中温胃。含汁嗽口，去臭气。《本草汇言》卷二：香薷，李时珍和脾治水之圣药也。金山台稿主山岚瘴疟，寒热蛊毒，脚气疝气，水肿湿热等证。又伤暑用之，即消蓄水。霍乱用之，即定烦躁。水肿用之，即行小便。其辛温利水，有彻上彻下之效；甘温和脾，有拨浊回清之功。所以肺得之，则清气化行而蕴热自下；脾得之，则浊气不干而水道流行也。世医治暑病，以香薷饮为首药。凡暑月乘凉饮冷，致阳气为阴邪所遏，遂病头疼，发热恶寒，烦躁口渴，或吐或泻，或霍乱者，宜用此药，以发越阳气，散寒和脾可也。若饮食失节，饥饿伤脾之人；或大暑行途，赤日负重之人；或劳伤气力，房帷斲丧之人，如伤暑邪，大热大渴，汗泄如雨，烦躁喘促，或吐或泻者，乃内伤劳倦受热之证，必用清暑益气汤，人参白虎汤、桂苓甘露饮之类，以清火益元可也。然中热不吐泻者，宜人参白虎汤；吐泻者，亦宜桂苓甘露饮。若用香薷之药，是重虚其表而又济之以热，大谬矣！盖香薷乃夏月解表之药，表无所感而中热为病，何假于此哉？误用则损伐表气，戒之！今人但知暑月宜用香薷饮，不问有病无病，在表在里，或虚或实，或阴或阳，概用此饮，谓能辟暑，互相传服。强壮无病者幸免，而气虚有他病者，蒙害多有不觉。且其性温善涌，热饮反至吐逆。苟明此理，则香薷可用不可用无误也。《折肱漫录》卷三：香薷乃散阳气，导真阴之剂，真中暑方可用。今人畏暑辄浸冷而快服之，适所以招暑而取病耳。若元气素虚及房劳过度者，尤不宜服。立斋云：人有患暑症，没而手指甲或肢体青黯者，皆不究其因，不温补其内，而泛用香薷之类，所误也。《药镜》卷一：香薷口得之，则郁火散而臭息。肺得之，则清化行而热消。同参、术、茯苓、木瓜，捷驱水肿。同厚朴、黄连、稊豆，顿解暑烦。霍乱吐泻之灵苗，调胃和中之仙草。血犁舌上，一味单煎。鼻衄不休，捣汁水咽。然惟乘凉饮冷，阴邪闭遏清阳，而患头痛，恶寒发热等症者，此能发越阳气，散水和脾。至若饮食不节，劳役斲丧之人，病由内伤，必须清暑益气、人参白虎等剂，以泻火益元，则庶几可耳。《药品化义》卷一一：香薷属阳有金与水，体轻，色青，气香，味辛，性微温，能升能降，力解暑邪，性气与味俱轻清，入肺胃二经。香薷味辛气香，辛香主散，体质轻扬，轻可去实，能下气解暑散热。夫暑者阳气，阳邪内侵，谓之伏暑。若暑伤心肺，则引饮口燥，烦闷咽干恶心。暑伤脾胃，则腹痛霍乱吐痢。以此消解，使心肺得之，清化之气行；使脾胃得之，郁热之火降。香薷饮须煎冷服，《经》曰：治温以清，冷而行之。火令炎蒸，流金烁石，入井水沉冷服之，取冷而行之之义也。但脾虚人，或有欲事者，及女经适来，又当禁用。取其气味清香，此为清药，解散热邪，调中清胃，能除口臭，拨浊回清；此亦通气之药，膀胱气化则小便利，治水肿甚捷。若夏月乘凉饮冷，感阴邪者恐误认暑症，切忌之。**《轩岐救正论》卷三**：香薷气香味辛，诸家咸称为治暑要药。但暑有不同，而方法亦随异设。若乘凉饮冷，致阳气为阴寒所遏，遂病头痛发热，恶寒口燥，或霍乱而成吐泻，固宜用此，以升散风寒，消水和脾，古方亦有用大顺散者。盖暑月之用香薷，亦犹三冬之用麻黄，若气虚则不宜轻用也。其有起居失宜，饮食失节，劳役断丧之人，中暑大汗，燥渴喘促，脉见芤虚，或迟细，或吐或泻，乃劳倦内伤不足之症，须清暑益气汤，或人参白虎汤，去石膏及苦寒之味，而主以益气清火之品，则善矣。又有伤暑而兼夹阴，尤须舍时从症，倘此而概投香薷，耗泄真阳，必变而为惕眴，亡阳之祸，殊犯虚虚之戒。若形气俱实而伤暑者，投以瓜水之属，无不愈也。今人暑月不拘有无伤暑，煎此代茶。岂知气香主窜，味辛主散，元气虚者，反以招暑取中，亦如久饮川芎，而得暴亡之害者也。又有谓香薷善治诸水，盖水多主藏虚，惟形气未赢，病在经腑者，《深师》薷术丸用之可效，但不得一例视也。唯能明于气化之义者，斯可与语治水之方矣。试思气化之义云何。**《本草汇笺》卷二**：香薷为治暑之主药。暑者，阳气也。阳邪内侵，谓之伏暑。暑伤心肺，则引饮口燥，烦闷咽干，恶心。暑伤脾胃，则腹痛霍乱吐利。以此消解，使心肺得之清化之气行；脾胃得之郁热之火降。而香薷饮必澄冷服者，以香薷性温，热服反致吐逆，须冷服之，方免拒格耳。《经》云：治温以清冷而行之，火令炎蒸，流金烁石，入井水沉冷饮之，取冷而行之之义也。但伤热中暑固宜有辨。伤热者为热所伤症也，故沃之以清凉，而中寓解散之意。中暑者为寒所中伤也，如夏月乘凉饮冷，寒暑相搏，以致阴邪遏抑阳气，头痛发热，恶寒烦躁，口渴，或吐或泻，或霍乱者，宜香薷饮以发越阳气，散水和脾。然使脾胃俱虚，无肺热咳嗽病，又宜十味香薷饮，不宜专用六味。**《本草述》卷八下**：香薷之治，止《别录》首言其主霍乱，腹痛吐下，散水肿。而日华子言其下气，除烦热，疗呕逆冷气，乃治暑病者，概为要药。而于《别录》、日华子所主之证，未一体察，亦漫以为治暑耳。孰如卢之颐氏能悉其所以治暑者乎？《经》曰：藏真高于肺，以行营卫阴阳也。夫心、肺、胃、上焦，合而营诸阳，而先哲曰营之机不动，则卫气不布。若香薷其功力在阳中之阴，消其郁邪，助其清化，乃俾阳气得以宣布，而中气因之转化者也。然其义何若？曰：脾肾之阴，上至于肺，故曰肺为阳中之少阴也。肺阴即合于离中之坎，以行其清化。盖心包络主血，因肺阴下降而生。肺之治在胸中，胸中即膻中，固心主之宫城也。夫肺阴因阳以生，而肺阳即因阴以化。在下焦，阳得阴以生。而上焦，则阴得阳以生。在下焦，阴得阳以化。而上焦，则阳得阴以化。此所以胃脘之阳，即得阴气而宜化，中气乃为转运，清升浊降，而霍乱水气之胥治也。且此味苗生于四月，至九月乃开花着穗，是其禀于火上之气以生者，乃化于金水之气以成也。是非暑淫之的对乎？《本草新编》卷三：香薷味辛，气微温，无毒。入肺、胃、心、脾四经。主霍乱，中脘绞痛，治伤暑如神，通小便，散水肿，去口臭，解热除烦，调中温胃，有彻上彻下之功，拨乱反正之妙，能使清气上升，浊秽下降也。但宜冷饮，而不可热饮，宜少用，而不可大用。少用，则助气以祛邪；大用，则助邪以耗气。冷饮，则顺邪而解暑；热饮，则拒邪而格热。此又用香薷者所宜知也。《冯氏锦囊秘录》卷二：香薷，味辛气温，为夏月发散阴寒之剂。如纳凉饮冷过度，阳气为阴邪所遏，以致头痛发热，烦躁口干，吐泻霍乱，宜用之以发越阳气，散水和脾则愈。若劳役受热用之，是重虚其表，反助其热，益耗真阴，害人不浅。《医林纂要探源》卷二：香薷辛，温。茎乔直上，小叶细枝。有二种，家香薷温，石香薷平。得金之和气，泻肺，舒郁暑，散结行水。好生石砌。味辛，得金之和也。肺金主敛而气清燥，人感暑热之气，则有溽湿随之，乃复遏于凄清，则暑湿郁而不得舒，以有烦热头痛躁渴之病，此肺之敛所不当敛，而失其和也。久之则疟痢，以清燥而起矣。此味辛以泻肺行水，肺不妄敛，则暑热自散，热散水行，而小便利矣。故为清暑之药，其气行于中上，治霍乱，安呕逆，解烦躁，消水肿。多服耗气。实辛散之药，热非清遏不得多用。以陈久为良。《本草求真》卷三：香薷宣散三伏湿热。香薷专入脾、胃、心。气味香窜，似属性温，并非沉寒。然香气既除，凉气即生，所以菀蒸湿热，得此则上下通达，而无郁滞之患。搏结之阳邪，得此则烦热顿解，而无固结之弊矣，是以用为清热利水要剂。然必审属阳脏，其症果属阳结，而无亏弱之症者，气亏血弱。用此差为得宜。若使禀赋素亏，饮食不节，其症有似燥渴而见吐泻不止者，用此等于代茶，宁无误乎？《本草求原》卷二：香薷《别录》气微温，禀初春气，入肝以散营卫之凝结。味辛，得金味，助肺以理清化。又甘而香，是畅脾胃，宣肺郁以调营卫，所谓藏真高于肺，以行营卫阴阳也。为解表利水之要药，无毒。气味俱升，但苗于四月，花于九月，是生于火土，成于金水，阳中之阴物也。主霍乱腹痛、吐下，湿热伤肺，则金郁而失其清化。凡胃中游溢上输之阴气不能通调下降，则上焦清浊相干，乱于胸中，而诸症作。此能散金郁。散水肿，肺主皮毛汗孔，为水道上源。又《经》曰：藏真高于肺，以行营卫。金郁则汗孔闭，水道藏真，皆失将行，故水聚。辛温解表，得金水之气以利水，则金郁可泄。伤暑无汗，中热有汗，宜白虎清暑等方；若无汗，或有汗而恶风，为外伤暑风，暑必兼湿，无湿则为干热，非暑也。香薷功专利水，古人极言其治水甚捷；亦兼彻表，故又借以治暑，因治暑必兼利湿也。后人竟以为治暑专药，而此外用之寥寥，惜哉。《冷庐医话》卷五：李东璧谓香薷乃夏月解表之药，犹冬月之用麻黄，气虚者尤不可多服。今人谓能解暑，概用代茶，误矣。程氏钟龄谓香薷乃消暑要药，而方书称为散剂，俗称为夏日禁剂，夏既禁用，则当用于何时？此不经之说，致令良药受屈。此二说程杏轩《医述》并载之。余谓李说为是，程说不可从。香薷虽非夏日禁剂，然维阳气为阴邪所遏，用以发越阳气则宜，其余中暑之病，均不可用。今人夏月又有以藿香代茶者，亦误。夏月可常服以涤暑者，惟陈青蒿耳。余每于秋仲采青蒿洗晒收藏，次年夏入甑煎露，用以代茶，殊胜。

【附方】《药性粗评》卷一：心热内烦。香薷叶同米作粥食之。水肿气胀。干香薷十余斤，水煮味尽，去渣，微火煎至稠粘，取下，丸如梧桐子大，每服五丸，另煮香薷水送下，日三次，稍稍加服，以小便利为度。口臭。香薷煎浓汤，含漱吐之，再含，或咽下数口亦可。鼻洪鼻血不止。香薷干者，捣罗为细末，冷水调下一钱匕。

《药性粗评》卷三：凡患水气浮肿，内胀不消者。香薷不拘新陈五十斤，去根土，剉，入釜用水淹没，煮使味浓气尽，捞去滓，慢火煎成膏，可丸取下，丸如梧桐子大，每服空心五丸，另煎香薷汤送下，日渐增数枚，以小便通为度而愈。心烦，凡上膈烦热，肺气不清者。可煎香薷汤，以之煮粥，时时食之，差。鼻洪，凡患鼻衄出血不止者。用干香薷捣末，冷水调下一钱匕，差。舌血，凡患舌上忽尔出血如钻孔者。香薷煎汤，待温，每服一升，日再。

《太乙仙制本草药性大全·仙制药性》卷五：霍乱转筋。煮汁服之无不差。○口臭。用一把，以一斗煮取三升，稍稍含之。○主心烦去热。取煎汤、作羹、煮粥及生食并得。○小儿白秃，发不生，汁出瘆痛。浓煮陈汁，少许脂和胡粉傅上。

《本草汇言》卷二：治岚蒸瘴气寒热，或蛊毒胀满。用香薷四两，厚朴姜水炒，大腹皮酒洗，各一两，俱炒燥为末，每服三钱，白汤煎服，得吐即解。南僧海玉传。○治暑热受寒湿，因食水果油腻等物，随病脚气或疝气。用香薷一两，橘核、厚朴、槟榔、木瓜、小茴香、苍术各八钱，共为末，每服三钱，白汤送下。脚气疝气兼治。同前。○治阴霍乱，吐泻不止，恶寒不渴，手足厥逆。用香薷一两，木香、肉桂、人参各三钱，共为末，每服三钱，生姜汤下。马瑞云方。○治热霍乱，大热大渴，烦渴引饮。用香薷一两，川连、滑石各三钱，共为末，每服二钱，白汤下。同前。○治水病浮肿。用香薷八两，车前二两，茯苓三两，共为末，白汤调，冷服三钱。《外台秘要》。

《滇南本草校补》卷下：治中暑发热，头疼烦渴，出汗，腹痛水泻，小便短，身体作困。香薷饮：香薷二钱，扁豆二钱，炒。神曲二钱，栀子二钱，炒。赤茯苓三钱，荆芥穗一钱五分，引用灯心草，煎服。

石香葇《开宝本草》

【集解】《植物名实图考》卷二五：今湖南阴湿处即有，不必山崖。叶尤细瘦，气更芳香。

【气味】味辛、香，温，无毒。《履巉岩本草》卷中。

【主治】主调中温胃，止霍乱吐泻。心腹胀满服之立消，脚腹绞痛用之即效。

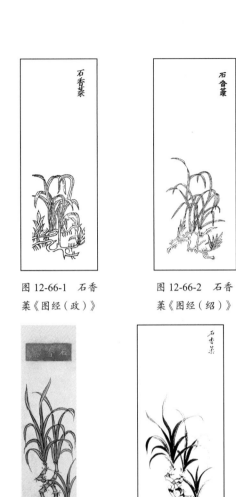

图 12-66-1　石香　　　　图 12-66-2　石香　　　　图 12-66-3　石香　　　　图 12-66-4　石
菜《图经（政）》　　　　菜《图经（绍）》　　　　菜《履巉岩》　　　　香菜《品汇》

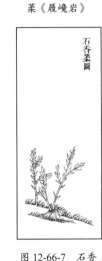
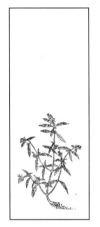

图 12-66-5　石　　　　图 12-66-6　石香菜　　　图 12-66-7　石香　　　图 12-66-8　石香
香菜《雷公》　　　　　　《草木状》　　　　　　菜《草木典》　　　　菜《图考》

肠鸣服之大有神效。《太乙仙制本草药性大全·仙制药性》卷五。

荔枝草《本草纲目》　　【校正】《本草纲目》原收"有名未用"，今移此。

【释名】水羊耳、百毒散《生草药性备要》、皱皮葱、上山牛膝、苏木红、荔枝红、透血红、过冬青、凤眼草、雪里青、隔冬青、赖师草《本草纲目拾遗》、贴地渊荽、水羊耳艾《本草求原》、癞客蚂草、野芝麻、癫子草、野卜荷《草木便方》。

【集解】《生草药性备要》卷下：如荔枝叶，有子，如荔枝一样。《本草纲目拾遗》卷五：荔枝草，一名皱皮葱，丹术家入炉火用。《百草镜》云：荔枝草冬尽发苗，经霜雪不枯，三月抽茎，高近尺许，开花细紫成穗，五月枯，茎方中空，叶尖长，面有麻累，边有锯齿，三月采。辛亥，予寓临安署中，见荒圃中多此物，叶深青，映日有光，边有锯齿，叶背淡白色，丝筋纹缀，绽露麻累，凹凸最分明，凌冬不枯，皆独瓣，一丛数十叶，点缀砌草间，亦雅观也。《**本草求原**》卷三：叶如息香，子如小豆大，形如荔枝。○生田塍间，如天名精而小。叶布地生，无枝梗，四时不凋，雪天开小白花。

【气味】性凉，凉血。《本草纲目拾遗》卷五。

【主治】荔枝草治跌打伤，去瘀如神，洗痔疮，治酒顶，煲酒服。《生草药性备要》卷下。善能理疮并刀箭入肉。活血、化瘀、宽筋，理跌打损伤，治破伤风，七十二般恶疾，非此不除。《本草纲目拾遗》卷三。消恶毒、阳毒疮，理跌闪、刀伤。《本草求原》卷三。

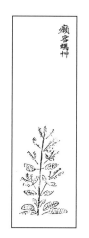

图 12-67-1　癞客蚂草《便方》

【发明】《**本草纲目拾遗**》卷五：汪连仕《草药方》：凤眼草即荔枝草，土人称为赖师草，医家名隔冬青，凉血止崩漏，散一切痈毒最效。《**生草药性备要**》卷下：雪里青即过冬青。苦，寒，泻热。治咽喉急闭。取汁灌立效。

【附方】《**本草纲目拾遗**》卷五：急惊。荔枝草汁半钟，水飞过朱砂半分，和匀服之，立愈。《集听》。小儿疳积。荔枝草汁入茶杯内，用不见水鸡软肝一个，将银针钻数孔，浸在汁内，汁浮于肝，放饭锅上蒸熟食之，即愈。《集听》。喉痛或生乳蛾。用荔枝草捣烂，加米醋绢包裹，缚筋头上，点入喉中数次，愈。《救生苦海》。双单蛾。雪里青一握，捣汁，半茶钟滚水冲服，有痰吐出，如无痰，将鸡毛探吐，若口干，以盐汤醋汤止渴，切忌青菜菜油。《集效方》。痔疮。雪里青汁炒槐米为末，柿饼捣丸，如桐子大，每服三钱，雪里青煎汤下。《活人书》。白浊。雪里青草，生白酒煎服。张绿漪传方。无名肿毒。雪里青一握，鲜者佳。加金剪刀同捣烂，入酒糟半钟，共捣敷，不必留头，轻者自散，重者虽出脓无妨。叶天士效方。○治鼠瘘。用过冬青，即荔枝草，又名天名精。五六枚，同鲫鱼入锅煮熟，去草及鱼，汁饮数次，愈。《经验广集》。

落马衣《生草药性备要》

【释名】白紫苏、假紫苏《生草药性备要》。

【气味】味香，性温。《生草药性备要》卷下。

【主治】消风散热，去毒疮，除筋骨疼痛。十蒸九晒蜜汁为丸，止痛，壮筋骨。若肾虚人，其头浸酒饮亦妙。其叶对生。《生草药性备要》卷下。

连钱草《履巉岩本草》

【释名】地钱儿、积雪草姚氏《食物本草》、活血丹、马蹄草、透骨消《植物名实图考》、金钱艾《本草求原》、过墙风《草木便方》。

【集解】**姚氏《食物本草》**：叶圆如钱，生宫院寺庙砌缝中，延蔓铺地。八九月采之，可充生菜济饥。地钱儿，生荒砌，洪钧铸就资荒岁。既可疗民饥，更喜无官税。囊囊虚兮釜甑空，满庭天雨相周济。**《植物名实图考》卷一三**：活血丹产九江、饶州，园圃、阶角、墙阴下皆有之。

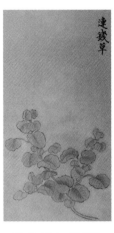 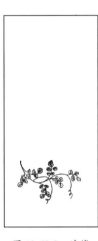 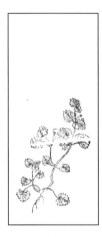 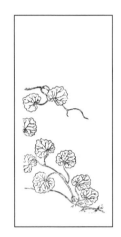

图 12-69-1　连钱草　　　图 12-69-2　连钱　　　图 12-69-3　活血　　　图 12-69-4　马蹄
《履巉岩》　　　　　　　草《救荒》　　　　　　丹《图考》　　　　　　草《图考》

春时极繁，高六七寸，绿茎柔弱，对节生叶；叶似葵菜初生小叶，细齿深纹，柄长而柔；开淡红花，微似丹参花，如蛾下垂；取茎叶根煎饮，治吐血、下血有验。入夏后即枯，不易寻矣。**《植物名实图考》卷二一**：马蹄草，江西、湖南皆有之。绿茎细弱，蔓生对叶；叶大于钱，末微尖，后缺如马蹄，圆齿光润；茎近土即生须。俚医以为跌打损伤要药。虽伤重捣敷即愈。故又名透骨消。

【气味】味苦，寒，无毒。**《履巉岩本草》卷下**。辛、涩，微温。**《本草求原》卷三**。

【主治】主大热，恶疮痈疽，主小儿丹毒寒热，腹内热结，捣汁服之，立差。**《履巉岩本草》卷下**。祛风湿，止骨痛。浸酒，舒筋活络，止跌打闪伤。取汁调酒更效。**《本草求原》卷三**。除风热，小儿惊风脐风贴。风湿瘙痒洗服去，四肢少腹肿胀捷。**《草木便方》卷一**。

荆芥《本经》

【释名】假苏、鼠蓂《宝庆本草折衷》、稳齿菜《滇南本草》。

【集解】**《宝庆本草折衷》卷二〇**：续说云：世之所用荆芥者，即此假苏是也。旧经言性温，固失本真。张松性寒之说，尤其太过。今稽之方书，参其治疗，酌以平凉二字，而订之于薄荷条后，并论之矣。**《药性粗评》卷三**：叶似苏而尖长，青色，有辛香之气，春时抽叶，长三四尺许，

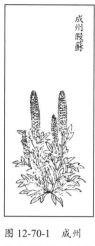

图 12-70-1　成州
假苏《图经（政）》

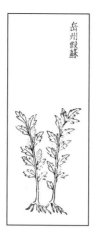

图 12-70-2　岳州
假苏《图经（政）》

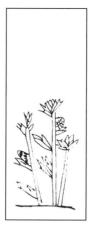

图 12-70-3　假苏
《歌括》

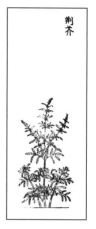

图 12-70-4　荆介
《救荒》

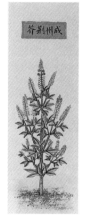

图 12-70-5　成
州荆芥《品汇》

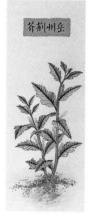

图 12-70-6　岳州
荆芥《品汇》

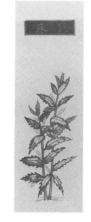

图 12-70-7　假
苏《食物》

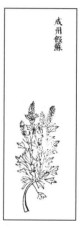

图 12-70-8　成
州假苏《蒙筌》

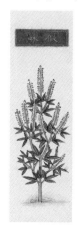

图 12-70-9　假
苏《雷公》

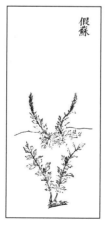

图 12-70-10　假苏
《三才》

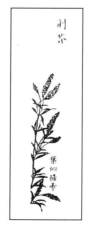

图 12-70-11　荆
芥《原始》

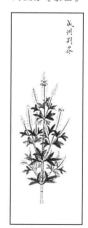

图 12-70-12　成
州荆芥《草木状》

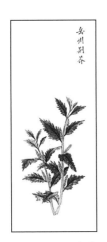

图 12-70-13 岳州
荆芥《草木状》

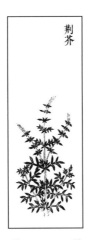

图 12-70-14 荆
芥《博录》

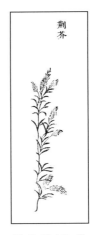

图 12-70-15 荆
芥《类纂》

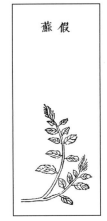

图 12-70-16 假
苏《备要》

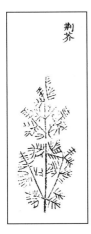

图 12-70-17 荆
芥《便方》

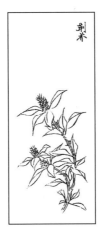

图 12-70-18 荆
芥《图说》

夏开花成穗，结小实，叶盛时亦可作茹。江南川泽处处有之。秋采花实成穗者，暴干入药。《**植物名实图考**》**卷二五**：固始种之为蔬，其气清芳，形状与醒头草无异。唯梢头不红、气味不烈为别，野生者叶尖瘦，色深绿，不中啖。与黄颡鱼相反。南方鱼乡，故鲜有以作菹者。《**增订伪药条辨**》**卷二**：味辛性温臭香，处处有之。本系野生，今多栽种。近有一种伪品，并无香味，又安能治寒热，破结聚，下瘀血而除湿疸乎？炳章按：荆芥三月出新。江南孟河、宛陵产者，茎细短，穗多色绿，为最佳。太仓出者，穗多气香，亦佳。萧山龛山出者，梗粗叶绿，穗少气香，略次。江西、山东产者，梗粗穗红不香。南京出，性硬，皆极次。其他各处皆出，总要梗红穗多，叶绿气香者为地道。

【修治】《**本草述**》**卷八下**：陈者良。去梗取穗，若用止血，须炒黑。《**本草汇**》**卷一〇**：荆芥穗炒黑，治下焦血有功。

【气味】性凉而轻。《**医经大旨**》**卷一**。味辛、苦，气微温。《**本草纂要**》**卷七**。性微凉，味苦，平，无毒。气味俱薄，浮而升，阳也。《**本草发明**》**卷五**。

【主治】主治伤寒中风，口眼㖞斜，湿痹风气，头痛目眩，阴阳二毒，背脊酸疼，手足筋急，血痨邪气，心虚忘事，丁疮肿毒，出汗，行气消食，破血，益力添精，下瘀血，解酒毒，宣通五脏，发散壅滞，清利头目。寻常可入茶煎饮多食亦能动渴。《**药性粗评**》**卷三**。能凉血疏风，诸疮疡风热皆当用之。《**医经大旨**》**卷一**。主伤风肺气不清，头风掉摇眩运，血风产后偶中冷风，时然仆厥，目风眼瘴流泪，热风疮疡痛痒，疥癣疙瘩，麻痹不仁之类也。《本草纂要》卷七。发玄府，疗邪风之首痛；通血脉，治血风之眩晕。性凉而轻，能凉血疏风，诸疮疡风热，皆当用之。《本草约言》卷二。主结气瘀血，酒伤食滞，能发汗，去皮毛诸风，凉血热，疗痛痒诸疮，其穗治产晕如神，陈久者良。《药性解》卷四。散寒发表，除风。治鼻口喝斜、肢体痿痹、筋节挛痛、目眩头旋之证。消疮痍疥癞，痔瘘瘰疬，除吐衄崩漏，脱肛阴。《玉楸药解》卷一。

【发明】《药性解》卷四：荆芥行血疗风，则太阴厥阴之入，固其宜也。今人但遇风症，辄用荆、防，此流气散之相沿尔，不知风在皮里膜外者，荆芥主之，非若防风之入骨肉也，有汗者勿用。《本草经疏》卷九：假苏，荆芥也。得春气，善走散，故其气温，其味辛，其性无毒。升也，阳也。春气升，风性亦升，故能上行头目。肝主风木，故能通肝气，行血分，能入血分之风药也，故能发汗。其主寒热者，寒热必由邪盛而作，散邪解肌出汗，则寒热自愈。鼠瘘由热结于足少阳、阳明二经，火热郁结而成。瘰疬为病，亦属二经故也。生疮者，血热有湿也，凉血燥湿，疮自脱矣。破结聚气者，辛温解散之力。下瘀血，入血分，辛以散之，温以行之之功用也。痹者，风寒湿三邪之所致也。祛风燥湿散寒，则湿痹除矣。《本草汇言》卷二：轻扬之剂，甄权散风清血之药也。苗天秀稿主伤风肺气不清，喉风肿胀难开，头风脑痛眩运，血风产后昏迷，痰风卒时仆厥，惊风手足搐搦，目风肿涩流泪，湿风黄疸闷满，热风斑疹痘瘴，疮疥疙瘩，并寒热鼠瘘，龙潭瘰疬生疮之类。凡一切风毒之证，已出未出、欲散不散之际，以荆芥之生用，可以清之。又肠风便血，崩中淋血，暴吐衄血，小肠溺血，凡一切失血之证，已止未止、欲行不行之势，以荆芥之炒黑，可以止之。大抵辛香可以散风，苦温可以清血，为血中风药也。但气味香辛而发，主升主散，不能降下，亦不能收入。凡病表虚有汗者，血虚寒热者，气虚眩晕者，老人肾阳虚而目昏流泪者，少年阴虚火炎，因而面赤头痛者，咸宜禁之。《分部本草妙用》卷一：予尝以稳治血痢，并产后痢，功效异常，所以有再生丹、神圣功、一捻金、古拜散之隆誉也。惟服芥者，凡所忌宜，遵而毋忽。今人遇风症，辄用荆防，不知风在皮里膜外者，荆芥主之，非若防风之入人骨肉也。《药品化义》卷一一：荆芥，属阳中有阴，体轻，色青，气雄、味辛兼苦，性凉，能升能降，力凉血疏风，性气厚而味轻，入肝经。荆芥味辛能疏风，兼苦能凉血。若生用，解散风邪，清利头目，发散壅滞，疗头风眩晕，目痛齿痛咽痛，口疮颐肿，疮疡痛痒，痘疮不起，皆取疏散之意也。若炒黑用，须炒极黑存性，治肠红下血，女经崩漏，产后血晕，取其凉血及血遇黑则止之义也。因肝喜疏散，以此入血分，善搜肝中结滞之气，丹溪用治产后，良有深意。《本草通玄》卷上：荆芥本功治风，又兼治血者，为其入风木之藏，即是藏血之地，故并主之。与河豚、黄颡鱼、驴肉相反，若同日食之，多致丧命，不可不痛戒也。《本草汇笺》卷二：荆芥得春升之气，而能上行头目，入肝木之藏，而能通肝气，以行血分。又入太阴，能疗皮里膜外之风。若生用，解散风邪，清利头目，发散壅滞，疗头风眩晕，目痛齿痛咽痛，口疮颐肿，疮疡痛痒，痘疮不起，皆取疏散之意。若炒黑用，须炒极黑存性，治肠红下血，女经崩漏，产后血晕，取其凉血，及血遇黑则止之义也。但其性主升主散，不能降，亦不能收，病人表虚有汗，自宜禁用。《本草述》卷八下：荆芥之用，取花实成穗者，是其功重于穗也。在《本经》止言辛温，洁古益之以苦，皇甫嵩更云性微凉。夫此味虽以二月布子，生苗历夏而秋，至八月方开小花结穗，然则穗结于仲秋，是《本经》言味辛气温者，盖全乎辛之味以成，其温升之气也。《经》曰：生之者气，成之者味。而嵩言其性微凉，性又气味之主也。故尝之先辛后苦，辛胜而苦微，辛苦中俱带凉味，是又兼乎苦之味，以成其凉降之气也。何以明其为降？所谓非苦无以至地是也。然则先哲多谓其浮升，又有谓清而升举，为血中要药者，犹有遗义欤。曰：血以升举为要药，更以升而兼降者为全功，是物得之，但降即在升中。世多习于浮升之说，而不及察耳。兹味全得金气，其能温升者，归其所始也。有温升而后有凉降，天地之气固如是，万物莫能违也，故曰归其所始。如本乎气之温，成于味之辛者，合春和木气得之升举，是为能达阴气，俾阳乘阴以出也，而后而脏之风不病。甄权所谓通血脉者，是故《本经》首言其破结聚气，下瘀血，除湿痹也。《本经》所谓破结积气，即甄权传送五藏不足之气也。盖其温升者，原属于阳，阳升而阴亦随之以畅气矣，是为能传送气也。由于味之辛，更禀乎性之凉者，合秋爽金气得之凉降，是为能和阳气，俾阴得先阳以畅也，而后风脏之血不病。〇血乃阴阳二气之所生化，荆芥穗能升阳于阴中，还能降阴于阳中，故为调血为要药。然何以不离风脏？盖风木由阴中之阳而升，本于寒水，由阳中之阴而降，合于燥金，故血所生化之阴阳，唯是脏以为权舆，其不离风脏以调血者，职是故耳。谓兹味专精于肝，而能妙阴阳之化以化结，岂不然哉？其有所治之证，一似非血证者，实亦不能外于血以为病也。《本草汇》卷一〇：荆芥以假苏名者，因其有紫苏香气之谓也。性善走散，故能上行头目，祛散风邪。治风兼治血者，为其入风木之藏，即是藏血之地也。故风病、血病、疮病家，俱为要剂。今人每遇风症，概用荆、防，此流气散之相沿耳。不知风在皮里膜外者宜之，非若防风入人骨也。《本草详节》卷三：荆芥，乃血分之风药，故入太阴、厥阴。盖肝为风木主血，而相火寄之，此所以治风血疮三病也。然治风在皮里膜外，非若防风之入骨肉，有汗者勿用。《元素集锦》：荆芥反无鳞鱼、蟹，柿子反蟹，蜜反生葱，小儿食猪肉反炒豆，此十八反之外也。犯则杀人，记之！《本草新编》卷三：荆芥味辛、苦，气温，浮而升，阳也，无毒。能引血归经，清头目之火，通血脉，逐邪气，化瘀血，除湿痹，破结聚，散疮痍。治产后血晕有神，中风强直，亦能见效。但入之血分之药中，使血各归经，而不至有妄行之虞。若入之于气分药中，反致散气。夫荆芥性升，与柴胡、升麻相同，乃柴胡、升麻入之补气之中，能提气以升阳，而荆芥独不能者，以荆芥虽升而性浮动，补阳之药，最恶动也，血过凝滞，荆芥入之浮动则易流，所以可引之以归经。气易散乱，荆芥入之不更助其动乎。气过动必散，此所以不可用之于补气之药耳。《夕庵读本草快编》卷二：荆芥苦辛，气味俱薄，浮升主阳也，为肝经气分之药。故其功长于散风寒，清头目，除瘀散结，疗疝起痹，盖厥阴为风木之本，即是血海，故风病血病并皆治也。况肝喜疏泄，投其所好，功易成尔。但今人一遇风寒，辄用荆、防，互相沿袭。独不知风寒初客于皮〔里〕膜之外者宜之，非若防风之入人骨肉也。又不可久服，恐熏五脏之神而致奇疾，且与无鳞鱼相反，犯之必死。日用之常，可不谨哉？《本草求真》卷三：荆芥散肝肌肤气分风邪，仍兼血分疏泄。荆芥专入肝。辛苦而温，芳香而散，气味轻扬，故能入肝经气分，驱散风邪。凡风在于皮里膜外，而见肌肤灼热，头目昏眩，咽喉不利，身背疼痛者，用此治无不效。时珍曰其治风也。贾丞相称为再生丹。许学士谓有神圣功。戴院使许为产后要药。萧存敬呼为一捻金。陈无择隐为举卿古拜散。夫岂无故而得此隆誉哉？不似防风气不轻扬，驱风之必入人骨肉也，是以宣散风邪，用以防风之必兼用荆芥者，以其能入肌肤宣散故耳。且既入于肝经风木之脏，则肝即属藏血之地，故又能以通利血脉。俾吐衄、肠风、崩痢、产后血晕、疮毒痈肿、血热等症，靡不藉其轻扬，以为宣泄之具。宁于风木之脏既于其气而理者，复不于血而治乎！本入肝经气分，兼入肝经血分。玩古方产后血晕风起，血去过多则风自内生，故常有崩晕之患，不待外风袭之也。有用荆芥为末，同酒及或童便调治。崩中不止，有用炒黑荆芥以治，于此可见其概矣。连穗用，治血须炒黑。穗在于巅，故善升发，黑能胜赤，故必炒黑。反鱼蟹、河豚、驴肉。《神农本草经读》卷三：荆芥气温，禀木气而入肝胆。味辛无毒，得金味而入肺。气胜于味，以气为主，故所主皆少阳相火、厥阴风木之症。寒热往来，鼠瘘、瘰疬、生疮等症，乃少阳之为病也。荆芥辛温以发相火之郁，则病愈矣。饮食入胃，散精于肝，肝不散精，则气滞而为积聚。肝藏主血，血随气而运行。肝气一滞，则血亦滞而为瘀，乃厥阴之为病也。荆芥辛温以达肝木之气，则病愈矣。其除湿疸者，以疸成于湿。荆芥温而兼辛，辛入肺而调水道，水道通则湿疸除矣。今人炒黑，则变为燥气而不能达，失其辛味而不能发，且谓为产后常用之品，昧甚！《本经续疏》卷五：刘潜江之言曰：荆芥以春令布子生苗，历夏及秋方开花结子，故全乎辛之味者，以成其温升之气也。然尝之先辛后苦，俱带凉味，是又升中复兼降矣。本乎气之温，成乎味之辛者，合春和之升举，是为能达阴气，俾阳得乘阴以出也。而血藏之风遂不病，由乎余味之苦，更成于转味之凉者，合秋爽之肃降，是为能和阳气，俾阴得先阳以畅也。而风藏之血亦不病，盖以气味全似挹天气以接引地气，能升而达在地之郁阴，即能降而化在天之亢阳，故虽不专主于温升，然佐升散得宜，不特外因风寒而阳郁，即内之七情致血分有滞以涸阳者，皆得仗此纾阴以达。虽亦不专主于凉降，然佐清降得宜，不特内因肝热而阳僭，即外之六淫致血分有热以迫阳者，皆得仗此裕阴以和之。盖风藏不离乎血，原相因以为病，惟此则能相因以为功，所以不可与他风剂例视。而欲达阳，必思所以纾阴；欲和阳，必思所以裕阴。则庶几善用此，而获成效矣。《本草求原》卷二：《本经》不言其治风，但言下瘀，主寒热，正以其和也。不知者，乃以散风之味概视之，则末矣。华佗愈风散，荆芥穗焙末，酒调，治中风口噤；豆淋酒调服或童便调，治血虚病风及崩漏。风药多燥以竭阴，而产后及失血、汗后风症，止此一味投之，便有奇功，于此可思。疗风化热结，烦渴目黄，风气内传，肝抑为热之病，阴阳合化则结热除，故清龙散用之为君。穗尤佳，苗于春，结穗于秋，穗在巅善升，得秋气又善降。宜生用。今人治血俱炒黑，欲杀辛升也。不知血以升举而行，失其辛温则不能达变凉为燥，又不能降，大谬。又按：调血者必治肝，以肝藏血，血成于金水，肝由水中之阳以升，复由金中之阴以降也。此味专入肝以神升降，故为血病致风之要药。《本草思辨录》卷二：荆芥考古治头项风强，一切偏风中风口喎，及吐血衄血下血，多重任荆芥，是其所司，总不离血中之风。能于血中散风，即系于血中行气，海藏故谓之肝经气药。但肝经之气，不能不涉及少阳，《本经》所主鼠瘘瘰疬，即少阳病也。荆芥散血中之风，为产后血运第一要药。其芳温之性，又足以疗瘰疬疮疥，然无非利血脉、去风毒而已。谓荆芥为温升则兼凉降，为凉降则兼温升，要其温胜于凉，气亦带浊，于外感风寒用之，必涉血分头目昏眩者始得。《永类钤方》治风热头痛，与石膏辛凉之味等分为末，茶调下，制剂亦妙矣。

【附方】《本草约言》卷二：产后血晕。捣末，童便调，热服二钱，如神，口禁者，挑齿灌之。○产后中风，口禁强直。荆芥、当归等，名荆归汤，又名愈风汤，治产后惊风反张，神效。

《本草汇言》卷二：治伤风寒，肺气不清，咳嗽气促。用荆芥、前胡、干葛、杏仁、紫苏叶、桑白皮、桔梗、生姜、葱白，煎服。如伤风热咳嗽，气促声哑者，用荆芥、薄荷、玄参、干葛、杏仁、黄芩、桑白皮、连翘、鼠粘子、桔梗、甘草。《方脉切要》。○治喉闭肿胀，水饮不下。用荆芥八两，水五六碗，煎汁二碗，徐徐饮之，立消。陈孟明方。○治头风痛攻脑中。用荆芥、天麻、防风、白芷各一钱，甘草六分，全蝎五个，水煎服。刘桂翁方。○立苏血晕。用荆芥捣汁，加童便少许，○治风痰卒时仆厥，痰涎壅塞。用荆芥、僵蚕、全蝎、胆星、半夏、陈皮各一钱，煎服。杨运同方。○治小儿卒患惊风。手足搐搦，目睛不正。用荆芥、僵蚕、胆星、半夏、天竺黄、川黄连、薄荷、钩藤。《保婴切要》。○治肝经风热，眼涩流泪。用荆芥、玉竹、防风、草决明、川芎、白芷、生地、牡丹皮。于士林《家传方》。○治风湿热蒸，脾郁成疸。用荆芥、秦艽、茵陈、防风、猪苓、茯苓、黑山栀、川黄连。周一庵手抄。○治热风斑毒。用荆芥、玄参、黄芩、防风、羌活、薄荷、桂枝减半。《儿科心萃》。○治痘瘖已出未透。用荆芥、蝉蜕、牛蒡子、桔梗、甘草、川芎、山查、防风。痘加红花、僵蚕；瘖加黄连、石膏。同前。○治一切疮疥。用荆芥、金银花、土茯苓，等分为末，熟地黄熬膏，为丸梧子大。每早晚各服百丸，茶酒任下。王侍中方。○治肠风便血，不拘粪前粪后。用荆芥炒黑，槐花略炒，苍术米泔浸，熟地黄酒蒸，北五味炒，各等分，炮姜减半，共为末，炼蜜丸梧桐子大，每早服五钱，白汤下。《方脉正言》。○治女人血崩不止。用黑荆芥、牡丹皮、玄胡索醋炒、人参、当归、川芎、白芍药、甘草、熟地黄各等分，水煎服，或作丸亦可。《林敦五家学》。○治男妇血淋尿血。用荆芥、牡丹皮、茜草、川黄连、薄荷、生地黄、甘草等分，煎服，或作丸亦可。同前。○治肠风便血，不问新久，及粪前粪后，皆可服。用荆芥四两炒黑，槐角三两，苍术米泔水浸炒，黄柏、防风、当归、川芎、怀熟地、山茱萸肉、白芍药各二两，升麻、细辛各八钱，分作十剂。每剂加莲子十枚，水二碗，煎八分，食前服。○治妇人肠风便血。用荆芥四两炒黑，当归、川芎、白芷、牡丹皮、川续断、白术、黄耆、香附童便浸，晒干，白薇、杜仲各二两，共为末，炼蜜丸，每服三钱，食前白汤送下。○治脱肛翻出不收，有寒有热。凡泻痢内热气虚，或老人气血虚惫；或产妇用力过度，或小儿藏气不足，气陷不举，俱有脱肛证也。以参耆汤加减，用荆芥、人参、黄耆、当归、生地黄、白术、白芍药、茯苓、升麻、桔梗、陈皮各一钱，甘草五分，黑枣头十个，水煎服。内热加黄芩、黄连各一钱；内寒加干姜、肉桂一钱二分，小儿减半。

《校补滇南本草》卷下：治寒邪伏于肺腑。头目肿，鼻流清涕，目珠胀疼，羞明怕日。荆芥穗一钱，白菊花一钱五分，川芎一钱，栀仁二钱，引用灯心草。又荆芥汤：治咽喉红肿。乳蛾疼痛，饮食不下，发热，口吐痰涎，头痛。昔一人得伤寒症，头疼发热，咽喉肿痛，饮食不下，口吐痰涎，舌胎黄厚。用解表发散之药不效。致十五六日，得此方全愈。荆芥穗五钱，生甘草二钱，赤木通二钱，引用黑豆十五粒，水煎服，一服喉疼止一半，二服去黑豆，加牛蒡子、连翘，三服全愈。

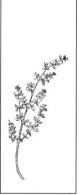

图 12-71-1　土荆芥《图考》

土荆芥《植物名实图考》

【集解】《植物名实图考》卷二三：土荆芥生昆明山中。绿茎有棱，叶似香薷，叶间开粉红花；花罢结箭子，三尖微红，似紫苏蒴子而稀疏。

【主治】土人以代假苏。《植物名实图考》卷二三。

薄荷《唐本草》

【集解】《宝庆本草折衷》卷二○：生南京，及岳州。今处处园庭间多莳有之。○生吴中者名吴菝。○生胡地者名胡菝，一名新罗菝。今江浙间亦有之。○并夏秋采茎叶，暴干。《药性粗评》卷三：薄荷通抱关之节。薄荷，字菝，世谓之南薄荷，所以别龙脑薄荷也。茎叶似苴而尖长，茎方，高二三尺，夏开紫白花，成穗，结小实，根经冬不死。江南川泽处处有之。《植物名实图考》卷二五：薄荷，《唐本草》始著录。或谓即菝闾、芨蒩之讹。中州亦莳以为蔬。有二种，形状同而气味异，俗亦谓之臭薄荷。盖野生者气烈近臭，移莳则气味薄而清，可啖，亦可入药也。吴中种之，谓之龙脑薄荷，因地得名，非有异也。肆中以糖煎之为饴，又薄荷醉猫，猫咬以汁涂之。《增订伪药条辨》卷二：土薄荷色淡，无香味。不若苏州所莳者佳，茎小气芳，方堪入药。故陈士良《食性本草》谓之吴菝。菝，音拔活。可见薄荷当以吴产者为上品。炳章按：薄荷六七月出新。苏州

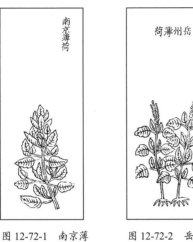

图 12-72-1　南京薄
荷《图经（政）》

图 12-72-2　岳州薄
荷《图经（政）》

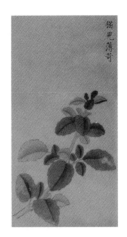

图 12-72-3　猫儿薄
荷《履巉岩》

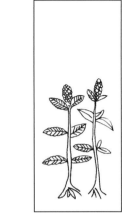

图 12-72-4　薄
荷《歌括》

图 12-72-5　薄
荷《救荒》

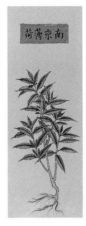

图 12-72-6　南京
薄荷《品汇》

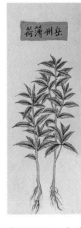

图 12-72-7　岳州
薄荷《品汇》

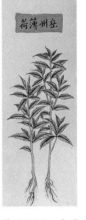

图 12-72-8　薄
荷《食物》

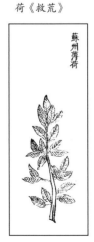

图 12-72-9　苏州
薄荷《蒙筌》

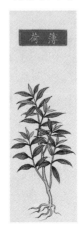

图 12-72-10　薄
荷《雷公》

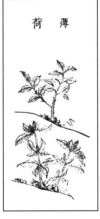

图 12-72-11　薄
荷《三才》

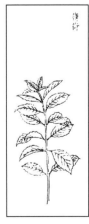

图 12-72-12　薄
荷《原始》

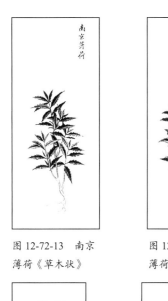

图 12-72-13 南京
薄荷《草木状》

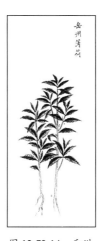

图 12-72-14 岳州
薄荷《草木状》

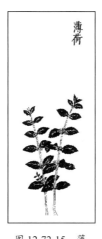

图 12-72-15 薄
荷《博录》

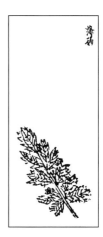

图 12-72-16 薄
荷《汇言》

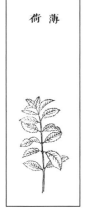

图 12-72-17 薄
荷《类纂》

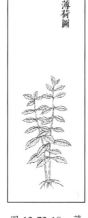

图 12-72-18 薄
荷《草木典》

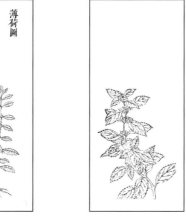

图 12-72-19 薄
荷《图考》

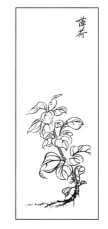

图 12-72-20 薄
荷《图说》

学宫内出者,其叶小而茂,梗细短,头有螺蛳蒂,形似龙头,故名龙脑薄荷,气清香,味凉沁,为最地道。太仓、常州产者,叶略大,梗亦细,一茎直上,无龙头形,气味亦略淡。有头二刀之分,头刀力全,叶粗梗长,香气浓厚。二刀乃头刀割去后,留原根抽茎再长,故茎梗亦细,叶亦小,气味亦略薄,尚佳。杭州苋桥产者,梗红而粗长,气浊臭,味辣,甚次。山东产者,梗粗叶少不香,更次。二种皆为侧路,不宜入药。

【气味】辛、苦,温,无毒。《图经本草药性总论》卷下。气温,味辛、微苦而凉,无毒。《本草发明》卷五。

【主治】祛头面风邪,除胸膈热结。治伤寒可发汗,疗中风能吐痰。消宿食心腹胀满,去愤气间节不通。《本草元命苞》卷九。主中风失音,下胀气,去头风,通利关节,破血止痢,清风消肿,引诸药入荣卫,能发毒汗,清利六阳之会首,祛除诸热之风邪。《药性解》卷四。

【发明】《履巉岩本草》卷上：人家园庭多种之。猫儿食之似觉醉倒，俗云薄荷乃猫儿酒也。性极凉无毒。每日食后随茶嚼三两片，大能凉上膈，去风痰。《宝庆本草折衷》卷二〇：此薄荷并前之假苏、水苏、香薷及草部中之石香薷，凡五物也，味虽辛而性皆凉。历观古今医方，例以此五物为理风血、解热毒之用，则性之凉必然矣。旧悉以温称，殆非所宜。兹特推其主治，质以诸方，参以舆议，遂举平凉之辞列于各条之首。寇氏所以取薄荷汁同众药熬膏，以治骨蒸劳者，必补药已众，故资薄荷之汁，退其邪热也。唐崔知悌为人灸劳之后，令服地黄元，亦用此汁矣。《全幼心鉴》卷一：议金、银、薄荷。薄荷汤内用金、银，多为讹传，误后人。细读明医何氏论，于中载述得其真。古方所载金、银、薄荷为汤，使后之医士遂于薄荷外加以金环、银环同煎，殊欠讲明。夫环者，乃妇女人常带之物，垢腻浸渍，用以煎煮，其味杂乎药内，大非所宜，切须戒此。昔医士何澄论金、银、薄荷，乃金钱薄荷，即今之家园薄荷，叶小者是，其叶似金钱，花叶名曰金钱薄荷。此理甚明，非所谓再加金、银同煎。大概钱字与银字相近，故讹以传讹，是以亦鲁鱼亥豕之类也。《药性解》卷四：薄荷有走表之功，宜职太阴之部，中风诸患，固其端也。而血痢之症，病在凝滞，今得辛以畅气，而结凝为之自释矣。《本草经疏》卷九：薄荷感杪春初夏之气，而得乎火金之味，金胜火劣，故辛多于苦而无毒。洁古：辛凉，浮而升，阳也。入手太阴、少阴经。辛合肺，肺主皮毛。苦合心而从火化，主血脉，主热，皆阳脏也。贼风伤寒，其邪在表，故发汗则解。风药性升，又兼辛温，故能散邪辟恶。辛香通窍，故治腹胀满霍乱。《食疗》以为能去心家热，故为小儿惊风、风热家引经要药。辛香走散以通关节，故逐贼风。发汗者，风从汗解也。本非脾胃家药，安能主宿食不消？上升之性，亦难主下气。劳乏属虚，非散可解。三疗俱非，明者当自别之。《本草汇言》卷二：辛凉发散，李时珍清上焦风热之药也。方吉人稿主伤风咳嗽，热拥痰盛，目风珠赤，隐涩肿痛，贼风关节不利，头风头皮作疼，惊风壮热搐搦，喉风咽痛肿闭等病。盖辛能发散，凉能清利，专于消风散热，故入头面眼耳、咽喉、口齿诸经，及小儿惊热风痰为要药。《唐本草》主贼风伤寒，发汗恶风，心腹胀满，霍乱，宿食不消等疾，亦取辛凉香散之意云尔。如病人汗多表虚者，咳嗽因肺气虚寒而无热者，阴虚发热盗汗，并气虚、血虚头痛者，皆不宜用。《折肱漫录》卷三：薄荷性凉，能散热，紫苏性温，能散寒，皆散气之剂也。世人不识药理，暑月每点薄荷汤代茶，紫苏以作饼作蔬，忽为食物，不知多食大损人气。《医宗必读·本草征要》上：薄荷辛香伐气，多服损肺伤心。《药品化义》卷一一：薄荷叶属阳，体轻、色绿，气香而清，味辛微苦，性凉而锐，力疏利上部，性气厚而味轻，入肺肝二经。薄荷味辛能散，性凉而清，通利六阳之会首，祛除诸热之风邪，取其性锐而轻清，善行头面，用治失音，疗口齿，清咽喉，同川芎达巅顶，以导壅滞之热。取其气香而利窍，善走肌表，用消浮肿，散肌热，除背痛，引表药入荣卫以疏结滞之气。入药每剂止用二三分，勿太过，令人汗出不止。表虚者慎用。取苏产为龙脑薄荷良。《本草汇笺》卷二：薄荷亦日用之药，其应用不应用，尤宜辨之。以其感杪春初夏之气，而得火金之味，金胜火劣，故辛多于苦，辛走肺，主皮毛，苦合心，从火化，而主血脉。贼风伤寒，其邪在表，故发汗而解。风药性升，又兼辛温，故能散邪辟恶。辛香通窍，故治腹胀满霍乱等症。以其能主心家之热，故为小儿惊风、风热家引经之药。气味俱薄，浮而上升，故能去高巅及皮肤间风热。辛能畅气，故能破血止痢，而结滞为之自释。其有不宜，凡用者，本非脾胃药，安能主宿食不消？小儿身热之由于伤食，及因于疳积者，自不宜混用。上升之性，亦难主下部之虚乏，而脚气类伤寒者不宜服，以其病在下而属脾也。咳嗽若因肺虚寒客之而无热证者，勿服，以其当补而愈也。阴虚人发热勿服，以出汗则愈竭其津液也。所以甄权云：瘦弱人久食之，则动消渴病。亦为耗散津液耳。江浙人夏秋间多以作茶饮，固自不宜。《**本草述**》卷八下：薄荷在《唐本草》，首主贼风伤寒，而后学多云除风热，如孟诜、东垣是也。即愚论亦止以疗热中之风为言，似乎抹杀风寒一治，殊为不该。大抵值大火之候而生，《唐本》以辛温言者，从火为主之义也。洁古言辛凉者，从金为火用之义也。故用此味，须识火为主，而金为火用，乃所以致火之用，因于寒热，而善其为主为佐者，如风寒固致其火之用矣。如风热亦即以善于达火之用，而真气毕畅也，不得倒置火主之义，庶几其用乃全乎？予年七十七，于辛丑夏末秋初，每服姜茶汤以祛暑，而脾胃尚不胜以茶性寒也，乃合薄荷汤服之辄取效，岂非此味之辛温而浮升为阳，如洁古所云，可以和寒降之味而不损脾乎？又岂非就中具有辛凉，为阳中有阴，如卢复所云，又可以助寒降之味，而散其暑毒乎？即此小用，便得识取引诸药入营卫之义，更推类以尽诸证，乃为无误，而能用兹味矣。《**本草汇**》卷一〇：薄荷得火金之味，金胜火烈，故辛多于苦，能发散风寒风热，清理高巅，风热上壅，斯为要药。引诸药入营卫。又能搜肝气，及肺盛有余肩背痛，及风寒汗出。故小儿惊狂壮热，必须此为道引。然芳香伐气，多服久服，损肺伤心。病人新好勿服，恐致虚汗亡阳。咳嗽若因肺虚寒客之，而无热证，阴虚人发热者，勿服，以出汗则愈竭其津液也。瘦弱人久用，动消渴病。眼弦赤烂，以生姜汁浸一宿，晒干为末，沸汤泡洗。猫犬食之，实时昏醉，盖亦物类相感也。《**本草新编**》卷三：薄荷味辛、苦，气温，浮而升，阳也。无毒。入肺与包络二经，亦能入肝、胆。下气冷胀满，解风邪郁结，善引药入营卫，又能退热，但散邪而耗气，与柴胡同有解纷之妙。然世人止知用柴胡，而不知用薄荷者，以其入糕饼之中，轻其非药中所需也。不知古人用入糕饼中，正取其益肝而平胃，而况薄荷功用又实奇乎？惟前人称其退骨蒸之热，解劳乏之困，则未免虚张其辞。余尝遇人感伤外邪，而又带气郁者，不肯服药，劝服薄橘茶立效。方用薄荷一钱、茶叶三钱、橘皮一钱，滚茶冲一大碗服。存之，以见薄荷之奇验也。或问：薄荷实觉寻常，而子誉之如此，未必其功之果效也？曰：余道薄荷之实耳。薄荷不特善解风邪，尤善解忧郁。用香附以解郁，不若用薄荷解郁之更神。《**本经逢原**》卷二：薄荷辛凉，上升入肝、肺二经。辛能发散，专于消风散热。凉能清利，故治咳嗽失音、头痛头风，眼目口齿诸病。利咽喉，去舌苔，小儿惊热，及瘰疬疮疥为要药。其性浮而上升，为药中春升之令，能开郁散气，故逍遥散用之。然所用不过二三分，以其辛香伐气，多服久服令人虚冷，瘦弱人多服动消渴病，阴虚发热、咳嗽自汗者勿施。

《医权初编》卷上：疫症本系火毒，非感寒可比，故太阳经禁用麻、桂，改用羌活。然予犹嫌燥烈，莫若苏、薄荷为最。盖薄荷辛能发表，香能驱疫，凉能解火，味最尖利，专能开窍，岂不一物四擅其长乎？疫症本无外邪，且在春夏，最易得汗，不必藉羌活之燥烈也。然必以柴胡为君，以薄荷为臣，口渴再加葛根，而汗未有不出者。若数帖而汗不出，必有他症闭之，兼理他症，其汗自出。

《本草经解要》卷四：薄荷气温，禀天春升之木气，入足厥阴肝经。味辛无毒，得地西方之金味，入手太阴肺经。气味俱升，阳也。伤寒有五，中风、伤寒、湿温、热病、温病是也。贼风伤寒者，中风也。风伤于卫，所以宜辛温之味以发汗也。恶气心腹胀满，盖胀之恶气必从肝而来，薄荷入肝，温能行，辛能散，则恶气消而胀满平也。太阴不治，则挥霍扰乱，薄荷辛润肺，肺气调而霍乱愈矣。饮食入胃，散精于肝，肝不散精，则食不消。薄荷入肝辛散，宿食自消。肺主气，薄荷味辛润肺，肺润则行下降之令，所以又能下气也。以气味芳香，故堪生食也。《本草求原》卷二：此味辛温，佐温散以治风寒，则金为火用。又性凉，佐清解以治风热，更能达火之化。发汗，与荆芥俱辛温而凉，能引寒热诸药以入营卫，佐寒降解邪而不伤脾，凉本温也。恶气、心腹胀满，恶气必从肝入，辛温能散肝。霍乱，肺失清化，则阴阳交乱于胸中，清肺自愈。宿食不消，肝气达则散精。下气，肺脉贯心而行呼吸，辛润肺，凉清心，则金得心阴以舒阳，而肃降自正。煮汁服，芳香理脾，阳虚不耐暑者，合姜、茶煎饮，则寒茶不损脾胃也。亦堪生食。清利头目诸热上壅化风，中风者，下焦阴虚，元阳失守，而致风也；头目风热者，上焦阴虚，阳无所依，热化为风，致阳郁化风也。三者皆阳之为患，清利则阳得阴依而下降。治头晕痛，眼、耳、咽喉、口、鼻、齿诸病，皆热淫化风壅塞上窍之症。风癫、风痫、昏冒，心阴无以育神，则热化风而病癫；下阴虚而热上壅，则病痫，皆归于气不清耳。风痰，风因热化，痰因风涌。中风失音，痰阻舌木也。肤痒，瘾疹、疮疥，风热伤营血也。瘰疬，达肝之效。惊热，心清则惊止，风散则热除，故治小儿惊风，俱用之煎汤调。血痢，凉清心生血，辛散郁去滞。虚人勿多服。疏表泄气故。《冷庐医话》卷五：薄荷气清轻，而升散最甚，老人病人，均不可多服，台州罗镜涵体质素健，年逾七旬，偶患感冒无汗，以薄荷数钱，煎汤服之，汗出不止而死。舅氏周愚堂先生桢，患怔忡甫痊，偶啖薄荷糕，即气喘自汗不得寐，药中重用参耆乃安。《随息居饮食谱·调和类》：汪谢城曰：薄荷多服，耗散真气，致生百病。余尝亲受其累，不可不知。如浸火酒，拌水烟，人多嗜之，实阴受其害而不觉耳。

《草木便方》卷一：薄荷辛冷除风热，眼耳喉牙头痛灭。痰咳失音去口臭，煎洗舌苔退热邪。《本草思辨录》卷二：考古方多用于风热，鲜用于风寒。煮汁饮之，则洁古所谓去高巅及皮肤风热者甚验。气味辛凉，而不似荆芥之温，终当以治风热为断。邹氏解贼风伤寒，谓夏之贼风乃北风，定是夏令伤北风之寒，此于薄荷之治，亦尚有合。但邹氏专主此说而于风热不推及之，且以薄荷根不畏寒，苗不畏暑，为消息之所在，则泥之至矣。惟其根不畏寒，所以苗不畏暑。不畏暑，正辛凉之金气足以当日。与麻黄所产之地，冬不积雪，可对观而明。邹氏又谓薄荷发寒泣之覆，与荆芥、香薷等，试思香薷何物，而可与之等量耶？薄荷于头目肌表之风热郁而不散者，最能效力。

若配合得宜，亦可治上中焦之里热。凉膈散、龙脑鸡苏丸，以除胃热、胆热、肾热，可谓用逾其分矣。逍遥散合煨姜，又能变凉风为温风，而治骨蒸劳热，彼存胶柱之见者，得毋闻而惊怖耶。

【附方】《药性粗评》卷三：蜂螫。取生薄荷，接叶傅之。

《医宗粹言》卷四：制玉露霜法。用好真正干豆粉，以指捻之声者，又罗过，每粉一斤，用真苏州薄荷叶半斤，略喷微湿，与豆粉和匀，装磁瓶中，松松勿实，密封瓶口，坐汤中煮一饭时，过宿开取，择去薄荷，将净粉加白糖半斤，研匀服。

《本草汇言》卷二：治咽膈不利，风热痰结。用薄荷为末，炼蜜丸芡子大，每噙化一丸。《简便方》。〇治肺伤风热，咳嗽痰盛。用薄荷五钱，杏仁、苏子、前胡、桑皮、桔梗、荆芥、黄芩各一钱，水煎服。《圣惠方》。〇治风热侵肝，眼赤弦烂。用薄荷、荆芥、防风、甘草、柴胡、生地黄煎服，外用薄荷叶，以生姜汁浸一宿，晒干为末，每用一钱，沸汤泡洗。《姚氏家珍》。〇治风入筋骨，关节疼痛，或成痿痹。用薄荷叶四两，草薢、威灵仙、金银花、虎骨、当归、羌活、独活、桑寄生、二蚕沙、白术、姜黄各二两，草乌八钱炒黄，浸酒服。同前。〇治头风头痛。用薄荷叶、天麻、真川芎、当归、黑山栀、胆星、防风各等分，水煎服。万氏单方。〇治小儿惊风，壮热搐搦。用薄荷叶、荆芥、僵蚕、胆星、半夏、天竺黄、川黄连、钩藤、前胡。《保赤全书》。〇治咽喉急风，肿闭不通。先以米醋泪漱，吐去涎痰，随用薄荷、荆芥、桔梗、甘草、射干各等分，水煎服。莫天卿方。〇治大麻风及紫云风。用薄荷、漆叶、苦参、胡麻仁、荆芥穗、生地黄、皂角刺、刺蒺藜。《外科发挥》。〇治一切面上诸病。用薄荷、防风、连翘、白附子、白芷、川芎、甘草、升麻各一钱，细辛五分。面上生疮者，上焦火也，加黑山栀、黄芩；面紫黑者，阳明风痰也，加葛根、半夏；面生粉刺者，肺经郁火也，加贝母、桔梗、桑皮、荆芥、苦参；面热者，阳明经风热也，加葛根、荆芥、黄连、黄芩、白芍药、犀角屑。〇治面上酒红紫，肿而有刺者，阳明经风热有虫也。用薄荷末三钱，半夏、硫黄、枯矾、雄黄、铅粉各一钱，小麦面二匙，水调敷患处。〇治面上并鼻准有赤疱者，三阳风毒内炽也。用薄荷末、蜜陀僧六钱，为细末，临卧以人乳调敷面上，次日洗去，三五次即愈。〇治面上生癣，或黑紫瘢点。用薄荷、白附子、蜜陀僧、白芷、官粉各八钱，共为细末，以白萝卜煎汁洗面，后用羊乳调成膏，敷患处，早晨洗去。〇治口疮疼痛，或口舌肿大，或破裂，俱属三焦火盛。用薄荷、连翘、山栀、黄芩、生地黄、当归、白芍药各一钱，黄连、甘草各八分，灯心三十根，食盐二分，水煎服。〇治口舌生疮糜烂，痛不可忍。用薄荷三钱，黄连、黄柏、细辛、炮姜各一钱，共为细末。先用苦茶泪口，后搽药于患处，或吐或咽不拘。

《本草述》卷八下：川芎丸。主消风壅，化痰涎，利咽膈，清头目，治头痛旋晕，心忪烦热，颈项紧急，肩背拘倦，肢体烦疼，皮肤瘙痒，脑昏目疼，鼻塞声重，面上游风状如虫行。川芎、龙脑、薄荷叶焙干，各七十五两，桔梗一百两，甘草熁，三十五两，防风去苗，二十五两，细辛洗，五两。各为细末，炼蜜搜和，每一两半分作五十丸，每服一丸，腊茶清细嚼下，食后临卧。

大叶薄荷 《植物名实图考》

【集解】《植物名实图考》卷二五：大叶薄荷薄荷叶背皆青，江西有一种叶背甚白，呼为大叶薄荷，亦有呼为茵陈者。

【主治】烧以去瘟，气辛烈。《植物名实图考》卷二五。

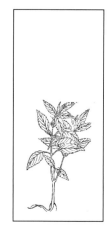

图 12-73-1 大叶薄荷《图考》

紫叶草 《滇南本草》

【集解】《滇南本草》卷上：紫叶草味辛，无毒。形似薄荷，黄紫叶，无花，破心看之，如灯草，棉软。

【主治】退内瘴外瘴，一切云翳，洗之如神。采枝叶熬水，洗眼。《滇南本草》卷上。

凤眼草 《滇南本草》

【集解】《本草纲目拾遗》卷三：此草苗如薄荷，叶微圆，长五六寸，谷雨后生苗，立夏后枝桠间复生二小叶，节节皆有。至秋后，二小叶中心白色，俨如凤眼，故名。八九月眼中开花，其花如须，长一二寸，紫黄色，亦可入药。《百草镜》：凤眼草，芒种后，其枝桠间二小叶，中心各起蕊一粒，如人两眼，细碎如石胡荽子状。至小暑后，色转红黄，渐抽长如须，此草自苗至老，叶皆有淡红晕。

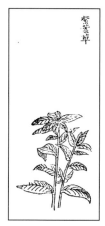

图 12-74-1 紫叶草《滇南图》

茎叶

【气味】味辛、苦，性温，麻。《滇南本草》卷下。

【主治】清头目诸风，止头疼眩晕，发散风痰，治伤风咳嗽，鼻塞声重，风咳。《滇南本草》卷下。

【附方】《滇南本草》卷下。治脑漏鼻渊涕臭，退男妇虚劳发热，风咳。点水酒服。野薄荷二钱、陈皮二钱、杏仁二钱、竹叶十五个，煨服。

《本草纲目拾遗》卷三：治一切风痹，活血去风。酒煎服立效。室女干血劳。用凤眼草连根叶鲜者一两，加红花三钱，酒煎服，通经自愈。四日两头疟。用凤眼草煮红枣，饮汁自愈俱《传信方》。妇女经闭不通，发热劳症。凤眼草为末一两，红花炒二钱，水三钟，煎一钟，入黑糖五钱，空心服三五剂。见血方止《医学指南》。遗精白浊。凤眼草炒干，研末五钱，冲热黄酒服《医学指南》。

花上细粉

【主治】入癣药，杀虫定痒。《本草纲目拾遗》卷三。

斑节相思《本草纲目拾遗》

【集解】《本草纲目拾遗》卷四：斑节相思《诸罗志》：枝叶类薄荷而大，味似艾。

【主治】性能解毒。《本草纲目拾遗》卷四。

小叶薄荷《植物名实图考》

【集解】《植物名实图考》卷二五：小叶薄荷生建昌。细茎小叶，叶如枸杞叶而圆，数叶攒生一处，梢开小黄花如粟。

【主治】俚医用以散寒，发表胜于薄荷。《植物名实图考》卷二五。

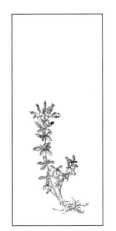

图 12-77-1　小叶薄荷《图考》

金钱薄荷《医方药性》

【气味】性凉。《医方药性·草药便览》。

【主治】退烧，去风，解五心烦热。《医方药性·草药便览》。

南薄荷《生草药性备要》

【释名】升阳菜《校补滇南本草》。

【气味】味辛，性温，无毒。《校补滇南本草》卷上。

【主治】专散风湿热，亦治小儿乳咳。《生草药性备要》卷下。治一切伤寒头疼，霍乱吐泻，痈疽疥癞诸疮等症，其效如神。滇南处处产薄荷，老人作菜食，返白发为黑，与别省不同。《校补滇南本草》卷上。

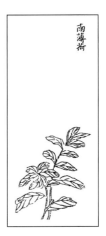

图 12-79-1　南薄荷《滇南》

图 12-80-1 狮子草
《滇南图》

狮子草《滇南本草图说》

【释名】**《滇南本草图说》卷九**：狮子草其根有九头，故名九头狮子草。

【气味】性温，味苦、辛，有毒。阴中之阳药也。《滇南本草图说》卷九。

【主治】风热积毒，脏腑不合，通十二经络，散疮痈，退黄疸，积热注于血分，肌肉成疥癞疮疾，或多食牛马积热成疮，或杨梅结毒，一切风热等症，服之神效。《滇南本草图说》卷九。

鸡肠菜《日用本草》

【集解】**《日用本草》卷七**：鸡肠菜白花者是，黄花者名蘩蒌。**《救荒本草》卷上之前**：鸡肠菜，生南阳府马鞍山荒野中。苗高二尺许，茎方色紫，其叶对生，叶似菱叶样而无花叉，又似小灰菜叶形样，微扁。开粉红花，结碗子蒴儿。叶味甜。

【气味】味酸、苦，微寒，无毒。《日用本草》卷七。

【主治】主毒肿，利小便。《日用本草》卷七。

【附方】**《日用本草》卷七**：蠼螋尿疮。以生挼汁傅之。

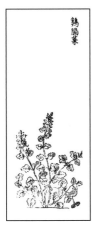

图 12-81-1 鸡肠
菜《救荒》

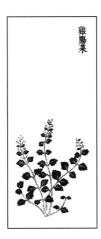

图 12-81-2 鸡肠
菜《博录》

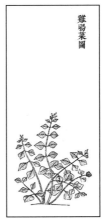

图 12-81-3 鸡肠
菜《草木典》

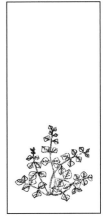

图 12-81-4 鸡肠
菜《图考》

凉粉草《本草纲目拾遗》

【释名】仙人冻《本草纲目拾遗》。

【集解】**《本草纲目拾遗》卷四**：仙人冻，一名凉粉草，出广中。茎叶秀丽，香犹藿檀，以汁和米粉食之止饥。山人种之连亩，当暑售之。《职方典》：仙人草，茎叶秀丽，香似檀藿，夏取其汁和羹，其坚成冰，出惠州府。疗饥泽颜。

【气味】涩，甘，寒。《本草求原》卷一。

【主治】清暑热，解脏腑结热毒，治酒风。《本草求原》卷一。

姜味草《滇南本草》

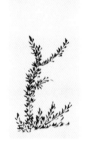

图 12-83-1 姜味草《滇南图》

【气味】味辛，性大温、燥。《滇南本草》卷中。

【主治】暖脾胃，进饮食，宽中泄气，治胃气疼，面寒疼，胸膈气胀，肚腹冷疼，呕吐恶心，噎隔反胃。五积六聚，痞块疼痛。男子寒疝疼，妇人癥瘕作痛。《滇南本草》卷中。

【发明】**《滇南本草》卷中**：奇方，治五积六聚，痞块疼痛。注补：五积痞块，盖因阴阳不和，偏盛，脏腑虚弱，风邪搏之，客邪不受，气郁痰结而成。又或瘀血闭滞，故留住而成积聚之症。

【附方】**《滇南本草》卷中**：治面寒胃气疼。姜味草为末，每服一钱，烧酒送下。○**心积方**。心积曰伏梁，起脐上，大如茶杯，上至心下，久不愈。令人胸膈腹满，寒热往来，从脐上疼，走至心下，胀疼一阵，冷汗遍体，令人心烦；从下痛，走至脐下，令人肚胀，大便急，下气疼一阵，冷汗遍体，一身足手僵冷。姜味草三钱、石菖蒲一钱、甘草一钱、厚朴一钱、草豆蔻二钱，共为丸，每服一钱，点水酒服。**肥气方**。肝积曰肥气，在胁或方或圆，大如杯，或成梗硬，上至胸，下至腰胁，令人乍寒乍热如疟状，疼痛，口酸或吐酸水，腰背把注酸困，难以曲身，自汗，手足僵冷。姜味草三钱、青皮五分、川芎二钱、柴胡片一钱、草豆蔻三钱、小茴一钱，共为丸，滚水点酒服。**息贲方**。肺积曰息贲，在右胁下，大如盘如杯，或方块，或硬，上胸膈胀，寒热往来，发时令咳嗽吼喘，或成肺痈，右边腰胁把注，作酸痛。姜味草三钱、白豆蔻三钱、木香五分、姜黄一钱，共为丸，滚水点酒服。**奔豚方**。肾积曰奔豚，在小肚丹田之位，形如弹子，或上至脐，或上下不定，或在膀胱，或在疝气，发时疼痛，令人骨软，消瘦，面色焦黄。姜味草三钱、益智仁二钱、沉香二钱、荔枝核五个焙，共细末，为丸，滚水点酒服。古方：单剂为末，引点烧酒服。前治奔豚方，治疝气亦效。**奇方**。治小儿虫犯，腹中疼痛，或吐或泻。姜味〔草〕五分，每服点酒服，疼止后吃下，虫散，去虫。

紫苏《别录》

【集解】《药性粗评》卷二：紫苏，荏类之草也。《尔雅》谓之桂荏。春来生苗，丛生，苗似薄荷而大，叶下有紫色，方茎，高可四五尺，六月间开碎花，成穗，秋结子细而黑色，茎叶辛香可爱。江南园圃处处有之，饮食多所资焉。夏采茎叶，秋采实，阴干。凡使以背面皆紫者佳。与高良姜、橘皮相宜。《本草汇言》卷二：春二月，以子种，或子着地间，次年自发。茎方叶圆，叶端有尖，边作锯齿。肥地者，其叶面背色俱紫；瘠地者，仅背紫而面青。七八月开花红紫色，成穗作房，结实如芥子，臭香色褐，捣之绞液作油，甚甘美。燃灯极明亮也。若叶面背俱色白者，即荏草，名白苏也。子不甚香而叶颇辛。若叶面青背白者，即荠苧也。叶上有毛而气臭。又有鱼苏，即荏苧同类，状似茵陈，叶大而香。吴人用煮鱼食。又有鸡苏，名回回苏，茎叶俱紫，叶边锯齿极细密，叶面纵纽如剪绒状，宛如鸡冠，因名鸡苏，即紫苏之同种而异形者。治疗诸疾亦相同也。凡用苏，五月采叶，七月采茎，九月采实。各取得气之全。今市中茎叶多霜后采取，此已藁之本，气味俱失，效不及也。○夏月取紫苏嫩叶日干，和盐、糖、梅卤作菹食，甚香美，可充茶馔。《植物名实图考》卷二五：今处处有之，有面背俱紫、面紫背青二种，湖南以为常茹，谓之紫菜，以烹鱼尤美。有戏谓苏字从鱼，以此者。亦水骨水皮之谑耳。又以姜梅同糖制之。暑月解渴，行旅尤宜。《增订伪药条辨》卷二：苏梗，即紫苏旁枝小梗。《崇原》云：气味辛平无毒，主宽中行气，消饮食，化痰涎，治噎膈反胃，止心腹痛，通十二经关窍脉络。近市肆有一种白苏梗，即白苏之梗。既去白叶，无从辨识。叶色既殊，梗性自别，不堪入药，用者慎之。炳章按：紫苏江浙皆出。紫梗空心，叶双面皆紫，有绉折纹如鸡冠者，故名鸡冠紫苏，味辛，气甚香，为最佳。又一种绿方梗，叶上面绿下面紫，香味较淡薄，俗名单面红紫苏，略次。又有一种野生田野，方梗绿叶，惟叶筋紫，气微香而浊，俗为野紫苏，最次，不入药。乃苏梗多属野苏之梗。盖鸡冠苏梗在五月间连叶带梗嫩时割收，以作苏叶，其梗未老已收，只可作嫩苏梗之用。惟野苏其叶不采药用，任其留存，至九月间收子，以作苏子，拔根以作苏梗，其实皆野苏梗也，为不地道。

叶

【气味】性温，无毒。《履巉岩本草》卷中。气温，味辛、甘。无毒。《医学统旨》卷八。

【主治】大能和气消食。《履巉岩本草》卷中。发汗，解伤风头疼，定吼喘下气，宽膨消胀，消痰定喘。《滇南本草》卷下。叶能发汗散表，温胃和中，除头痛肢节痛。《药性解》卷二。

【发明】《医经大旨》卷一：紫苏性热，能散上膈及在表寒邪，以其性轻浮也。东垣言其

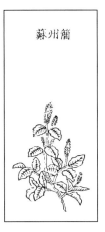

图 12-84-1 简州苏《图经（政）》

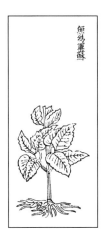

图 12-84-2 无为军苏《图经（政）》

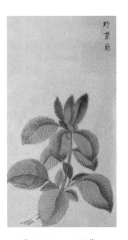

图 12-84-3 野紫苏《履巉岩》

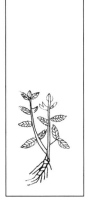

图 12-84-4 苏《歌括》

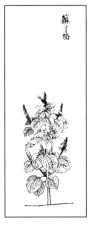

图 12-84-5 苏子苗《救荒》

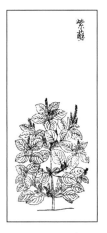

图 12-84-6 紫苏《救荒》

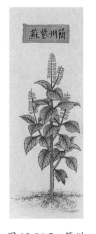

图 12-84-7 简州紫苏《品汇》

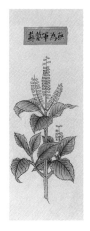

图 12-84-8 无为军紫苏《品汇》

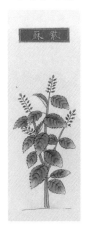

图 12-84-9 紫苏《食物》

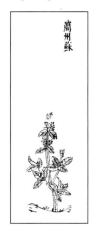

图 12-84-10 简州苏《蒙筌》

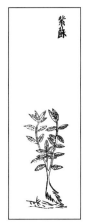

图 12-84-11 紫苏《蒙筌》

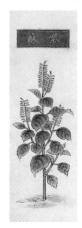

图 12-84-12 紫苏《雷公》

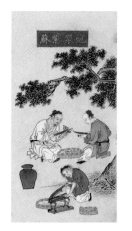

图 12-84-13 炮制紫苏《雷公》

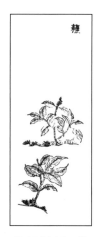

图 12-84-14 苏《三才》

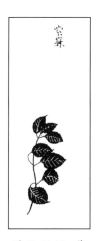

图 12-84-15 紫苏《原始》

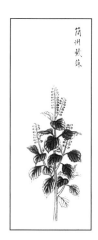

图 12-84-16 简州紫苏《草木状》

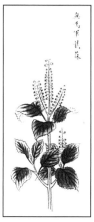

图 12-84-17 无为军紫苏《草木状》

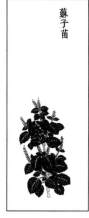

图 12-84-18 苏子苗《博录》

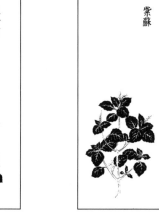

图 12-84-19 紫苏《博录》

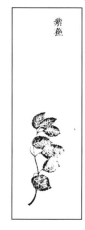

图 12-84-20 紫苏《类纂》

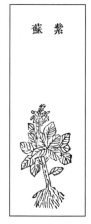

图 12-84-21 紫苏《备要》

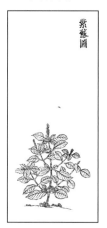

图 12-84-22 紫苏《草木典》

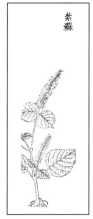

图 12-84-23 紫苏《图考》

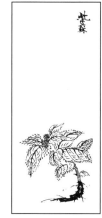

图 12-84-24 紫苏《图说》

下气者，由其性热而散，为能散气故耳。气虚者不可用。苏子尤甚，俗医不分虚实，但见胸满者多用此剂。慎之！慎之！《本草纂要》卷一：盖风寒暑湿之症，可以发散驱邪；七情九气之病，可以清气开郁。设若痰涎不利，可利气而豁痰；妊娠不安，可安胎而顺气。又能开中气，清肺气，除寒气，利膈气，散结气，化毒气，乃治气之圣药也。抑又论之，苏之一物有三用焉。且如头疼、骨痛、肢节不利，发散解表，专于苏叶之功；宽中利膈，安胎顺气，归于苏梗之力；定喘下气，清痰开郁，必于苏子之良。三者所用不同，法当详之，治有奇验。《药鉴》卷二：惟其性轻浮，故能散上膈及在表之寒邪。是故发表解肌，疗风寒甚捷。开胃下食，治胀满最良。入独活、苍术，兼除脚气。同石膏、白芷，亦治口臭。根下诸气略缓，体稍虚者为宜。驱痰降气，定喘开心，润肺止咳，消五膈，破癥坚，利大小二便，郄霍乱呕吐。表虚者禁用。《本草汇言》卷二：茹贞仲先生曰：紫苏叶味辛入气分，色紫入血分，气香入脾胃，性温去寒瘴，体轻则行阳道，用散则发郁滞。故同橘皮、砂仁，则行气温中；同当归、川芎，则和血散瘀；同苍术、白术，则健脾散湿；同防风、前胡，则发汗解肌；同荆芥、薄荷、升麻，则升达巅顶之阳；同连翘、木香、黑山栀，则启拔沉滞之郁，乃宣通四旁之药也。但其气味芳辛而温，具阳和之性，善发散，解肌出汗为专功。若属阴虚，因发寒热，或恶寒及头痛者，慎勿投之。以病宜敛宜补故也。《分部本草妙用》卷四：紫苏辛入气分，紫入血分，佐之以陈皮、砂仁，则安胎行气。佐之以藿香、乌药，则止痛温中。同紫葛、麻黄，则发汗而解肌。同芎芍、当归，则和血而散血。木瓜、厚朴同剂，则散湿解暑。兼桔梗、枳壳，可利膈而宽胸。兼半夏、杏仁，可消痰而定喘。但久服泄真，中病而已。《折肱漫录》卷三：凡汗症人，桔梗、薄荷亦不宜轻服。紫苏，人忽视之，其发散更甚，鲜者其力尤猛，非真有感冒不可混食。《本草发明》云：若下元虚，及怒气上升，不可服桔梗、升麻。《药品化义》卷一一：紫苏叶属纯阳，体轻，色紫，气香，味辛，性温而锐，能升能降，力发表，性气与味俱薄，入肺膀胱大小肠四经。紫苏叶，叶属阳，为发生之物，辛温能散，气薄能通，味发泄，专解肌发表，疗伤风伤寒，及疟疾初起，外感霍乱湿热，脚气。凡属表症，放邪气出路之要药也。丹溪治春分后湿热病，头痛身热脊强，目痛鼻干口渴，每以此同葛根白芷入六神通解散，助其威风，发汗解肌，其病如扫。取其辛香以治抑郁之气停滞胸膈，入分心气饮，开心胸郁热，神妙。如寒滞腹痛，火滞痢疾，湿滞泄泻，少佐二三分，从内略为疏表解肌，最为妥当。参苏饮治虚人感冒风寒，方中一补一散，古人良有深意。如不遵其意，减去人参，或服之不应，或邪未散而正气先虚。须知用药得法，全在君臣佐使之间。此独制鱼虾螃蟹之毒，如过伤其味者解之。取叶用两面叶色紫者佳，梗另载。《本草汇笺》卷二：紫苏，阳草也。叶、梗、子各分功用。叶主发生，辛温主散，气薄主通，味薄发泄，专解肌发表，疗伤风伤寒，及疟之初起，外感霍乱，温热脚气。凡属表症，放邪气出路之要药也。丹溪治春分后温热病，头疼身热，脊强目痛，鼻干口渴，以此同葛根、白芷，入六神通解散，发汗解肌，取其辛香，以治抑郁之气停滞胸膈。入心气饮，开胸解郁。如寒滞腹痛，火滞痢疾，湿滞泄泻，少佐二三分，从中略为疏解，以开其滞。乃若虚人感冒风寒，用参苏饮，一补一散，如减去人参，或服之不应，或邪气未散，而正气先虚。所以用药之法，全在佐使得宜。《本草述》卷八下：紫苏茎叶，始尝味辛，后有甘，然辛胜而甘劣也。以二三月下种，至五六月便采其叶，其华尚未吐也。吐华乃在孟秋，而采子更于秋季，则岂非取茎叶之用者，与子之为用有异乎？夫当大火之时，而叶之味辛，是火中之金也。乃即于火令采之，又岂非全火之用金，而不致金用火乎？盖金为火用则气化，以火原出水中，而金固为水母，阳不得阴不化也。火为金用，则血化，以血原于水而成于火，阴不得阳，不化也。故紫苏之味辛，粗者以为逐风寒，温中而已，不知其宣大火力，乃为火之用者也。故其色赤入心，心火固气之灵也。其味辛入肺，肺金固气之主也。金火合德，其气故和以温，是心肺合而营诸阳也。若然，则自归于胃，所谓辛后有甘者是，夫脾胃固气升降之枢也。然则各本草谓其通心经，利肺气，益脾胃，义皆不妄。《本草新编》卷三：或问：苏叶表散风邪，古人加人参同治，奏功如响，何也？曰：苏叶不得人参，其功不大。今人一见用人参以祛邪，辄惊骇不已，宜乎医生之不敢用，往往轻变重，而不可救。夫邪初入人体，正气敢与邪战，用参以助正气，则正气旺，而又得祛邪之使，则群邪自行解散，此用参于苏叶之内，大有深意也。至于风寒已感三四日，则不可轻用人参，当看虚弱壮盛而用药矣。《医经允中》卷一八：苏叶，先哲云不敢用麻黄以此代，知其力与麻黄相去不远也。故病实而在上在表者可用，病虚而在下在里者不可用也。况色紫入血分，误用之则动血，而变生他症，可不慎与？《冯氏锦囊秘录》卷一：紫苏得天阳和之气，故温，兼地之金味，故辛，辛则善散，温能通气。入手少阴太阳、足阳明经。为除寒热、散冷气、止霍乱、消胀满之要药。《本草经解要》卷四：紫苏气温，禀天春和之木气，入足厥阴肝经。味辛无毒，得地西方之金味，入手太阴肺经。气味俱升，阳也。肺主气而属金，金寒则不能行下降之令。紫苏辛温温肺，肺温则下降，所以下气。脾为中州，太阴经也。肺亦太阴，肺温则脾寒亦除，故除寒中也。《长沙药解》卷三：苏叶味辛，入手太阴肺经。降冲逆而驱浊，消凝滞而散结。《金匮》半夏厚朴汤方在半夏用之治妇人咽中如有炙脔，以其降浊而散滞也。苏叶辛散之性，善破凝寒而下冲逆，扩胸腹而消胀满，故能治咽中瘀结之证。而通经达脉，发泄风寒，双解中外之药也。其诸主治，表风寒，平喘嗽，消痈肿，安损伤，止失血，解蟹毒。《神农本草经读》卷二：紫苏气微温，禀天之春气而入肝。味辛，得地之金味而入肺。主下气者，肺行其治节之令也。杀谷除饮食者，气温达肝，肝疏畅而脾亦健运也。辟口臭、去邪毒、辟恶气者，辛中带香，香为天地之正气，香能胜臭，即能解毒，又能胜邪也。久服则气爽神清，故通神明，轻身耐老。《本草求原》卷二：紫苏《本经》气微温，禀春气入肝。味辛，得西方金味而色赤，入肺以行血中之气。无毒。气味俱升阳也。主下气，肺阳畅于上则治节行。杀谷，除饮食，温达肝而香和脾，则肝能散精，而脾亦健运。辟口臭，香能胜臭。去邪毒，辟恶气，香为天地正气，正气胜则邪恶散。久服通神明，气爽则神清。除寒中，苏叶蕃于五六月，当大火之时，而得辛温之味。火金合德，则心肺合而营诸阳，而中州之脾亦温。轻身耐老，气行则无病。达表解肌，肺气行则宣发。和血，金火合德，则肺气下降入心而生血。宽胸膈，上焦气行。止霍乱，天阳上布，则地土皆敦，而中焦不乱。疗脚气，阳畅于极上，气自归于极下，而壅瘀不留。利大小肠，火为金用，则毛脉合精，行气于腑，而下焦亦通。解鱼蟹毒，蛊毒，定喘。气下归则喘定，故亦治脚气冲心。忌鲤鱼。叶，以两面紫者良。

【附方】《太乙仙制本草药性大全·仙制药性》卷五：失血。紫苏不限多少，于大锅内水煎令干后，去滓熬膏，以赤豆炒熟，杵为末，调煎为丸如梧子大，酒下三十丸至五十丸，常服差。○食蟹中毒。紫苏煮汁，饮之二升，以子汁饮之亦治。凡蟹未经霜者多毒。○脚气及风寒湿痹，四肢挛急，脚肿不可践地。用紫苏二两，杵碎，水一升，研取汁，以苏子汁煮粳米二合作粥，和葱、豉、椒、姜食之。

《本草汇言》卷二：治伤风伤寒。头疼骨痛，恶寒发热，或脚气疝气类伤寒者，用紫苏叶、羌活、前胡、防风、厚朴、干葛。脚气加木瓜、山查、玄胡索，疝气加青皮、木香、小茴香。茹氏家抄。○治中气不运。胸膈不利，或腹胁胀痛，或胎气不安。用苏梗、乌药、柴胡、白术、茯苓、陈皮、黄芩、砂仁。陶仲林《枢要》。○治上气喘急，痰咳不利。用苏子、白芥子、杏仁、橘红、半夏曲、川贝母、白前、茯苓、黄芩、天花粉。元气虚者，加人参、白术、麦门冬。○同前治气虚发喘。用苏子合四君子汤。同前。○治阴虚发喘。用苏子配六味地黄汤，加麦冬、知母。同前。○治风湿脚气，并一切冷气。用紫苏子、良姜、陈皮，等分，蜜丸梧子大，每服五十丸，空心酒下。《药性论》。○治大肠风闭，不大便。用紫苏子、麻子仁各一升，微炒，杵，以生绢袋盛，以白汤绞汁，陆续饮之。《济生方》。

梗

【气味】味甘微辛，性微温。《药品化义》卷一。

【主治】气郁结而中满痞塞、胸膈不利，或胎气上逼，腹胁胀痛者。《本草汇言》卷二。

【发明】《药品化义》卷一：苏梗属阳，体干而虚，色青，气和，味甘微辛，性微温，能升能降，力顺诸气，性气与味俱薄，入脾胃肺三经。苏梗体质中通，通可去滞，能使郁滞上下宣行，凡顺气诸品，惟此纯良。其性微温，比枳壳尤缓，病之虚者，宽胸利膈疏气而不迅下。入安胎饮，顺气养阴。入消胀汤，散虚肿满。紫苏叶、梗、子，各分功用，古来混列，今特另载。《冯氏锦囊秘录》卷一：梗体轻味薄，虚人疏解顺气尤宜。

子

【修治】《药性要略大全》卷三：凡用，炒研入药。《本草述》卷八下：子自收方真，市者多伪。略炒，研极细，煎成药，投入二三沸即倾。《握灵本草》卷三：或生研，或微焙用。

【气味】味辛、甘，性温，无毒。《药性要略大全》卷三。

【发明】《分部本草妙用》卷四：苏子，主痰嗽喘急，止吐下血，利二便，破癥瘕，润肺止嗽妙药。比茎叶则不发散，比陈皮更不泄气，理气而不伤气者，气分中处处宜之。《医宗必读·本草征要》上：肠滑气虚者禁用子，慎之！《药品化义》卷八：肾药苏子属阳，体细而锐，色黑，气炒研微香，味微辛，性温，能降，力利膈痰，性与味俱略厚，入肺经。苏子子主降，味辛气香主散，降而且散，故专利郁痰。咳逆则气升，喘急则肺胀，以此下气定喘；膈热则痰壅，痰结则闷痛，以此豁痰散结。《经》云膻中为上气海，如气郁不舒，及风寒客犯肺经，久遏不散，则邪气与真气相持，致饮食不进，痰嗽发热，似弱非弱，以此清气开郁，大有神效。拣净略炒研用，不宜隔宿。野苏子不香者少用。《本草汇笺》卷二：苏子，亦气药也。气药而以之治痰，盖气结即痰结耳。子，主降，味辛气香，主散，故专利郁痰。咳逆则气升，喘急则肺胀，以此下气定喘。膈热则痰壅，痰结则闷痛，以此豁痰散结。《经》云：膻中为上气海，如气郁不舒，及风寒客犯肺经，久遏不散，则邪气与正气相持，致饮食不通。痰嗽发热，似弱非弱，故必用苏子以开通郁气。苏梗，体质中通，通主去滞，能使郁滞上下宣通。凡顺气诸品，唯此纯良。其性微温，比枳壳为缓，故病之虚者，宽胸利膈，疏气而不迅下。苏叶，背面皆紫，而气甚香。一面紫者，为野苏，不堪用。苏有舒畅之义。苏子，拣净，略炒，研用。不宜隔宿。野苏子，不香者，少效。苏梗，宜去节用。《本草述》卷八下：每言苏子下气之功胜于叶者，为其于八月始华，乃成穗作房，得金气之厚而善降也。然花亦紫，子亦黄赤，犹不离于火之体，以致其火之用者也。如《内经》所谓毛脉合精，行气于府之义，故虽金胜，而还以火化为主也。时珍谓其能清利上下，及各本草所列诸治效，或不谬矣。盖叶、茎、子俱能和气，但叶则和而散，茎则和而通，子乃和而降，用者其细审之。《本草汇》卷一〇：苏子散气甚捷，最能清理上下诸气，定喘消痰有功，并能通利二便，除风寒湿痹。若气虚而胸满者，不可用也。或同补剂兼施亦可。肠滑气虚者切忌。方书谁不云苏子降气，独刘氏以为未然者，为其能劫气之标，不能制气之本。盖肺主气，肾纳气之藏，今肾虚不能摄气归原，以致呼吸急促，此先天元气受亏也。其法当从安肾始，是知苏子但能降后天喘急逆气之标病也。《本草新编》卷三：或又问苏子定喘，有喘症用之而不效者，何也？盖喘症有虚、有实，未可谓苏子定喘，而概用之也。苏子止可定实喘耳，虚喘而用苏子，愈增其喘矣，岂特不效而已哉。或疑苏子正是治虚喘之药，先生反谓虚喘用苏子而愈增喘，其义何也？盖虚喘者，乃气虚也。苏子虽能定喘，而未免耗气，气耗则气愈虚，气愈虚则喘更盛。故治虚喘者，必须大加人参、熟地之药，而不可增入苏子，以增其喘也。《冯氏锦囊秘录》卷一：子则辛温而兼滑润，故尤为下气咳逆之需。《本经逢原》卷二：诸香皆燥，惟苏子独润，为虚劳咳嗽之专药。性能下气，故胸膈不利者宜之，与橘红同为除喘定嗽、消痰顺气之良剂。但性主疏泄，气虚久漱，阴虚喘逆，脾虚便滑者，皆不可用。《本草经解要》卷四：其子尤良，下降之性，辛温气味尤甚也。其梗本乎地者，亲下，下气尤速。《医林纂要探源》卷二：能润心舒肺，下气消痰，除咳定喘，利膈宽肠，温中止痛。凡用子用仁，皆有润意。辛尤润肺，过敛则气上而不行，辛泻肺，则敛者开而气顺矣。

凡下气者，言顺气也，气顺则膈利。宽肠，亦以其润而降也。《伤寒温疫条辨》卷六：紫苏叶味辛入气分，色紫入血分。以其辛香气烈，故发汗解肌，祛风寒甚捷；开胃益脾，疗胀满亦佳。和血下气，宽中消痰，止疼安胎，去风定喘，利肠宜加，口臭能辟。《药性诗解》：紫苏子功专降气理痰，调胸舒郁，中益胃。用当炒熟。本紫苏之子，紫苏味辛气温，本气分表药，因其色紫，兼入血分。

【附方】《太乙仙制本草药性大全·仙制药性》卷五：**失血**。紫苏不限多少，于大锅内水煎令干后，去滓熬膏，以赤豆炒熟，杵为末，调煎为丸如梧子大，酒下三十丸至五十丸，常服差。○**食蟹中毒**。紫苏煮汁，饮之二升，以子汁饮之亦治。凡蟹未经霜者多毒。○**脚气及风寒湿痹**。四肢挛急，脚肿不可践地。用紫苏二两，杵碎，水一升，研取汁，以苏子汁煮粳米二合作粥，和葱、豉、椒、姜食之。○**治风，顺气利肠**。以紫苏子一升，微炒，杵以生绢袋盛，内于三斗清酒中浸三宿，少少饮之。○**梦失精**。以子一升，熬，杵为末，酒服方寸匕，日再服。○**上气咳逆，冷气，腰脚中湿风结气**。将子研汁，煮粥良，长服令人肥白身香。和高良姜、橘皮等分蜜丸，空心下十丸，下一切宿冷气及脚湿风。

《滇南本草》卷下：**附苏子散**。治小儿久咳嗽，喉内痰声如扯锯，服药不效用之，良效。老人咳嗽吼喘者，并效。苏子一钱，八达杏仁，一两，去皮尖。年老人加白蜜二钱，共为末，大人每服三钱，小儿服一钱，白滚水送下。

山紫苏《医方药性》

【气味】性温。《医方药性·草药便览》。

【主治】祛风，补肾血。《医方药性·草药便览》。

荏《别录》

【集解】《救荒本草》卷下之后：荏子，所在有之，生园圃中。苗高一二尺，茎方，叶似薄荷叶极肥大，开淡紫花，结穗似紫苏穗；其子如黍粒，其枝茎对节生。东人呼为䔃，音鱼，以其苏字但除禾边，故也。《太乙仙制本草药性大全·本草精义》卷五：荏菜旧本不着所出州土，今在处有之。荏状如苏，高大，白色，不甚〔香〕。其子研之，○笮其子作油，日煎之即今油帛，及和漆所用者，但服食断谷亦用之，名为重油。荏叶人常生食，其子故不及苏也。江东以荏子为油，北土以大麻为油，此二油俱堪油物，若其和漆，荏者为强尔。又有大荏，形似野荏，高大，叶大小荏一倍，不堪食，人收其子以充油绢帛，与大麻子同。其小荏子欲熟，人采其角食之，甚香美。大荏叶不堪食。《植物名实图考》卷二五：荏，《别录》中品。白苏也，南方野生，北地多种之，

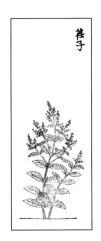

图 12-86-1　荏子
《救荒》

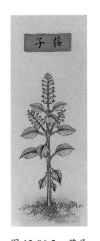

图 12-86-2　荏子
《品汇》

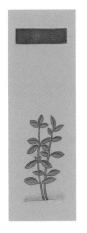

图 12-86-3　荏
菜《食物》

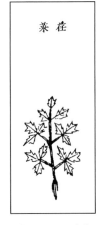

图 12-86-4　荏菜
《太乙》

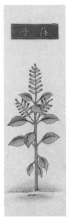

图 12-86-5　荏
子《雷公》

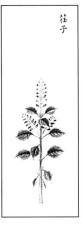

图 12-86-6　荏子
《草木状》

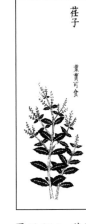

图 12-86-7　荏子
《博录》

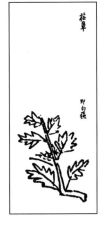

图 12-86-8　荏草
《汇言》

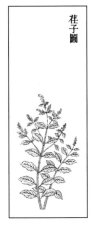

图 12-86-9　荏子
《草木典》

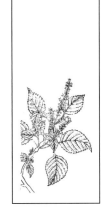

图 12-86-10　荏
《图考》

谓之家苏子，可作糜作油。《齐民要术》谓雀嗜食之。《益部方物略记》有荏雀，谓荏熟而雀肥也。李时珍合苏荏为一，但紫者入药作饮，白者充饥供用，性虽同而用异。

子

【气味】味辛、苦，性温，无毒。入手足太阴经。《本草汇言》卷二。

【主治】调元气，润心肺而有准；长肌肉，益颜色而尤良。能消宿食而止上气，治咳嗽而去狐臭。若遇蛇咬，傅之尤良。《太乙仙制本草药性大全·仙制药性》卷五。

水苏《本经》

【释名】鸡苏、劳祖、芥蒩、芥苴、青白苏、龙脑薄荷《宝庆本草折衷》。

【集解】《药性粗评》卷三：龙脑得水苏不蛆。水苏，俗名龙脑薄荷也。一字菝。此有二种，一种名南薄荷，叶稍厚而小，无花实。医家多以龙脑为重，叶似荏而尖长，有花实，其根俱经冬不死，夏秋采茎叶，暴干，亦堪生食。《本草述》卷八下：采取适时采茎叶、紫苏以五月。水苏则七月。紫苏子于九月半枯时收，如市肆茎叶子多于霜后，采取后时，则气味俱失，何可用也。《植物名实图考》卷二五：泽地多有之。李时珍辨别水苏、荠苧，一类二种，极确。昔人煎鸡苏为饮，今则紫苏盛行，而菜与饮皆不复用鸡苏矣。

【气味】味辛、苦，性温，微寒，无毒。《药性粗评》卷三。

【主治】主治伤寒贼风恶气，心腹胀满，霍乱，宿食不消，鼻蛆不止，发汗消痰，祛风行血，愈头痛，解肌热，散小儿风气。《药性粗评》卷三。

【发明】《本草述》卷八下：水苏之气味，《本经》辛，微温，尝之亦先辛而后甘，似与紫苏不甚异。但其辛者胜，其叶面青而背紫耳。紫苏之用如彼，乃水苏谓专于理血者，何哉？盖苏皆禀气之温，味之辛，皆为火中之金。第其味之辛者，胜于紫苏，而气之温者，又逊之。且采以七月，取乘金之进气也。夫金以火为主，火以金为用，二者固相合而相须耳。然五行有递为君之时，亦因于成功退而将来进也。如紫苏叶之面背俱紫，固已全禀乎火之气矣，其采于五月者，因其时以全其气也。如水苏叶之面青背紫，固已不全禀乎火之气矣，其采于七月者，因于火之退气，乘乎金之进气也，全乎火之气者。金为火用，俾火得化水而为血，故心主脉，脉舍血，虽则化血，总以全其大火之气也。若乘乎金之气者，火又藉金以为用，俾火之化水为血者，仍行其清化，使胃生之，脾统之，肝藏之，而火更得因此以宿于水焉。金以火为主，故阴得阳而血化，火以金为用，故阳得阴而气清，此紫苏、水苏之功殊也。要皆不离乎血耳。第血化而气益畅，似归功于气者，紫苏也。气清而血得静，似归功于血者，水苏也。此所谓升降相因，即金水相媾之玄机也。○盖风之为病，亦阳不化也。先哲治血证，如龙脑鸡苏丸，蛆血生料鸡苏散，吐血鸡苏散，咳唾血大阿胶丸，内大用鸡苏。又治虚热嗽血蛆血，有鸡苏丸，如斯者不能尽举。然大都逆上之血用之得宜，的有殊效。先哲岂欺我哉？似施于下行之血不宜，在方书中治下血者亦少也。《本经逢原》卷二：水苏即苏之野生，色青者其气芳香，故《本经》所主一皆胃病，专取芳香正气之义。《局方》用治血病者，取以解散血中之气也。气散则血亦散矣。《医林纂要探源》卷二：气辛烈。补肝泻肺，下气理血。功用略似紫苏，而解表不如。亦略似薄荷，而清凉不及。《本草求真》卷七：鸡苏温利下焦，血分瘀滞。鸡苏专入肠胃。即龙脑薄荷也。又名水苏，生于水旁。系野生之物，味辛微温。

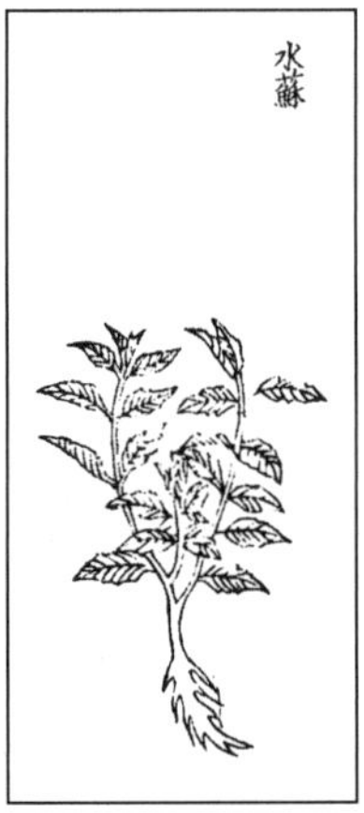

图 12-87-1　水苏
《图经（政）》

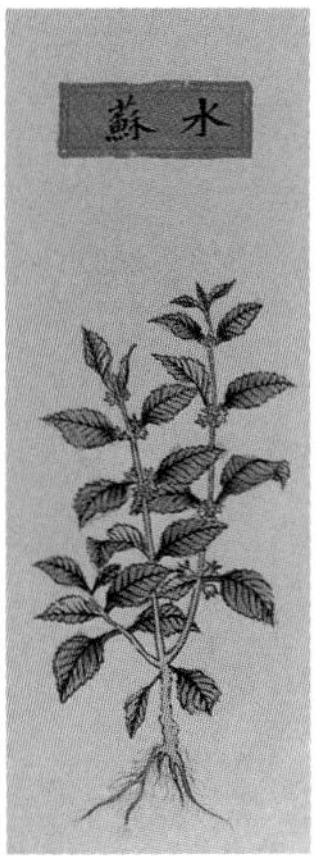

图 12-87-2　水
苏《品汇》

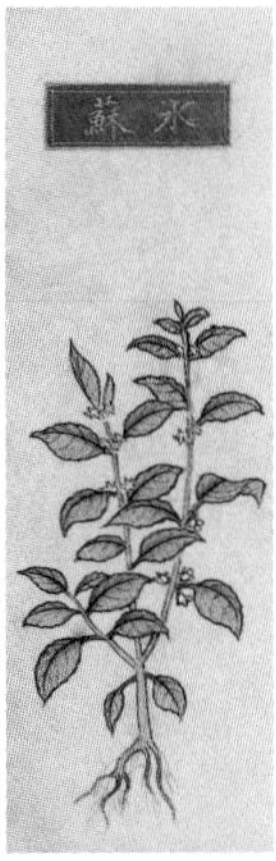

图 12-87-3　水
苏《雷公》

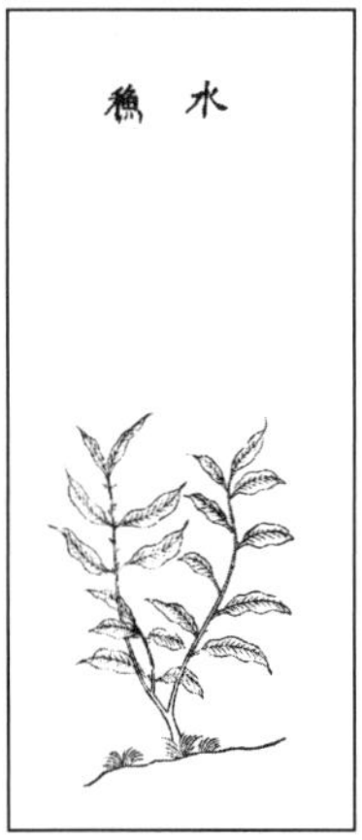

图 12-87-4　水
苏《三才》

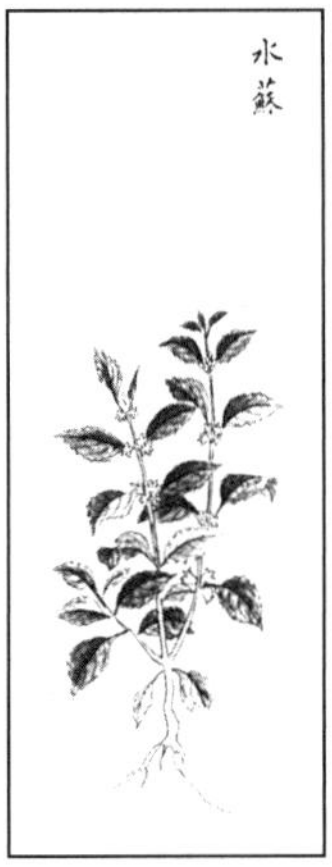

图 12-87-5　水苏
《草木状》

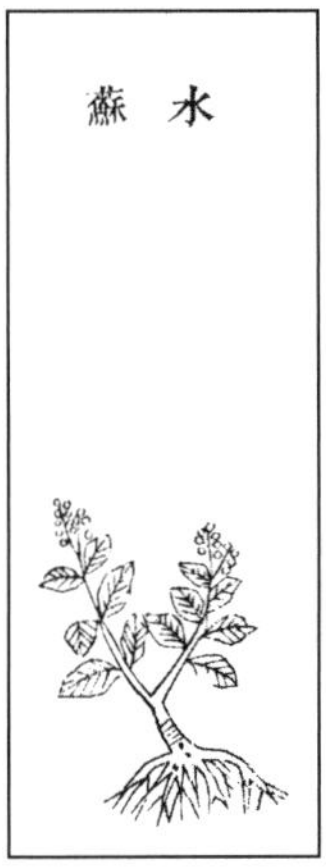

图 12-87-6　水苏
《备要》

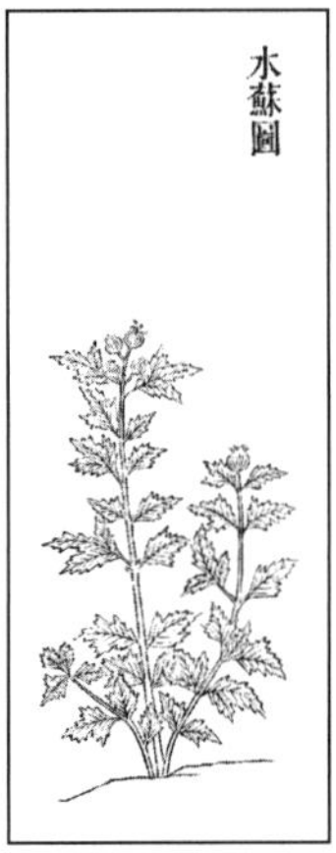

图 12-87-7　水苏
《草木典》

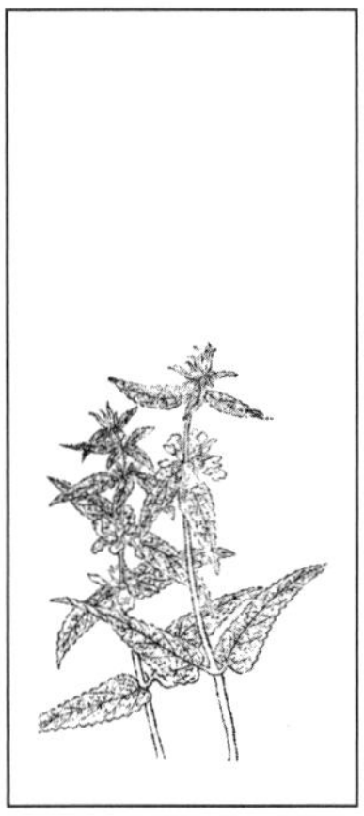

图 12-87-8　水苏
《图考》

功有类于苏薄，但苏薄其性稍凉，水苏其性稍温；苏薄其性主升，水苏其性主降；苏薄多于气分疏散，水苏多于血分温利，故凡肺气上逆，而见头风目眩，与血瘀血热，而见肺痿血痢，吐衄崩淋，喉腥口臭邪热等病者，皆当用此宣泄。《太平和剂局方》有龙脑薄荷丸。俾热除血止，而病自可以愈矣。但表疏汗出，其切忌焉。方茎中虚，似苏叶而微长，齿面皱，气甚辛烈。《本草求原》卷二：水苏，辛胜于温，叶面青，蕃于七月，得金之进气，功归于益血，血益而气亦清也，故不同。主下气，肺肃降以和火，使火归宿水中，是气得血而愈清也。恶气，辛香能辟。消谷，肝能散精之效。治吐衄血，咳唾血，下血，血淋，血痢，崩漏，肝气温达，则能藏血而纳于血海。况肺得清化以降，则木随金下，升已而降，不致木火相煽而妄行。头风目眩，产后中风，血少则肝阳不化而病风，理血以化气，则风木自治。口甜苦，口臭，喉腥，邪热诸病。皆肺气清化之效。

荠苧《本草拾遗》

【集解】《本草发明》卷五：江左以水苏名荠宁，多以作菜。此荠宁自是别种，非水苏，故存考。《植物名实图考》卷二五：今河壖平野多有之。

【气味】味辛、苦，性温，无毒。入手足阳明经。《本草汇言》卷二。

【主治】主冷气泄痢，可为生菜。除胃间酸水，亦可捣傅蚁瘘。《本草发明》卷五。

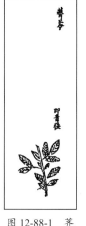
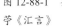
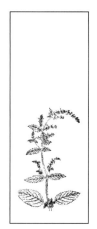

图12-88-1 荠苧《汇言》
图12-88-2 荠苧《图考》

【发明】《本草乘雅半偈》帙四：此以功用诠名，水取坎刚，以荡活泼之体。苏则震虩，以舒阳和之用。更详色香气味，体性生成，致新推陈之宣剂轻剂也。故主气下者，可使之宣发，气上者，可使之宣摄，并可开发上焦，宣五谷味，熏肤充身泽毛若雾露之溉，故谷亦杀，毒亦去，臭恶亦辟，神明可通，轻身耐老矣。《别录》用主治吐血，衄血，及血崩，此气不宣发宣摄，以气如橐钥，血如波澜，所谓欲治其血，先调其气。若胃络脉绝，致血衄崩溃者，更相宜也。叶则偏于宣散，茎则偏于宣通，子则兼而有之，而性稍缓。无用无体者，但可宣扬；具体具用者，复可宣摄。《别录》又出荏子，藏器又出荠苧。荏即水苏之色白者，易于入肺，以肺之经气，起于中焦，上隔属肺，乃能布气四达故也。荠即水苏之色青者，易于入肝，以肝之经气，终于中焦，中焦食气，乃能散精于肝故也。如泄痢酸水，正食气不得散精于肝，致气冷痿厥，遂成五饮，变生种种形证耳。水苏独为中焦主，故可宣扬，复可宣摄；荏子独为上焦主，为经气之始；荠苧独为下焦主，为经气之终。而三苏之扬摄，又莫不由中焦，次第以为分属者。然水苏枢之属，荏子开之属，荠苧阖之属矣。

石荠苧《本草拾遗》

【校正】《本草纲目》原附"荠苧"条下，今分出。

【集解】《本草发明》卷五：有石上生者，名石荠宁，紫花，细叶，高一二尺。《植物名实图考》卷二五：石荠宁，《本草拾遗》始著录。方茎对节，正似水苏，高仅尺余，叶大如指甲，有小毛。滇南呼为小鱼仙草。或以其似苏而小，因苏字从鱼，而为隐语耶。

【气味】味辛，温。《本草发明》卷五。

【主治】主风血冷气，并疮疥痔漏下血，并煮汁服。山中人

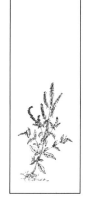

图12-89-1 石荠苧《图考》

多用之。《本草发明》卷五。

七星剑《生草药性备要》

【集解】《生草药性备要》卷下：叶似桃、柳，花如珍珠。根、枝、花、叶俱是对面所生，梗圆。此药实出在外省名山，移来栽种为真。今有本地老虎须相似，可以乱之，但取药请祈谅之，择用可也。

【气味】味香，性辛。《生草药性备要》卷下。苦，温。《本草求原》卷三。

【主治】专治癫狗、毒蛇、恶物咬伤，理跌打，敷大疮等症。《生草药性备要》卷下。止咳化痰，敷疮毒，理跌打、散血。《本草求原》卷三。

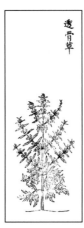 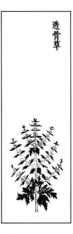 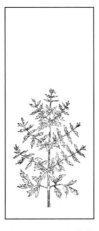

图 12-91-1 透骨草《救荒》　　图 12-91-2 透骨草《博录》　　图 12-91-3 透骨草《图考》

透骨草《救荒本草》

【校正】《纲目》收入"草部·有名未用"，今移此。另：时珍云出《纲目》，今据《救荒本草》改。

【释名】天芝麻《救荒本草》。

【集解】《救荒本草》卷上之后：透骨草一名天芝麻。生中牟荒野中。苗高三四尺，茎方，窊面四楞，其茎脚紫，对节分生茎叉，叶似蒿叶而多花叉；叶皆对生，茎节间攒开粉红花，结子似胡麻子。叶味苦。

【气味】味苦。《救荒本草》卷上之后。

【主治】采苗捣傅肿毒。《救荒本草》卷上之后。

【处方】《植物名实图考》卷一二：治疬风、遍身疮癣。用透骨草、苦参、大黄、雄黄各五钱，研末，煎汤，于密室中席围先熏，至汗出如雨淋洗之。《孙氏集效方》。治反胃吐食。透骨草独科、苍耳、生牡蛎各一钱，姜三片，水煎服。《普济方》。治一切肿毒初起。用透骨草、漏芦、防风、地榆等分，煎汤绵蘸，乘热不住荡之，二三日，即愈。杨诚《经验方》。

望江青《本草纲目拾遗》

【释名】还精草、玉星草、银脚鹭鸶、血见愁《本草纲目拾遗》。

【集解】《本草纲目拾遗》卷三：谷雨后发苗，生泽旁湖岸，方茎中空，叶狭长而尖，有锯齿，对节，小满后抽茎，开花成穗，细紫，层层而上，寒露时枯根多须，节间方而白，极长，亦空明，根尤妙。王圣俞云：银脚鹭鸶，叶似胡麻而小，直茎可尺许长，其叶对生，根绝类水芹，味甘而多津液，采而以蜜拌蒸食，治肺虚失音，及久服最益人。西湖诸山皆有之，据此则似另一种，盖望江青根白而不长，若长者，乃银脚鹭鸶也。并存以俟考。李氏《草秘》：望江青，俗呼天芝麻。以其叶似芝麻叶也。方梗，对节生叶，至春节间开红紫花，生水沟泽边，形微似诸兰草。

【气味】凉苦。《本草纲目拾遗》卷三。

【主治】入肺经，吐血服之，生精还力，除湿热，去星障，疗肺痈，劳力伤，脱力黄，同金器煎服，愈惊风。《本草纲目拾遗》卷三。

【附方】《本草纲目拾遗》卷三：治打伤扑伤。最活血，捣汁冲酒服，渣罨伤处。一人闪足，痛不能举。无苗，寻其根，捣汁入煎剂三服而愈。同牛膝、芍药、当归、独活、玉钗草、活血丹、七叶草、五爪龙、放棒行、金雀脑、覆丝藤、撅草等，和匀捣汁，加酒服之，损伤垂死，但得入咽可生。并治诸烂痛疮癣，吐血亦效。目中去星翳障。望江青一两，羊肝一具，同豆腐煮食。《百草镜》。吐血。白蜜二两，隔汤顿熟，望江青一两，煎汁冲蜜服。不论远年新起一切血症，二服除根。嘉庆三年，予仆孙成患血症甚剧，得此方而愈。但服此药后，每服须吃桂圆五斤，二服吃十斤，方无后患。此药服后，人如醉，惺惺然欲睡，一周时自愈。再得燕窝粥培元更妙。乳痈乳核。《秋泉家秘》祖传天下第一奇方：专治乳痈乳核肿硬大者，服之即内消。用九龙川，即龙见怕，一两，细叶冬青，即山黄杨，五钱，龙爪紫金鞭，即马鞭草，又名龙爪草，一两，金剪刀三钱，九节金丝草，即望江青，五钱，遍地金龙草，即地五爪，三钱，用无灰酒二碗，加香橼叶或橘叶十余片，煎钟半，饥时随量二三次服之，渣再煎服。绝疟。望江青干者五钱，煎酒服。予表戚张石港，生平常服望江青，每日用干者三钱，北枣六枚同煎食，如是三年，身轻脚健，终身无疾，其功不下参也。

零陵香《开宝本草》

【释名】熏香《本草求真》。

【释名】《植物名实图考》卷二五：零陵香，《嘉祐本草》始著录。即《别录》之熏草也。宋《图经》：零陵，湖岭诸州皆有之。余至湖南，遍访无知有零陵香者，以状求之，则即醒头香，京师呼为矮糠，亦名香草，摘其尖梢置发中者也。《补笔谈》：买零陵香择有铃子者，乃其花也。

【集解】《植物名实图考》卷二五：此草叶茎无香，其尖乃花所聚，今之以尖为贵，即择有铃子之意。《岭外代答》谓可为褥荐，未知即此否？赣南十月中，山坡尚有开花者，高至四五尺，宋《图经》谓十月中旬开花，当即指此。实则秋开，至冬未枯。李时珍以醒头香属兰草，不知南

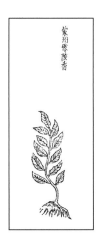

图 12-93-1 蒙州零陵香《图经（政）》

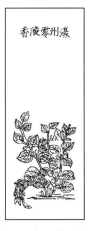

图 12-93-2 濠州零陵香《图经（政）》

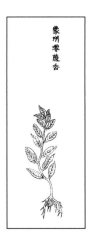

图 12-93-3 蒙州零陵香《图经（绍）》

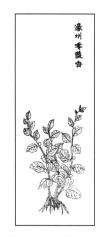

图 12-93-4 濠州零陵香《图经（绍）》

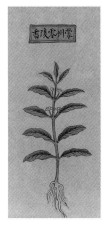

图 12-93-5 蒙州零陵香《品汇》

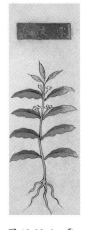

图 12-93-6 零陵香《雷公》

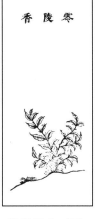

图 12-93-7 零陵香《三才》

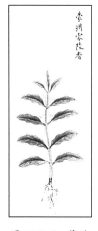

图 12-93-8 蒙州零陵香《草木状》

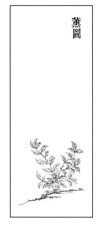

图 12-93-9 薰《草木典》

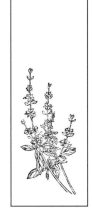

图 12-93-10 零陵香《图考》

方凡可以置发中辟秽气，皆呼为醒头，无专属也。

【气味】味甘、辛，气平、温，无毒。《药性要略大全》卷六。

【主治】主风邪冲心，牙车肿痛。《本草发明》卷三。

【发明】《本草乘雅半偈》帙九：天子鬯，诸侯熏。鬯用灌，熏以香自烧。故熏谐熏，熏者火烟上出也。顾藏真之自下而上者，肝木春生之气耳。是主春气者病在头，不能积续以升，致上下失于敌应者相宜。观鱼涉负冰，则知下上之为义矣。绍隆王先生尝言少阳之始生，如香烟之始发，轻虚而浮，端直以长，故立春初候，曰鱼涉负冰，鱼随阳气而上涉，至背负冰而乃止。《本草求真》卷四：熏香，温气散寒，辟恶止痛。熏香专入肺。即书所谓零陵香者是也。味甘而辛，性平无毒，按书有言能治心痛恶气，以痛与恶，多属寒聚，得此能以散寒故耳！又言能除鼻中瘜肉鼻瘆，以鼻得香则开，得臭则闭之意耳。至云多服作喘，亦以香能耗气，温服则气上应而作喘耳。但此服之则少，亦有治鼻塞头风、齿痛狐惑下痢等症。而香铺用以作料甚多。有妇人用此浸油省头。是亦众香中之不可缺也矣！出湖岭者佳。

【附方】《本草求原》卷二：明目止泪，去臭恶风冲心、心腹痛、头旋。同藿香、香附末，茶下，日三。伤寒下痢。同归、连。狐惑食肛。同黄连、酸浆浸一宿，煎服。鼻塞。同羊髓熬膏擦背。鼻瘜。单用之。头白屑。同白芷煎，入鸡子白敷。牙痛。煎漱。牙疳。同炒荜茇末掺。梦遗。同参、术、地、芍、神、甘、桂。断产。酒服一两，一年停孕，香散血也。

四大天王《草木便方》

【释名】四块瓦《草木便方》。

【气味】温。《草木便方》卷一。

【主治】能疗血，调经活血消痰咳，跌打损伤血能散，祛风除湿清毒热。《草木便方》卷一。

绵丝菜《植物名实图考》

【释名】黄花菜《植物名实图考》。

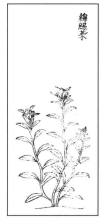

图 12-95-1　绵丝菜
《救荒》

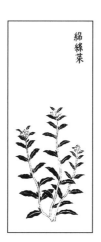

图 12-95-2　绵丝
菜《博录》

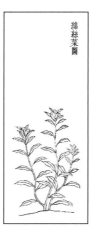

图 12-95-3　绵丝
菜《草木典》

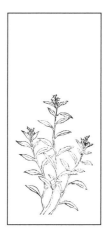

图 12-95-4　绵丝
菜《图考》

【集解】《植物名实图考》卷六：绵丝菜广信长沙极多。一名黄花菜。初生叶如马蹄有深齿，宛似小葵，抽葶生叶，即多尖杈，开小黄花如寒菊，冬初发蕚，至夏始枯。

【主治】贫者取其嫩叶茹之，亦可去热。

赤车使者《唐本草》

【集解】《药性粗评》卷三：苗似香荥，根皆赤色，好生溪谷之阴。荆湘处处有之。

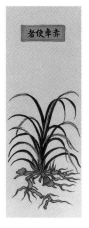

图 12-96-1 赤车使者《品汇》

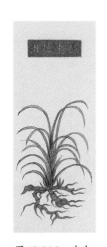

图 12-96-2 赤车使者《雷公》

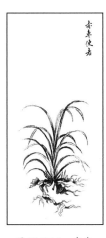

图 12-96-3 赤车使者《草木状》

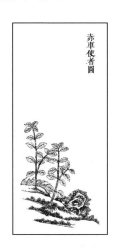

图 12-96-4 赤车使者《草木典》

【修治】《药性粗评》卷三：八九月采根，以童便拌蒸，晒干收贮用。

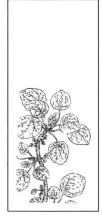

图 12-97-1 镜面草《图考》

【主治】主治风湿，手足顽麻冷痹，以水酒各半煎服。亦下邪疰蛊毒。《药性粗评》卷三。

镜面草《植物名实图考》

【集解】《植物名实图考》卷一七：镜面草生云南圃中。根茎黑糙，附茎附根发叶；叶极似莼，光滑厚脆，故有镜面之名。〇此草性、形，大致同虎耳草。

【主治】《云南志》录之，云可治丹毒。《植物名实图考》卷一七。

石筋草《滇南本草》

【释名】红合麻《滇南本草》。

【集解】《植物名实图考》卷一七：石筋草生滇南山石间。丛生易繁，紫绿圆茎，叶似乌药叶，淡绿深纹，劲脆有光。叶间抽细紫茎，开青白花，碎如黍米，微带紫色。

【气味】味辛、酸，性微温。《滇南本草》卷中。

【主治】治风寒湿痹，筋骨疼痛，痰火痿软，手足麻木。《滇南本草》卷中。

【发明】《草木便方》卷一：红合麻温除血风，劳伤失血此为宗。血虚生风血风眼，活血祛风大有功。

【附方】《滇南本草》卷中。舒筋络。药酒用之良。石芹草、羊肚参、木瓜、牛膝、寄生草，泡酒用。

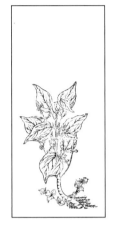

图 12-98-1　石筋草《图考》

雾水葛《生草药性备要》

【释名】地消散。《生草药性备要》。

【气味】味甜，性寒。《生草药性备要》卷下。

【主治】散痈疽大毒疮，消肿。治乳痈、乳岩。用根捶片糖敷之。又能凉血。《生草药性备要》卷下。

臭节草《植物名实图考》

【集解】《植物名实图考》卷一五：臭节草生建昌。独茎细绿，叶长圆如瓜子形，顶微缺，面深绿，背灰白，三叶攒生，中大旁小，一茎之上小大叶相间，颇繁碎。

【主治】土医采根捣浆，洗肿毒有效。《植物名实图考》卷一五。

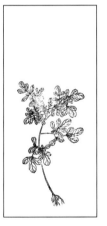

图 12-100-1　臭节草《图考》

石椒草《滇南本草》

【释名】石交《植物名实图考》。

【集解】《植物名实图考》卷一七：石交生云南山坡。高尺余，褐茎如木，交互相纠。初附茎生叶，渐出嫩枝，三叶一簇，面绿背紫。大者如豆，小者如胡麻，参差疏密，自然成致。

【气味】性温，味苦，辣，有小毒。《滇南本草》卷中。

【主治】走经络，治胸膈气痛，冷寒攻心，胃气疼痛，腹胀，发散疮毒。《滇南本草》卷中。

【附方】《滇南本草》卷中：治冷寒，胃气疼痛。石椒不拘多少，根叶为末，每服一钱五分，热烧酒服。

臭草《生草药性备要》

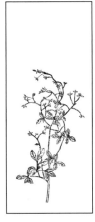

图 12-102-1 臭草《图考》

【集解】《本草纲目拾遗》卷五：《本草补》：泰西既产香草，复产臭草。虽熏不同莸，效用则一。其本高尺余，开小黄花，摘花蕊阴干待用，与叶同功。结子成实，裂分四房，每房子数粒，春秋二仲皆可种之。春月将枝插之亦活，不畏霜雪，亦不喜肥，须浇以清水，人以手捋之，便臭气拂拂，亦非秽污朽腐可比也。其功用亦与香草等。植树下，能杀树上虫。植圃中，能辟蛇蝎蜈蚣等诸毒。

【气味】味苦、臭，性寒。《生草药性备要》卷下。

【主治】消百毒肿，散大疮，理蛇伤，撞酒服效。《生草药性备要》卷下。

【处方】《本草纲目拾遗》卷五：泄泻及小便不通。取臭草叶或生或煮食之。服毒并蛇蝎蜈蚣等毒：急取臭草叶生食，其毒自解。腹内蛔虫。以清油煎臭草叶，捣烂敷脐上，胜食使君子远矣。鼻血：取臭草叶捣烂，塞鼻孔即止。危急重病昏晕。采叶醋烹，搓熟塞鼻，即醒。耳痛。以臭草叶捣烂，取自然汁，置石榴皮内煨过，滴耳中。目痛。以叶置清水内，露二三夜，将叶蘸水点眼。目力过劳。以臭草叶自然汁，加蜂蜜一滴，并略加小茴香自然汁，调和点眼，久则光明。杨梅疮。以自然汁略加好酒，并清水粉，同煎治之。妇人心气痛。病由于子宫上冲，用臭草叶嗅之，以愈为度。大庚曹上士曾用此方，叹其灵验。小儿大便肠出。以好酒煮臭草叶捣烂，用布作膏贴之。

大飞羊《生草药性备要》

【集解】《生草药性备要》卷下：叶如柳叶，仍有白蕊。

【主治】治浮游虚火，敷牙肉肿痛。《生草药性备要》卷下。

小飞羊草《生草药性备要》

【集解】《生草药性备要》卷下：叶如瓜子样，有白蕊。

【气味】味酸，性烈。《生草药性备要》卷下。

【主治】治小儿飞痒疮满面，头、耳脓淋漓，敷洗，消肿毒。《生草药性备要》卷下。

野南瓜《植物名实图考》

【释名】算盘子、柿子椒《植物名实图考》。

【集解】《植物名实图考》卷一〇：抚、建、赣南、长沙山坡皆有之。高尺余，叶附茎对生如槐、檀，叶微厚硬。茎下开四出小黄花，结实如南瓜，形小于凫茈。秋后迸裂，子缀壳上如丹珠。

根茎

【主治】清肺热，清利咽喉牙痛灭，消积解毒散疬核，腰痛疼积头风绝。《草木便方》卷一。

【附方】《植物名实图考》卷一〇：治痢证。土人取茎及根煎水和白糖服之。亦能利湿破血。

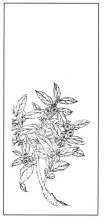

图 12-105-1　野南瓜《图考》

地槐菜《救荒本草》

【释名】小虫儿麦《救荒本草》、真珠草、珍珠草、阴阳草、假油柑《本草纲目拾遗》、叶下珠《植物名实图考》。

【集解】《救荒本草》卷上之前：地槐菜一名小虫儿麦。生荒野中。苗高四五寸，叶似石竹子叶，极细短，开小黄白花，结小黑子。其叶味甜。《本草纲目拾遗》卷五：真珠草与菜部真珠菜异。《临症指南》云：珍珠草，一名阴阳草，一名假油柑。此草叶背有小珠，昼开夜闭，高三四寸，生人家墙脚下，处处有之。癸亥，予寓西溪看地，见山野间道旁有小草，叶如槐而

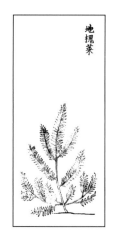

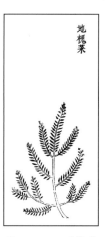

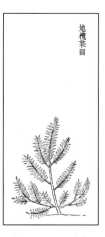

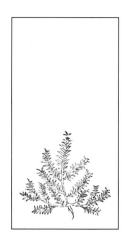

图 12-106-1 地槐菜《救荒》

图 12-106-2 地槐菜《博录》

图 12-106-3 地槐菜《草木典》

图 12-106-4 地槐菜《图考》

狭小，叶背生小珠，如凤仙子大，累累直缀，经霜辄红，询土人皆不识，偶归阅指南，始悟此即真珠草也。薄暮取视，其叶果闭。**《植物名实图考》卷一五**：叶下珠江西、湖南砌下墙阴多有之。高四五寸，宛如初出夜合树芽，叶亦昼开夜合，叶下顺茎结子如粟，生黄熟紫。

【气味】性凉。《植物名实图考》卷一五。

【主治】能除瘴气。《植物名实图考》卷一五。

【附方】**《本草纲目拾遗》卷五**：治小儿百病。及诸疳瘦弱眼欲盲，皆效。为末，白汤下，或蒸煮鱼肉食《指南》。

毛麝香《生草药性备要》

【集解】**《生草药性备要》卷上**：有两种：一种形如火炭母，生毛；一种形如大枫艾，叶大。

【主治】祛风，消毒。《生草药性备要》卷上。

野丁香《滇南本草》

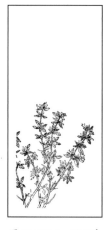

图 12-108-1 野丁香《图考》

【释名】苦丁香《滇南本草》。

【集解】**《滇南本草》卷中**：花开五色，有根。**《植物名实图考》卷二九**：野丁香生云南山坡。高尺许，赭茎甚劲。数叶攒簇，层层生发，花开叶间，宛似丁香，亦有紫、白二种。

【气味】味咸、辛，性寒。入膀胱。《滇南本草》卷中。

【主治】偏坠气疼症，利小便是，偏坠疝气。多泡水吃，消肿。《滇南本草》卷中。

珊瑚枝《生草药性备要》

【集解】《植物名实图考》卷三〇：珊瑚枝产广东。或云番种，不知其名，花圃以形似名之。按《南越笔记》谓马缨丹花落而生槎枒，人呼为珊瑚球，或误以为一种。

【主治】不入服。敷大疮，杀癞，取蕊点，搽癣。《生草药性备要》卷下。

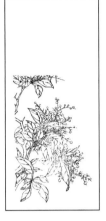

图 12-109-1 珊瑚枝
《图考》

番薏茹《本草纲目拾遗》

【释名】番苦苓、心痛草《本草纲目拾遗》。

【集解】《本草纲目拾遗》卷四：番薏茹《采风图》：一名番苦苓，一名心痛草。种出荷兰，叶秀嫩似云板，晒干则香，结子青红色。

【主治】治一切心气痛。《本草纲目拾遗》卷四。

草部第十三卷

草之四　隰草类（上）113种

菊《本经》

【集解】《医说》卷八：真菊、野菊蜀人多种菊，以苗可以菜，花可以药，园圃悉能植之，阛阓中买为不可。郊野之人多采野菊供药肆，颇有大误。真菊延龄，野菊泻人。《日用本草》卷八：菊花花大而香者为甘菊，花小而黄者为黄菊，花小而气烈者为野菊。《本草纲目拾遗》卷七：茶菊、城头菊、金铃菊、金箭头、菊米、菊根。茶菊较家菊朵小多心，有黄、白二色。杭州钱塘所属良渚桧葬地方，乡人多种菊为业，秋十月采取花，挑入城市以售。黄色者有高脚黄等名色，紫蒂者名紫蒂盘桓，白色千叶名千叶玉玲珑，徽人茶铺多买，焙干作点茶用。常中丞安《宦游笔记》：凤凰山产菊花，不甚大，蒂紫味甘，取以点茶绝佳。又浙省城头一带产菊，名城头菊，皆生城上石缝中，至秋开花，花小于茶菊，香气沁腹，点茶更佳，此则茶菊之野生者，味性不同。临安山中所产一种野菊，名金铃菊，花小如豆，与城头菊仿佛，山人多采入药铺作野菊花用，实与野菊又不同，野菊食之泻人，而铃菊又不作泻；野菊瓣疏，此则旁瓣密为别也。濒湖《纲目》菊分家野，而此数种独未言及。今杭俗以茶菊作饷遗客，为用最广，予故不惜觀缕言之，兼补濒湖所未备焉。《百草镜》云：甘菊即茶菊，出浙江、江西者佳，形细小而香。产于亳州者不可用，白而微臭。近日杭州笕桥、安徽池州、绍兴新昌唐公市、湖北缺州皆产，入药用，阴干者去蒂，以白术、枸杞子、地骨皮为使，反河鈍及无鳞鱼。园菊花大，不入药，止可装枕去风，其根治疔肿却效。《群方谱》：一名真菊，一名家菊，一名茶菊，花正黄，小如指顶，外尖瓣，内细萼，柄细而长，味甘而辛，气香而烈，叶似小金铃而尖，更多亚浅，气味似薄荷，枝干嫩则青，老则紫，实如葶苈而细，种之亦生苗，人家种以供蔬茹。凡菊叶皆深绿而厚味极苦，或有毛，惟此叶淡绿柔茎，味微甘，咀嚼香味俱胜，撷以作羹及泛茶，极有风致。万历《嘉善县志》：花黄梗紫为甘菊，最良。野菊丛生，花小性凉；家菊花大，气弗聚矣。○黄茶菊以紫蒂为佳，明目去风，搜肝气，治头晕目眩，益血润容，入血分。《食物宜忌》：黄菊花即甘菊花，苦、微甘，性平，益肺肾，去风除热，补血养目，清眩运头风。○白茶菊，千叶者佳，通肺气，止咳逆，清三焦郁火，疗肌热，入气分，其根治疗肿、喉疔、喉癣。○海宁出茶菊，名金井玉栏杆，其花心黄边白，点茶绝佳。**《植物名实图考》卷一一**：旧以生南阳者良。其小而气香者为野菊，陈藏器以为苦薏。菊甘而薏苦，有小毒，伤胃气。俚医以治痈肿疔毒，与甘菊花主治悬殊。**《增订伪药条辨》卷二**：黄菊即黄色之茶菊。较家菊朵小，心多而色紫。杭州钱塘所属各乡，多种菊为业，九十月取花挑入城市以售。有高脚黄等名色，味苦微甘，性平而香，去风除热，明目疏肝，能清眩晕头风。其浙省城头一带所产名城头菊，皆野生城上石缝中，至秋开花，花小如茶菊，香气沁脾，点茶更佳。闻有以本地园中所种之陶爱，一名满天星伪充，形虽似而性不同，且少香味，又安能疗病乎？炳章按：菊花种类甚杂，惟黄菊产杭州、海宁等处，味苦兼甜，香气甚雅。有蒸、晒二种：蒸菊，将鲜菊入蒸笼内先蒸瘪再晒，烘焙至燥，其色老黄，收藏朵瓣不散。晒菊，以鲜花烈日晒干，其色嫩黄，朵松花瓣易散，皆地道。城头菊，野生城墙阴处，色黄，朵较少，浙名野菊花，亦蒸晒为善，味苦性凉，香气亦佳。以散风清火，解毒消疮肿，凡生危险疔毒，用野菊捣汁一大碗饮之，可免毒气攻心；以燥花作枕，永免头风疮疖。其他如滁菊、白菊，真赝关系，较黄菊犹重，为此再附辨之。附：滁菊白菊炳章按：白滁菊，出安徽滁州者。其采法：先剪枝，连花带叶倒挂檐下，阴干后，再摘花，故气味更足。其花瓣细软千层，花蕊小，嫩黄色，花蒂绿，尖小而平，气芬芳，味先微苦后微甘，口含后香气甚久不散，为最佳。出浙江德清县者，花瓣阔而糙，蕊心微黄，蒂大柄，脐凹陷，气味香而不浓，为略次。又按：白菊，河南出者为亳菊。蒂绿，千瓣细软，无心蕊，气清香，味苦微甘为佳。苏州浒墅关出，为杜菊，色白味甘，又出单瓣亦佳。海宁出者，名白茶菊，色白瓣粗，心蕊黄，味甜，多茶叶店买，亦佳。江西南昌府出，名淮菊，朵小色白带红，味苦，气浊，梗多，亦次。厦门出者曰洋菊，朵大而扁，心亦大，气浊味甘，更次。

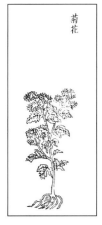

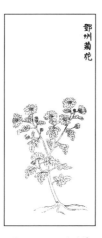

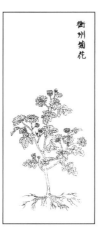

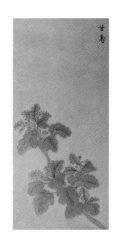

图 13-1-1 菊花《图经（政）》　　图 13-1-2 邓州菊花《图经（绍）》　　图 13-1-3 衢州菊花《图经（绍）》　　图 13-1-4 甘菊《履巉岩》

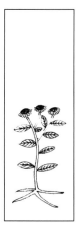

图 13-1-5 菊
花《歌括》

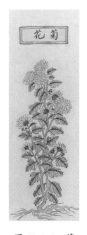

图 13-1-6 菊
花《品汇》

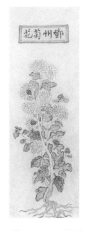

图 13-1-7 邓州
菊花《品汇》

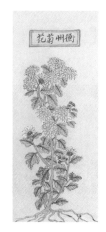

图 13-1-8 衡州
菊花《品汇》

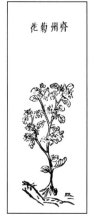

图 13-1-9 齐州菊
花《蒙筌》

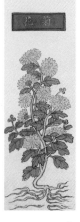

图 13-1-10 菊
花《雷公》

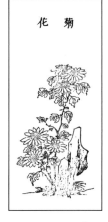

图 13-1-11 菊
花《三才》

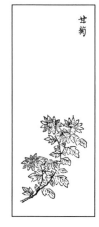

图 13-1-12 甘
菊《原始》

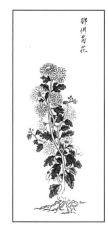

图 13-1-13 邓州
菊花《草木状》

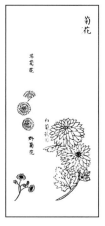

图 13-1-14 菊花
《草木状》

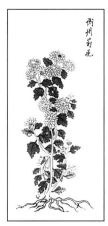

图 13-1-15 衡州菊
花《草木状》

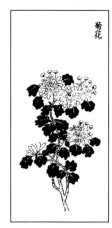

图 13-1-16 菊花
《博录》

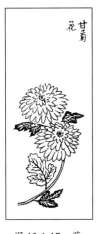

图 13-1-17 菊
花《汇言》

图 13-1-18 小白
菊《滇南图》

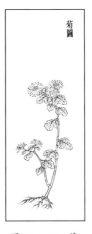

图 13-1-19 菊
《草木典》

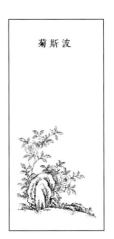

图 13-1-20 波斯
菊《草木典》

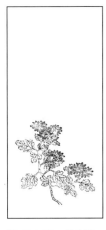

图 13-1-21 菊《图
考》

【气味】味苦、甘,无毒。《履巉岩本草》卷中。气平、寒,味苦、甘。无毒。可升可降,阴中阳也。桑白皮为使。味甘花黄白者入药。野菊味苦,大伤胃,不堪用。《医学统旨》卷八。

【主治】主头风眩肿痛,目欲脱,泪出,皮肤死肌,恶风湿痹。《履巉岩本草》卷中。治头风头眩,明目泪出,翳膜恶风,湿痹,身上诸风,四肢游风腰痛,除胸中烦热,安肠胃,养目血。久服延年。《医学统旨》卷八。

【发明】《本草纂要》卷七:利气血之药也。吾见利血而治目,利气而治风。且如目欲脱内障而肿痛,泪欲流气涩而不止,是皆血之不利也;风行遍身,或痛或痒,或遊走不定,或头风目痛,或八风上注,或热壅睛红而翳膜昏涩,是皆气之不利也。惟菊花之苦寒,可以利气血之轻清;菊花之辛平,可以清气血之重浊。然亦有甘苦之分焉,此善治者,则又不可不知。且如家菊味甘,野菊味苦,甘可以利气血,苦所以损气血。凡入药用,宜甘而不宜苦也。近时以甘菊烹茶最美,尤可法也。《本草发明》卷二:菊花甘寒,益血驱风,清头目之的药也。故《本草》主头风眩痛,目欲脱,出泪,去翳膜,养血,此为专功。又治皮肤死肌,恶风湿痹,四肢游风。疗腰痛,除胸中烦热,安肠胃,利五脉,久服利血气,轻身延年。又治身上诸风,此非益血祛风之效欤!《本草约言》卷一:野菊味苦,胃气反伤;园菊味甘,阴血兼补。去梗酒洗,速达上行。○能补阴。单叶花小而黄,味甘而应候开者入药。野菊味苦者,名苦薏,大伤胃气,不用。此剂能明目聪耳及胸中烦热,盖数症皆由水不足而风火上盛,故得补阴之剂则水盛而火自熄矣。抑且肾窍通耳,目中黑睛属肾,肾气盛则窍通睛明,清气升则头目清、烦热降。《药鉴》卷二:甘菊气寒,味甘,无毒。补阴气之要药也。主明目聪耳,除胸中烦热,又治头眩头痛,此数症者,皆由水不足,而风火上盛，得补阴之剂，则水盛而火自息矣。抑且肾窍通耳目，肾气胜，则窍通精明。清气升，则头目爽快。此烦热除，而眩痛止也。又变老人皓首成黑，同地黄酿酒。解醉汉昏迷易醒，共葛煎汤。利一身气血，逐四肢游风。然春夏取叶，夏季取枝，秋取花，冬取根，四时频服，大有奇功。但黄菊不如白菊佳。白属水，黄属土也。野菊不可入药，用之令人目昏。《药性解》卷三：丹溪曰：菊花属金，而有土与水，大能补阴。宜入肺肝等经，盖烦热诸症，皆由水不足而火炎，得此补阴，则水盛而火自息矣。须用味甘者佳，若苦者为苦薏，大伤胃气，慎之。《本草经疏》卷六：菊花发生于春，长养于夏，秀英于秋，而资味乎土。历三时之气，得天地之清，独禀金精，专制风木，故为去风之要药。苦可泄热，甘能益血。甘可解毒，平则兼辛，故亦散结。苦入心、小肠，甘入脾胃，平辛走肝胆，兼入肺与大肠。其主风头眩肿痛，目欲脱，泪出，皮肤死肌，恶风湿痹者，诸风掉眩皆属肝木。风药先入肝，肝开窍于目，风为阳邪，势必走上，血虚则热，热则生风，风火相搏故也。腰痛去来陶陶者，乃血虚气滞之候，苦以泄滞结，甘以益血脉，辛平以散虚热也。其除胸中烦热者，心主血，虚则病烦，阴虚则热收于内，故热在胸中。血益则阴生，阴生则烦止，苦辛能泄热，故烦热并解。安肠胃，利五脉，调四肢，利血气者，即除热祛风益血，入心、入脾、入肝之验也。久服轻身耐老延年者，物久则力专，力专则气化，化则变常。其酿酒延龄，和药变白，皆服饵专气之功，故亦为仙经所录矣。生捣最治疗疮，血线疗尤为要药。疗者，风火之毒也，三、六、九、十二月，采叶、茎、花、根四物，并阴干百日，等分捣末，酒调下钱许。又可蜜丸如桐子大，每七丸，日三服，皆酒吞。一年变白，二年齿生，三年返老。仙人王子乔方也。《本草汇言》卷三：甘菊花：甄权祛风清热，《日华子》养肝明目之药也。叶振华稿此得天地清阴之气，独禀金精，专制风木，故去风要药。观夫风邪为病，先入乎肝。肝开窍于目。又风为阳邪，势先走上。又热甚则生风，风火相扶，为头风头痛，眩晕悬旋，为目睛涩障，畏风羞明；或肿痛难开，或珠胀欲脱，或胞沿浮痒，或泪流不止。菊能清风清热，养血养肝，故头目诸疾，所用必需者也。《本草》又谓解疗肿，去湿痹，散游风丹毒。盖疗肿丹毒，风火之毒也。游风湿痹，湿热之证也。菊花清阴纯洁，得木体之柔，顺受金制，木平风息，疗丹瘅风之疾，自涣然消释矣。若气虚胃寒，食少泄泻之病，宜少用之。与温补之类同用，无伤也。《分部本草妙用》卷一：菊味兼甘苦，性禀平和，备四时之佳气，得金水之精英，所以能益金水，而清肝火也。补水则火自消，益金则木自制，风息火降，则热自除。用治诸风头目，清肝，其旨微哉。但黄者入金水阴分，白者入金水阳分，红者行妇人血分，皆可入药，神而明之，存乎其人。然以甘者为品之上，性无偏枯，入酒泡，俱为嘉美。野菊惟利消痈疗，味苦，不堪别用。《折肱漫录》卷三：菊花清香妙品，又能益血祛风，点茶酿酒俱快事。同地黄酿酒能黑发，作枕治头风明目。叶亦明目，香不减花，人不多用之何耶？《药镜》卷三：甘菊补水以降火，火降则热除。益金以平木，木平则风息。故能利一身气血，逐四肢游风。止泪淋而镇乎烦热头眩，祛目翳而散乎肤湿风痹。地黄同酿，变老人皓首成淄，汤共葛根，解醉汉昏迷易醒。《景岳全书》卷四八：白菊花根善利水，捣汁和酒服之，大治癃闭。味甘、色黄者，能养血散风，去头目风热，眩晕疼痛，目中翳膜，及遍身游风风疹。作枕明目，叶亦可用。味苦者性凉，能解血中郁热，清头目，去风热眼目肿痛流泪。根叶辛香，能消痈毒，止疼痛。《**药品化义**》卷六：甘菊属阴中有阳有土与金水，体轻，色有白有黄，气清香，味白者微苦，黄者苦重，性凉，能升能降，力清肺，性气与味俱清，入肺肝心三经。甘菊得秋气之深，应候而开，受金正气，秋金本白，故取白色者，其体轻，味微苦，性气和平，至清之品。《经》曰：治温以清，凡病热退，其气尚温，以此同桑皮理头痛，除余邪；佐黄芪治眼昏，去翳障；助沙参，疗肠红，止下血；领石斛扁豆，明目聪耳，调达四肢。是以肺气虚，须用白甘菊如黄色者，其味苦重清香气散，主清肺火，凡头风眩晕，鼻塞热壅，肌肤湿痹，四肢游风，肩背疼痛，皆由肺气热，以此清顺肺金。且清金则肝木有制，又治暴赤眼肿，目痛泪出，是以清肺热，须用黄甘菊。古来未悉此义，予姑订之，以俟同志辨正。菊种甚多，择家种气清香者良。阴干，临用去蒂梗。《**本草通玄**》卷上：甘菊花味甘，性平，入肺、肾两经。清头目风热，定风虚眩晕，利血脉，安肠胃，悦皮肤，止腰痛，翳膜遮睛，冷泪流溢，珍为要品。菊花，属金与水，惟其益金，故肝木得平而风自息；惟其补水，故心火有制而热自除。甘美和平，得天地清纯冲和之气，是以服食家重之如宝玉也。钟会赞菊有五美云：圆花高悬，准天极也。纯黄不杂，合土色也。早植晚发，君子德也。冒霜吐英，象贞质也。味和体轻，神仙食也。甘者功用弘多，苦者但可理痈。白者入气，赤者行血，神而明之，存乎其人耳。忌火，去蒂，浆过晒干，乘燥入磨。《**本草汇笺**》卷三：甘菊花菊历四气，得天地之清，冒霜吐颖，早植晚发，德类坚贞，乃秋深应候，方始舒荣，殆受金气之正。秋金本白，故取白花者，体轻味清，肺气虚者宜之，主眼昏及翳膜，肝虚掉眩诸症。若黄色者，气香味重，肺热者宜之，主头风眩晕，鼻塞热壅，暴赤眼肿，肌肤湿痹，四肢游风，肩背疼痛等证。此论近见于贾书，前人但云黄者入金水阴分，白者入金水阳分，分阴阳，故不如分虚实之说为当。贾子因其气味之轻重清浊，以定能力，可谓方家之指南矣。其紫茎气香，叶厚至柔，花微大，单瓣，味甘者真。其茎青而大，叶细，气烈，似蒿艾，花小，味苦，名苦薏，不入药。菊本作蘜，穷也。言花事至此而穷也。别名傅延年，取久服耐老延年之义。服食家，根、茎、花、叶俱按月采用之。双美丸治眼目昏花，用甘菊花一斤，红椒去目六两，为末，新地黄汁和丸梧子大，每服五十丸，卧时茶清下。与枸杞子等分，蜜丸，久服则终身无目疾，兼不中风及生疔疮。连根生用为君，加紫花地丁、益母草、金银花、半枝莲、贝母、连翘、生地黄、栝楼根、白芷、白及、苍耳子、夏枯草，可治疔疮。凡疔毒甚者，以蟾酥发汗，大便闭者，汗后以玉枢丹下之，或以大戟加蚤休、枣肉丸三钱，亦下矣。忌甘草，避大戟也。治疗之法，不外乎此，并记。《**本草汇**》卷一一：菊花发生于春，长养于夏，秀英于秋，而资味乎土，历三时之气，得天地之清，独禀金精，善制风木。高巅之上，惟风可到，故主用多在上部。昔人谓其能除风热，益肝补阴，盖不知其得金水之精英尤多，能益金水二脏也。惟其益金，故肝木得平，而风自息。惟其补水，故心火有制，而热自除。《**医经允中**》卷一七：菊备四时之佳气，得金水之精英，所以能益金水而清肝火也。补水则火自消，益金则木自制，风息火降则热自除。故用治诸风头目，清肝也。但黄者入金水阴分，白者入金水阳分，红者行妇人血，皆以甘者为上。根叶捣汁顿尝，救疔疮垂死即活。野菊惟消痈疔，味苦，不堪别用。

《本经逢原》卷二：野生者名苦薏，可捣涂痈肿疔毒，服之伤人脑。《本经》主诸风头眩肿痛，目欲脱泪出，皮肤死肌，恶风湿痹，久服利血气，轻身耐老，延年。发明：菊得金水之精英，补水以制火，益金以平木，为去风热之要药。故《本经》专主头目风热诸病，取其味甘气清，有补阴养目之功。盖益金则肝木平而风自息，补水则心火制而热自除矣。其治恶风湿痹者，以其能清利血脉之邪，而痹湿得以开泄也。又黄者入金水阴分，白者入金水阳分，紫者入妇人血分。观《金匮》侯氏黑散，《千金》秦艽散，俱用菊花为君，时珍所谓治诸头目，其旨深矣。近有一种从番舶来，六月开花，但有正黄而无间色，岂特黄州独瓣为异哉？《神农本草经百种录》上品：菊花味苦，平。主风，头眩肿痛，目欲脱，泪出，芳香上达，又得秋金之气，故能平肝风而益金水。皮肤死肌，清肺疏风。恶风湿痹。驱风散湿。久服，利血气，轻身、耐老延年。菊花晚开晚落，花中之最寿者也，故其益人如此。凡芳香之物，皆能治头目肌表之疾。但香则无不辛燥者，惟菊得天地秋金清肃之气，而不甚燥烈，故于头目风火之疾，尤宜焉。《玉楸药解》卷一：甘菊花味甘，气平。入足厥阴肝经。清风止眩，明目去翳。清利头目，治疼痛眩晕之证。庸工凡治头目，无不用之，今古相承，不见其效。不知头目眩晕由湿盛上逆，浊气充塞，相火失根，升浮旋转而成，愚妄以为头风，而用发散之药，此千试不灵之方也。

【附方】《履巉岩本草》卷中：治头风头旋。用九月九日菊花暴干，取家糯米一斗蒸熟。用五两菊花末搜拌，如常酝法，多用细麦曲为。候酒熟即压之，去滓，每暖一小盏服。

《本草汇言》卷三：治风热头痛。用甘菊、川芎、荆芥、黄芩、薄荷、连翘、玄参、生地黄、柴胡、羌活、甘草各三钱为末，每服一钱，茶调下。再饮童便一钟更妙。《方脉正宗》。○治血虚风热，头风头痛、眩晕。用甘菊花三钱，当归、天麦门冬、生熟地黄、川芎、防风、荆芥、天麻、藁本、白芍药、白芷各减半。如有痰结而作者，本方加姜水浸半夏、胆星、白芥子各二钱。谈氏方。○治目睛涩障羞明。用甘菊花、防风、木贼草、白芷、柴胡、草决明、谷精草。○治目睛肿痛难开、暴发者。用甘菊花、玉竹、防风、白芷、荆芥、薄荷、草决明、龙胆草、赤芍药。○治目病珠胀欲脱。用甘菊花、玉竹、防风、荆芥、蝉蜕、白芷。○治泪流不止，胞沿作痒。用甘菊花、密蒙花、白芷、防风、荆芥、羌活。《眼科约言》共方四首。○治老人虚人，气血两虚，目睛昏暗不明。用甘菊花、牛膝、枸杞子、怀熟地、川椒、山茱萸、牡丹皮、泽泻。王仁宇方。○治肝肾俱虚目痛。用甘菊花三钱，熟地黄、黄柏、枸杞子、白蒺藜、北五味子、山茱萸肉、当归、白芍药、羚羊角屑各二钱。如有翳障，本方加草决明、木贼草、谷精草、柴胡各一钱五分，水煎服，十剂效。或用十剂料作丸，每食后服三钱。白汤送亦可。自明老人方。○治风热目痛。用甘菊花二钱，川黄连、玄参、甘草、生地黄、荆芥穗、草决明、连翘、柴胡、川芎、桔梗、苍耳子、羌活各一钱，水煎服，冲童便半盏更妙。○治无名疗肿。用甘菊花一握，紫花蒂丁、半枝莲、益母草、金银花、夏枯草各二两，捣汁，再以贝母、连翘、天花粉，共为细末，用诸汁调服。如无生叶捣汁，随用干者，共九味煎服亦可。《外科直指》。○治四肢湿痹，痛难动履。用甘菊花、草薢、枸杞、杜仲、白术、姜黄、半枝莲、独活、当归、秦艽、豨莶草各二两，草乌八钱，酒炒。娄可初方。○治赤游风丹毒。用甘菊花、防风、白芷、赤芍药、绿豆、金银花、半枝莲各等分，水煎服。须用磁锋砭去恶血为妙。《外科直指》。○治终身无目疾，兼不中风，及生疗疽。用甘菊花、枸杞子，相对蜜丸。每早服五钱，白汤过，久久有效。

《伤寒温疫条辨》卷六：治肾水枯竭，肺、肝侵伤，五藏俱损，瞳人倒背者。甘菊丸：甘菊花四两，枸杞子二两，五味子二两，肉苁蓉一两五钱，巴戟天一两五钱，为末，炼蜜丸服。余谓加车前子七钱五分更妙。

山红花《医方药性》

【释名】小苏。《医方药性》。

【气味】性热。《医方药性·草药便览》。

【主治】散血止风。《医方药性·草药便览》。

野菊《本草拾遗》

【集解】**《本草纲目拾遗》卷七**：菊米处州出一种山中野菊，土人采其蕊干之，如半粒绿豆大，甚香而轻圆黄亮。云败毒散疗、去风清火，明目为第一。产遂昌县石练山。

【气味】味苦、辛，气凉，有小毒。《本草汇言》卷三。味甘，性寒。《生草药性备要》卷下。

【主治】破血疏肝，解疗散毒之药也。主妇人腹内宿血，解天行火毒丹疗。捣汁和生酒服之，或取渣敷署亦效。煮汤洗疮疥，又能去风杀虫。《本草汇言》卷三。大能散火散气，消痈毒疗肿瘰疬，眼目热痛，亦破妇人瘀血。《景岳全书·本草正》卷四八。治疗、痔疮，

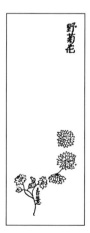

图13-3-1 野菊花《图谱》

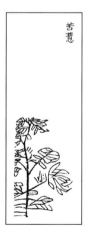

图13-3-2 苦薏《便方》

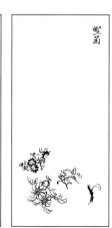

图13-3-3 野菊《图说》

酒服,渣敷患处。又治痈疽、大毒疮。其根捶,蜜敷马嘴疔效。《生草药性备要》卷下。

【发明】《草木便方》卷一:野菊花叶苦且辛,血疬疔疡眼瘾珍。能破妇人宿血症,外科消毒值千金。

【附方】《本草汇言》卷三:治肠风下血。用野菊花二钱,黄耆、白芍药、麦门冬、当归、地榆各四钱,甘草、人参、白芷、北五味、黑荆芥各一钱,河水二大碗,煎七分,食前服。服六七剂,全愈。○治肠风。用野菊花六两,晒干炒成炭,怀熟地八两,酒煮捣膏,炮姜四两,苍术三两,地榆二两,北五味一两,炼蜜为丸梧桐子大,每服五钱。食前白汤送下。

《浪迹丛谈》卷八:治扑打损伤极效秘方。四川提督总兵官吴英说,昔得秘方,治扑打跌伤极效,虽重伤濒死,但一丝未绝,灌下立苏。往在福建为副将时,军中有二弁相斗,皆重伤,其一则死矣,吴驰往视之,惟心头气尚微暖,亟命以药灌入,觉胸间咯咯有声,不移时,张目索食,翼日遂能起行。自后屡着神效。云其方以十一月采野菊花,连枝阴干,用时,每野菊花一两,加童便及无灰酒各一碗,同煎热服而已。

满天星《植物名实图考》

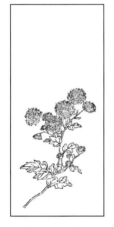

图 13-4-1 满天星《图考》

【释名】耐惊菜、莲子草《救荒本草》。

【集解】《植物名实图考》卷一二:满天星生水滨,处处有之。绿茎铺地,花叶俱类旱莲草,叶小而花密为异。○按《救荒本草》耐惊菜一名莲子草,以其花之菁葵状似小莲蓬样故名。生下湿地中,苗高一尺余,茎紫赤色,对生茎叉,叶似小桃红叶而长,梢间开细瓣白花而淡黄心。叶味苦。采苗叶煠熟,油盐调食。核其形味即此。《植物名实图考》卷二七:满天星野菊中之别种,密瓣无数,大于野菊;或谓黄菊不摘头,则瓣小花多,然菊中自有一种千瓣小菊,虽摘头亦如此。

【主治】俚医以洗无名肿毒。《植物名实图考》卷一二。

山菊花《医方药性》

【气味】性凉。《医方药性·草药便览》。

【主治】明目清心。《医方药性·草药便览》。

野白菊花《植物名实图考》

【集解】《植物名实图考》卷一五：野白菊花处处平野有之。绿茎圆细，叶如凤仙、刘寄奴，不对生。梢端开花，宛如野菊，白瓣黄心，大如五铢钱。

【主治】俚医云性凉，亦可煎洗无名肿毒。《植物名实图考》卷一五。

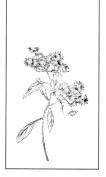

图 13-6-1 野白菊花《图考》

阴地厥《本草图经》

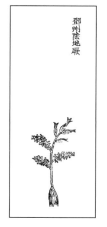

图 13-7-1 邓州阴地厥《图经（政）》

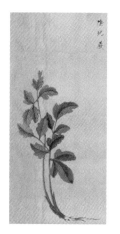

图 13-7-2 阴地厥《履巉岩》

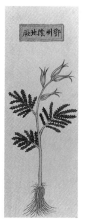

图 13-7-3 邓州阴地厥《品汇》

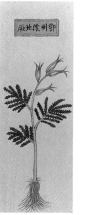

图 13-7-4 阴地厥《三才》

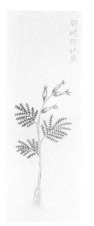

图 13-7-5 邓州阴地厥《草木状》

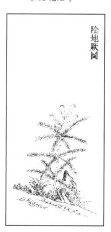

图 13-7-6 阴地厥《草木典》

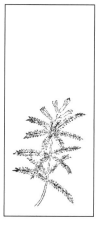

图 13-7-7 阴地厥《图考》

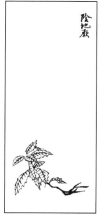

图 13-7-8 阴地厥《图说》

【气味】性寒，有毒。能死硫磺，朱砂。《履巉岩本草》卷下。

【主治】主疗肿毒风热。《宝庆本草折衷》卷二〇。

【发明】《植物名实图考》卷一四：阴地厥宋《图经》收之，云生邓州内乡山谷。叶似青蒿，茎青紫色，花作小穗微黄。按图不作穗形。李时珍云江浙有之，引《圣济总录》治男妇后胸膈虚热吐血。依原图绘，以俟访。

【附方】《宝庆本草折衷》卷二〇：治极热结痛疽，并涎中。用深山僻崖间阴地蕨，并茎、叶为末，每服二钱，新汲水下。仍可外傅疮疽。

庵䕡子《本经》

【释名】鸡鸭脚艾《本草纲目拾遗》。

【集解】《药性粗评》卷三：䕡庵子，俗名蒿。南北川谷处处有之，多有种于园圃以辟蛇。十月采实，阴干。《本草纲目拾遗》卷三：鸡鸭脚艾，《百草镜》：叶细多歧，间有阔者，杂之姜蕤，如鸡鸭脚然，故名。搓之作艾香。

【气味】味苦，微温，无毒。《履巉岩本草》卷下。味苦，气微寒，微温，无毒。《本草集要》卷二。

【主治】主五藏瘀血，腹中水气膨胀，风寒湿痹，身体诸痛。疗心下坚，膈中寒，妇人经脉不通，消食，明目，久服轻身，延年不老。《履巉岩本草》卷下。消食明目，益气轻身。主女人经涩不通，扶男子阳痿不举。消水气作胀，散瘀血成痈，打扑折伤，风寒湿痹，腰膝重痛，骨节酸疼，多服获效，久服延年不老。主五脏瘀血，腹中肿胀，留热，身体诸痛。《太乙仙制本草药性大全·仙制药性》卷一。

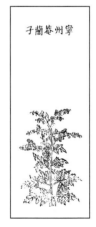

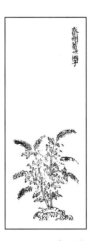

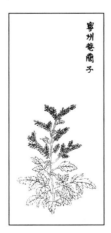

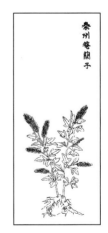

图 13-8-1　宁州庵䕡子《图经（政）》　　图 13-8-2　秦州庵䕡子《图经（政）》　　图 13-8-3　宁州庵䕡子《图经（绍）》　　图 13-8-4　秦州庵䕡子《图经（绍）》

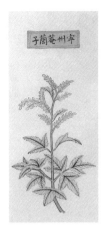

图 13-8-5 宁州
庵䕷子《品汇》

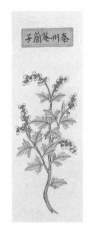

图 13-8-6 泰州
庵䕷子《品汇》

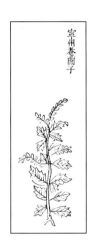

图 13-8-7 宁州
庵䕷子《蒙筌》

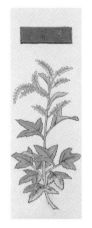

图 13-8-8 庵
䕷子《雷公》

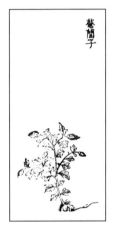

图 13-8-9 庵䕷
子《三才》

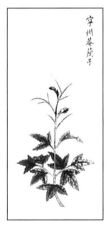

图 13-8-10 宁州庵
䕷子《草木状》

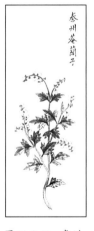

图 13-8-11 泰州
庵䕷子《草木状》

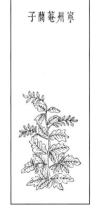

图 13-8-12 宁州
庵䕷子《草木典》

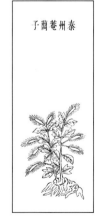

图 13-8-13 泰州
庵䕷子《草木典》

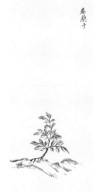

图 13-8-14 庵䕷
子《滇南图》

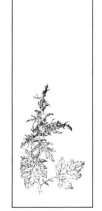

图 13-8-15 庵䕷
子《图考》

【发明】《本草经疏》卷六：庵䕡子得土之烈气，而微感天之阴气。味厚气薄，故味苦，微寒、微温，无毒。察其功用，必应兼辛。《药性论》加辛是也。何者？苦以泄下，温以开通，使非兼辛，胡能主五脏瘀血及腹中水气、胪胀留热、风寒湿痹、身体诸痛，疗心下坚，膈中寒热周痹，妇人月水不通，消食明目耶？正以其散中有补，补而能行，故列上经也。○此行血散结之药。妇人月事不以时至，审察未定者，不可轻用。瘀血病见之不审者，勿试。《本草述》卷九下：庵䕡子，据方书似概以为行滞血之剂矣。然殊有不可概者，盖血之由瘀而得畅，岂独恃疏瀹以为功乎？即此味如时珍谓其为阴中微阳，则血中之主脑，固可思也。再绎甄权益气之说，且云主男子阴痿不起者，是于疗瘀血之义，岂不更为明悉，犹得漫以破瘀为言乎？即颂云今人用之治打扑，其效最速，亦已透其主治之端倪矣。《药性纂要》卷二：东圃曰：予治足痿痹痛，用庵䕡子蒸酒饮，并同杞、膝、萸、地、麦冬、葳蕤等补阴养血药，服之月余而痊。《本经》言治身痹诸痛，《纲目》附方治产后血痛，于此可验。

蓍《本经》

【集解】《本草品汇精要》卷八：蓍实无毒。丛生。实坚泽者为好。质茎如萧，实类粟米。色苍黄。《太乙仙制本草药性大全·本草精义》卷一：此草所在有之，以其茎为筮，陶误用楮实为之。《本经》云味苦，楮实味甘，其楮实移在木部也。补注：按刘向《说苑》云：天下和平，圣君在位，其种长丈，一根百茎，下必守以灵龟，上常罩有云雾，满山无毒，一方绝虎狼，茎采类凤尾龙头，卜筮通天根月窟，诚为神物，世所罕稀。今所生者，不过出蔡州，寻常而已，安能得绝妙之如是耶？

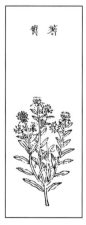

图 13-9-1 蓍实
《图经（政）》

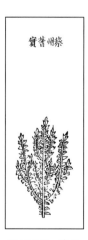

图 13-9-2 蔡州
蓍实《图经（政）》

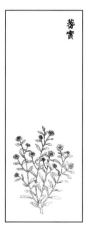

图 13-9-3 蓍实
《图经（绍）》

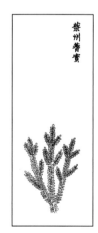

图 13-9-4 蔡州
蓍实《图经（绍）》

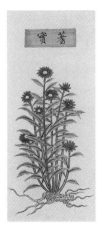

图 13-9-5 蓍实
《品汇》

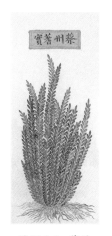

图 13-9-6 蔡州
蓍实《品汇》

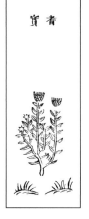

图 13-9-7 蓍实
《蒙筌》

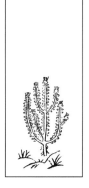

图 13-9-8 蔡州
蓍实《蒙筌》

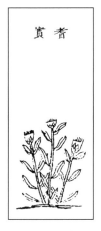

图 13-9-9 蓍实
《太乙》

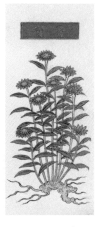

图 13-9-10 蓍实
《雷公》

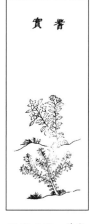

图 13-9-11 蓍实
《三才》

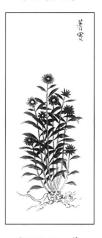

图 13-9-12 蓍
实《草木状》

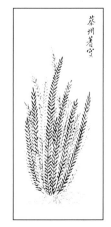

图 13-9-13 蔡州
蓍实《草木状》

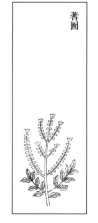

图 13-9-14 蓍
实《草木典》

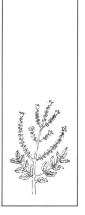

图 13-9-15 蓍
《图考》

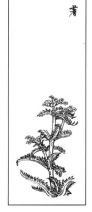

图 13-9-16 蓍
《图说》

实

【气味】气平，味甘、酸，无毒。《本草发明》卷三。

【主治】主益气，充肌肤，明目，聪慧先知，久服不饥不老轻身。《本草集要》卷二。

叶

【主治】治腹中痞块。《本草汇笺》卷三。

【发明】《神农本草经百种录》上品：蓍实味苦，平。主益气，充肌肤，得天地之和气以生，故亦能益人之正气而强健也。明目，聪慧先知。蓍草神物，揲之能前知。盖得天地之灵气以生，故亦能益人之神明也。久服，不饥，不老轻身。气足神全，故有此效。此因其物之所能以益人之能也。昔圣人幽赞于神明而生蓍，此草中之神物也。服之则补人之神，自能聪慧前知矣，肉食者鄙，不益信夫。《植物名实图考》卷一一：蓍《本经》上品。《白虎通》谓：天子蓍长九尺。《史记》谓：长丈者百茎，不可得，得六尺者六十茎用之。此神物也。八尺以上之蓍，诚不可得。而《家语》有妇人刈蓍薪而亡蓍簪者。《老子》以蓍艾为席。《下泉》之诗，浸蓍与萧稂同，则蓍亦非奇卉异矣。《唐本草》注亦云：处处有之。宋《图经》始云出上蔡。明杨埙《蓍草台记》：台畔二十顷皆产蓍。洪武中，禁民樵采，厥后台荒地侵，汝太守重修之。《上蔡县志》：旧时生蓍草台庙圈，圈废，今生旷野，唯《陈州志》物产：蓍，羲陵者佳。余豫人也，一舟过陈州，再驱上蔡，皆未得登故墟而揽灵莽。陈之人断蓍尺余，以通馈问，而曲阜之蓍，时时见于筮者，此外盖无闻焉。天地灵秀之气，今古如一，古今人不相及，此亦不然之论，何独至于物而惑之？凤凰麒麟在郊薮，龟龙在宫沼，汉儒以为大顺之世。凤鸟不至，河不出图，圣人忧之。议者谓矰缴密、机械深，则德禽仁兽见机而远徙，是诚然矣！然吾谓三代后，疆场日辟，山林日薙，城郭日盈，民生日挤。毒螫猛鸷者，匿其爪牙，而不敢以攫噬。蓬秀藜蒿，化为腴田。虽有不世出之物，觉德辉而下之，将尽巢于阿阁，而游于苑囿乎？余观黔、滇之山，以凤至而名者有之矣。九苞之羽，归昌之音，其是非不得知。而百鸟伏而万民耸，其不为山人习见无疑矣。荒徼之池，有夋龙焉，逃而获之。滇之湫，金鳞游漾，时复一见。可致之祥，何独遇于遐陬？毋亦林箐深渺，种人不至，飞者、走者、游者、得为藏身之固耶？滇东杨林驿有《哑泉碑》，禁人渴不得饮，谓孔鹤之所翔集。今过之，无有矣。城西有山，《滇本草》谓是生不死之药。斧斤所疮痍，牛羊所践履，孟夏之月，草木不长。然则蓍之不多见者，其野火殄燔，萧艾同烬耶？平原丰草，厕彼菅茅，世无知者，老弃榛芜耶？十室之邑，必有忠信；五步之内，必有芳草。余故不能已于披采。

红珠大锯草《本草纲目拾遗》

【主治】治臌胀黄疸。王安卿《采药志》：大锯草败毒，消肿，清火。《本草纲目拾遗》卷四。

咸虾花《生草药性备要》

【主治】治小儿邪病，如发冷不退，暗带身上，即效。《生草药性备要》卷下。

一支蒿《草木便方》

【释名】益志根《草木便方》。

【气味】辛。《草木便方》卷一。

【主治】消脏毒，疗疮瘰疬风湿除，筋骨冷痹通关节，蛇犬刀伤生肌肉。《草木便方》卷一。

艾《别录》

【修治】《本草衍义》卷一〇：艾叶干捣，筛去青滓，取白，入石硫黄，为硫黄艾，灸家用。得米粉少许，可捣为末，入服食药。《药性粗评》卷二：孟子曰：犹七年之病，求三年之艾。朱子曰干久益善是也。亦有宜生用者，如作灸用，须取陈者，焙过，捣烂，筛取细末，方可作炷，入药不拘。《医宗粹言》卷四：制艾叶法用糯米浓饮揉艾叶成饼，晒干，或瓦炕干，一研成粉。

【气味】苦，热，无毒。《分部本草妙用》卷六。味苦，气辛，微温，入肺、脾、肝、肾四经。《罗氏会约医镜》卷一六。味甘、苦，性温热，无毒。入心、肾二经。《本草再新》卷二。

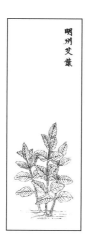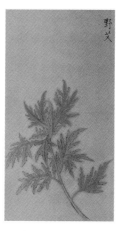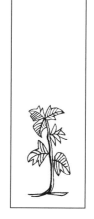

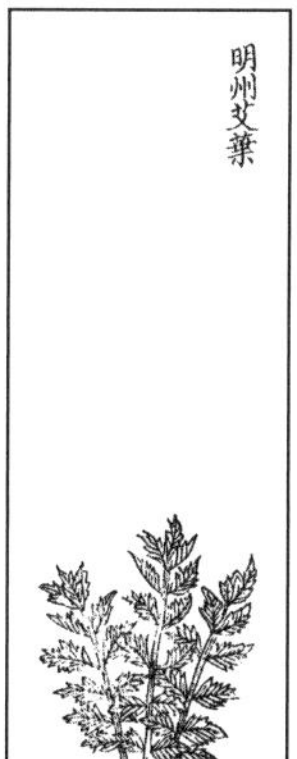

图 13-13-1　明州
艾叶《图经（政）》

图 13-13-2　明州
艾叶《图经（绍）》

图 13-13-3　野艾
《履巉岩》

图 13-13-4　艾
叶《歌括》

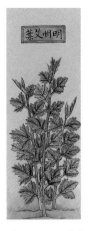

图 13-13-5 明州
艾叶《品汇》

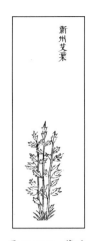

图 13-13-6 蕲州
艾叶《蒙筌》

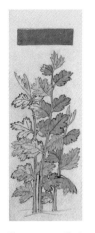

图 13-13-7 艾叶
《雷公》

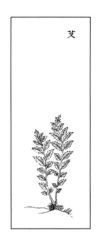

图 13-13-8 艾
《三才》

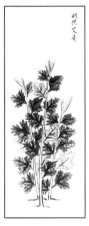

图 13-13-9 明州
艾叶《草木状》

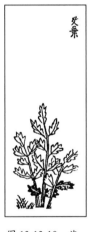

图 13-13-10 艾
叶《汇言》

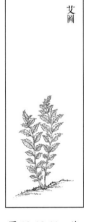

图 13-13-11 艾
《草木典》

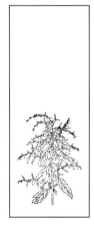

图 13-13-12 艾
《图考》-1

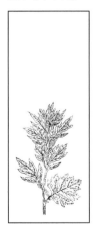

图 13-13-13 艾
《图考》-2

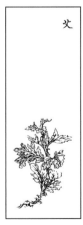

图 13-13-14 艾
《图说》

【主治】主灸百病。可作煎，止下痢，吐血，下部疮，妇人漏血，利阴气，生肌肉，辟风寒，使人有子。《图经本草药性总论》卷上。治安胎，止吐血，红崩下血，赤白带，下元虚冷。《滇南本草》卷中。安胎气，暖子宫，止血痢，理肠风。灸除百病，吐衄崩中。陈久者良。《医宗必读·本草征要》上。治心肾寒冷，暖腰腿酸疼，调经开郁，理气行血，治霍乱呕吐，去寒暖胃，能安胎，能堕胎，治产后惊风，小儿脐疮。《本草再新》卷二。

【发明】《本草发明》卷三：艾叶性走窜，能温脏府经络，通利关窍，灸诸经穴病为专，入药次之。故《本草》主灸百病。《药性解》卷四：艾叶味苦，性微温，无毒，入肝、脾二经，主灸百病，温中理气，开郁调经，安胎种子，止崩漏，除久痢，辟鬼邪，定霍乱，生捣汁，理吐衄血。按：艾叶温能令肝脾疏畅，而无壅瘀之患。夫人之一身，惟兹气血两端，今土木既调，则荣卫和而百病自却矣。至于温中等效，又举其偏长耳。煎服者宜新鲜，灸火者宜陈久。生用则寒，熟用则热。《本草汇言》卷三：暖血温经，行气开郁之药也。集主妇人血气久冷，肚腹作痛，或子宫虚寒，胎孕不育；或寒气内袭，胎动不安；或湿热内留，白带淋沥，腰脊酸疼；或男子风郁大肠，下痢脓血，及肠风便血诸证。又烧则热气内行，通筋入骨，走脉流经，故灸百病，开关窍，醒一切沉痼、伏匿内闭诸疾。若气血痰饮，积聚为病，哮喘逆气，骨蒸痨结，瘫痪痛痹，瘰疬结核等疾，灸之立起沉痾。若入服食丸散汤饮中，温中除湿，调经脉，壮子宫，故妇人方中多加用之。揉碎入四物汤，安胎漏腹痛。捣汁和四生饮，止呕血吐血衄血也。《日华子》又谓能利阴气，保胎娠，须以之导引。凉血补血药为宜。然性气虽芳香，烈而燥热，凡妇人胎动不安，由于热而不由于寒者；淋带由于气虚内热，而不由于湿热者；肚腹疼痛由于烟火石药，灸煿酒醪，积热伤肠胃，而不由于寒冷者；呕吐衄血，由于心肺暴热妄行，不由于阳郁阴乘而致者；年久不孕，由于精虚血燥血热血少，不由于风寒入子宫者，咸戒用之。《颐生微论》卷三：艾辛可利窍，苦可疏通，故气血交理，胎产多需之。《本草汇笺》卷三：凡人患内伤虚劳等症，一概于三伏时灸，不计壮数。不知肺俞、风门二穴，切近华盖，本因火乘金位而咳，再以艾火燔灼，金欲不伤得乎？又况三伏正火旺金衰之候也。此论发于汪石山，可以开千古之迷。乃愚人又有无病而灸者，谓防生病于未然。此又惑之甚者也。夫一穴受灸，则一处肌肉为之坚硬，血气至此则涩滞不能行。昔有病跛者，邪在足少阳分，自外踝以上，循经灸者数穴。一医为针，临泣将欲接气过其病所，才至灸瘢，止而不行，始知灸火之坏人经络也。或有急症，欲通其气，则无及矣。邪客经络，为其所苦，灸之不得已也。无病而灸，何益于事？此亦汪石山论。凡灸肿毒，以蒜捣烂，铺患上，艾火灸之，以知痛甚之效。盖知痛处方为好肉，方能拔毒通窍，使内毒有路而外达也。然有禁灸数种，不可不知。《本草述》卷九上：艾之性，类知其为纯阳，用之奏功，亦止知其在是而已。然未能精察物理也。艾，一名冰台，见于《尔雅》。时珍曰：《博物志》言削冰令圆，举而向日，以艾承其影则得火，则艾名冰台，其以此乎。丹溪曰：艾，属火而有水。即斯绎之，是艾虽纯阳之性，乃本于阴，而毕畅其阳之气者也。故《别录》谓主妇人漏血，利阴气。而金氏谓为暖子宫，温下元之品也。夫子宫固本于下元，阴中生阳，阳在阴中而畅其气，然后阴血乃生，即漏下乃固。又即其灸百病者，先哲曰：作炷灸诸经穴不差，凿窍夫经穴之所行所留者，脉中之营血也。而凿窍之不差，乃阴中之阳气，遇阴之为结为蚀者，而即能利之以完阴也。若然，则此为丸散，固宜于血病，然唯宜于寒湿之血病，而燥热之血病，乃正相反。盖从阴中达阳，还以育阴。从阴中达阳，还以育阴，只此是艾之功用。若概谓之纯阳而已，何以他味之纯阳者，不与此同其功用耶？不谓阳盛而更僭之，阴微而耗之也。

若然，则女子血虚不孕，投六味地黄丸而入艾与香附者，将毋重耗其阴欤。曰阴虚不能生血，固宜补阴，然不鼓动其阴中之阳，则阴亦不生不化也。至于胎漏腹痛，属元阳虚，因之下陷，血乃不固，投四物汤而舍艾，岂中的之剂乎？如此类是皆因虚化寒，因寒动湿之血病，非病于燥热者也。因虚生寒，在《经》曰气虚者，寒也。其因寒动湿者，盖阴中之阳虚，则气不能化，而郁为湿也。盖热之气固就燥，寒之气固就湿，水火之应如此。若然，如吐衄诸证，何为用之？将毋僭其阳欤？曰：卢氏谓属阴气承阳，而血妄行者，其义是也。然犹有未尽者，即如四生丸之治吐血，兼用此于寒凉中，使阴血有主，得以归经，岂非先哲制方妙谛欤？又如产后虚痢，亦有用之入寒凉剂者，其义更可见矣。总不欲伤其阴中之真阳也。**《本草新编》**卷三：艾叶味苦，气温，阴中之阳，无毒。世人俱以蕲艾为佳。殊不知野艾佳于蕲艾。盖蕲艾乃九牛草也，似艾而非艾，唯香过于艾，而功用殊不若野艾。入脾、肾、肺三经。祛寒气而逐湿痹，安疼痛而暖关元。胎漏可止，胎动可宁，月经可调，子宫可孕，且灸经穴，可愈百病，无如世人舍近而求远，舍贱而求贵，为可叹耳。**《冯氏锦囊秘录·杂症痘疹药性主治合参》**卷三：艾叶禀天地之阳气以生，故味苦，微温。其气芳烈，纯阳之草也。无毒。入足太阴、厥阴、少阴三经。生寒而兼辛散，熟则大热。火炎则气内注，通筋入骨。煮服则上升，故止崩漏安胎，且为调经治带，温中除湿辟恶，女科之要药。**《本草求真》**卷四：辛苦性温，其气芳烈纯阳，故可用以取火，服之则走肝脾与肾，能除沉寒痼冷。凡一切病因寒湿而见血衄崩带，腹痛冷痢，霍乱转筋，胎动腰痛，气郁经水不调，子宫虚冷，虫动疮疥者。诸症俱就寒湿论。服之立能见效，故治亦就寒湿起见。若其阳气将绝之候，灸之即能回阳，且能通诸经以治百病。百病亦就寒湿论。汪昂曰：艾用火灸则气下，入药则热气上冲。故古方有同阿胶以治虚痢，及胎前后下血，同香附制丸，以调经血而温子宫，兼除心腹诸痛，同干姜以蜜为丸，以除冷恶鬼邪诸气。亦寒湿阴气。同白矾为末，以治疮疥。又以熟艾布兜，以治寒湿脚气及老人脐腹畏冷，用绢裹以擦风瘙瘾疹，皆取辛温则散之义。若使症非寒湿，而用是药燥烈以治，其失匪轻。每见今人安胎，不审寒热虚实，辄用艾叶以投，殊为荒谬。是以书载气虚血热者禁用。包尽多少病症。取蕲州艾陈者良。揉捣如绵，谓之熟艾，灸火用。妇人丸散，醋煮捣饼，再为末用，煎服生用。生用则温，熟用则热。苦酒、香附为使。

【附方】**《履巉岩本草》**卷下：治咽喉闭痛热壅，饮食有妨者。每用野艾，捣汁灌漱，大有神效。

《滇南本草》卷中：治大肠下血在粪前。艾叶，煎汤服，最效。附案：昔一人吐血不止，用艾根煨汤，点童便服之，即愈。

蕲棍《植物名实图考》

【集解】**《植物名实图考》**卷一〇：蕲棍一名豆艾，生建昌。高不及尺，圆茎长叶，白毛如粉。叶厚而柔，两两下垂，惟直纹两三缕，亦不甚露。

【主治】土医以治肿毒，去风热。《植物名实图考》卷一〇。

楼台草《校补滇南本草》

【释名】玉容草《校补滇南本草》。

【集解】《校补滇南本草》卷上：此草生山中，形似艾叶，软枝，独苗上。

【气味】味酸、甘，性热，无毒。《校补滇南本草》卷上。

【主治】主治一切筋骨痿软，脱阳脱阴，夜多盗汗，妇人血崩即效，接骨即好，及跌打损伤如神。取叶烧灰，治一切小儿黑豆及顶陷，服之神效。梗治绞肠沙肚疼，或阴症，研末，酒服三钱，如神效。《校补滇南本草》卷上。

【发明】《校补滇南本草》卷上：有蝙蝠食而化松鼠，此草有变化之能。老年服之，面如少壮。

毛艾仔《医方药性》

【气味】性苦。《医方药性·草药便览》。

【主治】治利证。《医方药性·草药便览》。

小艾仔《医方药性》

【气味】性苦。《医方药性·草药便览》。

【主治】治痢后热住。《医方药性·草药便览》。

千年艾《本草纲目》

【释名】蕲艾《植物名实图考》。

【集解】《植物名实图考》卷一四：按《南越笔记》，洋艾本不甚高，宜种盆盎，绿叶茸茸如车盖，可疗疾，兼却火灾，当即此草。而俗间以广中所植皆呼为洋，作记者仍其陋习，殆未深考。今京师多蓄于暖室，经冬不凋，尚呼为蕲艾。

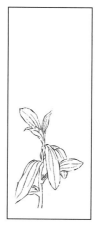

图 13-14-1 蕲棍《图考》

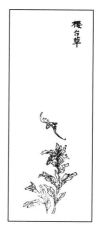

图 13-15-1 楼台草《滇南图》

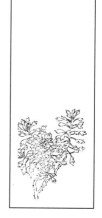

图 13-18-1 千年艾《图考》

【气味】气味辛、微苦，温，无毒。《植物名实图考》卷一四。

【主治】主治男子虚寒，妇人血气诸痛。水煎服之。《植物名实图考》卷一四。

九牛草《本草图经》

【集解】《太乙仙制本草药性大全·本草精义》卷一：九牛草产湖广筠州山。叶圆长，背白有芒，茎独植，高二尺许。气香似艾，采亦端阳。○又按：艾叶，《本经》及诸注释悉云：生于田野，类蒿，复道者为佳，未尝以州土拘也，世俗反指此为野艾，遍求蕲州所产独茎，圆叶，背白有芒者，称为艾之精英，倘有收藏，不吝价买。今以形状考之，九牛草者，即此也，人多不识，并以为艾。《经》注明云：气虽艾香，实非艾种。

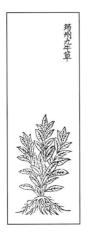

图 13-19-1 筠州九牛草《图经（政）》

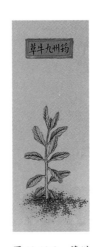

图 13-19-2 筠州九牛草《品汇》

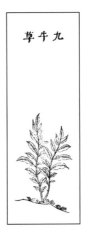

图 13-19-3 九牛草《三才》

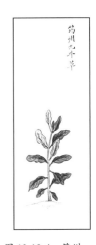

图 13-19-4 筠州九牛草《草木状）》

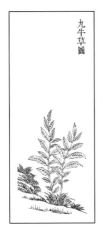

图 13-19-5 九牛草《草木典》

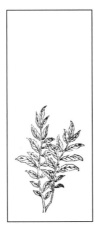

图 13-19-6 九牛草《图考》

【气味】味微苦。性泄。气味厚于气，阴也。《本草品汇精要》卷四一。

【主治】治诸般风劳，止遍身疼痛。《太乙仙制本草药性大全·仙制药性》卷一。

【发明】《太乙仙制本草药性大全·仙制药性》卷一：医用作炷，以灸风湿痹疼，痨热积聚，尝获效者，亦因辛窜，可以通利关窍而已。《植物名实图考》卷一四：九牛草，李时珍斥《蒙筌》以为蕲艾之误，甚确。余至瑞州访之未得。《滇本草》有九牛草，味苦，性寒。走肝经筋骨疼，通经络，破血，散瘰疬，攻痈疽红肿。又治跌打损伤。治症相类。未知即此草否也。仍分图之。

紫香蒿《救荒本草》

【集解】《植物名实图考》卷一二：此蒿江西平隰亦间有之。紫茎亭亭，凡蒿初发茎青，渐老则紫；此蒿初生茎即紫，与他蒿不类；其叶亦似青蒿。宋《图经》阴地厥，生邓州顺阳县内乡山谷。○叶似青蒿，茎青紫色，花作小穗微黄，根似细辛。七月采根苗用。核其形状正合。

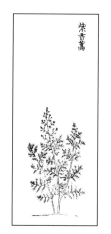

图 13-20-1 紫香蒿《救荒》

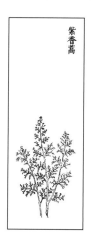

图 13-20-2 紫香蒿《博录》

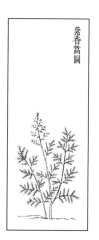

图 13-20-3 紫香蒿《草木典》

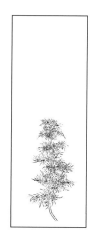

图 13-20-4 紫香蒿《图考》

【气味】味甘、苦，微寒，无毒。《植物名实图考》卷一二。

【主治】主疗肿毒风热。《植物名实图考》卷一二。

茵陈蒿《本经》

【集解】《医林纂要探源》卷二：茵陈蒿苦，寒。有似青蒿，枝叶茸茸，但色黄绿不芬者；有似菊叶而薄小，作黄花如铃下垂，曰倒挂金铃者。二种皆因旧根而生新苗，故名。《本草纲目拾遗》：茵蔯乃蒿属，昔人多种以为蔬。《本经》所载主风湿寒热，热结黄瘅，湿伏阳明所生之病，皆指绵茵蔯而言，其叶细于青蒿者是也。干之色作淡清白色，今人呼为羊毛茵陈者是也。其性专于利水，故为黄瘅湿热要药。一种生子如铃者，名山茵蔯，即角蒿。其味辛苦有小毒，专于杀虫，治口齿疮尤妙。今人呼为铃儿茵蔯，药肆中俱有之。此不可以不辨而概误用之也。濒湖茵蔯下集解条所载，亦是羊毛茵蔯，而以角蒿另列，故自卓识。而于发明下却未及指出，俗以角蒿为茵蔯并用。若言其时尚未有山茵蔯一种相混，何《直指方》治眼热赤肿即用山茵蔯者，偏又引入茵蔯条耶？至角蒿下集解中，濒湖亦无一语言其苗叶形状者，或尚未知此即山茵蔯也。《植物名实图考》

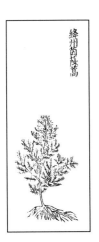

图 13-21-1 绛州
茵陈蒿《图经（政）》

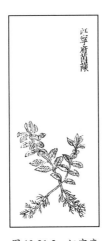

图 13-21-2 江宁府
茵陈《图经（政）》

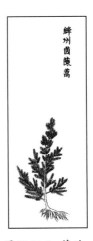

图 13-21-3 绛州
茵陈蒿《图经（绍）》

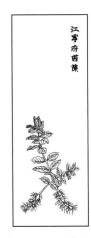

图 13-21-4 江宁府
茵陈《图经（绍）》

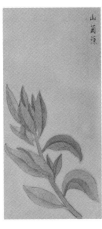

图 13-21-5 茵陈蒿
《履巉岩》

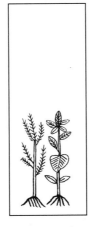

图 13-21-6 茵陈
蒿《歌括》

图 13-21-7 绛州
茵陈蒿《品汇》

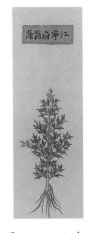

图 13-21-8 江宁
府茵陈《品汇》

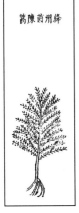

图 13-21-9 绛州
茵陈蒿《蒙筌》

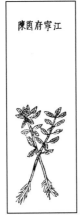

图 13-21-10 江宁
府茵陈《蒙筌》

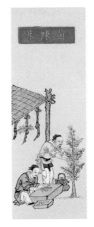

图 13-21-11 茵
陈蒿《雷公》

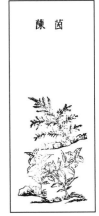

图 13-21-12 茵
陈《三才》

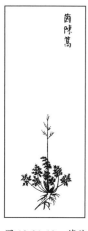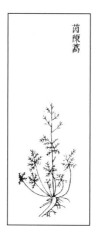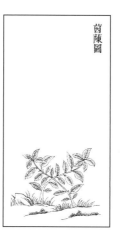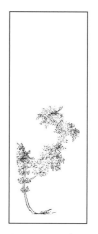

图 13-21-13　茵陈 　　图 13-21-14　茵陈 　　图 13-21-15　茵陈蒿 　　图 13-21-16　茵陈
蒿《原始》　　　　　　蒿《本草汇》　　　　　《草木典》　　　　　　蒿《图考》

卷一一：茵陈蒿《本经》上品。宋《图经》列叙数种，讫无定论。今以《蜀本草》注，叶似青蒿
而背白，中州俗呼茵陈者当之。江南所用，或石香葇，或大叶薄荷，皆非蒿类。

【修治】《药性解》卷四：去根用，犯火无功。

【气味】味苦、微辛，气平，微寒，无毒。阴中微阳，可升可降，入足太阳经。《本
草约言》卷一。味苦、微辛，气微寒。阴中微阳，入足太阳经。《景岳全书》卷四八。

【主治】通腠理，主黄疸怫热于肌表。利小便，主黄疸结热于腹中。因其上
下分消之妙，故有专治湿热之功。《本草约言》卷一。主伤寒大热，黄疸便赤。治眼目，
行滞气，能发汗，去风湿。《药性解》卷四。

【发明】《本草发明》卷二：此虽主风湿寒热，然除湿清热之用多。《本草》治黄疸身黄，
小便秘，去伏瘕，行肢节滞气，是除湿也。又治邪气热结，除头热，疗伤寒热甚发黄，时疾狂热，
是清热也。清湿热也。湿热清，则风灭而寒邪亦逐。惟入足太阳经，专利水道，治黄入剂，仗之
为君，佐药分阳热阴寒，阳黄有湿有燥，湿黄加栀子、大黄，燥黄加栀子、蘖皮，此仲景法也。
阴黄寒多，用茵陈、附子，此韩祇和、李思训方也。要之治寒少，而属湿热为多也。似蒿叶，紧
细，茎干经冬不死，至春因旧生新，故名茵陈。《药性解》卷四：茵陈专理溲便，本为膀胱之剂，
又何以治疸？盖疸之为病，脾受伤也，而脾之所恶，湿乘土也，得茵陈以利水，则湿去土安，而
疸自愈矣！疸分阴寒阳热二种，阳疸热多，有湿有燥，同栀子用，一治湿疸。同栀子蘖皮，治燥
疸。阴疸寒多，只有一症，同附子治之。《本草经疏》卷七：茵蔯蒿感天地苦寒之气，而兼得春
之生气以生者也。其味苦，平，微寒，无毒，故主风湿寒热邪气，热结黄疸，通身发黄，小便不
利及头热，皆湿热在阳明、太阴所生病也。苦寒能燥湿除热，湿热去则诸证自退矣。去伏瘕，及
久服轻身，益气耐老，面白悦，长年，未有修事者。《日华子》云：石茵蔯味苦，凉，无毒。即
山茵蔯也。入足阳明、太阴，足太阳三经。除湿散热结之要药也。《药镜》卷三：茵陈蒿专理溲

便，膀胱对剂。盖疸因脾湿，而脾恶湿，乘水泻则湿消，湿消则土厚，而疸自愈矣。山茵陈亦能除湿，结热尤清。蓄血发黄，非其所宜。《颐生微论》卷三：茵陈虽去湿热，须五苓之类佐助成功，中病即已。若过用之，元气受贼。《景岳全书》卷四八：用此者，用其利湿逐热，故能通关节，解热滞，疗天行时疾，热狂头痛，利小水。专治黄疸，宜佐栀子。黄而湿者多肿，再加渗利。黄而燥者干涩，再加凉润。只有阴黄一证，因以中寒不运，此非所宜。又解伤寒瘴疟火热，散热痰风热疼痛。湿热为痢，尤其所宜。《本草汇》卷一一：茵陈专理溲便，本为膀胱之剂，又何以治疸？盖疸之为病，脾受伤也。而脾之所恶，湿乘土也。得茵陈以利水，则湿去土安，而疸自愈。然亦须五苓之类，佐助成功。用之者，中病即已，过用则元气受贼矣。第发黄有阴阳二种，茵陈同栀子、黄蘗，以治阳黄。同干姜、附子，以治阴黄。总之，茵陈为君，随佐使之寒热，而理黄症之阴阳也。仲景茵陈栀子大黄汤，治湿热也。栀子蘗皮汤，治燥热也。二药俱治阳黄。李思训用茵陈附子汤，治阴黄也。各随寒热佐使可耳。古方用茵陈同生姜捣烂，于胸前四肢日日擦之，则黄退矣。疥疮煎汁洗之，立愈。《本草新编》卷三：茵陈味苦、辛，气平、微寒，阴中微阳，无毒。入足太阳、少阳之经。专治瘴症发黄，非黄症，断不可用。果是真黄病，可用之为君。但黄症亦不同，有阴黄、阳黄，有热黄，有湿黄、寒黄、燥黄，有血黄、气黄之殊，不可不辨。世人一见发黄，全不分别，俱用茵陈，而无引经之品，共相佐使，所以有效、有不效也，谨细陈之。阴黄之病，其湿不甚，黄色亦不深，下身黄，而上身不黄者也，夜间反觉不安，欲小便而反涩，日间小便反利，转觉安宁。治法宜用茵陈为君，而佐之茯苓、泽泻、薏苡仁之类，或加之五苓散亦妙。茵陈可用至三钱至五钱，不可越五钱之外，连服数剂，黄可尽退也。阳黄之病，其湿亦不大甚，但黄色如金，上身眼目尽黄，而下身反不黄者是也，日间小便艰涩，或痛或不痛，夜则安然自利。治法宜用茵陈为君，而佐之升麻、桔梗、茯苓、天花粉、麻黄、黄芩之类，数服即愈，而茵陈必须多加五六钱也。热黄之病，口必大渴，然多饮反觉不快，一身上下俱黄，眼目反觉色淡，小便时急数疼痛，其溺必如黄汗，盖热结于膀胱而不得出耳。法亦用茵陈为君，大约必须五钱为止，而佐之龙胆草、炒栀子、芍药、茯苓、猪苓、泽泻之类，则火热泻而黄亦愈也。寒黄之病，一见水，则大吐不已，畏寒怕冷，腹中时疼，手按之始安，一身上下亦黄，眼目自白，小便清长，而夜间尤利，盖寒结于膀胱，命门无火以通之，则水气流入于脾，而脾又寒虚，乃渗走于皮毛而为黄，其黄色必如秋葵之色者也。虽亦用茵陈为君，但止可用至一钱，切戒多用，必须佐之白术、茯苓、山药、芡实、薏仁，少用附子数分，以温补其命门之火，不须十剂，则全愈矣。湿黄之病，全是水湿之气也，虽黄症俱是水湿，而湿黄之水湿更甚，一身上下、眼目、手足尽黄，俱身必浮肿，按之如泥，亦用茵陈四五钱，加入升麻、甘遂、牵牛、车前、泽泻之类，少升其气，使水尽从大、小便出，一剂水湿减去大半，而黄尽退矣，断不可服三剂。盖牵牛、甘遂性悍，多服恐伤人元气耳。燥黄之病，全非水湿，其外现之症，不过胸前之皮肉少黄，而一身上下、眼目不黄，此肺金燥极，黄发于胸前，乃假象也。然既已发黄，茵陈亦不可全然不用，可用七八分，加入麦冬、栀子、芍药、陈皮、天门冬、元参、天花粉、白芥子之类，久服自愈，肺经不燥，而胸黄自除也。血黄之症，上下一身、眼目俱黄，身必发热，胸必烦闷，腹必疼痛，此血瘀于腹中胸下，故变为发黄，伤寒症中，最多此病，论理可遵仲景夫子之方，照症分治。而余亦酌定一方，以便世之采用：茵陈为君，加丹皮、牛膝、当归、栀子、川芎、大黄之品，一服而疼痛烦闷除，其黄必渐愈。苟或服药，仍然闷痛，必须加入水蛭一钱，其瘀血始解，而发黄尽退也。气黄之病，身不发热，亦无饱闷烦燥之状，但头面发黄如淡金之色，饮食知味少，若行动，便觉气怯不能动履，小便不数，大便反燥，然亦不结，此气虚不能运化水湿之气，以成黄病者也。可用茵陈一二钱，加入人参、白术、黄芪、茯苓、车前子，大剂煎饮，自然气旺，而黄色全消矣。吾言至此，虽不敢谓黄症，治法全备，然分病既清，用药无误，要不能越此范围。愿人当临症之时，细察而分治之可耳。《医经允中》卷一九：茵陈专理溲便，膀胱本药，何以治疸？盖疸之为病，脾受伤，而脾之所恶湿，中土得茵陈以利水，则湿去土安，而疸愈矣。亦有潦旱之剂，潦则湿黄，旱则燥黄，湿宜泻，旱宜润，总以茵陈为君，察症辨色，佐之可也。中病则已，过服元气受伤。《本草经解要》卷二：茵陈气平微寒，禀天秋平冬寒金水之气，入手太阴肺经、足太阳寒水膀胱经。味苦无毒，得地南方之火味，入手少阴心经。气味俱降，阴也。风为阳邪，湿为阴邪，风湿在太阳，阳邪发热，阴邪发寒也。其主之者，气寒清热，味苦燥湿也。心为君火，火郁太阴，则肺不能通调水道，下输膀胱，而热与湿结矣。太阴乃湿土之经，所以蒸土色于皮毛，而成黄疸也。其主之者，苦平可以清心肺，微寒可以解湿热也。久服则燥胜，所以身轻。平寒清肺，肺主气，所以益气。心主血，味苦清心，心清则血充华面，所以耐老而面白可悦也。心为十二官之主，心安十二官皆安，所以长年也。制方：茵陈同川连、干葛、黄柏、苡仁、北味，治酒疸。同二术、茯苓、泽泻、车前、木通、陈皮、神曲、红曲，治谷疸。同生地、石斛、木瓜、牛膝、黄柏，治女劳疸。《重庆堂随笔》卷下：茵陈乃蒿属，昔人多种以为蔬。《本经》所载主风湿寒热，热结黄疸，湿伏阳明所生之病，皆指绵茵陈而言，其叶细于青蒿者是也。干之色作淡青白色，今人呼为羊毛茵陈者是也。其性专利水，故为黄疸湿热要药。一种生子如铃者，名山茵陈，即角蒿，其味辛苦有小毒，专于杀虫，治口齿疮尤妙，今人呼为铃儿茵陈。药肆中俱有之，此不可以不辨而概误用之也。《纲目》以茵陈、角蒿分别，故是卓识，而未能指出俗以角蒿为茵陈，且将山茵陈治眼热赤肿方引入茵陈条下，至角蒿下亦无一语言其苗叶形状者，或尚未知此即山茵陈耶？

青蒿《本经》

【释名】三庚草《履巉岩本草》。

【集解】《宝庆本草折衷》卷一〇：沈存中尝论青蒿有两种，有黄色者，有青色者。陕西青蒿丛生，迥然青翠如松花，至秋犹青而芬芳，此论新者耳，久则色变，殆难辨焉。《本草汇言》

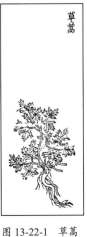

图 13-22-1 草蒿
《图经（政）》-1

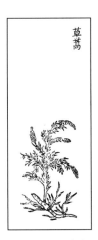

图 13-22-2 草蒿
《图经（政）》-2

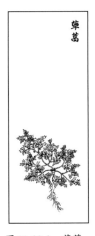

图 13-22-3 草蒿
《图经（绍）》-1

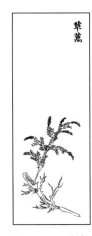

图 13-22-4 草蒿
《图经（绍）》-2

图 13-22-5 青蒿《履
巉岩》

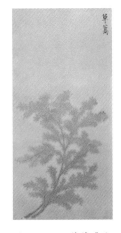

图 13-22-6 草蒿《履
巉岩》

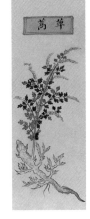

图 13-22-7 草蒿
《品汇》-1

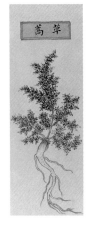

图 13-22-8 草蒿
《品汇》-2

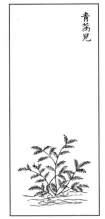

图 13-22-9 青蒿儿
《野谱》

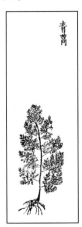

图 13-22-10 青蒿
《蒙筌》

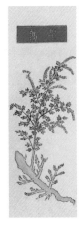

图 13-22-11 草
蒿《雷公》

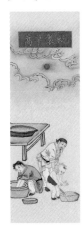

图 13-22-12 炮
制草蒿《雷公》

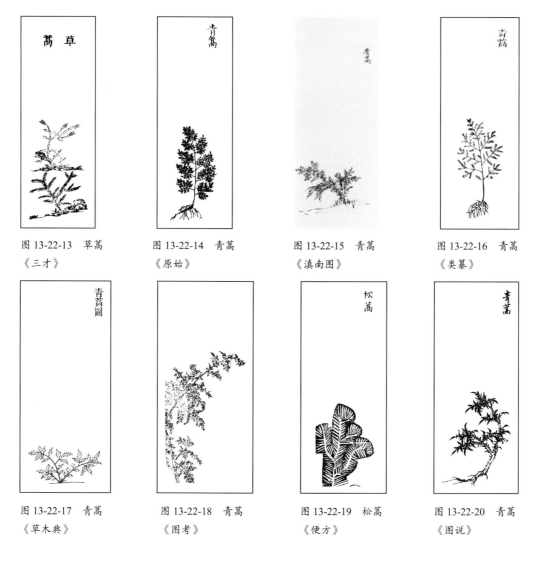

图 13-22-13　草蒿　　　图 13-22-14　青蒿　　　图 13-22-15　青蒿　　　图 13-22-16　青蒿
　　《三才》　　　　　　　《原始》　　　　　　　《滇南图》　　　　　　　《类纂》

图 13-22-17　青蒿　　　图 13-22-18　青蒿　　　图 13-22-19　松蒿　　　图 13-22-20　青蒿
　　《草木典》　　　　　　《图考》　　　　　　　《便方》　　　　　　　《图说》

卷三：陈廷采先生曰：谚云三月茵陈四月蒿。人每诵之，疑是两药一种，因分老嫩而异名也。殊不知叶虽近似，种却不同。青蒿叶背、面俱青，且结花实；茵陈叶面青背白，花实全无。况遇寒冬，尤大差异。茵陈茎干不凋，至春旧干上复发叶，因干陈老，故名茵陈。青蒿茎干俱凋，至春再从根下发苗，如草重出。发旧干者，三月可采；产新苗者，四月才成。是指采从先后为云，非以苗分老嫩为说也。**《植物名实图考》卷一一**：青蒿《本经》下品。与黄花蒿无异。《梦溪笔谈》以色深青为别。李时珍云：青蒿结实大如麻子，中有细子。湖南园圃中极多，结实如芡实大。北地颇少。

【气味】味苦、微辛，性寒。《景岳全书》卷四八。味微苦，性微寒，气清香。《伤寒温疫条辨》卷六。

【主治】去湿消痰，治痰火嘈杂，上清头目眩晕。利小便，凉血，止大便下血。通五积劳热，发烧怕冷。少年气盛者，食有进饮食之功，令人善饿。痰气盛，宽中下气，倒饱心懑，虚者忌之。《滇南本草》卷中。

【发明】《履巉岩本草》卷上：于三伏内，每遇庚日，日未出时采摘一握，挂于宅庭，可以辟邪气。《续医说》卷一〇：山东有一人家，共爨五百余口，二百余年不染瘟疫瘴气。其家每岁以三伏日清晨采取苦蒿头一束，阴干，冬至日捣罗为细末，至除夜用蜜调和，从少至老，每人服一匕，终身不染一切毒病。此亦古人屠苏之法。余闻此说于杭州士人俞冕云。《本草蒙筌》卷二：草蒿即青蒿。味苦，气寒。无毒。山谷川泽，随处有生。叶实根茎并堪入药，春夏采用茎叶为宜。入童便熬膏，退骨蒸劳热。生捣烂绞汁，却心痛热黄。瘜肉肿痛，烧灰淋浓汤点；泄痢鬼气，研末调米饮吞。秋冬用之，取根与实。实须炒过，根乃咀成。愈风疥瘙，止虚烦盗汗。开胃明目，辟邪杀虫。《药性要略大全》卷六：根、苗、子、叶皆入药。各自使之，用子勿用叶，用枝勿用根。四者若同用，反能致病。得童便浸，良。亦可煎水，洗疮，除疥虱疥痒。亦作鸡香菜食之。《本草经疏》卷一〇：草蒿，青蒿也。禀天地芬烈之气以生，故其味苦，其气寒而芬芳，其性无毒。疥瘙痂疥恶疮，皆由于血热所致。留热在骨节间者，是热伏于阴分也。肝胃无热则目明，苦能泄热，苦能杀虫，寒能退热，热去则血分平和，阴气日长，前证自除，故悉主之也。诸苦寒药多与胃气不宜，惟青蒿之气芬芳可人，香气先入脾，故独宜于血虚有热之人，以其不犯胃气故尔。是以蓐劳虚热，非此不除矣。《本草汇言》卷三：《日华子》清热凉血，《本经》退骨蒸劳热之药也。陈月坡此药得初春少阳之气以生，去肝胆肾经伏热，故明目消疥，退骨节间内蒸留热。热去则血分和平，阴气日长，故劳热骨蒸专主之也。大抵诸苦寒药多与胃气不宜，惟青蒿芬芳清洁，气先袭脾，故独宜于血虚有热之人，以其不损胃气故尔。是以蓐劳虚热，非此不除。又《陈氏方》治传尸鬼疰，疟痢寒热，齿痛，皆本少阳木郁火郁之病，以此芳洁苦寒之药，用相宜耳。若专于真阴内损，营气衰竭成劳者，当与大滋养药同剂方善。倘劳热之人，有胃虚不食泄泻者，产后气虚内寒作泻者，咸宜戒之。《医宗必读·本草征要》上：去骨间伏热，杀鬼疰传尸。苦寒之药，多与胃家不利，惟青蒿芬芳袭脾，宜于血虚有热之人，取其不犯冲和之气耳。按：寒而泄泻者，仍当避之。《药镜》卷四：青蒿入心以泄丙丁，故主骨蒸劳热，瘟疟浓痰。入脾以去伏热，故主阴虚盗汗，酒痔便血。得补阴诸药，产后虚热清宁。得童溺乌梅，劳怯倦痿爽快。嚼傅金疮蜂螫，止痛消红。揉塞鼻衄耳脓，血停流止。《本草通玄》卷上：青蒿得春独早，其发生在群草之先，故治少阳、厥阴诸症，独着奇功。然性颇阴寒，胃虚者不敢投也。《本草新编》卷三：青蒿味苦，气寒，无毒。入胃、肝、心、肾四经。专解骨蒸劳热，尤能泻暑热之火，愈风瘙痒，止虚烦盗汗，开胃，安心痛，明目辟邪，善养脾气，此药最佳。盖青蒿泻火热，又不耗伤气血，用之以佐气血之药，大建奇功。可君可臣，而又可佐使，无往不宜也。但必须多用。因其体既轻，而性兼补阴，少用转不得力。夫人身最嫌火盛，而泻火之药动必伤阴，欲其泻火而不损阴者，原无多味，乌可置青蒿于无用之地耶。人身不离阴阳，火一盛则阴不生，而阳不长，阴阳既不生长，势必阴阳不交而身病矣。倘不平其火，而徒补其阳，则火盛而阳益旺；不平其火，而徒补其阴，则火烁而阴愈衰。故毋论补阴补阳，总以平火为先务。然火又宜养，而不宜平。火过旺，则阴阳不生；过衰，则阴阳亦不长。必寓补于平之中，而后阳得之而安，阴得之而泰也。青蒿平火而又补水，此阴阳所以两宜之也。《冯氏锦囊秘录》卷三：凡苦寒之药，多伤胃气，惟青蒿芬香入脾，独宜于血虚有热之人，以其不伤胃气故也。但无补益之功，必兼气血药而用之，方有济也。《重庆堂随笔》卷下：《本经》草蒿即今之青蒿，以茎紫者良。专解湿热而气芳香，故为湿温、疫疠妙药。又清肝胆血分之伏热，故为女子淋带、小儿痫痉疳神剂。本草未言，特为发之。惟味甚苦，胃气虚弱者须回护也。

【附方】《履巉岩本草》卷上：血衄极验。春初嫩时亦可作菜食，绞汁服。

《滇南本草》卷中：治五种虚劳。青蒿、二钱，用根。地骨皮二钱、鳖甲、一钱，炒。石斛一钱、柴胡根，一钱，炒。引清明杨柳，煨，服点童便。

黄花蒿《本草纲目》

【集解】《植物名实图考》卷一一：黄花蒿俗呼臭蒿，以覆酱豉。《本草纲目》始收入药。

叶

【气味】味辛、苦，气寒，无毒。《本草汇言》卷三。

【主治】煮汁治小儿风寒惊热有验。《本草汇言》卷三。

子

【主治】下气消痰胀，更殊捷尔。《本草汇言》卷三。

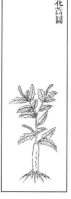

图 13-23-1 黄花蒿《草木典》

白蒿《本经》

【释名】蓬蒿、皤蒿、游胡、旁勃《太乙仙制本草药性大全》、篱蒿《调疾饮食辩》。

【集解】《救荒本草》卷上之前：白蒿生荒野中。苗高二三尺，叶如细丝，似初生松针，色微青白，梢似艾香。味微辣。《调疾饮食辩》卷三：白蒿，《尔雅》曰：繁皤蒿，又名由胡。《食疗本草》曰：蒌蒿，一曰萬，一曰蘋，一曰萧。吾乡呼篱蒿。叶如细艾，气亦似之，有白毛。故古诗云：同心托萧艾，一器戒熏莸。《诗疏》曰：先众草而生。香美可食，生熟皆宜。《纲目》曰：陆生熏辛，不及水生者香美。《诗·鹿鸣》食野之苹，陆蒿也。于以采蘩，于沼于沚。《左传》苹蘩蕴藻，皆水蒿也。性能温中，开胃下气，利膈，解河豚鱼毒。然辛温香窜，耗气昏神，助火动风，发毒，皆所不免。凡中气虚弱，及素有内热，风损、血疾人均不宜食。痘后、痈疽、疮疥，及天

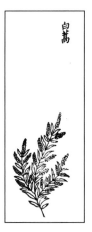

图 13-24-1 白蒿
《图经（政）》-1

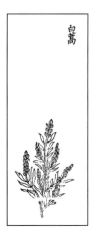

图 13-24-2 白蒿
《图经（政）》-2

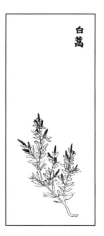

图 13-24-3 白蒿
《图经（绍）》-1

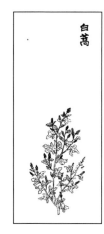

图 13-24-4 白蒿
《图经（绍）》-2

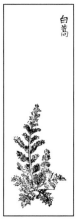

图 13-24-5 白
蒿《救荒》

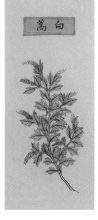

图 13-24-6 白蒿
《品汇》-1

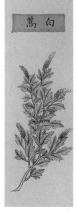

图 13-24-7 白
蒿《品汇》-2

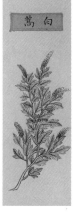

图 13-24-8 白
蒿《蒙筌》

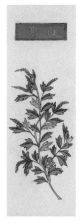

图 13-24-9 白
蒿《雷公》

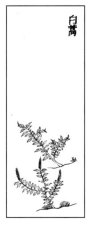

图 13-24-10 白
蒿《三才》

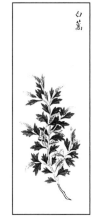

图 13-24-11 白
蒿《草木状》

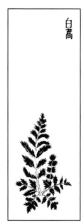

图 13-24-12 白
蒿《博录》

行热病后，虽已全愈，未满半年者，食
之即发。而《本经》收为上品，云补中益气，
疗心悬善饥，此物正令人嘈杂易饥，何相
反若是。或者《本经》白蒿别是一物，诸
家之训皆误，亦未可知。盖皤即白也，《尔
雅》既曰：繁，皤蒿。又曰：苹，藾萧。
是明明二种，不得合为一物。且蒿之类不
一，《尔雅》曰：繁之丑，秋为蒿。郭注曰：
春时各有种类，至秋通呼为蒿。考《唐书》
德宗御经筵，问宰臣曰：呦呦鹿鸣，食野
之苹。苹是何草？杨珏以藾萧对。帝曰：
《诗疏》云叶圆花白，似非藾萧。恐《诗疏》

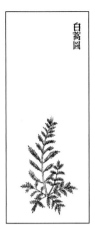
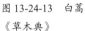

图 13-24-13　白蒿
《草木典》

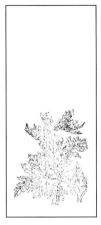

图 13-24-14　白
蒿《图考》-1

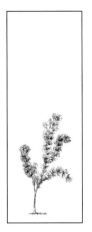

图 13-24-15　白
蒿《图考》-2

所云，即《本经》之白蒿。存之以俟博识。**《植物名实图考》卷一二**：此白蒿是细叶者，与野同蒿相类，
而茎黑褐色，叶如丝，青白相间，稍长则软弱纷披。盖初发则青老则白，因陈根而生，不至秋即枯，
或即以为山茵陈。宋《图经》云：阶州以白蒿当茵陈，其所谓白蒿，乃《唐本草》大蓬蒿，非此蒿也。

【气味】甘、辛，平，无毒。《本草洞诠》卷九。

【主治】补中益气，利膈开胃，治五脏邪气，风寒湿痹，久服轻身不老。《本
草洞诠》卷九。除腹中邪气，杀河豚毒。久食令人毛发黑。《本草省常·菜性类》。

蓬草子《本草拾遗》

【校正】《本草纲目》原载"谷部"，今移此。

【集解】**《调疾饮食辩》卷二**：黄蓬饭有二种，《尔雅》曰：啮，凋蓬；
荐，黍蓬。其蔓细而纠结，有如乱发，故发之未梳者曰蓬首。又轻虚风易拔
之，随风飞去，故《诗》曰首如飞蓬。吾乡讹为黄坯。荒年泽居，人采以为食。
○《拾遗》乃谓作饭无异粳米，必不然矣。病人勿食。

【气味】酸，平，无毒。《本草医旨》卷二。味极苦涩。《调疾饮
食辩》卷二。

【主治】能除热，不免败胃。《调疾饮食辩》卷二。

蒌蒿《救荒本草》

【释名】莪蒿、邪蒿《食物本草》。

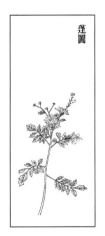

图 13-25-1　蓬
《草木典》

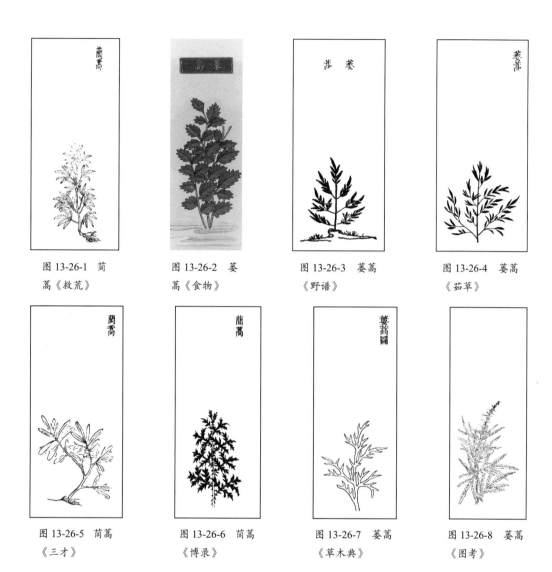

图 13-26-1 蔄
蒿《救荒》

图 13-26-2 蒌
蒿《食物》

图 13-26-3 蒌蒿
《野谱》

图 13-26-4 蒌蒿
《茹草》

图 13-26-5 蔄蒿
《三才》

图 13-26-6 蔄蒿
《博录》

图 13-26-7 蒌蒿
《草木典》

图 13-26-8 蒌蒿
《图考》

【集解】《救荒本草》卷上之前：田野中处处有之。苗高二尺余，茎似艾，其叶细长锯齿，叶拗茎而生。《食物本草》卷二：生水泽中，叶似艾，青白色，长数寸，食之香脆而美。叶可为茹。

《植物名实图考》卷一二：蒌蒿，《诗经》：言刈其蒌。陆玑《疏》：蒌，蒌蒿也。其叶似艾，白色，长数寸，高丈余。好生水边及泽中。正月根芽生，旁茎正白，生食之，香而脆美，其叶又可蒸为茹。按蒌蒿，古今皆食之，水陆俱生，俗传能解河豚毒。《救荒本草》谓之蒿。洞庭湖濒，根长尺余，居民掘而煮食之，俭岁恃以为粮。与蒌蒿满地，河豚欲上，风景同而滋味异矣。

【气味】味微苦，性微温。《救荒本草》卷上之前。味甘辛。《食物本草》卷二。味甘辛平，无毒。《食物辑要》卷三。

【主治】解河豚毒，开胃利膈，去风热湿痹，长须发，治心悬少食，发黄暴痢。生用醋淹，为葅颇佳。有疮疥者勿食。《食物辑要》卷三。

【发明】姚氏《食物本草》卷首：蒌蒿食茎叶。春采苗叶,熟食。夏秋茎可作齑,心可入茶。采蒌蒿,采枝采叶还采苗。我独采根卖城郭,城里人家半凋落。《茹草编》卷一：江滨女儿晴踏歌,云融水暖春微和。蒌蒿茸茸青可摘,若处偏少若处多。姊采叶,娣采心,叮咛莫向水边行,濡裙溅袜阿母嗔。春采苗叶,炒食。夏秋茎可作齑,心可点茶。

兔耳一支箭《本草纲目拾遗》

【释名】独叶一支枪、金边兔耳、兔耳酸《本草纲目拾遗》、小鹿衔、银茶匙、忍冬草、月下红、金茶匙《百草镜》。

【集解】《本草纲目拾遗》卷五：兔耳一支箭,独叶一支枪、金边兔耳、兔耳酸。生阴山脚下,立夏时发苗,叶布地生,类兔耳形,叶厚,边有黄毛软刺,茎背俱有黄毛,寒露时抽心,高五寸许,上有倒刺而软,即花也。每枝只一花,故名一枝箭。入药用棉裹煎,恐有毛戟射肺,令人咳。《百草镜》：兔耳一枝箭,叶如橄榄形,边有针刺,只七八叶,贴地生,八月抽茎,高近尺许,花如柏穗而有萌刺,茎叶有毛,七月采。有小鹿衔、银茶匙、忍冬草、月下红等名。汪连仕云：兔耳箭初生苗,名金茶匙。○独叶一枝枪生深山,四五月间土人采得,入市货之。长二三寸,一茎二梗,一梗一叶,叶如兔耳,又似箭头,一梗细尖,如新抽竹萌,故名。《百草镜》：独叶一枝枪,生山原,清明时发苗,谷雨后死,长二三寸,一叶一花,叶如橄榄,花似锥钻。味甘淡,功用与一枝箭同。

【气味】性寒,味苦。〔《采药方》〕。《本草纲目拾遗》卷五。

【主治】行血凉血,入肺经,清肺火。治吐血劳伤,调血最效,为怯弱要药。肺痈肺痿,黄疸心疼,跌打风气伤力,咳嗽咯血肿毒。〔《采药方》〕《本草纲目拾遗》卷五。

【附方】《本草纲目拾遗》卷五：肠痈肺痈缩脚痈。用白石楠叶嫩脑十二个,兔耳草二两,好酒煎服,肺痈二服,肠痈缩脚痈一服,即愈。骨蒸劳怯：吴普仁方：用兔耳一枝箭蒸鸡服。《慈航活人书》。○诸毒虫咬。以独叶一枝枪草生擦之,即愈。朱烺斋《任城日记》。

牛尾蒿《滇南本草图说》

【释名】《植物名实图考》卷一二：牛尾蒿《诗经》：取萧祭脂。陆玑《疏》：萧,荻。今人所谓荻蒿者是也。或云牛尾蒿似白蒿,白叶,茎粗,科生,多者数十茎,可作烛,有香气,故祭祀以脂蒸之为香。许慎以为艾蒿,非也。《郊特牲》云：既奠然后蒸萧合馨香是也。按《尔雅》：萧,荻。郭注即蒿。盖牛尾蒿,初生时与蒌蒿同,唯一茎旁生横枝,秋时枝上发短叶,横斜敧舞,如短尾随风,故俗呼以状名之。其茎直硬,与蒌蒿同为烛杆之用。李时珍以《陆疏》苹为牛尾蒿,

图 13-28-1　野蒿《滇南图》

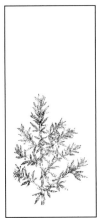

图 13-28-2　牛尾蒿《图考》-1

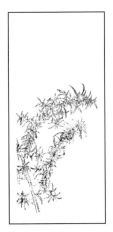

图 13-28-3　牛尾蒿《图考》-2

与今本不同。郑渔仲以牛尾蒿为青葙子，大误。《尔雅正义》：苹，藾萧。注：今藾蒿也。初生亦可食《正义》：此别蒿之类也。苹一名藾萧，《小雅》云：呦呦鹿鸣，食野之苹。郑笺以为藾萧，疏引陆玑《疏》云：叶青白色，茎似箸而轻脆，始生时可生食，又可蒸食。按藾萧为蒿之别种，俗呼为牛尾蒿，或以为即今白蒿，非也。又萧荻，注：即蒿，《正义·诗疏》引李巡云：萩，一名萧。《天官·甸师》云：祭祀共萧茅。杜子春以为萧，香蒿也。后郑谓《诗》所云：取萧祭脂，《郊特牲》云萧合黍稷，臭阳达于墙屋，故既荐然后焫萧为馨香者，是萧之谓也。

【气味】味苦，平。《滇南本草图说》卷七。

【主治】塞鼻止血，破血散血，血瘤、血鼠、血风等症，最良。《滇南本草图说》卷七。

一支箭《草木便方》

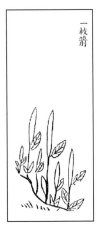

图 13-29-1　一枝箭《草木典》

【气味】苦，入厥阴。《草木便方》卷一。

【主治】肾囊肿痛热毒清。疔肿恶毒除风热，胸腹宿血蛇毒轻。《草木便方》卷一。

瓶尔小草《滇南本草图说》

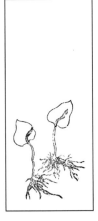

图 13-30-1　瓶尔小草《图考》

【集解】《植物名实图考》卷一七：瓶尔小草，生云南山石间。一茎一叶，高二三寸；叶似马蹄有尖，光绿无纹，就茎作小穗，色绿微黄，贴叶如着。

【气味】性温，味淡。《滇南本草图说》卷四。

【主治】筋络消气，散瘰疬马刀，结核鼠疮、溃烂脓血不止。补气，益虚调元。搽癣疮，小儿黄水疮。妇人阴痒生虫，洗之良。《滇南本草图说》卷四。

牡蒿《别录》

【释名】水辣菜《救荒本草》。

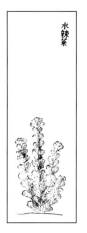

图 13-31-1 水辣
菜《救荒》

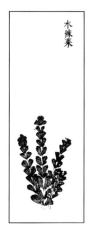

图 13-31-2 水辣
菜《博录》

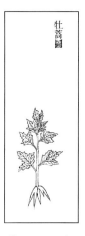

图 13-31-3 牡
蒿《草木典》

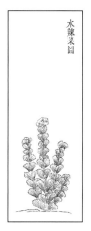

图 13-31-4 水辣
菜《草木典》

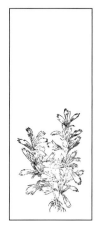

图 13-31-5 牡蒿
《图考》

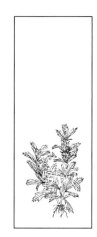

图 13-31-6 水辣
菜《图考》

【集解】《救荒本草》卷上之前：水辣菜，生水边下湿地中，苗高一尺余，茎圆，叶似鸡儿肠，叶头微齐短。又似马兰头，叶亦更齐短，其叶抪茎生。梢间出穗如黄蒿穗。其叶味辣。《太乙仙制本草药性大全·本草精义》卷二：旧本俱不载所出处，今在处有之。三月始生茎叶，似蒿，七月花似胡麻色而紫赤，八月为角，角似小豆角锐而长。郭注《尔雅》蔚牡，谓无子，陆之有子，今尝用子者为正。《本草发明》卷三：牡蒿叶长齐头，叶紫赤，八月为角，似豆角，锐长，名齐头蒿。《植物名实图考》卷一四：《尔雅》：蔚，牡蒿。陆玑《诗疏》以为即马新蒿。《本经》《别录》分为二物。《唐本草》注以为齐头蒿。李时珍所述形状正似《救荒本草》之水辣菜。今泽濒亦有之，微作蒿气，姑存之。《植物名实图考》卷五：水辣菜，此草江西、湖南河濒亦有之。作蒿气，与《唐本草》注齐头蒿相类，殆即一草，详牡蒿下。

【主治】主皮肤之痒，治血脉满盛。《太乙仙制本草药性大全·仙制药性》卷二。能光皮肤，令人暴肥。勿久服，血脉满盛。《本草发明》卷三。

【发明】《草木便方》卷一：齐头蒿苦甘寒平，能治久疟阴肿灵。滋阴血分除虚热，令人暴肥久不荣。

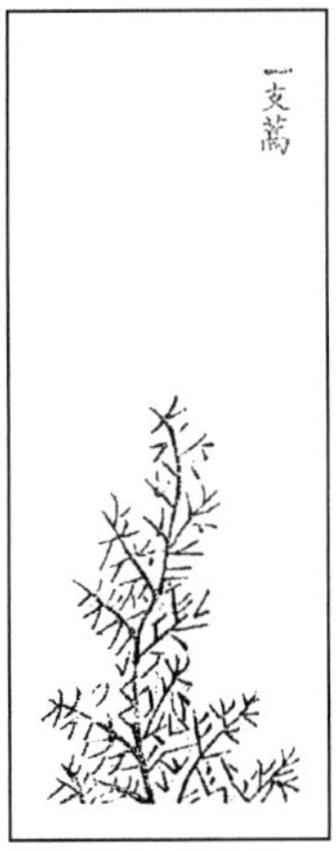

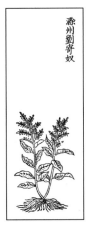

图 13-32-1 一支蒿《便方》

一枝蒿《本草纲目拾遗》

【集解】《本草纲目拾遗》卷五：一枝蒿，绍郡府佐李秉文，久客西陲，言巴里坤出一种药，名一枝蒿。生深山中，无枝叶，一枝苗上，气味如蒿。四月间，牧马卒驱马入山，收草携归，煎膏以售远客，有贩至兰州货卖者。

【主治】活血解毒，去一切积滞，沉痼阴寒等疾，驱风理怯。《本草纲目拾遗》卷五。

珍珠一枝蒿《滇南本草》

【气味】味苦，性寒。《滇南本草》卷下。

【主治】利小便，泻膀胱积热，除五淋，治便浊，发散疮毒。《滇南本草》卷下。

【附方】《滇南本草》卷下：五淋初起便浊。单剂水煨，点水酒服。

刘寄奴《唐本草》

【集解】《本草乘雅半偈》帙九：出河中、孟州、汉中、滁州、江南、越州，所在亦有。春生苗，高二三尺。一茎直上，叶似苍术叶，尖长糙涩，面青背白。九月茎端歧分蓇穗，每蓇攒簇小花十数朵，黄包白瓣，宛如秋菊，经三四日，花心拆裂如絮。随结实，絮实都如苦荬也。《植物名实图考》卷一四：刘寄奴即野生姜。《蜀本草》以为刘寄奴。叶如菊，排生，茎花俱如蒿，而花色白，结黄白小蓇，俗呼菊叶蒿。

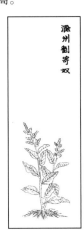

图 13-34-1 滁州刘寄奴《图经（政）》

图 13-34-2 滁州刘寄奴《图经（绍）》

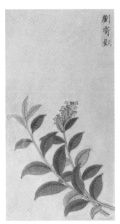

图 13-34-3 刘寄奴《履巉岩》

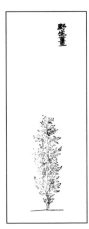

图 13-34-4 野生姜《救荒》

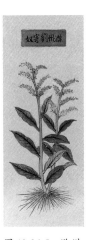

图 13-34-5 滁州
刘寄奴《品汇》

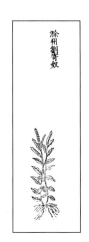

图 13-34-6 滁州
刘寄奴《蒙筌》

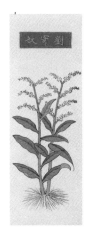

图 13-34-7 刘寄
奴《雷公》

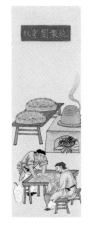

图 13-34-8 炮制
刘寄奴《雷公》

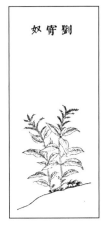

图 13-34-9 刘寄奴
《三才》

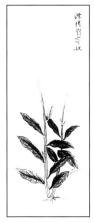

图 13-34-10 滁州
刘寄奴《草木状》

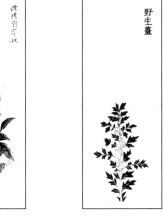

图 13-34-11 野
生姜《博录》

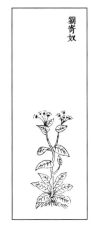

图 13-34-12 刘
寄奴《本草汇》

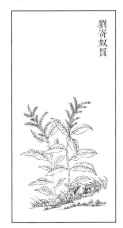

图 13-34-13 刘
寄奴《草木典》

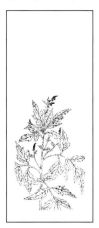

图 13-34-14 刘寄
奴《图考》-1

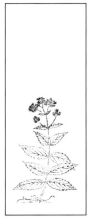

图 13-34-15 刘
寄奴《图考》-2

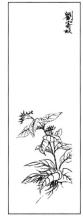

图 13-34-16 刘
寄奴《图说》

【修治】《本草原始》卷三：酒洗，蒸之，晒干用。

【主治】散血，疗汤火金疮之毒止。○极治脱肛。《药性要略大全》卷七。散诸恶，生肌肉。《医方药性·草药便览》。治心腹之刺痛，而下气固速。破经产之瘀血，而金疮最神。《药镜》卷一。滑血行瘀，化症破结。善行瘀血，凡经期产后，汤火跌扑血瘀诸证俱瘳。止便溺失血，金疮不收口并捷。《玉楸药解》卷一。

【发明】《本草发明》卷三：刘寄奴，活血行气之药。故《本草》主破血，下血下气，止心腹急痛，通经脉，散癥结，却产后余疾，消焮肿痈毒，灭汤火疮。多服令人痢。《药性解》卷四：寄奴之苦，宜归心脏，而温暖之性，又与脾部相宜，故两入之。盖心实主血，脾实裹血，所以专疗血症，《唐本》云：多服令人利，亦以其宣泄耳。《本草经疏》卷一一：刘寄奴草，其味苦，其气温，揉之有香气，故应兼辛。苦能降下，辛温通行，血得热则行，故能主破血下胀。然善走之性，又在血分，故多服则令人痢矣。昔人谓为金疮要药，又治产后余疾，下血止痛者，正以其行血迅速故也。《本草汇言》卷三：消血胀，止血痛，《日华子》活血破血之药也。沈稿其性温散善走，流行血脉，故《别录》主扑损折伤，血凝胀痛，金疮血出不止，妇人血症血结，及产后血证余疾，用此可下血止痛，正以其行血迅速故也。但行散之性，专入血分。如病人气血两虚，与脾胃薄弱易作泄者勿用。沈则施先生曰：此药古方罕用，《元本草》始附隰草部。其叶揉之有香气，乃破血之仙药。为末酒和服数钱，治跌扑打伤极效。不可过多，令人吐利。

《本草述》卷九上：刘寄奴草，类以为与他味之快瘀血者等耳。第阅方书，有疗臂痛之琥珀散，固用此味，且云主治掣重伤筋，以致臂痛者，即此参之。是则兹味固快瘀血，然究其所治之瘀，乃由于伤筋之瘀也。即此一证推之，则凡病于伤损以为瘀者，固不止此一证也。又孙真人思邈《千金方》，治折伤瘀血在腹内者，即寄奴与骨碎补、延胡索同用，不可以专绎其补伤损之义欤。《本草汇》卷一一：刘寄奴，破血之仙剂也。其性善走，专入血分。味苦归心，而温暖之性，又与脾部相宜，故两入。盖心主血，脾裹血，所以专疗血证也。《唐本草》云多服令人利，亦以其气宣泄耳。病人气血虚，脾胃弱，易作泄者，勿服。《本草新编》卷三：刘寄奴味苦，气温，无毒。入心、脾、膀胱之经。下气，止心腹急疼，下血消肿，解痈毒，灭汤火热疮，并治金疮。本草诸书，言其能却产后余疾，则误之甚者也。寄奴性善走迅，入膀胱，专能逐水。凡白浊之症，用数钱，同车前〔子〕、茯苓利水之药服之，立时通快，是走而不守。可知产后气血大亏，即有瘀血，岂可用此迅逐之乎？夫走而不守之药，何以能止金疮之血。盖寄奴非能止血，能逐血也。血欲出外，寄奴逐之，血不敢外出矣。此反治之道也。《冯氏锦囊秘录·杂症痘疹药性主治合参》卷三：苦能降下，辛温通行，故主破血下胀。然善走之性又在血分，故多服则令人痢。昔人为金疮要药，又治产后余疾。下血止痛者，正以其行血迅速也。凡病人气血两虚，脾胃衰弱作泄者，勿服。火灼汤伤，先以盐末掺之，护肉不坏，后以寄奴细末掺上，或以糯米浆鸡翎扫上，后掺是药，不痛且无痕，大验。

【附方】《履巉岩本草》卷中：治心肚作疼。不以多少，干为细末，每服三大钱，水一盏，煎至八分，放温服。

《本草汇言》卷三：治筋骨疼痛，甚如夹板状，痛不可忽。用刘寄奴草五钱煎汤，将骡子修下蹄爪，烧灰存性，研末，刘寄奴汤调服三钱，服后饮热酒半钟，不过三五服愈。神仙化痞膏。专贴一切积聚痞块如神。用刘寄奴草四两晒干，当归、川芎、白芷、黄柏、建黄连、苏木、川乌各二两，肉桂、丁香、巴豆肉、草乌各一两，大黄、蜈蚣、穿山甲各三两，白花蛇一条，桃枝、柳枝各三十寸，右剉细，以香油二斤，浸五七日，桑柴慢火熬黑色，去渣放冷，滤净澄清，取一斤半，再入锅内，桑柴火熬至油滚，陆续下飞过黄丹炒燥三两，蜜陀僧研细末一两，仍慢火熬至沸止，再下黄蜡八两，熬至滴水成珠，方离火。待微冷，下后细药：乳香、没药各一两，硇砂一钱五分，麝香、轻粉各二钱，血竭五钱，阿魏五钱，右七味，共为末，陆续入膏内，不住手搅匀，以冷为度。用桑皮油纸摊膏，贴患上，时时以炭火烤热手磨熨之。

牛蒡 《别录》

【集解】《药性粗评》卷一：叶大如芋而长，高二三尺，夏开花结实，作壳如栗棣，小而多刺，鼠过之则黏惹不脱，故名。内实如葡萄核而褐色，叶至冬而枯，其根俗谓之牛菜，长一二尺，可作茹，茎叶根实皆入药。江南平泽处处有之，以川蜀者为胜。

子

【修治】《医学统旨》卷八：微炒，捣碎用。《药性粗评》卷一：秋采实，酒拌蒸过，冬采根，亦如前蒸过，暴干收贮。《本草述》卷九上：皇甫氏云：服此须酒浸三日乃可，是不惟取其入血，并移其性冷者，在酒三日之浸也，胜于微炒用之多矣。凡用，以酒浸三日，微焙干。《本草备要》卷二：酒拌蒸，待有霜，拭去用。《本草述钩元》卷九：用酒淘去沙土，又掠去浮面者，取沉重者，晒干，瓦器微炒，研细入药。须酒浸三日乃可，不惟取其入血，并移其性冷，胜于微炒用之。

【气味】味辛、甘，性平、微温，无毒。《药性粗评》卷一。辛，温，入肺。《本草通玄》卷上。

【主治】治喉痹风热痰壅，咽膈不利，明目利腰膝；疗风毒肿疮疹，牙齿疼痛，头面浮肿，除皮肤风，通十二经。吞一粒，可出疮疖头。《医学统旨》卷八。主治伤寒时疫，发热烦渴，风邪冷气，手足挛搐，头面浮肿，皮肤麻痒，骨节酸疼，咳嗽肺痈，疝瘕积血，喉风痈肿，润肺散热，补中明目，健四肢，洗五脏恶气，通十二经脉，补益颇多。《药性粗评》卷一。

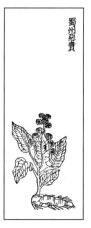

图 13-35-1 蜀州恶
实《图经（政）》

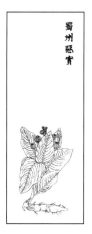

图 13-35-2 蜀州恶
实《图经（绍）》

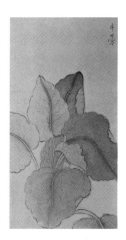

图 13-35-3 牛蒡
《履巉岩》

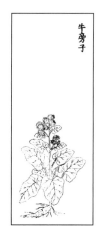

图 13-35-4 牛
旁子《救荒》

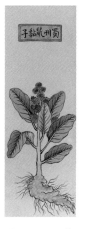

图 13-35-5 蜀
州鼠黏子《品汇》

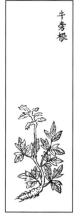

图 13-35-6 牛
旁根《茹草》

图 13-35-7 蜀
州恶实《蒙筌》

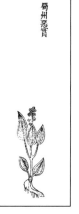

图 13-35-8 恶
实《雷公》

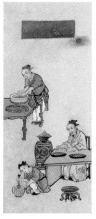

图 13-35-9 炮制
恶实《雷公》

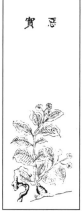

图 13-35-10 恶
实《三才》

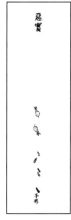

图 13-35-11 恶
实《原始》

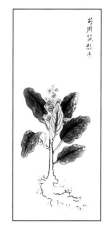

图 13-35-12 蜀州
鼠黏子《草木状》

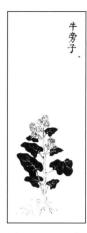

图 13-35-13 牛
旁子《博录》

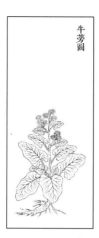

图 13-35-14 牛
蒡《草木典》

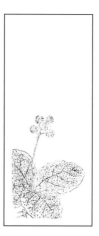

图 13-35-15 恶
实《图考》

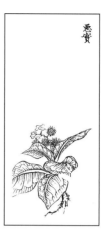

图 13-35-16 恶
实《图说》

【发明】《用药十八辨》：鼠粘子能解阳明之毒。李氏用于九日之后痘,至九日毒已表暴于外,
何赖于彼？钱氏用于十三日之期,未审其若何意。痘不问其多寡,见形遂宜投,服多者可以解其
毒,少者尤速收其效。苟痘及澄浆聚脓之际,毒已散矣,何以服为？评曰：三四期逢觅鼠粘,脓
浆澄聚便须捐。阳明枭毒须宜此,焦紫疔癍第一先。《药鉴》卷二：苦能解毒退热,而利咽喉之痛,
并甘桔为妙。辛能达表润肌,而散疮疡之肿,同解毒尤良。合气与味,又治腰膝凝滞之血。若痘
出不快者,即用麻黄、桔梗汁煮之,则痘不时起发矣。《药性解》卷四：《主治秘诀》及东垣皆云,
牛蒡子辛温,故能入十二经而通散也。洁古云：吞一枚可出痈疽头,亦表其辛散之功尔。本草言
其性平,误矣！《本草经疏》卷九：恶实至秋而成,得天地清凉之气。本经辛平,藏器兼苦。升
多于降,阳也。入手太阴、足阳明经。为散风、除热、解毒之要药。辛能散结,苦能泄热,热结
散则脏气清明,故明目而补中。风之所伤,卫气必壅,壅则发热,辛凉解散则表气和,风无所留矣,
故除风伤。藏器主风毒肿,诸瘘。元素主润肺散结气,利咽膈,去皮肤风,通十二经者,悉此意耳。
故用以治瘾、痘疮,尤获奇验。《医宗必读·本草征要》上：牛蒡子性冷而滑,惟血热便闭者宜之,
否则忌用。《景岳全书》卷四八：味苦、辛。降中有升。治风毒班疹诸瘘,散疮疡肿毒喉痹,及
腰膝凝寒痹滞之气,以其善走十二经,而解中有散也。《本草通玄》卷上：本入肺理风之剂,兼
利腰膝凝滞者,一则金为水母,上则清肃下输,或谓兼入肾者,非其升浮之用也。《本草述》卷
九上：牛蒡子,盖以为散风热矣。但《本经》所云除风伤者,先言明目补中,于义何居？夫肝开
窍于目,而中气与风升之气无二也。若在下者,阴中之阳不升,是谓风虚。而中气病在上者,阳
中之阴不降,是谓风淫,而中气亦病。夫阴中之阳不升,病在阳不足,而下郁为风,是宜达阳为
主,不宜寒凉助阴者也。阳中之阴不降,病在阴不足,而上壅为风,是宜裕阴为主,不宜辛温助
阳者也。若兹味者,既非寒凉,亦非辛温,虽非益阴,而能为阴致其用。虽非益阳,而能为阳裕
其化。东垣谓其辛平而降者是也。《本草汇》卷一一：牛蒡子至秋而成,得天地清凉之气,为散

风除热解毒之要药。本入肺理风之剂，兼利腰膝凝滞者，一则金为水母，一则清肃下输。或谓其兼入肾者，非其升浮之用也。然性冷而滑，痘疮家惟宜于血热便闭之症。若气虚色白，大便自利或泄泻者，勿用。痈疽已溃，非便闭，勿服。《本草求原》卷三：气味皆金，主降，以裕肺经之阴。主明目，肝木风升之病，平清热，以媾肝；辛降阴，以除壅，则金光而明。补中，除风伤。中者阴之守，中气与风升之气无二。上焦之阴不降，则阴上壅为风淫，而中气病；下焦之阳不升，则卫气郁为风虚，而中气亦病。辛平降肺阴下行，而皮毛之合自然通达。是以降为补，即以降为疏散者也。故风淫热病，风虚阳衰皆治。散结消肿，理痰嗽，除痹挛、筋骨烦热、疮疡诸毒、内外诸障，消斑疹，皆风淫壅闭，而血气痴结于上下。润肺利咽，通十二经。人身十二经脉，皆上循咽膈。惟肺气周于一身，乃能通行十二经而开咽膈。《类明》曰：风毒之肿，忌用寒剂，止宜辛润。盖指此也。性冷而滑，风虚、风淫，血中有热者最宜，气虚泻泄勿服，惟痧疹不忌泄，故用之。服之腹痛，温剂加火酒可制。

【附方】《药性粗评》卷一：出痈肿头。取牛蒡子一枚在手，挪熟吞之，其痈疖根头自出。

《本草汇言》卷三：治头痛连睛，并目昏涩不明。用牛蒡子、苍耳子、甘菊花各三钱，水煎服。○治风肿斑毒作痒。用牛蒡子、玄参、僵蚕、薄荷各五钱，为末，每服三钱。白汤调服。○治风火内闭，痰郁作嗽。用牛蒡子、桔梗、前胡、薄荷、防风、桑皮、杏仁各二钱，甘草五分，水煎服。○治咽喉肿闭不利。用牛蒡子三钱、桔梗一钱，甘草七分，荆芥五钱，水煎服。○治伤寒邪郁不解，延引多日。用牛蒡子二钱，柴胡、防风、黑栀子、连翘各一钱，葱头二茎，水煎服。○治斑疹时毒及疟腮肿痛。用牛蒡子、柴胡、连翘、川贝母、荆芥各二钱，水煎服。○治痘瘄不起发。用牛蒡子、桔梗、甘草、蝉蜕、僵蚕、黄芩、玄参、羌活各等分，水煎服。○单治瘄疹不起透。用牛蒡子研细五钱，柽柳煎汤，调下立透。○治天行痘疮，血热干枯不出者。用牛蒡子三钱，犀角、紫草、生地黄各二钱，水煎服有神。《方脉正宗》方共九首。○治历节风痛，攻走手足，甚则肩背臂膝，攻凿疼痛。用牛蒡子五两为末，每用三钱，白汤调下。《本事方》。

根

【气味】苦寒。《本草求原》卷三。

【附方】《本草求原》卷三：治中风，汗出乃愈。竹刀刮净绞汁，蜜和服。疮肿及反花疮。肉反出如花状。捣和猪脂。

叶

【附方】《药性粗评》卷一：封金杖疮。凡被金疮杖疮，即以牛蒡叶封之，不畏风，且易瘥。

紫菀《本经》

【集解】《医林纂要探源》卷二：每枝三叶，中干直上，顶作小花，根直下而多节，根尾有须色紫。以软润者为良。《增订伪药条辨》卷二：紫菀近道处处虽有出产，然色紫味苦，质极柔宛。若此种硬芦，形质既殊，性味自劣。闻又有以车前及旋覆根，赤土染过混充者，更奚堪入药乎？炳章按：紫菀，凤阳府、亳州龙王庙四乡出者，须根粗软糯，色紫红，硬梗少者佳。河南怀庆府出，枝略细软糯亦可用。湖北出者，性硬根细，泥屑重者次。伪者浙江尚少，因价贱，出货亦多故耳。

【修治】《本草约言》卷一：江云：治嗽消痰，必须酒洗。《本草经疏》卷八：得蜜蒸焙良。《本草汇言》卷四：去须头及土，水洗净，曝干用。《医宗必读·本草征要》上：洗净，蜜水炒。

【气味】味苦、辛，气温，无毒。《本草纂要》卷二。

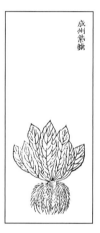

图 13-36-1 成州紫菀《图经（政）》

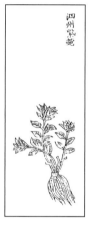

图 13-36-2 泗州紫菀《图经（政）》

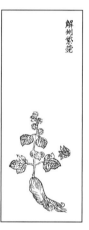

图 13-36-3 解州紫菀《图经（政）》

图 13-36-4 成州紫菀《图经（绍）》

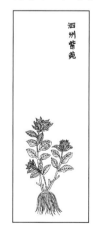

图 13-36-5 泗州紫菀《图经（绍）》

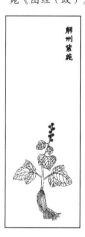

图 13-36-6 解州紫菀《图经（绍）》

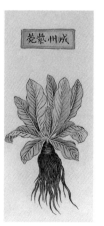

图 13-36-7 成州紫菀《品汇》

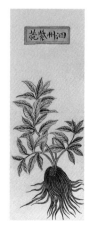

图 13-36-8 泗州紫菀《品汇》

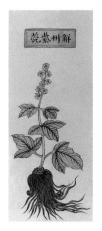

图 13-36-9 解州
紫菀《品汇》

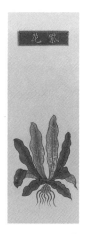

图 13-36-10 紫
菀《食物》

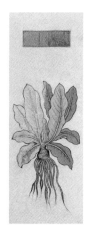

图 13-36-11 紫
菀《雷公》

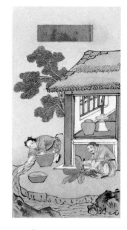

图 13-36-12 炮
制紫菀《雷公》

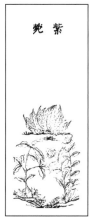

图 13-36-13 紫
菀《三才》

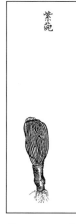

图 13-36-14 紫
菀《原始》

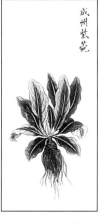

图 13-36-15 成
州紫菀《草木状》

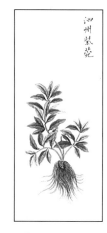

图 13-36-16 泗
州紫菀《草木状》

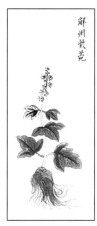

图 13-36-17 解
州紫菀《草木状》

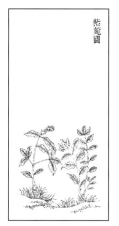

图 13-36-18 紫
菀《草木典》

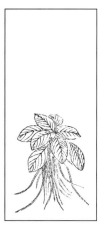

图 13-36-19 紫
菀《图考》

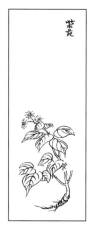

图 13-36-20 紫
菀《图说》

【主治】主治咳逆上气，吐血怔悸，虚痨痰喘，久嗽肺痿，胸中结气，清膈止渴，润肌肤，添骨髓，通小便，安五脏。《药性粗评》卷二。

【发明】《本草纂要》卷二：凡热客心肺之症，有动血痰之嗽，非此不能治之者也。然而，此剂虽为治嗽之药，而与他剂不同。盖此药能行气养血，治嗽之中，有益于血痰之症，善用者，苟于血家之药，而兼佐之可也。《本草约言》卷一：入胸膈快而不燥，利肺气散而能泄。《芷园臆草题药》：菀即古郁字，故治郁结，当在五色取色紫味苦者，以治胸中之寒热结气。胸中，肺之部分也。肺中有火，内郁而为喘咳。肺热叶焦，外发而为痿躄，所以致五藏不安。用其色以行肺之用，用其气以散肺之结，用其味以顺火之性，而助肺之降下，谓肺专主诸气臌郁故也。倘无结气而用之，未免亡走走肺之津液矣。《本草经疏》卷八：紫菀感春夏之气化，而兼得地中之金性，故味苦温。《别录》兼辛、无毒。入手太阴，兼入足阳明。苦以泄之，辛以散之，温以行之。辛先入肺，肺主诸气，故主咳逆上气，胸中寒热结气。去蛊毒，亦辛之力也。痿躄者，阳明之湿热熏蒸于肺，则肺热而津液不能下滴，伤其气化，以困水之上源，故为痿躄也。肺为五脏之华盖，而主诸气，肺安则能朝百脉，散精布液于各脏，故云安五脏也。疗咳逆吐脓血，止喘悸者，散肺家之邪也。能安五脏，故治五劳及体虚不足。小儿惊痫，亦虚而有热故也，热散则惊痫自止矣。《医宗必读·本草征要》上：主痰喘上气，尸疰痨伤，咳吐脓血，通利小肠。苦能下达，辛可益金，故吐血保肺，收为上品。虽入至高，善于下趋，使气化及于州都，小便自利，人所不知。按：紫菀辛温，暂用之品，阴虚肺热者，不宜专用多用，须地黄、门冬共之。《药镜》卷三：紫菀苦入心而泄痰火，辛入肺而散滞气。所以肺痿立瘥，脓血不从口出也。同马牙硝以噙咽，开缠风之闭喉。同天麦冬以卧尝，劫久年之血嗽。色白味辛者，谓之女菀，治女人小便卒不得出，亦主肠中积病，以致面黑者。盖面属阳明经脉所荣。逐肠中之陈郁，面色自开，此亦治肺郁之一证也。乃若惊痫寒热，当用青菀。膀胱久寒而支满，当用黑菀。饮酒夜食而发病，当用黄菀。各以其色相从焉。《景岳全书》卷四八：辛能入肺，苦能降气，故治咳嗽上气痰喘。惟肺实气壅，或火邪刑金而致咳唾脓血者，乃可用之。若以劳伤肺肾，水亏金燥而咳喘失血者，则非所宜。观陶氏《别录》谓其补不足，治五劳体虚，其亦言之过也。《药品化义》卷六：紫菀属阳中有微阴，体润，色粉紫，气和，味甘带苦，性凉云温非，能升能降，力清肺血，性气清而味略厚，入肺心肝胃肾五经。紫菀味甘而带苦，性凉而体润，恰合肺部血分。主治肺焦叶举，久嗽痰中带血，及肺痿痰喘，消渴，使肺窍有清凉沛泽之功。因其色紫类肝，用入肝经，凡劳热不足，肝之表病也；蓄热结气，肝之里病也；吐血衄血，肝之逆上也；便血溺血，肝之妄下也，无不奏效。因其体润，善能滋肾，盖肾主二便，以此润大便燥结，利小便短赤，开发阴阳，宣通壅滞，大有神功。同生地麦冬，入心宁神养血。同丹皮赤芍，入胃清热凉血。其桑皮色白，为肺中气药；紫菀色紫，肺中血药，宜别而用。去泥土。须中有白色者，拣出用。《本草汇笺》卷三：紫菀苦能入心，而泄上炎之火。辛能入肺，而散结滞之气。主治肺焦叶举，久嗽，痰中见血，及肺痿痰喘消渴，使肺窍有清凉润泽之功。其色紫同乎肝，用入肝经，凡劳热不足，肝之表病也；蓄热结气，肝之里病也；吐血、衄血，肝之逆上也；便血、溺血，肝之妄下也；无不奏效。其体润，滋于肾，肾主二便，故主润大便燥结，利小便短赤，开发阴阳，宣通壅涩，大有神功。同生地、麦冬入心，以宁神而养血。同丹皮、赤芍入胃，以清热而凉血。然则紫菀之为用博矣。此论独畅于贾九如。桑皮色白，为肺中气药。紫菀色紫，为肺中血药，故肺痿痰血为专治。**《本草汇》卷一一**：紫菀辛而不燥，润而不寒，补而不滞，诚哉金玉君子也。其能治咳逆肺痿者，乃辛散气而苦泄火，清肺之用也。而调中止渴，润肌添髓，乃温补润肺之功也。苦能下达，辛可益金，故吐血保肺，收为上品。虽入至高，善于下达，使气化及于州都，小便自利，人所不知。然其性辛温，亦暂用之品也。如肺病咳逆喘嗽，皆阴虚肺热之证，不宜专用多用，即用亦须与天、麦冬、百部、地黄、桑皮苦寒之药参用。**《本草新编》卷二**：紫菀舍治嗽之外，原无多奇功。治缠喉风、喉闭者，正取其治肺经咳逆、阴虚肺热也，而仲醇以此相戒，何哉。夫喉闭，未有非下寒上热之症也。紫菀性温，而又兼辛散，从其火热之性而解之，乃从治之法，治之最巧者也。仲醇最讲阴虚火动之旨，何独于紫菀而昧之，此铎所不解也。**《冯氏锦囊秘录·杂症痘疹药性主治合参》卷二**：紫菀，苦温下气，辛温润肺。故吐血虚劳，收为上品。虽入至高之脏，然又能下趋，使气化及于州都，小便自利，人所不知。但性滑，不宜久用；且性辛温，阴虚肺热者不宜单用，须地黄、门冬共之。**《本经逢原》卷二**：紫菀，肺经血分之药。《本经》止咳咳逆上气，胸中寒热结气，取性疏利肺经血气也。去蛊毒痿蹷者，以其辛苦微温，能散结降气，蛊毒自不能留。痿蹷由肺热叶焦，紫菀专通肺气，使热从溲便去耳。《别录》疗咳唾脓血。大明消痰止渴，皆滋肺经血气之效。《金匮》泽漆汤用以治咳而脉沉者，咳属肺，脉沉则血分之病也。亦治下痢肺痛，与紫参同功。其性辛而不燥，润而不寒，补而不滞，善调五劳体虚，止嗽定喘，疗惊悸，吐衄诸血。又能通调水道，故溺涩便血单服一两即效。然大泄肺气，阴虚肺热干咳禁用，以其性专温散而无培养之力也。**《夕庵读本草快编》卷二**：紫菀，《本经》：紫蒨其色紫，其根柔宛，故名。紫菀辛苦而温，柔软之体，宜为润肺之药也。故能疗咳嗽喘逆，唾血虚劳，小儿惊痫，大人鬼疰，盖取其苦能下气，辛能益金，安五脏而调中，消痰而化息贲也。且其性虽入至高，而柔能下趋，使上焦气化，及于州都则小便自利，而心火得宁，不亢而为害，故保金剂中列为上品者，宜矣。王海藏紫菀散辅佐群药，扶土生金，为劳瘵之要剂。**《本草经解要》卷一**：紫菀气温，禀天春升之木气，入手厥阴心包络经。味苦无毒，得地南方之火味，入手少阴心经。气升味降，阴也。心为君火，火刑肺金，则咳逆上气矣。紫菀入心，味苦清火，所以主之也。心包络手厥阴脉起于胸中，手厥阴之筋，其支者入腋散胸中。厥阴主散寒热结气者，厥阴有或寒或热之气结也。结而不散，厥阴病矣。紫菀气温，可以散寒，味苦可以散热也。蛊毒者，湿热之毒化虫成蛊也。味苦无毒，泄而杀虫，所以主之也。痿蹷者，肺受湿热薰蒸，不能行清肃之令，心气热下，脉厥而上，上实下虚，枢折挈胫，纵不任地，而生痿蹷。味苦入心，清热降气，故主痿蹷也。心为君主，十二官之宰，五藏之主也，味苦益心，心安，五藏皆安也。**《本**

草求原》卷三：其色紫，水火之合色也。气温，入肝。味苦、辛，苦入心而达下，辛入肺而能通。且其质阴柔，得水气能润。无毒。能启太阳水气从皮毛而合肺，肝升水气于上也。即能降肺阴入心以生血，而心火不致于刑金。金水合，则益血化以助气化；火金合，则由气化以畅血化。《本经》主咳逆上气，肺脉贯心以行呼吸，毛脉合精，肺自肃降。胸中寒热结气，胸中心肺之部，血泣而火郁，则结而寒热；气化血畅，则三焦通利。去蛊毒，水火通利，则脾土运行。痿躄，是肺热叶焦，水不生木，而筋失养之病。安五脏，水火交则阴阳合。益肺气。火为金用以行其气化。疗咳唾脓血，血畅则不泣于肺而咳，泣于肾而唾。消痰，热散气降之效。劳气虚热，热结久，则肺伤成劳。利小便，淋浊，气降之故。小儿惊痫，亦虚中挟热痰所致。

【附方】《滇南本草》卷中：治阴虚咳嗽，痰上带血，喘急气促，五心发热等症。知母一钱、紫菀二钱、焦黄柏五钱、陈皮一钱，不用引。

《本草汇言》卷四：治肺伤风寒，气闭咳嗽。用紫菀、前胡、杏仁各三钱，生姜三片，葱头三个。水煎服。《易简方》。〇治阴虚劳嗽。用紫菀、款冬花各一两，川贝母、百部各五钱。共为末，作散。每服三钱。北五味五粒，泡汤送下，或蜜丸噙化亦可。〇治虚劳咳嗽，胸胀气逆，寒热诸证。用紫菀、银柴胡、北沙参各三钱，麦门冬五钱，水煎日服一剂，渐效。〇治虚劳肺痈脓血，声音不亮。用紫菀、百合、麦门冬、怀熟地各四两。煎膏服。〇治虚劳肺痿，渐至四肢痿躄者。用紫菀八两，百合、麦门冬、怀熟地、葳蕤、于白术各四两，为丸。食前服三钱。渐效。《医学大全》共四方。〇治妇人手足麻痹不仁。是七情六郁滞经络也，用紫菀四钱，紫苏、陈皮、香附、乌药、川芎各一钱，白术、半夏、当归、葳蕤各二钱，桂枝、红花、甘草各七分，黑枣三个，水煎服。《续补方》。〇治妇人癫疾。歌唱无时，踰墙走屋，不避亲疏，是七情六郁萦结所致，乃瘀血凝痰，迷于心包络也。用紫菀三钱，柴胡、半夏、胆星、苏木、桃仁各二钱，白芥子、白术、当归、川芎、生地黄、酸枣仁各一钱五分，水煎服。临服时调辰砂末三分。

《本草求原》卷三：喉痹。亦血涩郁成之风火耳。取一茎纳喉中，取出恶涎，更以马牙硝津咽之愈。

黄花雾《生草药性备要》

【集解】《生草药性备要》卷上：对面叶，花黄色。春夏秀，秋冬枯。

【主治】洗疥癞，解毒疮，止痒埋口。《生草药性备要》卷上。

铁笔帚《本草纲目拾遗》

【释名】千条针、石见穿《本草纲目拾遗》。

【集解】《本草纲目拾遗》卷五：铁笕帚山间多有之，绿茎而方。上有紫线纹，叶似紫顶龙芽，微有白毛，七月开小黄花，结实似笕帚形，能刺人手，故又名千条针。《百草镜》：芒种时开花成簇。《种福堂方》铁笕帚即石见穿。《纲目》马蔺子亦名铁笕帚，其叶似薤，根如刷帚，与此全别。《草宝》云：铁笕帚叶似紫顶龙芽，而无毛为别，七月开小黄花，结实类笕帚。能刺人手，故名。

【主治】治风痹、血崩、黄疸、吐血、跌扑、鬼箭风如神。捣敷肩痛、鹤膝风，鲜者连根叶，如秋冬根老，取叶汁加飞面调匀包扎，煎汤浴疮疥，立愈。《本草纲目拾遗》卷五。

【附方】《本草纲目拾遗》卷五：黄疸。用此草干者一两，白酒煎服，四五剂即愈。○茅昆来效方：铁笕帚三两，龙眼肉半斤，酒煮饮。又方：铁笕帚，白毛藤、地苏木、龙芽草、苍耳草各一两，酒煎服五剂。风痹药酒。并治跌打疯肿。铁笕帚，八角金盘根，白毛藤、苏木、络石藤各一两，酒浸十日用。《救生苦海》。跌打伤。用铁笕帚三两，酒煎服。金居士《选要方》。疬症。石打穿草，按月取草头一个，如三月三个，四月四个，以月分为多寡之数，捣汁，同人乳羊乳汁搅匀服，立效。蒋云山传方。面上斑黡。取铁笕帚地上自落下叶并子，煎汤澄清，洗面三四次，其斑自消。朱子和方。鹤膝风。石见穿草，用根梗俱红色者佳，连枝俱用，如秋冬根梗俱老，止用叶半分，俱要当日取新鲜者，隔宿勿用，同铁笕帚草一分，加飞面少许同打，扎膝眼内。《种福堂方》。

狼把草《开宝本草》

【释名】《植物名实图考》卷一四：《尔雅》：樱，乌阶。注：乌杷也，子连着，状如杷，

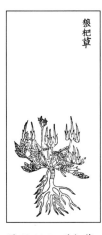

图 13-39-1　狼把草《图经（政）》

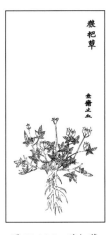

图 13-39-2　狼把草《图经（绍）》

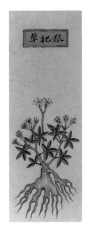

图 13-39-3　狼把草《品汇》

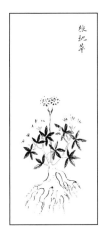

图 13-39-4　狼把草《草木状》

可以染皂。疏：今俗谓之狼杷是也。李时珍并入《拾遗》郎耶亦可，但樱杷注释甚晰，改杷为罢，出于臆断，亦近轻侮。

【气味】味苦，平，无毒。〔《本草拾遗》〕。《证类本草》卷六。

【主治】主赤白久痢，小儿大腹痞满，丹毒，寒热。取根、茎服，煮之。〔《本草拾遗》〕。《证类本草》卷六。疗血痢至精。《植物名实图考》卷一四。

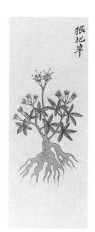

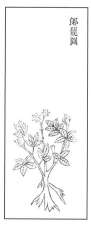

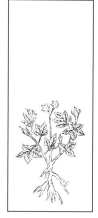

图13-39-5　狼杷草《图谱》　　图13-39-6　狼杷草《草木典》　　图13-39-7　狼杷草《图考》

杏叶草《图经本草》（即：金盏草）

【校正】时珍云出《救荒》，今据《证类本草》改。

【释名】金盏儿《救荒本草》。

【集解】《证类本草》卷三〇：〔《本草图经》〕杏叶草生常州。一名金盏草。蔓生篱下，叶叶相对，秋后有子，如鸡头实，其中变生一小虫子，脱而能行，中夏采花用。《救荒本草》卷上之前：金盏儿花人家园圃中多种。苗高四五寸，叶似初生莴苣叶，比莴苣叶狭窄而厚，拗音布茎生叶，茎端开金黄色盏子样花。其叶味酸。《植物名实图考》卷一二：宋《图经》杏叶草，一名金盏草，生常州。蔓延篱下，叶叶相对；秋后有子如鸡头实，其中变生一小虫，脱而能行。

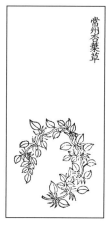

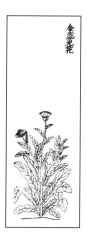

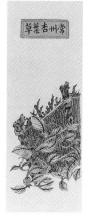

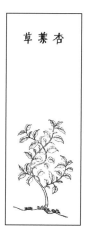

图13-40-1　常州杏叶草《图经（政）》　　图13-40-2　金盏儿花《救荒》　　图13-40-3　常州杏叶草《品汇》　　图13-40-4　杏叶草《三才》

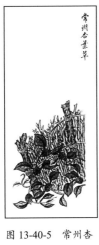

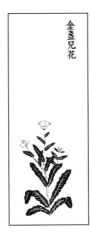

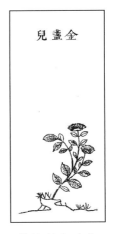

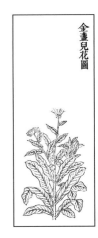

图 13-40-5 常州杏
叶草《草木状》

图 13-40-6 金盏
儿花《博录》

图 13-40-7 金盏
儿《野谱补》

图 13-40-8 金盏
儿花《草木典》

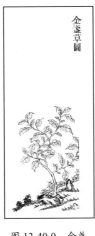

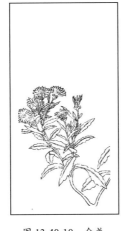

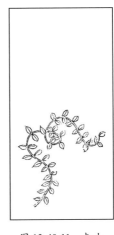

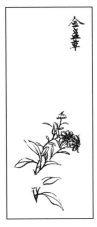

图 13-40-9 金盏
草《草木典》

图 13-40-10 金盏
草《图考》

图 13-40-11 杏叶
草《图考》

图 13-40-12 金盏
草《图说》

中夏采花。李时珍以为即金盏花。夏月结实在萼内,宛如尺蠖虫数枚蟠屈之状。故苏氏言其化虫,实非虫云。但此草之实不似鸡头,其叶如莴苣,不应有杏叶之名,未敢并入。

【气味】味酸,无毒。〔《本草图经》〕。《证类本草》卷三〇。味酸,性寒。〇无毒。《本草品汇精要》卷四一。酸,寒。入足阳明经。《得配本草》卷三。

【主治】主肠痔下血久不差者。〔《本草图经》〕。《证类本草》卷三〇。

飞廉《本经》

【释名】《通志·昆虫草木略》卷七五:飞廉曰漏芦,曰天荠,曰伏猪,曰飞轻,曰伏兔,曰飞雉,曰木禾。似苦芙,而叶下附,茎有皮起,似箭羽刻缺。

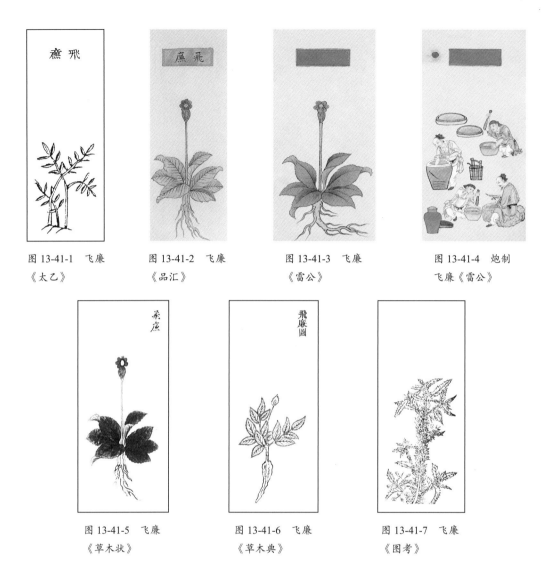

图 13-41-1 飞廉　　　图 13-41-2 飞廉　　　图 13-41-3 飞廉　　　图 13-41-4 炮制
　　《太乙》　　　　　　《品汇》　　　　　　《雷公》　　　　　飞廉《雷公》

图 13-41-5 飞廉　　　图 13-41-6 飞廉　　　图 13-41-7 飞廉
　　《草木状》　　　　　《草木典》　　　　　　《图考》

【主治】主骨节发热，治胫重酸疼。止风邪咳嗽有准，疗头眩顶重如拕，祛皮间邪风如蜂螫针刺。散恶疮痈疽，而痔瘘安痊。乳汁即下，湿痹立蠲。久服轻身益气，明目延年。《太乙仙制本草药性大全·仙制药性》卷二。

天名精《本经》

【集解】《绍兴本草》卷七：天名精，出产、主治瘀血，已载《本经》，但不云采何为用。又诸家注说互有异同，致后人疑惑。今考注文捣汁服饵，止说苗叶及花而不言根形，足知采茎叶为用。以其除结热止烦渴，故《本经》云味甘、寒、无毒者是也。然在诸方亦稀用之。又云：南人名为地菘。窃详下品自有地菘，性味、主疗与天名精不同，其非一种明矣。《植物名实图考》

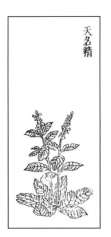

图 13-42-1 天名精《图经（政）》

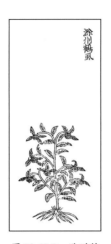

图 13-42-2 滁州鹤虱《图经（政）》

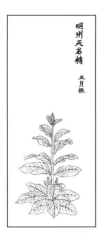

图 13-42-3 明州天名精《图经（绍）》

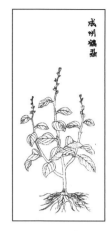

图 13-42-4 成州鹤虱《图经（绍）》

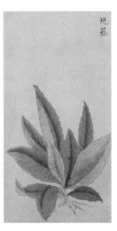

图 13-42-5 地菘《履巉岩》

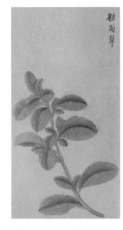

图 13-42-6 皱面草《履巉岩》

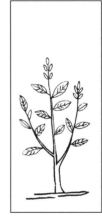

图 13-42-7 鹤虱《歌括》

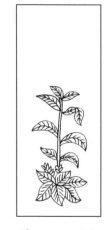

图 13-42-8 天名精《歌括》

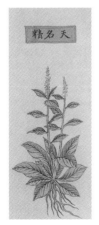

图 13-42-9 天名精《品汇》

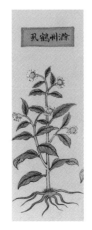

图 13-42-10 滁州鹤虱《品汇》

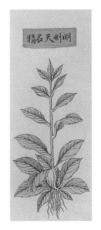

图 13-42-11 明州天名精《品汇》

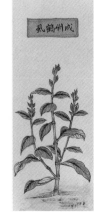

图 13-42-12 成州鹤虱《品汇》

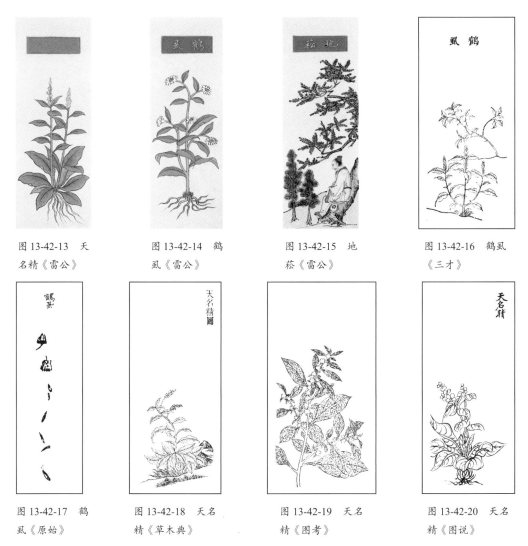

图 13-42-13　天
名精《雷公》

图 13-42-14　鹤
虱《雷公》

图 13-42-15　地
菘《雷公》

图 13-42-16　鹤虱
《三才》

图 13-42-17　鹤
虱《原始》

图 13-42-18　天名
精《草木典》

图 13-42-19　天名
精《图考》

图 13-42-20　天名
精《图说》

卷一一：天名精《本经》上品。《异苑》载刘活鹿事,故有活鹿草、刘草诸名。《尔雅》: 蓬麦。注：
麦句姜。《本草拾遗》非之。又苅菔,豕首。注《本草》曰豨颅。陶隐居以为即豨莶。《梦溪笔谈》
以鹤虱、地菘,皆天名精。而《蜀本草》云：地菘抽条如薄荷,与宋《图经》鹤虱小异。今天名
精形状俱如宋《图经》所述。

叶根

【气味】寒,味甘、辛,无毒。味带辛,似姜。《本草发明》卷三。味甘、辛,寒,
无毒。入肺经。《医宗必读·本草征要》上。

【主治】专疗折伤,金疮,拔肿毒恶疗,下瘀血血瘕。利小便以逐积水,除
结热而止渴烦。追小虫,去湿痹,散胸中结热,大吐下。亦堪久服,耐老轻身。
《太乙仙制本草药性大全·仙制药性》卷一。下瘀血,除结热,定吐衄,逐痰涎,消痈毒,

止咽痛，杀疥虫，揩肤痒。可吐痰治疟，涂虫螫蛇伤。《医宗必读·本草征要》上。

【发明】《太乙仙制本草药性大全·仙制药性》卷一：一种数名者甚多，各有因者诚少，此名叠出，咸载所因。但既称活麔之功，当亦着济人之效。历考古传方剂，并无用之，各省明医绝无识者，有用之药，不得剂用当时，徒列多名。正所谓虽多，亦奚以为也。《药镜》卷四：天名精辛能散结，且去湿焉。寒能除热，兼凉血焉。瘀红顿解，便水旋通。止烦渴也胸次开，揩癜也瘟痒止。消痔疮推为圣药，平喉蛾信有神功。《本草述》卷九下：天名精，其味辛苦甘俱有，苦胜于辛，辛又胜于甘。苦下泄，辛横散，辛苦合于甘，则入血而逐热散结，故行血之剂亦多。若兹味似以能除胸中结热为主，盖痰乃热之所聚毒，乃痰热之所壅风，乃痰聚热壅之所化，病此数者，皆病乎血，且或凝或溢之不一，投此味得其能行能止，而胥益也。《本草崇原》卷上：其根黄白色，如牛膝而稍短，故名土牛膝。鹿乃纯阳之兽，得此天名精而复活，盖禀水天之气而多阴精，故能治纯阳之鹿。主治瘀血血瘕欲死，得水天之精气。阴中有阳，阳中有阴，故瘀久成瘕之积血，至欲死而可治，亦死而能生之义也。又曰：下血、止血者，申明所以能治瘀血血瘕欲死，以其能下积血，而复止新血也。水精之气，上合于天，则小便自利。久服则精气足，故轻身耐老。《本草崇原集说》卷一：仲氏曰：各本草谓天名精治乳蛾喉痹，小儿急慢，服汁吐疟痰似矣。然病有病因，药有药性，二者无他，亦以圣经为本而已，知本则疑似之交，可以立辨。否则乳蛾等患，其病因偶合天名精，只算侥幸，设差一黍，弊即随之，若侣山堂各种书籍，皆教人务本也。本立而道生，故无弊。

鹤虱（实）

【气味】味辛，平，有小毒。《药性会元》卷上。

【主治】蛔蛲虫咬心腹卒痛者，肥肉汁调下即安。砒霜毒吞肠胃未裂者，浓虀汁送下即吐。《太乙仙制本草药性大全·仙制药性》卷二。杀五脏虫，治蛔咬腹痛。面白唇红，时发时止为虫痛，肥肉汁调末服。《本草从新》卷二。

【发明】《本草发明》卷三：鹤虱杀虫追毒，故本草主蛔蛲虫咬，心腹卒痛，用为散，肥肉汁调下即安。及傅恶疮。忌酒肉。中砒毒，肠胃未裂者，浓虀汁下，立吐出。茎叶似紫蓣，花黄白如甘菊，子粒细尖，取研散为丸。《医宗必读·本草征要》上：外科要药。生捣汁服，令人大吐大下，亦能止牙疼。按：脾胃寒薄，不渴易泄者勿用。《本草求真》卷八：鹤虱入肝除瘀，凝滞杀虫。鹤虱专入肝。气味苦平。即杜牛膝子。功专入肝除逆。故凡一身痰凝气滞，得此苦以疏泄，则痰气顿解，而虫自无安身之地矣。况虫得苦则伏，如小儿蛔啮腹痛，用以鹤虱研末，纳于肥肉汁中投服，其虫自下。

花

【气味】性热。《医方药性·草药便览》。

【主治】洗风，去喉风之肿。《医方药性·草药便览》。

杓儿菜《救荒本草》

【释名】云香草、地耳草、毛叶草《滇南本草》。

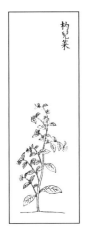 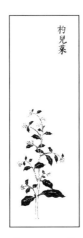 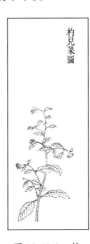 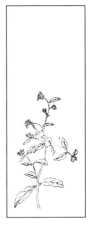

图 13-43-1　杓
儿菜《救荒》

图 13-43-2　杓
儿菜《博录》

图 13-43-3　杓
儿菜《草木典》

图 13-43-4　杓
儿菜《图考》

【集解】《救荒本草》卷上之后：生密县山野中。苗高一二尺，叶类狗掉尾叶而窄颇长，黑绿色，微有毛涩，又似耐惊菜叶而小软薄，梢叶更小，开碎瓣淡黄白花。其叶味苦。

【气味】味苦、微辛，性寒。阴中之阳也，可升可降。《滇南本草》卷上。

【主治】泻诸经实火客热，解肌表风寒，发汗。消咽喉肿，消风火牙根肿痛，散乳蛾乍腮红肿，攻疮痈排脓。有脓者出头，无脓者消散。治伤风头疼发热，退虚劳无汗骨蒸。治小儿惊风发搐，即热惊角弓反张。《滇南本草》卷上。

【发明】《滇南本草》卷上：云香草大寒，脾胃虚弱者禁忌，胃寒者忌用，误用令人不思饮食，呕吐。《草木便方》卷一：牛儿草辛辟鬼邪，小儿眼合推头额。胸胀积痛消肿毒，风寒喉痹包即灭。

【附方】《滇南本草》卷上：治男妇一切劳烧。午后怕冷作寒，夜间发热烦渴，五更汗出方凉，肢体酸软，精神短少，饮食无味。云香草二钱、地骨皮二钱、八仙草一钱、黄芩一钱、银柴胡二钱、生地黄一钱、牡丹皮一钱、薄荷五分，引水酒、童便服。劳咳加百合、百部、麦冬。不思饮食，加莲子、淮药、白茯苓。如泻，加白术、山药。室女、妇人虚劳经闭，加苏木、红花，引水酒服。○治伤风头疼发热。云香草、苏叶、白芷、川芎，点童便服。○治小儿外乳蛾。乍腮红肿疼痛，热核结硬，发热烦渴。云香草、白头翁、赤芍，点水酒服。附方：治阳明经实火，牙根肿胀疼痛，风火虫牙疼痛。云香草，引点花椒十粒，煎汤漱口，效。或点烧酒服。用根嚼上牙。○治热毒痈疽。红肿疼痛，有脓者出头，无脓者消散。云香草，引点水酒服。〇治小儿发热生惊。角弓反张，急惊发搐，手足摇蹬。云香草，引水酒一滴。注补：此方治小儿热惊良效，加朱砂二分、细蚰蜒二条、药同调服。若小儿慢惊则不宜服，慢惊乃脾虚不足之症，无风可去，无痰可清，禁忌此药。

合妈云香草《滇南本草》

【气味】味苦，性大寒。《滇南本草》卷上。

【主治】泻六经客热，退男妇诸般虚热劳热。治有汗骨蒸烦热，退子午潮热。《滇南本草》卷上。

【附方】《滇南本草》卷上：治童男幼女虚热，诸药不退者，服之良效。产后数月，发热不退凉者效。合妈云香草三钱，引用童便点服。

猡猡云香草《滇南本草》

【集解】《滇南本草》卷上：猡猡云香草，与毛叶云香草根叶一同，叶微黄色，鼻间有香草香味，毛叶云香草无香草香味。

【气味】味苦，性寒。《滇南本草》卷上。

【主治】在表症治六经实火，解表邪，发散甚速。消乳娥，乒腮劲肿，攻疮毒红肿。有浓者出头，溃滥无浓者，红肿消散。《滇南本草》卷上。

【附方】《滇南本草》卷上：退男妇劳烧，治男妇体气夹汗狐臭。将猡猡云香草新鲜取来，令人挟于腋下，臭汗自出矣。

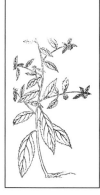

图 13-46-1　金㡭耳《图考》

金㡭耳《植物名实图考》

【集解】《植物名实图考》卷一五：金㡭耳产湖南长沙山坡。高二尺余，独茎褐紫，参差生叶，叶如凤仙花，叶面青背白，微齿，秋开黄花如寒菊下垂，旁茎弱欹，故有是名。

【主治】俚医云性凉，能除瘴气。《植物名实图考》卷一五。

红蓝花《开宝本草》

【集解】《增订伪药条辨》卷二：红花伪名洋红花。形虽似而色不清，

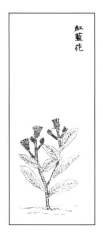

图 13-47-1 红蓝
花《图经（政）》

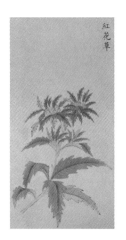

图 13-47-2 红蓝
花《图经（绍）》

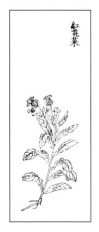

图 13-47-3 红花草
《履巉岩》

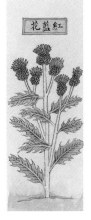

图 13-47-4 红花
菜《救荒》

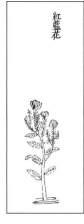

图 13-47-5 红蓝
花《品汇》

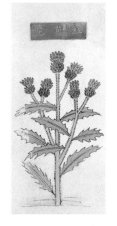

图 13-47-6 红蓝
花《蒙筌》

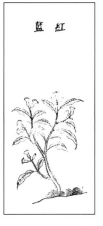

图 13-47-7 红蓝
花《雷公》

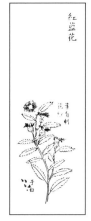

图 13-47-8 红蓝
《三才》

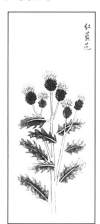

图 13-47-9 红蓝
花《原始》

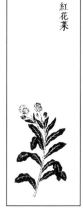

图 13-47-10 红
蓝花《草木状》

图 13-47-11 红
花菜《博录》

图 13-47-12 红
蓝花《汇言》

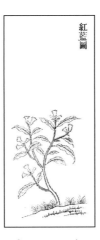

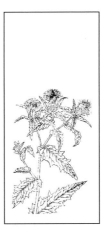

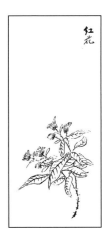

图 13-47-13　红蓝
花《滇南图》

图 13-47-14　红
蓝《草木典》

图 13-47-15　红
花《图考》

图 13-47-16　红
花《图说》

不知何物伪充。按红花即红蓝花，生梁汉及西域，今处处有之，人家场圃多种。花如大蓟，色甚清红，气味辛温，功能活血润燥，止痛散肿，通经化瘀。易备之药，亦至难信，有真方，无真药，良可慨已。炳章按：红花三四月出新。河南归德州出者，名散红花，尚佳。亳州出者，亦名散红花，略次。浙江宁波出者，名杜红花，亦佳。皆红黄色。山东出者，名大散花，次之。孟河出者更次。河南怀庆出者，名怀红花，略次。湖南产者亦佳。陕西产者名西红花，较次。日本出者，色淡黄，味薄，名洋红花，又有片红花，色鲜红，别是一种红花。鲜捣压成薄片，晒干，大红染坊作染真红用者多。河川出者，名结子花，其色红紫者佳。宴州出者，为大结子花，此亦大红染坊店所用。结子花，伪者以苏木研末，用面糊捣透，做成粒子，甚次，不如用杜红花之为妥。又有西藏红花一种，花丝长，色黄兼微红，性潮润，气微香，入口沁入心肺，效力甚强，为红花中之极品。

花

【修治】凡用须酒洗之。《本草纂要》卷二。破血酒煮，养血水煎。《本草述》卷九上。

【气味】味辛甘苦，性温散，气厚于味，阳中之阴。《本草品汇精要》卷一一。

【主治】通经，破血，逐腹中恶血，补血虚之血，除产后败血。止血晕口噤，消癥瘕，破宿血如有神。《药性要略大全》卷五。

子

【主治】子能解消渴。与麦门冬同煎更妙。《伤寒温疫条辨》卷六。

【发明】《医经大旨》卷一：红花，《衍义补遗》曰：多用则能破血，少用则能养血，味辛性温故也。辛温则血调和，故少用能养血，过于辛温则血走散，故多用能破血。此产后血晕口噤，腹内恶血，胎死腹中，并酒煮服。又通经药中宜服之。东垣曰补血虚，盖兼补血药用之，斯行血养血，而有补血之功也。《本草》言其止产后败血者，血既已败，用此行而败血，有何止血之意也？《本草纂要》卷二：和血破血之药也。主产后百症，或烦或晕；或恶露抢心，脐腹绞痛；或胎衣不下，子死腹中；或沥浆难生，而躜不下，是皆产后等症，非红花不能破血以治之也。又若老人虚人，脾结而大便不行，或跌扑损伤而气血瘀积，或经闭不通而寒热交作，或疮毒肿胀而溃痛难安，或月水不调而过期紫黑，是皆血气不和之症，非红花不能调血以治也。大抵此剂得酒则能和血而养血，得归芍则能和血而生血，得苏木则能和血而破血，得棱术则能破血而行血，得地榆则能敛血而生血，得姜桂则能行血而散血，乃血家之要药也。《本草发明》卷二：多用破血，以其过于辛温，则血走散。少用能养血，以辛温则血调和也。仲景治六十二种风，兼腹中血气刺痛，用红花酒煎服，盖以血活则风灭，而气亦行故耳。然行血为专，若补血虚，须兼补血药用为佐使，斯和血养血而有补血之功也。《本草约言》卷一：逐腹中恶血，而补血虚之虚。除产后败血，而止血晕之晕。多用则能破血，少用入心养血，与当归同功。一名红蓝花。入足厥阴、手少阴经。○辛温则血调和，故少用能养血。过于辛温，则血走散，故多用能破血。此产后血晕口噤，腹内恶血，胎死腹中，并酒煮服。又通经药中宜服之，然行血为专。东垣曰：补血虚，盖兼补血药用之，斯行血养血，而有补血之功也。《本草》言其止产后败血者，血既已败，用此而行败血，有何止血之意也？《发明》云：红花辛温，血中之气药也，主于行血。《药性解》卷三：红花下行血海，宜入足厥阴而逐血。洁古云：苦温为阴中之阳，故又入手少阴而补血，然长于行血，欲其补血须少用，或佐补剂。《本草经疏》卷九：红蓝花禀土与火之气，洁古、海藏皆兼甘苦温。阴中之阳，故入心。海藏以为肝经血分药也。入酒良，乃行血之要药。其主产后血晕口噤者，缘恶血不下，逆上冲心，故神昏而晕及口噤。入心、入肝，使恶血下行，则晕与口噤自止。腹内绞痛，由于恶血不尽，胎死腹中，非行血活血则不下。瘀行则血活，故能止绞痛，下死胎也。凡蛊药之毒必伤血分，此药能行血，血活则毒可解。子主天行疮子者，痘疮因血分有毒，血行则毒散，故主之也。小儿聤耳亦血凝也，血散则耳肿自消矣。《本草汇言》卷三：破血行血，陈荩斋和血调血之药也。周士和稿主胎产百病，因血为患，或血烦血晕，神昏不语，或恶露抢心，脐腹绞痛；或沥浆难生，躜不下，或胞衣不落，子死腹中。是皆临产诸证，非红花不能治。若产后血晕，口噤指搦，或邪入血室，谵语发狂，或血闷内胀，僵仆如死，是皆产后诸证，非红花不能定。又如经闭不通而寒热交作，或过期腹痛而紫黑淋漓，或跌扑损伤而气血瘀积，或疮疡痛痒而肿溃不安，是皆气血不和之证，非红花不能调。盖血之为物，生化于脾，总统于心，藏纳于肝，宣布于肺，施泄于肾，分属任冲，灌溉一身。红花汁与之同类，故能活男子血脉，行女人经水。又少用则养血，多用必行血也。但性本行血，如血晕已定，留滞既行，即止后服。过用能使血行不止，毋忽也。《景岳全书》卷四八：红花味甘、微苦、微辛，气微凉，阴中微阳。惟入血脉，多用女科。少用可活血引经，多用能破血通瘀。可下死胎，亦疗血晕，达痘疮血热难出，散班疹血滞不消。润燥活血止痛，通经，亦消肿毒。《药品化义》卷二：红花属阳，体轻，色红，气膻，味辛微苦，性温，能升能降，力少用补多用散，性气薄而味浓，入心肝二经。红花色红类血，味辛性温，善通利经脉，为血中气药，能泻而又能补，各有妙义。若多用三四钱，则过于辛温，使血走散。同苏木逐瘀血，合肉桂通经闭，佐归芍治遍身或胸腹血气刺痛，此其行导而活血也。若少用七八分，取其味辛以疏肝气，色赤以助血海，大补血虚，此其调畅而和血也。若止用二三分，取其色赤入心以配心血，又借辛味解散心经邪火，令血调和，此其滋养而生血也。分两多寡之义，岂浅鲜哉！《侣山堂类辨》卷下：红花红花色赤多汁，生血行血之品也。陶隐居主治胎产血晕，恶血不尽绞痛，胎死腹中。《金匮》方红兰花酒，治妇人六十二种风。又能主治痃疟。临川先生曰：治风先治血，血行风自灭。盖风乃阳邪，血为阴液，此对待之法也。花梗茎叶，且多毛刺，具坚金之象，故能胜制风木。夫男女血气相同，仲祖单治妇人六十二种风者，良有以也。《本草述》卷九上：红花开于盛夏，其色正红，是皆火也。其气固温，其味辛甘发散为阳，而归于苦，苦又火味，的为入心之药也。《衍义》所说于少用多用之义当矣。第心主血，而脉者，血之府，如投之得宜，如所谓润燥通经，活血散肿者，岂欺我哉？时珍云：其行男子血脉，通女子经水，更于少用多用有精诣。盖血脉欲行不欲壅，故曰养血。然血脉行矣，而更行之，岂不大为害耶？此缪氏所谓过用，能使血行而不止者，此也。并附二方，以思其功。《本草求真》卷七：红花凉血通瘀。红花专入心胞、肝。辛苦而温，色红入血，为通瘀活血要剂。血之下而清者，营虚有热，血之下而浊者，热与湿蒸，血色鲜者属火发，血色黑者属血燥极，血与泄物并下者，属有积。或因脉络受伤，血从尿出者，属阴虚火动。或因房劳过度，营血妄行，血色黑黯，面色枯白，尺脉沉迟者，属下元虚寒。阳虚阴走，呕吐而见血色紫凝者，属热甚销铄，故见稠浊。热甚水化，故血见黑而紫。血从汗者属火，喜伤心，喜则气散，故血随气以行。《伤寒温疫条辨》卷六：味甘、微苦，气微寒。阴中微阳，唯入血脉，尤宜女科。少则和血行经，多则破血通瘀。瘀行则血活，热结于中，吐紫黑血者，吐出为妙。吐未尽，加桃仁、红花以行之。大抵鲜血宜止，瘀血宜行也，能下死胎，亦疗血晕，达痘疮血热难出，散斑疹血滞不清。《金匮》红蓝花酒云：治妇人三十二种风。《本草纲目易知录》卷一：近因《备要》载：过用，能使血行不止而毙，所病女科者，畏如毒物，使医用而支吾诽谤，查《纲目》无此句，其所破者，留血也。夫留者，积滞之谓也，则《备要》云过者，必数两上，非比数钱许也，故志之，以解病医群疑。

【附方】《药性粗评》卷二：产后血晕。凡产后中风烦渴，及血晕口噤不识人者。红花三两，无灰酒半升，童子小便半升，相合，煮取一大盏，去滓，候温顿服之，新汲水煮之，亦良。天行痘疮：凡种痘不出者。取红蓝子吞数枚，便出。

《本草汇言》卷三：治血烦血晕，神昏不语。用红花一两，当归五钱，川芎三钱，水五碗，煎二碗，徐徐服。○治产后恶露抢心。脐腹绞痛，或经阻不行，少腹作痛，并成结块，亦良。用红花、玄胡索、当归、牛膝、川芎、益母叶、五灵脂、木香，或丸或煎皆可。○治临产沥浆难生，或胞衣不落，或子死腹中。用红花二两，当归、川芎各三钱，水煎服。如行死胎，本方加芒硝五钱即下。○治热病胎死腹中。用红花三两煎汁，和童便乘热饮之，立效。或胞衣不下，产后血晕，并用此法极验。○治产后血晕。口噤指搦如风状，用红花二两，黑荆芥一两，当归身八钱，川芎三钱，水煎服，和童便亦妙。○治热入血室。伤寒初起，经水适来或适断，因而病寒热谵语，如见鬼状。用红花、牡丹皮，加入四物汤中饮之，效。○治血闷闭内胀，僵仆如死。用红花二两，草乌五钱酒炒黄，当归、川芎、五灵脂各一两，水煎温和，徐徐灌之。○治经水闭结不行，寒热晡热。用红花一两，柴胡、黄芩、丹皮、香附、生地、当归各三钱，川芎一钱。如咳嗽，加麦门冬、天花粉、知母各一钱五分，水煎服。○治经水过期方来，腹中痛，血色紫黑，淋漓不断。用红花、牡丹皮、玄胡索、五灵脂、生地、白芍、当归、川芎、香附。内热加黄连、知母。《女科萃言》方共九首。

石胡荽《四声本草》

【释名】碎米草《太乙仙制本草药性大全》、满天星、杨戬刀、沙飞草、地胡椒、大救驾《草药图经》。

【集解】《绍兴本草》卷一二：石胡荽亦胡荽之类。但产于石边，乃野生之物。《本经》虽具性及主治，然未闻诸方验据矣。《本草品汇精要》卷三八：石胡荽，春生苗叶，茎圆而中空，折之有白汁，节间生叶，青绿色，其花细白，至夏作丛而开，子叶与胡荽无异，此草鹅皆不食，故名鹅不食草。人采入药，欲辨之，必以饲鹅，鹅不食者为真，鹅误食之则死也。《医林纂要探源》卷二：布地生。似芫荽而小，气甚烈。《本草求原》卷三：端午取，阴干。

【气味】辛，苦，温。《医林纂要探源》卷二。淡、辛、腥，寒。《本草求原》卷三。

【主治】理跌打折骨，止痛，消肿，消热，去痘后眼膜。《生草药性备要》卷下。通郁去寒，可截疟止痢。捣汁和酒服。《医林纂要探源》卷二。

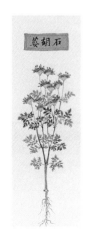

图 13-48-1 石胡荽《品汇》

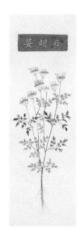

图 13-48-2 石胡荽《雷公》

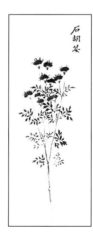

图 13-48-3 石胡荽《草木状》

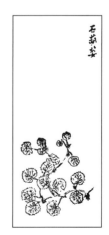

图 13-48-4 石胡荽《汇言》

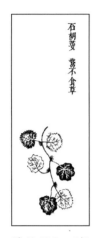

图 13-48-5 石胡
荽《本草汇》

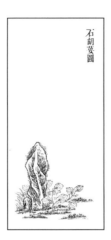

图 13-48-6 石胡
荽《草木典》

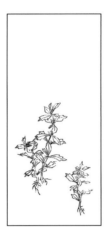

图 13-48-7 石胡
荽《图考》

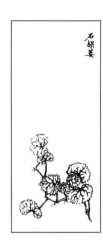

图 13-48-8 石胡
荽《图说》

【发明】《本草汇言》卷七：石胡荽：萧炳利九窍、通鼻气之药也。闵效轩稿其味辛烈，其气辛熏，其性升散，能通肺经，上达头脑，故《孟氏方》主齁痰喘，气闭不通，鼻塞鼻痔，胀闷不利。又去目中翳障，并头中寒邪，头风脑痛诸疾，皆取辛升温散之功也。如开锅盖法，常欲邪毒不闭，令有出路。然气雄而烈，力小而锐，宜气以聚其力，故目病暴赤时眼，翳膜障碍，取此塞鼻，其气即愈，亦仙方也。《分部本草妙用》卷四：鹅不食草，气温而升，味辛而散，上通头脑而治巅痛目病，即达乎肺而通鼻塞。落瘜肉，治痰疟，散疮肿，除翳尤妙。《启微》云：目翳鼻碧云〔散〕用此，加青黛、川芎、升麻，达上解热如神。《本草述》卷一三：石胡荽多生阴湿地，又以冬生苗，于夏吐华，非所谓秉阴之毕收，而达于阳之极畅乎？《经》曰：通天者，生之本，不谓小草，能自地气而通天。其辛熏不堪食者，正此味所秉之异，故举寒热郁气，乃致胥达如此。

【附方】《宝庆本草折衷》卷一九：治牙疼风虫，眼目暴赤，头脑昏痛。以此草怀干研末，先满口含水，随病左右，用末入鼻中。或佐以川芎、全蝎。《是斋方》。

1846

《本草汇言》卷七：治中寒冷之邪，头风头痛。用石胡荽阴干揉烂，绵裹塞鼻，随左右之，含水一口。此方亦可止牙痛。滑集之方。

蓟《别录》

【释名】牛鼻冲草、山刺芥《履巉岩本草》、青刺蓟、千针草、鸡项草《本草品汇精要》、鸡脚刺《滇南本草》。

【集解】《救荒本草》卷上之前：大蓟旧不着所出州土，云生山谷中。今郑州山野间亦有之。苗高三四尺，茎五棱，叶似大花苦苣菜叶，茎叶俱多刺，其叶多皱，叶中心开淡紫花。《太乙仙制本草药性大全·本草精义》卷一：大小蓟叶皆相似，功力有殊，虽系两种，气味则一。随处田

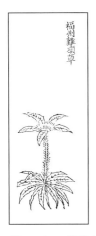

图 13-49-1 福州鸡
项草《图经（政）》

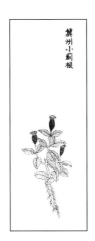

图 13-49-2 冀州小
蓟根《图经（绍）》

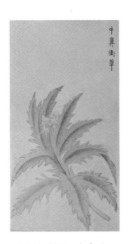

图 13-49-3 牛鼻冲
草《履巉岩》

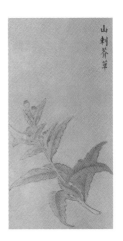

图 13-49-4 山刺芥
草《履巉岩》

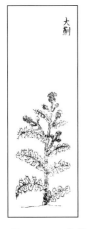

图 13-49-5 大蓟
《救荒》

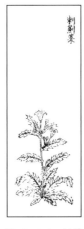

图 13-49-6 刺蓟
菜《救荒》

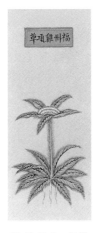

图 13-49-7 福州
鸡项草《品汇》

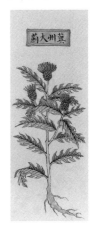

图 13-49-8 冀州
大蓟《品汇》

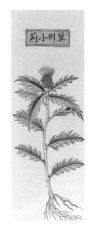

图 13-49-9 冀
州小蓟《品汇》

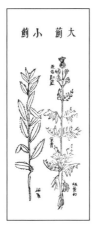

图 13-49-10 大
蓟小蓟《蒙筌》

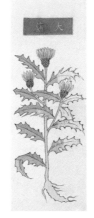

图 13-49-11 大
蓟《雷公》

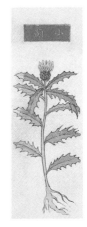

图 13-49-12 小
蓟《雷公》

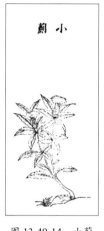

图 13-49-13 鸡项
草《三才》

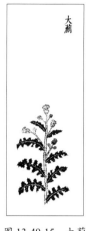

图 13-49-14 小蓟
《三才》

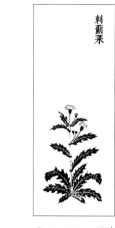

图 13-49-15 大蓟
《博录》

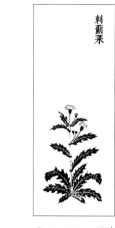

图 13-49-16 刺蓟
菜《博录》

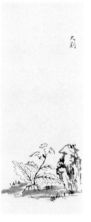

图 13-49-17 大蓟
《滇南图》

图 13-49-18 小蓟
《滇南图》

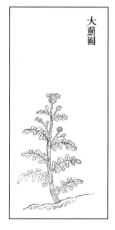

图 13-49-19 大蓟
《草木典》

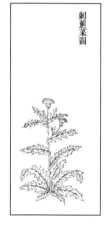

图 13-49-20 刺
蓟菜《草木典》

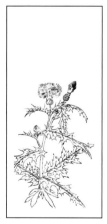

图 13-49-21 大蓟
《图考》-1

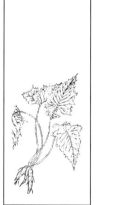

图 13-49-22 大蓟
《图考》-2

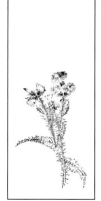

图 13-49-23 小蓟
《图考》

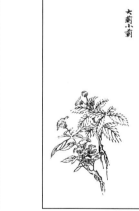

图 13-49-24 大蓟
小蓟《图说》

野俱生，北方出者力胜。盖蓟门以蓟取名，则可征矣。凡资治病，五月采根。大蓟：高三尺余，叶多青刺而皱，花开如髻，亦若红蓝，北人因之呼为千针草也。小蓟：苗高尺许，花亦如前，但叶略差，有刺，不皱，当有苗初生二三寸时，并根作茹食之，甚美。《植物名实图考》卷一一：小蓟《别录》中品。《救荒本草》谓之刺蓟菜，北人谓之千针草，与红蓝花相类而青紫色，叶为茹甚美。大蓟《别录》中品。性与小蓟同，叶大多皱。《救荒本草》：叶可煤食，根有毒。医书相承，多以续断为即大蓟根。今江西、南赣产者根较肥。土医呼为土人参，或以欺人，其即郑樵所云南续断耶。

【修治】《本草品汇精要》卷四一：取根洗净，焙干，碾罗为散服。《本草述》卷九上：五月采叶，九月采根，洗净阴干，微焙。亦可生捣汁服。又云：消肿捣汁，止血烧灰存性。《本草汇》卷一一：酒洗，或童便拌，微炒。

大蓟根叶

【气味】入肝、脾、肾三经。味苦，微甜，性温。《滇南本草》卷中。气微温，味甘、苦。无毒。《医学统旨》卷八。味苦，微温。《玉楸药解》卷一。

【主治】消瘀生新，吐血鼻血，小便尿血，妇人新崩之血。补诸经之血。消疮毒，散瘰疬结核，久不能收口。《滇南本草》卷中。大蓟治女子赤白淋，安胎，止吐衄下血，痈肿恶疮，生研，酒并小便任服。《医学统旨》卷八。大蓟：破血捷，消肿奇，吐衄唾咯立除，沃漏崩中即止。《太乙仙制本草药性大全·仙制药性》卷一。

小蓟根叶

【气味】气微温，味甘、苦。无毒。《医学统旨》卷八。苦，甘，寒。《医林纂要探源》卷二。

【主治】小蓟仅理血疾，不治外科。《太乙仙制本草药性大全·仙制药性》卷一。小蓟治吐衄、尿血、血淋、血崩，烦热，金疮血不止。《医学统旨》卷八。

【发明】《医学统旨》卷八：二蓟大略同功，但小蓟不能消肿，以是为差。《本草经疏》卷九：大蓟根禀土之冲气，兼得天之阳气，故味甘气温而无毒。《日华子》：凉，当是微寒。陶云有毒，误也。女子赤白沃，血热所致也。胎因热则不安。血热妄行，溢出上窍则吐衄。大蓟根最能凉血，血热解则诸证自愈矣。其性凉而能行，行而带补，补血凉血则荣气和，荣气和故令肥健也。《本草汇言》卷三：大蓟朱丹溪凉血止血之药也。瞿秉元稿《本草》主吐血衄血。凡血热妄行，溢出上窍，用此立止。因其性凉故也。但凉而利，止血而又能行瘀，故外科方以此消痈肿可知矣。前人谓为安胎，《别录》令人肥健，盖不知何所取义云。《医宗必读·本草征要》上：崩中吐衄，瘀血停留。二蓟性味主疗皆同，但大蓟兼主痈疽也。按：二蓟破血之外无他长，不能益人。《本草述》卷九上：大蓟根叶在《别录》皆曰甘温，唯《日华子》谓叶凉。小蓟根苗《别录》皆曰甘温，而《日华子》皆曰凉。然则用以退热，小蓟根苗皆可，大蓟治虚而有热者，须根兼叶用。大蓟在《别录》言令人肥健，小蓟言养精保血，是小蓟退热疗血，而有保血之益，不同于能行血，而不能保者。若大蓟补养令人肥健，是能由中充外，不仅止于保血，所谓力更胜者也。夫凉血者多滞，而此乃能行之，又不以降火为行，是从下气以为行也。即小蓟根在《食疗本草》，亦谓其养气，但力劣于大蓟耳。以故行血者无补，而此乃能保之，特大蓟健养之力，胜于保血者耳。是所谓不就血以为止者也。若然，则岂非至贱之物，而有至贵之用哉？附录数方，以类推其用。《本草汇》卷一一：大蓟禀土之冲气，兼得天之阳气，最能凉血解热。虽破血下行，乃行而带补者也。其力雄，能健养下气，故肠痈肿疡俱可消融。胃弱泄泄，及血虚不思饮食者，皆不利也。《本草备要》卷二：《本事方》：一人冷气入阴囊，肿满疼痛。煎大蓟汁服，立瘥。两蓟相似，花如髻。大蓟茎高而叶皱，小蓟茎低而叶不皱。皆用根。《本草新编》卷三：大小蓟味甘苦，气凉，无毒。入肺、脾二经。破血止血甚奇，消肿安崩亦效，去毒亦神，但用于初起之血症，大获奇功，而不能治久伤之血症也。盖性过于凉，非胃所喜，可以降火，而不可以培土故耳。或问：大、小蓟，皆是止血圣药，一时急症，用鲜最佳。倘无鲜者，干者亦可用乎？夫鲜者难遽得，势必用干者矣。但必须将大、小蓟用水先煎取汁，然后煎补血、生血、止血之药，同饮才妙，不比鲜者，捣汁即可用也。○或问：大、小蓟同是血分之品，毕竟何胜？二者较优劣。大蓟不若小蓟之佳。小蓟用一两者，大蓟必须加五钱，其功用实未尝殊也。《冯氏锦囊秘录·杂症痘疹药性主治合参》卷二：大小蓟禀土之冲气，兼得天之春阳之气，故味甘，气温。一云微寒，无毒。所禀即同，主治相近，专主凉血行血补血，而为养精保血、吐衄崩中之要药。大小蓟，又名千针草。气味甘温，养精保血。吐衄唾咯立除，沃漏崩中即止。又能破血消肿，去蜘、蝎咬毒，平焮痛重，〔痈〕疽，并捣烂绞浓汁半瓯，掺童便或醇酒饮下。但小蓟力微，只可退热凉血，不似大蓟能补养下气也。且仅理血疾，不治外科。若脾胃虚弱，泄泻不思饮食及血气虚寒者勿用。《本经逢原》卷二：大蓟、小蓟皆能破血，大蓟根主女子赤白沃下，止吐血鼻衄，凉而能行，行而带补，兼疗痈肿。小蓟根专于破血，不能消肿，有破宿生新之功，吐血血崩之用，但其力微，只可退热，不似大蓟能破瘀散毒也。《丹方》治吐血不止，用小蓟、山楂、生地一服即止，止中寓泻，劫剂中之良法。近世医师咸用其花，总取散血之义。然其性皆下行，故脾胃虚弱，泄泻少食者忌用。《得宜本草·中品药》：大小蓟味甘，温。大蓟功专破血，小蓟功专消肿。《玉楸药解》卷一：大蓟味苦，微温。入足厥阴肝经。回失红，行瘀血。亦行瘀血而敛新血，吐衄崩漏，痈疽跌打，及肠痈血积，金疮蛊毒虫毒俱治。小蓟性同而力犹薄，不能瘀痈消肿，但破血耳。《本草从新》卷一：大小蓟甘，苦，凉。皆能破血退热。治吐衄肠痈。小蓟力微，能破瘀生新，不能如大蓟之消痈毒。丹溪曰：小蓟治下焦之热结血淋。《本事方》一人冷气入阴囊，肿满疼痛，煎大蓟汁服立瘥。两蓟相似，花如髻，大蓟茎高而叶皱，小蓟茎低而叶不皱。皆用根。《药性切用》卷三：大、小蓟甘苦性凉，俱能凉血散瘀。但小蓟力微，不能如大蓟之能消痈毒。《本草求真》卷七：大、小蓟破血逐瘀。大、小蓟专入肝。虽书载属甘温，可以养精保血《别录》。然究精之养、血之保，则又赖于血荣一身，周流无滞。若使血瘀不消，而致见有吐衄唾咯崩漏之症，与血积不行，而致见有痛疼肿痛之病，则精血先已不治，安有保养之说乎？用此气味温和，温不致燥，行不过散，瘀滞得温则消，瘀块得行斯活，恶露既净，自有生新之能，痛肿潜消，自有固益之妙。保养之说，义由此起，岂真具有补益之力哉？恭曰：大小蓟皆能破血。但小蓟力微，不如大蓟力迅，小蓟只可退热凉血，若大蓟则于退热之中，犹于气不甚伤也。恭曰：大蓟叶疗痈肿，而小蓟专主血，不能消痈也。能理血疾，不治外科。若脾胃虚寒，饮食不思，泄泻不止者，切勿妄服。两蓟相似，花如髻，大蓟茎粗而叶皱，小蓟茎低而叶不皱，皆用茎。《本草求原》卷三：隰草部大蓟、小蓟花皆如红花，略紫青，二者根、叶俱苦甘，气平，不用花。得土之冲气，能升能降，能破血又能止血。故皆治吐、衄、崩下血，止金疮血；又治瘀血作晕，扑损。生研，酒并童便服。但大蓟则以甘先升阴于上，后以苦降阳于下，使亢阳不致上逆，则气下而血自归经，营气下也。是行而兼补，无论或热或虚，皆可从主剂用之。故令人肥健，阴气充则形体丰。消疡痈、痈肿，营气行，则不逆于肌理。止女子赤白沃。小蓟则甘平胜，不甚苦，专以退热去烦，使火清而血归经，是保血在于凉血，不能如大蓟之由中充外。

【附方】《履巉岩本草》卷上：治吐血及妄行。牛鼻冲草性温曝干为细末，入射香少许，用小筒儿吹药入两鼻内，立差。

《滇南本草》卷中：行经动怒，有血渗入脾经，血分水分受病，两脚肿胀麻木，腿上起红紫斑。香附一钱、大蓟三钱、大腹皮一钱、黄芩二钱、威灵仙二钱，水酒点，卧时服。○治妇人红崩下血不止，白带良效。大蓟五钱、土艾叶三钱、白鸡冠花子二钱、木耳二钱、炒黄柏，五钱，白带不用。引水酒服。○治妇人干血痨，恶寒发热，头疼，形体消瘦，精神短少。大蓟一两、水牛肉四两，天明吃毕后卧，忌盐。○治男子尿血，疼痛不忍者效。大蓟三钱、蒲公英二钱、猪棕草一钱、鼻涕珠根三钱、柳树根二钱，点水酒服。○结核于项左右，红肿溃滥。用独根大蓟，点水酒服。半月外用胎发烧灰，血蝎、儿茶厌之。

《医学统旨》卷八：诸血。凡患前项诸色血证，不拘大小二蓟，取根捣汁，绞服半盏许，便差。

《本草汇言》卷三：治吐血衄血，崩中下血。用大蓟一握，捣绞取汁，服半升，立止。方氏方。○治肠痈、肚腹痛、内疽诸证。用大蓟根叶、地榆、牛膝、金银花，俱生捣绞汁，和热酒服良。如无生鲜者，以干叶煎饮亦可。《外科方》。○治崩中下血。用大蓟根叶捣汁半升，和炒蒲黄、棕皮灰各五钱，调汁服。《千金方》。○治跌扑损伤，瘀血作痛。用大蓟汁和热酒饮。孟氏《本草》。

《本草述》卷九上：治心热吐血口干。用刺蓟捣绞，取汁一小盏，顿服。《圣惠方》。心脏有热，舌上出血如涌泉。小蓟根同升麻、茜根、艾叶、寒水石，水煎，入生地黄，一二沸，温服升麻汤。食啖辛热，伤肺呕吐血，名为肺疽。大蓟根同犀角、升麻、桑白皮、蒲黄、杏仁、炙草、枯梗，煎服大蓟散。下焦结热，尿血成淋，小蓟根同生地、滑石、通草、蒲黄、藕节、淡竹叶、当归、山栀、炙草，同煎服小蓟饮子。崩漏不止，大小蓟根、白茅根，酒煮服。《济阴纲目》。以上皆治其热者也。**气虚血溢**。或吐或呕，或咯或衄，同人参、当归、熟地、川芎、蒲黄、乌梅肉，水煎服必胜散。**血虚，或嗽血唾血**。大蓟同阿胶、卷柏、生地、熟地、鸡苏叶、五味、柏仁、茯苓、百部、远志、人参、麦冬、防风、山药，炼蜜丸，小麦、麦冬汤吞大阿胶丸。以上治气血之虚者也。**肠痈腹痛，小腹痛**。大蓟叶生捣绞汁，同地榆、茜草、牛膝、金银花，四味浓汁，和童便饮之良。此治瘀病血于内外者也。

大苦荞《医方药性》

【气味】味苦。《医方药性·草药便览》。

【主治】散妇之恶血，壮胎内之群红。《医方药性·草药便览》。

苦蒿尖《校补滇南本草》

【集解】**《校补滇南本草》卷下**：苦蒿尖用细叶者。

【气味】性温，味苦、辛。《校补滇南本草》卷下。

【主治】凡尿遗不止，良效。《校补滇南本草》卷下。

【附方】**《校补滇南本草》卷下**：治尿遗症。细叶苦蒿尖，捣烂挤汁，点酒服。但愈后不可多服，恐收敛太甚，转生他病。宜另服补气血之药。

大一支箭《滇南本草》

【气味】味甘，微苦，性微寒，阴也。《滇南本草》卷上。

【主治】滋阳润肺，止肺热咳嗽，除虚劳发烧。攻疮毒，利小便，止咳血。《滇南本草》卷上。止肺中结热，五劳可疗。消疮毒而利便，洗疮神奇。《滇南本草图说》卷四。

【附方】**《滇南本草》卷上**：治劳热咳嗽。痰带血丝，或咳血发热，小儿咳血，效。大一支箭、续断、花粉、石膏，共为末，每服二钱，入碗内滚水冲，碗内以钟盖注后，微温服。

还阳参《滇南本草》

【释名】天竹参、万丈深、竹叶青、独花蒲公英《滇南本草》。

【集解】《滇南本草图说》卷三：内有白浆，类似远志，不可错误认采。枝叶敷痈疽亦效。

【气味】味甘，平，性大温。《滇南本草》卷上。

【主治】治诸虚百损，五劳七伤，气血衰败，头晕耳鸣，心慌怔忡。妇人白带漏下，肝肾虚弱，任督二脉损伤。肺热者忌用，吃之令人咳血，痰上带血丝，或出鼻血烦热。《滇南本草》卷上。

【附方】《滇南本草》卷上：治诸虚百损，五种劳症，虚劳蓐劳，白带漏下，头晕耳鸣，心慌怔忡。妇人内伤任督，下元虚寒，不能受胎者用。还阳参四两、乌骨鸡，一只，去肠，将参入腹内，煮滥。去皮，将肉晒干，骨用新瓦焙黄色，肉骨共为细末，或用蜜为丸，或为末，每服二钱，滚水下。若忌用煨鸡肉，猪肉、牛肉俱可，每次用参三钱。

图 13-53-1　还阳参《滇南图》

鱼眼草《校补滇南本草》

【气味】性寒，味苦。《校补滇南本草》卷中。

【主治】治小儿脏腑积热，小儿泻绿水者，捣汁，乳炖服，或捣汁，点水酒服。截疟神效。《校补滇南本草》卷中。

【发明】《校补滇南本草》卷中：小儿乳结，日安夜哭，盖因腹痛，屙绿屎之故。

紫背草《生草药性备要》

【释名】紫背地丁《生草药性备要》。

【集解】《生草药性备要》卷上：地丁名，有黄、白、紫色三种。《植物名实图考》卷九：生南赣山坡。形全似蒲公英而紫茎，近根叶又微稀，背俱紫，梢端秋深开紫花，似秃女头花，不全放，老亦飞絮，功用同蒲公英。

【气味】味淡，性温。《生草药性备要》卷上。

【主治】敷疮，凉血、消肿、去毒，和气、消黄。治疳红痢，炒食。能敷恶疮，止痛散毒。《生草药性备要》卷上。

【附方】《生草药性备要》卷上：医痰火。其根，煲肉食。装假打伤。用叶敷之，其内即变紫黑痕。

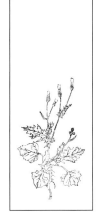

图 13-55-1　紫背草《图考》

灯盏花《校补滇南本草》

【气味】性寒，味苦。《校补滇南本草》卷中。

【主治】治小儿脓耳，捣汁，滴入耳内。《校补滇南本草》卷中。

斑骨相思《生草药性备要》

【释名】土牛膝、多须公、六月霜《生草药性备要》。

【气味】味甘，性平。《生草药性备要》卷上。

【主治】治跌打伤，壮筋骨，补足胫，煲水洗亦可。《生草药性备要》卷上。

木贼《嘉祐本草》

【释名】节节草、笔管草、豆根草《滇南本草》、斗管草、斗眼草《校补滇南本草》、节筑草《医方药性》、笔筒草、通气草《草木便方》。

【修治】《本草衍义补遗》：去节，到，以水润湿，火上烘用。《本草述》卷九：去节，童便浸一宿，焙干。

茎

【气味】味辛、微苦，性微温。《滇南本草》卷上。味甘苦，平，无毒。入肝经。《医宗必读·本草征要》上。

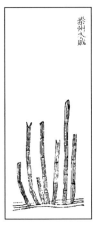

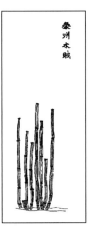

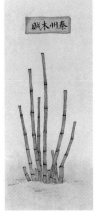

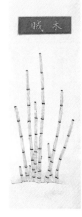

图 13-58-1 秦州木贼《图经（政）》

图 13-58-2 秦州木贼《图经（绍）》

图 13-58-3 秦州木贼《品汇》

图 13-58-4 木贼《雷公》

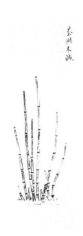

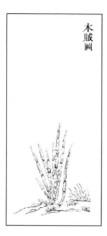

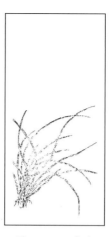

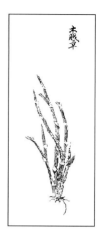

图 13-58-5　秦州　　　　图 13-58-6　木贼　　　　图 13-58-7　木贼　　　　图 13-58-8　木贼

木贼《草木状》　　　　《草木典》　　　　　　　《图考》　　　　　　草《图说》

【主治】行十二经络，散肝家流结成翳，治暴赤火眼，珠胀疼，退翳膜，胬肉遮睛。以上是木贼草本治，但木性不同。治五淋，玉茎疼痛，小便赤白浊症。《滇南本草》卷上。血症流洪，塞漏偏宜于木贼。《药性粗评》卷一。益肝胆，退目翳暴生。消积块，止月经久滴。极易发汗，大能疏邪。《太乙仙制本草药性大全·仙制药性》卷二。

根

【主治】治妇人白带淋沥，破血块，通妇人经闭，止大肠下血。《滇南本草》卷上。

【发明】《药性解》卷四：木贼之名，以其能伐木也。肝为木，故宜入焉，夫目得血而能视，藉之以伐肝邪，则血生而愈目疾。《本草经疏》卷一一：木贼草感春升之气，故应味甘微苦，而性则无毒。入足厥阴、少阳二经血分。故首主目疾，及退翳膜，益肝胆而明目也。又疗肠风止痢，及妇人月水不断，则消之中又有止之义矣。其主积块，疗肠风止痢，及妇人月水不断，崩中赤白，痔疾出血者，皆入血益肝胆之功，肝藏血故也。《本草汇言》卷三：《嘉祐本草》治腹疾，消积块之药也。梁心如稿目为肝之用也，风热胜则翳膜生，此草性体轻扬，中空直干，故能上达肝窍以祛目疾之风；淫火胜，为翳为障，为努肉，为疳泪诸疾。《嘉祐本草》又谓治隐癖积块，喉痹肠痔，即去翳障努泪之意。又谓去节能解肌发汗，功过麻黄，亦即取其轻空阳象之用，而有升散之力也。然多服损肝，不宜久用。如前古谓益肝胆，止妇人月水不断，崩中赤白，此说似属奇谬，不可信从。《医宗必读·本草征要》上：木贼为磋擦之需，故入肝而伐木。去节者善发汗，中空而轻，有升散之力也。按：木贼多服损肝，不宜久用。《本草述》卷九：木贼直上中空，是阴中透阳，而风升毕达也。凌冬多节，是阳能化阴，而气不踹节也。故其味甘胜而苦微。甘者，土也，血之所统。苦者，火也，血之所主。血虽生化于土，然原于水而成于火，故亦兼有苦也。是兹物之致其用者，固在血也。○其治目翳，消积块，不为阴之无阳以至斯欤。抑如止泪者，谓何？曰：目泪所因不一，此之所治，乃因血之不化，以病于风也。要不离于血病耳。《本草汇》卷一一：木贼与麻黄同性同形，

1855

去节焙过，最易发汗解肌，升散火郁风湿。但粗细之分耳。治木器者，用之磋擦则光净，故有木贼之名。取以制肝木有灵也，故能治目昏多泪，眼目血疾。因其入肝伐木，故不可多服。若目疾由于怒气，及暑热伤血，暴赤肿者，非其所任。《药性纂要》卷二：东圃曰：贼者，害也。木者肝者，木贼乃伐肝之品。人壮邪实，病目生翳者，可暂用。若多用，则耗削真气矣。予男敬元四岁，好读书，六岁病目，犹终日不彻，以至两目生翳。且此子诞甫十月而生母殁，虽在孩提，时有忧色，绝无笑容，此天性有异于人，其抑郁已非一日矣。及病目而又为人误投木贼，频服过剂，遂至肌热如烙，肤如甲错，竟不能治。予后究心医理，乃知前此之误，因书以告来者，勿妄用也。

《本经逢原》卷二：木贼与麻黄同形同性，故能发汗解肌，升散火郁风湿，专主眼目风热暴翳止泪，取发散肝肺风邪也。多用令人目肿，若久翳及血虚者，又非所宜。而伤暑或暴怒赤肿亦勿用之。《本草求真》卷四：木贼表散风热，专治目翳。木贼专入肝胆。味甘微苦，气温无毒，中空轻扬，书云，形质有类麻黄，升散亦颇相似，但此气不辛热，且入足少阳胆、足厥阴肝，能于二经血分驱散风热，使血上通于目。目为肝窍。故为去翳明目要剂。初非麻黄味辛性燥，专开在卫腠理，而使身汗大出也。是以疝痛脱肛、肠风痔漏，赤痢崩带诸血等症，审其果因风热而成者，得此则痛止肛收，肠固血止，而无不治之症矣！必审果属风热，方用。至其去翳明目，功虽有类谷精，能驾甘菊，但谷精则去星障，甘菊则止调和血药，于障全不能退，此则能去翳障也。然气血亏损，则用谷精、木贼去障，又当兼以芍药、熟地滋补肝肾，使目得血能视。若徒用此二味退障，则即加以当归补助，亦恶气味辛散。当归辛散。非其所宜。

【附方】《本草衍义》卷一二：治小肠膀胱气。木贼细剉，微微炒，捣为末，沸汤点二钱，食前服，缓缓服必效。

《太乙仙制本草药性大全·仙制药性》卷二：治痔血不止。木贼十二分，切，以水一升八合，煎取八合，去滓，空心温分二服，如人行五里再服。肠痔多年不差，下血不止，用木贼、枳壳各二两，干姜一两，大黄一分，四味并剉一处，于铫子内炒黑色存三分性，捣罗，温粟米饮调，食前服二钱匕甚效。

《本草汇言》卷三：治目障昏蒙多泪。用木贼去节一两为末，和羊肝捣为丸，早晚各食后服二钱，白汤下。《方脉正宗》。○治小儿疳积，肚大目盲。用木贼草二两，芜荑一两，共为细末，羊肝捣和，丸弹子大。每早晚各服一丸，白汤化下。同前。○治急喉闭塞。用木贼草切碎，用牛粪炒成炭，每用白汤调服一钱，血出即安也。《圣惠方》。○治一切风寒湿邪，欲发汗者。用木贼草去节一两，生姜、葱白各五钱，水煎饮即汗。同前。

漏芦《本经》

【释名】芦葱、萱草、宜男花、金针菜《校补滇南本草》。

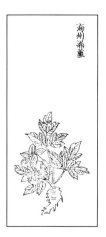

图 13-59-1　海州漏芦
《图经（政）》

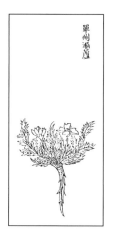

图 13-59-2　单州漏芦
《图经（政）》

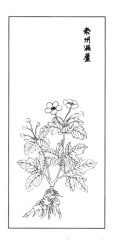

图 13-59-3　秦州漏芦
《图经（绍）》

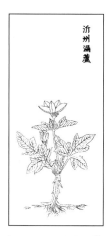

图 13-59-4　沂州漏芦
《图经（绍）》

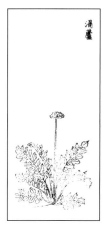

图 13-59-5　漏芦
《救荒》

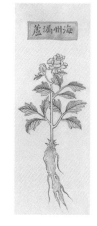

图 13-59-6　海州
漏芦《品汇》

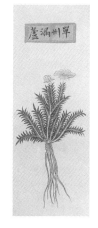

图 13-59-7　单州
漏芦《品汇》

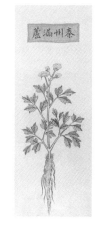

图 13-59-8　秦州
漏芦《品汇》

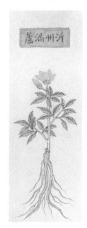

图 13-59-9　沂
州漏芦《品汇》

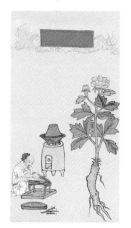

图 13-59-10　漏
芦《雷公》

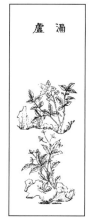

图 13-59-11　漏
芦《三才》

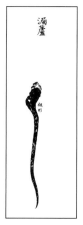

图 13-59-12　漏
芦《原始》

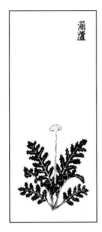

图 13-59-13 漏芦
《博录》

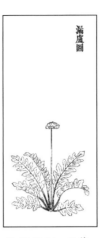

图 13-59-14 漏芦
《草木典》

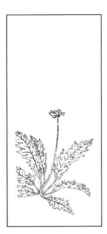

图 13-59-15 漏芦
《图考》

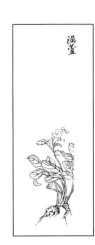

图 13-59-16 漏芦
《图说》

【集解】《本草原始》卷一：飞廉根如牛蒡而绵头，古方漏芦散下云用有白茸者则是。有白茸者乃飞廉无疑矣。今考二物，气味功用俱不相远，似可通用。或者一类有数种，古今名称各处不同乎？《医林纂要探源》卷二：枝茎皆三叶，花圆大，尖瓣有托，如石榴，根茎枯如麻梗，色黑。出闽中。

【气味】味咸苦，性寒，入肺、胃、大肠、小肠四经。《罗氏会约医镜》卷一六。性寒，味甘平。《校补滇南本草》卷下。

【主治】利水秘精，凉血败毒。咸寒利水泄湿，清肝退热。治失溺遗精，淋血便红，眼痛目赤，背疽乳痈，痔瘘瘰疬，白秃金疮，历节带下，泄利。治一切虫伤跌打，恶疮毒肿，排脓止血，服浴皆善。下乳汁最捷。《玉楸药解》卷一。软坚消瘿，泻热解毒，为外科专药。《药性切用》卷三。

【发明】《本草经疏》卷七：漏芦得地味之苦咸，禀天气之大寒，故无毒。苦能下泄，咸能软坚，寒能除热。入足阳明、少阳、太阳、手太阴、阳明。寒而通利之药也，故主皮肤热，恶疮疽痔，湿痹，下乳汁。《别录》又主止遗溺，热气疮痒如麻豆，可作浴汤。又《本经》久服轻身益气，耳目聪明，不老延年者，盖亦通指热散病除，则脏腑自安，精神自倍，而臻乎寿考也。《本草汇言》卷三：漏芦去风热，《别录》解疮痍，《衍义》寒而通利之药也。魏景山稿苦咸属阴，性惟凉散。故《本草》主皮肤瘙痒，隐风毒，恶疮，及乳痈发背，痔瘘肠风诸证。能理血排脓，引经脉，利筋骨，行藏府。而古方以漏卢汤为痈疡科初起泄毒之首剂也。又宋人治痈疽，并预解时行热毒痘疹。今但知其寒能解热之义，盖不知其能入阳明之故也。设患人胃寒不食并泄泻者，疮疡阴证，平塌不起发者，有妊娠者，俱禁用之。《药镜》卷四：主通利，其性也，故能下乳汁，行血排脓，瘰疬医，肠风解。端散热，其力也，故能祛恶疮，疽痔湿痹，生嫩肌，长新肉。《本经逢原》卷二：漏芦苦寒解毒，乃足阳明经药。《本经》治热毒恶疮，下乳汁，以其能利窍也。为消毒、排脓、杀虫要药。古方治痈疽发背，以漏芦汤为首称。盖咸能软坚，寒能解毒。故服之必大便作泻，使邪从下而出也。昔人治婴儿疮毒，令母服此，使药性从乳中过之，每致乳子利下白沫，大损元气，故气虚及疮疡不起发者，咸非所宜，而妊妇尤为切禁。《**本草求真**》**卷八**：漏芦解胃府热毒，并通乳汁。漏芦专入胃。味苦而咸，气寒有毒。凡苦则下泄，咸则软坚，寒则胜热。漏芦气味俱备，其性专入阳明胃经。故凡痈疽背发，乳汁不通，及预解时行痘毒者，咸须仗此以解毒邪，俾邪尽从便出而解矣！诸症非尽热毒而起，不得妄用。然书又云，遗精尿血能止，亦因毒解热除自止之意，非因漏芦寓有收涩之力也。但气虚疮疡不起，及孕妇有病者切忌。出闽中，茎如油麻，枯黑如漆者真。甘草拌连翘为使。《**本草思辨录**》**卷二**：漏芦亦蒿类。而青蒿治疥疮痂痒，热在骨节间；此治湿痹之恶疮，热在肌肤。青蒿芳香苦寒，合湿热而并除之，故宜于由湿转燥之疮。漏芦色黑咸寒，热散于肌表而湿使下渗，故宜于湿壅热炽之疮。古方治发背以漏芦汤为称首者，背为太阳寒水部分，漏芦咸寒而有白茸，正与相合。且热退即住服，明乎越境之不过问也。漏芦下乳汁，是下热结而不下之乳汁，能消乳内胀痛，非下乳汁之通剂也。

【附方】《**滇南本草**》**卷下**：治男妇腰疼。漏芦根十五个，猪腰子一个，煎服三次立效。治大肠下血，诸药不效。漏芦一个，茶花五分、地榆二钱，象牙末煎服。

《**本草汇言**》**卷三**：治皮肤瘙痒，隐风毒，疮疥。用漏卢、荆芥、白鲜皮、浮萍、牛膝、当归、蕲蛇、枸杞子各一两，甘草六钱，苦参二两，浸酒蒸饮。《**外科准绳**》：治痈疽发背，一切肿毒初起，及时行热毒，赤肿丹疹。用漏卢、连翘、白敛、枳壳、升麻、甘草、麻黄、朴硝各一两，大黄八钱，共为末，每服三钱，白汤调服，取利为度。发背初起二三日，但有里实热证，便宜服此。退毒下脓，乃是宣热拔毒之剂，热减即住服。○治痈疽排脓，长肉生肌。用漏卢、人参各五钱，黄耆二两。同前。○治时行痘疹，预防染患。用漏卢五钱，绿豆、白芍药各二钱，甘草三钱，俱微炒黄，研末。每服一二钱，白汤调服。○治肥实妇人乳汁不下，乃气脉壅塞也。或经络凝滞，乳内胀痛，邪蓄成痈，服之自然内消。用漏卢五钱，蛇蜕一条，炙焦，共为末，瓜蒌一个，和皮捣极烂，总和一处。先取一半，热酒调服，以利为度。○治瘰疬，排脓、止痛、生肌。用漏卢、连翘、紫花地丁、贝母、金银花、甘草、夏枯草各等分，水煎服。以上《**集验方**》。

鳢肠 《唐本草》（即：旱莲草）

【释名】住血草《药性要略大全》、莲蓬草《医方药性》、凉筒《折肱漫录》、墨斗菜《罗氏会约医镜》。

【集解】《**医林纂要探源**》**卷二**：生苋菜地中，叶似竹而糙，高二三寸，花白瓣碎有托，结实如莲蓬，小如豆，内子细如沙，茎断之有黑汁。

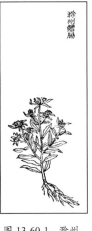

图 13-60-1 滁州鳢肠《图经（政）》

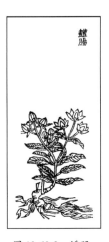

图 13-60-2 鳢肠《图经（政）》

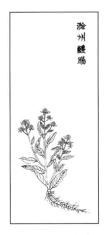

图 13-60-3 滁州鳢肠《图经（绍）》

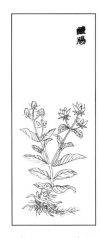

图 13-60-4 鳢肠《图经（绍）》

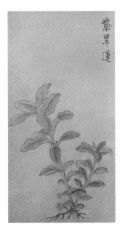

图 13-60-5 紫旱莲《履巉岩》

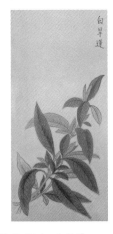

图 13-60-6 白旱莲《履巉岩》

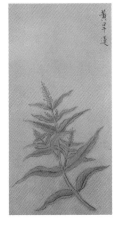

图 13-60-7 黄旱莲《履巉岩》

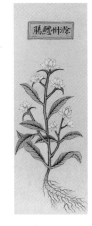

图 13-60-8 滁州鳢肠《品汇》

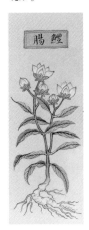

图 13-60-9 鳢肠《品汇》

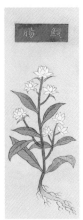

图 13-60-10 鳢肠《雷公》

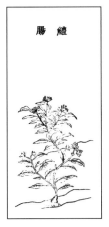

图 13-60-11 鳢肠《三才》

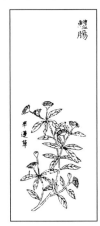

图 13-60-12 鳢肠《原始》

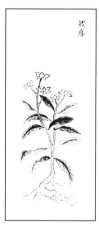

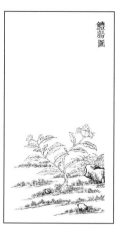

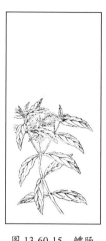

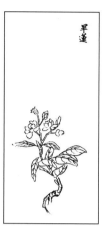

图 13-60-13　鳢肠　　　　图 13-60-14　鳢肠　　　　图 13-60-15　鳢肠　　　　图 13-60-16　鳢肠

《草木状》　　　　　　　《草木典》　　　　　　　　《图考》　　　　　　　　《图说》

【修治】《本草述钩元》卷九：取汁用姜汁和剂，日中煎熬。此《千金》法。

【气味】性温，有毒。《履巉岩本草》卷下。性寒，味咸。《校补滇南本草》卷下。

【发明】《履巉岩本草》卷下：炉火药亦用，大能服水银、硫黄毒。《本草发明》卷三：血分中收敛之药。故《本草》主血痢，针灸火疮发洪，血流不止，敷之立已。汁，涂发能黑，可望速生须而繁。又云：排脓止血，通小肠。或煎酒服，或熬膏敷，乌须固齿药中多用之。湿地多生，摘断枝茎，汁出渐黑。《芷园臆草题药》：茎最柔，断即有汁，须臾如墨。能止血，可涂眉发，生速而繁。点鼻中，添脑，定头疼。其色力能入肾而益阴精也。尝见促织斗久，恐其齿伤，用此喂之则强。因之以治人，用力大嚼，齿疼者颇捷。《本草经疏》卷九：鳢肠正禀北方坎水之气，故其汁玄黑，其味甘酸平而无毒，纯阴之草也。入肾，入肝，亦入胃与大小肠。善凉血，须发白者，血热也；齿不固者，肾虚有热也。凉血益血，则须发变白而齿亦因之而固矣。故古今变白之草，当以兹为胜。本经主血痢及针灸疮发，洪血不可止者，傅之立已。涂眉发生速而繁。萧炳又谓能止血，排脓，通小肠，傅一切疮。膏点鼻中添脑者，盖以血痢由于血分为湿热所伤，针灸疮发，洪血不止，亦缘病人素有血热，及加艾火，则益炽矣，血凉则不出。荣血热壅则生脓，凉血则自散。小肠属丙火，有热则不通。荣血热解，则一切疮自愈。脑为髓之海，热则消，火能消物故也。鼻窍通气于脑，故以膏点鼻中，使脑中热散，无邪剥蚀，则脑自益之矣。数者，何非凉血益血之功也。《本草汇言》卷四：《唐本草》凉血解毒，时珍固齿乌须发之药。程君安稿盖须发易白者，血虚有热也。齿牙不固者，肾虚有热也。此药纯阴凉血，则须发变白为黑，而齿亦因之而固矣。故古今黑汁之草，当以此为胜。若前人之治血痢，止针灸疮中发洪血，解一切疮疹痛痒，除头风头痛，去目疾翳障，治肠风下血，定风热牙疼之数者，何非凉血止血之功也。但阴寒之性，沉降之质，虽善凉血，不益脾胃。一见脾胃虚弱，饮食少进，及肠胃溏薄不实者，虽共温辛补养药，亦勿轻与服。《折肱漫录》卷七：予表兄卜戢父太守，有人传与一方，单用此草捣汁熬膏，蜜收贮之磁瓶，日日以酒服之，久服须发不白。卜戠父守而服之，六十外，须果不白，但皮肉亦渐黑，且不利于脾，故予知而不服乌须。《本草汇笺》卷三：鳢肠草鳢肠禀北方坎水之气，其汁玄黑，其味甘酸，纯阴之草也。入肾入肝，亦入胃与大小肠。善凉血，须发白者，血热也。齿不固者，肾虚有热也。凉血益血，则白者变黑，而齿得坚矣。故《唐本草》云：汁涂眉发，生速而繁。其主血痢，及针灸疮发，洪血不止者，血痢由于血分为湿热所伤，针灸由病人素有血热，加艾火而益炽也。主排脓及通小肠者，荣血热壅则生脓，小肠属丙火，有热则不通也。膏点鼻中添脑者，脑为髓海，热则消火，能消物也。之数者，固皆赖其凉血之功。但凡脾胃虚弱，及易溏薄作泄者，不宜轻服。故孙真人乌髭方，佐姜汁以防其冷。《本草述》卷九下：鳢肠草，多生下湿地，折其茎而汁出黑色。诚所禀于天者，坎水之正气，而成于地之至阴也。如是固为益肾阴，凉血热之味矣。夫血乃真阴之化醇，如兹味阴气纯而厚，且化为汁，以合于人身真阴，其受气取汁而变化者，又当有同气相求之变化焉。其治大肠血痢，小便溺血，疮疡止血，排脓，胥此义也。且用之乌髭发有奇功，盖任之真阴盛，得以上交于督之真阳，则上之阳得合于下之阴，为发为髭，俱藉益于阴气耳。鳢肠草，即乌髭发，是为能益血，而治痢及溺血等证，又似能止血，何以如是，其胥有功也？盖总因于见母气耳。《本草新编》卷四：能乌须鬓，止赤痢，治火疮。虽能乌须鬓，然不与补肾之药同施，未见取效之捷。煎膏染须鬓，亦必同倍子、明矾为佳。世人动欲变白，而不知其道，毋怪其不效也。夫须发之早白也，虽由于肾水之干燥，亦由于任督之空虚。任督之脉上通于唇口之间，下入于腰脐之内。肾虚而任督未虚者，老年发白而须不白。中年发未白，而须先白者，任督之虚也。欲使已白者重变为乌，必补任督，而更补肾也。然而补任督之药无多，仍宜补肾以生任督。盖任督原通于肾，故补肾而任督之气自生。旱莲草止能入肾，而不能入任督，又何能上通唇口哉？所以必宜与补肾之药同施，方有济耳。《顾氏医镜》卷七：旱莲草甘、酸，冷。入肝肾二经。益阴凉血，黑发乌须。血热则须发易白，又其汁黑，故为变白之上药。止溺血而治赤痢，医痔痛而疗肠风。皆益阴凉血之功。灸疮血出，敷之即已。血凉则止。头风脑漏，滴鼻可安。鼻窍通气于脑，故捣汁滴入，使热解而愈。阴寒冷药，不宜肠胃，便溏食少者，戒用。至苦大寒伤胃，无大热者勿用。《医林纂要探源》卷二：补心血，泻心火，济水火，交心肾。能止血，黑须发。黑汁入肾，交心肾也。昔人夏至收之，冬至又收女贞子，炼蜜合之，名二至丸。方意甚妙。《类经证治本草·足少阴肾脏药类》：诚斋曰：性寒而凉血，攻七而补三，如虚寒吐血及寒血为病，不可服。《本经续疏》卷四：鳢肠黑固水色，水却不黑。其有黑者，东海着黑水之洋，则水之极洼，不更他处也。《禹贡》雍州黑水，则水之极僻，不通他流，处黑，殆引水使归之壑，不更移徙之窟欤。说者谓天本苍苍而目之为元，则以其幽远不可穷。然则极下者黑，极高者亦黑。是黑者，阴阳之廓而不可踰越已。旱莲质本不黑，即其汁亦何尝黑，乃出之俄顷遽亦为黑，此则方才踰越，遂止不行之验也。故其所主之证，只长须眉一端，已可证其以黑护血为甚固，以血泽黑为速也。而血液之妄出，若吐、若衄、若金疮，均中无黑者，惟下利则有如污泥如败酱，皆缘色黑之物溃，血液遂随之以出。

况针灸疮痂必黑，至发而洪血，必黑者已破，是可见黑败而汁不固者，须以汁出而能变黑者止之。血属水，而载火以行。黑非能止水，乃以拒火者也。以黑物止血，须识此义。而用旱莲，则当以血中见黑为准。

【附方】《医宗粹言》卷四：大固精神，滋阴补肾，黑须发尤效。制旱莲椹子膏，四月桑椹黑熟，先采旱莲不拘多少，用大者去根茎叶，洗净晒干，用磁罐微撒盐腌半日，晒干，入甑内蒸熟，曝干捣末，或三五升，然后取桑椹汁和之，作饼曝干，再研细末，每晨用酒调三钱，空心服。若修补丸，任意加入。

《本草汇言》卷四：治饮食甘肥炙煿过度，成血痢病。用旱莲草一握，切碎，川黄连二钱，白芍药五钱，水煎服。《方脉正宗》。○治乌须神方：取鳢肠草，采鲜者五十斤，捣汁，浸真女贞实、马料黑豆各一斗，浸七日，滤出晒一日，再浸再晒，以鳢肠草汁尽，上甑蒸一日，再晒干，少洒陈酒微湿，再蒸再晒，计九次，微炒燥，磨为末，拌生姜自然汁八两，好川椒，去闭口及蒂者为末，五两，和匀。炼蜜丸梧桐子大。每早晚用五钱，食后酒送下。治一切齿病。用鳢肠草，炒焦黑成炭，研末，见证配后药擦之：如齿痛牵引头脑，配石膏、细辛、芽茶末。如齿痛怕风，配干姜、藁本末。如齿痛有虫，配干姜、细辛、花椒末。如齿痛兼牙龈出血条者，配人参末，或千年古石灰末。配人参可咽，配石灰末擦齿，不可咽，用白汤泪漱吐之。如齿痛成牙疳，配硼砂、黄连、枯矾末。如齿痛动摇不坚，无力嚼食物者，配补骨脂、没石子、青盐末，已上所配诸药，俱为细末，和鳢肠草末擦之。

《药镜》卷三：脾胃虚糜，误吞成泻。青嫩车前等分，杵汁煎温，候饿时而频呷，小便红溺徐收。痔漏肠风兼治。单令瓦上焙研，酒液米汤，和微末而使吞。

《本草述》卷九下：乌须擦牙方。取旱莲草洗净干，以青盐为末，将草铺于磁钵内，一层盐，一层草，腌一七，沥草晒干，有余汁，又以草拌上，又晒，以汁尽为度。入银磁器内，微火焙干，为末。又取童子头发，入锅内炒成珠，为末。又取骨碎补，以竹刀去皮毛，切薄片，晒干，石碾为末，每旱莲草末一两，以发灰五钱，骨碎补末三钱，合为牙散，日每频擦，自验。同车前草等分，杵取汁，每空心服三杯，治小便溺血。○滋肾乌须方。旱莲丸：旱莲汁，用汁晒半斤，生姜三斤，取汁，晒半斤，生地黄二斤，酒泡，取汁晒半斤，细辛三两，破故纸一斤，面炒，杜仲半斤，炒，五加皮酒浸半斤，赤茯苓去皮一斤，乳汁浸半斤，枸杞子四两，川芎四两，没药二两，为末，核桃仁去皮半斤，枣肉同和，为丸梧子大，每服五十丸，黄酒送下。希雍曰：鳢肠性冷，阴寒之质，虽善凉血，不益脾胃，病人虽有血热，一见脾胃虚败，饮食难消，及易溏薄作泄者，勿轻与服。孙真人方用姜汁和剂，盖防其冷而不利于肠胃故也。不用姜汁、椒红相兼，修事服之者，必腹痛作泄。宜详审之。

《医经允中》卷一九：治肠风下血。每服焙末三钱，酒调服愈。

铁乌铃《本草纲目拾遗》

【集解】《本草纲目拾遗》卷五：《采药书》：又名铁铃草。其本色黑，叶梗极坚实如铁，其汁黑，可乌须。

【主治】主治杨梅恶疮，风气瘫痪，损折筋骨，俱煎酒服。汪连仕方。《本草纲目拾遗》卷五。

苦地胆《滇南本草》

【释名】苦龙胆草《滇南本草》、土柴胡《生草药性备要》、天芥菜《本草求原》。

【集解】《本草纲目拾遗》卷四：苦地胆出粤西。

【气味】味辛，性平。《生草药性备要》卷上。苦、辛，平。《本草求原》卷三。

【主治】洗癞疮肿毒。《滇南本草》卷下。散疮、凉血、消毒、去痰，理鼠咬、蛇伤，亦能止血。《生草药性备要》卷上。叶可贴热毒疮。《本草纲目拾遗》卷四。

【附方】《滇南本草》卷下：治肾囊有风。瘙痒，或破流黄水，又名绣球风。苦龙胆草、蜂房、藜芦、千张纸、经霜桃叶，共为细末，麻油调搽。

《生草药性备要》卷上：治中暑热盛。其根，同白豆、片糖煲水饮。牙痛。煲酒含。

兰草《本经》（即：佩兰）

【释名】兰香《太平御览》、兰叶《本草发挥》、薑子草《本经逢原》、佩兰《得宜本草》、奶酣草、奶孩儿《本草纲目拾遗》。

【集解】《本草汇》卷一〇：产闽中者，力胜江浙诸种。《本草纲目拾遗》卷五：处处人家种之，叶尖大如指甲，有枝梗。夏月开细紫花成簇，结子亦细，今人种于盆内，妇人暑月采之插发，可辟腻。《植物名实图考》卷二五：《诗经》：方秉蕑兮。《陆疏》即兰，香草也。古人谓兰多曰泽兰。李时珍集诸家之说，以为一类二种，极确。今依其说，以有歧者为兰，无歧者为泽兰。宋人蹉梁时以似茅之燕草为蕙，聚讼纷纷，不知草木同名甚多，总以见用于人为贵。此草竟体芬芳，与泽兰同功并用。湖南俚人有受风病寒者，摘叶煎服即愈。香能去秽，辛可散郁，较之瓯兰诸品，为益孰多？彼一茎一花、数花者，露珠一干，清香顿歇，茅叶肉根，都无气味，归之群芳，以悦目鼻。

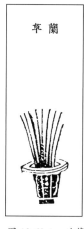 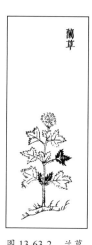 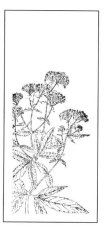 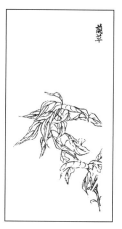

图 13-63-1　兰草　　　图 13-63-2　兰草　　　图 13-63-3　兰草　　　图 13-63-4　兰草

《太乙》　　　　　　　《本草汇》　　　　　　《图考》　　　　　　　《图说》

叶

【气味】味辛、甘，气平、寒，无毒。《本草便》卷一。辛、甘，微寒。入肺胃二经。《顾氏医镜》卷七。味苦、辛，性微凉，无毒。入心、肝、肺三经。《本草再新》卷一。

【主治】主利水道，消诸痹渴证，此非不除。胆痹多用。《本草便》卷一。开心益智，燥肺舒肝，理气化痰，活脉络，利关节，治痈疽瘤痰。《本草再新》卷一。功专消渴，散结滞，清肺消痰，为妇科要药。《本草撮要》卷一。

【发明】《药性解》卷四：丹溪云：兰叶禀金水之精，故入肺脏。昔东垣方中尝用之，《经》曰消诸痹治之以兰是也，今屡验之。《本草经疏》卷七：兰草禀天地清芬之气以生，故其味辛气平无毒。入手太阴、足阳明经。肺主气，肺气郁结则上窍闭，而下窍不通。胃主纳水谷，胃气郁滞，是水谷不以时化，而为痰癖。蛊毒、不祥之气，亦胃中受病。辛平能散结滞，芬芳能除秽恶，则上来诸证自瘥。大都开胃除恶，清肺消痰，散郁结之圣药也。久服等语，亦言其效之极功。《医宗必读·本草征要》上：蛊毒不详，胸中痰癖，止渴利水，开胃解郁。兰花禀天地清芬之气，入西方以清辛金，颇有殊功。今人不恒用之，亦缺典也。产闽中者，力胜江浙诸种。《药镜》卷四：和血也兼利水道，止痛也且杀蛊毒。解消病之渴，扫胆瘅之热。与夫胸满痰癖，陈积郁气，无不结者使开，滞者使散也。《本草述》卷八下：愚按：兰草、泽兰，时珍分气血之治是矣。第《本经》于兰草，谓其久服益气，而甄权《本草》于泽兰，云产后腹痛，频产血气衰冷成痨瘦羸，而时珍绝未发明，得毋以兹二种，犹与他利气血之味，可得泛泛例视乎？是则物理之未易穷有如是也，业斯道者，其可卤莽乎？《本草汇》卷一〇：兰叶禀金水清芬之气，而似有火，独走气道，入西方以清辛金，不独开胃清肺消痰，善能散积久陈郁之结气。今人但赏花香，不知用叶，亦缺典耳。况药味载《内经》甚少，而兰独擅名，所谓治之以兰，除陈气是也。故东垣方中每常用之。与藿香、枇杷叶、石斛、竹茹、橘红，开胃气之神品。入沉香、郁金、白蔻、苏子、芦根汁，下气开郁，治噎膈之将成者。《顾氏医镜》卷七：解牛马肉毒。止消渴必用，芳香清润，生津止渴。散郁气最良。辛芳，故能散结开郁。开胃称神，芳香而不燥也。利水颇效。肺气郁结，则上窍闭而下窍不通，清肺开郁，水道自利。除胸中痰癖，胃气郁滞，则水谷不能以时化，而为痰癖也。消痈肿蛊毒。散结清胃之功。《本经逢原》卷二：兰有三种：一种曰兰草，其气浓浊，即今之省头草也。一种曰兰香，植之庭砌，二十步内即闻香，俗名香草，以子能去目臀，故又名臀子草。一种名罗勒，茎叶较兰香稍粗大，形虽极类，而气荤浊，以嫩时可食，仅入菜部，不堪入药。《本经》利水道，杀虫毒，辟不祥。久服益气，轻身不老，通神明。发明：兰气芳香，能辟疫毒恶气。楚人以之为佩。又能辟汗湿之气，故又名辟汗香。入手足太阴、阳明，力能调中消食，去恶气，治呕呕脾瘅。口中时时溢出甜水者，非此不除。按：兰性芳香辛温，专走气道，故能利水调肝和脾，其功倍于藿香。善调呕逆，散积久陈郁之气。《素问》云：五味入口藏于胃，以行其津气，津液在脾，令人口甘，此肥美所发也。其气上溢，转为消渴，治之以兰，除陈气也。东垣治消渴生津，饮用兰叶，盖本于此。又治牙疼、口臭，有神功丸，亦用兰香。云如无，以藿香代之。近世误认幽兰为兰香者，大可喷饭。观《本经》利水，杀虫毒，辟不祥之治，岂幽兰能之乎？古方治疠风，兰香散取其散肺胃中之湿热、虫毒也。《要药分剂》卷一：《内经》消渴治之以兰，除陈气也。盖消渴由邪热郁结于胃，兰能除陈气，可知兰草固以荡涤为功，肃清肠胃者也。今人不知，而用山兰，缪甚！《本经》治蛊毒不祥之气，亦胃中受病也。

【附方】《本草汇言》卷二：治蛊气。用孩儿菊茎叶，捣汁一钟，生白酒，清辰送。○治天时瘟疫疠气。用孩儿菊，取叶塞鼻，秽气不染。○治胸中痰癖成积。用孩儿菊，取叶日干，每早煮汤代茶饮。○治胃气不开。用孩儿菊叶日干，藿香、枇杷叶、石斛、竹茹、橘红，各等分，水煮服。○治噎膈将成，能下气开郁。用孩儿菊叶、白豆蔻、真郁金、真苏子、芦根，共煮汁，磨沉香数分，每日饮之愈。张三丰方已上共五首。○治消渴不止。用孩儿菊、天花粉、川黄连、麦门冬、竹叶，煮汤，和芦根汁服《圣惠方》。○治食牛马肉毒，能杀人。速用孩儿菊，连茎叶根，水净，煮汤服即解。《唐瑶方》。○治男子阴湿阳痿，每逢不举。十仙灵应散：用孩儿菊一两，黑附子、蛇床子、紫稍花、水菖蒲、白芷、海螵蛸、木鳖子、丁香各二钱，樟脑一钱五分，共为末，每用五钱，水五碗，煎三碗，温洗阴囊并湿处。日洗二次，留水温洗，多洗更好。○治鼻不闻香臭。用孩儿菊晒干，羌活、独活、升麻、白芷、防风各一钱，黄耆、川芎、白术、人参、当归各二钱，甘草、川椒各六分，加黑枣三个，水煎服。○鼻渊者，胆移热于脑。本方加辛夷、薄荷、连翘，去人参。

《本经逢原》卷二：治反胃。兰香和甘蔗汁服之。《普济方》。治小儿鼻疳赤烂。兰叶烧灰二钱、铜绿半钱、轻粉二钱，为末，日傅三次即愈。钱氏。

《本草撮要》卷一：产后水肿血虚浮肿。防己等分为末，每服二钱，醋酒下神效。防己为使。

子

【主治】能去目臀。《本经逢原》卷二。

【附方】《本经逢原》卷二：治目臀及尘物入目。以三五颗内目中，少顷其子湿胀，与物俱出。○主暴得赤眼后生臀膜。用兰香子一粒入眦内，闭目少顷，连膜俱出。盖此子得湿即胀，故能染惹眵泪浮膜尔，然目中不可着一尘，而此可纳三五颗亦不妨碍。又小儿食肥甘口臭齿黑，名曰崩砂。渐至龈烂，名曰溃槽。又或出血，名曰息露。重则齿落，名曰腐根。用兰香子末、轻粉各一钱，蜜陀僧煅赤，醋淬，研末，半两和匀，每以少许傅齿及龈上，内服甘露饮，立效。

益奶草《本草拾遗》　【校正】《本草纲目》原附"马兰"条下，今分出。

【集解】《证类本草》卷六：〔《本草拾遗》〕生永嘉山谷。叶如泽兰，茎赤，高二三尺也。

【气味】味苦，平，无毒。〔《本草拾遗》〕《证类本草》卷六。

【主治】主脱肛，止血，仍去痔，又续断乳神效。炙香，酒浸服。《本草发明》卷三。

急急救《植物名实图考》

【集解】《植物名实图考》卷九：江西山坡有之。根须黄柔，一茎一叶，叶茎嫩绿，似初生蜀葵叶，无歧而尖，深齿如锯，面背皆有细毛。○急急救又一种。生庐山者，叶如马蹄而大，根粗如大指，余同。

【主治】土医以根同红枣浸酒，通骨节，达四肢。《植物名实图考》卷九。

一枝香《滇南本草》

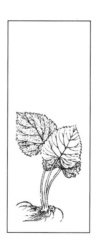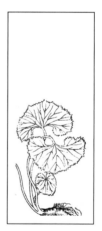

图 13-65-1　急急救《图考》-1　　图 13-65-2　急急救《图考》-2

【释名】白头翁、小一支箭《滇南本草》、毛耳风《草木便方》。

【集解】《植物名实图考》卷九：一枝香生广信。铺地生，叶如桂叶而柔厚，面光绿背淡，有白毛。根须长三四寸，赭色。

【气味】味苦，性温。《滇南本草》卷上。

【主治】攻散疮毒，治小儿头秃疮，消散瘰疬结核。利小便，止尿血，解大

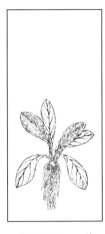

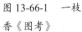

图 13-66-1　一枝香《图考》　　图 13-66-2　毛耳风《便方》

肠血，利热毒。止膀胱偏坠气肿，疗乳蛾乍腮红肿。《滇南本草》卷上。治小儿食积。《植物名实图考》卷九。

【发明】《草木便方》卷一：毛耳风热主治血，祛风解毒筋骨热。久嗽风痰面目肿，行气活血劳痹灭。

【附方】《滇南本草》卷上：治小儿肺胃火热，乳蛾乍腮红肿疼痛，发热头痛。白头翁一钱、连翘二钱、赤芍一钱，引点水酒服。

金锁匙《医方药性》

【气味】性凉。《医方药性·草药便览》。

【主治】治喉风。其花名鹤虱，去烧。《医方药性·草药便览》。

鼠曲草《日华子》

【释名】黄花白艾《履巉岩本草》、黄花子《校补滇南本草》。

【集解】《本草品汇精要》卷一三：此草春生苗，高尺余，茎叶颇类旋覆而遍有白毛，折之有绵如艾且柔韧，茎端分歧，着小黄花，十数作朵，瓣极茸细。《太乙仙制本草药性大全·本草精义》卷二：佛耳草郊原野坂，处处有之。春生苗尺余，夏开花，黄色，叶与马齿苋类，细小，微有白毛，俗呼黄蒿。人每收采捣烂和米粉作粿，柔韧音软而香美，可尝。《本草乘雅半偈》帙九：鼠耳，即茸母、黄蒿、香茅、米曲、无心草、绵絮头、鼠曲草也。生平岗田间熟地。二月生苗，高尺余，茎肥叶厚，柔软如绵，表里白毛，茸蒙如鼠耳。捣汁蜜和为粉，香美可口，谓之龙舌，以压时气。北方寒食亦用之，功胜白茅。宋高宗诗云：茸母初生认禁烟。自看茸母北方去，谁识上皇南渡来，若道当时臣有礼，禁烟今日未曾开。三月成穗，作花碎小，黄绿如曲，杂榉染衣，虽敝犹鲜。《月令》云：衣鞠黄衣之色。四月结子如粟，楚人呼为米曲。《医林纂要探源》卷二：有大叶白花而高者，亦名香茅，花甚香，可置枕中辟恶，而味不可食。有贴地生而小者，曰地锦。

【修治】《太乙仙制本草药性大全》卷二：药剂凡资，曝干才用。《本草发明》卷三：采捣烂，和粉作粿，香软可尝。入药晒干用。《本草乘雅半偈》帙九：采苗叶阴干，花实亦可用，款冬花为之使。

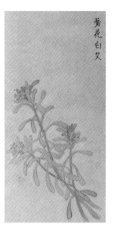

图 13-68-1 黄花白
艾《履巉岩》

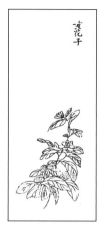

图 13-68-2 黄花
子《滇南》

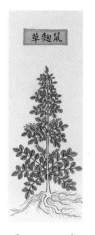

图 13-68-3 鼠
曲草《品汇》

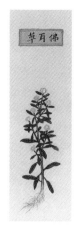

图 13-68-4 佛
耳草《品汇》

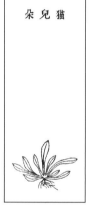

图 13-68-5 猫耳
朵《茹草》

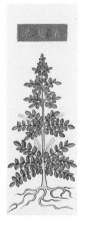

图 13-68-6 鼠曲
草《雷公》

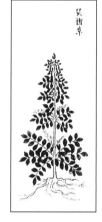

图 13-68-7 鼠曲
草《草木状》

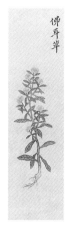

图 13-68-8 佛
耳草《图谱》

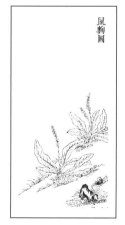

图 13-68-9 鼠曲
《草木典》

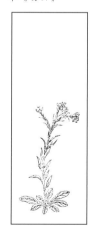

图 13-68-10 鼠
曲草《图考》

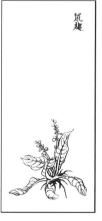

图 13-68-11 鼠
曲《图说》

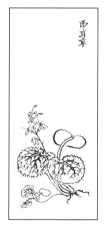

图 13-68-12 佛
耳草《图说》

【气味】性温平。无毒。《履巉岩本草》卷上。味涩，平，无毒。《宝庆本草折衷》卷一一。味酸，性热，有小毒，入肺经。《药性解》卷四。

【主治】治咳嗽不已，喘促气短，痰涎上盛，倒头不得。《宝庆本草折衷》卷一一。治寒嗽及痰，除肺中寒，大升肺气。少用，款冬花为使，过食损目。《汤液本草》卷四。治一切阴虚火盛，脱阴脱阳之症，神效。《校补滇南本草》卷上。

【发明】《药性解》卷四：佛耳专入太阴，大升肺气。宜少用之，过食损目，以性热有小毒也。

《本草述》卷九下：酸浆于仲夏以后吐华，且结子深红，其禀大火之令可知。第生于川泽，而成于寒水之气化，水以火为用，其味得苦，故畅其寒化以清热，并用其苦味以燥湿，此由气分而至血分，由清热以涤湿者也。即各本草谓其治热烦，疗黄病，利水道，似与大黄及三黄之治湿热，皆有不同。而方书用之者鲜，何哉？至如丹溪谓治热嗽有痰者，属酸浆草。而佛耳草治寒痰咳嗽，一寒一热，各有攸宜之治也。

【附方】《履巉岩本草》卷上：大治脾胃作疼。每用为细末，每服一二钱，沸汤调服，不以时候。

《本草品汇精要》卷一三：治风入肺，久嗽不愈。用佛耳草同鹅管石、雄黄、款冬花为末，以鸡子清刷纸卷药末作筒，烧烟口衔吸之。又方用佛耳草同南星、郁金、鹅管石、款冬花为末，和姜、艾置舌上，以药艾于姜上灸之，取烟入喉中。○治形寒饮冷痰嗽，经久不瘥者。煎汤细细咽之，效。

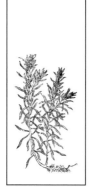

图 13-69-1 天水蚁草《图考》

天水蚁草《植物名实图考》

【集解】《植物名实图考》卷一五：天水蚁草生湖南平野。荆湘间呼鼠曲草为水蚁草，盖与《酉阳杂俎》以鼠曲为蚍蜉酒同义。此草叶有白毛，极似鼠曲，而茎硬如蒿，亦微作蒿气，高二尺许。

【主治】俚医以为补筋骨之药。《植物名实图考》卷一五。

毛女儿菜《救荒本草》

【释名】清明草《生草药性备要》。

【集解】《救荒本草》卷上之后：毛女儿菜生南阳府马鞍山中。苗高一尺许，叶似绵絮菜叶而微尖，又似兔儿尾叶而小，茎叶皆有白毛，梢间开淡黄花，如大黍粒，十数颗攒成一穗。《生草药性备要》卷上：于清明时有，过节后则无，多生在滋润溪涧之所。

【气味】味甘酸。《救荒本草》卷上之后。

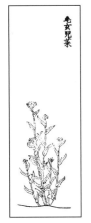

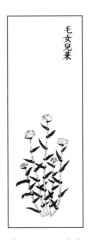

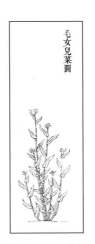

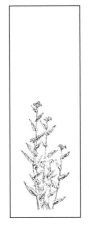

图 13-70-1　毛女
儿菜《救荒》

图 13-70-2　毛女
儿菜《博录》

图 13-70-3　毛女
儿菜《草木典》

图 13-70-4　毛女
儿菜《图考》

【主治】洗疥，洗烂头痒，止痒。《生草药性备要》卷上。

苦花子《本草纲目拾遗》

【释名】毛连子、小叶金鸡舌、苦花椒《本草纲目拾遗》。

【主治】治疗疮瘴毒蛇伤，热腹痛，热喉风，并效。《本草纲目拾遗》卷五。

肿见消《履巉岩本草》（即：菊叶三七）

【释名】紫背红内消《履巉岩本草》、土三七《滇南本草》、紫背金锁匙《生草药性备要》、见肿消、乳香草、曰奶草《本草纲目拾遗》、和血丹、散血草《草药图经》、三七草《医方丛话》。

【集解】《医林纂要探源》卷二：茎叶似苦荬，分枝繁衍，叶多刻缺而尖，茎有赤棱，秋作黄花，其中蕊如金丝盘纽可爱，但不香，根大如牛蒡而软，味甘多苦少。功用同。《本草纲目拾遗》卷四：初生苗叶，面青背紫，叶似羊角菜多歧，秋开小黄花如菊，垂丝可爱。根似芋魁，人家多种之。按：《纲目》有见肿消，云其叶似桑，治痈肿狗咬，当别是一种。《采药录》：见肿消，生溪涧中，叶有三角，枝梗皆青，根亦青色，形如菖蒲。根性凉，治诸疮毒，行周身活血，追风散气，此又一种。名同物异。《植物名实图考》卷九：土三七，《本草纲目》李时珍曰：近传一种草，春生苗，夏高三四尺，叶似菊艾而劲厚，有歧尖，茎有赤棱，夏秋开花，花蕊如金丝，盘纽可爱，而气不香。花干则吐絮，如苦荬絮，根叶味甘，治金疮折伤出血，及上下血病甚效。云是三七，而根大如牛蒡根，与南中来者不类，恐是刘寄奴之属，甚易繁衍。按土三七亦有数种，治血蛆跌损有速效者，皆以三七名之。此草今处处种之盆中。俚医以叶面青背紫，隐其名曰天青地红。凡微伤，但折其叶裹之即愈。《辰溪县志》：泽兰一名土三七，一名叶下红。根叶，傅金疮折伤之要药，非本草所云泽兰也。《简易草药》：散血草即和血丹，土名三七，能破血去瘀、散血消肿，通治五劳七伤、跌打损伤，春出秋枯，其形状功用，尽于此矣。《医方丛话》卷四：青郁可玩，其根系止血圣药。有活种闽广带回者，近地亦有此种。叶如野蒿，花黄而小，极易生。鲜者采叶捣烂，跌打破碎者，按上立止血疼，过二三日即愈，又不溃烂，真神草也。

【气味】性凉，无毒。《履巉岩本草》卷中。味苦。《滇南本草》卷上。味辛，性平。《生草药性备要》卷上。甘，苦，寒。《医林纂要探源》卷二。

【主治】治跌打肿痛之首药。《生草药性备要》卷上。能破血去瘀，散血消肿，通治五劳七伤，跌打损伤。《草药图经》。治跌打损伤。生用破血，炙用补血。《校补滇南本草》卷上。治乳痈肿毒，金疮止血，杖丹棒疮，喉癣双蛾，咳嗽，急慢惊风。《本草纲目拾遗》卷四。

【发明】《草木便方》卷一：破血丹温活血灵，内伤积血痞块行。心腹疼痛血气滞，续筋接骨气血荣。

【附方】《履巉岩本草》卷中：治一切疮疖肿毒。每用不以多少，烂捣敷贴患处。

《本草纲目拾遗》卷四：急慢惊风。土三七，春夏用叶，秋冬用根，捣汁一钟，用水酒浆和匀灌入，自效。《延绿堂方》。杨痫毛入肉作痛。土三七，亦名金不换，用其叶捣烂立涂，即止。《秘方集验》。

《医方丛话》卷四：治妇人血崩。看年远近，研一二钱，白酒调服，服后四物汤加三七五分煎服。治吐血。用一钱或五分，自嚼，米汤下。或用人参五分煎服。治肠风下血，用四物汤加三七五分，煎服，或空心用五分，调酒服。治杖疮淤血。用一二钱，嚼烂，罨在破上，再服一二钱，免血攻心。治产后血涌。用一二钱，研细，水调服，即止。治跌打青肿不消者。用一钱，嚼细，敷患处，即愈。治害眼十分重者。用少许，水磨，调点眼眶内，即消。治赤白痢疾。用一二钱，为末，米泔水调服。治虎、狼、蛇咬。用一二钱，为末，酒调服，嚼少许，更涂患处。治受下蛊毒，先吃少许，毒即追出。

向日葵 《医林纂要探源》

【释名】戎葵子、向东莲《医林纂要探源》、鬼骷髅《本草纲目拾遗》、丈菊、迎阳花《植物名实图考》。

【集解】《医林纂要探源》卷二：戎葵子也。茎高丈余，叶圆有尖，花黄，大者如盘，实攒生盘中，色黑似西瓜子而肥，其中仁灰白色。《本草纲目拾遗》卷八：冬日桃园中有树上干枯残桃，亦名鬼骷髅，与此名同物异。《植物名实图考》卷二九：长丈余，干坚粗如竹，叶类麻多直生，虽有傍枝，只生一花，大如盘盂，单瓣色黄，心皆作窠如蜂房状，至秋渐紫黑而坚。取其子种之，甚易生。花有毒，能堕胎云。按此花向阳，俗间遂通呼向日葵。其子可炒食，微香，多食头晕。滇、黔与南瓜子、西瓜子同售于市。《本草纲目易知录》卷一：《纲目》此即黄蜀葵，非戎葵也，戎葵名蜀葵，无黄字，又名吴葵，其花有深红、浅红、紫黑、白色，而此花是黄花，俗种堤塝边。

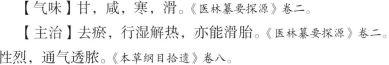

图 13-73-1　丈菊
《图考》

子

【气味】甘，咸，寒，滑。《医林纂要探源》卷二。

【主治】去瘀，行湿解热，亦能滑胎。《医林纂要探源》卷二。性烈，通气透脓。《本草纲目拾遗》卷八。

【附方】《本草纲目拾遗》卷八：落胎。合麝香、急性子捣烂为膏，贴脐。

花

【主治】花有毒，能堕胎云。《植物名实图考》卷二九。

泥胡菜《救荒本草》

【释名】苦马菜《滇南本草》。

【集解】《救荒本草》卷上之前：泥胡菜生田野中。苗高一二尺，茎梗繁多，叶似水芥菜叶，颇大，花叉甚深，又似风花菜叶，却比短小，叶中撺葶，分生茎叉。梢间开淡紫花，似刺蓟花。

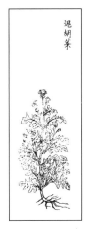
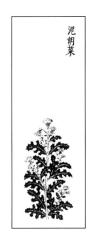
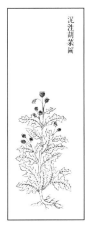
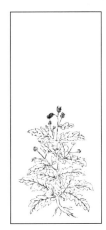

图 13-74-1　泥胡菜《救荒》　　图 13-74-2　泥胡菜《博录》　　图 13-74-3　泥泩胡菜《草木典》　　图 13-74-4　泥胡菜《图考》

【气味】味苦，性大寒。《滇南本草》卷中。

【主治】纯阳之物，得向阳之处，则生血凉血。治热妄行，止一切血症，吐血、咯血、咳血、衄血、大肠下血、女子逆经倒血。消痰，消瘿瘤，消咽喉结气，化痰毒，洗疮毒。《滇南本草》卷中。

【发明】《滇南本草》卷中：昔一女子吐血咳血。咳嗽吐痰，又如玛瑙红白，形样似脓。一医授以此方，后救数十人，其功良效，真乃奇方。苦马菜、捣汁一小钟。全归三钱、怀熟地二钱、杭芎一钱、怀生地一钱五分、粉丹皮一钱、陈皮一钱、川贝母一钱、黑元参一钱、白茯苓一钱、天门冬三钱、浙麦冬二钱、白合一钱、甘草五分，不用引。忌鱼、羊、煎炒。

山柳菊《生草药性备要》

【释名】九里明《生草药性备要》、黄花母《植物名实图考》。

【集解】《植物名实图考》卷九：南赣山中皆有之。丛生，细叶似石竹叶，绿茎有节。秋开黄花如菊，心亦黄。土医以洗肿毒，不可食。

【气味】味劫、苦，性平，微寒，无毒。《生草药性备要》卷上。

【主治】治痁疔，消热毒，治小儿胎毒、黄脓白泡，敷毒疮。捣汁和猪胆熬膏，擦腐烂患疮，生肌去腐，为疮药之纲领也。《生草药性备要》卷上。

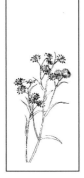

图 13-75-1 山柳菊《图考》

山白芷《生草药性备要》

【释名】毛老虎、土白芷《生草药性备要》。

【集解】《生草药性备要》卷下：蕇、叶、梗俱有毛。

【气味】味辛，性平。《生草药性备要》卷下。

【主治】祛风痰，散热毒，治哮喘。《生草药性备要》卷下。

旋覆花《本经》

【释名】盛椹《通志》、金玫花《宝庆本草折衷》。

【集解】《药性粗评》卷二：春初生苗，繁茂，叶如大菊，又如艾蒿，高二三尺，八月后开黄花似菊，如铜钱大，其香过于菊，亦似金钱花，以其盘旋下覆，故名。好生平泽近水之处，江南处处有之，土人谓之野菊者是也。此与上品中旋花不同，彼用根，此用花。《本草崇原》卷下：近道皆有，多生水边及下湿地。二月以后生苗，长一二尺，茎柔细，叶似柳，六月至七八月开花，

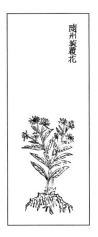

图 13-77-1 随州旋
覆花《图经（政）》

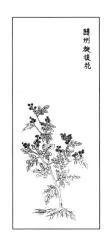

图 13-77-2 随州旋
覆花《图经（绍）》

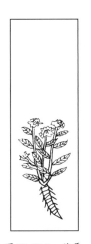

图 13-77-3 旋覆
花《歌括》

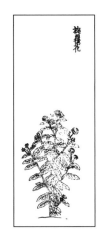

图 13-77-4 旋覆
花《救荒》

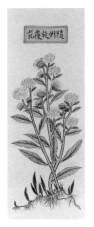

图 13-77-5 随州
旋覆花《品汇》

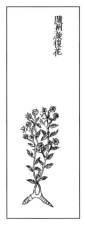

图 13-77-6 随州
旋覆花《蒙筌》

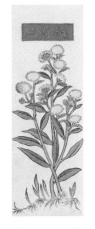

图 13-77-7 旋
覆花《雷公》

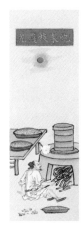

图 13-77-8 炮制
旋覆花《雷公》

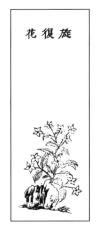

图 13-77-9 旋复
花《三才》

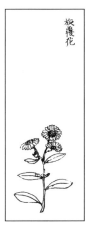

图 13-77-10 旋
覆花《原始》

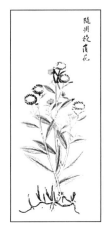

图 13-77-11 随州
旋覆花《草木状》

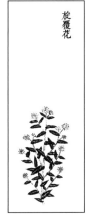

图 13-77-12 旋
覆花《博录》

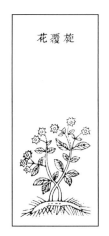

图 13-77-13 旋覆花《备要》

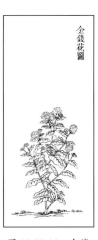

图 13-77-14 金钱花《草木典》

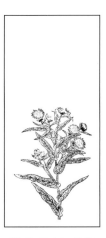

图 13-77-15 旋覆花《图考》

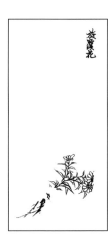

图 13-77-16 旋覆花《图说》

状如金钱菊，浅黄色，中心细白茸作丛，花圆而覆下，故名旋覆。相传叶上露水滴地即生，故繁茂。花名旋覆者，花圆而覆下也。草名金沸者，得水露之精，清肺金之热沸也。又名盗庚者，开黄花白茸，于长夏金伏之时，盗窃庚金之气也。

【修治】《药性粗评》卷二：采花，日干二十日而成，或蒸过，方亦可。《本草汇言》卷三：去蕊蒂及壳皮用。《本草述》卷九上：修治去梗叶，蒸熟，晒干入药。

花

【气味】味苦、甘、微辛。阴也，降也，乃手太阴肺经、手阳明大肠经药。《景岳全书》卷四八。性微温，味苦咸，有小毒。《校补滇南本草》卷下。

【主治】下气补中，开胃进食，下膀胱留饮宿水，利大肠，通血心膨。治头痛，明目，逐水湿，通便。去心满噫气、痞坚，消胸结痰，唾胶漆。惊悸亦止，寒热兼除。除皮中死肌，去目内瞙膜。倘病者，稍涉虚羸，防损气不宜多服。《太乙仙制本草药性大全·仙制药性》卷二。祛头目诸风寒邪，止太阳阳明头疼，行阳明乳汁不通，乳岩乳痈红肿疼痛，暴赤火眼，目疾疼痛。祛风明目，隐涩羞明怕日。伤风寒热咳嗽，老痰如胶。走经络，止面寒腹疼，利小便，单腹胀。治风牙根肿痛。《校补滇南本草》卷下。

【发明】《本草发明》卷三：此消痰导饮，散利之剂。故《本草》主结气，消膈痰结如胶，胶下满膀胱留饮，风气湿痹，皮间死肌，五藏寒热，下气，通大肠血脉。其消痰导饮，散结利气可知矣。云除惊悸者，以去心下水饮，心神自定也。又治目中翳，头风，毕竟痰饮结滞而生风热，此能散之，头目自清也。丹溪云：走散之药，若病涉气虚，防损气，不宜多服。《药性解》卷三：旋覆花端理风气水湿，而肝主风，脾主气，膀胱大肠主水湿，故均入之。丹溪曰：走散之药，病人涉虚者，不宜多服。《本草经疏》卷一〇：旋覆花，《别录》、甄权、《日华子》、寇宗奭，皆无毒。宗奭又加苦辛，而曰冷利，其禀冬之气而生者乎？故其味首系之以咸，润下作咸，咸能软坚。《别录》加甘，甘能缓中，微温，温能通行，故主结气胁下满。心脾伏饮则病惊悸，饮消则复常矣。除水去五脏间寒热，及消胸上痰结，唾如胶漆，心胁痰水，膀胱留饮，风气湿痹，皮间死肌，目中眵，利大肠者，皆软坚、冷利、润下、消痰饮、除水之功也。其曰补中下气者，以甘能缓中，咸能润下故也。通血脉，益色泽者，盖指饮消则脾健，健则能运行，脾裹血又统血故也。《本草汇言》卷三：消痰逐水，寇氏利气下行之药也。白尚之稿主心肺结气，胁下虚满，胸中结痰，痞坚噫气，或心脾伏饮，膀胱留饮、宿水等证。大抵此剂味咸以软坚散痞硬，性利以下气行痰水，实消伐之药也。《本草》有定惊悸、补中之说。窃思痰闭心胞脾络之间，往往令人病惊。旋覆破痰逐饮，痰饮去则胞络清净而无碍，五志自宁，惊悸安矣。又饮消则脾健，脾健则能运行饮食，中气自受其益而补养矣。然行痰水，下结气，是其专功。病人涉虚者，不宜多服。冷利大肠，虚寒人禁用。《本草述》卷九上：旋覆花之味咸，咸乃水化。此种多生下湿地，多近水旁。缪氏疑其秉冬气而生，盖谓其为水气之化也。然用者在花，花开于六月，正如菊花黄色者，故诸书谓为金沸草，金钱花，滴滴金者，以其色黄也。又曰盗庚。曰夏菊者，以菊之吐华在秋，固禀金气，而兹之吐华与菊不异。亦犹是金气之所化，谓其为夏菊，更谓其盗窃金气也。《经》曰：地气上而生水液，此种秉水气之化，上际于金气之用，犹人身肾气至于肺之义。然苗生于二月，花开于六月，其金气布化，乃在火土正旺之时，是有可参者也。夫人身之气，固水所生，金水相涵，则水之源裕，而气生人身之液，又为气所化，金火相合，则气之用全而液化，此《本经》首言主治结气，正谓其能散液中之结气，不类于泛泛破结气之味也。○至丹溪谓此味一于走散，义似近之，而未必尽然。至言其为冷利，则所未晓，彼春月为风寒所伤，咳嗽声重，头疼者，用金沸草散。又《金匮》治半产漏下，虚寒相搏者用之，是皆冷利之剂所能治乎哉？《本草新编》卷三：治头风，明目，逐水湿通便，去心满、噫气、痞坚，消胸结痰涎，定惊怪，止寒热。此物有旋转乾坤之力，凡气逆者，可使之重安，但止可一用，而不可再试。至于虚弱之人，尤不宜轻用〔也〕。或问：旋覆花治气逆甚神，为伤寒要药，但不识可于伤寒之外，而亦治之乎？夫气逆之症，不止伤寒，旋覆花之治气逆，尤于伤寒之外见奇。但伤寒气逆，不必加入人参，而杂症门中之气逆，非人参不能奏功，必须共享耳。或问：旋覆花不可独用见奇，有之乎？旋覆花固不可独用也，得代赭石，则能收旋转之功。凡逆气而不能旋转者，必须用之，下喉而气即转矣。二者不止能转气，而且能安气，亦必须人参尤奇。或问：旋覆花谓是走散之药，然乎？夫旋覆善转气，非走气也，故气逆者，得之而顺。岂气顺者，反用之而散乎。《本经逢原》卷二：旋覆花升而能降，肺与大肠药也。其功在于开结下气，行水消痰，治惊悸，祛痞坚，除寒热，散风湿，开胃气，止呕逆，除噫气，故肺中伏饮寒嗽宜之。仲景治伤寒汗下后，心下痞坚，噫气不除，有旋覆代赭石汤。《金匮》半产漏下，有旋覆花汤。胡洽治痰饮在两胁胀满，有旋覆花汤。皆取其能下气也。但性专温散，故阴虚劳嗽，风热燥咳，不可误用，用之嗽必愈甚。《本经》

言补中下气者，甘能缓中，咸能润下，痰气下而中气安，胁下满结，寒热惊悸，水气皆除矣。《**本草崇原**》**卷下**：气味咸温，有小毒。盖禀太阳之气化，夫太阳之气，从胸胁以出入，故主治胸中结气，胁下胀满，太阳不能合心主之神气以外出，则惊。寒水之气动于中，则悸。旋覆花能旋转于外而覆冒于下，故治惊悸。太阳为诸阳主气，气化则水行，故除水。五脏如五运之在地，天气旋覆于地中，则五脏之寒热自去矣。去五脏间寒热，故能补中。治结气、胁满、惊悸、除水，故能下气也。《**本草经解要**》**卷二**：旋覆气温，禀天春和之木气，入足厥阴肝经。味咸有小毒，得地北方阴惨之水味，入足少阴肾经。气味降多于升，阴也。温能散结，咸能软坚，故主结气，胁下满也。水气乘心则惊悸，咸温下水，所以并主惊悸也。去五藏间寒热者，五藏藏阴者也。痰蓄五藏，则阴不藏而寒热矣。咸温可以消痰，所以去寒热也。补中者，中为脾胃，水行痰消，则中宫脾胃受补也。下气者，咸性润下也。因有小毒，所以服之必烦也。《**神农本草经百种录**》：旋覆花味咸，温。主结气胁下满，惊悸，除中上二焦结闭之疾。除水，咸能润下。去五藏间寒热，五藏留结不通所生之寒热。补中下气，开气下达，皆咸降之功。此以味为治，凡草木之味，咸者绝少。咸皆治下，咸而能治上焦者尤少。惟此味咸而治上，为上中二焦之药。咸能软坚，故凡上中二焦凝滞坚结之疾，皆能除之。○凡体轻气芳之药，往往能消寒热，盖寒热之疾无不因郁遏而成。《内经》云：火郁则发之。轻芬之体能发散，故寒热除也。《**重庆堂随笔**》**卷下**：旋覆花今人但用以降逆，而《本经》云补中下气，何也？盖升降之权，在于中气，气之不应升而升者谓之逆，反逆为顺谓之下，其能反逆为顺者，则赖中枢之旋转，能使中枢旋转，讵非补中之力乎？观其色可知矣。余谓旋者，转旋中气之能复者，气下为顺之象，命名之义以此。

【附方】《**太乙仙制本草药性大全·仙制药性**》**卷二**：中风及壅滞。用花洗净，研末，炼蜜为丸如梧子大，夜卧以茶汤下五丸至七丸、十丸。○金疮止血。捣花苗，敷疮上即愈。太乙曰：凡采得后，去裹花叶壳皮并蒂子，花叶蒸从，巳至午，晒干用。

《**本草汇言**》**卷三**：治诸湿肿，痰胀水胀。以五苓散加旋覆花最妙。气实者加葶苈子一二钱。○治风湿痰饮上攻，头目眩胀眵。用旋覆花、天麻、甘菊花各等分为末，每晚服二钱，白汤下。○治中风后，痰涎壅滞，结如胶漆。用旋覆花洗净焙研为末，炼蜜丸梧子大，每卧时以茶汤下三十丸。○治小便不行，因痰饮留闭者。用旋覆花一握，捣汁，和生白酒服下立通。以上《方脉正宗》。

《**校补滇南本草**》**卷下**：治头风疼。旋覆花一钱，白菊一钱，川芎一钱，细辛一钱，黄芩一钱，羌活一钱，引用生姜，水煎服。○治乳岩乳痈，吹乳肿疼。旋覆一钱，蒲公黄一钱，甘草节八分，白芷一钱，青皮一钱，水酒为引，水煎服。○治暴赤火眼。旋覆、枳壳、白菊、黄连、白蒺藜，水煎服之。○治伤风热咳嗽。旋覆、杏仁、陈皮、知母、前胡、荆芥穗，引用灯心草，水煎服。又方：治面寒疼。旋覆根、水牛肉，水酒为引，煎服。○治单腹胀。旋覆、鲤鱼，将鱼肠去净，药入鱼内，煎服，小便利，肿胀即消。○治风火牙疼。二三月采旋覆花，为末，搽牙根，去痰涎，疼立止。

根

【主治】主风湿，续筋。《太乙仙制本草药性大全·仙制药性》卷二。

【附方】《药性粗评》卷二：断筋复续。凡被刀斧所伤，筋已破断者，取旋覆花根，洗净捣烂，先沥汁于口上，次以渣封之，数日其筋复续，日三四易之，但以平复为度。按：此出《外台秘要》与上品旋花条下，《救急方》同，恐用根之说，当以旋花为正，特误两着耳。然考《梅师方》，治金疮止血，捣旋覆花苗傅之，又似其类一揆。中风痰壅：取花洗净，焙干，捣为细末，炼蜜为丸如梧桐子大，夜卧每服五丸至十丸，茶汤送下。

九鼎连环草 《本草纲目拾遗》

【集解】《本草纲目拾遗》卷四：九鼎连环草一名九叶云头艾。三月生苗，系子出，高二三尺，叶似艾菊，香亦近之，霜后枯。产口外、五台山二处。近有人带种，各处可植。八九月间，起穗结蕊，类野菊蕊，但不开花结实，其实如野菊花心。《百草镜》：春月发苗，叶类艾菊，香亦近之。八月时无花而实，实先起疙瘩，逐渐长大，内包十余子，子细长小，叶干之甚香。黄梅时，须不时焙晒，否则易霉，霉则无用。

【气味】性温。《本草纲目拾遗》卷四。

【主治】通行气血，治风痹有效。《本草纲目拾遗》卷四。

【附方】《本草纲目拾遗》卷四：风痹。用九鼎连环草干者二两，核桃肉三两，捣烂，当归一两五钱，黄酒浸，隔水煮用。《百草镜》。

马兰 《日华子》

【释名】阶前菊《履巉岩本草》、鸡儿肠《救荒本草》。

《药性粗评》卷一：马兰花，其子名蠡实，一名射草，《月令》谓之荔，注谓之马薤。其叶似薤，故名。亦似蒲而小。生平泽，故俗谓之旱蒲。《医林纂要探源》卷二：亦蒿类。叶如泽兰，花如菊，色青绀，故曰马兰菊。

【集解】《救荒本草》卷上之前：马兰头，《本草》名马兰。旧不着所出州土，但云生泽傍。如泽兰。北人见其花呼为紫菊，以其花似菊而紫也。苗高一二尺，茎亦紫色，叶似薄荷叶，边皆锯齿。○又有山兰生山侧，似刘寄奴叶，无桠，不对生，花心微黄赤。○鸡儿肠生中牟田野中。苗高一二尺，茎黑紫色，叶似薄荷叶微小，边有稀锯齿，又似六月菊，梢叶间开细瓣淡粉紫花，黄心。《植物名实图考》卷二五：马兰《日华子》始著录。今皆以为野蔬，叶与花似野菊。陈藏器谓叶如泽

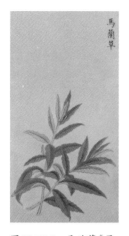

图 13-79-1 马兰草《履
巉岩》

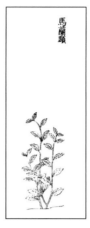

图 13-79-2 马
兰头《救荒》

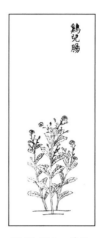

图 13-79-3 鸡儿
肠《救荒》

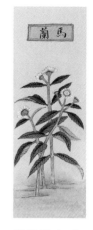

图 13-79-4 马
兰《品汇》

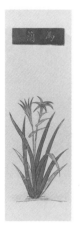

图 13-79-5 马兰
《食物》

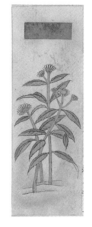

图 13-79-6 马兰
《雷公》

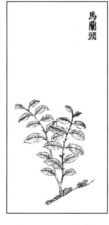

图 13-79-7 马兰头
《三才》

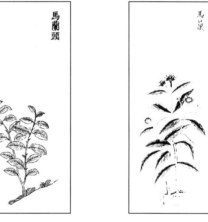

图 13-79-8 马兰
《草木状》

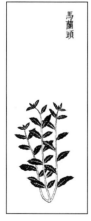

图 13-79-9 马
兰头《博录》

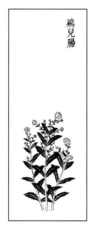

图 13-79-10 鸡
儿肠《博录》

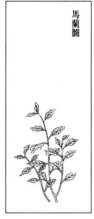

图 13-79-11 马
兰《草木典》

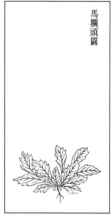

图 13-79-12 马拦
头《草木典》

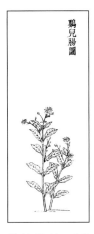
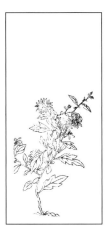
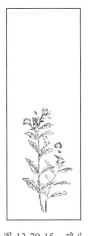
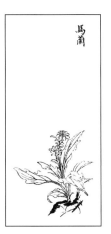

图 13-79-13 鸡儿
肠《草木典》

图 13-79-14 马兰
《图考》

图 13-79-15 鸡儿
肠《图考》

图 13-79-16 马兰
《图说》

兰而臭，颇涉附会。此草处处有之，并无别名，究不得其名马兰之义。李时珍备列诸方，窃恐有
马兰之讹。盖北人呼马练如马兰也。《野菜赞》云：马兰丹多泽生，叶如菊而尖长，左右齿各五，
花亦如菊而单瓣，青色。盐汤沥过，干藏蒸食；又可作馒馅。生捣治蛇咬。马兰不馨，名列香草，
蛇菌或中，利用生捣。大哉帝德，鼓腹告饱；虺毒不逢，行吟用老。

根叶

【气味】味辛，温。《食物本草》卷二。味甘，性平、温，无毒。《药性粗评》卷一。
甘，苦，温。《医林纂要探源》卷二。辛、苦，微寒，有小毒。《食物小录》卷上。

【主治】主治风寒湿痹，胃中伏热，咽喉肿塞，心下烦满，妇人血气崩
中带下，经水不止，断痢止泻，温下部，消疝气，坚筋骨，利大小便，散
痈疖、蛇虫诸毒。《药性粗评》卷一。消痰涎，解热毒，治乳蛾。《食物辑要》卷三。
治吐衄疟痢，消酒疸水肿腹病，肠痧喉痹口紧。疗金疮折损，解蛊毒蛇伤，
菌毒痔疮。《玉楸药解》卷一。杀痱。苦杀虫，治小儿疳积。《医林纂要探源》卷二。

【发明】《本经逢原》卷二：马兰入阳明血分，与泽兰功用相近。故能破宿生新。丹方治妇
人淋浊、痔漏有效。

【附方】《药性粗评》卷一：凡中蛊毒下血如鸡肝，内坏待死者。取马兰根为末，
水服方寸匕，随吐而出，无事。

《本经逢原》卷二：痹肿痛。以马兰根叶捣汁，入米醋滴鼻孔或灌喉中，取痰自开。绞肠
痧腹痛。以马兰细嚼，咽汁立安。水肿溺涩。马兰一握，黑豆、小麦各一撮，酒水煎服效。
蛇伤。擂汁和醋搽之。皆取散血解毒也。

花

【主治】面鼻酒皶。马兰花捣末，不时傅之。《药性粗评》卷一。

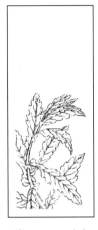

图 13-80-1 毛白
菜《图考》-1

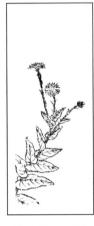

图 13-80-2 毛白
菜《图考》-2

毛白菜《植物名实图考》

【集解】《植物名实图考》卷一二：江西、湖南多有之。初生铺地如芥菜，长叶深齿。白毛茸茸。夏间抽茎，抱茎生叶，攒附而上。梢间发小枝，开淡紫花，全似马兰稍大。按《救荒本草》：毛连菜，一名常十八，生田野中。苗初塌地生，后撺茎叉，高二尺许，叶似刺蓟叶而长大稍尖，其叶边褙曲皱，上有涩毛，梢间开银褐花。味微苦。采叶煤熟，水浸淘洗，油盐调食。形状极肖。又《天禄识余》草花中有名长十八者，元葛逻禄乃贤《塞上曲》云：双鬟小女玉娟娟，自卷毡帘出帐前，忽见一枝长十八，折来簪在帽檐边。下注曰：长十八，草花名。余至塞外，果有是花，未知即此否？

【主治】治吐血。《植物名实图考》卷一二。

山马兰《本草纲目拾遗》

【释名】一枝香、疗见怕、鬼仙桥《本草纲目拾遗》。

《本草纲目拾遗》卷四：山马兰，《瓯江志》：别名一枝香。按《纲目》马兰下集解注云：又有山兰，生山侧，似刘寄奴，叶无桠，不对生，花心微黄赤，大补血，而不言其有治痰开塞之功。《百草镜》：山马兰治疗极效，故又名疗见怕。其蔓延到处，节上生根，故又名鬼仙桥。皆俗见随义而呼也。

【主治】治风痰喉闭惊风，傅疗定痛，捣汁涂小儿蛇，煎汤洗痔肿疥痒。《本草纲目拾遗》卷四。

【附方】《本草纲目拾遗》卷四：风痰喉闭。山马兰取根捣碎，用人乳浸，男病用哺女妇人乳，女病用哺男妇人乳。浸少顷，令病人仰卧榻上，将头倒垂，将乳汁男左女右滴入鼻中，候喉中有痰涎壅塞，即转身垂头开口，任痰自流，痰完病愈。但此药入鼻后，病人不许有声，一作痰即止。《永嘉县志》。小儿惊风，牙关紧闭。煎汁灌入喉中，即愈。锁喉风。头面颈项俱肿，饮食不下。白马兰捣烂，井花水取浓汁，白酒浆均调，下喉立效。《传信方》。小儿颈项腿肋缝中溃烂。以马兰汁调六一散搽之，即愈。《养生经验方》。○能治大人两腿赤肿流火。或湿热伏于经络，皮面上不红不肿，其痛异常，病人只叫腿热，他人按之极冷，此谓伏气之病，马兰捣为膏，用此膏搽之，立愈。流注。采山马兰煮熟，麻油酱油作蔬拌食，半月自消。顾锦州传方。

独脚马兰《本草纲目拾遗》

【集解】《**本草纲目拾遗**》卷四：《李氏草秘》：此草生河泽边，叶如柳，对叶圆梗。

【主治】治发背诸肿毒热疖。捣汁一杯，入酒二杯服之，未成脓者即消，有脓者即出，重极者服半碗或一碗，再剂，渣罨。《本草纲目拾遗》卷四。

蟛蜞菊《生草药性备要》

【释名】马兰草、路边菊《生草药性备要》。

【气味】甘、淡，微寒。《本草求原》卷三。

【主治】散疮消热、咄脓穿疮并疬痔效。其根能脱牙。其花白者，治跌打、散瘀血，亦治苦伤。《生草药性备要》卷上。

龙喳口《草木便方》

【释名】小山萝葡《草木便方》。

【气味】苦。《草木便方》卷一。

【发明】解毒，散热清火利筋骨，中恶羊疗同蓳用，蛇伤起疱捣即涂。《草木便方》卷一。

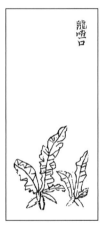

图 13-84-1　龙喳口《便方》

苦芙《别录》

【集解】《**医林纂要探源**》卷二：似萝卜菜而小，微红，有毛，花作蓊头飞絮。《**植物名实图考**》卷一四：苦芙《别录》下品。李时珍以为《尔雅》钩芺即此。今江西有一种野苦菜，南安谓之地胆草，与李说符。

【修治】《**本草品汇精要**》卷一五：烧灰或生用。

【气味】味苦，微寒，无毒。《日用本草》卷七。

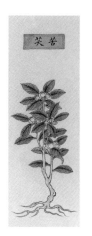

图 13-85-1 苦
芙《品汇》

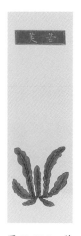

图 13-85-2 苦
芙《食物》

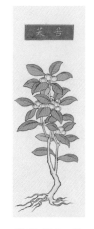

图 13-85-3 苦
芙《雷公》

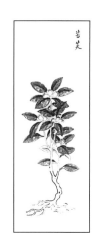

图 13-85-4 苦
芙《草木状》

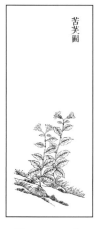

图 13-85-5 苦
芙《草木典》

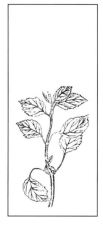

图 13-85-6 苦
芙《图考》

【主治】主面目通身漆疮，金疮，丹毒。《日用本草》卷七。解暑去热。《医林纂要探源》卷二。

鹿耳翎《生草药性备要》

【释名】鹿耳苓《生草药性备要》。

【气味】甘、辛，平。《生草药性备要》卷下。

【主治】敷疮圣药。《生草药性备要》卷下。解毒生肌，消肿拔毒，去结毒，理蛇伤烂，敷疮妙品。《本草求原》卷三。

臭灵丹《校补滇南本草》

【释名】狮子草《校补滇南本草》。

【气味】性温，味苦、辛，有毒。阴中阳也。《校补滇南本草》卷下。

【主治】治风热积毒，脏腑不合，通行十二经络，发散疮痈。五脏不合，积热成毒，生痈疮。六腑不合，积热成毒，生疽节疮。积热注于血分肌肉，成疥癞疮。多食牛马肉，积热成毒，重生痈疽疔，轻生血风癣疮。吃则令人胸膈嘈杂，心犯作呃，皮肤发痒，烦热不宁。《校补滇南本草》卷下。

【附方】《校补滇南本草》卷下：一切风热毒疮。服之良效。采得阴干，为末，每一钱，滚水点烧酒服。治小儿痘后痘毒不收口。用臭灵丹叶贴之。截疟。用臭灵丹尖七个,捣汁,点烧酒服。

大母药《本草纲目拾遗》

【集解】《本草纲目拾遗》卷四:大母药《四川通志》:出雪山石块上,有雌雄二种,出必双出。

【主治】补元气,益髓脉,功同人参。《本草纲目拾遗》卷四。

雪莲花《本草纲目拾遗》

【释名】雪荷花、雪芝、雪里花《本草纲目拾遗》。

【集解】《阅微草堂笔记》上卷三:塞外有雪莲,生崇山积雪中,状如今之洋菊,名以莲耳。其生必双,雄者差大,雌者小,然不并生,亦不同根,相去必一两丈。见其一,再觅其一,无不得者。盖如菟丝、茯苓,一气所化,气相属也。凡望见此花,默往采之则获。如指以相告,则缩入雪中,杳无痕迹,即劚雪求之亦不获。草木有知,理不可解。《本草纲目拾遗》卷七:产伊犁西北及金川等处大寒之地,积雪春夏不散,雪中有草,类荷花,独茎亭亭,雪间可爱。戊戌春,予于史太守处亲见之,较荷花略细,其瓣薄而狭长,可三四寸,绝似笔头,云浸酒则色微红,彼处土人服之,为助阳要药。《忆旧游诗话》:雪莲花,千年不化元,雪深处有之,形似莲花,高可丈许,取以酿酒,倍增春色,盖阴极而阳生之意耳,亦产巴里坤等处。

【气味】性大热。《本草纲目拾遗》卷七。

【主治】治一切寒症。○能除冷疾,助阳道。《本草纲目拾遗》卷七。

【发明】《阅微草堂笔记》上卷三:此花生极寒之地,而性极热。盖二气有偏胜无偏绝,积阴外凝,则纯阳内结。坎卦以一阳陷二阴之中,剥复二卦以一阳居五阴之上下,是其象也。然浸酒为补剂,多血热妄行。或用合媚药,其祸尤烈。盖天地之阴阳均调,万物乃生。人身之阴阳均调,百脉乃和。故《素问》曰:亢则害,承乃制。自丹溪立阳常有余,阴常不足之说,医家失其本旨,往往以苦寒伐生气。张介宾辈矫枉过直,遂偏于补阳,而参蓍桂附,流弊亦至于杀人。是未知易道扶阳,而干之上九,亦戒以亢龙有悔也。嗜欲日盛,羸弱者多,温补之剂易见小效,坚信者遂众。《本草纲目拾遗》卷七:《西北域记》:雪莲产积雪中,一茎并蒂,浸酒色碧,性热,人称其功同仙茅、枸杞,而不知其祸乃同砒鸠也,虾蟆比莲尤甚。予甥屠涧南自哈密回,带有雪荷花,因访其功效。据言其地有天山,冬夏积雪,雪中有莲,以产天山峰顶者为第一,然不可得,山腰次之。其生也有雌雄,土人采干之,成对以市。性大热,能补阴益阳,老人阳绝者,浸酒服,能令八十者皆有子。○朱排山《柑园小识》:雪莲生西藏,藏中积雪不消,暮春初夏,生于雪中,状如鸡冠,花叶逼肖,花高尺许，雌雄相并而生，雌者花圆，雄者花尖，色深红，性大热，能除冷疾，助阳道，豪家争致之，以治房中之药。《滦阳销夏录》：塞外有雪莲，生崇山积雪中，状如今之洋菊，名以莲耳。其生必双，雄者差大，雌者小，然不并生，亦不同根，相去必一两丈，见其一再觅其一，无不得者，盖如菟丝、茯苓，一气所化，气相属也。凡望见此花，默往采之则获，如指以相告，则缩入雪中，杳无痕迹，即劚雪求之，亦不获。草木有知，理不可解，土人曰：山神惜之，其或然欤。此生寒极之地而性热，二气有偏胜，无偏绝，积阴外凝，而纯阳内结，坎卦以一阳陷二阴之中，剥复二卦以一阳居五阴之上下，是其象也。然浸酒为补剂，多血热妄行；或用合媚药，其祸尤烈。

紫背石葵《生草药性备要》

【释名】去痰草《生草药性备要》。

【气味】味淡，性寒。《生草药性备要》卷下。甘、淡，平。《本草求原》卷三。

【主治】理跌打，治蛇伤。《生草药性备要》卷下。消痰，炖鸡食。治风痰、风瘫、骨痛、跌打闪折、蛇伤，敷诸疮。《本草求原》卷三。

狗舌草《唐本草》

【释名】金瓜草《植物名实图考》。

【集解】《太乙仙制本草药性大全·本草精义》卷二：狗舌草生渠堑湿地。苗细丛，叶似车前而无纹理，抽茎，花黄白。四月、五月采茎，曝干用。《植物名实图考》卷一三：南昌平隰有之。铺地抱叶，似初生车前，糙涩无纹。按《唐本草》：狗舌草生渠堑湿地，似车前而无文理，抽茎

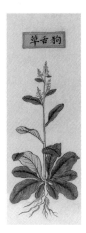

图 13-91-1 狗舌草《品汇》

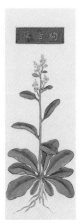

图 13-91-2 狗舌草《雷公》

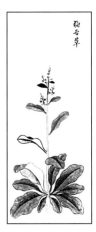

图 13-91-3 狗舌草《草木状》

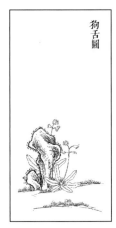

图 13-91-4 狗舌《草木典》

开花黄白色，疑即此。《图经》不具，故不并入。

【气味】味苦，气寒，有小毒。《太乙仙制本草药性大全·仙制药性》卷二。

【主治】主蛊疥瘙疮绝妙，杀小虫风疮殊功。○取为末，和涂之立差。《太乙仙制本草药性大全·仙制药性》卷二。

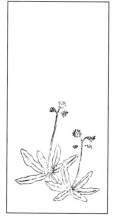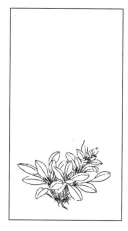

图 13-91-5　狗舌草《图考》　　图 13-91-6　金瓜草《图考》

紫背天葵《本草纲目拾遗》

【释名】紫背鹿含草《校补滇南本草》。

《医林纂要探源》卷二：生阴地石砌。弱茎，叶五出而尖，聚茎端，圆布如葵，背深紫，故有斯名。实小草也。

【集解】《本草纲目拾遗》卷四：《百草镜》云：二月发苗，叶如三角酸，向阴者紫背为佳，其根如鼠屎，外黑内白，三月开花细白，结角亦细，四月枯。按：东璧《纲目》菟葵下注云：即紫背天葵。于主治只言其苗，不及其根之用，今为补之。出金华诸暨深山石罅间者，根大而佳。春生夏枯，秋冬罕有。《植物名实图考》卷二三：形似蒲公英，绿叶紫背。

【气味】酸，咸，寒。《医林纂要探源》卷二。味辛，有毒。《植物名实图考》卷二三。

【主治】泻肝胆肾命相火之邪，解一切热毒，金石药毒。雷敩每用以炮制毒药，能制丹汞之毒。定小儿惊悸，治吐血衄血，涂火疮热毒。《医林纂要探源》卷二。治痈疽肿毒，疔疮疬，跌扑疯犬伤，七种疝气，痔疮劳伤。《本草纲目拾遗》卷四草。

【附方】《本草纲目拾遗》卷四：疬傅药。用紫背天葵子，每岁用一粒，同鲫鱼捣烂，傅之立消。《医宗汇编》。瘰疬。用千年老鼠屎捣碎，同好酒入瓶煮一炷香，隔三日，随意饮醉，盖被取汗，数次自效。《救生苦海》。专治瘰疬。天葵丸：紫背天葵一两五钱、海藻、海带、昆布、贝母、桔梗各一两，海螵蛸五钱，共为细末，酒糊丸，如梧桐子大，每服七十丸，食后温酒下，此方用桔梗开提诸气，贝母消毒化痰，海藻、昆布以软坚核，治瘰疬之圣药也。黄宾江传。诸疝初起。凡疝初起，必发寒热疼痛，欲成囊痈者。用荔枝核十四枚，小茴香二钱，紫背天葵四两，蒸白酒二坛，频服即愈。《经验集》。

《植物名实图考》卷二三：大恶疮。为末敷，神效。人误服，汗出不

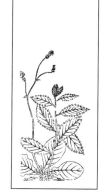

图 13-92-1　紫背天葵《图考》

止，速饮绿豆、甘草即解。按此草昆明寺院亦间植之。横根丛茎，长叶深齿，正似凤仙花叶，面绿背紫，与初生蒲公英微肖耳。夏开黄花，细如金线，与土三七花同，盖一类也。

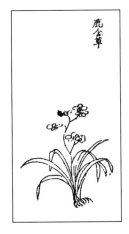

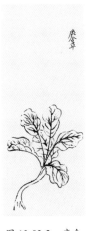

图 13-93-1 鹿含草《滇南》　　图 13-93-2 鹿含草《滇南图》

鹿含草《滇南本草图说》

【集解】《滇南本草图说》卷三：鹿含草叶团，面绿背紫，高尺余。《校补滇南本草》卷上：生山中。叶似芦葱，上开小黄花一枝，枝梗极软。

【气味】气味甘平，无毒。《滇南本草图说》卷三。

【主治】添精补髓，延年益寿。采叶治筋骨疼痛，痰火，可佳。《滇南本草图说》卷三。

千里及《本草拾遗》（即：千里光）

【释名】千里急《图经》、眼明草、黄花草、千里光《履巉岩本草》、九里光《滇南本草》、九里明《植物名实图考》、金花草《本草求原》、九里旋光《校补滇南本草》、九岭光《草木便方》。

【气味】性温，有毒。《履巉岩本草》卷上。味苦，性寒。《滇南本草》卷下。

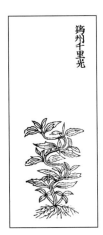

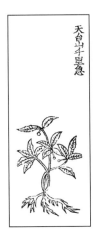

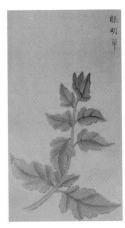

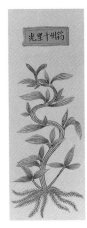

图 13-94-1 筠州千　　图 13-94-2 天台山　　图 13-94-3 眼明草　　图 13-94-4 筠州
里光《图经（政）》　　千里急《图经（政）》　　《履巉岩》　　千里光《品汇》

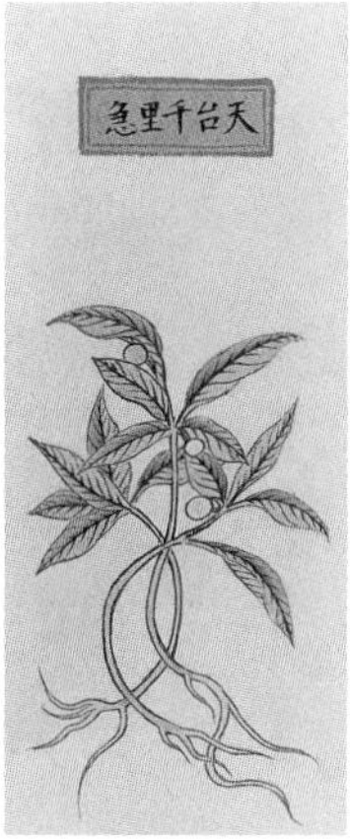

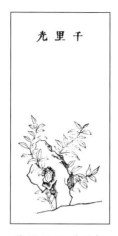
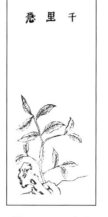
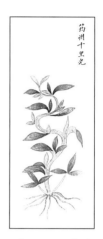

图 13-94-5　天台
千里急《品汇》

图 13-94-6　千里光
《三才》

图 13-94-7　千里
急《三才》

图 13-94-8　筠州
千里光《草木状》

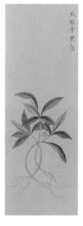
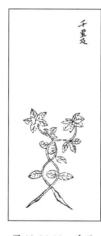
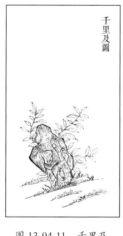
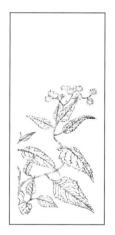

图 13-94-9　天台
千里急《草木状》

图 13-94-10　千里
及《汇言》

图 13-94-11　千里及
《草木典》

图 13-94-12　千
里及《图考》

【主治】洗疥癫癣疮，去皮肤风热。《滇南本草》卷下。消一切热毒、胎毒、疮毒、黄脓白泡，捣汁和猪胆汁搽。生肌去腐，治痔疗痔，为疡医之纲领。《本草求原》卷三。

【发明】《履巉岩本草》卷上：入炉火药用，大能服水银、硫黄毒。《本草汇言》卷七：藏器解疫热，清疟疟之药也。苏水门稿主南北疫气，黄疸瘴疟，赤白痢疾，并解蛊毒。煮汁，取吐下，诸证即平。又捣烂敷百虫及毒蛇恶犬咬伤。此药寒平清利，虽无补益，治一切热毒诸疾，咸需用之。但独行单用，不入众药共剂也。《本草纲目拾遗》卷三：《纲目》附见千里及下。按：千里光为外科圣药，俗谚云：有人识得千里光，全家一世不生疮。《纲目》不载，入外科用。《草木便方》卷一：杀虫毒，疫气瘴疟火疗除。赤痢腹痛退目热，蛇犬伤服捣汁涂。大小毛香大小毛香根微凉，能安五脏利二肠。发汗解肌消痰咳，跌损瘀血牙痛良。二种同性。

草部第十三卷

1889

【附方】《履巉岩本草》卷上：善能退热明目。每用剉碎，取三钱重，入甘草少许，水一大盏，煎至七分，去滓温服。

《本草汇言》卷七：治天行疫热，瘴疬黄疸，热疟热痢时疾。用千里及一握，水煎饮，立效。○治百虫咬伤，并毒蛇恶犬咬伤。用千里及，新鲜者捣敷，其毒即解。

《本草纲目拾遗》卷三：狗咬。以千里膏掺粉霜贴之。治蛇伤。治四块鹅掌风。王三才《医便》：用千里光草一握，苍耳草一中握，朝东墙头草一小握，共入瓶内，水煎百沸，以手少擦麝香，向瓶熏之，仍用绢帛系臂上，勿令走风，三次即愈。治时疫，赤鼻，聤耳火眼，诸疮疖肿毒破烂及鹅掌风。合千里光膏点赤眼，贴杨梅疮，加狗油熬粉霜尤妙王安《采药方》。

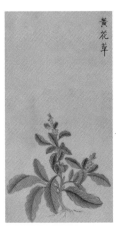

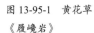

图 13-95-1 黄花草
《履巉岩》

图 13-95-2 黄花草《滇南图》

黄花草《滇南本草图说》

【集解】《滇南本草图说》卷六：黄花草生田边，串枝，开黄花，结黑小子。

【气味】味苦，性寒。《滇南本草图说》卷六。

【主治】热结火症，日夜烧不退，五经血燥。《滇南本草图说》卷六。

豨莶《唐本草》

【释名】假紫苏、乐马衣《生草药性备要》、老虎婆、黄猪母《医林纂要探源》、筋骨草《草经图经》。

【集解】《医林纂要探源》卷二：茎方根紫，叶对节，颇似苍耳与苏，嫩苗可茹，有猪腥气，故名。莶恶味螫口也。开小黄花，圆聚。《植物名实图考》卷一一：豨莶，陶隐居释天名精以为即豨莶，《唐本草》始著录。成讷、张咏皆有《进豨莶表》。《救荒本草》谓之粘糊菜，叶可煤食，李时珍辨别二种极细，今取以对校，良是。盖一类二种，皆长于去湿，今俗医亦不甚别，故陶隐居合为一也。

【修治】《本草述》卷九上：每去地五寸剪刈，以温水洗去泥土，摘叶及枝头，曝干，九蒸九晒，如苏颂前法，石器捣为末，炼蜜为丸，空心酒下。其所云用蜜酒洒之，是入甑中时，要洒得匀，铺一层，洒一层，乃得匀也。须知此味忌铁。观其所用，止叶及头上枝，则此下皆不用，而实又可知，实结于秋末，则气收矣。且采之者多以夏，皆取其畅气活血，乃可蒸曝九次，俾其合宜耳。

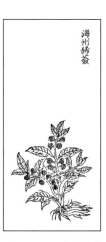

图 13-96-1 海州豨莶
《图经（政）》

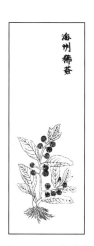

图 13-96-2 海州豨
莶《图经（绍）》

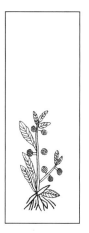

图 13-96-3 豨莶
《歌括》

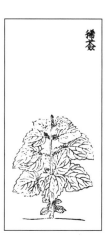

图 13-96-4 豨莶
《救荒》

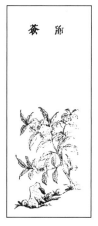

图 13-96-5 豨莶
《三才》

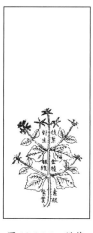

图 13-96-6 豨莶
《原始》

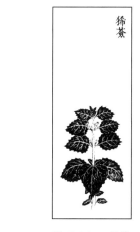

图 13-96-7 豨莶
《博录》

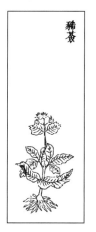

图 13-96-8 豨莶
《本草汇》

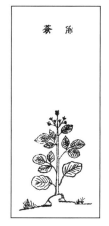

图 13-96-9 豨莶
《救荒补》

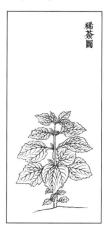

图 13-96-10 豨莶
《草木典》

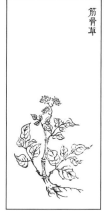

图 13-96-11 筋
骨草《草药》

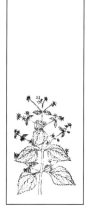

图 13-96-12 豨
莶《图考》

【气味】味苦,性温,有小毒,入肝、肾二经。《药性解》卷四。味辛,性温。《生草药性备要》卷上。苦,辛。生寒熟温。《本草从新》卷一。

【主治】驱疟。《药性要略大全》卷七。补元气,祛风湿,强筋骨,长眉发,乌须鬓,明耳目。《药性解》卷四。祛风湿,壮筋骨,乌须明目。洗痔疮、洗痔去肿。《生草药性备要》卷上。疗暑中风邪,喎斜口眼。治久渗寒湿,腰脚酸疼。驱烦满热,主须发黑乌。耳目尤聪,风湿更逐。《本草纂要稿·草部》。

【发明】《宝庆本草折衷》卷一〇:《图经》辨豨莶寒热之性未甚明也,惟《苏沈方》谓豨莶即猪膏莓音每,删讫。其性平,因推此条主治,其平无疑矣。成讷、张咏,历叙显效以奏,而于治风之说,特为详最。近世用以治脚气者,乃多愈。亦有生捣真汁,消壅散热者,多则三合,少即一二合,过饮则吐人。或用此汁吊痰者,宜加谨焉。《太乙仙制本草药性大全·仙制药性》卷二:此草处处俱生,视之多有异状,金棱银线,素根紫荄,对节生枝,方梗圆叶。如式修制,服诚益人,百服则耳目聪明,千服则须发乌黑,追风逐湿犹作泛闲。古方每竭赞扬,深功难尽,著述可见。至贱之类,却有殊常之能,医者不可因贱而不收,病家亦勿谓贱而不制服也。《本草发明》卷三:前说为长,且今时用之,追风逐湿热多效,而谓之能温补,恐未然。抑或生用,则性苦寒,而惟除热。酒蜜蒸炼,气味稍温甘美,除风湿中兼补益,不致发吐耳。《本草经疏》卷一一:豨莶,阳草也。感少阳生发之气以生,故其味苦寒,不应有毒。乃入血分祛风除湿,兼活血之要药也。湿热盛则生,湿则烦满不能食。春生之药,本合风化,风能胜湿,苦寒除热,故主之也。《经》曰:地之湿气,感则害人皮肉筋脉。故苏颂治肝肾风气,四肢麻痹,骨间疼痛,腰膝无力,及行大肠气。成讷用以疗中风。张咏用以轻身驻颜。效已着于曩代,功复见于今时。妙在走而不泄,香可开脾,邪去身安,功力斯倍矣。《本草汇言》卷三:时珍祛风湿,活滞血之药也。李秋江稿故祛风药,每推首用。《唐本草》疗中风口眼歪斜,四肢麻木,筋骨拘挛,或湿痹腰脚酸疼,及肠风藏血等证。此乃春升之药,得少阳风木之令。风能胜湿,故上件诸病悉主之也。但性味走泄,疏散独专,补养稍逊。凡患四肢麻痹,骨间疼痛,腰膝无力,由于脾肾两虚,阴血不足,不因风湿而得者,不宜服也。《折肱漫录》卷三:予常阅《本草》,成都节度张益州《进豨莶丸表》颂其功用之妙,不可殚述。及阅缪慕台《本草经疏》,言凡病人患麻痹,骨节疼痛,腰膝无力,由于脾肾两虚,阴血不足,非因风湿所中而得者,不宜服此。予深服其言。盖豨莶之性轻扬而香,治风治湿,信有神功,断非补益之药,若误信而久服,必损神气。向读《本草》豨莶丸之妙,久服可以轻身延年。予初患指麻,人咸谓宜服此丸。予以为虽祛风,而无伤元气,制之与补剂兼服。然心疑之,天下无祛风而不伤元气之理。友人徐显甫在燕亦患指麻,单服前丸一月余,精神大减,步履俱艰,遂改服补药一月余,步履始得如故。乃知此药亦是耗损元气之物,《本草》之言未足信也。《医宗必读·本草征要》上:本草相传功用其奇,然近世服之,经年罕效。意者制法未尽善欤?风气有分别欤?药产非地道欤?亦以见执方者之失也。按:豨莶长于理风湿,毕竟是祛邪之品，恃之为补，吾未敢信也。《本草汇笺》卷三：豨莶入血分，祛风除湿，兼活血之药也。服食久之，能治肝肾风气，四肢麻痹，骨间疼痛，腰膝无力诸症。要非急效之剂，前人张诩过当耳。况仲缪简误谓如前诸症，不因风湿，而由于脾胃两虚，阴血不足者，不宜过服，则所谓走而泄者，亦未确也。《本草述》卷九上：豨莶之用，在《本草》止言其治热烦满，并除诸恶疮，消毒肿而已，乃功在治风，见于成讷、张咏之《进豨莶丸表》，而后世服之者，往往奇验，岂其功有迥殊？昔人初不察欤，曰非然也。盖豨莶生平泽下湿地，《本草》宜言其气寒也，其味先苦后辛，辛甚微，夫苦本于寒，则所谓诸苦涌泄者，固就至阴之分，而致其用矣。但涌泄二义，犹吐泄也。在苦寒诸味，岂尽令人吐泄哉？不过言其在阴分中热郁，能令其上下通耳。故苦又能燥者，阴分热郁，则成湿郁，通则湿燥矣。且能坚者，阴分湿热则软，湿去则气坚矣。《本草汇》卷一一：豨莶，阳草也。感少阳生发之气以生，虽能祛风除湿活血，然有毒，令人吐。以为生寒熟温，理或有之，以为生泻熟补，未敢尽信，岂有苦寒搜风之剂，一经蒸煮，便有补益之功耶？世俗见慎微《本草》，传其功用甚效。然近世服之经年罕验，意者制法未尽善欤？风气有分别欤？药产非地道欤？亦以见执方者之一失也。古人所谓补者，亦以邪去则正气昌，非谓其本性能补耳。若病人患四肢麻痹，骨间疼痛，腰膝无力，由于脾肾两虚，阴血不足，不因风湿所中而得者，不宜服之。《药性纂要》卷二：东圃曰：豨莶，疏经络中之风湿，邪实者可以作丸单服。有人云服之心嘈，若气血虚而兼有风者，宜合四物、人参、何首乌同用。观其生捣汁服能吐，即涌泄发越之意。若无风而类中者，不可用也。《本草新编》卷四：豨莶味苦，气寒，有小毒。一云：性热，无毒者非。入肾。疗暴中风邪，口眼喎斜，治久渗湿痹，腰脚酸痛，主热烦满。然散人真气，最不宜服，不宜用而入之，兹编者何也？盖肾经之药，药品中最少，肾犯风邪湿气，又最难治，姑存之，以治肾中风湿之病。不知何故古人尽称此方，近人亦多乐用之，且有赞其百服则耳目聪明，千服则须发乌黑，追风逐湿。犹作泛闲等语，此真杀人之语也。余客闽，有一贵人卒然中风，余切其脉，绝无浮象，其细微欲绝。余曰：此真气虚绝将脱之症。急用参、芪、归、术、熟地、山茱、麦冬、五味之药，大剂投之，一剂而神思清，再剂而语音出。余咎其平日之纵欲也。贵人曰：余已绝欲数年矣，尚恐欠健，日服补剂，病乃中风。而先生绝不治风，竟用大补气血、填益精髓之品，以救吾命，此仆所不解也。余问所用是何补药。曰：客有劝余服豨莶丸者，服之已一年矣。余曰：是矣。豨莶耗人真气，岂可常服？曰：然。余服之，久不见功效，心窃疑之，今闻先生〔之〕教，乃恍然大悟，瓶中余药，呼儿尽弃之。恪遵吾方而全愈。嗟乎！贵人幸遇吾，得不死。此吾之所亲治而知，豨莶之杀人也。而余所不及，见闻者不甚多乎？虽然，豨莶亦非能杀人，不善用之，多致杀人耳。而善用之若何。中风之症，必问其腰间素有水湿之癣否。有水湿之癣，又必问其肾囊之干湿若何。肾中有风，其人必然腰痛而重；肾中有湿，其人必然囊破而痒。即用豨莶，亦必与人参、白术大剂共享，又何至误杀人乎？至于湿痹腰脚酸疼之症，又必加入薏仁、茯苓、黄芪、芡实同施，始万全也。《医经允中》卷二一：稀莶为苦寒之品，且有毒，令人吐，其伤胃可知。或云甚益元气，无此理也。

世俗认为风药至宝，朝夕饵服，殊不知凑理一疏，则风邪愈入矣。凡脾肾两虚，阴血不足者弗宜用。

【附方】《履巉岩本草》卷中：医软瘫风疾，筋脉缓弱。为末，酒调服，立效。

《本草汇言》卷三：治中风。口眼㖞斜，手足不随，语言蹇涩，口角流涎，筋骨挛强，腰脚无力等证，用豨莶酒浸，蒸晒九次，取三斤，配蕲蛇二条，人参、黄耆、枸杞子、川草薢、于白术、当归身各八两，苍耳子、川芎、威灵仙、半夏曲各四两。以上诸药，俱用酒拌炒，沉香二两、不见火，共十三味，俱为细末，炼蜜丸如梧桐子大，每早晚各服三钱，白汤送下。《方脉正宗》○肠风下血。用豨莶叶酒蒸，为末，炼蜜丸，每服三钱，白汤下。

《本草述》卷九上：九制豨莶起瘫痪方。单采豨莶草十斤，洗净阴干，为末，罗取净细面听制，头一次用葱六两，切碎，川乌六两，切碎，先将药末以蜜、酒拌匀，如样粉，放甑中，然后以生葱、乌头切碎，铺药上，蒸一炷香，取起，晒大半干。二次用生姜六两，草乌去皮尖六两，切碎，如前蒸法。三次用米泔制过苍术片六两，威灵仙六两，切碎，蒸如法。四次用羌活六两，独活六两，洗净切碎，蒸如前法。五次用五加皮六两，薏苡仁六两，俱切碎，蒸法如前。六次用川牛膝六两，桔梗六两，切碎，蒸法如前。七次用怀地黄六两，川当归六两，切碎，蒸如前。八次用防风六两，川续断六两，切碎，蒸如前法。九次用天麻六两，石斛六两，切碎，蒸如前。蒸完九次，以炼蜜打糊，拌药入白中，捣千余杵，丸如梧子大，晒干，每日空心好淡酒，或盐调滚水下五六十丸，久自愈。

《本草求原》卷三：治热虫、烦满、疟痰。捣汁服，取吐。一切恶疮肿毒。关窍不通之故。苦泄热，辛达血疏滞。同乳香、枯矾、白矾为末，酒调，得汗即愈。五六月采叶及嫩枝，秋则气收。酒、蜜拌，九次蒸晒，则温养元气，活血祛风，苦味减而变微甘，则活血祛风之性未改，而温和有加，气生于温和，活血于气通，且变香，而开脾透骨搜风之力斯倍。四肢麻痹，筋骨冷痛，腰膝无力，时时吐涎，口眼㖞斜，半身不遂，因六淫、七情血凝气滞。热郁而生风者，生用；因肝肾阴虚，血滞生风者，熟用。势缓者，单服，重则补气血化痰之中加入此味，极效。瘫痪。阴干为末十斤，一次以川乌、葱，二次以生姜、草乌，三次以炮苍、灵仙，四次以羌活、独活，五次以加皮、苡米，六次以牛膝、桔梗，七次以生地、当归，八次以防风、续断，九次以天麻、石斛，每味俱六两，切碎铺末而蒸晒，九蒸足，蜜为丸，好酒或盐汤下五六十九，须忌铁器。明目、洗痔、消疳、消肿、去瘀痛、理跌打、反胃吐食，焙为末服。除湿软，热郁则成湿而软，郁通则湿燥而坚。行大肠气，滋阴益阳。昔有八十老人，大便燥、尿赤，常服滋阴益阳药，有功而不瘥，制服此，匝月而愈。捣汁熬膏，以甘草、生地煎膏、炼蜜三昧收之，酒调服尤佳。此物得少阳生气而生，不应有毒。书言其小毒者，以生令人吐耳，法制则不吐而功全。

土豨莶《植物名实图考》

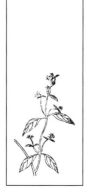

【集解】《植物名实图考》卷一五：土豨莶生南昌园圃中。红茎对叶，叶如凤仙花叶而无齿，梢端叶际发细葶，柔嫩如丝。开黄花如寒菊，绿跗如蝇足抱之。

【主治】土人或即以代豨莶。《植物名实图考》卷一五。

图 13-97-1　土豨莶《图考》

羊屎柴《本草纲目》　　【校正】《本草纲目》原收在"有名未用"，今移此。

【主治】痈疽发背，捣烂傅之，能合疮口，散脓血。干者为末，浆水调傅。○又治下血如倾水，取生根一片，生白酒二斗，煮一斗，空心随量饮。《本草品汇精要续集》卷二。

类鼻《别录》　　【校正】《本草纲目》原附"豨莶"条下，今分出。

【释名】类重《别录》。

【气味】味酸，温，无毒。〔《别录》〕。《证类本草》卷三〇。

【主治】主痿痹。〔《别录》〕。《证类本草》卷三〇。

金耳爬《医方药性》

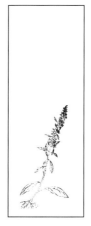

【气味】性凉。《医方药性·草药便览》。

【主治】治飞痒，去毒，解热。《医方药性·草药便览》。

一枝黄花《植物名实图考》

【集解】《植物名实图考》卷九：一枝黄花江西山坡极多。独茎直上，高尺许，间有歧出者。叶如柳叶而宽。秋开黄花，如单瓣寒菊而小，花枝俱发，茸密无隙，望之如穗。

【主治】土人以洗肿毒。《植物名实图考》卷九。

图 13-101-1　一枝黄花《图考》

女菀《本经》

【集解】《本草乘雅半偈》帙五：白菀与紫菀功用似同而异，紫主寒热气结在中，致病上中及下；白主风寒寒热，气结在枢，亦病上中及下，兼见内外开阖之象，故上下无尝，内外不定。菀从结枢，解即分散，则呕逆自开，泄痢自阖，惊痫自平，寒热自除矣。并偏于从枢解表，从枢利小水也。虽非金郁，设舍假泄金郁之法，亦难以从枢分解耳。

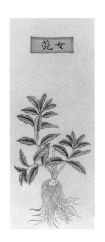 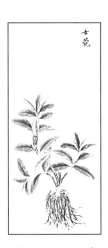 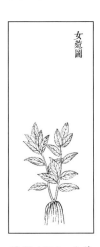 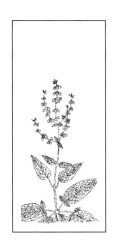

| 图 13-102-1 女菀 《品汇》 | 图 13-102-2 女菀 《草木状》 | 图 13-102-3 女菀 《草木典》 | 图 13-102-4 女菀 《图考》 |

【气味】苦，温，微辛。《医林纂要探源》卷二。

【主治】专入气分，顺气已咳。○可去郁也。《医林纂要探源》卷二。

款冬花《本经》

【集解】《救荒本草》卷上之前：款冬花一名橐（音托）吾，一名颗东，一名虎须，一名菟奚，一名氏冬。生常山山谷及上党水傍，关中、蜀北、宕音荡昌、秦州、雄州皆有。今钧州密县山谷间亦有之。茎青微带紫色，叶似葵叶，甚大而丛生，又似石葫芦，叶颇团，开黄花，根紫色。《图经》云叶如荷而斗直，大者容一升，小者容数合，俗呼为蜂斗，叶又名水斗叶。此物不避冰雪，最先春前生，雪中出花，世谓之钻冻。又云有叶似萆薢，开黄花，青紫萼，去土一二寸，初出如菊花萼，通直而肥，实无子。陶隐居所谓出高丽百济者，近此类也。《植物名实图考》卷一一：今江西、湖南亦有此草，俗呼八角乌，与《救荒本草》图符，从之。《增订伪药条辨》卷二：款冬款冬花为治嗽要药。十一二月开花如黄菊，雪积冰坚之时，款花偏艳，想见其纯阳之品，故一名款冻。生河北关中，微见花未舒放者良。近今市肆多以枇杷花蕊伪充，虽无大害，然性不同，则功自异

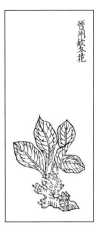

图 13-103-1 晋州
款冬花《图经（政）》

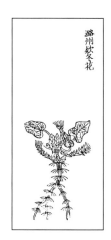

图 13-103-2 潞州
款冬花《图经（政）》

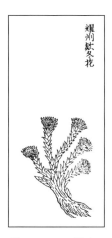

图 13-103-3 耀州
款冬花《图经（政）》

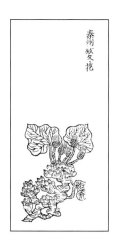

图 13-103-4 泰州
款冬花《图经（政）》

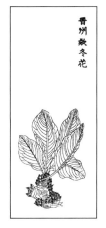

图 13-103-5 晋州款
冬花《图经（绍）》

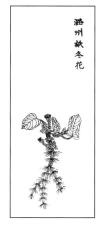

图 13-103-6 潞州款
冬花《图经（绍）》

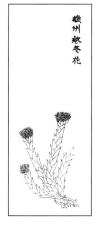

图 13-103-7 雄州款
冬花《图经（绍）》

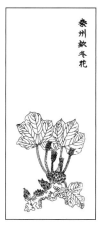

图 13-103-8 泰州款
冬花《图经（绍）》

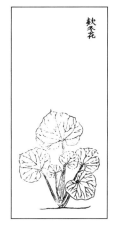

图 13-103-9 款冬
花《救荒》

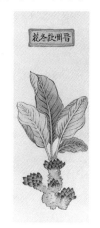

图 13-103-10 晋
州款冬花《品汇》

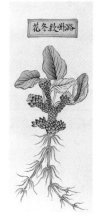

图 13-103-11 潞
州款冬花《品汇》

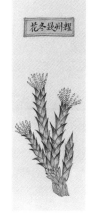

图 13-103-12 耀
州款冬花《品汇》

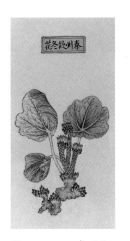

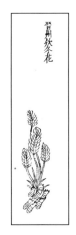

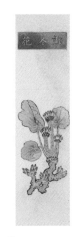

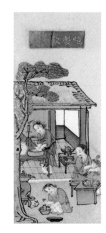

图 13-103-13　秦州款　　　图 13-103-14　晋　　　图 13-103-15　　　图 13-103-16　炮制
冬花《品汇》　　　　　　州款冬花《蒙筌》　　　款冬花《雷公》　　　款冬花《雷公》

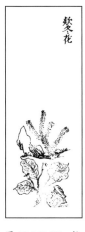

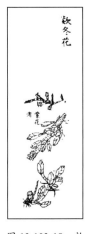

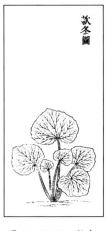

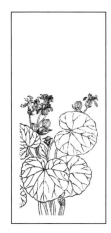

图 13-103-17　款　　　图 13-103-18　款　　　图 13-103-19　款冬　　　图 13-103-20　款冬
冬花《三才》　　　　　冬花《原始》　　　　《草木典》　　　　　花《图考》

耳。炳章按：冬花九月出新。山西太原出者，色紫红无梗，为手瓣冬花，最佳。有梗者，曰上冬花，
次之。梗多色黑紫者，曰中冬花，亦次。亳州出者更次。考冬花花瓣，色红紫光洁，枇杷花色黄
紫有茸毛，形态不同，最易鉴别。

【修治】《本草约言》卷一：凡使，用甘草汤浸一宿，待干揉碎煎。《医宗必读·本草征要》
上：蜜水炒。《医林纂要探源》卷二：甘草汤浸一宿，暴干。

【气味】其叶味苦，花味辛甘，性温无毒。《救荒本草》卷上之前。

【主治】主咳逆上气，善喘息，呼吸连连不绝，涕唾稠粘。润心肺，消痰止嗽，
治肺痿肺痈吐脓血，心虚惊悸。洗肝明目，喉痹，诸惊痫，寒热邪气，除烦补劳劣。
《本草集要》卷二。

【发明】《本草纂要》卷七：主治咳逆，肺气不下，惊悸心气不足，喘息连续不已，呼吸涕

唾稠粘。然又考之洗肝明目，非此不能；喉闭肺痰，非此不清；消痰止嗽，非此不可；定烦止血，非此不除。故为心肺之要药也。大抵冬花生于阴而成于阳，入阴经而治阳脏，乃阴阳和平之剂，心肺气血之药也。《芷园臆草题药》：款冬花不顾冰雪，先春开敷。得肾之体，先肝之用。出肺之邪气，非肺之专药也。其所以治咳喘喉痹者，盖使肺病有出路，从肾顺流而去也。大概咳必因寒，寒为冬气，而肺受为逆。款花不唯使其逆气而得顺时之序，犹能化寒冽，且为先春之荣矣。此物也，唯堪理气化之逆，如脉伤之咳，大非其类。倘惊痫后胎受寒热在肾藏者，亦颇相宜。《别录》下有喘息呼吸四字连用，要人善形容其病状耳，读者识之。《本草经疏》卷九：款冬花得天地阴寒之气，而兼禀乎金水之性，故凌冰雪而独秀。其味辛、甘、温而无毒，阴中含阳，降也。辛能散而能润，甘能缓而能和，温则通行不滞，善能降下。咳逆上气，善喘，喉痹，诸惊痫，寒热邪气，消渴，喘息呼吸，一皆气升火炎之病也。气降则火自降，气降则阳交于阴。水火既济，既济则火不上炎，气不逆升，肺不受邪，得清肃之常道，而诸证自退矣。杏仁为之使，得紫菀良。《本草汇言》卷四：温肺润肺，清肺敛肺，李东垣调肺补肺之药也。茹日江稿故《本草》主咳逆上气，喘嗽喉痹，寒热邪气诸证。以其辛温而润，散而能降，补而能收，为治嗽要药。于肺无忤，无分寒热虚实，皆可施用。又得生姜、前胡、白豆仁，可温肺寒。○得天麦门冬、知母、玄参，可润肺燥。得黄芩、桑白皮、薄荷叶，可清肺热。得人参、麦门冬、北五味子，可敛肺脱。得苏叶、桔梗、陈皮、杏仁，可调肺逆。得黄耆、人参、甘草，可补肺虚。得葶苈、麻黄、桑白皮，可泄肺实。得百合、茯苓、甘草、枇杷叶，可保肺急。得前胡、防风、杏仁、葱白，可退肺中寒热邪气。得生熟地黄、天麦门冬、知母、贝母，可疗肺中痰血咳嗽。为调肺之总司，治嗽之良剂也。《医宗必读·本草征要》上：化痰则喘嗽无忧，清肺则痈痿有赖。雪积冰坚，款花偏艳，想见其纯阳之禀，故其主用皆辛温开豁也。却不助火，可以久任。《药镜》卷一：款冬花辛散而心肺润，甘缓而咳嗽和。肺痿灵丹，痰喘上剂。兼明双目，更治心惊。识者称其得肾之体，先肝之用，出肺之邪。盖取木气之精灵，而造木天于未发，菁英于木，蕴火必隆，木则助肝，火能克肺，纵非肺家之专药，而关肺最切，是以咳必因寒，寒为冬气，肺受之为咳逆者，惟款冬为能治之。《药品化义》卷六：款冬花属阴中有阳云纯阳非，体轻，色粉红，气香，味微苦略辛云甘非，性平云温非，能升，力宁嗽，性气与味俱轻清，入肺经。冬花用蕊，蕊乃发生之品，含蓄未放，生于冬而耐寒，得一阳初动之气，开发生机，且喜其味苦主降，气香主散，一物而两用兼备，故用入肺部，顺肺中之气，又清肺中之血，专治咳逆上气，烦热喘促，痰涎稠粘，涕唾腥臭，为诸证之要剂，如久嗽肺虚，尤不可缺。《本草述》卷九下：兹味为导阳中之阴气以下，仿佛于引气归元。然实引阴阳合同而化之，元气以归肺，致得阳随阴降，不可谓其独能治热，亦不可谓其不能治热也。试观诸方，用寒药治嗽，与用温药治嗽者皆取之，则其义可知。更有散肺结，及收肺耗之剂，举不之外，岂非在阴阳之气奏功，谓为治嗽要药也，信哉！《本草汇》卷一一：大段咳必因寒，寒为冬气，而肺受为逆，款花不惟使其逆气得顺时之序，尤能化寒冽，且为先春之荣矣。此物也唯堪理气化之逆，如脉伤之咳，大非其类。倘惊痫从胎受，寒热在肾藏者，亦颇相宜。崔知悌疗久嗽熏法，每旦以款冬一两，蜂蜜拌润，入茶壶中，以麦固其盖，勿令漏气，壶下着炭火，待烟从口出，口含吸咽，烟尽乃止，数日必效。然所恶所畏甚多，止可专与人参、麦冬、百合补肺药中则有效。世多以枇杷蕊伪之，焉得有功？

《宝命真诠》卷三：雪积冰坚，款花偏艳，想见其纯阳之性。然虽具辛温，却不燥热，又不助火，故能轻扬上达至高之府。《本草新编》卷二：款冬花味辛、甘而温，阳也，无毒。善止肺咳，消痰唾稠粘，润肺，泻火邪，下气定喘，安心惊胆怯，去邪热，除烦躁，平肝明目。烧烟吸之，亦善止嗽，最善能止肺嗽肝咳。近人喜用紫菀，而不用款冬者，殊不可解。紫菀虽亦止久嗽，而味苦伤胃，不若款冬之味甘，清中有补也。余所以取款冬，而弃紫菀耳。《冯氏锦囊秘录·杂症痘疹药性主治合参》卷二：款冬，性禀纯阳，故能凌冬华艳，所以主治皆辛温开豁之力，妙在温而不助火耳。务用含英而未吐者，去蒂，蜜水微焙，更得清润之功。然世多以枇杷花伪之，物既殊，而功自异矣。《本草崇原》卷中：款冬气味辛温，从阴出阳，主治肺气虚寒之咳喘，若肺火燔灼，肺气焦满者，不可用。《颐生秘旨》卷八：款冬花温肺止嗽之药也。取其助肺平肝之能，有劫夺之意。弗轻用。《要药分剂》卷一：咳逆消渴喘急，皆火炎气逆之病。款冬辛散而润，甘缓而和，善能降下，气降则火亦降，火降则阳交于阴，而水火既济，水火济则火不上炎，气不逆升，于肺无忤，而诸患平矣。且性温和，虚实寒热皆可用，故无禁忌。《许氏幼科七种·怡堂散记》卷下：款冬花，《本草备要》一书，由博返约，归于正宗，为医家便读之书。其中可议者，惟款冬花一味，随诸家杂演成文，似非切庵手笔。既曰辛温纯阳，则偏胜之药也。又曰泻热润肺，消痰除烦，岂有辛温纯阳之性，而能泻热除烦乎？至若定惊明目一句，尤属支离，无从着落。药为补偏救弊而设，断无寒热虚实皆可施用之理。予故急为指出，用者详之。款冬花开于隆冬，感一阳之气而生，蕊小色红，气微辛，能温肺散寒，治肺寒咳嗽之药也。肺热嗽者忌用。东垣：佛耳草气热味酸，亦治寒嗽之药，故用款冬为之使。

【附方】《药性粗评》卷三：久嗽。款冬花二三枝，于新风处燃之，用笔管吸其烟，满口咽之，复吸，以烟尽为度，如此者不过三四日，差。

《本草汇言》卷四：久嗽噙化丸。用款冬花蕊、甘草、百部、川贝母、桑白皮、天花粉、玄参、紫菀各二两，俱用蜜水拌炒，北五味、陈皮、桔梗各一两，龙胆、薄荷叶三两，俱微炒，共为细末，真柿霜四两，另研，麦门冬、天门冬，俱去心各三两，酒煮捣膏，和入前末子内，再加炼蜜丸，如弹子大。每日不拘早晚，不时噙化，随津液咽下，临卧更佳。治咽喉诸证。肿痛生疮者，闭塞者，红肿结核胀痛者，闭塞不能言语者，结蛾水浆难食者，俱是风热痰气为患。只用款冬花五钱，土牛膝三钱，射干二钱，水煎服。先用米醋噙口中泪漱，咯拔涎痰，后服此药即消。《海上方》。

《本草从新》卷一：治咳嗽痰血。款冬、百合等分，蜜丸，名百花膏。

苍耳《本经》

【释名】佛耳《履巉岩本草》。

【集解】《药性粗评》卷二：其种原出外国，羊负之而来，故一名羊负来。《诗·国风》谓之卷耳，《尔雅》谓之苍耳，《广雅》谓之枲实。春生苗，茎青碧色，高二三尺，叶似鼠耳而大如掌，可作茹，夏开细白花，结子如羊矢大，有小刺，羊马触之，则粘其身不脱。江南田野处处有之。五月采叶，八九月采实，暴干。《本草汇言》卷三：陶隐居曰：枲耳生安陆川谷及田野间，今所在有之。与麦互相为候。古人谓麦黄种枲，枲黄种麦是也。细茎蔓生，高二三尺，有黑斑点。叶如葵，七八月开细白花，结实如妇人珥珰。外壳坚韧多刺，中有两仁，宛如人肾。《本草崇原》卷中：处处有之，七八月开细白花，结实如妇女珥珰，外壳坚韧，刺毛密布，生青熟黄，中列两仁，其色黄白。

实

【修治】《药性粗评》卷二：凡用炒香，舂破，簸去刺屑，亦有不制用者。

【气味】性凉。《履巉岩本草》卷下。气温，味苦、甘。无毒。《医学统旨》卷八。

【主治】去风活血。《履巉岩本草》卷下。善解大麻风之毒。《本草新编》卷三。

【发明】《本草汇言》卷三：枲耳实：通巅顶，日华祛风湿之药也。陆杏园稿主风寒、风湿三气为病。或颈项牵挛，四肢拘急，一切关节屈伸不利之证。故前人有久服益气脉、补虚弱之功。上而散头脑诸风，凡风寒头痛，鼻塞脑漏，或血风眩晕，痰火悬旋；或目痛目肿，目障目昏；或耳痒耳疼，耳湿耳聋诸疾。下而利腰膝之湿，凡痿痹不用，麻木不仁，或疹疥，或血痔，或黄水脓湿诸疮，或脚气疝肿诸疾，咸宜用之。但甘能和血，苦能燥湿，温能通畅，故上中下一身风湿众病，不可缺也。《本草述》卷九上：时珍曰：苍耳药，久服去风热有效。张三锡曰：膏粱厚味，饮酒无度，积热生风，或遍身瘾疹，头痒白屑，生痰，气促气实人，宜防风通圣散宣之，或搜风顺气丸。久久凉血养血，苍耳丸、苦参丸俱佳。举上二说，并言风热，是则苍耳之用，以凉血，叶固胜于实，以实之气味甘温，而叶乃苦辛微寒也。第先哲言其补暖，暖腰膝，益气而凉血之说，毋乃背驰乎？曰：能达阴中之真阳，是先哲探其本以为言也。所谓凉血者，阳畅而不致郁热于阴中，是后学就治标而说也，曾何背乎？第知为疗风，而不悉于治一切恶疮者，谓何？盖风脏即血脏，苍耳之疗风，即不离于血以奏功。缘真阳之所附丽，本依阴以为用耳。《经》所谓荣气不从数语，可以互证斯义矣。《本草新编》卷三：各《本草》称其功效，皆不足信也。盖此物最利关节，凡邪物在脏腑者，服之无不外出。大麻风之毒，正苦其留于脏中，必借此以引出于皮毛。他病原非脏毒，何必借重。况枲耳子与叶，散尽真气，乌可轻服哉？若大麻风，亦畏散其气，然受毒甚炽，有病则病受之，尚不至十分尽耗，故用之无妨。然亦必入之活血、凉血之药中始得，非单用一味

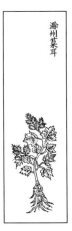

图 13-104-1　滁州菜耳《图经（政）》

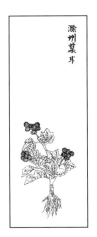

图 13-104-2　滁州菜耳《图经（绍）》

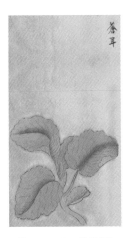

图 13-104-3　苍耳《履巉岩》

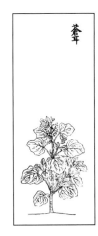

图 13-104-4　苍耳《救荒》

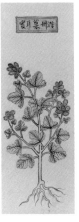

图 13-104-5　滁州菜耳实《品汇》

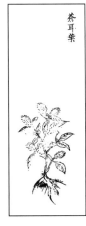

图 13-104-6　苍耳叶《茹草》

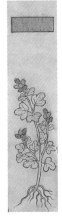

图 13-104-7　苍耳《雷公》

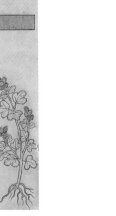

图 13-104-8　炮制苍耳《雷公》

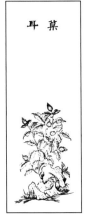

图 13-104-9　菜耳《三才》

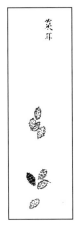

图 13-104-10　菜耳《原始》

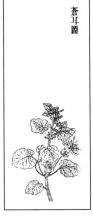

图 13-104-11　苍耳《草木典》

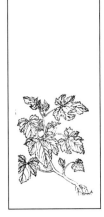

图 13-104-12　苍耳《图考》

可恃之而取效也。《罗氏会约医镜》卷一六：苍耳性轻，善发汗，表虚者勿用。

【附方】《履巉岩本草》卷下：治大风及诸风疾。不以多少，碾为细末，用大风油为元如梧桐子大，每服三十元至四十元，用荆芥茶送下，不拘时候服。

《药性粗评》卷二：去风明目。用制过菓实，浸酒常服。

《本草汇言》卷三：治诸风眩晕，或头脑攻痛。用苍耳仁三两，天麻、白菊花各三钱。《杨氏方》。○治颈项牵痛。用苍耳仁三两，当归净身、白芍药、怀熟地各三钱。○治四肢拘急。用苍耳仁五两，枸杞子，五加皮各五钱。○治鼻塞不利，香臭不闻。用苍耳仁一两，辛夷、石菖蒲各一钱。○治脑漏鼻渊，秽汁下流。用苍耳仁二两，白术、石首鱼脑骨，滋泥封裹，火煅，各二钱。○治目病经年，昏障肿痛。用苍耳仁二两，草决明、菟丝子各二钱。○治耳病痛痒湿烂，或肿或聋。用苍耳仁二两，香白芷二钱。○治腰膝酸疼，腿足麻痹。用苍耳仁四两，牛膝、虎骨、肉桂、白术、当归、草薢各八钱。○治疥疮疮痒。用苍耳仁二两，白鲜皮、怀生地、防风、枸杞子各五钱。○治血痔痛胀下坠。用苍耳仁三两，地榆、升麻、牡丹皮、黄柏各一两。○治脚气肿痛，重坠难履。用苍耳仁二两，木瓜、五加皮、威灵仙、白术、牛膝各四钱。○治疝气攻痛，止发不常。用苍耳仁二两，胡卢巴、川楝子、青皮、橘核、枸杞子各一两。以上《方脉正宗》。

茎叶

【主治】解热毒疮疡为最。《本草发明》卷三。治产后痢。《本草备要》卷一。

【附方】《药性粗评》卷二：去风明目。用制过菓实，浸酒常服。除癞杀虫。凡热毒入骨，变成癞痫，疥癞麻风等证者。取茎叶日干，剉捣成末，春夏水调，秋冬酒调，一二匕，每日三服，满百日后，毒气尽出，变为痈疥，出汁而愈。痔痛。五月五日采茎叶，日干为末，水服方寸匕，再服而愈。手足瘨肿。身体手足无故瘨肿焮痛者，茎叶捣烂，和醋调敷，干即易之，两次而易。蛇虫螫伤。凡被毒蛇、射工、沙虱、狂狗、诸虫所伤，以致眼黑口噤，手足强直者。取嫩叶一握，捣绞汁，温调和灌之，仍以其渣厚敷所伤之处，立愈。

羊屎惹《医方药性》

【气味】性温。《医方药性·草药便览》。

【主治】治小儿风邪。《医方药性·草药便览》。

番红花《本草纲目》

【释名】撒馥兰《本草品汇精要》。

【集解】《本草纲目拾遗》卷四：藏红花出西藏，形如菊。干之可治诸痞。试验之法：将一朵入滚水内，色如血，又入色亦然，可冲四次者真。《纲目》有番红花，又大蓟曰野红花，皆与此别。

【气味】味甘，微酸，性平，温。《本草品汇精要》卷四一。

【主治】主宽胸膈，开胃进饮食。久服滋下元，悦颜色及治伤寒发狂。《本草品汇精要》卷四一。

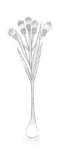  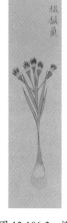

图 13-106-1 撒馥兰《品汇》　图 13-106-2 番红花《备要》　图 13-106-3 撒馥兰《草木状》

【发明】《本草品汇精要》卷四一：碾烂，合羊心、牛心或鹿心，用火炙令红色，涂于心上。食之能治腰背、胸膈、头项作疼，及心弱人食之，亦能壮盛。

【附方】《本草纲目拾遗》卷四：治各种痞结。每服一朵，冲汤下，忌食油荤盐，宜食淡粥。治吐血。王士瑶云：不论虚实何经所吐之血，只须用藏红花。将无灰酒一盏，花一朵，入酒内，隔汤顿出汁服之，入口血即止，屡试皆效。

蠡实《本经》

【释名】荔挺、马莲草《药性要略大全》。

【集解】《本草述》卷九下：马蔺花，即《本草》所谓蠡草花也。据《本草》蠡实根叶皆用，而方书于诸证主治，唯及于花，故止悉花之气味功用，而不及实与根叶。《植物名实图考》卷一一：蠡实《本经》中品。宋《图经》以为即马蔺，北人呼为马楝子。又据《颜氏家训》荔挺。郑注：马薤也。《说文》：荔似蒲而小，根可为刷。其说甚核。余曾以叶、实治喉痹，良验。北地人今犹以其根为刷，柔韧细洁，用久不敝，凡裹角黍、缚花、接木，皆用其叶，亦便。

实

【气味】味甘，气寒平，无毒。《本草汇言》卷三。性味甘温。《药性切用》卷三。

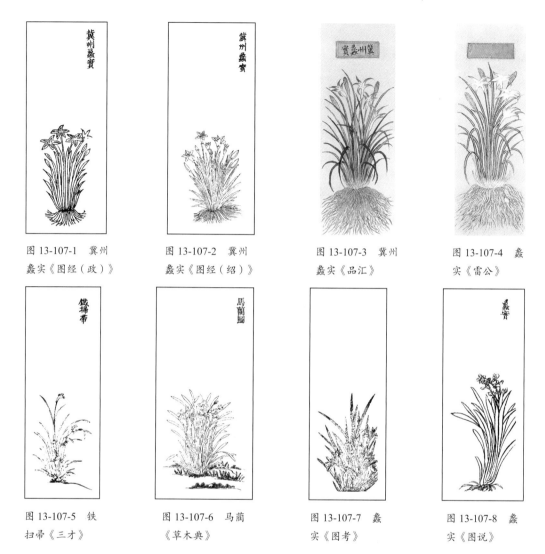

图 13-107-1 冀州　　　图 13-107-2 冀州　　　图 13-107-3 冀州　　　图 13-107-4 蠡
蠡实《图经（政）》　　蠡实《图经（绍）》　　蠡实《品汇》　　　实《雷公》

图 13-107-5 铁　　　　图 13-107-6 马蔺　　　图 13-107-7 蠡　　　图 13-107-8 蠡
扫帚《三才》　　　　《草木典》　　　　　实《图考》　　　　实《图说》

【主治】主皮肤寒热、胃热，治心胸吐红、鼻红。痈肿金疮立愈，风寒湿
痹堪除。坚筋骨，令人嗜食，散烦满，小便立通。疗产后血晕，血气烦闷，
并经脉不止，带下崩中。长肌肤肥大，消酒毒神功。《太乙仙制本草药性大全·仙
制药性》卷二。

【发明】《本草述》卷九下：蠡草花、实、木、草，云俱入药用，乃蠡实于方书诸证主治不概见，
而花则仅见于淋证及疝耳。岂是物专主下焦之阴以为功乎？即其花色紫碧，可以揣其所入，有合
于阴中之阳也。唯是沙淋之治，多主于热者，而疝证所治，有同温剂，又似不专于治热者，何为
寒热之异用如是乎？盖先哲言其味甘辛，气平，温，无毒，是则此种得味之甘，可和于四味，受
气之平，可和于四气，而甘中有辛，平中有温，乃为和阴散结之善物乎？苏颂谓蠡实，山人服之
云大温，甚有奇效，是非合于人身之少火，为阴中之阳乎？言实而花，亦可以类推矣。观《本草》

于花不言治疝，而以治疝归实，乃方书治疝，尽主于花也。即兹不可以明于花实之通用乎？或曰本草多谓其疗喉痹，是则专主下焦之阴，其义不无有戾欤。曰：夫喉痹一证，合于少阳相火者为甚，正属下焦阴分，阴中之阳以为病也。唯是乃其的对，其又何戾之与有？但此种在市肆难觅，而李濒湖所云生荒野中云云者，又安能定其的为蠡草否也？姑以俟之博物君子。

【附方】《本草汇言》卷三：消一切疮疖痈肿。煮汤饮，或炒黄，酒吞一二合，良验。

花

【气味】味辛、酸，性温，无毒。《药性会元》卷上。味甘辛，气平温，无毒。《本草述》卷九下。

【主治】治偏坠疝气，喉痹，杀虫。《太乙仙制本草药性大全·仙制药性》卷二。

【附方】《太乙仙制本草药性大全·仙制药性》卷二：治偏坠疝气不愈。马蔺花一两，萝卜子同炒，川楝子一两五钱，净肉用橘核同炒，吴茱萸一两，净酒浸炒，木香二钱，不见火，右为末，每服一二钱，用好酒调，空心服。○喉痹肿痛。取荔花皮根，合二分，及水一升，煮取六合，去滓，含之，细细咽汁差。

根叶

【气味】味甘平，气温、微寒，无毒。《太乙仙制本草药性大全·仙制药性》卷二。

【主治】破宿血而养新血，断血痢而合金疮。解酒疸、蛊毒，止吐血、鼻洪。喉闭咽痛立止，气促喘息不通。《太乙仙制本草药性大全·仙制药性》卷二。

【附方】《太乙仙制本草药性大全·仙制药性》卷二：治睡死者。杵蠡实根一握，水绞取汁，稍稍咽之，口噤灌之。○治喉痹。咽痛、喘息不通，须臾欲绝神验。以根叶二两，水一升半，熬取一盏，去滓，细细吃，立通。○治中蛊。下血如鸡肝出，其余四藏悉坏，唯心未坏，或鼻残待死。取根煮水，服方寸，随吐则愈，极神。此苗似葛蔓绿紫，生子似橘子。

角蒿 《唐本草》

【释名】猪牙菜、莪蒿、萝蒿、蘪蒿《救荒本草》。

【集解】《救荒本草》卷上之前：旧云生高岗及泽田潬洳处多有。今在处有之，生田野中。苗高一二尺，茎叶如青蒿，叶似邪蒿叶而细，又似蛇床子叶颇壮，梢间开花红赤色，鲜明可爱，花罢结角子，似蔓菁，角长二寸许，微弯，中有子黑色，似王不留行子。《医林纂要探源》卷二：叶似菊而薄小，花淡红紫，结角微弯，长二寸许。

【气味】味辛、苦，性温，无毒。一云：性平，有小毒。《救荒本草》卷上之前。辛，苦，寒。《医林纂要探源》卷二。

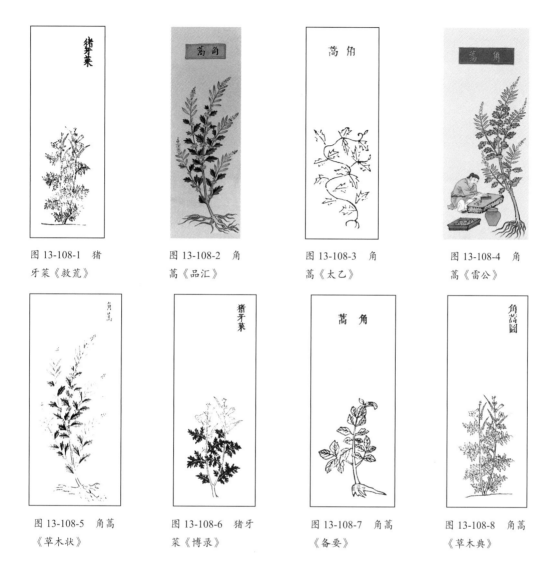

图 13-108-1　猪牙菜《救荒》　　图 13-108-2　角蒿《品汇》　　图 13-108-3　角蒿《太乙》　　图 13-108-4　角蒿《雷公》

图 13-108-5　角蒿《草木状》　　图 13-108-6　猪牙菜《博录》　　图 13-108-7　角蒿《备要》　　图 13-108-8　角蒿《草木典》

【主治】主口齿疳蜃、湿蜃、诸恶疮有虫者。又治口中疮。《太乙仙制本草药性大全·仙制药性》卷二。

【发明】《医林纂要探源》卷二：行肝气于脾，以舒蕴湿积热。

【附方】《太乙仙制本草药性大全·仙制药性》卷二：齿断宣露。多是疳，但取灰夜涂断上，使戒油腻、沙糖，干枣切忌之。○口中疮久不差。入胸中，并生疮，用烧灰涂之，一宿效，口中若有汁吐之。小儿口疮。用灰贴疮妙。

抱娘蒿《本草拾遗》

【释名】萝蒿、莪萝《通志》、蘼蒿《太乙仙制本草药性大全》。

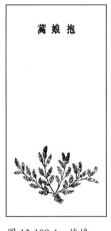

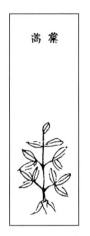

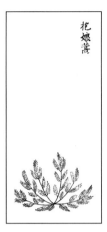

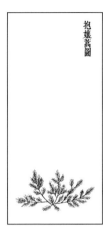

图 13-109-1　抱娘　　　　图 13-109-2　蘪　　　　图 13-109-3　抱娘　　　　图 13-109-4　抱娘
蒿《野谱》　　　　　　　　蒿《太乙》　　　　　　　　蒿《茹草》　　　　　　　　蒿《草木典》

【集解】《太乙仙制本草药性大全·本草精义》卷二：生泽田渐洳处，或生高岗，宿草生于百草，其叶似邪蒿而细科，生二三月中，茎可食，又可蒸，香美味颇似蒌蒿是也。

【气味】味辛，气温，无毒。《太乙仙制本草药性大全·仙制药性》卷二。

【主治】主破血下气。《太乙仙制本草药性大全·仙制药性》卷二。

【发明】《茹草编》卷二：抱娘蒿昔闻孝顺竹，今得抱娘蒿。叶如总翠，根若缠绡。其有瞻云未散，鬓雪欲消。春入彩衣之俎，秋倾倚杖之瓢。请收孟宗泪，何必抱寒稍。丛生，故名。二三月采，涤净，香油、川椒炒食。《植物名实图考》卷一四：莪蒿，《诗经》：菁菁者莪。《陆疏》：莪蒿也。《尔雅》：莪，萝。郭注，蒿。《本草拾遗》始著录。《本草纲目》以为即抱娘蒿。《救荒本草》作拘娘蒿。叶碎，茸细如针，色黄绿。嫩则可食。与《陆疏》符合。《埤雅》以角蒿为莪，殊为臆说。

茺蔚《本经》

【释名】大札、负檐《通志》、杜天麻《履巉岩本草》。

【集解】《续医说》卷一〇：丹溪《本草》云：夏枯无臭味，益母有臭味。明是两种，俱生于春，但夏枯草不生子，交夏至则枯，盖禀纯阳之气，得阴则枯，故曰夏枯草。益母后枯而结黑子。采药者宜明白收用，庶不误人。《外台秘要》虽云名书，以益母草谓夏枯草，其亦谬矣。

子

【气味】味辛、甘，微寒，无毒。《日用本草》卷六。

【主治】主补中益气，通血脉，填精髓，除水气，疗血逆大热，头痛心烦。《日用本草》卷六。入洁面药，令人光泽。《本草衍义补遗》。有活血行气补阴之功，调

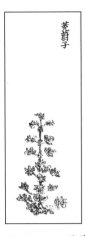

图 13-110-1 茺蔚
子《图经（政）》

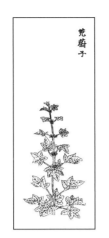

图 13-110-2 茺蔚
子《图经（绍）》

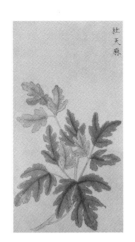

图 13-110-3 杜天
麻《履巉岩》

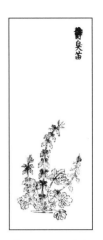

图 13-110-4 郁臭
苗《救荒》

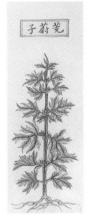

图 13-110-5 茺
蔚子《品汇》

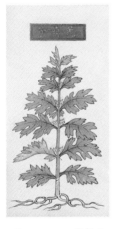

图 13-110-6 茺蔚子
《雷公》

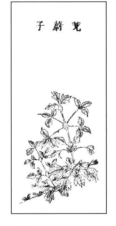

图 13-110-7 茺蔚
子《三才》

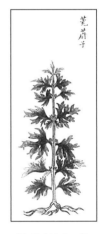

图 13-110-8 茺
蔚子《草木状》

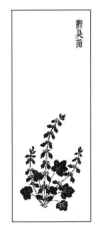

图 13-110-9 郁臭
苗《博录》

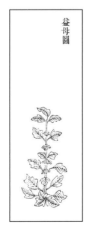

图 13-110-10 益
母《草木典》

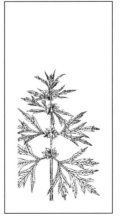

图 13-110-11 茺蔚
《图考》

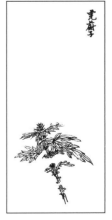

图 13-110-12 茺蔚
子《图说》

胎产要药也。○主安胎，去死胎，行瘀血，生新血。《本草发明》卷二。益血明目，润皮肤，活筋脉，去挛疼瘙痒，男妇皆宜。《伤寒温疫条辨》卷六。

【发明】《本草发明》卷二：妇人胎产，所恃者血气也，胎前无滞，产后无亏，行中可补也。《本草》止云益精明目，除水气，不及胎产，至诸注始言之，亦以活血行气补阴故耳。今时俱用茎叶花，治胎产诸症，而不及余症，未详《本经》意也。《本草经疏》卷六：茺蔚子禀地中之阳气以生，兼感乎上天春夏之气而成，亦阳草也。味辛甘，微温微寒，无毒，入手、足厥阴经。为妇人胎产调经之要药。此药补而能行，辛散而兼润者也。目者，肝之窍也。益肝行血，故明目益精。其气纯阳，辛走而不守，故除水气。肝脏有火则血逆，肝凉则降而顺矣。大热头痛心烦，皆血虚而热之候也。清肝散热和血，则头疼心烦俱解。《药镜》卷一：益母草行血而新不伤，养血而瘀不滞。煎汤浴癫，发痒自停。热血贯瞳仁，凉药济用。童便与酒同煎，临产用之必佳。《景岳全书》卷四八：善调女人胎产诸证，故有益母之号。能去死胎，滑生胎，活血凉血行血，故能治产难胎衣不下，子死腹中，及经脉不调，崩中漏下，尿血泻血瘀血等证。然惟血热血滞，及胎产艰涩者宜之。若血气素虚兼寒，及滑陷不固者，皆非所宜，不得以其益母之名，谓妇人所必用也。盖用其滑利之性则可，求其补益之功则未也。《本草》言其久服益精轻身，诚不足信。此外，如退浮肿，下水气，及打扑瘀血，通大小便之类，皆以其能利也。若治疔肿乳痈，丹毒恶毒，则可捣汁饮之，其渣亦可敷贴。

【附方】《伤寒温疫条辨》卷六：治紫白癜风。益母草花子一斤，柔桑枝三斤，寸断，慢火同煎浓汁，去粗熬膏，温酒和服。

茎叶

【修治】《药性粗评》卷一：五月五日连根拔采，暴干。入药以去根，其茎叶花实并用。

【气味】味辛，平，无毒。《履巉岩本草》卷上。

【主治】利腰膝，强筋力。主热毒痈肿，捣茎并叶傅之。《履巉岩本草》卷上。产前产后诸疾，行血养血。难产作膏服。《本草衍义补遗》。

【发明】《本草纂要》卷二：吾见妇人临产之时，气有不顺，则迫血妄行，或逆于上，或崩于下，或横生不顺，或子死腹中，或胎衣不下，或恶露抢心，或血胀血晕，或沥浆难生，或为呕哕恶心，或为烦闷头眩，是皆产后危急之症，惟益母草善能治之。又见疮肿科，以之消诸恶毒及疔肿痈疽，以其行血养血之说也。眼科与之明目益睛，及治头风眼痛，亦以养血和血之论也。大抵此剂行血而不伤新血，是以治血之功，大养血而不滞瘀血，是以和血之功多。诚为血家之圣药也。临产当以童便酒煎，庶无前症，名为益母，良有以哉。《本草发明》卷二：茺蔚子有活血行气补阴之功，调胎产要药也。故云益母主安胎，去死胎，行瘀血，生新血。妇人胎产，所恃者血气也，胎前无滞，产后无亏，行中可补也。《本草》止云益精明目，除水气，不及胎产，至诸注始言之，亦以活血行气补阴故耳。今时俱用茎叶花，治胎产诸症，而不及余症，未详《本经》

意也。《本草约言》卷一：阳也，可升可降。主欲产胎滞而不行，疗新产血滞而不利，行血活血而不伤。亦能养血。已产未产之良剂，通为治血之需，更有调气之义。《本草汇言》卷三：行血养血。行血而不伤新血，养血而不滞瘀血，李时珍诚为血家之圣药也。《药镜》卷一：明目益精，下腹中死孕，及止痛安胎。理产后血壅，并热入血室，能清凉其肝火，故血逆者下行。虽辛散而润滋，故水气为除去。《本草述》卷九上：茺蔚于春初生苗，入夏渐高至三四尺，其茎有节，节生穗，四五月间穗开小花，每萼内有细子四粒，夏至后茎叶皆枯，是则生成在春，而盛大结实于夏，逮夏至阴生便已归根复命矣。所谓备肝木之体用，而茺蔚密蔚初不受收降之气者，古人命名亦可思也。故入肝而效血分之用。谓补者，以其备肝木之体用，得全生气之最先者也。谓补而有行者，以其木德充盛密蔚，初不受收降之气也。然则东垣谓为辛温主散，岂不然哉？其气微温，已得春升之用，而味又辛甘，辛甘固无降也，非辛温主散之一证欤。第子则甘中兼辛，以补而行。茎叶甘辛而兼苦，苦以泄之，则行之功胜于补，故此味于女子胎前产后有大益者，当绎其得全于生长之气，以为补中之行。如泛言其能活血益阴者，误也。又当就其子与茎叶根，细晰其补行之微有差等，以为因证之投。如概言其为补而行者，亦误也。《本草新编》卷二：胎前、产后，皆可用之，去死胎最效，行瘀生新，亦能下乳。其名益母，有益于妇人不浅。然不佐之归、芎、参、术，单味未能取胜。前人言其胎前无滞，产后无虚，谓其行中有补也。但益母草实非补物，止能佐补药以收功，故不宜多用。大约入诸补剂之中，以三钱为率，可从中再减，断不可此外更增。《医林纂要探源》卷二：方茎直上，高者及丈，叶对节似麻，每枝三叶，碎花附节间，或红或白。补肝和脾，燥湿行血。脾生血，肝藏血，脾湿则血不生，肝虚则血不藏，火炽则血妄行。此草色微红，入肝专主血分，能去瘀生新，调经解热，行任脉而安胎产，治胎漏产难，行带脉而提气血，治带下崩中，为妇人经产良药。又治疔肿乳痈。《伤寒温疫条辨》卷六：血有瘀滞则胎不安，瘀去新生胎自安矣。故用其滑利之性则可，求其补益之功则未也。益精轻身之说，殆不足信，惟其气轻不甚消耗，故宜于胎产。若虚寒者宜忌。《本经续疏》卷一：世之视茺蔚也，美厥名曰益母，任以职曰行瘀，行瘀是已血行。不止者又复资之。妇孺咸知，村野广用，而实堪取效，乃《本经》绝无一言道及，岂古人之智不若今耶？曷不究夫《别录》乎？试观盛夏蕴隆，日近如炙，土焦如渴，而水反盛涨，在人则津液消耗，而百脉反愤盈，是何故哉？以诸阴尽为阳所劫持也。不然，血既逆矣，乌得更为大热而心烦头痛，绝似外感之所为耶。妇人当胎产时，血亦已伤矣。而种种患害，复皆本于血，血既为逆，则一身所聚之水气及津液、涕唾、便溺，何者不可从血以为患？益母者，不及盛暑已告收成，明明不与浮阳为伍，且当夏气初动，随即处处会精聚神于阴阳交届之节，是益母行瘀，非行瘀也，取其未及盛满，先留余地也。益母止血，非止血也，取其不劫持阴气，尽化为血也。由是言之，则茎叶所主，仍是其子除水之功，特通畅条达，令其行所当行，止所当止，奏效更长耳。

【附方】《药性粗评》卷一：产难。生捣绞汁半升，煎数十沸，待温顿服，立下；如无生者，以干者浓煎服亦可。产后血晕。血瘀作痛同此。和酒同服。损伤。以一把去根，洗净，捣碎，瓦器浓煎，去滓，再熬成膏，收贮封之，每取一二匙，温酒调下，日三四次，效。浴儿疥疮。煎汤，待温时或洗之。如新生浴儿，亦以此汤沐，不生疥。治面风刺。烧灰淋汁，洗面。

《本草汇言》卷三：治血热经行先期，及胎漏下血。用益母草、生地黄、白芍药、麦门冬、枇杷叶、青蒿子、五味子、阿胶。○治胎不安腹痛。用益母草、杜仲、阿胶、川续断、当归身、川芎、熟地、白芍药各等分，为丸服。○治临产血崩不止。用益母草、当归身、怀熟地各五钱，炮姜炭、人参各一两。○治妇人经前经后感冒，头痛发热，谵语妄见，烦躁，类伤寒。此热入血室证。用益母草、柴胡、半夏、当归、丹皮、黄芩。○治产后血晕，瘀血薄心，恶露不行，腹痛，少腹儿枕痛，兼催生及胞衣不下，并气闭经阻，经行作痛。用人参、琥珀、乳香、没药、血竭、沉香、丹砂、五灵脂，各等分为末。用益母草取汁拌，晒干，三拌三晒为度。加炼蜜捣成丸，如弹子大，用白汤化服。○治一切疔肿发背及无名肿毒。益母草、苍耳草、夏枯草、金银花、紫花地丁各一握，鼠粘子、白芷、僵蚕、白及、白敛、甘草、连翘、生地各五钱，水十碗，煎去十分之七，取汁饮之。以上陈近泉《家宝方》。○治血风眼障，血污瞳人。用益母草、木贼草、苍耳子、草决明、当归尾、荆芥穗，水煎服。《碧潭集》。○治血风攻头，头痛、头风，并眼痛。用益母草、防风、羌活、天麻、苍耳子、薄荷、连翘各等分，水煎服。徐孺人家抄。

薇衔《本经》

【辨疑】《医经允中》卷二一：叶大而面绿背紫者为真。叶似芜蔚，丛生有毛者，吴风草也。《蒙筌》云：《素问》名曰麋衔，南人谓之吴风草，二物认为一种，谬矣！《植物名实图考》卷一一：薇衔《本经》上品。《唐本草》注谓之鹿衔草。言鹿有疾，衔此草即瘥。今鹿衔草，《安徽志》载之，治血病有殊功，而形状与丛生似芜蔚者迥别。《本草拾遗》：一名无心草。今无心草，平野春时多有，形状既与《唐本草》不符，与《图经》无心草亦异。皆别图绘之，未敢合并。盖诸家图说不晰，方药少用，姑存其名而已。

【气味】味苦，气平，微寒，无毒。《太乙仙制本草药性大全·仙制药性》卷二。苦，涩，温，无毒。《医经允中》卷二一。

【主治】主风淫湿痹，攻历节酸疼，疗吐泻惊痫及鼠瘘痈肿。却热，除痿躄，逐水消暴症。《太乙仙制本草药性大全·仙制药性》卷二。

【发明】《绍兴本草》卷七：薇衔，一名麋衔，采茎叶为用。主疗已载《本经》。《内经》说此物合泽泻、术以治酒风。其性味当从《本经》为正。然近世方家亦稀用之。《太乙仙制本草药性大全·仙制药性》卷二：《神农经》中药之灵者不计千百，何独麋衔、矢醴并着《素问》擅名？

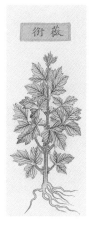

图 13-111-1 薇
衔《品汇》

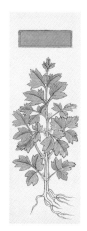

图 13-111-2 薇
衔《雷公》

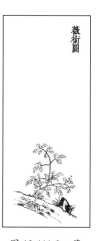

图 13-111-3 薇
衔《草木典》

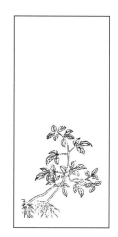

图 13-111-4 薇
衔《图考》

滑氏《读钞》亦尝论及，乃曰矢醴、麋衔，治人疾也。岂诚二药果有过乎诸药之能，以致喋喋赞美之若是耶？盖缘上古之前，俗尚质朴，人所病者，多中实邪，二药专攻，正与病对，用每辄效，故录其名。中古以来，咸溺酒色，病之着体虚损居多，药宜补调，难行攻击。由是鸡矢淬酒，无复下咽，麋衔之名绝不闻耳，正孟子所谓彼一时此一时故也。不然利前之药，岂有不利于后乎？《本经逢原》卷二：鹿衔，《本经》专主风湿痹，历节痛，《素问》同泽、术治酒风身热懈惰，汗出如浴，恶风少气之病，亦取其能除痹着血脉之风湿也。又治惊痫悸气，吐咯诸血，以其能走胃与肾肝血分，专理血中邪湿，而无留滞之患。近世治吐血、咯血用之，以其能温补冲督之精血也。陕人名为鹿胞草，言鹿食此，即能成胎。其性温补下元可知。今吴兴山中间亦产此。每于初夏，群鹿引子衔食乃去，洵为确真无疑。采得晒干，一味浸酒最为有益。但性专助阳，力能走散阴精，故藏器云妇人服之绝产无子，良有见乎此也。其子名延寿果，味微涩而甘，惟秦地有之，不特有益于老人，而婴儿先天不足者尤为上药。惜乎，南方罕得也。

夏台《别录》 【校正】《本草纲目》原附"艾"条下，今分出。

【气味】味甘。〔《别录》〕。《证类本草》卷三〇。

【主治】主百疾，济绝气。〔《别录》〕。《证类本草》卷三〇。

【发明】《证类本草》卷三〇：〔《本草经集注》〕云：此药乃尔神奇，而不复识用，可恨也。

鬼针草《本草拾遗》

【释名】鬼钗草《本草拾遗》。

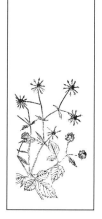

图 13-113-1 鬼
针草《图考》

【集解】《证类本草》卷一〇：〔《本草拾遗》〕生池畔，叶有桠，方茎，子作钗脚，着人衣如针，北人呼为鬼针。《植物名实图考》卷一四：鬼针草，《本草拾遗》始著录。秋时茎端有针四出，刺人衣。今北地犹谓之鬼针。

【气味】味苦，平，无毒。〔《本草拾遗》〕。《证类本草》卷一〇。

【主治】主蛇及蜘蛛咬。杵碎傅之。亦杵绞汁服。〔《本草拾遗》〕。《证类本草》卷一〇。

草部第十四卷

草之五　隰草类（中）115种

野芝麻《药性切用》

【释名】白米饭草、糯米饭草《药性切用》。

【集解】《植物名实图考》卷一五：野芝麻临江、九江山圃中极多。春时丛生，方茎四棱，棱青茎微紫；对节生叶，深齿细纹，略似麻叶；本平末尖，面青背淡，微有涩毛；绕节开花，色白，皆上蠹，长几半寸，上瓣下覆如勺，下瓣圆小双歧，两旁短缺，如禽张口；中森扁须，随上瓣弯垂，如舌抵上腭，星星黑点，花萼尖丝，如针攒簇。叶茎味淡微辛，作芝麻气而更腻。湖南圃中尤多，芟夷不尽。或即呼为白花益母草。

【气味】性味、甘平。《药性切用》卷三。

【主治】润肺止嗽，益胃和中，可治劳伤。《药性切用》卷三。

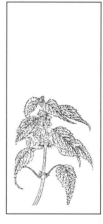

图 14-1-1　野芝麻《图考》

錾菜《本草拾遗》

【集解】《证类本草》卷六：〔《本草拾遗》〕生江南国荫地。似益母，方茎，对节，白花，花中甜汁，饮之如蜜。《植物名实图考》卷一四：錾菜《本草拾遗》始着录。李时珍以其似益母草白花，遂以为白花益母草。然原书谓味甜有汁，则非益母一类，存原图俟考。

【气味】味辛，平，无毒。〔《本草拾遗》〕《证类本草》卷六。

【主治】主破血，产后腹痛，煮汁服之。亦捣碎傅丁疮。〔《本草拾遗》〕《证类本草》卷六。

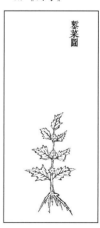

图 14-2-1　錾菜《草木典》

野荆芥《草木便方》

【释名】香茹《草木便方》。

【气味】辛，温。《草木便方》卷一。

【主治】解暑毒，利便清热口臭服。脚气水肿止呕逆，霍乱转筋热湿除。《草木便方》卷一。

夏枯草《本经》

【释名】四牛斗草《药性要略大全》、名鬼拖伞《医方药性》。

【集解】《药性要略大全》卷七：有紫白二种，白者不入药，其紫花者良。《本草述》卷九上：夏枯草用茎叶，味苦辛，苦胜于辛，茎之苦辛不及叶，似宜多用叶。《本草纲目拾遗》卷三：白毛夏枯草产丹阳县者佳，叶梗同夏枯草，惟叶上有白毛，今杭城西湖凤凰山甚多。性寒味苦，专清肝火。

【气味】苦、辛，温，无毒。《本经逢原》卷二。味淡，性平。《生草药性备要》卷上。微辛而甘。《重庆堂随笔》卷下。

【主治】除肝热，治肝风暴赤火眼，眼珠夜胀疼。○治牙疼，洗足上冻疮。《滇南本草》卷上。去痰，消脓，治瘰疬。清上补下，去眼膜，止痛。《生草药性备要》卷上。

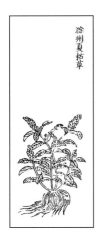

图 14-4-1 滁州夏枯草《图经（政）》

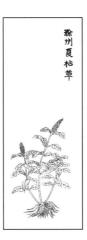

图 14-4-2 滁州夏枯草《图经（绍）》

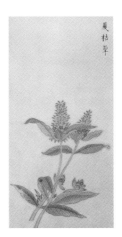

图 14-4-3 夏枯草《履巉岩》

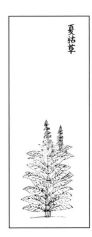

图 14-4-4 夏枯草《救荒》

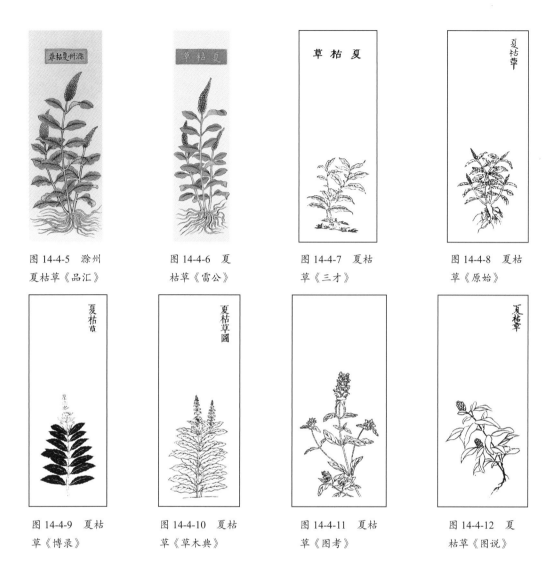

图 14-4-5　滁州
夏枯草《品汇》

图 14-4-6　夏
枯草《雷公》

图 14-4-7　夏枯
草《三才》

图 14-4-8　夏枯
草《原始》

图 14-4-9　夏枯
草《博录》

图 14-4-10　夏枯
草《草木典》

图 14-4-11　夏枯
草《图考》

图 14-4-12　夏
枯草《图说》

【发明】《药性粗评》卷二：愚少时见时疫喉肿盛行，先人采以救人，捣烂渍水，去渣，少
加酒服之，已病者速愈，未病者不染，诚退肿要药也。丹溪云：有补养厥阴血脉之功。《本草经疏》
卷一一：夏枯草得金水之气，故其味苦辛，而性寒无毒。为治瘰疬、鼠瘘之要药。入足厥阴、少阳经。
丹溪谓其补厥阴肝家之血，又辛能散结，苦寒能下泄除热，故治一切寒热，及消瘰疬鼠瘘，破癥，
散瘿结气。头疮皆由于热，脚肿湿痹，无非湿热所成，热消结散湿去，则三证自除而身亦轻矣。《本
草汇言》卷三：凉血清肝，朱丹溪舒郁散结之药也。张少怀稿此药得金水之体，少阳之气，善治
肝郁血燥为病。故前人主寒热瘰疬，鼠瘘瘿核，目疼疮疹诸疾，及脚肿湿痹等证。但性味寒而苦辛，
寒能除热，苦能下泄，辛能散滞。专入肝胆二经，攻热逐湿，则前证自除矣。除肝胆血郁气滞之
病，成瘰疬湿痹等证之外，并无别用。久服亦损胃家，谓苦寒降散多也。《本草通玄》卷上：然
久用亦防伤胃。与参、术同行，方可久服无弊。《本草述》卷九上：夏枯草以冬至后发生，夏至

后枯瘁。朱丹溪先生谓禀纯阳之气,故遇阴而枯。近代娄全善辈亦祖其说,讵知其气寒,其味苦辛,谓为阳是也。谓其纯阳则犹未尽也。乃粗者又谓得金水之气,故其味苦辛而性寒,不知何以解于遇阳而生,遇阴而枯也。《本草新编》卷三:夏枯草味苦,气温。曰寒者,误。入肺、脾、心三经。专散痰核鼠疮,尤通心气,头目之火可祛,胸膈之痞可降。世人弃而不收,谁知为药笼中必需之物乎。夫肺气为邪所壅,则清肃之令不行,而痰即结于胸膈之间而不得散。倘早用夏枯草,同二陈汤煎服,何至痰核之生。心火炎上,则头目肿痛,而痰即结于胸膈而成痞。早用夏枯草,入于芩、连、天花粉之内,何至头痛目肿乎。盖夏枯草直入心经,以通其气,而芩、连、花粉之类,得以解炎上之火也。尤妙心火一平,引火下生脾土,则脾气健旺,而痰更消亡,鼠疮从何而生乎?《本草》止言其破癥坚、消寒热、祛湿痹,尚未深知夏枯草也。《顾氏医镜》卷七:治目痛羞明,有补养肝血,除热之功。消瘰疬痈毒。辛能散结,苦寒能下泄除热。久用亦伤胃气。《本经逢原》卷二:夏枯草,《本经》专治寒热瘰疬,有补养厥阴血脉之功。以辛能散结,苦能除热,而癥结瘿气散矣。言轻身者,脚肿湿痹愈,而无重着之患也。佐以香附、甘草,治目珠疼夜甚者,以其禀纯阳之气,而散阴中结滞之热也。又能解内热,缓肝火,从治之法,并治痘后余毒,及肝热目赤有效。久服亦防伤胃,以善走厥阴,助肝木之气耳。《本草经解要》卷二:夏枯草禀金水之气味,所以专入少阳,解风热之毒也。头乃太阳行经之地,膀胱湿热,则生头疮。其主之者,气寒清热,味苦燥湿也。积聚而有形可征,谓之症,乃湿热结气也。味辛可以散结,味苦可以燥湿热,所以主之也。瘿亦少阳之症,其主之者,以夏枯草端治少阳之症,而辛散之功也。湿邪伤下,脚肿湿痹,无非湿也。苦能燥湿,所以主之。且入肺与膀胱,而有祛湿之力。湿胜则身重,既有祛湿之功,所以又能轻身也。《重庆堂随笔》卷下:夏枯草微辛而甘,故散结之中,兼有和阳养阴之功。失血后不寐者,服之即寐,其性可见矣。陈久者其味尤甘,入药为胜。《本草求原》卷三:叶之功胜于茎,为退肿消痞圣药。《草木便方》卷一:夏枯草辛苦微寒,瘰疬瘿瘤治不难。退热消湿散经气,目珠夜痛服安然。《本草崇原集说》卷下:仲氏曰:长夏暑湿交蒸,人之畏热贪凉者,往往诸病杂出,所以土人夏月煮茗,每加夏枯草,礼失而求诸野,斯之谓与!《本草思辨录》卷二:窃谓夏枯草生于一阳始生之时,当为阴退阳进、阴中透阳之物。迨交夏至,阴进而上,则阳退而下,此草透阳之生意,亦即至此而尽,恶得不枯。娄全善因其治目珠夜痛,点苦寒药不效之证,遂反揣之以为禀纯阳之气。夫目珠夜痛,为阴中阳结之证。夏枯草若气禀纯阳,其于阴中之阳,必龃龉而难入。惟其为阴中透阳之物,以治阴中阳结之证,乃得如饥食渴饮,适偿其欲。就是思之,尚有毫厘未合否耶。至洄溪谓性禀纯阴,故一交盛阳,阴气将尽,即成熟枯槁。竟以夏至阴生之时,为阴气之将尽,疏失至此,尤令人不解矣。

【附方】《本草汇言》卷三:治肝火血郁成劳。用夏枯草,入逍遥散良。《方脉正宗》。○治肝虚目睛痛,或冷泪不止,或血脉缠睛,或羞明怕日。用夏枯草十两,切细,酒浸蒸晒三次,配甘菊花、草决明各二两,蜜蒙花三两,枸杞子五两,共为末,炼蜜丸,早晚各食前服三钱。《自明集》。○治脚气频发，肿痛难履。以夏枯草酒浸一宿，晒干炒，木瓜醋拌炒，各等分为末，每早食前服三钱，白汤引。《窦氏全书》。○乳痈初起。用夏枯草、蒲公英各等分，酒煎服。或作丸用亦可。同前。○治一切痈疽肿毒。用夏枯草一斤，甘菊花、紫花地丁、忍冬藤、连翘、白及、甘草、生地、白芷各二两，半枝莲六两，水大锅，煎汁二次，总和熬膏。每服大匙五匙，白汤引，止痛消毒如神。同上。

麦穗夏枯草《滇南本草》

【释名】铁线夏枯草《滇南本草》。

【集解】《滇南本草》卷上：开紫花者，形如麦穗。

【气味】味苦，微辛，性微温。入肝经。《滇南本草》卷上。

【主治】去肝风，行经络，治口眼歪斜。止筋骨疼，舒肝气，开肝郁。治目珠夜痛，消散瘰疬。手足周身节骨酸疼。《滇南本草》卷上。

【附方】《滇南本草》卷上：治嘴歪。或因恶风吹着，或因胃痰犯口眼歪斜。单用夏枯草一味，烧酒服应效。夏枯草三钱、胆南星五分、防风一钱、钩藤草一钱，引点水酒，卧时服。

金疮小草《本草拾遗》　【校正】《本草纲目》原附"地锦"条下，今分出。

【释名】雪里青、过冬青《本草从新》、土犀角、荔枝草《本草纲目拾遗》、见血青、白头翁《植物名实图考》。

【集解】《本草从新》卷一：生田塍间。如天名精而小，叶布地生，无枝梗，四时不凋，雪天开小白花。《本草纲目拾遗》卷五：生田塍间，叶如天名精而小，布地生，无枝梗，叶有细白毛，四时不雕，雪天开小白花。《百草镜》云：雪天开小白花者，乃过冬青。三月起茎，花白成穗，如夏枯草有毛者，名雪里青。《植物名实图考》卷一五：生江西建昌平野，初生铺地，叶如白菜，长三四寸。深齿柔嫩，光润无皱。中抽数葶，逐节开白花，颇似益母草，花蒂有毛茸茸。又顶梢花白，故有白头翁之名。俚医捣敷疮毒。殆亦䕩菜之类。

【气味】味苦，大寒。《药性切用》卷三。

【主治】泻热解毒。捣汁灌咽喉，善开结闭。渣涂痈肿，能溃散。《药性切用》卷三。

【附方】《本草纲目拾遗》卷五：行上焦，治肿痛，散风火结滞，咳血。雪里青根，精猪肉切片，层层隔开，白酒淡煮至烂，食之。王氏《验

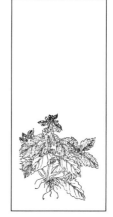

图 14-6-1　见血青《图考》

方》。肺痿。雪里青捣汁，加蜜和匀，作二次服，每日服五七次，七日全愈。齿痛。雪里青捣汁，含痛处，再用酒和服少许。○痔。雪里青汤洗之。吹喉，薄荷一两，雪里青五钱，加冰片三分为末，吹喉，或吹鼻孔，亦可。肺痈。雪里青捣汁，冲酒服之，立效。黄雨岩云：危笃肺痈痿症，第一用雪里青捣汁服，如吐尤妙。《集效方》。治单双蛾。木莲蓬、雪里青根叶，捣汁，米醋滚过，冲入前汁，含少许咽之，吐出即愈。

紫背金盘草《本草图经》

【释名】筋骨草、破血丹《植物名实图考》。

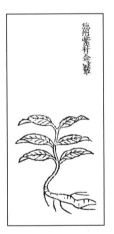

图 14-7-1 施州紫背金盘草《图经（政）》

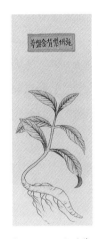

图 14-7-2 施州紫背金盘草《品汇）》

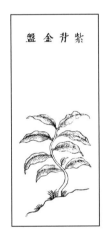

图 14-7-3 紫背金盘《三才》

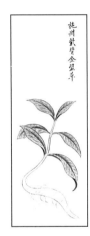

图 14-7-4 施州紫背金盘草《草木状》

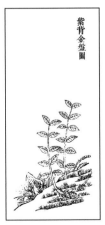

图 14-7-5 紫背金盘《草木典》

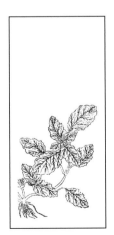

图 14-7-6 紫背金盘草《图考》

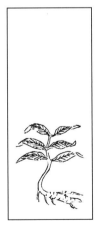

图 14-7-7 施州紫背金盘草《图考》

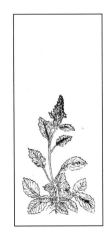

图 14-7-8 筋骨草《图考》

【集解】《植物名实图考》卷一五：筋骨草产南康平野。春时铺地生叶如芥菜叶，面绿背紫，面上有白毛一缕，茸茸如刺；抽葶发小叶；花生叶际，相间开放；叶紫花白，花如益母，遥望蓬蓬，白如积灰，亦呼为石灰菜。《植物名实图考》卷一六：紫背金盘宋《图经》：紫背金盘生施州。苗高一尺以来，叶背紫，无花。李时珍谓湖湘水石处有之。今湖南所产引紫蔓长尺余，叶背紫，面绿有圆齿。土名破血丹。与《图经》主治妇人血气痛、能消胎气相符。李时珍所云蔓似黄丝，恐非此种。

【气味】味辛、涩，性热，无毒。〔《本草图经》〕。《证类本草》卷六。

【主治】疗妇人血气，能消胎气。取根洗净，去粗皮，焙干，捣罗为末，温酒调服半钱匕，效。《本草品汇精要》卷四一。俚医用之，养筋和血散寒，酒煎服。《植物名实图考》卷一五。

泽兰《本经》

【释名】地瓜儿苗《救荒本草》、红梗草《校补滇南本草》、地笋《植物名实图考》。

《药性粗评》卷三：一名虎兰，俗名省头香，以置头上发无腻气，故名。

【集解】《救荒本草》卷下之后：地瓜儿苗生田野中。苗高二尺余，茎方四楞，叶似薄荷叶，微长大，又似泽兰叶，捇茎而生。根名地瓜，形类甘露儿更长。味甘。《续医说》卷一〇：泽兰叶泽兰产于吴中，开白花，叶似火麻，其根名为地笋。《药性粗评》卷三：茎叶俱有香气，二月生苗叶，似刘寄奴，高二三尺，好生水边。南北沙洲处处有之。三月三日采茎叶，阴干。《本草汇笺》卷二：兰草、泽兰俱生水旁下湿处。二月宿根生苗成丛，紫茎素枝，赤节绿叶，叶对节生，有细齿。但以茎圆节长，叶光有歧者为兰草；茎微方，节短，叶有毛者，为泽兰。嫩时并可援而佩之，八九月后渐老，高者三四尺，开花成穗如鸡苏，花红白色，中有细子。旧说多以山兰混之，山兰有叶无枝。一干一花为兰，一干数花为蕙。皆可玩而不可纫者也。《本草崇原》卷中：泽兰始出汝南诸大泽旁，今处处有之，多生水泽下湿地，叶似兰草，故名泽兰。茎方色青节紫，叶边有锯齿，两两对生，节间微香，枝叶间微有白毛，七月作萼色纯紫，开花紫白色，其根紫黑色。《植物名实图考》卷二三：地笋生云南山阜。根有横纹如蚕，傍多细须，绿茎红节，长叶深齿。

【正误】《本草纲目拾遗》：兰草有数种，濒湖《纲目》虽有正误，尚未明晰。其释名亦多涓混，悉为注之。泽兰，今人呼为奶孩儿者是也。此草方茎紫花，枝根皆香，人家多植之。妇女暑月以插发，入药入血分。省头草叶细碎如瓦松，开黄花，气微香，生江塘沙岸傍，暑月土人采之，入市货卖。妇人亦市以插发，云可除垢，未见有入药用者。又有香草，叶如薄荷而小，香气亦与薄荷迥别，五月六月间人家买以煎黄鱼，云可杀腥代葱。此即所谓罗勒者是也。又有孩儿菊，叶如山马兰而长，近皆以此作泽兰用，入药云可治血。此四种皆香草，惟奶孩儿草香尤峻烈。濒湖《纲目》兰草释名下概以省头草、孩儿菊混立一类，殊欠分晰。至其集解所详形状，则又以孩儿菊为

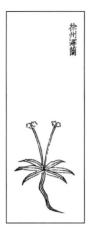

图 14-8-1 徐州泽
兰《图经（政）》

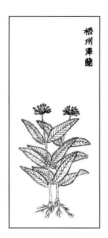

图 14-8-2 梧州泽
兰《图经（绍）》

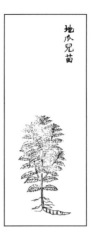

图 14-8-3 地瓜儿
苗《救荒》

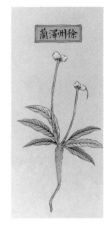

图 14-8-4 徐州泽
兰《品汇》

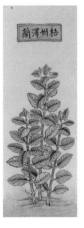

图 14-8-5 梧州
泽兰《品汇》

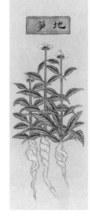

图 14-8-6 地笋
《品汇》

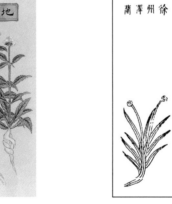

图 14-8-7 徐州
泽兰《蒙筌》

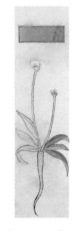

图 14-8-8 泽
兰《雷公》

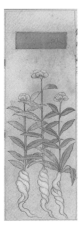

图 14-8-9 地笋
《雷公》

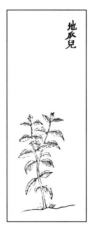

图 14-8-10 地瓜
儿《三才》

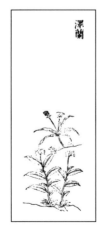

图 14-8-11 泽
兰《三才》

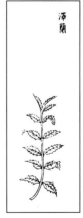

图 14-8-12 泽
兰《原始》

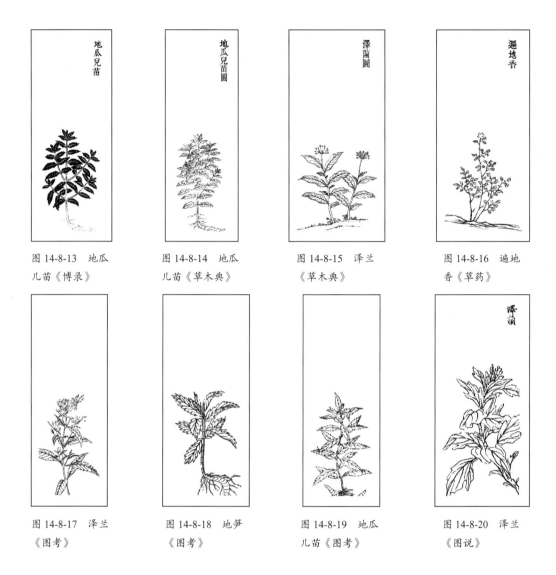

图 14-8-13　地瓜
儿苗《博录》

图 14-8-14　地瓜
儿苗《草木典》

图 14-8-15　泽兰
《草木典》

图 14-8-16　遍地
香《草药》

图 14-8-17　泽兰
《图考》

图 14-8-18　地笋
《图考》

图 14-8-19　地瓜
儿苗《图考》

图 14-8-20　泽兰
《图说》

泽兰，附方中则又认省头草为兰草，皆非确实也。又以罗勒入菜部，谓即兰香。而张路玉《逢原》云：罗勒与兰香各别。张系长洲人，其俗每食必用香草，其说自有据，当可从也。

　　叶

　　【气味】味苦、甘，微温，无毒。《图经本草药性总论》卷上。性寒，味苦、微咸。《校补滇南本草》卷中。

　　【主治】理胎产百病淹缠，女科须觅；消身面四肢浮肿，温中宜求。破宿血，去癥瘕殊功；行瘀血，疗扑损易效。散头风目痛，追痛肿疮脓，长肉生肌，利关通窍。《太乙仙制本草药性大全·仙制药性》卷一。

根

【气味】味甘，性温。《本草品汇精要》卷一二。

【主治】利九窍，通血脉，排脓，治血，止鼻洪，吐血，产后心腹痛，一切血病，肥白人、产妇可作蔬菜食，甚佳。《本草品汇精要》卷一二。能解班猫毒，妇人胎前产后一切诸病之圣药。《续医说》卷一〇。

【发明】《本草约言》卷一：可升可降。消水气，四肢之浮肿可疗；行滞血，妇人之产后尤要。入手太阳小肠，通肝脾之血，产前后百病俱治。〇泽兰，调气血，利关窍，尤宜女人，胎前产后诸症要药。《药性解》卷四：泽兰能通利小肠，则肝脾无壅阏之患，故能通关窍以理血脉也。行血而无推荡之患，养血而无腻滞之虞，所以为产科圣药。凡痈疮皆因血热，故亦治之。《本草经疏》卷九：泽兰感土泽之气，故味苦甘而入血。兼得乎春气，故微温而无毒。桐君兼酸，故入足厥阴、太阴经。苦能泄热，甘能和血，酸能入肝，温通荣血，故又主肿痈疮脓，及妇人吹乳、乳结，止衄血，并中风余疾。佐以益脾土之药，而用防己为之使，则主大腹水肿，身面四肢浮肿，骨节中水气。《本草汇言》卷二：活血气，通关节，日华消水肿之药也。陈一斋稿治产后宿血积血而癥瘕积聚，或产后血阻而内衄上攻，或大腹水气而面目虚肿，或水留骨节而痿痹不通，或肝郁成劳而羸瘦虚怯，或脾滞面黄而举动艰难。凡血气留滞等证，用泽兰推陈致新，不伤元气，为妇人方中要药。《药镜》卷一：芬芳而脾气舒，三焦通利。辛温而肝气畅，荣卫流行。产后虚劳，赖之养血。胎前怯弱，用以调经。行血而不排推，养血而无腻滞，所以为产科圣药。解头风之目痛，疏肢体之浮肿，所以为血家良剂。《本草乘雅半偈》帙六：泽兰生水中，乃水气所聚，澄洁水体，宣通水用者也。故主乳妇内衄，大腹水肿四肢浮肿，骨节中水，及金疮痈肿疮脓，悉属体失澄洁，用失宣通，其辟不祥，与中风余疾，皆体用功力耳。《本草备要》卷二：泽兰通行血消水。苦泄热，甘和血，辛散郁，香舒脾。入足太阴、厥阴脾、肝。通九窍，利关节，养血气，长肌肉，破宿血，调月经，消癥瘕，散水肿。防己为使。治产后血沥腰痛，瘀行未尽。吐血鼻洪，目痛头风，痈毒扑损。补而不滞，行而不峻，女科要药。古方泽兰丸甚多。时珍曰：兰草、泽兰，一类二种，俱生下湿。紫茎素枝，赤节绿叶，叶对节生，有细齿。但以茎圆节长、叶光有歧者为兰草；茎微方、节短，叶有毛者为泽兰。嫩时并可捼音那而佩之，《楚辞》所谓纫秋兰以为佩是也。朱文公《离骚辨证》云：必花叶俱香，燥湿不变，方可刈佩。今之兰蕙，花虽香而叶无气，质弱易萎，不可刈佩。吴人呼为香草，俗名孩儿菊。夏日采，置发中，则发不，浸油涂发，去垢香泽，故名泽兰。兰草走气分，故能利水道，除痰癖，杀蛊辟恶，而为消渴良药。《经》曰：数食肥甘，传为消渴。治之以兰，除陈气也。泽兰走血分，故能消水肿，涂痈毒，破瘀除癥，而为妇人要药。以为今之山兰者，误矣！〇盖李时珍、陈、方、吴、杨辈，皆泥定陈藏器，以泽兰、兰草为一类二种，遂并《骚》经而疑之。崇泽兰而黜山兰，遂令兰草无复有用之者。不思若以为一类，则《本经》兰草一条，已属重出，何以《本经》兰草反列之上品，而泽兰止为中品乎？况一入气分，一入血分，迥然不同也。又《骚》经言兰者凡五，除木兰人所共识，其余春兰、秋兰、幽兰、石兰，若皆以为孩儿菊，是不特二种一类，且四种一类矣。而以为九畹之受诬，岂理也哉！盖《本经》言泽兰，所以别乎山也；言兰草，明用叶而不用其花也；《骚》经言秋兰，所以别乎春也；言石兰，所以别乎泽也。愚谓秋兰当属泽兰，而春兰、石兰，定是山兰。其曰幽兰，则山兰之别名，以其生于深山穷谷故也。泽兰町畦贱品，幽字何可当也。寇氏、朱氏之论，又安可全非也？姑附愚说，以咨多识之士。**《本草新编》卷四**：或问：泽兰每每用之妇人，而不用于男子，岂亦有说乎？夫男女之病，本无分别，而药味又何须分别。惟是女子善怀，一不得志，而闺中怨尤，无以解其郁，郁无聊之气，而经血不行，行经作痛，千般怪病，后此生焉。泽兰气味平和，又善于解郁，尤宜于妇人，故为妇科妙药，非单宜妇人，而不宜于男子也。或问：泽兰，善于解郁而世人未知，岂前人未尝用之乎？曰：泽兰解郁，前人多用之，近人不知者，以其辨之不真耳。世以泽兰为泽草，谁知泽兰另是一种草药，非兰蕙馨香之叶也。生于楚地，无花，而叶似兰，而根则宛如兰也。兰生于山，而泽兰发生于水泽，故不曰兰，而曰泽兰。**《顾氏医镜》卷七**：和血有消瘀之能，甘能和血，独入血海，攻击稽留，故主产后百病。利水有消蛊之效。利水消蛊者，乃血化为水之水，非脾虚停湿之水也。行而带补，服之无偏盛之忧。**《本草崇原》卷中**：泽兰本于水，而得五运之气，故主治三因之证。生于水泽，气味苦温，根萼紫黑，禀少阴水火之气也。茎方叶香，微有白毛，边如锯齿，禀太阴土金之气也。茎青节紫，叶生枝节间，其茎直上，禀厥阴之木气也。主治金疮痈肿疮脓者，金疮乃刀斧所伤，为不内外因之证。痈肿乃寒邪客于经络，为外因之证，疮脓乃心火盛而血脉虚，为内因之证。泽兰禀五运而治三阴之证者如此。**《神农本草经百种录》**：泽兰味苦，微温。主乳妇内衄，清阳明经络湿热之邪。中风余疾，气温体轻，故能散余风。大腹水肿，身面四肢浮肿，骨节中水，统治内外一切水病。金疮，痈肿疮脓。亦皆湿毒之疾。泽兰生于水中，而芳香透达，节实茎虚，能于人经络受湿之处分疏通利，无所隔碍。盖其质阴而气阳，故能行乎人身之阴，而发之于阳也。

【附方】《药性粗评》卷三：凡患打扑肿伤，血凝不散者。泽兰一束，捣烂，酒渍温饮之，复以渣封肿上，累试累验。血闭。凡妇女月候不通，结块发热者。同上捣泽兰，酒浸服之，日二三次，当通。

《伤寒温疫条辨》卷六：治产后阴户燥热成翻花。名曰阴翻。先以泽兰叶四两煎汤熏洗三次，再加枯矾五钱煎洗之即安。治产后水肿。泽兰叶、防己等分为末，酒、醋调服二钱。

接骨草《滇南本草》（即：宝盖草）

【释名】莲台夏枯草《滇南本草》、宝盖草、灯笼草《校补滇南本草》、珍珠莲《植物名实图考》。

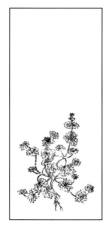

图 14-9-1 宝盖草《图考》

【集解】《植物名实图考》卷一三：宝盖草生江西南昌阴湿地。一名珍珠莲。春初即生；方茎色紫，叶如婆婆纳叶微大，对生抱茎，圆齿深纹，逐层生长，就叶中团团开小粉紫花。土人采取煎酒，养筋活血，止遍身疼痛。

【气味】味苦，性温。行十二经络。《滇南本草》卷上。

【主治】筋骨痰火疼痛，手足麻木不仁。祛周身游走之风，散瘰疬，手足痰火核。治跌打损伤，接骨，止脑漏鼻渊效。包痰火红肿疼痛。《滇南本草》卷上。土人采取煎酒，养筋活血，止遍身疼痛。《植物名实图考》卷一三。

【附方】《滇南本草》卷上：治一女子两腿生核，形如桃李，红肿硬痛。接骨草三钱，引点水酒服，五服后全愈。二年又发，加威灵仙、防风、虎掌草。○治跌打损伤，红肿疼痛，不能落地。接骨草、苎麻根、蜂蜜、鸡蛋清、大蓟，共五味，捣烂，包患处，一宿一次，三次全愈。日久肿疼，加生姜、葱头三科。治痰火，发时或手足红肿疼痛。接骨草五钱、鸡脚刺根三钱、土黄连二钱，共捣滥，点酒包敷疼处，三次肿消疼止。治脑漏疼痛，鼻流黄涕腥臭。接骨草三钱，增补加白芷、川芎、苍耳子，引点水酒服。一人遇狂风吹着，口歪眼斜，半身麻木疼，用之神效。接骨草、防风、钩籐、胆南星，引点水酒、烧酒服，良效。

绣球防风《滇南本草》

茎叶

【气味】味苦、辛，性微温，入肝经。《滇南本草》卷上。味苦、淡，平，无毒。《滇南本草图说》卷八。

【主治】破肝家滞结郁气，舒肝气流结，翳膜遮睛，治小儿雀眼，白翳青盲，杀肝虫。但肝气实，有郁结者可用，若肝虚者忌之。《滇南本草》卷上。杨梅结毒，痈疽发背，无名肿毒，洗癣疮疥癞良。《滇南本草图说》卷八。

【附方】《滇南本草》卷上：小儿痞疳攻眼，雀眼青盲，雀眼者，不有翳膜，只晚不见物。白翳遮睛。绣球防风一两、蛤粉六钱，煅。共为末，每服五分，白羊肝三钱，竹刀破开羊肝，将药入肝内，纴麻绑好，入瓦罐内煎，吃五服全愈。忌盐。

子

【主治】同地草果为末，用黑羊肝煎汤，治小儿疳疾眼眦最效。《滇南本草图说》卷八。

血见愁《生草药性备要》

【释名】血芙蓉《生草药性备要》。

【集解】《生草药性备要》卷上：梗方，对叶。

【气味】味淡，性寒。《生草药性备要》卷上。

【主治】凉血，解热毒，去瘀生新，理压伤，敷毒疮，治蛇咬。消肠风下血，煲肉食。洗白泡烂疮，治乳痈。《生草药性备要》卷上。

牛膝《本经》

【释名】脚斯蹬、山苋菜、对节菜《救荒本草》、铁牛膝《校补滇南本草》。

《通志·昆虫草木略》卷七五：牛膝之节如牛膝，故谓之牛膝。《芷园臆草题药》：牛膝根柔润，偏能一直生下，有至三尺者。象人身之足。茎紫、节大者为雄，青细者为雌。雄者力胜，其茎节似膝。名牛膝者，凡马常立，马病则卧；牛常卧，牛病则立。立之力在膝，故名牛膝。

【集解】《救荒本草》卷上之前：山苋菜，《本草》名牛膝，一名百倍，俗名脚斯蹬，又名对节菜。生河内川谷及临朐，江、淮、闽、粤、关中、苏州皆有之。然皆不及怀州者为真，蔡州者最长大柔润。今钧州山野中亦有之。苗高二尺已来，茎方，青紫色，其茎有节如鹤膝，又如牛膝状，以此名之。叶似苋菜叶而长，颇尖音哨，叶皆对生，开花作穗。《植物名实图考》卷一一：牛膝《本经》上品。处处有之，以产怀庆、四川者入汤剂，余皆谓之杜牛膝。《救荒本草》谓之山苋菜，苗叶可煤食，有红、白二种。捣汁和盐，治喉蛾。嚼烂罨竹木刺。俱神效。江西俚医有用以打胎者，孕妇立毙，其下行猛峻如此。《广西通志》谓之接骨草，治跌伤有速效云。《增订伪药条辨》卷二：牛膝伪名洋牛膝。与怀牛膝色不同，而性自异。按牛膝今时用根，味甘臭酸，其性微寒。惟怀庆及川中出者为真，根皆长大柔润。近道虽有，谓之土牛膝，别有治法，古方尚不用之，况此种洋牛膝乎？炳章按：牛膝计有三种，功用各有专能。河南怀庆产者，曰怀牛膝，根长二三尺，肉肥色黄白，皮光洁，性糯，枝粗者佳。天津产者，皮黄粗糙，有软刺不圆，性粳者次。四川产者，曰川牛膝，根茎粗，无芦，色黄黑，枝粗软糯者良，去头梢用。浙江各地出者，曰杜牛膝，紫梗绿叶，对节而生，叶颇类苋，根细短，含有滑汁。

根

【修治】《药性切用》卷三：炒用性温，益肝肾，强筋骨，能引诸药下行。生用利二便，散恶血。酒炒入肝，盐水炒入肾。

【气味】性微温，味酸、微辛。入肝。《校补滇南本草》卷中。

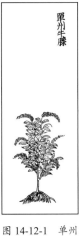

图 14-12-1　单州
牛膝《图经（政）》

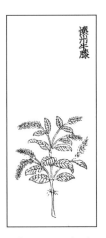

图 14-12-2　怀州
牛膝《图经（政）》

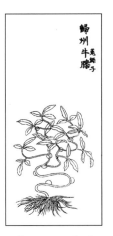

图 14-12-3　归州
牛膝《图经（绍）》

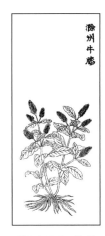

图 14-12-4　滁州
牛膝《图经（绍）》

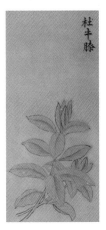

图 14-12-5　杜牛膝
《履巉岩》

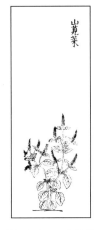

图 14-12-6　山苋菜
《救荒》

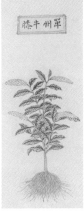

图 14-12-7　单州
牛膝《品汇》

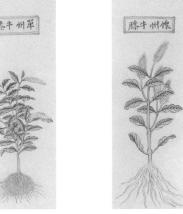

图 14-12-8　怀
州牛膝《品汇》

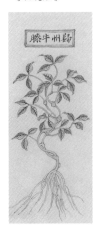

图 14-12-9　归州
牛膝《品汇》

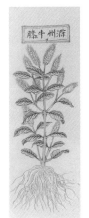

图 14-12-10　滁
州牛膝《品汇》

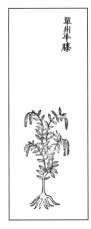

图 14-12-11　单
州牛膝《蒙筌》

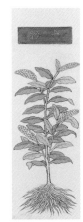

图 14-12-12　牛
膝《雷公》

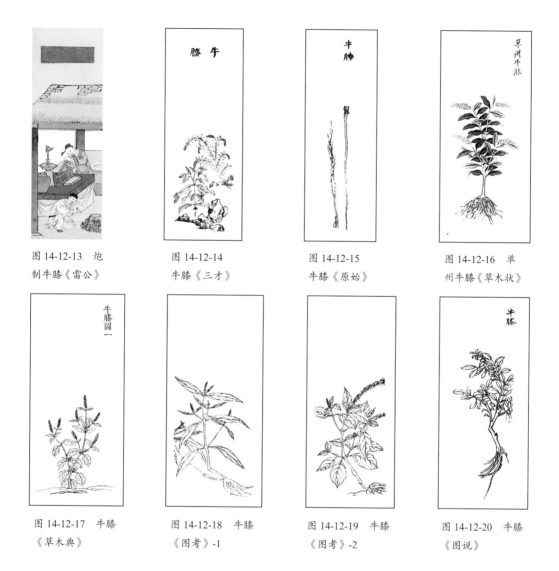

图 14-12-13 炮
制牛膝《雷公》

图 14-12-14
牛膝《三才》

图 14-12-15
牛膝《原始》

图 14-12-16 单
州牛膝《草木状》

图 14-12-17 牛膝
《草木典》

图 14-12-18 牛膝
《图考》-1

图 14-12-19 牛膝
《图考》-2

图 14-12-20 牛膝
《图说》

【主治】补精,强足,疗脚痛腰痛,破瘀血,下胎。《药性要略大全》卷三。走经络,
止筋骨疼,强筋舒筋,止腰膝酸麻。破瘀坠胎,散结核,攻瘰疬,退痈疽疥癞、
血风、牛皮癣、脓窠等症。《校补滇南本草》卷中。

【发明】《本草纂要》卷二:主寒湿痿痹,四肢拘挛,不可屈伸。或肾气空虚而腰膝软弱,
或精气不足而梦遗精滑,或下焦湿热而脚气腿肿,或产后去血而不时晕眩,或阴虚不足而精髓枯
竭,是皆肾经不足之症,惟牛膝可以补之。又逐瘀血,通经脉,破癥瘕,除积聚,治乳痈,消肿
毒,理内伤,续筋骨,是皆气盛血实之症,惟牛膝可以破之。大抵牛膝之剂,川淮者补,土产者
破。川淮者所禀太厚,肥而且长,土产者所禀浅薄短而且细。欲其补精益髓,当用川淮;欲其破
血破气,当用土产。二者之间,随症用治。《本草发明》卷二:牛膝能引诸药下行,而滋阴活血。
故《本草》主寒湿痿痹,四肢拘挛不可屈伸,腰脊痛,月水闭,血结,堕胎,逐恶血及破癥结,

排脓止痛，产后心腹痛必恶露阻，以其行下而活血。疗伤中少气，男子阴消，老人失溺，补中续绝，填髓益精，利阴，除脑中痛，久服止白发，轻身，以能滋阴而下行活血也。阴虚血少，不能荣筋，腰腿痛酸软之疾，断不可缺。又疗伤热火烂，以性微寒而活血也。若脾虚，清气下陷泄利及腿膝湿肿者，皆不可用。有云理膀胱气化迟难及小便秘，阴中痛欲死，取一大握，酒煮饮之愈，亦行下活血之力欤。《本草经疏》卷六：牛膝，君，禀地中阳气以生，气则兼乎木火之化也，故其味苦酸平无毒。味厚气薄，走而能补。性善下行，故入肝肾。主寒湿痿痹，四肢拘挛，膝痛不可屈伸者，肝脾肾虚，则寒湿之邪客之而成痹，及病四肢拘挛，膝痛不可屈伸。此药既禀地中阳气所生，又兼木火之化，其性走而下行，其能逐寒湿而除痹也必矣。《本草汇言》卷四：牛膝，《别录》健腰膝，壮筋脉，甄权活滞血之药也。陈月坡稿其滋补筋脉之功，如牛之多力也。入厥阴、少阴二经，主风湿寒热之邪，留滞血脉肢节之间，酝酿成热，为病痿痹拘挛，不可屈伸。○大抵牛膝之剂，功在去风活血，故腰膝骨病，与痛风在下者，宜多用之。欲其补肾滋肝，必倍杞、术、归、地、山茱萸、鹿角胶可也。然误用伤血堕胎，经闭未久，疑似有娠者勿用，上焦药勿用，血崩不止者勿用，胃寒脾泄者勿用。牛膝主用，多在肾肝下部，上焦药中勿入。气虚下陷，血崩不止者戒用。《景岳全书》卷四八：走十二经络，助一身元气。主手足血热痿痹，血燥拘挛。通膀胱涩秘，大肠干结。补髓填精，益阴活血。治腰膝酸疼，滋须发枯白。其性下走如奔，故能通经闭，破血症，引诸药下降。同麝香用，堕胎尤速。凡藏寒便滑，下元不固者，当忌用之。《轩岐救正论》卷三：牛膝乃足厥阴经之药，诸家本草历称其补肝肾、壮筋骨、益气力之功。但赋性苦润，专泄而不专收。力优于破瘀血，下生胎，消恶毒，利水通淋，在治实症者宜之。若云补，愚以为不然也。夫所谓壮筋骨，益气力者，盖由风毒犯足，湿热伤下，病从外得，因而痿软，用此拔毒导湿，则筋骨复常。若肝血虚，肾精竭，而筋骨自痿，此病从内伤，即勤峻补，犹嫌不足，岂可用牛膝而益虚其虚乎？虽濒湖有云：大都熟用则补肝肾，生用则破滞血。此语亦未见妥。唯丹溪产后忌之，义可见矣。《本草通玄》卷上：五淋诸症，极难见效，惟牛膝一两，入乳香少许，煎服，连进数剂，即安。性主下行，且能滑窍，梦失遗精者，在所当禁，此千古秘奥也。欲下行，则生用。滋补则酒炒。《本草述》卷九下：牛膝在《本经》谓其逐血气，而《别录》更谓其疗伤中少气，续绝益精，利阴气，填骨髓者，岂其相戾欤？如以为能逐血气，即其疗伤益阴之功，彼诸药之宣血导气者多矣，何以裨益无闻也？盖其味苦，苦就下，人身半以下为地之阴，其入于至阴之肾无疑，其苦后有酸，其气且温，是又入于阴中少阳之肝也。然种其子于春时，历夏而秋，乃开花作穗结实，故秋间收子，九月之杪，采根而用，是秉乎木之气，而更宣畅于火，告成于金，以致其顺下之用。《本草汇》卷一一：牛膝为阴，能降而不能升，故主用多在肾肝下部，上焦药中勿入。然五淋诸证，极难见效，惟牛膝一两，入乳香少许，煎服，连进数剂即安。下行能滑窍，梦失遗精者在所当禁。气虚下陷，血崩不止者，戒用。若膝之不能立，与能屈而不可伸者，亦在所忌。《本草新编》卷一：牛膝味甘、酸，气平，无毒。蜀产者佳。善走十二经络，宽筋骨，补中绝续，益阴壮阳，除腰膝酸疼，最能通尿管涩痛，引诸药下走。近人多用此药以治血症血瘕，绝无一效，亦未取其功用而一思之也。夫血症血瘕，乃脾经之病。牛膝能走于经络之中，而不能走于肠腹之内。况癥瘕之结，痰包血也。牛膝乃阴分之药，总能逐血而不能逐痰，此所以终岁而无效耳。至于血晕血虚，儿枕作痛，尤不宜轻用，而近人用之，往往变生不测，亦未悟用牛膝之误也。牛膝善走而不善守，产晕，血虚之极也，无血以养心，所以生晕。不用归芎以补血，反用牛膝以走血，不更下之石乎？虽儿枕作痛，似乎有瘀血在腹，然而产后气血大亏，多有阴寒之变，万一不是瘀血，而亦疑是儿枕之作痛，妄用牛膝以逐瘀，去生远矣。故必手按之而痛甚者，始可少用牛膝于归芎之内。否则勿轻用耳。**《顾氏医镜》卷七**：壮筋骨而理腰膝软弱，峻补肝肾精血之功。治痹痛而解四肢拘挛。补血则筋舒，行血则痛止，正旺而邪自除矣。益精，止腰脊之痛。填髓，去脑中之疼。腰为肾之府，脊为肾之路，脑为髓之海，脊髓上通于脑，精髓不满，则空而痛，补肾则咸安。能除久疟，热多则阴分伤。善疗五淋。小肠有气则小便胀，有血则淋，有热则痛，故便淋或尿血，茎中痛甚者，用之取其性下行，逐恶血也。破癥结，更主通经堕胎。理折伤，又能消痈散肿。皆行血逐瘀之功。肝肾二经之药，大抵酒蒸则能补精血，生用则能去恶血。善引诸药下行，上焦药中勿入。血崩不止者，切戒用之。

《本草经解要》卷一：牛膝气平，禀天秋降之金气，入手太阴肺经。味苦酸，无毒，得地木火之味，入足厥阴肝经、手厥阴心包络。气味俱降，阴也。肺热叶焦，发为痿痹，牛膝苦平清肺，肺气清，则通调水道，寒湿下逐，营卫行而痿痹愈矣。湿热不攘，则大筋软短，而四肢拘挛，膝痛不可屈伸矣。牛膝苦酸，酸则舒筋，苦除湿热，所以主之也。逐血气者，苦平下泄，能逐气滞血凝也。伤热火烂者，热汤伤、火伤疮也。苦平清热，酸能收敛，则痛止而疮愈也。苦味伐生生之气，酸滑伤厥阴之血，所以堕胎。久服则血脉流通无滞，所以轻身而耐老也。**《本草从新》卷一**：益肝肾，强筋骨。肝主筋，肾主骨。治腰膝骨痛，足痿筋挛，阴痿，血行故痛止，下行故理足；补肝则舒筋，筋舒则阴强。久疟。以上皆补肝肾之功。生用散恶血，破癥结。血行则结散。治心腹诸痛，淋痛尿血，热蓄膀胱，便涩而痛曰淋。气淋便涩余沥，劳淋房劳即发，冷淋寒战后溲，膏淋便出如膏，石淋精结成石。血淋涩痛，尿血色鲜者，心与小肠实热；色瘀者，肾与膀胱虚冷。子和曰：石淋乃肝经移热于胞中，日久熬煎成石，非肾与小肠病也。大抵治淋宜通气清心，平火利湿，不宜用补，恐湿热得补增剧也。牛膝淋证要药，血淋尤宜用之，杜牛膝亦可。又有中气不足致小便不利者，宜补中益气，《经》所谓气化则能出也，忌用淋药通之。经闭产难，下行之效，误用堕胎。喉痹齿痛，引火下行。痈肿恶疮，金疮伤折。以上皆散恶血之功。出竹木刺。捣烂罨之即出。纵疮口合，刺犹自出。有升无降，用以为导甚妙。主用皆在肾肝下部，上焦药中勿入。梦遗滑精，血崩不止及气虚下陷，因而腿膝肿痛者大忌。**《神农本草经读》卷一**：牛膝气平，禀金气而入肺；味苦，得火味而入心包；味酸，得木味而入肝。唯其入肺，则能通调水道而寒湿行，胃热清而痿愈矣。唯其入肝，肝藏血而养筋，则拘挛可愈，膝亦不痛而能屈伸矣。唯其入心包，苦能泄实，则血因气凝之病可逐也。苦能泻火，则热汤之伤与火伤之烂可完也。苦味本伐生生之气，而又合以酸味，而遂大申其涌泄之权，则胎无不堕矣。久服轻身耐老者，又统言其流通血脉之功也。《本草求原》卷三：逐血中气，如何营之精专在脉中、卫之浮气行脉外而不入脉，然必卫气充周，乃能调和脏腑而入于脉？脉之内外，总是一气。卫弱而营不行，则血中之气着而为病，由是寒则疼，热则肿，而为癥瘕，为淋痢，为暑疟、瘰疬，阴分久疟，根、苗同用，浓煎，调鳖甲末服，胃虚加陈皮、参。必得此上升而下行者，功乃捷。

【附方】《药性粗评》卷一四：暴癥。凡腹中暴患癥块如石，刺痛，昼夜啼呼者。牛膝二斤，酒一斗渍之，密封，置热灰火边煨，令味出发，任意，或五合，或一升服之，当消。齿痛。用牛膝为末，着齿间患处含之，良久吐去，又含。妇女诸瘵。凡妇女经血不调，腹内成块，发热成瘵者，治法与小便不利同。或用土牛膝亦效。男子虚损。凡男子元阳虚损，颜容憔悴者。好牛膝五两，焙剉为细，大生地黄汁五升浸之，昼暴夜浸，以汁干为度，蜜丸如梧桐子大，每服三十丸，空心温酒服下，久服滋阴补肾，壮元阳，驻容颜，黑髭发，或同肉苁蓉浸酒服之亦可。

《药鉴》卷二：卒中不识恶毒。捣生根敷上即瘥。尿管涩痛几危，煮浓酒饮下立愈。治妇人血癥血瘕，月水行迟。疗产妇血晕血虚，儿枕痛甚。同麝香堕胎甚捷，引诸药下走如奔。故凡病在腰腿胻踝之间，必兼用之而勿缺也。故凡咽喉肿闭，痰涎封结者。用明矾少许，同牛膝捣烂，取汁，令病者仰卧，滴入鼻中，男左女右，须臾痰涎涌出，效莫如之。取胎。用雄土牛膝一两，真麝香一钱，捣匀，溶蜡，搓成长条，插入阴户，即能堕胎。

《本草汇言》卷四：治腰脊软弱疼痛，及一切痿痹，四肢拘挛，筋骨牵强不能屈伸。用牛膝一斤，白术、仙茅、木瓜、石斛、石楠叶、五加皮、萆薢、生地黄、黄耆、白芍药、虎骨、杜仲、续断、黄柏、白鲜皮各四两。酒浸蒸饮，或作小丸。每早服三钱，白汤送亦可。○治一身血脉壅滞，为肿、为胀、为喘痛。用牛膝八两，川贝母、姜制半夏各二两，肉桂五钱。共为末。每早晚各服三钱，白汤调送。○治风寒湿热，四气相合为病，脚气肿胀难履。用牛膝十两，萆薢、苍术、石斛、木瓜各三两，龙胆草一两。分撮十剂，水煎，食前服。○治鹤膝风。用牛膝、木瓜、五加皮、骨碎补、金银花、紫花地丁、黄柏、萆薢、甘菊根，水煎服。○治梦遗精滑淋浊，或茎中涩痛。用牛膝二两，远志、莲肉、生地黄、甘草、滑石、牡蛎粉各五钱。共为末。灯心汤调服。○治产后恶血留滞不行。用牛膝、红花各一两，乳香、没药、当归尾、川芎、玄胡索、五灵脂各三钱，草乌二钱，酒洗，炒，水煎服。○治久疟不愈。用牛膝、白术、鳖甲、当归、半夏各五钱，生姜五片，黑枣五个。水煎服。○治妇女经水不通。用牛膝、当归各四两。为末，炼蜜丸。食前白汤下五钱。○治胎死不下，或胞衣不出。用牛膝八两，冬葵子一合，朴硝五钱，当归尾一两，水六升，煎二升。分三次服。以上九方见《方脉正宗》。○治热毒痈肿，或卒得恶疮，不辨识者。用新鲜土牛膝八两，捣烂取汁，和生白酒饮，以渣敷毒处，可减大势。治眼科诸疾。用川牛膝五钱，蝉蜕、甘菊花各三钱，灯心二十根。水煎服。海上方。○治暴发赤肿者、暴赤失明者、暴生翳膜者、暴发风泪者、暴发疼痛连及头脑者、发热恶寒呕逆者。俱加荆芥、薄荷、白芷、前胡、羌活、防风、干葛、黄芩、木贼、白蒺藜、葳蕤、甘草。内热甚者，加石膏、黄连。大便秘结者，加酒煮大黄。《薛氏外科》。如久病目昏冷泪，黑花视物，目珠酸痛，或劳伤目力，或色欲伤神。俱加生熟地黄、当归、川芎、枸杞、知母、白术、黄耆、甘草、白芍、葳蕤、麦冬。

茎叶

【主治】患茎中疼痛，小便不利者，牛膝并叶一大把，以酒煮服之，甚妙。○患竹木等刺在肉中，不得出者，取生牛膝并叶，捣末，令罨即出。《药性粗评》卷一四。

川牛膝《得配本草》

【气味】辛、酸、苦。入肝经。《得配本草》卷三。

【主治】去风治痹。配加皮，治风痛。《得配本草》卷三。能引诸药下行。酒拌蒸，能调和气血，益肝肾，强筋骨。生用逐恶血，破癥结，坠生胎，落死胎，助十二经脉。治寒湿痿痹，四肢拘挛，腰膝酸软，不可屈伸，久疟寒热。除脑中痛及腰脊痛，五淋尿血，茎中作痛，喉痹乳蛾，口疮齿痛，痈肿金疮，折伤闪肭，止痛排脓，妇人经水不通，血结，产后心腹痛，血运。《本草纲目易知录》卷一。

【发明】《本草求真》卷二：川牛膝引入下部经络血分。牛膝专入肝肾。苦酸而平。按据诸书，虽载酒蒸温补肝肾，强健筋骨，凡足痿筋挛，阴痿失溺，久疟下痢，伤中少气，治皆有效。又载生用则能活血，破瘀消肿，治痛通淋，引药下行。淋属热，至其茎痛不可忍，手按热如火烁，血出鲜红不黯，淋出如砂如石，脐下妨闷，烦躁热渴，六脉沉数有力。淋属虚致，其茎多不见痛。即痛或喜手按，或于溺后才痛，稍久则止，或登厕小便涩痛，大便牵痛，面色痿黄，饮食少思，语言懒怯，六脉虚浮无力。淋属虚实兼致，其茎或见痛极，六脉弦数而按不甚有力，饮食少思而神不见昏倦，溺即滴点不断，而出则无砂石膏血，脉即虚软无力，而血反见鲜润，腹即胀硬不消，而气短结，牛膝虽淋症要药，然亦须审虚实权衡，不可尽以牛膝治也。然味薄气厚，性沉，炙滑，用于下部经络血分舒气则可。若使肺分气薄，遗脱泄泻，则又当知忌戒，不可因其气虚而概用之。时珍曰：牛膝乃足厥阴少阴，所主之病，大抵得酒则能补肝肾，生用则能去恶血，二者而已。其治腰膝骨痛、足痿阴消、失溺久疟、伤中少气诸病，非取其补肝肾之功欤！其治癥瘕心腹诸痛、痈肿、恶疮、金疮折伤、喉齿淋痛、尿血、经候胎产诸病，非取其去恶血之功欤！出于川者性味形质虽与续断相似，服之可无精滑之弊。然肝主司疏泄，肾主闭藏，此则疏泄独具而鲜固蛰。书云益肾，殊觉未是。杜牛膝气味更凉，嚼之味甘而不苦，主治多是解毒破血，泻热吐痰。如溺闭症见气喘面赤有斑，用杜牛膝浓煎膏饮，下血一桶，小便通而愈，又不省人事，绞汁入好酒，灌之即苏。以醋拌渣敷项下，惊风痰疟，服汁能吐痰涎，喉痹用杜牛膝捣汁，和米醋半盏，用鸡翅毛蘸搅喉中以通其气。较之川牛膝，微觉有别。牛膝出西川及怀庆府，长大肥润者良。下行生用，入滋补药酒蒸，恶龟甲，畏白前，忌牛肉。

倒扣草《本草求原》

【释名】土常山《本草求原》。

【气味】苦，温。《本草求原》卷一。

【主治】治疟疾、小肠气、止骨痛。《本草求原》卷一。

土牛膝《履巉岩本草》

【释名】红牛膝、鸡豚草《滇南本草》、天名精《医林纂要探源》。

【集解】《医林纂要探源》卷二：茎叶如牛膝，而花作五出，根短白。《得配本草》卷三：春夏用叶，秋冬用根，叶汁尤速。

【气味】味酸、辛，性微寒。入脾肝二经。《滇南本草》卷上。甘，寒，微酸。《医林纂要探源》卷二。

【主治】治伤折闪肭，细捣罨患处，甚效。《履巉岩本草》卷下。行十二经络，行血，破瘀血血块，凉血热。疗妇人月经闭滞，瘀血疼痛。产后妇人发热寒热蓐劳。治室女逆经妄行，衄血呕血，红崩，带下赤白。尿急淋沥，寒温气，筋骨疼。强筋舒筋。攻疮毒，热毒红肿，乳蛾乍腮。治男子五淋，赤白便浊。孕妇忌用，破血坠胎。《滇南本草》卷上。功专缓肝，去毒热。肝缓则毒热可去，故治喉痹血淋，小儿急慢惊风，又治积痰积血。捣傅蛇虫毒。《医林纂要探源》卷二。

【发明】《履巉岩本草》卷下：妇人不可服，盖能破血气堕胎。《医说》卷五：砂石淋，鄞县尉耿梦得妻苦砂石淋十三年，每溺时器中剥剥有声，痛楚不堪说。命采苦杖根，俗呼为杜牛膝者，净洗，碎之，凡一合，用水五盏，煎耗其四，而留其一，去滓，以麝、乳香末少许，研调服之，一夕愈《本事方》。《滇南本草》卷上：有何姓妇人，于旧年小产，在七月间用药急速，腹内有瘀血不净，后成尿血症，腰痛发热，口干烦渴，舌燥，小

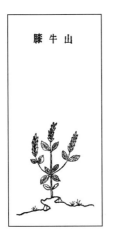

图 14-15-1　山牛膝《野谱补》

肚微疼，小便滴二三点。何姓延医调治。一医以红崩症治，不效。一医以赤白带治之，不效。后用红牛膝，连服三剂，去紫黑瘀血，烧干于腹内一小块，小便永无血，全愈。注补：红牛膝应验方，于虚劳症、发热症用。红牛膝退虚热发烧，服之身凉热退安好。若有一二天后复热发烧，五七天后发热作烧，此即危症，难治。

【附方】《滇南本草》卷上：治产妇七天内或伤风着气，寒邪入于血分。头疼怕冷，夜间发热，口干烦渴，胸隔饱胀，不思饮食，肺气疼痛，瘀血不行，肚肠作痛，恶露不净，蓐劳等症。红牛膝、生地黄、丹皮、秦归、玄参、地骨皮、银柴胡、黄芩、白茯苓，引童便点服。治女子五种劳热，月经不调。烧经咳血，或有过期短少，参差不调，白带漏下，小便淋沥等症。午后怯寒，热后手足冰冷，先手心发热，次夜间身体发热，口干烦渴，至天明出虚汗，汗后热退，次早头眩，耳鸣心慌，四肢酸软，饮食无味，精神短少，五虚之症见矣。即用前方煨，加用之立效。烦渴加浙冬、淡竹叶。咳嗽加天冬、陈皮、百合。泄泻加淮山药、莲米微炒。吼喘加杏仁、马兜铃、苏子、葜仁、陈皮。心慌不眠加枣仁、龙眼、柏子仁、远志。头痛眩，加荆芥穗。胸膈饱胀加神曲、砂仁、厚朴。引照前方，点童便服。治妇人室女经行月事之期，恶寒怕冷发热，肚腹疼痛，胸膛腰肋气胀，鼻血吐血，咳嗽痰上带血，此由阴血虚，火胜火盛，逼血而错经妄行，治宜滋阴降火。红牛膝二钱、生地一钱、黑元参二钱、枳壳一钱、土丹皮八分、玄胡三钱、苦马菜二钱、引童便、水酒服。治妇人红崩初起，赤白带下，尿急腹胀，小便淋沥之症，红牛膝三钱、清明杨柳二钱、土茯苓二钱、引点水酒服。治五淋膏淋，赤白便浊等症。红牛膝二钱、木贼根二钱、秦艽一钱、甘草五钱、八仙草二钱、引点水酒服。

《本草求原》卷三：专破血气。治小便淋痛，尿血，或沙石胀痛。不论川生、土生并效。浓煎，调乳香、麝香。喉痹、乳蛾。鲜者取汁，和人乳灌鼻，即痰涎从口鼻中出，加艾汁尤妙。痢下先赤后白，名肠蛊。酒捣便服。妇人血块，尿秘茎痛欲死。酒煎，或为末酒调，连叶用更佳。无名恶疮、金疮。生捣敷。

耐惊菜 《救荒本草》

【释名】莲子草《救荒本草》、节节花、虾镰菜《生草药性备要》。

【集解】《救荒本草》卷上之前：耐惊菜一名莲子草，以其花之葖葵状似小莲蓬样，故名。生下湿地中。苗高一尺余，茎紫赤色，对生茎叉，叶似小桃红叶而长，梢间开细瓣白花而淡黄心。

【气味】味苦。《救荒本草》卷上之前。

【主治】散瘀、消毒、敷疮。《生草药性备要》卷上。

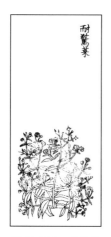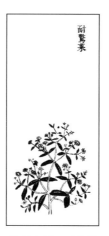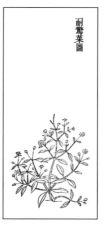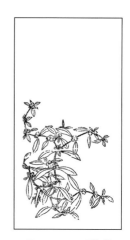

图 14-16-1 耐惊菜 《救荒》　　图 14-16-2 耐惊菜 《博录》　　图 14-16-3 耐惊菜 《草木典》　　图 14-16-4 耐惊菜 《图考》

青葙《本经》

【释名】草蒿、牛尾蒿《通志》。

【集解】《药性粗评》卷三：二月内生青苗，一茎直上，长三四尺，叶阔似柳，软茎似蒿，青红色，六七月生花，上红下白，子细如苋，黑光而扁。江南平原处处有之，土人五六月采其叶以为茹。八月采子，阴干收贮。《本草蒙筌》卷二：青葙子园圃俱有，江淮独多。茎直似蒿青红，叶大如柳柔软。花上红下白，形类鸡冠。即野鸡冠花纯白者胜。子黑扁而光，粒同苋实。六月收取，多治眼科。

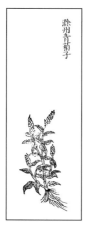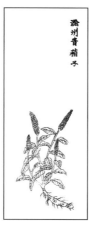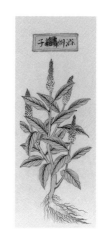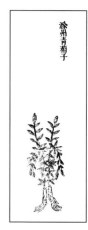

图 14-17-1 滁州青葙子《图经（政）》　　图 14-17-2 滁州青葙子《图经（绍）》　　图 14-17-3 滁州青葙子《品汇）》　　图 14-17-4 滁州青葙子《蒙筌》

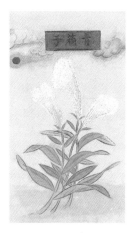

图 14-17-5　青葙子
《雷公》

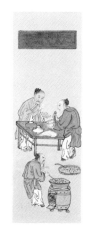

图 14-17-6　炮
制青葙子《雷公》

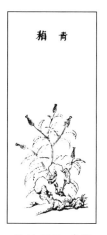

图 14-17-7　青葙
《三才》

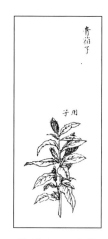

图 14-17-8　青葙
子《原始》

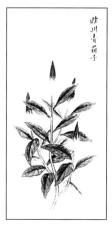

图 14-17-9　滁州青
葙子《草木状》

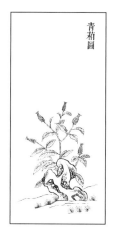

图 14-17-10　青葙
《草木典》

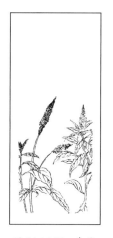

图 14-17-11　青葙
子《图考》

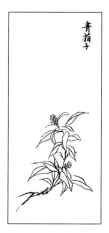

图 14-17-12　青葙
子《图说》

茎叶

【气味】味苦，气平，微寒，无毒。《本草蒙筌》卷二。

【主治】治风热瘙痒于皮肤，疗疥痔虫于下部，止金疮去血，塞鼻衄来红。《太乙仙制本草药性大全·仙制药性》卷一。

子

【气味】味苦、平、微寒，无毒。《本草元命苞》卷五。味甘、微苦，性微寒。《滇南本草》卷中。

【主治】入肝，明目。泪涩难开，白翳遮睛，花凌青瞖，用之良效。《滇南本草》卷中。

【发明】《本草发明》卷三：青葙子苦寒，除风湿热之用。故《本草》主邪气，皮肤中热风身痒，杀三虫，疮疥虫痔疮，此能除风湿热也。《本经》并不言治眼，今眼科专用之，以其苦寒，去肝藏热毒上冲，青盲翳肿，心经火邪暴发赤障昏花。又云：坚筋骨，益脑髓，聪耳。抑以苦寒滋阴，以益肝肾欤。《药性解》卷四：青葙子苦者丙丁之味也，青者甲乙之色也，故入心肝二经。《本经》并不言治眼，而《药性论》及《日华子》皆言之，亦以苦寒之性，能清肝藏热毒上冲耳。《本草汇言》卷三：李时珍清解风热之药也。林山公稿青，东方木色也；葙，是草似木，其花红白相映，可悦人目也。上古主邪气皮肤中热，以致风瘙身痒生虫。《别录》治恶疮疥痔及下部一切疮，为厥阴风药。《本草崇原》卷下：青葙开花结实于三秋，得秋金清肃之气，故主清邪热，去风瘙，杀三虫。《辨脉篇》曰：唇口反青，四肢漐习者，此为肝绝也。青葙花开黄白，结黑子于深秋，得金水相生之化，以养肝木，故子治唇口青。肝气得其生化，故今时又用以明目。《本草求真》卷六：青葙子泻肝经风热。青葙子专入肝。即鸡冠花子者是也。《备要》又言即草决明，味苦微寒无毒，入足厥阴肝。凡人一身风痒，虫疥得蚀，口唇色青，青盲翳肿，多缘热盛风炽所致。亦有不尽风热者，此则专就风热言。书言服此目疾皆愈，唇青即散，三虫皆杀，风痒即绝，无非因其血热除，寒能胜热。血脉和，而病自可愈耳，无他义也。但瞳子散大者切忌。以能助火。类鸡冠而穗尖长，捣用。《本经续疏》卷六：青葙形象生长与青蒿颇同，特其收成较蚤，盖当湿热尽浮，内方转燥之际，故其为用似同于青蒿，实庚于青蒿。夫邪之在人，原欲同气相引，岂肯郁郁独居，第阻隔既成，追攀莫及，则有遗留之患。若邪正在表，外热方昌，则在内者孰不欲就我同岑，共商留去。斯所以俱患身痒，但视其一则疥已成痂，惟余不尽；一则风方扰，肌肤竖裂，瘙同皮起也。已可测其或为留热在骨节间，或为邪气在皮肤中。留热在骨节间，因敛肃而及，故就其敛肃而消之；邪气在皮肤中，因散发而得，故就其散发而驱之。是青蒿助行秋令，青葙犹逞夏时，一采于秋末，一采于夏初。而就其长以足其势，固已示人区别之方利导之旨矣。要而言之，邪气皮肤中热，系发汗证，以风瘙身痒，恶疮疥虱则不可发汗。所谓疮家虽身疼痛，不可发汗，汗出则痉是也。虫系可攻证，以邪气皮肤中热，则不可攻，所谓病人表未解者不可攻，攻之利遂不止而死是也。《活人书》云：病之候，齿无色，舌上白，甚者唇黑有疮，其初得或如伤寒，或因伤寒所致，则此之唇口青，当即转黑之机。而邪气皮肤中热，正合伤寒之候。《千金》有青葙子丸治伤寒后结热，《活人》有雄黄锐散治。统而观之，则凡疮痒而外候如伤寒者，为不可易之剂矣。

【附方】《履巉岩本草》卷上：治鼻中出血不止。以草决明捣汁三合，灌鼻中。

《药性粗评》卷三：眼督不明。凡患两目昏涩，青盲赤障，皆肝经受热也。用青葙子每服一钱，生地黄二钱，黄连三分，煎汤服之，日二三服，妙。

鸡冠《嘉祐本草》

【集解】《救荒本草》卷上之前：鸡冠菜生田野中。苗高尺余，叶似青荚菜叶而窄小；又似山菜叶而窄，梢间出穗似兔儿尾穗，却微细小；开粉红花，结实如苋菜子。《太乙仙制本草药性大全·本草精义》卷二：鸡冠花种园圃田野，清明时种之，坐种则矮，立种则与人齐。茎梗似油麻而圆，叶似麻稍小而长，且光滑。七八月开花成穗。用簸箕、扇子种则成片，可观。有赤白二种，赤者可观，白者入药佳。九月、十月采收阴干用。

苗

【气味】味苦。《救荒本草》卷上之前。

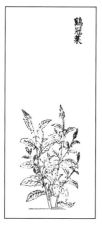

图 14-18-1 鸡冠菜《救荒》

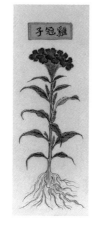

图 14-18-2 鸡冠子《品汇》

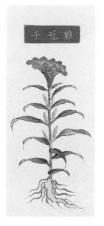

图 14-18-3 鸡冠子《雷公》

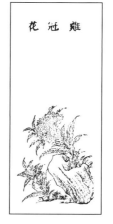

图 14-18-4 鸡冠花《三才》

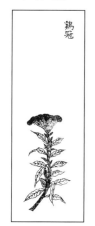

图 14-18-5 鸡冠《原始》

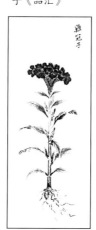

图 14-18-6 鸡冠子《草木状》

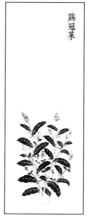

图 14-18-7 鸡冠菜《博录》

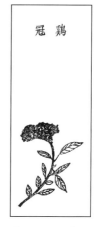

图 14-18-8 鸡冠《野谱补》

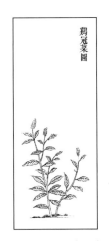
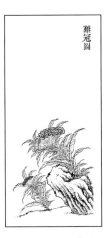
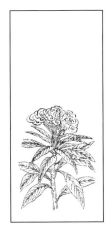
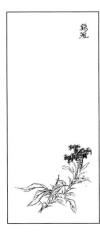

图 14-18-9　鸡冠菜　　　图 14-18-10　鸡冠　　　图 14-18-11　鸡冠　　　图 14-18-12　鸡冠
《草木典》　　　　　　　《草木典》　　　　　　　《图考》　　　　　　　《图说》

子

【气味】凉，无毒。《图经本草药性总论》卷上。

【主治】止肠风泻血、赤白痢如神。治妇人崩、赤白带奇捷。《太乙仙制本草药性大全·仙制药性》卷一。

花

【气味】味苦，性寒。《滇南本草》卷中。性温。《医方药性·草药便览》。味苦，微凉。《玉楸药解》卷八。

【主治】花有赤白，止肠风血热，妇人红崩带下，赤痢下血，用红花效。白痢下血，用白花效。《滇南本草》卷中。祛瘀血，生新。《医方药性·草药便览》。清风退热，止衄敛营。鸡冠花止九窍失血、吐血、崩漏、淋痢，诸血皆止。并治带淋之证。《玉楸药解》卷八。

【发明】《得配本草》卷三：鸡冠花甘，凉。入血分。治痔瘘下血，赤白下痢，崩中带下。得椿根白皮，治结阴便血。配防风，治下血脱肛。入苦酒，治吐血不止。煎黄酒，治带下。《草木便方》卷一：鸡冠花甘红白凉，崩带痔痢肠风强。吐衄下血有功效，根苗花实色白良。分红白用。

【附方】《生草药性备要》卷下：洗痔疮。鸡冠花白者可同冬瓜皮，最效。

半娇红《本草纲目拾遗》

【释名】老鹳红、水鸡冠《本草纲目拾遗》。

【集解】《本草纲目拾遗》卷四：立夏后生苗，一茎直上，茎红叶尖，长而狭，八月结实，六角。

五月采。

【主治】治风痹跌扑，煮羊肝食，退目中红障。《本草纲目拾遗》卷四。

雁来红《本草纲目》

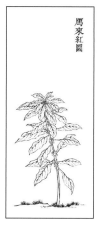
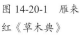
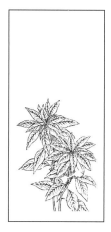

图 14-20-1　雁来红《草木典》　图 14-20-2　雁来红《图考》

【校正】《本草纲目》原附"青葙"条下，今分出。

【集解】《本草纲目拾遗》卷四：《花镜》：老少年其苗初出似苋，茎叶穗子，与鸡冠无异，至深秋本高六七尺，则脚叶深紫，而顶叶大红，鲜丽可爱，愈久愈妍如花，秋色之最佳者。又有一种少年老，则顶黄红而脚叶绿，为别一种。枝头乱叶丛生，有红紫黄绿相兼杂出者，名十样锦。一种根下叶绿，顶上叶纯黄者，名雁来黄。

【主治】治脑漏。○去远年星障。《本草纲目拾遗》卷四。

【发明】《本草纲目拾遗》卷四：濒湖《纲目》青葙下附雁来红，亦无主治，《土宿真君本草》：雁来红制汞。

【附方】《本草纲目拾遗》卷四：治脑漏法。用老少年煎汤热熏鼻内，然后将汤服二三口，大妙。《急救方》。膏子眼药，去远年星障。老少年、银杏（剖壳）为君，官渣根（大叶者佳）、千里光、雄杨梅树根皮为臣，煎成浓膏，量加制甘石、冰片。又方，加茶树根皮。《眼科要览》。

苎麻《别录》

【集解】《宝庆本草折衷》卷一一：生江左，及山南、闽、蜀、江浙、荆、扬间，园种之。《救荒本草》卷上之后：苎根旧云闽、蜀、江、浙多有之。今许州人家田园中亦有种者，皮可绩布。苗高七八尺，一科十数茎，叶如楮叶而不花叉，面青背白，上有短毛，又似苏子叶，其叶间出细穗花，如白杨而长，每一朵凡十数穗，花青白色，子熟茶褐色。其根黄白色，如手指粗，宿根地中，至春自生，不须藏种。荆扬间一岁二三刈，剥其皮，以竹刀刮其表，厚处自脱，得里如筋者煮之，用绩以苎。近蚕种之，则蚕不生。《植物名实图考》卷一四：苎麻，《别录》下品。陆玑《诗疏》：纻，亦麻也。《农政全书》谓纻从丝，非苎。北地寒不宜。考《救荒本草》，苎根味甘，煮食甜美。许州田园亦有种者。盖自淮而北，近时皆致力于棉花，御寒时久，而御暑时暂。絺绤之用，唯城市为殷，故种苎者少耳。野苎极繁，芟除为难，不任绩。山苎稍劲，花作长穗翘出，稍异。

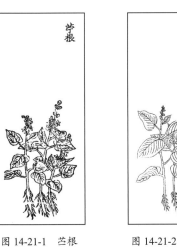

图 14-21-1 苎根
《图经（政）》

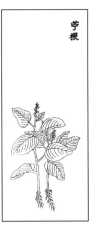

图 14-21-2 苎根
《图经（绍）》

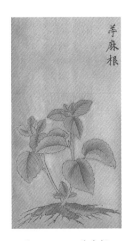

图 14-21-3 苎麻根
《履巉岩》

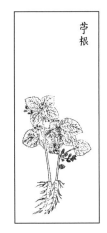

图 14-21-4 苎根
《救荒》

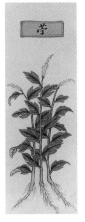

图 14-21-5 苎
《品汇》

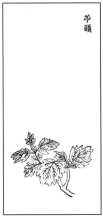

图 14-21-6 苎头
《茹草》

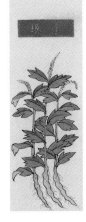
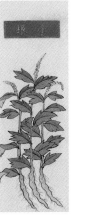

图 14-21-7 苎
根《雷公》

图 14-21-8 苎
《三才》

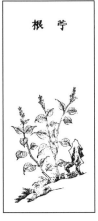
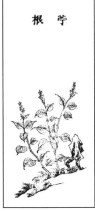

图 14-21-9 苎根
《三才》

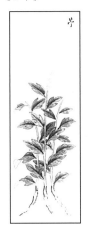

图 14-21-10 苎
《草木状》

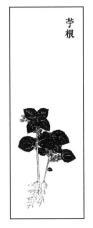

图 14-21-11 苎
根《博录》

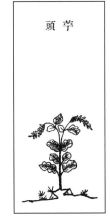

图 14-21-12 苎头
《野谱补》

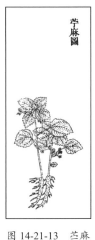

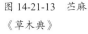

图 14-21-13 苎麻
《草木典》

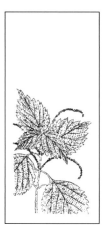

图 14-21-14 苎麻
《图考》-1

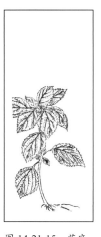

图 14-21-15 苎麻
《图考》-2

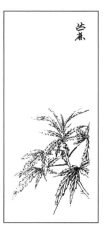

图 14-21-16 苎麻
《图说》

根

【气味】味甘、辛，气平、微寒，有小毒。《药性要略大全》卷五。甘滑，气寒，阳中之阴，可升可降。《本草汇》卷一一。甘，咸，寒，滑。《医林纂要探源》卷二。

【主治】主治天行时疫，烦躁狂热，痈疽发背，小儿赤白丹毒，妇人漏胎下血，产后血晕，安胎止淋，补血凉膈。《药性粗评》卷二。

【发明】《本草发明》卷三：苎根甘寒，解热毒，润烦燥。故主捣敷小儿赤游丹毒，贴痈疽发背乳房。清苎汁疗渴，解时疫狂热，金石燥热，消热及产前后发热烦闷，安胎，塞胎漏血。署箭毒，蛇蚕咬中毒，饮之安。近蚕室种之，蚕不产。《本草经疏》卷一一：苎根得土之冲气，而兼阴寒，故味甘气寒而无毒。《别录》专主小儿赤丹，为其寒能凉血也。渍苎汁疗渴者，除热之功也。《日华子》用以治心膈热，漏胎下血，胎前产后心烦，天行热疾，大渴发狂，及服金石药人心热，署毒箭、蛇虫咬，皆以其性寒，能解热凉血故也。《本草汇言》卷三：《药性论》凉血解毒之药也。计日闻稿《别录》专主小儿赤游丹毒，大人痈疽背发，及一切无名毒肿，捣敷即解。又天行热病，大渴发狂；或妇人胎藏蕴热，漏胎下血；或气、血、砂、膏、劳五种淋证；或服金石热药，性发烦闷等患。用此煎尝，诸病立效。皆以其性寒凉血，解热化毒故也。如病人胃弱泄泻者勿服。诸病不由血热者，亦不宜用。其叶与皮筋主治略同。《本草述》卷九上：苎根之味甘，气寒。丹溪谓其大补阴，而即能行滞血，是以补为行也。夫甘寒之药能泻火，此味止血淋，治丹毒，或入血分而泻热乎？但就其安胎、止漏血尤效，则补阴活血之功，又岂徒以泻热，与他味同论乎？夫寒水在泉为咸化，乃兼有土金，是得乎辛甘之阳也。补阴之味，兼有阳者，乃得补也。其和血者，便在补阴而能行能止之故，可以思矣。即叶治冷痢白冻，则此味甘寒，当从别论，不为左券哉。

《医林纂要探源》卷二：含气滋生。一岁三刈，而能复生，气坚固也。补心清火，色微赤，入心，入血分。使三焦心包之火不妄不郁，软坚去瘀。安胎，治天行热病，止渴，治狂除烦。下治诸淋，外傅赤游丹毒，痈疽发背，金疮折跌。又化骨鲠。以皮作产妇枕，能止血晕，安腹上，能止血母痛，汁能化血为水，皆甘咸补心用血之功也。孕妇两三月后，相火日盛，血益热，胎多不安，苎根甘咸入心，能布散其光明，而不为郁热，此安胎良药也。

【附方】《履巉岩本草》卷下：主小儿赤丹。其渍苎汁疗渴。治妊娠胎欲堕，腹痛不可忍者，用苎麻根二两剉碎，用酒一中盏，水一大盏，同煎至一大盏，去滓温服，不计时候。叶：五月五日午时采摘，干细碾为末，用少许贴刀箭伤，大有神效。

《药性粗评》卷二：胎动不安。苎根足拇指大者一尺许，剉，以水五升，煮取三升，去滓，服之妙。肿毒初起。不拘痈肿发背，或发乳房，但觉初起，微赤未成祸者，取生苎根，捣烂傅之，数易，最妙。丹毒。丹者，恶毒之疮，五色无常，取苎根一二斤，洗去泥，微捣，水一大锅，煮取滚汤，待温浴之三四遍，妙。五淋。五种淋涩，取苎根三四两，捣碎，水一碗半，煎取半碗，顿服即通。

《太乙仙制本草药性大全·仙制药性》卷一：治白丹。用根三斤，小豆四升，水二三斗，煮汤浴三、四遍，浸洗妙。丹者，恶毒之疮，五色无常。根三升，水三斗，煮浴，每日涂之。○胎动不安。用根如足大指者一尺，细剉，水五升，煮三升，去滓服。

《本草汇言》卷三：治临杖，预服药。用苎麻皮烧灰存性，乳香、没药各五钱，胎发圆一枚，微炒焦，黑犬对前脚上边顶骨一副，火炙酒淬酥，五味俱研细末，炼蜜丸如弹子大。每丸重四钱，酒化下。杖后煎剂用苎麻皮二两，大黄、桃仁、延胡索、肉桂、牡丹皮、红花、红曲各二钱，牛膝五钱，降香末二钱，甘草一钱，水酒各一大碗，煎八分服。

叶

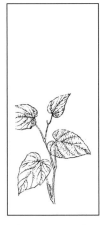

图 14-22-1 一连绦《图考》

【修治】《药性要略大全》卷五：采叶阴干，为末，入敷药，不入汤丸。

【气味】味甘、辛，气平、微寒，有小毒。《药性要略大全》卷五。

【主治】疗诸毒痈肿。《药性要略大全》卷五。

花

【主治】作茹清心，利肠胃，散瘀。《医林纂要探源》卷二。

一连绦《植物名实图考》

【集解】《植物名实图考》卷九：一连绦生建昌。赤茎，长枝独叶。叶如苎麻而尖长，面青背白，细纹微齿。

【发明】《植物名实图考》卷九：土医取干叶，捣敷肿毒。

野苎麻 《本草纲目拾遗》

【释名】天青地白草、川绵葱、野苎麻、银苎、天名精《本草纲目拾遗》。

【集解】《本草纲目拾遗》卷三：野苎麻，《采药志》：生山土河堑旁，立春后生苗，长一二尺，叶圆而尖，面青背白，有麻纹，结子细碎。根捣之有滑涎，入药用根，取松土者良，肥白无筋。此与地菘别。

【气味】性凉。《本草纲目拾遗》卷三。

【主治】治诸毒，活血止血，功能发散止渴，安胎，涂小儿丹毒，通蛊胀，崩淋哮喘，白浊滑精，牙痛，喉闭骨鲠，疝气，火丹疖毒，胡蜂毒蛇咬，发背疔疮，跌扑损伤。《本草纲目拾遗》卷三。

【附方】《本草纲目拾遗》卷三：夏月遇有金刃伤者，敷之即止血，且不作脓。午日取野苎麻，阴干晒燥，搓熟，取白绒收藏。《救生苦海》。跌扑。野苎根一两，捣碎，好酒煎服，尽量饮醉。漆疮红肿，合紫霞膏，又为女科圣药。《百草镜》。痘毒。以野苎麻去皮捣敷。○痈疽发背，对口，一切无名肿毒。野苎麻捣汁，用无灰酒冲下，渣敷患处露头，盖被出汗，即出脓水痊愈。跌打闪挫方。大鲫鱼一尾，独核肥皂一个，胡椒七粒，黄栀子九个，老姜一片，葱头三个，野苎麻根一段，干面一撮，香糟一团，绍酒随数用，同前药合捣如泥，炒热敷患处，立愈。外用布包扎紧，次日青出即愈。教师白宇亮传。治神鬼箭。用野苎麻、川南星同捣敷。《救生苦海》。蛇虺咬。看伤处有窍是雄蛇，无窍是雌蛇，以针挑破伤处成窍，然后取野苎麻嫩头，捣汁和酒服之，三盏，绞剩渣敷伤口，能令毒从窍中出，伤立愈。将渣弃水中，永不复发。徐若宁。

咬人狗 《本草纲目拾遗》

【集解】《本草纲目拾遗》卷六：《台湾府志》：咬人狗，其木甚松，手指之便长条迸起，可为火具。木高丈余，叶长大似烟叶，有毛刺，刺人入毛孔甚痒，搔之发红痛，一昼夜乃止。

【主治】治瘰疬。《本草纲目拾遗》卷六。

楼梯草 《植物名实图考》

【集解】《植物名实图考》卷九：楼梯草产南安。独茎圆绿，高不盈尺，长叶略似枇杷叶，大齿尖梢，粗纹横斜，面青背黄绿。

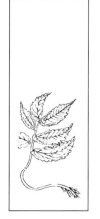

图 14-25-1 楼梯草《图考》

【主治】治风痛跌打损伤。煎酒服。《植物名实图考》卷九。

鱼公草《植物名实图考》

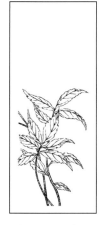

图 14-26-1 鱼公
草《图考》

【释名】青鱼胆《植物名实图考》。

【集解】《植物名实图考》卷一五：江西、湖南有之。绿茎丛生，茎有细毛，附茎生叶，长如芍药叶有斜齿，历落如锯。

【气味】性寒。《植物名实图考》卷一五。

【主治】能通肢节，止痛行血。《植物名实图考》卷一五。

大钱麻《滇南本草图说》

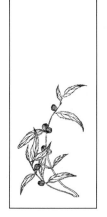

图 14-27-1 大钱
麻《图考》

【释名】梗麻《校补滇南本草》。

【气味】性微温，味苦、辛，平。《滇南本草图说》卷四。性微寒，味苦微辛。《校补滇南本草》卷中。

【主治】肺经寒热，咳嗽吐血，或风入于肺经，不能解者，用此祛风镇痰最佳。所以滇中多用钱前麻尖，治小儿咳嗽，打风神效。《滇南本草图说》卷四。祛皮肤风痒，吐痰消痰，下气，止风伤肺气咳嗽，散胃痰，发散疮毒。《校补滇南本草》卷中。

【发明】《校补滇南本草》卷中：一男子咳嗽，吐清痰涎，畏冷，夜间发热，胸膈作胀，肢体酸软。皆以虚痨治之，不效。一人授以此剂，神效。盖风伤肺气，痰火敛滞，以此祛风散痰，故效。

九股牛《滇南本草图说》

图 14-28-1 九股
牛《滇南图》

【集解】《滇南本草图说》卷九：而有小九股牛、大九股牛之分。大者入药，服之多令人吐。

【气味】性微寒，味苦、辛。《滇南本草图说》卷九。

【主治】走肝经，通经络，破血，散瘰疬结核。《滇南本草图说》卷九。

【附方】《滇南本草图说》卷九：痈疽。生于二肩，或在脊骨第七八九节上，或在肩井穴上，加苦连翘服之，红硬者可出而渐愈，不红硬者，其毒渐解而散，为外科者剂。

假麻区《生草药性备要》

【气味】味淡，性寒。《生草药性备要》卷上。

【主治】治小儿疳积，理伤寒漏底，煲水饮之立止。亦能清暑、敷疮、散毒、消肿，大有止血之功。《生草药性备要》卷上。

续断《本经》

【释名】鼓捶草、和尚头《校补滇南本草》。

【集解】《景岳全书》卷四八：续断川者色灰黑，尖瘦多芦，形如鸡脚，皮断而皱者是。味苦而涩，苦重涩轻，气微凉。他产者，味甘、微辛、涩少。用川者良。凡用此者，用其苦涩。《本草求真》卷二：但有温补细微之别，不可不知，川产者良，状如鸡脚，皮黄皱，节节断者真。去里硬筋，酒浸用，地黄为使。每见今人气虚血脱，医用牛膝、补骨脂、杜仲、续断安胎，殊属可骇。《植物名实图考》卷一一：续断《本经》上品。详《唐本草》注及宋《图经》。今所用皆川中产。范汪以为即大蓟根，恐误。但大蓟亦无马蓟之名，或别一种。诸说既异，图列两种，又无蔓生似苎、两叶相当者。此药习用，并非珍品，不识前人何以未能之识。川中所产，往往与本草刺戾，今滇中生一种续断，极似芥菜，亦多刺，与大蓟微类，梢端夏出一苞，黑刺如球，大如千日红花苞，开花白，宛如葱花，茎劲，经冬不折。土医习用。滇蜀密迩，疑川中贩者即此种，绘之备考，原图俱别存。大蓟既习见有图，原图亦不甚肖大蓟也。

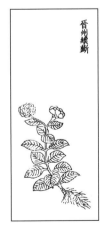

图 14-30-1　晋州续断《图经（政）》

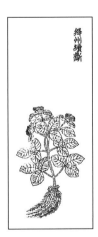

图 14-30-2　绛州续断《图经（政）》

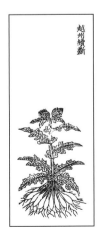

图 14-30-3　越州续断《图经（政）》

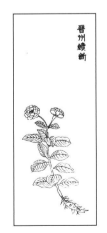

图 14-30-4　晋州续断《图经（绍）》

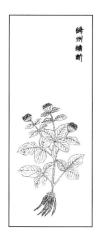

图 14-30-5 绛州
续断《图经（绍）》

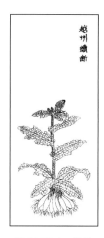

图 14-30-6 越州
续断《图经（绍）》

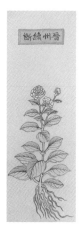

图 14-30-7 晋
州续断《品汇》

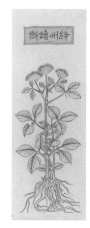

图 14-30-8 绛
州续断《品汇》

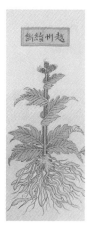

图 14-30-9 越州
续断《品汇》

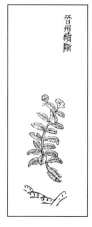

图 14-30-10 晋
州续断《蒙筌》

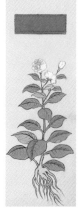

图 14-30-11 续
断《雷公》

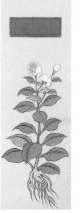

图 14-30-12 炮
制续断《雷公》

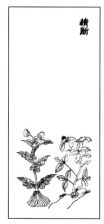

图 14-30-13 续断
《三才》

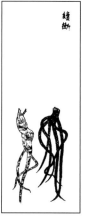

图 14-30-14 续断
《原始》

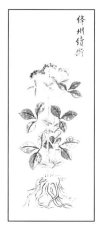

图 14-30-15 绛州
续断《草木状》

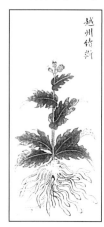

图 14-30-16 越州
续断《草木状》

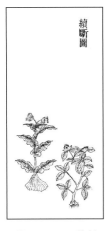 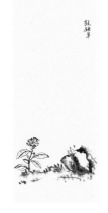 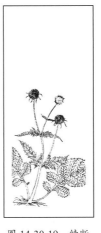 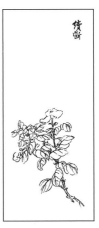

图 14-30-17 续断　　图 14-30-18 鼓锤　　图 14-30-19 续断　　图 14-30-20 续断
《草木典》　　　　草《滇南图》　　　　《图考》　　　　　《图说》

根

【气味】味苦、辛，微温，无毒。《图经本草药性总论》卷上。

【主治】兴阳道，阳痿方中多用之。《药性粗评》卷三。消痈痔肿毒，味苦，止上下一切血溢。《罗氏会约医镜》卷一六。

【发明】《滇南本草》卷下：一人面寒酸疼坚硬，续断三钱，烧酒一钟，水一钟，煎服效。一人两腿足筋疼，日久服药不效，得此方全好。续断五钱，醋半钟，水煎，点水酒服。《本草纂要》卷二：调气和血之药也。主内伤，补不足，调血脉，治金疮，续筋骨，疗腰痛，散诸血，缩小便，止梦泄，暖子宫，益关节，乃妇女产前产后之要药也。但临产或难，内有所伤，必以续断治之，正所谓断者有所续也。故接骨之剂，亦以续断为先。内伤之症，又以续断为补。大凡所断之血脉，非此剂不能善续以继之也，故名之曰续断。名以义起，期药之谓乎。《药鉴》卷二：与女真实同用，缩小便频数。与淮山药同用，固精滑梦遗。犹暖子宫，能育妊孕。《本草汇言》卷三：《人物考》补续血脉之药也。陆平林稿总疗妇人胎前产后一切诸病，故《本草》主内伤，补不足，续筋骨，调血脉，活关节，止腰痛，治金疮，益子宫，安胎孕。又治崩中淋血，肠风下血，痔瘘留血，折伤瘀血诸疾。大抵所断之血脉，非此不续；所伤之筋骨，非此不养；所滞之关节，非此不利；所损之胎孕，非此不安。久服常服，能益气力，有补伤、生血之效。补而不滞，行而不泄，故女科、外科取用恒多也。卢子由先生曰：断者续之，因名续断。故枝茎根叶，宛如经脉骨节者也。是主续筋骨，连肉理，贯经脉，利乳难，散乳痈，续之功用大矣哉！《仁寿堂药镜》卷一〇下：续断补而不滞，行而不泄，为女科要药。但乱真者多，不可不辨。《药品化义》卷三：外消乳痈瘰疬，内清痔漏肠红，以其气和味清，胎产调经最为稳当。且苦能坚肾，辛能润肾，可疗小便频数，精滑梦遗，腰背酸疼，足膝无力，此皆肾经症也。若同紫菀用之，调血润燥，治血枯便闭，大能宣通血气而不走泄。《本草述》卷九上：续断之所治似乎有益于血，而《本经》首主治伤中补不足。

又云：久服益气力。《日华子》更首言助气，次言补五劳七伤，医概袭气为血帅之言，即此以论功，殊不如甄权所云，去诸温毒，宣通血脉二语，为最要也。○前所云治诸上逆之血，不能等于下行，并崩漏证，固斯义耳，明于阴气之主疗，而后明于治痢之故，有如时珍所说，为不妄也。时珍述宋张叔潜知剑州，一医疗其阁下血痢，用平胃散一两，入川续断二钱半，每服二钱，水煎服，即愈。后叔潜子亦其方传人，往往有验。小儿痢服之效。《本草汇》卷一一：续断活血养血，兼滋阴补气，补而不滞，行而不泄，故外科、女科取用宏多。要之，续补伤损血脉筋骨之用为专。《元素集锦·本草发挥》：续断使熟地大能补益气血，非止疗折伤也。予至神丸用之甚效，且又能活血散血，妇人产后最宜。《本草新编》卷二：善续筋骨，使断者复续得名。亦调血脉，疗折伤最神，治血症亦效。固精滑梦遗，暖子宫，补多于续，但不可多用耳。盖续断气温，多用则生热，热生则火炽矣。少用则温而不热，肾水反得之而渐生。阴生于阳之中也。他本谓其能愈乳痈、瘰疬、肠风痔瘘，岂有气温之药，而能愈湿热之病乎？恐非可信之论也。《本草崇原》卷上：续断气味苦温，根色赤黄，晒干微黑，折有烟尘，禀少阴阳明火土之气化，而治经脉三因之证。主治伤寒者，经脉虚而寒邪侵入，为外因之证也。补不足者，调养经脉之不足，为里虚内因之证也。金疮者，金伤成疮，为不内外因之证也。经脉受邪，为痈为疡，亦外因也。折跌而筋骨欲续，亦不内外因也。妇人经脉不足而乳难，亦里虚内因也。续断禀火土之气，而治经脉三因之证者如此。久服则火气盛，故益气。土气盛，故益力也。《神农本草经百种录》上品：强筋骨也。此以形为治。续断有肉有筋，如人筋在肉中之象，而色带紫黑，为肝肾之色，故能补续筋骨。又其性直下，故亦能降气以达下焦也。《本草求真》卷二：续断温补肝肾，以散筋骨血气凝滞。续断专入肝肾。因何以续为名，盖缘其味苦，其性温，能入肾经以补骨，又缘其味辛，能入肝经以补筋。辛能散风，风除而筋活。味兼甘，又入中州以补虚。甘味不多，补不甚端。凡跌扑折伤痈肿，暨筋骨曲节血气滞之处，服此即能消散。续断力实消散。止痛生肌，且审其味涩，故能止血治漏，并缩小便固精安胎。下部血分滞者宜此。久服能气力倍增。血气不滞。筋断复续，故曰续断。实疏通疏通二字贴切。气血筋骨第一药也。第因气薄而见精脱、胎动、溺血、失血等症，则又深忌，以性下行者故耳。功与地黄、牛膝、杜仲、巴戟相等。《神农本草经读》卷一：此以形为治。续断有肉有筋，如人筋在肉中之象。而色带紫带黑，为肝肾之象。气味苦温，为少阴、阳明火土之气化。故寒伤于经络而能散之，痈疡结于经络而能疗之，折跌筋骨有伤，而能补不足，续其断绝，以及妇人乳难，而能通其滞而为乳。久服益气力者，亦能强筋骨之功也。

【附方】《本草汇言》卷三：治胎产一切诸病。用四物汤加续断。《子母秘录》。○如欲止血，补不足，疗崩中。当以白胶、阿胶、麦门冬、杜仲、五味子、山茱萸、人参、枸杞子、黄芪同用。○欲行血理伤。则与牛膝、肉桂、玄胡索、红花同用。○欲安胎。则与白术、杜仲、黄芩、生地、砂仁壳、广陈皮同用。○治跌扑折伤。用川续断、当归各一两，自然铜五钱，火煅酒淬，土鳖虫三十个，火烘为末，俱研细，红曲打糊丸，如黍米大。每早午晚各服五分，温酒送下。○治乳痈初起可消，久患可愈。用川续断八两酒浸炒，蒲公英四两，日干炒，俱为末，每早晚各服三钱，白汤调下。○治乳汁不行。用川续断五钱、当归、川芎各一钱五分，麻黄、穿山甲火煅各二钱，天花粉三钱，水二大碗，煎八分，食后服。○治妊娠胎动欲堕。用川续断四两、川杜仲二两，俱酒浸炒，共为末，枣肉丸梧子大。每早晚各服三钱，当归一钱，煎汤下。

《本草述》卷九上：**续断丹**。续断、草薢酒浸、牛膝酒浸、干木瓜、杜仲剉炒去丝。各二两。为细末，以炼蜜和丸，每两作四丸，每服一丸，细嚼，温酒下，不拘时。《准绳·孪攀类》。**续断汤**。川续断酒浸、川芎、当归、酒浸，去芦。陈皮去白、半夏制、干姜、炮，各一两。肉桂不见火、炙甘草，各半两。每服四钱，水一盏，姜五片，煎服无时。《准绳·虚劳》。**续断丸**。思仙木、五两，即杜仲。五加皮、防风、薏苡仁、羌活、川续断，各三两、草薢四两、生地黄五两、牛膝酒浸三两为末，好酒三升，化青盐三两，用木瓜半斤，去皮子，以盐酒煮成膏，和杵丸如梧子大，每服三五十丸，空心食前，温酒盐汤任下。《准绳·脚气》。○**续断丸**。川续断、当归炒、草薢、附子、防风、天麻，各一两。乳香、没药，各半两。川芎七钱半，为细末，炼蜜丸如梧子大，每服四十丸，空心用温酒或米饮送下。《准绳·着痹》。**续断散**。续断、紫菀、桔梗、青竹茹、五味子（各三钱），生地、桑白皮（各五两），甘草（炙二两），赤小豆（半升），为粗末，每服三钱，入小麦五十粒，水煎，去渣，日三服。《纲目·咳唾血》。

蒺藜《本经》

【释名】旁通、屈人、止行、犲羽、升推《本经》、即藜、茨《别录》、白蒺藜《药性论》、杜蒺藜、刺蒺藜《本草衍义》。

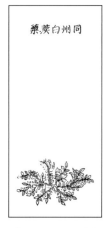

图 14-31-1 同州白蒺藜《图经（政）》

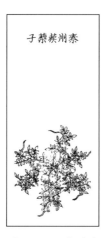

图 14-31-2 秦州蒺藜子《图经（政）》

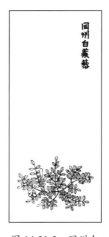

图 14-31-3 同州白蒺藜《图经（绍）》

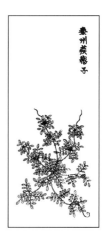

图 14-31-4 秦州蒺藜子《图经（绍）》

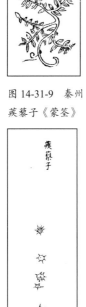

图 14-31-5 蒺藜子
《救荒》

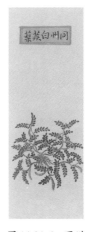

图 14-31-6 同州
白蒺藜《品汇》

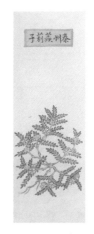

图 14-31-7 秦州
蒺藜子《品汇》

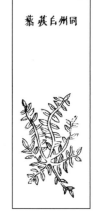

图 14-31-8 同州
白蒺藜《蒙筌》

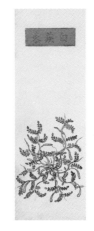

图 14-31-9 秦州
蒺藜子《蒙筌》

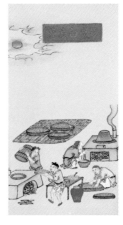

图 14-31-10 白
蒺藜《雷公》

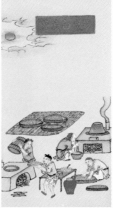

图 14-31-11 炮制
白蒺藜《雷公》

图 14-31-12 蒺藜
子《三才》

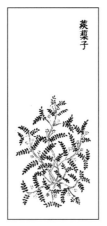

图 14-31-13 蒺
藜子《原始》

图 14-31-14 蒺
藜子《博录》

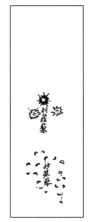

图 14-31-15 刺蒺
藜、沙苑蒺藜《汇言》

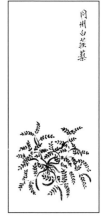

图 14-31-16 同州
白蒺藜《草木状》

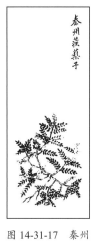

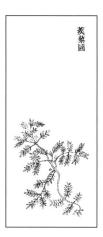

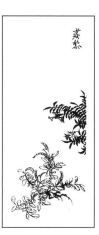

图 14-31-17　泰州
蒺藜子《草木状》

图 14-31-18　蒺藜
《草木典》

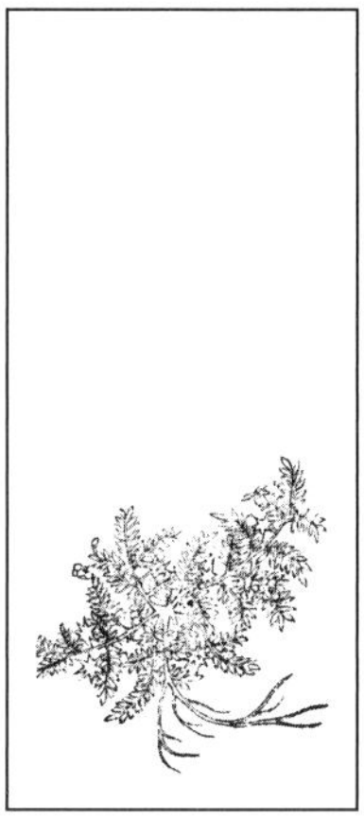

图 14-31-19　蒺藜
《图考》

图 14-31-20　蒺藜
《图说》

【集解】《本草衍义》卷八：蒺藜有两等。一等杜蒺藜，即今之道傍布地而生，或生墙上，有小黄花，结芒刺，此正是墙有茨者。花收摘，荫干为末，每服三二钱，饭后以温酒调服，治白癜风。又一种白蒺藜，出同州沙苑牧马处。黄紫花，作荚，结子如羊内肾。补肾药，今人多用。风家惟用刺蒺藜。《通志·昆虫草木略》卷七五：蒺藜曰旁通，曰屈人，曰止行，曰犲羽，曰升推，曰即藜，曰茨。故《尔雅》谓茨，蒺藜。《诗》谓墙有茨也。其实有芒刺，行军之家以铁象之而布地焉。又有白蒺藜者，同名而异实。《救荒本草》卷上之后：蒺藜子，《本草》一名旁通，一名屈人，一名止行，一名犲音柴羽，一名升推，一名即藜，一名茨。生冯翊平泽或道傍，今处处有之。布地蔓生，细叶，开小黄花，结子有三角，刺人是也。《本草乘雅半偈》帙三：出冯翊平泽，所在亦有，长安最饶。喜生道旁，春时布地，蔓生细叶，入夏作碎小黄花，秋深结实，状似菱米，三角四刺，实有仁也。同州沙苑一种，生牧马草地上，亦作蔓生，茎间密布细刺，叶如初生皂荚叶，整齐可爱，开花作荚，长寸许，内子如麻，碧绿色，状似羊肾，嚼之若新茶香，顷则转作豆腥气。隔纸焙炒，色香胜茗。微火煎煮，津液不竭者乃真也。

【气味】味苦、辛，温、微寒，无毒。《图经本草药性总论》卷上。气微寒，味苦、辛，无毒。《本草发明》卷二。味苦、微辛、微甘，微凉。《景岳全书》卷四八。苦、辛、甘，温，入手太阴、足厥阴少阴经。《本草汇》卷一一。

【主治】主恶血，破癥结积聚，喉痹乳难，身体风痒，头痛咳逆，伤肺肺痿，止烦下气，小儿头疮，痈肿阴可作摩粉。其叶主风痒。《图经本草药性总论》卷上。疗双目赤疼，翳生不已；治遍身白癜，瘙痒难当。《太乙仙制本草药性大全·仙制药性》卷一。头疮阴溃之妙药也。《药镜》卷一。能破癥瘕结聚，止遗溺泄精，疗肺痿肺痈，翳膜目赤，除喉痹、癣疥、痔瘘、癜风，通身湿烂恶疮。《景岳全书》卷四八。

【发明】《本草发明》卷二：此味辛温，散结下气，苦能降火滋阴。故《本草》主恶血，破癥积，喉痹乳难，身体风痒头疼，咳伤肺及肺痿，止烦下气，小儿头痛肿，阴。其散结下气可知矣。又治贲豚肾气，益精，小便多，遗溺尿血，泄精阴汗痔漏，女人带下，发乳催生。久服长肌，轻身明目不老。其降火滋阴又可知矣。乌头为使。白者良。补肾药用白，并治白癜风，用酒炒去刺。黑者成颗粒，宜合散。生取研成。古方中蒺藜子用有刺者，不论黑白，取坚实者，春去刺用。惟风家多用刺蒺藜。《芷园臆草题药》：刺蒺梨实成于秋，而外刺坚强，得金之坚固气，为肝之用药也。然肝虽有藏血之体，而血非可留之物。留则不虚，虚而血留，斯致疾矣。蒺，疾也。梨，利也。其性宜行快便，故治积聚乳难之症。沙苑蒺梨茎有密刺，结实成荚，嚼之如新茶香，不无分别。取象补肾，功力不相近也。《本草汇言》卷四：《别录》所主者风，甄氏所主者气，苏氏所主者水，而李氏所主者，即取其化症之意也。然四家之说，虽有不同，究其三角四棱，善于磨运，去滞生新，是其专成，故妇科方中，以此催生堕胎，良有以焉。但其性温多燥，如阴虚不足，精、髓、血、津枯燥致疾者，俱禁用之。《本草乘雅半偈》帙三：蒺之言疾，藜之言利。不唯具从革之金用，亦秉炎上之火用矣。何也？锐利者金之用，迅疾者火之用。故兼火之气与味，金之色与形，为七方之奇之急，十剂之通之宣也。是主喉痹乳难，与癥坚积聚，以及恶血之急闭，皆以柔乘刚，非所据而据之。匪此破敌，不易开通，以刚乘柔，有所据而据之矣。所谓急因急用，通因塞用者是也。更藉疾威，敷及下土，开发上焦，宣水谷味，熏肤充身泽毛，则肌肉长，百骸轻。其角锐利，用开盲瞀，特易易耳。李薪阳以沙苑一种，附列《本经》之后，主治补肾之神藏，及肾之形藏，名虽同而形实异，功能亦迥别也。观其茎布密刺，而亦成熟于秋，秉坚金之体与用者。但刺蒺藜锐利显着，宣扬形藏之非所欲留；沙蒺藜锐利敛藏，宣摄藏形之应所欲守为别异耳。急闭两字要着眼，喉痹乳难，生死在呼吸间，岂容少待。《本草述》卷九下：刺蒺藜，用者亦类以为风剂，即如卢复所云。刺蒺藜其子成熟于秋，而外刺坚劲，得金之坚固气，为肝之用药明矣。若然，谓之非风剂不可，而谓其与辛散风剂例论，则不可也。盖其禀金之形与色，而更兼乎火之气与味，火为金之主，则其化而媾于风化之木金，为火之用，则血化而静乎血脏之风，故《别录》谓下气，《日华子》谓治肺气，胸膈满，而《本经》首言其治恶血，破癥聚等证也。夫风木之阳，原乘于三焦之气，而金以合于火者主之。风脏之血，原根于至阴之水，而金以为火用者化之，是则不谓之风剂不可。《本草新编》卷二：沙苑者为上，白蒺藜次之，种类各异，而明目去风则一。但白蒺藜善破癥结，而沙苑蒺藜则不能也。沙苑蒺藜善止遗精遗溺，治白带喉痹，消阴汗，而白蒺藜则不能也。今世专尚沙苑之种，弃白蒺藜不用，亦未知二种之各有功效也。《冯氏锦囊秘录·杂症痘疹药性主治合参》卷二：刺蒺藜，质轻色白，象金入肝。夫肝虽有藏血之体，而血非可留之物，留则不虚灵而血恶，斯致疾矣。蒺藜宣行快便，故主妇人癥结积聚能破，男子遗溺泄精能止，肾虚腰疼，伤中劳乏。催生落胎，除烦下气。乳发带下易效，肺痿脓血可瘳。疗双目赤痛，翳生不已。治遍身白癜，瘙痒难当。除喉痹头疼，消痔阴汗。去恶血，长肌肉，明目轻身。多主肝经，以味苦温辛香，可以宣散也。又种沙苑者，质细色绿，专入肾经，以性寒质实，可以强阴，故益精疗肾之功更胜。《本草经解要附余·考证》：吾乡昔一老儒偶病目，服此乃大下不已，反致双。用者审之！《本草求真》卷三：白蒺藜滋补肝肾，兼散风邪逐瘀。沙苑蒺藜益精强肾。白蒺藜专入肝肾，兼入肺。质轻色白，辛苦微温。按据诸书，虽载温能补肾，可治精遗溺失，暨腰疼劳伤等症，然总宣散肝经风邪。凡因风盛而见目赤肿翳，并遍身白癜、瘙痒难当者，服此治无不效。且此味辛入肺兼苦入肾，则凡癥瘕结聚，喉痹乳痈，暨胎产不下，服此力能破郁宣结。《本经续疏》卷一：蒺藜子锋颖四出，坚锐铦利，谓非象金不可。○夫曰身体风痒，则痒必不在分肉筋骨，而在肌肤皮毛，固肺之合也。又况头痛咳逆伤肺，肺痿，皆火守于金之病，火与金本相仇，因相仇而致病，则以相守而生长之物，化病气为生气，犹不可谓极允帖之治乎！而后人识透此关，莫妙于大明，以此益精，疗水藏冷，小便多，止遗沥泄精溺血。夫火金相仇为病于上，但得其就镕，下流则并化为水，且非冷水而为暖水，又何水藏精溺二道之不受益也。夫然故沙苑蒺藜之刺在茎而不在实，实形正似肾者，则金火之交镕向下，并在茎中，而实遂大擅益下之功于精溺二道更着良猷矣。《植物名实图考》卷一一：蒺藜，《本经》上品。《尔雅》：茨，蒺藜。有蒺藜、沙苑蒺藜，形状既殊，主治亦异。北方至多，车辙中皆有之。陶隐居云：长安最饶，人行多着木履。《晋书》：蜀诸将烧营遁走，出兵追之。关中多蒺藜，军士着软材平底木履前行，蒺藜悉着履，然后马步得进，则此物盛于西北。今南方间有之，亦不甚茂。近时《临证指南》一书用以开郁，凡胁上、乳间横阿滞气、痛胀难忍者，炒香入气药服之，极效。余屡试之，兼以治人，皆愈。盖其气香，可以通郁；而体有横生，故能横行排荡，非他药直达不留者可比。

【附方】《药性粗评》卷三。遍身风痒。凡患疮疥遍身风痒者，以蒺藜苗煮汤，遍身浴之，不过一二次即愈。

《本草汇言》卷四：治身体风痒，燥涩顽痹。用刺蒺藜四两，带刺炒，磨为末，胡麻仁二两，汤泡去衣，捣如泥，葳蕤三两，金银花一两，炒，磨为末。四味炼蜜丸。早晚各服三钱，白汤下。○治眼疾翳障不明。用刺蒺藜四两带刺炒，葳蕤三两炒，共为散。每早服，食后三钱，白汤调服。○治瘰疬脓溃不干。用刺蒺藜八两，带刺炒，牡丹皮三两，炒，当归身四两，炒，共为末。蜜丸，早晚用。○治肺痈肺痿，咳唾脓血腥秽。用刺蒺藜五两，带刺炒，百合、川贝母各一两，炒。每早晚各服三钱，白汤调送。○治水结四体虚浮，或膨胀喘急。用刺蒺藜一斤，带刺炒，葶苈子三两，炒，白茯苓四两，炒。共为末，作散。每早午晚，一日三次，每次白汤调服三钱。○治黄疸。用刺蒺藜五两，带刺炒，茵陈草四两，炒，俱为末。每早晚各取五钱，水二碗，煎汤饮。○治一切脚气，不问虚实寒热。用刺蒺藜八两，带刺炒，木瓜五两，炒。共为末。每早服五钱，白汤调服。○治恶血积聚，或成癥瘕。用刺蒺藜一斤，带刺炒，干漆二两，炒。俱为末。水发为丸，如绿豆大。每晚饭前临睡服二钱，酒下。○治奔豚瘕疝。用刺蒺藜十两，带刺炒，小茴三两，炒，乳香、没药各五钱，瓦上焙出汗。俱为末。每服三钱，白汤调服。○治喉痹不通。用刺蒺藜四两，带刺磨为粗末。煎汤徐徐饮之。○治胸痹，膈中胀闷不通，或作痛。用刺蒺藜一斤，带刺炒，磨为细末。每早午晚各服四钱，白汤调服。○治乳胀不行，或乳岩流疬，作块肿痛。用刺蒺藜二三斤，带刺炒，为末。每早午晚不拘时，白汤作糊调服。已上十二方俱出《龙潭家秘》。

沙苑蒺藜《本草汇言》

【校正】《本草纲目》原附"蒺藜"条，今分出。

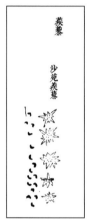
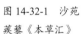

图 14-32-1　沙苑蒺藜《本草汇》

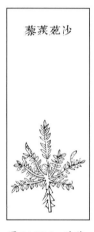

图 14-32-2　沙苑蒺藜《备要》

【释名】白蒺藜《本草衍义》、潼蒺藜《增订伪药条辨》。

【集解】《本草衍义》卷八：又一种白蒺藜，出同州沙苑牧马处。黄紫花，作荚，结子如羊内肾。补肾药，今人多用。《本草汇言》卷四：色黑绿，形如羊肾，细如蚕子，与藻子酷相类。但马藻子形非羊肾，稍粗大耳。须细辨之。《增订伪药条辨》卷二：沙苑蒺藜，俗名北沙苑，苦温补肾，强阴益精明目。产陕西潼关者真，状如肾子，微带绿色。今市中所卖，有用红花草子伪充，贻害匪浅。炳章按：沙蒺藜，七月出新。陕西潼关外出者，名潼蒺藜，色红带黑，形如腰子，饱绽性糯，味厚气香，滚水泡之，有芳香气者为最佳。亳州出者，曰亳蒺藜，细而且瘦，性粳，泡之无芳香者次。山东出者，名东蒺藜，色黄，粒扁，粗大，性更硬，最次。扬州出者，为荷花郎之子，遍地皆有，土名草蒺藜，即南方红花草子之子，不入药用。

【气味】味甘兼苦。《本草汇言》卷四。甘温，善走肾、肝二经。《本草通玄》卷上。

【主治】主补肾益精，止腰痛遗泄。《本草通玄》卷上。治烦渴，疗尿血，止余沥。《得配本草》卷三。

【发明】《本草汇言》卷四：李时珍补肾涩精之药也。陆平林集其气清香，能养肝明目，润泽瞳人。色黑象肾，能补肾固精，强阳有子。不烈不燥，兼止小便遗沥，乃和平柔润之剂也。《伤寒温疫条辨》卷六：沙苑蒺藜辛，温，泻肺气而散肝气，苦温补肾，治三经虚劳之证。

【附方】《本草汇言》卷四：驻颜色，益气力，明目疾，延年种子。沙苑蒺藜，同莲须、山茱萸、五味子、覆盆子、鹿角胶、龟胶、鱼胶、枸杞子、熟地黄、决明子、白茯苓等辈，作膏丸服之。梁石斋《课儿医语》。○治脾胃虚，饮食不消，湿热成臌胀者。用沙蒺藜二两，酒拌炒，真茅山苍术八两，米泔水浸一日，晒干炒，共研为末。每服三钱，米汤调服。

合明草《本草拾遗》　【校正】《本草纲目》原附"决明"条下，今分出。

【释名】蜈蚣草《履巉岩本草》、水葺角《本草纲目拾遗》、田皂角《植物名实图考》、水皂角《草木便方》。

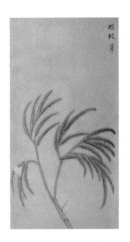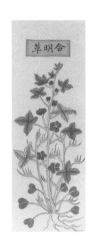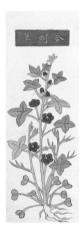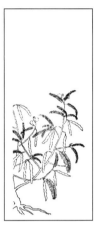

| 图 14-33-1　蜈蚣草 | 图 14-33-2　合明 | 图 14-33-3　合明 | 图 14-33-4　田皂 |
| 《履巉岩》 | 草《品汇》 | 草《雷公》 | 角《图考》 |

【集解】《太乙仙制本草药性大全·本草精义》卷二：合明草旧俱不载所出州土，今在处有之。生下湿地。叶如四出，花向夜即合。采无时。《本草纲目拾遗》卷四：水葺角，华陀《中藏经》：状如鬼腰带竹，小窠子，生三四月，开黄花，叶如百合，六七月采，两浙呼为合萌。《植物名实图考》卷一五：田皂角江西、湖南坡阜多有之。丛生绿茎，叶如夜合树叶，极小而密，亦能开合。夏开黄花如豆花，秋结角如绿豆，圆满下垂。土人以其形如皂角树故名。俚医以为去风杀虫之药。

【气味】味甘，气寒，无毒。《太乙仙制本草药性大全·仙制药性》卷二。

【主治】主热淋，小便赤涩殊功。治小儿瘰病、血痢奇异。明目良方，下水秘旨。《太乙仙制本草药性大全·仙制药性》卷二。

【发明】《草木便方》卷一：水皂角根甘性平，消利水肿止崩淋。除积利窍小肠气，补益肾气腰不疼。

【附方】《本草纲目拾遗》卷四：治吹奶。水葺角不拘多少，新瓦上煅干为末，临卧酒调服二钱，次日即愈。已破者略出黄水，亦效。

茳芒《本草拾遗》　【校正】《本草纲目》原附"决明"条下，今分出。

【释名】决明菜《食物本草》、金花豹子、金豆子《本草纲目拾遗》。

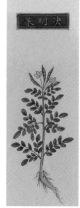
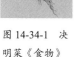

图 14-34-1 决明菜《食物》

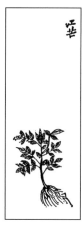

图 14-34-2 江芒《汇言》

【集解】《食物本草》卷一：决明菜苗高三二尺，春取为蔬。花、子可点茶，又堪入蜜煎。《医林纂要探源》卷二：茳芒、决明功用同。茎相似，但叶疏小，荚短小，子圆小。《本草纲目拾遗》卷四：三月生苗，十月枯。虽豆类，却不起蔓。本高一二寸，分枝成丛。叶似槐而稍大，处暑时开黄花，五出罄口，蜡梅似之，结荚向上，类而短，长只二三寸，实似绿豆而扁，皮有紫斑，较绿豆稍大，味淡。○傅澹庵《草花诀》：金豆子开黄花，子如绿豆，入滚茶，味清香，即草决明。周定王《救荒本草》：有山扁豆，即茳芒决明。味甘滑，可作酒曲，俗呼独占缸，苗叶花子，皆可瀹茹，及点茶食，所载形状，亦与金豆子同。而濒湖《纲目》决明后附茳芒，云性平无毒，火炙作饮极香，除痰止渴，令人不睡，调中，隋稠禅师采作五色饮以进炀帝者也。无治疔肿之说，故并存以备考。

叶

【气味】味甘，温。《食物本草》卷一。味甘，平，无毒。姚氏《食物本草》卷一八。

【主治】明目清心，去头眩风。《食物本草》卷一。火炙作饮，极香，除痰止渴，令人不睡，调中。姚氏《食物本草》卷一八。

【附方】《本草纲目拾遗》卷四：治肿毒。以叶晒研，醋和傅。留头即消，或酒下二三钱。茅氏传方。

子

【主治】治疔痈如神。《本草纲目拾遗》卷四。

决明子《本经》

【释名】狗屎豆《生草药性备要》、夜关门《本草纲目拾遗》。

【集解】《医林纂要探源》卷二：茎长而弱，叶左右夹枝如槐。花黄，如鸟形，荚长细如绿豆，子密砌十余粒，似豆而形如马蹄。《植物名实图考》卷一一：决明《本经》上品。《尔雅》：薢茩，英光。注：英明也。有茳芒、马蹄二种。茳芒决明，《救荒本草》谓之山扁豆角，豆可食。马蹄决明，《救荒本草》谓之望江南，叶可食。今京师花圃犹呼为望江南，栽莳盆中也。杜老《秋雨叹》一诗而决明入诗筒矣。东坡云：蜀人但食其花，颍州并食其叶。山谷亦云：缥叶资苢羹。

则当列蔬谱。而北地少茶，多摘以为饮。《山居录》谓久食无不中风者。李时珍以为不可信。余谓农皇定谷蔬品，皆取人可常食者。华实之毛，充腹者多矣，久则为患，故不植也。决明味苦、寒。调以五味，尚可相剂。若以泡茶，则祛风者即能引风。观其同水银、轻粉，能治癣疮蔓延，则其力亦劲。《广雅》谓之羊踯躅，恐有脱简，不应有此误也。**《治疹全书》卷上**：考药之名决明者，共有三种：曰石决明，曰草决明，曰决明。石决明别为一类。草决明即青葙子，高者三四尺，苗叶花实与鸡冠花无异，但鸡冠花穗或有大而扁及团者，此则稍间出花穗，尖长四五寸，状如兔尾，水红色，亦有黄白色者，子在穗中，与鸡冠子及苋菜子一样难辨。今人多以治眼，然《神农本经》实列之下品者也。决明有二种：一种马蹄决明，茎高三四尺，叶大于苜蓿，而本小末参，昼开夜合，两两相贴。秋开淡黄花五出，结角如初生细豇豆，长五六寸，角中子数十粒，参差相连，状如马蹄，青绿色，其苗角皆韧而苦，不宜于食。僧赞宁《物类相感志》言：圃中种决明，蛇不敢入。近人有补蛇伤者，辄以此物浓煎服之，并以渣罨于伤处，虽危在顷刻，其毒立消。入眼目药尤良。此《神农本经》列之上品者也。一种茳芒决明，苗茎似马蹄决明，但其叶本小末尖，正似槐叶，夜亦微合，秋开深黄花五出，结角大如小指，长二寸许，角中子成数列，状如黄葵子而扁，其色褐，味甘滑，苗花角子皆可瀹茹及点茶食。近人以治蛇伤亦效，入眼目药亦良，似不必与马蹄过为区别也。又二种苗叶皆可作酒曲，故俗或呼为独占缸。其功难尽述，故俗又呼为百药王云。

【气味】味苦、咸、甘，性平、微寒，无毒。《药性粗评》卷三。味微苦、微甘，性平、微凉。《景岳全书》卷四八。苦，微寒，无毒。《医经允中》卷一七。气味甘苦而咸。《本草纂要稿·草部》。

【主治】泻肺热，明目驱风，兼治鼻衄。《药性要略大全》卷五。唇口青，益脑髓，镇肝明目，去风寒湿痹，治肝脏热毒，眼科诸症。《分部本草妙用》卷一。能治小儿五疳，又能明目，擦癣癞。《生草药性备要》卷下。缓肝急，坚肾精，泻邪水，养心神，明目。《医林纂要探源》卷二。

【发明】**《芷园臆草题药》**：决明叶昼开夜合，两两相贴。其叶夜不合者，茳芒也。人之眼目夜合，故治眼疾而因名决明。味咸走血，气寒对治热，故治青盲肤膜泪出之因热伤血分者。倘系气分及风寒而致目中诸症，非其宜矣。**《药性解》卷四**：决明专入厥阴，以除风热，故为眼科要药。鼻红肿毒，咸血热也。宜其疗矣。**《本草经疏》卷七**：决明子得水土阴精之气，而兼禀乎清阳者也。故其味咸平。《别录》益以苦甘、微寒而无毒。咸得水气，甘得土气，苦可泄热，平合胃气，寒能益阴泄热，足厥阴肝家正药也。亦入胆肾。肝开窍于目，瞳子神光属肾，故主青盲，目淫，肤赤白膜，眼赤痛泪出。《别录》兼疗唇口青，《本经》久服益精光，轻身者，益阴泄热，大补肝肾之气所致也。亦可作枕，治头风，明目。**《本草汇言》卷四**：祛风散热，甄权清肝明目之药也。韦吉生稿肝开窍于目，因而清肝。故《本草》单主目疾，去赤障白膜，泪出青盲，捣烂水调，熁

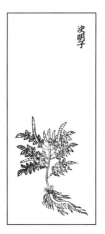

图 14-35-1 决明子
《图经（政）》

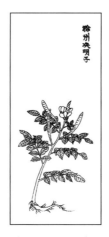

图 14-35-2 滁州决
明子《图经（绍）》

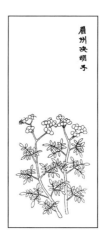

图 14-35-3 眉州决
明子《图经（绍）》

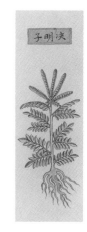

图 14-35-4 决
明子《品汇》

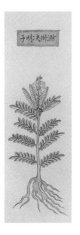

图 14-35-5 滁州
决明子《品汇》

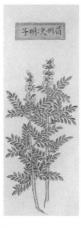

图 14-35-6 眉州
决明子《品汇》

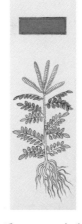

图 14-35-7 决明
子《雷公》

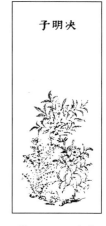

图 14-35-8 决明
子《三才》

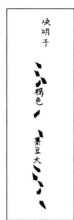

图 14-35-9 决
明子《原始》

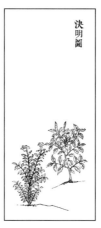

图 14-35-10 决明
《草木典》

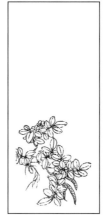

图 14-35-11 决明
《图考》

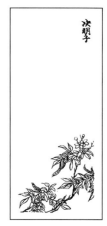

图 14-35-12 决明
子《图说》

太阳穴，治头风头痛。又贴心胸，止吐血衄血。作枕，统治头脑耳目，一切风热诸病。又敷蛇咬，解蟒毒。其叶汤瀹作蔬食，利五藏，解一切蕴热甚良。但味咸走血，气寒而散，治目疾因热伤血分，致血液凝滞者，罔不相宜。倘属气分及风冷致目中诸证者，非所宜也。王绍隆先生曰：决明子，禀阴精之体，具青阳之用，宜入肝肾。肝开窍于目，瞳子精，肾所司也。《分部本草妙用》卷一：《本草》云草决明治唇口青，独不言治肝明目。时珍曰唇口青者，足厥阴经症也。药惟言其明目，功可知矣。又有马蹄决明、石决明二种，功治皆同马蹄者，善治蛇毒。《本草述》卷九下：决明子，子在角中，子形如马蹄。青葙子，在穗中，子粒同苋实。乃冒名决明，虽曰其治目同功，然青葙子味，《本经》止云苦，微寒，而决明子曰咸，平。在《别录》又曰苦、甘，微寒。是固亦有别也。况嘉谟谓其除肝热，尤和肝气，其主治优于青葙。又先哲谓其和肝气，不损元气者，二说岂尽无据欤？余治一十余岁童子，素有目疾已愈。又因衄血，久而肾肝虚火俱动，致目赤，左眼眦微痛，加减六味丸中入决明，不用青葙，而效甚速。《本草汇》卷一一：决明子得水土阴精之气，而兼禀乎清阳者也。原是苦甘寒之药，甘得土气，苦可泄热，平合胃气，寒能益阴泄热，东方正药，亦入胆肾。治青盲肤膜泪出之因热伤血分者，倘系气分及风寒而致目中诸症，非其宜矣。《神农本草经百种录》上品：决明子味咸，平。主青盲，目淫肤赤白膜，眼赤痛，泪出。凡目病内外等证，无所不治。久服，益精光，不但能治目邪，而且能补目之精也，其咸降清火之功。轻身。火清则体健也。决明生于秋，得金气之正。其色极黄，得金之色，其功专于明目，详上扁青条内。夫金之正色，白而非黄，但白为受色之地，乃无色之色耳。故凡物之属金者，往往借土之色以为色，即五金亦以黄金为贵。子肖其母也，草木至秋，感金气则黄落，故诸花实之中，凡色黄而耐久者，皆得金气为多者也。《本草求真》卷三：决明子入肝驱风散热，明目。决明子专入肝。气禀清阳，味咸苦甘，微寒无毒，能入肝经，除风散热。凡人目泪不收，眼痛不止，多属风热内淫，以致血不上行，治当即为驱逐，按此苦能泄热，咸能软坚，甘能补血，力薄气浮，又能升散风邪，故为治目收泪止痛要药。并可作枕以治头风，但此服之太过，搜风至甚，反招风害。故必合以蒺藜、甘菊、枸杞、生地、女贞实、槐实、谷精草，相为补助，则功更胜。谓之决明，即是此意。状如马蹄，俗呼马蹄决明。捣碎用，恶大麻仁。

【附方】《药性粗评》卷三：**两目失明。**凡患目热年久失明者，决明子二斗，杵末，食后以粥饮调下一二钱匕。**风头疼晕。**以决明子一两许，研，每用一钱，空心温酒调下。

《本草汇言》卷四：**治肝虚目昏。**用决明子、沙蒺藜、甘菊花，俱酒拌炒，槐实、谷精草、女贞实童便拌炒，各二两，枸杞子盐水洗炒，生地黄切片，姜水洗炒各六两，共为末。炼蜜丸梧子大。每早服三钱。《外台秘方》。○**治暴赤风眼泪痛。**用决明子、蔓荆子、甘菊、生地黄各二钱，荆芥、甘草、玄参、连翘、木通各一钱，水煎，食后服。同前。

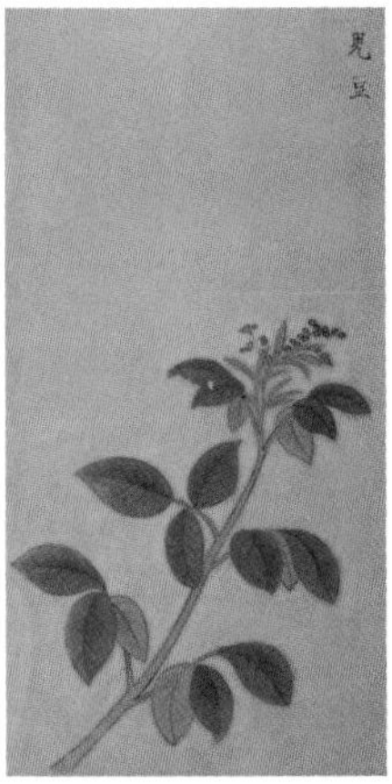

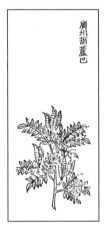

图 14-36-1　鬼豆《履
巉岩》

鬼豆《履巉岩本草》

【气味】性凉，无毒。《履巉岩本草》卷中。

【主治】治泻痢不止，里急后重。干为末，每服一钱至二钱，甘草汤调服。《履巉岩本草》卷中。

胡卢巴《嘉祐本草》

【释名】苦豆《饮膳正要》、肾曹都护《本草乘雅半偈》。

【集解】《药性粗评》卷三：胡芦巴，或云是番国萝葡子也，未知

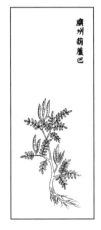

图 14-37-1　广州葫
芦巴《图经（政）》

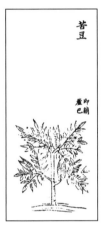

图 14-37-2　广州葫
芦巴《图经（绍）》

图 14-37-3　苦豆
《饮膳》

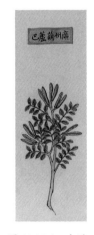

图 14-37-4　广州
葫芦巴《品汇》

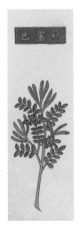

图 14-37-5　葫芦
巴《雷公》

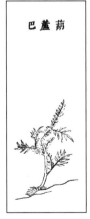

图 14-37-6　葫芦
巴《三才》

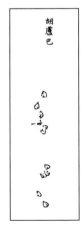

图 14-37-7　葫
卢巴《原始》

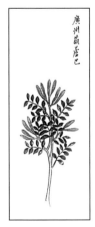

图 14-37-8　广州
葫卢巴《草木状》

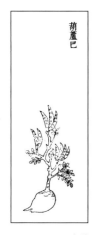

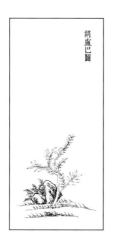

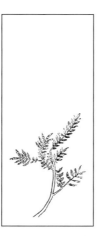

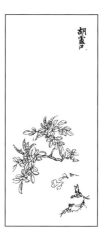

图 14-37-9 葫芦巴《本草汇》　　图 14-37-10 胡芦巴《草木典》　　图 14-37-11 胡芦巴《图考》　　图 14-37-12 胡卢巴《图说》

是否。出海南诸番，今岭南亦有之。

【气味】味苦，热，无毒。入肾、膀胱二经。《医宗必读·本草征要上》。

【主治】主元藏虚冷、腹胁胀满，治膀胱疾。《饮膳正要》卷三。

【发明】《药性解》卷三：葫芦巴虽入肾与膀胱，考诸《本经》，无佐使不能独成功也。《本草汇言》卷三：《嘉祐本草》壮元阳，补肾命之药也。顾汝琳稿能敛互水火两肾之元阳。故主元藏虚冷，命门火衰，不能生土，以致脾胃洞泄不禁，精冷自遗。又治寒疝冲心，及奔豚瘕癖，寒湿脚气，诸阴冷证，无不奏功。因其益命门之力，所谓益火之原，以消阴翳是也。若肾藏有郁火内热者，还宜斟酌。《医宗必读·本草征要上》：寒湿成疝，肝疾也。元脏暖则筋自和而疝愈，此肾肝同治，乙癸同源之理也。按：相火炽盛，阴血亏少者禁之。《药镜》卷一：胡芦巴达膀胱而冷逐，攻疝气而痛消。若夫面色白而如锡箔之死样者，肾蓄虚寒也，从参、附而改容。腹膨胀而若脬球之吹气者，阴气下喧也，倚茴、桂而息警。《本草述》卷九上：胡卢巴之用，类知其为温补元脏虚冷耳。即用之，亦止以温补阳虚尽之耳。第方书中如疗诸逆冲上，属上盛下虚，又如眩晕，亦属上盛下虚者，一用黑锡丹于大温补中归元，一用沉香磁石丸于温补归元中，而清虚风，乃二方内俱入胡卢巴，若兹味犹然取其归元，则附、桂辈已任之而用，此不亦赘乎？盖亦有以从水摄火，即从火温水者，是敛互水火两肾之元阳，如之颐一语，有微中也。《罗氏会约医镜》卷一六：胡芦巴性阳，若相火炽而阴血亏亏者禁之。《本草求原》卷三：能于水中摄火，召元阳于阴宅，命门火衰者得之，敛阳气以归元。温能通阳，苦能入地，与故纸同是运火于水中，非同辛热祛寒之比。

【附方】《药性粗评》卷三：膀胱疝气。桃仁以麸炒过，同胡芦巴等分为末，以一半用酒糊丸如梧子大，以一半为散，每服先用五七十丸，食前盐、酒送下，少顷复以其散，亦食前用热米饮调下一钱匕，每每相间服之，日各一二，甚良。

《本草汇言》卷三：治脾胃虚寒，洞泄不止。用胡卢巴四两，补骨脂三两，白术二两，人参一两，俱炒黄为末，饴糖为丸。每服三钱，汤酒任下。○治寒疝冲心，及奔豚瘕癖，腹中挺痛。用胡卢巴、吴茱萸、川椒、草薢、苍术各二两，炒为末。每服三钱。早晨白汤调下。李氏方。

狐狸尾《生草药性备要》

【主治】治小儿五疳，又能洗痔疮。《生草药性备要》卷上。

野狐酥《生草药性备要》

【主治】治小儿五疳神药。《生草药性备要》卷上。

碎米荠《救荒野谱》

【释名】红花菜《食物辑要》、黄花菜《饮食须知》。

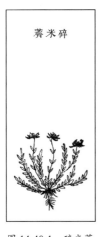 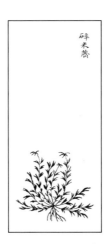 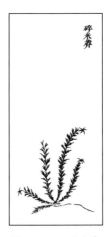 

图 14-40-1　碎米荠　《野谱》 　　图 14-40-2　碎米荠　《茹草》 　　图 14-40-3　碎米荠　《三才》 　　图 14-40-4　碎米荠　《草木典》

【集解】姚氏《食物本草》卷首：王西楼《救荒野谱》：碎米荠食叶。三月采，止可作齑。

【气味】味甘，平，无毒。《食物辑要》卷三。

【主治】益人，和中气，散瘀血。妊妇勿食。《食物辑要》卷三。

黄花地丁《滇南本草》

【气味】味苦，微辛，性寒。《滇南本草》卷上。性寒，苦，平。入太阴。《滇南本草图说》卷四。

【主治】发散疮痈，解疮毒肿痛。入肺，消痰定喘止咳。《滇南本草》卷上。主咳嗽吐痰定喘、肺痿等症。《滇南本草图说》卷四。

【附方】《滇南本草》卷上：治久远咳嗽。痰喘气粗，夜卧不宁用。黄花地丁、响铃草，竹叶为引。

《校补滇南本草》卷中：治年久咳嗽。痰喘气阻，喉内如拽锯之声，不得安眠，黄花地丁二钱蜜炒，响铃草二钱蜜炒，煎汤服之。

自消容《生草药性备要》

【释名】十字珍珠草《生草药性备要》。

【主治】治肿胀，敷大恶疮。根治伤瘄。《生草药性备要》卷上。

【附方】《生草药性备要》卷下：头上生疮仔成堆，痛痒难禁。煎水洗立效。

响铃草《滇南本草》

【集解】《滇南本草图说》卷三：响铃草生田野间，软枝绿叶，叶下有一大果，似豆狗形，内有细子，老黑色。

【气味】味苦、酸，性寒，入肺。《滇南本草》卷中。

【主治】敛肺气，止咳嗽，消痰定喘。《滇南本草》卷中。石淋内结，亦止咳嗽吐痰，定喘降气神奇。捣烂敷疮最良。《滇南本草图说》卷三。

【发明】《草木便方》卷一：响铃草甘治崩淋，补中益气疗耳鸣。头目昏眩消肿痛，泻火清热肝风平。子名沙蒺藜。

【附方】《滇南本草》卷中：治久咳嗽，痰上带血。响铃草，蜜炒，煎汤服效。

图 14-43-1　响铃草《滇南图》

鸡眼草《履巉岩本草》

【释名】野鸡尾《履巉岩本草》、揾不齐《救荒本草》、龙须草、野席草、乌龙须、叉鸡草、绿袍草、铁线草、铁线筒、人字草、棒捶草、丫鸡草、鹿跑草《本草纲目拾遗》、公母草《植物名实图考》、对叉草《草木便方》。

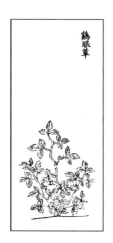  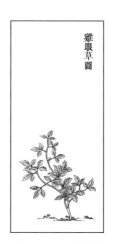 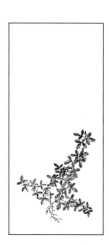

图 14-44-1 鸡眼草	图 14-44-2 鸡眼草	图 14-44-3 鸡眼草	图 14-44-4 鸡眼草
《救荒》	《博录》	《草木典》	《图考》

【集解】《救荒本草》卷上之后：鸡眼草，又名揾（音恰）不齐，以其叶用指甲揾之作剡音霍不齐，故名。生荒野中。揭地生，叶如鸡眼大，似三叶酸浆叶而圆，又似小虫儿卧草叶而大，结子小如粟粒，黑茶褐色。《本草纲目拾遗》卷五：似扁蓄而小，细圆，与《纲目》石龙刍别。《百草镜》云：生山泽。谷雨后发苗，与野席草相类，但席草之叶直上，此草横生布地，小满时抽茎，开花青细。《植物名实图考》卷一二：江西田野中有之。土人呼为公母草，其叶皆斜纹，揾之辄复相勾连。或云中暑，捣取汁，凉水饮之即愈。

【气味】性凉，无毒。《履巉岩本草》卷中。味微苦，气味与槐相类，性温。《救荒本草》卷上之后。

【主治】治一切疮疥，散风火，大理湿热。治口咽诸毒，火症牙痛。《本草纲目拾遗》卷五。

【发明】《草木便方》卷一：对叉草辛散瘀血，闪跌腰胁酒服灭。打痧吐血止疼痛，疮伤溃烂生肌烈。

【附方】《履巉岩本草》卷中：治小便不通，冷淋证。不以多少，干为末，每一钱至二钱，空心食前用甘草汤调服。

丁癸草《生草药性备要》

【气味】味甜，性温。《生草药性备要》卷上。

【主治】敷大疮，解热毒，散痈疽，治疔疾。其根煲酒。治牛马疔。共蜜糖从敷。治马嘴疔。调蜜敷。埋诸疮口，治蛇伤。用根存性为末，掺之即愈。《生草药性备要》卷上。

野胡萝卜《救荒本草》

【释名】鹤虱根《草木便方》。

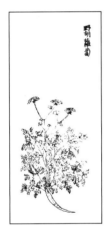

图 14-46-1 野胡萝卜《救荒》

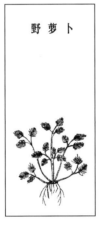

图 14-46-2 野萝卜《野谱》

图 14-46-3 野萝卜《茹草》

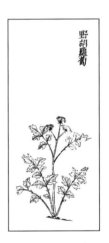

图 14-46-4 野胡萝卜《三才》

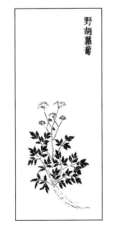

图 14-46-5 野胡萝卜《博录》

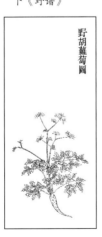

图 14-46-6 野胡萝卜《草木典》

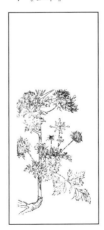

图 14-46-7 野胡萝卜《图考》

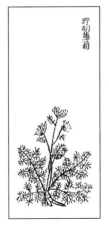

图 14-46-8 野胡萝卜《便方》

【集解】《救荒本草》卷上之后：野胡萝卜生荒野中。苗叶似家胡萝卜，俱细小，叶间撺生茎叉，梢头开小白花，众花攒开如伞盖状，比蛇床子花头又大，结子比蛇床子亦大，其根比家胡萝卜尤细小。《植物名实图考》卷五：此草处处有之，湖南俚医呼为鹤虱，与天名精同名。亦肖其花，白如鹤子，细如虱耳。

【气味】味甘。《救荒本草》卷上之后。

【主治】治逆血，喉蛾痰痹解毒热，急慢惊风血淋止，子痛蛇伤杀虫灭。《草木便方》卷一。

箬《本草纲目》

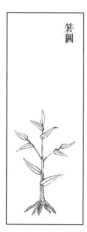
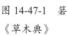

图14-47-1　箬《草木典》

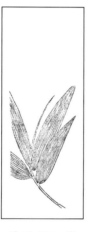

图14-47-2　箬《图考》

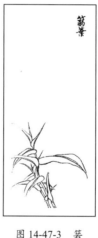

图14-47-3　箬叶《图说》

【释名】《植物名实图考》卷一四：箬古今以为笠蓬，亦呼为蓑。御湿所亟。《本草纲目》始著录。弃物有殊功，故备载诸方，以着无弃菅蒯之义。零娄农曰：箬之用广矣，笠以御雨，蓬以行舟，裹以避湿，摘以习书。《南史》：徐伯珍少孤贫，学书无纸，常以竹箭、箬叶、甘蕉学书。叶如竹与芦，而用胜于竹、芦。乃字书皆未详及。《说文》若训择菜，余皆以箬训竹、箬训笋，唯诗家间有咏及耳。夫杜若既无定诂，若木乃涉荒渺，文人摭搪，如数家珍，而民间日用之物，忽焉不察，非所谓画家喜画鬼神而不画犬耶？李时珍采以入药，品其气味，胪其治疗，拔真才于灌莽，被濯而熏盥之，脱堂皁于缧绁，握馥蓂于庭阶。得一知己，沉沦者亦良幸矣。吾前过章贡山中，捋之、撷之于芜秽蒙密间，始识其全体。土人皆呼为辽叶。李时珍谓其叶疏辽故名。按字书树叶疏也，则亦可作。吾谓凡物之邈远者皆曰辽，火燎于原，其光远也；窗疏曰寮，目朗曰瞭，其见远也；山民曰獠，外之至矣。此草不生平原而远依山泽，谓之曰辽，亦外之而已。夫物为人所外而有殊功，古所云破天荒者，非此类耶？荜门窭窭之人，而皆陵其上，其难为上矣。春秋世禄，恃以为狱，乌可为训？

叶

【气味】性味甘温。《药性切用》卷三。

【主治】发明：箬生小竹而叶最大，故可以之为笠。烧灰治吐衄、呕咯及便溺诸血。又能通小便，利肺气，散喉痹，消痈肿，每服不过一钱匕。又治痘疮倒靥，以箬叶灰一钱匕，入麝香，酒调服之。干箬蒂煎汤治胃热呃逆。其性较柿蒂稍平。取灰以香油调，涂汤火伤甚良。《本经逢原》卷二。治诸血证，及五淋、血淋尤妙。疗痈肿喉痹，目疾。《药性蒙求·草部》。

芦《别录》

【集解】《药性粗评》卷二：芦根，荻与蒹葭之属也。春生苗，茎似竹有节，叶抱而疏茎生，长尺余，茎高丈余，无枝，秋开白花，作穗如芒，根亦似竹而节疏。江淮洲泽处处有之，颇供柴薪之用。二、八月采根，以逆水入土并黄泡肥厚者良。其露出与浮水中者俱不堪用。采获去须日干。

《植物名实图考》卷一四：《梦溪笔谈》以为芦、苇是一物，药中宜用芦，无用荻理，然今江南之荻，通呼为芦，俗方殆无别也。毛晋《诗疏广要》引证颇核，附以备考。

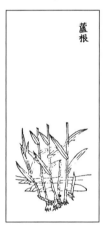
图 14-48-1 芦根
《图经（政）》

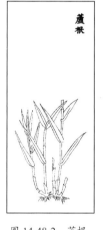
图 14-48-2 芦根
《图经（绍）》

图 14-48-3 芦花
草《履巉岩》

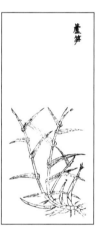
图 14-48-4 芦笋
《救荒》

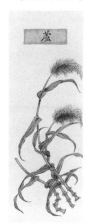
图 14-48-5 芦
《品汇》

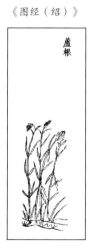
图 14-48-6 芦根
《蒙筌》

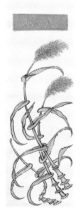
图 14-48-7 芦
根《雷公》

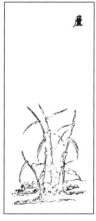
图 14-48-8 芦
《三才》

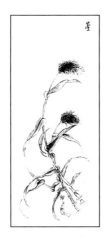

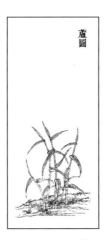

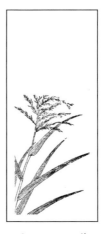

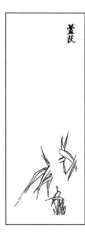

图 14-48-9　芦　　　　图 14-48-10　芦　　　　图 14-48-11　芦　　　　图 14-48-12　芦

《草木状》　　　　　　《草木典》　　　　　　　《图考》　　　　　　荻《图说》

根

【气味】性凉，无毒。《履巉岩本草》卷下。味甘、辛，寒，无毒。《宝庆本草折衷》卷一一。味甘、苦，性微寒，无毒。入肝、脾二经。《本草再新》卷二。

【主治】入甘草一处煎服，治小便淋沥，赤涩不通。《履巉岩本草》卷下。主消渴客热，止小便利，呕逆不下食，妊妇时疾热渴。《日用本草》卷七。

【发明】《本草发明》卷三：芦根甘寒，除阳明燥热。故主消渴，客热大热，止小便利，呕逆噎哕，开胃下食，解鱼蟹毒。《药性解》卷四：芦根主气逆呕哕，故入太阴阳明。消渴之症，亦以气化不及州都故也。今得芦根以理太阴，而津液之生必矣。《本草经疏》卷一一：芦根禀土之冲气，而有水之阴气，故味甘气寒而无毒。消渴者，中焦有热，则脾胃干燥，津液不生而然也。甘能益胃和中，寒能除热降火，热解胃和，则津液流通而渴止矣。《分部本草妙用》卷八：芦根，甘能益胃，寒能除火，故呕吐者，根汁煎药服之最效。《药镜》卷四：芦根下噎隔之痰，清吐逆之火。三阳秘结，遂作灵丹。三消渴病，恃为神品。劳复食复，单煮汁浓。霍乱闷烦，麦冬同饮。至于芦笋之为用也，除热而利小水，极其所长。兼解狗、马、河鲀毒矣。《本草汇笺》卷三：芦根味甘，得土之冲气，气寒得水之阴气，凡中焦有热，则脾胃干燥，津液不生，而有消渴之症。甘以益胃，寒以抑火，热解胃和，则津液流通，而渴除矣。肺为水之上源，脾土散精，上归于肺，始能通调水道，气化及于州都。肾为水脏，主二窍，小便频数，肺、肾、膀胱三家有热也。以甘寒之品，除其客热，而小便自复其常矣。火升胃热，而有反胃呕逆噎哕等症。伤寒时疾，热甚烦闷。下多亡阴，致有泻利之症。而人多渴，孕妇血不足，则亦成心热之病。甘寒除热安胃，亦能下气，故悉主之。《本草述》卷九上：芦根之味甘而气寒，故益胃而解热。甘寒更能养阴，故治胃热呕逆者为圣药也。其云止小便利者，盖胃热则脾气不能散精，上归于肺，使其通调水道，下输膀胱，即就胃而归之下，故小便频数也。胃热解，则脾能散精于肺，肺得司其通调下输之令，而如常矣。

其止渴者亦大概此义。止渴者，当以脾为胃，行其津液之义求之。《顾氏医镜》卷七：治消渴呕逆，除噎膈反胃。皆除热降火之功。可清烦热，能止便频。热甚则小便频数，火性急速故也。独入阳明，清热下降。《本草求真》卷六：芦根泻胃中热呕。芦根专入肺胃，兼入心。治无他奇，惟清肺降火，是其所能。○然此止宜实热，不宜虚寒。若误用之，必致见害，取逆水土内甘美者效。若露出水面者，损人，去芦节。

【附方】《药性粗评》卷二：五噎气滞。心膈烦闷，吐逆噎滞者，取根五两，剉，以水三升，煮取二升，去滓，不拘时啜下。暴泻症危。卒得霍乱水泻，气息危急者，取根一把，浓煎灌之。食肉中毒。但食诸肉中毒，腹不快者。取根浓煮，其汤服之。

《太乙仙制本草药性大全·仙制药性》卷一：治食马肉中毒瘁痛。用根五两，切，以水八升，煮取二升，分为三分。治干呕哕，若手足厥冷。以根三斤，浓煮汁饮之。○食鲈鱼肝、鳀鮧鱼中毒。剉根煮汁一二升饮之。○治食狗肉不消。心下坚或腹胀口干，忽发热妄语，煮根饮之。○治五噎。心膈气滞，烦闷，吐逆不下食，芦根五两剉，以水三大盏，煮取二盏，去滓，不时温服。

笋

【气味】味甘，寒，无毒。《食鉴本草》卷下。甘，淡，寒。《医林纂要探源》卷二。

【主治】解河豚鱼毒。治膈寒客热，止渴，利小便，解诸鱼之毒。《食鉴本草》卷下。

【发明】《调疾饮食辩》卷三：此物不能常得；芦根可以代之。

花

【气味】性凉。《医方药性·草药便览》。

【主治】水煮汁服，主霍乱大善。《神农本经会通》卷一。消食，止咳嗽。《医方药性·草药便览》。

【附方】《本草集要》卷二：主卒霍乱危急者。取一把煮浓汁，顿服二升差。

麻苎 《养生食鉴》

【气味】味酸、滑，性寒，无毒。《养生食鉴》卷上。

【主治】固表润肠，解酒利便。胃寒泄泻勿食，疮患忌之。《养生食鉴》卷上。

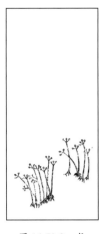

图 14-50-1 龙常《草木典》

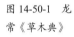

图 14-50-2 龙常草《图考》

龙常草《别录》

【集解】《证类本草》卷三〇：〔《别录》〕生河水傍，如龙蒭，冬、夏生。《植物名实图考》卷一四：龙常草，《别录》有名未用。李时珍以为即粽心草，龙须之小者。

【气味】味咸，温，无毒。〔《别录》〕。《证类本草》卷三〇。

【主治】主轻身，益阴气，疗痹寒湿。〔《别录》〕。《证类本草》卷三〇。

田荒草《草木便方》

【气味】甘寒。《草木便方》卷一。

【主治】明耳目，调中润肺消渴服，脚气湿痹虚水肿，利水清便涂肿毒。《草木便方》卷一。

淡竹叶《本草纲目》

【释名】毛竹叶《校补滇南本草》、黄牛子《生草药性备要》。

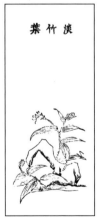

图 14-52-1 淡竹叶《三才》

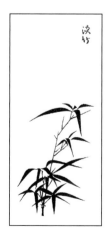

图 14-52-2 淡竹《三才》

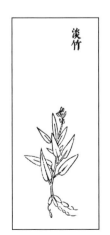

图 14-52-3 淡竹《本草汇》

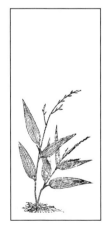

图 14-52-4 淡竹叶《图考》

【集解】《医林纂要探源》卷二：贴地小草，叶如竹而薄，背有毛，茎细弱，作蔓。功同竹叶。《植物名实图考》卷一四：淡竹叶详《本草纲目》。今江西、湖南原野多有之。考古方淡竹叶，《梦溪笔谈》谓对苦竹而言；或又谓自有一种淡竹。唯李时珍以此草定为淡竹叶，又有竹头草与此相类，《竹谱》亦谓可代淡竹叶。《校补滇南本草》卷上：生荒野间。形似竹叶，生一小枝，叶上有毛，俗呼淡竹叶。

【气味】味甜、辛、淡，性寒。《生草药性备要》卷上。

【主治】止渴，退热，宽胸。《医方药性·草药便览》。凉心暖脾，消痰止渴，除上焦火、风邪烦热。治白浊，退热、利小便，散痔疮毒，明眼目。《生草药性备要》卷上。治小儿惊痫。《医林纂要探源》卷二。小儿痘毒，外症恶毒。《本草再新》卷二。治妇人血虚发热，大烧成痨，服之神效。亦能利大小便，热疾成血淋。《校补滇南本草》卷上。

【发明】《本草汇言》卷四：清心火，利小便，李时珍通淋闭之药也。陈赤葵稿：淡味，五藏无归。但入太阳，利小便为专用。有走无守，证因气壮火郁，小水不利，用无不宜。如阴虚清气不化者，又不可用。根性极冷，善能堕胎催生，妊妇勿轻试也。《医宗必读·本草征要上》：淡味五脏无归，但入太阳，利小便，小便利则心火因之而清也。按：竹叶有走无守，不能益人。孕妇禁服。《本草乘雅半偈》帙一〇：淡非浓比，洎淡水盈貌也。对待急疾如火，肺热叶焦，为烦热，为癃闭，叶可走之，利之。根能堕胎催生，太阴肺主开，阖者辟之，急方泄剂也。《本草汇》卷一一：淡竹叶有走无守，不能益人。淡味，五藏无归，但入太阳，利小便。小便利，则心火因之而清矣。

【附方】《本草汇言》卷四：治小儿胎热，母孕时多食炙煿之物，生下面赤眼闭，口中气热，焦啼燥热。用淡竹叶、甘草、黑豆各三钱，灯心廿根，水一碗，浓煎三四分，频频少进。令乳母亦服。〇治小儿胎寒，母孕时受寒，儿生下面色青白，四肢厥冷，大便青黑，口冷腹痛，身起寒栗。淡竹叶五分，烧灰，白术、桂心、细辛、黄耆、甘草各一钱，俱研细末。每服一分，以乳汁调下。

荩草《本经》

【集解】《植物名实图考》卷一一：荩草《本经》下品。《唐本草》以为即《尔雅》菉，王刍。注：菉，蓐也。此即水中草之似竹者，医者罕用。

【气味】味苦，气平，无毒。《太乙仙制本草药性大全·仙制药性》卷二。

【主治】主久咳上气喘逆，治痂疥白秃疡气。杀皮肤小虫，疗久寒惊悸。《太乙仙制本草药性大全·仙制药性》卷二。

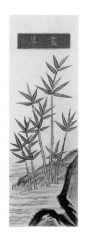
图 14-53-1　芨草《品汇》

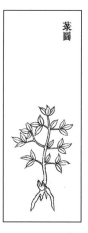
图 14-53-2　芨草《雷公》

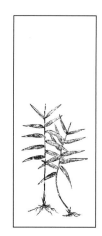
图 14-53-3　菼《草木典》

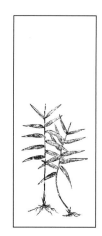
图 14-53-4　芨草《图考》

【附方】《太乙仙制本草药性大全·仙制药性》卷二：一切恶疮。取根茎煮汁，洗之效。

铁线草《滇南本草图说》

【释名】堑头草、绊根草《草药图经》。

图 14-54-1　铁线草《滇南图》

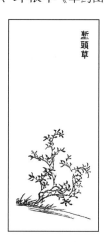
图 14-54-2　堑头草《草药》

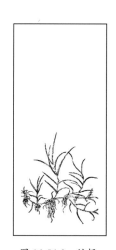
图 14-54-3　绊根草《图考》

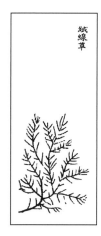
图 14-54-4　铁线草《便方》

【集解】《滇南本草图说》卷九：铁线草生田边旷野间，软枝，串地延蔓而生，杆细而赤，恰似铁线，故名铁线草。《草药图经》：扁者白根有须，可用。圆者无用。味甜者可用，生水边味淡者，不可用。寸节生根。治破皮，止血，能治跌打损伤通用。清明前后有之，十月即枯。《植物名实图考》卷一：平野水泽皆有。俚医谓之堑头草。扁者、白根有须者、味甜者，可用；圆者、生水边、味淡者，不可用。治跌打损伤，破皮止血，寸节生根。志书多以为即蔓草。《尔雅》：茜，蔓于。或即此。《本草衍义》谓即熏莸之莸，恐未的。

【气味】性温，味酸、微甘，入厥阴。《滇南本草图说》卷九。

【主治】走筋骨，舒筋活络。凡半身不遂，手足麻木，泡谷子酒，服之最良。捣烂，敷疮可愈。《滇南本草图说》卷九。

【发明】《草木便方》卷一：铁线草苦性微平，一切风疾用最灵。捣涂恶疮肿毒退，风湿热肿效如神。

【附方】《校补滇南本草》卷下：治筋骨疼痛。铁线草、小白淑气花晒干、秦归、牛膝、桂枝，共入罐内泡酒，文武火煮一炷香，埋土内一夜去火，次日取出，临卧服三杯。又方：铁线草用口嚼，敷久远臁疮生肌。又刀伤，跌打损伤，止血收口，能接骨，良效。

莸草《本草拾遗》

【释名】茜《通志》、莸水草、莸蔓于《太乙仙制本草药性大全》。

【集解】《植物名实图考》卷一四：《尔雅》：茜，蔓于。注：多生水中，一名轩于。《本草拾遗》：生水田中，状如结缕草而长，马食之。李时珍并入《别录》有名未用之马唐，又以为即熏莸之莸，恐未确。江西水茜草极多，作志者多以为即蔓草，按蔓亦非草名。姜孟青草。

【气味】味甘，气大寒，无毒。《太乙仙制本草药性大全·仙制药性》卷二。

【主治】主湿痹、顽痹神功，消水气、脚气大效。小腹急虚肿即除，便赤涩消渴并疗。《太乙仙制本草药性大全·仙制药性》卷二。

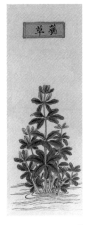

图 14-55-1 莸草《品汇》

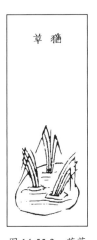

图 14-55-2 莸草《太乙》

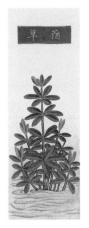

图 14-55-3 莸草《雷公》

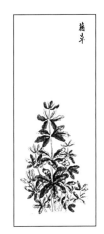

图 14-55-4 莸草《草木状》

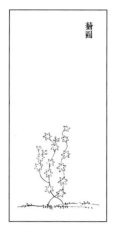

图 14-55-5　菀
《草木典》

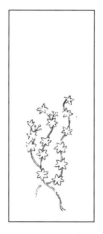

图 14-55-6　菀
《图考》

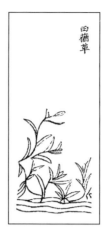

图 14-55-7　田
菀草《便方》

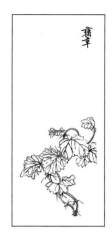

图 14-55-8　菀
草《图说》

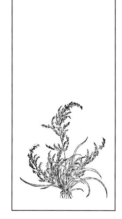

图 14-56-1　画眉
草《图考》

画眉草《植物名实图考》

【释名】榧子草《植物名实图考》。

【集解】《植物名实图考》卷一五：画眉草抚州山坡有之。如初生茅草，高三四寸，秋时抽葶，发小穗数十条，淡紫色，似蓼而小，殊有动摇之致。

【主治】或云可治跌打损伤。《植物名实图考》卷一五。

狗尾草《本草纲目》

【释名】野黍《救荒本草》。

【集解】《救荒本草》卷上之后：野黍生荒野中，科苗皆类家黍，而茎叶细弱，穗甚瘦小，黍粒亦极细小。《本草纲目拾遗》卷五：《百草镜》云：生颓垣墙侧，人家荒圃中尤多，俗呼狗尾草。叶如茅，六月开花，形如狗尾，采取花茎下截阴干用。《植物名实图考》卷二：野黍生北方田野，《救荒本草》录之。粒稀早穗，实熟易落。

【气味】味甜，性微温。《救荒本草》卷上之后。性味辛寒。《药性切用》卷三。

【主治】补中益气，五劳虚烧，神效。妇人干血劳，服之亦效。《滇南本草图说》卷四。治疗痈癣。《本草纲目拾遗》卷五。

【附方】《本草纲目拾遗》卷五：面上生癣。取草数茎揉软，不时搓之，即愈。风粟瘾疹。狗尾草茎刮出瘀血，避风数次，自效。见杭集三方。羊毛瘢。一名羊毛痧，以狗尾草煎汤内服，外用银针挑破红瘰，用麻线挤出瘰中白丝如羊毛状者，即愈，否则胀死。《家宝方》。

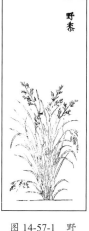

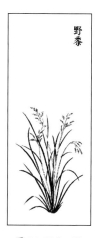

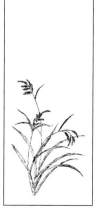

图 14-57-1　野
黍《救荒》

图 14-57-2　野
黍《博录》

图 14-57-3　野
黍《滇南图》

图 14-57-4　野
黍《图考》

鼠尾草《别录》

【释名】鼠菊《救荒本草》。

【集解】《救荒本草》卷上之前：鼠菊《本草》名鼠尾草，一名葝（音劲），一名陵翘。出黔州及所在平泽有之。今钧州新郑岗野间亦有之。苗高一二尺，叶似菊花叶微小而肥厚，又似野艾蒿叶而脆，色淡绿，茎端作四五穗，穗似车前子穗而极疏细，开五瓣淡粉紫花，又有赤白二色花者。黔中者苗如蒿。《植物名实图考》卷一四：可以染皂草也。《救荒本草》谓之鼠菊，叶可煤食，细核所绘形状，与马鞭草相仿佛。

【气味】味苦，平，微寒，无毒。《宝庆本草折衷》卷一一。

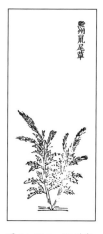

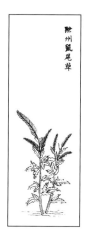

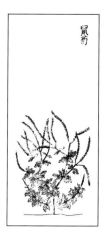

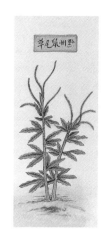

图 14-58-1　黔州鼠
尾草《图经（政）》

图 14-58-2　黔州鼠
尾草《图经（绍）》

图 14-58-3　鼠
菊《救荒》

图 14-58-4　黔州
鼠尾草《品汇》

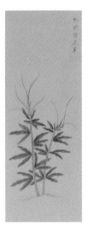

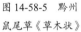

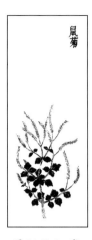

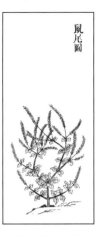

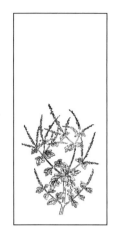

图 14-58-5 黔州
鼠尾草《草木状》

图 14-58-6 鼠
菊《博录》

图 14-58-7 鼠
尾《草木典》

图 14-58-8 鼠
尾草《图考》

【主治】主鼠瘘寒热，下痢脓血。白花者主白下，赤花者主赤下。《宝庆本草折衷》卷一一。

【附方】《证类本草》卷一一：治久赤白痢不差，羸瘦。用鼠尾草捣为末，每服一钱，不计时候，以粥饮调下。《圣惠方》。

鼠尾仔《医方药性》

【气味】性凉。《医方药性·草药便览》。

【主治】治飞疡。《医方药性·草药便览》。

灯心草《开宝本草》

【释名】石龙刍、龙须草、席草《药性要略大全》。

【修治】《太乙仙制本草药性大全·本草精义》卷二：多采蒸熟，向日曝干，折取中心白穰用之。燃灯照夜，此谓熟草，不入药方。务求生剥者为良，揉碎煎汤液才效。《本草乘雅半偈》帙一：取生劈者良，或饮或膏，或末或圆，各从方制。若辗末使，每用生劈白瓢十斤，以米粉调煮稀薄浆水，拌润一伏时，晒燥辗末，入水澄去浆粉，取浮起者，暴干收用。《本草述》卷九下：灯草最难成灰，一烧即过，安能得灰？必紧扎作一把，令坚实，塞入罐内，固济，煅之，罐红为度，待冷取出，方有存性黑灰。《尤氏喉科秘书》：制灯草灰法务择其白色者，先铺在桌上，以清水喷湿，候心内潮润，将竹管坚固不碎，两头厚薄相匀者，以水浸管内，以湿红布团塞紧一头，即将灯心塞入，以竹箸捶实，倾去水，如是逐渐塞满，再用湿红布塞实，入栎炭火煅之，

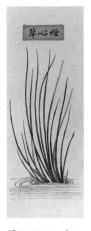

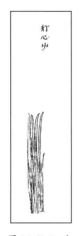

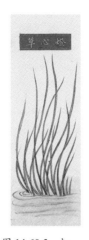

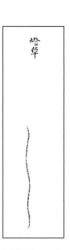

图 14-60-1 灯心
草《品汇》

图 14-60-2 灯
心草《蒙荃》

图 14-60-3 灯
心草《雷公》

图 14-60-4 灯
心草《原始》

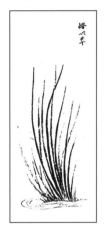

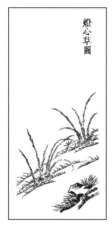

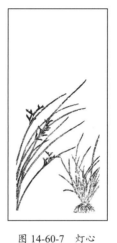

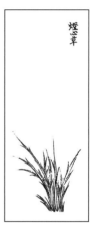

图 14-60-5 灯心
草《草木状》

图 14-60-6 灯心
草《草木典》

图 14-60-7 灯心
草《图考》

图 14-60-8 灯心
草《图说》

观其烟尽，及管内通红，取出放洁净平地上，须以水预喷湿地上，用碗覆之，待冷取起，剥去
外面之灰，打开看，药灰黑色，成团者佳。煅时勿令竹管爆碎，碎则无用。不可煅过，过则灰白。
不可煅生，生则不成灰。此药最轻，宜多备。

茎根

【气味】气微寒，味苦。无毒。《医学统旨》卷八。味甘、淡，气寒、凉，无毒。
《药性要略大全》卷。

【主治】主五淋，治小虫蚁入耳不出。治小儿夜啼。《图经本草药性总论》卷上。
通阴窍涩不利，利小便，除水肿，癃闭五淋。《本草发挥》卷二。

心中白穰灰

【主治】治破伤，多烂嚼和唾贴，用帛裹，血立止。〇治小儿夜啼，用灯心烧灰涂乳上与吃。《宝庆本草折衷》卷一一。

【发明】《宝庆本草折衷》卷一一：此草之心，满皮而生。为可燃灯，故曰灯心也。艾原甫谓其能治心经之热，亦以心通心之义。故今人多成条入药以同煎，及各以煎汤而下药也。然根苗败席，尚可疗病，则其中精华可知。或欲为末，以米饮蘸过焙燥，和药碾之，即成细末矣。《本草纂要》卷七：主心腹邪气，七情郁热，小便短少，气结淋闭，煎汤饮之甚验。又治心惊恍惚，喉痹夜啼，烧灰服之尤捷。此剂与木通所治虽同，但木通木类，其势力最大，故通利九窍，直彻下行；灯心草其性轻浮，故治心养气，虽利不胜为害。二者之间，察人虚实而用治，虚则与之灯心，实则与之木通，方妙。《本草经疏》卷一一：灯心草，气味甘寒，则无毒可知。入心、小肠药也。其质轻通，其性寒，味甘淡，故能通利小肠，热气下行从小便出。小肠为心之腑，故亦除心经热也。《本草汇言》卷三：灯心草：通阴窍，张元素利小水之药也。蔡心吾稿：故《开宝》单治癃闭五淋诸疾。其味甘，其性寒，其体轻，乃清肃之品。善能通利小肠热气不行，从小便出。然小肠为心之府，故亦能除心经热也。又《张氏方》谓能消水肿，散喉痹，定惊悸，止小儿夜啼，疗大人痰热，皆取其轻凉清肃之性，以治热郁为诸病，悉主用焉。但性专通利，凡虚脱之病，不宜多用。《药品化义》卷四：灯心属阳有金与水，体虚而轻，色白，气和，味淡，性平云寒非，能升能降，力淡渗，性气与味俱轻清，入心肺小肠膀胱四经。灯心气味俱轻，轻者上浮，专入心肺。性味俱淡，淡能利窍，使上部郁热下行，从小便而出，主治咳嗽咽痛，眼赤目昏，淋闭水肿，小水不利，暑热便浊，小儿夜啼，皆清热之功也。世疑轻淡之物，以为力薄而忽略之，不知轻可去实，淡主于渗，惟此能导心肺之热自上顺下，通调水道，下输膀胱，其力独胜。《本草汇笺》卷三：灯心草质轻味淡，五脏无归，专入小肠，利水，导上渗下，其力独胜。小肠受盛，与心应，故又入心经，为清心降火之品。《本草新编》卷四：通阴窍，利小便，除癃闭成淋，消水湿作肿。此物用之以引经，并非佐使之药也。《夕庵读本草快编》卷二：灯草色白属肺，中空象心，味淡而平，轻扬之品也。故能泻肺而通气，降心而清热。凡五淋癃闭，水肿失血，得非金不能生水，膀胱之气不舒乎？小儿夜啼，缠喉风痹，得非火气上腾，少阴之气怫郁乎？故宜用此以通以利。《内经》所谓淡以泻之也。若小便自利，下焦气虚者，不宜过与。《医林纂要探源》卷二：灯草淡，寒。清肺金而渗湿，去妄火以宁心。无味，淡即其味。色白轻浮，入肺以渗湿行水。又心以入心。心，君火也，君火有主，则神明敷布而不热。君火无主，则火气拂郁而不明。其受膏燃火，心之用血而生明也，故能宁心，心宁则妄热不作矣。

【附方】《宝庆本草折衷》卷一一：治破伤。心中白穰灰在内，多烂嚼和唾贴。用帛裹，血立止。又治小虫蚁入耳。挑不出者，以灯心浸油钓出虫。又治小儿夜啼。用灯心烧灰涂乳上与吃。

《本草汇言》卷三：治下疳蛀梗掺方。用灯心草一两，烧灰，橄榄十五个，连核烧灰，共研匀细末，掺上即收。○治一切口中苦、甘、辣、咸、酸诸味为病。以灯心草一握为君，佐以五经清火药治之。如口苦者心热，加黄连、山栀；口甜者脾热，加黄连、黄芩；口辣者肺热，加桑白皮、地骨皮；口咸者肾热，加黄柏、知母；口酸而苦者肝胆有郁火。加龙胆草、柴胡、青皮。配诸药，俱佐灯心草，见证加煎漱口，徐徐咽下。

天灯心《医方药性》

【气味】性温。《医方药性·草药便览》。

【主治】解心热，利小便，止渴。《医方药性·草药便览》。

石龙刍《本经》

【释名】野席草《本草纲目拾遗》、秧草根《校补滇南本草》。

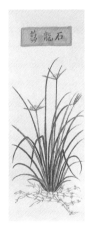

图 14-62-1 石龙刍《品汇》

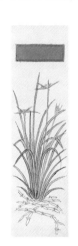

图 14-62-2 石龙刍《雷公》

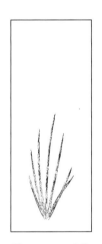

图 14-62-3 石龙刍《图考》

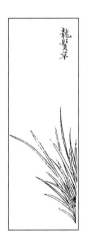

图 14-62-4 龙须草《图说》

【集解】《绍兴本草》卷七：绍兴校定：石龙刍，采茎入药。其草柔软细长，人或编之以为席者是也。《本经》所载主治虽众，但今方家稀见入药。《药性要略大全》卷六：石龙刍一名龙须，即席上草也。与灯心草同种。《本草纲目拾遗》卷五：野席草生山泽水旁，较席草稍短细，亦名龙须草。清明后生苗，小满时开花细小，根类竹根，黑色，入药取根用。《植物名实图考》卷一一：石龙刍《本经》上品。今龙须草，湖南、广西植之田中，织席上供。《山海经》曰龙蓄；《别录》龙常草，有名未用。李时珍以为即鼠莞，似龙须之小者，俗呼粽心草云。

【气味】味苦、微寒、无毒。《绍兴本草》卷七。气微寒。温，味苦，无毒。《本草发明》卷三。性微寒，味甘，涩。入肝脾二经。《校补滇南本草》卷中。

【主治】止血崩，风气疼痛，鹤膝风，梦遗。《本草纲目拾遗》卷五。凉血止血，治大肠下血，妇人红崩白带，散经连绵。利小便，治五淋白浊，消血肿。《校补滇南本草》卷中。

【发明】《本经逢原》卷二：龙刍生水中，性专利水。《本经》所主心腹邪气，亦是因水湿潴积所致，其败席治淋及小便不通。昔人用以煮服，莫若烧灰酒服更良。《本草崇原》卷上：石龙刍气味苦寒，生于水石间，得少阴水精之气化，故以龙名。又，龙能行泄其水精也，主治心腹邪气者，少阴水精之气，上交于心，则心腹之邪气可治也。小便不利，淋闭者，热邪下注而病淋，浊气不化而仍闭结，皆为小便不利。龙刍能启水精之气，上交于心，上下相交，则小便自利矣。又，少阴神气外浮，则能去风湿。少阴神气内藏，则能除鬼疰也。又曰：恶毒者，言鬼疰之病，皆恶毒所为，非痈毒也。久服则水火相济，故能补虚羸而轻身。精神充足，故耳目聪明而延年。

【附方】《本草纲目拾遗》卷五：齿牙疼痛，动摇欲落者。用野席草根煎汤代茶服，一二日牙疼自止，永不再发，齿牙动摇者，亦坚固如石。《仁惠方》。

《校补滇南本草》卷中：治妇人红崩下血，散经连绵，日久不止。秧草根二钱，管仲一钱，水煨，点水酒服。

田基沙《本草求原》

【释名】田细沙《本草求原》。

【气味】淡，平。《本草求原》卷三。

【主治】去眼中血膜红筋，跌打瘀肿，止痛，治飞沙。煎水洗。《本草求原》卷三。

地杨梅《本草拾遗》

【集解】《证类本草》卷六：〔《本草拾遗》〕四五月有子似杨梅，苗如蓑草也。《植物名实图考》卷一四：地杨梅《本草拾遗》始著录。云如莎草，有子似杨梅。今小草中有之。治痢亦同。按图似即水滨水杨柳。与原说不肖。姑存之以备考。

【气味】味辛，平，无毒。〔《本草拾遗》〕。《证类本草》卷六。

【主治】主赤白痢。取茎、子煎服。〔《本草拾遗》〕。《证类本草》卷六。

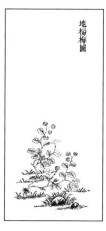
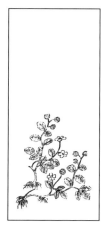
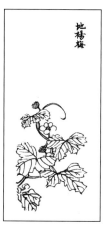

图 14-64-1 地杨梅　　　　图 14-64-2 地杨　　　　图 14-64-3 地杨
《草木典》　　　　　　梅《图考》　　　　　　梅《图说》

地黄《本经》

【集解】《本草乘雅半偈》帙一：苗叶布地，高不及尺，随地透迤，生机偏向根者荄也。根截入土，横穿直竖，绝不以坚碍妨活泼，真得色空者耳。其汁深黄，染手不落。其味甘美，着舌不散。吮拔地髓，性颇贪狼，故种植之地，土便憔苦，十年后方得转甜，功德力量，可望而知矣。先人判干者为脾之肾药，熟者为肾之脾药，明显的确。及释《本经》《别录》，精详深邃，读之可比类旁通，颐不更参。《医林纂要探源》卷二：生地黄甘少苦多，大寒。此掘取初出土者。其叶似芥菜，抽茎数干，开花结实茸茸然，根下分歧累累，结聚如瘦小萝卜，色青黄。怀庆产最佳，粗大有断纹。《植物名实图考》卷一一：地黄《本经》上品。《尔雅》谓之芐。羊芐豕薇，古以为茹。今产怀庆，以沃土植之，根肥大多汁，野生者根细如指，味极苦。《救荒本草》：俗名婆婆奶，北地谓之狗奶子。叶味苦回甘，如枸杞芽。今怀庆以为羹臛。《增订伪药条辨》卷二：熟地地黄以怀庆所产为良。一经蒸晒，其色便黑，为熟地黄。以九蒸九晒，透心黑者为佳；中心微黄者次之。闻用红白萝卜，以地黄汁浸透晒干假充，尤宜细辨。炳章按：地黄六七月出新。怀庆出者，短圆如卵，细皮性糯者地道。直地乃出新时压扁捏长，以枝头大小，分价目上下。天津出者，体长皮粗性粳，为次。细者，名细生地，或曰直皮。熟者以生者洗去泥沙，蒸晒九次者佳。云以红萝卜做就伪充者，此属理想之谈，于形色气味不符，岂可混充？又有鲜生地一种，杭州笕桥出者，长茎，根皮光黄白色，肉白微黄，肥长性糯者佳。河南出者，枝亦长黄褐色，肉白有硬筋，略次。此物以治血热证，鲜用易烂。藏者掘一净土窖，下用干沙泥衬底，面上贮生地一层，再夹沙一层，如是收藏，则少烂耳。

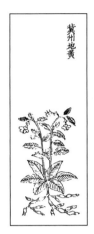

图 14-65-1 冀州
地黄《图经（政）》

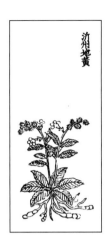

图 14-65-2 沂州地
黄《图经（政）》

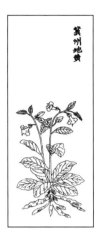

图 14-65-3 冀州地
黄《图经（绍）》

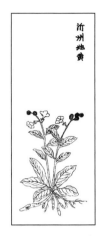

图 14-65-4 沂州
地黄《图经(绍)》

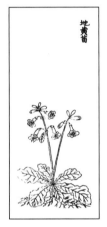

图 14-65-5 地黄
苗《救荒》

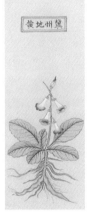

图 14-65-6 冀州
地黄《品汇》

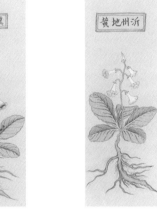

图 14-65-7 沂州
地黄《品汇》

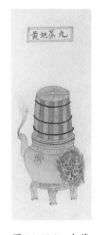

图 14-65-8 九蒸
地黄《品汇》

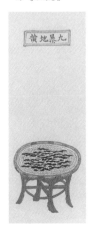

图 14-65-9 九暴
地黄《品汇》

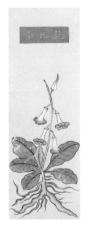

图 14-65-10 干
地黄《雷公》

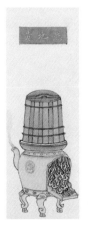

图 14-65-11 熟
地黄《雷公》

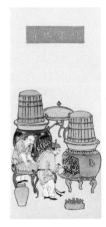

图 14-65-12 炮
制地黄《雷公》

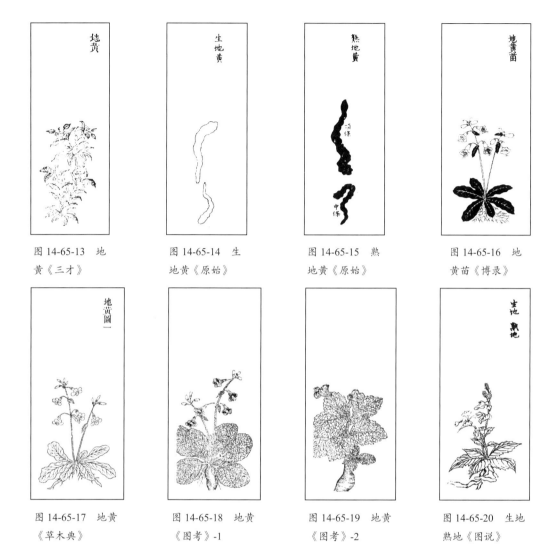

图 14-65-13 地黄《三才》

图 14-65-14 生地黄《原始》

图 14-65-15 熟地黄《原始》

图 14-65-16 地黄苗《博录》

图 14-65-17 地黄《草木典》

图 14-65-18 地黄《图考》-1

图 14-65-19 地黄《图考》-2

图 14-65-20 生地熟地《图说》

干地黄

【修治】《药性切用》卷三：亦有炒松炒炭用者，盖炒松能去血中之湿，炒炭能止湿热伤阴之血也。

【气味】味甘苦，寒，无毒。《图经本草药性总论》卷上。

【主治】主折跌，绝筋伤中，逐血痹，填骨髓，长肌肉，作汤。除寒热积聚，除痹。主男子五劳七伤，女子伤中胞漏下血，破恶血溺血，利大小肠，去胃中宿食，饱力断绝，补五脏内伤不足，通血脉，益气力，利耳目。《图经本草药性总论》卷上。

【发明】《芷园臆草题药》：地黄别名地髓，又名苄，又名芑。苗不能高，生意在根，故根蔓延易生。色黄，味甘，质沉重多汁而气寒。以其从下、从己、从地，及色味形质，当入脾胃，为肝之肾药。以名髓，多汁而寒也。若熟之则色黑，能入肾填髓，反为肾之脾药。○所云寒热积聚，唯从痹字中生，第如一转耳。盖彼不通，所以积聚。若作五积六聚之积聚，用地黄以除之，未有不及。益其积聚者，设如寒中虚人，在所必忌，否则泥膈滑肠减食矣。**《本草经疏》卷六**：干地黄禀仲冬之气以生。黄者，土之正色，兼禀地之和气，故味甘气寒而无毒。《别录》又云苦者，以其兼入心脾也。此乃补肾家之要药，益阴血之上品。《本经》主折跌绝筋伤中，逐血痹者，肝藏血而主筋，补肝则荣血调，荣血调则伤中自去。痹者血分之病，因虚而风寒湿邪客之，故筋拘挛而痛。养血和肝，痹必瘳矣。作汤除寒热积聚、除痹者，血和则结散，故诸证自除也。其曰填骨髓，长肌肉，主男子五劳七伤者，地黄为至阴之药，正补肾水真阴而益血，血旺则髓满，阴足则肌肉自长。五劳七伤皆阴虚内热，真阴不足之候。甘寒能除内热而益精髓，故劳伤自除也。女子伤中、胞漏下血者，阴虚则火炽而血热，火能销物，造化自然之道也。凉血益血则胞漏自止矣。下血者，血热也，凉血则下血自愈。荣血滞则为恶血，生地黄能行血，故破恶血。溺血者，肾与小肠热也，益阴凉血则溺血自止，二便自利矣。**《折肱漫录》卷三**：干地黄性寒，而鲜地黄尤寒，不宜单服，恐伤脾胃。鲜地黄捣取自然汁，不见水煎膏，贮磁瓶经年不坏。怀庆土疏而田多山泉，故质大而味厚。予曾陪巡怀庆，用意觅大地黄，不可得。土人云上等地黄一出，即为客人贩往苏州，本地止存次等者。谚云：出处不聚处，信然。**《本草述》卷九下**：《本经》地黄有干有生，盖采得即用者为生，晒干收者为干，是干地黄，即生地黄之干者也。后人复蒸晒九次，然后用之，是为熟地黄。其生熟不同，而凉血补血之异，大为悬殊。〇古方多以生地黄、熟地黄并用，为其兼补心肾也。但生地未经制者性寒，而熟地又多泥膈，若以砂仁制成熟者，则引之径下。然同于生者用之，犹未免于滞也。愚意凉血补血，似不可同用。熟者入丸，生者入煎剂，各兼和气行气之剂，则不滞也。**《本经逢原》卷二**：《本经》地黄虽列上品，而实性禀阴柔，与乡愿不异。譬诸宵人内藏隐隙，外示优容，是以举世名家靡不藉为滋阴上药，止血神丹。虽或用非其宜，得以稍清旺气，服之仍得暂安。非若人参之性禀阳明，象类君子，苟有过，人皆知之，是以师家敛手不敢用，病家缄口不敢尝，直至滨危不得已而用之，每至下咽即毙，是以左右之人靡不交口归咎于人参，曷知其为从前误药所致。夫药之遗患于病，比比有之，莫如地黄、门冬之属，阴柔最甚，至死不觉其非，故不惮琐屑，特表而出之。**《神农本草经百种录》上品**：干地黄味甘，寒。主折跌绝筋，伤中，逐血痹，行血之功。填骨髓，血足能化精，而色黑归肾也。长肌肉。脾统血，血充则肌肉亦满矣。作汤，除寒热积聚，血充足则邪气散，血流动则凝滞消。除痹。血和利则经脉畅。生者尤良。血贵流行，不贵滋腻，故中古以前用熟地者甚少。久服，轻身不老。补血之功。地黄色与质皆类血，故入人身则专于补血。血补则阴气得和，而无枯燥拘牵之疾矣。**《本草求原》卷三**：干地黄，乃补宣并行，为因虚得实之良药。古方黄芩汤，治心劳实热；小甘露饮，治脾劳寒热；地黄汤，治肾劳实热；麦冬汤，治脉实极为病，咸用之。夫既曰虚劳，而又云实者，何也？《经》曰：精气夺其虚，邪气盛则实。因精虚以致邪实，因邪实而益致精虚，故宜此宣邪以补虚，而后乃用纯补，方有次序。古人于外感症虚而有热者多用之，使阴虚热盛，及产后血晕，与夫虚中挟邪而遽用泥补，岂不误甚。故《本经》止言干生者，不言熟者。唐以后改用熟地，苦味尽除，惟阴虚而热不实，人于温补丸剂，尚颇相宜；若入汤剂，及养血凉血、祛邪等方，甚属不合。盖生地专取其性凉而滑利流通，熟则腻滞不凉，全失本性矣。徐灵胎辨之甚详，无如世人执迷不悟耳。因其得地气精专，先入脾胃，凡胃弱少食及脾胃可湿者误用之，则脾滞不能行其津液于三阴三阳，欲滋水反以绝水之上源矣。惟阴虚土燥者用之，滋中焦之汁，则精血旺，而胃反开，故好用熟地者，当审之。

生地黄

【气味】甘、苦，大寒，无毒。入手太阳经、少阴经之剂。《汤液本草》卷三。味甘、苦，性寒，无毒。入心、肝、脾、肺四经。《药性解》卷二。

【主治】主妇人崩中血不止，及产后血上薄心，闷绝伤身，胎动下血，胎不落堕坠，踠折瘀血留血，衄鼻吐血，皆捣饮之。《图经本草药性总论》卷上。

【发明】《医经大旨》卷一：生地黄性大寒，较熟地则宣通而不泥滞，能凉血疏血，故心家血热、折伤瘀血、留血、衄血、吐血之实热者，或凝滞者，皆当用之。其或虐而生热者不可多用，以其性大寒故也。惟劳倦伤脾而然者当用，妇人崩中血不止，乃产后血上攻心闷绝，胎动下血，及老人津液枯竭，大肠结燥，便不润者，皆当用之。又实脾药中用二三分，以固脾气，使脾家永不受邪。东垣言其泻脾土之湿热，湿热除，则脾气固矣。但不可多用，恐其大寒，以倒脾气故耳。或用姜汁炒过，或用酒洗方可用。铁器亦忌。《本草发明》卷二：生地黄性寒，凉血为最。故《本草》主妇人血崩吐衄血，溺血便血，产后血薄上心闷绝，伤身及胎动下血，皆多属热也。血热则妄行，须此以凉之。《药性》云解诸热。东垣云治手足心热，又云凉心火血热，若心经血热，吐血衄血及堕坠腕折瘀血留血，属血分中热。如《本草》所云者，皆当加用，或捣汁饮之。但脾虚生热，劳倦伤脾作热者，不可多用，恐气寒伤胃损脾气。若骨蒸劳热，五心烦热，惊悸，老人津枯大肠燥结，皆不可缺。又养肝血，益胆气，能明目，补药中宜用之，亦不可多，此惟凉血为最耳。若补血，不如用熟地黄，此较之熟地黄更宜通不滞。入手太阴、太阳经，故钱氏方泻小肠，与木通同用以导赤也。诸经血热，随经佐以他药治之。《药性解》卷二：生地黄总是凉血之剂，故入四经以清诸热。老人津枯便结，妇人崩漏，及产后血攻心者，尤为要药。实脾药中用二三分，使脾家永不受邪。血虚寒者忌之。《本草汇言》卷四：生地，禀仲冬之气，得土之正色，合地之坚凝，为补肾要药，益阴上品，故凉血补血有功。血得补则筋受荣，肾得之而骨强力壮。又胎产劳伤皆血之愆，血得其养则胎产获安。又肾开窍于二阴而血主濡之，二便所以润也。熟地稍温，其功更薄。六味丸以之为首，天一所生之木也。四物汤以之为君，乙癸同源之义也。久病阴伤，新产血败，在所必需者也。但二地之性凉而泥膈，凡产后恶食作泻，虽见发热恶露作痛，不可用，误用则泄不止。胃气者，后天元气之本也，胃困则饮食不运，精血不生，虚热何自而退？凡见此证，宜多用炮姜、桂心、人参、白术，必自愈也。凡阴虚咳嗽，内热骨蒸或吐血等候，一见脾胃薄弱，大便不实或天明溏泄，产后泄泻，产后不食，久病不食，俱禁用地黄。凡胸膈多痰，气道不利，升降窒塞，药宜通而不宜滞，汤丸中亦禁入地黄。设有气证，当用而不可无者，则以桂心少佐可也。痰证，当用而不可少者，则以姜汁拌炒可也。《药镜》卷四：生地黄安胎损下血，止产虚腹痛。解心肾邪热，而吐衄发狂。清肠胃湿火，而便涩艰閉。生血凉血宜用，阴虚滞气，滞痰胃寒所忌。气症姜制，血病酒蒸。盖肝肺清宁，则魂自定。胆气强壮，则惊自除。心肾交济，则志自长矣。《药品化义》卷三：生地属阴中有微阳，体濡润，色紫，气和，味甘带微苦，性凉，能浮能沉，力清肝凉血，性气薄而味厚，入肝心肾胆四经。生地味甘凉血，带苦益阴，色紫入肝，通彻诸经之血热。若吐血、衄血、便血、溺血、血崩、胎漏、血晕，及疮疡诸毒，跌扑损伤，皆属血热，以此清热而凉血。若骨蒸劳怯，目痛头眩，五心烦热，大小肠燥，腰腿酸疼，皆属阴虚，以此滋阴而养心。如忧患焦思，文章苦志，为政劳神，三者未有不动心火，火动则耗血，以致心虚惊悸，头昏目晕，舌干口燥，宜取濡润清凉，同麦冬养神而生血。盖肝气热则胆虚，此独使肝清而胆受其荫，故有益胆之功，肝木旺则克土，此又使肝平而脾去其雠，更有助脾之功效。产于怀庆，体粗大，内如菊花心者佳。晒干，铜刀切片，忌铁器。合丸，酒浸三日，捣烂用。《本草汇》卷一一：生地黄治心热，手足心热之要药也。形质沉重，当入脾胃，为脾之肾药。虽能益肾水，生精血，必脉洪实而血热者为宜。钱仲阳泻丙火，与木通同用，以导赤也。东垣言其能泻脾土之湿热，然太寒能倒脾气，亦不可多用。当使实脾药中用二三分，俾脾家不受邪可耳。惟阴微阳盛，相火炽强，来乘阴位，日渐煎熬，为虚火之证者，宜斟酌用以滋阴退阳。凡产后恶食作泻，虽见发热，恶露作痛，不可用，误用则泄不止。胃气者，后天元气之本也。胃困则饮食不运，精血不生，虚热何自而退？故并当归忌之。后天火甚，先天阴虚，症见关格搔扰，大有功也。但不利于久虚气滞。凡见此，宜多加炮姜、桂心、人参。若阴虚咳嗽，内热骨蒸，或吐血等候，一见脾胃薄弱，大便不实，或天明肾泄，产后泄泻不食，俱禁用归、地。又凡痰凝气郁，升降窒塞者，宜通而不宜滞，禁用地黄。惟劳倦伤脾而热，及老人津液枯竭，大肠结燥，便不润者，皆当用之。《本草新编》卷一：生地：味苦、甘，气寒，沉也，阴也。入手少阴及手太阴。凉头面之火，清肺肝之热，亦君药也。其功专于凉血止血，又善疗金疮，安胎气，通经，止漏崩，俱有神功。但性寒，脾胃冷者不宜多用。夫生地既善凉血，热血妄行，或吐血、或衄血、或下血，宜用之为君，而加入荆芥以归其经，加入三七根末以止其路，又何热之不除而血之不止哉？然而此味可多用而不可频用，可暂用而不可久用也。《本经逢原》卷二：生地黄与干地黄功用不同，岂可混论？按徐之才《别录》云，生地黄乃新掘之鲜者，为散血之专药。观《本经》主治皆指鲜者而言，只缘诸家本草从未明言，且产处辽远，药肆仅有干者，鲜者绝不可得，是不能无混用之失。曷知干地黄既经炙焙，力能止血，安有伤中血痹，折跌筋伤等治乎？至于伤中日久，积聚内形，寒热外显，并宜鲜者作汤统领他药，共襄破宿生新之功。设混用干者则瘀伤愈结，安望其有髓充肉长之绩乎。予尝综览诸方，凡药之未经火者，性皆行散，已经炙焙，性皆守中，不独地黄为然也。

【附方】《药性粗评》卷一：**折跌损伤**。不拘筋伤骨碎。以生地黄烂捣，熬热，裹所伤处，竹片夹之，勿令转动，一日一夕可以十易，自差。若血聚，先以针决之。**虚痨咳嗽**。不拘发热骨蒸，吐痰咯血。但煮白粥，将熟时入生地黄汁三合在内，搅匀，取下待温，空心食之。**牙根欲动**。牙痛，其根将动欲脱者。以生地黄细切，绵裹着齿上唖之，渍其齿根，且咽之，日三四次，十日后自当安稳复旧。**鼻衄**。此系上膈热盛，干地黄、龙脑、薄荷等分，为细末，冷水调下。

《本草汇言》卷四：**治血崩、血漏、血淋、血带**。不拘新久，用地黄三斤，煎浓汁数碗，再加川黄连、真阿胶、丹参、牡丹皮、人参各一两，同汁煎稠，滤去渣，缓火慢煎熬成膏。每早晚各服十余匙，白汤下。如久病虚极，本方再加鹿胶四两，如法服。○**治诸疮热血痛痒**。用生地黄、土茯苓各三两，金银花、紫花地丁各一两，枸杞子四两，用水十碗，煎四碗，徐徐饮。《外科小品》。○治小便赤涩癃闭。用生地黄一两、茯苓、车前子各五钱，灯心百枝，水煎。如热甚，加川黄莲一钱。马瑞云传。○治大肠血热血燥，虚闭不通。以生地黄八两，酒水各四碗，煎汁饮。同前。○**治阴虚不足，肾水干涸**。用熟地黄、山茱萸、枸杞子、白茯苓、麦门冬、鳖甲胶、龟板胶、人参、知母。○**治产后血分亏损，精神衰惫**。用熟地黄、杜仲、当归、白术、白芍、丹参、黄耆、枸杞子、阿胶。○**治大病后足膝乏力，精神困倦**。用熟地黄、于白术、黄耆、麦门冬、石斛、枸杞子、山药、山茱萸。○**治心虚惊悸、怔忡健忘**。用熟地黄、人参、远志、麦门冬、酸枣仁、柏子仁、茯神、甘草。○**治产后一切血虚发热**。用熟地、当归、川芎、蒲黄、炒黑豆、炮姜、泽兰、益母草、牛膝、续断、杜仲、鹿角胶。○**治须发黄白不黑**。用熟地黄、何首乌、桑椹子、甘菊花、蜀椒。○**治小儿齿牙不生**。用熟地黄、鹿茸、五味子、人参、人乳粉、白茯苓。○**治妇人经事不调**。用熟地黄、白芍药、当归身、川芎、阿胶、蕲艾、香附子。○**治男妇子嗣虚少**。用熟地黄、人参、枸杞、五味子、麦门冬、鹿茸、车前、覆盆子、菟丝子。○**治男妇精血不足**。用熟地黄、沙苑蒺藜、肉苁蓉、鹿茸、山茱萸、北五味子。

熟地黄

【修治】《药性粗评》卷一：蒸烂暴干者为熟地黄，阴干者为生地黄，亦名干地黄也。蒸法：取生地黄不拘多寡，选出肥大者另放，其余根节瘦短者，捣绞取汁，勿犯铁器，投铜器中，乃入肥地黄在内浸令浃透，取出饭上蒸过，以饭熟为度，又浸又蒸，以汁尽为度，当光黑如漆，味甘如饴。市人有以草烟熏黑，洗之仍白者，假充也。凡用以竹刀切之，若犯铁器，恐其消肾。《轩岐救正论》卷三：其地黄大者，须蒸晒至十余次，劈开中有黑油如璺玉，气味甘香者方可用，勿拘九数也。亦不必用酒润过方蒸，盖酒经蒸晒，则成酸酢之味，不为佳。俟临用时，先一夜切碎如豆大，以酒润之，次早略蒸片晌，使两物匀和，酒气尚存，药气益香，动与胃合，易于运行，此雷敩炮制之微义，不可不留心也。今医者从便，酒煮经日即用，大乖古法，有伤中气，停膈为患，岂药之咎哉？至于市者，不择铜铁物器，煮过待售，非惟损胃，抑且消肾。若辈只知觅利，岂愿害人，用者忌之。《罗氏会约医镜》卷一六：熟地黄性味畏忌同生地黄。熟则甘温。怀庆所产大本支，其色黄而不黑，中系菊花心，外有小直纹而无横痕。每两用缩砂仁炒研四分，同好米酒拌匀，入砂锅内，盖好莫出气，蒸半日，却不用煮，取出晒干，如前加酒，蒸晒九次为度，令中心透熟纯黑乃佳。《齐氏医案》卷三：制地黄法地黄禀北方纯阴之性，为阴中之阴。制之法，非太阳烈火交相为制，即煮百日，终不熟也。向使一煮便熟，何以固本膏用生地、熟地各半？制之时，惟夏日秋阳气盛暴烈，用真产怀庆者，以酒洗酒浸一宿，柳木甑砂锅内蒸半日，取出捣烂，手摊薄片，尽一日晒干，再蒸再晒，九次为度，磁坛收固，经久不坏。临用酒润，捣泥为丸。或以砂锅微火焙，和诸药磨末尤佳。又云：地黄非怀庆产者力薄，非九蒸九晒不熟。

【气味】气寒，味苦，阴中之阳。甘，微苦，味厚气薄，阴中阳也。无毒。入手足少阴经、厥阴经。《汤液本草》卷三。

【主治】大补血衰者须用之。又能填骨髓，长肌肉。男子五劳七伤，女子伤中胞漏下血。破恶血溺血。《本草衍义补遗·新增补》。

【发明】《医经大旨》卷一：熟地黄性颇寒泥滞，故用醇酒洗过，或用姜汁炒，或同附子用，不惟行滞，乃能导引入肾，惟下元血衰者须用之。又能填骨髓，长肌肉，尺脉微者，桂附相宜；尺脉旺者，以黄蘗、知母兼用，则滋阴降火补肾。此剂泥膈，不宜独用耳。若犯铁器，令人消肾。又忌莱菔，能耗诸血，见之则无补血之功矣。《本草纂要》卷一：大抵此剂生则止血而长肌肉，熟则养血而填精髓；生则降火而凉虚热，熟则滋阴而补心肾；生则泻脾中湿热，熟则退血虚劳热；生则利大肠，故凡产后、老人、久病虚人大便秘结而不行者，非此不通。熟则益气力，利耳目，大凡情欲斲丧，而五劳七伤精髓竭者，非此不补。愚按：生熟之剂，与当归同用，则能补血；与芍药同用，则能生血；与芩连同用，则能凉血；与参芪同用，则能补气而补血；与姜桂同用，则能温经而行血；与地榆同用，则能止血而固血；与童便同用，则能养血而和血，此血家之神药也。但脾虚者不可用，恐动脾泄也；胃寒者不可用，恐滞阴寒也；气结者不可用，恐滞气不行。若夫气症，当用而不可缺者，则以姜制可也；血症当用而不可无者，则以酒制可也。《本草发明》卷二：此补肾之圣药。入手少阴，以心主血也。足厥阴，以肝藏血也。虽云补五藏内伤，要惟补肾之功居多，故凡滋阴补肾丸用之为君。盖肾主骨髓，《本草》云能填骨髓，助筋骨生肌，跌绝筋骨伤，皆疗之。补肾中元气精血，而劳伤胞漏下血与腰痛脐下痛等，系肾气不足也，皆补之。云利耳目者，肾之窍也。又入肝助藏血之脏，故云明目，助胆气。若《本草》又谓破恶血，止吐衄溺血，除寒热积聚，利大小肠等，又不如生地之疏通不滞也。云安魂定魄，惊悸者，又主入心经而言也。《药性解》卷二：熟地黄为补血之剂，而心与肝，藏血生血者也，故能入焉。其色黑，其性沉阴重浊，经曰：浊中浊者，坚强骨髓，肾主骨，故入之。精血既足，则胫股脐腹之症自愈，耳目须发，必受其益，而劳伤惊悸，并可痊矣。《药镜》卷一：熟地黄补损伤之血，填作耗之精。

伤寒后胫股发疼，新产后脐腹最痛。欲令五藏充实，是为良剂也。温寒小异于生地，滋补弗殊于奏功。古方避铁器同杵，白发因萝卜合食。又其性腻，闻砂仁之香则窜矣。能调五脏冲和之气，归宿丹田，故尺脉微者，桂、附宜偕；尺脉旺者，蘗、知同剂。《颐生微论》卷三：地黄为补肾要药，养阴上品。六味丸以之为首，天一所生之本也。四物以之为君，乙癸同源之义也。九蒸九晒方熟，每见世人一煮透便以为熟地，误矣！禀北纯阴之性而生，非太阳与烈火交炼，则不熟也。所以固本膏虽经日煎熬，必生熟各半用之，即此可以知地黄非一煮便熟者矣。以姜酒拌炒，生者不妨胃，熟者不滞膈。若痰凝气郁，食少泻多者，不可用也。《景岳全书》卷四八：熟地黄，味甘、微苦。味厚气薄，沉也，阴中有阳。《本草》言其入手足厥少阴经，大补血衰，滋培肾水，填骨髓，益真阴，专补肾中元气，兼疗藏血之经。此虽泛得其概，亦岂足以尽是之妙。夫地黄产于中州沃土之乡，得土气之最厚者也。其色黄，土之色也。其味甘，土之味也。得土之气，而曰非太阴、阳明之药，吾弗信也。惟是生者性凉，脾胃喜暖，故脾阳不足者，所当慎用。至若熟则性平，禀至阴之德，气味纯静，故能补五藏之真阴，而又于多血之藏为最要，得非脾胃经药耶？且夫人之所以有生者，气与血耳，气主阳而动，血主阴而静。补气以人参为主，而芪、术但可为之佐。补血以熟地为主，而芎、归但可为之佐。然在芪、术、芎、归，则又有所当避，而人参、熟地则气血之必不可无。故凡诸经之阳气虚者，非人参不可。诸经之阴血虚者，非熟地不可。人参有健运之功，熟地禀静顺之德。此熟地之与人参，一阴一阳，相为表里，一形一气，互主生成，性味中正，无踰于此，诚有不可假借而更代者矣。凡诸真阴亏损者，有为发热，为头疼，为焦渴，为喉痹，为嗽痰，为喘气，或脾肾寒逆为呕吐，或虚火载血于口鼻，或水泛于皮肤，或阴虚而泄利，或阳浮而狂躁，或阴脱而仆地。阴虚而神散者，非熟地之守不足以聚之。阴虚而火升者，非熟地之重不足以降之。阴虚而躁动者，非熟地之静不足以镇之。阴虚而刚急者，非熟地之甘不足以缓之。阴虚而水邪泛滥者，舍熟地何以自制？阴虚而真气散失者，舍熟地何以归源？阴虚而精血俱损，脂膏残薄者，舍熟地何以厚肠胃？且犹有最玄最妙者，则熟地兼散剂方能发汗，何也？以汗化于血，而无阴不作汗也。熟地兼温剂始能回阳，何也？以阳生于下，而无复不成干也。然而阳性速，故人参少用亦可成功。阴性缓，熟地非多，难以奏效。而今人有畏其滞腻者，则崔氏何以用肾气丸而治痰浮？有畏其滑泽者，则仲景何以用八味丸而医肾泄？有谓阳能生阴，阴不能生阳者，则阴阳之理，原自互根，彼此相须，缺一不可，无阳则阴无以生，无阴则阳无以化，故《内经》曰精化为气，得非阴亦生阳乎？孰谓阳之能生，而阴之不能长也。又若制用之法，有用姜汁拌炒者，则必有中寒兼呕而后可。有用砂仁制者，则必有胀满不行而后可。有用酒拌炒者，则必有经络壅滞而后可。使无此数者，而必欲强用制法，是不知用熟地者正欲用其静重之妙，而反为散动以乱其性，何异画蛇而添足。今之人即欲用之补阴，而必兼以渗利，则焉知补阴不利水，利水不补阴，而补阴之法不宜渗。即有用之补血，而复疑其滞腻，则焉知血虚如燥土，旱极望云霓，而枯渴之肠极喜滋。设不明此，则少用之，尚欲兼之以利，又孰敢单用之而任之以多？单用而多且不敢，又孰敢再助以甘，而尽其所长？是又何异因咽而废食也。嗟，嗟!熟地之功，其不申于时用者久矣，其有不可以笔楮尽者尚多也，予今特表而出之，尚祈明者之自悟焉。《本草新编》卷一：熟地味甘，性温，沉也，阴中之阳，无毒。入肝肾二经。生血益精，长骨中脑中之髓。真阴之气非此不生，虚火之焰非此不降。洵夺命之神品，延龄之妙味也。世人以其腻滞，弃而不用，亦未知其功效耳。夫肾有补而无泻，是肾必宜补矣。然而补肾之药，正苦无多。山茱萸、牛膝、杜仲、北五味之外，舍熟地又用何药哉。况山茱萸、牛膝不可为君，而杜仲又性过于温，可以补肾火之衰，而不可补肾水之乏。此熟地之必宜用也，熟地系君药，可由一两以用至八两。○或疑熟地滋阴而不能开胃，孰知熟地正开胃之神药也。胃为肾之关门，肾中枯槁，全藉胃之关门，搬运水谷以济其困乏，岂有肾中所喜之物，而胃反拒绝之理。况肾虚无水，则胃中无非火气，亦望真阴之水以急救其干涸也。然则熟地正胃之所喜，不独肾之所喜也。安有所喜者投之，不亟为开关以延入者乎？所以肾虚之人，必用熟地以开胃耳。至于肾水不亏，胃中无火，一旦遽用熟地，未免少加胀闷，是不善用熟地也。谁谓熟地尽闭胃之物哉。《本草从新》卷一：久泻多属肾虚，且下多亡阴，自宜补肾，不可专责脾也。治劳伤风痹，阴亏发热，干咳痰嗽，咳嗽阴亏者，地黄丸为要药，亦能除痰。丹溪曰：久病阴火上升，津液生痰不生血，宜补血以制相火，其痰自除。喻嘉言曰：凡咳嗽渐至气高汗渍，不补其下，但清其上，必至气脱卒亡，医之罪也。气短喘促，熟地一两，归身三钱，炙甘草一钱，名贞元饮，治气短似喘，呼吸急促，提不能升，咽不能降，气道噎塞，势极垂危者。常人但知气急其病在上，而不知元海无根，肝肾亏损，此子午不交，气脱证也。尤唯妇人血海常亏者最多此证，宜以此饮济之缓之。倘庸众不知，妄云痰逆气滞，用牛黄、苏合及青、陈、枳壳破气等剂，则速其危。胃中空虚觉馁，痘证血虚无脓，病后胫股酸痛，产后脐腹急痛。丹溪曰：产前当清热养血为主，产后宜大补气血，虽有杂证，从末治之。感证热燥，不汗不便，阴气外溢则得汗，阴血下润则便通。诸种动血，一切肝肾阴亏，虚损百病。为壮水之主药。按：熟地黄性滞，痰多气郁之人能窒碍胸膈，用宜斟酌。《本草汇》曰：丹溪云气病补血，虽不中病亦无害也。不知血药属阴，其性凝滞，胃虚气弱之人过服归、地等剂，必致痞闷食减，病安能愈耶？张景岳曰：地黄产于中州沃土之乡，得土气之最厚者也。其色黄，土之色也。其味甘，土之味也。而谓非脾胃中州之药，吾不信也。但脾胃喜温而恶寒，生干地黄性寒，自非脾胃所喜，蒸晒极熟则甘温正与脾胃相宜。且脾胃亦极喜滋润，故曰太阴湿土。唯胸膈窒碍者，虑其性滞耳。《伤寒温疫条辨》卷六：熟地黄北方纯阴，土肥力大，怀庆者佳。味甘微温，阴中微阳，气薄味厚，降也。《本草》言手足少阴、厥阴经药，大补心血，滋培肾水，兼益藏血之经。此论盖得其大略，而未尽其奥妙。夫地黄产于中州沃土之乡，得土气之最厚者，其色黄，土之色也，其味甘，土之味也，得土之气味与色，而曰非太阴、阳明之药，吾不信也。惟是生用性寒，脾胃喜温，固所宜慎。至于熟则性平，禀至阴之德，气味纯静，故能补五藏之真阴，而于统血多血之藏为至要，岂非脾胃经药耶？仲景八味丸以熟地黄为君，脾肾兼补也。《经》云：饮食生化而输于肾。夫人之所以有生者，气与血耳。

气主阳而动，血主阴而静。补气以人参为君，而耆、术为之佐。补血以熟地为君，而芎、归为之佐。然在耆、术、芎、归，则又有所当避。而人参、熟地无有出其右者，故诸经之阳气大虚，非人参不可，诸经之阴血大虚，非熟地不可。凡阴血亏损，有为发热，为头痛，为焦思，为喉痹，为嗽痰，为喘气，或肾寒上冲于呕吐，或虚火载血于口鼻，或水湿泛溢于皮肤，或肾枯而泄利，或阴脱而跌仆，或阴虚而狂乱，或阴虚而神散，或阴虚而火升，或阴虚而燥动，或阴虚而刚急，或阴虚而水泛为痰，或阴虚而真气散失等证，舍熟地何以填精补髓，滴滴归源，使先天后天之阴血大旺，而阳有以化乎？然而阳性速，故人参少用暂用可以成功；阴性缓，故熟地非多用常用难以奏效。而今人有畏其滞腻者，则崔氏何以用肾气丸而治痰浮？有畏其滑湿者，则仲景何以用八味丸而治肾泄？有自蒸而用者，则带鲜而蒸者熟，既干而蒸者生。地头之甑大，气足而火候到；家常之甑小，气薄而火候微。此生熟之有殊，而功力之有间也。

石花莲《植物名实图考》

【集解】《植物名实图考》卷一六：石花莲生南安。铺地生，短茎长叶，似地黄叶而尖，面浓绿，有直纹极细，上浮白茸。背青灰色，浓赭纹，亦有毛。根不甚长，极稠密，黑赭相间。

【气味】气味寒。《植物名实图考》卷一六。

【主治】主治心气疼痛、汤火刀枪，煎服。《植物名实图考》卷一六。

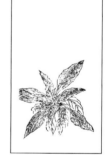

图 14-66-1 石花莲《图考》

玄参《本经》

【集解】《植物名实图考》卷七：元参《本经》中品。形状详宋《图经》，有紫花、白花二种。

【修治】《太乙仙制本草药性大全·本草精义》卷一：以玄参、甘松香各杵末，均秤分两，盛以大酒瓶中，投白蜜渍，令瓶七八分，紧封系头，安釜中煮，不住火一伏时，止火候冷，破瓶取出，再捣熟如干，更用熟蜜和，瓷器盛，荫埋地中，旋取使入龙脑。枝亦可以熏衣。

【气味】味苦、咸，微寒，无毒。《图经本草药性总论》卷上。味苦咸，气微寒，无毒。足少阴经君药。恶黄耆、干姜、大枣、山茱萸，反藜芦。《本草集要》卷二。味苦、甘、微咸，气寒。《景岳全书》卷四八。

【主治】治心中懊侬，烦而不得眠，心神颠倒欲绝，血滞，小便不利。《本草发挥》卷二。此药乃机枢之剂，管领诸气，上下肃清而不浊，治空中氲氲之气，无根之火，此为圣药也。《本草集要》卷二。治咽痛喉哑，或腮肿喉痹，或舌强乳蛾，或

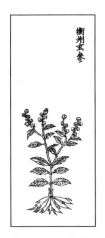

图 14-67-1 衡州
玄参《图经（政）》

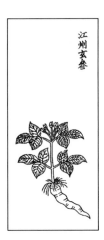

图 14-67-2 江州
玄参《图经（政）》

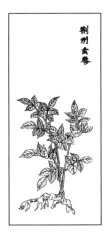

图 14-67-3 荆州
玄参《图经（绍）》

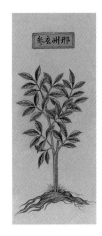

图 14-67-4 刑州
玄参《品汇》

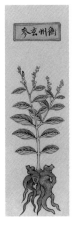

图 14-67-5 衡
州玄参《品汇》

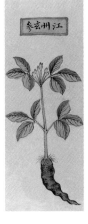

图 14-67-6 江州
玄参《品汇》

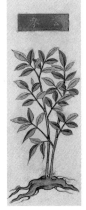

图 14-67-7 玄
参《雷公》

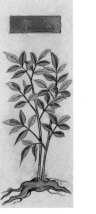

图 14-67-8 炮制玄
参《雷公》

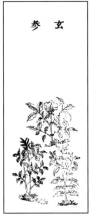

图 14-67-9 玄参
《三才》

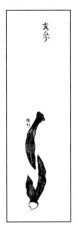

图 14-67-10 玄
参《原始》

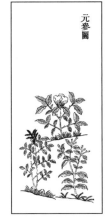

图 14-67-11 元
参《草木典》

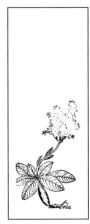

图 14-67-12 玄
参《图考》

头重有痰，或咽膈不利，或阴虚火盛而咳嗽无痰，或肾虚骨蒸而劳热潮热。是皆有余不足之症，皆可治也。《本草纂要》卷二。

【发明】《本草纂要》卷二：秘用之法：有余之症以芩连配之，不足之症以参苓配之，上焦之火以知贝配之。大抵玄参之剂，性虽轻清，而体质甚浊。清则上升，而浊则下降。所以治火有清上降下之神效也。吾见造香之家，合香料以玄参为君，其香最美，盖由玄参有管领诸气上行之妙，清而不浊，既结氤氲叆叇之气，聚而不散，反流香于下，肃清于人。宁不谓澄清上焦之气，而降上膈之火乎？意有取焉尔。《药性解》卷三：玄参气轻清而苦，故能入心肺，以清上焦之火，体重浊而咸，故能入肾部，以滋少阴之火，所以积聚等症，靡不疗之。《本草经疏》卷八：玄参正禀北方水气，而兼得春阳之和，故味苦而微寒无毒。○下寒血三字疑有误。《本草汇言》卷一：济水滋阴，时珍散风解热之药也。方益明稿散火郁，解阳明胃热之疹瘄。益阴精，治虚劳寒热之骨蒸。此乃枢机之剂，管领诸气，上下肃清而不浊，故上焦之火发于咽喉腮颊唇齿之间，焮赤肿胀，及皮肤瘢疹不消，痘瘄火郁不透；下焦之火，小便赤浊，癃闭淋沥，小腹急疾，及肾水受伤，孤阳浮越，发为火病。当壮水主，以制阳光，惟玄参与生地为最也。又阴虚火盛，咳嗽无痰，肾销骨蒸，劳热潮热；又伤寒汗下后，热毒不散，心下懊憹不得眠，心神颠倒欲绝者，以上诸证，俱用玄参，其功可知矣。其味苦，其气寒，具备少阴之体用者也。《药镜》卷四：玄参强阴益精，补肾明目。利咽膈，疗骨蒸。清空中氤氲之诸气，气理则痰自化。肃上下无根之客火，火平则气自顺。血滞小肠不利，并伤寒瘟症，兹为要剂。心神颠倒欲绝，及中风热毒，此奏仙功。方云酒下消鼠瘘，生捣傅癗病，皆散火降痰之验也。《颐生微论》卷三：玄参色黑味咸，本为肾经之剂。古人多用以治上焦火症者，正为水不胜火，亢而僭上，宜壮水之主，以制阳光。滋阴剂中，须用蒸晒，差减寒性，然亦不可久用也。《景岳全书》卷四八：此物味苦而甘，苦能清火，甘能滋阴。以其味甘，故降性亦缓。《本草》言其惟入肾经，而不知其尤走肺脏。故能退无根浮游之火，散周身痰结热痛，逐颈项咽喉痹毒，瘰疬结核，驱男女传尸，烦燥骨蒸，解温疟寒热往来，治伤寒热班支满。亦疗女人产乳余疾，或肠中血瘕热症，并疗劳伤痰嗽热烦，补肾滋阴，明目解渴。《本草述》卷七上：味苦而气寒者，唯此为足少阴的剂矣。但谓其与地黄同功，不知其同为益肾，而玄参所主者，阴气也。地黄固壮水以制火，玄参则管领诸气，举浮游之火，或炎或聚者，能清而散之，此亦何能概同欤？《本草汇》卷九：玄参苦寒降火，本为肾经之剂。古人多用以治上焦火症者，正为肾水受伤，真阴失守，孤阳无根，亢而逆僭，水不胜火，用此以佐地黄，壮水主以镇之。李念莪云：入心肺肾三经，以其气轻清而苦，故入心肺以清上焦，体重浊而咸，故入肾部以滋少阴，所以积聚等症，靡不疗之。故凡益精明目，退热除蒸，皆壮水之效也。至如咽痛烦渴，瘢毒疬疮，皆肺病也，正为水虚火亢，金受贼邪，第与壮水，阳焰无光矣。张元素云：玄参乃枢机之剂，管领诸气，上下清肃而不浊，风药中多用之。故《活人书》治伤寒阳毒汗下后，毒不散，及心下懊憹，烦不得眠，心神颠倒欲绝者，俱用玄参。以此论之，治胸中氤氲之气，无根之火，当以此为圣药也。若久病不渴，及脾虚泄泻，血少目昏者禁之。《本草新编》卷三：元参乃君药，实可恃之夺命以救人者乎。夫天下最难治者，火症也。而火症之中，最难降者，无如胃、肾之二火。肾火沸腾，乃龙雷之火也，其势最烈，以苦寒折之，反致增焰，焚林劈木，每在阴寒大雨之时，夏日炎氛之际，一遇凉风白露，而龙雷收藏矣。故以苦寒直治，不若以微寒从治。元参正微寒之品，而又善散浮游之火，治之正复相宜，此治肾火之所必需也。若胃火之起势若燎原，不尽不止，往往热气腾天，火星口出，登高而歌，弃衣而走，见水而入。苟不以辛凉大寒之药救之，则发狂亡阳，立时身丧，此非急用白虎汤不可。然石膏过寒，多服损胃，虽一时救急，而不可以善后。元参治空中氤氲之气，泻火正其所长。石膏之后，即继之以元参，则阳火自平，而阴火又长，何至有亡阳之惧乎，此又治胃火之所必需也。但勺水难以救焚，反致至焰。若胃火乃阳火也，必多用元参，然后可以遏其势；而肾火乃阴火也，亦必多用元参，然后可以息其炽。况元参原是君药，多用始易成功，少用反致偾事，不妨自一两用至五六两，以出奇制胜。倘畏首畏尾，不敢多用，听其死亡而不救，冀免于无过难矣。吾愿行医者，闻吾言而重用元参，以治胃、肾之二火可乎。《医经允中》卷一九：主治清上焦火，止烦渴。疗咽喉腮肿，舌强，乳鹅，补肾明目，滋阴降火，解伤寒斑毒，散颈下肿核，汗下后邪气不散，懊烦不得眠。水不胜火，亢而上僭，宜壮水之剂以制阳光，惟玄参气轻清而苦，能入心肺以清上焦之火。体重浊而咸，能入肾部以滋。〔鹫〕峰寺访汪仲嘉，仲嘉留午餐，谓余曰：公知王节斋所以死乎？余不知也。仲嘉曰：节斋为四川参政时，得心腹痛疾，医疗之以百方不衰，日以益重，闻峨眉有道者善医，然不可致也。节斋亲至山前，下车徒步至其寓处以示虔，道者望见即惊曰：病深矣。问公于服饵，有用生血气之物，焙制未彻者乎？曰有之，常服补阴丸数十年矣，中用龟甲酒炙而入之？曰是矣。宜亟归，屈其指曰犹可将及家也。节斋遽投檄归至吴闻，辄大下赤色小龟无数，是夕卒于舟中。余谂于众贪恋躯壳者，万物皆然，而龟为甚，故最寿而难死。古人用之入药，必取自死朽败者，防其得人生气则复活也，活则以人之气血、脂膜为粮，竭即及五脏六腑而死矣。《本草》称龟甲所主，大率破癥瘕，已疟疾，疗阴蚀漏下赤白，不言补心肾。自丹溪有补阴之说，而后世煎膏制丸服之。无纤毫之益而有害，若此可不戒乎？既归而识之，于笔麈以告来者。《神农本草经百种录》中品：玄参味苦，微寒。主腹中寒热积聚，皆火气凝结之疾。女子产乳余疾，产后血亏，冲脉之火易动。清血中之火，则诸疾平矣。补肾气，令人目明。除阴分之火，则头目清明矣。玄参色黑属肾而性寒，故能除肾家浮游上升之火。但肾火有阳有阴，阳火发于气分，火盛则伤气。《内经》所谓壮火食气是也。阴火发于血分，火盛则伤血。《内经》所谓诸寒之而热者，取之阴是也。产后血脱则阴衰，而火无所制，又不可以寒凉折之；气血未宁，又不能纳峻补之剂。惟玄参宁火而带微补，用之最为的当也。《伤寒温疫条辨》卷六：元参反藜芦。味甘苦咸。甘能滋阴，苦能清火。因其味甘故降，性亦缓。《本草》言惟咸入肾经，不知其尤走肺藏，故退无根浮游虚火，散周身经络热壅，逐颈项喉咽痹毒，驱男子传尸骨蒸，解温病潮热晚来，及烦燥懊恼发斑。疗妇人产乳余疾，并肠中血瘕蒸坚。补肾水滋阴明目，祛劳嗽痰血渴烦。肾脉贯肝膈，循喉咙，系舌本。肾虚则真阴失守，孤阳飞越，此喉痹咽肿，痰嗽吐衄之所由来也。骨蒸潮热亦本于此。元参壮水以制火，故并治之。元参、麦冬、生地、白芍、丹皮大剂煎汤，磨犀角汁对饮，治热嗽痰血甚验。

【附方】《药性粗评》卷一：诸般肿毒。如喉风颈肿，肠痈痔疾，及诸肿毒之类，取玄参捣烂，渍酒，微温饮之，外以药渣敷上。经年瘰疬。生玄参捣烂，傅上，日二易之，大略与上同法。

《本草汇言》卷一：治阳明胃热，咽肿齿疼，并头面眼耳一切火病，及时行热毒，疹瘖癍疔诸证。用玄参、大力子各五钱，前胡、荆芥、桔梗、薄荷各二钱，羌活、防风、连翘、白芷各一钱，水煎服。《三因方》。○治阴虚火炎，日晡寒热，骨蒸夜热，咳嗽无痰，大便结燥，小水短赤，或癃闭不通，淋沥白浊等证。用玄参四两，沙参、白芍药、怀生地、银柴胡、地骨皮各三两，黄柏、知母各二两，甘草一两，分撮作二十剂，水煎服。或总和一处，煎汁熬膏，炼蜜收，每早晚白汤调服，十茶匙亦可。《方脉正宗》。○治奔走劳悴，或言语烦杂，或谋虑过多，心火妄动，一时眼目昏花，心神振摇，头眩欲倒。用玄参四钱，麦门冬三钱，茯苓二钱，人参一钱，生姜三片，大枣三个，水煎服。雪潭《自得录》。○治时行暑热，日下奔走，头眩烦闷，精神疲倦，口燥焦渴。用玄参五钱，麦门冬、白术、知母各三钱，水煎服。

阴行草《植物名实图考》

【集解】《植物名实图考》卷一〇：阴行草产南安。丛生，茎硬有节，褐黑色，有微刺，细叶，花苞似小罂，上有歧，瓣如金樱子形而深绿。开小黄花，略似豆花。气味苦寒。土人取治饱胀，顺气化痰，发诸毒。湖南岳麓亦有之。土呼黄花茵陈，其茎叶颇似蒿，故名。花浸水，黄如槐花，治证同南安。阴行、茵陈，南言无别。宋《图经》谓茵陈有数种，此又其一也。滇南谓之金钟茵陈。既肖其实形，亦闻名易晓。○其嫩叶绿脆，似亦可茹。

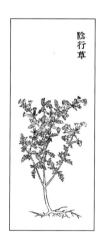

图 14-68-1 阴行草《图考》

【主治】主利小便，疗胃中湿，痰热发黄，或眼仁发黄，或周身黄肿，与茵陈主疗同。《植物名实图考》卷一〇。

独脚柑《生草药性备要》

【气味】味淡，性平。《生草药性备要》卷下。

【主治】除小儿黄气，五府虫积，同煎茶饮，或琢肉食。《生草药性备要》卷下。

水莴苣《救荒本草》

【释名】水菠菜《救荒本草》、仙桃草、接骨仙桃、夺命丹、活血丹、蟠桃草。《本草纲目拾遗》。

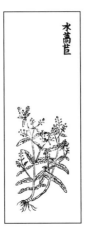

图 14-70-1 水
莴苣《救荒》

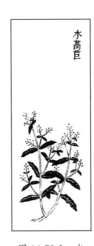

图 14-70-2 水
莴苣《博录》

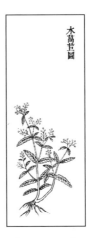

图 14-70-3 水
莴苣《草木典》

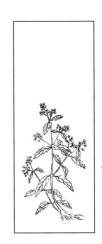

图 14-70-4 水
莴苣《图考》

【集解】《救荒本草》卷上之前：水莴苣，一名水菠菜。水边多生。苗高一尺许，叶似麦蓝叶而有细锯齿，两叶对生，每两叶间对叉又生两枝，梢间开青白花，结小青菁葵，如小椒粒大。

《本草纲目拾遗》卷四：生田野间，似鳢肠草，结子如桃，熟则微红，小如绿豆大，内有虫者佳。《百草镜》：仙桃草，近水处田塍多有之，谷雨后生苗，叶光长，类旱莲，高尺许，茎空，摘断不黑亦不香，立夏后开细白花，亦类旱莲而成穗，结实如豆大，如桃子中空，内有小虫，在内生翅，穴孔而出。采时须俟实将红，虫未出生翅时收用，药力方全。盖此药之用全在虫，须晒焙令内虫死，若挂悬风干，恐内虫生翅而出，药亦无用矣。按：此草须芒种后采。若过夏至，则虫穴孔而出，化为小蚊，苞空无用矣。

【气味】性温，味甘淡。《本草纲目拾遗》卷四。

【主治】消痈肿跌打，或捣汁，或屑服，俱效。《本草纲目拾遗》卷四。

【附方】《本草纲目拾遗》卷四：专治肝气胃气小肠疝症。用仙桃草有虫者，金橘核、福橘核、荜澄茄各等分，为末，砂糖调丸绿豆大，每晚服一钱许，至重者二服断根。治劳损虚怯。取有虫仙桃草，用童便制透，入补药用。《百草镜》。治吐血。用新鲜接骨仙桃草捣汁，加人乳和服。《百草镜》。按：吐血诸方，皆用凉血之剂，惟此药性热，加人乳能引血归经，故妙。跌扑损伤。用地苏木五钱，八角金盘根一钱，接骨仙桃草五钱，臭梧桐花三钱，煎酒服。《救生苦海》。

婆婆纳《救荒本草》

【释名】破破衲《救荒野谱》、狗卵草、双珠草《本草纲目拾遗》。

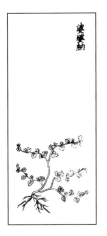

图 14-71-1　婆婆纳《救荒》

图 14-71-2　破破衲《茹草》

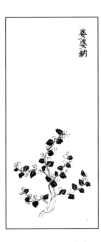

图 14-71-3　婆婆纳《博录》

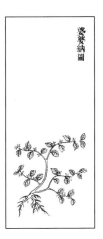

图 14-71-4　婆婆纳《草木典》

【集解】**《救荒本草》卷上之前**：婆婆纳生田野中。苗搨地生，叶最小，如小面花靥儿音掩，状类初生菊花芽，叶又团，边微花如云头样。**姚氏《食物本草》卷首**：王西楼《救荒野谱》破破衲食茎叶。腊月便生，正二月采，熟食。三月老，不堪用。**《本草纲目拾遗》卷五**：生人家颓垣古砌间，叶类小将军草而小，谷雨后开细碎花，桠间结细子似肾。又类椒形，青色微毛，立夏时采。《百草镜》云：蔓延而生，喜生土墙头，二三四月采，五月无。二月发苗，乃小草也。三四月间节桠中结子，形如外肾，内有两细核。

【气味】性温。**《本草纲目拾遗》卷五**。

【主治】治疝气，行下部，发大汗为妙。治腰痛。**《本草纲目拾遗》卷五**。

【发明】**《本草纲目拾遗》卷五**：此草性温，能达下部，如无鲜者，须三四月预采晒干存贮。倘用干者，止宜一两，煎白酒。加紫背天葵五钱，同煎更妙。○庚戌，予馆临安，暑后荒圃多生此草，惊蛰后发苗，似小将军而叶较小，色亦淡绿，春分后即开花，细碎，藕合色，节桠辄有花，结子如狗卵，颇壮满可观。其草蔓地，千百穗并一根，立夏后多槁。予同舍许氏子鬌年患疝，发辄作厥，以此草煎酒服，后永不再发。

【附方】**《本草纲目拾遗》卷五**：疝气。用狗卵子草鲜者二两，捣取汁，白酒和服，饥时服药尽醉，蒙被暖睡，待发大汗，自愈。《澹寮方》。

小将军《本草纲目拾遗》

【释名】研星草、散血丹《本草纲目拾遗》。

【集解】《本草纲目拾遗》卷四：生阴湿地，立春后有苗，叶类狗卵草略大，茎微红，谷雨后开花细小，结子二粒，如荷包草子。《百草镜》：二月发苗，叶如双珠草，节间生子，如鹅不食草子而略大，三月采，五月枯。

【主治】治黄疸脚气，丹毒游风，吐血咳血。《葛祖方》。治跌扑刀伤痈肿，痰中带血，洗疥疮。《百草镜》。性温败毒，治杖伤，跌打损伤，捣汁酒和服。《采药志》。渣罨患处，立刻消肿而愈。《本草纲目拾遗》卷四。

【发明】《本草纲目拾遗》卷四：僧鉴平言：此草治疗肿如神，不论疗生何处，及何种疗，皆可用此捣极烂傅疮口留头，次日即干紧肉上，洗去再傅，至重者傅二次即愈。轻者一涂即好，真救疗垂死之圣药也。亲试神验。

【附方】《本草纲目拾遗》卷四：治跌扑。用五灵脂三钱，麝香钱半，小将军草三两鲜者取汁，先将酒煎上二味，待好去渣，再入药汁滚一二沸，取服。余居士《选奇方》。

毛叶仙桥《本草纲目拾遗》

【释名】翠梅草、仙桥草《本草纲目拾遗》。

【集解】《本草纲目拾遗》卷五：《百草镜》云：春月发苗，叶狭尖糙涩，微有毛，三月开花碧色，至五月间，其茎蔓延，黏土生根，两头如桥，故名。三月采去根。○《李氏草秘》：仙桥草，形似桥，倒地生根，叶似柳，厚背紫色者多，秋开紫花一条。

【气味】性寒。《本草纲目拾遗》卷五。

【主治】治失力黄，能退诸疮热血风火气毒。《葛祖方》。○散风火，利湿热，治白火丹疥疮，涩精。《百草镜》。《本草纲目拾遗》卷五。

【附方】《本草纲目拾遗》卷五：白浊。用毛叶仙桥三钱，酒煎服。治疗疮诸毒痈肿。用此草捣汁加酒服。虽发狂垂死，入口即生。

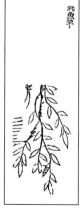

图 14-74-1 钓鱼竿《便方》

钓鱼竿《草木便方》

【气味】苦寒。《草木便方》卷一。

【主治】祛毒，搜风除湿利筋骨，行气消瘀叶生肌，小儿惊风也安复。《草木便方》卷一。

麦门冬《本经》

【释名】虋火冬、不死药、仆垒、随脂《吴氏》。

【集解】《植物名实图考》卷一一：麦门冬，《本经》上品。处处有之，蜀中种以为业。《本草拾遗》云：大小三四种，今所用有大小二种，其余似麦冬者，尚有数种。医书不具其状，皆入草药。《增订伪药条辨》卷一：麦门冬伪名洋麦冬。色极白，味苦不甜。按麦冬古时野生，凌冬青翠，宛如麦粒，故名麦冬。今江浙多莳植之，根色黄白，气味甘平，质性滋润。禀少阴冬水之精，上与阳明胃土相合，为上品服食要药，奚容伪物混充，而误人不少乎？炳章按：麦门冬，出杭州笕桥者，色白有神，体软性糯，细长皮光洁，心细味甜，为最佳。安徽宁国、七宝，浙江余姚出者，名花园子，肥短体重，心粗，色白带黄，略次。近时市用，以此种最多。四川出者，色呆白短实，质重性粳，亦次。湖南衡州、耒阳县等处亦出，名采阳子，中匀，形似川子，亦不地道。大者曰提青，中者曰青提，小者曰苏大、曰绍大等名目，以枝头分大小耳。

【修治】《本草述》卷九下：洁古曰：引经，须以酒浸。或以竹刀连心切，作薄片，醇酒浸一宿，连酒磨细，入布囊内，揉出白浆，点生姜汁、杏仁末各少许，频搅数百下，久之澄清，去酒晒干，收用。入汤膏亦连心用，方合土德全体。又制法：去心，捶扁极薄，晒干，加隔纸，焙焦用。《伤寒温疫条辨》卷六：麦门冬酒浸，去心。

【气味】味甘，平、微寒，无毒。《图经本草药性总论》卷上。味甘、微苦，气平，微寒，阳中微阴，无毒。入手太阴经，《本草纂要》卷二。味甘、平，性寒。降也，阳中之阴。《药性会元》卷上。

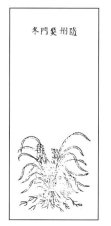

图 14-75-1 随州麦门冬《图经（政）》

图 14-75-2 睦州麦门冬《图经（政）》

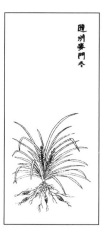

图 14-75-3 随州麦门冬《图经（绍）》

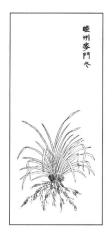

图 14-75-4 睦州麦门冬《图经（绍）》

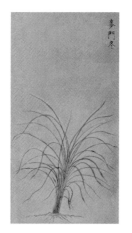

图 14-75-5 麦门冬
《履巉岩》

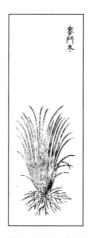

图 14-75-6 麦门
冬《救荒》

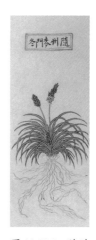

图 14-75-7 随州
麦门冬《品汇》

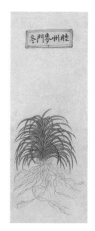

图 14-75-8 睦州
麦门冬《品汇》

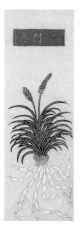

图 14-75-9 麦
门冬《雷公》

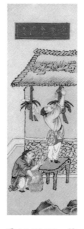

图 14-75-10 炮
制麦门冬《雷公》

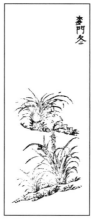

图 14-75-11 麦
门冬《三才》

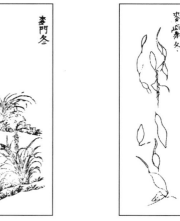

图 14-75-12 麦
门冬《原始》

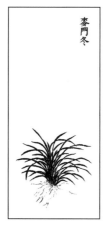

图 14-75-13 麦门
冬《博录》

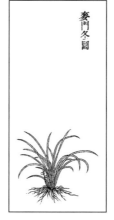

图 14-75-14 麦门
冬《草木典》

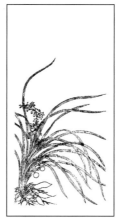

图 14-75-15 麦门
冬《图考》

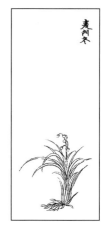

图 14-75-16 麦
门冬《图说》

【**主治**】治心肺虚热，并虚劳客热，亦可取苗作熟水饮。《本草衍义》卷七。治肺中伏火，生脉保神，强阴益精。《洁古珍珠囊》。主伤中羸瘦，虚劳客热，口干燥渴，去烦闷，止嗽，去时疾热狂。《日用本草》卷八。止渴，治嗽住，生津。养肾水。《医方药性·草药便览》。主心腹结气，解枯燥之结气，伤中伤饱，胃络脉绝，补续胃中之阴气。羸瘦短气。补胃则生肌，清火则益气。《神农本草经百种录》上品。润肺养阴，止吐血、衄血、便血，去瘀生新，泻火化痰，除热生津，清耳明目，疗痈疮诸毒。《本草再新》卷二。

【**发明**】《医经大旨》卷一：麦门冬，诸药性皆曰味甘微寒，阳中微阴也。阳乃肺药，微阴则去肺中之伏火，伏火去，则肺金生而心亦清，心清而神亦保安矣，惟肺金生则金能生水，又能强阴益精，心清神安，则气血和畅。又能治血妄行。东垣曰解烦渴，治虚劳，正以其能润肺清心也。惟清其心而润其肺，则心统气行而郁结之患可释矣。一说能复脉者何也？盖心主脉而百脉皆朝于肺经，若润其肺清其心，则脉亦调和，气无所阻，必听命以遂脉之通畅，此复脉不可缺也。去心焙干用。《本草纂要》卷二：能平肺气，入手少阴经，能宁心志。主心气不足，惊悸怔忡、或健忘恍惚而精神失守，或肺气不利而咳嗽有痰，或肺痿吐脓而短气羸瘦，或火伏肺中而迫血妄行，或虚劳客热而郁结不利，或脾胃不调而饮食伤中，此皆心肺之症，非麦门冬不能治者也。然以其体质言之，味甘气平，能益心肺，味苦气寒，能降心火。故其用法又有异焉，得人参则能补心肺，得芩连则能泻心肺，得百合则能敛心肺，得天门冬则能保心肺。然则此剂者，乃心肺必用之药也。但与天门冬治症不同，天门冬补中有泻，麦门冬泻中有补，苟于二者而并用之，则补泻之兼全，而心肺之交济矣。凡用者去心，不去则生烦。此又其至要也。《本草发明》卷二：麦门冬治心肺之功居多，故去肺中伏火，而能清心清肺。《本草》所谓保定肺气，治心肺虚热，补心气不足者此也。所谓强阴益精者，金清能滋水化源，而补肾也。伏火去而心清神安。所谓血之妄行者曰归经，而客热烦渴虚劳自此解，五藏亦安也。然肺主气，心统气，心清气顺，所谓心腹结气、支满短气之患释矣。又谓身重目黄，肢节浮肿，皆水气不利所致，此惟清金利水，而湿热浮肿除矣。又愈痿蹶者，亦属肺热，肺热清尚何痿蹶之有？《本草》又云伤中伤饱，胃络脉绝，消谷调中，治脾胃多用之，何也？必竟是心中结热，肺中伏火亢盛，致伤脾胃而然也。《芷园臆草题药》：麦门冬叶坚韧多纵理，色常青，凌冬不凋。根丛生如须，内劲外柔而香，连缀如枣核，贯根上，再不肯死，随地即生。以白色可入肺；甘，平，可入脾；多脉理，可入心；凌冬，可入肾；长生，可入肝。虽入五藏，以心为主，乃心之肾药。顾气象生成及命名之义。其功能转春为夏，能使肾通心。第力量不阔大，如有守有义，负静宁谧，和润舒徐之君子也。仓皇之际，似乎惯惯，顾躁进表露者，自然不及。其火而不变，诚内劲外柔之气象也。其根如人脉络，《本经》以之治心腹结气，伤中伤饱，胃络脉绝。其心腹及中央，皆心之部分。脉络乃心之所主者，结气则取其象形，而气结则络脉绝，及伤中之绝，伤饱之绝，羸瘦肉理之绝，皆能使之复生。《本草汇言》卷四：李东垣清心润肺之药也。

葛风寰稿主心气不足，惊悸怔忡，健忘恍惚，精神失守，或肺热肺燥，咳声连发，肺痿叶焦，短气虚喘，火伏肺中，咯血咳血。或虚劳客热，津液干少。或脾胃燥涸，虚秘便难。此皆心肺肾脾，元虚火郁之证也。然而味甘气平，能益肺金；味苦性寒，能降心火；体润质补，能养肾髓。专治劳损虚热之功居多。如前古主心腹结气，伤中伤饱，胃络脉绝，羸瘦短气等疾，则属劳损明矣。《药镜》卷三：麦门冬清心火之有余，克停血涌。补肺金之不足，气短有长。佐人参为生脉之方，祛暑蒸之热嗽。君五味为滋化之本，理水泛之寒痰。由厥性之微寒，去肺家之伏火。夫火去则肺金凝，凝而生水，水盛则心清而神静矣。盖阳明经湿热昌炽，熏蒸于肺，发为痿蹶，治痿独取阳明，是究其本。《经》言麦冬治痿，抑亦寻原之论乎。《颐生微论》卷三：麦门冬禀秋令之微寒，是以清肺多功。夫心火焦烦，正如盛暑，秋风一至，炎蒸若失矣。大约与天门冬功用相仿，但甘味稍多，寒性差减，较胜一筹。然专泄而不专收，火盛气壮者相宜，气弱胃寒者何可饵也？《侣山堂类辩》卷下：麦门冬《经》云：人之所受气者，谷也。谷之所注者，胃也。胃者，水谷血气之海也。海之所行云气者，天下也。胃之所出血气者，经隧也。经隧者，五藏六府之大络也。是藏府受水谷之精气，由胃府之大络通于藏府之经。麦门冬主伤中伤饱，胃络脉绝，以其根须从中而贯如络，脉之贯于募原之中，是通胸络之气，藉中心之贯通也。麦冬经冬不凋，能启阴气上滋于心肺，故主心腹结气，咳嗽虚劳，肾脉上贯肝膈，入肺中，从肺出络心，是肾气之上交于心肺，心肺之痰热欲从下解者，又咸藉麦冬之心而导引于脉中也。盖凡物之寒凉者，其心必热。热者，阴中之阳也。人但知去热，而不知用阳，得其阳而后能通阴中之气。《本草述》卷九下：麦冬味纯甘，天冬先甘后苦，苦胜于甘。夫天冬苦胜而气寒，宜谓其入足少阴。乃二冬皆有甘，先哲皆不言其入足太阴脾，而皆谓其入手太阴肺者，其义何居？海藏曰：营卫枯涸者，湿剂所以润之，天麦二冬、人参、五味、枸杞子，同为生脉之剂，此上焦独取寸口之义，即此可悟于不言脾而言肺者矣。更按寇氏云麦冬同地黄等药，为润经益血，复脉通心，又云与五味子等药能生脉，合前义而明兹味之功用，乃见其于肺为切也。夫脉者，血之舍也。血者，真阴之化醇也。人身中如心为阳中之太阳，而曰心主脉者，为真阳之地，乃真阴之所依也。肺为阳中之少阴，而曰能复脉通心者，为阳中少阴之藏，乃真阳化阴之玄关也。且东垣云脉者，人之元气也。若然，是则复脉通心者，麦冬而合于人参、五味，正益元气之的剂也。就合上义以绎斯味之功，如东垣所谓入手太阴经气分者，不洵然哉。《本草汇》卷一一：麦门冬禀秋令之微寒，得西方之正色，故清肺中伏火多功。心火焦烦，正如盛暑秋风一至，炎蒸若失矣。心主血，心既清宁，妄行者息。脾受湿热，则肌肉肿而肠胃满，热去即湿除，肿满者自愈。金不燥则不渴，金水生则益精。故成聊摄云：肺燥气热，以酸收之，以甘缓之。门冬之甘，润肺除热。但专泄而不兼收，中寒有湿人不可服也。《握灵本草》卷四：按天冬、麦冬并入手太阴肺，而麦门冬兼入手少阴心，清心降火，使肺不犯贼邪，故止咳立效。天冬兼走足少阴肾，滋助肾元，令肺得全其母气，故消痰有殊功。盖痰系津液凝成，肾主津液故也。故上而止咳，天冬逊于麦冬，下而消痰，麦冬逊于天冬。则天冬能治痰之本，不能治痰之标。麦冬治痰之标，不能治痰之本也。《本草新编》卷二：麦门冬味甘，气微寒，降也，阳中微阴，无毒。入手太阴、少阴。泻肺中之伏火，清胃中之热邪，补心气之劳伤，止血家之呕吐，益精强阴，解烦止渴，美颜色，悦肌肤。退虚热神效，解肺燥殊验，定嗽咳大有奇功。真可恃之为君，而又可藉之为臣使也。但世人未知麦冬之妙，往往少用之而不能成功，为可惜也。不知麦冬必须多用，力量始大。盖火伏于肺中，烁干内液，不用麦冬之多，则火不能制矣。热炽于胃中，熬尽真阴，不用麦冬之多，则火不能息矣。夫肺为肾之母，肺燥则肾益燥，肾燥则大小肠尽燥矣。人见大小肠之干燥，用润肠之药。然肠滑而脾气愈虚，则伤阴而肾愈虚矣。肾虚必取给于肺金，而肺又素燥，无气以滋肾，而干咳嗽之症起，欲以些小之剂益肺气以生肾水，必不得之数也。抑肺又胃之子也，胃热则土亏，土亏而火愈炽。火炽，必须以水济之，而胃火太盛，肾水细微，不特不能制火，而且熬干津液，苟不以汪洋之水，速为救援，水立尽矣。然而大旱枯涸，滂沱之水，既不可骤得。倘肾水有源，尚不至细流之尽断，虽外火焚烁，而渊泉有本，犹能浸润，不至死亡也。故胃火之盛，必须补水，而补水之源，在于补肺。然而外火既盛，非杯水可解。阴寒之气，断须深秋白露之时，金气大旺，而后湛露湑湑，多且浓也。故欲肺气之旺，必用麦冬之重。苟亦以些小之剂，益其肺气，欲清胃火之沸腾也，又安可得哉。《夕庵读本草快编》卷二：麦冬甘而微寒，禀秋金之正气，故入手太阴气分，兼走手少阴心经。故能益精消谷，保肺清心，疗虚劳之客热，治咳嗽之亡津，去浮愈痿，平血妄行，通心复脉，益血润经。夫心火焦烦，正如盛暑，秋风一至，炎灼自除。况心主血，心既清宁则妄行者息，脾除湿热则浮满者消，金受滋而渴不生，水赖母而精日益矣。但虚寒之辈独不可投者，恐其泄而不收也。《伤寒温疫条辨》卷六：以其甘多苦少，故能清心润肺，肺中伏火，非此不除。补上焦津液，解胸膈烦渴，止胃火呕吐。胃火上冲则呕吐，宜麦冬。又有因虚、因寒、因痰、因食之不同，随证治之，不可执一也。疗手足痿躄。手足缓纵曰痿躄。阳明湿热上蒸于肺，肺热叶焦，发为此证。《经》云：治痿独取阳明。《经疏》曰：麦冬实足阳明胃经之正药。益精强阴，泽肌润结，肺痿肺痈，咳唾衄血，经枯乳汁不行，肺燥痰嗽不绝。午前嗽多属胃火，宜芩、连、栀、柏、知母、石膏；午后嗽及日轻夜重，多属阴虚，宜麦冬、五味子、元参、知母、六味。降火清心，消痰补怯。金受火因，生脉〔散〕须加人参。便滑泻利，胃寒，二冬勿设。古方麦冬饮子治劳嗽虚热，咳喘痰血。麦冬二钱，五味子、人参七分，黄耆二钱，归身、白芍、炙甘草一钱，水煎服。《重庆堂随笔》卷下：麦冬《本经》所主皆是胃病，《崇原》发明最详。其功在心，不可去之。善用麦冬者，其惟香岩先生乎。〔王孟英〕刊：缪氏《经疏》知麦冬为胃经正药，《寓意草》始言脾胃异治，叶氏大畅厥旨，谓胃为阳土，宜用甘凉，俾后人得所遵循，故洄溪、润安皆深折服也。《本草明览》卷一：天麦二冬，并入手太阴经，而能驱烦解渴，止咳消痰，功用似同，实有偏胜也。麦门冬兼行手少阴经，则清心降火，使肺不犯乎贼邪，而有止咳之效；天门冬复行足少阴肾经，则涩肾助元，使肺得全其母气，而有消痰之功。故上而治咳，麦胜于天；下而消痰，天胜于麦。盖痰系津液凝成，肾司津液者也，燥盛则凝，润多则化，天冬润剂，复走肾经，津液纵凝，亦能解化。先哲云：痰之标在脾，痰之本在肾。《**本草思辨录**》卷二：徐氏云，麦冬甘平滋润，为纯补胃阴之药。后人以为肺药者，盖土能生金，肺气全恃胃阴以生，胃气润，肺自资其益也。邹氏云，麦冬之功，在提曳胃家阴精，润泽心肺，以通脉道，以下逆气，以除烦热，若非上焦之证，则与之断不相宜。观此可以正李东垣但谓入手太阴，而不及足阳明之非。

【附方】《**本草汇言**》卷四：治心气不足，惊悸怔忡，健忘恍惚，精神失守。用麦门冬、人参、茯苓、远志、枣仁、白术、当归、甘草、半夏。○治肺燥作咳。用麦门冬、知母、川贝母、桔梗、怀生地、百合、款冬花、桑白皮、百部。○治肺痿叶焦，短气虚喘。用麦门冬、百合、米仁、款冬花、天门冬、紫菀、怀熟地、桔梗、沙参。○治火伏肺中，咯血咳血，并吐血衄血。用麦门冬、知母、生地黄各十两，煎膏，不时徐徐用白汤调服。不可蜜收。以上四方出《方脉正宗》。○治心肺虚热，虚劳客热。用麦门冬五两，北五味、北沙参、知母、川贝母各二两。○治脾胃虚燥便难。用麦门冬、当归身、怀熟地各四两，麻仁、桃仁、杏仁、蒌仁各去外皮，各一两，捣如泥，共为丸。每食前服五钱。千汝霖家抄。○治骨蒸劳热。用麦门冬四两，青蒿、鳖甲、牛膝、熟地、白芍药、枸杞子、北五味子、胡黄连、山药、茯苓、山茱萸各二两，蜜丸梧子大。每服三钱。鲁仲言方。

【附录】鹿角草。《**植物名实图考**》卷一五：鹿角草产建昌，或谓之草麦冬，叶根俱似麦门冬而柴硬，与萱草根相类。土人取根煎水，亦可退热。

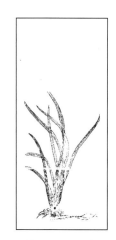

图 14-75-17 鹿角草《图考》

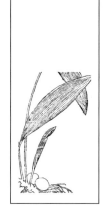

图 14-76-1 蜘蛛抱蛋《图考》

蜘蛛抱蛋《医方药性》

【释名】飞天蜈蚣《**植物名实图考**》、九龙盘《**草木便方**》。

【集解】《**植物名实图考**》卷九：蜘蛛抱蛋，一名飞天蜈蚣，建昌、南赣皆有之。状如初生棕叶，下细上阔，长至二尺余，粗纹韧质，凌冬不凋。近根结青黑实如卵，横根甚长，稠结密须，形如百足，故以其状名之。

【气味】性凉。《**医方药性·草药便览**》。

【主治】治飞疡，去毒。洗热疮风。《**医方药性·草药便览**》。根卵治热症，治腰痛咳嗽。《**植物名实图考**》卷九。疗风毒，劳伤痰咳消积速，火毒疔疡清利妙，通筋利节风湿除。《**草木便方**》卷一。

长寿灵芝草《履巉岩本草》（即：石竹根）

【释名】石竹根《草木便方》。

【集解】**《履巉岩本草》卷上**：深山穷谷中间有之。仙家摘嫩叶食之，不饥长年，身轻无病。

【气味】性平，无毒。《履巉岩本草》卷上。

【主治】治劳伤，气血虚损耳鸣方，清火化痰消气肿，痞满积聚作羹汤。《草木便方》卷一。

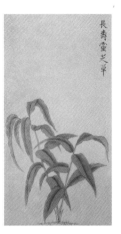

图 14-77-1 长寿
灵芝草《履巉岩》

抱鸡母《植物名实图考》

【释名】石竹根、一洞仙《植物名实图考》。

【集解】**《植物名实图考》卷一〇**：抱鸡母生广信。一名石竹根，一名一洞仙。柔茎，下紫上绿，茎上发苞如玉簪花；苞中抽茎，叶生茎端，如竹叶而宽，有直纹三缕，面青背绿，背纹稍多；柄弱下垂，薄叶偏反，赭根圆长。

【主治】俚医以治跌打及番肛痔。《植物名实图考》卷一〇。

鹿葱《食物本草》

【校正】《本草纲目》与"萱草"合为一条，今分出。

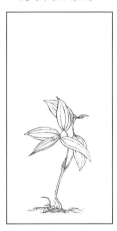

图 14-78-1 抱鸡
母《图考》

【释名】萱草花、宜男草《医方药性》、黄花菜、萱花《食物辑要》、金针菜姚氏《食物本草》、忘忧《养生要括》。

【集解】**《艺文类聚》卷八一**：《风土记》曰：宜男，草也。高六七尺，花如莲，宜怀妊妇人佩之，必生男。**《茹草编》卷一**：花鹿菀之葱，夏月芄芄。叶莘莘以微绿，花斑斑而浅红。类萱蒲之色相，乏兰蕙之芳丛。不有野麝衔采，可无乱蝶游丛。聊拾斯谱，以采遗风。**姚氏《食物本草》卷七**：金针菜产北地。微似黄花菜，长寸余，直而锐，故以金针名之。和蔬煮羹，味美而嫩。

花（宜男）

【气味】味甘，凉，无毒。《食物本草》卷二。甘，温，无毒。《食物小录》卷上。

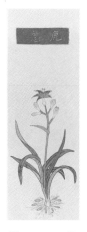
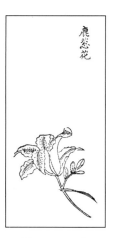
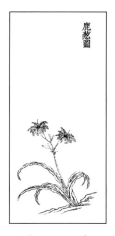
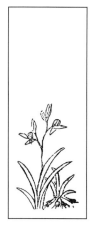

图 14-79-1 鹿
葱《食物》

图 14-79-2 鹿
葱花《茹草》

图 14-79-3 鹿
葱《草木典》

图 14-79-4 鹿
葱《便方》

【主治】炒以点茶，又安五脏，利心志，令人好欢乐忘忧，轻身明目，利胸膈，甚佳。《食物本草》卷二。治五淋之浊。《医方药性·草药便览》。明目，安五脏，定心志，利胸膈，除烦热。其性下走阴分，治小便短赤，五淋。《食物辑要》卷三。主利肠胃，滑二便，去火除热。姚氏《食物本草》卷七。煮食，治小便赤涩，身体烦热，除渴疸，消食，利湿热。作菹，利胸膈，安五脏，令人好欢乐无忧，轻身明目。《养生要括·菜部》。补胃气。多食滑肠，发疮毒。《食物小录》卷上。最解毒，散郁结之烦热，消食利湿。治小便赤涩、酒疸、白浊，利胸膈，安五脏，长乳。同猪肉，止赤痢。同猪肠，令人欢乐忘忧。《本草求原》卷一五。

根

【主治】治沙淋，下水气，主酒疸，黄色通身者，取根捣汁服。《食物本草》卷二。利水通淋、小肠气，立验。《本草求原》卷一五。

【附方】《养生要括·菜部》：**大热衄血**。研汁一大盏，和生姜汁半盏，细呷之。**吹乳痈肿痛**。擂酒服，以渣封之。

苗

【主治】嫩苗煮食，又主小便涩，身体烦热。《食物本草》卷二。

【发明】《**医林纂要探源**》卷二：金针菜也。野生者曰黄花菜，叶花皆可食。补心清肺，破郁行水。花轻虚上行，色黄赤入心，兼入脾肺。咸则软坚，故破郁消忧。养胎滑胎。所谓宜男也。《**调疾饮食辩**》卷三：嫩叶及花皆可食，花为胜。市四干者名金针。味甘性凉，能去热，除烦渴，利胸膈，治小便赤涩。均宜煮汁淡饮，勿用油、盐。同猪肉煮，安藏府，滋气血。《**随息居饮食谱·蔬食类**》：萱萼干而为菹，名黄花菜，一名金针菜。甘，平。利膈清热，养心，解忧释忿，醒酒，除黄。荤素宜之，与病无忌。《本草纲目易知录》卷一：萱草苗、花，甘，凉。消食，利湿热，除酒疸。煮食，治小便赤涩，身体烦热；作葅，利胸膈，安五脏，令人欢乐无忧，轻身明目。多食动风发疮。

萱草《嘉祐本草》

【释名】水葱《南方草木状》、川草花《救荒本草》。

【集解】《南方草木状》卷上：水葱，花叶皆如鹿葱，花色有红、黄、紫三种。出始兴。妇人怀妊，佩其花生男者即此花，非鹿葱也。交、广人佩之，极有验。然其土多男，不厌女子，故不常佩也。《植物名实图考》卷一四：萱草，《诗经》作谖。《嘉祐本草》始著录。有单瓣、重瓣，兖州、亳州种以为菜。皋苏蠲忿，萱草忘忧。《尔雅翼》以焉得谖草，谓安得善忘之草，世岂有此物哉？萱、谖同音，遂以命名。但《说文》蕿，令人忘忧草，引《诗》作蕿，又作蘐，则忘忧之名其来已古。《南方草木状》：水葱，花、叶皆如鹿葱，出始兴。妇人佩其花生男，非鹿葱也，则所谓宜男者，又他属矣。萱与鹿葱一类。晏文献云：鹿葱花中有鹿斑，又与萱小同大异。则是以层多有点者为鹿葱，单瓣者为萱。《群芳谱》有黄、白、红、紫、麝香数种，然皆以黄色分浅深。蜜萱色如蜜，浅黄色，黄紫则深黄而近赤。至谓鹿葱叶枯而后花，花五六朵，并开于顶，得毋以石蒜之黄花者为鹿葱耶？忘忧宜男，乡曲托兴，何容刻舟胶柱？世但知呼萱草，摘花作蔬。惟滇南妇稚皆指多层者为鹿葱，边地人质其名，宜有所自。

苗

【气味】甘咸，平滑。《医林纂要探源》卷二。

【主治】主小便赤涩，身体烦热，煮食之。《宝庆本草折衷》卷一一。

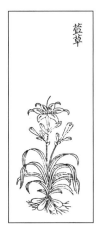

图 14-80-1 萱草《图经（政）》

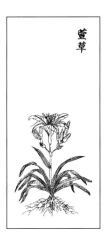

图 14-80-2 萱草《图经（绍）》

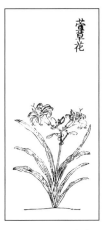

图 14-80-3 萱草花《救荒》

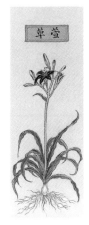

图 14-80-4 萱草《品汇》

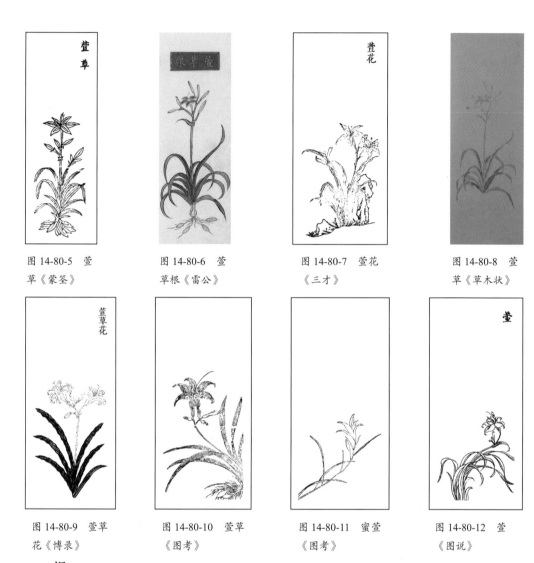

图 14-80-5 萱草《蒙筌》　图 14-80-6 萱草根《雷公》　图 14-80-7 萱花《三才》　图 14-80-8 萱草《草木状》

图 14-80-9 萱草花《博录》　图 14-80-10 萱草《图考》　图 14-80-11 蜜萱《图考》　图 14-80-12 萱《图说》

根

【气味】味甘，性寒，无毒，入脾、肺二经。《药性解》卷四。

【主治】主小便赤涩，身体烦热，煮食之。《本草衍义》卷一二。治沙淋带浊，利水气，解酒疸，宜捣汁服之。《景岳全书》卷四八。

子

【主治】安五脏，利心志，令人好欢乐无忧，轻身明目。《神农本经会通》卷一。

【发明】《本草蒙筌》卷三：疗酒疸遍身通黄，绞生根汁咽下；治沙淋小便涩痛，煮熟嫩苗食之。咀和酒煎，为破脑伤风要药；捣挼姜汁，系大热衄血仙方。《药性解》卷四：萱草之甘，宜归脾部，而肺则其所生者，故亦入之。嵇康《养生论》云：合欢蠲忿，萱草忘忧。《图经》亦其言之，当非虚语。《本草乘雅半偈》帙九：《尔雅翼》云：《诗》曰焉得谖草，言植之背。谖，忘也。卫之君子，行役为王前驱，过时不及，其妇人思之，则心痗首疾，思欲暂忘之而不可得，故愿得忘忧之草而植之，庶几漠然而无所思，然世岂有此物也哉。盖亦极言其情耳，说者因萱音之与谖同也，遂命萱为忘忧之草。盖以萱合其音，以忘合其义耳。然忘草可也，而所谓忘忧，忧之一字，何从出哉？此亦诸儒傅会之语也。颐谓忧出于肺，情之所钟，志之所悲，神之所伤也。是以忧悲，则魄藏之金郁。《经》云金郁则泄之，所以忘其忧也。而萱谐宣。宣，布也，散也，通也，遍也。风回宣而所以宣阴阳也。宣之即所以泄之，泄之即所以畅之，畅之即所以忘之。忘之则既顺乃宣，而忧可释矣。顾煮食主小便赤涩，身体烦热，即疏云：金郁则泄之，解表利小水也。然则草木之情，布在方策，人未之思尔。《本草汇》卷一一：宣草之甘，宜归脾部，而肺则其所生者，故亦入之。属水，性下走阴分，故每有功于下焉。苗花亦利胸膈，消湿热。《本草求真》卷七：萱草清心利水除烦。萱草专入心脾。何以萱名，以其草属蔚茂，值可以解忧。《诗》曰：焉得萱草，言树之背。苗如葱叶，烹食可以适口。即鹿葱。味甘而气微凉，能以去湿利水，除热通淋，止渴消烦，开胸宽膈，令人心平气和，无有忧郁，是以命名。

【附方】《本草衍义》卷一二：治大热衄血。萱草根洗净研汁一〔大〕盏，生姜汁半盏相和，时时细呷。

《宝庆本草折衷》卷一一：治乳痈。用萱草根捣酒浸服，仍以滓傅。《卫济书》。

《药性粗评》卷二：酒疸。遍身黄色者，取根捣烂，绞汁服之。鼻衄。大热出血者，取根捣绞汁一大盏，又取生姜汁一半盏，相和，时时呷之。

《景岳全书》卷四八：治吐血衄血。研汁一大盏，和姜汁细细呷之。治吹乳，乳痈肿痛，须擂酒服，以渣封之。

搥胡根《本草拾遗》

【释名】土当归《植物名实图考》。

【集解】《证类本草》卷六：〔《本草拾遗》〕生江南川谷荫地，苗如萱草，根似天门冬，用之去心。《植物名实图考》卷一四：搥胡根《本草拾遗》始著录。今江西、湖南亦有之，俗皆谓之土当归。根似麦门冬而微黄，亦甜。

【气味】味甘，寒，无毒。〔《本草拾遗》〕。《证类本草》卷六。

【主治】主润五藏，止消渴，除烦，去热，明目，功用如麦门冬。〔《本草拾遗》〕。《证类本草》卷六。

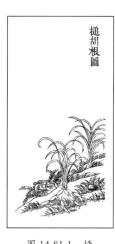

图 14-81-1 搥胡根《草木典》

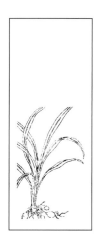

图 14-81-2 搥胡根《图考》

吉祥草《本草拾遗》 　【校正】《本草纲目》原收在"有名未用"，今移此。

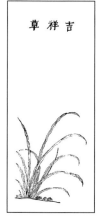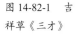

图 14-82-1　吉祥草《三才》

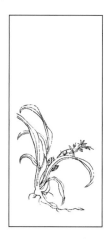

图 14-82-2　吉祥草《图考》

【释名】解晕草、广东万年青《本草纲目拾遗》。

【集解】《本草纲目拾遗》卷五：叶如建兰而深厚，入冬不雕，初苗芽，背作紫色，长则色青，夏开紫花成穗，亦如麦冬状。其根有子，分苗种，极易繁茂，以其出自粤中，故名。《纲目》有名未用吉祥草下。濒湖所引吉祥草，即此也。亦呼吉祥草。时俗妇临蓐，以此草连盆移至产室，云能解产厄及血晕。此草色泽翠润，叶叶劲直如箭。入产室，则叶皆软垂。色亦槁瘁，必经数月，乃复鲜艳，亦一奇也。其根下子入药用。

《植物名实图考》卷二七：吉祥草，苍翠如建兰而无花，不藉土而能活，涉冬不枯，遇大吉事则花开。

【气味】性凉味甘。《本草纲目拾遗》卷五。

【主治】理血清肺，解火毒，为咽喉七十二症要药。《本草纲目拾遗》卷五。

【发明】《植物名实图考》卷二七：松寿兰产赣州。形状极类吉祥草，叶微宽，花六出稍大，冬开，盆盎中植之。秋结实如天门冬实，色红紫有尖。滇南谓之结实兰。土医云：味甘辛，治筋骨痿，用根浸酒，加虎骨胶；治遗精，加骨碎补。

【附方】《本草纲目拾遗》卷五：治急惊。《活人书》：用洋吉祥草根捣汁，加冰片少许，茶匙灌下三匙，立苏。海宁周世任云：此草根下子大冷子宫。凡妇欲断产。取子百粒捣汁服，永不再孕矣。

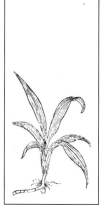

图 14-83-1　七厘麻《图考》

七厘麻《植物名实图考》

【集解】《植物名实图考》卷九：七厘麻江西山中有之。似吉祥草叶而纹理粗直，横根，绿润有节，似竹根而嫩。

【主治】土医以治筋骨疼痛。《植物名实图考》卷九。

鸡脚草《植物名实图考》

【集解】《植物名实图考》卷九：鸡脚草生建昌。形状如吉祥草而叶不光泽，有直纹如竹，面绿，背黄绿，与茎同色，根如姜而瘠，有须。

【主治】土医以治劳损、乳毒。劳损，取根煎酒服；乳毒，蒸鸡蛋食之。《植物名实图考》卷九。

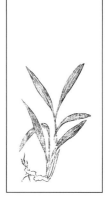

图 14-84-1　鸡脚草《图考》

象牙参《植物名实图考》

【集解】《植物名实图考》卷二八：象牙参生滇南山中。初苗芽即作苞，开花如白及花而多窄瓣，一苞四五朵，陆续开放，花罢生叶，似吉祥草而阔，根如麦门冬。

【主治】土医云治半身不遂、痿痹弱证。《植物名实图考》卷二八。

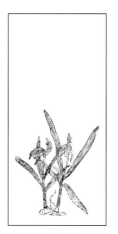

图 14-85-1　象牙参《图考》

万年青《履巉岩本草》

【释名】千年润《履巉岩本草》、千年蒕《本草纲目拾遗》、斩蛇剑、开口剑《植物名实图考》。

【集解】《本草纲目拾遗》卷五：阔叶丛生，每枝独瓣无歧，梗叶颇青厚，夏则生蕊如玉黍状，开小花，丛缀蕊上，入冬则结子红色，性善山土，人家多植之。浙婚礼多用之伴礼函，取其四季常青，有长春之义。《百草镜》：四月八日浴佛日。杭俗，人家植万年青者，多剪其叶，弃掷街衢，云令人踏之则易长，且发新叶茂密。入药采叶阴干，煎洗坐板痔疮极效。胜于他日采者。《土宿本草》：雁来红，万年青，皆可制汞。《植物名实图考》卷一五：万年青，《花镜》：万年青一名蒕，阔叶丛生，深绿色，冬夏不萎。吴中人家多种之，以其盛衰占休咎。造屋移居、行聘治圹、小儿初生，一切喜事无不用之以为祥瑞口号。至于结姻币聘，虽不取生者，亦必剪造绫绢，肖其形以代之。又与吉祥草、葱、松，四品并列盆中，亦俗套也。种法：于春秋二分时分栽盆内，置之背阴处。俗云：四月十四是神仙生日，当删剪旧叶，掷之通衢，令人践踏，则新叶发生必盛，喜壅肥土，浇用冷茶。

 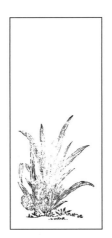 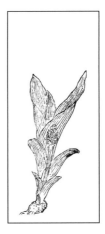 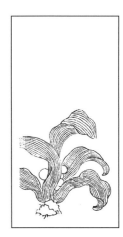

图 14-86-1 千年润　　　图 14-86-2 万　　　图 14-86-3 万年　　　图 14-86-4 万年
《履巉岩》　　　　　　年青《三才》　　　青《图考》-1　　　青《图考》-2

【气味】性凉，无毒。《履巉岩本草》卷中。味苦、涩，气微寒。入肾经，专通任、督之脉。《本草新编》卷三。甘，苦，寒。《本草从新》卷一。辛热，无毒。《医经允中》卷二一。

【主治】治咽喉壅闭，发声不出。不以多少，干为末，每服一钱，浓煎薄荷汤调服，不以时，临睡服尤佳。《履巉岩木草》卷中。入肺杀痨虫，治尸气，尤善黑须发。《本草新编》卷三。治无名肿毒、疔疮、牙痛，蛇伤。《植物名实图考》卷一五。主暖胃扶脾，治噎膈。《医经允中》卷二一。

【发明】《本草新编》卷三：或疑万年青，古人并未有言及乌须者，子言何足征乎？铎实闻诸异人之言，至于杀痨虫，又实亲试而验者也。尝游楚，寓汉口，有咸艖主人患久嗽，说胸中微痒，则嗽不能止，若痛则必吐血矣。问何以得此。云因泊舟浔江，偶飔风夜起，呼舵工整备篷缆，一时骤雨至，洒热背，觉寒甚，自此便嗽至今。初嗽时，无痒痛之征，自痒而痛，自痛而吐血。余曰：此寒雨透入于肺俞，必肺生虫矣。渠不信，未几而胸痛，曰：必吐血矣，奈何？余曰：急服乌梅则可止。乃服之而安。渠问故。余曰：此权宜之法，以试虫之有无也。虫得酸则伏，今饮乌梅汤而痛定，非虫而何。渠乃信服。余用万年青捣汁，用酒冲一碗，候胸中痛时急服。至夜分，胸果痛，乃服万年青，服下疼甚，几不欲生，欲饮茶，予禁不与，渴甚，劝其再服万年青，不听，余固请饮之，而痛益加，喉中痒甚。

【附方】《本草新编》卷三：尤善黑须发。入之乌芝麻、山药、熟地、何首乌、小黄米、白糖之中极效。但最难干，必人身怀之三日，方可磨为粉，入前药内。惟是性寒，忌多用，多用则损气。大约乌芝麻前药各用一斤，万年青只可用十片，断断莫多用也。万年青，最能杀虫于无形之中，然多用，则杀虫于顷刻，必须吐而出，未免大伤肺气，反有性命之忧。不若用之于补阴之内，潜移默夺，正既无伤，而虫又尽杀无遗也。万年青之子，更佳于叶，凡叶用三片者，子只消用一粒。其功用与叶相同，亦乌须黑发，杀痨虫解尸气也。人家种此花，更能辟祟。

《医经允中》卷二一：劳伤虚损。万年青用叶二张，同红枣四两煮，连汁服之，服枣一斤。辛热，无毒。主暖胃扶脾，治噎膈。

《本草从新》卷一：治咽喉急闭。捣汁，入米醋少许灌之，吐痰立愈。子可催生。

《本草纲目拾遗》卷五：治咽喉急闭。捣汁入米醋少许灌之，吐痰而愈。白火丹。万年青捣汁服。《祝氏效方》。痔漏。万年青叶取汁，如无汁，即用根水少许，同捣取汁搽。《家宝方》。老幼脱肛。万年青连根煎汤洗，用五倍子末敷上，立效。《慈航活人书》。一切跌打损伤。山芝麻，橡栗树花，万年青花，铁脚威灵仙汁为丸黄豆大，每服一丸，陈酒下。《活人书》：头风。霹雳丹，治头风如神。用万年青根削尖，蘸朱砂塞鼻孔内，左塞右，右塞左，两边痛者齐塞，神效。取清水鼻涕下，须一周时妙。《嵩崖杂记》。蛇毒。用万年青磨涂渣罨，皆妙。阴囊大。用万年青根捣汁，热冲陈酒服三次，即愈。德胜堂传方。痔疮肿痛难行。猪腿骨去两头，同万年青入砂锅内，水煮一炷香，乘热熏温洗，日三次，数日愈，永不发。《活人书》。缠喉风。用万年青根头切碎打烂，绞汁灌下，吐出痰涎，即好。倘口闭，用牙刷挖开灌下，不吐，再用发梢进喉间探之。《经验单方》。

冲天七《草木便方》

【释名】牛尾七《草木便方》。

【气味】辛，凉。《草木便方》卷一。

【主治】消毒，月瘕肿胀根炖服，恶疮火毒擦喉痹，蛇犬咬伤刀损涂。《草木便方》卷一。

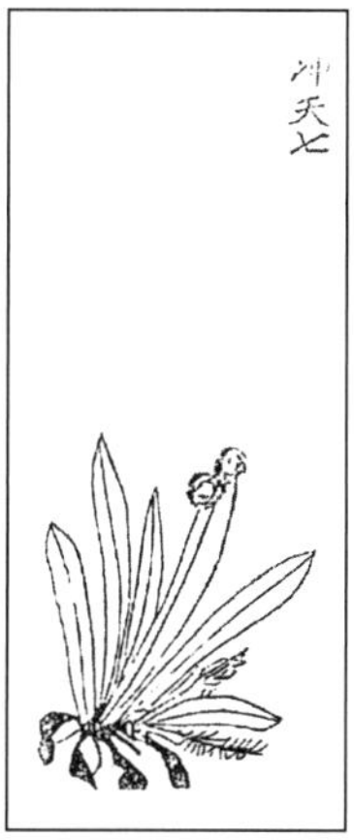

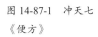

图 14-87-1　冲天七
《便方》

千年健《本草纲目拾遗》

【集解】《本草纲目拾遗》卷五：朱排山《柑园小识》：千年健出交趾，近产于广西诸上郡。形如藤，长数尺，气极香烈，可入药酒。

【气味】味苦，性寒，有小毒。入肝、肺二经。《本草再新》卷二。辛，温。《本草求原》卷一。

【主治】治痈痿疮疽，杀虫，败毒排肿，排脓。《本草再新》卷二。祛风，壮筋骨，已劳倦。浸酒妙。《本草求原》卷一。

【发明】《本草纲目拾遗》卷五：风气痛老人最宜食此药。忌莱菔。壮筋骨，浸酒，同钻地风、虎骨、牛膝、甘枸杞、二蚕沙、萆薢，作理风用。止胃痛。酒磨服。

鸭跖草《嘉祐本草》

【释名】地地藕《滇南本草》、鼻斫草《太乙仙制本草药性大全》、青蜂儿《本草原始》、百毒散《生草药性备要》、竹鸡菜《调疾饮食辩》、翠蝴蝶、笪竹《植物名实图考》、竹叶菜《草木便方》。

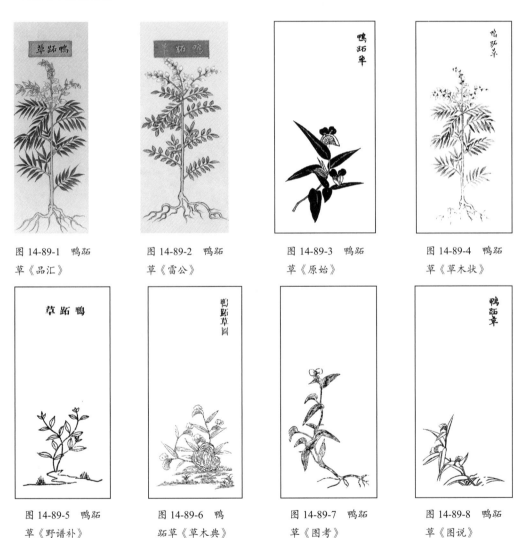

图 14-89-1 鸭跖草《品汇》　　图 14-89-2 鸭跖草《雷公》　　图 14-89-3 鸭跖草《原始》　　图 14-89-4 鸭跖草《草木状》

图 14-89-5 鸭跖草《野谱补》　　图 14-89-6 鸭跖草《草木典》　　图 14-89-7 鸭跖草《图考》　　图 14-89-8 鸭跖草《图说》

【集解】《调疾饮食辩》卷三：碧乃浅绿，江淹《别赋》春草碧色是也。此花翠蓝色，非碧也。

【气味】味甘、甜，性微寒。《滇南本草》卷中。味甜，性平。《生草药性备要》卷下。苦，寒。《草木便方》卷一。

【主治】主补养气血，疗妇人白带红崩，生新血，止尿血，止鼻衄血，止血

淋。《滇南本草》卷中。止痛，专敷大疮，止药散毒最妙。《生草药性备要》卷下。解毒，
痈疽疔肿狂痫服。热痢瘴疟消喉痹，蛇犬咬伤丹毒除。《草木便方》卷一。

【附方】《滇南本草》卷中：治沙鼻不时流血鼻衄。用地地藕煎汤，长服，三次断根。

竹节菜《救荒本草》

【释名】翠蝴蝶、翠娥眉、笪竹花、倭青草《救荒本草》。

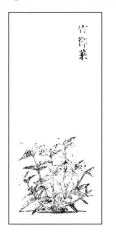

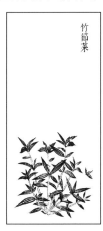

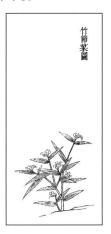

图 14-90-1 竹
节菜《救荒》

图 14-90-2 竹
节菜《博录》

图 14-90-3 竹
节菜《草木典》

【集解】《救荒本草》卷上之前：南北皆有，今新郑县山野中亦有之。叶似竹叶微宽，短茎，
淡红色，就地丛生，撺节似初生嫩苇节，梢叶间开翠碧花，状类蝴蝶。

【气味】味淡，性寒。《生草药性备要》卷下。

【主治】治白浊，消热散毒，利小便。《生草药性备要》卷下。

紫背鹿衔草《植物名实图考》

【集解】《植物名实图考》卷一七：紫背鹿衔草生昆明山石间。如初
生水竹子叶细长，茎紫，微有毛；初生叶背亦紫，得湿即活。人家屋瓦上
多种之。夏秋间，梢端叶际作扁苞，如水竹子，中开三圆瓣碧蓝花。绒心
一簇，长三四分，正如剪绒为之；上缀黄点，耐久不敛；藓花苔绣，长
伴阶除；秋雨萧条，稍堪拈笑。《植物名实图考》卷九：鹿衔草九江建昌
山中有之。铺地生，绿叶紫背，面有白缕，略似葴菜而微长，根亦紫。土
人用以浸酒，色如丹。

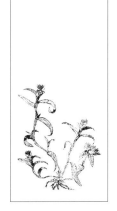

图 14-91-1 紫背
鹿衔草《图考》

【主治】治吐血、通经有效。《植物名实图考》卷九。

【发明】《植物名实图考》卷九：按《本草》有鹿衔，形状不类。《安徽志》：鹿衔草性益阳，出婺源，即此。湖南山中亦有之，俗呼破血丹。滇南尤多。土医云：性温，无毒，入肝、肾二经，强筋健骨，补腰肾，生精液。

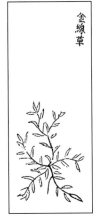

图 14-93-1 金线草《便方》

孱竹叶《生草药性备要》

【气味】味淡，性寒。《生草药性备要》卷上。

【主治】敷疮，治眼生偷针。《生草药性备要》卷上。

金线草《草木便方》

【气味】苦，寒。《草木便方》卷一。

【主治】止血，咳吐崩痢衄血灭，痈疽疔疮解药毒，除瘴凉血散毒热。《草木便方》卷一。

竹叶吉祥草《植物名实图考》

【释名】竹叶红参《植物名实图考》。

【集解】《植物名实图考》卷二三：竹叶吉祥草生云南山中。绿蔓，竹叶垂条；开花如吉祥草，六瓣，红白相间；长根，色微红。

【主治】土医谓之竹叶红参，主补益。《植物名实图考》卷二三。

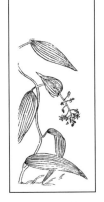

图 14-94-1 竹叶吉祥草《图考》

苘麻《唐本草》

【释名】黄麻《杨氏家藏方》。

【集解】《宝庆本草折衷》卷一一：剥其茎皮打索者也。生处处有之，八、九、十月采实。《救荒本草》卷上之后：苘子，《本草》名苘（与荣同）实。处处有之，北人种以打绳索。苗高五六尺，叶似芋叶而短薄，微有毛涩，开金黄花，结实壳似蜀葵实壳而圆大，呼为苘馒头。子黑色如豆大。《植物名实图考》卷一四：苘麻，《唐本草》始著录。今作苘麻，作绳索者，北地种之为业。

【气味】味甘，平，无毒。入足太阳经、手阳明经。《本草医旨·食物类》卷二。

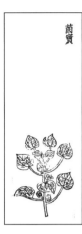

图 14-95-1 苘
实《图经（政）》

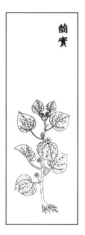

图 14-95-2 苘
实《图经（绍）》

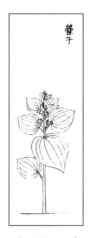

图 14-95-3 苘
子《救荒》

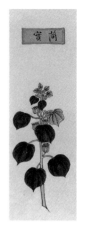

图 14-95-4 苘
实《品汇》

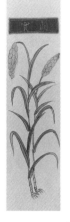

图 14-95-5 苘
实《食物》

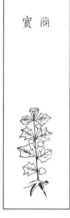

图 14-95-6 苘
实《太乙》

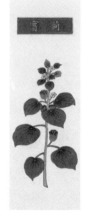

图 14-95-7 苘
实《雷公》

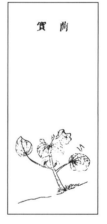

图 14-95-8 苘
实《三才》

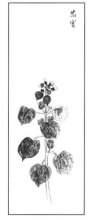

图 14-95-9 苘
实《草木状》

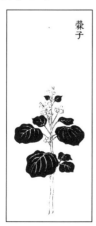

图 14-95-10 苘
子《博录》

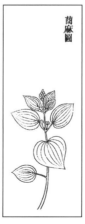

图 14-95-11 苘
麻《草木典》

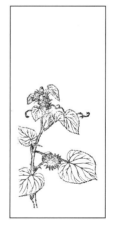

图 14-95-12 苘
麻《图考》

【主治】主赤白冷热痢，散服饮之。吞一枚，破痈肿。《宝庆本草折衷》卷一一。润燥和中，愈一切眼疾。《本草省常·谷类》。

冬葵《本经》

【集解】《救荒本草》卷下之后：冬葵子，是秋种葵覆养，经冬至春结子，故谓冬葵子。生少室山。今处处有之。苗高二三尺，茎及花叶似蜀葵而差小。《植物名实图考》卷三：冬葵《本经》上品，为百菜之主。江西、湖南皆种之。湖南亦呼葵菜，亦曰冬寒菜；江西呼蕲菜。葵、蕲，一声之转，志书中亦多载之。李时珍谓今人不复食，殊误。湘南节署东偏为又一村，有菜圃焉。余课丁种葵两三区，终岁取足。晨浸夕苗，避露惜根，吮其寒滑，藏神清而渴喉润。邮致其子于蓟门故旧，北地泉冽土沃，含膏饱霜，味尤隽腴，金齑玉脍，骤得南蔬，亦皆属餍焉。考唐宋以前园葵诸作，皆述其烹饪之功，而物状亦备。后人咏蜀葵黄葵，侔色揣称，佳句脍炙，而葵菜与管城子无翰墨缘矣。然王祯《农书》述葵之济世，谓无弃材。《山家清供》《救荒本草》皆云葵似蜀葵而小，明以前非无知者，唯王世懋云：菜品无葵，不知何菜当之，随笔浪语，不足典要。李时珍博览远搜，厥功甚巨，其书已为著述家所宗，而乡曲奉之尤谨，乃亦云今人不复食之，亦无种者。此语出而不种葵者不知葵，种葵者亦不敢名葵，遂使经传资生之物，与本草养窍之功，同作庄列寓言，岂不惜哉？夫不着其功用，犹之可也；乃其发宿疾、动风气，病者贸贸食之，何以示禁忌？鸣呼！以一人所未知，而曰今人皆不知；以一人所未食，而曰今人皆不食，抑何果于自信耶？郭景纯注《山海经》于诡异荒渺之物，不敢以为世所未有；注《尔雅》所不识则云未详。不以一己所见概天下，诚慎之也。本草之注，昔人所慎，一语之误，乃至死生。然则，任天下事，以己所不知，而谓今人皆不知；己所不能，而谓今人皆不能，其关于天下之人生死又何如耶？葵之名几湮，葵之图具在，按图虽不得骥，要可得马，今以后有不知葵者，试以冬寒菜、蕲菜与诸书葵图较。《农政全书》冬葵图极精细。

子

【修治】《药性要略大全》卷七：凡用，炒研入药。

【气味】味甘，寒，无毒。《千金要方·食治》卷二六。味甘，气冷、平，无毒。《药性要略大全》卷七。

【主治】主五藏六腑寒热、羸瘦，破五淋，利小便，妇人乳难血闭。久服坚骨，长肌肉，轻身延年。《千金要方·食治》卷二六。疗妇人乳难，下乳汁。《本草集要》卷五。治女人白带。治淋涩，通小肠，催生下胎。疗水肿，治一切疮疥并瘢疵。《药性要略大全》卷七。治五癃而利小便，下乳汁而疗产难。《本草约言》卷一。

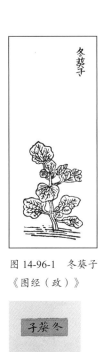

图 14-96-1　冬葵子
《图经（政）》

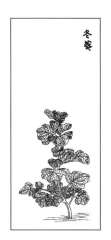

图 14-96-2　冬葵
《图经（绍）》

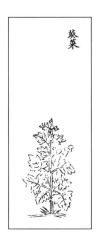

图 14-96-3　葵菜
《饮膳》

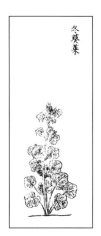

图 14-96-4　冬葵
菜《救荒》

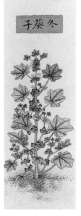

图 14-96-5　冬
葵子《品汇》

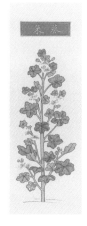

图 14-96-6　葵
菜《食物》

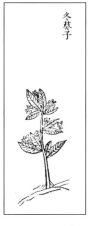

图 14-96-7　冬
葵子《蒙筌》

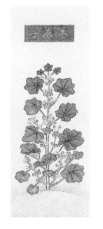

图 14-96-8　冬葵
子《雷公》

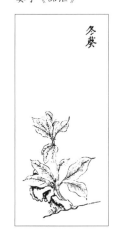

图 14-96-9　冬葵
《三才》

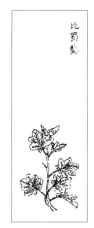

图 14-96-10　比
蜀葵《原始》

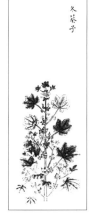

图 14-96-11　冬
葵子《草木状》

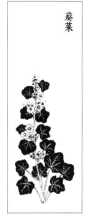

图 14-96-12　葵
菜《博录》

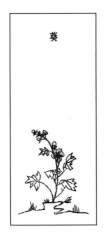

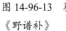

图 14-96-13 葵
《野谱补》

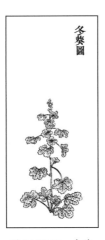

图 14-96-14 冬葵
《草木典》

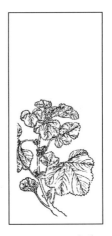

图 14-96-15 冬葵
《图考》

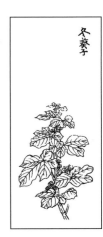

图 14-96-16 冬葵
子《图说》

【发明】《绍兴本草》卷八：冬葵子即葵菜子也。性味、主治已具《本经》。大抵滑利宣通之性多矣。当云味甘酸、寒、无毒为定。其根与苗叶虽功用不远，但用未闻验据。叶作菜食亦罕矣。

《本草发明》卷五：冬葵子，性滑利，能倡导积壅，不益人。故《本草》主五癃，利小便，疗妇人乳难内闭。又云：主五脏六府寒热羸瘦，久服坚骨，长肌肉，轻身延年。此岂真能补益哉？抑亦脏府、经络、筋骨间，因有风湿热毒壅积，而此能倡导之，则正气复而血脉行，骨肉亦得长养矣。要之，只是能宣利。而服丹石人患热毒者，尤宜。《药性解》卷六：冬葵子性最滑利，能宣积壅，宜入手足太阳，以为催生神剂，然不可预服，恐胞未转而先催，空涸其水，反艰其产尔。痈疽者，营气不从，逆于肉理。乳闭者，亦凝滞之所致也，〔得冬葵〕以导之，而不瘳者鲜矣。《本草汇言》卷四：《妇科良方》云：治乳妇气脉壅塞，乳汁不行，乳房胀痛，留蓄作痈者，用此药炒香为末，热酒调服三钱，立时消散，则其性之滑利，善行经络可知矣。其苗叶作菜食，甘美可口，能去肠胃积热。若毒痢，若癥疹，若痧胀，若黄疸，若肠痈脓血留难，若服饵丹石热药，并宜食之。但性寒善利，如里虚胃寒人，并风疾宿疾，天行病后，曾被犬伤者，咸忌之。世人但知能发宿疾，不知不许人，有久藏患害，为他日卒中之虞耳。《医宗必读·本草征要》上：无故服冬葵〔子〕，必有损真之害。《本草新编》卷四：或问：冬葵子治难产，未见神效，何子独取之？曰：冬葵子治难产，亦要人必用之耳。当横生倒产之时，或脚一只下而一只不下，或手一臂伸而一臂不伸，欲开产门而儿头未顺也，不可遽用柞木枝以先启产户，以针刺之而儿已死，疾痛不知，徒刺无益。若不用冬葵子以助其胞胎之顺利，又何以救危亡于顷刻乎，然而，徒用冬葵子，不知加入人参、当归、川芎之类，补气血以生水，则胞胎干涸。亦不能活利顺生，变危为安也。《长沙药解》卷四：葵子味甘，微寒，性滑。入足太阳膀胱经。滑窍而开癃闭，利水而泄膀胱。《金匮》葵子茯苓散，葵子一升，茯苓三两，为末，饮服方寸匕。治妊娠有水气，身重，小便不利，洒淅恶寒，起即头眩。以阳衰土湿，乙木下郁，不能行水，故身重而小便不利。木郁阳陷，是以恶寒。

停水瘀阻，阳气浮荡，不能下根，故起则头眩。葵子滑窍而利水，茯苓泄满而渗湿。妊娠胎气胀满，脾胃不运，积水郁遏，颇难疏决。葵子寒滑通利，善于开窍而行水。以茯苓泄其满，葵子滑其窍，满消而窍利，然后奔注而下。长于滑胎通乳，消散初起奶痛，以其泄湿燥土，滑利经脉之壅塞也。

【附方】《本草约言》卷一：妇人难产。取一二合打碎，水煮服之效。又凡妇人倒生，手足冷，口噤，以葵炒令黄，捣末二钱，酒调服，则顺。

《本草汇言》卷四：治水肿。身重，小便不利，洒淅恶寒，起即头眩。用冬葵子、茯苓各三两，为末。每服二钱，白汤调下，日三服。小便利则愈。○妊娠足月不产，或临产崎岖难下。用冬葵子一合，捣末，水一升，煮汁半升，顿服，即产。○治血毒痢。用冬葵子炒黄，为末。每服二钱，白汤调服。治癥疹痧胀。用冬葵子二合，煮汁温服。○治黄疸心胸胀满。用冬葵子，炒黄为末。每白汤调服二钱。○治肠痈内疽，脓血胀闷不行。用冬葵子二合，为末。白汤调服。已上六方见《龙潭本草》。

苗叶

【气味】甘，寒，滑，无毒。《千金要方·食治》卷二六。

【主治】宜脾，久食利胃气。其心伤人，百药忌食心，心有毒。《千金要方·食治》卷二六。治金疮，滑小肠，治时行黄病。《图经本草药性总论》卷下。

【发明】《千金要方·食治》卷二六：霜葵陈者生食之，动五种流饮，饮盛则吐水。凡葵菜和鲤鱼鲊，食之害人。四季之月土王时，勿食生葵菜，令人饮食不化，发宿病。

【附方】《宝庆本草折衷》卷一九：胎滑易产。孕妇临产，煮叶食。○滑小肠，治时行黄病。并单煮汁服。○治金疮。烧灰及捣干叶末傅。

根

【气味】味甘，性寒，无毒。《救荒本草》卷下之后。

【主治】止消渴。《本草元命苞》卷九。主恶疮，亦利水道，疗淋沥病，解蜀椒毒。服丹石者，用之正宜。《太乙仙制本草药性大全·仙制药性》卷五。

【附方】《太乙仙制本草药性大全·仙制药性》卷五：消渴利。以根五斤，切，用水五升，煮取三升，宿不食，平旦一服。口吻疮。掘经年根烧灰傅之。○小儿蓐疮。烧根末傅之。

花

【主治】疗痎疟，去邪气。治妇人白带下，脐腹冷痛，面黄肌瘦及治横生逆产。白带用白花，赤带用红葵花。《药性要略大全》卷七。治淋涩水肿，催生落胎，并一切疥疮，小儿风疹。《本草医旨·食物类》。

秋葵《本经逢原》

【释名】羊角菜《随息居饮食谱》。

【集解】《本经逢原》卷二：葵色种种，惟花于秋者，独禀金气而色黄。

子

【气味】甘，寒，滑，无毒。《本经逢原》卷二。苦、辛、甘，温。《随息居饮食谱·蔬食类》。

【主治】其子性专润下，治小便淋，及催生用之，与向日葵不殊。《本经逢原》卷二。下气。病人忌食，能动风也。煎汤可洗痔疮。捣罨风湿痹痛。《随息居饮食谱·蔬食类》。

花

【主治】消痈肿，浸油涂汤火伤，其痛即止。《本经逢原》卷二。

蜀葵《嘉祐本草》

【释名】吴葵《千金要方》。

【集解】《太平御览》卷第九九四：蜀葵，《尔雅》曰：菺（音坚），戎葵也。郭璞曰：今蜀葵，花似木槿。傅玄《蜀葵赋序》曰：蜀葵，其苗如瓜瓠，尝种之，一名引苗，而生华，经二年春乃发。《本草品汇精要》卷三八：蜀葵，皆自宿根而生也。春初发苗，渐长，茎干高及丈许，微有白毛，叶圆而尖，至五六月开花，有深红、浅红者，亦有单瓣、夹瓣者，俱着花于茎间，自下而上，次第开放，直至梢端，叶乃始焦，其子遂成。子熟，堕地即出，嫩苗比与宿根者，终不繁茂。又有一种锦葵，开紫白花，甚小，亦结细子，其种葀及茎叶最相类，但低矮差小为异，功用更强。葵虽有五色，而治疗功能各随其色而主之。抑按《左传》曰：鲍庄子之知不及葵，葵犹能卫其足。今葵心随日光所转，辄低覆其根，似知孔子曰禾生垂穗向根，不忘本也。盖禾之向根，仁也；葵之卫足，知也。仁所以守之，知所以揆之，故葵曰揆也。《药性全备食物本草》卷一：黄蜀葵花近道处处有之，另是一种，非蜀葵中黄者，叶尖狭多刻缺，夏末开花淡黄色，叶心下有紫檀色。六七月采，阴干或日干。《植物名实图考》卷三：蜀葵，《尔雅》：菺，戎葵。注：今蜀葵。《嘉祐本草》始著录。叶亦可食，滇南四时有花，根坚如木，滇花中耐久朋也。

子

【气味】其性凉。《医方药性·草药便览》。味甘，气寒，阴中之阳，无毒。《本草

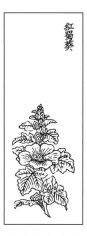

图 14-98-1 红蜀
葵《图经（政）》

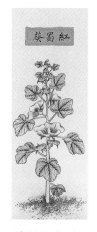

图 14-98-2 红
蜀葵《品汇》

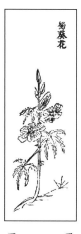

图 14-98-3 蜀
葵花《蒙筌》

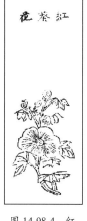

图 14-98-4 红
葵花《蒙筌》

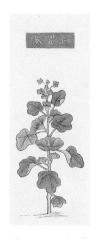

图 14-98-5 红蜀
葵《雷公》

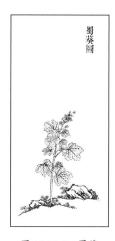

图 14-98-6 蜀葵
《草木典》

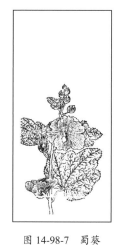

图 14-98-7 蜀葵
《图考》

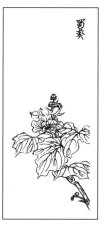

图 14-98-8 蜀葵
《图说》

便》卷二。味甘，气寒。《药性全备食物本草》卷一。甘淡寒，滑。《医林纂要探源》卷二。

【主治】去翳膜，擂末。《医方药性·草药便览》。能利小水，通淋闭，消水肿，润大肠，催生落胎，通乳汁。亦治一切疮疥，并瘕疝赤癜。《景岳全书》卷四八。

【发明】《本草述》卷九下：葵种不一，而四时之葵，以冬葵为良。至别种则止以蜀葵入药。然二葵其功亦仿佛也。虽然类知其滑利，有似于通剂，但即《本经》首治藏府寒热羸瘦，则自明所谓滋气脉，通营卫。张从正所云性滑养窍，卢复功主助精益水之说，皆非浪语也。又安能以通剂概之乎？第其性味类利于气血，燥而泣者，未可施于虚羸中寒之体也。临病其审处之。《本经逢原》卷二：葵以蜀中最胜，种类最多，其子入药。皆性滑利窍，能润气血之燥。《千金》称其除客热，利肠胃，是言其概也。东垣取其花之白者治白带，赤者治赤带，随其色而为所用。被狗啮者食之，疮永不瘥。

【附方】《药性粗评》卷二：倒生。凡产难倒生，妊娠口噤欲死者。葵子炒黄，捣末，以二钱温酒调下，即顺。胎死。凡子死腹中，或难产，并胎衣不下者，治法同前。诸瘘。凡患瘰疬疮疖成瘘者。先以米泔水洗净，以绵拭干，却取葵叶微火炙暖，贴之，其叶最能引浓，时时易之，以脓尽为度，脓尽则肉生矣。须忌鱼、蒜、房室等物。五淋。凡患淋闭，小便黄涩，及上关下格等病者。葵子二升，水四升，煮取一升，待温顿服之，妙。天行斑疮。凡患天行热毒，遍身斑肿成疮者。但煮葵菜，同蒜、薤啖之则止。无名肿毒。凡患肿毒无头可破者。吞葵子一百粒，当日或次日其头便开。

《药性全备食物本草》卷一：治小便淋，难产催生。取子四十九粒，焙为末，温水下。

根

【气味】味甘，寒，无毒。《宝庆本草折衷》卷二〇。

【主治】四时取红单叶者根，阴干。治带下，排脓血恶物，极验。《本草衍义》卷一九。疮家要药，诸恶疮脓水久不差者，作末敷之即愈。《药性全备食物本草》卷一。

花

【气味】冷，无毒。《宝庆本草折衷》卷二〇。

【主治】定心气。《千金要方·食治》卷二六。治小儿风，及妇人白带下，冷痛，痿黄，虚困，用白葵花。赤带下，用赤花。并为末，空心温酒下二钱。其白花，兼治痎音皆疟及邪热，末服之，亦二钱。午日取花，挼，亦去疟。《宝庆本草折衷》卷二〇。

苗叶

【气味】味甘，微寒，滑，无毒。《千金要方·食治》卷二六。

【主治】除客热，利肠胃。不可久食，钝人志性。若食之，被狗啮者，疮永不差。《千金要方·食治》卷二六。

莵葵《唐本草》

【集解】《植物名实图考》卷三：莵葵，《尔雅》：莃，莵葵。注：颇似葵而小，叶状如藜有毛，汋啖之滑。唐宋本草皆详晰，唯郑樵以为天葵生于崖石，殊谬。天葵不可食，江西、湖南山中有之。莵葵即野葵，比家葵瘦小耳。武昌谓之棋盘菜，云南无种葵菜者，野葵浸淫，覆畦被陇，霜中作花，奚止动摇春风？山西尤多，试以南方葵种种之，亦肥美。则有莵葵之处，即可种葵。幽地早寒，七月烹葵，殆不能耐霜雪耳。

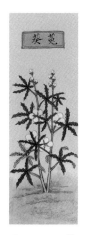

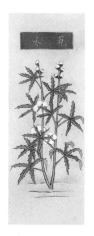

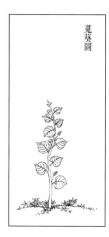

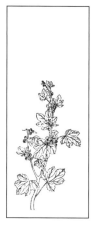

图 14-99-1 菟
葵《品汇》

图 14-99-2 菟
葵《雷公》

图 14-99-3 菟
葵《草木典》

图 14-99-4 菟
葵《图考》

【气味】味苦、辛，散，性寒。《滇南本草》卷下。

【主治】排脓，散诸肿毒，攻痈疽，定痛，治瘰疬，消散结核。治妇人结乳汁不通，红肿疼痛，乳痈乳岩，坚硬如石，服之或溃或散。《滇南本草》卷下。

【发明】**《本草纲目拾遗》：**濒湖《纲目》菟葵，列于黄蜀葵上，蜀葵之下，必以其形状与蜀葵不甚相远。较之秋葵，叶作鸡爪，花则单黄而大，迥非蜀葵之状者可比也。然细阅其集解下，如苏公所说，苗如石龙芮，花白如梅。郭璞所注则又以为似葵而小，叶状如藜有毛。如寇宗奭所说，又以菟葵为锦葵。纷纷聚讼，迄无定识。濒湖于释名下引《图经》云：菟葵即天葵。而于集解中又不载《图经》所云形状，而独取郑氏《通志》云：菟葵，天葵也，状如葵菜，叶大如钱而厚，面青背紫，生于崖石。按：此即紫背天葵也，其叶分三歧，如三叶酸草而大，有根，根下有子，年深者其子大如指，俗呼千年老鼠屎，以其形黑皮粗，如鼠屎状也。故《外丹本草》曰雷丸草，以其根下有子如雷丸也。此则全非葵类，不过有葵之名而已。不知濒湖何所据而以为即菟葵，援引诸说，又无折衷。盖濒湖本未识菟葵，且亦不识天葵，故释名引《外丹本草》雷丸之名，而释名下亦不能注出其所以得此名之故，不皆失之疏略乎？考紫背天葵，其功用全在根，而濒湖于主治条仅言其苗，不著其根之用，予故于《拾遗》中补之，而备其说于此。

独脚一枝莲《本草纲目拾遗》

【集解】**《本草纲目拾遗》卷五：**《百草镜》：山间有之，二三月苗发生营茅，俗名干苟。丛中独茎无叶，高尺许，茎细强，青白色，茎端有一疙瘩，至晚秋时，疙瘩生花类莲，其根与黄麻很相似。

【主治】治疗肿痈毒流注。《本草纲目拾遗》卷五。

黄蜀葵《嘉祐本草》

【释名】侧金盏、秋葵《医林纂要探源》、棉花葵《植物名实图考》、灯盏花《草木便方》。

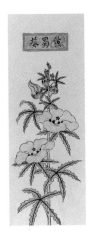 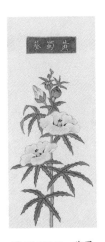 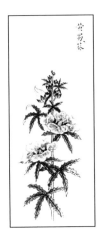 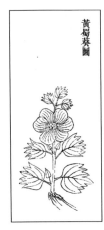

图 14-101-1 黄蜀葵《品汇》　　图 14-101-2 黄蜀葵《雷公》　　图 14-101-3 黄蜀葵《草木状》　　图 14-101-4 黄蜀葵《草木典》

【集解】《医林纂要探源》卷二：此非葵而有其名，以性味同耳。叶五歧如爪，花黄如杯。一名侧金盏，一名秋葵。结实作球，内分房含子色黑，略似牵牛子而圆小。傅汤火疮。余功同葵。《植物名实图考》卷一四：黄蜀葵《嘉祐本草》始著录。与蜀葵绝不类，俗通呼为棉花葵，以其色似木棉花也。

花

【气味】甘，咸，寒。《医林纂要探源》卷二。

【主治】催生利便五淋通，恶疮脓漓涂即瘥，痈肿汤火油擦松。《草木便方》卷一。

子

【气味】甘，寒，滑，无毒。《医经允中》卷二一。

【主治】主治小便淋，催生要药。利窍排脓，散毒，小儿误吞铜钱，煮汁饮之神效。油调涂汤火伤，通乳汁。《医经允中》卷二一。

【附方】《医经允中》卷二一：卒关格。大小便不通，支满欲死，用冬葵子二升煮服即通。○产难。取一二合，打碎，水煮服之效。横生倒产。手足冷，口噤，葵子炒令黄，捣末，二三钱酒调服即顺。又小儿死腹中。葵子末酒调，若口噤不开，撬口灌之，药下即活矣。

罗裙博 《医方药性》

【释名】阑仔花《医方药性》、赶风莎、磨挡草《生草药性备要》。

【气味】性温。《医方药性·草药便览》。味辛，性温。《生草药性备要》卷下。

【主治】消肿散血。《医方药性·草药便览》。消肿祛风，止咳去痰。《生草药性备要》卷下。

磨盘草 《生草药性备要》

【释名】磨盆菜、金花草《生草药性备要》、磨挡草《生草药性备要》。

【集解】《生草药性备要》卷上：其叶圆，花黄；其子如半截样。

【气味】味甜甘，性平，无毒。《生草药性备要》卷上。

【主治】散风血热。耳鸣、耳聋，煲鸡肉食亦可。《生草药性备要》卷上。

【附方】《生草药性备要》卷上：治耳聋。煲肉，食二次即闻听。

《本草求原》卷三：健脾止泻。同米揸，煮黄糖食。

棉花 《得配本草》

【释名】木棉《医经允中》。

【集解】《医经允中》卷二一：木棉叶青，花黄，茎赤，棉白，子黑，允为温走命门之品。

子

【修治】《医经允中》卷二一：棉仁微炒，能止虚汗。

【气味】辛，热，微毒。《寿世秘典》卷四。辛，温，无毒。《医经允中》卷二一。

【主治】治痔漏脱肛、下血。油能昏目。杀虫，取子为末服。《医经允中》卷二一。补肺和中，止妇人带下。《本草省常·谷类》。

子油

【气味】辛，热，微毒。《得配本草》卷七。

【主治】主恶疮疥癣。燃灯损目。《得配本草》卷七。

龙葵《唐本草》

【释名】苦葵菜《绍兴本草》、天茄儿《履巉岩本草》、杜椰子《植物名实图考》、救儿草、后红子《滇南本草图说》。

【集解】《救荒本草》卷上之后：天茄儿苗生田野中。苗高二尺许，茎有线楞，叶似姑娘草叶而大，又似和尚菜叶却小。开五瓣小白花，结子似野葡萄大，紫黑色。味甜。《植物名实图考》卷九：天茄生建昌。一名杜椰子。黑茎直劲，短枝发叶，似枸杞叶而圆。有直纹三四缕。俚医以为养筋和血之药。《滇南本草图说》卷四：今滇中多有。昔张真人至南海，得异传带来滇中，一名后红子。

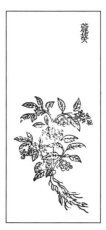

图 14-105-1　龙葵《图经（政）》

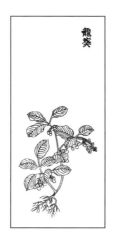

图 14-105-2　龙葵《图经（绍）》

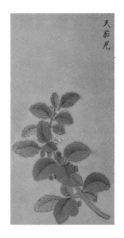

图 14-105-3　天茄儿《履巉岩》

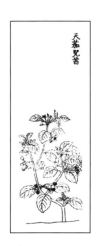

图 14-105-4　天茄儿苗《救荒》

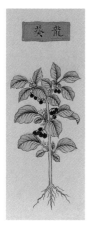

图 14-105-5　龙葵《品汇》

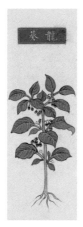

图 14-105-6　龙葵《雷公》

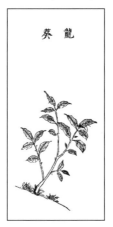

图 14-105-7　龙葵《三才》

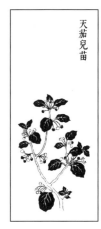

图 14-105-8　天茄儿苗《博录》

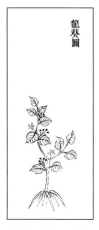 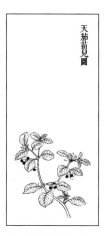 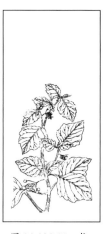 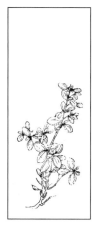

图 14-105-9　龙葵　　　　图 14-105-10　天　　　　图 14-105-11　龙　　　　图 14-105-12　天
《草木典》　　　　　　茄苗儿《草木典》　　　　葵《图考》　　　　　　茄《图考》

子

【气味】性凉，无毒。《履巉岩本草》卷中。

【主治】疗疔肿而效通神，变白令黑，又能耐老。《太乙仙制本草药性大全·仙制药性》卷五。善能续筋消疔肿。《本经逢原》卷二。小儿风邪热疟，惊风，化痰解疾。亦痘风疮，遍身风痒疔，可攻能散。

叶茎根

【气味】性大寒，味苦。《滇南本草》卷中。

【主治】攻疮毒，洗疥癞痒痛，祛皮肤风。《滇南本草》卷中。

【发明】《绍兴本草》卷八：龙葵，世呼苦葵菜是也。唯叶外傅疮肿，但未闻服饵起疾之验。亦非常食菜品。《本经》云味苦寒无毒是矣。根、实虽亦分主治，今稀见用。北地多产之。

【附方】《履巉岩本草》卷中。诸般疮疾，大能医治。不以多少，干为细末。每用少许，冷水调傅患处。

《太乙仙制本草药性大全·仙制药性》卷五：背发痈疽。用根一两为末，麝香一分，研匀，涂疮上效。○解劳少睡，去热肿。用叶煮作羹粥，食之并效。

酸浆《本经》

【释名】寒浆《通志》、金灯草、酢浆草《履巉岩本草》、醋酱、酸酱草《药性会元》、姑娘菜、挂金灯《救荒本草》、红姑娘《植物名实图考》、海茄子《草木便方》。

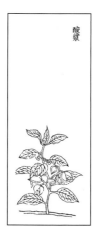

图 14-106-1 酸浆
《图经（政）》

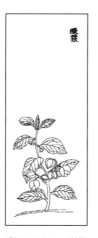

图 14-106-2 酸浆
《图经（绍）》

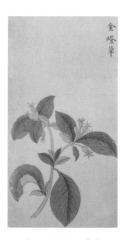

图 14-106-3 金灯
草《履巉岩》

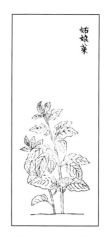

图 14-106-4 姑
娘菜《救荒》

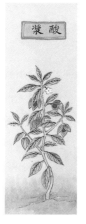

图 14-106-5 酸
浆《品汇》

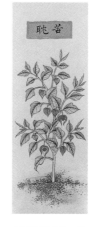

图 14-106-6 苦
耽《品汇》

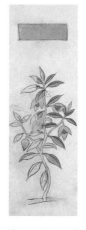

图 14-106-7 酸
浆《雷公》

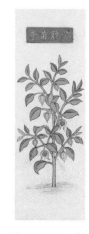

图 14-106-8 苦
耽苗子《雷公》

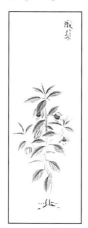

图 14-106-9 酸
浆《草木状》

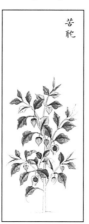

图 14-106-10 苦
耽《草木状》

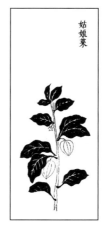

图 14-106-11 姑
娘菜《博录》

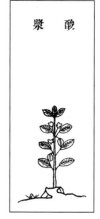

图 14-106-12 酸
浆《野谱补》

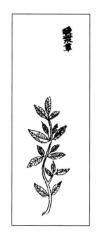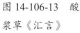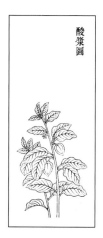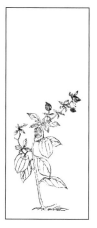

图 14-106-13　酸浆草《汇言》　　图 14-106-14　酸浆《草木典》　　图 14-106-15　酸浆草《滇南图》　　图 14-106-16　酸浆《图考》

【集解】《救荒本草》卷上之后：生荆楚川泽及人家田园中，今处处有之。苗高一尺余，苗似水莨而小，叶似天茄儿叶窄小，又似人苋菜颇大而尖，开白花，结房如囊似野西瓜，蒴形如撮口布袋。又类灯笼样，囊中有实如樱桃大，赤黄色。《植物名实图考》卷一一：酸浆《本经》中品。《尔雅》：葴，寒浆。注：今之酸浆草。《梦溪笔谈》以为即苦耽，今之灯笼草也，北地谓之红姑娘。《救荒本草》谓之姑娘菜，叶子可食。此草有王母珠、皮弁草诸名，皆象其实。元内庭亦植之。《梦溪笔谈》：河西番界中有盈丈者。《庚辛玉册》云：川陕灯笼草最大，叶似龙葵，嫩时可食。滇产高不及丈，而叶肥绿有圭棱，异于北地。俗呼九古牛，亦红姑娘之讹也。又有一种微矮小，即苦耽。其根横。

【气味】味苦，大寒，无毒。《图经本草药性总论》卷上。味酸，有小毒。《履巉岩本草》卷上。味辛、咸，性温。《滇南本草》卷下。味酸，性平、寒，无毒。《救荒本草》卷上之后。

【主治】主恶疮瘑瘘，捣傅之。《履巉岩本草》卷上。利小便，治五淋，玉茎疼痛。攻疮，治腹痛，破气血。《滇南本草》卷下。孕妇分娩无忧，小儿除热有益。《医经允中》卷二一。治咽喉肿如神。《本草纲目拾遗》卷四。

【发明】《绍兴本草》卷一二：苦耽苗子，出产、形质、性味悉具《本经》。大率野生之物，当云性寒、有毒是也。虽有主治之宜，然诸方未闻用验之据矣。《本草汇》补遗：酸浆，苦能除湿热，轻能治上焦，故丹溪用治热咳咽痛每效。惟其除热，故清肺治咳，利湿故化痰治疸。然止宜于热痰之嗽耳。若寒痰嗽，又宜用佛耳草矣。夫治寒嗽，言其标也。治热嗽，言其本也。东垣云：大抵寒嗽，多是火郁于内，而寒覆其外。《经验方》有三奇散，治一切不问久新之嗽，用佛耳草、款冬花、熟地黄，焙研，每用二钱，于炉中烧之，以筒吸烟咽下，有痰吐之，极妙。《本经逢原》卷二：酸浆利湿除热清肺，治咳化痰，痰热去而志定气和矣。又主咽喉肿痛。盖此草治热痰咳嗽，佛耳草治寒痰咳嗽。故其主治各有专司也。《本草纲目拾遗》卷四：此草主治虽伏，惟咽喉是其专治，用之功最捷。《纲目》主治下失载，故补之。《草木便方》卷一：海茄苦寒下热毒，消积利膈疮疖除。中风痰涎麻痹用，散血堕胎莫轻服。

【附方】《履巉岩本草》卷上：治妇人赤白带下。用三叶酸浆草阴干为末，空心酒下三钱。治血淋热淋，捣取汁，入蜜同服。治血淋热淋。捣取汁，入蜜同服。

《履巉岩本草》卷中：治诸般疮肿。不以多少，干为细末，冷水调少许，敷贴患处。

《药性粗评》卷三：产难。以酸浆实一枚，吞下立产，不效再吞。淋病。凡患诸淋，遗沥不止，小便赤涩疼痛者。酸浆草嫩叶取一握，净洗，捣绞汁一合，酒一合，搅和，烧热，空心服之，立通。

《本草纲目拾遗》卷四：敷一切疮肿。专治锁缠喉风，治金疮肿毒，止血崩。酒煎服。治疟如神。以反手取根七株，去梗叶洗净，连须切碎，酒二碗，煮鸭蛋二枚，同酒吃。

苦蘵《宝庆本草折衷》　【校正】《本草纲目》原在"酸浆"条中，今分出。

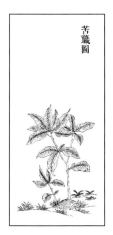

苦蘵圖

图 14-107-1　苦蘵《草木典》卷五。

【释名】小苦耽《宝庆本草折衷》、洛神珠、王母珠《本草发明》。

【集解】《宝庆本草折衷》卷一九：叶极似龙葵，删讫。但子有壳，圆如珠。《本草发明》卷五：生故墟垣堑间，高二三尺，子作角如撮口袋，中有子如珠，熟则红色。

【气味】味苦，寒，有小毒。《宝庆本草折衷》卷一九。

【主治】捣叶傅小儿闪癖。煮汁服，去暴热，目黄，秘塞。《宝庆本草折衷》卷一九。主传尸伏连鬼气，治中恶邪气痓忤。疗腹内结热而目黄不下食，理二便赤涩而骨热之咳嗽。多睡劳乏堪治，呕逆闪癖研傅屡效。痏子寒热，煮汁服良。《太乙仙制本草药性大全·仙制药性》卷五。疝癖痞满，小儿无辜痏子，寒热大腹，杀虫，落胎，去蛊毒，并煮汁服。亦生捣绞汁服。《本草发明》卷五。

龙珠《本草拾遗》

【集解】《证类本草》卷六：藏器曰：龙珠生道旁，子圆似龙葵，但熟时正赤耳。

【气味】味苦，寒，无毒。〔陈藏器〕。《证类本草》卷六。

【主治】子主丁肿。叶变白发，令人不睡。〔陈藏器〕。主诸热毒，石气发动，调中，解烦。〔《李邕方》〕。《证类本草》卷六。

王母珠 《草木便方》

【释名】天泡子、灯笼草《草木便方》。

苗根

【气味】苦，寒。《草木便方》卷一。

【主治】黄疸疮癣利水泉,骨蒸疳劳热烦闷,久嗽气喘明目痊。《草木便方》卷一。

蜀羊泉 《本经》

【释名】青杞《救荒本草》。

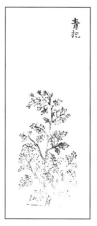

图 14-110-1 青
杞《救荒》

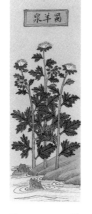

图 14-110-2 蜀
羊泉《品汇》

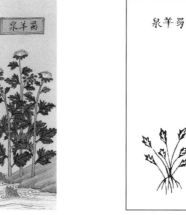

图 14-110-3 蜀
羊泉《太乙》

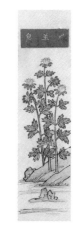

图 14-110-4 蜀
羊泉《雷公》

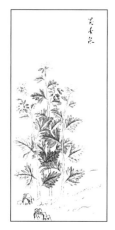

图 14-110-5 蜀羊泉
《草木状》

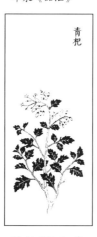

图 14-110-6 青
杞《博录》

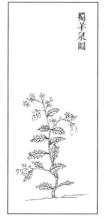

图 14-110-7 蜀
羊泉《草木典》

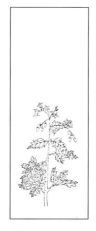

图 14-110-8
蜀羊泉《图考》

【集解】《救荒本草》卷上之前：生蜀郡山谷，及所在平泽皆有之。今祥符县西田野中亦有。苗高二尺余，叶似菊叶稍长，花开紫色，子类枸杞子，生青熟红，根如远志，无心有糁（疏锦切）。

【气味】味苦，性微寒，无毒。《救荒本草》卷上之前。

【主治】主头秃恶疮，退疮疥虫癣。疗龋齿捷奇，祛热气绝妙。阴中内伤即除，皮间实积堪疗。○小儿惊痫用苗煮服之。○疗漆疮，生毛发，捣叶绞汁服之。《太乙仙制本草药性大全·仙制药性》卷五。

【发明】《本草经疏》卷一一：漆姑草，藏器云：气辛烈。然观其多生石间及阶墀阴处，必是辛苦寒之药。辛能散，苦能泄，故主漆疮、溪毒疮及大人小儿丹毒。总之，其气味辛凉，治一切血热为病之要药也。《本草汇言》卷四：治热血疥癣，缪仲醇风毒疮疹之药也。楼渠泉稿：观其苦辛寒烈，苦能泄，辛能散，前人治一切热毒恶疮，秃疮虫疹，及大人小儿丹毒龋齿，并诸虫，毒水成疮，漆毒，溪毒等疮，咸宜疗之。捣汁和酒服，即见效也。

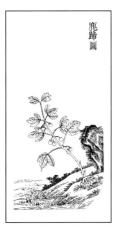
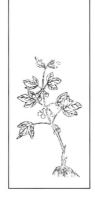

图 14-111-1 鹿蹄《草木典》　　图 14-111-2 鹿蹄草《图考》

鹿蹄草《本草纲目》

【气味】性寒，无毒。《履巉岩本草》卷下。

【主治】治便毒，用少许捣碎罨患处。《履巉岩本草》卷下。

【发明】《植物名实图考》卷一四：鹿蹄草，《本草纲目》本轩辕述《宝藏论》，收入隰草。阙气味。盖亦未经尝也。主治金疮、蛇犬咬毒，有图存之。

败酱《本经》

【释名】苦荠菜《药性粗评》、苦菜《本草乘雅半偈》、黄花龙芽《植物名实图考》。

【集解】《药性粗评》卷一：春生苗，独茎，高尺余，茎端生叶，似水荭与薇衔，丛生，夏开黄花，根紫色似茈胡，作败豆酱气，故名。江南岗岭处处有之，以江宁府者为胜。八月采根，暴干。《植物名实图考》卷一五：黄花龙芽湖南园圃中多有之。高三四尺，绿茎如蒿，长叶花叉，皱纹如马鞭草而大，色稍淡，茎叶皆微有毛涩。秋开五瓣黄花，瓣小如粟。长枝分叉，点缀颇繁。俚医与龙芽同用。按县志中多云黄花龙芽胜于紫花者，湖南谓《救荒本草》中龙芽草为毛脚茵，则黄花当以毛脚茵为正。而俚医无别。黄花龙芽又一种黄花龙芽生岳麓，比前一种茎矮而黄，直硬有节，亦有毛脚叶微瘦，余皆四五叶攒生一处，细尖有歧，如初生姜蒿。梢开小黄花，攒如黄粟米。盖一类，而生于山陆，故肥瘦不同。

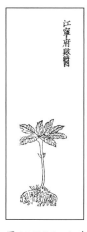

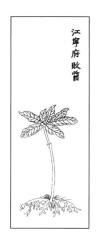

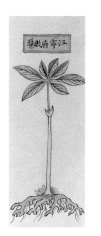

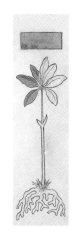

图 14-112-1 江宁
府败酱《图经（政）》

图 14-112-2 江宁
府败酱《图经（绍）》

图 14-112-3 江
宁府败酱《品汇》

图 14-112-4 败
酱《雷公》

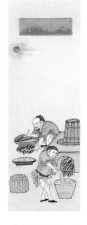

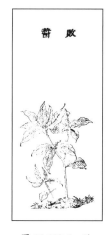

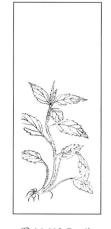

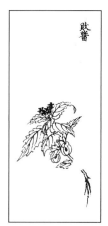

图 14-112-5 炮
制败酱《雷公》

图 14-112-6 败
酱《三才》

图 14-112-7 败
酱《图考》

图 14-112-8 败
酱《图说》

【修治】《**药性粗评**》**卷一**：凡用以甘草煎汤浸一宿，焙干。

【气味】味苦、咸，性微寒，无毒。入手厥阴肝、足少阴肾经。《**药性粗评**》**卷一**。气微寒，味苦、咸，平，无毒。入足少阴及手厥阴胞络。《**本草发明**》**卷三**。苦、辛、咸，寒。《**医经允中**》**卷二**。

【主治】主治热毒丹瘤，痈肿肠痈，肠风下血，赤眼努肉，鼻洪吐血，疥癫瘙痒，排脓散血，催生落胞，并治产后诸疾。《**药性粗评**》**卷一**。

【发明】《**本草汇言**》**卷四**：解郁热，时珍破宿血之药也。白尚之稿《甄氏方》治痈肿结热，毒风痹，破多年宿血，能化脓为水，善催生，落胞衣。或产后血凝腹痛，及赤热障眼，努肉凝结，并暴热吐血失血，丹毒热毒等疾。但苦寒之物，如久病胃虚脾弱，泄泻不食之证，一切虚寒下脱之疾，咸忌之。《**本草乘雅半偈**》**帙一一**：诠名败酱，烹之色臭相似，形藏腹肠之所需也。

气平味苦，盖炎上作苦，苦性走下，苦肃肤腠，苦厚肠胃，平则无过不及矣，因名苦菜，《月令》小满苦菜秀。白花整密敷布如盖。夏三月，此谓蕃秀，若所爱在外，犹夏日在肤，泛泛乎，若万物之有余也。盖夏火主时，金遇庚伏，而乃白花金布，抑秉制为用，制则化生欬。故从治暴热，火疮赤气，焦烁肺金肤皮形藏，而为疥瘰疽痔，马鞍热气者。热解则清而愈，此即点火成金，不烦另觅种子矣。仲景先生用治肠痈之为病，其身甲错，腹皮急，按之濡，如肿状，腹无积聚，身无大热，脉数，此为腹内有痈脓。不独焦烁肺金之形藏，并毁败府配之大肠。金至斯坚，将来者进，成功者退，理势然也。《本经逢原》卷二：败酱乃手阳明、厥阴药。善除暴热火疮，皆取苦寒散毒之用。其治疽痔马鞍热气，以其性专下泄也。《金匮》薏苡附子败酱散，治肠痈固结未溃，故取薏苡下达，败酱苦降，附子开结，而为热因热用之向导，深得《本经》之旨。若脓成热毒势胀，不可用也。而妇人下部疽蚀，方中亦恒用之。近世医师罕有识者，惟徽人采取笔干，曰苦笋菜，惜乎，不知治疗之功用也。《长沙药解》卷二：善破瘀血，最排痈脓。《金匮》薏苡附子败酱散方在薏苡用之治肠痈脉数，以其排积脓而行瘀血也。败酱苦寒通利，善破瘀血，而消痈肿，排脓秽而化癥瘕。

【附方】《本草汇言》卷四：解三焦郁热。用败酱一把，配黄芩、甘草各三钱，灯心百根，煎服。《方脉正宗》。○治产后宿血内病。用败酱二两，没药、乳香各三钱，当归、川芎各一钱，香附、续断俱酒洗，各五钱，共为末。每早服二钱，白汤调服。《郭氏产宝》。○治产后血气流入腰腿，小腹痛，不可转侧者。用败酱三钱，当归二钱，川芎、白芍、肉桂各一钱，水三升，煎一升。徐徐服。○治产后腹痛如锥刺不可忍者。用败酱八两，水五升，煮取升半。每服二合，日三服。○治临产催生。用败酱二两，酒水共三碗，煎一碗服。○治赤眼障痛并努肉攀睛。用败酱一握，荆芥、草决明、木贼草各二钱，白蒺藜一钱五分，水煎服。○治吐血衄血，血因积热妄行者。用败酱二两，黑山栀三钱，怀熟地五钱，灯心草一钱，水煎，徐徐服。已上五方出《硕虎斋省医语》。

墓头回《救荒本草》　　【校正】《本草纲目》收入"有名未用"，今移此。

【释名】地花菜、青荚儿菜《救荒本草》、墓田回《玉楸药解》、箭头风《本草纲目拾遗》、鸡粪草《本草原始》。

【集解】《救荒本草》卷上：青荚儿菜生辉县太行山山野中。苗高二尺许，对生茎叉，叶亦对生，其叶面青背白，锯齿三叉叶，脚叶花叉颇大，状似荏子叶，面狭长尖。茎叶梢间开五瓣小黄花，众花攒开，形如穗状。其叶味微苦。○地花菜又名墓头灰。生密县山野中。苗高尺余，叶似野菊花叶而窄细，又似鼠尾草叶，亦瘦细，梢间开五瓣小黄花。其叶味微苦。《本草原始》卷三：墓头回山谷处处有之。根如地榆，长条，黑色。闻之极臭。《本草纲目拾遗》卷四：《粤西丛载》：

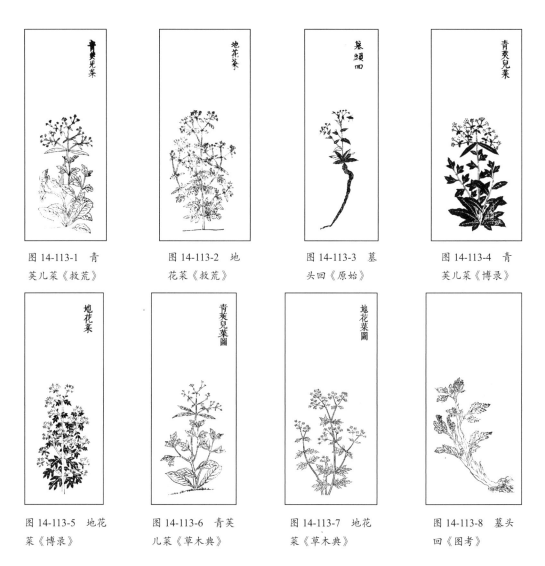

图 14-113-1　青　　　图 14-113-2　地　　　图 14-113-3　墓　　　图 14-113-4　青
荚儿菜《救荒》　　　花菜《救荒》　　　　头回《原始》　　　荚儿菜《博录》

图 14-113-5　地花　　　图 14-113-6　青荚　　　图 14-113-7　地花　　　图 14-113-8　墓头
菜《博录》　　　　　儿菜《草木典》　　　菜《草木典》　　　　回《图考》

花似箭头。《职方典》：产广西南宁府山中，花如箭镞。**《植物名实图考》卷八**：墓头回生山西五台山。
绿茎肥嫩，微似水芹，叶歧细齿，梢际结实，攒簇如椒，有毛。

　　【气味】气平。入足少阴肾经。《玉楸药解》卷八。

　　【主治】除崩止带，敛血秘精。○崩中带下，收敛疏泄。《玉楸药解》卷八。今
人治伤寒瘟疟，多有用墓头回者。《本草原始》卷三。

　　【附方】**《本草纲目拾遗》卷四**：治风，四肢骨节痛。煎水熏洗之，愈。消痰，治气急，
定喘妙方。取箭风草放鲜肉内煨熟，要淡，忌用盐酱，取出，去草食肉。王登南方。

迎春花《本草纲目》

【释名】金梅《滇志》。

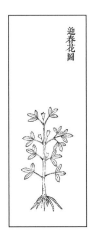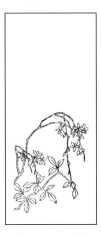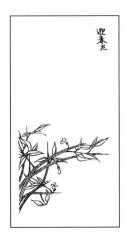

图 14-114-1 迎
春花《草木典》

图 14-114-2 迎
春花《图考》

图 14-114-3 迎
春花《图说》

【集解】《植物名实图考》卷一四：《滇志》云：花黄色，与梅同时，故名金梅。

【气味】味苦、涩，无毒。姚氏《食物本草》卷一八。

【主治】肿毒恶疮，取叶阴干，研末二三钱，出汗便瘥。姚氏《食物本草》卷一八。

连翘《本经》

【集解】《植物名实图考》卷一一：《尔雅》：连，异翘。《本经》又有翘根，有名未用。李时珍以为即连翘根也。《湖北通志》：黄州出连翘。

【气味】味苦，平，微寒，无毒。《宝庆折衷本草》卷一一。气平，味苦。苦，微寒，气味俱轻，阴中阳也。无毒。手足少阳经、阳明经药。《汤液本草》卷四。

【主治】除心经客热，散诸肿恶疮。主寒热鼠瘘瘰疬，医痈疽发背瘿瘤。善排脓止痛，消结热蛊毒。通小肠行水，下五淋，便难。《本草元命苞》卷五。除六经实热，泻火，发散诸风热，咽喉痛，内外乳蛾痛肿，小儿乍腮。《滇南本草》卷中。

【发明】《医经大旨》卷一：连翘性凉而轻散，故能散诸经之客热，而消诸经之痈肿也。勿听子曰：除心热，破瘿瘤。盖以诸痛疮疡皆属心火，连翘性凉而轻散故耳。其曰堪行月水，则未

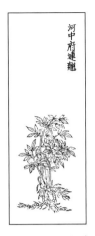

图 14-115-1 河中府
连翘《图经（政）》

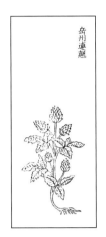

图 14-115-2 岳州
连翘《图经（政）》

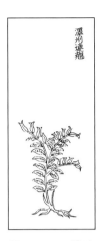

图 14-115-3 泽州
连翘《图经（政）》

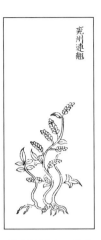

图 14-115-4 兖州
连翘《图经（政）》

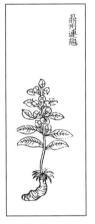

图 14-115-5 鼎州
连翘《图经（政）》

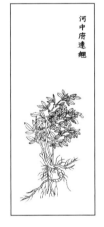

图 14-115-6 河中
府连翘《图经（绍）》

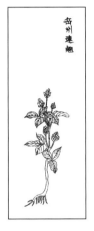

图 14-115-7 岳州
连翘《图经（绍）》

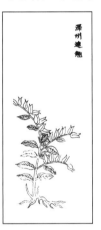

图 14-115-8 泽州
连翘《图经（绍）》

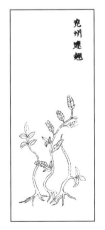

图 14-115-9 兖州
连翘《图经（绍）》

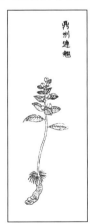

图 14-115-10 鼎州
连翘《图经（绍）》

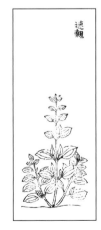

图 14-115-11 连
翘《救荒》

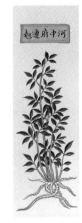

图 14-115-12 河
中府连翘《品汇》

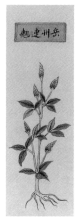

图 14-115-13 岳州连翘《品汇》

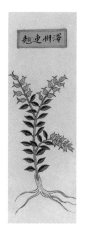

图 14-115-14 泽州连翘《品汇》

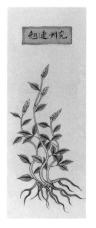

图 14-115-15 兖州连翘《品汇》

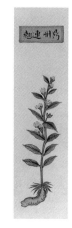

图 14-115-16 鼎州连翘《品汇》

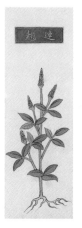

图 14-115-17 连翘《雷公》

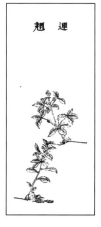

图 14-115-18 连翘《三才》

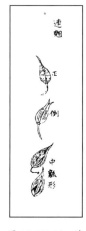

图 14-115-19 连翘《原始》

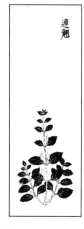

图 14-115-20 连翘《博录》

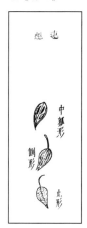

图 14-115-21 连翘《类纂》

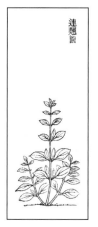

图 14-115-22 连翘《草木典》

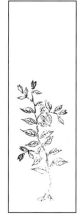

图 14-115-23 连翘《图考》

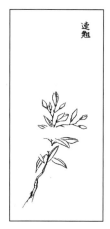

图 14-115-24 连翘《图说》

之知也。意者叶韵配偶之意焉。《本草纂要》卷二：主诸疮痈肿，未溃发散，已溃生肌；眼症驱风明目，散肿止痛；喉症开结气，去风热，清痰下气；或断宣袒露，或舌肿破烂，或耳塞暴聋，或头风头痛，两腮作肿，或头目昏眩，瘰疬疙瘩，是皆风热之症也。连翘气味轻扬，能消诸经之热，并宜用之。吾闻用之之法，从荆防而治风热，从芩连而治火热，从大黄而治燥热，从苍柏而治湿热，从归芎而治血热，从山栀而治郁热，从黄连而治烦热。此轻扬之剂，上行最多。若夫耳目口鼻咽喉齿舌等症，随所从而用之，无不验者。《药鉴》卷二：主治心热，破瘿瘤。《经》曰：诸肿疮疡，皆属心火。惟翘性凉而轻辛，故能散诸经之客热，而消诸经之痈肿也。君节草，同麻油，臣蜂蜜，能治发背诸毒。主麻黄，同山甲，入牛子，善快痘疮未发。同黄连则入心解热，同黄芩则入肺泻火。从栀子则引热内降，从麻黄则引热外散。又曰：为外科圣药者，得非以苦泄热、以辛散火之谓乎。《芷园臆草题药》：连翘有大翘、小翘二种。大者独茎，赤色，高三四尺，梢头结实，小坚外完，劈中易解，似两翘合笼时也。气甚芬芳，其实才干，振之即落，如不着蒂者。然其治鼠瘘，痈肿疮瘤，从结气所生，取其象形，易落而能自散也。《纲目》以为状似人心，故入心。痛痒疮疡，皆心火主之。东垣以为十二经疮药中不可无，亦取心义。取义属心，何必似人之心？且心不两瓣，顾独茎赤色，及结实在上，自然属心矣。又云散血结，气聚以结，治结但当用上声之散，不当用去声之散。散则自散而省力，散则分散而属有为矣。第可施于上中二部，而下部实非其性也。《本草汇言》卷四：散风清热，《日华子》解疮毒之药也。沈孔庭集主瘰疬结核，诸疮痈肿，热毒炽盛。未溃可散，已溃解毒。眼证，肿赤涩痛。耳证，昏塞暴聋。头证，头风眩痛。喉证，胀闭不通。或腮肿齿疼，或舌破生疮，或痘瘄瘰疹，隐现出没。以上诸证，皆心肝胆肾四经之病。此药清标芳馥，善解风火痰气郁结所因。其轻扬之性，上行最专，苦寒之气，下行更力。所以耳目口鼻，咽喉齿舌之间，颈腋背膂，胸腹肢胁足膝之处，靡不奏功。但凉散之性，清而无补，如痈疽已溃者，火热风痰由于虚者，脾胃薄弱易于作泻者，俱不可投。《药镜》卷四：连翘辛散苦泄，轻扬上行。解六经肿毒寒热，治百种疮疡痛疼。通月事，疗五淋，消痘毒，杀白虫。利小便而降心经之火，退诸热而清脾胃之湿。从山栀则引热内降，从麻黄则引热外散。《颐生微论》卷三：连翘手少阴主药也。心为火主，心清则诸藏皆清。诸疮痛痒，皆属心火，故疮家以为要药。性极苦寒，多用即减食。《药品化义》卷九：连翘属阴，体轻，色苍，气和，味微苦，性凉，能升能降，力清三焦火，性气与味俱轻清，入心肺肝脾三焦胆胃诸经。连翘气味轻清，体浮性凉。浮可去实，凉可胜热，总治三焦诸经之火。心肺居上，脾居中州，肝胆居下，一切血结气聚，无不调达而通畅也。但连翘治血分功多，柴胡治气分功多。同牛蒡子善疗疮疡，解痘毒尤不可缺。《本草述》卷九下：连翘得金水之性，而气味俱轻清上浮，与手足少阳其气从下而上者，同气相求，故能散二经结热。其主散湿热之结者，以本于金水之性也。夫散手足少阳之结热，而归于散心胃之湿热者，由气而之血也，气固为血之先。若然，则随所引用以奏效矣。或言主心经客热者，盖如痛痒疮疡，皆属心火，亦因三焦相火，病乎心包络之血也，既属血病，谓之湿热亦可。盖阴阳之气不和，则三焦元气化热先病乎火，主之心，并胃脘之阳矣。又心主血，气疏而血自化，胃中湿热亦气结而病于血者也。即此，可以思通月水、利五淋之义焉。虽然医习以为疮家圣药，而不绎《本经》所列诸证，首寒热，而贯以热结二字，推求此意，则本于阴阳之不和，以病于热结，即不具外之形证者，不可治乎？如凉膈散、热郁汤之用，种种不一而足，岂必尽属疮证乎？之颐所说于疮家圣药之义，可谓言所未言矣。故此味不可与清热诸剂例视。盖清热者，性多降折，此味直以收气为散气，其气为升为阳，岂等降折，即用于苦寒中，亦犹藉其散结为功耳。如徒以清热概言，彼保和丸中欲散结聚耶，抑更用之清热耶，甚矣，医理之难言也。**《本草新编》卷三**：连翘味苦，气平、微寒，轻清而浮，升也，阳也，无毒。入少阴心经，手足少阳、阳明。泻心中客热、脾胃湿热殊效。去痈毒，寸白蛔虫，疮科攸赖。通月经，下五淋，散诸经血凝气聚。但可佐使，非君臣主药，可用之以攻邪，不可恃之以补正，亦可有可无之品。近人无论虚实，一概乱投，殊为可哂。**《本草崇原》卷下**：连翘味苦性寒，形象心肾，禀少阴之气化。主治寒热鼠瘘瘰疬者，治鼠瘘瘰疬之寒热也。○今人不解《本经》，只事剿袭，以寒热二字句逗，谓连翘主治寒热，出于神农之言。凡伤寒中风之寒热，一概用之，岂知风寒之寒热起于皮肤，鼠瘘之寒热起于血脉，风马牛不相及也。嗟嗟，为医者可不知《内经》乎？《灵枢》论营卫血气之生始，出入脏腑经脉之交合贯通，乃医家根本之学，浅人视为针经而忽之，良可惜也。李时珍曰：连翘状似人心，两片合成，其中有仁甚香，乃少阴心经、厥阴包络气分主药。诸痛痒疮疡皆属心火，故为十二经疮家圣药，而兼注手足少阳、手阳明之经气分之热也。**《本草求真》卷六**：连翘解心经热邪。连翘专入心。味苦微寒，质轻而浮，书虽载泻六经郁火，然其轻清气浮，实为泻心要剂。连翘形像似心，但开有瓣。心为火主，心清则诸脏与之皆清矣。然湿热不除，病症百出，是以痈毒五淋，寒热鼠瘘，瘰疬恶疮，热结盅毒等症。书载皆能以治。汪昂曰：凡痈而痛者为实邪，肿而不痛为虚邪，肿而赤者为热结，肿而不结者为留气痰饮。且经有言，诸痛疮疡，皆属心火，连翘实为疮家圣药也。然多用胃虚食少，脾胃不足者慎之，况清而无补，痈疽溃后勿服。火热由于虚者忌投。

【附方】**《滇南本草》卷中**：风火虫牙肿痛不可忍者。苦连翘根，于肿疼处噙之效。用根叶花煨汤，漱之效。或煨吃亦可。

《本草汇言》卷四：治瘰疬结核及马刀诸疮。用连翘、半夏、川贝母、金银花、玄参、甘草、薄荷、夏枯草、白及、白芷，各等分，为末。食后白汤调服二钱。《陆氏简便方》。○治乳痈乳核。用连翘、雄鼠粪、蒲公英、川贝母，各二钱，水煎服。○治热毒初起。用连翘、甘草，各一两，酒水各半，煎服可散。○治目病肿赤涩痛。用连翘、柴胡、荆芥、白芷、羌活、防风、草决明、蝉蜕，各一钱，甘草六分，水煎服。○治耳病忽然昏闭不闻。用连翘一两，苍耳子二两，水煎浓汁。徐徐服。○治头风眩痛。用连翘、天麻、防风、橘红、半夏各三钱，白术一钱，水煎服。○治咽喉闭胀不通。用连翘、胆星、姜制半夏、陈皮、桔梗各三钱，荆芥三两，水煎数碗。徐徐服。○治牙腮肿胀作痛。用连翘、白芍药、半夏各二钱，桔梗、甘草各五分，水煎服。

○治一切风火寒虫，四种牙痛。用连翘五钱，黄连一钱，防风、荆芥、白芷、蔓荆子各二钱，吴茱萸、川椒、细辛各五分，水煎服。○治舌破生疮。用连翘五钱，黄柏三钱，甘草二钱，水煎含嗽即愈。○治痘瘄欲起未起。用连翘、桔梗、甘草各一钱，防风、荆芥、蝉蜕、羌活、薄荷各二钱，水煎服。○治赤游瘢毒。用连翘一味，煎汤饮之。已上十一方出柯王樵《医会》。

草部第十五卷

草之六　隰草类（下）145种

图 15-1-1　土
连翘《滇南图》

土连翘《滇南本草图说》

【集解】《滇南本草图说》卷五：土连翘硬枝碎叶，黄花。《本草从新》卷二：闹羊花子也。

【气味】味苦，性寒。《滇南木草图说》卷五。苦，温。《本草从新》卷二。

【主治】五经实热可散，讽诵伤喉可解。咽喉痛，妇人乳结，小儿热，乍腮疼痛，敷火疮热毒。《滇南本草图说》卷五。

【发明】《药性切用》卷四：大损新血，无瘀勿用。

【附方】《本草从新》卷二：治风寒湿痹，历节肿胀，扑损疼痛。为末，同没药、血竭酒服。

地肤《本经》

【释名】独扫苗《救荒本草》、千头子《药性诗解》。

【集解】《救荒本草》卷上之前：独扫苗生田野中，今处处有之。叶似竹形而柔弱细小，拼音布茎而生，茎叶梢间结小青子，小如粟粒，科茎老时可为扫帚。《药性粗评》卷三：春初生小叶，布地，根形如蒿，茎赤，叶青大似荆芥，作丛，每窝有二三十茎，可作扫帚，高三四尺许。或曰即独扫是也，三四月开黄白花，结小实。江南熟田中处处有之。三四月采茎叶，暴干。七八月采实，阴干。《滇南本草图说》卷一一：竹帚草形似扫箒，叶似竹而嫩，老时其叶脱落，可以为箒扫地，子即地肤子也。《植物名实图考》卷一一：《尔雅》：葥，王蔧。注：王帚也。江东呼之曰落帚，今河南北通呼扫帚菜。《救荒本草》谓之独帚，可为恒蔬，茎老则以为扫帚。

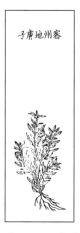

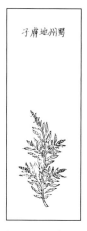

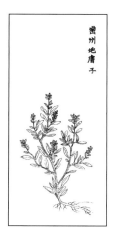

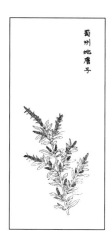

图 15-2-1 密州地
肤子《图经（政）》

图 15-2-2 蜀州地
肤子《图经（政）》

图 15-2-3 密州地
肤子《图经（绍）》

图 15-2-4 蜀州地
肤子《图经（绍）》

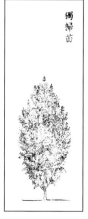

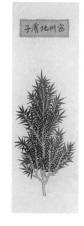

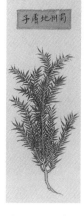

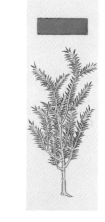

图 15-2-5 独
扫苗《救荒》

图 15-2-6 密州
地肤子《品汇》

图 15-2-7 蜀州
地肤子《品汇》

图 15-2-8 地
肤子《雷公》

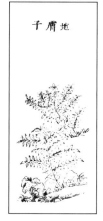

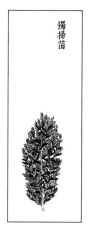

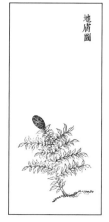

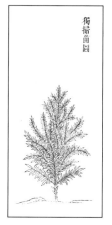

图 15-2-9 地肤子
《三才》

图 15-2-10 独
扫苗《博录》

图 15-2-11 地
肤《草木典》

图 15-2-12 独
扫苗《草木典》

图 15-2-13 竹帚草《滇南图》

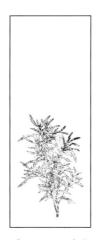

图 15-2-14 地肤《图考》

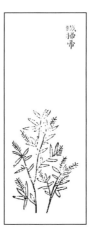

图 15-2-15 铁扫帚《便方》

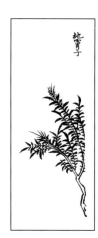

图 15-2-16 地肤子《图说》

子

【修治】《本草述》卷九下：如用之起阴达阳，则宜以火酒浸一日夜，于饭上蒸透，晒干，以去其寒性，乃为得之。

【气味】甘，寒，无毒。《本经逢原》卷二。甘苦而寒。入膀胱。《本草从新》卷一。

【主治】主治积热烦渴，大肠泄泄，赤白痢疾，疮疥肿毒，遍身风热，眼暗目盲，补中益精，强阴散火，久服耳目聪明，轻身耐老。《药性粗评》卷三。腰疼胁痛。《玉楸药解》卷一。涩大便，利小便，益气明目。《本草省常·菜性类》。

苗叶

【气味】苦、甘，寒。《得配本草》卷三。

【主治】疗大肠泄泻，止赤白痢，和气涩肠胃，解恶疮毒。《本草品汇精要》卷九。散诸恶疮毒，泄泻分渗血痢兼驱。《太乙仙制本草药性大全·仙制药性》卷一。

【发明】《药鉴》卷二：泄泻分渗，血痢兼驱。四肢浮肿堪消，头面湿肿可除。其曰益精强阴，明目聪耳，误矣。盖此剂寒苦，但主走泄而不能守，既曰走而不守，则精其亏矣，又何益乎？阴其损矣，又何强乎？阴损精亏，则阴精不得以上荣，而阳火反得以上亢矣，耳目聋昏则有之，耳目聪明诚无也。《芷园臆草题药》：地肤子一干数十枝，攒簇直上，其子繁多，星之精也。气味苦寒。得太阳寒水气化。太阳之气，上及九天，下彻九泉，外弥肤腠。故地肤之功，上治头而聪耳明目，下入膀胱而利水去疝，外去皮肤热气而令润泽，服之病去，必小水通长为外征也。《医宗必读·本草征要》上：利膀胱，散恶疮。皮肤风热，可作浴汤。其主用多在皮肤，其入正在土脏，盖脾主肌肤也，即其利水，兼能祛湿者欤。《药镜》卷四：上治头面之湿肿，而洗眼则除热暗涩疼。下疏膀胱之疝气，而利水则消四肢浮胖。浴皮肤兮散热，瘙痒云平。捣叶汁而绞饮，诸疮毒解。《本草述》卷九下：观其去根寸许，而即分枝，且茎叶周遭而出，层拥而上，非其不离阴之厚，以为阳之苗者乎？况其花实在秋，亦犹人身从足太阳而至手太阴，其气化自地而达天。《经》云：三焦者，足太阳、少阴之所将，如卢复所云，上及九天，下彻九泉，是太阳气化。应得如是，而方书于治淋用之，至疗目疾，更不一而足，则知是物不得以下泄之剂例视也。《本草汇》卷一一一：地肤子气味苦寒，得太阳寒水气化，太阳之气上及九天，下彻九泉，外弥肤腠。故地肤之功，上治头而聪耳明目，下入膀胱而利水去疝，外去皮肤热气而令润泽。服之病去，必小水通长为外征也。即其利水，兼能祛湿者欤。《本草求真》卷五：地肤子专入膀胱。治淋利水清热，功颇类于黄蘗。但黄蘗其味苦烈，此则味苦而甘。黄蘗大泻膀胱湿热，此则其力稍逊，凡小便因热而见频数及或不禁，用此苦以入阴，寒以胜热，而使湿热尽从小便而出也。频数既谓之热，则不禁当不得以热名。然不禁亦有因于膀胱邪火妄动而致者，但频数不禁出于体旺，则为阳火偏胜，用以实治则可。出于虚衰老弱，虽有邪火内炽，亦恐真阳不足，当为详慎。但虚火偏旺而热得恣，固当用以清利，若不佐以补味同人，则小水既利而血益虚，血虚则热益生，热生而淋，其益甚矣。故宜佐以牡蛎、山药、五味收涩之剂。俾清者清，补者补，通者通，涩者涩，滋润条达而无偏胜为害之弊矣！且能以治因热疝，并煎汤以治疮疥。至书所谓益精强阴，非是具有补益之能，不过因其热除，而即具有坚强之意耳。《本经续疏》卷二：地肤之功上及头而聪耳明目，下入膀胱而利水去疝，外去皮肤热气而令润泽。

【附方】《药性粗评》卷三：**遍身风热**。凡觉遍身风气，躁热不宁者，取地肤草煮汤作浴，日再，并饮其汤，内外夹攻，自散。**两目昏盲**。凡两目涩痛，忽觉昏盲者，取地肤子捣绞汁，点入目中，日二三，当开。如无子，取茎叶捣汁亦可。

《太乙仙制本草药性大全·仙制药性》卷一：**疗手足烦疼**。地肤草三两，水四升，煮取二升半，分三服，日一剂。**治积年久病，腰痛有时发动**。六月、七月取子干末，酒服方寸匕，日五六服。○**治妊娠患淋**。小便数去少，忽热痛酸索，手足疼烦，地肤子十二两，初以水四升，煎取二升半，分温三服。○**疗小便数多或热痛酸楚**。手足烦疼，地肤草三两，以水四升，煎取二升半，分温三服。

瞿麦《本经》

【释名】苽蒌、杜母草、燕麦、蘥麦、雀麦《通志》、剪秋罗、洛阳花《芷园臆草题药》。

【集解】《救荒本草》卷上之前：石竹子，《本草》名瞿麦，一名巨句麦，一名大菊，一名大兰，又名杜母草、燕麦、蘥（音药）麦。生太山川谷，今处处有之。苗高一尺已来，叶似独扫叶而尖小，又似小竹叶而细窄，茎亦有节，稍间开红白花而结蒴，内有小黑子。

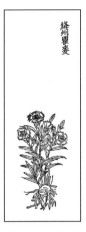

图 15-3-1 绛州
瞿麦《图经（绍）》

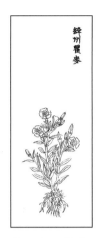

图 15-3-2 绛州
瞿麦《图经（政）》

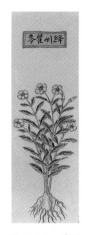

图 15-3-3 绛州
瞿麦《品汇》

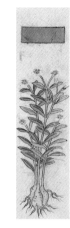

图 15-3-4 瞿
麦《雷公》

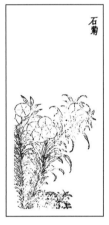

图 15-3-5 石菊
《三才》

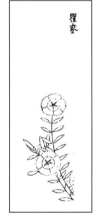

图 15-3-6 瞿麦
《原始》

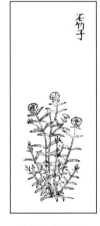

图 15-3-7 石竹
子《原始》

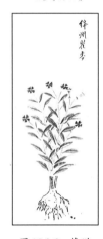

图 15-3-8 绛州
瞿麦《草木状》

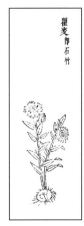

图 15-3-9 瞿麦
《本草汇》

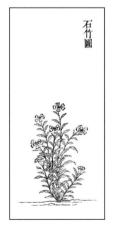

图 15-3-10 石竹
《草木典》

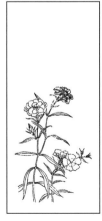

图 15-3-11 瞿麦
《图考》

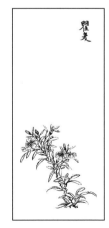

图 15-3-12 瞿麦
《图说》

【修治】《履巉岩本草》卷中：虽云采实阴干，今方家入药，茎、叶、实皆用，但去其根矣。

穗

【气味】味苦、辛，寒，无毒。《履巉岩本草》卷中。味苦、辛，气寒，降也，阳中微阴，无毒。《太乙仙制本草药性大全·仙制药性》卷二。

【主治】主关格，诸癃结，小便不通，明目去翳，止霍乱，长毛发，治产经数日不出，或子死腹中母欲死，以瞿麦煮浓汁服之。《履巉岩本草》卷中。

叶

【主治】治痔瘘，泻血，作汤粥食并得。小儿蛔虫，煎汤服。丹石药发，并眼目肿痛及肿毒，捣傅。治浸淫疮并妇人阴疮。《本草品汇精要》卷一〇。

【发明】《本草衍义》卷九：瞿麦八正散用瞿麦，今人为至要药。若心经虽有热而小肠虚者服之，则心热未退，而小肠别作病矣。料其意者，不过为心与小肠为传送，故用此入小肠药。按经，瞿麦并不治心热。若心无大热，则当止治其心，若或制之不尽，须当求其属以衰之。用八正散者，其意如此。《芷园臆草题药》：瞿麦即剪秋罗、洛阳花，又其种类，花最可观。能入太阳血分，通关格癃结，出刺决痈，去翳破胎，如开通衢路者。然服之亦能令人清癯消瘦，此知好色之当远。药且若此，而况人乎？《本草经疏》卷八：瞿麦禀阴寒之气而生，故味苦寒。《别录》兼辛无毒。苦辛能破血，阴寒而降，能通利下窍而行小便，故主关格诸癃结小便不通，因于小肠热甚者。寒能散热，辛能散结，故决痈肿。除湿热，故明目去翳。辛寒破血，故破胎堕子而下闭血也。去肾家湿热，故云养肾气。逐膀胱邪逆者，亦泄湿热故也。湿热客中焦，则清浊不分而为霍乱，通利湿热则霍乱自解矣。用蕊壳，不用茎叶。入药先须以竹沥浸一伏时，漉出晒干。《景岳全书》卷四八：瞿麦味苦，微寒。降也，性滑利。能通小便，降阴火，除五淋，利血脉。兼凉药，亦消眼目肿痛。兼血药，则能通经，破血下胎。凡下焦湿热疼痛诸病，皆可用之。《本草述》卷九下：瞿麦，在《本经》首言其治关格癃结，并及破结堕子，下闭血，则乃化血分结泣之药。而东垣以为利小便君药者，盖为血与小水是二是一也。抑他血药何以不入小便之用乎？曰：血主于心，化于胃，统于脾，藏于肝，归于血海。乃此味适为通心化血之剂，而小肠为心之腑，以行其血化者也。故水液必自小肠渗入膀胱胞中，如小水之病，应得之以为君药矣。○第不究兹物之通用于小便之治也，但非小肠有热，不得以之为主耳。《本草崇原》卷中：瞿者，如道路通衢，有四通八达之意。麦者，肝之谷，有东方发生之意。瞿麦一本直上，花红根紫，禀厥阴少阳木火之气化。苦者，火之味。寒者，水之性。气味苦寒，乃水生木而木生火也。主治关格诸癃结，小便不通者，厥阴肝木主疏泄，少阳三焦主决渎也。出刺决痈肿者，津液随三焦出，气以温肌肉，则肌肉之刺可出，而肌肉之痈肿可决也。明目去翳者，肝通窍于目，肝气和而目明也。破胎堕子者，少阳属肾，肾气泄，则破胎堕子。下血闭者，厥阴主肝，肝气通，则月事时行而下血闭。《本草求真》卷五：瞿麦大

草部第十五卷

2051

泻心热利水。瞿麦专入心，兼入小肠。味苦性寒，功端泻心利水，故书载利小便，决肿痛，去癃闭，拔肉刺，下胎产，除目翳。然其气禀纯阳，必有小肠气厚，服此疏泄之味，病始克除。淋症有虚有实，若淋果属热致，其茎痛不可忍。手按热如火烁，血出鲜红不黯，淋出如沙如石，脐下妨闷，烦躁热渴，脉沉数有力，洵为属热。如其茎中不痛，痛喜手按，或于溺后才痛，稍久则止，或登厕小便涩痛，大便牵痛，面色痿黄，饮食少思，语言懒怯，六脉虚浮无力，是为属虚。若使小肠素虚，《经》云：心属有热，不惟其热不除，则虚而益虚，必致变生他症矣。妊娠、产后小便不利，及脾虚水肿，均并禁焉。恶螵蛸。《本草思辨录》卷二：瞿麦本淋药，而栝蒌瞿麦丸之小便不利，与淋证有间，何以用瞿麦，乃是方之微旨，则有可窥见者在焉。小便不利而有水气，其为下焦阳虚，显然易见。阳虚于下而热浮于上，所以又渴。薯蓣、附子能温肾补虚，而不能止渴导水，故辅以栝蒌根之生津，茯苓之化气。然小便不利而用薯、附，岂无封蛰之虞？栝、苓又和缓有余而勇健不足。然则排决之任，自当属之瞿麦。此以淋药治小便不利而恰如其当，仲圣真神化无方矣。

瓜捶草《植物名实图考》

【释名】牛毛黏、珍珠草《植物名实图考》。

【集解】《植物名实图考》卷一五：瓜捶草，一名牛毛黏，生阴湿地及花盆中。高三四寸，细如乱丝，微似天门冬而小矮，纠结成簇。梢端叶际结小实如珠，上擎累累。瓜捶、牛毛，皆以形名。

【主治】或云能利小便。○俗方以治小儿乳积。《植物名实图考》卷一五。

水线草《植物名实图考》

【集解】《植物名实图考》卷一五：水线草生水滨，处处有之。丛生，细茎如线，高五六寸。叶亦细长，茎间结青实如绿豆大，颇似牛毛黏而茎稍韧，叶微大，赭根有须。

【主治】俚医以洗无名肿毒。《植物名实图考》卷一五。

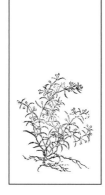

图15-5-1　水线草《图考》

王不留行《别录》

【释名】剪金草《履巉岩本草》、麦蓝菜《救荒本草》。

【集解】《救荒本草》卷上之后：生太山山谷。今祥符沙堈间亦有之。苗高一尺余，其茎对节生叉，叶似石竹子叶而宽短，抪茎对生，脚叶似槐叶而狭长，开粉红花，结蒴如松子大，似罂粟壳样，极小，有子如葶苈子大而黑色。《救荒本草》卷上之前：麦蓝菜生

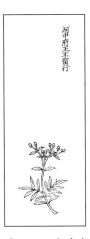

图 15-6-1 河中府王
不留行《图经（政）》

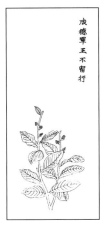

图 15-6-2 成德军王
不留行《图经（绍）》

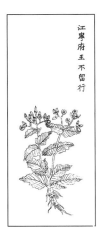

图 15-6-3 江宁府王
不留行《图经（绍）》

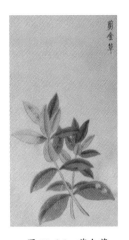

图 15-6-4 剪金草
《履巉岩》

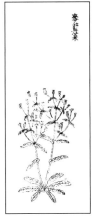

图 15-6-5 麦蓝
菜《救荒》

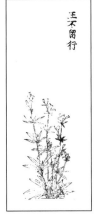

图 15-6-6 王不
留行《救荒》

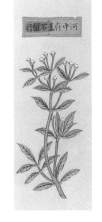

图 15-6-7 河中府
王不留行《品汇》

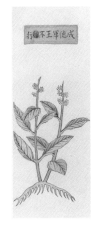

图 15-6-8 成德军
王不留行《品汇》

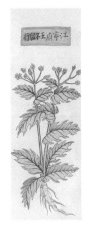

图 15-6-9 江宁府
王不留行《品汇》

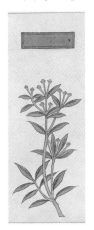

图 15-6-10 王
不留行《雷公》

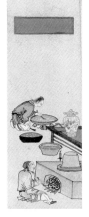

图 15-6-11 炮制
王不留行《雷公》

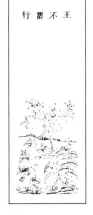

图 15-6-12 王
不留行《三才》

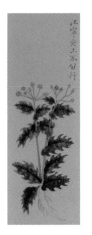

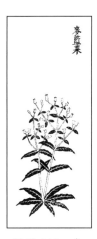

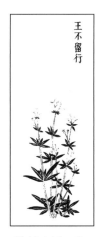

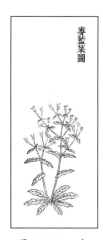

图 15-6-13 江宁府
王不留行《草木状》

图 15-6-14 麦
蓝菜《博录》

图 15-6-15 王
不留行《博录》

图 15-6-16 麦
蓝菜《草木典》

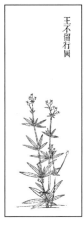

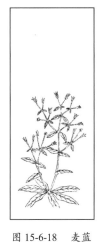

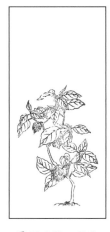

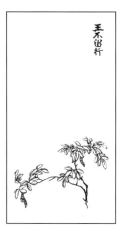

图 15-6-17 王不
留行《草木典》

图 15-6-18 麦蓝
菜《图考》

图 15-6-19 王不
留行《图考》

图 15-6-20 王不
留行《图说》

田野中。茎叶俱深茑苴色，叶似大蓝，梢叶而小，颇尖，其叶抱茎对生，每一叶间撺生一叉，茎
叉梢头开小肉红花，结蒴，有子似小桃红子。

苗子

【气味】味苦、甘，平，无毒。《图经本草药性总论》卷上。味甘、辛，平，无毒。
《药性会元》卷上。

【修治】《本草蒙筌》卷三：三月采根茎，五月取花子。先洒酒蒸一伏，复浸浆水一宵。微
火焙干，收留待用。

【主治】主金疮止血逐痛，治女科催产调经。除风痹、风痉、内寒，消乳痈、
背痈、外肿。出刺下乳，止衄驱烦。《本草蒙筌》卷三。

【发明】《芷园臆草题药》：命名之义亦奇。如曰吾身有王，所以主吾身之气血，及主气血

之留行者。气血之留，王不留，则留者行矣。气血之行，王不行，则行者留矣。顾治血出不止者，不与难产无乳者，及于两可用此，其义自见。《药性解》卷四：王不留行专疗血症，而心主血，肝藏血者也，故均入之。痈疽等症，血不和也。《经》曰：营气不从，逆于肉理，乃生痈肿，此主和血，固宜治之。又治风毒者，所谓治风先治血，血行风自灭也。《本草经疏》卷七：王不留行禀土金火之气，故味苦甘平。平者辛也，其气应温而无毒。苦能泄，辛能散，甘入血，温能行，故主金疮止血，逐痛出刺，除风痹内寒，痈疽、恶疮、瘘乳、妇人难产，入血活血之要药也。若夫心烦、鼻衄，应是血分热病，非同凉血药用，未见其可也。入足厥阴经。《医宗必读·本草征要上》：失血后、崩漏家、孕妇并忌之。《药镜》卷三：王不留行逐痛出刺，除风散寒。偕止血之药，以疗金伤红放，痈毒兼消。同凉血之药，以治鼻衄心烦，难产并救。古人命名之意，谓彼能主吾身之气血。留行惟命，无异于王。王不留，则气血之留者行矣；王不行，则气血之行者留矣。若夫血出不止，与难产无乳者，不既反乎？彼此咸宜，义盖取此。《本草述》卷九下：王不留行，据其得名，似走而不守，其行血当与天名精同也。然细绎诸《本草》主治，觉有少异。即《日华子》主血经不匀，及《别录》难产二说，则应是和血而活之，与行血有殊。试观方书，治畜血乃多用杜牛膝，而是物专功于诸淋，更可明其散滞以活血，非以溃决为事者也。但此味应入肝，肝固血脏，更司小水，故治淋不可少。且风脏即血脏，绎甄权治风毒、通血脉二语，乃见此味于厥阴尤切，缪希雍之说不谬矣。《本草新编》卷四：主金疮，止血逐痛，催产调经，除风痹、风症、内寒，消乳痈、背痛，下乳止衄，祛烦，尤利小便，乃利药也。其性甚急，下行而不上行者也，凡病逆而上冲者，用之可降，故可恃之以作臣使之用也。但其性过速，宜暂而不宜久，又不可不知。

【附方】《药性会元》卷上：治妇人乳汁不通。涌泉汤：王不留行三钱，川山甲炒二钱，当归身、天花粉各一钱五分，木通一钱，炙甘草一钱，共捣为细末，用煮猪蹄汤一钟调服，乳立通。

《本草汇言》卷四：治血闭不行，经脉淋漓，不行不止。用王不留行一两，当归稍、红花、玄胡索、牡丹皮、生地黄、川芎、乌药各三钱，共为末。每早服三钱。《东轩产科》。○治血淋不止，卧久，诸药不效。用王不留行一两，当归身、川续断、白芍药、丹参各二钱，分作二剂，水煎服。同前。○治金疮出血不止，或被刀斧伤损，亡血。用王不留行一两，川椒三钱，甘草、炮姜、白芍药各三钱，俱炒黄为末。每服三钱，白汤调下。《范氏外科》。○治乳痈初起。用王不留行一两，蒲公英、瓜蒌仁各五钱，当归稍三钱，酒煎服。《别录方》。○治难产。用王不留行五钱，当归、川芎、生地黄、白芍药各三钱。立产。《成氏产科》。

剪春罗《本草纲目》

【释名】剪竹、剪金花、雄黄花、金钱花、毗尸沙、日中金钱、子午花、夜落金钱《植物名实图考》。

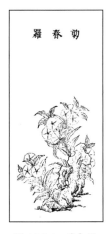

图 15-7-1 剪春罗
《三才》

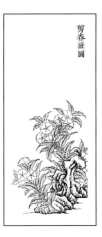

图 15-7-2 剪春罗
《草木典》

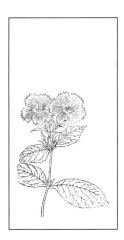

图 15-7-3 剪春罗
《图考》

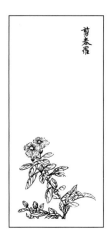

图 15-7-4 剪春罗
《图说》

【集解】《植物名实图考》卷一四：《竹谱》：剪竹生江浙，广右永湘间甚多。枝间有节，有叶似桃；其花如石竹差大，丹红一色，人家盆槛内亦有种者，俗名剪春罗。按江西、湖南多呼为剪金花；又雄黄花，以其色名之。《植物名实图考》卷二七：金钱花，《酉阳杂俎》：金钱花本出外国，名曰毗尸沙，一名日中金钱，俗名剪金花。梁大同二年，进来中土。豫州掾属以双陆赌金钱，金钱尽，以金钱花相足，鱼洪谓得花胜得钱。《群芳谱》：一名子午花，一名夜落金钱。

【主治】火带疮绕腰生者。一味剪红萝，或花或叶，细末蜜调，敷立效。或小纸贴在上亦可。《证治要诀》卷之十一。

珍珠草《校补滇南本草》

【气味】性温，味辛。《校补滇南本草》卷下。

【主治】治面寒疼，新瓦焙干，为末，热烧酒服。《校补滇南本草》卷下。

滇白前《植物名实图考》

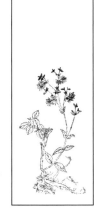

图 15-9-1 滇白前
《图考》

【释名】瓦草《校补滇南本草》。

【集解】《植物名实图考》卷一〇：白前，《别录》已载。诸家皆以根似细辛而粗直，叶如柳，如芫花。陶隐居以用蔓生者为非是，然按图仍不得其形。滇产根如沙参辈，初生直立，渐长茎柔如蔓；对叶，亦微似柳，茎叶俱绿，叶亦软；秋开花作长蒂，似万寿菊蒂，端开五瓣银褐花，细碎如剪；

又有一层小瓣，内吐长须数缕。枝繁花浓，铺地如绮。

【气味】性微寒，味辛、苦。《校补滇南本草》卷下。

【主治】开关通窍，清肺热，利小便，治热淋。《校补滇南本草》
卷下。

净瓶《医方药性》

【释名】《植物名实图考》卷二七：净瓶细茎长叶如石竹，开五瓣粉
紫花如洋长春，而花跗如小瓶甚长，故名。

【气味】性温。《医方药性·草药便览》。

【主治】治飞痒，去痢症。《医方药性·草药便览》。

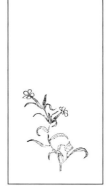

图 15-10-1　净瓶
《图考》

沙消《植物名实图考》

【释名】铁扫帚《植物名实图考》。

【集解】《植物名实图考》卷一二：沙消，江西沙上多有之，紫茎，
叶如石竹子叶而密。《植物名实图考》卷一三：沙消产九江沙洲上。丛生，
高不盈尺；紫茎微节，抱茎生叶，四五叶攒生一处，颇似独扫叶，小根赭色。

【主治】土人以利水道。《植物名实图考》卷一三。治腰痛，
以根煎酒。《植物名实图考》卷一三。

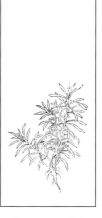

图 15-11-1　沙消
《图考》

白牛膝《滇南本草》

【释名】太极草、狗辱子《滇南本草》。

【气味】味酸、微苦，性微温。《滇南本草》卷上。

【主治】补肝行血，破瘀血，通经闭，消血块癥瘕，行周身经络，强筋舒骨，
止筋骨疼痛，瘫痪痿软，四肢麻木不仁。退妇人肝虚劳热发烧，筋热发烧，补
任督二脉，多功于任督。《滇南本草》卷上。

【发明】《滇南本草》卷上。妇人久不受胎育，此任督亏损，不能受孕，白带等症。以经后
服一二次，即有胎。注补：白牛膝强筋之功，甚于川牛膝。妇人有孕忌用，此药性破血坠胎，不宜。

【附方】《滇南本草》卷上：治肝家虚劳热发烧。筋热发烧，午后怕冷，夜间发热，四
肢酸软，饮食无味，虚汗不止。白牛膝二钱、地骨皮二钱，引点童便、水酒服。治妇人肝肾虚损，

任督二脉亏伤，不能胎育，白带淋沥等症。白牛膝三钱，小雄鸡一只，将鸡腹破开，去肠，将药入鸡腹内，煮滥，不许入盐，空腹食之。每月经行服一次，即有胎矣。若不食鸡者，单用白牛膝三钱，煎汤，点水酒服亦可也。

盆纫草《履巉岩本草》

【释名】婆婆指甲菜《救荒本草》、瓜子草《植物名实图考》。

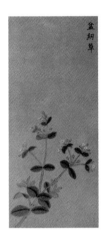 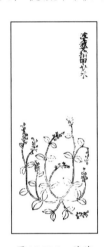 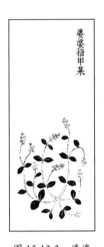 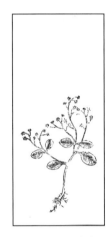

图 15-13-1　盆纫草　　图 15-13-2　婆婆　　图 15-13-3　婆婆　　图 15-13-4　婆婆
《履巉岩》　　　　　　指甲菜《救荒》　　　指甲菜《博录》　　　指甲菜《图考》

【集解】《救荒本草》卷上之前：婆婆指甲菜生田野中。作地摊（音滩）科生。茎细弱，叶像女人指甲，又似初生枣叶微薄，细茎。梢间结小花荫。苗叶味甘。

【气味】性大凉，无毒。《履巉岩本草》卷上。味甘。《救荒本草》卷上之前。

【主治】善治风赤眼疼。每用捣成膏子为元，每一元浸汤洗之，不过五七次立效。《履巉岩本草》卷上。

狗筋蔓《救荒本草》

【释名】小九牯牛《滇南本草》。

【集解】《救荒本草》卷上之后：狗筋蔓生中牟县沙岗间。小科就地拖蔓生，叶似狗掉尾叶而短小，又似月芽菜叶，微尖而软，亦多纹脉，两叶对生，叶梢间开白花。

【气味】味辛苦，性寒。走肝经。《滇南本草》卷下。

【主治】筋骨疼，通经络，破血，散瘰疬。攻痈疽红肿，有脓者出头，无脓者消散。《滇南本草》卷下。

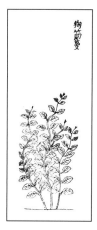

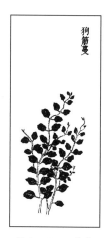

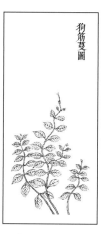

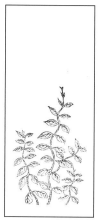

图 15-14-1 狗筋
蔓《救荒》

图 15-14-2 狗筋
蔓《博录》

图 15-14-3 狗筋
蔓《草木典》

图 15-14-4 狗筋
蔓《图考》

昆明沙参《植物名实图考》

【释名】金铁锁《植物名实图考》。

【集解】《植物名实图考》卷二三：昆明沙参即。生昆明山中。柔蔓拖地，对叶如指厚脆，仅露直纹一缕；夏开小淡红花，五瓣极细；独根横纹，颇似沙参，壮大或如萝卜，亦有数根攒生者。○夷寨谷汲水寒多毒，辛温之药，或有所宜，与南安以仙茅为茶皆因地而用，不可以例他方。

【气味】性大寒，味辛、辣，有小毒。食之令人多吐。《校补滇南本草》卷下。

【主治】治面寒疼痛，胃气心气疼。《校补滇南本草》卷下。

【附方】《校补滇南本草》卷下：攻痈疮排脓。细末，每服五分，烧酒送下。

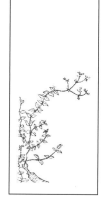

图 15-15-1 昆明
沙参《图考》

太子参《本草从新》

【释名】孩儿参《本草再新》。

【集解】《本草纲目拾遗》卷三：《百草镜》云：太子参即辽参之小者，非别种也，乃苏州参行从参包中拣出短小者，名此以售客。味甘苦，功同辽参。

【气味】味甘，性温，无毒。入心、脾、肺三经。《本草再新》卷一。

【主治】大补元气。《本草从新》卷一。专治气虚肺燥，补脾土，消水瘇，化痰止渴。《本草再新》卷一。

【发明】《**本草从新**》卷一：虽甚细，却短紧坚实，其力不下大参。按：人参气秉阳和，功魁群草，世医每不能早用，直至万无可为然后用之，往往无及。以致世俗反归咎于君主之药，是与疾视其长上无异。世风浇漓，大率类然，可叹恨也！第亦有不宜用者，肺脉洪实，火气方逆，血热妄行；痧痘斑毒，但闷热而红点未形；伤寒始作，证未定而邪热方炽。凡此之类，气本不虚，若误投之，鲜克免者。近有将人参做过，以短接长者，谓之接货；以小并大者，谓之合货；必先用水潮过，原汁已出，且有浆在内，其味易变。用者断勿为其所误。

蓼《本经》

【集解】《**本草崇原**》卷中：蓼，近水滨及下湿处皆有，其类甚多，有青蓼、香蓼、水蓼、马蓼、紫蓼、赤蓼、木蓼七种。又一种味极辛辣，谓之辣蓼。今时浸水和面，罨面是为神曲，又取燥末拌糯米饭一团，作酵造酒，而诸蓼与实用之者鲜矣。《**植物名实图考**》卷一一：蓼《本经》中品。古以为味，即今之家蓼也。叶背白，有红、白二种，俗以其叶裹肉，煨，食之香烈。蓼种有七，《本经》唯别出马蓼一种。《**本草崇原集说**》卷中：仲氏曰：诸蓼总名水蓼，资生于水土相交之处，一茎直上，其性主升，至大火西流，稍杪结实，上极而下，其性又主降，气味辛温，得太阳之标气。辣蓼辛热，尤耐风寒，择用俱验，或作汤剂，或以白酒煮，或拌糯米炒熟作粉，各视体气病情而与之。尚有一种旱蓼，茎叶高大如葵，仅可点缀园亭，不入药。

实

【气味】味辛，温，无毒。《**千金要方·食治**》卷二六。味辛，气寒，无毒。阴中微阳。《**本草汇言**》卷四。

【主治】明目，温中，解肌，耐风寒，下水气面目浮肿，却痈疽。《**千金要方·食治**》卷二六。

【发明】《**太乙仙制本草药性大全·仙制药性**》卷二：白蓼、红蓼造酒并佳。《**芷园臆草题药**》：蓼性高扬，故字从翏。有七种，皆以子生唯香，蓼宿根再发。《礼记》烹鸡、豚、鱼、鳖，皆实蓼于腹，并和羹脍，后世唯作酒曲用之。久食令人寒热损髓，减气少精。《本经》主治明目，温中下水，能入腰脚，治冬月足冷。气归鼻舌，如吃芥辣时也。然其性宜下湿，所以入肾之骨，至足。辛而气扬，肝之用药也。能从肾走肝，由骨髓中透出，发冬藏之密，为甲胆之运用者。再推胃冷不能饮食，耳目不聪明，四肢有水气，欲须甲乙合化，必不可少也。二月木旺，食之助长，反能伤胃。盖物得之而爽口，疾得之而快心，用不恰好，则害随之。睹少精减气之由来，即明目温中之大过也。彼能深入骨髓，透彻到底，不无益人。宛如豪纵之流，当机自然爽快，而元气不免乎暗消矣。《**药镜**》卷一：辣蓼味极辛，性极扬。辛则暖胃进食，扬则聪耳明眸。气归鼻舌，从肾走肝，至足透入骨髓。三冬足冷阳回，发冬藏之闭密，为甲胆之

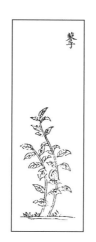

图 15-17-1 蓼
实《图经（政）》

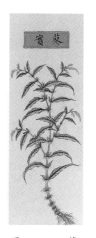

图 15-17-2 蓼
子《图经（政）》

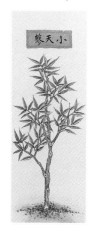

图 15-17-3 蓼
实《品汇》

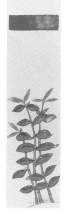

图 15-17-4 小
天蓼《品汇》

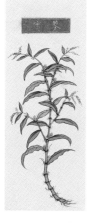

图 15-17-5 蓼
实《食物》

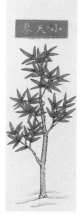

图 15-17-6 蓼实
《雷公》

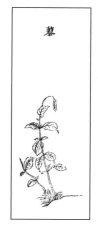

图 15-17-7 小
天蓼《雷公》

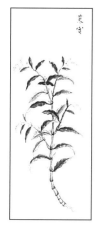

图 15-17-8 蓼
《三才》

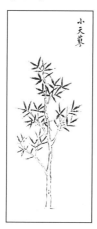

图 15-17-9 蓼实
《草木状》

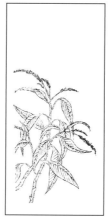

图 15-17-10 小天
蓼《草木状》

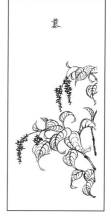

图 15-17-11 蓼
《图考》

图 15-17-12 蓼
《图说》

运用。水滞四肢，自能甲己合化。木强二月，反令肝助胃伤。《医林纂要探源》卷二：取辣蓼子，非水红花、马蓼子也。古人用以调和食味，今以为毒而弃之。明目温中，行水祛风。今人以作老酒曲。白花者良。

【附方】《本草汇言》卷四：治目障不明。以蓼子炒黄，食后服三钱，白汤过。《眼科必选》。○治水气浮肿。用蓼子，生捣汁，和白汤饮。○治瘰疬。用蓼子，炒黄，每食后吞二钱，酒过。

苗叶

【气味】辛，归舌。《千金要方·食治》卷二六。

【主治】治大小肠邪气，利中，益志。《千金要方·食治》卷二六。中暍心闷欲死，浓煮汁频灌。血气攻冲心痛，根酒浸，顿饮。马蓼去肠中蛭虫，水蓼傅蛇虫伤咬。赤蓼烧灰淋汁，脚软人浸。将水蓼煮汤，令温，却疮痛，频洗。《本草元命苞》卷九。辣蓼草洗癫湿热，治水毒。《生草药性备要》卷上。

【发明】《本草汇言》卷四：苗叶生用，捣汁和酒饮，能入腰脚。朱丹溪治热壅气滞诸疾。日干酿酒，能行周身，主风热风冷，李东垣头风目障诸疾。但性冷善攻善行，不可多食，恐伤胃气。病寒热少气，损髓之证，忌之。

【附方】《日用本草》卷七：霍乱转筋。以蓼一手把，水二升，煮汁服之，即瘥。

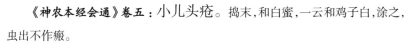

《神农本经会通》卷五：小儿头疮。捣末，和白蜜，一云和鸡子白，涂之，虫出不作瘢。

花

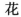

【主治】花有红、白二种，擦癣效。《生草药性备要》卷上。

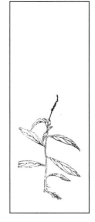

图 15-18-1 四季青《图考》

四季青《植物名实图考》

【集解】《植物名实图考》卷九：四季青生建昌。形如蓼而茎细无节。叶尖错生，秋时梢开白花成穗，如蓼花而疏。

【主治】土人取根敷伤。《植物名实图考》卷九四。

萹蓄《本经》

【释名】绿竹、王刍《宝庆本草折衷》、铁线草、铁心草、铁线草《草药图经》、竹叶菜《植物名实图考》。

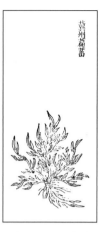

图 15-19-1 冀州
萹蓄《图经（政）》

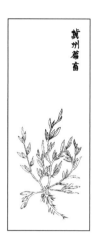

图 15-19-2 冀州
萹蓄《图经（绍）》

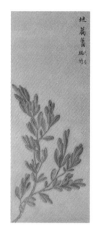

图 15-19-3 地
萹蓄《履巉岩》

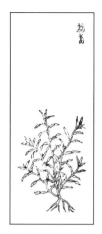

图 15-19-4 萹
蓄《救荒》

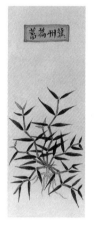

图 15-19-5 冀州
萹蓄《品汇》

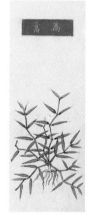

图 15-19-6 萹蓄
《雷公》

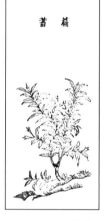

图 15-19-7 萹蓄
《三才》

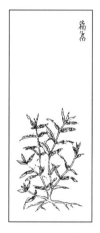

图 15-19-8 萹蓄
《原始》

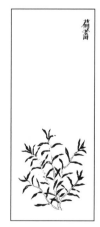

图 15-19-9 萹蓄
《博录》

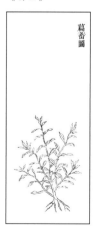

图 15-19-10 萹蓄
《草木典》

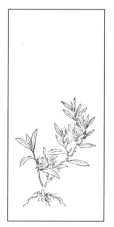

图 15-19-11 萹蓄
《图考》

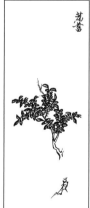

图 15-19-12 萹蓄
《图说》

【集解】《救荒本草》卷上之前：生东莱山谷，今在处有之，布地生道傍。苗似石竹，叶微阔，嫩绿如竹，赤茎如钗股，节间花出甚细，淡桃红色，结小细子，根如蒿根。《太乙仙制本草药性大全·本草精义》卷二：萹蓄亦名萹竹。出东莱山谷，今在处有之。春月布地生，沿路有苗，类瞿麦，根若蓬蒿，叶细，竹叶相同。茎赤，钗股近似。节间花绽，色微青黄，五月采收，阴干入药。《本草汇言》卷四：春时蔓延布地，好生道旁。苗似瞿麦，弱茎促节，节紫赤，似钗股。叶细绿，似篁竹。三月花开节间，甚细微，色青黄或淡红，似蓼蓝花状。结细子，根似蒿，《尔雅》云王刍，即此也。

【气味】味甘、苦，气平，无毒。《太乙仙制本草药性大全·仙制药性》卷二。味苦兼涩，微甘，气平，无毒。《本草汇言》卷四。味苦，性凉，入膀胱经。《罗氏会约医镜》卷一六。

【主治】治下焦结热诸淋，小便赤涩，妇人经闭，及下水气。〔张松〕《宝庆本草折衷》卷一〇。主浸淫疥瘙疳痔，治丹石发冲眼疼。去小儿蛔虫，女子阴蚀。能杀三虫，善医霍乱。《太乙仙制本草药性大全·仙制药性》卷二。

【发明】《本草汇言》卷四：利湿热，李时珍通小便之药也。李秋江稿其性直遂下行，故《本草》治五淋癃闭，黄疸疮疥，小儿疳蛔，女人阴蚀诸疾。凡属热湿壅闭为患，如物扁而易藏，蓄而不出者，此药推而下流，使淋者止，闭者通，疸黄者散，疮疥者净，而疳蛔阴蚀，必自已矣。但味性苦涩而消耗，如胃弱脾虚而作黄疸，阴虚而至淋闭者，宜详用之。《医宗必读·本草征要》上：萹蓄直遂，不能益人，不宜恒用。《本草汇笺》卷三：利膀胱湿热，其性直遂，不宜恒用。周慎斋云：萹蓄能破血，赤淋用之。《本草述》卷九下：萹蓄之用，如《本经》及他本草类言杀虫而已，在时珍则云治霍乱黄疸，利小便。至于方书所用，若积聚，小便不通与淋证，而他证亦不概见也。《本草崇原》卷下：盖口乃脾窍，脾属四肢，萹蓄禀火气而温土，故主治脾湿之浸淫。充肤热肉之血，不淡渗于皮毛，则为疥瘙。萹蓄禀东方之木气，故主治疥瘙，浸淫可治，则疳痔亦可治矣。疥瘙可治，则三虫亦可治矣。缘其禀木火之气，通利三焦，从经脉而达于肌腠皮肤，故主治如此。

【附方】《履巉岩本草》卷中：治丹发疼痛。捣萹蓄汁，服一升，一两服立差。若未差，再服，效。治霍乱吐利不止。萹蓄，豉汁中以五味调和，煮羹食之佳。除积热，利小水。

虎杖《别录》

【释名】枯杖《宝庆本草折衷》、班庄根《滇南本草》、酸桶笋《救荒本草》、醋杖《药性要略大全》、醋筒草姚氏《食物本草》、虎肌巴、鸟不踏《医林纂要探源》。

【集解】《本草衍义》卷一二：《蜀本图经》言：作木高丈余，此全非虎杖。大率皆似寒菊，

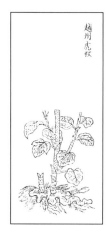

图 15-20-1 越州
虎杖《图经（政）》

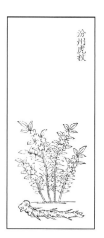

图 15-20-2 汾州
虎杖《图经（政）》

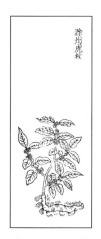

图 15-20-3 滁州
虎杖《图经（政）》

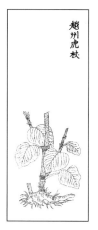

图 15-20-4 越州
虎杖《图经（绍）》

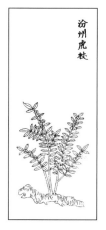

图 15-20-5 汾州
虎杖《图经（绍）》

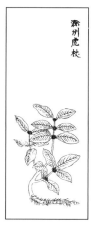

图 15-20-6 滁州
虎杖《图经（绍）》

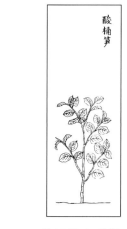

图 15-20-7 酸桶
笋《救荒》

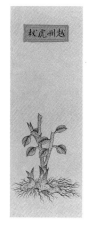

图 15-20-8 越
州虎杖《品汇》

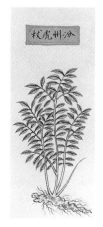

图 15-20-9 汾州
虎杖《品汇》

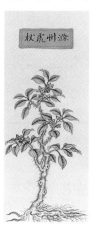

图 15-20-10 滁
州虎杖《品汇》

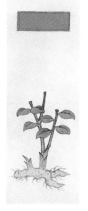

图 15-20-11 虎
杖《雷公》

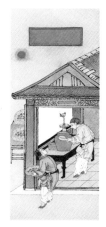

图 15-20-12 炮制
虎杖《雷公》

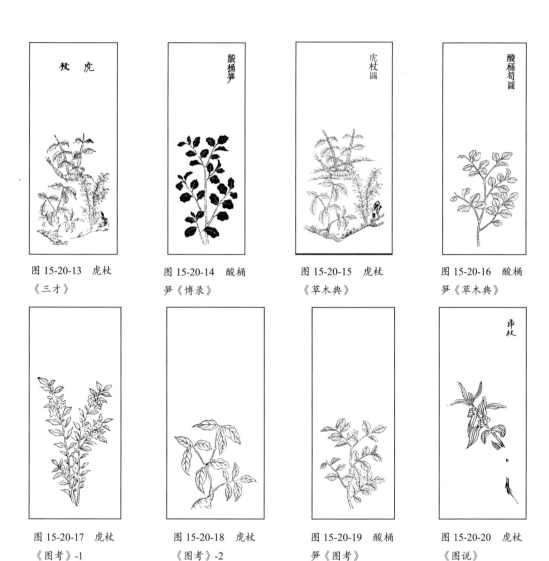

图 15-20-13 虎杖《三才》　图 15-20-14 酸桶笋《博录》　图 15-20-15 虎杖《草木典》　图 15-20-16 酸桶笋《草木典》

图 15-20-17 虎杖《图考》-1　图 15-20-18 虎杖《图考》-2　图 15-20-19 酸桶笋《图考》　图 15-20-20 虎杖《图说》

然花、叶、茎、蕊差大为异。仍茎、叶有淡黑斑。自六七月旋旋开花，至九月中方已，花片四出，其色如桃花，差大，外微深。陕西山麓水次甚多。今天下暑月多煎根汁为饮。不得甘草，则不堪饮。《本草品汇精要》卷一九：天蓝并斑柚根二种，形味相似，为伪。姚氏《食物本草》卷一九：湖湘水石处皆有之。叶似木芙蓉而偏。茎空而脆，味酸。开白花。广人以盐酸淹食之。《医林纂要探源》卷二：粗茎直上，叶如椿，茎叶浑身密刺，俗曰虎肌巴，又名鸟不踏。嫩苗色赤而脆。

根

【气味】味苦、甘，微寒，无毒。《绍兴本草》卷九。味苦、涩，性寒。《滇南本草》卷下。甘、苦、辛，温。《医林纂要探源》卷二。

【主治】攻诸疮毒，止咽喉痛，利小便。走经络，治筋骨疼，痰火痿软，手足麻木，五淋白浊，妇人赤白带下。痔疮漏亦效。《滇南本草》卷下。坚肾润命，强阳益精，壮筋骨，增气力。《医林纂要探源》卷二。

【发明】《本草述》卷九下：虎杖之主，治其行血，似与天名精类。其疗风，似与王不留行类。第前哲多谓其最解暑毒，是则从血所生化之原，以除结热，故手厥阴之血脏，与足厥阴之风脏，其治如鼓应桴也。方书用以疗痊病者，同于诸清热之味，以其功用为切耳。然于他证用之亦鲜，何哉？按：虎杖，一名苦杖，方书用以治淋。又曰：杜牛膝，即丹溪疗老人气血受伤之淋，亦以为要药，于补剂中用之矣。谓虚人服之有损者，与补剂并行，其庶几乎？第李濒湖谓杜牛膝非虎杖，指为天名精草根者，岂浪说哉？

【附方】《滇南本草》卷下：治筋骨痰火痿软，手足麻木。班庄根一两、秦归五钱、川芎三钱、川牛膝五钱、加皮五钱、防风三钱、陈木瓜五钱、桂枝五钱，好酒三斤，泡服。

《药性粗评》卷二：暑月清内。盛暑之时，取根同甘草，剉，煎汤作饮，色如琥珀，可爱，能解暑毒，以瓶置井中使冷彻如冰，啖之清内。腹中暴瘕。腹中卒然有物硬痛者，若不治之，百日后必死。取根捣烂，渍□温服之，每服随量，微醺可也，以消为度。蛇伤。取叶捣烂，封之。肿毒：取根捣烂，调酒封之。

《太乙仙制本草药性大全·仙制药性》卷三：治时疫伤寒。毒攻手足肿，疼痛欲断。方用虎杖根，剉水煮，适寒温，以渍手足，令踝上有水尺许止之。《伤寒类要》同。治五淋。苦杖不计多少，为末，每服二钱，用饭饮下，不拘时服。

蛇芮草《本草拾遗》（即：蛇茵草）

【集解】《证类本草》卷一〇：〔《本草拾遗》〕生平地。叶似苦杖而小，节赤，高一二尺，种之辟蛇。又有一种草，茎圆似苎，亦傅蛇毒。〇《百一方》：东关有草，状如苎茎，方节赤，接傅蛇毒，如摘却，亦名蛇茵草。二草惣能主蛇，未知何者的是。又有鼠茵草，如昌蒲，出山石上，取根药鼠立死尔。

【主治】主蛇虺及毒虫等螫。取根、叶捣傅咬处，当下黄水。〔《本草拾遗》〕。《证类本草》卷一〇。

蓝《本经》

【集解】《本草衍义》卷八：蓝实即大蓝实也。谓之蓼蓝非是，《尔雅》所说是。解诸药等毒，不可阙也。实与叶两用，注不解实，只解蓝叶为未尽。《经》所说尽矣。蓝一本而有数色，刮竹青、绿云、碧青、蓝黄，岂非青出于蓝而青于蓝者也。生叶汁解药毒。此即大叶蓝，又非蓼蓝也。《植物名实图考》卷一一：蓝《本经》上品。李时珍分别五种，极确晰。为淀则一，而花叶全别。今

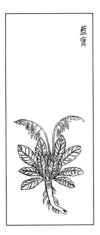

图 15-22-1　蓝实
《图经（政）》

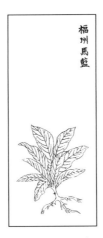

图 15-22-2　福州
马蓝《图经（绍）》

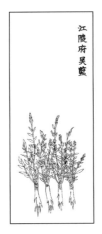

图 15-22-3　江陵
府吴蓝《图经（绍）》

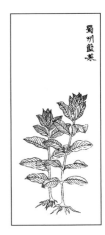

图 15-22-4　蜀州
蓝叶《图经（绍）》

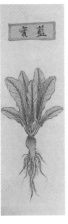

图 15-22-5　蓝
实《品汇》

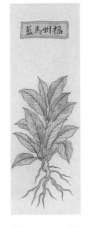

图 15-22-6　福
州马蓝《品汇》

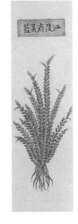

图 15-22-7　江
陵府马蓝《品汇》

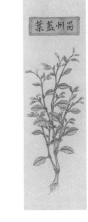

图 15-22-8　蜀
州蓝叶《品汇》

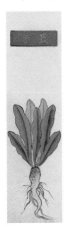

图 15-22-9　蓝
实《雷公》

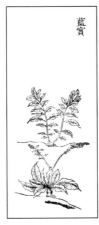

图 15-22-10　蓝实
《三才》

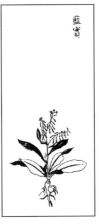

图 15-22-11　蓝实
《原始》

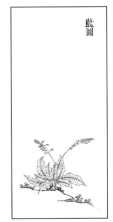

图 15-22-12　蓝
《草木典》

俗所种多是蓼蓝、菘蓝。马蓝即板蓝，其吴地种之木蓝，俗谓之槐叶蓝，亦间种之。《汉官仪》：
葰园供染绿纹绶小蓝曰葰。《群芳谱》：小蓝，茎赤，叶绿而小，秋月煮熟染衣，止用小蓝是也。
大蓝，《尔雅》：葴，马蓝。注：今大叶冬蓝。则马蓝之为大蓝宜矣。《救荒本草》：大蓝叶类白菜，
则菘蓝亦可名大蓝。《本草衍义》：蓝实即大蓝实，谓之蓼蓝，非是。《尔雅》所说，则蓼蓝，亦
得为大蓝矣。宋《图经》马蓝谓即菘蓝，惟李时珍以叶如苦荬为马蓝。《图经》明云福州又有一
种马蓝，叶似苦荬，恐非《尔雅》之冬蓝也。《月令》：仲夏之月，令民毋艾蓝以染，说者皆以为
伤生气。《尔雅翼》谆谆言之。按季夏之月，妇官染采，黑、黄、苍、赤，无敢诈伪，三代改易
服色，严于所尚，故染人列于天官，诚重之也。仲夏当献丝供服之时，用蓝尤亟，禁民染青，岂
得为便？崔实《四民月令》亦云五月可刈蓝，蓝至五月，适可供染。圣人虑民之尽刈，取给目前，
而不俟大利也。故令之使毋艾刈而已，非禁其染也。《夏小正》：五月启灌蓝蓼，蓝之丛生者，启
之则易滋茂；而启之有余科，足以染矣。如种菜然，拔其密者以供食。季夏蓝益盛，可供妇官。《齐
民要术》七月作坑刈蓝，则《豳风》鸣鵙、载黄、我朱矣。蓝之灌当别移，可采取，不可刈。《诗》
云：终朝采蓝，不盈一襜。五日为期，六日不詹。笺：五日，五月之日也，期至五月而归。此亦
五月采蓝之证；一襜、一匊，其非捆载而归明矣。蓝至五月可染，至七月则成，用普而利大。

【辨疑】《医学疑问》：问：大青是何物耶？画家所用亦是一物耶？切愿详知。答曰：大青
产江东州郡，叶绿似石竹，茎紫花红如马蓼，根黄，春末夏初采收入药。所问疑为丹青所用之品，
彼用者乃黔南之石，此则江东之产，出草本，固相悬绝，施用者岂可泥于名之同哉？

蓝实

【气味】味苦甘，气寒，无毒。《本草集要》卷二。味酸，性微寒，有小毒。入
肝经。《本草再新》卷二。

【主治】解诸毒，杀蛊蚑音其。小儿鬼也。疰鬼，螫毒。填骨髓，明耳目，
调五脏六腑，利关节，益心力，久服头不白，轻身。《本草集要》卷二。治肝热，
败火毒，敷痈疮，杨梅恶疮。青入肝疮，因火起，清其火，疮自消。《本草再新》
卷二。

蓝叶汁

【气味】味苦，气寒，无毒。《药性要略大全》卷六。

【主治】杀百药毒、毒药、毒箭、毒刺，金疮血闷，鳖瘕，虫蛇伤，蜘蛛、
蜂螫毒，丁疮肿毒，游风热肿，天行热狂，心烦燥闷，寒热头痛，鼻洪吐血，赤眼，
产后血晕，小儿壮热，热疳丹热，秃疮。《本草集要》卷二。

【发明】《芷园臆草题药》：蓝有六种，功力不远于解毒、杀虫、清热。刈其叶浸水，搅之
而为淀。搅淀之浮沫，干之而为青黛，治又颇相近也。蓝之实，久服头不白。春气在头，用其色

以助春气之生，自然益头并及发也。○蓝入胃，是虫之食也，则虫自禽聚。蓝随气机变化而虫亦随之，一入气机，便无回避。慎哉！顺境之好，当着眼也。**《本草经疏》卷七**：蓝实禀天地至阴之精，故其味苦寒而无毒。其用主解诸毒，杀蛊蚑、痊鬼、螫毒，久服头不白。头白者，血热也，蓝能凉血而解热，故令发不白也。热去而血得所养，故身轻。其叶汁解百药毒，解狼毒、射罔毒。**《本草述》卷九下**：甄权所云利脏腑，通关节经络结气等语，世医初不知此义。盖经隧者，气血所从出之道。《经》言之矣，而营血固流，贯于其中，以调和脏腑者也。夫营血原于水，成于火，而肝木实司通身经络，以达水火之气者也。蓼蓝，本肝木之剂，乃属水，而长养于火，故其功用，实实如甄权所云也。但世多置蓝实不用，其愦愦多矣。**《冯氏锦囊秘录·杂症痘疹药性主治合参》卷三**：蓝实禀天地至阴之精，其味苦咸，寒而无毒。故能去热除疳。一云：兼甘，平，无毒。以其得土气之厚，盖诸毒遇土即解，故可善解诸毒。蓝实，余蓝俱不入药，入药惟用蓼蓝。秋采实，晒干，微研碎，煎服。杀蛊痊疫鬼恶毒，驱五脏六腑热烦。益心力，填骨髓补虚，聪耳目，利关节，通窍。但虚寒人及久泻者，并腹中觉冷者忌之。茎叶可作靛染青，生捣绞汁饮，散风热赤肿，愈疔肿金疮，追鳖瘕胀痛，百药毒总解，诸恶疮并驱。**《本经逢原》卷二**：《本经》取用蓝实，乃大青之子，是即所谓蓼蓝也。性禀至阴，其味苦寒，故能入肝。《本经》取治蛊痊诸毒，专于清解温热诸邪也，阳毒发斑咽痛必用之药。而茎叶性味不异，主治皆同。○蓝淀以蓝浸地坑一宿，入石灰搅，澄去水为淀，其解诸毒，敷热疮之用则一，而杀虫之功更效，虫为下膈，非此不除。今人以染缸水治噎膈，皆取其杀虫也。**《本经续疏》卷一**：蓝种颇多，然不离乎生甚晚，而长甚速，以夏茂而饶汁。卢子由谓肝主色，自入为青，青出于蓝而深于蓝，则以色用为入肝矣。其多汁而气寒，则为及肾。味苦而性通彻，则为及心。

【附方】**《药性粗评》卷二**：中毒欲死。凡服药过剂，烦闷，及中诸毒烦闷欲死者，捣蓝，少和以水，再捣，绞汁，服数升，其毒自解。自缢。凡自缢，慎勿割断，以人抱下，解脱其绳，但心上尚温者，捣蓝汁灌之，又刺鸡冠血，男雌女雄，滴入其口中，须臾便活。诸瘕。凡鱼鳖诸瘕在内为病，蓝叶一斤，少以水和之，捣绞汁，日服二升，自化。

《本草汇言》卷四：治一切毒蛇毒虫所伤，并一切毒药毒食。俱用蓼蓝叶，捣汁饮之。冬月用汤顿服。《蜀本草》。○治小儿乳食不节，过饱伤脾，面黄腹大，小便浑浊如米泔，大便黄泄酸臭，皮毛枯索，甚而双目羞明生翳，形骸骨立，夜热昼凉等证。用蓼蓝实二钱，紫厚朴、芜荑各一两，广陈皮、甘草各八钱，百草霜，取诸家者三钱，旋覆花五钱，真芦荟、明如漆苦如胆者八钱，俱微炒，共为细末。小儿一岁，用药一分，白汤数匙调服。病愈后服肥儿丸。用蓼蓝实、人参、黄连各三钱，使君子肉、芜荑、红曲、麦芽、白术、白茯苓、山查肉、扁豆、白芍药、甘草各一两，砂仁五钱，俱用酒拌炒，共为末，饴糖为丸如弹子大，每早晚各食前服一丸，白汤化下。

马蓼《日用本草》　【校正】时珍云出"《纲目》"，今据《日用本草》改。

【集解】《太乙仙制本草药性大全·仙制药性》卷二：马蓼叶大同前。卑湿之地亦产，夏收采，曝干入剂。《植物名实图考》卷一一：马蓼《本经》中品。叶有黑点，《本草纲目》以为墨记草。

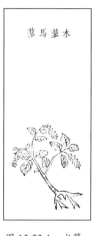 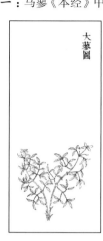 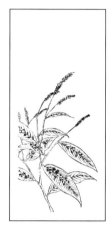

图 15-23-1　水蓼　　　　　　图 15-23-2　大蓼　　　　　　图 15-23-3　马蓼
马蓼《备要》　　　　　　　　　《草木典》　　　　　　　　　《图考》

【主治】去肠中蛭虫。《日用本草》卷七。《本经》云：去肠中蛭虫，轻身。《神农本经会通》卷五。

水蓼《唐本草》

【集解】《本草衍义》卷一二：水蓼大率与水红相似，但枝低尔。今造酒，取以水浸汁。和面作曲，亦假其辛味。《太乙仙制本草药性大全·本草精义》卷二：水蓼生水泽中下湿水傍，或浅水泽中，故名水蓼。茎赤，其叶大于家蓼，四、五月开花，红白色，结实黑如苋菜子一样。水按食之，胜于蓼子。六月采实用。《植物名实图考》卷一四：水蓼《尔雅》：薔，虞蓼。注：泽蓼。《唐本草》始别出。与陆生者同。唯随水深浅有大小耳。

【气味】味辛，气凉，无毒。《太乙仙制本草药性大全·仙制药性》卷二。

【主治】捋脚上霍乱转筋，消脚气肿满。吞服止蛇毒攻内，去疬癖胀疼。水蛊黄肿腹膨，用蒸汗出立愈。《太乙仙制本草药性大全·仙制药性》卷二。

【发明】《本草经疏》卷一一：水蓼感金水之气而兼有土，故味辛性冷而无毒。阴中微阳。冷而辛，所以能解蛇毒入内心闷及水煮渍捋脚，消气肿也。

【附方】《本草衍义》卷一二：治瘰疬。疮破者亦治。水红子不以多少，微炒一半，余一半生用，同为末，好酒调二钱，日三服，食后、夜卧各一服。

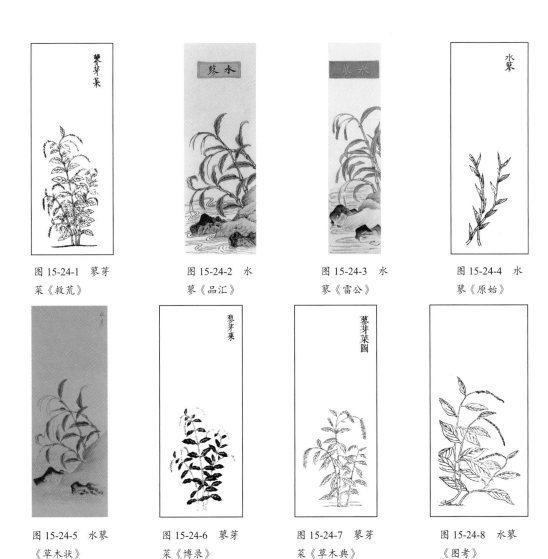

图 15-24-1 蓼芽菜《救荒》　　图 15-24-2 水蓼《品汇》　　图 15-24-3 水蓼《雷公》　　图 15-24-4 水蓼《原始》

图 15-24-5 水蓼《草木状》　　图 15-24-6 蓼芽菜《博录》　　图 15-24-7 蓼芽菜《草木典》　　图 15-24-8 水蓼《图考》

《太乙仙制本草药性大全·仙制药性》卷二：脚痛成疮。先剉煮汤令热，温得所洗之，又洗疮干效。

荭草《别录》

【释名】白水荭苗《救荒本草》。

【集解】《救荒本草》卷上之前：白水荭苗，《本草》名荭草。一名鸿䓿（音缬）。有赤白二色。《尔雅》云：红，茏古。其大者𧂇。《郑诗》云隰有游笼是也。所在有之，生水边下湿地。叶似蓼叶而长大，有涩毛，花开红白。又似马蓼，其茎有节而赤。《植物名实图考》卷一一：陆玑《诗疏》：游龙，一名马蓼。高丈余。《图经》即水荭也。今北方亦呼为水荭，音讹为蓬。《救荒本草》：嫩叶可煠食。陈藏器以为即《别录》有名未用之天蓼。

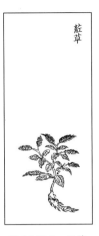

图 15-25-1　荭草
《图经（政）》

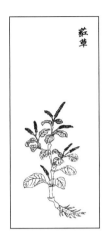

图 15-25-2　荭草
《图经（绍）》

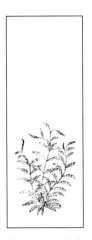

图 15-25-3　白水
荭苗《救荒》

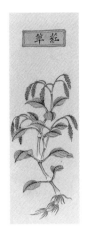

图 15-25-4　荭
草《品汇》

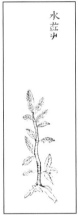

图 15-25-5　水
荭草《蒙荃》

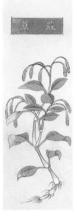

图 15-25-6　荭
草《雷公》

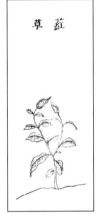

图 15-25-7　荭草
《三才》

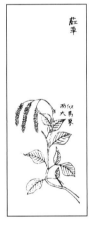

图 15-25-8　荭草
《原始》

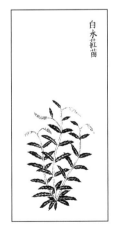

图 15-25-9　白水
荭苗《博录》

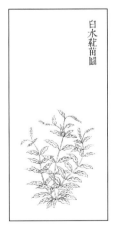

图 15-25-10　白水
荭苗《草木典》

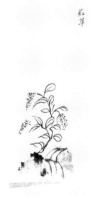

图 15-25-11　荭草
《滇南图》

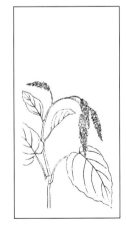

图 15-25-12　荭草
《图考》

子

【气味】味咸、苦而寒。《本草汇言》卷三。

【主治】性善消磨，能入血分，逐留滞，去痹气，清血障，明目疾。如血分中无所留滞，脾虚胃寒者禁用。《本草汇言》卷三。

花

【气味】味苦，平，性寒。《滇南本草》卷中。

【主治】破血，治小儿痞块，消一切年深坚积。疗妇人石瘕症。《滇南本草》卷中。

茎叶

【气味】性有小毒。《医方药性·草药便览》。味咸、苦，气寒，无毒。《本草汇言》卷三。

【主治】治疮痒，去风毒。《医方药性·草药便览》。

【发明】《草木便方》卷一：大蓼苗叶辛微温，水肿脚气痹痛蒸。除肠蛭虫恶疮用，花消血梗止痛轻。

【附方】《本草汇言》卷三：治瘰疬。用水荭花子，不拘多少，一半微炒，一半生用，同研末，食后好酒调服二钱，日三服。破者亦治，久则效，效则止。○治痞癖腹胀及坚硬如杯碗者。用水荭花子一升，另研，独颗蒜十五个去皮，狗脑一个，皮硝四两，石臼捣烂，摊在患上。用油纸盖定，长帛束之。酉时贴，次日辰时取去，未效再贴二三次。倘有脓溃，以滑石研细末糁之，自干，痞胀渐消除矣。○治胃脘血气作痛。以水荭花一大撮，水二钟，煎一钟服。○治心气痛。用水荭花为末，白汤调服二钱。又法，男病用酒、水各半煎服，女用醋、水各半煎服。已上四方俱见娄汝台《简城集方》。

兔儿酸《救荒本草》

【释名】兔儿浆《救荒本草》、穿地鳞《本草原始》、醋儿酸《本草省常》。

【集解】《救荒本草》卷上之前：兔儿酸一名所在田野中皆有之。苗比水荭矮短，茎叶皆类水荭，其茎节密，其叶亦稠，比水荭叶稍薄小。《本草原始》卷六：其茎节密，其叶亦稠，比水荭叶瘦小。可作菜食。根赤黄色，有节。今人呼为穿地鳞。

【气味】味酸性。《救荒本草》卷上之前。味甘，无毒。《本草原始》卷六。性平。《本草省常·菜性类》。

【主治】兔儿酸根，今人接骨药中多用之。《本草原始》卷六。壮筋骨。《本草省常·菜性类》。

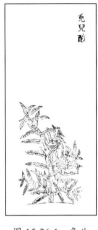
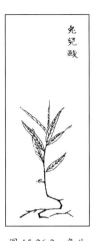
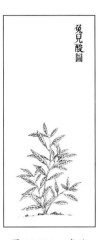
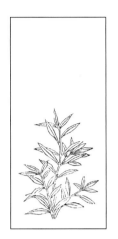

图 15-26-1 兔儿
酸《救荒》

图 15-26-2 兔儿
酸《原始》

图 15-26-3 兔儿
酸《草木典》

图 15-26-4 兔儿
酸《图考》

落得打《药性切用》

【释名】土木香、山雄黄、五香草、紫接骨、珍珠倒卷帘《本草纲目拾遗》。

【集解】《本草纲目拾遗》卷五：《从新》云：近处有之，苗高尺许，叶如薄荷，根如玉竹而无节，捣烂则黏。按：《从新》所说似今人所名为紫接骨者。落得打，予养素园中曾种之，苗长二三尺，叶细碎如蒿艾，秋开小白花，结子白色，成穗累累，如水红花，但白色耳，故又名珍珠倒卷帘。〇此药以家种隔二三年者，入药用良。野产者，入药有草气，胃弱者，服之多吐。〇《百草镜》云：此草立春后始发苗，十月枯，八月开花，苗叶如菊艾，有歧尖而薄，五月采嫩枝入药。《李氏草秘》：七叶草，一名落得打，一名活血丹。虽名草实树，其树高一二尺、五七尺不等，捣汁和酒服，治打伤扑损，疗疮肿毒，煎洗痰核瘰疬，久久自消。敏按：此言木本，当又是一种。

根

【修治】《药性切用》卷三：并用其根，煎汤洗之。酒炒行血，醋炒止血。

【气味】性味甘平。《药性切用》卷三。

【主治】治跌打损伤，金疮出血。〇捣烂则粘，可涂伤肿。《药性切用》卷三。

【附方】《本草纲目拾遗》卷五：治跌打损伤，及金疮出血。并用根煎服，或捣敷之，不作脓。

花

【主治】擦牙疼，治头风及风气。《本草纲目拾遗》卷五。

赤地利《唐本草》

【释名】五毒草《嘉祐》、开金锁《本草从新》、天荞麦、金乔麦、贼骨头、透骨消《植物名实图考》、金锁匙、金锁银开、铁边箕《本草纲目拾遗》、苦荞头《草木便方》。

【集解】《本草从新》卷一：产江浙。叶如革薢，高三四尺，根如何首乌而无棱，肉白色而无纹，略似菠葜而无刺。《本草纲目拾遗》卷七：金锁银开，《百草镜》云：俗名铁边箕，处处山野有之，叶似天门冬叶，又似土茯苓叶，但差狭小耳，藤生，或缘石砌、树上，竹林内亦有之，非海金沙也。其根黑色，两旁有细刺如边箕样，故名，入药用根。敏按：今俗所用治一切喉症。金锁银开乃天荞麦之根，形如累丸，黏结成块。产山上者，皮黄；污泥中者，皮黑。与《百草镜》所言各别，或名同而物异耶《李氏草秘》：天荞麦亦名金锁银开，形若荞麦，治乳痈风毒，入诸散毒药内，取根二分，生姜一分，水煎服，愈。治败血久病不痊，又洗痔血，皆佳。《李氏草秘》又云：小青草藤上蔓，有倒摘刺，细如稻芒，开粉红花，生蓝子，叶似荞麦，又名野荞麦，煎洗痔漏之圣药。《植物名实图考》卷二二：赤地利，《唐本草》始著录。李时珍以为即《本草拾遗》之五毒草。江西、湖南通呼为天荞麦，亦曰金乔麦。茎柔披靡，不缠绕，茎赤叶青，花叶俱如荞麦，长根赭硬。与《唐本草》说符，为治跌打要药。窃贼多蓄之，故俚医呼贼骨头。《植物名实图考》卷二一：透骨消产南安。形状俱同赤地利，唯赤茎为异。○盖一种也。

【修治】《太乙仙制本草药性大全·仙制药性》卷二：凡采得后细到，用蓝叶并根，并到，唯赤地利细到了，用生绢袋盛，同蒸一伏时，去蓝，曝干用。

【气味】味酸，气平，无毒。《太乙仙制本草药性大全·仙制药性》卷二。

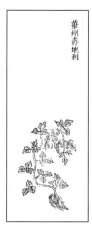

图 15-28-1 华州赤地利《图经（政）》

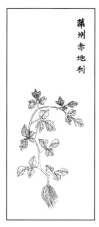

图 15-28-2 华州赤地利《图经（绍）》

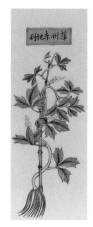

图 15-28-3 华州赤地利《品汇》

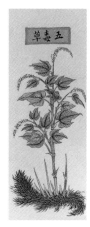

图 15-28-4 五毒草《品汇》

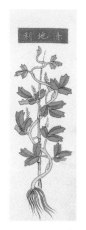

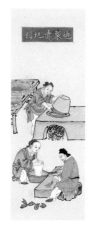

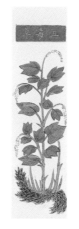

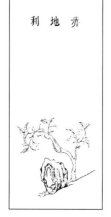

图 15-28-5 赤
地利《雷公》

图 15-28-6 炮
制赤地利《雷公》

图 15-28-7 五
毒草《雷公》

图 15-28-8 赤地
利《三才》

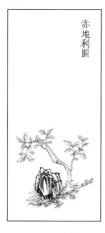

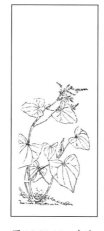

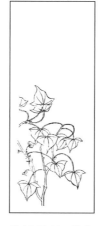

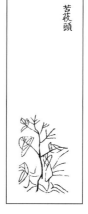

图 15-28-9 赤地利
《草木典》

图 15-28-10 赤地
利《图考》

图 15-28-11 透骨
消《图考》

图 15-28-12 苦荞
头《便方》

【主治】破痈疽恶疮如神，退赤白游绝妙。肿毒蛊毒立消，蛇犬蚕咬并疗。醋摩捣汁傅涂，恐毒入肚，煮服。《太乙仙制本草药性大全·仙制药性》卷二。祛风湿。同苍术、当归治手足不遂，筋骨疼痛。《本草从新》卷一。今俗所用治一切喉症。《本草纲目拾遗》卷七。俚医以治损伤，活血止痛，通关节。《植物名实图考》卷二一。

【附方】《本草品汇精要》卷一四：火烧疮，灭瘢。取二两捣末，合生油调涂。

《本草纲目拾遗》卷七：治乳痈风毒。入诸散毒药内，取根二分，生姜一分，水煎服，愈。《李氏草秘》。○治白浊。用根捣汁,冲酒服。○喉风喉毒。用醋磨嗽喉,涎痰去而喉闭自开矣。痰核瘰疬。不拘何等病结核初起者,用金锁银开须鲜者,将来捣汁冲酒服。其茎、叶用白水煮烂,和米粉作饼饵食之,不过二三服立消。若破烂者,以梁上乌龙尾揉去粗屑,纳疮中,外贴膏药,亦服根汁,吃饼饵五六次,自结痂而愈。梁湖陈府秘方。洗痔漏,治蛇伤木蛇毒。捣汁和酒服。《草秘》。

毛蓼《本草拾遗》

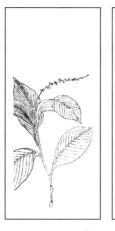
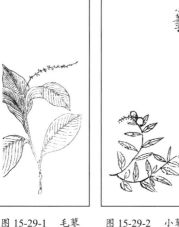

图 15-29-1 毛蓼
《图考》

图 15-29-2 小蓼
子《便方》

【释名】白马鞭《植物名实图考》、小蓼《草木便方》。

【集解】《植物名实图考》卷一四：毛蓼，《本草拾遗》始著录。主治痈肿、疽瘘，引脓、生肌。今俚医亦用之。其穗细长，花红，冬初尚开，叶厚有毛，俗呼为白马鞭。

【主治】主瘰疬、痈疽，引脓长肉。《太乙仙制本草药性大全·仙制药性》卷二。

【发明】《草木便方》卷一：小蓼苗叶温味辛，霍乱肿痛脚转筋。肠中邪气消痃癖，蛇虫伤毒心闷生。

火炭母草《本草图经》

【集解】《植物名实图考》卷一四：火炭母草，宋《图经》始著录。今南安平野有之，形状与图极符。俗呼乌炭子，以其子青黑如炭，小儿食之，冬初尚茂。俚医亦用以洗毒消肿。

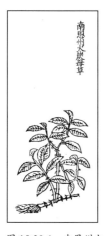
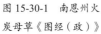
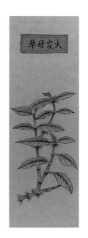
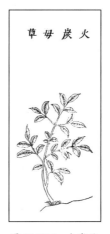
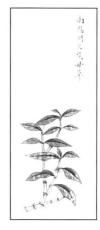

图 15-30-1 南恩州火
炭母草《图经（政）》

图 15-30-2 火
炭母草《品汇》

图 15-30-3 火炭母
草《三才》

图 15-30-4 南恩州
火炭母草《草木状》

【气味】味酸，平，无毒。〔《本草图经》〕。《证类本草》卷三〇。甘，平，有毒。姚氏《食物本草》卷一八。味酸，性寒。《生草药性备要》卷上。

【主治】炒蜜食，能止痢症。敷疮，敷跌打，贴烂脚拔毒、干水、敛口。《生草药性备要》卷上。俚医亦用以洗毒消肿。《植物名实图考》卷一四。

草血竭《履巉岩本草》

【释名】回头草《植物名实图考》。

【集解】《植物名实图考》卷一七：草血竭一名回头草。生云南山石间。乱根细如团发，色黑，横生；长柄长叶，微似石韦而柔，面绿背淡，柄微紫；春发葶开花成穗，如小白蓼花。

【气味】性平，无毒。《履巉岩本草》卷上。

【主治】治打扑伤损有血者。用少许捣烂贴之，其血遂止。《履巉岩本草》卷上。宽中消食，化痞。治胃疼寒湿、浮肿癥瘕、瘀血。《滇本草》。《植物名实图考》卷一七。

【附方】《植物名实图考》卷一七：男妇痞块、癥瘕积聚。草血竭一钱焙末，砂糖热酒服。气盛者加槟榔、台乌。《滇本草》。寒湿浮肿。草血竭、茴香根、草果子共为细末，煮鳅鱼吃三四次，效。

水麻芀《植物名实图考》

【集解】《植物名实图考》卷一五：水麻芀生建昌。丛生，茎如蓼，淡红色；绿节；叶三叉，前尖长后短，面绿背淡有毛。○按《本草纲目》有牛脂麻芀，无形状，草药多有以芀名者。

【主治】俚医捣浆，以新汲水冲服，疗痧症。《植物名实图考》卷一五。

青黛《开宝本草》

【辨疑】《医学疑问》：青黛乃泻肝火，治热疮，解诸毒之良剂。而《本草》只言以蓝为之，且言出自外国，不言其造成之法，所谓小邦之青黛必交海蛤烧粉而后成，故间阎习俗惟知小邦海蛤粉，多用之于去毛之家，毒之而不用，医士之流亦疑之而不敢施用，岂非大欠也哉？天朝上下之人皆

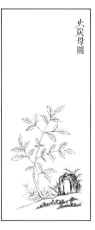

图 15-30-5 火炭母《草木典》

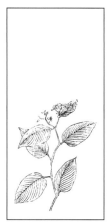

图 15-30-6 火炭母草《图考》

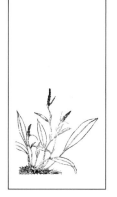

图 15-31-1 草血竭《图考》

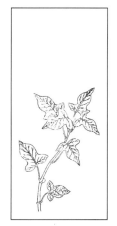

图 15-32-1 水麻芀《图考》

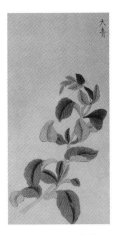

图 15-33-1 大青《履巉岩》

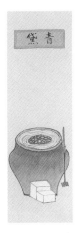

图 15-33-2 青黛《品汇》

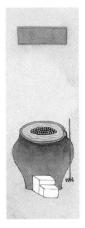

图 15-33-3 青黛《雷公》

图 15-33-4 青黛《原始》

着蓝染黑色之衣，必是青黛至贱故也。其染色之青黛，入药之青黛，同异与否？及造成之法，切愿详知。○青黛之真者，出自波斯国，间与靛花绝不相类。因路远罕得真品，遂以靛花，即蓝实之精英成者抵之。蓝实迩来本处种者甚多，药中惟用蓼蓝，采取茎叶，绞汁成浮沫，方入药用。若染色之需，即他蓝杂用沉浊之汁，且搀入石灰而成，竟不入药。至于蓼蓝之汁功效如之。该国所用青黛，必交海蛤烧粉成者，恐未然也。

【修治】《本草品汇精要》卷八：研细用。《本草述》卷九下：修治但取打淀桶中浮起者，晒干，用时水飞去脚，缘中有石灰，入服饵药中，宜飞净也。

【气味】气寒，味咸、甘。无毒。《医学统旨》卷八。气寒，味苦、甘，无毒。《药鉴》卷二。

【主治】泻肝火，止惊痫，消食积，杀诸恶虫，尽化为水。《药鉴》卷二。

【发明】《药性解》卷三：青黛色青属木，味甘属土，宜入厥阴太阴，以理诸热之症。《本草经疏》卷九：青黛，外国蓝靛之英华也。禀水土阴寒之气以生，故味咸寒而无毒。甄权谓其甘平，以其得土气之厚也。故可解诸药毒，及小儿诸热，惊痫发热，天行头痛寒热，并水研服之。亦磨傅热疮恶肿，金疮下血，蛇犬等毒。波斯国来及太原产者胜。如不可得，即用染瓮浮沫之紫碧色者，亦可。○青黛既禀阴寒之气而生，解毒除热，固其所长，古方多有用之于诸血证者。使非血分实热，而病生于阴虚内热，阳无所附，火气因空上炎，发为吐衄咯唾等证，用之非宜。血得寒则凝，凝则寒热交作，胸膈或痛，愈增其病矣。医师宜详辨之。《本草汇言》卷四：陆平林稿其味咸寒，禀水土之气以成，主一切热毒疮肿，并蛇虺虫螫毒物，及鼠犬所伤。敷贴立奏效也。既禀水土阴寒之气以成，解毒除热，固其所长，古方多有用之。如阴虚内热，火气因空上炎，发为热病，或为吐衄咯唾血证，用之非宜。司医者当详审之。《本草汇笺》卷三：青黛乃蓝靛之英华。蓝实服之令发不白，亦凉血之验。靛乃蓝与石灰作成，其气味与蓝有不同，而其止血拔毒，杀虫之功似胜于蓝。腹中鳖瘕，用蓝叶一斤，捣水和绞汁服之。相传唐永徽中有绛州僧病噎，不下食数年，临终命其徒于死后解其胸，得一物似龟，有两头，体悉肉鳞，置钵中跳跃不已。一僧方作蓝靛，偶以少靛投之，即怖走，须臾化成水。世传靛水治噎疾，盖本诸此。然必有虫积者为宜耳。

《本草述》卷九下：丹溪言青黛能解毒，消食积，若其性大寒，何以能消食积，则言寒凝者，误也。第血证所因，不同此味收五脏之郁火为的剂，而血证岂尽由郁火哉？如由于真阴虚损者，则此味更非中的之剂也。临证审之。○蓝之能解毒，据方书中以板蓝根治中风，又大头疫病之痛，又治蛊毒，乃蓝汁亦概谓其能解毒，且犹不止此也。时珍曰：有人病呕吐，服玉壶诸丸不效，用蓝汁入口即定，盖取其杀虫降火耳。若然，如蓝靛之由石灰合成者，时珍谓其拔毒杀虫之功，更胜于蓝矣。第卢氏切切致戒于石灰之为害，谓不如直用蓝汁，是亦非过慎也。愚意当酌用之，如止于解内热之毒，则板蓝根与蓝汁俱得效。**《本草新编》卷二**：青黛即靛之干者。《本草》辨其出波斯国者，始真转误矣。味苦，气寒，无毒。杀虫除热，能消赤肿疔毒，兼疗金疮，余无功效。他书盛称之，皆不足信也。惟喉痹之症，倘系实火，可以内外兼治，而《本草》各书反不言及。大约此物，止可为佐使者也。惟杀虫可以多用，止消一味，用至一两，研末，加入神曲三钱、使君子三钱，同为丸，一日服尽，虫尽死矣。他病不必多用。盖青黛气寒，能败胃气，久服，则饮食不能消也。**《本经逢原》卷二**：青黛乃蓝淀浮沫搅澄，掠出收干，泻肝胆，散郁火，治温毒发斑，及产后热痢下重。《千金》蓝青丸用之，天行寒热头痛，水研服之。与蓝同类，而止血拔毒、杀虫之功似胜于蓝。又治噎膈之疾，取其化虫之力也，和溺白垢，冰片吹口疮最效。

【附方】**《药性粗评》卷一**：内热。以水研服。外科一任肿毒。以水调傅；若诸蛇咬毒。

《本草汇言》卷四：治五藏郁火，外寒内热，口渴便闭。用青黛、黑山栀、炙甘草、白芍药、川黄连、防风各等分，水煎服。朱氏。○治胸膈有顽痰郁热。用青黛、贝母、天花粉、甘草各等分，水煎服。赵敬孚家抄。○治诸毒虫。用青黛一两，雄黄、芜荑各五钱，为极细末，蜜水调服。《古今录验》。○治小儿癖积，肚大青筋。用青黛一两，研极细，以鸡肝为丸。每早晚各服一丸，白汤化下。寇氏方。

《本草汇笺》卷三：痞方。以青黛二两，硬石灰二钱，和研，面糊丸如梧子大，每沸汤下二钱，服后即食炒米，并生荸荠数枚，晚服六味地黄丸三钱，已屡试效。唇边生疮，四八月蓝叶捣汁涂之，不过三度瘥。耳疳出汁。以清黛、黄柏末干糁。小儿夜啼。青黛水研服之，以凉肝也。

《伤寒温疫条辨》卷六：治发颐及两腮肿硬。青黛散：青黛一钱，甘草、蒲公英二钱，银花五钱，栝蒌半个，酒煎。

青蓝《履巉岩本草》

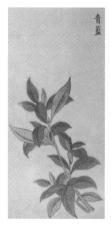

图 15-34-1 青蓝
《履巉岩》

【气味】味苦，寒，无毒。《履巉岩本草》卷中。性凉。《医方药性·草药便览》。

【主治】主解诸毒，杀虫蛇。久服头不白，轻身。其叶汁杀百药毒，解狼毒。《履巉岩本草》卷中。解热血，去蛇毒。《医方药性·草药便览》。

【发明】《草木便方》卷一：蓝叶咸寒泻肝风，中下二焦风热消。伤寒发癍吐痢血，惊痫丹毒蛇犬抛。

【附方】《履巉岩本草》卷中：治时气热毒，心神烦躁。用蓝淀半大匙，以新汲水一盏，调服。治唇上生疮，连年不差。以八月青蓝叶一斤，捣取汁洗，不过三日差。

蓝淀《本草纲目》

【集解】《太乙仙制本草药性大全·仙制药性》卷一：青蓝造淀、菘蓝造淀。按淀多是槐蓝、蓼蓝作者，入药胜。槐蓝淀寒，傅热疮，解诸毒，淬傅小儿秃疮热肿。初六上沫堪染如青黛，解毒，小儿丹热和水服之。蓝有数种，蓼蓝最堪入药。甘蓝，此人食之去热黄也，亦入药方，火、火丹涂之即退。

【气味】味苦、辛，气寒，无毒。《本草汇言》卷四。气味苦寒，微甘。《景岳全书·本草正》卷四八。

【主治】善解百虫百药毒，及治天行瘟疫，热毒发狂，风热班疹，痈疡肿痛，除烦渴，止鼻衄吐血，杀疳蚀，金疮箭毒。凡以热兼毒者，皆宜捣汁用之。《景岳全书·本草正》卷四八。

【发明】《本草汇言》卷四：解热毒，散肿结，藏器杀虫积之药也。瞿秉元稿乃蓝与石灰作成。其气味与蓝稍有不同，而拔毒散肿杀虫之力似胜于蓝也。古方有谓能止血者，乃金疮跌扑，伤损皮肉出血也，一敷即止。时人误认止血，投入吐衄血证，服食药中，内有石灰，虽凉而燥，何堪入口？误食反致燥毒，入咽转加骚动血藏，蒙害者多。审之！慎之！陈廷采先生曰：按：靛花治小儿疳蚀消瘦发热，屡有奇功。歌曰：小儿杂病变成疳，不问强羸女与男。腹内时时如下痢，青黄赤白五般干。眼涩面黄鼻孔赤，谷道开张不忍看。烦热毛焦时口渴，皮肤枯槁四肢瘫。唇焦呕逆不乳哺，壮热憎寒卧不安。此方只是青黛散，取效独如服圣丹。《景岳全书·本草正》卷四八：靛青，乃蓝与石灰所成，性与蓝叶稍异，其杀虫止血，傅诸热毒热疮之功，似有胜于蓝叶者。

【附方】《本草汇言》卷四：治时行天泡疮。用靛青和甘草末，猪胆汁调敷。邓子雨家抄。
○治小儿腹内痞虫癖积。用靛青一两，配入白牵牛子末三钱，和入靛青内。丸粟米大，每服五分，
白汤下。同前。○治口鼻急疳。用蓝靛敷之，令遍。日十次，夜四次。同前。

爵床《本经》

【释名】小蓝《金陵琐志》、小青、蜻蜓草、苍蝇翅《本草纲目拾遗》。

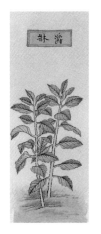

图 15-36-1　爵床
《品汇》

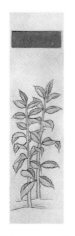

图 15-36-2　爵
床《雷公》

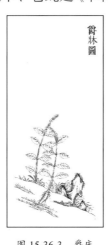

图 15-36-3　爵床
《草木典》

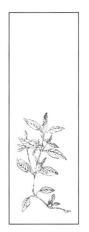

图 15-36-4　爵
床《图考》

【集解】《本草纲目拾遗》卷三：小青草五月生苗，叶短小，多茎，不甚高，开花成簇，红
色两瓣，与大青同，但细小耳。一名蜻蜓草，一名苍蝇翅。《纲目·小青》条"集解"下引《图经》：
生福州，三月生花。亦不载其形状，未免失考，且主治亦别。《圃事须知》：小青一名淡竹花，此
则另是一种。《植物名实图考》卷二五：爵床，《本经》中品。《唐本草》注谓之赤眼老母草。南
方阴湿处极多，似香薷而不香。又《唐本草》有赤车使者，茎赤，根紫如蒨，一类二种。

【气味】味苦大寒。《本草纲目拾遗》卷三。

【主治】主腰脊疼痛，俯仰艰难，疗血胀下气，杖疮，除热。《太乙仙制本草药
性大全·仙制药性》卷二。理小肠火，治儿疳积，赤目肿痛，疗伤寒热症，时行咽
痛。《本草纲目拾遗》卷三。

【发明】《枣林杂俎·和集》引《金陵琐志》：应声病。冯益斋给谏，每发言，腹中辄有声
应之，遂告病，卜居南京。杨守极用小蓝煎水饮之，即吐其虫。《本经逢原》卷二：爵床善通血脉。
苏恭言疗血胀下气，杖疮，捣汁涂之立瘥。观《本经》诸品，不出活血舒筋之用也。

【附方】《本草纲目拾遗》卷三：治疳积，煮牛肉、田鸡、鸡肝食之。疳瞎，煮猪肝

2083

食。黄疸，劳疟发热，翳障初起。《百草镜》：小青草五钱，煮豆腐食。雀目。《百草镜》一名鸡盲，白昼见物，将暮即昏。鸡肝或羊肝取一具，不落水，小青草五钱，安碗内，加酒浆蒸熟，去草吃肝，三服即愈。加明雄黄五分尤妙。

曲节草《图经本草》

【释名】六月冷《图经本草》。

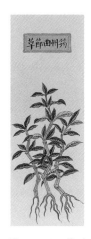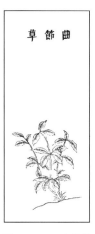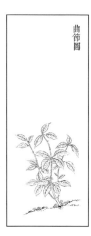

图 15-37-1　筠州
曲节草《图经(政)》　　图 15-37-2　筠州
曲节草《品汇》　　图 15-37-3　曲节草
《三才》　　图 15-37-4　曲节
《草木典》

【集解】《植物名实图考》卷一四：曲节草，李时珍以为六月霜，不知何草。按鬼箭羽，湖南呼为六月冷，亦结青实，或恐一物。原图不晰，存以备考。

【修治】《本草品汇精要》卷四一：剉，为末用。

【气味】甘平无毒。《本草择要纲目·平性药品》。性苦寒。《本草纲目拾遗》卷四。

【主治】解暑，消积滞，小儿暑月泡茶食之佳，亦厚肠胃，止痢开膈，食之令人善嗽，凡伤寒时疫，取一茎带子者煎服之，能起死回生。屡试皆效。又善解毒洗疮疥，皆愈。《本草纲目拾遗》卷四。

【发明】《本草纲目拾遗》卷四：六月霜丁未，余馆奉化，邑人暑月俱以此代茶，云消食运脾，性寒，解暑如神。五月内山村人率刘干束缚，挑入城市售卖，予以百钱买得一束，如干薄荷状，而长大倍之，茎上缀白珠成穗。土人云子能下气消食，更甚于枝叶。偶得痞闷不快，因取一枝冲汤代茶饮，次日，即健嗽异常，所言信不妄也。○《三才藻异》：一名六月冷，即曲节草也。性寒，故名。花似薄荷，叶似刘寄奴，名蛇蓝。

无骨苎麻《本草纲目拾遗》

【释名】玉接骨、血见愁、玉钱草、麒麟草、玉连环、玉盘龙、玉梗半枝莲
《本草纲目拾遗》。

【集解】**《本草纲目拾遗》卷三**：无骨苎麻（接骨草、麻衣接骨、紫接骨附），即玉接骨，一名血见愁、玉钱草、麒麟草、玉连环。叶小圆，根如水芹。生湿阴处，立夏时发苗，逢节则粗，叶尖长，根蔓延，色白多粗节，类竹根。捣之汁黏，高者尺许，松土种之，极易繁衍。入药用根。○《百草镜》云：玉盘龙，一名无骨苎麻。叶类苎麻而薄小，背不白，茎如箸，色明透，至九月，茎白明如水晶，上有细红点子。十月萎，采宜九月。一名玉梗半枝莲。捣之有白浆稠滑。《纲目》蘡薁条释名云：即接骨草。苏恭云：叶似芹。寇宗奭云：花白子青，十月子乃红熟，有一二百子。时珍云：每枝五叶。按《群芳谱》，则花白而叶不类，其根乃似水芹。今人捣汁，以续筋骨损折，颇验。名玉接骨。当是此种，然《纲目》无一语治折伤，且所引形状，率多含混，故特详晰补之。

【气味】性凉，味甘淡，入肺经血分。《本草纲目拾遗》卷三。

【主治】续筋骨损折，肺经血分，治吐血肠红下血，跌打损伤。能止血生肌，行肺经之恶血，引血归经，理气开胃，大有功效。《本草纲目拾遗》卷三。

【发明】**《本草纲目拾遗》卷三**：《采药志》云：接骨草，又名玉梗金不换。性温，能止血生肌，行经之恶血，引血归经，理气开胃，大有功效。

水蓑衣《救荒本草》

【释名】天仙子《生草药性备要》。

【集解】**《救荒本草》卷上之后**：水蓑衣生水泊边。叶似地稍瓜叶而窄音侧小，每叶间皆结小青蓇葖音骨突。**《植物名实图考》卷一二**：按此草江西沙洲多有之，唯叶间青蓇葖略带淡红色。余取破之，其中皆有一小虫蛰伏其中。南方湿热，草木蕴结，化生虫蛾，不可细诘，故挑野菜者绝少；不似北地黄壤，几于草根、树皮皆成野蔬也。又小说家谓有仙桃草，四五月麦田中蔓生，叶绿茎红，实大如椒，形如桃，中有一小虫，宜在小暑节十五日内取之，先期则无虫，后时则虫飞出。趁未坼采之，烘干研末，藏以待用。○按状与此草殊肖。

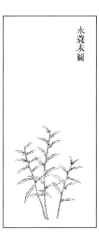

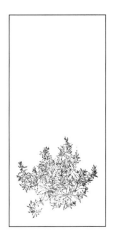

图 15-39-1 水蓑衣《草木典》　　图 15-39-2 水蓑衣《图考》

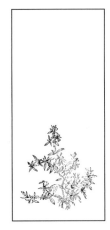
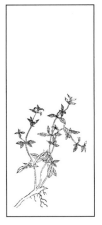

图 15-40-1 千年
矮《图考》-1

图 15-40-2 千年
矮《图考》-2

【修治】《植物名实图考》卷一二：烘干研末，藏以待用。

【气味】味苦，性平。《生草药性备要》卷下。

【主治】治小儿五疳神药。《生草药性备要》卷下。一切跌打损伤，服一二钱可以起死回生。或云其叶煎水浴之亦妙。《植物名实图考》卷一二。

千年矮《植物名实图考》

【集解】《植物名实图考》卷一三：千年矮生田野中。与水蓑相类，而脚叶无齿，大小叶攒生一处，叶间结小青子，或云浸酒服之有益。千年矮又一种生九江。横根丛生，高四五寸，紫茎柔脆，四叶攒生，面青背淡。

【主治】土医以治牙痛。《植物名实图考》卷一三。

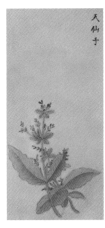

图 15-41-1 天仙
子《履巉岩》

天仙子《履巉岩本草》

【气味】性温，无毒。《履巉岩本草》卷下。

【主治】治风湿膝盖疼痛。为末，酒调二钱重，空心食前服，大有神效。《履巉岩本草》卷下。

野靛青《本草纲目拾遗》

【释名】鸭青《本草纲目拾遗》。

【集解】《本草纲目拾遗》卷四：处处有之，如苋菜，叶尖，中心有青晕。

【主治】治结热黄疸，定疮毒疼痛，生肌长肉。《本草纲目拾遗》卷四。

海根《本草拾遗》

【集解】《证类本草》卷七：〔《本草拾遗》〕生会稽海畔山谷，茎赤，叶似马蓼，根似菝葜而小也，海人极用之。

【气味】味苦，小温，无毒。〔《本草拾遗》〕。《证类本草》卷七。

【主治】主霍乱中恶，心腹痛，鬼气注忤，飞尸，喉痹，蛊毒，痈疽恶肿，赤白游胗，蛇咬犬毒。酒及水磨服。傅之亦佳。〔《本草拾遗》〕。《证类本草》卷七。

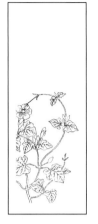

图 15-44-1 碗花草《图考》

碗花草《植物名实图考》

【释名】铁贯藤《植物名实图考》。

【集解】《植物名实图考》卷二三：碗花草生云南。蔓生如旋花，叶似鬼目草叶无毛，花出苞中，色白五瓣作筒子形，无心。昆明谓之铁贯藤。

【主治】临安土医云治丸子痒，以根泡酒敷自消。《植物名实图考》卷二三。

葶苈《本经》

【释名】米蒿、拂娘蒿、独行菜、麦秸菜《救荒本草》、靡草子《本草求原》。

【集解】《救荒本草》卷上之前：米蒿生田野中，所在处处有之。苗高尺许，叶似园荽叶微细，叶丛间分生茎叉，梢上开小青黄花，结小细角，似葶苈角儿。叶味微苦。《医林纂要探源》卷二：丛生，叶如苦苣，萝卜菜之类。抽茎，开细花，作黄实，如黍米而圆长。

【修治】《神农本经会通》卷一：立夏后采实，阴干。得酒良。用之当炒。凡使勿用赤须子，真相似葶苈，只是味微甘苦，葶苈子入顶苦。《局》云：纸隔炒香用。

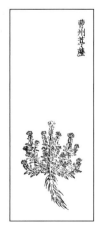

图 15-45-1 曹州葶苈《图经（政）》

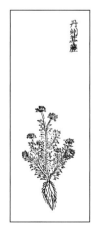

图 15-45-2 丹州葶苈《图经（政）》

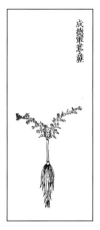

图 15-45-3 成德军葶苈《图经（政）》

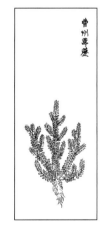

图 15-45-4 曹州葶苈《图经（绍）》

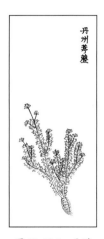

图 15-45-5 丹州
葶苈《图经(绍)》

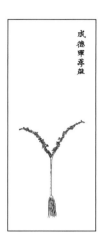

图 15-45-6 成德
军葶苈《图经(绍)》

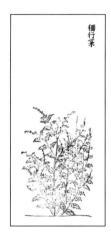

图 15-45-7 独行
菜《救荒》

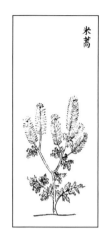

图 15-45-8 米蒿
《救荒》

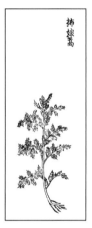

图 15-45-9 拂
娘蒿《救荒》

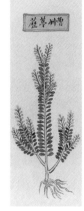

图 15-45-10 曹
州葶苈《品汇》

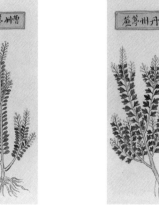

图 15-45-11 丹
州葶苈《品汇》

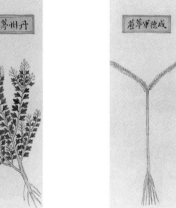

图 15-45-12 成
德军葶苈《品汇》

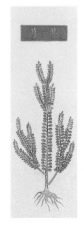

图 15-45-13 葶
苈《雷公》

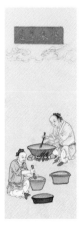

图 15-45-14 炮
制葶苈《雷公》

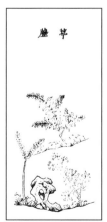

图 15-45-15 葶苈
《三才》

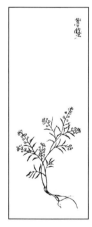

图 15-45-16 葶
苈《原始》

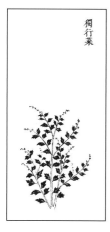

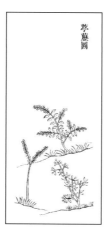

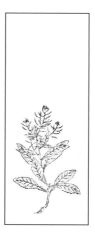

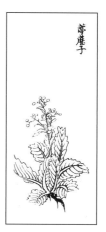

图 15-45-17 独行菜
《博录》

图 15-45-18 葶苈
《草木典》

图 15-45-19 葶苈
《图考》

图 15-45-20 葶苈
子《图说》

【气味】味辛、苦，寒、大寒，无毒。性沉，属阴。《本草元命苞》卷五。味辛、苦、甘，性大寒，有小毒。《药性粗评》卷二。

【主治】其用有四。除遍身之浮肿，逐膀胱之留热，定肺气之喘促，疗积饮之痰厥。〔见《医要集览》〕。《珍珠囊·诸品药性主治指掌》。主癥瘕积聚结气，饮食寒热，破坚逐邪，通利水道，走泄为功。大降气，治皮间邪水上出，面目浮肿，及肺壅上气，咳嗽喘促，痰饮。又治肺痈，喘不得卧。久服令人虚，病人涉虚者宜远之。《本草集要》卷三。

【发明】《药性粗评》卷二：外浮内满，假葶苈以推移。《本草发明》卷三：葶苈专行水，走泄兼利肺气。有甜、苦两般，量较重轻用。苦者行水走泄迅速，壮人症重者宜之，以苦下泄也。甜者形瘦症轻者宜之，以甜行泄少缓。但《本经》只言味苦辛，即甜者缓，而不复入泄利药也。○若久服虚人，以苦泄故耳。《药鉴》卷二：逐膀胱伏留热气殊功，消面目浮肿水气立效。肺痈喘不得卧服之即愈，痰饮咳不能休用之立痊。主癥瘕聚结气，理风热瘙痒瘔疮。仲景治伤寒胸内停水作胀者，十枣汤内用之是也。《本草汇言》卷四：泄壅气，下结痰，《日华子》消肿胀之药也。张少怀稿盖肺主皮毛，膀胱主出纳津液，肺气壅闭，则津液不行，膀胱病焉。譬之上窍闭，则下窍不通。下窍不通，则水气泛溢，为喘满，为肿胀，为痰饮、积聚，种种之病生矣。按《十剂》云：泄可去闭，葶苈、大黄之属。此二味皆大苦寒而利，一泄气闭，一泄血闭。若葶苈之苦寒，气味俱厚，不减大黄，又性烈于诸药，以泄阳分肺中之闭，亦能泄大便。但其性急迅善逐，以行痰决水为用，走而不守，诚急方之泄剂也。凡脾胃虚弱及真阴不足之人，不可混用。《分部本草妙用》卷四：葶苈能泄阳分肺中之气，皆以行水走泄为用。但性甚急烈，虚人忌之。若在必用，中病即止。予每用消水肿，补泻兼行，何当不验？惟其量之而已，难道大黄必不用耶？原其理可也。《药镜》卷四：葶苈辛苦而泻肺气癥结，上窍云开。渗泄而走膀胱伏热，下流曷沮。所以水湿泛溢，不能为殃。喘满胀虚，无烦别疗。苦者行水迅速，甘者行水迟缓。《本草述》卷九下：葶苈子，其治积聚结气，在《本经》首言之，而东垣谓能泄阳分肺中之闭者，固不谬也。夫气寒味苦为阴，何以入气分之阳乎？曰：丹溪有云，此味属火也。抑其值孟夏而遂死也，何以竟属火乎？曰：此味禀寒水之气而出地，于风木以达之，故三月开花结角，一逢火气之交，即受其气以为成功。盖水以金为母，金以火为主，水无金则无母气，金无火则无主气。此味色深黄，水中具土，故得少火之气以成，而即入手太阴，以致其气分之用。《经》固曰肺者，阳中之少阴也。夫金不得火气，固无以行水之化。若大禀乎火令，则少阴之气亦不能效其水化之全力有如斯矣，即疗咳嗽喘促者，亦母趋子之义也。《顾氏医镜》卷七：有甜苦二种，甜者其力稍缓。除肺壅而疏喘逆，利水道而消肿满。肺中水气膹满喘急者，非此不除。盖肺气壅塞，则膀胱不利，譬之上窍闭，则下窍不通，不通则水湿泛滥，为喘满，为咳逆，为肿胀，其性能泄气闭而不行，逐水亦能泄大便。肺痈必求，仲景有葶苈大枣泻肺汤。痰饮亦宜。能除胸中痰饮，降气行水，走泄之功。性峻走而不守，不可混用，虚人尤为大忌。

【附方】《药性粗评》卷二：水气浮肿。不拘四肢面目、肚腹水气肿满，上气喘促者。以制过葶苈一升，捣令极细，生绢袋盛之，以清酒五升，浸□日后，每服挑一匙，粥饮调下，日三四服，凡当利下而愈。腹胀积聚。以制过葶苈子一升，入清酒五升，浸七日后，日温服三合。

《太乙仙制本草药性大全·仙制药性》卷二：上气喘急，遍身浮肿。用甜葶苈一升，隔纸炒紫色，捣末，绢袋盛，酒五升，浸三日，每服炒一匙，以粥饮下。○肺痈，喘不得卧。炒黄捣末，为丸大如弹丸，每服用大枣二十枚，水三升，煎二升，然后内一弹丸，再煎取一升，顿服。○支饮久不差。大腹水肿，喘促不止，甜葶苈三两，隔纸炒紫色，捣如膏，每服弹丸大，以水一中盏，枣四枚，煎五分，去滓服。○咳痰不得息。用子三两，熬黄捣末，以水三升，煮大枣三十枚，煎汁一升入药中，每服如枣大，煎取七合，顿服。○腹胀积聚，癥瘕。用子一升熬，以酒五升浸七日，日服三合。○头风。捣子以汤淋，取汁，洗头上。○小儿白秃。用为末，以汤洗讫涂上。○遍身肿浮，小便涩。用子二两，大枣二十枚，水一大升，煎一小升，去枣，内葶苈于枣汁煎，丸如梧子，饮下六丸。○孩儿血虫。用子二两，生为末，以水三合，煎一合，一日服尽。○肺壅气喘急，不得眠。以子三两，炒大枣三十枚，水三升，煮枣取二升，又煎取一升，去滓，并二服。○小儿水气腹肿兼下痢脓血，小便涩。用子小半两，微炒，捣如塈，以枣肉同捣为丸，如绿豆大，每服五丸，枣汤下，空心晚后量儿大小加减服之。○一切毒入腹不可疗及马汗。用子一两，炒研，以水一升，浸汤服，取下恶血。

菘蓝《救荒本草》

【释名】大蓝《救荒本草》。

【集解】《救荒本草》卷上之前：大蓝生河内平泽，今处处有之，人家园圃中多种。苗高尺余，叶〔颇〕类白菜叶，微厚而狭窄尖，淡粉青色，茎叉，稍间开黄花，结小荚，其子黑色。《本草》谓菘蓝可以为靛染青，以其叶似菘菜，故名菘蓝。

【气味】味苦，性寒，无毒。《救荒本草》卷上之前。味淡，性寒。《生草药性备要》卷上。

【主治】消疮肿，去瘀生新。《生草药性备要》卷上。

车前《本经》

【释名】芣苢《履巉岩本草》、胜舄《太乙仙制本草药性大全》、车轮菜《救荒本草》。

【集解】《救荒本草》卷上之前：车轮菜，《本草》名车前子。一名当道，一名芣苢音浮以，一名虾蟆衣，一名牛遗，一名胜舄音昔，《尔雅》云：马舄。幽州人谓牛舌草。生滁州及真定平泽，今处处有之。春初生，苗叶布地如匙面，累年者长及尺余。又似玉簪，叶稍大而薄，叶丛中心撺葶三四茎，作长穗如鼠尾，花甚密，青色微赤，结实如葶苈子，赤黑色。生道傍。**《植物名实图考》卷一一**：车前《本经》上品。《尔雅》：芣苢，马舄；马舄，车前。释《诗》者或以为去恶疾，或以为宜子，皆传闻师说，未可非也。《逸周书》作枲苢；《韩诗》谓是木似李，可食。其说本此，古今草木同名异物、同物异名何可悉数？郭注《尔雅》多存旧说，是可师矣。《救荒本草》谓之车轮菜。**《增订伪药条辨》卷二**：车前草，《本经》名当道，《诗》云芣苢。好生道旁，及牛马足迹中，故有车前、当道，及牛遗、马舄之名。江湖、淮甸处处有之。主治气癃，治湿痹。市中有大、小车前之别，大车为真品，小车系土荆芥子伪充，万不可用。盖车前甘寒，荆芥辛温，性既相反，又奚容混售乎？炳章按：车前子，江西吉安泸江出者，为大车前，粒粗色黑。江南出者，曰土车前。俱佳。淮南出者，粗而多壳。衢州出者，小而壳净，皆次。河北孟河出者，为小车前，即荆芥子也，不入药用，宜注意之。

子

【气味】味甘、咸，寒，无毒。《图经本草药性总论》卷上。气寒，味甘、咸，无毒。《汤液本草》卷四。味甘、苦，性寒，无毒。入肝、肺二经。《本草再新》卷二。

【主治】主气癃闭，利水道，通小便，除湿痹，肝中风热，冲目赤痛。《汤液本草》卷四。清肺火，化肝热，追风利湿，通气，利大小便。《本草再新》卷二。

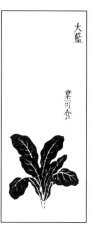

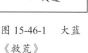

图 15-46-1　大蓝《救荒》　　图 15-46-2　大蓝《博录》

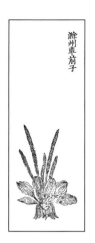

图 15-47-1　滁州车前子《图经（政）》

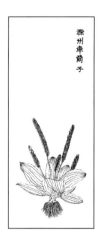

图 15-47-2　滁州车前子《图经（绍）》

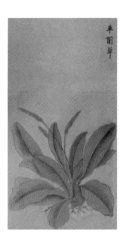

图 15-47-3　车前草《履巉岩》

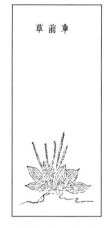

图 15-47-4　车前草《救荒》

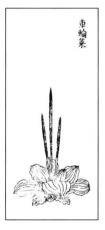

图 15-47-5　车轮菜《救荒》

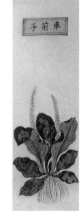

图 15-47-6　车前子《品汇》

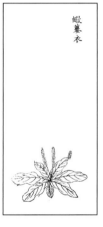

图 15-47-7　蛤蟆衣《茹草》

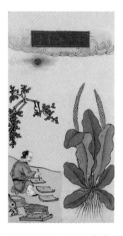

图 15-47-8　炮制车前草《雷公》

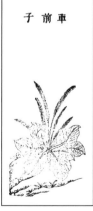

图 15-47-9　车前子《三才》

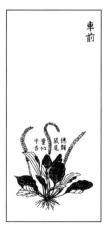

图 15-47-10　车前《原始》

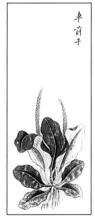

图 15-47-11　车前子《草木状》

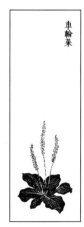

图 15-47-12　车轮菜《博录》

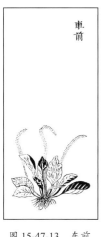

图 15-47-13　车前
《类纂》

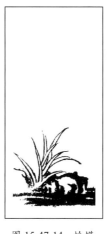

图 15-47-14　蛤蟆
草《滇南图》

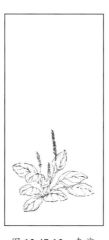

图 15-47-15　车前
《图考》

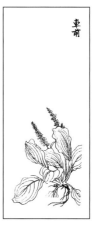

图 15-47-16　车前
《图说》

【发明】《本草纂要》卷二：主淋沥、癃闭不通，小便赤，白带浊，阴茎内肿疼痛，精道久虚暴冷。大抵此药与茯苓同功。但此药通利而不骤，去浊而澄清，温经而有益。尝见补药之方用之，令人强阴有子。眼药之方用之，治人目赤肿痛。痢疾之方用之，使人通彻小水。湿痹之方用之，与人利水行气，有连应之神功也。宜炒熟研细用，有大效。《本草发明》卷二：车前咸寒兼甘，通利中有补，所谓能利小便而不走气，与茯苓同。故《本草》主癃闭，止痛，通小便，除湿痹，女人淋沥，治产难，皆通利水道之力也。若养肺，强阴益精有子，养肝明目，治肝中风热冲目，赤痛瘴翳，脑痛泪出，心胸烦热，泄尿血，补五脏，虽咸寒泻火，而滋阴除精湿之功多矣。以甘草稍佐之，除茎中浊痛。配菟丝、枸杞子之类，能滋肾益阴壮阳，非止利水而已。《药鉴》卷二：惟其寒也，故能除湿去烦热。惟其咸也，故能利水通肾气。惟其甘也，故能利水道而不走精气。《芷园臆草题药》：车前好生道路旁及马牛足迹中。古人以敝车作薪，谓之劳薪。道路之上，得不谓之劳土乎？以劳土所生之物，喜通行而好动作者，用治湿土之气而伤水之运用，以致气癃而水道停止者。《药性解》卷三：车前子利水，宜入足太阳；阳行血，宜入厥阴。然逐水之剂，多损于目，本草云明目者，以其清肝热，如釜底抽薪，非因泄水之功也。《本草经疏》卷六：车前子禀土之冲气，兼天之冬气以生，故味甘寒而无毒。《别录》兼咸，故走水道。其主气癃止痛，通肾气也。小便利则湿去，湿去则痹除。《本草汇言》卷四：又明目疾，疗痹痛，行肝疏肾，畅郁和阴。同补肾药用，令强阴有子。同和肝药用，治目赤目昏。同清热药用，止痢疾火郁。同舒筋药用，能利湿行气，健运足膝。有速应之神验也。但性寒善走下窍，若内伤劳倦，阳气下陷之病，皆不当用。肾气虚寒者，尤宜忌之。《医宗必读·本草征要上》：利水止泻，解热催生，益精明目，开窍通淋。用其根叶，行血多灵。利水之品，乃云益精。何也？男女阴中各有二窍，一窍通精，乃命门真阳之火；一窍通水，乃膀胱湿热之水。二窍不并开，水窍开则湿热外泄。相火常宁，精窍常闭，久久精足，精足则目明。《明医杂录》云：服固精药久，服此行房即有子。按：阳气下陷，肾气虚脱，勿入车前。《**药镜**》卷四：车前子清肝风热而眼痛难禁，决水淋癃而元气不走。盖湿去则脾以健食之力，下达而淋沥自停，水利则胃无湿热之气上熏，而肺得所养矣。至若阴茎肿痛，并及催生最佳。大概不宜过多，畏其肾泄目损。《**本草乘雅半偈**》帙二：引重致远曰车，不行而进曰前。春生苗叶，翠碧可观，行肝之用，肝之气分药也。癃则肝气疲罢，致水道小便，失于转输，遂成湿痹矣。车前当道，则前阴疏泄，更主泪出之从流而上，与淋沥之从流而下者，各返于所当止也。利而不泄，故益精用，壮气化，但气味甘寒，须以辛佐，不可独往耳。《**本草述**》卷九下：车前利水，固与泽泻辈皆归水腑以为用，但其独禀肝木之气化，而达于水腑者，较与他味异。何以明之？即春初生苗，又所结实至五月已老，老者色黑，是岂非禀木气之全，而能致木之用于所司之水腑乎？禀木气之全者，谓五月已老，不受金气也。致木用于水腑者，谓其色黑，气畅于火而还归于水也。木之用者，火也。气者，火之灵。是固所谓能达肝木之气化者也。《**本草新编**》卷二：功专利水，通尿管最神，止淋沥泄泻，能闭精窍，祛风热，善消赤目，催生有功。但性滑，利水可以多用，以其不走气也。泻火宜于少用，以其过于滑利也。近人称其力能种子，则误极矣。夫五子衍宗丸用车前子者，因枸杞、覆盆过于动阳，菟丝、五味子过于涩精，故用车前以小利之。用通于闭之中，用泻于补之内，始能利水而不耗气。水窍开，而精窍闭，自然精神健旺，入房始可生子，非车前之自能种子也。大约用之补药之中，则同群共济，多有奇功。未可信是种子之药，过于多用也。《**本经续疏**》卷一：或问车前子治气，根叶治血，同一本也而二其德，且显然有彼此之殊，其故安在？夫车前疏利水道之物也。气水相阻而结涩，血水相随而流荡，得此则行者行，顺者顺，恰似治气治血。若究其实，子何尝治气，根亦何尝治血。善夫，徐洄溪之言曰：凡多子之物，皆应属肾。肾者，人之子宫也。车前多子，自当隶肾，特质滑气薄，则不能补而为输泄。人身赖肾以输泄者，非水道而何？且叶又先茎而生，茎又先叶而槁。然叶终不如茎之高，茎终不如叶之广。一则透空而出，一则帖地而生，正似气呼吸于中，血盘旋于外，气易成易伤，血难长难竭也。又其物不生于耕拨空松之土，亦不生于筑治坚实之土，独于道旁人畜所践而不常践处则生，根虽不长，入土甚固，欲拔其茎，一撮即起，欲拔其根，必全引其叶，用力拔之，方得离土，苟一叶不在引中，则余叶皆脱，根仍在土，兀然不动。而根色白，叶深青，茎青白，子黑，不又似生于金土胶固之中，适被四月正阳火化，乃各分道扬镳，归于色青色黑之肝肾耶？是可知其功能所由，在虚处之土与火，其作用境界，在实处之肝与肾。而上则发始于胸膈，下则直竟于前阴矣。《**本草求原**》卷三：车前草子脾土为胃行其津液者也，肝司前阴之气化者也。车前好生道旁，虽牛马践踏不死。寒而甘，得土气之动用而不静者也。且春苗而即生子，五月子即老黑，是禀肝木之气化，而达于水府者也。《经》云肝所生病，遗溺闭癃，升达土木，以归于膀胱水府。故主癃闭，止茎痛，利水道，除湿痹。土木气升而水气布，则轻身耐老；水气布，则益精，令人有子；木火气升而不郁，则阴能强，目能明，赤障消。所以利水之物，多伤阴损目，而此独益阴阳目者，皆达木化以行土化，不与他味之寒利渗泄等也。故谓其不走真气。

【附方】《滇南本草》卷下：治小儿伤食吐泻，失于调养，日久脾虚，作胀肚大青筋，肚腹盅胀，或发热，服之奇效。淮山药、一两，生用五钱，饭上蒸用五钱。车前子五钱。发热加银柴胡三钱。有虫加芜荑，三钱，无虫不加。共为末，每服二钱，空心滚水下。

《药性粗评》卷二：横生逆产。车前子研为细末，温酒调下二钱，不顺再服。

《本草汇言》卷四：治小便热秘不通。用车前子一两，川黄柏五钱，白芍药二钱，甘草一钱，水煎，徐徐服。○男妇久不生育。用车前子、当归各二两，川芎一两，鹿胶、龟胶各二两，作丸。侵晨各服二钱，白汤下。《方脉正宗》。○治暴赤时眼。用车前子一两，柴胡、防风、龙胆、决明子、蔓荆子、荆芥、羌活各二钱，水煎。食后服。○治劳欲过度，肝肾空虚，眼目昏蒙。用车前子一两，甘菊花、熟地黄、枸杞子、密蒙花、淮山药、决明子、羊肝，为丸。每早晚各服三钱，白汤下。○治热痢涩痛，小水不通。用车前子、白芍药各一两，川黄连五钱，黄芩、黑山栀、泽泻、滑石各八钱，分作二帖，水煎，食前服。○治四肢痿痹作痛，筋脉不舒。用车前子二两，木瓜、川牛膝、虎骨、萆薢、威灵仙、红花各一两，浸酒饮。已上六方出拓元甫《医辨》。○治产难，并横逆不出。用车前子、川牛膝各二两，当归、川芎各五钱，俱酒炒为末。每服三钱，酒调下。如不饮酒，白汤调下。《子母秘录》。○治瘄疹内闭，入腹身肿舌强。用车前子，为末，白汤调服一钱。日三次。倪圣修家抄。

《得配本草》卷三：怪症。欲大便不见粪而清水倾流，欲小便不见尿而稀粪前出，此名易肠。乃暑热气横于阑门也。车前子三两，煎服，一口顿饮二三碗，二便自正。如因怒以致此疾者，逍遥散加升麻治之。真阳动则精窍开，阴气常致下泄。然命门之火动于心意之邪，亦由湿热为患也。小便利则湿热外泄，不致内动真火，俾精窍常闭，而漏泄之害自除，车前所以治遗泄也。若无湿热而肾气不固，或肺气不能下摄，或心虚不能下交，或肝胆受惊，相火内炎，以致精泄者，妄用车前利水窍，反使阴气泄于下，阴火动于中，痨损所由成也。用泽泻、木通、灯草利水等药，切宜斟酌，慎勿妄投，以致后悔。根、叶可伏硫黄、五矾、粉霜。甘、寒。入手太阳、阳明经气分。治尿血血痢，明目通淋，消瘕除瘀。

根茎根

【正误】《本草衍义》卷七：车前，陶隐居云：其叶捣取汁服，疗泄精。大误矣。此药甘滑，利小便，走泄精气。《经》云主小便赤，下气。有人作菜食，小便不禁，几为所误。

【气味】俱味甘，性寒，无毒。《药性粗评》卷二。味甘，性寒，无毒。入肝、脾二经。《本草再新》卷二。

【主治】主鼻衄，瘀血尿血，捣汁饮之。《本草集要》卷二。疗鼻衄及刀伤，且消瘀，而又除湿。《神农本经会通》卷一。主治金疮鼻衄，小便赤涩，止血散血，除烦下气。《药性粗评》卷二。凉血去热，通淋明目。《本草再新》卷二。

【附方】《本草集要》卷二：热痢。捣叶汁一盏，入少蜜煎服。

《药性粗评》卷二：泻痢不止。车前叶捣绞汁一盏，入蜜一合，煎热，分为二服。癃闭不通。下焦燥热，小便癃闭涩疼者，车前一斤，水三升，煎取一升半，分为二服，愈。

《本草汇言》卷四：治心经蕴热，藏府闭结，小便赤涩，癃闭不通，及热淋血淋诸证，因本气壮实有火滞者，宜服此。如酒后恣欲而得者，则小便将出而痛，既出而痒，亦以此药主之。用车前子、瞿麦、萹蓄、木通、滑石、生栀子、大黄各一钱五分，生甘草二钱，川牛膝三钱，加灯心三十根，水煎。食前服。○治诸淋。不分寒热虚实，以车前子四两，川牛膝三两，怀熟地、山茱萸、山药、茯苓各二两五钱，牡丹皮二两，泽泻二两，俱用盐水拌炒，磨为末。炼蜜丸梧子大。每早服五钱，灯心汤送下。

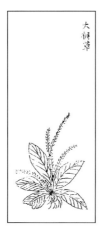

图 15-48-1 大枫草《滇南》

图 15-48-2 连枝大枫草《滇南图》

大枫草《滇南本草图说》

【集解】《滇南本草图说》卷四：连枝大枫草生滇中，形似车前草，俗名大螺蟆叶。夷人种盆内，常栽。《校补滇南本草》卷上：此草生川野间。形似草前草，大叶细子，高尺余。

【气味】味甘、苦，无毒。《校补滇南本草》卷上。

【主治】癃，止痛，利水道，快小便，除湿痹。久服轻身耐老。○男子伤中，女子淋漓，不欲食。养肺，强阴益精，令人有子。明目，疮赤痛。根叶，气味甘、寒。治金疮止血，鼻血，血瘕下血，止烦，下气，除小虫阴。叶，治泄精病及尿血，补五藏，明目，利便，通五淋。《滇南本草图说》卷四。根治大疮。叶治肺痨。汁治喉风，疟疾。《校补滇南本草》卷上。

【附方】《校补滇南本草》卷上：暖精生子，治痢疾。又采一二升，敷脐。

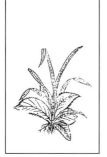

图 15-49-1 剑草《滇南》

剑草《校补滇南本草》

【集解】《校补滇南本草》卷上：有大毒。生山野间。叶似草兰，花傍生，大黄叶，酷似车前草而无花。

【主治】剑草煅为末，敷恶疮。致命欲死者，甚救。《校补

《滇南本草》卷上。

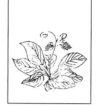

图 15-50-1 贴地
金《滇南》

贴地金《校补滇南本草》

【集解】《校补滇南本草》卷上：似车前草，生软苗一枝，枝上有黄绒细毛数揉。

【气味】味甘，无毒。《校补滇南本草》卷上。

【主治】主治杨梅疮伤鼻，或鼻上先有细点现出，连服此药，可救鼻不伤也。又解一切疮毒，神效。《校补滇南本草》卷上。

三叶还阳草《滇南本草图说》

【集解】《滇南本草图说》卷四：形似车前草，二苗上有细黑子，根肥白而大。

茎叶

【主治】一切血症。性走十二经络，端补肾，乌须黑发，久服令人忘忧，多子，延年益寿之仙草也。采治瘰袋，神效。《滇南本草图说》卷四。

根

【主治】同远志，可过目成诵，智过于人。《滇南本草图说》卷四。

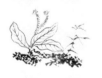

图 15-51-1 三叶
还阳草《滇南图》

子

【主治】阳事不起，忌用为春方。亦能敷太阳，止年久偏正头风、赤眼，最效。《滇南本草图说》卷四。

马鞭草《别录》

【释名】铁扫帚《药性粗评》、救苦神灵草《滇南本草图说》。

【集解】《宝庆本草折衷》卷一一：马鞭草茎、叶、子通用。生衡山即衡州，及庐山、江淮州郡。今所在村墟陌及湿地有之。《药性粗评》卷三：拂血涌于金门，铁编扫帚，一名马鞭草。高三四尺，穗如马鞭，故名。江南原野处处有之。七八月采苗茎，晒干。《太乙仙制本草药性大全·本

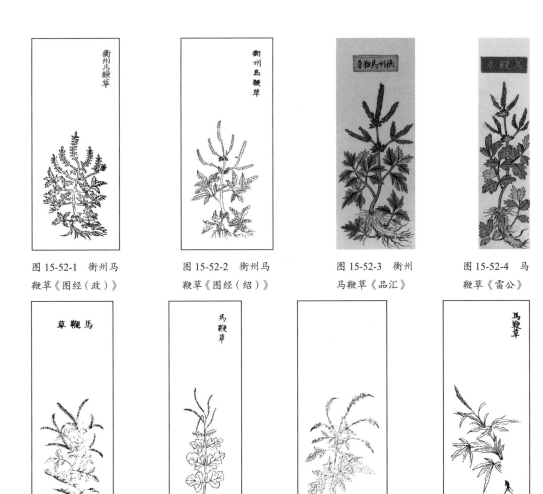

图 15-52-1　衡州马
鞭草《图经（政）》

图 15-52-2　衡州马
鞭草《图经（绍）》

图 15-52-3　衡州
马马鞭草《品汇》

图 15-52-4　马
鞭草《雷公》

图 15-52-5　马鞭
草《三才》

图 15-52-6　马
鞭草《原始》

图 15-52-7　马鞭
草《图考》

图 15-52-8　马鞭
草《图说》

草精义》卷二：马鞭草俗呼为铁扫帚。旧不载所出州土，今江淮州郡多，村墟陌路有。苗叶类菊，又若狼牙、益母。高二三尺，茎圆抽四五穗，花紫，春开细碎紫色，秋复再花，穗较鞭鞘不异，故以马鞭为名。

苗叶

【气味】味苦、辛，微寒，无毒。《宝庆本草折衷》卷一一。味辛、苦、甘，气寒，有小毒。《药性要略大全》卷六。

【主治】又利小便不通。〇用酒煎汁，以绵蘸咽，可除骨。《宝庆本草折衷》卷一一。治金疮，行血活血。〇通妇人月经及血气肚痛效。《本草衍义补遗》。通女人月水及血气成癥结瘕，生捣煎良。醇酒煎服。去小腹卒痛难当，禁久疟发热不断。绞肠沙即效，缠喉痹极灵。杀诸般疰虫，消五种痞块。《本草蒙筌》卷三。为凉血破血之药，凡下部疮，及一切血热疮症，取苗叶绞汁，和酒服之。亦可捣敷金疮痈肿。《本草汇笺》卷三。治洗痔疮，加硫黄捶烂敷之，又治生马疮用。能去脏毒，洗痔疮毒，退上部火，理跌打。《生草药性备要》卷上。

【发明】《药性解》卷四：肝，藏血者也；脾，裹血者也。马鞭专主血分，故入是二经。《本草经疏》卷一一：马鞭草，《图经》谓之龙牙。《别录》味苦，气寒，无毒。保升、《日华子》咸谓辛凉，应有之也。本是凉血破血之药。下部疮者，血热之极，兼之湿热，故血污浊而成疮，且有虫也。血凉热解，污浊者破而行之，靡不瘳矣。陈藏器谓其破血杀虫，亦此意耳。《医宗必读·本草征要》上：理发背痈疽，治杨梅毒气，癥瘕须用，血闭宜求。此草专以驱逐为长，疮症久而虚者，斟酌用之。《药镜》卷四：马鞭草能通血脉透入子宫，驱瘀而理月事。捣碎以涂阴肿核痛，兼痢而治白红。主下部虫，并金疮积血，研末是敷。杀一切痔虫，及血气癥瘕，捣生煎用。利小便之卒痛，禁疟久之热蒸。绞肠沙痛用以除疼，缠喉风痹资之立效。

【附方】《本草蒙筌》卷三：主下部疮并金疮积血作疼。研末敷妙。治杨梅疮。用此煎汤，先熏后洗，汤气才到便觉爽快，候温洗之，痛肿随减。

《太乙仙制本草药性大全·仙制药性》卷二：治白癜。以为末，不拘多少，每服食前用荆芥、薄荷汤调下一钱。

蛇含《本经》

【释名】蛇全《通志》、契蛇《宝庆本草折衷》。

【集解】《滇南本草图说》卷九：生田野间有水处。软枝细藤，叶绿，结子色赤，鲜艳似荔枝，鲜而润者佳。《植物名实图考》卷一一：蛇含，《本经》下品。李时珍以为即紫背龙牙。又女青，《本经》下品，《别录》以为即蛇含根。《唐本草》非之。宋《图经》：蛇含，一茎或五叶，或七叶。有两种，当用细叶黄花者，似即《救荒本草》之龙牙草，未能决定。

叶

【气味】气味甘平，无毒。《滇南本草图说》卷九。

【主治】采此治痈肿，去内恶毒立瘥。由此得名，外科多用。主惊痫寒热邪气，心腹邪气；除湿痹疽痔恶疮，鼠瘘恶疮。诸丹石燥毒殊功，但蛇蝎蜂伤悉效。人家多种，亦令无蛇。又用捣烂成膏，堪续已断手指。《本草蒙筌》卷三。

根

【主治】捣细末带之，则疫疠不犯。主蛊毒而逐邪恶，杀鬼魅以辟不祥。《本草蒙筌》卷三。

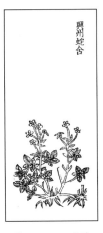

图 15-53-1　兴州
蛇含《图经(政)》

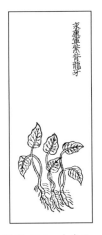

图 15-53-2　永康军
紫背龙牙《图经(政)》

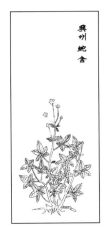

图 15-53-3　兴州
蛇含《图经(绍)》

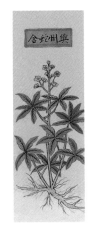

图 15-53-4　兴
州蛇含《品汇》

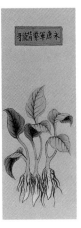

图 15-53-5　永康军
紫背龙牙《品汇》

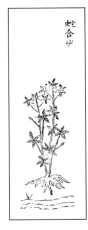

图 15-53-6　蛇
含草《蒙筌》

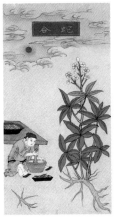

图 15-53-7　蛇含
《雷公》

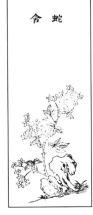

图 15-53-8　蛇含
《三才》

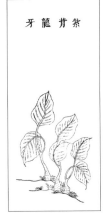

图 15-53-9　紫背
龙牙《三才》

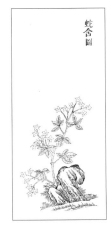

图 15-53-10　蛇
含《草木典》

图 15-53-11　蛇
含草《滇南图》

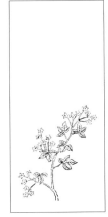

图 15-53-12　蛇含
《图考》

【发明】《本草崇原》卷下：蛇含草始出西川，气味苦寒，花开黄色。西川，金也。苦寒，水也。黄色，土也。禀土金水之气化，金能制风，则惊痫之寒热可治也。寒能清热，则邪气之热气可除也。土能生肌，则金疮可治也。禀土金水之气，而和在下之经脉，则治疸痔。禀土金水之气，而和在上之经脉，则治鼠瘘，恶疮，头疡。

【附方】《太乙仙制本草药性大全·仙制药性》卷二：蛇衔膏。连已断之指，蜈蚣螫人亦以傅之。○赤疹。用捣烂傅之差。赤疹者，由冷湿传于肌中，甚即为热乃成赤，得天热则剧冷，则咸是也。古今诸丹毒疮方通用之。

《滇南本草图说》卷九：避瘟疫。捣烂成膏，带之于身，即有中瘟疫者，服之亦解。亦治蛊毒而逐邪恶，杀鬼魅而辟不祥。小儿中虫毒。采叶，晒干为末，收瓷瓦器内，黄蜡封口，吹鼻孔中，虫自鼻孔即出。或遇中风不省人事者，服之立苏。中瘟疫者。吹之可解。敷无名肿毒。立效。

陆英《本经》

【校正】《本草纲目》虽云陆英、蒴藋"当是一物"，却又分为两条，今并为一条。

【释名】蒴藋、堇草、芨《别录》、接骨草《履巉岩本草》、铁骨散、排风草《植物名实图考》、臭草《草木便方》。

【集解】《证类本草》卷一一：〔《唐本草》〕注云：此即蒴藋是也，后人不识，浪出蒴藋条。此叶似芹及接骨花，亦一类，故芹名水英，此名陆英，接骨树名木英，此三英也，花、叶并相似。○〔《开宝本草》〕注：蒴藋条，《唐本》编在狼跋子之后，而与陆英条注解并云剩出一条。今详陆英，味苦，寒，无毒。蒴藋，味酸，温，有毒。既此不同，难谓一种，盖其类尔。今但移附陆英之下。○〔《嘉祐本草》〕按《药性论》云：陆英，一名蒴藋。《本草衍义》卷一二：蒴藋与陆英既性味及出产处不同，治疗又别，自是二物，断无疑焉。况蒴藋花白，子初青如绿豆颗，每朵如盏面大，又平生，有一二百子，十月方熟红，岂得言剩？出此条，孟浪之甚也。《太乙仙制本草药性大全·仙制药性》卷二：陆英即蒴藋花。《本草纲目》卷一六：〔时珍曰〕陶、苏《本草》、甄权《药性论》，皆言陆英即蒴藋，必有所据。马志、寇宗奭虽破其说，而无的据。仍当是一物，分根茎花叶用，如苏颂所云也。《本草纲目拾遗》：正误：陆英即蒴藋。甄权《药性论》云：田野村墟甚多，人家所植，高大色赤者陆英。田野所生，叶上有粉者是蒴藋。二味所主大率相类，其论颇明白可据。濒湖《纲目》分陆英、蒴藋为二，于陆英集解下之陶、苏《本草》，甄权《药性论》，皆言陆英即蒴藋。必有所据，又不引入，何耶？《植物名实图考》卷九：铁骨散生建昌。丛生，粗根似姜，赭茎有节，对叶排比，似接骨草而微短亦宽，面绿背微黄。俚医以根洗脚肿，同甘草煎水。《植物名实图考》卷一一：陆英，《本经》下品。《别录》谓之蒴藋，以为即《尔雅》芨，堇草。与郭

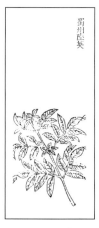

图 15-54-1 蜀州陆英《图经（政）》

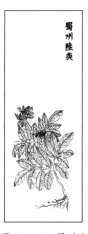

图 15-54-2 蜀州陆英《图经（绍）》

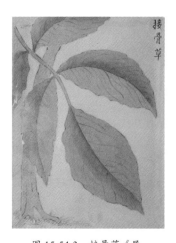

图 15-54-3 接骨草《履巉岩》-1

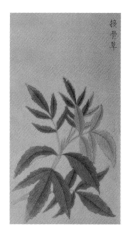

图 15-54-4 接骨草《履巉岩》-2

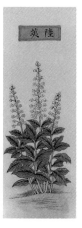

图 15-54-5 陆英《品汇》

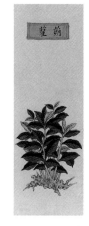

图 15-54-6 蒴藋《品汇》

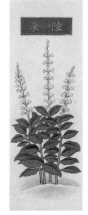

图 15-54-7 陆英《雷公》

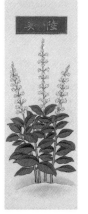

图 15-54-8 蒴藋《雷公》

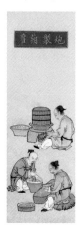

图 15-54-9 炮制蒴藋《雷公》

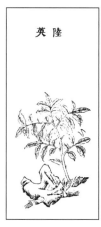

图 15-54-10 陆英《三才》

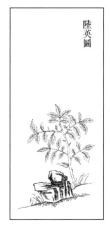

图 15-54-11 陆英《草木典》

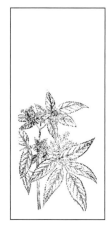

图 15-54-12 陆英《图考》

注乌头苗异。详考各说，盖即今之接骨草。俚医以为治跌伤要药，谓之排风草。固始谓之珊瑚花，象其实；亦曰珍珠花，象其花也。俗名甚伙，不可殚举。《唐本草》注及《图经》皆以陆英为蒴藋，而《本草衍义》所述形状尤详，今从之。

【修治】《太乙仙制本草药性大全·仙制药性》卷二：凡使之，春用来年花蕊，夏用根，秋冬并挼用。作煎只取根，用铜刀细切，于柳木臼中杵取自然汁，缓于锅子中煎如稀饧，任用也。《本草乘雅半偈》帙一一：初春摘取细叶，阴干，他时叶转大，气味劣薄矣。

根茎叶

【气味】酸，温，有毒。《履巉岩本草》卷上。味酸、苦，凉，有毒。《宝庆本草折衷》卷一〇。

【主治】主风瘙瘾身痒，治湿痹，可作浴汤。头风，酒煮根，温服。疟证，水浓煎，顿饮。《本草元命苞》卷五。能蚀恶肉。《得宜本草·下品药》。行血通经，消瘀化凝。〇辛凉清利，善行凝瘀而通血脉。其诸主治，疗水肿，逐湿痹，下癥块，破瘀血，洗隐疹风瘙，傅脚膝肿痛。《长沙药解》卷二。

【发明】《草木便方》卷一：臭草根甘温补形，黄疸肿胀消不停。劳伤脾胃水湿利，清痰快气黄汗灵。

花

【气味】味苦，气寒，无毒。《太乙仙制本草药性大全·仙制药性》卷二。

【主治】主骨间诸痹，疗四肢拘挛。脚气冲心烦闷神效，膝间酸疼寒痛能痊。散水气虚肿，祛风毒瘙疼。〇水气虚肿、风瘙、皮肌恶痒，煎汤入少酒，浴之妙。《太乙仙制本草药性大全·仙制药性》卷二。

【附方】《履巉岩本草》卷上：主风瘙瘾疹身痒，湿痹。可作浴汤。治小儿赤游。行于身上下，至心即死者，用接骨草煎汁洗之。

水英 《图经本草》

【释名】水节、牛荭草、海精木、海荏、水棘、龙移草、鱼津草《图经本草》。

【集解】《植物名实图考》卷一四：水英当对陆英而言。滇南有草，绝类蒴藋而实黑，茎中有红汁，俗名血满草，浸脚气湿肿甚效，或即此。别入草药，按图形不类也。

【气味】气温，味辛、酸，有毒。《本草发明》卷三。

【主治】主丈夫、妇人无故两脚肿满，连膝胫痛，屈伸急强者，名骨风。《本草品汇精要》卷四一。

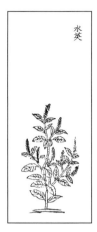

图 15-55-1 水英
《图经（政）》

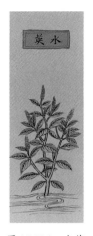

图 15-55-2 水英
《品汇》

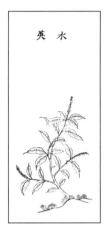

图 15-55-3 水英
《三才》

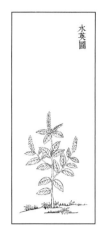

图 15-55-4 水英
《草木典》

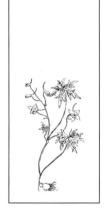

图 15-56-1 月下
参《图考》

图 15-57-1 夏无
踪《图考》

月下参《滇南本草》

【集解】《植物名实图考》卷二三：月下参生云南山中。细茎柔绿，叶花又似蓬蒿、蒌蒿辈；又似益母草而小。发细葶，擎菁葵，宛如飞鸟昂首翘尾，登枝欲鸣；开五瓣蓝花，上三匀排，下二尖并，内又有五茄紫瓣，藏于花腹，上一下四，微吐黄蕊，一柄翻翘，色亦蓝紫，盖即《菊谱》双鸾菊、乌头一类。滇人以根圆白、多细须，为月下参。

【气味】味苦，平，性温热。《滇南本草》卷上。

【主治】治九种胃气疼痛，开胃健脾，消宿食。治背寒面寒，胃隔噎食，宽中调气，痞满肝积，左右肋痛。酒寒疼，呕吐作酸。《滇南本草》卷上。

【附方】《滇南本草》卷上：治噎食。此症因食后着猛气所得。饮食下喉即噎，令胸膈胀满，胁肋疼痛，肩背胀疼。月下参三两、檀香三钱、沉香三钱、白蔻二钱、木香一钱，共为末，每服一钱，滚水点酒服。○酒疼急效。胃气疼；面寒背寒疼，痞块肝气，两肋疼痛，五积六聚痛效。月下参二两、木香一钱、丁香二钱、沉香二钱、肉桂二两，共细末，每服一钱，热酒下。服后忌鱼、羊、蛋、蒜、冷水、酸菜、苦菜，用之反性。

夏无踪《植物名实图考》

【集解】《植物名实图考》卷一五：夏无踪产宁都。小草也，一茎一叶，叶如葵，多缺有毛，而小如钱，高数寸，长根多须生。○又一种紫背，根如小麦冬者，同名异类。

【主治】治手指毒。《植物名实图考》卷一五。

千年鼠屎《草木便方》

【释名】天葵子《草木便方》。

【气味】甘，寒。《草木便方》卷一。

【主治】解毒，痛疽疔疡乳肿服。五般淋浊通利下，虎蛇伤毒捣服涂。《草木便方》卷一。

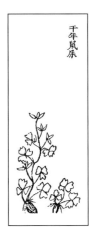

图 15-58-1　千年鼠屎《便方》

马尾连《本草纲目拾遗》

【集解】《**本草纲目拾遗**》**卷三**：马尾连出云南省，药肆皆有之，干者形如丝，上有小根头，土人盘取之以市。

【气味】性寒而不峻，味苦而稍减，不似川连之厚。《本草纲目拾遗》卷三。

【主治】能去皮里膜外及筋络之邪热，小儿伤风及痘科用。《本草纲目拾遗》卷三。

金莲花《本草纲目拾遗》

【释名】旱金莲、旱地莲、金芙蓉《本草纲目拾遗》。

【集解】《**本草纲目拾遗**》**卷七**：《广群芳谱》：出山西五台山，塞外尤多，花色金黄，七瓣两层，花心亦黄色，碎蕊，平正有尖，小长狭，黄瓣环绕其心，一茎数朵，若莲而小。六月盛开，一望遍地，金色烂然，至秋花干不落，结子如粟米而黑，其叶绿色，瘦尖而长，五尖或七尖。《五台山志》：山有旱金莲，如真金，挺生陆地，相传是文殊圣迹。张寿庄云：五台山出金莲花，寺僧采摘干之，作礼物饷客，或入寺献茶，盏中辄浮一二朵，如南人之茶菊然，云食之益人。查慎行《人海记》：旱金莲，五台山出，瓣如池莲较小，色如真金，曝干可致远，有分饷者，以点茶，一瓯置一朵，花开沸汤中，新鲜可爱。后扈从出古北口外，塞山多有之，开花在五六月间，一入秋，茎株俱萎矣。金莲花出五台山，又名旱地莲，一名金芙蓉，色深黄。

【气味】味滑苦，无毒，性寒。《本草纲目拾遗》卷七。

【主治】治口疮喉肿，浮热牙宣，耳痛目痛，煎此代茗。《本草纲目拾遗》卷七。

地蜈蚣《图经本草》 【校正】时珍云出《纲目》，今据《证类本草》改。

【集解】《证类本草》卷三〇：〔《本草图经》〕地蜈蚣出江宁府村落间。○医方鲜用。《植物名实图考》卷一四：按此草湖南田野多有之。

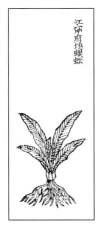

图 15-61-1 江宁府
地蜈蚣《图经（政）》

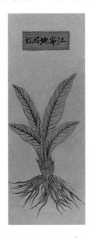

图 15-61-2 江宁
府地蜈蚣《品汇》

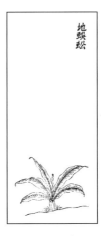

图 15-61-3 地蜈
蚣《三才》

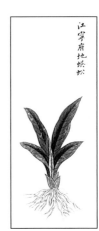

图 15-61-4 江宁府
地蜈蚣《草木状》

【气味】气味苦，寒，无毒。《植物名实图考》卷一四。

【主治】乡人云：水摩涂肿毒。〔《本草图经》〕。《证类本草》卷三〇。消痈肿疮疖毒，散血排脓。《宝庆本草折衷》卷二〇。主一切痈疽，解诸毒及大便不通。《类经证治本草·经外药类》。俚医以为通经行血之药。《植物名实图考》卷一四。

【发明】《宝庆本草折衷》卷二〇：排脓托里散尝用地蜈蚣。许洪注云：消痈肿疮疖毒，散血排脓。许洪纂编此散，附入《局方》之内。然排脓散凡有数方，用药不同，载于诸书。《植物名实图考》卷一四：地蜈蚣草，《本草纲目》：地蜈蚣草生村落塍野间。左蔓延右，右蔓延左。其叶密而对生，如蜈蚣形，其穗亦长，俗呼过路蜈蚣。其延上树者呼飞天蜈蚣。根苗皆可用，气味苦寒，无毒。主治解诸毒及大便不通。捣汁疗痈肿，捣涂并末服，能消毒排脓。蜈蚣伤者，入盐少许，捣涂或末傅之。○宋《图经》：地蜈蚣生江宁州村落间。乡人云：水磨涂肿毒，医方鲜用。即此草也。李时珍遗未引及。

较剪草《生草药性备要》

【释名】铡鱼胆草《生草药性备要》。

【集解】《生草药性备要》卷下：叶对生。

【气味】味苦，性平。《生草药性备要》卷下。

【主治】行气，敷疮，止痛，理蛇伤，生津液，止喉痛。《生草药性备要》卷下。

三白草《唐本草》

【释名】胡姜番白草、海菖蒲《履巉岩本草》、水木通《本草纲目拾遗》、塘边藕《本草求原》。

【集解】《太乙仙制本草药性大全·本草精义》卷二：三白草《本经》旧不著所出州土。出自襄州，生临池泽，今在处有之。其苗叶如薯蓣，每交初夏之月，叶端半白如霜，农人候以莳田，三叶白草便秀，故此为誉。用惟取根，二月、八月采收用之。《本草纲目拾遗》：三白草俗呼水木通，《纲目》释名无一条别名，或未博访耶？又濒湖以为此草八月生苗，四月其巅三叶面白，三青变，三白变，余则仍青而不变也。故叶初白，食小麦。再白，食梅杏。三白，食黍子。此则未亲见三白形色者也。按：卢之颐《乘雅》云：家植此草于庭前二十余载，每见三月生苗，叶如薯叶而对生。小暑后茎端发叶，纯白如粉，背面一如，初小渐大。大则叶根先青，延至叶尖则尽青矣。如果发叶者三，不再叶而三秀，花穗亦白，根须亦白，为三白也。设草未秀而削除之，或六七月，或八九月，重生苗叶，亦必待时而叶始白，月令小暑后逢三庚则三伏，所以避火形以全容平之金德，三白草不三伏而三显白，转以火金相袭之际，化炎歊为清肃，此即点火成金，不烦另觅种子者也。故主夏伤于暑而出机未尽，秋伤于湿而降令过急者，两相安耳。据此言，则此草应时而生，白叶三瓣，非到时而青叶转白，与李说迥异。又《常中丞笔记》：镜湖产三叶白草，苗欲秀，其叶渐白，农人候之以莳田，三叶尽白则苗毕秀矣。余姚亦多此草，生水滨，每春夏水足，叶齐白，否则止白一叶或二叶，占之甚验。今访草长二三尺，叶似白杨，下圆上尖，一本而数节，每节皆生叶，数不止三，亦非尽能变白，惟最上数叶，初时近蒂先白，次则叶中再白，末则至叶尖通白。盖一叶而三白，非白叶有三也。予渡曹娥江，亲摘以视之，因得其详，土人呼三白草，大抵志载之不实，类如此。此其说与卢说异，因并存之。濒湖草部十六卷隰草内载三白草，二十七卷菜部又列翻白草，以为二种，不知即是一物。按：陈绥《眼科要览》云：三白草根名地藕，翻白草根名天藕，断是一物无疑。此皆不应强分者，无怪乎翻白草下有释名，而三白草下无有释名矣。且其根能治小儿痘后眼闭不能开，并起星最效。用酒浆同捣，铺绵帛上，托于眉心，候一昼夜即开，重者二服，无不验者。而濒湖三白、翻白下两处附方皆载，犹欠细核耳。

【气味】味甜，性寒凉。《生草药性备要》卷上。

【主治】利大小便，逐脚膝气，除痞满，去疟，破坚癖，驱痰、疔肿，仍消积聚尤却。《太乙仙制本草药性大全·仙制药性》卷二。

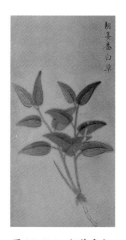

图 15-63-1 胡姜番白
草《履巉岩》

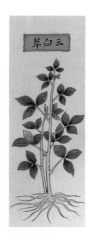

图 15-63-2 三
白草《品汇》

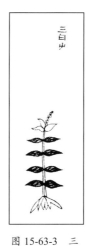

图 15-63-3 三
白草《蒙筌》

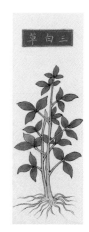

图 15-63-4 三
白草《雷公》

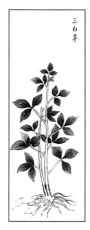

图 15-63-5 三
白草《草木状》

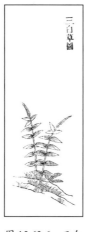

图 15-63-6 三白
草《草木典》

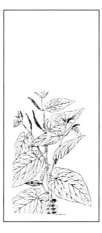

图 15-63-7 三白
草《图考》

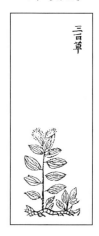

图 15-63-8 三
白草《便方》

【发明】《本草汇言》卷四：《唐本》利水除湿，藏器化痰逐疟之药也。李仁甫稿此药性味苦寒善降，故《唐本草》称治水肿脚气可知矣。《陈氏方》又言：捣汁服，可吐痰疟，散胸中热涎。则辛寒又善涌也。总疗湿热痰三证。在下者，降而抑之，故水肿脚气除；在上者，涌而散之，故痰疟胸涎退。此乃流利消荡之剂，寒而有毒，如脾虚久病，胃寒少食者，宜审用之。

【附方】《履巉岩本草》卷中：治发背疾。用少许，和根一处捣烂，罨患处，其疾立效。

《太乙仙制本草药性大全》卷二：除胸胁热疾疟疾及小儿疳痛。用之捣汁服，令人吐逆。

《本草汇言》卷四：治湿热侵四肢，水肿。用三白草，连根茎叶一把，大腹皮一两，生姜皮五钱，白茯苓二两，水煎服。《唐本草方》。○治痰疟久不愈。用三白草，连叶茎根，一总捣烂绞汁，热汤顿温饮一二碗。胸中痰涎尽出也。陈氏方。

翻白草《医门秘旨》

【集解】《医门秘旨》卷一五：《药性拾遗》翻白草其叶上半白，梗方，类小树，傍水涧多有之，端午取者良。

【气味】气辛，味辣，性温，无毒。阳中之阴也。《医门秘旨》卷一五。

【主治】治诸疮，用热酒佐以发汗；温以和之，祛吐血，用凉药佐之以愈红。治一切无名肿毒、疔疮、浑身疥癞瘙痒、寒热疟疾、吐血衄血之症及湿热脚气之疾而立愈。《医门秘旨》卷一五。

海金沙《嘉祐本草》

【释名】竹园荽《履巉岩》。

【集解】《药性粗评》卷三：海金砂，小株高一二尺。生黔中山谷，江南间亦有之。○今考金砂树蔓生丈余，叶似蕨，琐碎，与《图经》不相似。《药性要略大全》卷七：处处有之。收全科，以好纸盛晒之，就日中以杖打之，枝叶中自然有砂落纸上，旋收之。《本经逢原》卷二：市舖每以沙土杂入，须淘净，取浮者曝干，捻之不沾指者真。

【修治】《宝庆本草折衷》卷一一：七月全科采，暴，以纸衬，用杖击之。有细沙落纸上。旋暴旋击，沙尽乃止。

【气味】性凉，无毒。《履巉岩本草》卷中。味甘、淡、微苦，气寒，无毒。沉也，降也。入足少阴、手足太阳经。《本草汇言》卷四。

【主治】主治伤寒，壮热狂躁，通小肠，利小便。《药性粗评》卷三。

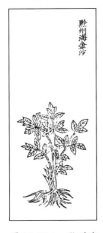

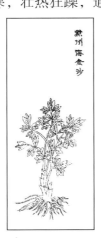

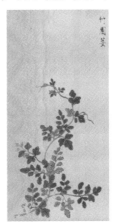

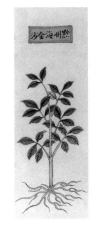

图15-65-1 黔州海金沙《图经（政）》　　图15-65-2 黔州海金沙《图经（绍）》　　图15-65-3 竹园荽《履巉岩》　　图15-65-4 黔州海金沙《品汇》

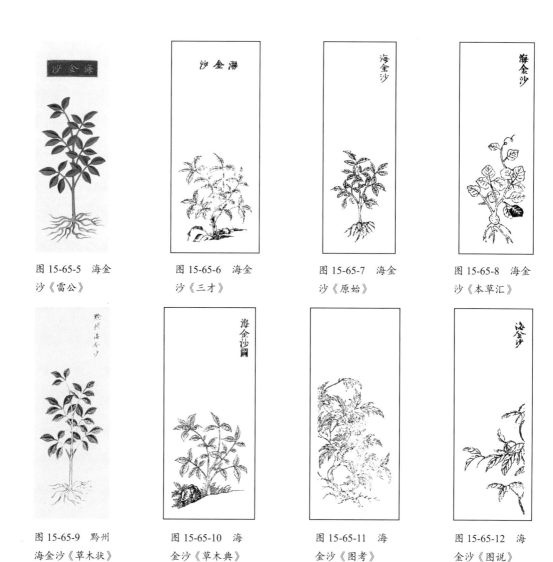

图 15-65-5 海金沙《雷公》

图 15-65-6 海金沙《三才》

图 15-65-7 海金沙《原始》

图 15-65-8 海金沙《本草汇》

图 15-65-9 黔州海金沙《草木状》

图 15-65-10 海金沙《草木典》

图 15-65-11 海金沙《图考》

图 15-65-12 海金沙《图说》

【发明】《芷园臆草题药》：海金砂茎细如线而坚强，生于叶之绉纹中，气结成砂，故能行气结之成沙石有形者。通利小肠，亦气化则出义也。《本草经疏》卷一一：海金沙味甘淡，气寒，性无毒。甘寒淡渗之药，故主通利小肠。得牙硝、栀子，皆咸寒苦寒之极，又得蓬砂之辛，所以能治伤寒热狂大热，当利小便，此釜底抽薪之义也。淡能利窍，故治热淋、血淋、膏淋等病，乃手太阳小肠经药也。《本草汇言》卷四：海金沙，《嘉祐》淡寒利窍之药也。顾汝琳稿专通利小便，主热、血、膏淋，茎中涩痛等病。又主阳明气热，伤寒热狂之疾。此釜底抽薪之义也。但其性淡渗而无补益，小便不利，及诸淋病，由于肾水真阴不足者，勿用。卢不远先生曰：似金而体轻，似沙而质滑。草气之生沙，犹水体之成冰。合入足少阴肾、足太阳膀胱，主溺沙石者，恰当。《本草述》卷九：海金沙，此种不开花，其专气钟于叶。气之所钟者，此沙而已。沙则不同于花实之吐其华，而复孕其元，唯得气之流散者，以致其自然之化机而已，然状如蒲黄粉而色黄赤。则有可参者，夫肾主水，而脾主湿，是肾水之用寄于脾也。黄非中土之色乎？小肠行水，而合于心脏，心主血，血乃水之化也。血和而水之化自行。赤非心之色乎？方书但知其治血淋、膏淋、石淋等证，讵知其种种所患，皆本于湿土之气不能运化，而又有火以合之，乃结聚于水道。有如是耳，岂可徒取责于行水之脏腑乎？此味似于土中，布其流散之用，而并达其火之尘土，以为病于水者。试观李东垣先生治脾湿肿满方，更如续随子丸之治，亦治通身肿满喘闷不快者，则可以思其功之所主，固不徒在行水之脏腑矣。《本草汇》卷一一：海金沙，淡渗而无补益，太阳经血分之剂，惟热结在二经血分者宜之。小便不利，及诸淋由于肾水真阴不足者，勿服。《药性通考》卷六：然利小便，治淋病，亦釜底抽薪之义也。用于孩童、年轻之人可以取效，若年大之人得淋病者，多由肾家亏损而起，必用大补肾水之药，或六味地黄汤、八味汤治之可也。《医林纂要探源》卷二：草上结沙，亦所含之精英也。气轻上浮，宜入心肺。沙体下坠，则入二肠。甘淡则能渗湿，去热。色黄赤，亦入血分。故主治五淋，茎痛，湿肿，下热除则上热亦息。

【附方】《履巉岩本草》卷中：淋病热疼者。并小便不利，不以多少，干为细末，每服一钱至二钱，空心食前用蜜水调服，立效。

《药性粗评》卷三：小便不通。凡患下焦燥热，小便不通者。海金砂一两，腊茶半两，共研为细末，每服三钱，用生姜、甘草汤调下，服无时，不通再服。

《本草汇言》卷四：治热淋急痛。用海金沙一两，滑石三钱，车前子五钱，三味共研极细。每服三钱，白汤调。再加生白果汁五六匙，早晚各一次。《夷坚志》。○治伤寒阳明实热。用海金沙五钱，配山栀子、牙硝、硼砂各三钱，共研细。每服三钱，早午晚各一次，白汤调下。《嘉祐本草》。○治湿热肿满，腹胀如鼓，喘不得卧。用海金沙五钱，白茯苓二两，甘草二钱，黑丑头末一两，共为末。每服一钱，白汤调下，早晚各一次。《杂证类方》。

谷精草《开宝本草》

【释名】鼓捶草《太乙仙制本草药性大全》。

花

【气味】味辛、甘，平，无毒。《履巉岩本草》卷上。味苦、微辛，气寒，无毒。入足厥阴、阳明经。《本草汇言》卷四。

【主治】主疗喉痹，齿风痛及诸疮疥。○亦疗小儿斑疮入眼，翳膜遮障。《宝庆本草折衷》卷一一。疗喉痹，齿风疼痛。治偏正头疼。主诸疮疥癣。○古方中罕用，口齿药多加。《本草元命苞》卷五。

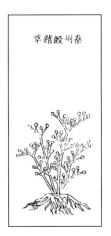

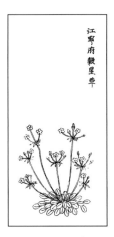

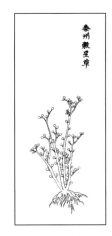

图 15-66-1 江宁府谷
精草《图经（政）》

图 15-66-2 泰州谷精
草《图经（政）》

图 15-66-3 江宁府谷
星草《图经（绍）》

图 15-66-4 泰州谷
星草《图经（绍）》

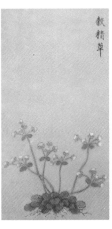

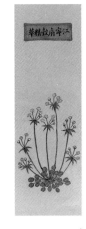

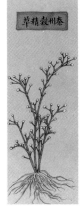

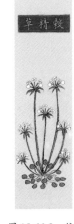

图 15-66-5 谷精草
《履巉岩》

图 15-66-6 江宁
府谷精草《品汇》

图 15-66-7 泰州
谷精草《品汇》

图 15-66-8 谷
精草《雷公》

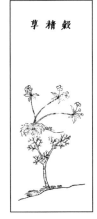

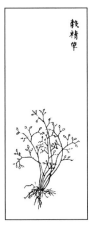

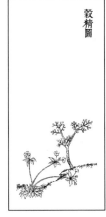

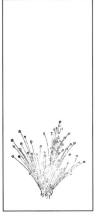

图 15-66-9 谷精
草《三才》

图 15-66-10 谷精
草《原始》

图 15-66-11 谷精
《草木典》

图 15-66-12 谷精
草《图考》

【发明】《本草经疏》卷一一：谷精草得金气，故味辛，所言气温者，应曰微温，故其性无毒。入足厥阴经，又入足阳明经，补肝气之要药也。辛能散结，微温能通气。喉痹者，手少阴心火与足少阳相火相扇，上壅而成。散二经之火，则气通而无所结滞矣。齿风痛者，阳明胃家风火热盛上冲之所致也。热则生风，风火相搏，故发齿风痛也。诸疮疥之生，皆由于血热。诸痛痒疮疡，皆属心火。药宜辛散，故悉主之。其用以饲马，主虫颡毛焦等病者，以马性多热，又为风热所伤，故主之也。以其入肝，补益肝气，故为治目散翳之上药，而《本经》不载，是谓阙文。《本草汇言》卷四：李时珍祛风清火之药也。计日闻稿《开宝》方主喉痹目障，齿痛，头风，疮疥诸疾。五证皆君相二火上壅攻作，热则生风，风火相扇，故为是病。此药轻浮洁白，秋成得辛，清肃之品也。喉齿头目疮疥之疾，本乎风火为患，故悉主之。其喂马，主虫颡毛焦等病者，以马性多热，又为风热所伤，故为是病，宜其用。原其入肝，清调肝气，又为眼科散目翳之要药，而儿科诸疳雀目之证，亦必需之。除喉齿头目疾之外，余无他用。《本草述》卷九下：谷精草，谓得谷气之余也。卢复所说主治，诚然。然得谷气之余，而谓能平风木，则较他辛味，止于入肝为散者有间，故缪氏谓为补肝气之要药也。洁古用药式，谷精草入肝补气，是固风剂也，有治暗风方，用谷精草为末，少许水嚙，时复左右鼻。愚于风虚头痛，同诸味用之，累效。然则又为风证之补剂，张洁古先生洵能察物哉。乃世医止知用之治目，何欤！《本经逢原》卷二：谷精草性体轻浮，能入阳明分野，治目中诸痛甚良，而去翳尤为专药，明目退翳之功在菊花之上，痘后生翳亦用之。此草兔性喜食，故目疾家专用，与望月砂功用不殊。《本草求真》卷七：谷精草入肝散结，通血明目。谷精草专入肝，兼入胃。本谷余气而成，得天地中和之气，味辛微苦气温，故能入足厥阴肝及足阳明胃。按此辛能散结，温能通达。凡一切风火齿痛，喉痹血热，疮疡痛痒，肝虚目翳，涩泪雀盲至晚不见，并疳疾伤目，痘后星障，服之能有效。且退翳明目，功力驾于白菊，而去星明目，尤为专剂。时珍曰：谷精体轻性浮，能上行阳明分野。凡治目中诸病，加而用之，甚良。明目退翳，似在菊花之上也。试看望月沙系兔所食此草而成，望月沙亦能治眼，则知此更为眼家要药矣。取嫩秧花如白星者良。

【附方】《宝庆本草折衷》卷一一：神精散。治暗风，以此药去土为末，先嚙水取□天时，复左右鼻。《究原方》。

《本草汇言》卷四：治喉痹急胀。用谷精草，洗净捣汁，和米醋，漱泪喉间，一二次随消。《开宝》方。○治风热齿痛。以谷精草捣烂，加食盐少许，揩痛处，半日效。《圣惠方》。○治疮疥痒痛异常。用谷精草捣烂，擦之旋消。或日干，同金银花各半，煎汤饮。鲁若水。

莎草《别录》香附子《唐本草》

【释名】水香棱《图经本草》、三棱草《本草品汇精要》。

【集解】《本草衍义》卷一〇：莎草，其根上如枣核者，又谓之香附子，亦入印香中，亦能走气，今人多用。虽生于莎草根，然根上或有或无。有薄皱皮，紫黑色，非多毛也。刮去皮则色白。若便以根为之，则误矣。《植物名实图考》卷二五：莎草《别录》中品。《尔雅》：薃，侯莎。其实媞。即香附子也。《唐本草》始着其形状、功用。今为要药，与三棱极相类。唯淮南北产者子小而坚，俗谓之香附米者佳。

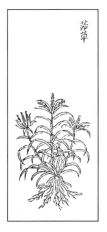

图 15-67-1。莎草
《图经（政）》

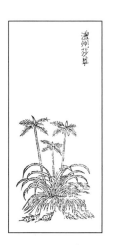

图 15-67-2 沣州
莎草《图经（政）》

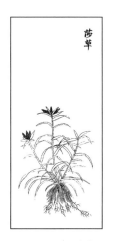

图 15-67-3 莎草
《图经（绍）》

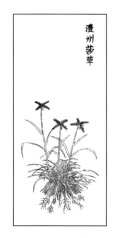

图 15-67-4 沣州
莎草《图经（绍）》

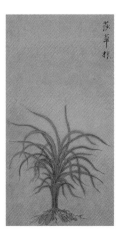

图 15-67-5 莎草根
《履巉岩》

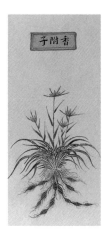

图 15-67-6 香附子
《品汇》

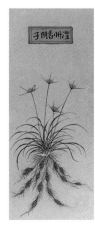

图 15-67-7 沣州
香附子《品汇》

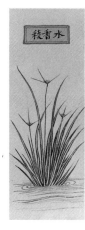

图 15-67-8 水香
棱《品汇》

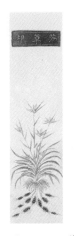

图 15-67-9 莎
草根《雷公》

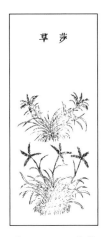

图 15-67-10 莎草
《三才》

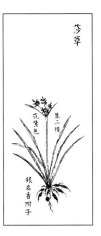

图 15-67-11 莎草
《原始》

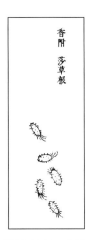

图 15-67-12 香附
莎草根《本草汇》

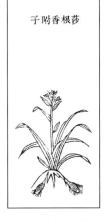

图 15-67-13 莎根
香附子《备要》

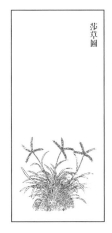

图 15-67-14 莎草
《草木典》

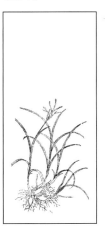

图 15-67-15 莎草
《图考》

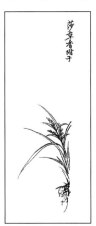

图 15-67-16 莎草
香附子《图说》

根茎（香附）

【修治】《本草发明》卷二：用清酒浸制，今用多以童便浸五七日，换东流水内再浸五七日用之。乌药为佐使。《医宗必读·本草征要上》：惧燥，蜜水炒。惧散，醋炒之。

【气味】味苦、辛，气温，无毒。阴中之阳，可升可降。《本草约言》卷一。性辛、辣。《医方药性·草药便览》。

【主治】大能下气，除胸腹中热。《履巉岩本草》卷上。生新去恶血、化痰之好。《医方药性·草药便览》。快气开郁，逐瘀调经。除皮肤瘙痒外邪，止霍乱吐逆内证。炒黑色禁崩漏下血，调醋末敷乳肿成痈。宿食可消，泄泻能固。驱热长毛发，益气充皮毛。久服利人，疏利之剂。亦当解悟。又引血药至气分而生血，故因而称曰妇人要药也。《本草蒙荃》卷二。

苗花（莎草）

【气味】甘，微寒，无毒。《本草乘雅半偈》帙八。

【主治】治皮肤瘙痒，遍体生风，取苗一握，煎汤浴之，立效。《履巉岩本草》卷上。

【发明】《夷坚志·再补》：时康祖为广德宰，事张王甚谨，后授温倅，左乳生痈，继又胸臆间结核，大如拳，坚如石，荏苒半载，百疗莫效，已而牵掣臂腋，彻于肩，痛楚特甚。○遂用香附去毛，姜汁浸一宿为末，二钱，米饮调。才数服，疮脓流出，肿硬渐消，自是获愈。《汤液本草》卷三：香附子气微寒，味甘，阳中之阴，无毒。《本草》云：除胸中热，充皮毛，久服令人益气、长须眉。后世人用治崩漏，本草不言治崩漏。《图经》云：膀胱、两胁气妨，常日忧愁不乐，饮食不多，皮肤瘙痒瘾疹，日渐瘦损，心忪少气。以是知益气，血中之气药也。方中用治崩漏，是益气而止血也。又能逐去凝血，是推陈也。与巴豆同治泄泻不止，又能治大便不通，同意。《续医说》卷一○：香附子主气分之病，香能窜，苦能降，推陈致新，故诸书皆云益气。而俗有耗气之讹，女科之圣药，皆非也。治本病略炒，兼血以酒煮，痰以姜汁，虚以童便浸，实以盐水煮，积以醋浸水煮。然其性勇毅发畅，可解妇人郁结多怒之偏，气行则无疾矣。《衍义补遗》而曰：引至气分而生血，此阳生阴长之义也。此说恐碍。盖香附主气，味主血，果何以生血乎？此又不可不辩。《药性粗评》卷一：飞霞子曰：香附子主气分之病，香能窜，苦能降，故诸书皆云益气，而俗有女科之专，非也。治本病略炒，兼血酒煮，痰以姜汁炒，虚以童便浸，实以盐水煮，积以醋浸水煮。大凡病则气滞而馁，故香附于气分为君药，世所罕知。佐以木香散滞，泄肺以沉香，无不升降。以小茴香可行经络，而盐炒则补肾开元气。香附为君，参、芪为臣，甘草为佐，治虚怯甚速。佐以厚朴之类，决壅积，棱、莪之类，攻其甚者，予尝避诸香药之热，用檀香佐附，流动诸气极妙。《本草纂要》卷一：香附味辛、甘，气微温，阳中之阴，无毒。主心腹攻痛、积聚、郁结痞满、癥瘕，安胎顺气，为妇人之仙药也。其制法有四：一盐炒，一醋炒，一酒制，一便制。各因其所用也。《本草发明》卷二：香附疏气散郁，女人之圣药也。盖女性偏滞，多气多郁，非此不能疏散。《药鉴》卷二：香附气微热，味甘、辛。气重味轻，乃血中气药，诸血气方中所必用者也。快气开郁，逐痢调经。除皮肤瘙痒外邪，止霍乱吐逆内证。炒黑色禁崩带漏下血，醋调敷治乳肿成痈。又能引血药至气分而生血，醋炒理气疼为妙，盐制治肾痛为良。酒炒则热，便煮则凉。同气药则入气分，同血药则入血分。《本草汇言》卷二：王好古开气郁，调血滞之药也。方龙潭稿善主心腹攻痛，积聚郁结，痞满癥瘕，崩漏淋血。乃血中气药，为妇科之仙珍也。虽应病多方，妙在制法得其所宜。故古方有盐、醋、酒、便四法之制，各因其所用也。○若阴虚血燥火盛，真气衰微，干咳咯血，及血热经水先期者，法当用滋阴润养之药。误用香附，病必转甚。《仁寿堂药镜》卷一○：李蕲州、韩飞霞，皆称香附于气分为君药，统领诸药，随用得宜，乃气病之总司，女科之主帅也。虽然，性辛而燥，不能益人。独用久用，反能害血。所述之功，皆取其治标，非取其治本也。惧燥则以蜜炒之，惧散则以醋炒之。治气疼尤妙。生用下逆气，宽膈。《轩岐救正论》卷三：香附虽为快气宣郁之圣药，妇人所必需。但味苦气辛，苦主泄，辛主散，而一切阴阳气血虚弱者忌之。若脾气虚弱作痞，虚寒生胀，宜用四君、六君，或加姜、桂治之。中气既健，痞胀自消。此治本法也。《本草汇笺》卷二：莎草根辛主散，苦主降，用以疏气开郁，不独为女人之药也。但女性偏滞，多气多郁，血因气滞，则不能生，故用此为疏散。要惟气实而不大虚者为宜，若气虚甚，恐益损其气也。因其性燥，故便制以润之，横行胸臆间，解散痞闷。凡气郁客热，藉以降下而舒邑。因其性散，故醋制以敛之，佐入肝经，以理两胁及小腹痛。《本草述》卷八：李濒湖所云为足厥阴、手少阳药，兼行十二经、八脉气分者，诚有确见哉。故主治诸证，当审为血中之气病，乃中肯窾，不漫同于诸治气之味也。《本草新编》卷三：香附味苦而甘，气寒而厚，阳中阴也，无毒。入肝、胆之经。专解气郁气疼，调经逐瘀，除皮肤瘙痒，止霍乱吐逆，崩漏下血，乳肿痈疮，皆可治疗。宿食能消，泄泻能固，长毛发，引血药至气分，此乃气血中必用之品。可为佐使，而不可为君臣。今人不知其故，用香附为君，以治妇人之病，如乌金丸、四制香附丸之类，暂服未尝不快，久之而虚者益虚，郁者更郁，何也。香附非补剂也，用之下气以推陈，非用之下气以生新；引血药至气分而散郁，非引血药入气分而生血也。舍气血之味，欲其阴生阳长得乎？故气虚宜补，必用参、芪。血少宜生，必须归、熟。香附不过调和于其内，参赞之寮佐，而轻任之为大将，鲜不败乃事矣。《本草汇纂》卷一：大抵妇人多郁，气行则郁解，故服之尤效。大凡病则气滞而馁，故香附于气分为君，举世所罕知。臣以参、耆，佐以甘草，治虚怯甚速也。按此端属开郁散气，与木香行气貌同实异，木香气味苦烈，故通气甚捷。此则苦而不烈，故解郁居多。但气多香燥，阴虚气薄者禁用。或酒、或醋、或童便、或盐水浸炒，各随本方制用。经候须详病症用药，如将行而痛者属气滞、属实，行后而痛者属气与血俱虚，痛而喜按者属虚，痛而拒按者属实，痛而喜按、色淡者属虚，痛而拒按、色紫者属实。大抵崩漏多因气虚血热而成，故须凉血补气为要。

【附方】《药性粗评》卷一：皮肤风痒。取香附苗二三斤，煎汤作浴，日三四次，妙。

《本草汇言》卷二：治酒肿虚肿。香附子捣净，米醋煮干，焙研为末，米醋糊丸服。久之败水从小便出，神效。《经验方》。治蜈蚣咬伤。嚼香附涂之，立效。《袖珍方》。○治血崩淋漏不止。用香附一斤，童便浸透炒，炒时不住手洒童便，火勿猛，炒一昼日为度。以木耳五两，纸包裹，以新瓦两片夹定，绳缚泥固，火煅存性，觉烟起良久，急去火，置冷地上。候冷取出，同香附研极细如面，每用七八分，淡醋汤调，空心服。许学士方。○治痈疽肿毒初起。用香附子四钱，酒浸炒，乳香、没药各一钱，白芷、赤芍药、当归尾、金银花各三钱，水酒各半煎服。陈自明方。○治跌扑损伤，瘀血凝滞肿痛。用香附子酒浸炒三钱，当归尾、桃仁泥各二钱，乳香、没药各一钱，酒水各半煎服。嵇氏家抄。○治妇人夜热骨蒸，阴虚血少者。用香附一斤，童便浸三日，再用童便煮酥，捣成膏；怀熟地四两，酒煮捣膏；沙参、麦冬、地骨皮、黄柏、牡丹皮、丹参各三两。共为末，炼蜜丸，每早服三钱，白汤下。《济阴方》○治小肠疝气冲发。用香附子、玄胡索、小茴香各二两，共为末，每服二钱，用海藻一钱，煎汤服。《永类钤方》。○治肝胁胀痛。用香附子三钱，芦荟一钱，白芥子五钱，牡丹皮二钱，共为末，红曲打糊，丸黍米大。每服二钱，白汤下。《圣惠方》。○治心胃痛。用香附、莪术各三钱，木香、槟榔、白牵牛各二钱，共为末，每服二钱，白汤下。《医学通旨》。○家宝丹。专治产难，胎衣不下，或胎死腹中，或血晕、血胀、血烦、血闷，及产后小腹痛如刀刺，兼治产后一切杂病，或中风中气，乳肿血淋，平时赤白带下，呕吐恶心，心气抑郁，经脉不调或不通，番胃膈食，饮食无味，手足顽麻，一切风痰俱效。香附子、童便浸二日，晒干；川乌、草乌，用酒煮一日，晒干；苍术、米泔浸一日，晒干，各四两；当归酒洗，白附子各二两，麻黄滚汤泡去沫，桔梗、甘草、防风、白芷、川芎、人参、大茴香、黑荆芥、白术各三两，木香、血竭、细辛各一两，共十九味，总在锅内微炒燥，磨为极细末，炼蜜丸弹子大，每丸重二钱，酒化开，和童便化下，男妇年久腹痛，服两三丸即愈。室女经脉不通者，用桃仁、红花煎汤下。劳热肺有火者不宜用。

《本草汇笺》卷二：黄鹤丹。每香附一斤，黄连半斤，洗晒，为末，水糊丸梧子大，外感葱、姜汤下；内伤米饮下；气病香汤下；血病酒下；痰病姜汤下；火病白汤下；以此类推。青囊丸，每香附略炒一斤，乌药略炮五两三钱，为末，水醋煮面糊丸，随证引用，如头痛茶下，痰气姜汤下之类。血崩秘方。用香附一斤，童便浸透，砂器中炒，炒时不住手洒童便，火勿过猛，炒三昼夜为度；川木耳四两，纸包裹，以新瓦两片，夹定绳缚，泥固，火煅存性，觉烟起良久，急去火，置冷地候冷取出，同香附研细如面，每五七分，淡醋汤调，空心服。

《校补滇南本草》卷下：十珍香附丸。香附十四两，作七分，每分二两，大理府出者。以一分童便浸；一分酒浸，行经络；一分醋浸，醋开郁，消瘀血，顺气；一分盐水浸；一分茴香子汤浸，滋肾水，补腰膝；一分益智仁汤浸，上行胃气，下行肾经，强智；一分萝卜子汤浸，消痰，消食积，春秋浸三日，夏一日，冬至五日。制毕，焙干，将香附入蕲艾四两，以好酒煮黑豆为君。

熟地四两，人参二两，归身四两，益母草四两，阿胶二两，枣仁，二两，炒。白茯苓二两，甘草，九钱，炙。天冬二两五钱，砂仁二两五钱，白术，二两，土炒。山药二两，橘红二两，玄胡，二两五钱，醋炒。黄芩，二两五钱，酒炒。共为细末，蜜为丸，或酒煮神曲为丸，每服三钱，滚水下。

伞骨草 《滇南本草图说》

图 15-68-1　伞骨草《滇南图》

【释名】牛毛毡《滇南本草图说》卷一○。

【气味】味甘甜。《滇南本草图说》卷一○。

【主治】健脾，利水通淋，妇人白带，煎汤服之最良。《滇南本草图说》卷一○。

【发明】《草木便方》卷一：牛毛毡辛散表寒，发汗解肌治不难。心胀烦闷消邪气，表虚无汗服安然。

山稗子《滇南本草》

【释名】山败子《滇南本草》。

【气味】味甘，带壳涩，根叶苦、涩。《滇南本草》卷中。

【主治】专治妇人散经败血。《滇南本草》卷中。

【附方】《滇南本草》卷中：妇人月来过多，将成崩症，或已成血崩。用山败子不拘多少，以五钱为止，煎汤点酒服，神效。

针头草《履巉岩本草》

【气味】性凉，无毒。《履巉岩本草》卷中。

【主治】治小便不通，不以多少，干，剉碎，每服三大钱，入灯心十数茎，水一盏，煎至八分，去滓，通口服，空心食前。《履巉岩本草》卷中。

飘拂草《植物名实图考》

【集解】《植物名实图考》卷一五：飘拂草南方墙墙阴砌下多有之。如初发小茅草，高四五寸。春时抽小茎，结实圆如粟米，生青老赭。

【主治】或云煎水饮能利小便。《植物名实图考》卷一五。

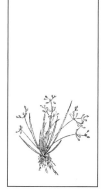

图 15-71-1 飘拂草《图考》

水蜈蚣《草药图经》

【释名】鱼秋串、水菖蒲《草药图经》、佛顶花、草含珠《草木便方》。

【集解】《植物名实图考》卷一五：水蜈蚣生沙洲，处处有之。横根赭色多须，微似蜈蚣形。发青苗如茅芽，高三四寸，抽茎结青球如指顶大，茎上复生细叶三四片。

【气味】辛，温平。《草木便方》卷一。

【主治】能通九窍，开心窍。《草药图经》。杀虫、败毒之药。《植物名实图考》卷一五。

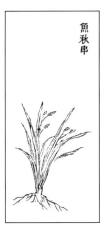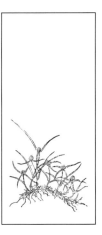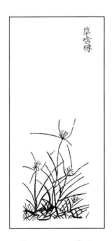

图 15-72-1 鱼秋 串《草药》   图 15-72-2 水蜈 蚣《图考》   图 15-72-3 草唅 珠《便方》

【发明】《草木便方》卷一：佛顶花草辛温平，散瘀除郁疟痢灵。产后血痛崩带止，打痧气痛狗伤清。连根草。

龙吐珠《生草药性备要》

【释名】狮子尾《生草药性备要》。

【主治】治洗蛇茸注烂，散毒、干水。《生草药性备要》卷上。

野卜荠《草木便方》

【释名】光棍子、野葧荠《草木便方》。

【气味】甘。《草木便方》卷一。

【主治】消积化铜开胃好，五种噎膈利膨胀，合鸡内金化食巧。《草木便方》卷一。

山慈姑《本草汇言》

【集解】《本草汇言》卷五：藏器陈氏曰：山慈菇，生山中湿地，惟处州、遂昌县所产者良。冬月生苗，如秋叶而稍小。二月中抽一茎，高尺许，茎端作花，有白黄红色三种，瓣上俱有黑点间杂，众花攒簇成朵，如丝线纽结，状甚可爱也。三月结实，子有三棱，四月中苗枯，即掘取其根，形似水慈菇而小，又似大蒜而有毛，迟则苗腐难觅矣。○一种叶如车前草，茎干花实则一也。《酉阳杂俎》云：花与叶不相见。又谓之无义草。今人多以金灯花、老鸦蒜根伪充之。但山慈菇有茸毛固壳，老鸦蒜根无毛而光为异也。**《本草纲目拾遗·正误》**：山慈姑，处州人以白花者良，

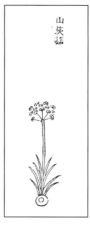

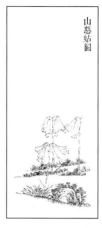

形状绝似石蒜。濒湖于"山慈姑集解"下注云：冬月生叶，二月枯，即抽茎开花，有红黄白三色。于石蒜集解下注：春初生叶，七月苗枯，抽茎开花红色。又一种，四五月抽茎开花黄白色。予昔馆平湖仙塘寺，沈道人从遂安带有慈姑花一盆来，亲见之，其花白色，俨如石蒜花。据云：彼土人言无红黄花者，其花开于三月。而张石顽《本经逢原》慈姑下注云：开花于九月，则是以石蒜为慈姑矣。濒湖于慈姑条下附方引孙天仁《集效方》，用红灯笼草，此乃红姑娘草，专治咽喉口齿，濒湖所收酸浆草是也。乃不列彼而列此，岂以慈姑又名鬼灯檠而误之耶。夫慈姑虽解毒，不入咽喉口齿，何得混入？又引《奇效方》，

图15-75-1　山茨菇《蒙筌》　　图15-75-2　山慈姑《草木典》

吐风痰用金灯花根，不知石蒜亦名金灯花。山慈姑根食之不吐，石蒜食之令人吐。则《奇效方》所用乃石蒜，非慈姑也。濒湖且两误矣。（编者按：此山慈姑与《本草纲目》山慈姑非同种植物。）

【修治】《本草汇言》卷五：采时晒干去毛壳用。

【气味】味辛，气寒，有小毒。《本草汇言》卷五。

【主治】消痈肿，日华解诸毒之药也。陈五占稿化蛊毒、解虫伤，疗犬咬，拔蛇毒，散痈疽、无名疔肿，出隐疹，有毒恶疮。又醋磨敷面，善剥面皮，除皯，化疣赘。《本草汇言》卷五。

【发明】《本草汇言》卷五：但其味辛气寒，专散热消结，快利而无钝滞者也。除此数证之外，并无别用，不可轻施。○卢子由先生曰：山慈菇之性，严厉威劣，而命名慈菇者何？然狂犬蛇蛊，恶毒疔肿，生死旦夕，此以猛毒莽之物，乃复化毒排凶，造人命于危急之顷，若皯疣赘，面目可憎，厥形亦无生情矣。剥之灭之，全面目，终身之大功。盖两端非慈悯姑恤，曷能如是乎！其命名者以此。

【附方】《本草汇言》卷五：治粉滓面。用山慈菇根研烂，夜涂旦洗，数次即净。陈氏藏器方。○治痈疽疔肿，一切恶疮及黄疸疾。山慈菇、苍耳草等分，捣烂，和好酒一钟，滤汁温服。或干用为末，每酒调服三钱。同前。○治风疾痫疾。用山慈菇二个，研如泥，以茶调下。即卧良久，得吐出鸡子大痰一块，永不发。如不吐，以热茶饮之，即吐痰块也。《奇效良方》○入紫金锭磨敷并服，有神效。凡一切饮食、药毒、蛊毒、瘴气、河豚、土菌、自死牛马等毒。并用凉水磨服一锭，或吐或利，即愈；痈疽发背疔肿，一切恶疮风疹，赤游痔疮，并用凉水磨涂，日数次，立消；阴阳二毒，伤寒狂乱，瘟疫，喉痹，喉风。并用冷水，入薄荷汁数匙，化下；心气痛并诸气，用生姜汤化下；泄泻痢下，干霍乱，绞肠沙。用薄荷汤，冷化下；中风中气，口噤眼歪，五癫五痫，鬼邪鬼胎，筋挛骨痛。并温酒化下；自缢溺水，魇迷死，心头温者。姜汤磨灌下；传尸痨瘵。凉水化下，取下恶物蛊积为妙；久近疟疾将发时。桃枝汤化下；女人经闭。红花

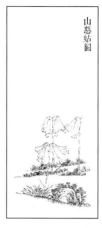

酒化下；小儿惊风，五痫五痢。薄荷汤化下；头风头痛。酒浸研烂，贴两太阳上；诸腹臌胀。麦芽汤化下；风虫牙痛。酒磨涂之；毒蛇恶犬，一切虫伤。并用凉水磨涂，仍服之。以上主治诸证，此指紫金锭而言，非为山慈菇言也。

佛顶珠《草木便方》

【释名】地胡椒《草木便方》。

【气味】辛性大温。《草木便方》卷一。

【主治】跌扑肿痛消五淋，能杀蛀虫擦牙疼，偏正头痛捣涂灵。《草木便方》卷一。

星宿菜《救荒本草》

【释名】单条草《植物名实图考》。

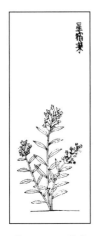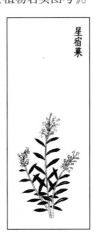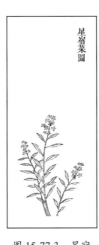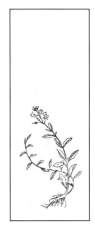

图 15-77-1　星宿菜《救荒》　　　图 15-77-2　星宿菜《博录》　　　图 15-77-3　星宿菜《草木典》　　　图 15-77-4　星宿菜《图考》

【集解】《救荒本草》卷上之后：星宿菜生田野中。作小科苗生，叶似石竹子叶而细小，又似米布袋叶，微长，梢上开五瓣小尖白花。

【气味】苗叶味甜。《救荒本草》卷上之后。

【主治】江西俚医呼为单条草，以洗外肾红肿。《植物名实图考》卷五。

过路黄《本草纲目拾遗》

【释名】神仙对坐草、蜈蚣草《本草纲目拾遗》、铜钱草《草木便方》。

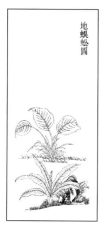

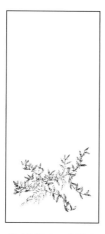

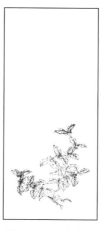

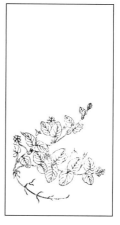

图 15-78-1　地蜈蚣　　　图 15-78-2　地蜈蚣　　　图 15-78-3　过路黄　　　图 15-78-4　过路黄
《草木典》　　　　　　　　《图考》　　　　　　　　《图考》-1　　　　　　　《图考》-2

【集解】《本草纲目拾遗》卷五：山中道旁皆有之，蔓生，两叶相对，青圆似佛耳草，夏开小黄花，每节间有二朵，故名。按：《外科全生》云：此草梗叶长青，经冬不衰，殊不知春生秋死，不衰之说谬矣。《百草镜》云：此草清明时发苗，高尺许，生山隰阴处，叶似鹅肠草，对节，立夏时开小花，三月采，过时无。《植物名实图考》卷一三：过路黄处处有之，生阴湿墙砌下。拖蔓铺地，细茎，叶似薄荷，大如指顶，二叶对生；花生叶际，淡红，亦似薄荷而小，逐节开放，历夏踰秋；蔓长几二尺余，与石香葇、爵床相杂，殊无气味。过路黄又一种江西坡塍多有之。铺地拖蔓，叶如豆叶，对生附茎，叶间春开五尖瓣黄花，绿跗尖长，与叶并苗。

【主治】黄疸初起，又治脱力虚黄。《本草纲目拾遗》卷五。

【发明】《草木便方》卷一：铜钱草淡除风毒，癫狗咬伤捣酒服。疠风丹毒生服涂，能化胎孕血水出。

【附方】《本草纲目拾遗》卷五：黄疸初起，又治脱力虚黄。用神仙对坐草三叶、白荷包草、平地木、茵蔯各三钱，水煎，分三服，早中晚下，一服全愈，脱力虚黄五剂。《祝氏效方》洞天仙草膏用之。《百草镜》。○毒蛇咬。捣此草汁饮，以渣罨伤口，立愈。一切疝气。仙人对坐、青木香二味，捣汁冲酒服，立效。刘羽仪《验方》。

麦裹藤《本草纲目拾遗》

【集解】《本草纲目拾遗》卷七：各麦地皆有，临安县乡间尤多。四月采之，茎缠麦上，叶类神仙对坐草而略尖，微有毛，叶对节生，茎细，节微紫，叶小者佳，叶大者无力。

【主治】跌扑，张氏传方，以干者一钱，酒煎服。《本草纲目拾遗》卷七。

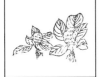

图 15-80-1 土练子《滇南》

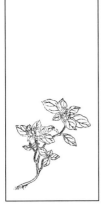

图 15-81-1 临时救《图考》

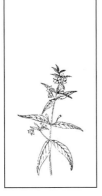

图 15-82-1 刘海节菊《图考》

土练子 《校补滇南本草》

【集解】《校补滇南本草》卷上：其叶似地草果，叶藏一大子，子内黑水染须发即黑。

【气味】味甘，性寒，无毒。《校补滇南本草》卷上。

【主治】主治一切湿气流痰，疯癫四肢，小儿大疮胎毒。○根能消食消痞块，中膈不通。叶敷疮疽痈发背如神。《校补滇南本草》卷上。

【发明】《校补滇南本草》卷上：土练子此物捣汁，煮铅成银，煮铜变白。○先生取煮朱砂成宝丹，救一切横生死胎即下。此砂一分，能治小儿脐风噤嘴，惊风吐泻如神效。

【附方】《校补滇南本草》卷上：治七十二症疯痰。若遇狂疯乱打人者，服之即愈。取子烧灰，酒服。

临时救 《植物名实图考》

【集解】《植物名实图考》卷一五：临时救江西、湖南田塍、山足皆有之。春发弱茎，就地平铺；厚叶绿软尖圆，微似杏叶而无齿；茎端攒聚，二四对生，下大上小；花生叶际，黄瓣五出，红心，颇似磬口腊梅，中有黄白一缕吐出。

【主治】土医以治跌损，云伤重垂毙，灌、敷皆可活，故名。《植物名实图考》卷一五。

刘海节菊 《植物名实图考》

【集解】《植物名实图考》卷一五：刘海节菊似黄花刘寄奴，而茎叶细瘦，花亦无长蕊。

【主治】建昌俚医采根治风火。《植物名实图考》卷一五。

方正草 《本草纲目拾遗》

【集解】《本草纲目拾遗》卷四：方正草，《福建续志》：出永春州，叶狭而长，蓝色，平分四方，攒茎而上，其实六瓣。

【主治】治金蚕蛊。《本草纲目拾遗》卷四。

牛耳草 《植物名实图考》

【释名】翻魂草、石胆草《植物名实图考》。

【集解】《植物名实图考》卷一六：牛耳草生山石间。铺生，叶如葵而不圆，多深齿而有直纹隆起，细根成簇，夏抽葶开花。○湖南谓之翻魂草。《滇本草》谓之石胆草。云生石上，贴石而生，开花形似车前草。○按此花作箭子，内微白外紫，下一瓣长，旁两瓣短，上一瓣又短，皆连而不坼，如剪缺然。葶高二三寸，花朵下垂，置之石盎拳石间，殊有致。

【气味】味甘，无毒。《植物名实图考》卷一六。

【主治】治跌打损伤。○同文蛤为末，乌须良；叶捣烂敷疮，神效。《植物名实图考》卷一六。

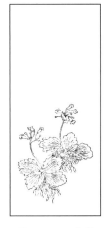

图 15-84-1　牛耳草《图考》

石吊兰 《植物名实图考》

【释名】石宅兰、石豇豆《植物名实图考》。

【集解】《植物名实图考》卷一六：石吊兰产广信宝庆山石上。横根赭色，高四五寸，就根发小茎生叶，四五叶排生，攒簇光润，厚劲有锯齿大而疏，面深绿背淡，中唯直纹一缕，叶下生长须数条，就石上生根。

【主治】土人采治通肢节、跌打、酒病。《植物名实图考》卷一六。风湿气肿消痰功，追毒化食养阴血，头闷眼花诸虚松。《草木便方》卷一。

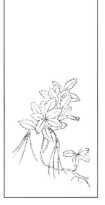

图 15-85-1　石吊兰《图考》

岩白菜 《植物名实图考》

【集解】《植物名实图考》卷一六：岩白菜生山石有溜处。铺生如白菜，面绿背黄，有毛茸茸。

【主治】治吐血有效。《植物名实图考》卷一六。

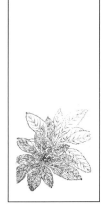

图 15-86-1　岩白菜《图考》

半边莲《本草纲目》

【释名】青牛膝、紫花草、半朵莲、半枝花《滇南本草》卷上。

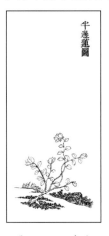

图 15-87-1 半边
莲《草木典》

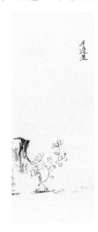

图 15-87-2 半边
莲《滇南图》

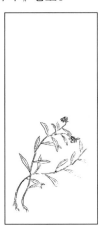

图 15-87-3 半边
莲《图考》

【集解】《滇南本草图说》卷八：生水边湿处，软枝绿叶，开水红小莲花半朵。

【气味】味辛、酸，性微寒。《滇南本草》卷上。味苦、辛，气甘，平，性凉。阳中之阴。《医门秘旨·药性拾遗》卷一五。味甜，性平。《生草药性备要》卷下。

【主治】通经络，祛风热，凉血疗热，疥癞脓疮，血风癣疮，治脑漏溢，鼻流浊涕。利小便，兼治五淋便浊。《滇南本草》卷上。血痔，牡痔，牝痔，羊乳痔，鸡冠痔，番花痔，及一切疮毒最良。○枝叶熬水，洗诸毒疮癣，其效如神。《滇南本草图说》卷八。

【发明】《生草药性备要》卷下：俗云：识得半边莲，不怕共蛇眠。

【附方】《滇南本草》卷上：治疥癞脓，血风癣疮。青牛膝不拘多少，捣汁，点上酒服。煎汤点水酒服。治淋症便浊，用法同。○治脑漏。头眩疼，鼻流浊涕，或黄色青水，辛臭不通，不闻香臭。青牛膝五分，腊肉骨（金华火腿骨好）、黑细豆二十粒，炒。引点水酒服。

《医门秘旨》卷一五：解疮毒，治蛇伤，疗疗疮、发背、无名肿毒。先用酒捣，次用滚酒冲入，去渣，渣敷患处，服酒取汗即效。

紫花地丁《本草纲目》

【释名】堇堇菜、箭头草《救荒本草》、丁蒿《滇南本草图说》、紫金锁《植物名实图考》。

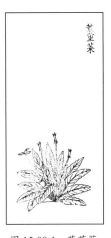

图 15-88-1　堇堇菜
《救荒》

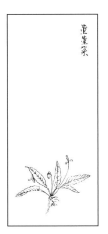

图 15-88-2　堇堇菜
《原始》

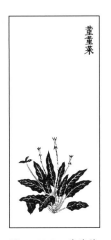

图 15-88-3　堇堇菜
《博录》

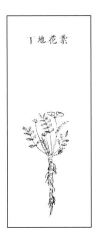

图 15-88-4　紫花
地丁《类纂》

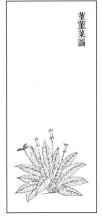

图 15-88-5　堇堇菜
《草木典》

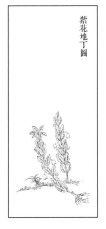

图 15-88-6　紫花地
丁《草木典》

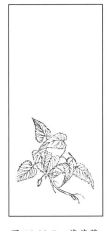

图 15-88-7　堇堇菜
《图考》

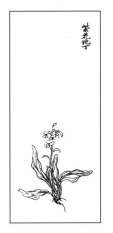

图 15-88-8　紫花地
丁《图说》

【集解】《救荒本草》卷上之前：堇堇菜，一名箭头草。生田野中。苗初撮地生，叶似铍音批箭头样，而叶蒂甚长，其后叶间撺葶，开紫花，结三瓣蒴儿，中有子如芥子大，茶褐色。叶味甘。《本草原始》卷三：地丁始生山南岩石及高冈上，今处处有之。苗覆地，春生。叶青、小。花开有紫、白二种。根直如钉，入药宜用紫花者，故俗每呼为紫花地丁。《医林纂要探源》卷二：小叶，密排附茎，如柳，茎青黑，弱如蔓，夏开紫红花，垂如铃铎，细结小角。《植物名实图考》卷一二：此草江西、湖南平隰多有之。或呼为紫金锁，又呼为紫花地丁。其结实颇似小白茄，北人又呼为小甜水茄。其叶和面，切食甚滑。实老裂为三叉，子黄如粟，黏于壳上，渐次黑落。俚医用根治火症，功同地丁。

【气味】辛、苦、寒。《顾氏医镜》卷七。

【主治】疔痈必简，敷服皆奇，外科圣药。《顾氏医镜》卷七。主治乳疖痘疔。《得宜本草·中品药》。补肝燥脾，平血热，去壅湿。主治一切痈疽疔毒，瘰疬血热。《医林纂要探源》卷二。泻热解毒，为外科敷治专药。《药性切用》卷三。

【发明】《本经逢原》卷二：地丁有紫花、白花二种。治疔肿恶疮，兼疗痈疽发背，无名肿毒。其花紫者茎白，白者茎紫，故可通治疔肿，或云随疔肿之色而用之。但漫肿无头，不赤不肿者禁用，以其性寒，不利阴疽也。《要药分剂》卷六：紫花地丁，《纲目》止疗外科症。但考古人，每用治黄疸，喉痹，取其泻湿除热之功也。大方家，亦不可轻弃。《草木便方》卷一：紫花地丁辛苦寒，痈疽发背疔疡痊。无名肿毒能溃散，花紫叶条要认全。

【附方】《校补滇南本草》卷中：治小儿走马牙疳，溃烂腥臭。紫花地丁根不拘多少，用新瓦焙，为末，搽患处。

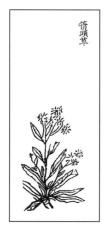

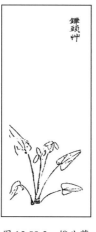

图 15-89-1 箭头草《便方》　　图 15-89-2 铧头草《便方》

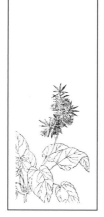

图 15-90-1 铁灯树《图考》

箭头草《履巉岩本草》

【释名】铧头草、华尖草《草木便方》。

【集解】《医门秘旨》卷一五：田埂边多生，其叶如披头箭样。

【气味】性凉，无毒。《履巉岩本草》卷上。味苦，气寒，性凉，无毒。阴中之阴。《医门秘旨》卷一五。

【主治】医鼓捶风，兼治脚气疾。入炉火药用。《履巉岩本草》卷上。解疮毒，行浊血，走经络，入煎剂则能治痪风。《医门秘旨》卷一五。

【发明】《履巉岩本草》卷上：歌曰：一叶一枝花，阴山是我家。硫黄见着死，水银结成砂。《草木便方》卷一：华尖草甘入厥阴，直攻命门停滞精。月瘕胀满能消散，刀刃斧伤涂即清。

铁灯树《植物名实图考》

【集解】《植物名实图考》卷九：铁灯树江西、湖南皆有之。铺地生，一叶一茎，叶似紫菀而宽，本圆末尖，夏间中抽一葶，长五六寸，颇似枯茎。秋深始从四面发小叶，随作苞，开细瓣小白花，赭蒂长二三分，叶蒂攒密，青赭斑驳。

【主治】根止痛活血，酒煎服。《植物名实图考》卷九。

铁树开花《植物名实图考》

【集解】《植物名实图考》卷九：铁树开花生建昌。一茎一叶，似马蹄而尖有微齿，与犁头尖相类，而叶背白，细根。

【主治】治隔食症，同猪肺煮服。《植物名实图考》卷九。

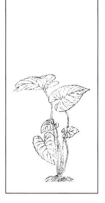

图 15-91-1　铁树开花《图考》

犁头草《植物名实图考》

【释名】地草果《滇南本草》、堇堇菜、宝剑草、半边莲《植物名实图考》。

【集解】《植物名实图考》卷一二：南北所产，叶长圆，尖缺各异；花亦有白、紫之别。又有宝剑草、半边莲诸名，而结实则同。

【气味】味辛酸，性微温，入肝经，走阳明。《滇南本草》。《植物名实图考》卷一二。

【主治】止血，消恶毒疮，去腐生新。《本草求原》卷三。

【发明】《植物名实图考》卷一二：《滇南本草》：地草果味辛酸，性微温，入肝经，走阳明，破血气，舒郁结，风火眼暴赤疼痛，祛风退翳。盖肝气结而翳成，散结则云翳自退。但肝实可用，肝虚忌之。

【附方】《植物名实图考》卷一二：治奶头疼痛。或小儿吹着，或身体压注，乳汁不通，头痛，怕冷发热，口干，身体困倦，乳头乳傍红肿胀硬。地草果二钱，天花粉一钱，川芎钱半，青皮五分，北柴胡一钱，白芷一钱，金银花一钱，甘草节五分，水酒煎服。治目疾赤肿。用白花、绿花地草果一钱，川芎一钱，白蒺藜一钱，木贼五分，谷精草一钱，白菊一钱，栀子一钱，蝉蜕一钱，引用羊肝一片。《滇南本草》。

《本草求原》卷三：治鱼口便毒。捣，同醋煮热敷，冷即易之。

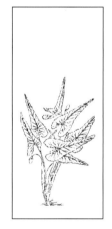

图 15-92-1　犁头草《图考》

七星莲《植物名实图考》

【集解】《植物名实图考》卷一六：七星莲生长沙山石上。铺地引蔓，与石吊兰相似，而叶阔薄有白脉；本细末团，圆齿，乱根如短发，又从叶下生蔓，四面傍引，从蔓上生叶，叶下复生根须；一丛居中，六丛环外；根既别植，蔓仍牵带，故有七星之名。

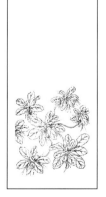

图 15-93-1　七星莲《图考》

【主治】治红白痢。《植物名实图考》卷一六。

茶匙草《校补滇南本草》

【气味】性温，味苦、微辛。《校补滇南本草》卷下。

【主治】专治面寒疼痛，腰膝酸疼，肚腹寒气疼痛。或为末，或煎服，引点烧酒。《校补滇南本草》卷下。

如意草《本草纲目拾遗》

【释名】玉如意、箭头草、剪刀草、大风草《本草纲目拾遗》。

【集解】《本草纲目拾遗》卷四：《百草镜》云：生山间或田塍，有紫白二种，紫花者名金剪刀，白花者名银剪刀，入药白花者良。叶与人家盆栽者无异，但花小，叶狭长而尖，微有别耳。敏按：山野间如意草，叶上尖下圆，深青色，与人家所种无异，惟叶色稍深绿耳。其花亦有紫白二种，至狭长之叶者，乃地丁草，所谓银剪刀，白花者是也。金剪刀，紫花者是也。与如意草一类二种，其性情功效，亦不甚远。《植物名实图考》卷二七：如意草铺地生，如车前。开四瓣翠蓝花，有柄横翘，如翠

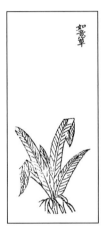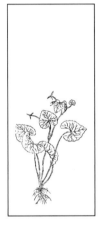

图 15-95-1　如意草《滇南》　图 15-95-2　如意草《图考》

雀而小。《校补滇南本草》卷上：此草生于滇南山，形似小芭蕉，四叶，无花，根似人形。

【气味】味甘、苦，性寒。《校补滇南本草》卷上。

【主治】治痞块疮毒，追风理气，逐疫肺痈。《本草纲目拾遗》卷四。

【发明】《校补滇南本草》卷上：治一切虚症，阳痿无子。采服之者，虽八旬耋老，亦能生子。先生以此草酒浸，名坎离酒，服之轻身耐老，百病不生，神效。根能救吊死有微气者，研末调水，灌之即活。或打死、淹死，研末，吹鼻即醒，服之如神。

【附方】《本草纲目拾遗》卷四：乳痈初起。用玉如意草一两，白酒煎，饱肚时服，初起者二服即消，成脓者两剂必溃，已溃者三服易敛，疼痛者服之能止。《百草镜》。乳痈疔疮。白花如意草，一名银剪刀，生田野山间，较人家种者叶狭花小，捣汁服之，渣傅患处。《救生苦海》。儿背生泡。小儿背上起白泡，累如缀珠，一二日即破，脓血外流，痒甚，一处方好，一处又起。用如意草捣烂傅之，长巾缚定，一夜而愈。《集验》。脚上生疮。治脚上生疮，乱孔如蜂窝者，

用如意草捣烂傅之。或用干如意草为末，鸡子清调傅亦可。《集验》。痘儿气急。白花地丁，不拘多少，煎汤服之，立止。《刘氏验方》。炎天火痘。暑月出痘，有一种火痘，遍身皆红者是也。用白花地丁捣汁，白酒冲服，立解。《刘氏验方》。

四方如意草《本草纲目拾遗》

【释名】地灵芝《本草纲目拾遗》。

【集解】《本草纲目拾遗》卷四：四方开花，茎多叶繁，如如意。

【主治】治神鬼二箭，活血追风。《本草纲目拾遗》卷四。

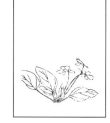

图 15-96-1　四方如意草《图考》

试剑草《履巉岩本草》

【释名】宝剑草《植物名实图考》。

【气味】性凉，有毒。《履巉岩本草》卷下。

【附方】治蛇伤犬咬，一切虫毒，用少许捣烂，贴患处。《履巉岩本草》卷下。

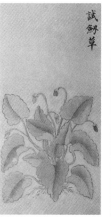
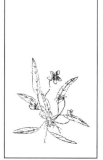

图 15-97-1　试剑草《履巉岩》

图 15-97-2　宝剑草《图考》

鹿蹄草《履巉岩本草》

【气味】性温，无毒。《履巉岩本草》卷中。

【主治】治中诸毒并酒面毒。不以多少，干为细末，入芜荑末少许，面糊为元弹子大，每服一元，随中毒物下。《履巉岩本草》卷中。

紫罗兰《本草纲目拾遗》

【集解】《本草纲目拾遗》卷五：紫罗兰白花者良，产溪涧者尤佳。

【主治】治臌胀肿满，清利水道，土产者治跌打损伤，取根捣酒服少。许汪连仕《采药书》。《本草纲目拾遗》卷五。

【发明】《本草纲目拾遗》卷五：其根入药，不可多服，令人吐泻伤胃气。

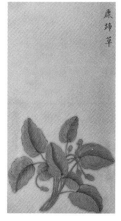

图 15-98-1　鹿蹄草《履巉岩》

凤仙《救荒本草》 【校正】时珍云出《纲目》，今据《救荒本草》改。

【释名】小桃红、夹竹桃、海蒳、染指甲草《救荒本草》、透骨草《景岳全书》、好女儿花、羽客《本草品汇精要续集》。

【集解】《救荒本草》卷上之前：小桃红，一名凤仙花，一名夹竹桃，又名海蒳（音纳），俗名染指甲草。人家园圃多种，今处处有之。苗高二尺许，叶似桃叶而窄，边有细锯齿，开红花，结实形类桃样，极小，有子似萝卜子，取之易迸北净切散，俗名急性子。《本草原始》卷三：凤仙人家多种之，极易生。二月下子，五月可再种。苗高二三尺，茎大如指，中空而脆，有红白二色。叶长而尖，似桃叶而有锯齿。桠间开花，头、翅、尾、足俱具，翘然如凤状，故名凤仙。又一名金凤花。有红白紫碧数色，自夏初至秋尽开，花谢相续。结实大如樱桃，尖锐，色如毛桃，故一名小桃红。生青熟黄，犯之即裂，故一名急性子。子似莱菔子而小，褐色。妇女采其花及茎叶包染指甲，每呼为指甲草。《寿世秘典》卷三：茎有红、白二色，其大如指，中空而脆，叶长似桃、柳叶而有锯齿。丫间开花，有黄、白、红、紫、碧、杂色，亦自变易。自夏初至秋尽开谢，相续结实累然，色如毛桃，其形微长，生青熟黄，犯之即裂，皮卷如拳，苞中有子似萝卜子而小，褐色。其肥茎汋可食。花亦可浸酒饮。《本草纲目拾遗·正误》：凤仙花一名透骨草，以其性利能软坚，故有此名。《纲目》有名未用收透骨草，濒湖引《集效》《经验》诸方，载其主治而遗其形状。《重庆堂随笔》卷下：凤仙花一名透骨草，以其性利能软坚也。《纲目》有名未用，收透骨草，引《集效》《经验》诸方，载其主治而遗其形状，盖不知其为凤仙花别名也。

子

【气味】味平，性燥，无毒。《野菜博录》卷二。微苦而温。《本草从新》卷二。

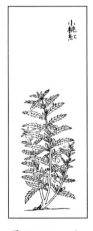

图 15-100-1 小桃红《救荒》

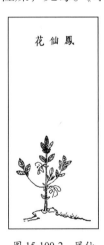

图 15-100-2 凤仙花《救荒》

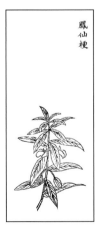

图 15-100-3 凤仙梗《野谱》

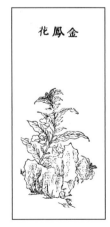

图 15-100-4 凤仙花《三才》

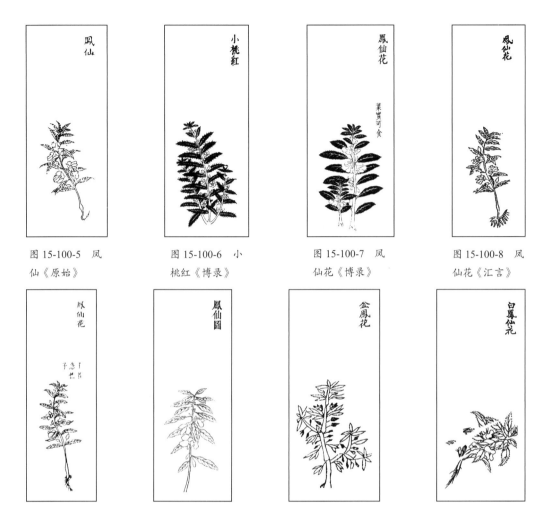

图 15-100-5 凤
仙《原始》

图 15-100-6 小
桃红《博录》

图 15-100-7 凤
仙花《博录》

图 15-100-8 凤
仙花《汇言》

图 15-100-9 凤
仙花《类纂》

图 15-100-10 凤
仙《草木典》

图 15-100-11 金凤
花《便方》

图 15-100-12 白凤
仙花《图说》

【主治】落胞胎，化积块，下骨哽，通闭窍之药也。《本草汇言》卷五。治狂痴，胜金丹用之。《本经逢原》卷二。治产难积块，噎膈骨哽。《本草从新》卷二。

【附方】《本草汇言》卷五：治难产催生。用凤仙子二钱，研末，白汤调服。勿沾牙。《集简方》。○治咽中骨哽欲死者。用凤仙子三钱，研末，白汤调。以竹筒灌入咽中，其骨即软。不可经牙，或为末吹之。《普济方》。

花

【气味】味苦，气寒，有毒。《本草汇言》卷五。甘温而滑。《本草从新》卷二。

【主治】活血气，利筋脉之药也。《本草汇言》卷五。活血消积。《本草从新》卷二。

【附方】《本草汇言》卷五：治跌扑伤损筋骨，并血脉不行。用凤仙花三两，当归尾二两，浸酒饮。《兰台集》。

根叶

【气味】味苦，微涩。《救荒本草》卷上之前。苦，甘，辛。《本草从新》卷二。

【主治】通经活血之药也。《本草汇言》卷五。散血通经，软坚透骨。《本草从新》卷二。

【附方】《本草汇言》卷五：治杖打肿痛。用凤仙花根捣如泥，涂肿破处，干则又上，一夜即散。冬月取干者研末，蜜汤调涂。《方外集》。〇治咽喉为骨物鲠碍，并误吞铜钱。用凤仙花根捣烂噙咽，骨物自下。鸡骨效尤速。即以温水漱口，吐去，免损齿也。《普济方》。〇治马患诸病。用凤仙花，连根叶捣汁熬膏。遇马有疾，抹其眼四角上，即汗出愈。缪氏《小品》。

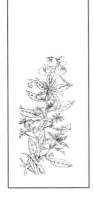

图 15-101-1　水金凤《图考》

水金凤《植物名实图考》

【集解】《植物名实图考》卷一七：水金凤生云南水泽畔。叶茎俱似凤仙花，叶色深绿。《滇南本草》：味辛，性寒。洗筋骨疼痛、疥癞癣疮，殆能去湿。夏秋时叶梢生细枝，一枝数花，亦似凤仙，而有紫黄数种，尤耐久。

【气味】性寒，味辛。《校补滇南本草》卷下。

【主治】洗湿热筋骨疼痛，疥癞等疮。《校补滇南本草》卷下。

剪刀草《植物名实图考》

【释名】羊尾须《植物名实图考》。

【集解】《植物名实图考》卷九：剪刀草生建昌。独茎，高尺许；对叶尖长，微似凤仙花叶而无齿，面绿，背青白，梢端抽长条，结黄实如薏仁而小，层缀如穗而疏。

【主治】土医以治头疮，煎水洗之。《植物名实图考》卷九。

水甘草《图经本草》

【集解】《证类本草》卷三〇：〔《本草图经》〕水甘草生筠州。〇春生苗，茎青色，叶如杨柳，多生水际，无花。七月、八月采。彼土人多单使，不入众药。

【气味】味甘性缓，气之薄者，阳中之阴。《本草品汇精要》卷四一。

【主治】小儿风热丹毒疮。与甘草同煎，饮服。出《图经》。《本草品汇精要》卷四一。

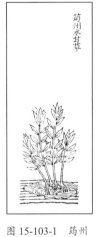
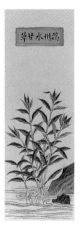
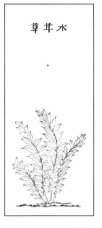
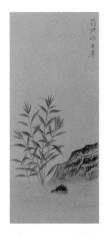

图 15-103-1 筠州
水甘草《图经（政）》　　图 15-103-2 筠
州水甘草《品汇》　　图 15-103-3 水甘
草《三才》　　图 15-103-4 筠州
水甘草《草木状》

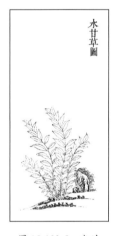
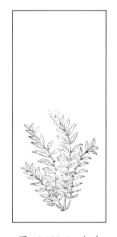
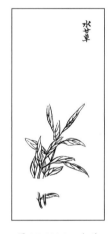

图 15-103-5 水甘
草《草木典》　　图 15-103-6 水甘
草《图考》　　图 15-103-7 水甘
草《图说》

狗牙花《生草药性备要》

【主治】治小儿邪病。若额上有暗云，俗言犯四娘，即取花揾之，或带在身，或压在席底同睡，其病自退。《生草药性备要》卷上。治小儿邪病，暗带之即愈。《本草求原》卷三。

豆瓣绿《生草药性备要》

【释名】土细辛、一炷香、老虎料《生草药性备要》。

【集解】《植物名实图考》卷一七：豆瓣绿生云南山石间。小草高数寸，茎叶绿脆；每四叶

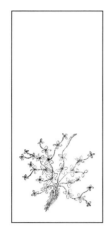

图 15-105-1 豆瓣
绿《图考》

攒生一层，大如豆瓣，厚泽类佛指甲；梢端发小穗长数分，亦脆。

【气味】性平。《生草药性备要》卷上。

【主治】通关窍，舒筋络，取须用。《生草药性备要》卷上。

【发明】《广阳杂志》卷三：兵涛持小叶鹿含草一握来，此草性同肉桂，有引血归经之功，佳品也。星沙在处有之。《植物名实图考》卷一七：土医云性寒，治跌打。顺宁有制为膏服之，或有验。惟滇南凡草性滋养者皆曰鹿衔，诞词殊未可信，姑存其方。

【附方】《植物名实图考》卷一七：六味鹿衔草膏。六味鹿衔草皆生顺宁县瑟阴洞林岩、扳岩，采取豆瓣鹿衔草、紫背鹿衔草、岩背鹿衔草、石斛鹿衔草、竹叶鹿衔草、龟背鹿衔草六味，加大茯苓，用桑柴合煎去渣，更加别药熬一日夜。冰糖融膏。性平和，男女老幼皆可服，忌酸冷。治痰火，用苎根酒服。年老虚弱、头晕眼花，用福圆大枣汤服。年幼先天不足、五痨七伤，火酒调服。患病日久，难以起欠，福圆大枣茯苓姜汤服。此膏长服，益寿延年，须发转黑。

地耳草《生草药性备要》

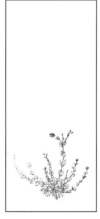

图 15-106-1 地耳
草《图考》

【释名】田基黄《生草药性备要》、蛇喳口《草木便方》、斑鸠窝、雀舌草《植物名实图考》。

【集解】《生草药性备要》卷上：其花黄色，叶细，生在田基滋润处。《植物名实图考》卷一二：地耳草一名斑鸠窝，一名雀舌草。生江西田野中。高三四寸，丛生。叶如小虫儿卧单叶，初生甚红，叶皆抱茎上耸，老则变绿。梢端春开小黄花。按《野菜谱》有雀舌草，状亦相类，或即此。

【气味】味苦、甜，性平。《生草药性备要》卷上。苦、甘、平，入脾。《本草求原》卷三。

【主治】治酒病，消肿胀，解蛊毒，散大恶疮，理痞疮肿。《生草药性备要》卷上。

【发明】《草木便方》卷一：蛇喳口草寒消热，水湿泻痢清火邪。风火牙痛啥噙止，白疱水疔嚼涂灭。

元宝草《履巉岩本草》

【释名】穿心鸭舌、草苓苓《履巉岩本草》。

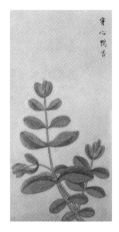 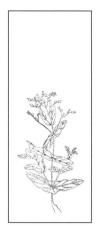 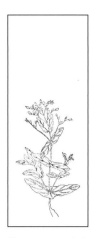 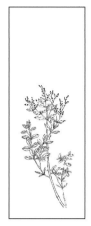

图 15-107-1　穿心鸭舌《履巉岩》

图 15-107-2　元宝草《三才》

图 15-107-3　元宝草《图考》-1

图 15-107-4　元宝草《图考》-2

【集解】《本草从新》卷一：生江浙田塍间。一茎直上，叶对节生，如元宝向上，或三四层，或五六层。《本草纲目拾遗》卷五：此草有两种：一种两叶包茎，亦对节生；一种独叶，茎穿叶心，入药以独叶者为胜。《百草镜》：元宝草生阴土，近水处多有之，谷雨后生苗，其叶中阔两头尖，如梭子形，穿茎直上，或五六层，或六七层，小满后开花黄色，《植物名实图考》卷一〇：元宝草产建昌。赭茎有节，对叶附茎，四面攒生，如枸杞叶而圆，梢端开小黄花如槐米。土人采治热证。

《植物名实图考》卷二五：元宝草江西、湖南山原、园圃皆有之。独茎细绿，长叶上翘，茎穿叶心，分杈复生小叶。春开小黄花五瓣，花罢结实，根香清馥。

【气味】性凉。《履巉岩本草》卷中。辛寒。《本草从新》卷一。

【主治】补阴，治吐血衄血。《本草从新》卷一。《百草镜》：跌扑闪腰挫疼，痈毒。《本草纲目拾遗》卷五。

【发明】《植物名实图考》卷二五：土医以叶异状，故有相思、灯台、双合合诸名。或云患乳痈，取悬置胸间，左乳悬右，右乳悬左，即愈。《简易草药》有茅草香子，治痧症极效，按其形状亦即此。

【附方】《履巉岩本草》卷中：治鼻中出血。每用细末一二钱，冷水调服，立差。

遍地金《校补滇南本草》

【气味】性寒，味苦，涩。《校补滇南本草》卷中。

【主治】治日久水泻，久痢赤白。遍地金，引用乌梅一个，沙糖少许，同煎服。《校补滇南本草》卷中。

老鹳草《滇南本草》

【释名】六阳草《滇南本草》、老鹳筋姚氏《食物本草》、五叶草《本草纲目拾遗》。

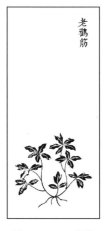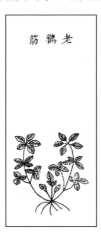

图 15-109-1 老鹳　　图 15-109-2 老鹳　　图 15-109-3 六阳　　图 15-109-4 老鹳
筋《野谱》　　　　筋《茹草》　　　　草《滇南图》　　　　草《滇南图》

【集解】《滇南本草》卷下：生太华山，叶似豌豆叶。

【气味】味辛，性温。入肝。《滇南本草》卷下。

【主治】行经络，治半身不遂，筋骨疼痛，手战摇，足艰痿软等症。此草主一切腰疼，肚腹冷痛。《滇南本草》卷下。

【发明】《滇南本草》卷下：昔一人左手中风，半身不遂，手足痿软，筋骨疼。有人传以此草药方，服后手足能动，筋骨痛止。六阳草一两、秦归一两、川芎五钱、川石藤五钱、八仙草五钱、桂枝二钱、牛膝三钱、虎骨、五钱，醋炙。木瓜五钱，好酒三斤，泡浸，火煎滚，冷去火毒，每服三杯，炖热用。《茹草编》卷一：老鹳力已尽，羽翰亦复稀。云霄失俦匹，筋骨徒离披。仙禽羽化不知处，常有翠色侵人衣。鹳筋可食谷可辟，盘中香气时靟靟。一朝肉翅生两腋，轩身直上蓬莱飞。二月采，香油、椒、盐炒食，亦可作虀。《本草纲目拾遗》卷五：程云来《即得方》名五叶草，亦不载形状。能移痘后眼翳：用此草捣如豆大一小饼，如左眼有翳，贴右眼角肉上，其翳即移至右眼，再用此饼贴左眼角肉上，其翳移至鼻梁内，即去此饼，翳膜便除。

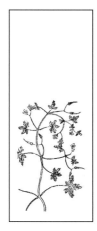

图 15-110-1 汉荭
鱼腥草《图考》

汉荭鱼腥草《植物名实图考》

【释名】白花地丁《滇南本草图说》。

【集解】《植物名实图考》卷二三：汉荭鱼腥草生云南太华山麓。红茎袅娜，似立似欹；对生横枝，细长下俯；枝头三杈，生叶宛如青蒿；叶际小葶，细如朱丝；花苞作小箭子，开五瓣粉红花，似梅花而小，瓣上有红缕，殊媚。按宋《图经》有水英，又名牛荭鱼津，而不着其形状、气味，难以臆定。

【气味】味苦、甘，平。《滇南本草图说》卷四。

【主治】酒痔血痔，牝痔牡痔，医家诸药不效，服此神效。《滇南本草图说》卷四。

【附方】《校补滇南本草》卷中：治痔疮生管。单剂煎，点水酒服。

隔山消《校补滇南本草》

【释名】赤地榆《校补滇南本草》。

【气味】性微温，味苦，微涩、酸。《校补滇南本草》卷中。

【主治】止面寒背寒，肚腹痛日久，大肠下血七天后赤白痢症。《校补滇南本草》卷中。

【发明】《草木便方》卷一：隔山消甘微苦温，气膈噎食和鸡金。心腹积滞消肿胀，醋磨涂癣有功勋。

【附方】《校补滇南本草》卷中：治面寒背寒，肚腹疼痛。赤地榆一钱，为末，热烧酒下。○治肠胃积热，大肠经便血，或伤风便血，红白痢症。赤地榆一两，槐角，三钱，炒。或花亦可。枳壳五钱，黄芩三钱，荆芥穗二钱，全秦归五钱，黄连二钱，酒炒。共为细末，合丸桐子大，每服二钱，米汤下。

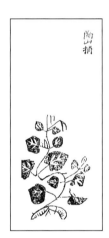

图 15-111-1 隔山捎《便方》

黄麻叶《本草纲目拾遗》（即：人苋）

【释名】牛泥茨、三珠草、天紫苏《本草纲目拾遗》、人苋、铁苋、海蚌含珠、撮斗撮金珠《植物名实图考》、半边珠、六合草《草木便方》。

【集解】《本草纲目拾遗》卷四：黄麻叶，《医方集听》云：此治诸血之圣药，一名牛泥茨，一名三珠草，一名天紫苏。三月生苗如麻，叶有微毛，取叶嚼之，味如苦萝，久嚼微辛，大叶旁两小叶如杏叶，至八九月每叶生子三粒，状如粟米子，内一粒如菜子，嫩时青色，老即黑色，取子入药。治咳伤肺。开花细紫红色，自五月起，至十月止，处处有之。《植物名实图考》卷三：人苋盖苋之通称。北地以色青黑而茎硬者当之，一名铁苋，叶极粗涩，不中食，为刀创要药。其花有两片，承一二圆蒂，渐出小茎，结子甚细。江西俗呼海蚌含珠，又曰撮斗撮金珠，皆肖

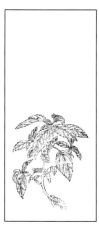

图 15-112-1 人苋《图考》

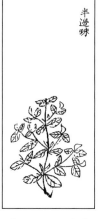

图 15-112-2 半边珠《便方》

其形。《颜氏家训》博士皆以参差者是苋菜，呼人苋为人荇，亦可笑之甚。宋人《说部》有以人苋二字为奇者，是殆记兔园册子者也。

叶

【主治】治诸血之圣药。《本草纲目拾遗》卷四。止泻痢，虚热牙痛腮肿服，二便热结通更易。《草木便方》卷一。

【附方】《本草纲目拾遗》卷四：治血症。取叶同虎杖龙芽用。《集验》。血崩。用黄麻叶连根捣烂，酒煎露一宿，次早服之。《集验》。

子

【主治】治咳伤肺。《本草纲目拾遗》卷四。

珍珠草《生草药性备要》

【释名】日开夜闭《生草药性备要》。

【气味】味劫，性温。《生草药性备要》卷上。

【主治】治小儿疳眼、疳积，煲肉食，或煎水洗。又治下乳汁，治主米疳者最效。《生草药性备要》卷上。

透骨草《本草原始》

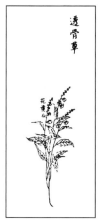

图 15-114-1 透骨草《原始》

【集解】《本草原始》卷一：透骨草苗春生田野间，高尺余，茎圆，叶尖有齿，至夏抽三四穗，花黄色，结实三棱，类蓖麻子。五月采苗。治风湿有透骨搜风之功，故名透骨草。○茎叶俱青，高一二尺，花黄。干透骨草叶不显锯齿。入药苗花并用。与马鞭草大不相似。马鞭草花叶如菊紫花，透骨草尖叶类蓝，黄花。治疗亦异，用者宜审。

【气味】甘、辛，无毒。《本草原始》卷一。

【主治】一切风湿筋骨疼痛、拘挛，寒湿脚气，遍身疮癣疥癞肿毒。《本草原始》卷一。

【附方】《本草原始》卷一：治反胃吐食。透骨草独科，苍耳、生牡蛎各一钱，姜三片，水煎服。《普济方》。治一切肿毒初起。用透骨草、漏芦、防风、地榆等分，煎汤绵蘸，乘热不住荡之，二三日即消。杨诚《经验方》。

地胡椒《医方药性》

【气味】性温。《医方药性·草药便览》。

【主治】治翳目，去热血。《医方药性·草药便览》。

地锦《嘉祐本草》

【释名】雀儿绵单《救荒野谱》、小虫儿卧单、铁线草《救荒本草》、雀儿绵毯《茹草编》、退血草《草木便方》、奶花草《植物名实图考》。

【集解】《植物名实图考》卷一三：地锦阴湿处有之。紫茎塌地生，叶如初生菊叶而短，深齿有光，开小粉紫花，大如粟，结实作球。味微辛。湖南亦呼为半边莲，可治跌损。疑陈藏器所谓露下有光者是此草。《植物名实图考》卷一五：田塍阴湿处皆有之。形状似小虫儿卧单，而茎赤、叶稍大，断之有白汁。同鲢鱼煮服，通乳有效。按《嘉祐本草》：地锦茎赤，叶青紫，红花，细实，当即此草。李时珍误以小虫儿卧单，并为一条。乃云黄花黑实，与《图经》相戾。今俗方治血病不甚采用，而通乳则里妪皆识，故标奶花之名，以着其功用云。

【主治】煎汤浸酒，破血止疼，祛产后血凝，逐腹中血块。妇人瘦损，不能饮食可痊；淋沥不尽，赤白带下大效。天行时疾，心闷，煎煮浸酒服之。《太乙仙制本草药性大全·仙制药性》卷二。

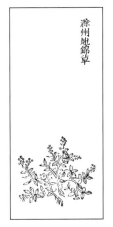

图 15-116-1　滁州地锦草《图经（政）》

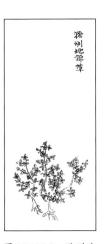

图 15-116-2　滁州地锦草《图经（绍）》

图 15-116-3　地锦草《履巉岩》

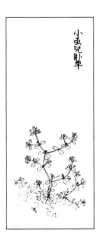

图 15-116-4　小虫儿卧单《救荒》

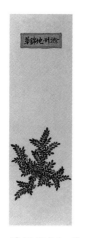

图 15-116-5 滁州地锦草《品汇》

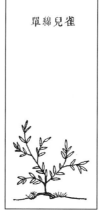

图 15-116-6 雀儿绵单《野谱》

图 15-116-7 雀儿绵毯《茹草》

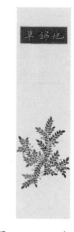

图 15-116-8 地锦草《雷公》

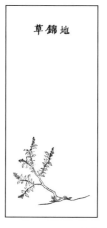

图 15-116-9 地锦草《三才》

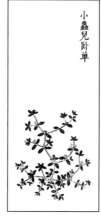

图 15-116-10 小虫儿卧单《博录》

图 15-116-11 雀儿绵单《草木典》

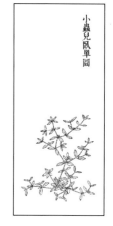

图 15-116-12 小虫儿卧单《草木典》

图 15-116-13 地锦《图考》

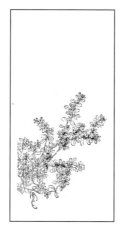

图 15-116-14 奶花草《图考》

图 15-116-15 小虫儿卧单《图考》

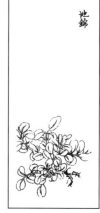

图 15-116-16 地锦《图说》

【发明】《**本草汇言**》卷七：凉血散血，李时珍解毒止痢之药也。茹日江稿善通流血脉，专消解毒疮。《**别录**》方治妇人血结阴疝及血痢血崩。濒湖方消痈肿恶疮，血痢热疝诸疾。凡血病而因热所使者，用之合宜。设非血热为病而胃气薄弱者，又当斟酌行之。《**草木便方**》卷一：退血草辛通血脉，阴疝血结破血烈。崩带淋痢血便止，肿毒金刃出血灭。

【附方】《**本草汇言**》卷七：治妇人血结腹痛，阴疝热瘕诸疾。用地锦草捣汁一碗，和热酒饮之。危氏方。〇治血热崩中。用地锦草捣汁二碗，当归、川芎各五钱，姜炭三钱，将地锦汁二碗，煎减半服。杨士行方。〇治好酒食炙煿之人，遍身干疥，搔之血出，燥痒不休。以地锦草一大把，捣汁，和热酒饮之。干五林《像传方》。〇治跌扑损伤，内血瘀留作痛，或金疮血出不止。俱用地锦草捣拦，炒热，敷上，以布缚紧一时许，痛定血止。危氏方。

秋海棠《本草纲目拾遗》

【释名】八月春《**群方谱**》、断肠草《**大观录**》、相思草《**漳州府志**》、断肠花《**花镜**》。

【集解】《**本草纲目拾遗**》卷七：秋海棠，《**岭南随笔**》：海棠本无香，惟清远归猿洞秋海棠、肇庆羊峡春海棠，其香特盛。《**群方谱**》：一名八月春，草本，花色粉红，甚娇艳，叶绿如翠羽。此花有二种，叶下红筋者为常品，绿筋者开花更有雅趣。《**大观录**》：秋海棠亦名断肠草，其根、叶有毒，犬马食之即死，浸花水饮之害人。《**漳州府志**》：秋海棠岁每生苗，其茎甚脆，叶背作红乱纹，云是相思血也。相传昔人有以思而喷血阶下，遂生此，故亦名相思草。其花一朵谢，则旁生二朵，二生四，四生八，具太极象，雅艳异常。《**花镜**》：秋海棠一名八月春，为秋色中第一，本矮而叶大，背多红丝如胭脂，作界纹，花四出，以渐而开，至末朵结铃子，生桠枝，花娇冶柔媚，其异种有黄、白二色，一名断肠花。《**植物名实图考**》卷二七：秋海棠，《**群芳谱**》：秋海棠一名八月春。草本，花色粉红，甚娇艳，叶绿色。此花有二种：叶下红筋者为常品，绿筋者有雅趣。枝上有种落地，明年自生，夏便开。

【气味】味酸，性寒无毒。《**本草纲目拾遗**》卷七。

【主治】和蜜搽面，泽肌润肉。其干捣汁治咽喉痛。《**本草纲目拾遗**》卷七。

【发明】《**本草纲目拾遗**》卷七：周开鄂云：秋海棠俗传其花中黄心有大毒，人食多死，予一日误食此，惊惶一夜，仓卒旅邸，无药可解，但委命听之而已，次日亦无恙。丁宪荣云：秋海棠叶初生山左，小儿争采食之，味微酸、生津，能益唇色，如涂朱然，则其无毒可知。《**药性考**》：海棠喜背阴而生，故性寒，凡大热症可用。

【附方】《**本草纲目拾遗**》卷七：擦癣杀虫。用叶花浸蜜，入妇人面药用。《**百草镜**》。〇海棠蜜。红秋海棠采花去心，白蜜拌匀，蒸晒十次，令化为度，冬月早晨洗面后敷之，能令色艳，

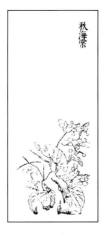 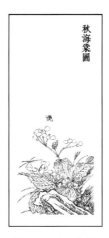 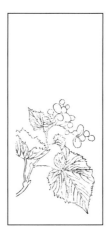

图 15-117-1　秋海棠《三才》　　图 15-117-2　秋海棠《草木状》　　图 15-117-3　秋海棠《图考》

并治吹花癣痱。《救生苦海》。制海棠蜜法。上白蜜一大杯，红秋海棠现取花片用，拌入蜜内，将花略捣烂，日日晒，或蒸数次，自烂如泥，其蜜色如海棠；或加入好芙蓉粉少许，光绝可爱，且免面皮冻裂。《慈航活人书》。

《寒秀草堂笔记》卷四：耳中出黄水。以秋海棠根捣汁，滴耳中即愈。怡尚书传。

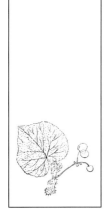

图 15-118-1　独牛《图考》

独牛《本草纲目拾遗》

【释名】百里奚草、羖羊齿《本草纲目拾遗》。

【集解】《本草纲目拾遗》卷四：产阴地，如秋海棠。《植物名实图考》卷一七：独牛生云南山石间。初生一叶，似秋海棠叶而光滑无锯齿，淡绿厚脆，疏纹数道，面有紫晕如指印痕；茎高三四寸，从茎上发苞开花；花亦似海棠，只二瓣，黄心一簇。盆石间植之，有别趣，且耐久。

【气味】味酸。《本草纲目拾遗》卷四。

【主治】治牙疼。《本草纲目拾遗》卷四。

接骨红《生草药性备要》

【集解】《生草药性备要》卷上：叶背紫黑，梗红，生在石岩之处。

【气味】味甘，性平。《生草药性备要》卷上。

【主治】理跌打,去瘀生新,能挟骨续筋,止痛消肿,散毒。《生草药性备要》卷上。

紫天葵《生草药性备要》

【释名】一点红、山桔贝、咄脓膏《生草药性备要》。

【集解】**《生草药性备要》卷上**：花黄,叶有五爪。

【主治】治跌打消肿止痛,去瘀生新。浸酒,壮筋骨。○消疮咄脓,洗痔疔,能埋口。《生草药性备要》卷上。

【发明】**《生草药性备要》卷上**：紫天葵性烈,不入服。

一寸金倒金钟《医方药性》

【气味】性温。《医方药性·草药便览》。

【主治】治喉风,去肠毒,散肿去血。《医方药性·草药便览》。

菊花倒金钟《医方药性》

【气味】性温。《医方药性·草药便览》。

【主治】治飞痒,去诸毒风,治利疾。《医方药性·草药便览》。

半天狗倒金钟《医方药性》

【气味】性温。《医方药性·草药便览》。

【主治】治喉风,解毒去风。《医方药性·草药便览》。

松皮倒金钟《医方药性》

【气味】性温。《医方药性·草药便览》。

【主治】治风邪,解喉肿毒。《医方药性·草药便览》。

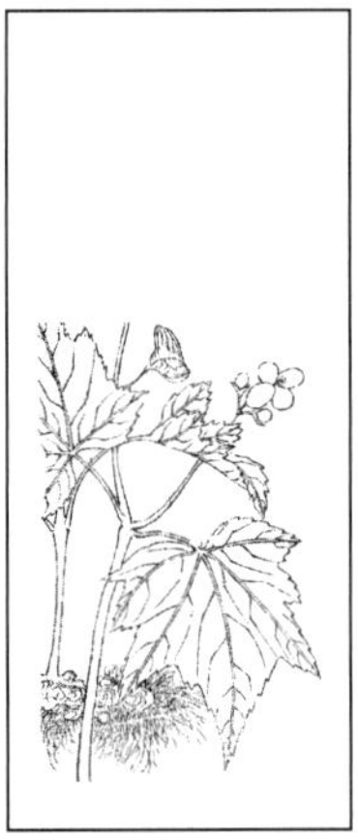

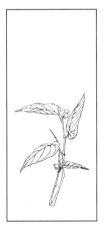

图 15-125-1 红孩儿《图考》

红孩儿《植物名实图考》

【集解】《植物名实图考》卷九：红孩儿生南安。高尺许，根如姜而嫩红黄色，茎似鱼儿牡丹，叶似木芙蓉而尖歧，稍短；秋冬开花，极肖秋海棠；结实作角，如鱼尾形而末小团，皮薄如榆荚；子红黄色，亦似鱼子。

【主治】俚医以治腰痛。《植物名实图考》卷九。

红小姐《植物名实图考》

【集解】《植物名实图考》卷九：红小姐生南安。茎叶微似秋海棠，与红孩儿相类，而叶面绿，无赤脉，背淡红，纹赤。盖一种而微异。

【气味】甘温。《植物名实图考》卷九。

【主治】治妇人内窍不通。顺经络，升气，补不足。《植物名实图考》卷九。

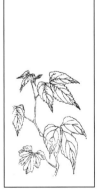

图 15-126-1 红小姐《图考》

见肿消《植物名实图考》

【集解】《植物名实图考》卷九：见肿消生建昌。红茎如秋海棠，圆节粗肥，似牛膝；小叶多缺齿，大叶三叉深齿，末尖，面青，背微白。《植物名实图考》卷一五：见肿消产南昌。铺地生，叶如芥菜，多皱而尖长；又似初生天名精叶亦狭，中有白脉一道；根如初生小萝菔，直下无须，赭褐色，有横纹。

【主治】土人采根敷疮毒。《植物名实图考》卷九。俚医畜之，以治肿毒。《植物名实图考》卷一五。

图 15-127-1 见肿消《图考》

双蝴蝶《植物名实图考》

【释名】玉蝴蝶《续医说》。

【集解】《续医说》卷一〇：玉蝴蝶云南临安之南，产灵草于河底地名，状似蝴蝶，土人名之为玉蝴蝶。《植物名实图考》卷一六：双蝴蝶，建昌山石向阴处有之。叶长圆二寸余有尖，二四对生，两大两小；面青蓝有碎斜纹，背红紫有金线四五缕，两长叶铺地如蝶翅，两小叶横出如蝶腹及首尾；短根数缕如足，极为奇诡。

【主治】治痘毒。用活草一斤，作二服，酒煎下，已成速愈，未成立消。《本草纲目拾遗》卷三。捣敷诸毒，见日即萎。《植物名实图考》卷一六。

【发明】《续医说》卷一〇：凡仕宦闽广者，以此草缀于衣领中，可以预知蛊毒，领中飒飒作声，其家具膳，断不可食矣。无毒则寂然无声，以是为验。此草虽土人亦罕得之，刘绍卿宦游此地，得藏于家。

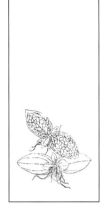

图 15-128-1　双蝴蝶《图考》

白花丹《生草药性备要》

【释名】山坡苓、假茉莉、蛇揽管《生草药性备要》。

【气味】性苦，寒，无毒。《生草药性备要》卷上。

【主治】散疮消肿、祛风，治蛇咬。《生草药性备要》卷上。

【附方】《生草药性备要》卷上：治屙疾痢症，煮鳔鱼头。去眼膜，迎风下泪之症能止，煲肉食。擦癣、疥、癞，去毒俱妙。

攀倒甑《图经本草》

【释名】斑骨草、斑杖丝《图经本草》。

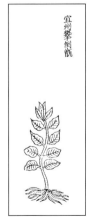

图 15-130-1　宜州攀倒甑《图经（政）》

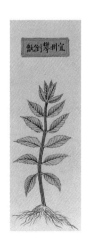

图 15-130-2　宜州攀倒甑《品汇》

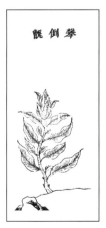

图 15-130-3　攀倒甑《三才》

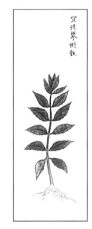

图 15-130-4　宜州攀倒甑《草木状》

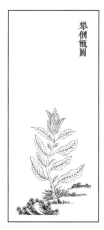

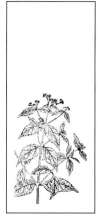

图 15-130-5 攀倒
甑《草木典》

图 15-130-6 攀倒
甑《图考》

【集解】《证类本草》卷三〇：〔《本草图经》〕攀倒甑生宜州郊野。○其茎、叶如薄荷。《药性粗评》卷三：江南山谷处处有之，以宜州者良。春夏采叶，秋冬采根。《植物名实图考》卷一四：攀倒甑，湖南土呼攀刀峻，声之转也。形正似大叶薄荷，茎圆，枝微紫，对节生叶，梢头开小黄白花如粟米。

【气味】味苦，性寒，无毒。《药性粗评》卷三。味苦、辛，寒。《植物名实图考》卷一四。

【主治】主治风热狂躁，以冷水浸，捣绞汁服之，甚效。《药性粗评》卷三。主解利风壅热盛、烦渴狂语。春夏采叶，研捣，冷水浸绞汁，服之甚效。○俚医云：性凉能除瘴。《植物名实图考》卷一四。

【发明】《植物名实图考》卷一四：《新化县志》作斑刀箭，饲牛易肥。谚云：要牛健，斑刀箭。

见肿消《图经本草》

【集解】《本草汇言》卷四：苏氏曰：见肿消，古生筠州，今南北地俱有。春生苗叶，茎紫色，高一二尺，叶似桑而光，面青紫赤色。采不拘时。

【气味】味酸、涩，有微毒。〔宋·苏颂《本草图经》〕《证类本草》卷三〇。

【主治】痈肿，止血如神。贴狗咬毒。《分部本草妙用》卷八。

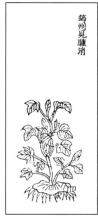

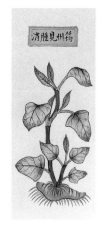

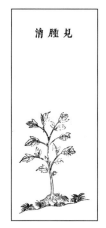

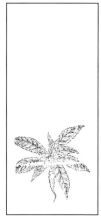

图 15-131-1 筠州
见肿消《图经（政）》

图 15-131-2 筠州
见肿消《品汇》

图 15-131-3 见肿
消《三才》

图 15-131-4 筠州
见肿消《品汇》

【发明】《药性纂要》卷二：谚云：识得见肿消，十个瘤，九个消。〇
此草消瘤有验。予见罗漆匠头上生瘤如道冠，已多年，后忽消尽无痕。因询
其故，云用见肿消一味，为末，拣开口花椒一两，白糖二两，河水、井水各
一碗，煮至花椒闭口，取起晒干，每早空心，白汤吞四十九粒，服至半月，
瘤上出臭水，逐渐干去。瘤痒切不可搔，搔破便难收口，只以生姜擦之。乃
罗亲试，口传此方。罗奉长斋，年近七十，用之有效，其不伤元气可知矣。
夫瘤之为赘，若无损于身命，似可置之不问。然于形貌有碍，则又殊堪憎人，
而无如欲去之难也。予见一妇人，年四十余岁，手掌心生一瘤，如鸡子半大。
妇云：吾必欲去此，死且瞑目。因延专治瘤者，用药枯之，已将落矣，一夜
忽然掌心出血盈盆，昏晕几绝，复苏后变鼓胀，遂终不救。予见治瘤方虽多，
惟此为最，因录出与世共之，令患瘤者消除陋相，仍复体态端庄，顿然改观，
亦人生乐事耳。

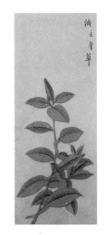

图 15-132-1　油
草《履巉岩》

油草《履巉岩本草》

【气味】性温，无毒。《履巉岩本草》卷上。

【主治】主诸般恶毒，疮疖肿毒。每用少许，捣烂贴疮上。
未差再用。《履巉岩本草》卷上。

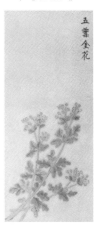

图 15-133-1　五
叶金花《履巉岩》

五叶金花《履巉岩本草》

【气味】性凉，无毒。《履巉岩本草》卷中。

【主治】治风湿相搏，麻痹无力。不以
多少，干为细辛，每服一钱至二钱，当归酒
调下，不以时。《履巉岩本草》卷中。

紫金藤《履巉岩本草》

【气味】性凉，无毒。《履巉岩本草》卷中。

【主治】治诸般肿毒恶疮。不以多少，
捣烂罨患处。如疮干，干为末。冷水调傅。《履
巉岩本草》卷中。

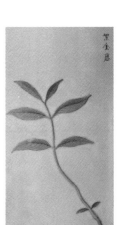

图 15-134-1　紫
金藤《履巉岩》

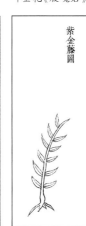

图 15-134-2　紫
金藤《草木典》

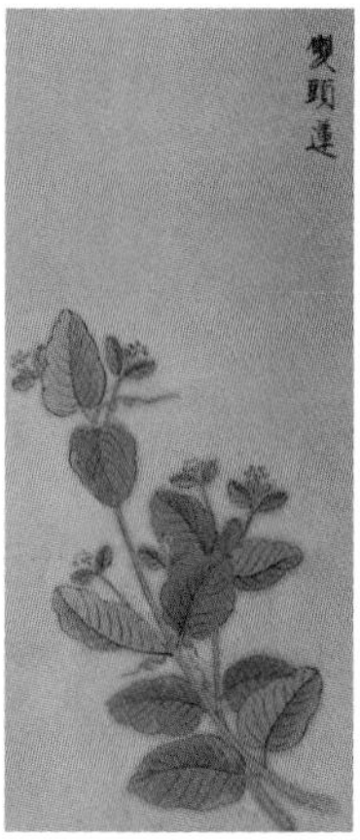

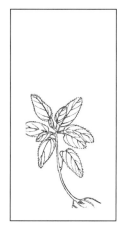

图 15-135-1　双
头莲《履巉岩》

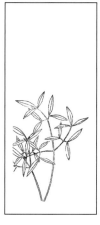

图 15-137-1　一
扫光《图考》

图 15-138-1　七
篱笆《图考》

双头莲《履巉岩本草》

【释名】催生草《履巉岩本草》。

【气味】性温，有毒。《履巉岩本草》卷中。

【主治】治妇人难产。临产时取药，左手把之，随即生下。治小儿牙疳，烂捣贴患处。《履巉岩本草》卷中。

苦益菜《履巉岩本草》

【气味】性凉，无毒。《履巉岩本草》卷中。

【主治】大凉血，善治妇人血脉不调，干为细末，每服一钱至二钱，温酒调服，不以时。艾醋汤调服亦得。《履巉岩本草》卷中。

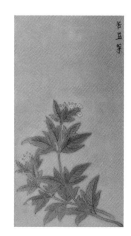

图 15-136-1　苦
益菜《履巉岩》

一扫光《植物名实图考》

【集解】《植物名实图考》卷一〇：一扫光生广信。独茎，高尺余，红茎，梢叶密攒。叶如木樨叶而薄柔，面青背淡，边有软刺。

【主治】治杨梅疮毒。《植物名实图考》卷一〇。

七篱笆《植物名实图考》

【集解】《植物名实图考》卷一五：七篱笆生建昌。细茎翠绿，近根微红；叶如小竹枝梢，三叶，旁枝二叶对生，共成七叶，状亦娉婷。

【主治】以根治烦热。《植物名实图考》卷一五。

地黄叶《滇南本草图说》

【释名】紫背双叶草《滇南本草图说》。

【集解】《滇南本草图说》卷六：紫背双叶草生江边有水处，或大海边亦有之。叶似梅花，五瓣，根结二果，果上有须。

【气味】气味甘、辛，寒，苦，平，无毒。《滇南本草图说》卷六。

【主治】肌肤如柴，能生血和血，肥肌，健脾理中。久服延年益寿。亦治噎食转食反胃，养脾，生精润肺。小儿疳疾目盲，化痰定喘，安神。亦治气瘿食瘿，痰结成袋，或因水生瘿袋，噙之即散。《滇南本草图说》卷六。

紫袍《图经本草》

【集解】《证类本草》卷三〇：〔《本草图经》〕紫袍生信州。春深发生，叶如苦益菜。至五月生花如金钱，紫色。

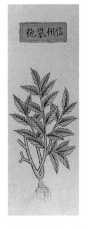

图 15-140-1　信
州紫袍《品汇》

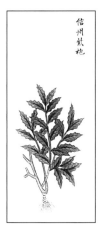

图 15-140-2　信
州紫袍《草木状》

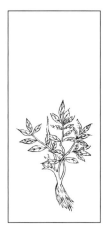

图 15-140-3　信州
紫袍《图考》

【主治】彼方医人用治咽喉口齿。〔《本草图经》〕《证类本草》卷三〇。

双尾草《校补滇南本草》

【集解】《校补滇南本草》卷上：此草生水边，形似芦柴，叶似兰叶，生双尾，尾上黄色。

【气味】味甘辛。《校补滇南本草》卷上。

【主治】治一切大麻疯，癞疾诸疮，无名种毒，痈疽发背，服之如神。〇其叶解夷人毒药。《校补滇南本草》卷上。

【附方】《校补滇南本草》卷上：乌须黑发，兼治一切阴虚火盛，妇人干血痨症，小儿先天不足。取双尾草一斤，熬成膏。治一切痰火脚气，手痿软，或中风不语，

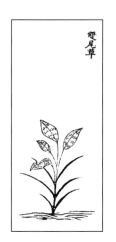

图 15-141-1 双
尾草《滇南》

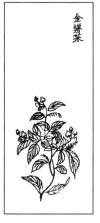

图 15-142-1 金
缠菜《滇南》

半身不遂。取根煮酒。早午晚饮三杯，神效。

金缠菜《校补滇南本草》

【集解】《校补滇南本草》卷上：生有水处。叶上小有梗，故曰铁梗。根生一软枝，枝上有黄子，四月采子，八月采本，九蒸九晒，熬成膏，能辟谷延年，救荒，名救荒菜。

【气味】味酸，无毒。《校补滇南本草》卷上。

【主治】作菜盐炒，久服令人面容不解，百病不生，能补肾添精，大补元气，稳齿乌须，延年益寿。子，放于酒内一时，其酒即化为水，即将此水治筋骨疼痛，神效。《校补滇南本草》卷上。

铁线草《图经本草》

【集解】《证类本草》卷三〇：〔《本草图经》〕铁线生饶州。〇三月采根，阴干。《植物名实图考》卷八：余至彼访之未得。

【气味】味微苦，无毒。〔《本草图经》〕。《证类本草》卷三〇。

【主治】彼土人用疗风，消肿毒，有效。〔《本草图经》〕。《证类本草》卷三〇。

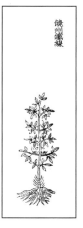

图 15-143-1 饶州
铁线《图经（政）》

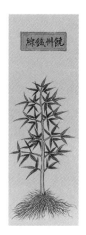

图 15-143-2 饶
州铁线《品汇》

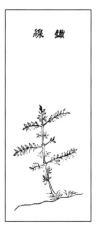

图 15-143-3 铁线
《三才》

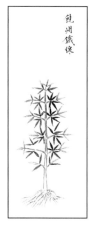

图 15-143-4 饶州
铁线《草木状》

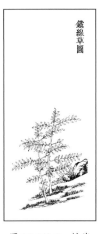

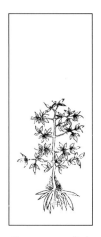

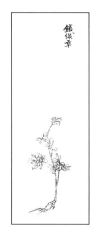

图 15-143-5 铁线　　　　图 15-143-6 铁线　　　　图 15-143-7 铁
草《草木典》　　　　　草《图考》　　　　　线《图说》

独用将军《唐本草》

【集解】《证类本草》卷七：〔《唐本余》〕生林野，采无时，节节穿叶心生苗，其叶似楠，根并采用。

【气味】味辛，无毒。〔《唐本余》〕。《证类本草》卷七。

【主治】主治毒肿奶痈，解毒，破恶血。〔《唐本余》〕。《证类本草》卷七。

蚕茧草《本草拾遗》

【集解】《证类本草》卷九：〔《本草拾遗》〕生湿地，如蓼大，茎赤花白，东土亦有之。

【气味】味辛，平，无毒。〔《本草拾遗》〕。《证类本草》卷九。

【主治】主蚕及诸虫，如蚕类咬人，恐毒入腹，煮汁服之。生捣傅疮。〔《本草拾遗》〕。《证类本草》卷九。

草部第十六卷

草之七　毒草类98种

大黄《本经》

【集解】《植物名实图考》卷二四：大黄《本经》下品。《别录》谓之将军。今以产四川者良。西南、西北诸国，皆恃此为荡涤要药，市贩甚广。北地亦多有之，春时佩之，以辟时疫。《增订伪药条辨》卷三：土大黄，大黄《本经》谓之黄良，后人谓之将军，以其有伐邪去乱之功也。古人以出河西、陇西者为胜，今以庄浪所产者为佳，故一名庄大黄。庄浪县即古泾原陇西地。至川中所出有锦纹者亦可用。味苦气寒，色黄臭香，紫地有锦纹，方堪入药。若此种土大黄，中微淡不黄，只可用为香料，盖其性不能通利，若误服之，且能燥肠护秽，当细辨之。炳章按：大黄九十月出新。陕西、甘肃、凉州卫出者，坚硬紧结色黄，头起锦纹似冰旋斑为最佳，故俗名锦纹大黄。河南西宁州出者，形状与前相类，质略松，或曰中大黄。四川出者空松，为马蹄大黄，最次。山西亦出，名味黄，久而变黑，更次，皆不堪药用。郑君所云土大黄，或即此类也。

【修治】《洁古珍珠囊》〔见《济生拔粹》卷五〕：酒浸入太阳经，酒洗入阳明经，其余经不用酒，其性走而不守。《宝庆本草折衷》卷一〇：二、八、九月采根，去黑皮，横寸截，烧热石，着石上煿燥，绳穿，干。《本草述》卷一〇：上行于头目者，非借酒力。则走下之气味，不能逆上。如治眩晕，用酒炒为末是也。治上焦者，亦假酒不使迅下，如滚痰丸酒浸蒸熟切晒是也。更中焦脾胃结热瘀滞，固宜以迅利取效，然亦须稍缓，以尽其荡涤之用，或酒蒸微熟可也。如热痢初起，大黄煨熟，与当归等分用，则其义可思矣。其用之下行，似宜生矣。然有难执者，如腰脚风气作痛，用大黄同少酥炒干，但勿令焦，入生姜三片，煎服。又如赤白浊淋，用大黄六分，为末，将鸡卵破头，入末其中，搅匀蒸熟，空心食之者。即此二端，其义不有可参乎？至于化脾积血块，多同醋熬化成膏者，种种具有意义，临病之工，当细思之，以尽其功可也。

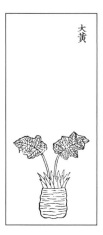

图 16-1-1　大黄
《图经（政）》

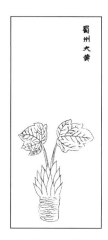

图 16-1-2　蜀州
大黄《图经(绍)》

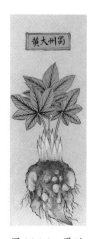

图 16-1-3　蜀州
大黄《品汇》

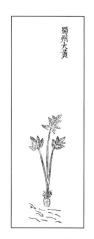

图 16-1-4　蜀州
大黄《蒙筌》

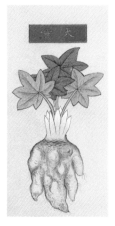

图 16-1-5　大黄
《雷公》

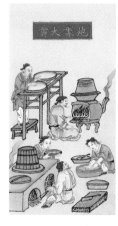

图 16-1-6　炮制大黄
《雷公》

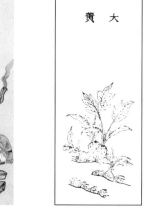

图 16-1-7　大黄
《三才》

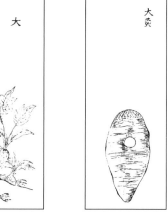

图 16-1-8　大黄
《原始》

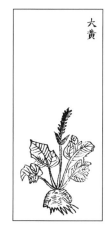

图 16-1-9　大黄
《备要》

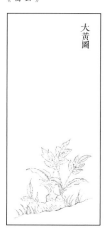

图 16-1-10　大黄
《草木典》

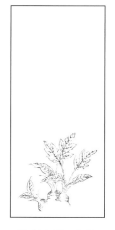

图 16-1-11　大黄
《图考》

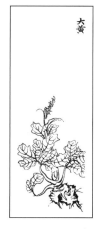

图 16-1-12　大黄
《图说》

根

【气味】味苦，寒、大寒，无毒。《图经本草药性总论》卷上。性凉，有小毒。《履巉岩本草》卷中。气寒，味苦，大寒。味极厚，阴也，降也。无毒。入手足阳明经。《汤液本草》卷四。

【主治】夺土郁无拥滞之患，去陈垢有荡涤之功。下瘀血血闭，善推陈致新。破癥瘕积聚，留饮宿食，去肠间结热，心腹胀满。安和五脏，平胃下气，快利三焦，调顺阴阳。治女子经候不通，疗小儿时疾烦热。利关节，泄水，消疮肿决毒，破痰饮，冷热积聚。定温疟寒热交争，通利水谷，调中化食。《本草元命苞》卷五。其性推陈致新，直走不守。夺土郁壅滞，破积聚坚症，疗瘟疫阳狂，除班黄谵语，涤实痰，导瘀血，通水道，退湿热，开燥结，消痈肿。《景岳全书》卷四八。

【发明】《宝庆本草折衷》卷一〇：仲景治心气不足，吐血衄血，用大黄、黄芩、黄连。或曰：心气不足矣，不补更泻，何也？答曰：若心气独不足，则不当吐衄也。此乃邪热因不足而客之，故吐衄。以苦泄其热，就以苦补其心，盖两全之。量虚实用。○古称大黄将军，而后人亦称硫黄为将军。盖大黄之决壅涤瘀，硫黄之正滞澄清，皆如将军平戎羌房之势，由是知所以命名之意也。寇氏于栀子条，因评大黄之性有毒，艾氏又言虚寒人轻投之，为患不细，俱要论也。《本草衍义补遗》：大黄属水属火，苦寒而善泄。仲景用之，以心气不足而吐衄者，名曰泻心汤，正是因少阴经〔阴气〕不足，本经之阳亢甚无辅着，以致血妄行飞越，故用大黄泄去亢甚之火，使之平和，则血归经而自安。夫心之阴气不足，非一日矣。肺与肝俱各受火而病作，故芩救肺，连救肝。故肺者，阴之主；肝者，心之母，血之舍也。肝肺之火既退，宜其阴血复其旧。《衍义》不明说，而曰邪热因不足而客之，何以明仲景之意，开后人之盲瞆也？《医经大旨》卷一：大黄味苦寒而决泄，故东垣曰夺土郁，又曰通闭结，导瘀血。勿听子曰：生用则通肠胃壅塞结热，熟用能治诸毒疮疽，久不收口。盖以诸毒疮疡皆属心火，大黄熟用则能泻心，抑且宣气消痈而除结热也。在上者酒煮尤佳。丹溪《补遗》辟《衍义》泻心火之说当矣。然其旨隐而不发，故后人虽于讲求多致以辞害意者，殊不知彼以为心气不足，则虚火妄动，而成吐衄，得大黄之苦寒，则心火亦有制而无妄动之害，非诚谓不足而反亢甚焉。《本草纂要》卷一：用法，如蕴热之症，大便燥而不行，必用沉寒之剂，非此不能疏也；痈肿初发，肌欲溃而成脓，必须苦寒之药，非此不能散也。凡气实之人，气常有余，或因怒激，气闭于中，或因郁结，聚而不散，致令中气闷而大便结，与之枳桔二陈之剂，少加酒蒸大黄，妙不可述。又有好饮之人，酒常太甚，其脉大而有力，或弦洪大长，亦令中气满而大便闭，与之芩连二陈之剂，量加火煨大黄，妙亦难穷；或有跌仆伤损，血瘀闭而不行，用桃仁、红花之剂，加以酒洗大黄可也；又有阳明胃火涎痰壅盛，喉闭乳蛾，腮颊肿痛而连口齿，用清痰石膏之剂，亦加生大黄可也。若夫产后去血过多，血虚秘而不行，当用养血润肠之剂，必戒大黄为要；且如老人虚秘，当用麻仁丸，虚人痰秘当用半硫丸，大黄亦不可用。若光明科以之治目，在初发时以泻火为佳；疮肿科以之散热拔毒，在红肿时而解毒为妙。治者以此剂，不可畏之而不用，亦不可视之而轻用。大抵功效之速，杀人亦速。若夫元虚不足，必不可用，恐正气虚而亡阴也。《药性解》卷二：盖以浊阴不降则清阳不升者，天地之道也。瘀血不去则新血不生者，人身之道也。蒸热日久，瘀血停于经络，必得大黄以豁之，则肝脾通畅，陈推而致新矣。今之治劳，多用滋阴，数服不效，坐而待毙。嗟乎！术岂止此耶？至痈肿目疾及痢疾，咸热瘀所致，故并治之，伤寒脉弱及风寒未解者，禁用。《本草汇言》卷五：大黄：荡涤肠胃，通利闭结，《别录》攻凿积聚，《本经》破散瘀血，《日华子》催逐留饮，张元素并宿痰宿食之药也。夏碧潭稿味大苦，气大寒，其性沉而不浮，走而不守，凡病在五藏肠胃之间，痰血食饮，有形之物及天行君火之邪，销铄津液，壅闭藏府，或伤寒温病热病，实热里热，热结中下二焦，二便不通诸证，咸宜用之。按：《经》曰：实则泻之。大黄，气味大苦大寒，性禀直遂，长于下通，峻利猛烈，横驱直捣，一往不返，特有将军之号。故凡肠胃积聚，由于脾虚中气不运，而不由于食饮停滞者；闭结由于血少肠燥，而不由于热结不通者；瘀血由于胃虚脾弱，而不由于蓄滞停留者；留饮由于胃阳真气不充而生，而不由于阴寒水湿成者；宿食由于脾弱不磨，而不由于邪热内结者；女人腹痛由于厥阴血虚，而不由于经阻不行者；痢疾由于风客胃肠尚有表证未清，而不由于里实有积滞者；吐衄失血由于阴虚，火起于下，炎烁乎上，热血妄行，溢出上窍，而不由于血分实热者；腰痛脚气，由于下元先虚，湿热下流，而不由于风湿外侵，瘀血内闭者；痈疽肿毒，由于心气不舒，肝气郁逆，以致营气不从，逆于肉里，乃生痈肿，而不由于膏粱厚味，醇酒炙煿，血分积热成者，咸宜忌之。以其损伤胃气故也。故伤寒方调胃承气汤中，用甘草以和之，正谓是也。轻发误投，多致危殆，戒之！慎之！《简明医彀》卷一：凡实证，凉药不效者，可用数分，专在用之中病，误用则伤人，失用尤杀人，岂可畏如鸩毒，一例不用乎？今医者，逢迎病家，不用大黄，恐伤胃气为谈柄，病家敬其谨慎王道，屡有热邪炽极，宁袖手坐视其毙。呜呼！痛哉！余曾见小儿患痘大渴，失用石膏，胃烂溃穿胸背而死。见痢疾大热，失用大黄，腰后肾俞枯涸成窟而死。失用硝、黄，所致如此甚多。如明医视病的确，用之无不起死回生。历代名师治法方中多用，今以硝、黄奏奇功者，岂胜枚举？姑举一案例之。附纪：如盐官沈观察弟天谷公，应试南都，与选贡刘芑源公同日患痢。沈忆宏曾语，初感即用大黄等，一剂获瘳。刘延医不肯用，沈亟往告，医用熟大黄丸一钱，药中仍加白术、山药，失于通导，竟至不起。又石膏者，伤寒等证神药，医有绝不用者，惜哉！《折肱漫录》卷三：大黄极不宜轻用，因大黄妄下而致殒者，予目中盖屡见矣。即痢之初起，大概宜早下，然亦须审形症，是强是弱，而后斟酌用药。方书中原有老弱不可下之说，慎勿可轻。《药镜》卷四：大黄伐积食积痰，走结血结尿。操堕胎催产之力，解暴痢实胀之危。攻实立生，攻虚立殆。生用则通肠胃气壅结热，熟用则治疮疡久不收口。醮醋磨末，冻瘕死血散消。夫浊阴不降，则清阳不升，瘀血不去，则新血不长，蒸热，久而血瘀经络，惟大黄可以治之。仲景用治劳伤吐衄，百劳丸意最深妙。今人治痨。多用滋阴，数服不效，坐而待毙，惜哉！伤寒者风邪未解，投之孟浪，多致杀人。世人但知大苦大寒，效止推陈于脾胃，殊不解五行之体，以克为用，功虽润下，却疏炎上于心君。《坚瓠续集》卷五：疗时疾者大黄良。《宋史》载陈宜中梦神人语曰：天灾流行，人多死于疫疠，惟服大黄得生。宜中遍以示人，时果疫，因食大黄得生者甚众。《药性纂要》卷二：东圃曰：用药不必拘定四物，或兼清风火，去翳障，但赤肿而痛者加大黄。大黄性寒而下行，生者不可轻用，能泻人，恐伤元气。若用酒煮极熟，至色黑，用之得法，取效甚捷。一妇人患心腹痛，医有用香附、延胡、山栀者；又有用炮姜、吴茱者；有作蛔治用乌梅、花椒者；有作疝治用小茴、川楝者，俱不效。余用酒制大黄，加入养血调气药中，一服经行点滴，其痛遂止。此盖经欲行而作痛也。又一妇腹痛，人作寒治，食治，气治，俱不效。余询其当经期否？曰：尚迟数日当至矣。余因悟其经前腹痛，月事将行，而气滞于血中也。用酒制大黄钱许，配四物、延胡、香附等，一服痛定，再一剂而全愈。《本草新编》卷三：大黄味苦，气大寒，阴中之阴，降也，无毒。入胃与大肠。然有佐使，各经皆达也。其性甚速，走而不守，善荡涤积滞，调中化食，通利水谷，推陈致新，导瘀血，滚痰涎，破癥结，散坚聚，止疼痛，败痈疽热毒，消肿胀，俱各如神。欲其上升，须加酒制；欲其下行，须入芒硝；欲其速驰，生用为佳；欲其平调，熟煎最妙。欲其少留，用甘草能缓也。此药有勇往直前之迅利，有推坚荡积之神功，真定安奠乱之品，祛邪救死之剂也。但用之必须看症甚清，而后下药甚效，否则，杀人于眉睫也。《本草崇原》卷下：大黄抑阳养阴，有安和五脏之功，故无毒，而《本经》名曰黄良。但行泄大迅，下瘀破积，故别名将军，而列于下品。西北之人，土气敦厚，阳气伏藏，重用大黄，能养阴而不破泄。东南之人，土气虚浮，阳气外泄，稍用大黄，即伤脾胃，此五方五土之有不同也。又，总察四方之人，凡禀气厚实，积热留中，大黄能养阴，而推陈致新，用之可也。若素禀虚寒，虽据证，当用大黄，亦宜量其人而酌减，此因禀质之有不同也。《医权初编》卷上：《温疫论》喜用生大黄，未曾言熟大黄之妙。盖舌胎黄燥者，当用生大黄矣。若虽黄而润，大便不结，生军未可多用，少用又不见效，当生熟军并用之。如曾经发汗后，舌未转黄，胸膈痞满而痛者，此原有积滞，当以柴胡清燥汤加枳、朴、熟军微利之。此即大柴胡汤之意。若待舌黄燥，方以生军下之，是养虎贻患矣。夫寒之最者，莫如黄连，用之火不能下，即用熟军一钱，次日必小便如血。盖大黄乃推陈致新之品，驱邪直下，加以酒蒸多次，能将巅顶之火，驱之二便而出，诚妙药也。即杂癥积滞，痰饮，火眼，火痘，实痢，实疟，或单用，或佐以他药，每见殊功。吾闻维扬之风，弃而不用，纵风土卑柔，岂无十中一二强健者？须知大黄所愈之症，决非他药可代。若当用不用，或反执补正而邪自去之语，是齐元为周师所围，尚讲老子，安得不亡乎？《神农本草经读》卷四：大黄色正黄而臭香，得土之正气正色，故专主脾胃之病。其气味苦寒，故主下泄。凡血瘀而闭，则为寒热。腹中结块，有形可征曰癥，忽聚忽散曰瘕。五脏为积，六腑为聚，以及留饮宿食，得大黄攻下，皆能已之。自荡涤肠胃下五句，是申明大黄之效。末一句是总结上四句，又大申大黄之奇效也。意谓人只知大黄荡涤肠胃，功在推陈，抑知推陈即所以致新乎？人知大黄通利水谷，功在化食，抑知化食即所以调中乎？

且五脏皆禀气于胃，胃得大黄运化之力而安和，而五脏亦得安和矣，此《本经》所以有黄良之名也。有生用者，有用清酒洗者。《橘旁杂论》卷下：论用大黄。近来为医，纯用大黄者，当时气流行之际，则延请之人，履满户外，必私嘱从人，以先到为幸，何也？夫欲服大黄之名，必壮热如燎，全不思纳。或神昏谵语，势甚危急。医人一到，若遇神仙。然能用大黄，诚非难事。如伤寒传经，至阳明里证，腹满拒按，面带黑滞，下出燥粪便愈。至于温疫，必舌黄胸痞，不甚拒按，面色亦带黑滞，所下如胶似漆。其疫邪一分不尽，则病不瘥。故不妨数下，邪尽则愈。人见如此重症，得一下或数下而瘥，声便骤通，群称妙手。此不过阅历既深，临症毅然不移耳。然终归粗工，为时医则可。若能于杂症中用之，方为作手。往时邻家子患大腹与两腿小疮密密，当卧时则作痒，辄夜爬抓，脓血淋漓，至晨不痒而结痂，及夜仍然。外科治以清解燥湿无效，继用补血散风更甚，年余不瘥。后至旧青浦陈家，曰此疮从藏府蓄毒所发，须服丸料，半年可愈。方用大黄、犀角，余不尽悉。服丸渐觉痒减，脓水亦少，半年果瘥。更有张姓，平时毫无所患，惟过友戚家，虽门素识，常误入别舍，而自不觉也。后遇徐君洄溪因述其故。徐曰：必得雪虾蟆配药，能除此症。但此物难求，我尚有一枚。修丸与君，张服完，病如失。后问雪虾蟆从何得。徐曰：哪有此物？丸中首用大黄，明言恐君不服，故谬言之耳。如二君者，皆能知人所不知，如是始可尽大黄之用矣。

《本经疏证》卷一一：大黄之用，人概知其能启脾滞，通闭塞，荡积聚而已。予以谓卢芷园行火用一语，实得火能生土之机括。何者？大黄色黄气香，固为脾药。然黄中通理，状如绵文，质色深紫，非火之贯于土中耶。《本草求原》卷六：血与湿皆水所化，泻火去湿以救阴血，人犹知之；泻湿热以扶阳，人少知之。昔人有因湿热而阳道不坚，用大黄、牵牛泻之而愈。盖火与元气不两立，火结滞则元气不壮矣。故虚证虽忌之。然虚中挟实，又须补中寓攻以去之，而后峻补；如但用芩、枳，反伤胃而邪不行也。《倚云轩医案医话医论》：锦纹大黄治吐血冲血证最灵，效在下焦。龙相之火冲于上，伤阳明血府，不必咳嗽，其血如潮涌上冲，成碗盈盆之多。诸药不能降其逆冲之势。以好大黄用韭菜根捣汁，浸片时，捞起炒至焦黑色，重则三钱，轻或钱半、二钱，入清降消瘀和络剂中。服之两三帖不妨，无有不灵。即体虚者亦不妨暂服。以大黄之性过而不留，炒黑用不泻大便。此皆定其逆冲之法耳。血定后随证缓调，存乎其人。所以用韭汁者，欲其和络消瘀。夫治血不难，在善后使不再发为难。《蠢子医·大黄说》卷二：予赞巴豆之第三夕，有一将军横空而来曰：子何视巴将军之重，视予之轻耶？岂以予之不才乎？予曰：子虽有才，但嗜酒太甚，不可以独任，故不多言也。将军曰：喉之役，予嗜酒三斤，而强寇以歼，吾独无三两之力乎？有一怒妇，脉滞寸口，中下无脉，予以大黄三两，酒三斤，煎至一碗饮之，一药而愈。心之师，予嗜酒两碗，而伏戎以灭，吾独无四两之力乎？有一人后心时乎刺痛，予以大黄四两，酒两碗，煎至一碗饮之，一药而愈。昆仑之战，予嗜酒四斤，而枭贼以诛，吾独无四两之力乎？一人病头风，终年不愈。予以大黄四两，酒四斤，煎至一碗饮之，一药而愈。呃咽之戏，予嗜酒三壶，而滑贼以息，吾独无半斤之力乎？一人呃逆不止，予以大黄半斤，酒三壶，煎至一碗饮之，一药而愈。有功者尝，无功者罚，古之道也。子何斤斤于此乎？且伤之起，瘟疫之来，非予寸步不能行，子能使巴将军肩此任乎？予之素性嗜酒，固所不免。嗜醋，亦时有之。邪传肝经，必用醋炒。子何斤斤于此乎？予笑，将军亦笑。遂黯然而逝，故志之。按：以大黄之峻下，辄用至四两、半斤，未免骇人。不知大黄见酒，则性平。盖酒能升提，用酒煎，则不即下行，而先上升，待将头病治住，至下行时，性已不峻矣。大黄用酒煎，斯为有制之兵。侄孙浚川谨识。

【附方】《夷坚志·甲志》卷二：疔疮。捣生大黄，调以美醋，傅疮上，非唯愈痛，亦且灭瘢。

《履巉岩本草》卷中：大医肿毒。不以多少，捣烂，敷贴患处。

《药性粗评》卷一：热狂。凡发热狂语及身发黄者，川大黄五两，剉，炒微赤，捣为末，入腊月雪水五升，煎如膏，不拘时以冷水调下半匙，日三四，妙。腰脚冷风。锦纹大黄二大两，切片，子和酥少许，炒以酥尽入即止，不得太焦，捣筛为末，每日空腹，以水三大合，生姜二片，煎十余沸，去姜，调前药末二钱，顿服之，当利冷脓及恶物等，病即瘥，只须一次有功。外肾偏坠。卒患外肾偏肿疼痛者，大黄末和醋涂，干即易。妇人血癖。凡妇人胎前产后，或月经不调，以致生疾，腹有癖块作痛者，锦纹大黄三两，捣末，以酒二升，煮十余沸，频服，当利下恶物即愈。但凡男女患此症者，皆可服之，无不愈。时气豌疮。凡时疫通患水疱豌疮者，川大黄半两，剉，微炒，以水一大盏，煎至七分，去滓，作二服，服之败毒，愈。

《本草汇言》卷五：治肠胃中一切壅滞，或痰血隐癖内伏之疾。用大黄四两，黑牵牛末二两，用酒共煮一日，以酒干频添之。捣膏为丸，如梧桐子大。每早服三十丸，白汤下。《方脉正宗》。○治宿食停滞，腹中胀满。用大黄八两酒浸九日，蒸一次，晒一次，计蒸晒共九次，如干燥添酒，蒸晒九次毕为末，红曲打糊，丸如绿豆大。每服一钱，空心白汤送下。任隐君手集。○治肠胃实热，闭结不通。用大黄八两，酒煮三时，晒干为末，配杏仁霜、蒌仁霜各一两。红曲打糊，丸如黍米大。每早服六分，白汤下。《方脉正宗》。○治妇人经脉阻滞不通，腹中常痛。用大黄四两，酒煮三时，晒干为末，配玄胡索、桃仁、三棱、蓬莪术，俱酒炒，各五钱为末，共为丸。每早服一钱，酒下。《戴氏产宝》。○治痢下赤白，腹中胀满，闭涩不通快。用大黄二两，酒煮，配枳壳、槟榔、当归、甘草、滑石、白芍药各五钱。分作四剂，水三大碗，煎七分，空心徐徐服。或作丸，每早服三钱，是迎夺之法也。然不可过剂，过剂恐伤胃气。《方脉正宗》。○治腰痛而重，坐卧痛愈甚，行则痛止，此内有瘀血也。用大黄一两酒煮，桃仁二两去皮，红花五钱，分作五剂。每剂用水二碗，煎半碗，食前服。《方脉正宗》。○治膏粱厚味，酒食煿炙，积热日深，发为痈肿。用生大黄研末，醋调涂之。燥即易，不过数易即退。姜日生《明世录》。○治跌扑损伤，瘀血内闭。用大黄、桃仁、红花各五钱，酒水各半，煎服。《外科方》。○治阳明胃火，痰涎壅盛，及喉闭乳蛾，或腮颊肿痛，或齿牙攻痛。用大黄三钱姜水制，硼砂二钱，山豆根、川贝母各五钱。或煎汤服，或作散服。《方脉正宗》。○治暴赤时眼肿痛，大便闭结者。用大黄三钱酒制，防风、柴胡、干葛、甘菊花各一钱，蔓荆子、荆芥各二钱。水煎服。《眼科集要》。○治大风癞疮。用大黄炒一两，皂角刺焙二两，共为细末。每服三钱，空心白汤下。取出恶毒物如鱼脑状，或如乱发之虫。未下再服，服后，再服雄黄乌蛇散，除根也。取大乌稍蛇一条，去皮肠，露天砂锅内水煮熟，去骨净，捣如泥，和入飞细雄黄末三两，为丸梧桐子大。每早午晚各食前服一钱五分，人参汤下。○治跌扑打伤。用生大黄三钱，乳香、没药、枳壳、陈皮、甘草、当归、红花、桃仁、木通、韭菜子、生蒲黄各二钱，老酒、清水各二碗，煎一碗。食前服。

茎叶

【气味】味辛，性平。《生草药性备要》卷下。

【主治】茎脆味酸，醒酒。《本草元命苞》卷五。治黄食，消黄肿，擂粉食。《生草药性备要》卷下。

商陆《本经》

【释名】蓬蕌、薚根、苋陆、章陆、蓫、薚《通志》、当陆《履巉岩本草》、章柳根、夜呼、白昌《救荒》。

【集解】《救荒本草》卷上之后：生咸阳川谷，今处处有之。苗高三四尺，粗似鸡冠花，微有线楞，色微紫赤，叶青如牛舌，微阔而长。根如人形者有神，亦有赤白二种，花赤根亦赤，花白根亦白。赤者不堪服食，伤人，乃至痢血不已。白者堪服食。又有一种，名赤昌，苗叶绝相类，不可用，须细辨之。《植物名实图考》卷二四：商陆《本经》下品。《尔雅》：蓬蕌，马尾。注《广雅》曰：马尾，蔏陆。或曰：《易》：苋陆也。今处处有之，有红花、白花两种，结实大如豆而扁有棱，生红熟黑。江南卑湿，易患水肿，俚医多种之，以为疗水贴肿要药。其数十年者，根围尺余，长三四尺，坚如木。习邪术者，刻为人形以驱鬼，小说家多载之。《救荒本草》谓之章柳，子、根、苗、茎并可蒸食云。按商陆初生茎肥嫩，叶攒密，秋开花，结实粒小；宿根茎硬，叶稀。春花夏实，秋时必枯。江西上高谓之香母豆，云妇人食之宜子，盖难凭信。《增订伪药条辨》卷三：商陆伪名次商陆，即俗所称猪卜者。其性无从稽考，万不可服。按商陆气味辛，平，有毒。主治水肿痈肿，杀鬼精物。近道所在有之。春生苗高二三尺，茎青赤，极柔脆，叶如牛舌而长，夏秋开花作朵，根如萝卜，似人形者有神。有赤、白二种，白根者花白，赤根者花赤，白者入药，赤者毒更甚，俗名章柳，不可服，服之见鬼神。嗟嗟！同是一种，根色赤者，尚不可用，况猪卜之异种乎？炳章按：商陆八九月出新。各处皆出。吾江浙市上通用白商陆，赤者不入药，服之有伤筋骨，消肾之毒，故勿饵。郑君所云猪卜，不知其形状若何，因未曾见过，不敢妄评。

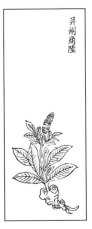

图 16-2-1 并州商
陆《图经（政）》

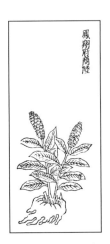

图 16-2-2 凤翔府
商陆《图经（政）》

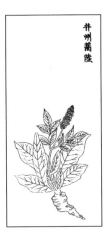

图 16-2-3 并州商
陆《图经（绍）》

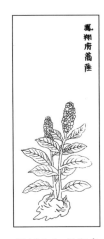

图 16-2-4 凤翔府
商陆《图经（绍）》

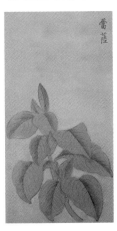

图 16-2-5 当陆《履
巉岩》

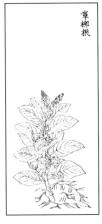

图 16-2-6 章柳根
《救荒》

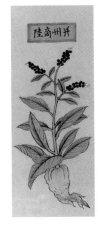

图 16-2-7 并州
商陆《品汇》

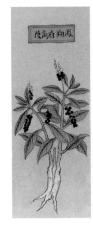

图 16-2-8 凤翔
府商陆《品汇》

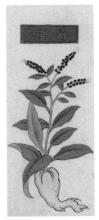

图 16-2-9 商陆
《雷公》

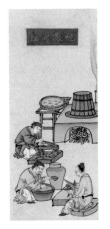

图 16-2-10 炮制
商陆《雷公》

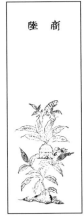

图 16-2-11 商
陆《三才》

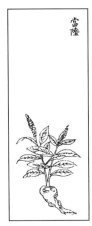

图 16-2-12 当
陆《原始》

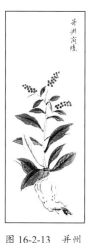

图 16-2-13 并州
商陆《草木状》

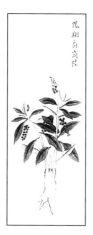

图 16-2-14 凤翔
府商陆《草木状》

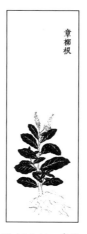

图 16-2-15 章柳
根《博录》

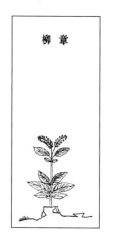

图 16-2-16 章柳
《野谱补》

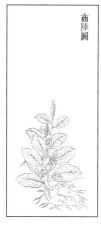

图 16-2-17 商陆
《草木典》

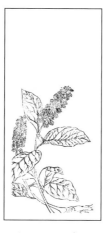

图 16-2-18 商陆
《图考》-1

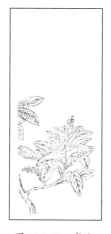

图 16-2-19 商陆
《图考》-2

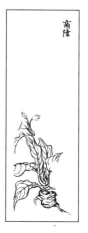

图 16-2-20 商陆
《图说》

根

【修治】《本草述钩元》卷一〇：铜刀刮去皮，薄切，东流水浸三日，取出，和绿豆同蒸半日，去豆，晒干或焙用。

【气味】味辛、酸，冷，有毒。《履巉岩本草》卷上。气平，味辛、酸，有毒。《汤液本草》卷四。辛、甘、酸，气平，有毒。《本草集要》卷三。其性温、辣。《医方药性·草药便览》。味辛、苦，气寒，性平，有毒。沉也，降也，阴也。《本草汇言》卷五。

【主治】主水胀腹满洪，直泻蛊毒，胸中邪气，除痈肿，杀鬼精物，消水肿，通大小肠，疏五藏，散水气，肿毒，傅恶疮。忌犬肉。堕胎。《本草元命苞》卷五。〔白者〕水满鼓胀，通利二便。〇赤者捣烂，入麝少许贴脐，即能利便消肿。肿因脾虚者多，若误用之，一时虽效，未几再作，决不可救。《医宗必读·本草征要》上。

花

【主治】若阴干捣末水吞，能治人健忘善误。服后卧思所事，开心复记详明。并堕妊娠，孕妇切忌。《太乙仙制本草药性大全·仙制药性》卷二。

茎叶

【主治】作蔬食，大治水肿。《食物本草》卷一九。

【发明】《宝庆本草折衷》卷一〇：白商陆一品，张松以之同鲤鱼作羹。艾氏以之同羊肉作臛。水肿人食之，未有不效。亦食医之一法。虽具于注，皆不及张、艾所用简捷也。又《究原方》研白商陆真汁，调《局方》五苓散，每服二钱，则蛊肿从小便利去，亦有吐或泻者。而《是斋方》研赤商陆如膏，贴于脐心，以软帛系定，使蛊肿亦从小便利去，并忌盐并诸咸味。《滇南本草》卷下：商陆行消之性，今人以为大药，煮肉吃有大补人虚劳之症。非也，不宜用。《太乙仙制本草药性大全·仙制药性》卷二：白根治水方载多般，或取根杂鲤鱼熬汤，或咀粒搀粟米煮粥，或捣生汁调酒以和诸药为丸空心服之，并可获效。赤根贴肿方亦不同，喉痹窒塞不通，醋熬敷外肿处；石痈坚如石者，捣擦取软成脓；如或捣烂加盐，总敷无名肿毒。《药性解》卷三：商陆专主逐水，与大戟相似，夫水之为病，由于膀胱小肠不利，而脾家之所深恶者也，故咸入之。有赤白二种，白者可服，赤者有毒，堪用贴肿，误服杀人。《本草汇言》卷五：此药寒而沉降，疏泄峻利，急如奔裂，与大戟、甘遂，盖异种同功。如胃虚阳弱人，服之立毙。非气结水壅，急胀不通者，不可轻用。《本草述》卷一〇：在方书中有治石水之槟榔散，同槟榔、生姜、桑白皮、炙草用之。夫石水，其脉肾肝俱沉，其证不一。然有病于腹光紧急如鼓，大小便涩者，兹散主之。是则以证合脉，其水气固病于阴之结也。

【附方】《履巉岩本草》卷上：治水肿不能服药。用一升，羊肉六两，以水一斗，煮取六升，去滓，以肉如常食之。

《新编六书·药性摘录》卷六：利小便消肿。赤商陆，捣，三钱，入麝三分，贴剂。

附子《本经》

【集解】《宝庆本草折衷》卷一〇：元种者，母为乌头。今附子之与侧子，皆非正生，乃从乌头傍出耳。然州地及收时稍殊者，各由土宜也。《十便方》论附子，以乳头少，蹲坐周正，近一两者为嘉。愈大者恐非其真。《侣山堂类辩》卷下：附子如芋子附母生，故名附子，旁之小子曰侧子。土人欲重其斤两，用木坯将侧子敲平于上。然母子之体不相合，故须拣子之少者，又当估去小子，有一两余方可用。若连子而重一两五六钱，更为有力。近时俗人咸谓乙两外者为天雄，不知天雄长三寸以上，旁不生子，故名曰雄。土人尤忌生此，以为不利，即禳祷之，谓其不能子母之相生也。今人多取重一两者，若侧子多，而去其二三钱，则母身止重七八钱之川乌矣。此缘失于考究，故沿袭时俗之讹。又如附子之尖，乃下行之根，其性趋下，有欲治上而用其尖者，颠倒物性，尤为可笑。《植物名实图考》卷二四：附子《本经》下品。有乌头、乌喙、天雄、侧子、漏蓝子诸名，详《本草纲目》所引《附子记》。今时所用，皆种生者，南人制为温补要药；其野生者为射罔，制为膏以淬箭，所中立毙，俗谓见血封喉。得油则解，制膏者见油则不成。其花色碧，殊娇纤，名鸳鸯菊。《花镜》谓之双鸾菊，朵头如比邱帽，帽拆，内露双鸾并首，形似无二。外分二翼一尾，凡花诡异者多有毒，甚美甚恶，物亦有然。《医林纂要探源》卷二：一茎独上，旁分两支，各三叶，直干，又抱有小叶，顶作花，叶与花俱略似单瓣菊，根下结魁如芋，曰乌头，附乌头生而圆好端正，曰附子。附子之根开两歧者，曰乌喙。形细而长，两角下向者曰天雄。旁乳之小而未成者，曰侧子。西秦、川蜀皆出，以四川彰明赤水者为最。皮黑体圆脐平，下尖八角，重一两外者良。《增订伪药条辨》卷三：附子八九月出新。四川成都彰明产者为川附，底平有角，皮如铁，内肉色白，重两许者，气全最佳。性潮，鲜时用盐渍腌，盖不腌易烂。然经盐渍过，性味已失，效力大减，景岳先生已辨之详矣。陕西出者为西附，黑色干小者次。

【修治】《小儿痘疹方论·附》：附子重一两三四钱，有莲花瓣，头圆底平者，先备童便五六碗，将附子先放在灶上烟柜中间，良久，乘热投入童便。浸五七日，候润透揭皮，切四块，仍浸二三日。用粗纸数层包之，浸湿，埋灰火内半日，取出切片。检视有白星者，乃用瓦上炙熟，至无白星为度。如急用，即切大片，用童便煮二三沸，新瓦炙熟用之。《太乙仙制本草药性大全·本草精义》卷二：凡用以水煮炮令裂，表里皆黄，去皮脐用。《医宗粹言》卷四：生附子、天雄之类，久收必用石灰同礶不腐。制熟须用童便，一时去皮脐，顺切片，复入黄连、甘草各钱许，同煮数沸，晒干收，则久留不坏。《景岳全书》卷四八：用甘草不拘，大约酌附子之多寡而用。甘草煎极浓甜汤，先浸数日，剥去皮脐，切为四块，又添浓甘草汤再浸二三日，捻之软透，乃咀为片，入锅文火炒至将干，庶得生熟匀等，口嚼尚有辣味，是其度也。若炒太干，则太熟，而全无辣味，并其热性全失矣。故制之太过，则但用附子之名耳，效与不效无从验也。其所以必用甘草者，盖以附子之性急，得甘草而后缓。附子之性毒，得甘草而后解。附子之性走，得甘草而后益心脾。附子之性散，得甘草而后调营卫。此无他，亦不过济之以仁，而后成其勇耳。若欲急用，以厚纸包裹，沃甘草汤，或煨或炙，待其柔软，切开，再用纸包频沃，又炙，以熟为度。亦有用面裹而煨者亦通。若果真中阴寒，厥逆将危者，缓不及制，则单用炮附，不必更用他制也。《齐氏医案》卷三：制附子法。顶大附子，有莲花瓣，头圆底平者佳。童便浸五七日，候透，揭去皮，切四块，仍浸三四日，用粗纸数层包之，浸湿，煨灰火中，取出切片，检视有白星者，仍用新瓦上炙热，至无星为度。如急用者，切薄大片，铜锅内用童便煮三四沸，热瓦上焙干，至熟用之。八味丸药，能伐肾邪，皆君主之药，宜加减用。加减不依易老之法，亦不能收效。今人有加人参者，人参乃是脾经之药，到不得肾经。有加知母、黄柏者，有去泽泻者，皆不知仲景立方之本意也。乌乎！其可哉。

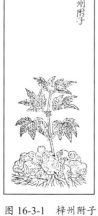

图 16-3-1　梓州附子《图经（政）》

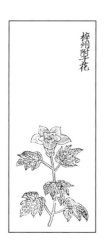

图 16-3-2　梓州附子花《图经（政）》

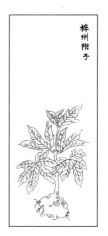

图 16-3-3　梓州附子《图经（绍）》

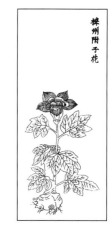

图 16-3-4　梓州附子花《图经（绍）》

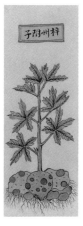

图 16-3-5　梓州附子《品汇》

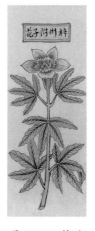

图 16-3-6　梓州附子花《品汇》

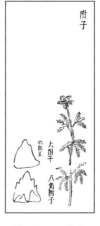

图 16-3-7　附子《蒙筌》

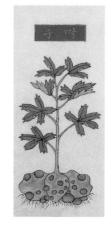

图 16-3-8　附子《雷公》

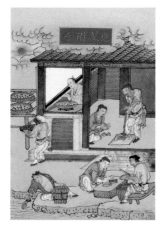

图 16-3-9　炮制附子《雷公》

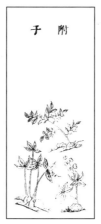

图 16-3-10　附子《三才》

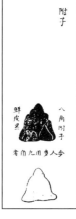

图 16-3-11　附子《原始》

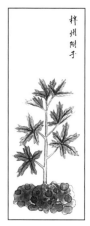

图 16-3-12　梓州附子《草木状》

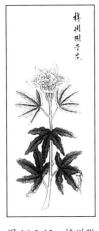  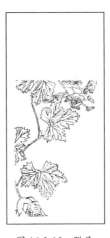 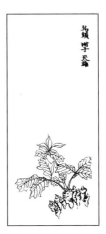

图 16-3-13　梓州附　　图 16-3-14　附子　　图 16-3-15　附子　　图 16-3-16　乌头
子花《草木状》　　　《草木典》　　　　　《图考》　　　　附子天雄《图说》

【气味】味辛、咸，气热，有大毒。《本草汇言》卷五。味甘、辛，性热，有毒。入心、肝、肾三经。《本草再新》卷三。

【主治】能除表里沉寒，厥逆寒噤，温中强阴，暖五藏，回阳气。除呕哕霍乱，反胃噎膈，心腹疼痛，胀满泻痢。肢体拘挛，寒邪湿气。胃寒蛔虫，寒痰寒疝。风湿麻痹，阴疽痈毒，久漏冷疮。格阳喉痹，阳虚二便不通。及妇人经寒不调，小儿慢惊等证。《景岳全书》卷四八。宣阳气而升邪郁，通经水而益肾衰。温中燥湿，治阴寒，疗疝痔。《本草再新》卷三。

【发明】《宝庆本草折衷》卷一〇：大抵以之扶衰疗冷，敛汗止泻，则炮者是须；以之驱风消痰，除湿散痹，即生者是取焉。《续医说》卷四：附子单服有毒。吴球《诸证辩》云：处州地阜岚气湿热，每行辛凉之药多效。金华连境，相隔百余里，民俗有病，动辄便施附子、姜、桂，以为常事。地之相近，尚且不同，况南北之地，相去千里者乎？余尝闻台州村落，愚民有病单服附子，是以患喉证死者多矣。陈无择《三因论》有云：附子不宜单服，须佐以人参、甘草、生姜，方可以制其毒。《经》云六分分来一分寒，故热病多而寒病少也。医者若用姜、桂、乌、附僭燥之药，不审寒热虚实，岁运迁移，犹如抱薪救火，为害滋甚，可不慎乎！《药性解》卷三：附子为阳中之阳，其性浮而不沉，其用走而不息。故于经络靡所不入，宜致堕胎祛癥积等症者，辛甘大热，能补命门衰败之火，以生脾土，故仲景四逆汤用以回肾气，理中汤用以补脾，八味丸用以补肾脾。譬如躁悍之将，善用之，奏功甚捷；不善用之，为害非轻。丹溪以为仲景取其行地黄之滞，而不能有补，则古方用黑附一味，可以回阳，不补而能之乎？丹溪之言，于理未当，虽然，彼或鉴误用之弊，有激而发尔，如法制之，毒性尽去，且令下行，若痼冷阳脱，但微炮之。《本草经疏》卷一〇：附子全禀地中火土燥烈之气，而兼得乎天之热气，故其气味皆大辛大热，微兼甘苦，而有大毒。气厚味薄，阳中之阴，降多升少，浮中沉无所不至。入手厥阴命门、手少阳三焦，兼入足少阴、太阴经。其性走而不守，得甘草则性缓，得肉桂则补命门。《本经》主风寒咳逆邪气，寒湿踒躄，拘挛膝痛，脚疼冷弱，不能行步，以此诸病，皆由风寒湿三邪客之所致也。邪客上焦则咳逆，邪客下焦则成踒躄、拘挛膝痛，脚疼冷弱，不能行步。此药性大热而善走，故亦善除风寒湿三邪。三邪祛则诸证自瘳矣。癥坚积聚血瘕，皆血分虚寒，凝而不行所成。血得热则行，故能疗之。其主金疮，亦谓金疮为风寒所郁击，血瘀不活之证，而非血流不止之金疮也。《本草汇言》卷五：附子回阳气，散阴寒，逐冷痰，李东垣通关节之猛药也。程君安、方龙潭两先生合稿此药禀地中火土热烈之气，其性走而不守，于上中下部，气血表里无所不到，为诸经引用之药。故前人主风寒湿三气，凝固不行，为踒躄拘挛，为膝痛脚疼，为手臂冷麻诸证。因此药气暴力峻，禀雄壮之质，擅能冲开道路，流行血气，则前证自除矣。○凡属阳虚阴极之候，肺肾无热证者，服之有起死之殊功。若病阴虚内热，或阳极似阴之证，误用之，祸不旋踵。《折肱漫录》卷三：附子加于八味丸中有地黄等阴药佐之，便不觉其热，加于补中益气汤中，其性便热。予曾加三分服一剂，鼻衄顿发，数载受其患。附子信不宜轻用。予少患下元气虚，误服寒药，以致夜半气脱，虚汗大泄不止，飘飘似将绝者，心中惶惧，煎参附汤服之，用熟附至钱余，病虽少定，而火症大发，旋患遗精，两载方愈。近年曾因中气误服克伐之药，以致顿虚，参、术、芪等药服之竟不应，遂于补中益气汤内加熟附子三分，服一剂便觉腰热之病复发，后患鼻衄，左鼻管中时时有干血在内，调养一年余方得愈。附子之气烈乃尔，若加于地黄丸内，则有众养阴之药和之，便不觉其热矣。《仁寿堂药镜》卷一〇：附子大热之药，补火必妨水，岂宜轻用？然有真寒，非此不救。但居恒能熟审可用、不可用之故，则临症明决，不至疑惑。与妄投矣。如六脉沉迟，或细微欲绝，或两尺细软，或虽洪数，按之如无，重衣厚被，喜见日光。入室登床，恶当风雨。情惨惨不乐，不明。昼见夜伏，夜见昼伏。虚症蜂起，不时而动。或日则稍轻，遇夜乃重；或天温略减，遇冷偏增。虽面红目赤，发热燥渴，若复喜手按，口畏冷饮，小便自利，足膝俱寒，谓之内真寒而外假热，阴盛格阳也。以上数端，必须附子，方可回生。苟无前症，率莽轻投，杀人速于用刃。《景岳全书》卷四八：附子制法，稽之古者，则有单用童便煮者，有用姜汁、盐水者，有用甘草、黄连者，有数味皆兼而用者，其中宜否，最当详辨。夫附子之性热而刚急，走而不守，土人腌以重盐，故其味咸而性则降。今之所以用之者，正欲用其热性以回元阳，以补脾肾，以行参、芪、熟地等功，若制以黄连，则何以藉其回阳？若制以盐水，则反以助其降性。若制以童便，则必不免于尿气，非惟更助其降，而凡脾气大虚者，极易呕哕，一闻其臭，便动恶心，是药未入口，而先受其害，且其沉降尤速，何以达脾？惟是姜汁一制颇通，第其以辛助辛，似欠和平，若果直中阴寒等证，欲用其热，此法为良。至若常用而欲得其补者，不必用此。又若煮法，若不浸胀而煮，则其心必不能熟；即浸胀而煮，及其心熟，则边皮已太熟而失其性矣。虽破而为四，煮亦不匀。且煮者必有汁，而汁中所去之性亦已多矣，皆非制之得法者。○辨毒：附子之性，刚急而热，制用失宜，难云无毒，故欲制之得法。夫天下之制毒者，无妙于火，火之所以能制毒者，以能革物之性。

故以气而遇火，则失其气，味而遇火，则失其味，刚者革其刚，柔者失其柔。故制附之法，但用白水煮之极熟，则亦全失辣味，并其热性俱失，形如萝卜可食矣，尚何毒之足虑哉？今制之必用甘草者，盖欲存留其性而柔和其刚耳。今人但知附子之可畏，而不知太熟之无用也。《药品化义》卷一三：附子属纯阳，体重而大实，色肉微黄皮黑，气雄壮，味辛，性大热而烈，能浮能沉，力温经散寒，性气与味俱厚，通行诸经。附子味大辛，气雄壮，性悍烈，善走而不守，流通十二经无不周到。主治身不热，头不痛，只一怕寒，四肢厥逆，或心腹冷痛，或吐泻，或口流冷涎，脉来沉迟，或脉微欲脱。此大寒直中阴经，宜生用以回阳，有起死呼吸之功。如肾虚脾损，腰膝软弱，滑泻无度，及真阳不足，头晕气喘而短，自汗勿止，炮用，以行经络。入补药中，少为引导，有扶元起造之力，如腰重腿肿，小便不利，或肚腹肿胀，或喘急痰盛，已成蛊症，以此入济生肾气丸，其功验妙不能述。此乃气虚阳分之药，入阴虚内热者服之，祸不旋踵。怀孕禁用。取黑色顶全圆正者佳。一枚重一两外，力大可用。制用童便，浸三日，一日换二次，再用甘草同煮熟。《轩岐救正论》卷三：愚以为此药唯阴藏者宜之，若阳藏而误用，受祸极速也。凡用桂、附，须君以人参，少佐甘草，或大枣，则无毒。仲景八味丸亦为阴火不足者设，故阳盛假寒不宜妄用也。《本草备要》卷二：附子味甘气热，峻补元阳。阳微欲绝者，回生起死，非此不为功。故仲景四逆、真武、白通诸汤多用之。其有功于生民甚大，况古人日用常方，用之最多，本非禁剂。丹溪乃仅以为行经之药，而云用作补剂，多致杀人，言亦过矣。盖丹溪法重滋阴，故每訾阳药，亦其偏也。王节斋曰：气虚用四君子汤，血虚用四物汤，虚甚者俱宜加熟附。盖四君、四物，皆平和宽缓之剂，须得附子健悍之性行之，方能成功。附子热药，本不可轻用，但当病则虽暑热时月，亦可用也。水浸，面裹煨，令发坼，乘热切片，炒黄，去火毒用。又法，甘草二钱、盐水、姜汁、童便各半盏，煮熟用。今人用黑豆煮亦佳。畏人参、黄耆、甘草、防风、犀角、绿豆、童便，反贝母、半夏、栝蒌、白及、白敛。中其毒者，黄连、犀角、甘草煎汤解之，黄土水亦可解。乌头功同附子而稍缓。附子性重峻，温脾逐寒；乌头性轻疏，温脾逐风。寒疾宜附子，风疾宜乌头。乌附尖吐风痰，治癫痫，取其锋锐，直达病所。丹溪治许白云，屡用瓜蒂、栀子、苦参、藜芦等剂，吐之不透。后用附子尖和浆水与之，始得大吐胶痰数桶。天雄补下焦命门阳虚。寇宗奭、张元素皆云补上焦。丹溪曰可为下部之佐。时珍曰：其尖皆向下生，故下行。然补下乃所以益上也，若上焦阳虚，则属心肺之分，当用参、耆，不当用雄、附矣。治风寒湿痹，为风家主药，发汗又能止阴汗。侧子散侧旁生，宜于发散四肢，充达皮毛，治手足风湿诸痹。《本草新编》卷三：去四肢厥逆，祛五脏阴寒，暖脚膝而健筋骨，温脾胃而通腰肾，真夺命之灵丹，回春之仙药。然而用之当，则立刻重生；用之不当，则片时可死。畏之而不敢用，因循观望，必有失救之悲；轻之而敢于用，孟浪狂妄，又有误杀之叹。要在人辨寒热阴阳，而慎用之也。《得宜本草·下品药》：附子味辛，温。熟附得麻黄发中有补，生附得麻黄补中有发。得人参能留阳气，得熟地能固元阳。《神农本草经读》卷四：《素问》谓以毒药攻邪是回生妙手，后人立补养等法是模棱巧术，究竟攻其邪而正气复，是攻之即所以补之也。附子味辛气温，火性迅发，无所不到，故为回阳救逆第一品药。《本经》云：风寒咳逆邪气，是寒邪之逆于上焦也；寒湿痿躄，拘挛，膝痛不能行步，是寒邪着于下焦筋骨也；癥坚积聚，血瘕，是寒气凝结，血滞于中也。考《大观》本咳逆邪气句下，有温中金疮四字，以中寒得暖而温，血肉得暖而合也。大意上而心肺，下而肝肾，中而脾胃，以及血肉筋骨营卫，因寒湿而病者，无有不宜。即阳气不足，寒气内生，大汗、大泻、大喘、中风、卒倒等症，亦必仗此大气大力之品，方可挽回。此《本经》言外意也。**《本草思辨录》卷二**：邹氏论附子、天雄、乌头之性用颇精，为节其说曰：乌头老阴之生育已竟者也，天雄孤阳之不能生育者也，附子即乌头、天雄之种，含阴包阳者也。老阴生育已竟者，其中空，以气为用。孤阳不能生育者，其中实，以精为用。气主发散，精主敛藏。发散者能外达腠理，敛藏者能内入筋骨。附子则兼备二气，内充实，外强健，且其物不假系属，以气相贯而生，故上下表里无乎不到。惟其中蓄二物之精，斯能兼擅二物之长，其用较二物为广尔。

【附方】**《本草汇言》卷五**：治霍乱阴寒，吐泻厥逆，脉将脱者。用附子、人参各五钱，白术一两，甘草二钱，水煮冷服。○治中风中气，汗出、鼻鼾，遗尿、眼合，痰声如拽锯，此五绝证。用大剂附子、人参各一两，甘草五钱，于白术八钱，用水八碗，煎三碗，温和徐徐服。屡有得生者《证治准绳》。○治金疮受风，血冷胀痛。用制附子、当归各二钱，红花、桂枝各一钱，水煎服。稽春山方。○治脾虚久泄，或老人虚人中气不足，藏寒洞泄。用制附子五钱，于白术炒、肉豆蔻面裹煨熟、补骨脂酒炒各三钱，甘草、木香各八分，水煎服，或作丸服亦可。久痢赤白，休息不止，此方亦治。《方脉正宗》。○治脚气肿木，因脾虚胃弱者。用制附子、白术、肉桂各三钱，木瓜五钱，木香一钱，水煎服。《丹台集》。○治痈疽发背，脓血大泄，元气大虚，渐至阳微恶寒，呕逆不食。用制附子、黄耆、白术、人参各五钱，肉桂、砂仁各三钱，甘草一钱，水煎服。姚声远《外科正言》。○治泄泻不拘久暴，频泄过多，阳气旋脱，四肢厥冷，人事昏迷者。用制附子八钱，人参一两，苍术、白术炒、肉桂、木香、肉豆蔻面裹煨各二钱，甘草炙一钱，水煎服。薛氏方。○治痘疮冷陷灰塌，寒战咬牙，泄泻不食。用制附子三钱，人参、白术、黄耆、肉桂各二钱，木香、白芍药酒炒各一钱，水煎，加桑虫一条，挤出肉汁，和服。《全幼真诠》○治一切诸病，服寒药过多，渐至真阳不足，虚火上升，咽喉不利，饮食不入，或再服寒药愈甚者。用制附子一两，怀熟地四两，山茱萸、茯苓、山药各三两，牡丹皮、泽泻各一两，肉桂二两，炼蜜丸。每早晚各服三钱，盐汤下，或将丸料分作十剂，水煎服亦可。

天雄《本经》

【集解】**《增订伪药条辨》卷三**：天雄气味亦是辛热，有大毒。《本经》主治稍异而旨则同。

凡附子种在土中，不生侧子，经年独长大者为天雄。仍是蜀地绵州所产者为胜。近今每有以厚附伪充，施之重症，必不能奏效矣。炳章按：天雄与附子同物，亦产四川彰明者良。凡长大端正，不生侧子，独长本身，每个在三两上下者，即名天雄，非别有一物也。厚附片，乃四川鲜附子制而切片，不经盐渍洗漂，效力且比本漂淡附片胜数倍，凡用淡附片二钱，厚附片只能用一钱，因其力猛也。

【修治】《药性要略大全》卷三：面包煨黄，去皮脐用。《本草述》卷一〇：丹溪曰：凡乌、附、天雄，须用童便浸透，煮过，以杀其毒，并助下行之力，入盐少许尤好，或以小便浸二七日，拣去坏者，以竹刀每个切作四片，井水淘净，逐日换水，再浸七日，晒干用。按：附子生用则发散，熟用则峻补。生用者，如丹溪以童便浸。不煮者，固可或生。去皮尖，底薄切，以东流水并黑豆浸五日夜，漉出，日中曝用。熟用者，如丹溪法极佳，或同甘草二钱，盐水、姜汁、童便各半盏，同煮熟，出火毒一夜用之，则毒去也。《玉楸药解》卷一：制法与附子同，煨去皮脐，切片，隔纸焙干，稍生服之，则麻木昏晕。

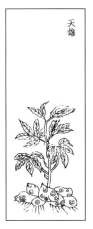

图 16-4-1　天雄
《图经（政）》

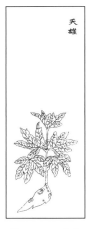

图 16-4-2　天雄
《图经（绍）》

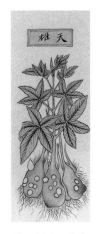

图 16-4-3　天雄
《品汇》

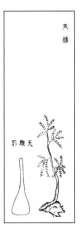

图 16-4-4　天雄
《蒙筌》

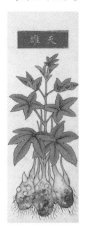

图 16-4-5　天雄《雷公》

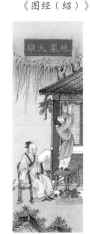

图 16-4-6　炮制天雄《雷公》

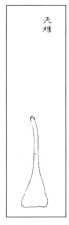

图 16-4-7　天雄《原始》

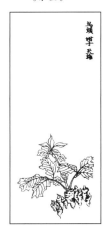

图 16-4-8　乌头附子天雄《图说》

【气味】味辛、甘，温、大温，有大毒。《图经本草药性总论》卷上。味辛、甘，大热，有大毒。《宝庆本草折衷》卷一〇。气大温，味辛、甘，温，有大毒。《本草发明》卷三。

【主治】性敷散，不肯就下。恶腐婢，尤忌豉汁。主大风寒温痹，历节痛，缓急拘挛。补腰膝，脚力软，关节重，不能行履。破心腹结积，癥症坚。除头面风，去来疼痛。长阴气，益子精，助阳道，暖水脏，通九窍，明目轻身。消瘀血，排脓止痛。治霍乱转筋，止气喘促急，消风痰，下胸膈水，止阴汗，除骨里疼。服之令人武勇，力作不倦。其形入丸散，炮去皮脐。投汤饮和皮生使。《本草元命苞》卷五。主治与附子同。惟治风寒湿痹，较之附子更烈耳。《本草汇言》卷五。主寒湿冷痹，历节拘挛，开关利窍，无非取其辛热走窜，与乌头功用相等。《冯氏锦囊秘录·杂症痘疹药性主治合参》卷一。

【发明】《宝庆本草折衷》卷一〇：夫附子抱川乌头而生者也。此天雄无所依抱，挺然独存，故气全而力壮，有痕横如眼状也。艾原甫又谓天雄诸品，同出一本，论其治疗之能，不相上下；论其气味之力，不无厚薄也。按《是斋方》用天雄、附子、川乌三物，生去皮脐，等分咀，为生三建汤，治中风风涎，勿施于热证也。《局方》亦用此三物，炮去皮脐，等分咀，为熟三建汤，以治真阳衰极，厥逆晕脱。二方每服并肆钱，生姜并二拾片，并以水二盏，并煎至八分，去滓，皆不拘时温服。或恐炎上，候热，就药汁中磨沉香汁半钱，和而服之，自然传达下焦矣。陶隐居谓：天雄、附子、乌头俱出建平，故称为三建。《唐本》注已议其非。今窃意建字当如建中汤、建脾元之义云。《本草蒙筌》卷三：天雄长而尖者，其气亲上，故曰非天雄不能补上焦阳虚。附子圆而矮者，其气亲下，故曰非附子不能补下焦阳虚。乌头原生苗脑，形如乌鸟之头，得母之气，守而不移，居乎中者也。侧子散生傍侧，体无定在。其气轻扬，宜其发四肢充皮毛，为治风之神妙也。乌喙两歧相合，形如鸟嘴。其气锋锐，宜其通经络利关节，寻蹊达径而直抵病所也。煎为射罔，禽兽中之即死。非气之锋锐捷利者，能如是乎？《本草发明》卷三：天雄性味与附子同，而回阳之功不及附子，但除风寒湿痹，破坚结，利关节为长。《本草述》卷一〇：时珍又曰：天雄、乌喙、侧子，皆乌头所生子，生子之多者，因象命名。若生子少，及独头者，即无此数物也。若然，则天雄亦能补阳，但力大减于附子耳。且难与乌头同论，以其不兼散风也。

侧子《别录》

【集解】《本草元命苞》卷五：绵州、彰明县多种，其惟赤水乡最精。与附子皆非正产，从乌头傍边乃生，长三寸已上为天雄。割附子茅角为侧子，元种母是乌头，其余皆作附子。苗高三尺许，茎作四棱，生叶如艾，花紫碧，作穗，实形小，色紫黑，类椹。凡此五物，同出异名。

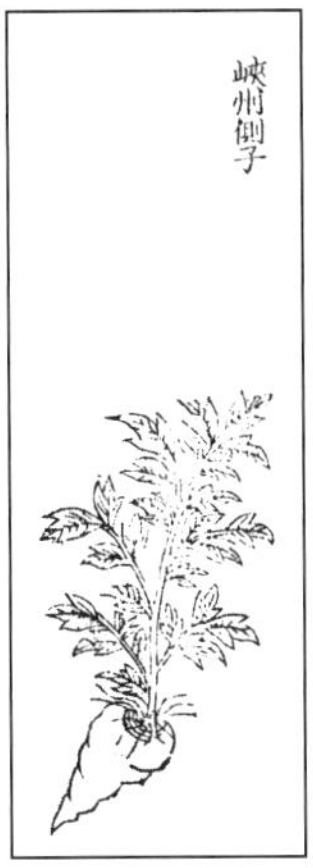

图 16-5-1 峡州侧
子《图经（政）》

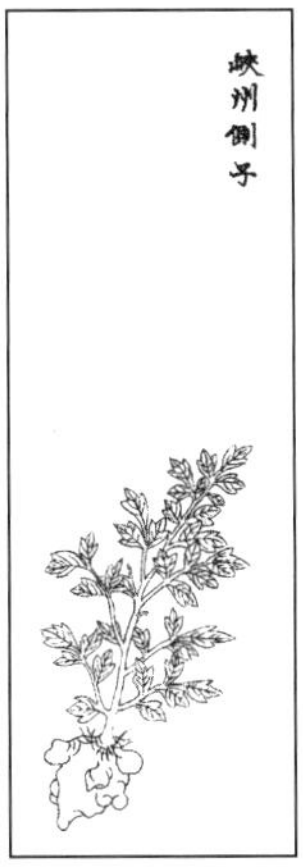

图 16-5-2 峡州侧
子《图经（绍）》

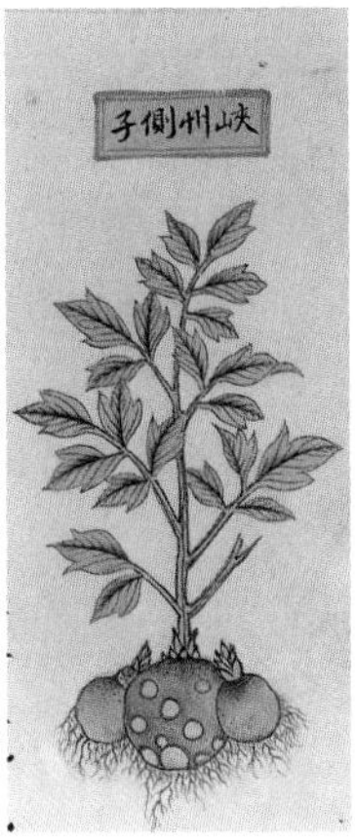

图 16-5-3 峡州侧
子《品汇》（修图）

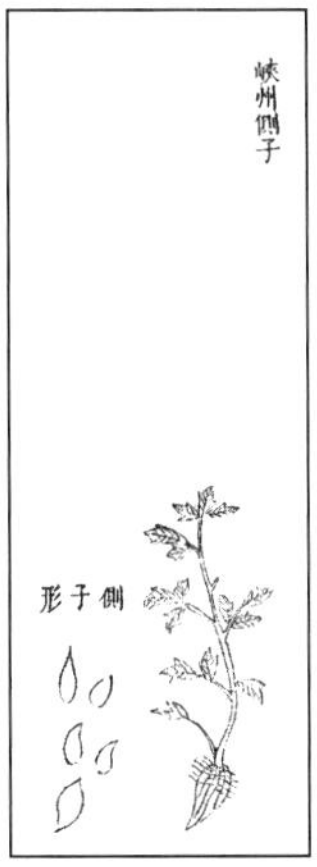

图 16-5-4 峡州侧
子《蒙荃》

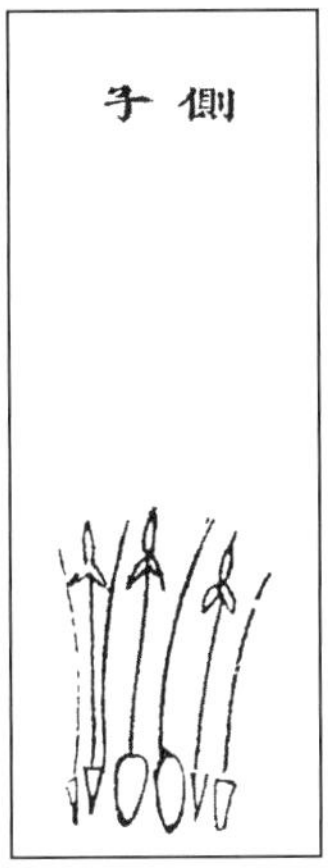

图 16-5-5 侧子
《太乙》

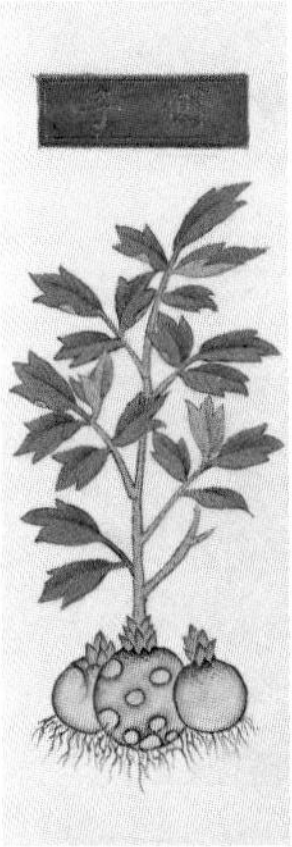

图 16-5-6 侧子
《雷公》

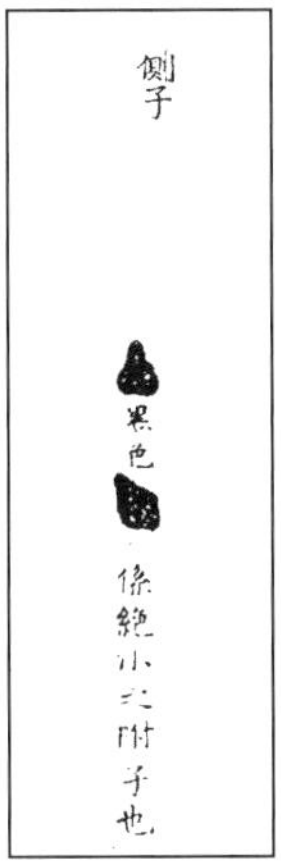

图 16-5-7 侧
子《原始》

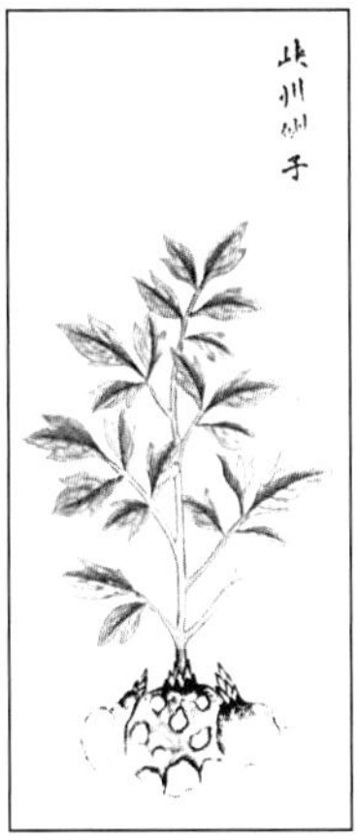

图 16-5-8 峡州侧
子《草木状》

【气味】味辛，大热，有大毒。《图经本草药性总论》卷上。味辛，气热，有毒。《本草汇言》卷五。

【主治】主痈肿，湿痹大风，筋骨挛急，历节腰脚疼冷，寒热鼠瘘，治遍身风疹，冷酒调服，神妙。疗脚气，亦多验。又堕胎。《本草集要》卷三。其气热劣而轻扬，专于发散四肢，充达皮毛，为治风之药。多入瘫痪药中，古方多不用。迩来医家疗脚气有验，故录之。《本草汇言》卷五。主发散四肢，为风药。《药性解》卷三。

【发明】《本草洞诠》卷九：侧子气味主治亦同附子，而力量则卑眇矣。且与乌头大异，乌头乃原生之种，得母之气，守而不移，居乎中者也。侧子乃附子粘连旁小者，散生旁侧，体无定在，其气轻扬，宜发散四枝，充达皮毛，为治风之药也。漏蓝子又小于侧子，即雷敩所谓木鳖子也。凡漏疮年久者，复其元阳，当用漏蓝子。如不当用而轻用之，恐热气乘虚变移结核，为害尤甚。一人两足生疮，臭腐难近，梦神授方，用漏蓝子研末，入腻粉少许调涂。依法治之，果愈。盖此物不堪服饵，宜入疮科也。《**药性解**》**卷三**：侧子即附子傍出小颗，其气轻扬，故主发散。《**药性切用**》**卷四**：侧子旁生，功力稍逊。能旁达四肢，但可发散寒痹，无附子之补力也。

漏篮子《本草纲目》

【**集解**】《**本经逢原**》**卷二**：附子之初生琐细未成者，曰漏篮，言其小而篮不能盛，漏出篮下也。

【**气味**】味辛，气热，有毒。《**本草汇言**》**卷五**。

【**主治**】仅宜敷贴外科消毒药内。误服令人丧目。《**本草汇言**》**卷五**。专治冷漏恶疮。《**本经逢原**》**卷二**。

【**发明**】《**药性切用**》**卷四**：漏蓝初生未成。虽治冷痹恶疮，非寒毒深痼勿用。

乌头《本经》（即：川乌头）

【**校正**】《本草纲目》原在"附子"条下设子药"乌头"。今按药用部位，并入"乌头"条。

【**集解**】《**通志·昆虫草木略**》**卷七五**：初种之母曰乌头，如芋魁是也。其形似乌鸟之首，故以为名。两歧如鸟开口者，曰乌喙，亦取其似也。乌头傍生者为附子，附子傍生者为侧子。乌头不生附子者为天雄，极长大，故《草经》云长三寸以上也。蜀人种之，最忌生此。《草经》云：春采为乌头，冬采为附子。《广雅》又云：一岁为侧子，二岁为乌喙，三岁为附子，四岁为乌头，五岁为天雄。今皆不然。但一岁下种而有此五物，皆以冬至前布种，至八月采出。于蜀中而绵州彰明县犹多。附子为百药之长，一名奚毒。世以乌头、天雄、附子为三建者，以此三物旧皆出建平故也。又宜都很山者，谓之西建，殊佳。钱塘间者，谓之东建，不及。故曰：西冰犹胜东白。乌头曰奚毒，曰即子，曰茛，曰堇，曰千秋，曰毒公，曰果负，曰耿子。取其汁日煎为膏，曰射罔，射生者以傅矢，惨毒。《**本草原始**》**卷三**：乌头，《本经》下品。乌头乃歪顶之附子也。鲜时色黑，经制过晒干则色白。○鲜形黑。酿造过干乌头形色白。似草乌，小光黑，俗呼川乌。治火炮，去皮脐。乌头：始生朗陵山谷，今出蜀地。市者乌头、乌喙、天雄、附子混卖。要知元种者，母为乌头；傍出者为附子；其长二三寸者为天雄；两歧相合者为乌喙；附子小者为侧子。实五物而一种也。今用侧子者甚稀。乌头今呼为川乌头，亦呼川乌。世用乌头，并用似草乌、无芦有脐、光黑而小者，不见用歪顶之附子也。《**本草述**》**卷一〇**：时珍曰：乌头有两种，出彰明者，即附子之母，今人谓之川乌头是也。其产于江左山南等处者，乃《本经》所列。乌头，今人谓之草乌头者是也。讵昔人不究乌头有二，遂以草乌头之汁，煎为射罔者，辄注于川乌头，而不知草乌之功，宁能帮助元阳，与川乌等不为辨别，不将贻后人以混投之害哉！乌头，象乌之头。昔人云附子顶圆正，乌头顶歪斜，以此别之。

【修治】《本草发挥·乌头》卷二：海藏云，乌附子类皆水浸炮裂，去皮脐用之。然多外黄里白，劣性尚存些少，莫若乘热切作片子，再炒令表里皆黄色，劣性尽去为良也。今人罕知如此制之。

乌头

【气味】味辛、甘，温、大热，有大毒。《图经本草药性总论》卷上。○味辛、甘、温、大热，有大毒。远志为之使。○反半夏、栝楼、贝母、白敛、白及。《本草元命苞》卷五。味辛，

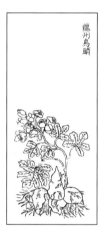

图 16-7-1 龙州
乌头《图经（政）》

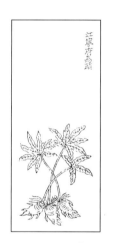

图 16-7-2 江宁府
乌头《图经（政）》

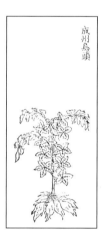

图 16-7-3 成州
乌头《图经（政）》

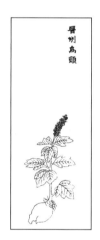

图 16-7-4 晋州
乌头《图经（绍）》

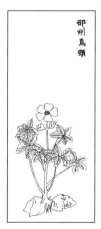

图 16-7-5 邵州乌
头《图经（绍）》

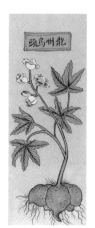

图 16-7-6 龙州
乌头《品汇》

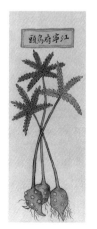

图 16-7-7 江宁
府乌头《品汇》

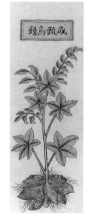

图 16-7-8 成
州乌头《品汇》

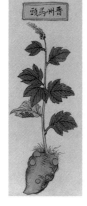
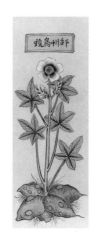
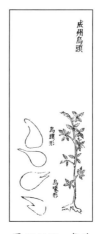
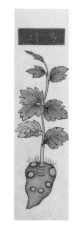

图16-7-9 晋州乌头《品汇》　　图16-7-10 邠州乌头《品汇》　　图16-7-11 成州乌头《蒙筌》　　图16-7-12 乌头《雷公》

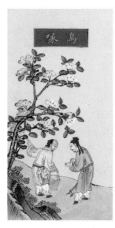
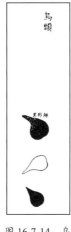
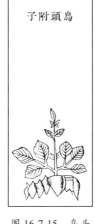
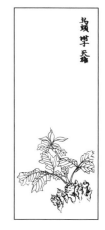

图16-7-13 炮制乌头《雷公》　　图16-7-14 乌头《原始》　　图16-7-15 乌头附子《备要》　　图16-7-16 乌头附子天雄《图说》

性热。浮也，阳也。有毒。《药性会元》卷上。辛，热，有毒。浮也，阳中之阳也。入足太阴、少阴经。《本草汇》卷一二。

【主治】去寒湿风痹血痹，行经。〔见《济生拔粹》卷五〕《洁古珍珠囊》。主中风恶风，洗洗汗出。治瘫痪弹曳，口眼㖞斜。除风寒湿，肩胛痛，不可俯仰。疗心腹冷，目中痛不可久视，消膈上痰冷，饮食不下。医咳逆上气，积聚寒热。破痃癖气块，益阳事不兴。《本草元命苞》卷五。主散诸风之寒邪，破诸积之冷痛。破积，有消痰、治风痹之功。《药性会元》卷上。散风痹血痹，治半身不遂。祛积冷寒痛，逐风痰风痛。助阳退阴，破坚除湿。《本草汇》卷一二。主中风恶风，破积聚，消痰冷。又堕胎。○行经药也。《本草便》卷一。除寒湿，行经散风邪，破诸积冷毒。《本草述》卷一〇。功同黑附子而稍缓。黑附子回阳逐寒，川乌头温脾去风。《得配本草》卷三。

乌喙

【气味】味辛，微温，有大毒。《图经本草药性总论》卷上。味辛、苦，大热，有大毒。《宝庆本草折衷》卷一〇。

【主治】补肾气衰弱，阴囊湿痹，治历节，掣引腰痛难行。疗风温湿痹，久而未已。医痈肿寒热，岁月不消。《本草元命苞》卷五。祛风去寒之在表者。《医林纂要探源》卷二。

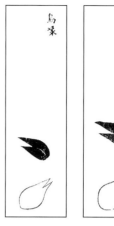

图 16-7-17　乌　　图 16-7-18　乌
喙《原始》　　喙《类纂》

射罔

【修治】《本草纲目拾遗》：凡药有天生，有人造。濒湖《纲目》遇有人功制造者，辄备其法，亦可云博采无遗矣。独于草乌条附射罔，既列其主治之用，而不备其制造之法。仅于集解下引大明一说，又不详细。予因考而补之，以全濒湖之苦心也。按《白猿经》造射罔膏法：用新鲜草乌一二斗，洗去土，用箩盛，将脚蹄去黑皮，以肉白为度。捣碎，用布滤去，榨出汁，以干为度。去渣，将磁盆盛汁，盆下有粉，去粉不用，总要澄出清汁。如有十碗，用四碗入锅内，煎一滚起沫，用篾片刮去沫，倾入磁碗内，再将余六碗生汁入前熟汁内，一顺搅匀。露一宿，明早取澄清汁散分于碗内，澄去滓，量汁多少，以碗大小盛之，放日中，晒至午时。又割去滓脚，再晒至晚。取澄清汁，用薄绵纸铺罩内，滤去滓。第二日、第三日如前晒法，每日晒时，用竹片从碗底顺搅，晒用此法，不致上熟下生。至第四日晚，滤稠药存留弗去，另用碗盛，露一宿，取澄清汁，底下存硬稠者不用。第五日，入前汁一总晒，晒至六七日，各碗渐少，以汁多寡减去余碗，再分各碗。晒时观看碗口上起黑沙点子，面如结冰，有五色云象，其红色黑如香油样，总归磁盆内，放净处阴四五日。再用砖砌一炉子，高二尺，周围大可容药盆，内放炉中心，离地上一尺五寸，用木物架炉于上，炉上空五寸，用布物盖于药盆之上，不致烟透走。炉旁取一火门如鹅卵，火从地起，高三寸，外用炭火十数块，并枧械柴，俗呼楝漆。又用皂角、花椒同烧烟，令烟入火门内熏药盆熟，药面上结成冰，是火候到矣。药熏一时之候，其结冰要厚。再看冰厚，则除火取药出令冷，收入磁盆内封固听用。如冬天寒冷，用絮物包放暖处，勿令冻损。如夏天热时，放于清凉之处，以免潮坏。如冬冻损，夏潮坏出沫，用磁盆盛如前法，炉熏之，药热即止。如将药上于箭上，用皂角、花椒烟熏之，如旧。○前药晒时，如遇日色太紧，晒一二日，又要露一宿。如日淡缓，不必露也。初做药之日，观天色晴明，即用乌头如前制之。如晒一二日有雨，将照前熏药炉上，只用炭火烘热盆为度。搅匀，又放得一二日，俟晴再晒。乌头取来不可堆厚，恐烂坏，必要湿地下摊开，不可见风，吹干无汁，即取捣为妙。其药制完，瓶内封固，日久下澄清有稠者砂糖

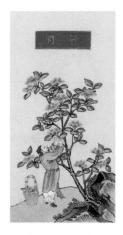

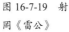

图 16-7-19 射
罔《雷公》

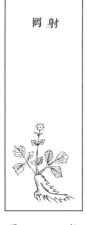

图 16-7-20 射
罔《备要》

样，挑起取用，上箭最快，到身走数步即死，名为晒药。比熏药更妙。其药忌见香油，如入一点即无效。其性有三飞：见血飞，见油飞，见水飞，造藏甚忌此三者。

【气味】味苦，有大毒。《本草元命苞》卷五。

【主治】功外治疮瘘，杀禽兽，疗尸疰、瘕坚，头中风，傅瘰疬毒肿。《本草元命苞》卷五。

【发明】《本草衍义》卷一一：乌头、乌喙、天雄、附子、侧子，凡五等，皆一物也。止以大小、长短、似像而名之。后世补虚寒，则须用附子，仍取其端平而圆，大及半两以上者，其力全不僣。风家即多用天雄，亦取其大者。以其尖角多热性，不肯就下，故取敷散也。此用乌头、附子之大略如此。余三等，则量其材而用之。其炮制之法，《经》方已着。《本经逢原》卷二：人中射罔毒，以甘草、蓝汁、小豆叶、浮萍、冷水、荠苨皆可一味御之。乌喙、射罔至毒之药，虽有治尸疰瘕坚瘘疮毒肿及蛇咬，先取涂肉四畔，渐渐近疮，习习逐病至骨，疮有热脓及黄水者，方可涂之。若无脓水有生血及新伤破，即不可涂，立能杀人。《本草崇原》卷下：乌头乃初种而未旁生附子者。乌头如芋头，附子如芋子，本一物也，其形如乌之头，因以为名。各处皆有，以川中出者入药，故医家谓之川乌。李士材曰：大抵寒证用附子，风证用乌头。乌喙附气味辛，温，有大毒。主治中风，恶风洗洗出汗，除寒湿痹，咳逆上气，破积聚寒热。其汁煎之，名射罔，杀禽兽。《别录》附。《本经》名乌头，《别录》名乌喙，今时名草乌，乃乌头之野生者，处处有之。其根外黑内白，皱而枯燥。其性大毒，较之川乌更烈，与前条洁古所言者，不可一例用也。○根有大毒，与川中所出之乌头大别。古时或名乌头，或名乌喙，随时所称，未有分别。后人以形正者，有似乌鸟之头；其两歧相合而生者，有似乌鸟之喙，以此别之。然形状虽殊，主治则一，亦可不必分别。隐庵以乌头判属川乌，以乌喙判属草乌，盖恐后人以混称误用，或致伤人故耳。虽属强分，其用心大有益于天下后世。乌喙虽亦名乌头，实乃土附子也。性劣有毒，但能搜风胜湿，开顽痰，破坚积，治顽疮，以毒攻毒，不能如附子益太阳之标阳，助少阳之火热，而使神机之环转，用者辨之。草乌之毒甚于川乌，盖川乌由人力种莳，当时则采。草乌乃野生地上，多历岁月，故其气力尤为勇悍。犹之芋子，人植者无毒可啖，野生者有毒不可啖，其理一也。又，川乌先经盐淹杀其烈性，寄至远方，为日稍久，故其毒少减。草乌未经淹制，或兼现取宜，其毒之较甚也。卢不远曰：人病有四痹风痿厥。草乌力唯宣痹风。阳行有四，曰升降出入。草乌力唯从升出，但阳喜独行而专操杀业。如刚愎人所当避忌。采乌头捣汁煎之，名曰射罔。猎人以付箭镞射鸟兽，中者立死，中人亦立死。《日华本草》云：人中射罔毒，以甘草、蓝汁、小豆叶、浮萍、冷水、荠苨皆可解，用一味御之。《要药分剂》卷一○：乌头以出川彰明者为上，故加川字，以别草乌头也《医方丛话》卷五：解中乌喙毒朱晦翁居山中，中乌喙毒，几殆。因思汉质帝得水可活之语，遂连饮水，大呕泄而解。《本草崇原集说》卷下：仲氏曰：今人制造酒药，凡川乌、草乌暨各种毒品，亦皆在内，名曰绍兴酒药，酿酒易熟且多，气味香烈，杭俗盛行，而受其害者比比也。古人作酒，以曲蘖分黄白，故无毒。杭州佳酿亦然，唐人有十千兑得余杭酒之咏，今何舍旧图新耶！

【附方】《宝庆本草折衷》卷一〇：乌头粥法。以川乌生为末，每用肆钱，同白米半碗，慢火熬熟，稀薄得所，不可太稠。下姜汁半合，蜜一匙，搅和，空腹温啜。治风寒湿痹，麻木不仁，手足四肢痛重不举。《本事方》。〇治风腰脚，冷痹疼痛。用川乌头去皮脐，生捣罗，醋调涂于帛上，傅之。〇宜代以草乌，和皮脐用，其效尤速。〇治久疥癣。用川乌头半个，生捣碎，水三大盏，煎至一大盏，去滓温洗。《圣惠方》。〇疗瘫缓风，手足弹曳，口眼㖞斜，语言蹇涩，履步不正。川乌头去皮脐，五灵脂各伍两为末，入龙脑、麝香研细，滴水丸如弹子大，每服一丸。先以生姜汁研，次暖酒调服之。《梅师方》。〇治阴毒伤寒，手足逆冷，头疼腰重。川乌头、干姜等分为粗散，炒令转色，再为细散，每一钱，水一盏，盐一撮，煎取半盏温服。《孙兆口诀》。

《药性粗评》卷一：瘫痪不仁。二虎丸，以制过乌头四两，酽醋再浸三宿，取出，又同青盐四两，炒黄赤色，共杵为细末，醋面糊丸如梧桐子大，每服空心冷酒下十五丸，盐汤下亦可，不拘男妇，皆宜大有补益。泻痢暴作。乌头三两，以一两到，炒黄，一两烧存性，一两生用，共研为末，醋面糊丸如绿豆大，每服五丸，空心，泻用井花水，赤痢甘草汤，白痢干姜汤，赤白痢生姜甘草汤送下。阴毒逆冷。凡患阴毒伤寒，手足逆冷，脉息沉细，头疼腰重者，乌头、干姜等分，到，共炒焦黄色，放冷，捣为散，每用一钱，水一盏，盐一撮，煎取半盏，乘热顿服。虫毒螫伤。凡遇毒虫，不拘蛇蝎等物螫伤者，乌头为细末，酽醋调傅。

《太乙仙制本草药性大全·仙制药性》卷二：腰脚冷痹疼痛。用三分，去皮脐，生捣罗，酽醋调涂故帛上，傅之痛止。久疥癣方：用七枚，生捣碎，水三盏，煎至一盏，去滓洗之。头风头痛，腊月用一升，炒令黄，末，绢袋盛，酒三升，浸，温服。耳鸣如流水声，耳痒及风声，不治久成聋。生掘一个，承湿削如枣核大，塞耳，旦易夜易，不三日愈。痈攻肿若有瘜肉突出者。用五枚，以苦酒三升，渍三日，洗之，夜三四度。耳鸣无昼夜，用烧灰，菖蒲等分为末，绵裹塞耳中神效。马汗入疮肿，痛渐甚，迟则难治。以生末傅疮口良久，黄水出方愈。陷甲割甲成疮，连年不差。用乌头尖，黄檗等分为末，洗贴。蝎螫以末少许，头醋调傅之。治痢独圣丸。凡用一个好者，柴灰火烧，烟欲尽取出，地上盏子合良久，细研，用酒蜡丸如大麻子，每服三丸。赤痢用黄连、甘草、黑豆煎汤，冷吞下。白痢用甘草、黑豆煎汤，冷吞下；如泻及肚疼，水吞下；忌热物。治泻痢三神丸。草乌头三两，一两生，一两熟炒，一两烧存性，为末，以醋面糊丸如绿豆大，每服五丸，空心服，泻用井花水，赤痢甘草汤，白痢干姜汤，赤白痢生姜甘草汤。

下阴毒，伤寒，手足逆冷，脉息沉细，头疼腰重，兼治咳逆等疾。用乌头、干姜等分，右为粗切，炒令转色，放冷再捣为散，每一钱水一盏，盐一撮，煎取半盏，温服。

草乌头 《宝庆本草折衷》

【校正】《本草纲目》原附"乌头"下。李时珍云："此即乌头之野生于他处者，俗谓之草乌头。"今从《宝庆本草折衷》专立条。

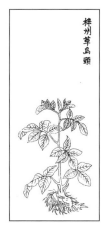

图 16-8-1 梓州草乌头《图经（绍）》

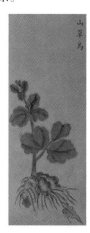

图 16-8-2 山草乌《履巉岩》

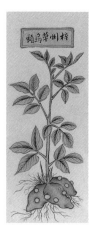

图 16-8-3 梓州草乌头《品汇》

图 16-8-4 草乌头《原始》

【释名】山草乌《履巉岩本草》、土附子《宝庆本草折衷》。

《本草崇原》卷下：草乌头今杭人多植于庭院，九月开花淡紫娇艳，与菊同时，谓之鹦鸽菊，又谓之双鸾菊，鸳鸯菊，僧鞋菊，皆以花之形状名之。

【集解】《宝庆本草折衷》卷一〇：新增草乌头。一名草乌。见众方。一名土附子。见"续说"。〇生江东及梓、邵、成、晋州，江宁府。〇《苏沈方》用者，名旌德乌头。旌德县属宜州，今他地亦有之。〇采制及为使、反、恶、忌亦并与川乌头同。〇续说云：《日华子》尝着土附子之名，孙绍远乃云即草乌头也。蜀川亦有此种，故图中亦画梓州草乌头之形，而性用未显也。兹集许叔微及许洪之言，以创斯条。今人以草乌生去皮、脐，碾末，每两增细茶一两五钱，沸汤随意点啜。然物类相感，入口亦不……（编者注：后原阙）。《本草汇言》卷五：《菊谱》云，鸳鸯菊即其苗也。然附子、天雄有偶生两歧者，亦谓之乌头，非此乌头也。此系南北各路野生，故名草乌头云。本草误入川乌头条中，大谬。按《后魏书》言：辽东塞外，秋收草乌头为毒药，射禽兽。又《续汉五行志》言：西国生独白草，煎汁，猎人取此敷箭，射禽兽十步即倒，中人亦死，故又有射罔之名。李时珍曰：草乌头，南北东西，山陵平泽，处处有之。根苗花叶与川乌头大同小异。但此系野生，并无酿造灌养之法，其根外黑内白，皱而枯燥，形如荛芋，大者长寸，小者豆粒，底圆顶尖，然毒则甚于川乌头，置燥地反湿，置湿地反燥，飞鸟触其毒则堕，走兽遇其毒则僵，此猛烈有毒，无妄之药也。《本草洞诠》卷九：草乌头，此草野生他处，根苗花实并同川乌。煎汁傅箭射禽兽，十步即倒，故有射罔之号。

【修治】《本草汇言》卷五：切作薄片，童便和醋煮百滚，入锅内，炒燥黄，方可入药用。入风痹药中，大料不过二三钱，小料不过数分。倘不修制误用，令人心膈闷乱，言语不出，如病怪状，谨之。设有中此毒者，以甘草、蓝汁、浮萍、荠苨、冷水，皆可一味解之。《类经证治本草·经外药类》：诚斋曰：制草乌法，取草乌，以饴糖拌裹，煨熟，去皮，黑豆水浸一日，取出，以童便煮干用。

【气味】性凉，有毒。《履巉岩本草》卷下。味辛痎（虚严切），大热（许洪），有大毒（用川乌云）。《宝庆本草折衷》卷一〇。味酸平，性温。可升可降，阴也，无毒。《药性会元》卷上。味辛，气热，有大毒。《本草汇言》卷五。味甘，气温，一云大热，有大毒。《本草洞诠》卷九。辛、苦，大热。《本草备要》卷二。

【主治】主收肺气，除烦止渴。治泻痢，调质和中。《药性会元》卷上。治中风，除寒湿痹，破积聚，冷痰包心，喉痹，痈肿疔毒，通经络，利关节。寻蹊达径而直达病所，是其能也。《本草洞诠》卷九。治瘫痪顽风，膝风脚肿。疗久年麻痹，湿滞作痛。驱冷痰包心，除痃癖气块。《本草汇》卷一二。

【发明】《本草汇言》卷五：草乌头，《本经》去风寒湿气，《别录》逐痰攻毒之药也。瞿秉元稿其性猛劣有毒，其气锋锐且急，能通经络，利关节，寻蹊达径，而直抵病所，宜其入风寒湿痹之证，或骨内冷痛及积邪入骨，年久痛发，并一切阴疽毒疡诸疾。遇冷毒即消，热毒即溃，自非顽风急疾，不可轻投入也。观其煎汁敷箭镞，能杀禽兽，闻气即堕仆，非性之锋锐捷利，酷劣有毒，能如是乎？即有风湿痹疾，痈疡急证之人，平素禀赋衰薄，或向有阴虚内热吐血之疾，并老人、虚人、新产人，切宜禁用。《本草洞诠》卷九：然非若蜀中乌、附，人所栽种，加以酿制，杀其毒性之比，止可搜风胜湿，开痰，治顽疮，以毒攻毒而已，非有补右肾命门之力也。飞鸟触之堕，走兽遇之僵，自非冷痼沉笃，可轻投哉？凡风寒湿痹，骨内冷痛，及损伤入骨，年久发痛，或一切阴疽肿毒，并宜草乌头、南星等分，少加肉桂，为末，姜汁、热酒调涂；未破者能内消，久溃者能去黑烂。二药遇冷即消，遇热即溃，此则外治之功，不可弃也。《本草述》卷一〇：草乌头类洵，为至毒之药。第先圣用毒药以去病，盖期于得当也。如草乌辈之用，固沉寒痼冷，足以相当，或寒湿合并，结聚癖块，阻塞真阳，一线未绝，非是不足，以相当而战必克，是所攻者湿风，正赖有此也。如瘫痪证，先哲多用之，盖为其寒湿消阳，经络之所结聚，顽痰死血，非是不可以开道路，令流气破积之药，得以奏绩耳。盖因于风虚则病湿，湿聚而不化，则病于风毒，因谓之顽风，是其所治者湿风也。《经》曰：气虚者，寒也。又曰：中气之湿，此内之寒湿相合，即风虚之义。故明其为风虚，则知用此以透阳之郁，岂得如郝太守，概以为治风而投之风淫者，以取败哉？《药

：颇胜川乌。然至毒，无所酿制，不可轻投。野生，状类川乌，亦名乌喙。姜汁炒，或豆腐煮用。熬膏名射罔，傅箭射兽，见血立死。

【附方】《履巉岩本草》卷下：治癣疮。用少许磨涂患处，大有神验。

《宝庆本草折衷》卷一〇：治泻痢。三神丸：草乌头三两，一两生，一两热炒，一两烧存性，研为末，醋面糊丸，如绿豆大，每服五丸，空心服。泻用井花水下，赤痢甘草汤下，白痢干姜汤下，赤白痢生姜甘草汤下。《修真秘诀》。

《本草汇言》卷五：治中风瘫痪。手足颤掉，言语謇涩，身体麻木，痿痹不仁，或腰脚冷痛，或膝眼酸痛并湿滞脚气，足肿难行。用草乌头三两炮，川乌头二两炮，乳香、没药各一两，共为末，用黑豆一升，以斑蝥二十一个，去头翅，同煮，豆熟，去蝥取豆，焙干为末，配草、川乌头、乳、没四味，共和匀，以醋打面糊丸梧子大。每服三十丸，温酒下。《方脉正宗》。〇治年久麻痹不仁，或历节风痛。不拘男妇，皆可用。用草乌头八两，去皮切片，以酒浸一夜，晒干，炒黄色，磨极细末，布袋一个，盛嫩豆腐脑，约豆料一升，入乌末在内，和匀压干，再入甑上蒸半日，取出捣成膏，晒干为末。每服八分，葱酒送下。《活人心统》。〇治一切风证。不拘头风、痛风、风痹，挛掣疼痛。用草乌头八两，川乌头二两，俱去皮，酒浸一宿，隔汤蒸半日，捣为末，用生葱、生姜各四两，俱捣如泥，拌草川乌末在内，和作饼子，以楮叶铺盘内，安饼于楮叶上，又以楮叶盖之，再盖布帛等物，七日，待出汗蒸黄，乃晒干，舂为末；又以生姜汁打面糊为丸，梧子大，每服三十丸，白汤下，日二服。服后汗出，宜避风，寻愈。《杨仁斋选方》。〇治破伤风。用草乌头切片酒拌，炒黄为末，每以一二分，温酒调服出汗。《寿域方》。〇治偏正头风。用草乌头、真川芎、苍术各四两，俱切片，生姜、生葱各五两，捣成膏，拌草乌、川芎、术片，入瓷瓶内封固，埋土中，春五、夏三、秋七、冬十日，取出晒干，拣去葱姜渣，将草乌、川芎、苍术，晒干为末，醋打面糊为丸，梧子大。每服二十丸，临睡时温酒下，立效。戴古渝方。〇治妇人血风头痛。用草乌、栀子各等分，为末，用葱头自然汁调涂，随左右痛处。药汁勿流入眼，宜避风。《济生方》。〇治脑泄臭秽。用草乌去皮醋拌炒五钱，苍术炒、川芎炒各一两，为末，面糊丸梧子大。每服十丸，茶下。《圣济总录》。〇治耳痒如流水，或耳鸣如风雨声，不治成聋。用生草乌，削如枣核大，塞之，日易二次，不三日愈。《千金方》。〇治喉痹口噤不开欲死者。用草乌、皂荚各等分，为极细末，入麝香少许，擦牙，并鼻内，喉自开也。又方，用草乌尖、石胆矾各等分，为末。每用一钱，醋煮皂荚汁调稀，扫入喉间肿处，流涎数次，其毒即破也。江比行手集。〇治牙疳臭烂，穿透口鼻。用生草乌烧灰，入麝香少许，为极细末糁之。金唯川手集。〇治腹中癥痞坚结，妨害饮食，形容羸瘦。用草乌二两切片，醋拌炒，真川椒三百粒，共为末，大麦面打稀糊为丸，如梧子大。每服五丸，白汤下。《肘后方》。〇治心胃攻痛，疰心寒疝，常发不愈者。用草乌，切片，醋炒，吴茱萸炒各等分，红曲打稀糊为丸，麻子大。每服十丸，日二。韦氏方。〇治内痔不出。用生草乌为极细末，津唾调点肛门内，痔即反出，再用枯痔药点之即落。《外科集验方》。○治疔疮恶毒初起。用草乌、川乌头、杏仁各七个，共为末，飞白面一两，井华水调搽，留头，以纸盖之，干则以苦茶润之。王士明家传。○治疔毒恶肿。用草乌切片一两，醋半壶，熬成膏，摊贴，次日根出。○《梅师方》治蛇蝎螫人。用草乌头为末，敷之，血出愈。《普济方》。○治中沙虱毒。用生草乌末敷之。《千金方》。

小黑牛《植物名实图考》

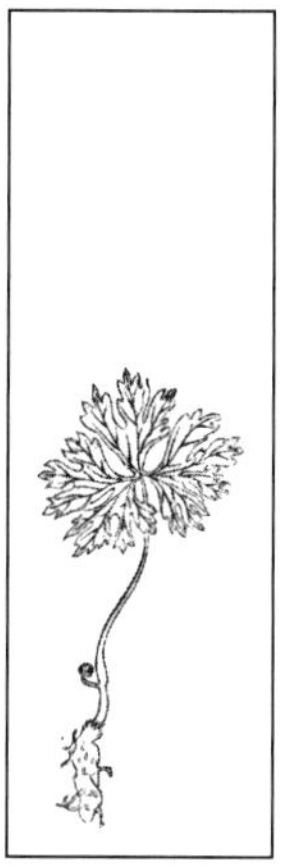

【集解】《植物名实图考》卷二三：小黑牛生大理府。茎叶俱同草乌头，根黑糙微异。○殆即乌头一类。

【气味】味苦，寒，有大毒。《植物名实图考》卷二三。

【主治】治跌打损伤，擦敷用。《植物名实图考》卷二三。

雀角花《本草纲目拾遗》

【释名】破关草、破管草《本草纲目拾遗》。

【集解】《本草纲目拾遗》卷三：雀麦，汪氏《采药书》：即雀角花。此花令人蠲忿，花象雀脚，猎人采熬药箭，呼为破关草。人以其内烂痔漏，呼为破管草。

【气味】性热气烈。《本草纲目拾遗》卷三。

【主治】外治点痔漏。《本草纲目拾遗》卷三。

【发明】《本草纲目拾遗》卷三：伤人肌肤，立能溃肿，须米醋炒用。腐肠之品，不入汤剂，惟外治点痔漏用之。汪氏方。

山附子《医方药性》

【气味】性热，有毒。《医方药性·草药便览》。

【主治】止吐泻，开胃。《医方药性·草药便览》。

牛扁《本经》

【释名】牛便特《太乙仙制本草药性大全》。

【集解】《太乙仙制本草药性大全·本草精义》卷二：牛扁一名牛便特。出桂阳川谷，今潞州、宁州亦有之。叶似三堇、石龙芮，根如秦艽而细，多生平泽下湿地。二月、八月采，日干。今亦

図 16-9-1 小黑牛《图考》

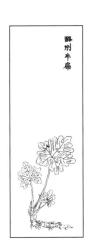
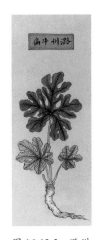
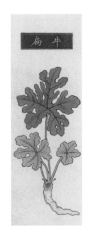

图 16-12-1 潞州
牛扁《图经(政)》　　图 16-12-2 潞州
牛扁《图经(绍)》　　图 16-12-3 潞州
牛扁《品汇》　　图 16-12-4 牛
扁《雷公》

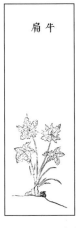
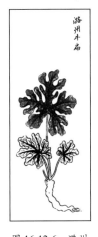
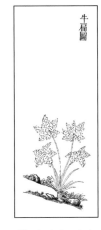
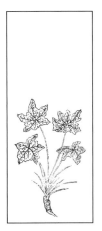

图 16-12-5 牛扁
《三才》　　图 16-12-6 潞州
牛扁《草木状》　　图 16-12-7 牛扁
《草木典》　　图 16-12-8 牛扁
《图考》

稀用。《植物名实图考》卷二四：陶隐居云今人不复识此。《唐本草》、宋《图经》俱载其形状功用。

【气味】味苦，气微寒，无毒。《本草集要》卷三。

【主治】主身皮疮热气，可作浴汤。杀牛虱小虫，又疗牛病。《本草集要》卷三。

石龙芮《本经》

【释名】水姜苔、水堇《吴普本草》、鹊孙头草《履巉岩本草》、胡椒菜《救荒》、猫迹草《续医说》、鬼见愁《植物名实图考》。

【集解】《梦溪笔谈·药议》卷二六：石龙芮今有两种：水中生者叶光而末圆，陆生者叶毛而末锐。入药用生水者，陆生亦谓之天灸，取少叶揉系臂上，一夜作大泡如火烧者是也。《植物名实图考》卷二四：石龙芮，《本经》中品。今处处有之，形状正如水堇，生水边者肥大，平原

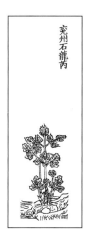

图 16-13-1 兖州石
龙芮《图经（政）》

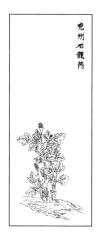

图 16-13-2 兖州石
龙芮《图经（绍）》

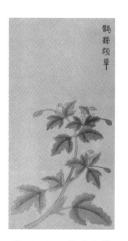

图 16-13-3 鹘孙头草
《履巉岩》

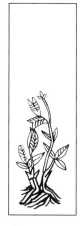

图 16-13-4 石
龙芮《歌括》

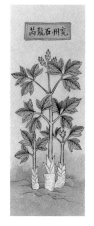

图 16-13-5 兖州
石龙芮《品汇》

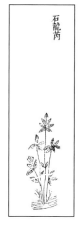

图 16-13-6 石龙
芮《蒙筌》

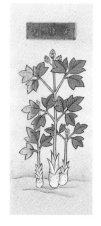

图 16-13-7 石
龙芮《雷公》

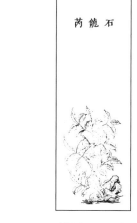

图 16-13-8 石
龙芮《三才》

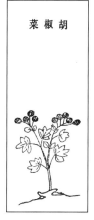

图 16-13-9 胡椒
菜《野谱补》

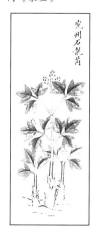

图 16-13-10 兖州
石龙芮《草木状》

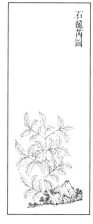

图 16-13-11 石龙
芮《草木典》

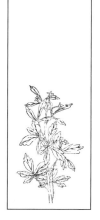

图 16-13-12 石龙
芮《图考》

者瘦小。其实亦能灸疟。固始呼为鬼见愁。

子

【气味】味苦，平，无毒。《履巉岩本草》卷上。

【主治】主风寒湿痹，心腹邪气，利关节，止烦，久服轻身明目不老，令人皮肤光泽，能逐诸风，主除热，止烦躁。《履巉岩本草》卷上。主肾冷而遗精难禁，祛湿痹而痛痒不知。通关节为拘挛之用，平胃气为吐逆之施。《药镜》卷三。

【发明】《本草汇言》卷四：补阴精，李时珍祛风燥之药也。吴养元稿原生水旁，性寒而润。凡相火炽盛，阴躁精虚者，以此充入诸滋补药，服食甚良。故《本草》主风寒湿热成痹。有润养筋脉之功。主补肾益精，明目，有育嗣延龄之妙。古方多用之。其功与枸杞、覆盆子相等，而世人绝不知用，惜哉！沈则施先生曰：石龙芮，古方称为补剂，而人不知用者，何也？此物原有两种，水中生者，取用补剂甚佳。而陆生者，形状与水生者无异，而叶稍有细毛为别，另名天灸，有大毒，误食害人。取少叶揉烂系臂上一宵，即起大泡，状如火疔焮赤。一物两种，善恶悬隔如此，因其形状相肖难辨，令人疑畏，故多不用也。《本草述》卷一〇：石龙芮，据时珍所云，与枸杞、覆盆子同功。则《别录》补阴气不足一语，真可为此味明功矣。唯能补阴气不足，而无失精茎冷之虚证，以故心热燥烦满，无有不除，此正所谓平肾胃之气也。至于风寒湿痹，直本于同气相求者，还其真阴，而心腹之邪自净。试绎利关节微义，岂非阴气之能充于关节，以致邪气之不能留乎哉？种种如是之益，而举不知用之，此时珍之所以致惜也。方书大菟丝子丸治肾气虚损，五劳七伤诸证，于众补剂内有石龙芮，则其为益阴气也益明。

水堇

【气味】味苦，平，无毒。《千金要方》卷二六。性味甘寒，微辛苦涩。《药性切用》卷三。

【主治】久服除人心烦急，动痰冷，身重多懈惰。《千金要方》卷二六。除烦热，下瘀血，为散结解毒专药。《药性切用》卷三。

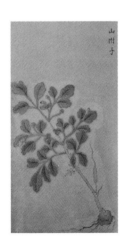

图16-14-1　山
附子《履巉岩》

山附子《履巉岩本草》

【气味】性热，有毒。《履巉岩本草》卷中。

【主治】治风湿相搏，脚手瘫弱。入群药用。《履巉岩本草》卷中。

铁拳头《植物名实图考》

【集解】《**植物名实图考**》**卷九**：铁拳头产南安。丛生柔茎细绿，每枝三叶，叶如薄荷，中有赤纹，结黄实如小球，硬尖如猬，略似石龙芮，唯叶无歧为异。

【主治】土人采治失血，和猪蹄煮服。《植物名实图考》卷九。

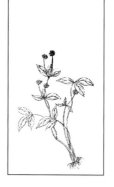

图 16-15-1 铁拳头《图考》

困来草《本草纲目拾遗》

【集解】《**本草纲目拾遗**》**卷四**：刘羽仪《经验方》：此草又名水灌头，子如桑子，但桑子长而此子圆，又如茶纸子，但茶纸子红而此子绿，又不可不辨。

【主治】治黄疸。用困来草、石芫荽即鹅儿不食草，二味洗净，捣汁，冲陈酒一大钟服之，四五次自愈。《本草纲目拾遗》卷四。

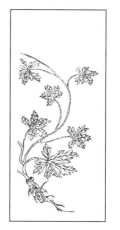

图 16-17-1 堵喇《图考》

堵喇《植物名实图考》

【集解】《**植物名实图考**》**卷二三**：堵喇生大理府。蔓生黑根，一枝一叶，似五叶草，大如掌。

【气味】性寒。《植物名实图考》卷二三。

【主治】解草乌毒。产缅地者能解百毒。《植物名实图考》卷二三。

两头尖《本草品汇精要》

【集解】《**本草品汇精要**》**卷一三**：此种乃附子之类，苗叶亦相似，其根似草乌，皮黑肉白细而两端皆锐，故以为名也。春生苗，二月、八月取根，暴干。白附子经石灰水泡，皮皱皱者为伪。《**本草原始**》**卷三**：两头尖自辽东来货者甚多，每呼为附子，今呼两头尖，象形也。《**本草新编**》**卷三**：余在通渭，亲见此草。其根绝似麦冬，但色带丹，气亦香，考之《县志》，俱载之。可见两头尖非鼠粪也。

图 16-18-1 两头尖《原始》

【修治】《本草品汇精要》卷一三：捣碎入药用。

【气味】味辛性热，有毒。《本草品汇精要》卷一三。味甘，气温，无毒。入脾、胃、大肠之经。《本草新编》卷三。

【主治】疗风及腰腿湿痹痛。《本草品汇精要》卷一三。风湿邪气，痈肿金疮，四肢拘挛，骨节疼痛。多入膏药中用。《本草原始》卷三。最善降气化食，尤善化痞结癥瘕。《本草新编》卷三。

【发明】《医学疑问》：问：炼脐法所入中有两头尖是何物？切愿详知。答曰：凡小儿降生之后，剪脐落地，恐招风入内，用艾火以熏蒸，其制药中有两头尖者，其性辛，即南白附子也。炼脐法：治老人及女人腹中虚冷一切诸证。用人参、白茯神、莲心、大附子、远志，以上各等分。右为极细末，入麝香一分，先用面以水和，作圈脐上，留脐眼，将前末药纳入眼中，上以槐树皮盖住，亦裁脐大一眼，方用艾作炷，放槐皮上灸之，灸时俟烟尽，上用茶一滴滴之，乃水火既济之法，再灸再滴，以二十一壮为度。盖人参为金之精，白茯神为木之精，莲心为水之精，大附子为火之精，远志为土之精。一年四季蒸之，能延年益寿，祛百病，其效无穷。此彭祖所授之法也。虚寒阳脱者用之，有起死回生之功。凡诸火热证不宜轻用。《本草新编》卷三：近人错认鼠粪为两头尖，谁知是草木之药，生在陇右。土人以之治小儿食积。神效。妙在攻坚又不耗气也。两头尖，治痞最神。

虎掌草《校补滇南本草》

【气味】性寒，味微苦，辣，有小毒。《校补滇南本草》卷中。

【主治】行经络，攻热毒，除胃痰，胃有痰毒，人多呃逆。消红肿，痈疔疮疽，血风疥癞，痰疬结核，流痰横，外乳蛾乍腮，内乳蛾咽喉疼痛，牙根热毒。《校补滇南本草》卷中。

【附方】《校补滇南本草》卷中：治痰结瘰疬，绕项而生。虎掌草二两，小九牯牛一两，紫夏枯一两，灵仙五钱，白头翁一两，烧酒浸，重汤煎，每晚炖服三杯，二十一日其核自消而愈。虚弱者忌服。又方：治症同前。川贝母、香附、川芎、连翘、牛膝、牛蒡子、防风、紫夏枯，各等分，水煎，点水酒服。气虚者以四君子汤佐之，血虚者以四物汤佐之。

野棉花《滇南本草图说》

【释名】满天星《滇南本草图说》。

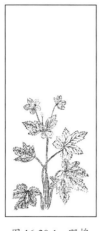

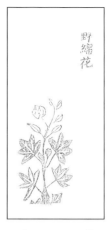

图 16-20-1　野棉
花《图考》　　　　　图 16-20-2　野棉
花《滇南图》　　　　　图 16-20-3　野棉
花《便方》

【集解】《滇南本草图说》卷五：形似耳风，小叶，白毛花。《植物名实图考》卷二三：此草初生一茎一叶，叶大如掌，多尖叉，面深绿，背白如积粉有毛；茎亦白毛茸茸；夏抽葶颇似罂粟，开五团瓣白花，绿心黄蕊，楚楚独立；花罢蕊擎如球，老则飞絮，随风弥漫，故有棉之名。

【气味】性寒，味苦，有毒。《滇南本草图说》卷五。

【主治】下气，治小儿寸白虫、蛔虫犯胃，疳疾等症。随引经药为使。《滇南本草图说》卷五。

【发明】《草木便方》卷一：野棉花根甘解毒，疗疮热毒皆可除。腰胁酸痛心腹胀，久嗽痰饮炖晕服。

还亮草《植物名实图考》

【释名】还魂草、对叉草、蝴蝶菊《植物名实图考》。

【集解】《植物名实图考》卷一三：还亮草，临江广信山圃中皆有之。春初即生；方茎五棱，中凹成沟，高一二尺；本紫梢青，叶似前胡叶而薄；梢间发小细茎，横擎紫花，长柄五瓣，柄蕚花欹，宛如翔蝶；中翘碎瓣尤紫艳，微露黄蕊；花罢结角，翻尖向外，一花三角，间有四角。一名还魂草，一名对叉草，一名蝴蝶菊。○按《本草拾遗》：桃朱术生园中，细如芹，花紫，子作角。以镜向旁敲之，则子自发。五月五日乃收子带之，令妇人为夫所爱。其形极肖。

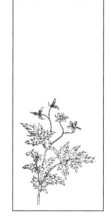

图 16-21-1　还亮
草《图考》

【主治】取茎煎水，可洗肿毒。《植物名实图考》卷一三。

自扣草《生草药性备要》

【释名】鹿蹄草、自叩草《生草药性备要》。

【气味】性烈，不入服。《生草药性备要》卷上。

【主治】治眼病，去膜如神，痘眼亦好。用铜钱一个，放在脉门之上，捶叶敷在钱眼处则扯毒，其膜自消；久敷有泡，亦无碍。《生草药性备要》卷上。

狼毒《本经》

【释名】续毒《通志》。

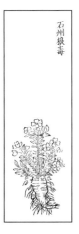

图 16-23-1 石州狼毒《图经（政）》

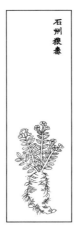

图 16-23-2 石州狼毒《图经（绍）》

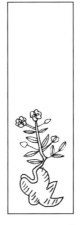

图 16-23-3 狼毒《歌括》

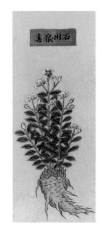

图 16-23-4 石州狼毒《品汇》

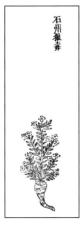

图 16-23-5 石州狼毒《蒙筌》

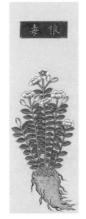

图 16-23-6 狼毒《雷公》

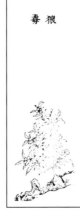

图 16-23-7 狼毒《三才》

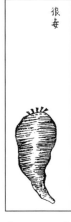

图 16-23-8 狼毒《原始》

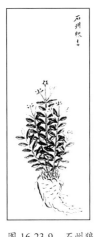

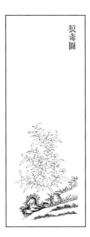

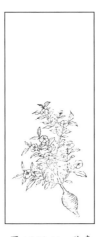

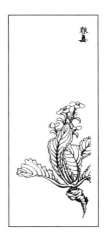

图 16-23-9　石州狼
毒《草木状》

图 16-23-10　狼
毒《草木典》

图 16-23-11　狼毒
《图考》

图 16-23-12　狼毒
《图说》

【修治】《本经逢原》卷二：陈者良，醋炒用。

【气味】味辛、苦，平，有毒。《宝庆本草折衷》卷一〇。苦、辛，寒，大毒。《医
经允中》卷二一。

【主治】主咳逆上气，破积聚，寒热水气，胁下积癖，恶疮鼠瘘，疽蚀，蛊毒。
○又治积冷，散瘀血，疗中脘胀满之疾也。又治积冷，散瘀血，疗中脘胀满之疾也。
《宝庆本草折衷》卷一〇。驱九种心痛，主咳逆，治蛊毒虫疽，鼠瘘。《药性要略大全》
卷六。

【发明】《芷园臆草题药》：狼毒疗腹心病，性颇狼戾。服之水，能狼狈，大毒可知矣。勇
比北宫黝，睚眦杀人不眨眼者。然狼之肠直，粪作烽火，烟冲直上，风大不斜。肠胃有委折始病，
曲者直之，故借狼以名焉。瞑眩剂也。《本草汇言》卷五：狼毒：性酷有毒，破积聚，消水谷，《本经》
杀虫气，日华净疥癣之药也。故前人主杀飞鸟走兽，并逐水谷积聚，及癥瘕寒热蛊毒，与水谷之
气无以转输皮毛，致生恶疮鼠瘘疥癞者，狼毒逐而灭之，无余留矣。虽非良药，善治酷疾。如脾
元不足，真气日乏者，不可妄施。《本经逢原》卷二：狼毒与防葵同根，但质有轻重之别，虽《本经》
主治不同，一皆瞑眩之品，功用亦不甚相远。今狼毒内有轻浮者，即系防葵无疑，但《本经》条
下有坚骨髓、益气轻身之说。其性善走散，力能攻逐三虫，故有益气轻身之功。《本经》不言攻虫，
而攻蛊之用与狼毒无异。《植物名实图考》卷二四：今俗以紫茎南星根充之。《抱朴子》：狼毒合
野葛，纳耳中，治聋。王羲之有《求狼毒帖》，岂亦取其能治耳聋如天鼠膏耶？

【附方】《药性粗评》卷三：恶疾。凡患前项诸般恶疾。以狼毒、秦艽等分，为末，每用
方寸匕，温酒调下，日二三次，自差。干癣。凡患身面干癣，积年不愈，搔之黄水流出，每逢
阴雨即痒者。狼毒为末，时时掺上，即愈。

《本草汇言》卷五：治久年干疥、干癣及一切癞疮。用狼毒微炒，研细末，轻粉减半，

和匀。干疥癣癫疮，搔破搽之；湿者，干糁数次效。《永类方》。○治疠风癫疮。用狼毒，童便浸炒，研末。每早晚各服五分，温酒下。张三丰传。

芫花《本经》

【释名】桂芫《宝庆本草折衷》。

【集解】《通志·昆虫草木略》卷七六：苗高三二尺，叶似白前及柳叶，根皮似桑根。正二月花紫碧色，颇似紫荆而作穗。绛州出者花黄，谓之芫花。《植物名实图考》卷二四：芫花《本经》下品。淮南北极多，通呼为头痛花。以嗅其气头即涔涔作痛，故名。又曰老鼠花，以其花作穗如鼠尾也。此是草本。《本草纲目》引芫木藏果卵者，考《尔雅》：杬，鱼毒。注：杬，大木，子似栗，生南方，皮厚汁赤，中藏果卵。绝不相类。

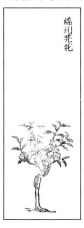 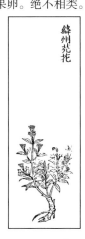 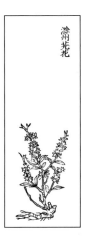 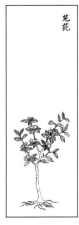

图 16-24-1 绵州芫花《图经（政）》　图 16-24-2 绛州芫花《图经（政）》　图 16-24-3 滁州芫花《图经（政）》　图 16-24-4 芫花《图经（绍）》

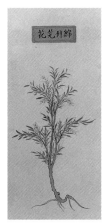 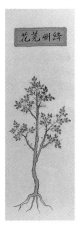 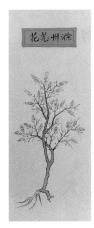 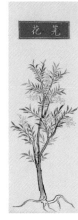

图 16-24-5 绵州芫花《品汇》　图 16-24-6 绛州芫花《品汇》　图 16-24-7 滁州芫花《品汇》　图 16-24-8 芫花《雷公》

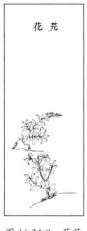

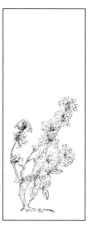

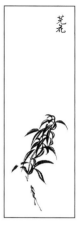

图 16-24-9 芫花 　　图 16-24-10 芫花 　　图 16-24-11 芫花 　　图 16-24-12 芫花
《三才》 　　　　　　《草木典》 　　　　　　《图考》 　　　　　　《图说》

花

【气味】味辛、苦，微温，有小毒。《绍兴本草》卷九。气温，味辛、苦，有小毒。《汤液本草》卷五。

【主治】逐水、利气之性多矣。《绍兴本草》卷九。消浮肿，逐水，治瘰痔，心腹腰痛，呕逆。《药性要略大全》卷五。专逐五藏之水，去水饮寒痰痰癖，胁下痛，咳逆上气，心腹肢体胀满，瘴疟鬼疟，湿毒、寒毒、蛊毒、肉毒、虫鱼毒，除疝瘕痈肿，逐恶血，消咽肿。根，疗疮疥，亦可毒鱼。若捣汁浸线，亦能击落痔疮。惟其多毒，虚者不可轻用。《景岳全书》卷四八。

根

【气味】味辛、苦，有毒。《宝庆本草折衷》卷一四。

【主治】疗疥疮。其根皮黄。《宝庆本草折衷》卷一四。

【发明】《汤液本草》卷五：胡洽治痰癖饮癖，加以大黄、甘草，五物同煎。以相反主之，欲其大吐也。治之大略，水者，肺、肾、胃三经所主，有五脏、六腑、十二经之部分，上而头，中而四肢，下而腰脐，外而皮毛，中而肌肉，内而筋骨。脉有尺寸之殊，浮沉之异，不可轻泻，当知病在何经何脏，误用则害深。然大意泄湿，内云五物者，即甘遂、大戟、芫花、大黄、甘草也。《本草汇言》卷五：芫花，甄权行水消胀之药也。蔡心吾稿前古治咳逆上气，喘呼肿胀，及邪疟寒热，饮澼胁痛，一惟水湿痰涎为眚者，服之顿解。《本草约言》卷二：内而三焦，外而身表，泄水气之横流，下逆气之奔扰，泻湿利水为要。凡用，微熬不可近眼。久服令人虚。《本草述》卷一〇：芫花所治，在《本经》首言其主咳逆上气，喉鸣喘，咽肿短气，是其用在上焦以及中焦也。观其春生苗而华，随吐华乃草木之精英也。即于春生，而吐又即于春尽而落，岂非全禀风木之气，以致其用于水气者乎？试观《本经》于甘遂、大戟，俱云苦寒，而兹物独言辛温，则其义可明矣。唯其气温，故不独去水气，并治寒毒寒痰，而由水以病于风者，即由风化之行以驱之矣。故水气之所至，而风升之气亦即至之，以子母相随也。先哲谓其能破癖饮者，此耳。是则与大戟仿佛以致其用，但苦寒辛温，不惟上下区分，即恐决逐与开散，似犹未可一视。第举言其能虚入元气，以水乃气所化，而气布于上焦也，是亦不可不致慎矣。《本草崇原集说》卷下：仲氏曰：尝有人寻取各种土产药物，如芫花、商陆之类，无不混称草头，见病治病，单用一味，为害何可胜言。然其心亦犹医家之不欲误人也，误人由于贪利，天下未有贪利之徒而能体物性，察物情，学医者，其鉴诸。

【附方】《本草发挥》卷三：治痰癖饮癖。加以大黄、甘草、大戟、甘遂，与芫花共五物，同煎，盖以相反主之，欲其大吐也。胡洽。

《药性粗评》卷二：天行热病。凡患热毒，至七八日热积胸中，烦乱欲死者，芫花一斤，水三升，煮取一升，以故布半渍，薄其胸上，不过再三薄，其热必除，然当温其四肢，以防厥逆。痔瘘有头。芫花根入土者，不限多少，洗净，白内捣烂，微添水少许，绞取汁，铜器内慢火煎成膏，将丝线于膏内度过，系其痔，系时微痛，候心躁落时，以纸捻点入膏药于痔窍内，永绝其根。蛲瘕腹大。汉临淄女子患蛲瘕腹大，上肤黄粗，淳于意命饮以芫花一撮，即出蛲数升而愈。蛲，腹中虫也，以芫花一撮，煎汤饮之，自下。

金腰带《植物名实图考》

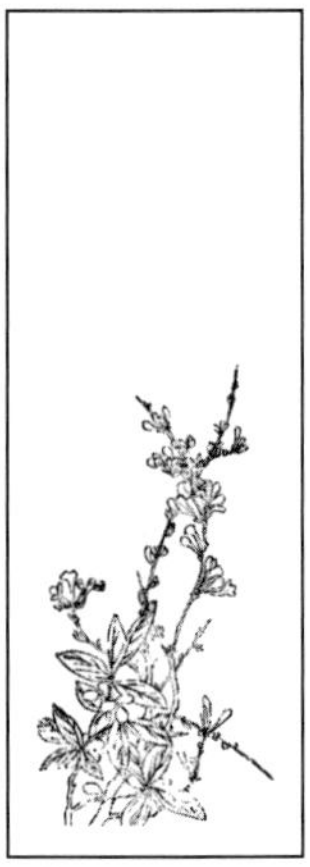

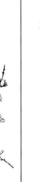

图 16-25-1 金腰带《图考》

【集解】《植物名实图考》卷二四：金腰带江西山中多有之。其茎花皆如芫花，根极长，有长数尺者。○其实白如米而大。○但《本草纲目》未详其结实形状，而此草叶光滑，花心有鬐，亦微异，或芫草同类。

根

【主治】土人以为带，束腰可治腰痛。《植物名实图考》卷二四。

实

【气味】味甘。《植物名实图考》卷二四。

【主治】土人云食多头痛，或即以为头痛花。《植物名实图考》卷二四。

莞花《本经》

【集解】《宝庆本草折衷》卷一〇：生咸阳川谷，及河南、河上、中牟、京、洛、雍州。今所在冈原上有之。《太乙仙制本草药性大全·本草精义》卷二：生成阳川谷及河南中牟冈原上。苗高二尺许，茎似葫荽无刺，花类芫花，色白，状极细。四五月采。

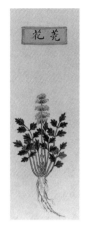

图 16-26-1 芫花《品汇》

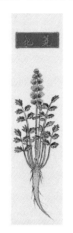

图 16-26-2 芫花《雷公》

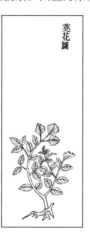

图 16-26-3 芫花《草木典》

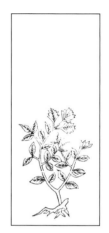

图 16-26-4 芫花《图考》

【气味】味苦、辛，寒、微寒，有毒。《图经本草药性总论》卷上。

【主治】治痈疽肿痛，风湿拘挛，然须佐以他药。《宝庆本草折衷》卷一〇。治伤寒温疟，荡肠胃宿食。寒热邪症堪求，蛊毒水肿可治。破积聚大坚癥瘕，疗痰癖咳逆上气。咽喉内肿痛痓气可散，脐腹下痃癖气块能消。《太乙仙制本草药性大全·仙制药性》卷二。

【发明】《本草衍义》卷一一：芫花今京、洛间甚多。张仲景《伤寒论》以芫花治利者，以其行水也，水去则利止，其意如此。然今人用时，当以意斟酌，不可使过与不及也，仍须是有是证者方可用。《本草发明》卷三：芫花行水之捷药，故《本草》主下十二水，利水道，荡肠胃留癖痰饮，此其专攻。又主伤寒温疟寒热邪气，破积聚癥瘕，疗咳嗽，咳逆上气，咽喉肿满，痓气蛊水肿，乃其辛散结、苦泄热之兼功也。仲景《伤寒论》以芫花治利，以其行水则利止，其意如此。其力甚猛，熬令赤色，入剂中急欲行水。《本草汇言》卷五：《日华子》行水逐留之药也。吴养元稿其性善行水，荡涤肠胃中留痰积饮，癥瘕积聚。又主伤寒温疟邪气，关乎水湿留滞，为痰为胀，为寒热邪气者，需此可平。如元气虚乏，正负而邪胜者，禁用之也。《本草备要》卷二：芫花大通，行水。辛散结，苦泄热，行水捷药。《本经逢原》卷二：芫花、莞花虽有辛温开表、苦寒走渗之不同，而破结逐水之功用仿佛。《本经》虽无芫花利水之说，而仲景十枣汤端行利水，是以药肆皆不辨混收，医家亦不辨混用。犹夫食谷得以疗饥，食黍亦可疗饥，混用可无妨碍。若矾石、礜石字形相类，药状亦相类，可不辨而混用耶。《本草求真》卷五：莞花大泻里结水湿。莞花专入肠胃。虽与芫花形色相同，而究绝不相似，盖芫花叶尖如柳，花紫似荆，莞花苗茎无刺，花细色黄，至其性味，芫花辛苦而温，此则辛苦而寒。若论主治则芫花辛温，多有达表行水之力，此则气寒，多有入里走泄之效。故书载能治利。《本草思辨录》卷二：小青龙汤若微利者，去麻黄加莞花，盖利则水气不径趋膀胱，更以麻黄升太阳，则水道益涩，水气必泛而为胀满，《太阴篇》所谓下利清谷，不可攻表，汗出必胀满也。莞花《本经》主荡涤肠胃留癖，利水道，则微利不至成滞下，而在上之水气亦去。且其用在花，走里兼能走表，故《本经》并主伤寒温疟，饮食寒热邪气。若以茯苓、泽泻治微利，则表邪亦从而陷之矣，此仲圣所以有取于莞花也。

山皮条《滇南本草》

【释名】矮它它《滇南本草》。

【气味】味辛、辣、微苦，性大温，有小毒。《滇南本草》卷上。

【主治】治妇人气逆，肚腹膨胀，止面寒梗硬胀痛，退男妇劳烧。又且宽中理气。《滇南本草》卷上。

【附方】《滇南本草》卷上：治妇人气胀腹痛，止面寒梗硬胀痛，宽中。山皮条一两（微烙）、猪牙皂一钱、酒大黄五分，共细末，每服二钱，热酒服。

小构树《草木便方》

【气味】甘，微凉。《草木便方》卷二。

【主治】损伤筋骨跌扑良，祛风除湿利小便，叶能解毒洗风强。《草木便方》卷二。

九信菜《生草药性备要》

【气味】味辛，性平，有毒。《生草药性备要》卷上。

【主治】治消热毒疮。其子，敷瘰疬、痈疽。其实，同盐舂烂敷，能去瘀红黑，拔毒消肿。但手指生狗皮头，可撕皮扎之自愈。其强，十蒸九晒，治跌打将死，煲酒服，即回生。亦治恶疮，捶蜜敷，亦效。《生草药性备要》卷上。

【发明】《生草药性备要》卷上：能杀人，不可乱服。此药能毒狗，犬食必死。

蔄茹《本经》

【集解】《本草元命苞》卷五：生代郡川谷，今河阳、淄、齐。根似萝卜，皮赤黄肉白，叶如大戟，花淡黄浅红，五月采根，阴干。漆黑头者最善。

【气味】味辛、酸，寒，有小毒。《宝庆本草折衷》卷一一。

【主治】治疥，马疥尤善。《本草衍义》卷一二。除息肉，消热瘜。《本草汇》卷一二。行老血，破宿癥。扫除凝血，消磨瘀肉，有去腐决壅之力。《玉楸药解》卷一。筋骨疼痛，手足痿软，毒气流于经络及一切诸疮，无不神效。《滇南本草图说》卷一○。

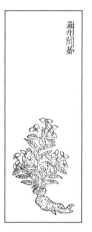

图 16-30-1 淄州蔄茹《图经（政）》

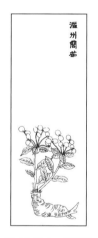

图 16-30-2 淄州蔄茹《图经（绍）》

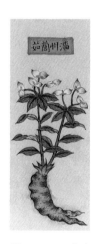

图 16-30-3 淄州蔄茹《品汇》

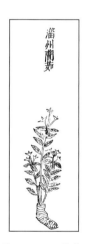

图 16-30-4 淄州蔄茹《蒙筌》

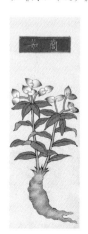

图 16-30-5 蔄茹《雷公》

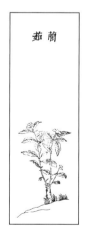

图 16-30-6 蔄茹《三才》

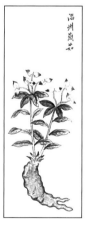

图 16-30-7 淄州蔄茹《草木状）》

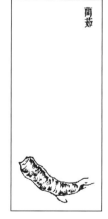

图 16-30-8 蔄茹《本草汇》

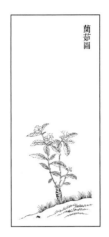
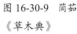

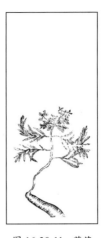
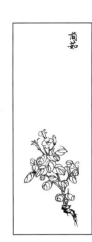

图 16-30-9 蔄茹 《草木典》　图 16-30-10 蔄茹 《滇南图》　图 16-30-11 蔄茹 《图考》　图 16-30-12 蔄茹 《图说》

【发明】《太乙仙制本草药性大全·仙制药性》卷二：草蔄茹，其根色白，因医取黑头入剂，采多烧热铁烁之，作假代真，主治不异，敷溃疡作散，载古方亦多。《本草纲目易知录》卷一：《素问》治妇人血枯病，乌贼蔖茹二物丸。今人传蔖茹即茜草，而《纲目》载茜草名茹蔖。因其传误，故又附注辨明。

【附方】《太乙仙制本草药性大全·仙制药性》卷二：治痈疽。用一两为散，不计时候，温水调服二钱。○痈疽，散恶肉仍不尽者。可以漆头赤皮者为散，用半钱和白蔄茹散三钱，合傅之差。

大戟 《本经》

【气味】味辛、苦、辣，性微温，有小毒。《滇南本草》卷中。味辛、甘，气大寒，阴中微阳，有小毒。《太乙仙制本草药性大全·仙制药性》卷二。

【主治】治胃中年久食积痰积，状结如胶。攻虫积，利水道，下气，消水肿，吐痰涎。《滇南本草》卷中。善逐水邪痰涎，泻湿热胀满，消急痛，破癥结，下恶血，攻积聚，通二便，杀蛊毒药毒。疗天行瘟疟黄病，及颈腋痈肿。然大能泻肺损真气，非有大实坚者，不宜轻用。《景岳全书》卷四八。

【发明】《药性粗评》卷二：主治温疟蛊毒，积聚癥结，痈肿，风湿瘾。十二种水气，凡脏腑经络隐有细水，皆能导之。《本草经疏》卷一○：大戟禀天地阴毒之气以生，故味苦寒而有小毒。甄权、洁古兼辛。《别录》兼甘。应是辛多，非辛则无毒矣。苦寒故善下走而入肾肝，辛则横走无所不到矣，洁古又谓泻肺损真气。○阴草，苦辛有毒，故又堕胎也。天行黄病，非元气实者勿用。《经》曰：邪之所凑，其气必虚。中风之人，其虚必矣。《本经》末又谓其主中风，皮肤疼痛，吐

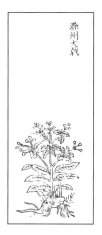

图 16-31-1 滁州
大戟《图经（政）》

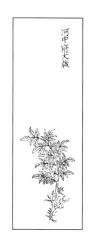

图 16-31-2 河中
府大戟《图经（政）》

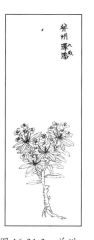

图 16-31-3 并州
大戟《图经（绍）》

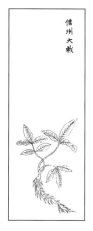

图 16-31-4 信州
大戟《图经（绍）》

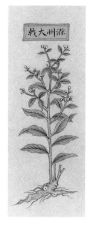

图 16-31-5 滁
州大戟《品汇》

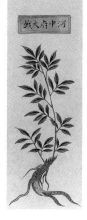

图 16-31-6 河中
府大戟《品汇》

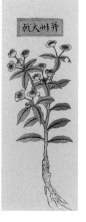

图 16-31-7 并
州大戟《品汇》

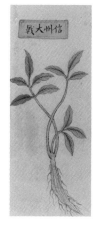

图 16-31-8 信州
大戟《品汇》

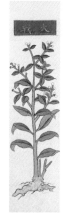

图 16-31-9 大
戟《雷公》

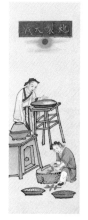

图 16-31-10 炮
制大戟《雷公》

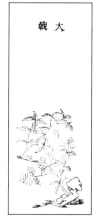

图 16-31-11 大戟
《三才》

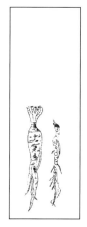

图 16-31-12 大戟
《原始》

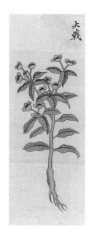

图 16-31-13　大
戟《图谱》

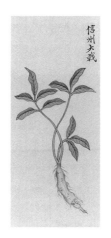

图 16-31-14　信州
大戟《图谱》

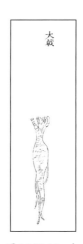

图 16-31-15　大
戟《类纂》

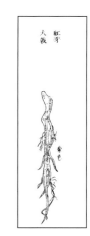

图 16-31-16　红
芽大戟《类纂》

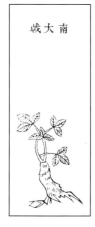

图 16-31-17　南大戟
《备要》

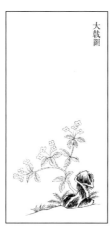

图 16-31-18　大戟
《草木典》

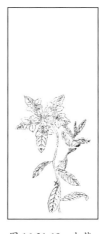

图 16-31-19　大戟
《图考》

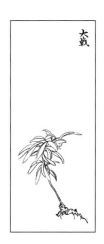

图 16-31-20　大戟
《图说》

逆者,非也!焉有虚病而可施苦寒有毒下泄之药哉?是重虚其虚也。**《本草汇言》卷五**:但气味苦,阴而寒,性善下泄,未免有损真气。如患水肿诸证,不由于受湿停水,而由于脾虚者,若不补脾而复用疏泄追逐之药,是重虚其虚也,宁无夭枉之咎?果元气壮实之人,留饮伏饮,停滞中焦,乃可一暂施耳。**《本草述》卷一〇**:大戟之用于逐水,与甘遂同乎?曰:逐水同,而致其用者不尽同也。洁古谓甘遂纯阳,如大戟则谓其阴中微阳,以此合于时珍泻子之说。如肝脏固肾子,本是阴中少阳也。况《本经》又兼言中风皮肤疼痛,吐逆。而苏颂有隐疹风,及风毒脚肿之治,则兹物之逐水,不有由肝而致其用者欤?虽然亦非泻肝也。试思五行中,母气盛者,乐趋于子以泄之,兹或由子而毕泄母气之湿,俾其不少留欤。前哲谓脏腑隐有细水,皆能导之,则其义可想见矣。时珍更引疗痘证黑陷,用百祥膏,谓钱仲阳止用兹味以泻肝,非泻肝也。其说牵合殊甚,讵知仲阳之用此味,原以泻肾中之毒,因黑者,火极以水,非泻肾水也。即《本经》于兹物,其主之首及蛊毒。《日华子》《本草》亦云：泻毒药。又如玉极丹、紫金锭之用，皆以解毒。然则兹物之泻水，岂泛然随水可泻哉？是必其如急痛积聚，又如水所化之血为恶血癖块，大为真气之毒者，乃可投之以除害也。倘泛然投之，不谓反破其真气，致冥行败事之诮乎？抑《本经》所云中风皮肤疼痛，盖即指湿风而言，原不离水之为病，如见不及，此谓兹味于中风无当也。适足征其浅陋耳，附此以见《本经》之非漫言也。

【附方】《滇南本草》卷中：治水肿。绵大戟末，每服一钱八分，滚水送下。忌盐百日为止。若日数忌少，肿病仍发。但泻去黄水，肿消。如泻不止，冷粥补之。单方：治一切积滞，食积、痰积、气积、虫积，痞块疼痛，胸膈膨胀，肚腹鼓胀，饮食不消，面皮黄瘦，单腹胀，此药消积化滞，以利为度。虚弱者忌服，慎之。绵大戟为末，米糊为丸，如马豆子大，每服七丸，滚水下。

《药性粗评》卷二：风。不拘疮疥、瘾疹、风癞，多取煎水，遍身洗之。水肿脚气。中湿兼肚腹浮肿者。大戟、当归、橘皮各一大两，剉，水二大升，煮取七合，顿服之，利下水二三升，勿怪。至重，不过再服，愈。

《本草汇言》卷五：治黄疸，小水不通。用大戟一两，茵陈二两，水浸空心服。○治瘟疟寒热腹胀。用大戟五钱，柴胡、姜制半夏三钱，广皮一钱，生姜三片，水二大碗，煎七分服。《方脉正宗》。○治颈项腋间痈疽。用大戟三两酒浸炒，晒干，当归、于白术各二两，共为末，生半夏、姜水炒，为末，打糊丸如梧子大，每服二钱。食后白汤下。同前。

泽漆《本经》

【释名】猫儿眼精草、五凤灵枝《履巉岩本草》、绿叶绿花草姚氏《食物本草》。

【集解】《救荒本草》卷上之前：泽漆，《本草》一名漆茎。大戟苗也。生太山川泽及冀州、鼎州、明州，今处处有之。苗高二三尺，科叉生，茎紫赤色，叶似柳叶，微细短，开黄紫花，状似杏花而瓣颇长。生时摘叶有白汁出，亦能啮（音咬）人，故以为名。《植物名实图考》卷二四：泽漆，《本经》下品。相承以为大戟苗。李时珍订以为即猫儿眼睛草，今处处有之。北地谓之打碗科，只取一种煎熬为膏，傅无名肿毒，极效。零娄农曰：泽漆、大戟，汉以来皆以为一物。李时珍据《土宿本草》，以为即猫儿眼睛草。此草于端午熬膏，敷百疾，皆效。非碌碌无短长者。谚曰：误食猫眼，活不能晚。殊不然，然亦无入饮剂者。观其花叶俱绿，不处污秽，生先众草，收共来牟。虽赋性非纯，而饰貌殊雅。

【气味】味苦、辛，微寒，无毒。《图经本草药性总论》卷上。性温，有毒。《履巉岩本草》卷中。味苦、辛，微寒，微毒。《宝庆本草折衷》卷一〇。叶味涩苦，食过回味甜。《救荒本草》卷上之前。

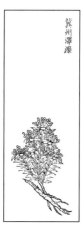

图 16-32-1 冀州泽漆《图经（政）》

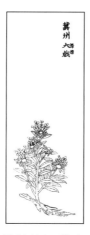

图 16-32-2 冀州泽漆《图经（绍）》

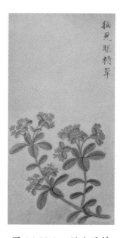

图 16-32-3 猫儿眼精草《履巉岩》

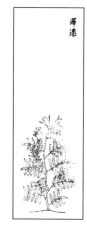

图 16-32-4 泽漆《救荒》

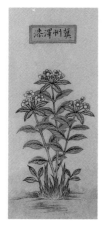

图 16-32-5 冀州泽漆《品汇》

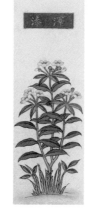

图 16-32-6 泽漆《雷公》

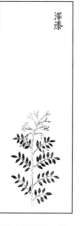

图 16-32-7 泽漆《博录》

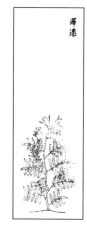

图 16-32-8 泽漆《图谱》

图 16-32-9 猫儿眼睛草《野谱补》

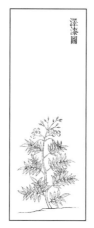

图 16-32-10 泽漆《草木典》

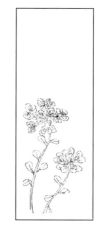

图 16-32-11 泽漆《图考》

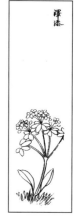

图 16-32-12 泽漆《图说》

【主治】专行水饮，善止咳嗽。《长沙药解》卷四。利水，能助脾，为逐水之善物。故治水肿上气，痢后肿满，喘嗽，小便如血。《本草求原》卷六。

【发明】《本草汇言》卷五：泽漆：苏恭散蛊毒，《日华》行痰积，《本经》利水肿之药也。主治功力与大戟同。较之大戟，泽漆稍和缓而不甚伤元气也。然性亦喜走泄，如胃虚人亦宜少用。《本草述》卷一〇：泽漆利水，既与大戟相类，然时珍谓大戟泄人，而泽漆之利水，乃更谓其利丈夫阴气。即《本经》亦云治丈夫阴气不足。《经》云：水者，阴气也。阴气下而复上，上则邪客于脏腑间，故云水也。注云：邪水之阴，非真阴也。即此思之，如他味之利水者，又岂非行邪水乎？而真阴未能不伤，独此之行邪水，而真阴反以受益也，是遵何故哉？愚阅方书之用，兹味唯水肿上气，与痢后胕肿，然观其必与白术、桑白皮、郁李仁同，用则必有以为益脾之助，而化气开结者，亦兹物相助为理，尤藉其前，导以为功耳。即治痢后肿满气急喘嗽，小便如血，逐诸队且同参、术以行之，则其非暝眩之剂可知。治水之用，此味其善物哉？《本草崇原》卷下：泽漆与大戟同类，而各种用者，须知之。李时珍曰：泽漆利水，功类大戟，人又见其茎有白汁，遂误以为大戟，大戟根苗皆有毒泄人，而泽漆根硬，不可用苗，亦无毒，可作菜食，而利丈夫阴气，甚不相侔也。泽漆五枝五叶，白汁白根，禀金土之精，故能制化其水，盖金生水而土制水也。气味苦寒，故主治皮肤热，土能制水，故治大腹水气，四肢面目浮肿，金能生水，故治丈夫阴气不足。《金匮》有泽漆汤，治咳逆上气，咳而脉浮者，厚朴麻黄汤主之，咳而脉沉者，泽漆汤主之。

【附方】《履巉岩本草》卷中：治脚气赤肿，行步作疼。不以多少，剉碎，入鹭鸶藤、蜂窠各等分，每服一两重，水五碗，煎至三碗，趁热熏洗。

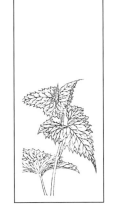

图 16-33-1　香梨《图考》

香梨《植物名实图考》

【集解】《植物名实图考》卷九：香梨生建昌。绿茎大叶，叶作三叉形，前尖独长，大过于掌，深齿半寸许，粗纹欹斜，面绿，背淡青。

【主治】可擦伤。或以为大戟。《植物名实图考》卷九。

乳浆草《植物名实图考》

【集解】《植物名实图考》卷二四：乳浆草附江湘山坡间多有之。以茎有白汁，故名。按大戟有紫绵数种，此其类也。

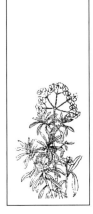

图 16-34-1　乳浆草《图考》

【主治】土医以治乳痈。《植物名实图考》卷二四。

甘遂《本经》

【集解】《本草元命苞》卷五：以京西产者为胜。《药性粗评》卷一：叶似泽漆，茎短小而叶有汁，根皮赤，肉白，作连珠形，又似和皮甘草。又有一种草甘遂，苗一茎，端六七叶如蓖麻、鬼臼叶，用之无效，所谓生食一升亦不能下。唐注谓其即蚤休是也。真甘遂出陕西原野，江东亦有之，陕西为上，汴、沧、吴者次之。二月采根节，切之，阴干。

【修治】《医学统旨》卷八：凡用甘草汤浸三日，漉出，东流水淘净，晒干。《药性粗评》卷一：凡用取实重者，湿纸裹煨。

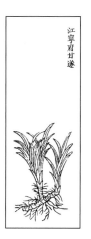

图 16-35-1 江宁府甘遂《图经(政)》

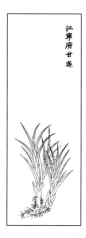

图 16-35-2 江宁府甘遂《图经(绍)》

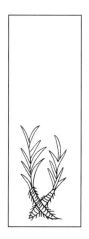

图 16-35-3 甘遂《歌括》

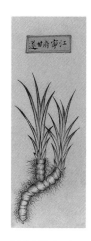

图 16-35-4 江宁府甘遂《品汇》

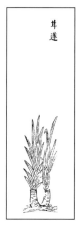

图 16-35-5 甘遂《蒙筌》

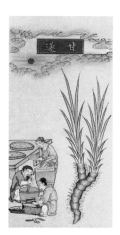

图 16-35-6 甘遂《雷公》

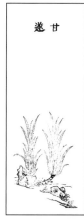

图 16-35-7 甘遂《三才》

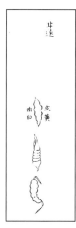

图 16-35-8 甘遂《原始》

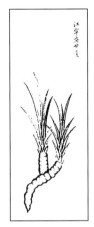  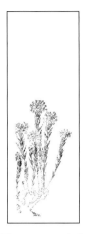 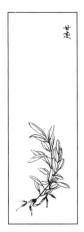

图 16-35-9 江宁　　　图 16-35-10　甘遂　　　图 16-35-11　甘遂　　　图 16-35-12　甘
府甘遂《草木状》　　《草木典》　　　　　　《图考》　　　　　　遂《图说》

【气味】味苦、甘，寒、大寒，有毒。《图经本草药性总论》卷上。气大寒，味苦、甘。甘，纯阳，有毒。《汤液本草》卷四。

【主治】专于行水，攻决为用，入药须斟酌。《本草衍义》卷一一。水结胸中，非此不能除之。《本草发挥》卷二。主治大腹胀满，坚癥停积，留饮宿食，面目浮肿，膀胱留热，疏通沟渠，下十二种水疾。如无前症不可轻服。《药性粗评》卷一。

【发明】《宝庆本草折衷》卷一〇：甘遂之性虽毒，而《图经》及艾氏治胎前产后大小便秘亦用之，则知有是病服是药，故不畏其毒也。然当辅以平剂，又须审谛焉。《本草经疏》卷一〇：甘遂性阴毒，虽善下水除湿，然能耗损真气，亏竭津液。元气虚人，除伤寒水结胸不得不用外，其余水肿鼓胀，类多脾阴不足，土虚不能制水，以致水气泛滥。即刘河间云：诸湿肿满属脾土。法应补脾实土，兼利小便。不此之图而反用甘遂下之，是重虚其虚也。水既蠲去，复肿必死矣。必察病属湿热，有饮有水而元气尚壮之人，乃可一施耳。不然祸不旋踵矣。《医宗必读·本草征要》上：甘遂去水极神，损真极速，大实大水，可暂用之，否则禁止。《本草述》卷一〇：甘遂之气味在《本经》曰苦寒，即他本有谓甘者，而未尝不以为寒也。夫苦寒为阴，乃张洁古先生亦言其苦寒矣。〇虽然即先圣用此辈泻水，而参其微义，则可悟治水蛊者，用加减金匮肾气丸，的为探本要法，泻者亦犹是治标从权耳。即泥于补土者，犹为不责其本，而缓不及于事者也。《本草新编》卷四：破癥坚积聚如神，退面目浮肿，祛胸中水结，尤能利水。此物逐水湿而功缓，牵牛逐水湿而功速，二味相配，则缓者不缓，而速者不速矣。然而甘遂亦不可轻用也。甘遂止能利真湿之病，不能利假湿之症，水自下而侵上者，湿之真者也；水自上而侵下者，湿之假者也。真湿可用甘遂，以开其水道；假湿不可用甘遂，以决其上游。真湿为水邪之实，假湿乃元气之虚。虚症而用实治之法，不犯虚虚之戒乎。故一决而旋亡也，可不慎哉！

【附方】《太乙仙制本草药性大全·本草精义》卷二：卒肿满，身面皆洪大。用一分，粉之，猪肾一枚，分为七脔，入甘遂于中，以火炙之令熟，日干食至四五，当觉腹胁鸣，小便利。〇腹满大，小便不利，气急。用二分为散，分五服，热水下，如觉心下烦，得微利，日一服。

《本草经疏》卷一〇：治体气。甘遂末一钱，同猪肉煮食。于野地中掘一坑，令患人至彼处，向上风站立，以甘草末唾调入脐内，须臾腹中作响，取利下黑汁，亟从上风奔回，可绝。不绝再作一服，仍前用之。

续随子《开宝本草》

【释名】蛇怕草《履巉岩本草》。

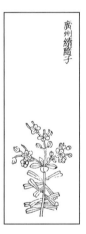 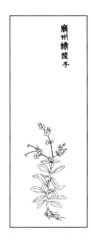 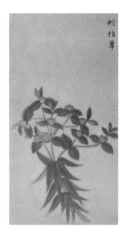 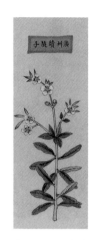

图 16-36-1 广州
续随子《图经（政）》

图 16-36-2 广州
续随子《图经（绍）》

图 16-36-3 蛇怕草《履
巉岩》

图 16-36-4 广州
续随子《品汇》

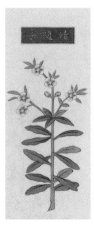 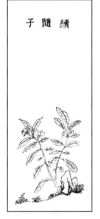 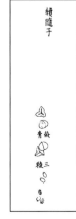 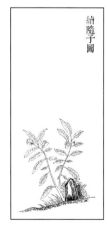

图 16-36-5 续随
子《雷公》

图 16-36-6 续随
子《三才》

图 16-36-7 续随
子《原始》

图 16-36-8 续随子
《草木典》

【集解】《通志·昆虫草木略》卷七五：人家多种于园亭，其花似大戟，秋种冬长，春秀夏实。《药性粗评》卷二：秋生苗如大戟，初生一茎，茎端生叶，叶中复出数茎，每每相续，故名。冬长春秀，故一名拒冬。春末开花，亦类大戟，自叶中抽而生，夏中结实，青色，有壳。江南原野处处有之，好事者多种于园亭以为饰。实熟时采之，暴干，凡用去皮壳。

【正误】《本草纲目拾遗·正误》：续随子，《纲目》集解下载形状，所引苏颂《图经》，亦不甚明晰。窃疑叶中抽干之草甚多，究难的别。辛亥阅卢之颐《乘雅》，始知其状。云南中尤多，入药以南产者为胜。苗如大戟，初生一茎，叶在茎端，叶复生茎，茎复生叶，转辗迭加，宛如十字。作花亦类大戟，但从叶中抽干并结实耳。卢不远云：尝见半枝莲叶上生叶，俨如十字，春分叶中抽茎，茎必三之，叶如莲瓣，裹茎而上，入夏开花作实，实必三棱，子必三粒，外肉青软，子壳则坚，上半黑褐，下半黄白，内仁如玉，温润如脂，土人称半枝莲。用治蛇虺蝎螫之毒，立有奇验。读宋《开宝》，始知即续随子也。如此写其形状方明切，故急为补录。

【修治】《神农本经会通》卷一：用须去壳，研，以纸裹，用物压出油，重研。

实

【气味】性大凉。《履巉岩本草》卷中。

【主治】大能去毒。《履巉岩本草》卷中。宣一切宿滞积聚，敷诸般疥癣恶疮。逐水利大小二肠，散气除心腹胀痛。驱蛊毒鬼疰，消疢癖痕瘕。通月经，下痰饮。《本草蒙筌》卷三。

茎中汁

【主治】敷白癜面䵟。《本草蒙筌》卷三。

【发明】《本草经疏》卷一一：续随子味辛气温，而其性有毒，实攻击克伐之药也。长于解蛊毒鬼疰，以致腹痛胀满，攻积聚，下恶滞物及散痰饮。至于妇人月闭，癥瘕疢癖，瘀血，大小肠不利诸病，则各有成病之由，当求其本而治，不宜概施。盖此药之为用，乃以毒攻毒之功也。《本草汇言》卷五：虽然此药长于搏击，攻利腹内一切恶滞毒物，如果病至膏肓，实不得已也。或者诸病，则各有成病之由，当求其本而治，不致妄用可也。若脾虚便滑之人，误服必殆。《本草述》卷一〇：名续随，固于其生化不息。第其种于秋，而实亦结于秋，可识此味之治肺气有专功。夫气为血之先，此其所以能疗结聚诸证也。盖禀金水之气专，而气味乃属辛温为异耳。谓其不徒以下水为功职是故也。时珍谓其用之得法，亦皆要药，其言不为无据矣。《本草从新》卷二：今走方者俱用此，加百草霜等在内，使人不能识，诳言秘传，将草头炼就单方，庸俗信而服之，一泻而腹胀立消，索谢而去，未几再作，无药可救。间有气体壮实者，愈后竟不复发，然暗损真气，不过于数年之内患他病不起。数十年来，洛之目击心伤不可枚举。其奈习俗瞢瞢，率犹长夜之不醒何！予欲呼之，用斯代柝，愿卫生者勿蹈覆辙以促生也。至于医者明知故犯，则伤人必多，蘖镜当前，悔之何及！今玉枢丹用之治百病，元气强者间有小效，稍稍挟虚无不受其害。总之，执一方治百病，多见其失也。

【附方】《履巉岩本草》卷中：治蛇伤犬咬。用少许捣烂，贴傅患处。

《药性粗评》卷二：蛇伤肿毒。凡被蛇咬肿痛欲死者，续随子七枚，去皮，捣末，温酒调服，下其毒气，兼唾调少许，傅于咬处，即差。腹胀积停。凡腹内胀满，停积痰饮诸物，呕逆不下食者，续随子三枚，去皮研末，温酒调服，当下恶物。面瘢。凡面上瘢欲去之者，以针剥破，取续随茎，折断滴入白汁，自除。水气。凡四肢浮肿有水气者，续随一两，去壳，研，以纸包，用物压去油，再研为末，分作七服，每一服治一人，丈夫温酒调下，妇人荆芥汤下，凡五更空心服之，至晚便消，以厚朴汤补之，须忌盐、醋一百日。

《本草原始》卷三：宣一切宿滞，治肺气水气。日服十粒，泻多，以酸浆水，或薄醋粥吃即止。

蓖麻《唐本草》

【集解】《梦溪笔谈·药议》卷二六：麻子，海东来者最胜，大如莲实，出屯罗岛，其次上郡、北地所出，大如大豆，亦善，其余皆下材。用时去壳，其法取麻子帛包之，沸汤中浸，候汤冷，乃取悬井中一夜，勿令着水，明日日中暴干，就新瓦上轻挼，其壳悉解，簸扬取肉，粒粒皆完。《本草衍义》卷一二：蓖麻子作朵生，从下旋旋开花而上，从下结子，宛如牛身之蜱。

子

【气味】味甘、辛，有毒。《履巉岩本草》卷下。性凉。《医方药性·草药便览》。味辛甘，气温，有毒。《本草汇言》卷五。味苦，气平。入手太阴、足太阳膀胱经。《玉楸药解》卷一。

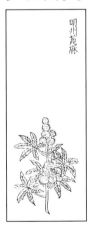 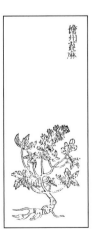 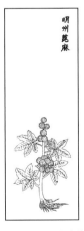 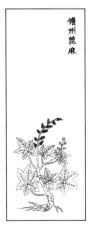

图 16-37-1 明州蓖麻《图经（政）》　图 16-37-2 儋州蓖麻《图经（政）》　图 16-37-3 明州蓖麻《图经（绍）》　图 16-37-4 儋州蓖麻《图经（绍）》

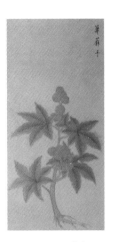

图 16-37-5 蓖麻子
《履巉岩》

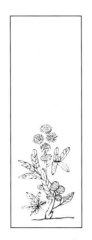

图 16-37-6 蓖
麻子《歌括》

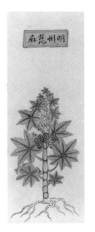

图 16-37-7 明州
蓖麻《品汇》

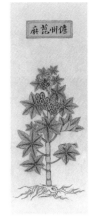

图 16-37-8 儋州
蓖麻《品汇》

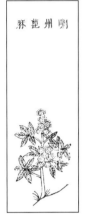

图 16-37-9 明
州蓖麻《蒙筌》

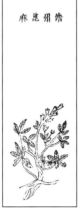

图 16-37-10 儋
州蓖麻《蒙筌》

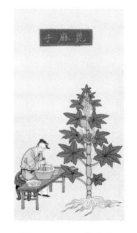

图 16-37-11 蓖麻子
《雷公》

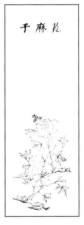

图 16-37-12 蓖
麻子《三才》

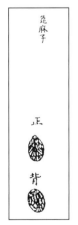

图 16-37-13 蓖
麻子《原始》

图 16-37-14 蓖麻
《草木典》

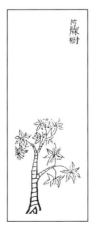

图 16-37-15 蓖麻
树《便方》

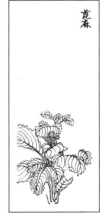

图 16-37-16 蓖麻
《图说》

【主治】能出有形质之滞物,故取胎产胞衣、剩骨胶血者用之。《本草衍义补遗》。化痰。《医方药性·草药便览》。下胎衣,收子肠。拔肿毒,泄水症。《玉楸药解》卷一。

子中油

【气味】味甘、辛,平,有小毒。《宝庆本草折衷》卷一〇。

【主治】主风虚寒热,疮痒浮肿,尸疰恶气。榨取涂之。《宝庆本草折衷》卷一〇。

叶

【主治】主脚气风肿,捣蒸傅之。又止衄,尤验。炙热熨囟上。《宝庆本草折衷》卷一〇。散风湿,消肿毒。《生草药性备要》卷上。

【发明】《药性解》卷四:丹溪云,萆麻子属阴,故入太阴阳明,以驱水满,以催产难固矣!而无名肿毒,热也;口眼喎斜,风也。何并治之,岂其辛甘发散之功耶?《本草汇言》卷五:萆麻子,逐顽痰,《唐本草》利水胀之药也。李仁甫稿其性善于收吸,能开通关窍,活利经络,拔病气出外,故逐痰利水,并追脓取毒,通鼻窒,解喉痹,下胞衣,出肉刺,行小便,能出诸有形之滞物。又收子肠挺出,正口眼喎斜,定偏风头痛,开痰闭失音口噤等疾。盖从外治得功者居多,内服仅一二证而已也。但体质多油,而又有毒,如脾胃薄弱,大肠不固之人,慎勿轻用。《本草述》卷一〇:所谓外用累奏奇功,谅亦不谬。第患证根于脏腑,当以岁月取效者,恐亦不能恃此捷取之味,而异其霍然也。用者,其熟筹之。《蠢子医》卷二:萆麻治淋甚好。萆麻之性,善于收敛,故能开放无敌。萆麻从未入汤药,谁知添入甚合作。吾尝治血淋,必加金丹为要着。谁知遇此症甚危,只好半天病又作。因悟天地动静理,一翕一辟通橐钥。有合必有开,欲前必先却。即用萆麻二十枚,以其善收合。譬如拉大车,已竟陷泥窝。向西不得走,只得向东薄。俟得车活动,回头便出窝。纵有老淋二十年,无不以此开关钥。加斑蝥五六个,滑石二三两,干漆二钱,肉桂五分,共为细末,升麻煎汤,日日饮之。

【附方】《本草衍义》卷一二:治瘰疬。取子炒熟,去皮,烂嚼,临睡服三二枚,渐加至十数枚。必效。

《履巉岩本草》卷下:主水症。水研二十枚服之。吐恶沫,加至三十枚,三日一服,差则止。○治小丹瘤。用萆麻子五个,去皮研,入面一匙,水调涂之,甚妙。

《本草元命苞》卷五:肿毒疼痛。烂捣涂傅。难产。两手各持一枚。脚气。捣叶蒸之,涂肿。

《本草集要》卷三:催生及胞衣不下。取七枚,研如膏,涂脚底心,子及衣下,速洗拭去,不尔肠出,即用此膏涂顶,肠当自入。一切肿毒疼痛。捣傅,差。○厉风。手指牵曲,鼻揭,去皮,擘为二片,黄连等分,剉如豆,用水浸,春夏三四日,秋冬五六日,取一片,平旦日中面东,用浸药水吞下,水少旋添,勿令干,渐加至三四枚,微利不妨。瘰疬。炒熟,去皮,烂嚼,临睡服二三枚，渐加至八九枚效。

《本草述》卷一〇：千金神草方。专治风湿瘫痪，手足不仁，半身不遂，周身麻木，或酸疼，口眼歪斜，并皆神效。用蓖麻子草一种，秋夏用叶，春冬用子，俱得一二十斤，入木甑内，置大锅上蒸半熟，取起，先将绵布数尺，双折浸入蒸叶子汤内，取出，乘热敷患处，却将前叶子热铺布上一层，候温，再换热叶子一层，如此蒸换，必以患者汗出为度，重者蒸五次，轻者蒸三次，其病即愈，内以疏风活血之剂服之。

鸡肠狼毒《滇南本草》

【释名】隔山消、顺水龙《滇南本草》、土瓜狼毒《滇南本草图说》。

《滇南本草》卷中：此性之勇，真如虎狼，故有狼毒之名。

【气味】味苦、辣、麻，性微寒，有毒。《滇南本草》卷中。性微温，味苦、麻，有毒。《滇南本草图说》卷九。

【主治】主利水道，消水肿，杀虫，攻肠胃积滞。此药消水肿见效。《滇南本草》卷中。

【发明】**《滇南本草图说》卷九**：年久积滞结于胃口，或气疼，或妇人胃有瘀血疼痛至死者，服此可消。或腹中有虫者下。此药之性最为猛迅，医者要看人之虚实，虚者切忌，未可妄用也。

图 16-38-1　土瓜狼毒《滇南图》

金刚纂《植物名实图考》

【释名】冷水金丹《植物名实图考》。

【集解】**《植物名实图考》卷二三**：《云南通志》：花黄而细，土人植以为篱；又一种形类鸡冠，《谈丛》：滇中有草名金刚纂，其干如珊瑚多刺，色深碧。小民多树之门屏间。此草性甚毒，犯之或至杀人。余问滇人，植此何为？曰以辟邪耳。唐锦《梦余录》：金刚纂状如棕榈，枝干屈曲无叶，刲以渍水暴，牛羊渴甚而饮之，食其肉必死。○《滇记》：金刚纂碧干而猬刺，孔雀食之，其浆杀人。《临安府志》：状如刺桐，最毒。土人种作篱，人不敢触。○色青，质脆如仙人掌，而似杵形，故名。○此草强直如木，有花有叶而无枝条，叶厚绿无纹，形如勺；花生干上，五瓣色紫，扁阔内翕；中露圆心，黄绿点点，遥望如苔藓。岭南附海舶致京师，植以为玩，不知其毒。呼曰霸王鞭。

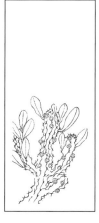

图 16-39-1　金刚纂《图考》

【气味】味苦，性寒，有毒。《滇本草》。《植物名实图考》卷二三。

【主治】治一切丹毒、腹瘴、水气、血肿之症。烧灰为末，用冷水下，一服即消，不可多服。若生用，性烈于大黄、芒硝，欲止其毒，以手浸冷水中即解。《滇本草》。《植物名实图考》卷二三。

荨麻《图经本草》

【释名】钱麻《滇南本草图说》、蔽麻、蝎子草《本草纲目拾遗》。

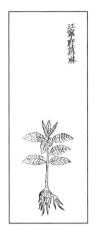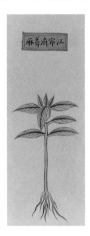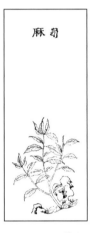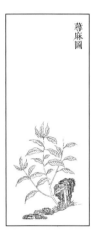

图 16-40-1　江宁府　　图 16-40-2　江宁　　图 16-40-3　荨麻　　图 16-40-4　荨麻
荨麻《图经（政）》　　府荨麻《品汇》　　《三才》　　　　《草木典》

【集解】《本草纲目拾遗》卷五：《宦游笔记》：南人呼为麻，北人呼为蝎子草。黔境遍地有之。叶类麻，多毛刺，触之螫人，肿痛不可忍。此毒甚于蜂虿蝎蝮。《墨庄漫录》：川陕间有一种恶草，罗生于野，其枝叶拂入肌肉，即成疮疱，浸淫溃烂，久不能愈，即麻也。白香山诗：飓风千里黑，草四时青。此草有花无实，雪下犹青故也。《人海记》：塞山有毒草，中人肌肤，毒甚蜂虿，自唐山营踰汗铁木岭外，遍地有之，俗名蝎子草。芦高四五尺，叶如麻，嫩时可供马秣，经霜则辛螫不可触。

【气味】甘温，无毒。《滇南本草图说》卷八。

【主治】中〔风〕不语，咳嗽吐痰，小儿惊风。一切风症，服之最良。煎水，洗疮最效。《滇南本草图说》卷八。

【附方】《本草纲目拾遗》卷五：治疯。采取煮汁洗。

禾麻 《草木便方》

【气味】甘、淡，微寒。《草木便方》卷一。

【主治】劳伤久咳治不难，中风失音消痰湿，小儿惊啼便安然。《草木便方》卷一。

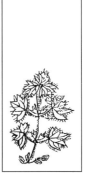

图 16-41-1　青禾麻《便方》

莽草 《本经》

【集解】《宝庆本草折衷》卷一四：生上谷山谷，及冤句、东间、南中、川蜀及福州。今处处有之。《植物名实图考》卷二四：莽草《本经》下品。江西、湖南极多，通呼为水莽子。根尤毒，长至尺余。俗曰水莽兜，亦曰黄藤。浸水如雄黄色，气极臭。园圃中渍以杀虫，用之颇亟。其叶亦毒，南赣呼为大茶叶，与断肠草无异。《梦溪笔谈》所述甚详，宋《〔图〕经》云无花实，未之深考。《本草纲目拾遗·正误》：莽草，按沈括《笔谈》补云：世人用莽草种类最多，有大叶如手掌大者，有细叶者，有叶光厚坚脆可拉者，有柔韧而薄者，有蔓生者，多是谬谈。即《本草》苏颂所说，若石楠而叶稀无花实，亦误也。今莽草，蜀道、襄汉、浙江、湖间、山中有，枝叶稠密，团栾可爱，叶光厚而香烈，花红色，大小如杏花，六出，反卷向上，中心有新红蕊倒垂向下，满树垂动，摇摇然，极可翫。襄汉间渔人，竞采以捣饭为饵，鱼皆翻上，乃捞取之，南人谓之石桂。白乐天有《庐山桂》诗，其序曰：庐山多桂树。又曰：手攀青桂枝。盖此木也。唐人谓之红桂，以其花红故也。李德裕《诗序》曰：龙门敬善寺有红桂树独秀，伊川移植郊园，众芳色沮，乃是蜀道莽草，徒得桂名耳。卫公此说，亦甚明白，古用此一类，乃毒鱼有验。《本草》木部所收，不知何缘谓之草，独此未喻。濒湖《纲目》毒草部收莽草，于集解、正误下皆不能指别何种为莽草，仅采《范子计然》之说，以为青色者善，而花叶根苗又无考证。存中乃宋人，岂此书补集，濒湖尚未见耶。

【气味】味辛、苦，温，有毒。《宝庆本草折衷》卷一四。

【主治】主牙痛，乳痈。《神农本经会通》卷二。疗头风湿风，散乳肿乳痈。破疝瘕，除结气，疥瘙，杀虫鱼。疗喉闭不通，治风疸与头风痒。可煎汤浴，祛瘰疬并皮肤痹。煮浓汁淋乳难即下，凝血即疏。《太乙仙制本草药性大全·仙制药性》卷三。

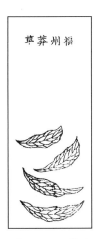

图 16-42-1 福州
莽草《图经（政）》

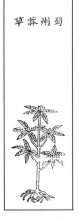

图 16-42-2 蜀州
莽草《图经（政）》

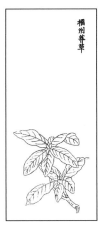

图 16-42-3 福州
莽草《图经（绍）》

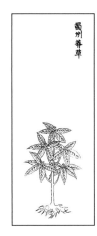

图 16-42-4 蜀州
莽草《图经（绍）》

图 16-42-5 莽草
《歌括》

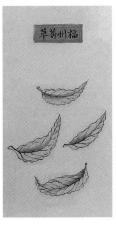

图 16-42-6 福州莽
草《品汇》

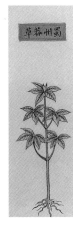

图 16-42-7 蜀
州莽草《品汇》

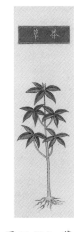

图 16-42-8 莽
草《雷公》

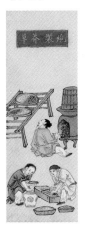

图 16-42-9 炮
制莽草《雷公》

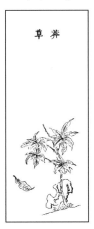

图 16-42-10 莽草
《三才》

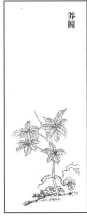

图 16-42-11 莽
草《草木典》

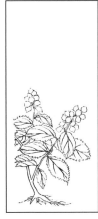

图 16-42-12 莽草
《图考》

【发明】《绍兴本草》卷九：采叶为用。性味、治已载《本经》，然治风诸方颇用。其疗齿疾及疮肿，多外用之。若生食即载人，产蜀川及桐柏，叶大厚者佳。《本草述》卷一〇：莽草与金牙石，在颤振谵妄二证胥投之，此愚所谓于气血精微之用，的有相须者也。第难与金牙石例论，为其有毒耳。时珍之说甚明，不得尝试，外治则无不可也。《医经允中》卷二一：治风湿牙虫，喉痹甚效。善杀鱼鼠，其性可知。古人每以草、茵芋，为治顽痹风湿要药。近世不用，盖以人有强弱，世有升降，猛烈之药，断不可轻尝也。《本经逢原》卷二：莽草大毒，善杀鱼鼠，其性可知。《本经》治疝瘕结气，荡涤在内之宿积也。疗痈肿头风，搜逐在外之邪毒也。但性最猛烈，服之令人瞑眩。《千金方》每与茵芋同为搜风涤恶之峻剂。近世罕能用之。惟毒鱼之外，仅以浴顽痹湿风及煎嗽虫牙，然沐时勿令入眼，中其毒者，惟草紫河车磨水服之可解，黑豆煮汁服之亦解。以豆汁浇莽根则烂，物类之相制如此。至于茵芋，人所未识，毋怪近世医术之卑也。

【附方】《太乙仙制本草药性大全·仙制药性》卷三：牙齿蚛孔疼痛及虫。用为末，绵裹入蚛孔中，或于痛处咬之，吐津勿咽。治瘰疬发肿，坚结成核。用一两为末，鸡子白调傅，帛上贴之，日二易之便差。治痈疮未溃。用末调鸡子白涂纸厚贴上，燥复易，得痛良。风齿疼，颊肿，用五两，水一斗，煮取五升，热含漱吐之。治齿肿痛。同郁李仁各四两，水六升，煎取二升，去滓，热含冷吐。〇头疮白秃，杀虫。同白敛、赤小豆为末，鸡子白调如糊，胁毒肿，干即易之。治皮肤麻痹，并浓煎汤淋。〇风蚛牙痛，喉痹。亦浓煎汁，含后净漱口。

罂粟《开宝本草》　【校正】《本草纲目》原载"谷部"，今移此。

【集解】《救荒本草》卷下之后：处处有之。苗高一二尺，叶似靛叶色而大，边皱，多有花叉，开四瓣红白花，亦有千叶花者，结壳似鲍音雹箭头，壳有中米数千粒，似葶苈子，色白，来年种则佳。《药性粗评》卷二：罂粟，一名御米。来年秋末布种，春来生苗极茂，夏开花四瓣，有浅红晕子，结实作罂，中有子极细，每罂有数千万粒，大小如葶苈子，白色，可作羹，其罂除子名壳，亦堪入药。江南处处有之，园圃多植以为饰焉。秋待罂黄采之。

子

【气味】甘、微寒、无毒。《绍兴本草》卷一二。

【主治】治久痢，涩肠及脾泄，虚劳久嗽。《医学统旨》卷八。主胸膈稠痰凝滞噎塞，致食反回。治丹石药服过多发扬，令食不下。《太乙仙制本草药性大全·仙制药性》卷四。

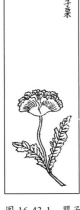

图 16-43-1 罂子粟《图经（政）》

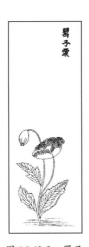

图 16-43-2 罂子粟《图经（绍）》

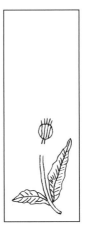

图 16-43-3 罂粟《歌括》

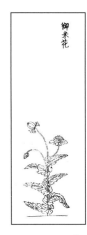

图 16-43-4 御米花《救荒》

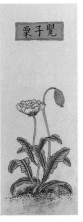

图 16-43-5 罂子粟《品汇》

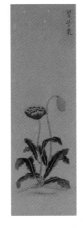

图 16-43-6 罂子粟《食物》-1

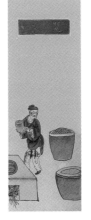

图 16-43-7 罂子粟《食物》-2

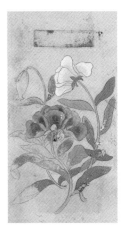

图 16-43-8 罂子粟《雷公》

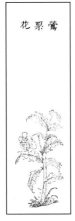

图 16-43-9 莺粟花《三才》

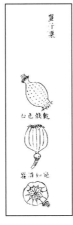

图 16-43-10 罂子粟《原始》

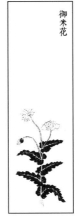

图 16-43-11 御米花《博录》

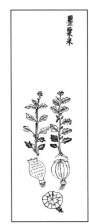

图 16-43-12 罂粟米《汇言》

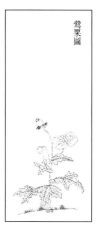

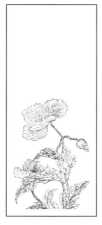
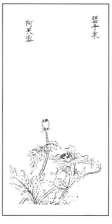

图 16-43-13　莺粟
《草木典》

图 16-43-14　罂粟
《滇南图》

图 16-43-15　罂子
粟《图考》

图 16-43-16　罂子
粟、阿芙蓉《图说》

壳

【修治】《本草元命苞》卷九：米谷去蒂穰，蜜制，除嗽痢。《医宗必读·本草征要》下：水洗去蒂，去顶去穰，醋炒透。

【气味】味酸，涩。《本草衍义补遗》。性寒，味甘、苦，甘涩。《校补滇南本草》卷中。

【主治】炒而断泄利诸方颇用之，盖有收涩之性多矣。《绍兴本草》卷一二。主收，固气。今人虚劳嗽者，多用止嗽，及湿热泄痢者，用止痢。治病之功虽急，杀人如剑，深可戒之。《本草衍义补遗》。散胸中寒气，止胃中翻呕。《仁寿堂药镜》卷一〇。

【发明】《医说·罂粟治痢》卷六：治痢以罂粟，古方未闻，今人所用，虽其法小异，而皆有奇功。或用数颗，慢火炙黄，为末，米饮下；或去粟用壳，如上法；或以壳五七枚，甘草一寸，半生半炙，大碗水煎取半碗，温温呷。蜀人山叟曰：用壳并去核，鼠查子各数枚，焙干末之，饮下尤治噤口痢。《泊宅编》。《宝庆本草折衷》卷一九：罂粟之花，色虽不同，而壳之性俱寒，故许洪谓其不下地榆也。昔王硕于断下汤论之尤详。凡暑月强壮之人，初感热痢，取此壳去顶蒂筋膜净尽，剉碎，或醋、或蜜、或生姜汁同炒入药，则得宜。倘秋后冷痢及患痢日久，人已瘦乏，兼老羸幼弱者，不知调胃进食为本，一概执而不变，此物性既紧涩，必致胃脘痞闭，吐呕不食，立见痿顿。故《经验方》谓治痢之要，空心进四君子汤，或温脾胃之药于先，徐徐投此，辅以暖剂，斯无虞矣。因知欲理众疾，皆须保护脾胃，所以宥师《必效方》，论脾胃冠于诸证之前者，良有旨也。《本草汇言》卷一四：罂粟壳，敛气涩肠，禁泻痢之药也。李氏时珍曰：凡泄泻下痢日久，则气散不固而肠滑肛脱者有之。凡咳嗽诸痛，日久则气散不收，而肺胀痛剧者有之，俱宜此涩之固之、收之敛之之药是矣。然泻痢必须腹中无积滞，咳嗽必须肺家无风寒客邪，方可用此。如积邪一有未尽，剧尔服此敛涩之剂，积邪得敛而愈甚，所以多有变证陆作，而淹延不已者亦有之。所以后人多疑畏而不敢用也。即有可用之际，必宜醋拌炒，或乌梅汤浸炒，或入佐四君子汤用之，不致闭胃妨食而获奇效也。《医宗必读·本草征要下》：风寒作嗽，泻痢新起者勿用。《本草汇笺》卷七：用粟壳以治虚劳久嗽者，亦必先去病根，乃用以收后。稍一不当，则杀人如剑。吾友吴宾门乃郎病劳嗽方剧。一友竟投以粟壳，俾邪气闭塞，遂以不起。盖好奇杜撰之过，而不知止刭之剂为祸最烈也。《本草述》卷一四：罂粟秋种冬生，固知其由金而趋水以生也，谓秉收气以固脱，更云入肾者良，不谬矣。见患历节痛风亦且用之，盖以治骨病也。第阅方书之主治，于咳嗽滞下，是其专功，未可例论于五味之归元也。即如咳嗽滞下，明其酸而且涩，亦未得凌节而投矣。更绎王硕所云，兹味紧涩，同乌梅则宜，岂非以乌梅之收，而能下气乎哉？即是推之，则同于厚朴以治久痢，同于乌梅治久嗽，乃为得宜耳。又按方书治头痛，有乳香盏落散，以御米壳为君，盖治头风证也。第详其主治之义，大有可参者。《本经逢原》卷三：粟壳性涩，劫痰嗽，止下痢，肺虚大肠滑者宜之。若风寒咳嗽，泻痢初起，有火邪者，误用杀人如剑，戒之。

【附方】《药性粗评》卷二：反胃。饮食不下，胸中痰者。罂子粟合竹沥作羹甚佳，但性寒，不可多食。久痢。不拘赤白痢疾，肠滑不禁者。用壳，以醋与蜜炒过，煎服，其痢遂止。

《本草汇言》卷一四：治小水不通，因热结者。用罂粟壳二钱，滑石、猪苓、泽泻、黄柏、瞿麦、萹蓄各一钱，车前子、川牛膝、甘草、黄连各一钱。○治小水不通，因气血两虚而结者。用罂粟壳、人参、茯苓、麦门冬、当归、熟地黄、黄耆、白术、甘草各一钱五分，车前子三钱。○治小水不通而渴者，是热在上焦气分。用罂粟壳、茯苓、升麻、泽泻、灯心各一钱，黄芩二钱。○治小水不通而不渴者，是热在下焦血分。用罂粟壳一钱，黄柏、知母、当归、生地、车前、牛膝、丹皮各二钱，甘草五分。○咳喘不利而小水不通者，是痰气阻塞也。用罂粟壳一钱，半夏、陈皮、茯苓、枳壳、桔梗、杏仁、白芥子、苏子、旋覆花各一钱五分。○治大泻而小水不通者，后去多而前来自少也。用罂粟壳、赤石脂各二钱，枯矾一钱，猪苓、泽泻、白术、茯苓各一钱六分，肉桂八分。或问罂粟壳止涩之药，何以复通小便？膀胱之收摄，则气降化而能小便，气散而逆，则小便逆胀不通，取罂粟壳之敛涩，小便自行矣。

《伤寒温疫条辨》卷六：三元汤。治虚痢、久痢、久泻滑脱不禁。罂粟壳蜜炙三钱，莲子十枚，元肉十枚，小枣十枚，竹叶三十片，灯心三十寸，水煎，入蜜服。

阿芙蓉《本草纲目》（即：鸦片）　【校正】《本草纲目》原载"谷部"，今移此。

【释名】鸦片、哑芙蓉《太乙仙制本草药性大全》。

【集解】《太乙仙制本草药性大全·本草精义》卷四：鸦片，一名哑芙蓉，即罂粟花汁曝成者。予尝云游湖海，偶遇一僧，传曰其法：于八九月间甲子日，祷告天地，反背而行，遇妇人处处就地掘土，用衣裹回，拌子种之，待来年二三月间，乘露摘花，分红白二色，用白布绞取汁，日内晒曝令干即成鸦片。白花白色，红花红色，其叶即绿色，用之入药甚验。《医宗粹言》卷四：

制哑芙蓉法取鲜粟壳，不拘多少，捣烂，以净水砂锅内熬，漉起汁，又入水熬之，榨极干，查不用，只以二汁慢火熬干如膏，加入炒黑文蛤末，调和成饼，阴干。

【正误】**编者按**：《太乙仙制本草药性大全》云：鸦片"乘露摘花，分红白二色，用白布绞取汁，日内晒曝令干即成鸦片。"此说有误，鸦片并非用花汁晒干。时珍虽然亦说："是罂粟花之津液也。"但所云鸦片的提取方法为："罂粟结青苞时，午后以大针刺其外面青皮，勿损里面硬皮，或三五处，次早津出，以竹刀刮，收入瓷器，阴干用之。"这是对的。所以，虽然《太乙仙制本草药性大全》提到鸦片为前，但其所记恐并非真正的鸦片，出处仍记为《本草纲目》。

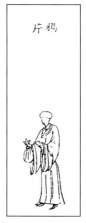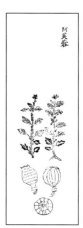

图 16-44-1 鸦片《太乙》　　图 16-44-2 阿芙蓉《备要》

【气味】味酸、涩，微温。入手阳明大肠、足少阴肾经。《玉楸药解》卷八。酸、涩，性平。《药性切用》卷六。

【主治】止痢，醒酒，壮阳。《太乙仙制本草药性大全·本草精义》卷四。凡遇久嗽吐血，脱泄崩中，久泻不止，用之如神。《医宗粹言》卷四。云通治百病，皆方伎家之术耳，大有害，勿为其所惑。《本草从新》卷四。

【发明】《医宗粹言》卷四：凡遇久嗽吐血，脱泄崩中，久泻不止，用之如神。世人不知，有谓粟壳之药，劫病而已，殊不知久泻而诸药不效，至于待毙命在须臾，非粟壳一劫之功，其孰能解千钧之危也。医之用药，正犹时之常变，而行道者宜用之以经权，一理也。然则劫药亦犹管仲之于霸也，宁不与于夫子乎？《本草经疏》卷三〇：其气味与粟壳相同，而此则止痢之功尤胜。

《玉楸药解》卷八：今洋船至关多带此物，关中无赖之徒，以及不肖子弟，官宦长随，优伶娼妓，以为服之添筋力，长精神，御淫女，抱娈童，十倍寻常，但寿命不永，难逃五年。此烟非延年养生之品，断宜戒之。《本草求真》卷二：凡泻痢脱肛，久痢虚滑，用一二分，米饮送下，其功胜于粟壳。又痘疮行浆时，泄泻不止，用四五厘至一分，未有不止，但不可多服。忌酸醋。犯之断肠，及忌葱、蒜、浆水。奈今有以房术为用，无论病症虚实，辄为轻投纵欲，以致肾火愈炽。吁，误矣！《本草纲目拾遗》卷二：鸦片烟，《台海使槎录》：鸦片烟用麻葛同鸦土切丝，于铜铛内煮成。鸦片拌烟，另用竹筒实以棕丝，群聚吸之，索值数倍于常烟。专治此者，名开鸦片馆。吸一二次后，刻不能离，暖气直注丹田，可竟夜不寐。土人服此为导淫具，肢体萎缩，脏腑溃出，不杀身不止。官弁每为严禁，常有身被逮系，犹求缓须臾，再吸一筒者。鸦土出噶喇吧。《海东札记》：鸦片产外洋咬吧、吕宋诸国，为渡海禁物，台地无赖人多和烟吸之，谓可助精神，彻宵不寐。凡吸必邀集多人，更番作食、铺席于坑、众偎坐席上，中燃一灯，以吸百余口至数百口，烟筒以为管，大约八九分，中实棕丝头发，两头用银镶首，侧开一孔如小指大，以黄泥捏成葫芦样，空其中，以火煅之，嵌入首闲小孔上，置鸦片烟于葫芦首，烟止少许，吸之一口立尽，格格有声。饮食顿令倍进，须肥甘，不尔肠胃不安。初服数月，犹可中止。迨服久偶辍，则困惫欲死，卒至破家丧身。凡吸者面黑肩耸，两眼泪流，肠脱不收而死。《调疾饮食辩》卷一：世传此烟乃远年冢墓棺底土淋汁所造，藉人之精气以补人，故其效大而且速，此语殊不可信。闽粤售者甚多，彼处坟茔岂尽任人刨挖，其子孙绝不照管，官府全无觉察？且棺底土有何精气，纵有亦是死气，何能如此之补。又俗传其灰能止久痢。夫痢而至于邪尽，当用补涩，方药甚多，何必弄巧逞奇，用及此物。迹是以观，补而至于鸦片烟，顷刻使人壮健，快乐逾于登仙，补之极矣，而数年即死。富贵之家，遇病惟信薛立斋、张景岳之言，不肯去邪，惟喜补塞，岂知其害较克伐尤惨也，宜憬然悟矣。吃鸦片烟者，身本无病，且数年必死。若有病，宜散宜攻。而补以塞之，其死乃在一日半日，迟亦不过三五日。欲求如鸦片烟之偷息数年，胡可得已，故曰惨也。《两般秋雨盦随笔》卷四：鸦片产于西番，彼处名为合甫融，见徐伯龄《蟫精集》。向止行于闽、广，今则各省并皆渐染。○余曾有《鸦片篇》一首云：窄衾小枕一榻铺，阴房鬼火红模糊，中有鸢肩鹤背客，夜深一口青霞呼。非兰非鲍气若草，如胶如饧色则乌。或云鸟粪或花子，运以土化抟泥涂。加以水齐炮制法，文火武火煎为酥。清光大来渣浑去，炼金而液成醍醐。此品来自西域地，居奇者谁番贾胡。朝廷严禁官晓谕，捆载来若牛腰粗。关津吏胥岂不觉，偷而赂者千青蚨。况复此辈尽癖嗜，一见宝若青珊瑚。近闻中国亦能制，其物愈杂毒愈痛。吁嗟黄金买粪土，可为痛哭哀无辜。颇闻此物妙房术，久服亦复成虚无。其气既窒血尽耗，其精随失髓亦枯。积而成引屏不止，参苓难起膏肓苏。可怜世人溺所好，宁食无肉此不疏。典裘质被靡不止，那顾屋底炊烟孤。噫嘻屋底炊烟孤，床头犹自声呜呜。《冷庐医话》卷五：鸦片烟为害甚巨。○绝之之法，以十全大补汤加鸦片灰，俟瘾发时服之，初甚委顿，渐服渐愈，两月余复初。吴晓钲言其族叔椿龄习岐黄家言，乙卯秋，以时疾卒。其司会计者曰吴梅阁，性不羁，吸洋烟，偶至友人倪梅岑家，倪适他出，假寐以俟，忽梦椿龄至曰：子将有难，能戒鸦片烟则免。余授此方。出一红纸示之，上书人参、枳椇子、赤糖各一钱，每日煎汤服之十六字，戒曰：七日不见烟具，则瘾绝矣，毋蹈故辙也。醒后依方服之果效。晓钲素执无鬼论者，及闻梅阁口述是事，乃信史迁有物之言，洵不诬也。余按：人参补肺气，赤糖消烟积，用之甚当，枳椇子世第知其解酒毒，然陈藏器言其解渴除烦，去膈上热，润五脏，功用同蜂蜜。则其所长，不第能治酒病也。况鸦片烟性热燥烈，视酒尤甚，用此治之，殊有至理。《随息居饮食谱·水饮类》：亚片入药，亦始前明。李濒湖《本草纲目》收之。国朝乾隆间，始有吸其烟者。初则富贵人吸之，不过自速其败亡。继则贫贱皆吸之，因而失业破家者众。而盗贼满天下，以口腹之欲，致毒流宇内，涂炭生民。洵妖物也，智者远之。亦有因衰病而误堕其中者，以吸之入口，直行清道，顷刻而遍一身，壅者能宣，郁者能舒，陷者能举，脱者能收，凡他药所不能治之病，间有一吸而暂效者。人不知其为劫剂，遂诧以为神丹。而曰病吸此尤易成引，迨引既成，脏气已与相习，嗣后旧疾复作，必较前更剧，而烟亦不能奏效矣。欲罢不能，噬脐莫及，乃致速死。余见实多，敢告世人，毋蹈覆辙。○戒法：断引之方，验者甚少。且用烟或烟灰者居多，似乎烟可少吸，一不服药，引即如故，惟此方曰服仍可吸烟，旬余引自渐减，又不伤身。盖物性相制，此药专制亚片之毒，故能断引，绝无他患也。方用鲜松毛数片，略杵，井水熬稀膏，每晨开水化服一二钱。或每士一斤，用松树皮半斤，煎汤熬烟，如常吸食，引亦渐断。《墨余录》卷四：戒烟良方鸦片烟为中国四千年来未有之毒，今竟于数万里外传染及之，抑且日变月异，几不知迁流所极。○如浙宁叶某烟瘾本大，如法制服，不半年而戒绝矣。其方惟用粗大粉甘草一味，不拘两数，熬膏如烟。初以烟九分，入甘草膏一分，照常吸之。继则烟递减而膏渐增，至膏有八九分，烟仅一二分，则瘾自断矣。《本草纲目易知录》卷二：愚载数方救治，服之作吐泻者生，否则难救。独子肥皂，捣泥，新汲水绞汁灌之，或以生桐油、麻油灌之，或以三尾鱼捣，新汲水绞汁灌之，或用烟草浸汁灌之，或以犁头尖草捣汁灌。其草似鸭舌草，生在山脚边，一干一叶，叶似犁头尖，故名。《读医随笔》卷五：阿片味苦性敛，苦属火而燥，走骨走血，敛属金而急，行肺行肤，清中含浊，能束人之气，缩人之血。气初得束则势激而鼓动有力，血初得缩则脉松而周运无滞，筋节亦借其束力、缩力，顿觉坚强，故为之神清气爽而体健也。其能止痛，亦以其能束气而缩血故也。其性阴险，中有所伏。其毒力能变化人之血性，使血脉骨髓藏府之中，化生一种怪气，其形如虫，能使人之性情俱变。盖性情随气血而变者也，虫即血中之灵气也，气血久束久缩，反被困而乏生机，故日久则气短而音粗，血变而色坏，其常苦燥结者，以血气之热力，为烟力所束缩不得宣发，而内积也。脱陷则气驰而汗出，血散而身寒，筋骨亦为之缓纵而不收，甚至喘咳不止者，以气血惯受束缩，一经松懈，遂涣散颓唐，无以温里而卫表也。治之必用苦燥敛急之品，合行血固气之品，并能搜入骨脉深隐之处，抉其伏气，使其伏气逐渐外泄，正气日渐内充，吐故纳新，渐复常度，乃真断瘾也。常须谨慎，稍有忽略，即易生病，而瘾象复见矣。若气血本虚，瘾又深久，更难断戒，是终身之苦也。

【附方】《本草经疏》卷三〇：小儿痘疮行浆时，泄泻不止。用五厘至一分，未有不愈，他药莫逮也。

《本经逢原》卷三：虚寒百病。用阿芙蓉一分，粳米饭捣作三丸，每服一丸，不可多服。忌酸醋，犯之肠断，又忌葱、蒜、浆水。

丽春草《图经本草》

【释名】龙芊草、兰艾《通志》。

【集解】《证类本草》卷三〇：〔《本草图经》〕出檀嵎山川谷，檀嵎山在高密界。河南淮阳郡、颍川及谯郡汝南郡等，并呼为龙芊草。河北近山、邺郡，名兰艾。上党紫团山亦有，名定参草，亦名仙女蒿。今所在有。甚疗阴黄，人莫能知。唐天宝中，因颍川郡杨正进，名医尝用有效。

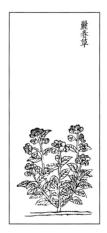
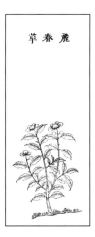
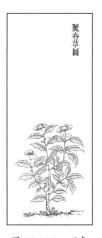
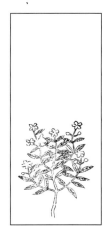

图 16-45-1　丽春草《图经（政）》　　图 16-45-2　丽春草《三才》　　图 16-45-3　丽春草《草木典》　　图 16-45-4　丽春草《图考》

《植物名实图考》卷一四：丽春草，《游默斋花谱》：丽春紫二品，深者须青，淡者须黄。白亦二品。叶大者微碧，叶细者窈黄。而窈黄尤奇，素衣黄里芳秀，茸若新鹅之毳；窈红似芍药中粉红楼，特差小，视凡花之粉红十倍。

【气味】味甘，微温，无毒。〔《本草图经》〕《证类本草》卷三〇。

【主治】主黄疸之疾。《通志·昆虫草木略》卷七五。疗因时患伤热，变成瘕黄，通身壮热，小便黄赤，眼如金色，面又青黑，心头气痛，绕心如刺，头旋欲倒，兼肋下有瘕气及黄疸等证。《本草品汇精要》卷四一。

洋花茶《生草药性备要》

【气味】味淡，性平。《生草药性备要》卷下。

【主治】治痢症。亦有二种：红花治红痢，白花治白痢，俱煲猪精肉食。《生草药性备要》卷下。

天奎草《植物名实图考》

【释名】千年老鼠矢、爆竹花《植物名实图考》。

【集解】《植物名实图考》卷一三：天奎草生九江、饶州园圃阴湿地。〇春时发细茎，一茎三叶，一叶三叉，色如石绿。梢头横开小紫花，两瓣双合，一瓣上揭，长柄飞翘，茎当花中。赭根颇硬，上缀短须。入夏即枯。

图 16-47-1　天奎草《图考》

【主治】俚医以治积年劳伤，酒煎服。《植物名实图考》卷一三。

常山《本经》

【集解】《增订伪药条辨》卷三：常山假者色极淡，真者色带黄。按常山又名恒山，产益州及汉中，今汴西、淮、浙、湖南诸州郡皆有，生山谷间。常山者，根之名也，状似荆根，细实而黄者，谓之鸡骨常山，用之最胜。今市肆所卖假常山，不知何物伪充，良可慨已。炳章按：常山十月出新。湖南常阳山出者，色黄无芦，形如鸡骨者良，俗称鸡骨常山，为最佳。如外黄内白粗大者，皆伪，是别种树根伪充，不可不辨也。

【修治】《本草述》卷一〇：凡使，细实色黄、形如鸡骨者佳。生用令人大吐，酒浸一日，蒸熟，或炒，或醋浸煮熟，则善化痰而不吐。

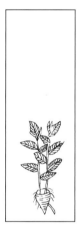

图 16-48-1　常山《歌括》

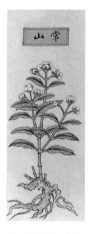

图 16-48-2　常山《品汇》

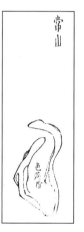

图 16-48-3　常山《蒙筌》

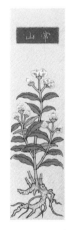

图 16-48-4　常山《雷公》

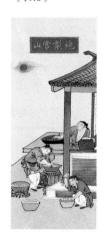

图 16-48-5　炮制常山《雷公》

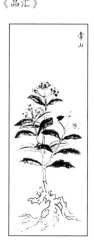

图 16-48-6　常山《草木状》

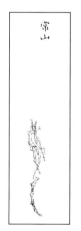

图 16-48-7　常山《原始》

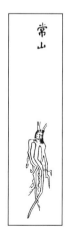

图 16-48-8　常山《汇言》

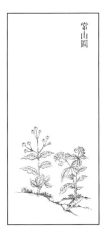 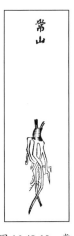 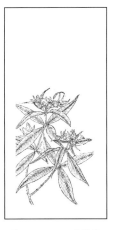 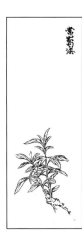

图 16-48-9 常山　图 16-48-10 常　图 16-48-11 鸡骨常　图 16-48-12 常
《草木典》　山《求真》　山《图考》　山蜀漆《图说》

常山

【气味】味苦、辛，寒、微寒，有毒。《图经本草药性总论》卷上。味辛、苦、平、微温，有小毒。《本草元命苞》卷五。气寒，味苦、辛。有毒。《医学统旨》卷八。

【主治】最开结痰。《药性解》卷二。攻温疟痰疟，及伤寒寒热，痰结气逆，狂痫癫厥。《景岳全书》卷四八。

【发明】《宝庆本草折衷》卷一〇：张松《究原方》言一少妇食中失惊，发搐涎塞，用生常山末二钱，冷水入茶，调灌吐涎即苏。艾原甫谓：常山吐痰疟之要药。今壮人暴疟，服此得吐而疟断，效固捷矣，然亦伤人元脏。若虚劳久疟羸弱者，吐之必致痿困。宜到碎以酒煎数沸，换酒，煎三度，仍加乌梅同煎，能制其毒而不作吐，终不及《经验方》取紧细鸡骨常山，到碎，浸酒中一宿，漉出，以水洗去泡沫，日晒夜露，如此三次，切不可焙。盖一晒一露，得阴阳之真气，其毒已消，服之非但不吐，而功亦倍也。《本草纂要》卷二：古人谓无痰不成疟，可见常山能开脑中大结，痰涎之气者也。故凡温疟寒热往来，蛊毒胀气，洒淅恶寒，是皆风寒不清，痰结脾家之证，用此开痰之剂治之，无不效者。若得甘草用之尤妙。但体虚久病之人，慎不可服。盖其开痰甚速，使用之不当，令人大吐，岂可轻试之乎？《本草经疏》卷一〇：常山，阴毒之草也，其性暴悍，虽能破瘴疬，逐积饮，然善损真气。故疟非由于瘴气及老痰积饮所致者，勿用。《分部本草妙用》卷七：常山、蜀漆，逐水痰积，人畏其性烈而不用，不知佐以行血药品，和其恶性，必收十全之功。非常山何以去宿痰老痰？痰不去何以治疟？先观虚实，后原至理，用之则当矣。用恶人制恶人，以蛮夷攻蛮夷，对症之药也。《药品化义》卷八：因常山气味薄而性升上，上必涌吐，恐为暴悍，特酒制助其味厚，又佐以槟榔为使沉降逐痰下行。加知母益阴，贝母清痰，共此四味，为截疟神方。世嫌其性暴，不能善用，任疟至经年累月，则太愚矣。但勿多用及久用耳。取细实者佳，忌鸡肉茶茗葱醋。初嚼如木无味，煎尝味甘淡带微苦，气味俱薄，亦非劫药。《轩岐救正论》卷三：

汪石山曰：《本草》于知母、草果、乌梅、穿山甲皆言治疟，然知母性寒，入治足阳明独盛之火，使其退就太阳也。草果性温燥，治足太阴独盛之寒，使其退就阳明也。二味合和，则无阴阳交作之变，故为君药。常山主寒热疟，吐胸中痰结，故用为臣。甘草和诸药，乌梅去痰，槟榔除痰癖破滞气，故用为佐。川山甲以其穿山而居，遇水而入，则是出阴入阳，穿其经络于荣分，以破暑结之邪，故用为使。若脾胃郁伏痰涎，用之必效。苟或无痰，只是暑结荣分，独应足太阴血分热者，当发唇疮，此方无效。《本草汇言》卷五：《方脉正宗》治一人饮食起居，向无疾病，安逸自如恬澹，亦无妄作内损诸事。因子贵，日事奉养肥甘旨酒之药。忽一日醉后卧醒，目中见物一若两，或为三四，如桌椅物件平正者，视之反歪斜，歪斜者视之反平正。或补药、泻药、寒药、热药，诸投不效。一人教服滚痰丸，初次服一二剂，觉泻数行，稍可，服至四五剂后，行多次，觉体愈难支，目光愈恍，视物即山头树木，皆林林移动。一西医李光先曰：此胸胃有伏痰也。用常山五钱，人参芦三钱，甘草一钱，生姜五片，水二碗，煎八分，食后顿饮，少顷吐痰数碗，目光安定，视物无前状矣。《本草汇》卷一二：常山属金，有火与水，性极暴悍，虽有劫痰绝疟之功，须在发散表邪之后。提出阳分之后用之。用之得宜，立建神效。若用之失宜，必伤真气。

【附方】《药性粗评》卷一：新疟。凡患疟疾二三次，可翻吐之。常山一两，甘草五钱，水一钟煎八分，温服，自吐。

《本草汇言》卷五：小胃丹。治一切痰饮，最能化痰、化痞、化积，并治中风喉痹，极有神效。用常山五钱煨，大戟水煮半日、晒干炒，芫花醋拌湿、炒，白芥子炒，大黄酒煮、炒，白术、半夏、枳实、南星、苍术、桃仁去皮、杏仁去皮，七味俱用牙皂、白矾水泡过，晒干炒，各一两，陈皮炒二两，共为末，姜汁和竹沥打蒸饼，作糊为丸，如绿豆大。每服四五十丸，虚减半，白汤下。

蜀漆

【气味】味辛，平、微温，有毒。《图经本草药性总论》卷上。味辛、苦、平、微温，有小毒。《本草元命苞》卷五。味苦、辛，性寒，入足阳明胃、足太阴脾、足少阴胆经。《长沙药解》卷一。

【主治】治温疟，杀蛊毒。吐胸中邪结气，破腹内癥瘕疾。退咳逆寒热，除邪气鬼疰。多服令人吐。《本草元命苞》卷五。

【发明】《本草新编》卷三：蜀漆常山之苗也。常山不可用，而苗则可取。味苦，纯阴。散火邪错逆，破痈瘕癥坚，除痞结积凝，辟蛊毒鬼疰，久疟兼治，咳逆且调。或问：蜀漆，即常山之苗，子删常山而取其苗，何谓也？盖常山性烈而功峻，虽取效甚速，而败坏元气亦最深。世人往往用常山治疟，一剂即愈，而身体狼狈，将息半载，尚未还元。设再不慎，疾一朝重犯，得免于死亡幸也。其不可轻用，亦明矣。蜀漆虽是常山之苗，不比根之猛烈。盖苗发于春，其性轻扬，且得春气之发生，散邪既速，而破气亦轻，可借之以攻坚，不必虑其损内。此所以舍常山而登蜀

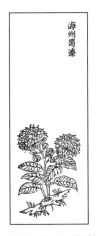

图 16-48-13 海州蜀
漆《图经（政）》-1

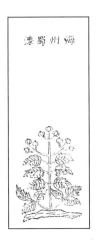

图 16-48-14 海州蜀
漆《图经（政）》-2

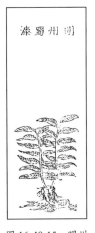

图 16-48-15 明州
蜀漆《图经（政）》

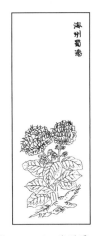

图 16-48-16 海州蜀
漆《图经（绍）》-1

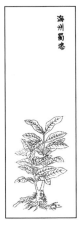

图 16-48-17 海州蜀
漆《图经（绍）》-2

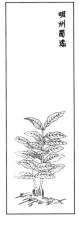

图 16-48-18 明州
蜀漆《图经（绍）》

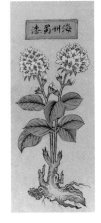

图 16-48-19 海州
蜀漆《品汇》-1

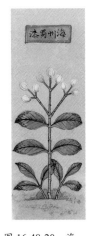

图 16-48-20 海
州蜀漆《品汇》-2

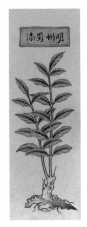

图 16-48-21 明
州蜀漆《品汇》

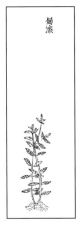

图 16-48-22 蜀
漆《蒙筌》

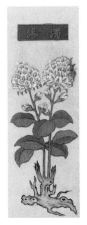

图 16-48-23 蜀
漆《雷公》

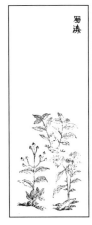

图 16-48-24 蜀
漆《三才》

漆也。《长沙药解》卷一：蜀漆荡浊瘀而治痃疟，扫腐败而疗惊狂。《金匮》蜀漆散，蜀漆、云母、龙骨等分为散，未发前浆水服半钱匕。温疟加蜀漆半钱，临发时服一钱匕。治牝疟多寒者。寒湿之邪，客于少阳之部，郁遏阳气，不得外达。阳气发于阴邪之内，重阴闭束，莫能透越，鼓搏振摇，则生寒战。阳郁热盛，透围而出，是以发热。阳气蓄积，盛而后发，故至期病作，应如潮信。阳旺则蓄而即盛，故日与邪争，阳衰则久而方振，故间日而作。阳进则一郁即发，锐气倍常，故其作日早，阳遏则闭极方通，渐至困乏，故其作日晏。作之日早，则邪退日速，作之日晏，则邪退日迟。作晏而退迟者，阳衰不能遽发，是以寒多。阳败而终不能发，则绝寒而无热矣。云母泄其湿寒，龙骨收其腐败，蜀漆排决陈宿，以达阳气也。

土常山《图经本草》

【校正】《本草纲目》原收"甘草"与"常山"条下，今分出。

【释名】蜜香草《图经本草》。

【集解】《证类本草》卷一〇：(〔《本草图经》)：今天台山出一种草，名土常山，苗叶极甘，人用为饮香，其味如蜜，又名蜜香草，性亦凉，饮之益人，非此常山也。姚氏《食物本草》卷一七：类土常山生天台山。苗叶极甘，人用为饮，如蜜也。

【气味】味甘，寒，无毒。姚氏《食物本草》卷一七。

【主治】凉心经，退火邪，作饮大益。姚氏《食物本草》卷一七。

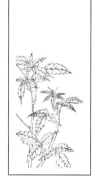

图 16-49-1　土常山《图考》

土常山《植物名实图考》

【集解】《植物名实图考》卷一〇：土常山江西多有之。形状颇似黄荆，唯每枝三叶，叶宽有大齿；气俚医云：闽中负贩者，口含此叶，行半日不渴，且能辟暑。

【气味】气味辛苦。〇辛烈如椒。《植物名实图考》卷一〇。

【主治】通窍散热，生津降气。《植物名实图考》卷一〇。

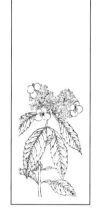

图 16-50-1　土常山《图考》

土常山《植物名实图考》

【集解】《植物名实图考》卷一〇：土常山江西庐山、麻姑山皆有之。丛生，绿茎圆节，长叶相对，深齿粗纹；夏时茎梢开四圆瓣白花，花落结子如黄粟米，累累满枝。形状、主治俱与《图经》异。

【主治】俚医以治跌打。《植物名实图考》卷一〇。

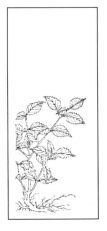

图 16-51-1 土常山《图考》

土常山《植物名实图考》

【集解】《植物名实图考》卷一〇：土常山长沙山坡有之。赭根有须，根茎一色，有节，对节生叶，叶如榆，面青背白，背纹亦赭，春间叶际开小花如木樨，色黄白无香。〇土常山又一种长沙山阜有之。细茎微赭，两叶相当，叶如桑叶有锯齿，夏间开小黄花，微似苦荬。按宋《图经》：常山有如茗叶者，有如楸叶者。又天台土常山，苗叶极甘，本不一类。今俗以常山为治疟要药。凡可止疟者，皆以常山名之。故有数种。

【主治】俚医以治湿热。《植物名实图考》卷一〇。

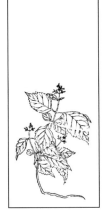

图 16-52-1 土常山《图考》

土常山《医方药性》

【气味】性温。《医方药性·草药便览》。味苦，性温。《生草药性备要》卷上。

【主治】治疟利之寒热。《医方药性·草药便览》。消肿毒，止骨痛，治发冷，治小肠气痛。《生草药性备要》卷上。

甜茶《日用本草》

【气味】味甘，冷，无毒。《日用本草》卷八。

【主治】夏月煎作汤，解渴除烦。主肿烂恶疮，热结在肠胃。《日用本草》卷八。

茵芋《本经》

【集解】《植物名实图考》卷二四：茵芋，《本经》下品。陶隐居云：方用甚稀。《图经》备载其形状功用。李时珍云：近世罕知。盖俚医用药多为异名，或实用之而不识其本名也。

【修治】《药性切用》卷四：炙熟用。

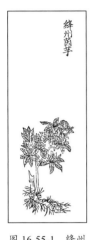

图 16-55-1 绛州
茵芋《图经（政）》

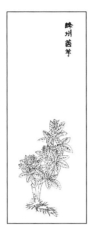

图 16-55-2 绛州
茵芋《图经（绍）》

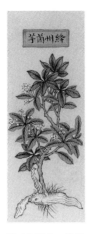

图 16-55-3 绛州
茵芋《品汇》

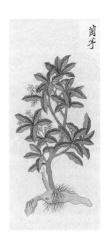

图 16-55-4 茵
芋《图谱》

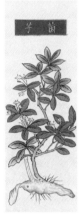

图 16-55-5 茵
芋《雷公》

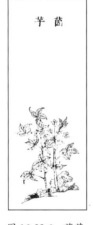

图 16-55-6 茵芋
《三才》

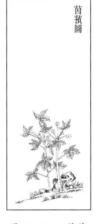

图 16-55-7 茵芋
《草木典》

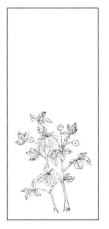

图 16-55-8 茵芋
《图考》

【气味】苦，温、微温，有毒。《图经本草药性总论》卷上。味苦、辛，微温，有小毒。《宝庆本草折衷》卷一〇。

【主治】寒热似疟，风湿痹痛，五藏邪气，四肢痿弱，消热，通关节。《药性粗评》卷三。除风湿走注之痛，通关节风寒湿痹，理寒热似疟，止心腹痛，疗打伤，拘挛脚弱。《药性要略大全》卷五。

【发明】《本草述》卷一〇：茵芋，昔人用以治风，而晚近不知用之。然《本经》止谓治关节风湿痹痛，而《别录》则云疗久风湿走四肢，脚弱。即甄权、《日华子》亦言治软脚毒风，及筋骨怯弱羸颤。然则此味固主治肝肾之损，而能补风虚，以为透关节之治者也。即其气温，合于味苦，正以泄为补。濒湖所谓治风妙品，或不谬也。惜市肆鲜有售者耳。再以《日华子》一切冷风筋骨怯弱诸治，则以温补为泄者，益明。《医林纂要探源》卷二：有毒。或熬膏，或作丸，不煎。

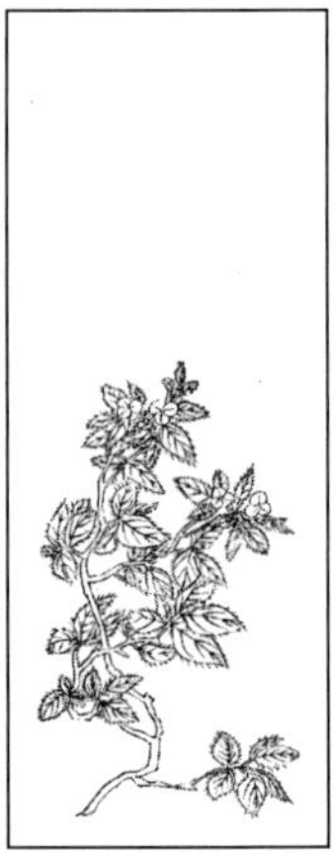

鸦胆子《生草药性备要》

图 16-56-1　鸦
胆子《图考》

【释名】苦参子《本草纲目拾遗》、鸦蛋子《植物名实图考》。

【集解】《本草纲目拾遗》卷五：出闽广，药肆中皆有之。形如梧子，其仁多油，生食令人吐，作霜捶去油，入药佳。《植物名实图考》卷三六：鸦蛋子生云南。小树圆叶，结实三粒相并，中有一棱。土医云能治痔。

子

【气味】味苦，性平。《生草药性备要》卷上。

【主治】凉血，去脾家疮，治牛毒，理跌打。《生草药性备要》卷上。能腐肉，止积痢。去油，以粥皮包吞。《本草求原》卷一。

【发明】《冷庐杂识》卷一：鸦胆子治休息痢，歙程杏轩文囿《医案》甚称其功效。用三十粒，去壳取仁，外包龙眼肉，捻丸。每晨米汤送下，一二服或三四服即愈。此药味大苦，而寒力能至大肠曲折之处，搜逐湿热。本草不载，见于《幼幼集成》，称为至圣丹，即苦参子也。药肆多有之。吾里名医张云寰先生季瀛，亦尝以此方传人。吾母周太孺人，喜施方药，以治休息痢，无不应验，兼治肠风、便血。凡热痢色赤久不愈者，亦可治，惟虚寒下痢忌之。

叶

【主治】洗热毒，理跌打。《本草求原》卷一。

【附方】《本草纲目拾遗》卷五：治痢。鸦胆丸：用鸦胆子去壳捶去油一钱，文蛤醋炒，枯矾川连炒，各三分，糊丸。朱砂为衣。或鸦胆霜、黄丹各一钱，加木香二分亦可。乌梅肉丸，朱砂为衣，二方俱丸绿豆大，粥皮，或盐梅皮，或圆眼干肉，或芭蕉子肉，包吞十一二丸，立止。何梦瑶《医碥》。里急后重。用鸦胆即苦榛子，去壳留肉，包龙眼肉，每岁一粒，白滚水下。《吉云旅抄》。治痔。近日闽中板客皆带鸦胆子来，治痔如神。有患者，以子七粒包圆眼肉吞下，立愈。金御乘。至圣丹。治冷痢久泻，百方无验者，一服即愈。凡痢之初起，实热实积，易知而易治。惟虚人冷积致痢，医多不以为意，盖实热之症，外候有身热烦躁，唇焦口渴，肚疼窘迫，里急后重，舌上黄胎，六脉洪数，证候既急，治者亦急。轻则疏利之，重则寒下之，积去而和，其阴阳无不愈者。致于虚人冷积致痢，外无烦热躁扰，内无肚腹急痛，有赤白相兼，无里急后重，大便流痢，小便清长，此由阴性迟缓，所以外症不急，遇此不可姑息，但以集成三仙丹下之，以去其积，倘不急下，必致养虎贻患。其积日久，渐次下坠，竟至大肠下口、直肠上口交界之处，有小曲折，隐匿于此，为肠秽最深之处，药所不到之地，证则乍轻乍重，或愈或发，便则乍红乍白，或硬或溏，总无一定，任是神丹，分毫无济。盖积不在腹内，而在大肠之下，诸药至此，性力已过，尽成粃糠，安能去此沉匿之积？所以冷痢有至三五年十数年不愈者，由此故也。古方用巴豆为丸下之者，第恐久病人虚，未敢轻用，今已至捷至稳鸦胆子一味治之。此物出闽省云贵，虽诸家本草未收，而药肆皆有，其形似益智子而小，外壳苍褐色，内肉白有油，其味至苦，用小铁锤轻敲其壳，壳破肉出，其大如米，敲碎者不用，专取全仁用之。三五岁儿二十余粒，十余岁者三十多粒，大人则四十九粒。取大圆肉包之。小儿一包三粒，大人一包七粒，紧包，空腹吞下，以饭食压之，使其下行，更藉此圆肉包裹，可以直至大肠之下也。此药并不峻厉，复不肚痛，俟大便行时有白冻如鱼脑者，即冷积也。如白冻未见，过一二日再进一服，或微加数粒，此后不须再服。服时忌荤酒三日，戒鸭肉一月，从此除根，永不再发矣。倘次日腹中虚痛，用白芍一枝，甘草一枝，各重三钱，纸包水湿，火内煨熟，取起捶烂，煎汤服之，立止。此方不忍隐秘，笔之于书，以公世用。**痢疾神方**。用白石榴烧灰一钱，真鸦片切片二钱，鸦胆子去壳纸包，压去油三两，人参三分，枯矾二分，海南沉香三分，共为细末，调粥为丸，重五六厘，晒干磁瓶收贮。红痢用蜜一匙，滚水调下。红白相兼，阴阳水送下。肚胀，滚汤下。水泻，米汤开水送下。忌油腻腥酸一月。《医宗汇编》。

鬼臼 《本经》

【释名】雀犀《通志》、琼田草《图经本草》、山荷叶、仙天莲、天荷叶《履巉岩本草》。

【集解】《通志·昆虫草木略》卷七五：叶如荷叶，形似鸟掌，年长一茎，茎枯则根为一臼，服食家用之。以九臼相连者为佳。亦名八角盘，以其叶然也。《植物名实图考》卷二四：鬼臼，《本经》下品。江西、湖南山中多有，人家亦种之。通呼为独脚莲。其叶有角不圆，或曰八角莲。高至四五尺，就茎开花，红紫娇嫩，下垂成簇。外科蓄之。郑渔仲谓叶如荷叶，形如鸟掌，年长一茎，茎枯则为一臼，亦名八角盘。其形容极确。原图仍为鬼灯檠，宜《山谷诗注》之斥排也。但此物辟谷，未见他说。子瞻以诗记璚田芝，山谷亦有《璚芝仙诗》，云：但告渠是唐婆镜。与《本经》有毒、《别录》不入汤者异矣。下死胎，治射工中人，其力猛峻可知。此草生深山中，北人见者甚少。江西虽植之圃中为玩，大者不易得。余于途中，适遇山民担以入市，花叶高大，遂亟图之。此草一茎一叶，李时珍云一茎七叶，或别一种，余未之见。

【气味】味辛、苦，微温，有毒。《宝庆本草折衷》卷一一。

【主治】杀蛊毒鬼疰，辟恶气不祥。疗咳嗽，喉结风邪；除烦惑，失魄妄见。医殗殜劳病，去目中肤翳。《本草元命苞》卷五。杀蛊毒精鬼邪恶，解百毒，疗咳嗽风邪，烦惑失魂、妄见，去目翳。《药性要略大全》卷七。辟瘟疫恶气不祥，杀蛊毒鬼疰精物。去目赤肤瞖，疗喉结风邪。不入汤煎，惟作散用。《本草蒙筌》卷三。

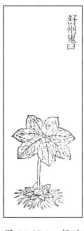

图 16-57-1 舒州鬼
臼《图经（政）》

图 16-57-2 齐州鬼
臼《图经（政）》

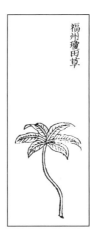

图 16-57-3 福州琼
田草《图经（政）》

图 16-57-4 舒州鬼
臼《图经（绍）》

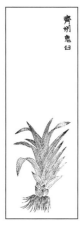

图 16-57-5 齐州
鬼臼《图经（绍）》

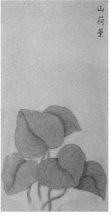

图 16-57-6 山荷
叶《履巉岩》

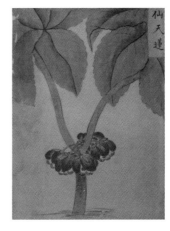

图 16-57-7 仙天莲
《履巉岩》

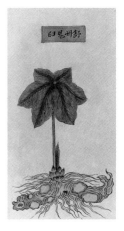

图 16-57-8 舒州鬼
臼《品汇》

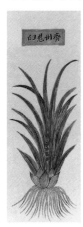

图 16-57-9 齐州
鬼臼《品汇》

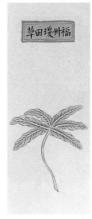

图 16-57-10 福
州琼田草《品汇》

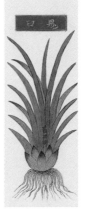

图 16-57-11 鬼
臼《雷公》

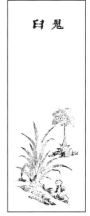

图 16-57-12 鬼
臼《三才》

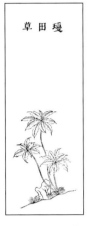

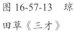

图 16-57-13 琼
田草《三才》

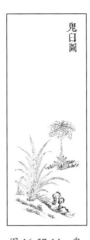

图 16-57-14 鬼
臼《草木典》

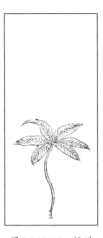

图 16-57-15 福州
琼田草《图考》

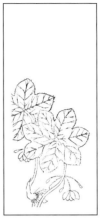

图 16-57-16 鬼
臼《图考》

【发明】《本草经疏》卷一一：鬼臼得地之金气，而性复阴沉，是以辛温有毒，乃阴草中之散结辟邪者也。故能入阴分以辟不祥，及诸蛊毒，鬼疰精物，尸疰传尸，烦惑，失魂妄见。然此诸病何？莫非阴邪尸鬼之所为。凡物以类相从，故惟阴草之异品，乃能治乎阴鬼之贼害也。其去目中肤翳及咳嗽喉结风邪，则辛散之功耳。其药有二种，味甘者胜，苦者稍劣。《本草汇言》卷五：鬼臼攻湿积，《日华子》散瘀血之药也。黄正旸稿此药性沉而阴，味辛而烈，能攻散结痰、结气、结血等疾，缪仲醇说故前古主蛊毒鬼疰，精邪怪病，并传尸殗殜，及烦惑失魂，妄见诸物之疾。然此诸病何？莫非阴邪尸鬼之所为。凡物以类相从，故惟阴草乃能治乎阴鬼之贼害也。但味辛性燥，凡病属阳，阳盛热极，有似鬼魅为祟，及狂惑失魂妄见者，不可用。《本草纲目拾遗》卷七：《粤西偶记》：生广西。草如黄连，根极大，持入药肆，则诸药香气尽消，为真。三脚五脚者次之。《百草镜》：此药产广东，根大如拳，春月发苗，经霜雪则死。若善藏过冬，则来年宿根复发，苗高尺许，叶大如杯，宛似荷叶，色绿柔厚，茎有细毛，六七月起茎，茎有白毛，开花微垂，似山兰而小，其色微红。《稗史》：鄱阳山间生一种草，始萌芽时，便以莲蓬，俗呼为独脚连。移植于居宅隙地及园圃中，蛇虺不敢过其下。王季光宅后榛莽丛中有蛇穴，常出为人害，乃种此草数本于穴外，自是其患不作。至暑月间，穴内臭甚，使园丁掘土访求，得死蛇十数，盖为草气所熏溃也。又一小蛇来到草傍，立化为水矣。《采药录》：独脚黄连，苗叶如土大黄，面青背赤，根直色黄，此草根下有赤练蛇数条者方是。按：《纲目》鬼臼亦名独脚连，无治疗之说，至集解下注形状，又小有异同，故仍为补之。庚戌，予在临安，有医士盛天然言其地古城与余杭接界，产独叶花，生山坑，不见天日，其形一叶，中含红花一朵，俨如莲花状。其花从叶心透出，下有根，作独蒜状。其花叶闻人声辄缩入根内不可见，遇之者记其处掘之，亦止有根，其叶与花，虽剖根觅之，亦无形迹。倘得之者，不论何等毒蛇咬，以根擦摩，蛇毒即尽。如有误服蛇变鳖者，以少许煎汤服之，即瘥。并能解一切毒虫咬螫，一切蛊毒草木毒，咽喉一十八症，皆验如神。凡人鼻发红色，生痱掀痒异常，名曰瘀虫食鼻。以此根磨涂，立愈。此乃天生神物，有山行遇之者，不论持何物，先掷之以镇住，然后再掘，即不能遁形。凡生独叶花地，四围约尺许无草，其上不可手取，亦勿以铁刀取，须用竹刀掘取，则不伤根。盖此草，蛇最喜蟠其旁，凡蛇咬人，亦中人毒，必退壳，若觅此物，卧其傍一宿，则人毒解，可免退壳之患。大毒蛇都喜蟠其根旁，故土最毒。近人手则手烂，然得其根，反能解百种大恶蛇毒，丐者觅此，以为得宝云。

【附方】《本草汇言》卷五：治气血痰饮，积胀成蛊。用鬼臼一斤切片，生姜二两，白矾五钱，泡汤浸二日，再用酒煮，捣烂成膏，巴豆肉三钱去油，沉香五钱，蟾酥五钱，俱为末，和入为丸，如黍米大。每早晚各服二三十丸，白汤送下。翁日恒方。〇治鬼疰精邪怪病，并传尸殗殜。及烦乱迷惑失魂，妄见诸物之疾，或神鬼依附等证。用鬼臼，取新鲜者三两，捣烂，和米醋少许，贴胸中背心，数日渐退。未全愈，再贴。《别录》。〇瘤。则有六种，骨瘤、脂瘤、肉瘤、脓瘤、血瘤、筋瘤，亦不可决破，破亦难医。惟脂瘤破而去其脂浆则愈。用鬼臼切片，姜汁浸，海藻、昆布、海带，俱用热水洗净，海粉水飞过、海螵蛸各二两，甘草一两，海螺一个，火烧醋炙，如颈下摇者，用长螺；颈不摇者，用圆螺。共为极细末，炼蜜丸，如梧子大。每晚临睡时，口中噙化一丸。《海上方》。

《本草纲目拾遗》卷七：治疔肿痈疽。以根或醋酒磨涂叶，贴痈肿能消。治蛇咬。用独叶一枝花，生溪滩浮土上，根如鼠粪，用根，口嚼搽疮上。《祝氏效方》。专治疔疮。退疔夺命丹：防风八分，青皮七分，羌活、独活、黄连各一钱，赤芍六分，细辛八分，僵蚕一钱，蝉退四分，泽兰叶五分，金银花七分，甘草节一钱，独脚连七分，紫河车即金线重楼七分，右剉五钱，先服倍金银花一两，泽兰一两，少用叶，生姜十片，同捣烂，好酒旋热泡之，去渣热服，不饮酒者，水煎亦可。然后用酒水各一半，煎生姜十片，热服出汗，病退减后，再加大黄五钱同煎，热服，以利二三次去余毒。如有脓，加何首乌、白芷梢；在脚，加槟榔、木瓜；要通利，加青皮、木香、大黄、栀子、牵牛。《万病回春》。

木八角 《本草纲目拾遗》

【集解】《本草纲目拾遗》卷六：木八角木高二三尺，叶如木芙蓉，八角有芒，其叶近蒂处有红色者佳，秋开白花细簇，取近根皮用。唐王周《金盘草诗》注：金盘草生宁江、巫山、南陵林木中。其根一年生一节，人采而服，可解毒也。其诗云：今春从南陵，得草名金盘。金盘有仁性。生在林木端。根节岁一节，食之甘而酸。风俗竞采掇，俾人防急难。巴中蛇虺毒，解之如走丸。巨叶展六出，软干分长竿。摇摇绿玉活，裹裹香荷寒。世云酷暑月，郁有神物看。天之产于此，意欲生民安。云云。味诗意，则似今之草八角，其性又能解蛇毒也。

【气味】苦辛、温，有毒。《本草纲目拾遗》卷六。

【主治】治麻痹风毒，打扑瘀血停积，其气猛悍，能开通壅塞，痛麻立止，虚人慎用。《本草纲目拾遗》卷六。

羊踯躅《本经》

【集解】《本草蒙筌》卷三：向阳山谷，逢春则生。起苗一尺余高，结蕊二月半后。叶如桃叶深绿，花似瓜花正黄。羊误食之，踯躅而死。故《本经》竟名羊踯躅，今南人又唤黄杜鹃。依时采花，阴干入药。《植物名实图考》卷二四：羊踯躅《本经》下品。南北通呼闹羊花，湖南谓之老虎花，俚医谓之搜山虎。种蔬者渍其花以杀虫。又有一种大叶者附后。搜山虎附搜山虎即羊踯躅，一名老虎花。古方多用，今汤头中无之。具详《本草纲目》。按罗思举《草药图》，

图 16-59-1　润州羊踯躅《图经（政）》

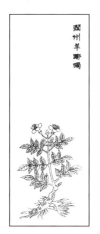

图 16-59-2　润州羊踯躅《图经（绍）》

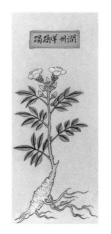

图 16-59-3　润州羊踯躅《品汇》

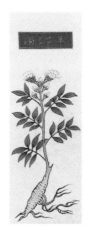

图 16-59-4　羊踯躅《雷公》

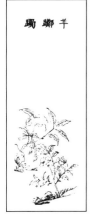

图 16-59-5　羊踯躅《三才》

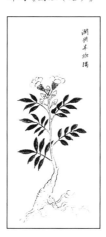

图 16-59-6　润州羊踯躅《草木状》

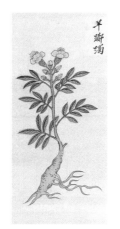

图 16-59-7　羊踯躅《图谱》

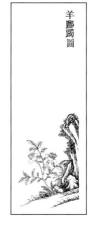

图 16-59-8　羊踯躅《草木典》

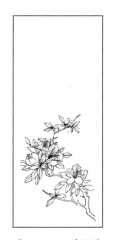 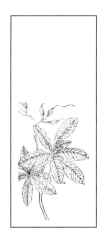 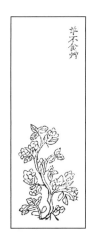 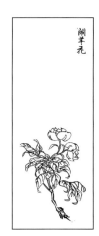

图 16-59-9 羊踯躅 《图考》　　图 16-59-10 搜山虎《图考》　　图 16-59-11 羊不食草《便方》　　图 16-59-12 闹羊花《图说》

搜山虎春日发，黄花青叶，能治跌打损伤，内伤要药。重者一钱半，轻者一钱，不可多用。霜后叶落，但存枯根。湖南俚医以为发表入阳明经之药是。此药俗方中仍用之。中州呼闹羊花，取其花研末，水浸杀菜蔬虫，老圃多蓄之。其叶稍瘦，产长沙者叶阔厚，不似桃叶，花罢结实有棱。

【修治】《药性要略大全》卷六：凡用取根刮去粘泥薄皮，只取内皮，用好酒炒焖过，伏地出火毒。《药性会元》卷上：可拌烧酒蒸三次。

【气味】味辛，性热，有大毒。《药性粗评》卷二。

【主治】治贼风在皮肤中，淫淫掣痛。鬼疰蛊毒并却，瘟疟恶毒齐驱。《本草蒙筌》卷三。治牙痛、风痛。《生草药性备要》卷上。

【发明】《本草发明》卷三：此辛温能驱风邪，故主贼风在皮肤淫淫掣痛，温疟，诸恶毒，鬼疰邪气，蛊毒，风湿并驱足痹。恶诸石及面。不入汤药，古方多用。如胡洽治治时行赤散，及五嗽四满丸，及治风湿诸酒方，皆杂用。鲁王酒治蛊毒下血，踯躅花散妙。《本草经疏》卷一〇：羊踯躅，毒药也。然性能祛风寒湿，故可以治恶痹。痹者，风寒湿所成也。然非元气未虚，脾胃尚实之人，不可用。凡用此等毒药，亦须杂以安胃和气血药用同。《本草新编》卷四：主风湿藏于肌肉之里，濈濈痹麻。治贼风于皮肤之中，淫淫掣痛。鬼疰蛊毒，瘟疮恶毒，并能祛之。此物必须外邪艰于外越者，始可偶尔一用以出奇，断不可频用以眩异也。近人将此物炒黄为丸，以治折伤，亦建奇功。然止可用至三分，重伤者，断不可越出一钱之外耳。

【附方】《本草汇笺》卷四：肿毒外治之用。一笔消真方，羊踯躅花五十斤，捣烂绞汁，荞麦秸烧灰，桑柴灰各五升，当归、白芷、皂刺、南星、驴蹄跟、真阿魏、大黄各三钱，羌活、穿山甲煅、海藻、昆布、半夏、白丁香、真蟾酥、没药、乳香、狼毒、麝香、明碱、番硇各二钱，右二十味，俱为末，先将二灰共淋汤，煎汁至味辣为度，入前花汁，煎至如沙糖样，须砂锅内煎，离火乘热渐糁前末，用箸不住搅，勿令凝底，调匀，再糁一层，糁尽后搅千转，令极和，坐冷水中一宿，次日再搅千转，将大磁盆多面，每盆摊药一薄层，烈日中晒干，入磁瓶封固。临用以新汲水调，如半干糊。围法，以旧笔蘸，从红肿外围起，逐渐逐层围进，空头如豆大，以出毒气。如干，以水润之。大毒用一钱，小毒不过三五分。

山踯躅《本草纲目》　【校正】《本草纲目》原附"羊踯躅"条下，今分出。

【释名】石蛤蚆、翻山虎、搜山虎《本草纲目拾遗》。

【集解】《本草纲目拾遗》卷五：石蛤蚆《百草镜》：生山土，根皮色红，入药用根。周维新云：石蛤蚆乃映山红之根。《花镜》云：山踯躅，俗名映山红。类杜鹃花而稍大，单瓣色淡，

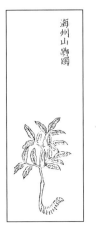

图 16-60-1　海州山踯躅《图经（政）》

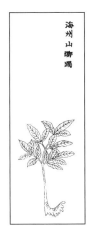

图 16-60-2　海州山踯躅《图经（绍）》

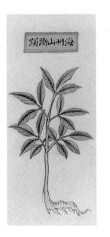

图 16-60-3　海州山踯躅《品汇》

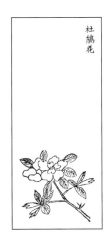

图 16-60-4　杜鹃花《茹草》

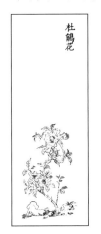

图 16-60-5　杜鹃花《三才）》

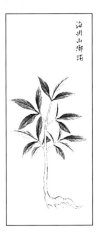

图 16-60-6　海州山踯躅《草木状》

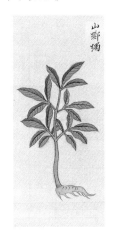

图 16-60-7　山踯躅《图谱》

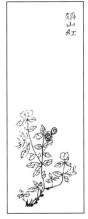

图 16-60-8　焰山红《便方》

若生满山头，其年 必丰稔。有红紫二色，红者取汁可染物。《李氏草秘》：石蛤蚆苗长二三尺，茎方，叶似竹叶，根形如蛤蚆，坚如石。

【主治】治病能拔根，医风。○煎洗梅疮，能消风块。《本草纲目拾遗》卷五。

【附方】《本草纲目拾遗》卷五：风气痛。地蜈蚣草、石蛤蚆草，各等分，绍酒煎服。《祝穆效方》。肠痈。肠痈生于小肚角，微肿而小腹隐痛不止者是。若毒气不散，渐大内攻而溃，则成大患。急宜以此药治之。先用红藤一两许，以好酒二碗，午前一服醉卧之，午后服紫花地丁一两许，亦如前煎服，服后痛必渐止为效。然后再服末药除根。末药方：用当归五钱、蝉退、僵蚕各二钱，天龙、大黄各一钱，石蛤蚆五钱、老蜘蛛二个，新瓦上以酒杯盖住，外用火煅干存性，同诸药为末，空心用酒调服一钱许，逐日渐服自消。《景岳新方》。秃疮。即肥疮日久，延蔓成片，发焦脱落，又名癞头疮。先以艾叶鸽粪煎汤洗净疮痂，再用猪肉汤洗之，随用踯躅油，以踯躅花根四两捣烂，用菜油一碗，煎枯去渣，加黄蜡少许，布滤候冷，以青布蘸搽，日三次，毡帽戴之，勿令见风，散毒，能令痒止发生，久搽自效。《不药良方》。疗肿诸毒。石蛤蚆用酒磨服，少得入口，垂死可生。有此则不愁疔疮之患，诸肿毒，醋磨敷之。《李氏草秘》。

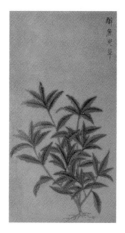

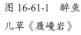

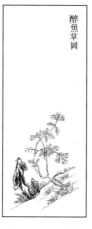

图 16-61-1 醉鱼儿草《履巉岩》

图 16-61-2 醉鱼草《草木典》

醉鱼草《履巉岩本草》

【释名】鱼尾草《履巉岩本草》。

【气味】性凉，无毒。《履巉岩本草》卷上。

【主治】治鱼骨鲠。每用少许捣汁，冷水浸，灌漱，时复咽下些子，自然骨化为水。《履巉岩本草》卷上。

莨菪《本经》

【释名】狼菪《宝庆本草折衷》、狼唐《药性要略大全》。

【集解】《宝庆本草折衷》卷一〇：生海滨川谷及雍、秦州。今处处有之。○五、六、七月采子日干。《本草元命苞》卷五：叶似红蓝叶，苗茎有白毛，子连壳，作罂子，形实扁细，如五味核。甘草、升麻、犀角，并能解其性毒。《本草蒙筌》卷三：山谷各处生，苗高四尺许。叶阔三指，夏开白花。实同罂〔粟〕作房，子如黍米成粒。五月收采，向日曝干。

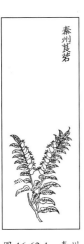

图 16-62-1 秦州
莨菪《图经（政）》

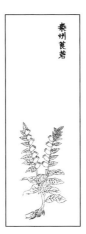

图 16-62-2 秦州
莨菪《图经（绍）》

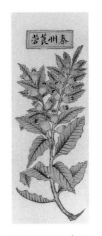

图 16-62-3 秦州
莨菪《品汇》

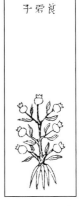

图 16-62-4 莨
菪子《太乙》

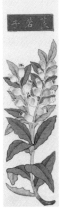

图 16-62-5 莨
菪子《雷公》

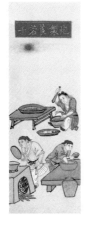

图 16-62-6 炮制
莨菪子《雷公》

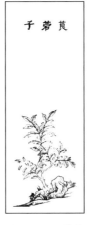

图 16-62-7 莨菪
子《三才》

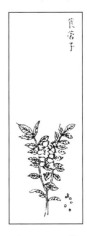

图 16-62-8 莨
菪子《原始》

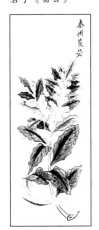

图 16-62-9 秦州
莨菪《草木状》

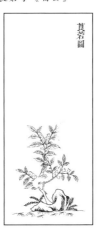

图 16-62-10 莨菪
《草木典》

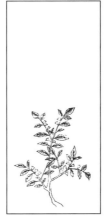

图 16-62-11 莨菪
《图考》

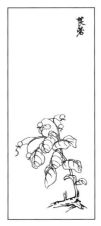

图 16-62-12 莨菪
《图说》

子

【修治】《太乙仙制本草药性大全·仙制药性》卷二：凡使勿令使苍葲子，其形相似，只是服无效，时人多用杂之，其苍葲子微赤。若修事，一两以头醋一镒，煮尽醋为度，却用黄牛乳汁浸一宿至明，若牛乳汁黑即莨菪子，大毒，晒干，别捣重筛。用勿误服，冲人心，大烦闷，眼生暹火。

【气味】味苦、甘、辛，温，有大毒。《宝庆本草折衷》卷一〇。味苦、甘，寒，其性毒。《本草元命苞》卷五。

【主治】主风痫癫狂，疗湿痹拘急。助足健行见鬼，理齿蛀蚀出虫。久服轻身，走及奔马。炒熟方益，生则泻人。《本草蒙筌》卷三。

【发明】《本草崇原》卷下：莨菪子气味苦寒，生于海滨，得太阳寒水之气，故治齿痛。太阳上禀寒气，下有标阳，阳能散阴，故能出虫。太阳阳热之气，能温肌腠。又，太阳主筋所生病，故治肉痹拘急。肉痹，肌痹也。拘急，筋不柔和也。久服轻身，使人健行，走及奔马者，太阳本寒标热，少阴本热标寒，太阳合少阴而助跷脉也。盖阳跷者，足太阳之别，起于跟中，出于外踝。阴跷者，足少阴之别，起于跟中，循于内踝。莨菪子禀太阳少阴标本之精，而助脉，故轻身健走若是也。禀阴精之气，故强志益力。禀阳热之化，故通神见鬼。下品之药，不宜久服，故又曰：多食令人狂走，戒之也。《植物名实图考》卷二四：莨菪《本经》下品。一名天仙子。《图经》着其形状功用，且引《史记》淳于意以莨菪酒饮王美人事。别说谓功未见如所说，而其毒有甚。盖见鬼拾针，性近邪魔，而古方以治癫狂。岂不癫狂者服之而狂，癫狂者服之而止。亦从治之义耶？旧时白莲教以药饮所掠民，使之杀人为快。与李时珍所纪妖僧迷人事相类，疑即杂用此药。

根

【气味】味苦、温，气温（一云寒），有大毒。《本草洞诠》卷九。

【主治】今人用根治噎膈反胃，取其性走，以祛胃中留滞之邪，噎膈得以暂开。虚者误服，为害不测。《本经逢原》卷二。

曼陀罗《履巉岩本草》　　【校正】时珍云出《纲目》，今据《履巉岩本草》改。

【释名】胡茄《本草原始》、大闹杨花、大颠茄、马兰花《生草药性备要》、醉仙桃《本草纲目易知录》、闷陀罗《茶香室丛钞》。

花子

【气味】性温，有毒。《履巉岩本草》卷下。味甘，性温，有毒。《生草药性备要》卷下。

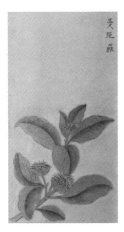

图16-63-1 曼陀罗《履巉岩》

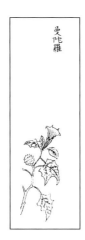

图16-63-2 曼陀罗花《原始》

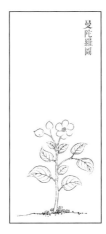

图16-63-3 曼陀罗《草木典》

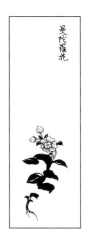

图16-63-4 曼陀罗花《图说》

【主治】治寒湿脚，面上破生疮，干为末，用少许贴患处。《履巉岩本草》卷下。食能杀人、迷闷人；少服止痛；通关利窍，去头风，不过用三、四分。但服，〔俱〕去心、蒂。《生草药性备要》卷下。

【发明】《本草述》卷一〇：阅王宇泰先生治狂证，有"祛风一醉散"，云：治阳厥气逆，多怒而狂者，唯朱砂水飞半两，曼陀罗花二钱半。即此绎之，是则人之血气，有偏著于七情以为病者。而兹味或能为之转移乎？如时珍所云主惊痫不洵然乎？诚如是，则所云治风及寒湿脚气，煎汤洗之，又何不奏效乎哉？《本经逢原》卷二：此花浸酒治风，少顷昏昏如醉，动火之患也。故麻药为之首推。《本草纲目易知录》卷二：凤茄花治病，汤剂用少。近售戒洋烟方用多，花凡六瓣，黄色，状如牵牛花，其花蕊出瓣外数分，服之令昏迷，故能挡瘾。其子名醉仙桃，末入酒饮即昏醉，名一杯醉倒。凡灸疮割疮接骨，先酒服钱许，即昏麻，任割灸，不知痛楚。《茶香室丛钞》卷二二：明魏浚《岭南琐记》云：予官农部河南司时，一日曹事毕，遣吏承印还寓，涂遇一人引去他处，饮以酒，吏即昏迷若寐，及觉，印为盗去矣。数日，捕得盗者，讯之，云用凤茄为末，投酒中，饮之即睡去，须酒气尽乃寤。问从何得之，云此广西产，市之棋盘街鬻杂药者。土人谓之颠茄，风犹颠也。一名阿陀罗。按：此药今尚有之，即小说家所谓蒙汗药也。然可以治喘疾，其法用吸烟之筒，即杂置烟内，吸而食之，初试颇有效。

牛心茄子《本草纲目拾遗》

【集解】《本草纲目拾遗》卷八：牛心茄子产琼州。一核者入口立死，两核者可以粪清解之。

【主治】入外科膏药用，麻药用，此药只可外敷，不宜内服。《本草纲目拾遗》卷八。

押不芦《本草纲目》

【集解】《癸辛杂识》续集上：押不芦回回国之西数千里地，产一物极毒，全类人形，若人参之状，其酉名之曰押不芦。生土中深数丈，人或误触之，着其毒气必死。取之法，先于四旁开大坎，可容人，然后以皮条络之，皮条之系则系于犬之足。既而用杖击逐犬，犬逸而根拔起，犬感毒气随毙。然后就埋土坎中，经岁，然后取出曝干，别用他药制之。

【气味】极毒。《癸辛杂识》续集上。

【主治】每以少许磨酒饮人，则通身麻痹而死，虽加以刀斧亦不知也。至三日后，别以少药投之即活，盖古华陀能刳肠涤胃以治疾者，必用此药也。今闻御药院中亦储之，白廷玉闻之卢松厓。或云：今之贪官污吏赃过盈溢，被人所讼，则服百日丹者，莫非用此。《癸辛杂识》续集上。

【发明】《食物本草》卷一九：有毒。误入咽，令人麻痹而死，加以烧灼斤刃不知，三日后乃可投解药，始苏。

白颠茄《滇南本草》

【释名】刺天茄、天茄子《滇南本草》。

【集解】《植物名实图考》卷二三：刺天茄滇、黔山坡皆有之。长条丛蔓，细刺甚利；叶长有缺，微似茄叶，然无定形；花亦似茄，尖瓣黄蕊，粉紫淡白，新旧相间；花罢结圆实，大者如弹，熟红，久则褪黄。自春及冬，花实不断。

【气味】味苦，性寒。《滇南本草》。苦，温。《本草求原》卷三。

【主治】治牙齿疼，为末，搽之即愈。疗脑漏鼻渊，祛风，止头疼，除风邪。《滇南本草》卷下。

山茄叶《医方药性》

【气味】性温。《医方药性·草药便览》。

【主治】治伤寒发热。《医方药性·草药便览》。

射干《本经》

【释名】佛手《履巉岩》。

【集解】《宝庆本草折衷》卷一〇：射干之种有三：一种是兽，即坡仙所谓狐狸射干之流是也；一种是木，即阮公所咏射干临层城之诗是也；一种是草，即本条所著性味功用之说是也。注者多互言，兹姑释其略尔。《植物名实图考》卷二四：射干《本经》下品。《蜀本草》：花黄实黑者是。陈藏器谓秋生红花，赤点。按此草，北地谓之马蝴花。江南亦多。六月开花。形状如《蜀本草》。《拾遗》以其点赤，误认为红花耳。其根如竹而扁，俗亦呼扁竹。

【修治】《太乙仙制本草药性大全·本草精义》卷二：凡药剂投，务米泔浸宿。

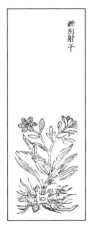

图 16-68-1 滁州
射干《图经（政）》

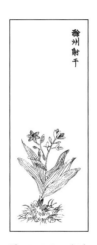

图 16-68-2 滁州
射干《图经（绍）》

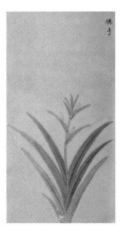

图 16-68-3 佛手
《履巉岩》

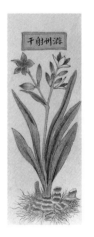

图 16-68-4 滁
州射干《品汇》

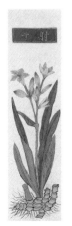

图 16-68-5 射
干《雷公》

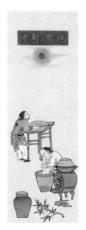

图 16-68-6 炮
制射干《雷公》

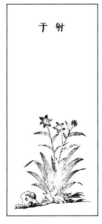

图 16-68-7 射干
《三才》

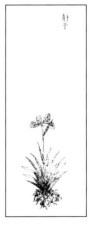

图 16-68-8 射干
《原始》

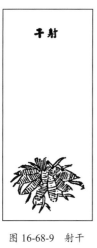

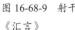

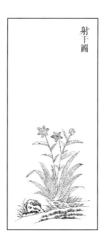

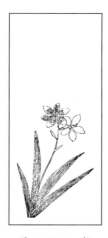

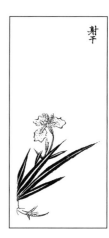

图 16-68-9 射干
《汇言》

图 16-68-10 射
干《草木典》

图 16-68-11 射
干《图考》

图 16-68-12 射
干《图说》

【气味】味苦，气平，微温，有毒。《药性要略大全》卷七。味苦、辛，气寒，有毒。阳中阴也，入手少阳、少阴、厥阴经。《本草汇言》卷五。味苦，性寒，无毒。入心、肾二经。《本草再新》卷三。

【主治】疗咽闭而消痈毒，散胸中结热气及老血在心脾间。明目，通经消肿。《药性要略大全》卷七。能治喉症，去痰涎。《医方药性·草药便览》。功专散结气，解毒郁，故治咳逆上气、喉痹咽痛不得息之要药，腹中邪逆，食饮大热，宿血在心脾则发热。疟母，《金匮》鳖甲煎用之。烧过，取其降厥阴相火也。中射工毒生疮，同升麻服，渣敷之。便毒，同生姜煎服，得利即效。蛊毒。《千金方》用之。但性善降泻，虚人忌之。《本草求原》卷六。

【发明】《焦氏笔乘》：一方士尝货药淮西，值兵变，窜入深山中。遇老姥，年二百许岁，自谓金亡避兵来此，元完颜氏之医姥也。传以背疮方，用射干一味，俗名地扁竹是也。原花园中物，叶如良姜，根如竹鞭，其色初开如金状。每用小钱抄末三字许，温酒调服。病在上即吐，在下即微泻，功效如神。仍用膏药收口。又传寿星散，专治恶疮。痛不可当者，掺之不痛，不痛者掺之即痛。大南星一味为末，如背疮大痛者，遍掺于上，即得安卧。不痛掺之知痛，即可治也。《药性解》卷三：射干温能下气行血，宜入肺肝，苦能消痰，宜入脾经，久服令人虚。《本草汇言》卷五：散结热，下结气，《本经》解喉痹咽痛之药也。马继高稿此药苦能下泄而降，辛能疏散而行。前古主咳逆上气，及喉痹咽痛，《本经》不得消息，并去胸中积热，胃中痈疮，水蛊腹大，风热客于上焦之气分，为瘰疬，为结核，为停痰积血，为痈肿赤疡，用之甚捷。但气味苦寒，泄热散结，消痰去肿，然无益阴之性，凡患肿痹痈结，属阴寒而无实热者，脾胃薄弱，藏寒气血两虚者，禁用之。《本草述》卷一〇：时珍谓射干治喉痹，取其降厥阴相火，若止以为苦寒降泄而已，如丹溪所谓属金而有木与火者，其深于药性乎。〇近缪氏谓射干火金相搏，辛而有毒，独不思人身金火合德，而气乃行，血乃化乎？甚矣，医之难言也。但言其无益阴之性，久服令人虚者，差有理耳。《本草新编》卷三：散结气，平痈毒，逐瘀血，通经水，止喉痹气痛，祛口热臭秽，化湿痰、湿热，平风邪作喘殊效，仍治胸满气胀，咳嗽气结。此物治外感风火湿热痰症，可以为君，但可暂用，而不可久用者也。久用止可为佐使矣。《本草求真》卷六：射干苦能降火，寒能胜热，兼因味辛上散，俾火降热除，而血与痰与毒，与不因之而平矣。是以喉痹咽痛，结核疝瘕，便毒疟母等症，因于老血结于心脾，痰涎积于太阴厥阴者肺脾肝，无不可以调治。

【附方】《滇南本草》卷下：治乳蛾乍腮，喉疼，喉风，喉塞等症立效。吹喉散：射干五钱、山豆根三钱、硼砂五钱、冰片五分、白枯矾二钱、雄黄一钱，共为末，用竹筒吹入喉中，一日即消散。

《药性粗评》卷二：疝气冲疼。捣射干汁一合，服之，以作丸药亦可。

《本草汇言》卷五：治瘰疬结核，因热气结聚者。用射干、连翘、夏枯草各等分为丸。每服二钱，食后白汤下。朱氏方。○治胃热停痰，有血积上吐者。用射干、川贝母、怀生地、牡丹皮各等分为末。每服一钱五分，食后白汤调下。陶隐居方。○治痈肿焮赤。用射干五钱，金银花一两，酒煎服。《永类方》。○治乳痈并便毒初起。用射干同萱草根，为末，蜜调敷之，立效。同前。○治小儿风痰，吐沫气喘，咳嗽，肚腹膨胀，不思饮食。用射干一钱，大黄、槟榔、牵牛子各二钱，麻黄、甘草各八分，俱微炒，研为末，每服五分，蜜汤调服。其证肺胀喘满，胸高气急，两胁摇动，陷下作坑，两鼻窍胀，闷乱嗽渴，声嗄不鸣，痰涎潮塞，俗云马脾风。若不急治，死于旦夕也。

白花射干 《植物名实图考》

【集解】《植物名实图考》卷二四：白花射干西、湖广多有之。二月开花，白色有黄点，似蝴蝶花而小，叶光滑纷披，颇似知母，亦有误为知母者。结子亦小，与蝴蝶花共生一处，花罢蝴蝶花方开。○宋《图经》谓红黄花有赤点者为射干，白花者亦其类。陶隐居云：花白茎长，即阮公诗：射干临层城。不入药用，皆此草也。惟此花二月开，黄花者六月开，茎叶花实，都不甚类，俗方主治亦殊，似非一种。

【主治】俚医谓之冷水丹，以为行血、通关节之药。《植物名实图考》卷二四。

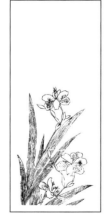

图 16-69-1 白
花射干《图考》

山姜《履巉岩本草》（即：凫翳）

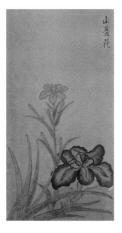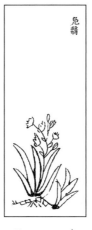

图 16-70-1 山
姜花《履巉岩》

图 16-70-2 凫
翳《便方》

【释名】蛮姜《履巉岩本草》、凫翳、扁竹《草木便方》。

【集解】《履巉岩本草》卷下：开紫花，不结子。八月九月采根用。

【气味】味辛，平，有小毒。《履巉岩本草》卷下。

【主治】去皮间风热，可作淋煤汤用。又主暴冷及胃中逆冷，霍乱腹痛。《履巉岩本草》卷下。

【发明】《草木便方》卷一：凫翳，扁竹根苦辛辣温，水饮积聚除食癥。蛊毒邪气杀鬼魅，瘰疬风狗诸毒轻。

鸢尾《本经》

【释名】石扁菊《药性要略大全》、紫蝴蝶《植物名实图考》。

【集解】《药性要略大全》卷七：鸢尾叶似射干而花紫碧，即石扁菊。本与射干同种类者，此物不抽长茎，根似高良姜而肉白。○夜干花黄赤色。又云：夜干是成树者。又白花者不入药。

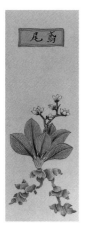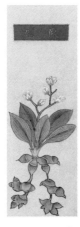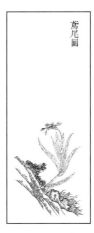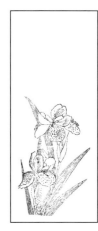

图 16-71-1 鸢
尾《品汇》

图 16-71-2 鸢
尾《雷公》

图 16-71-3 鸢尾
《草木典》

图 16-71-4 鸢尾
《图考》

又云：射干高二三尺，花黄，子黑，根多须，皮黄黑色，肉黄赤色者是。采根，日干用。《植物名实图考》卷二四：鸢尾，《本经》下品。《唐本草》：花紫碧色，根似高良姜。此即今之紫蝴蝶也。《花镜》谓之紫罗栏，误以其根为即高良姜，三月开花，俗亦呼扁竹。李时珍以为射干之苗，今俗医多仍之。

【修治】《太乙仙制本草药性大全·仙制药性》卷二：凡使用竹叶煮三个时辰，方可晒用。

【气味】味辛，平，有小毒。《履巉岩本草》卷下。

【主治】能宣积滞，吐锁喉风痰，亦解砒毒。《药性要略大全》卷七。主蛊毒邪气，鬼疰；破癥瘕积聚，下水。诸毒驱除，三虫立下。疗头眩大效，杀鬼魅潜踪。○飞尸游蛊着喉中，气欲绝者，以根削去皮，内喉中摩病处，令血出为佳。《太乙仙制本草药性大全·仙制药性》卷二。

野烟 《滇南本草图说》

【气味】性温，味麻辛，大毒之药。《滇南本草图说》卷四。

【主治】一切痈疽发背，无名肿毒，服此敛疮，虽然患者发迷如死，一二时刻后得汗方醒，不必着惊，可见此药之恶烈也。虚弱之人忌服。《滇南本草图说》卷四。

雷公藤 《本草纲目拾遗》

【集解】《本草纲目拾遗》卷七：雷公藤生阴山脚下，立夏时发苗，独茎蔓生，茎穿叶心，茎上又发叶，叶下圆上尖如犁耙，又类三角风，枝梗有刺。《物理小识》：犁头刺藤，其叶三角如犁头，多在篱边生，可治瘰疬，亦可截疟。一名霹雳木、方胜板、倒金钩、烙铁草、倒挂紫金钩、河白草、犁尖草、括耙草、龙仙草、鱼尾花、三木棉，出江西者力大，土人采之毒鱼，凡蚌螺之属亦死，其性最烈，以其草烟熏蚕子，则不生，养蚕家忌之，山人采熏壁虱。

【主治】治臌胀、水肿、痞积、黄白疸、疟疾久不愈、鱼口便毒、疬痹跌打。除壁虱，茎烧床下。《本草纲目拾遗》卷七。

【附方】《本草纲目拾遗》卷七：一切毒蛇伤。凡被蛇伤用板扛归不拘多少，此草四五月生，至九月见霜即罕有，叶尖青如犁头尖样，藤有小刺，子圆如珠，生青熟黑，味酸，用叶捣汁酒调，随量服之，渣罨伤处，立愈。《万病回春》。○白火丹。用雷公藤五钱，平地木三钱，车前四钱，天青地白叶、三白草各三钱，煎服。又洗方：雷公藤、河白草煎浴。《救生苦海》。水肿胀。平地木三钱，雷公藤五钱，车前草四钱，天青地白草三钱，路路通五个，打碎煎服，重者十服愈。《救生苦海》。坐板疮。乌贼骨五钱，雷公藤三钱，共为细末，擦之，干则以菜油调敷。汪连仕方：

蒸龙草即震龙根，山人呼为雷公藤，蒸酒服。《秋泉家秘》。

钩吻《本经》

【释名】冶葛、胡蔓草《南方草木状》。

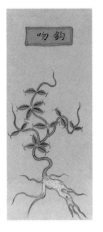

图 16-74-1　钩吻
《品汇》

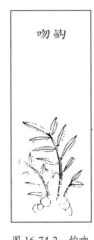

图 16-74-2　钩吻
《太乙》

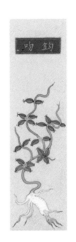

图 16-74-3　钩
吻《雷公》

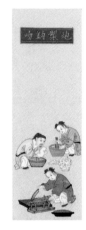

图 16-74-4　炮
制钩吻《雷公》

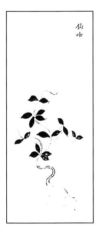

图 16-74-5　钩吻
《草木状》

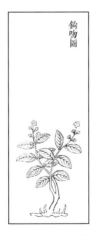

图 16-74-6　钩吻
《草木典》

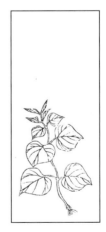

图 16-74-7　钩吻
《图考》

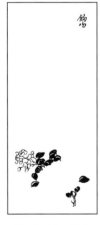

图 16-74-8　钩吻
《图说》

【集解】《南方草木状》卷上：冶葛，毒草也。蔓生，叶如罗勒，光而厚，一名胡蔓草。置毒者多杂以生蔬进之，悟者速以药解，不尔半日辄死。山羊食其苗，即肥而大，亦如鼠食巴豆，其大如，盖物类有相伏也。《梦溪笔谈·补笔谈》卷三：钩吻，《本草》一名野葛，主疗甚多，注释者多端，或云可入药用，或云有大毒，食之杀人。○予尝令人完取一株观之，其草蔓生如葛，

本草纲目续编　三　草部

其藤色赤、节粗，似鹤膝。叶圆，有尖如杏叶而光厚，似柿叶。三叶为一枝，如绿豆之类。叶生节间，皆相对。花黄细，戢戢然，一如茴香花，生于节叶之间。《酉阳杂俎》言花似栀子稍大，谬说也。根皮亦赤。闽人呼为吻莽，亦谓之野葛。岭南人谓之胡蔓，俗谓断肠草。人间至毒之物，不入药用。恐《本草》所出，别是一物，非此钩吻也。予见《千金》《外台》药方中，时有用野葛者。特宜仔细，不可取其名而误用。正如侯夷鱼与鱼同谓之河豚，不可不审也。《植物名实图考》卷二四：钩吻，《本经》下品。相承以为即冶葛，今之断肠草也。询之闽、广人，云有大小二种：大者如夜来香叶，蔓生植立，近人辄动，捣烂置猪肠中，上下奔窜，必破肠而出；小叶者如马兰，性尤烈。李时珍所谓黄藤，乃莽草根也。又云滇人谓之火把花，盖即《黔书》所云花赤如桑椹者，同为恶草，非止一种，今以蜀产图之。

【修治】《太乙仙制本草药性大全·仙制药性》卷二：凡使勿用地精，苗茎与钩吻同，其钩吻治人身上恶疮效，其地精煞人。采得后细剉，捣了研绞取自然汁，入膏中用，勿误饵之。

【气味】味辛、微甘，气温，性有大毒。《本草汇言》卷五。

【主治】钩吻以毒攻毒，能破坚散滞。《本草》主金疮乳痈，中恶风咳逆上气，水肿，杀鬼疰蛊毒，破癥积，除脚膝痹痛，四肢拘挛，恶疮疥虫，杀禽兽。半夏为之使。恶黄芩、黄精苗。《本草发明》卷三。

【发明】《本经逢原》卷二：野葛之毒甚于戈戟，故有钩吻之名。而风毒蛊疰用之以毒攻毒，苟非大剧，亦难轻用。紫者破血结，青者破痰积。其叶与黄精叶相似，但钩吻叶有毛钩二个，黄精叶似竹叶而无毛钩，可以明辨。《本草纲目易知录》卷二：捣汁入膏中，不入汤饮，误食，饮冷水即死，急以蘘菜捣汁灌解之。

番木鳖 《本草纲目》

【气味】味苦，气寒，有毒。《本草汇言》卷六。极苦，大寒，大毒。《本草正义》卷下。

【主治】消痞块，散乳痈，治喉痹，涂丹毒。《得配本草》卷四。

【发明】《本草汇言》卷六：此药有寒毒而劣，如元虚气不足之证，禁用。《得配本草》卷四：消痞块，散乳痈，治喉痹，涂丹毒。配豆根、青木香，吹喉痹。配木香、胆矾末，扫喉风。水磨切片，炒研。或醋、或蜜调，围肿毒。消阴毒，加藤黄。勿宜煎服。

【附方】《本草汇言》卷六：治有孕不欲留。用番木鳖一个，研细末，用绢包，以绵系纳入阴户内三寸，一日即下。《集简方》。

《握灵本草·补遗》：牙疼不可忍。用番木鳖半个，井花水磨一小盏，含漱，热即吐去，水完则疼止。此方不出《纲目》，累试有效。

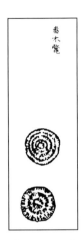

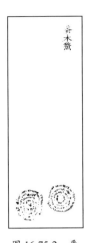

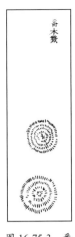

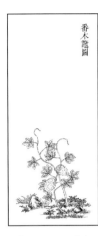

图 16-75-1　番
木鳖《原始》

图 16-75-2　番
木鳖《汇言》

图 16-75-3　番
木鳖《类纂》

图 16-75-4　番木
鳖《草木典》

吕宋果《本草纲目拾遗》

【释名】加兮弄《本草纲目拾遗》。

【集解】《本草纲目拾遗》卷八：吕宋果《本草补》：吕宋岛中产一果，名加兮弄，外肉而内核，味苦不堪食。其初惟有一处深山峻岭生此树，甚高大，土人多不识，旅人至岛百年后，始知其中果可用，近三十年颇悉其疗治各病，极有奇验，遂携至中国，若果之皮肉，其效尤捷，有呼为宝豆者。豆，言果之形状；宝，言其贵重也。

【气味】味苦不堪食。《本草纲目拾遗》卷八。

【主治】治中毒服毒，将果或磨或刮，以清水或清油调服，毒即吐；蛇蝎蜈蚣等伤，磨清水服之，并刮敷患处；疫疾中风昏仆，磨水服之；腹痛泻利，磨水服；疟疾初作时，磨水服。○刀斧伤、血漏，刮末敷患处，即止血、止痛。○蛔虫疳积，磨水服，虫即吐出。○难产，磨水服。○头疮痒烂腊黎，切碎此果，以油煎之，乘热遍擦，向火取暖，随以布向火取热，覆病人身上而睡，又以被盖，不见生风，即愈。○潮热，磨水服，渐减而愈。《本草纲目拾遗》卷八。

蚤休《本经》

【释名】独脚莲《滇南本草》。

【集解】《植物名实图考》卷二四：蚤休，《本经》下品。江西、湖南山中多有，人家亦种之。通呼为草河车，亦曰七叶一枝花。为外科要药。滇南谓之重楼、一枝箭，以其根老横纹粗皱如虫形，乃作虫蒌字。亦有一层六叶者，花仅数缕，不甚可观，名逾其实，子色殷红。滇南土医云：味性大苦大寒，入足太阴。治湿热瘴疟、下痢。与《本草》书微异。滇多瘴，当是习用药也。

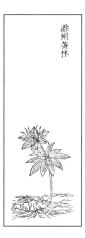

图 16-77-1 滁州蚤
休《图经（政）》

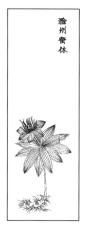

图 16-77-2 滁州蚤
休《图经（绍）》

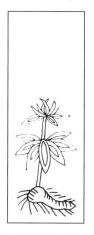

图 16-77-3 蚤休
《歌括》

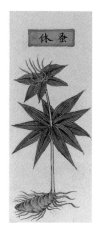

图 16-77-4 蚤休
《品汇》

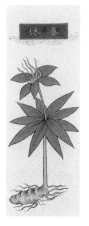

图 16-77-5 蚤休
《雷公》

图 16-77-6 蚤休
《三才》

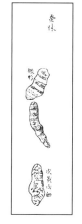

图 16-77-7 蚤休
《原始》

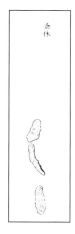

图 16-77-8 蚤
休《类纂》

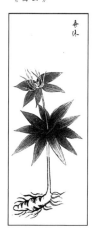

图 16-77-9 滁州
蚤休《草木状》

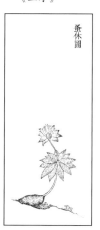

图 16-77-10 蚤休
《草木典》

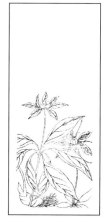

图 16-77-11 蚤休
《图考》

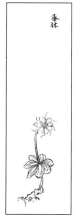

图 16-77-12 蚤
休《图说》

根

【气味】味辛、苦，性微寒。《滇南本草》卷上。味甘，性温，平。《生草药性备要》卷上。

【主治】主惊痫，摇头弄舌；疗胎风，搐手掷足。治热气在腹中，疗阴蚀于下部。醋摩傅痈疮，能吐泻瘰疬。下三虫如神，去蛇毒有效。《本草元命苞》卷五。主惊痫，摇头弄舌；除湿热，发肿痈疮。治胎风，手足抽掣；理吐泻，瘰疬癫狂。蛇咬毒，蜈蚣伤，下三虫，解百毒。《太乙仙制本草药性大全·仙制药性》卷二。治内伤之圣药也。补血行气，壮精益肾，能消百毒，乃药中之王也。《生草药性备要》卷上。切无名肿毒，痈疽发背痘疔等症，最良。《滇南本草图说》卷四。

【发明】《药性解》卷四：蚤休味苦，故入心经，以治惊痫等疾，而能解毒。《本草汇言》卷五：凉血去风，唐本草解痈毒之药也。陆平林稿前古主小儿热气在腹，发为惊痫，《本经》摇头弄舌等证。本肝经药，凉而沉静，故疗热极动风之疾，以醋摩敷痈肿，诸蛇毒虫伤，良验。但气味苦寒，虽云凉血，不过为痈疽疮疹，血热致疾者宜用。中病即止，又不可多服久服。如热伤营阴，吐衄血证，忌用之。《本草乘雅半偈》帙六：蚤休，阳草也。以生成功用诠名。《礼记》云：发扬蹈厉之已蚤，使之休止休息尔。一茎独上，茎当叶心，叶必七，花瓣亦七，重台或一或三，或五或七，正阳数之生，火数之成也。味苦气寒，生深山阴湿处，是阳以阴为用矣。对待阴以阳用，致热在中，若风自火出，而弄舌摇头，及阳蹈阴中而痫，阴越阳中而惊，此皆阴阳舛错，越动静之尝故尔。所谓发扬蹈厉之已蚤，使之休止休息也。头为诸阳之首，舌乃心火之苗，盖动摇名风，若风之自火出也。《生草药性备要》卷上：七叶一枝花，紫背黄根人面花。问他生在何处是，日出昆仑是我家。大抵谁人寻得着，万两黄金不换它。此药生于石山之上，一寸九节者佳。

【附方】《滇南本草》卷上：治妇人乳结不通。红肿疼痛，小儿吹着，点水酒服。

《太乙仙制本草药性大全·仙制药性》卷二：痈疽肿毒疮若初起者。用醋摩，敷之效。○蛇咬毒。用醋摩，搽伤处效。

紫背车 《医方药性》

【气味】性温。《医方药性·草药便览》。

【主治】治诸背疔之症，祛百蛇毒之妙。《医方药性·草药便览》。

玉簪《本草品汇精要》

【校正】时珍云出《纲目》，今据《本草品汇精要》改。

【集解】**《本草品汇精要》卷四〇**：此即白鹤花也。苗高尺余，叶生茎端，淡绿色，六七月抽茎，分岐，生数蕊，长二三寸，清香莹白，形如冠簪，故名玉簪花也。未开时采，以拖面煎食，肥滑香美。至秋作荚，四瓣，如马蔺子，其实若榆钱而狭长也。一种茎叶花蕊与此无别，但短小，深绿色而花紫，嗅之似有恶气，殊不堪食，谓之紫鹤，人亦呼为紫玉簪也。八月作角如桑螵蛸，有六瓣，子亦若榆钱而黑亮如漆。无紫者以白者代之亦可。

根

【气味】味微苦。性寒。〇有小毒。《本草品汇精要》卷四〇。

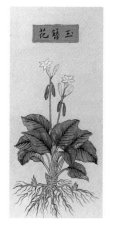

图 16-79-1　玉簪花《品汇》

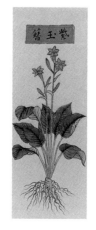

图 16-79-2　紫玉簪《品汇》

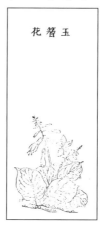

图 16-79-3　玉簪花《三才》

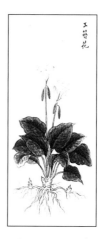

图 16-79-4　玉簪花《草木状》

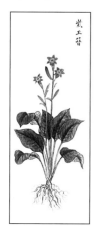

图 16-79-5　紫玉簪花《草木状》

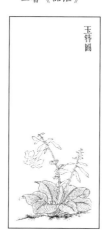

图 16-79-6　玉簪《草木典》

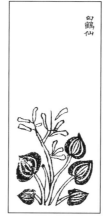

图 16-79-7　白鹤仙《便方》

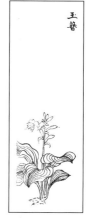

图 16-79-8　玉簪《图说》

【主治】患骨鲠者，取其根捣汁，以苇筒吸入喉内，有效。吸时慎勿着牙，犯之则酥落。《本草品汇精要》卷四〇。

花

【气味】微毒。《本草纲目拾遗》卷七。

【主治】妇人取其花为首饰，或用以蒸粉涂面者。《寿世秘典》卷三。治小便不通，《汇集方》玉龙散中用之。○今人取其含蕊实铅粉其中，饭锅上蒸过，云能去铅气，且香透粉内，妇女以匀面，无痣之患。《本草纲目拾遗》卷七。

叶

【主治】干之，熏壁虱绝迹。《本草纲目拾遗》卷七。

【发明】《本草汇言》卷五：解痫毒，李时珍化骨梗之药也。顾汝琳稿其性捷利，推荡甚速，非可常服、屡服之剂。善用者，惟取其随证权用而已。《寿世秘典》卷三：方书乳痈、骨鲠、取牙诸方，用根擂酒服或擂水服，俱云不可着齿，则其毒能伤骨损齿可知，又岂肠胃所宜乎。其花恐亦不能无毒。

【附方】《本草纲目拾遗》卷七：治癣第一灵丹。鲜玉簪花三百朵，为泥，母丁香六两，沉香四两，冰片三钱，麝三钱，山西城砖十二两，共为末，用真麻油三斤半，熬熟；陈年石灰半斤，滴水成珠为度，候冷，收瓷罐内，黄蜡封固，埋土内二十一日，取出，敷患处自愈。此药可久贮，勿使泄气。《宝志遗方》。治杖破。玉簪花，手排熟，贴伤处。

藜芦《本经》

【集解】《宝庆本草折衷》卷一〇：初生棕榈，其嫩茎比之藜芦，亦无异。余试尝之，味辣苦而麻口者，藜芦也；淡而无味者，乃棕榈之嫩者也。《植物名实图考》卷二四：藜芦，《本经》下品。宋《图经》云：叶如初生棕，茎似葱白，有黑皮裹之如棕皮，其花肉红色，有山生、溪生二种。溪生者不入药。均州谓之鹿葱。此药吐人，方家禁用，而滇医蓄之其根，白膜层层，俗亦呼为千张纸，有疯痰症则煮食之，使尽吐其痰，若虚症者殆哉岌岌矣！

【修治】《药性要略大全》卷六：凡用去芦头，微炒用。《药性会元》卷上：去芦头，用糯米泔浸一宿，焙干。

【气味】味辛、苦，寒、微寒，有毒。《图经本草药性总论》卷上。

【主治】专为吐剂。主虫毒咳逆，泄痢肠癖；吐膈上风涎，暗风痫痉。治头疡秃疮，杀诸虫疥癣。去死肌马刀烂疮，除积年脓血泄痢。疗哕逆，喉痹不通；点黑痣，鼻中瘜肉。《本草元命苞》卷五。主治疥疮燥痒，蚤虱诸虫。不入汤药，或用以吐风涎，除瘜肉。《药性粗评》卷三。中风痰疟，探吐功高。《药镜》卷四。

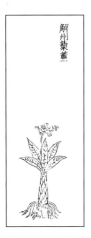

图 16-80-1 解州藜芦《图经（政）》-1

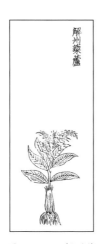

图 16-80-2 解州藜芦《图经（政）》-2

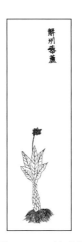

图 16-80-3 解州藜芦《图经（绍）》-1

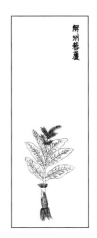

图 16-80-4 解州藜芦《图经（绍）》-2

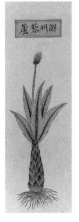

图 16-80-5 解州藜芦《品汇》-1

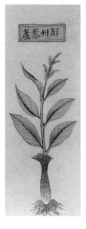

图 16-80-6 解州藜芦《品汇》-2

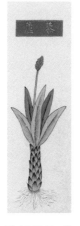

图 16-80-7 藜芦《雷公》

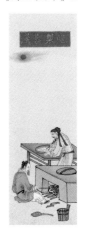

图 16-80-8 炮制藜芦《雷公》

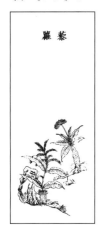

图 16-80-9 藜萝《三才》

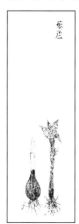

图 16-80-10 藜芦《原始》

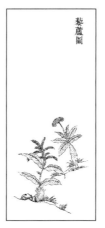

图 16-80-11 藜芦《草木典》

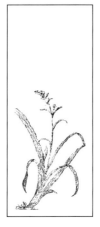

图 16-80-12 藜芦《图考》

【发明】《**本草经疏**》卷一〇：藜芦禀火金之气以生，故其味辛气寒，《别录》苦，微寒，有毒。入手太阴、足阳明经。《本经》主蛊毒咳逆，及《别录》疗哕逆，喉痹不通者，皆取其宣壅导滞之力。苦为涌剂，故能使邪气痰热，胸膈部分之病悉皆吐出也。辛能散结，故主鼻中息肉。苦能泄热杀虫，故主泄痢肠澼。头疡疥瘙，杀诸虫毒也。疮疡皆湿热所生，湿热不去则肌肉溃烂，苦寒能泻湿热，则马刀恶疮，烂疮死肌皆愈也。味至苦，入口即吐，故不入汤。〇简误：藜芦辛苦有大毒，服一匕则令人胸中烦闷，吐逆不止。凡胸中有痰饮，或中蛊毒恶气者，止可借其上涌宣吐之力，获效一时。设病非关是者，切勿沾唇，徒令人闷乱，吐逆不止，亏损津液也。《**本草汇言**》卷五：《日华子》云：此药但苦劣有毒，凡胸中有痰饮，或中蛊毒恶气者，止可借其上涌宣吐之力，获效一时，设病非关是证，切勿沾唇。徒令人闷乱，吐逆不止，亏损津液，耗灭元气也。慎之！慎之！如外用敷搽，又能疗白秃头疮，及一切瘑疥顽癣，杀虫去，世所常需。《**本草述**》卷一〇：藜芦用之专于吐，然如后二方，则猛吐者，与峻下者，合而入胃，使上下之壅气皆通，而驱痰逐结以奏奇功，是合之为用，则藜芦亦不吐矣。但气实者投之乃可耳。慎之！巴豆畏藜芦。《**神农本草经百种录**》：凡有毒之药，皆得五行刚暴偏杂之性以成。人身气血，乃天地中和之气所结，故服毒药者，往往受伤。疮疥等疾，久而生虫，亦与人身气血为类，故人服之，而有伤气血者，必能杀虫。惟用之得其法，乃有利而无弊，否则必至于两伤，不可不慎也。〇又毒之解毒，各有所宜。如燥毒之药，能去湿邪；寒毒之药，能去火邪。辨证施治，神而明之，非仅以毒攻毒四字，可了其义也。

【附方】《**药性粗评**》卷三：黑痣。凡身面上有黑痣，有去之者，用藜芦烧灰五两，水一大碗，淋汁，铜器中盛之，浮于重汤中，煮令如黑膏，以针微拨破痣，点入，不过三遍效。

《**本草汇言**》卷五：治蛊毒胀闷喘急。用藜芦末三分，黑豆炒为末七分，白汤调服取吐。《万氏家集》。〇治心痫暗风及五种痫疾。用藜芦微炒为末。每用二分，生明矾末五厘，白汤调灌，立苏。服二三次，渐不发，如元气虚乏者，直频服人参汤调理。苏氏方。〇治诸风头痛。用藜芦三分，研末，入麝香三厘吹鼻。又方，用藜芦三钱，川黄连三分，麝香三厘，共研细末，绵裹塞鼻中亦好。《圣惠方》。〇治瘴疟不食，欲吐不吐。用藜芦末五分，白汤调服探吐。《保命集》。〇治黄疸肿疾。用藜芦为末四分，白汤调服，取吐。裴心济手集。〇治白秃头疮。用藜芦末，猪脂调搽。

《**本草述**》卷一〇：回生丹。治中风不语，喉中如曳锯，口中涎沫。用葱管藜芦二两，用河水一桶，煮为汁，青蒙石二两，火煅通红，投入汁中，如此数次，滤净，将雄猪胆十个，取汁，搅前汁内，再用重汤煮成膏，候温，入片脑末一钱五分，装入磁罐内，黄蜡封口。每用如黄豆一大粒，新汲水化开，男左女右，鼻孔灌进，其痰自吐。若牙关紧不能吐，将口开，其痰得出，任下别药。

七厘丹《植物名实图考》

【释名】《植物名实图考》卷九：俚医以忌多用，故以七厘为名。

【集解】《植物名实图考》卷九：七厘丹，南安、广信山中有之。春时抽茎生叶，似芦而软，叶有间道直纹，长弱下垂；夏发细葶小叶，叶际开花如粟，紫黑色；细根赭褐。

【主治】治骨痛，跌打损伤。《植物名实图考》卷九。

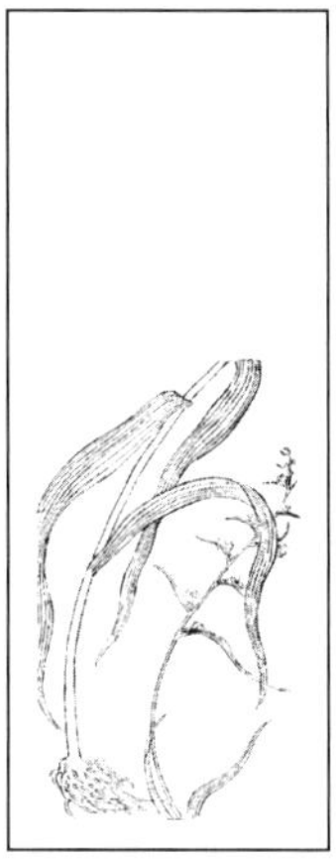

木藜芦《本草拾遗》

【集解】《证类本草》卷一四：〔《本草拾遗》〕木藜芦，"漏芦"注陶云：漏芦，一名鹿骊。生山南人用苗，北人用根。功在本经。木梨芦有毒，非漏芦。树生，如茱萸，树高三尺，有毒。

【气味】苦平，温，有毒。《本草择要纲目·温性药品》。

【主治】杀虫，山人以疮疥用之。《太乙仙制本草药性大全·仙制药性》卷三。

虎掌《本经》天南星《开宝本草》

【集解】《太乙仙制本草药性大全·本草精义》卷二：天南星，《本经》不载所出州土，云生平泽极多，在处俱有之。苗类荷梗直起，高仅尺余，叶如蒟叶，杪生两枝，抱花若蛇头，黄色，结作穗，鲜红，根比芋犹圆，肌细腻且白。《本经》载虎掌草即此，后人以天南星假称。亦与鬼蒟蒻相侔，每逢冬月间误采。殊不知蒟蒻茎斑、花紫、根极大、肌粗，南星茎青、花黄、根略小、肌细，炮之易裂，得此才真。《植物名实图考》卷二四：天南星，《本经》下品。昔人皆以南星、蒻头，往往误采，不可不辨。江西荒阜废圃，率多南星，湖南长沙产南星，俗呼蛇芋；衡山产蒟头，俗呼磨芋，亦曰鬼芋。滇南圃中，蒟头林立，南星绝少，药肆所用，皆由跋也。由跋自是一种。《唐本草》谓南星是由跋宿根所生，验之亦殊不然。而南星与蒟头，根虽类，茎叶花实绝不相同。半夏、由跋花似南星，而皆三叶，由跋又有六七叶者，俗皆呼小南星。但南星生叶亦有两种，一种叶抱如环，一种周围生叶，长如芍药，开花有如海芋者，即《图经》所云花似蛇头，黄色，一种开花有长梢寸余，结实作红蓝色，大如石榴子，又似玉蜀黍形而梢微齐。明王佐诗：君看天南星，处处入《本草》；夫何生海南，而能济饥饱？盖误以蒟头为南星也。天南星即虎掌天南星，《本经》下品。江西、湖、广山坡废圃多有之。俗呼蛇芋，与蒟蒻相类，惟叶初生相抱如环、开花顶上有长梢寸余为异，不仅以茎之有斑、无斑可辨。

图 16-81-1　七厘丹《图考》

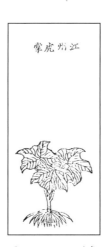

图 16-83-1 江宁府天南星《图经（政）》

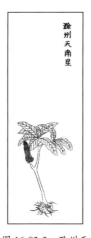

图 16-83-2 江州虎掌《图经（政）》

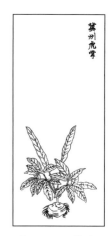

图 16-83-3 滁州天南星《图经（绍）》

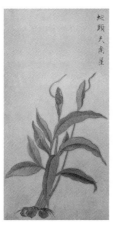

图 16-83-4 冀州虎掌《图经（绍）》

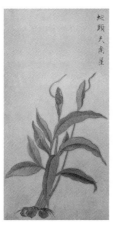

图 16-83-5 蛇头天南星《履巉岩》

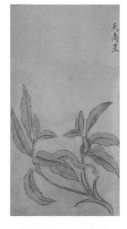

图 16-83-6 天南星《履巉岩》

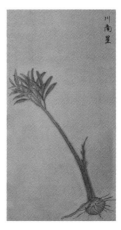

图 16-83-7 川南星《履巉岩》

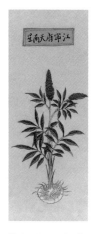

图 16-83-8 江宁府天南星《品汇》

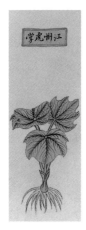

图 16-83-9 江州虎掌《品汇》

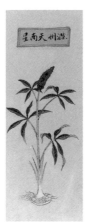

图 16-83-10 滁州天南星《品汇》

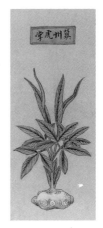

图 16-83-11 冀州虎掌《品汇》

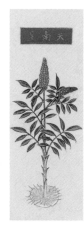

图 16-83-12 天南星《雷公》

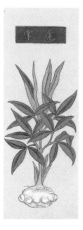

图 16-83-13 虎掌《雷公》

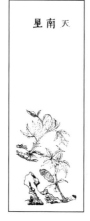

图 16-83-14 天南星《三才》

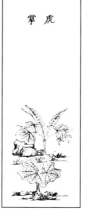

图 16-83-15 虎掌《三才》

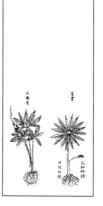

图 16-83-16 天南星虎掌《原始》

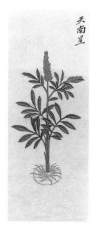

图 16-83-17 天南星《图谱》

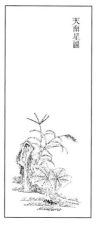

图 16-83-18 天南星《草木典》

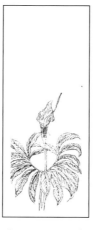

图 16-83-19 天南星《图考》-1

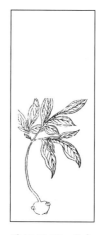

图 16-83-20 天南星《图考》-2

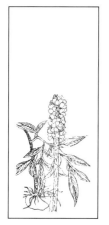

图 16-83-21 天南星《图考》-3

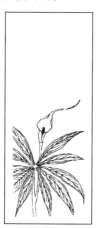

图 16-83-22 天南星《图考》-4

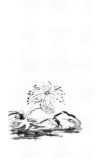

图 16-83-23 虎掌《滇南图》

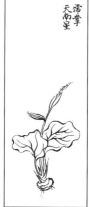

图 16-83-24 虎掌天南星《图说》

【气味】味苦、辛，温，有毒。《履巉岩本草》卷下。味苦、辛，气平，有毒。《本草纂要》卷二。

【主治】主中风，除痰麻痹，下气，破坚积，利胸膈，消痈肿。主金疮伤折瘀血，取根捣碎，傅贴伤处。《履巉岩本草》卷下。解痰涩，止嗽，去风毒。《医方药性·草药便览》。治胃逆肺阻，胸膈壅满，痰涩胶塞，头目眩晕，磨积聚癥瘕，消痈疽肿痛，疗麻痹拘挛，止吐血便红，及疥癣，瘤赘喉痹，口疮、金疮，打损破伤中风之类。《玉楸药解》卷一。

【发明】《宝庆本草折衷》卷一〇：诸方以天南星为小儿急慢惊风之要药，而张松、艾氏亦祖其法，所以然不同能者，互通其变也。《是斋方》谓天南星与防风同用，则服之不麻。故《本事方》以二物等分洗之，生为末，名玉真散，治破伤风及口□之，急以酒或童子小便调二钱服之。天南星与虎掌并蒟蒻三者，根状类似而名称混淆，易以失真《十便方》并白而无斑点者为天南星也。又须端正扁大者为上。《本草纂要》卷二：主中风，口眼㖞斜，风痰麻痹不仁，气结瘰核，坚积诸疮初起红肿，跌损久滞瘀血，痰涩壅结不利，气郁停聚关格，惟此苦辛之剂，能大散风痰气结，而为必用之药也。大抵此剂与半夏相同。半夏气辛而且守，南星气辛而不存；半夏之性燥而且润，南星之性燥而且急。如元虚者禁用可也。古方以牛胆制南星，名之曰胆星。盖星被胆所制，则苦寒之性制星而不燥，又胆有益肝镇惊之功，使惊风惊痰，虚火虚痰并可治矣。吾尝论之，南星治痰，可治有余；胆星治痰，可治不足。如元本气盛之人，而遇风痰气盛之症，非南星不能散也；如元虚气弱之人，而遇惊虚痰嗽之症，非胆星莫能疗也。二者施治，宜当审用。《药性解》卷三：肺受风邪，脾多痰饮，南星专主风痰，故并入二经。味辛主散，所以消痈堕胎，及疗疥癣等疾。大抵与半夏同功，但半夏辛而能守，南星辛而不守，其燥急之性，甚于半夏。故古方以牛胆苦寒之性制其燥烈，且胆又有益肝镇惊之功，小儿尤为要药。丹溪曰：南星欲其下行，以黄柏引之。《本草经疏》卷一一：南星味既辛苦，气复大温而燥烈，正与半夏之性同，而毒则过之，故亦善堕胎也。半夏治湿痰多，南星主风痰多，是其异矣。二药大都相类，故其所忌亦同。非西北人真中风者，勿用。详载半夏条下，兹不重出。《本草汇言》卷五：前人以牛胆制之，名曰胆星。牛胆苦寒而润，有益肝镇惊之功。制星之燥而使不毒，若风痰湿痰，急闭涩痰，非南星不能散。如小儿惊风惊痰，四肢搐搦，大人气虚内热，热郁生痰，非胆星不能疗也。二者施用，随证投之。《颐生微论》卷三：南星气温而泄，性紧而毒，故能攻坚去湿。然半夏辛而能守，南星辛而不能守，其性烈于半夏也。然南星专主风疾，半夏专主湿痰，功虽同而用有别也。阴虚燥痰在所禁忌。《本草汇笺》卷四：南星味辛烈，能散复能燥，气雄猛，能通复能开，故力豁风痰湿痰，主治暴中风不省。古来论中风者不一，曰湿、曰火、曰风，总之，湿郁生火，火盛生痰，痰火相搏而成风象。有痰涩壅盛，口眼㖞斜，手足瘫痪，半身不遂诸症。以此开痰破结，则风摇火焰之势，自然而息。若湿痰横行经络，壅滞不通，致语言费力，呵欠喷嚏，头目眩晕，颈项痰核，肩背酸疼，双臂作痛，两手软痹，为患多端。以此合诸药，导痰燥湿，其症悉平。南星本名虎掌，古方多用虎掌，不言南星。其燥性甚于半夏。半夏辛而能守，南星辛而不守。丹溪云：南星欲其下行，以黄柏引之。又南星得防风则不麻。《本草述》卷一〇：南星味辛而麻，气温而燥，性紧而毒，此用以破阴燥湿，开郁散结，乃其的对。故中风卒厥，生用之，良有以也。推斯义，则当视所患证以为修治使合宜，而尽其功可也。如概谓有毒，制其性味大过，不问用之得当与否也，则亦无所取材以奏绩矣，是岂谓能善用者哉？《本草新编》卷三：天南星消顽痰以开关，破积坚而捣阵，其勇往之势，实亦藉附子以鼓勇，无附子，恐不能如是之猛矣。或三生饮不可常用，在他方或可以常用乎？盖消痰之药，未有如南星之峻猛者也。中风闭关，不得不用之斩关直入。若其他痰病，原未有关之坚闭，又何必用南星哉。《本草崇原》卷下：天南星色白根圆，得阳明金土之气化，味苦性温，又得阳明燥烈之气化，故有大毒。主治心痛寒热结气者，若先入心而清热，温能散寒而治痛结也。积聚、伏梁者，言不但治痛结无形之气，且治有形之积聚、伏梁。所以然者，禀金气而能攻坚破积也。《本草求原》卷六：南星散血，而又治风痰等病，何也？盖血不归经则化为水，蕴积于经则为湿热，化风内发则津液凝聚。由是外为肿胀痈肿，内为积聚麻痹，眩晕颠仆，口噤身强，瘫痪喝斜，上为心痛，下为堕胎，总由湿郁风痰所偏着阻塞而致。南星善走经络，故中风麻痹主之。半夏专走肠胃，故呕逆、泄泻主之。

【附方】《履巉岩本草》卷下：**主金疮伤折瘀血**。取根捣碎，傅贴伤处。

《药性粗评》卷二：**吐泻厥昏**。凡吐泻不止，四肢发厥，昏晕不醒者，南星炮裂，为末，每服三钱，京枣三枚，水一盏，煎取八分，温服，以四肢渐暖，神识既苏为度，不尔再服。予尝患此，先人以灸气海而苏，当时殊无知此方者。**头风眩晕**。不拘男妇，患此症者。南星一个，掘地坑子，先以火烧赤，安南星在内，以醋半瓯泼之，即以其瓯盖覆，勿令透气，候冷取出，为细末，每服一字，以温酒调下，患重者一钱匕。

由跋《本经》

【集解】《证类本草卷》一〇：〔《唐本草》〕注云：由跋根，寻陶所注，乃是鸢尾根，即鸢头也。由跋，今南人以为半夏，顿尔乖越，非惟不识半夏，亦不知由跋与鸢尾也。○〔《开宝本草》〕按：《陈藏器本草》云：半夏高一二尺，生泽中熟地，根如小指，正圆，所谓羊眼半夏也。由跋苗高一二尺似苣蒻，根如鸡卵，生林下，所谓由跋也。《植物名实图考》卷二四：由跋，《本经》下品。《蜀本草》一茎八九叶，最晰。俗皆呼小南星，别是一种，非南星之新根也。陈藏器所述不误。

【气味】味辛，性平，散。○有毒。○气之薄者，阳中之阴。○不入汤药。《本草品汇精要》卷一三。辛、苦，温，有毒。《本草择要纲目·温性药品》。

【主治】主毒肿结热，胃冷呕哕方药之最要。《太乙仙制本草药性大全·仙制药性》卷二。

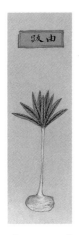

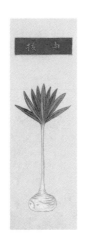

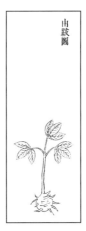

图 16-84-1　由
跋《品汇》

图 16-84-2　由
跋《雷公》

图 16-84-3　由
跋《草木典》

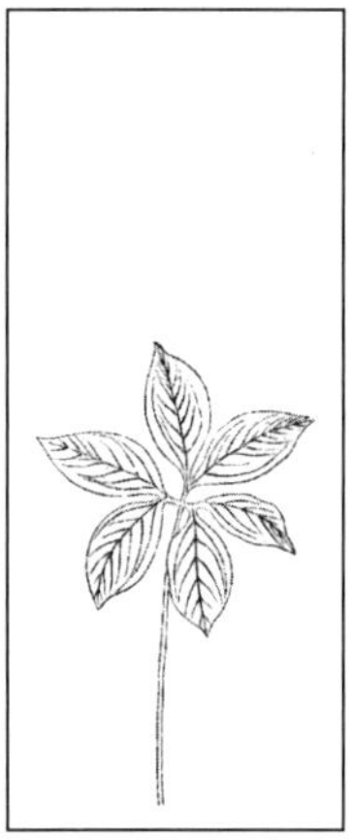

图 16-84-4　由跋
《图考》

蒟蒻《开宝本草》

【释名】川南星《履巉岩本草》、鬼芋《本草纲目拾遗》、鬼头《草木便方》。

【集解】《医林纂要探源》卷二：苗似虎掌南星，茎有斑驳，根魁如芋子。

【气味】苦、辛，有毒。《履巉岩本草》卷中。味辛、甘，气寒，有毒。《本草汇言》卷五。甘、辛，温。《医林纂要探源》卷二。

【主治】主中风，除麻痹，坠痰涎，下气。破坚积，消痈肿，利胸膈。《履巉岩本草》卷中。古方治瘰疬，以此物切碎，洗去涎水，灰汁煮过，再换水洗净，清水熬化成膏，日食，则瘰病自愈。《本草汇言》卷五。

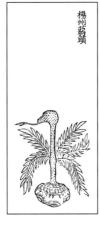

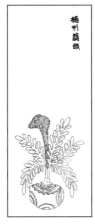

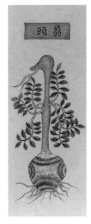

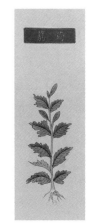

图 16-85-1　扬州蒟
头《图经（政）》

图 16-85-2　扬州蒟
头《图经（绍）》

图 16-85-3　蒟头
《品汇》

图 16-85-4　蒟
蒻《食物》

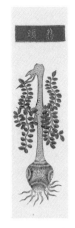
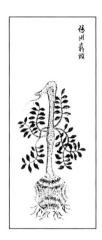
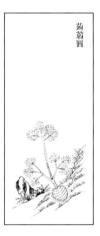
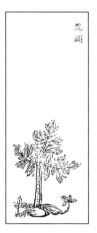

图 16-85-5　蘜头　　　图 16-85-6　扬州　　　图 16-85-7　蘜头　　　图 16-85-8　鬼头
《雷公》　　　　　　蘜头《草木状》　　　《草木典》　　　　　《便方》

【发明】《本草纲目拾遗》卷八：鬼芋，《罗浮志》：深谷中产物，如薯芋状，山人得之，剖作四片，入砂盆磨作胶浆，锅煮成膏，待冷则凝结如饼块，一复剖为四片，添水再煮成膏，膏成，照前三煮四煮，乃可食令饱。一芋所煮，可充数十人之腹，故称鬼芋焉。芋有四异，初生不藉根苗，叶上朝露着地，即成种子，一异也；采制不令妇人鸡狗见之，见即化水，二异也；磨时煮时，匕须顺旋，逆之即化水，三异也；一芋之成，由一而四，四而十六，十六而六十有四，如卦象之数，四异也。闻庐山衡岳各有鬼芋，采制又不同。

【附方】《履巉岩本草》卷中：治咳嗽。天南星一个，大者炮令裂，为末，每服一大钱，水一盏，生姜七片，煎五分，温服，空心日午临睡各一服。

半夏《本经》

【释名】示姑《通志》。

【集解】《太平御览》卷第九九二：《范子计然》曰：半夏出三辅。色白者善。《广州记》曰：郫平县出半夏。《建康记》曰：建康出半夏，极精。《植物名实图考》卷二四：半夏，《本经》下品。所在皆有，有长叶、圆叶二种，同生一处。夏亦开花如南星而小，其梢上翘似蝎尾，固始呼为蝎子草。凡蝎螫，以根傅之能止痛。钱相公《箧中方》亦载之。诸家本草俱未及此。《增订伪药条辨》卷三：半夏伪名洋半夏，形虽似而粒不圆，不知何物伪充，误服有害。按半夏气味辛，平，有毒。青、齐、江、浙随处有之。生于泽中者，名羊眼半夏。总以圆白为胜，陈久者良。若此种洋半夏，殆亦由跋混充欤。由跋即天南星之小者，绝类半夏，幸勿误用。炳章按：半夏三四月出新。杭州富阳出者，蒂平粒圆，色白质坚实，惟颗粒不大，为最佳。衢州、严州出者，略扁，蒂凹陷，色白微黄，亦佳。江南出者粒小，江北出者如帽顶形，皆次。四川、荆州出者粒圆而大，色白质松，

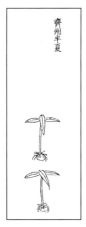

图 16-86-1 齐州
半夏《图经（政）》

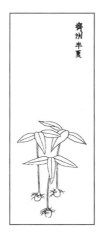

图 16-86-2 齐州
半夏《图经（绍）》

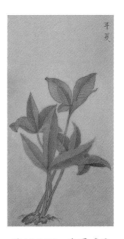

图 16-86-3 半夏《履
巉岩》

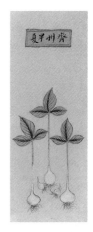

图 16-86-4 齐州
半夏《品汇》

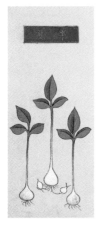

图 16-86-5 半夏
《雷公》

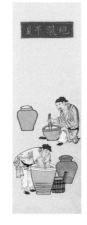

图 16-86-6 炮制
半夏《雷公》

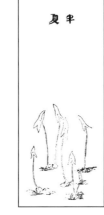

图 16-86-7 半夏
《三才》

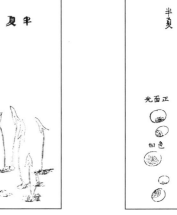

图 16-86-8 半
夏《原始》

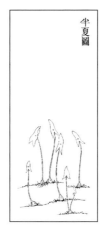

图 16-86-9 半夏
《草木典》

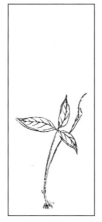

图 16-86-10 半夏
《图考》-1

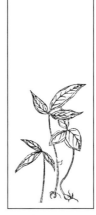

图 16-86-11 半夏
《图考》-2

图 16-86-12 半夏
《图说》

有筋，落水即胖大易腐，亦次。饶州、泾县、扬州、泰兴出者，皆松碎，不地道，不能切片，漂作半夏粉用尚可。福建出者，浸入水中即腐烂，更次，不入药用。郑君云南星之小者，绝类半夏。然南星无论大小皆极扁，不若半夏之圆，以此分辨，不可能伪也。苏半夏苏制半夏，当以宋公祠所制为胜。因半夏性燥有毒，故用法制之，性较和平，去痰之功虽缓，然素体属火者，颇见相宜。近今伪药杂出，因苏夏盛行，上海各处均有仿制，制法不同，功力自逊。而肆中所售土苏夏者，系用半夏研末，调面粉、米泔，搨为圆粒，假充上海苏夏，以伪乱伪，殊堪痛恨。炳章按：苏州戈制半夏，不但各地仿制作伪，且现洋托民信局去购，亦多赝品。因该地信局，与伪半夏店订有私约，与信局以重大回扣，而寄来仿单，亦属相同。惟半夏色黯不香，无肉桂气。戈老二房真者，其色黄亮，气香有肉桂气。欲购真者，必须托邮局汇洋挂号，寄苏州阊门临顿路戈老二房半夏店，则不致误购伪品耳。且戈半夏虽秘制，大约与《本草纲目拾遗》内宋公夏相类，有肉桂，性温燥。炳章实验治寒湿痰上壅气喘确效。凡治阴虚热痰气喘，苟误服之，必因燥热而咳血自汗，愈速其死矣，尤当注意之。

【修治】《宝庆本草折衷》卷一○：续说云：半夏以生姜制其毒，乃法之常。《局方》消暑元则以醋煮，亦雷公遗意也。然又有净洗薄切，瓷器贮之。每一两，以白矾末三钱，重铺其上，沸汤淋注，与药平满，浸一昼夜，嚼之不戟喉舌，曝为元散。疗嗽化痰，功效倍胜。复治遗精滑浊之患。本条言半夏堕胎，李知先乃谓以汤泡遍数如多，则下损胎气。仍炙少甘草和之。或妊妇伤寒，及恶阻呕逆诸证，虽不可阙半夏，然亦须谨谛也。《医宗粹言》卷四：造半夏曲法：半夏不拘多少，用滚汤泡过宿，捣烂，每一斗入生姜一斤同捣之，作饼子，用干稻秆或粟、麦秆之，如曲法，干久收取用。《本草述》卷一○：以圆白者为佳，不厌陈久。腊月热水泡洗，置露天水过，又泡，共七次，留久极妙。片则力峻，曲则力柔。造曲法：先将半夏汤泡七次，晒干，为末，随病用诸药，或煎膏，或绞汁，调末为丸如弹子大，用楮叶或纸包裹，以稻草上下裹七日，生毛，取出，悬风烟之上，愈久愈良。《本草纲目拾遗》卷五：近日诸医皆用之，药肆亦多制备。相传制法系仙人所传，故名仙半夏。能化痰如神，若不信，将半夏七八粒研入痰碗内，即化为清水。其法：用大半夏一斤，石灰一斤，滚水七八碗，入盆内搅凉，澄清去渣，将半夏入盆内手搅之，日晒夜露七日足，捞出控干。用井华水洗净三四次，泡三日，每日换水三次，捞起控干。用白矾八两，皮消一斤，滚水七八碗，将矾消共入盆内搅晾温，将半夏入内浸七日，日晒夜露足，取出，清水洗三四次，泡三日，每日换水三次，取出控干。入后药，甘草、南薄荷各四两，丁香五钱，白豆蔻三钱，沉香一钱，枳实、木香、川芎、肉桂各三钱，陈皮、枳壳、五味子、青皮、砂仁各五钱。右共十四味，切片，滚水十五碗晾温，将半夏同药入盆内，泡二七日足，日晒夜露。搅之，将药取出，与半夏同白布包住，放在热炕，用器皿扣住，三炷香时，药与半夏分胎，半夏干收用。有痰火者服之，一日大便出，似鱼胶，一宿尽除痰根，永不生也。《纲目》半夏条附方载法制半夏，其制法与此不同。今药肆所售仙半夏，惟将半夏浸泡，尽去其汁味，然后以甘草浸晒，入口淡而微甘，全失本性，名曰仙半夏。并非照方制法，医家亦视虚人有痰者用之。以为性平和而不伤于燥烈，是无异食半夏渣滓，何益之有。

【气味】味辛，平，生微寒，熟温，有毒。《图经本草药性总论》卷上。气微寒，味辛，平。苦而辛，辛厚苦轻，阳中阴也。生微寒，熟温。有毒。入足阳明经、太阴经、少阳经。《汤液本草》卷四。

【主治】主伤寒寒热，心下坚气，喉咽肿痛，头眩胸胀，咳逆肠鸣，止汗。《履巉岩本草》卷中。润无形，有形则燥。佐柴胡生表虚恶寒，助黄芩彻里实发热。入足阳明经。止吐，行太阴经除痰。表里之中用此，故有半夏之称。主伤寒寒热，心下坚。治心腹痰结，胸中满，下气。疗咽喉肿痛，消痰除咳逆，肠鸣。医肺痿，悦泽面目，消痈肿瘿瘤结核，去心下急痛坚痞，建脾胃，止呕消食，气虚有痰宜加用之。生则令人吐，熟则使人利。《本草元命苞》卷五。

【发明】《本草衍义》卷一一：半夏，今人惟知去痰，不言益脾，盖能分水故也。脾恶湿，湿则濡而困，困则不能制水。《经》曰：湿胜则泻。一男子夜数如厕，或教以生姜一两，碎之，半夏，汤洗，与大枣各三十枚，水一升，瓷瓶中慢火烧为熟水，时时呷，数日便已。《医经大旨》卷一：此药为能化痰渗湿，健胃燥脾，诸血证、妊妇及少阳伤寒而渴，及诸渴者，并不可服。由其性燥损血耗血，而燥津液故也。惟气证发渴者不忌，由动火上盛而然，惟其调，则动火亦伏而不渴矣。固非津液虚耗及火邪作燥者，而有妨于半夏矣。《本草纂要》卷一：大抵半夏〔辛能理〕气开郁，温能攻表和中，与生姜用，其性散而不守，所以攻表；与干姜用其性温而且守，所以温中；与苍术、厚朴用，可以燥湿，因其辛以导之也；与陈皮、甘草用，可以和中，因其辛以温之也；与香附、紫苏用，可以开郁解表，因其辛以散之也，与芩连、山栀用，可以清热、导湿、行痰、降火，因其辛可散，而苦可下也。所以风寒暑湿四气相搏，郁滞不清，非半夏不能和，七情六欲九气所为，郁结于中，非半夏不能散。古方立二陈汤，以半夏为君，意谓此欤。《药性解》卷二：半夏味辛入肺，性燥入脾胃，中其毒者，口噤发吐，烦渴及血症勿用，惟气症发渴者不禁。《本草经疏》卷一〇：半夏辛温性燥而有毒，虽能祛湿分水实脾，开寒湿痰，气郁结痰，而其所大忌者，乃在阴虚血少，津液不足诸病。故古人立三禁，谓血家、渴家、汗家也。故凡一切吐血、衄血、咯血、齿衄、舌上出血、金疮、产后失血过多、尿血、便血、肾水真阴不足发渴、中暑发渴、阳虚自汗、阴虚盗汗、内热烦躁出汗诸证，皆所当禁者也。然三禁之外，应忌者尚多，兹更详列于后。凡咳嗽由于阴虚火空、上炎烁肺，喉痒，因而发嗽，内热煎熬津液，凝结为痰所致，而不由于寒湿，病本乎肺而不本乎脾；呕吐由于火冲胃热，而不由于寒湿痰壅；饮食不化由于脾阴不足，而不由于因湿脾慢；呕、哕、眩、悸，谷不得下，由于胃气虚弱，见食厌恶，而不由于寒湿邪所干。霍乱腹胀由于脾虚邪热客中焦，而不由于寒湿饮食停滞。咽痛由于阴虚，肾水不足则水涸而阳无所附，故火空上炎而发咽痛，而不由于伤寒少阴病邪热不解。气喘由于气虚，而不由于风寒所郁。

头痛由于血虚，而不由于痰厥。小儿吐痰由于伤热，而不由于脾胃。不寐由于心经血少，而不由于病后胆虚。自汗由于表虚腠理不固，而不由于湿热内客自胜。如上诸证，法所同禁。其所最易误而难明者，世医类以其能去痰，凡见痰嗽莫不先投之，殊不知咳嗽吐痰，寒热骨蒸，类皆阴虚肺热，津液不足之候，误服此药，愈损津液，则肺家愈燥，阴气愈虚，浓痰愈结，必致声哑而死。若合参、术，祸不旋踵。盖以其本脾胃家药，而非肺肾药也。寒湿痰饮作嗽，属胃病者固宜，然亦百之一二。其阴虚火炽，煎熬真阴，津液化为结痰，以致喉痒发咳者，往往而是。故凡痰中带血，口渴咽干，阴虚咳嗽者，大忌之。又有似中风痰壅失音，偏枯拘挛，及二便闭涩，血虚腹痛，于法并忌。犯之过多，则非药可救。吉凶贸理，悔不可追，责在司命，谨诸！戒诸！《本草汇言》卷五：《日华子》散风寒，利痰涎，甄权开结气，朱丹溪燥脾湿，温内寒之药也。释医临水稿此药生当夏半，本脾胃中州之剂，主治阴阳相半之邪，故治伤寒邪在少阳半表半里之间。若寒热往来，若腹胀呕逆，若咳，若悸，若烦，若眩，若胁下痞硬，入柴胡汤，为开枢纽之剂。入杂病方，治心下痞坚，胸胀饮积，或泄泻肿满，肠鸣喘嗽，或霍乱呕吐，疟痢瘴气，是皆脾胃寒湿之证。或中风中气，痰闭昏迷，或痿痹癫痫，惊悸狂越，或心烦闷乱，眩运动摇，或痰厥头痛，时吐冷涎，或痰包心络，终夜不寐，是皆脾胃郁痰之证，半夏并能治之。观其辛温善散，辛能理气开郁，温能攻表和中，所以风寒暑湿四气相搏，郁滞不清，非半夏不能和，七情六郁，九气所为，结塞于中，非半夏不能散。古方立二陈汤，以半夏为君，意在此也。但辛温性燥有毒，虽能祛湿化痰，分水实脾，散寒气，开郁结为专功，所大忌者，惟在阴虚血少，津液不足诸病，故古人立三禁，谓血家、渴家、汗家也。凡一切吐血、衄血、咯血、咳血、溺血、淋血、便血、痔血，及齿衄，舌上出血，金疮，产后失血过多者，肾水真阴不足，内热发渴，中暑发渴者，阳虚自汗，阴虚盗汗者，并心热烦躁诸证，皆所当禁者也。《医宗必读·本草征要》上：半夏主治最多，莫非脾湿之证，苟无湿者，均在禁例。古人半夏有三禁：谓血家、渴家、汗家也。若无脾湿，且有肺燥，误服半夏，悔不可追。责在司命，谨诸戒诸！《本草详节》卷三：半夏一药，古有血家、渴家、汗家三禁。以祛湿胜水，乃其能事，谓之不燥不可也。先贤又有辛润肾燥，可利大小二便，老人虚秘，《局方》丸用半硫，谓之不润不可也。润与燥，反二说，将奚从？余谓制之得法，则燥烈杀而辛润存，又用药以监使之，自能控泛驾而成良驭。恶得如世之嫌其燥者，而代以贝母、瓜蒌仁乎？《本草新编》卷三：研末，每一两，入枯矾二钱、姜汁一合，捏饼，楮叶包裹，阴干，又名半夏曲也。片则力峻，曲则力柔，统治痰涎甚验。毋论火痰、寒痰、湿痰、老痰、风痰、劫痰与痰饮、痰核、痰涎、痰结、痰迷，俱可用，但不可治阴火之痰。孕妇勿用，恐堕胎元。然有不可不用之时，暂用亦无碍。吐血家亦不可用，恐性燥愈动火也。生半夏为末吹鼻中，可救五绝，并妇人产后血晕甚效。《医权初编》卷上：论孕妇忌半夏之谬。孕妇用药，每见忌半夏。凡痰呕之症，皆不敢用。殊不知孕妇脾虚有火，易于生痰。六君子汤加竹茹，乃妙药也。今医惟用四物保胎之药，膈愈泥，脾愈虚，胎堕必矣。曾见一医，以娠误认为痞，凡破血攻伐之药靡不毕投，其胎终未堕，卒产一男。是知用半夏所堕之胎，虽不用半夏而亦堕，纵生儿，亦未必永年。况古方胎症，不忌半夏。岂古人反不及今人耶？黄帝问曰：妇人重身，毒之奈何？岐伯曰：有故无殒，故无殒也。帝曰：何谓也？岐伯曰：大积大聚，其可犯也。衰其大半乃止，过者死，是知有病则病受之。虽遇外感、温疫、痘疹、痢症、积聚之类，当用则用，但衰其大半乃止。若舍此而反用保胎之药，是助桀为虐矣。**《神农本草经读》卷四**：半夏气平，禀天秋金之燥气，而入手太阴。味辛有毒，得地西方酷烈之味，而入手足阳明。辛则能开诸结，平则能降诸逆也。伤寒寒热、心下坚者，邪积于半表半里之间，其主之者，以其辛而能开也。胸胀咳逆、咽喉肿痛、头眩上气者，邪逆于巅顶胸膈之上，其主之者，以其平而能降也。肠鸣者，大肠受湿，则肠中切痛而鸣濯濯也，其主之者，以其辛平能燥湿也。又云止汗者，另着其辛中带涩之功也。仲景于小柴胡汤用之治寒热，泻心汤用之以治胸满肠鸣，少阴咽痛亦用之，《金匮》头眩亦用之，且呕者必加此味，大得其开结降逆之旨。用药悉遵《本经》，所以为医中之圣。**《本经疏证》卷一〇**：半夏味辛气平，体滑性燥，故其为用，辛取其开结，平取其止逆，滑取其入阴，燥取其助阳，而生于阳长之会，成于阴生之交。故其为功，能使人身正气自阳入阴，能不使人身邪气自阳入阴，使正气自阳入阴，则《内经》所谓卫气行于阳，不得放于阴，为不寐，饮以半夏汤。阴阳既通，其卧立至，是也。不使邪气自阳入阴，则《伤寒论》所谓若能食，不呕，为三阴不受邪，半夏则止呕专剂也。伤寒寒热阳证也，伤寒寒热而心下坚，则阳去入阴证矣。咳逆里证也，胸胀而咳逆，则表里参半证矣。头为诸阳之会，阳为阴格则眩。咽喉为群阴之交，阴为阳搏则肿痛。肠鸣者阳已降而不得入，气逆者阳方升而不得降，汗出者阳加于阴，阴不与阳和，凡此诸证，不必委琐求治，但使阴不拒阳，能入阴，阴阳既通，皆可立已。是故半夏非能散也，阴不格阳，阳和而气布矣。半夏非能降也，阳能入阴，阴和而饮不停矣。不容殚述之功，赘此数言，孰曰尚有遗义哉。

【附方】《履巉岩本草》卷中：治久积冷，不下食，呕吐不止，冷在胃中。半夏五两，洗净为末，每服二钱。白面一两，以水和搜，切作棋子，水煮面熟为度。用生姜、醋，调味服之。每用半夏，必须汤泡七次。

《本草汇言》卷五：治痰泻久不止，或多或少，或渴或不渴。用半夏、陈皮、茯苓各二钱，甘草七分，苍术、白术、砂仁、厚朴、车前子各三钱，加生姜三片，乌梅二个，水煎服。○丁香柿蒂汤。治胃寒呃忒不止。用半夏、丁香、柿蒂、良姜、肉桂、陈皮、木香、茴香、藿香、厚朴、砂仁各一钱，甘草五分，加乌梅二个，水煎，临服加沉香磨汁十余茶匙。如寒极手足冷，脉沉细，加童便制附子一钱五分，人参三钱。○柴胡柿蒂汤。治胃热呃逆，发热自汗口渴者。用半夏、柴胡、黄芩、山栀、黄连、柿蒂、藿香、陈皮、竹茹各一钱，甘草五分，加灯心一团，水二碗，煎八分。临服加沉香磨汁，三四茶匙。○连茹柿蒂汤。治胃中痰火发呃逆者。用半夏、砂仁、黄连、竹茹、柿蒂、苏子、陈皮、贝母各一钱，甘草五分，加生姜二片，乌梅一个，水煎服。临服时加沉香磨汁三四茶匙。○藿姜柿蒂汤。治水寒生冷停胃，发呃逆者。用半夏、柿蒂、陈皮、藿香、苍术、白术、干姜、砂仁、木香、厚朴各一钱，甘草五分，加灶心土三钱，花椒二十粒，水煎服。临服加沉香磨汁十茶匙。○滋阴柿蒂汤。治阴虚阴火上升，发呃逆者，呃声从脐下上升也。用半夏、麦门冬、知母、柿蒂、山茱萸、茯苓、牡丹皮、山药、泽泻各一钱，怀熟地五钱，加生姜二片，黑枣五个，水煎服。临服加沉香磨汁六七茶匙。《万病回春》共方六首。

白附子《别录》

【集解】《宝庆本草折衷》卷一一：白附子生蜀郡，及新罗、高丽、东海、凉州砂碛下湿地。○三月采，用石灰同藏，以防虫蛀。

【修治】《本草元命苞》卷五：入药大炮。《本草述》卷一〇：冷热灰炮裂用。

【气味】辛、苦，纯阳。《洁古珍珠囊》〔见《济生拔粹》卷五〕。

【主治】温中，血痹行药势，主中风失音。乃行而不止者也。《洁古珍珠囊》〔见《济生拔粹》卷五〕。辟头风诸风，冷气心疼，风痰眩晕，带浊。疗小儿惊风痰搐，及面鼻游风，班风刺，去面痕，可作面脂。亦治疥癣风疮，阴下湿痒，风湿诸病。《景岳全书》卷四八。

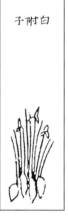 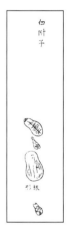

图 16-87-1 白
附子《太乙》

图 16-87-2 白
附子《原始》

【发明】《药性粗评》卷二：白附子，此与黑附子同类而异种，形亦相似，独茎似鼠尾草，叶细，周匝生于穗间。生新罗及川蜀诸郡砂碛湿地，以新罗者为上。入药亦如附子，炮用。《药性解》卷四：白附色白味辛，故宜入肺，以治风痰。甘而且温，故宜入脾，以治皮肤。阳中之阳，能上升，故治面病。《本草经疏》卷一一：白附子感阳气而生，故其味应辛微甘，气大温，有小毒，性燥而升，风药中之阳草也。东垣谓其纯阳，引药势上行，是已其主心痛血痹者，风寒之邪触心，以致痰壅心经则作痛，寒湿邪伤血分，则成血痹。风能胜湿，辛温散寒，故主之也。风性升腾，辛温善散，故能主面上百病而行药势也。《日华子》用以治中风失音，一切冷风气，面𪒰瘢疵。李珣用以治诸风冷气，足弱无力，疥癣风疮，阴下湿痒，头面斑痕，入面脂用。丹溪用以治风痰，皆祛风燥湿散结之功也。《本草汇言》卷五：白附子祛风痰，朱丹溪解风毒，《别录》善散面上风行百病之药也。医魏景山稿故《日华子》治一切冷热风气，面𪒰瘢疵，及疥癣风痒等疾。古方入面脂面粉中，并去风热血痛痒，水湿疮疾。因其辛烈而散，上升之力，故能主面上百病，而行药势也。《别录》又主中风口眼㖞斜，小儿惊风搐搦，及妇人血痹心痛者，总缘此药辛热风升，故并及之。但气热性燥有毒，如血虚生风，内热生惊，似风似惊之证，须禁用之。《本草述》卷一〇：盖风之为病，有风淫，有风虚，阴不能为阳之守，则风淫，是固病于阳也。阳不能达阴之气，则风虚，是亦病于阳也。皆病于阳，故皆曰病于风耳。如中风证，骨碎补丸中用此味，云治肝肾风虚上攻，下痹筋脉拘挛，骨节疼痛，头面浮肿，手臂少力，腰背强痛，脚膝缓弱，屈伸不利，行履艰难，是非阳之不能达阴，而阴反以病阳者乎？又如痰饮，皂角化痰丸中用此味，云治劳风，心脾壅滞，痰涎盛多，喉中不利，涕唾稠粘，嗌塞吐逆，不思饮食，或时昏愦，是所谓劳风可参也。又如头痛证，大追风散中用此味，云治久新偏正头疼，肝脏久虚，血气衰弱，风毒上攻，头痛眩晕，心烦，百节酸疼，鼻塞声重，项背拘急，皮肤瘙痒，面上游风，状若虫行，一切头风，是所谓血气衰弱，而为风毒者可参也。〇方书中用此味者，种种至上行之治更多，要皆不越于风虚以为治，固与风淫之用殊也。**《本草新编》卷四**：此善行诸气之药，可恃之为舟楫者也。用于人参之中，可开中风之失音；用于茯苓、薏仁之中，可去寒湿之痹症；用于当归、川芎之中，可通枯血之经脉；用于大黄之中，可以去滞而逐瘀。近人未知，止用之外治以灭瘢，下治以收囊湿，为可惜也。再其性甚燥，凡气血枯槁，虽有风，似不可用。即痰涎壅塞，而若系有火之症，亦非所宜。**《本草求原》卷六**：白附子辛、甘，大温。破胃阴以达阳，而上通心肺，引药上行。凡阳虚而风寒郁结成热者，藉之以通达，可佐风药以成功，非散风之品也。治心痛、血痹，诸风、冷气，足弱，阴下湿痒，中风失音，疬风，眩晕，癞疝，祛风痰，急惊，皆阳虚阴结而为热之风病。又阳明胃脉营于面，故去头面游风百病；作面脂，消斑疵。但燥血耗气，虚人宜少用。或曰：益阳达阴，大治风虚，不同风药，耗阳竭阴，多用不妨。

【附方】**《本草汇言》卷五**：治妇人血痹心胃疼。用白附子，切片，姜汁浸一日，晒干，为末。每服二钱，花椒生姜汤调下。**《济生东方》**。〇治风痰眩晕头痛，体气壮实者。用白附子酒浸炒，石膏火煅红，各四两，朱砂三钱，甘草五钱，共为末，用姜汁打米糊为丸，如梧子大。每服五十丸，食后苦茶送下。**《太医院禁方》**。治诸风痫癫风。世之患此病者甚多，用此得效者甚广。追风祛痰丸：用白附子面裹煨，防风、天麻、僵蚕、牙皂俱炒燥，各一两，全蝎、木香各五钱，枯白矾、川黄连各三钱，南星三两，白矾、牙皂各五钱，煎汤浸一宿，半夏六两，用牙皂、生姜各二两，共捣烂泡汤浸三日，滤起晒干，人参、白术各一两，共研为末，姜汁半盏和饴糖为丸，如梧桐子大。每服七八十丸，淡姜汤送下。〇治劳役辛苦人病痫。用白附子一两，天南星二两，牙皂一两，生姜汁一碗同煮透，人参、黄耆、茯苓、甘草、白术、当归、川芎、白芍药、肉桂、木香，各一两，俱用酒拌炒，怀熟地四两，姜汁一碗，酒一碗，同煮干，饭锅上蒸五次，捣膏；紫河车一具，不拘头生次生，男胎女胎，只要无病妇人者佳，酒煮烂捣膏，和入前药内，再捣匀，丸梧桐子大。每早晚各服五钱，白汤下。

格注草《唐本草》

【集解】**《太乙仙制本草药性大全·本草精要》卷二**：格注草生齐、鲁、兖山泽间。叶似蕨，

根紫色，若紫草，一株有二寸许。二月、八月采根，五月、六月采苗，日干。**姚氏《食物本草》**
卷一九：根紫色，若紫草根。一株有二三十许。

【气味】味辛、苦，气温，有大毒。《太乙仙制本草药性大全·仙制药性》卷二。有
大毒。不可食。姚氏《食物本草》卷一九。

【主治】主蛊毒鬼疰良方，祛诸毒疼痛神效。《太乙仙制本草药性大全·仙制药性》
卷二。

海芋《本草纲目》

【释名】独脚莲《夷坚志》、尖尾野芋头、狼
毒头《生草药性备要》。

【集解】《夷坚志·戊志》卷三：独脚莲，鄱阳山间
生一种草，始萌芽时，便似莲房，俗呼为独脚莲。移植于
居宅隙地及园圃中，蛇虺不敢过其下。《药性全备食物本草》
卷一：野芋生溪涧，非人所种，根叶相似。有大毒，入口
杀人，饮地浆、粪汁解之。

【气味】味辛，有大毒。《本草汇言》卷五。

【主治】其根醋磨，傅虫疮疥癣。《药性全备
食物本草》卷一。

【发明】《夷坚志·戊志》卷三：王季光宅后榛莽

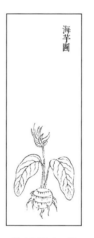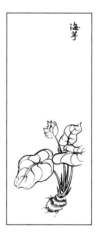

图 16-89-1 海
芋《草木典》

图 16-89-2 海
芋《图说》

丛里，有穴藏蛇，常出为人害。乃种此草数本于穴外，自是其患不作。至暑月，闻穴内臭甚，
使园丁掘土访求，得死蛇十数，盖为草气所熏渍也。又一小蛇从别处来，适到草傍，立化为水。
其效验如是。《草木便方》卷一：独脚莲辛温消毒，痈疽恶疮百毒除。邪疟喉结散瘀血，蛇虫
伤毒跌损涂。

【附方】《生草药性备要》卷下：治痈疽、肿毒、大疮。切片，火焙热贴，冻又换，
数次立效。洗腕。甚力大。

【附录】透山根。姚氏《食物本草》卷一九：有大毒。入口杀人，能使形骸销毁，骨肉成糜。
但可点铁为金，是亦草中之异。

南苏《校补滇南本草》

【气味】味辛，性温，无毒。《校补滇南本草》卷上。

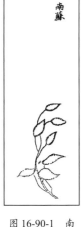

图 16-90-1 南苏《滇南》

【主治】治伤寒发热，无汗头疼，其效如神。此草治一切风寒痰涌结而霍乱转筋，咳嗽吐痰，小儿风症，定痛止喘。梗能补中益气。根能洗疮去风。子能开胃健脾。《校补滇南本草》卷上。

象头花《植物名实图考》

【集解】《植物名实图考》卷二三：象头花生云南。紫根长须，根傍生枝，一枝三叶，如半夏而大，厚而涩；一枝一花，花似南星，其包下垂，长尖几二寸余，宛如屈腕；又似象垂头伸鼻。其色紫黑，白筋凸起，条缕明匀，极似夷锦。南星、蒟蒻，花状已奇，此殆其族，而尤诡异。○即由跋之别种。亦有绿花者，结实亦如南星而色殷红。

【主治】土人以药畜之。主治同天南星。《植物名实图考》卷二三。

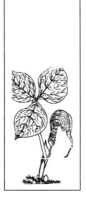

图 16-91-1 象头花《图考》

芋头草《生草药性备要》

【集解】《生草药性备要》卷上：其叶形如犁头样，蓝花。即小野芋。

【主治】散大疮，消恶毒，去腐肉生新，又能止血。《生草药性备要》卷上。

【附方】《生草药性备要》卷上：治鱼口便毒。捶烂煮醋敷之；冻则又换，三次立效。

露兜簕《生草药性备要》

【气味】味香甜，性寒。《生草药性备要》卷上。

【主治】消风，散热毒疮，上血生肌，用白豆捶烂敷患处。但远年脚有虫，用簕心捶烂敷之，其虫即出愈。《生草药性备要》卷上。

龙蛋草《校补滇南本草》

【集解】《校补滇南本草》卷上：生山中有水处。尖叶，叶上有刺，一本数枝，子黑色。采取，煮南铅成银。

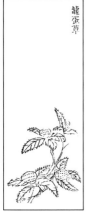

图 16-94-1 龙蛋草《滇南》

【气味】味苦，有毒。《校补滇南本草》卷上。

【主治】贴痈疽发背，其效如神。有识者，切勿轻传匪人。《校补滇南本草》卷上。

【发明】《校补滇南本草》卷上：此草有毒，不可入口，只可熬膏。

地精草《校补滇南本草》

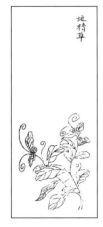

图 16-95-1 地精草《滇南》

【集解】《校补滇南本草》卷上：此草形似板枝，叶上有飞藤，绿色，紫梗，五月开小白花在枝上。采取阴干，为末。

【修治】《校补滇南本草》卷上：用火炙过方可用。

【气味】味辣，有毒。《校补滇南本草》卷上。

【主治】治头风伤目，中风不语，口眼歪斜，伤寒发热，服之神效。《校补滇南本草》卷上。

坐拏草《图经本草》

【集解】《宝庆本草折衷》卷二〇：坐拏草生江西，及滁、吉州。〇六月采苗。

【主治】治打扑所伤，兼壮筋骨，治风痹。《宝庆本草折衷》卷二〇。

【发明】《宝庆本草折衷》卷二〇：《神医普救》治风方中已有用者。

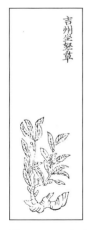

图 16-96-1 吉州坐拏草《图经(政)》

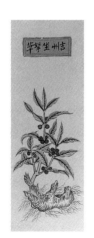

图 16-96-2 吉州坐拏草《品汇》

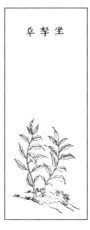

图 16-96-3 坐拏草《三才》

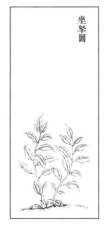

图 16-96-4 坐拏草《草木典》

毛茛《本草拾遗》

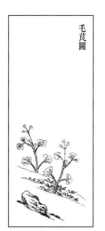

图 16-97-1 毛茛
《草木典》

【释名】毛建草《本草拾遗》。

【集解】《证类本草》卷八：〔《本草拾遗》〕田野间呼为猴蒜。生江东泽畔，叶如芥而大，上有毛，花黄。子如蒺藜。《证类本草》卷一一：〔《本草拾遗》〕钩吻或是毛茛。苏云：毛茛，是有毛石龙芮也。○苏云：又注，似水茛，无毛，其毛茛似龙芮而有毒也。

【气味】味辛，温，有毒。〔《本草拾遗》〕。《证类本草》卷八。

【主治】主恶疮、痈肿疼痛未溃，煎捣叶傅之，不得入疮，令人肉烂。主疟，令病者取一握，微碎，缚臂上，男左女右，勿令近肉，便即成疮。子和姜捣破，破冷气。〔《本草拾遗》〕。《证类本草》卷八。

【发明】姚氏《食物本草》卷一九：毛茛，有大毒。误食之，令人狂乱如中风状，或吐鲜血。急以浓甘草汁灌下解之，止。可捣贴未溃恶疮。若已溃者误用，烂入骨。

粉团花《本草纲目拾遗》

【释名】白绣球《本草再新》。

【集解】《本草纲目拾遗》卷七：粉团花有大、小二种，其花千瓣成簇，大者曰玉粉团，初青后白。小者曰洋粉团，青色转白，白后转红蓝色，入药用大者。

花

【气味】性寒。《本草纲目拾遗》卷七。味苦，性温，无毒。入脾、肺二经。《本草再新》卷四。

【主治】白绣球瓣消湿破血。余忌用。《本草再新》卷四。

【附方】《本草纲目拾遗》卷七：熏臭虫。同水龙骨、雷公藤和烧熏之，立除《百草镜》。洗肾囊风。用粉团花七朵，水煎洗。姚伯玉方。根治喉烂。取入土内者好，醋磨，以翎毛蘸扫患处，涎出愈。《传效方》。

根

【主治】治喉烂。《本草纲目拾遗》卷七。

【附方】《本草纲目拾遗》卷七：治喉烂。取入土内者好，醋磨，以翎毛蘸扫患处，涎出愈。《传效方》。

草部第十七卷

草之八　蔓草类（上）105种

五味子《本经》

【释名】赤葛《日用本草》。

【集解】《本草蒙筌》卷一：江北最多，江南亦有。春生苗茎赤色，渐蔓高木引长。叶发似杏叶尖圆，花开若莲化黄白。秋初结实，丛缀茎端。粒圆紫不异樱珠，核扁红俨若猪肾。采收日曝，膏润难干。南北各有所长，藏留切勿相混。风寒咳嗽南五味为奇，虚损劳伤北五味最妙。《太乙仙制本草药性大全·仙制药性》卷一：凡小颗皮皱泡者，有白扑盐霜一重，其味酸、咸、苦、辛、甘，味全者真也。凡用，以铜刀劈作两片，用蜜浸蒸，从巳至申，却以浆水浸一宿，焙干用之。

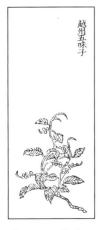 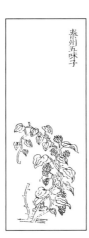 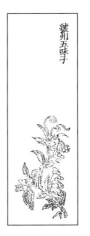 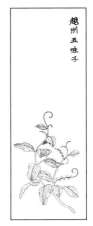

图 17-1-1　越州五味子《图经（政）》　图 17-1-2　秦州五味子《图经（政）》　图 17-1-3　虢州五味子《图经（政）》　图 17-1-4　越州五味子《图经（绍）》

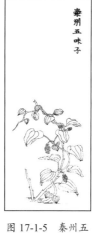

图 17-1-5 秦州五
味子《图经（绍）》

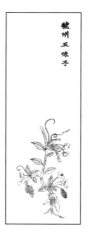

图 17-1-6 虢州五
味子《图经（绍）》

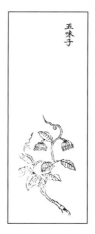

图 17-1-7 五味
子《正要》

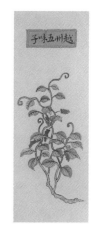

图 17-1-8 越州
五味子《品汇》

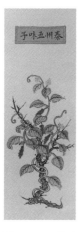

图 17-1-9 秦州
五味子《品汇》

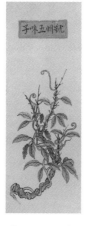

图 17-1-10 虢
州五味子《品汇》

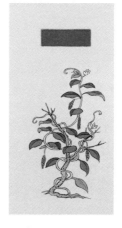

图 17-1-11 五味
子《雷公》

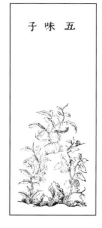

图 17-1-12 五味
子《三才》

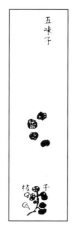

图 17-1-13 五
味子《原始》

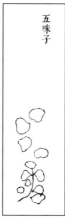

图 17-1-14 五味
子《本草汇》

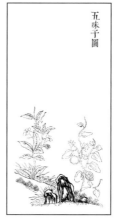

图 17-1-15 五味子
《草木典》

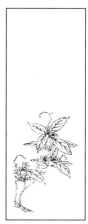

图 17-1-16 五味
子《图考》

【修治】《本草述》卷一一：颂曰：入药主曝，不去核。中梓曰：必打碎核，方五味备也。去枯者，铜刀劈作两片，用蜜浸蒸，从巳至申，或晒或烘炒。入补药熟用，入嗽药生用。《本草求原》卷四：北产、红润者良。必打碎核用，五味始备。止嗽，生用；入补药，蜜浸久蒸，烘炒用。

【气味】酸而微苦，味厚气轻，阴中微阳，无毒。气温，味酸，阴中阳。入手太阴经，入足少阴经。《汤液本草》卷四。皮肉甘、酸，核中辛、苦，有咸味，此则五味是也。俗云赤葛，味酸，温，无毒。《日用本草》卷六。皮甘，肉酸，性平而敛。核仁味辛、苦，性温而暖，俱兼咸味，故名五味。入肺、肾二经。《景岳全书》卷四八。

【主治】益气补精，温中润肺，养脏强阴。《饮膳正要》卷三。其用有四：滋肾经不足之水；收肺气耗散之金；除烦热，生津止渴；补虚劳，益气强阴。《珍珠囊·诸品药性主治指掌》〔见《医要集览》〕。主益气，咳逆上气，劳伤羸瘦，补不足，强阴，益男子精，止渴生津。在上滋肺，在下补肾。又气耗散者，用此收之。多食致虚热，收补之骤也。《本草集要》卷二。

【发明】《本草集要》卷二：夏月与黄耆、人参、麦门冬，少加黄蘗煎服，使人精神顿加，两足筋力涌出。寒月与干姜同用，治肺寒气逆咳嗽。又，火热嗽必用之，盖火气盛者，骤用寒凉药恐相逆，宜用五味子等酸收之药，敛而降之。《药鉴》卷二：主滋肾水，收肺气，除烦止渴，生津补虚，益气强阴。霍乱泻利可止，水肿腹胀能消。冬月咳嗽肺寒，加干姜、肉桂治效。《药性解》卷二：五味属水，而有木火土金，故虽入肺肾，而五脏咸补，乃生津之要药，收敛之妙剂。然多食反致虚热，盖以收补之骤也。如火嗽辄用寒凉，恐致相激，须用此酸敛以降之，亦宜收用。肺火郁及寒邪初起者禁用。小儿尤甚，以酸能钓痰引嗽也。《本草汇言》卷六：五味子，酸辛之味，重于甘苦。《本草》虽言补肺补肾，敛气敛津，壬戌仲冬。余因祖茔修葺，奔走山中，忽吐血碗许，血止后即加咳嗽，竟至下午发热，六脉空数，金华叶正华，教服沙参生脉散，人、沙二参，麦门冬已用二钱余，五味子少加七粒，即觉酸戟咽，不惟咳热有加，而血亦复吐。随减去五味子，服之安妥。服一月后，血咳俱止，热亦不发，可见五味子治虚损有咳嗽者，虽无外邪，亦宜少用。酸能引痰，辛能引咳故也。《分部本草妙用》卷六：五味子，五味咸备，故五脏皆入。殊有补益之功，尤为肺肾要药。丹溪曰：保肺金，即益肾水。收肺，非除热乎？补肾，非暖水乎？乃火嗽必用之药。寇氏以黄昏嗽，乃火浮入肺，宜五味敛而降之。俗以《衍义》服之虚热之说，拘而不用，不知外邪入肺而嗽者，不宜遽敛，先发泄而后用，又何忌乎？孙思邈五六月用以沸汤饮，以其消渴，旺气滋元耳。肺肾虚者，何可少之？《折肱漫录》卷三：王节斋云：药之气味不同，如五味子之味厚，故东垣方少者五六粒，多者十数粒。今世医用二三钱，深以为非。吾地时师悉遵此法，独王宇泰先生及缪慕台用药，五味子甚多。王先生治梦遗，单煎五味子膏一味，考元和纪用经五味子散，止一味。近来儿曹苦梦遗，以五味子一味为丸，服之良效。又种子方以五味子、肉苁蓉各等分丸服。则东垣之言，似亦不必拘也。《医宗必读·本草征要》上：五味乃要药，人多不敢用者，寇氏虚热之说误之耳。惟风邪在表，痧初发，一切停饮，肺家有实热者，皆当禁之。《仁寿堂药镜》卷一〇：五味子：五味咸备，故五脏皆入，殊有补益之功，尤为肺肾要药。今人不敢轻用者，只为《衍义》虚热之说耳。东垣、丹溪已辨于前矣。学者须审而尽其长，毋令有奇不展也。《药性论》云：下气止呕，补诸虚痨，五味子之专也。风寒咳嗽，南五味为奇；虚损劳伤，北五味最妙。皮甘，肉酸，核中辛苦，俱兼咸味，故名五味子。《景岳全书》卷四八：南者治风寒咳嗽，北者疗虚损劳伤。整用者用其酸，生津解渴，止泻除烦，疗耗散之肺金，滋不足之肾水，能收敛虚火，亦解除酒毒。敲碎者用其辛温，补元阳，壮筋骨，助命门，止霍乱。但感寒初嗽当忌，恐其敛束不散。肝旺吞酸当忌，恐其助木伤土。《药品化义》卷六：五味子属阳中有阴形具五行，体润，色蒸紫黑鲜红，气香而雄，味肉酸皮甘核中苦辛而咸，性温，能升能降，力敛肺固气，性气与味俱厚，入肺肾二经。五味子五味咸备，而酸独胜，酸能收敛肺气，主治虚劳久嗽，盖肺性欲收，若久嗽则肺焦叶举，津液不生，虚劳则肺因气乏，烦渴不止，以此敛之润之，遂其脏性，使咳嗽宁，精神自旺。但嗽未久，不可骤用，恐肺火郁遏，邪气闭束；必至血散火清，用之收功耳。因其色黑味厚入肾，若元气不足，肾精不固，久泻久痢，以此收其散气，则能强阴益精，肠胃自厚。其力胜味倍，每剂常用十数粒，多至二十粒。若小儿食乳多痰，恐酸能予痰引嗽，忌之。北产肉厚有力者佳，南产者次之。《本草汇笺》卷四：五味子五味咸备，而酸独胜。主收逆，故肺寒气逆者需之。若久嗽，则肺焦叶举，津液不生，虚劳则肺困气乏，烦渴不止，以此敛之润之，遂其脏性，使咳嗽自宁。凡黄昏嗽甚者，乃火气浮入肺中，不宜用凉药，宜五味子敛而降之。有外邪者，必先发散，而后用之。一切初嗽，总不宜收补太骤。因其色黑味厚，故又为肾经药。仲景入八味丸以代附子，肾藏精，精盛则阴强，收摄则真气归元，而丹田暖，腐熟水谷，蒸糟粕而化精微也。周慎斋云：五味子少用敛肺，多用滋阴，整用则益肾，捶碎用则止泻。又云：五味虽酸多，若滋参、芪、甘草，则入脾经，补上焦之元，此又宜捶碎少用。若滋当归、麦冬，则助下焦之真阴，宜整用而多。《本草述》卷一一：之颐所云此味收元气一法，与补中益气之治，不能升出者正相反，斯语可谓微中矣。故彼以升出为益气，此以降入为益气，阴阳升降之异，治而有妙于合者有如是。或曰兹味之治嗽，何以举寒热而皆得用之？曰：阴中之少阳，与阳中之少阴，乃为阴阳之枢机。或曰：五味子在方书治嗽者用之为多，而消瘅即次之，是消瘅之治，毋亦并取责于肺欤。曰：人身之元气固水所化，而人身之津液又气所化，如气归于水，是阳之随阴而降，还其一阳陷于二阴之坎也，故能益气。津化于气，是阴之随阳以升，还其一阴彻于二阳之兑也，故能生津。在阳之随阴以降者，肺主之。在阴之随阳以升者，肾主之。固皆五味子之能相及以奏功，而入肺者尤先耳。《**本草经解要**》卷一：五味气温益胆，味酸益肝，所以益气。肝血虚则木枯火炎，乘所不胜，病咳逆上气矣。五味酸以收之，温以行之。味过于酸，则肝气以津而火不炎矣。肝气不足，则不胜作劳，劳则伤其真气，而肝病乘脾，脾主肌肉，故肌肉瘦削。五味酸以滋肝，气温治劳，所以主劳伤羸瘦也。肝胆者，东方生生之藏府，万物荣发之经也。肝胆生发，则余藏从之宣化。五味益胆气而滋肝血，所以补不足也。阴者，宗筋也，肝主筋，味酸益肝，肝旺故阴强也。酸温之品，收敛元阳，敛则阴生。精者，阴气之英华也，所以益男子精也。《**医林纂要探源**》卷二：以敛心神宜生用，勿捶碎，盖其补敛酸甘之味在皮肉，不在核也。核辛苦。且生肾水。核形似肾，味辛苦，苦能下气，泻心补肾，辛能行水润肾，故椎碎则兼滋肾水，以强阴涩精，亦以其敛阴而善藏，使阳气不过耗，而安有于内，所以利贞而干事也。《**本草正义**》卷上：有南、北二种。南散风邪咳嗽，北疗虚损耗伤。查仲景小青龙汤，五味必南种也。今惟北种入药，味虽兼备，酸为之甚，故能生津解渴，止泻除烦，疗耗散之肺，滋不足之肾，收敛虚火。核性辛热，捣碎，能补元阳，助相火，外邪未清及治不宜敛者，皆忌之。《**本草求原**》卷四：为咳嗽要药。凡风寒咳嗽，合干姜、细辛入于香苏散等剂；有水饮加桑白、葶苈。伤暑咳嗽，同细辛、干姜、五味入于六一散。伤燥咳嗽，同上三味加黄芩、阿胶入于泻白散。劳伤咳嗽，同姜、辛、味入六君子。肾水虚嗽，同冬、味、蛤蚧入六味丸。肾火虚嗽，同姜、辛、味入真武汤，后服八味丸。久嗽喘促，脉浮虚，按之弱如葱叶者，天水不交也，同姜、辛、味、阿胶、天冬，入四君子。皆用之。先贤多疑外感用早，恐其收气太骤；不知仲景伤寒咳喘，小青龙汤亦用之。然必合细辛、干姜，以升发风寒，用以此敛之，则升降灵而咳嗽自止，从无舍干姜而单取五味以治咳嗽者。

　　【附方】《**本草汇言**》卷六：治久咳肺胀。用北五味子二两，罂粟壳五钱，俱微炒为末，炼蜜丸，弹子大。每服一丸，白沸汤化下。《卫生家宝》。○治气虚喘急，脉势空虚，精神不足者。用北五味子八分，人参、白术、茯苓、半夏、陈皮各一钱，甘草五分，水煎服。○治阳虚气上逆乘，自汗频来，四肢厥冷者。用北五味子一钱五分，人参三钱，肉桂、附子童便制、炮姜各一钱二分，甘草六分，水煎服。○治精元耗竭，阴虚火动，骨蒸烦热，口燥咽干。用北五味子七分，知母、黄柏、沙参、白芍药各一钱，麦门冬、怀熟地、山药、牡丹皮、地骨皮、黄耆各二钱，水煎服。《济阴良方》。○治亡阴亡阳，神散脉绝。用北五味子一钱，龟胶二钱，怀熟地、人参、白术、黄耆、附子童便制、人参各五钱，乌梅三个，水煎服。《方脉正宗》。○治肾虚遗精白浊，两胁并背脊穿痛。用北五味子一两，炒为末，每早服二钱，醋汤调下。《方氏本草》。○治脐腹冷痛，泄泻年久不止。参术健脾丸：此药温补脾肾，除寒散湿，补理中宫，益肾水，温下元，进饮食，调中下气，大补诸虚寒证。用北五味子、川椒、小茴香、木香、白术、茯苓、人参、山药各二两，补骨脂、枸杞子、菟丝子、莲子肉、川楝子、川牛膝各四两，俱用酒拌炒，苍术切片，米泔水浸一日，再换食盐二钱，醋、酒、童便各一盏调和，再浸一日，取起晒干。与前药总和，微炒磨为末，饴糖和为丸，梧子大。每早服五钱，晚服三钱，俱食前酒送。○宁心定志汤。治病后虚烦不得卧，或心志虚怯，烦扰不宁，或触事易惊，精神恍惚。用北五味一钱，酸枣仁炒、茯苓、半夏、熟地各二钱，远志、甘草、当归各一钱，竹茹、陈皮各八分，黑枣十个，生姜三片，水煎服，亦可作丸服。

过山风《生草药性备要》

【释名】钻地风《生草药性备要》。

【气味】味辛，性平。《生草药性备要》卷上。

【主治】祛风湿，浸酒，壮筋骨。《生草药性备要》卷上。

紫金皮《滇南本草》

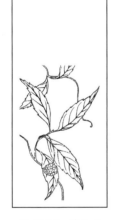

图 17-3-1　紫金皮
《图考》

【释名】红木香、广福藤《本草纲目拾遗》。

【集解】《本草纲目拾遗》卷七：立夏后生苗，枝茎蔓延，叶类桂，略尖而软，叶蒂红色，咀之微香，有滑延。根入土，入药用，须以水洗净，去外粗皮，取内皮色红者用之。入口气味辛香而凉沁，如龙脑。《植物名实图考》卷一九：紫金皮江西山中多有之。蔓延林薄，紫根坚实，茎亦赭赤；叶如橘柚，光滑无齿；叶节间垂短茎，结青蒂，攒生十数子，圆紫如球，鲜嫩有汁出。俚医用根藤治饱胀腹痛，有效。兼通肢节。按宋《图经》有紫金藤，不具形状，《和剂方》有紫金藤丸。

【气味】味辛、苦，性温，有毒。入肝脾二经，行十二经络。《滇南本草》卷下。

【主治】治筋骨疼痛，风湿寒痹，麻木不仁，瘫痪痿软，湿气流软，吃之良效。《滇南本草》卷下。治风气痛，伤力跌扑损伤，胃气疼痛，食积痧胀等症。俱酒煎服，紫金锭中必不可少。《本草纲目拾遗》卷七。

【附方】《滇南本草》卷下：治筋骨疼痛。○紫金皮、二钱，酒炙。秦归五钱、川牛膝三钱、羌活三钱、木瓜三钱，用好酒五斤，煮一柱香时，取出，去火毒，露一宿方可用。

《本草纲目拾遗》卷七：雷头风肿痛贴痛法。紫金皮、独活、赤芍、白芷、菖蒲、葱头煎浓如膏，调敷，药到立止，如神。

红皮藤《本草纲目拾遗》

【主治】凡患半肢风及大麻风者，取藤四两，浸无灰酒一大壶，入锅内隔汤煮三炷香，取起饮酒，量好者以醉为度，每酒一碗，入药酒三四匙，陆续饮至药酒完，则风气自愈。《本草纲目拾遗》卷七。

【发明】《本草纲目拾遗》卷七：朱炜斋《任城日钞》：钱塘门外道姑桥下有红皮藤。○其风从指甲缝中出，对指尖以竹纸铺几上验之，纸能吹动，即是指尖风出也。

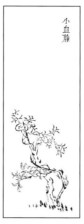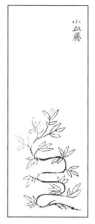

图 17-5-1 小血藤《草药》　图 17-5-2 小血藤《便方》

小血藤《草药图经》

【释名】八仙草、四棱草《草药图经》。

【气味】辛温，无毒。《草药图经》。

【主治】治膀背腰疼要药。《草药图经》。

【发明】《草木便方》卷一：小血藤热生心血，散瘀活血透关节。跌打损伤血胀服，四肢筋骨风毒灭。

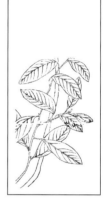

图 17-6-1 广香藤《图考》

广香藤《植物名实图考》

【集解】《植物名实图考》卷一九：广香藤产南安。绿叶毛涩，黄背赭纹，极似各树寄生，惟褐茎长劲为异。

【主治】解毒，养血清热。《植物名实图考》卷一九。

香藤《植物名实图考》

【集解】《植物名实图考》卷一九：香藤产南安。蔓生，褐茎有节，节间有须；叶如柳叶而宽，叶本有黑须数茎如棕。

【气味】甘温。《植物名实图考》卷一九。

【主治】和血去风。《植物名实图考》卷一九。

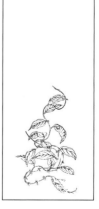

图 17-7-1 香藤《图考》

蓬蘽《本经》

【释名】茅莓、莓子、薙莓《宝庆本草折衷》。

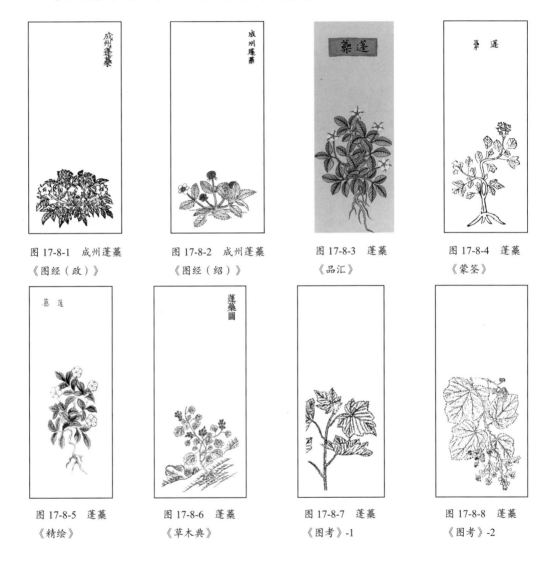

图 17-8-1　成州蓬蘽　　　图 17-8-2　成州蓬蘽　　　图 17-8-3　蓬蘽　　　图 17-8-4　蓬蘽
《图经（政）》　　　　　《图经（绍）》　　　　　《品汇》　　　　　　《蒙筌》

图 17-8-5　蓬蘽　　　图 17-8-6　蓬蘽　　　图 17-8-7　蓬蘽　　　图 17-8-8　蓬蘽
《精绘》　　　　　　《草木典》　　　　　　《图考》-1　　　　　　《图考》-2

【集解】《通志·昆虫草木略》卷七六：蓬蘽曰覆盆，曰陵蘽，曰阴蘽。今人谓之莓。大小有数种，有蔓生者，有丛生者，有树生者。惟丛生者大而可爱，谓之蓬蘽。其树生者，谓之覆盆子，亦谓之西国草，亦谓之毕楞伽。《尔雅》云：茥，蒛盆。其铺地蔓生者，曰地莓。《尔雅》云藨麃者，地莓也。《太乙仙制本草药性大全·本草精义》卷四：蓬蘽，覆盆苗茎也。生荆山平泽及宛句。覆盆子旧不着所出州土，今处处有之，而秦吴地尤多。苗短不过尺，茎粗叶疏，类树枝梗柔软，皆有刺，花白，子赤黄如半弹丸大，而下有茎承如柿蒂状，盈枝红赤，俗呼为树莓，小儿多食其实，与覆盆同时五月采，其苗叶采无时。按：草本类所说，自有蓬蘽似蚕莓子，红色，其叶似野蔷薇，有刺，食之酸甘。○其类有三种，四月熟，甘美如覆盆子者是也，余不堪入药。今人取茅莓当覆盆，误矣！《植物名实图考》卷二二：蓬蘽《本经》上品。今废圃篱落间极繁。秋结实如桑椹，湖广通呼乌泡果。泡即蘽之讹。《尔雅》：蘽，麃。注：麃即莓也。今江东呼为麃莓子，似覆盆而大赤，酢甜可啖，即此类也。湖南俚医，端午日取其叶阴干，六月六日研为末，以治刀伤。名曰具龙丹。李时珍以苗叶功用似覆盆，未的。

【气味】味酸、咸，平，无毒。《绍兴本草》卷一○。味酸、咸、甘，平，无毒。《宝庆本草折衷》卷一八。

【主治】疗暴中风身热大惊，安五脏益精强力长阴。悦颜色神方，强志气有秘旨。《太乙仙制本草药性大全·仙制药性》卷四。

【发明】《绍兴本草》卷一○：蓬蘽，即覆盆子苗茎也。性味主治虽载《本经》，但诸方罕闻用据，乃一物二名。然性即无大异。《本草汇言》卷六：此药易生而多变，全得气化荣华之表。虽养五藏，充足在肝。肝主发生，故主阴器，可长可坚，神志可强，气力可倍，颜色可益，须发可长，为少阳甲木之用药也。但肝主发生，又主疏泄，倘服食过多，性味有偏，发生急而疏泄多，未免有反激之患，而肝木自戕其体矣。慎之！慎之！《本草乘雅半偈》帙二：肝主疏泄，服之过多，虽得其用，而戕其体。天和损矣，慎之。

【附方】《本草汇言》卷六：通治五藏阴精衰薄。用蓬蘽四两，酒拌蒸，晒干，配人参、白术、菟丝子、枸杞子、龟鹿胶、怀熟地、山药、山茱萸肉、肉苁蓉、莲须、冬青子酒拌炒，各三两，俱为末，炼蜜丸。每早服四五钱，白汤送，多服自效。如虚寒人，加肉桂一两；虚热，加酒炒黄连五钱。见《普济方》。○治体肥人头眩者。属气虚有湿痰也，用蓬蘽、天麻、白术、茯苓、黄耆、半夏、当归、胆星各二两，川芎、陈皮、白芷、白芥子各一两，人参、甘草各八钱，俱用酒拌炒，分作十剂，水煎服。○治体瘦人头眩者。属血虚有火也，用蓬蘽、天麻、白术、茯苓、黄芩、黑山栀、玄参、知母、当归、川芎、怀熟地、枸杞子、荆芥各一两，人参、甘草各八钱，俱用酒拌炒，分作十剂，水煎服。○治无病人，忽时眩晕卒倒者。是中气虚而风痰风火上冲也，用蓬蘽、人参、黄耆、茯苓、当归、白芍各二钱，川芎、半夏、胆星、杏仁去皮、防风、陈皮、生姜各一钱，甘草六分，水煎，加竹沥半盏，煎服。○治阴火动，眩晕者。是靳丧之人有之，用蓬蘽、人参、白术、当归、黄耆各二钱，怀熟地二两，水煎，频频服。○治虚极欲倒，如坐舟车，是真阳不足，上气喘急，气短自汗而眩晕，手足冷，脉必沉细也。用蓬蘽炒、人参、大附子童便制各三钱，肉桂二钱，甘草一钱，煎服。○治头眩晕，目中溜火，大便闭结，能食而健，是火壅也。用蓬蘽三钱，大黄酒煮三钱，水煎服。以上六方俱出自《方脉正宗》。

覆盆子《别录》

【释名】茥楞茄《太乙仙制本草药性大全》。

【集解】《太乙仙制本草药性大全·本草精义》卷四：覆盆子一名茥楞茄，一名西国草。道傍田侧处处有生。苗长七八寸余，实结四五颗，止大若半弹而有蒂承之如柿蒂状，微生黑毛而中虚去蒂中虚而白。赤熟，夏初小儿竞采，江南咸谓莓子。《本经》易名覆盆子，益肾，易收小便，人服之当覆溺器，由此为名。《药性全备食物本草》卷二：《本草》自有蓬蘽条，似蚕莓子，红色，其叶似野蔷薇有刺，食之酸甘，恐诸家不识，误说是覆盆也。《佛经》说云：苏蜜那花点灯，正言此花也。笋取汁，合成膏，涂发不白。食其子令人好颜色。叶捼绞取汁，汁滴目中去肤赤，有虫出如丝线。其类有三种，四月熟甘美如覆盆子者是也，余不堪入药，今人取茅莓当覆盆，误矣。《本草述》卷一一：此类凡五种，予尝亲采，以《尔雅》所列者校之，始得其的。诸家所说皆未可信也。一种藤蔓繁衍，茎有倒刺，逐节生叶，叶大如掌，状类小葵，叶面青，背白，厚而有毛，六七月开小白花，就蒂结实，三四十颗成簇，生则青黄，熟则紫黯，微有黑毛，状如熟椹而扁，冬月苗叶不凋者，俗名割田藨，即《本草》所谓蓬蘽也。一种蔓小于蓬蘽，亦有钩刺，一枝五叶，叶小而面背皆青，光薄而无毛，开白花，四五月实成，子亦小于蓬蘽而稀疏，生则青黄，熟则乌赤，冬月苗凋者，俗名插田藨，即《本草》所谓覆盆子，《尔雅》所谓茥、缺盆也。茥，音奎。此二者俱可入药。一种蔓小于蓬蘽，一枝三叶，叶面青，背淡白而微有毛，开小白花，四月实熟，其色红如樱桃者，俗名田藨，即《尔雅》所谓藨者也。故郭璞注云：藨即莓也，子似覆盆而大，赤色，酢甜可食，此种不入药用。按宗奭取酸甘者，不知此种子似覆盆而大，且其色红又非乌赤，实时珍所谓田藨，其味兼酸，不入药用者也。一种树生者，树高四五尺，叶似樱桃叶而狭长，四月开小白花，结实与覆盆子一样，但色红为异，俗亦名藨，即《尔雅》所谓山莓，陈藏器《本草》所谓悬钩子者也。一种就地生蔓，长数寸，开黄花，结实如覆盆而鲜红，不可食者，《本草》所谓蛇莓也。如此辨析，则蓬蘽、覆盆自定矣。《植物名实图考》卷二二：覆盆子，《别录》上品。《尔雅》：茥，缺盆。注：覆盆也。疏据《本草》注，以蓬蘽为覆盆之苗，覆盆为蓬蘽之子。误合为一物。四月实熟，色赤。《本草纲目》谓之插田藨。覆盆、蓬蘽，《本草纲目》分别甚晰。考《东坡尺牍》，覆盆子土人谓之插秧莓，三四月花，五六月熟。市人卖者乃是花鸦莓，九月熟。则蓬蘽即花鸦莓矣。然此谓中原节候耳，江湘间覆盆三四月即熟，蓬蘽七月已熟。自长沙以西南山中，莓子既多，又大同小异。滇南有黑琐梅、黄琐梅、红琐梅、白琐梅，皆三四月熟。儿童摘食以为果。梅即莓，琐者，其子细琐也。志书多以黑琐梅为覆盆，按形与李说亦不甚符。《滇本草》以黄琐梅根为钻地风，用治风颇广。又别出覆盆也。

【修治】《本草述》卷一一：用上圆平底似覆盆样，去皮及心，用细子，乌赤色者，水洗晒干后，酒拌蒸一炷香，碾末入丸。《药性切用》卷四：淘净捣饼，或炒研用。

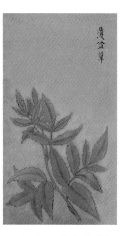

图 17-9-1 覆盆草《履
巉岩》

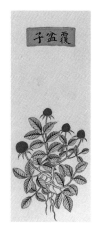

图 17-9-2 覆盆
子《品汇》

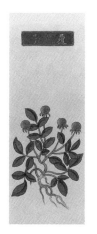

图 17-9-3 覆盆
子《食物》

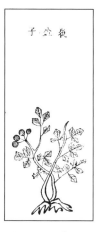

图 17-9-4 覆盆子
《蒙筌》

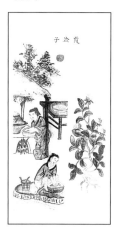

图 17-9-5 覆盆子
《精绘》

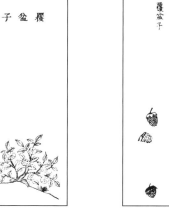

图 17-9-6 覆盆子
《三才》

图 17-9-7 覆盆子
《原始》

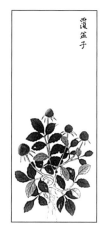

图 17-9-8 覆盆子
《草木状》

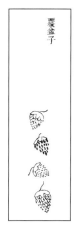

图 17-9-9 覆
盆子《本草汇》

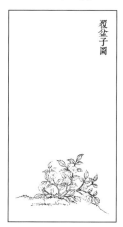

图 17-9-10 覆盆子
《草木典》

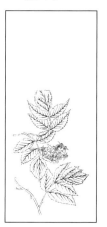

图 17-9-11 覆盆子
《图考》

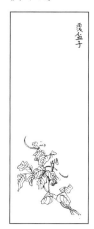

图 17-9-12 覆盆
子《图说》

【气味】味甘、辛，平，无毒。《千金要方·食治·果实》卷二六。味甘酸，性微寒。入肝肾二经。《滇南本草》卷中。味甘，气平、微热，无毒。《太乙仙制本草药性大全·仙制药性》卷四。气平、微热，味甘，无毒。《本草发明》卷四。味甘，气平、微热，无毒。《本草新编》卷五。

【主治】益气，轻身，令发不白。《千金要方·食治·果实》卷二六。入肾兴阳治痿，入肝强筋种玉。《滇南本草》卷中。大能拯疴，益气温中，补虚续绝，安和五脏，悦泽肌肤。疗中风发热成惊，治肾伤精竭流滑。明目黑发耐老轻身，男子久服强阴，女人多服结孕。搉叶绞汁堪滴目中，止冷泪浸淫，去赤花盲暗。《太乙仙制本草药性大全·仙制药性》卷四。起阳治痿，固精摄溺。《本草汇》卷一二。

【发明】《绍兴本草》卷一〇：覆盆子即蓬藟实也。主治已具《本经》。滋助下经诸方用之颇验。当云味甘酸、温、无毒是也。又有蛇莓一种，形质颇类覆盆子，曾识之者，自可别矣。盖性味不同，宜审辨详。《宝庆本草折衷》卷一八：蓬藟、覆盆类同而种异也。其覆盆则结实肥长，当青时摘；其蓬藟则结实碎细，待红时收之。比观性治，固有优劣，显知两物不相干矣。《药性解》卷四：覆盆之酸，宜归肝部，而肾则其母也。且温补之性，适与相宜，故咸入之。《衍义》云：小便多者服之，当覆其溺器，故名。《本草汇言》卷六：覆盆子，马志暖肾健阳之药也。计日闻稿甄氏方主男子肾精虚竭，阳衰阴痿，服此能令坚长。女人胞寒白带，血冷不调，食之能令有子。陈氏方榨汁涂发，可使黑润。寇氏方煎膏日服，可止小便余沥不禁。若马氏方之疗劳损风虚，补肝明目，与枸杞、桑椹等，皆暖肾健阳之意也。如肾热阴虚，血燥血少之证，戒之。李濒湖先生曰：覆盆、蓬藟，功用大抵相近。虽是二物，其实一类而二种也。一早熟，一晚熟，兼用无妨。其补益与枸杞、桑椹同功。若木莓、蛇莓，形类相似，则不可混采者也。《本草述》卷一一：时珍于此味可谓详而辨矣，第言覆盆、蓬藟功同相近，则未必然。一以深秋熟，一以盛夏熟，其气之所结者已异，况其冬月不凋与凋者，其所禀不迥殊欤。当以藏器所说，合于甄权五月采实，而决其功，归于覆盆也。甄权《本草》谓能益男子肾精虚竭阴痿，又云采以五月，是则专功在覆盆耳。覆盆正以四五月熟也。诸本草谓能续绝强阴，又言其补劳损风虚，是为健阳益气之品，即其熟于火候而色又乌赤，谓非命门相火之用欤。且味正甘微带辛，是有合于命门真阳，能为血海生化之地，亦似从阳以益阴，第甘为生血和血之味，又辛以致津液，俾润肾燥而血得化，是则覆盆之功尤妙于补肾精虚竭，以疗阴痿，又似阳生阴中，为元阳资始者，如道家所谓气盛则精盈，精盈则气盛，兹物亦有合欤。《本草新编》卷五：入五脏命门。拯疴益气，温中补虚，续绝，安和五脏，悦泽肌肤，疗中风发热成惊。治肾伤精竭流滑，明目黑须，耐老轻身。男子久服轻身，女人多服结孕，益人不浅，而医家止入于丸散之中，而不用于汤剂之内。谁知覆盆子用之汤剂，更效应如响，其功不亚于肉桂。且肉桂过热，而覆盆子微热，既无阳旺之虞，且有阴衰之益。虽不可全倚之为君，而实可大用之为臣，不可视之为佐使之具也。《调疾饮食辨》卷四：味甘不酸，可入药，可作果饵。

能补肾精虚竭阴痿。出《药性本草》。同蜜煎膏，补肺气虚寒。出《衍义》。俱宜多服。一种蓬蘽子枝、叶、花、实俱相似，而熟于秋末，味微酸。《本经》虽收为上品，而强阴补肾之力终逊覆盆。《尔雅》邢疏以为蓬蘽即覆盆苗。又有一种悬钩子，即《尔雅》之藐，山莓也。郭注云木莓，《图经》曰树莓。其本乃小树，不作藤蔓，子稍大，味亦微酸，力则远逊覆盆。一种蛇蘽，又名蚕莓，《尔雅》谓之蘽。虽蔓生，而就地节节生根，节上生枝，长尺许，一茎只结一枚。《本草会编》谓之地蘽。性冷，多食作胀，但能治天行热病口干，频食一二枚出《伤寒类要》。按：覆盆子固补肾上药。而《图经》谓研末，用男饮乳浸汁，滴目中，可治天行目暗及青盲。《夷坚志》谓可治烂弦风痒有虫，取叶咀嚼取汁，皂纱蒙眼，注汁渍之，则虫从纱出。理或然也。

【附方】《本草汇言》卷六：治男子肾经虚竭，阳衰阴痿。用覆盆子四两，枸杞子、菟丝子、怀熟地各三两，俱酒浸炒，大附子六钱，童便煮，肉桂一两，甘草九钱，鹿角胶二两酒溶化，为丸弹子大。每早服三钱，干嚼化，白汤过下。《集简方》。○治女人胞寒白带，血冷不受孕。用覆盆子三两，枸杞子、菟丝子、怀熟地各二两，俱酒浸炒，香附子八两醋炒，细辛、木香各八钱，龟胶二两切碎，干面拌炒成珠，白术、白薇、牡丹皮各三两，炼蜜丸梧子大。每早服三钱，白汤下。寇氏《本草》。○治膀胱虚冷，小便频数不禁。用覆盆子四两，酒浸炒，木通一两二钱，甘草五钱，共为末。每早服三钱，白汤调送。同前。○治血虚生风，肝肾俱虚，目昏不明。用覆盆子三两，酒洗炒，桑椹子、枸杞子俱晒干、炒，当归、白芍药、葳蕤、牡丹皮、怀生地、川芎各二两，俱酒洗炒，共为末。每早晚各食后服三钱，白汤调送。同前。○治烂弦疳眼，一二十年不愈者。用覆盆叶新鲜者捣汁，用净软旧绢蘸汁涂下弦，实时有虫数十粒，从弦下出，数日干。复如法涂上弦，又得虫数十而愈。后以此法治人，多验。盖治眼妙品也。《夷坚志》。○延龄固本丹。治五劳七伤，诸虚百损，颜色衰朽，形体羸瘦，中年阳事不举，精神短少，未至五旬，须发先白，并左瘫右痪，步履艰辛，脚膝疼痛，小肠疝气，妇人久无子息，下元虚冷。用覆盆子、车前子、当归、地骨皮，俱用醋炒，各二两，麦门冬酒煮、怀熟地酒煮、山药、牛膝、杜仲、巴戟、山茱萸肉、枸杞子、白茯苓、北五味子、人参，俱用盐水炒；柏子仁研去油、木香焙各二两，川椒、石菖蒲、枣仁、远志，俱用拌炒，各一两五钱；肉苁蓉、菟丝子、赤石脂煅，各三两。先将麦门冬、怀熟地捣膏，和入柏子仁内，余药俱依方制炒，共为末，和入炼蜜为丸，梧桐子大。每早晚各食前服三钱，酒送下。

三月蔗

三月蔗 《草木便方》

【气味】苦、涩，平。《草木便方》卷一。

【主治】赤白带痢脓血淋，子死腹痛胎即下，破血杀虫固精灵。《草木便方》卷一。

红梅消《植物名实图考》

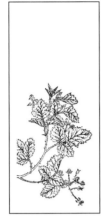

图 17-11-1 红梅消《图考》

【释名】红琐梅、过江龙、倒筑伞《植物名实图考》。

【集解】《植物名实图考》卷一九：红梅消江西、湖南河滨多有之。细茎多刺，初生似丛，渐引长蔓，可五六尺，一枝三叶，叶亦似田薦；初发面青背白，渐长背即淡青，三月间开小粉红花，色似红梅，不甚开放；下有绿蒂，就蒂结实，如覆盆子，色鲜红累累满枝，味酢甜可食。按薦属甚多，李时珍亦未尽考，故不云有红花者。《辰溪县志》：山泡有三月泡、大头泡、田鸡泡、扒船泡。泡即薦语音轻重耳。名随地改，殆难全别。盖色形味与蓬蔂、覆盆相类，其功用应亦不远。李时珍分别入药不入药，亦只以《本草》所有者言之。而山乡则可食者即多入药，未可刻舟胶柱也。此草滇呼红琐梅，采作果食。湖南北谓之过江龙。《简易草药》收之，其枝梢下垂，及地则生根。黔中谓之倒筑伞。《遵义府志》：枝叶结子，与薅秧薦绝似，枝末拄地则生根，复起再长，拄地复然，大者不知其本末所在。根可入药云。

【主治】江西俚医以红梅消根浸酒，为养筋、治血、消红、退肿之药；又取花汁入粉，可去雀斑。《植物名实图考》卷一九。

莳田苞《医方药性》

【气味】性温。《医方药性·草药便览》。

【主治】治生血，去瘀血，调经水。《医方药性·草药便览》。

白敛《本经》

【集解】《宝庆本草折衷》卷一〇：生衡山山谷，及江、淮、荆、襄、怀、孟、商、齐、滁州。今处处林中作蔓有之。〇二八月采根，破片，竹穿暴干。

【气味】味苦、甘，平、微寒，无毒。《图经本草药性总论》卷上。味苦、甘，气微平、微寒，无毒。一云有毒。《太乙仙制本草药性大全·仙制药性》卷二。气平、微寒，味苦、甘，无毒。一云有小毒。《本草发明》卷三。

【主治】主痈肿，疽疮发背，瘰疬。疗肠风痔瘘，扑损金疮。散结气，止痛除热。治血痢，散肿消毒。除女子阴中肿痛，治小儿温疟惊痫。《本草元命苞》卷五。主痈肿疮疽，涂一切肿毒，傅丁疮、火灼疮，治发背。《本草发挥》卷二。退赤眼，

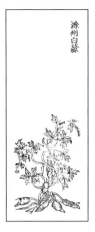

图 17-13-1 滁州
白蔹《图经（政）》

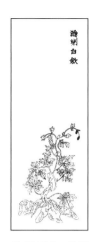

图 17-13-2 滁州
白蔹《图经（绍）》

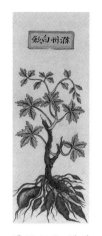

图 17-13-3 滁州
白蔹《品汇》

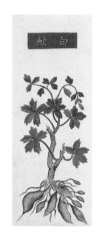

图 17-13-4 白蔹
《雷公》

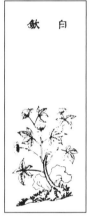

图 17-13-5 白蔹
《三才》

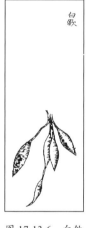

图 17-13-6 白蔹
《原始》

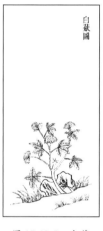

图 17-13-7 白蔹
《草木典》

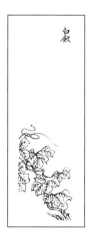

图 17-13-8 白蔹
《图说》

除热散结，止疼。理小儿温疟惊痫，疗女子阴户肿痛。杀火毒，为火煨汤泡圣药。治外科，敷背痈疔肿神丹。《太乙仙制本草药性大全·仙制药性》卷二。散热消毒之药也。《本草发明》卷三。

【发明】《本草经疏》卷一〇：白蔹得金气，故味苦平，平应作辛。《别录》兼甘。其气微寒，无毒。苦则泄，辛则散，甘则缓，寒则除热，故主痈肿疽疮，散结止痛。盖以痈疽皆由荣气不从，逆于肉里所致。女子阴中肿痛，亦由血分有热之故。火毒伤肌肉，即血分有热，目中赤，亦血热为病。散结凉血除热，则上来诸苦蔹不济矣。其治小儿惊痫，温疟及妇人下赤白，则虽云惊痫属风热，温疟由于暑，赤白淋属湿热，或可通用。然病各有因，药各有主，以类推之，恐非其任矣。尚俟后哲详之。总之，为疗肿痈疽家要药，乃确论也。《本草汇言》卷六：敛疮口，《蜀本草》拔疔毒之药也。姜月峰稿此药甘苦寒平，故前古主痈肿疽疮，散结止痛，未脓可消，已脓可拔，脓尽可敛。

又治女子阴中肿痛,带下赤白,总属营气不和,血分有热者,咸宜用之。敷贴服食,因病制作可也。《**本经逢原**》卷二:白敛性寒。解毒,敷肿疡疮有解散之功,以其味辛也。但阴疽色淡不起,胃气弱者,非其所宜。《本经》治目赤、惊痫、温疟,非取其解热毒之力欤。治阴肿带下,非取其去湿热之力欤。《金匮》薯蓣丸用之,专取其辛凉散结,以解风气百疾之蕴蓄也。世医仅知痈肿解毒之用,陋哉。同地肤子治淋浊失精,同白及治金疮失血,同甘草解狼毒之毒,其辛散之功可知。而痈疽已溃者不宜用。《**本草求真**》卷六:白敛散肝脾湿热内结。白敛专入肝、脾。敷肿疮疡,清热解毒,散结止痛,久为外科所用要药,然目赤惊痫,温疟阴肿,滞下淋浊失精,金疮生血。凡因湿热湿毒而成者,何一不可以为内科之用,如《金匮》薯蓣丸,用此以解风气百疾蕴蓄。《**本草崇原集说**》卷下:仲氏曰:时书以白及、白敛,色白气平,为肺家药,似与《本经》之纲领未符。若从纲领会通条目,然后肺家一层,亦可意会,但白蔹作糊稠粘,性同白及。故《金匮》薯蓣丸二十一味,独白敛仅用二分。

【附方】《**本草集要**》卷三:丁肿发背。水调末,敷之良。

《**校补滇南本草**》卷下:治痔漏疮伤,漏下脓血,毒疮痈疽,红肿不出头者,有脓出头,无脓消散。白敛,水煎,点水酒服。

虎掌簕《生草药性备要》

【释名】山象皮《生草药性备要》、大叶蛇泡《本草求原》。

【气味】味辛,性平。《生草药性备要》卷上。涩,平。《本草求原》卷三。

【主治】消瘰疬红肿。其叶晒干研末口嚼,涂刀伤。根,洗蛇疱疮。《生草药性备要》卷上。

甜钩根《医方药性》

【气味】性温。《医方药性·草药便览》。

【主治】去风,明目,退热。《医方药性·草药便览》。

蛇莓《别录》

【释名】鸡冠果、野杨梅《救荒本草》。

【集解】《本草衍义》卷一二:蛇莓,今田野道傍处处有之,附地生。叶如覆盆子,但光洁而小,微有绉纹;花黄,比蒺藜花差大;春末夏初,结红子如荔枝色。《救荒本草》卷上之后：鸡冠果，一名野杨梅。生密县山谷中。苗高五七寸，叶似泼盘叶而小，又似鸡儿头叶微團，开五瓣黄花，结实似红小杨梅状。**《植物名实图考》卷二二**：蛇莓《别录》下品。多生园野中。南安人以茎叶捣敷疔疮，隐其名为疔疮药，试之神效。自淮而南，谓之蛇蛋果，江汉间或谓之地锦。**《治疹全书》卷上**：蛇莓考。此种生下湿地，长不盈尺，节节生根，根甚细，每枝三叶，叶有细齿，蔓与叶俱有毛，四五月开小黄花，五出，茎端惟结实一颗，鲜红而光洁，状如覆盆，而面与蒂则不同，盖覆盆中虚，蛇莓中实也。误食之令人胀，或发冷涎。剡西或呼为蛇子。覆盆、蓬虆、悬钩、蛇莓总论覆盆无毒而补，蓬虆无毒而补，此二种与桑椹同功。悬钩无毒而不补，蛇莓有毒而难食，此外尚有大地格公、炉底灯、牛奶奶数种、俱似是而非者，不备录矣。

【气味】味甘、酸，大寒，有毒。《宝庆本草折衷》卷一一。

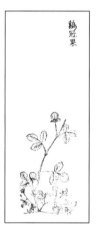

图 17-16-1　鸡冠果《救荒》

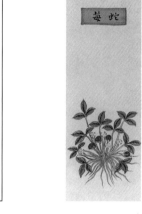

图 17-16-2　蛇莓《品汇》

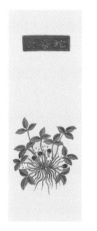

图 17-16-3　蛇莓汁《雷公》

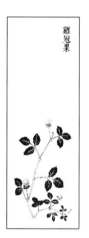

图 17-16-4　鸡冠果《博录》

图 17-16-5　蛇莓《草木状》

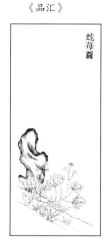

图 17-16-6　蛇莓《草木典》

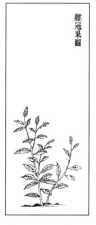

图 17-16-7　鸡冠果《草木典》

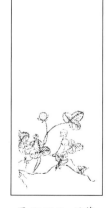

图 17-16-8　蛇莓《图考》

【主治】主胸腹大热不止，通月经疮肿妙方。敷蛇虫咬毒最效，疗射工溪毒亦良。○主胸胃热气，有蛇气不得食。主孩子口噤，以汁灌口中，死亦再活。《太乙仙制本草药性大全·仙制药性》卷四。

【附方】《宝庆本草折衷》卷一一：治汤火疮。以蛇莓烂捣傅之，虽脓血淋漓、皮肉糜烂者，傅多皆效，亦无瘢痕。《是斋方》。

《太乙仙制本草药性大全·仙制药性》卷四：毒攻手足肿痛。用汁服三合，日三，水渍乌梅令凉，和崖蜜饮之。○天行热盛，口中生疮。饮自然汁，捣绞一斗，煎取五升，稍稍饮之自愈。

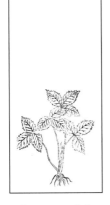

图 17-17-1 救命王《图考》

救命王《植物名实图考》

【集解】《植物名实图考》卷一五：救命王湘南平隰、废圃多有之。丛生十数茎为族，高五六寸，一茎三叶，初生时颇似蛇莓叶，渐大长七八分，深齿浓绿，微似榆。

【主治】治跌打。全科捣碎，用童便或回龙汤冲服。虽年久重伤，皆能有效。《植物名实图考》卷一五。

蛇包五披风《植物名实图考》

【集解】《植物名实图考》卷一五：蛇包五披风江西、湖南有之。柔茎丛生，一茎五叶，略似蛇莓而大，叶茎俱有毛如刺；抽葶生小叶，发杈开小绿花，尖瓣，多少不匀，中露黄蕊如粟；黑根粗须，似仙茅。

【主治】治咳嗽。《植物名实图考》卷一五。

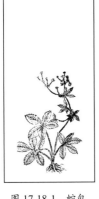

图 17-18-1 蛇包五披风《图考》

水杨梅《本草纲目》

【释名】金勾叶、家母利、藤勾子《本草纲目拾遗》。

【集解】《本草纲目拾遗》卷四：此草结红子如杨梅，小儿采食之。《纲目》有水杨梅，云其实类椒，乃地椒，是别一种。

【附方】《本草纲目拾遗》卷四：叶点牙痛。取叶捣汁点眼角，饮香茶一钟，闭目少顷，牙疼即止。

葛公草《本草纲目拾遗》

【释名】家母藤《本草纲目拾遗》。

【集解】《本草纲目拾遗》卷五：葛公草《传信方》云：药似蛇卵草，又似吉庆子，面青有蒙，背白色，三叶分枝，梗似蔷薇有刺，四月间结子，取根用子，亦可入药。

【主治】治脚气肿疼，沙木捶捣汁，熬成膏，鹅翎扫患处，干即润之。《本草纲目拾遗》卷五。

【附方】《本草纲目拾遗》卷五：治血症。将葛公根一两，忌铁器，用木击碎，以水二大碗煎作一碗，加好酒一碗，再煎至茶杯八分，卧时服，服后盖暖周身，以手磨胸膈脐腹数遍，明晚如前再服一两，后日亦如前服一两，连服三日愈。《传信方》。

白桄子《滇南本草图说》

【释名】白脬《滇南本草图说》。

【气味】味甘、微酸，平。《滇南本草图说》卷一一。

【主治】肺痈咳嗽，清痰解热。凡血风疮及筋骨疼痛，皆能疗治。《滇南本草图说》卷一一。

图 17-21-1 白桄子《滇南图》

大金花《履巉岩本草》

【气味】性暖，有毒。《履巉岩本草》卷下。

【发明】《履巉岩本草》卷下：多入炉火药，能结水银砂子。

山五甲《草木便方》

【释名】白茨根《草木便方》。

【气味】甘、辛，微寒。《草木便方》卷一。

【主治】筋骨拘挛兼化痰，腰膝劳伤除风湿，跌损瘀血散不难。《草木便方》卷一。

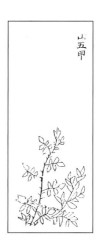

图 17-23-1 山五甲《便方》

蔷薇《本经》

【释名】蔷麻、蔷蘼《履巉岩本草》、大红藤《草木便方》。

【集解】《本草纲目拾遗》卷七：野蔷薇，《百草镜》：山野与家种无异，但形不大，花皆粉红色，单瓣，无千叶者。春月，山人采其花，售与粉店，蒸粉货售，为妇女面药，云其香可辟汗、去皯黑。《花镜》：野蔷薇一名雪客，叶细而花小，其本多刺，蔓生篱落间，花有纯红、粉红二色，皆单瓣不甚可观，但香最甜，似玫瑰，人多取蒸作露，采含蕊拌茶亦佳。患疟者，烹饮即愈。《六研斋笔记》通元子服饵法，春时服蔷薇嫩头，一月即可，每日服信三厘，渐增之一分，即可入水，坐卧不病，如是经年，即可蜡涂身体。挟利刃，潜游江湖，劫睡龙之珠，得珠而行空自如，触石无碍，三界八寰，可纵浪矣，此飞仙之业也，而始于啗蔷薇头。谈此于客，未有不胡卢而笑。《植物名实图考》卷二二：营实、墙蘼《本经》上品。《蜀本草》云：即蔷薇也。有赤、白二种，白者入药良，湖南通呼为刺花。俗语谓刺，为勒音之转也。《救荒本草》：采嫩芽叶，煠熟食之。产外国者制为露香，能耐久。今吴中摘花蒸之，亦清香能祛热。

营实

【修治】《药性会元》卷上：粗布拭去黄毛，用浆水拌湿，蒸一宿，至明日出干。

【气味】味酸，温、微寒，无毒。《履巉岩本草》卷上。味酸、苦，性微寒，无毒。《药性粗评》卷二。味酸、涩，微寒，无毒。入胃经。《医宗必读·本草征要》上。

【主治】主痈疽恶疮，结肉跌筋，败疮热气，阴蚀不瘳，利关节。久服轻身益气。《履巉岩本草》卷上。主治痈疽疔肿，恶疮热毒，肠风痔漏，疳虫疥癣，牙疼阴蚀，金疮挞损，生肌散血，利关节。《药性粗评》卷二。口疮骨鲠之用，睡中遗尿之方。专达阳明解热。《医宗必读·本草征要》上。

【发明】《本草经疏》卷七：营实花于春而实于夏，味酸，得木之化。其气芬芳，宜其有温之义。《别录》微寒，以其得春之气也，故无毒。其主恶疮，结肉跌筋，败疮热气，阴蚀不瘳，利关节。《别录》止泄痢腹痛，五脏客热，除邪逆气，疽癞诸恶疮，金疮伤挞，生肉复肌。岂非酸能收敛，温能通畅，微寒能除热，而兼主乎发生之用也？俗名蔷薇，白花野者良。《本草汇言》卷六：凉血解毒，《日华》利关节之药也。保心宇稿《蜀本草》主血热成痈，连生疔肿恶毒，或风热暑湿之气，留滞筋脉，致关节不利，肿痛若痹。酿酒服，立时消解。盖此药华于春而实于夏，得木火之化，其气芬芳，宜其有通畅血脉，发越毒气之用也。其根性味敛涩，《别录》方主久痢赤白，肠风泻血及小便余沥，消渴生津，金疮溃败，生肉复肌，口疮牙疾，破烂脓疮等证。用此无非取敛涩收平之意云。惜乎用之颇稀，为世人鲜知故也。

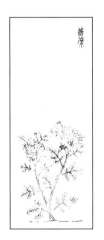

图 17-24-1 营实《履
巉岩》

图 17-24-2 蔷蘼
《救荒》

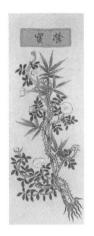

图 17-24-3 营实
《品汇》

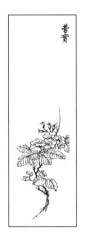

图 17-24-4 营
实《蒙筌》

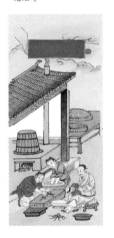

图 17-24-5 炮制
营实《雷公》

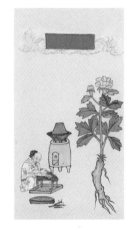

图 17-24-6 营实
《雷公》

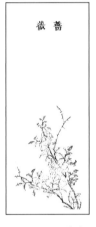

图 17-24-7 蔷薇
《三才》

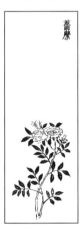

图 17-24-8 蔷蘼
《博录》

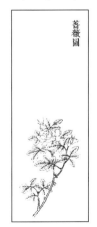

图 17-24-9 蔷薇
《草木典》

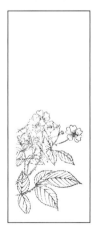

图 17-24-10 营实
墙蘼《图考》-1

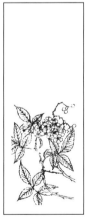

图 17-24-11 营实
墙蘼《图考》-2

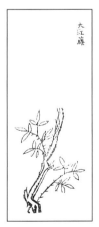

图 17-24-12 大
红藤《便方》

【附方】《本草汇言》卷六：治血热痈肿及热疹暑毒，流连不已。用营实子炒燥，研碎，二两，金银花三两，晒干，浸酒饮，渐愈。《千金方》。

根

【气味】苦、涩而冷。入胃、大肠经。《本草备要》卷二。

【主治】根止泄痢腹痛，五脏客热，除邪逆气，疳癞诸恶疮，生肉复肌。《履巉岩本草》卷上。泄痢消渴，牙痛口糜。《本草再新》卷三。治肺痈、吐脓痰，酒煎服。口疮，煎汤漱口。《本草纲目拾遗》卷七。

【附方】《本草汇言》卷六：○治关节四肢筋骨挛痛，举动不便，或着风寒暑湿四气成痹，或患杨梅疮毒，误服轻粉，致结毒不散，遍身筋骨疼痛。野墙蘼根皮，酒洗净一两，五加皮、木瓜、当归、土茯苓各五钱。每日用水五碗，煎二碗，徐徐服，日用一剂。《邓笔峰方》。○治赤白痢，或肠风泻血。用墙蘼根、皮一两，白芍药酒炒五钱，甘草一钱，水煎服。方氏方。○治小便失禁自遗。用墙蘼根、皮一两，茯苓二钱，北五味一钱，水煎服。《圣惠方》。○治三消引饮不厌，或小便日多。用墙蘼根、皮二两，甘草三钱，水煎代茶饮。缪氏方。○治金疮肿痛，或溃烂不收。用墙蘼根、皮二两，水煎服，再取烧灰存性，研细末，掺疮口。○治牙疳湿烂，脓水内疰。用墙蘼根烧灰存性，加枯矾少许为末，日日掺之。《圣惠方》。○治口疮因心胃热者。用墙蘼根烧灰，川黄柏炒，各三钱，甘草一钱，共为末，掺口内。同前。○治箭刺入肉不出。用墙蘼根烧灰掺外，内服鼠粘子，生研五钱，酒调服，即穿皮出也。《外台方》。○治少小睡中遗尿不自觉。用墙蘼根酒煎饮之。同前。

花

【主治】妇人郁结吐血。《本草纲目拾遗》卷七。

【附方】《本草纲目拾遗》卷七：治疟。白野蔷薇花，拌茶煎服，可驱疟鬼。伍涵芬《读书志》。

月季花《本草纲目》

【释名】四季花、月贵花、月记花《植物名实图考》。

【集解】《植物名实图考》卷二一：月季，《益部方物记》：花亘四时，月一披秀，寒暑不改，似固常守。右月季花。此花即东方所谓四季花者，翠蔓红蕚。蜀少霜雪，此花得终岁，十二月辄一开。按《南越笔记》：月贵花似荼蘼，月月开，故名月贵，一名〔月〕记。有深浅红二色。据此则月季乃月贵、月记之讹，宋子京原本当是月贵也。

【气味】味甘，气温，无毒。《本草汇言》卷六。

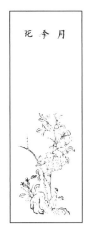

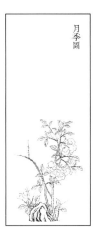

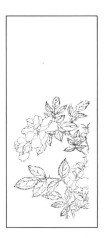

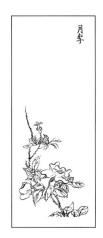

图 17-25-1 月季花《三才》　　图 17-25-2 月季《草木典》　　图 17-25-3 月季《图考》　　图 17-25-4 月季《图说》

【主治】活血。敷毒，治痘疮。触经秽而变色。采子含，痛牙立止。《得配本草》卷四。

【发明】《本经逢原》卷二：月季花为活血之良药。捣敷肿疡用之。痘疮触犯经月之气而伏陷者，用以加入汤药即起，以其月之开放，不失经行常度，虽云取义，亦活血之力也。《草木便方》卷一：月月红花味甘温，调经活血止血崩。消肿止痛疗疮毒，瘰疬未破用为珍。月月开。

【附方】《本草汇言》卷六：治瘰疬未破。用花或枝头五钱，芫花炒三钱，入大鲫鱼腹中封固，用线扎定，酒水各一碗，煮熟去药，食鱼三个即愈。鱼须放粪水内游半日方效。或活或死皆可用。林山公抄《谈氏家宝方》。

十姊妹《本草纲目拾遗》

【释名】佛见笑《本草纲目拾遗》、七姊妹《植物名实图考》。

【集解】《植物名实图考》卷二一：《花镜》：十姊妹又名七姊妹，花似蔷薇而小，千叶磬口，一蓓十花或七花，故有此二名。色有红白紫淡四样。正月移栽，或八九月扦插，未有不活者。

【主治】治伤寒危笃立效。汪连仕云：取其根、叶阴干为末，蜜糖汤调服，乃元升观之秘方。《本草纲目拾遗》卷七。

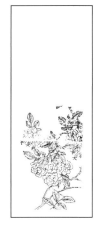

图 17-26-1 十姊妹《图考》

麦条草《植物名实图考》

【集解】《植物名实图考》卷八：麦条草一名空篰包，建昌谓之虎不挨。红茎红，尖细如毛，

对叶排比，如榆叶而宽大，发杈，开五瓣白花，绿心突出，长三四分，极似鱼腥草花，

【主治】治痧斑热证。《植物名实图考》卷八。

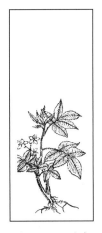

图 17-27-1　麦条草《图考》

白马鞍《植物名实图考》

【集解】《植物名实图考》卷八：白马鞍生建昌。独茎，上红下绿，旁枝对发，叶如梅叶，嫩绿细齿，或三叶、或五叶，排生一枝。

【主治】采根敷毒。《植物名实图考》卷八。

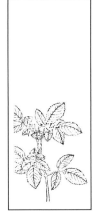

图 17-28-1　白马鞍《图考》

面来刺《植物名实图考》

【集解】《植物名实图考》卷一〇：面来刺赣州山坡有之。丛生，硬茎赭色。叶似榆叶，三叶攒生，中大旁小，面浓绿黑纹，背外绿内赭，有刺如针。

【主治】退烦热，通肢节。《植物名实图考》卷一〇。

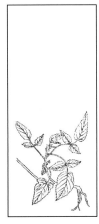

图 17-29-1　面来刺《图考》

金鸡腿《植物名实图考》

【集解】《植物名实图考》卷二一：金鸡腿产建昌。一名日日新。丛生长条，纠结交互，似月季花茎而无刺，叶亦相类微小。

【主治】壮精行血之药。《植物名实图考》卷二一。

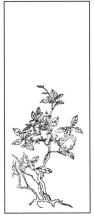

图 17-30-1　金鸡腿《图考》

玫瑰姚氏《食物本草》

【集解】《本草纲目拾遗》卷七：玫瑰花有紫、白二种，紫者入血分，白者入气分。茎有刺，叶如月季而多锯齿，高者三四尺，其花色紫，入药用花瓣，勿见火。《百草镜》云：玫瑰花立夏前采含苞未放者，阴干用，忌见火。

《植物名实图考》卷二一：玫瑰，《敬斋古今黈》张祜咏蔷薇花云：晓风采尽燕支颗，夜雨催成蜀锦机。当昼开时正明媚，故乡疑是买臣归。蔷薇花正黄，而此诗专言红，盖此花故有红黄二种，今则以黄者为蔷薇，红紫者为玫瑰云。

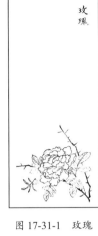
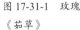

图 17-31-1　玫瑰
《茹草》

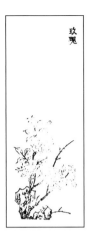

图 17-31-2　玫瑰
《三才》

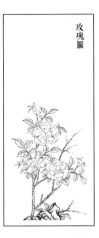

图 17-31-3　玫瑰
《草木典》

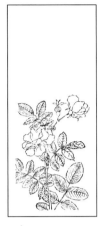

图 17-31-4　玫瑰
《图考》

《群芳谱》：玫瑰，一名徘徊，灌生，细叶多刺，类蔷薇茎短；花亦类蔷薇色淡紫；青鄂黄蕊，瓣末白点，中有黄者，稍小于紫。嵩山深处有碧色者。《花史》曰：宋时宫中采花，杂脑麝作香囊，气甚清香。《花镜》：玫瑰香腻馥郁，愈干愈烈；每抽新条，则老本易枯，须速将根旁嫩条移植别所，则老本仍茂，故俗呼离娘草。此花之用最广。因其香美或作扇坠、香囊，或以糖霜。同乌梅捣烂名玫瑰糖，收于磁瓶内，曝过，经年色香不变。**《增订伪药条辨》卷二**：近有以本地所生之土玫瑰及月季花，阴干混售，不可不知。炳章按：玫瑰花产杭州苋桥者，花瓣紫红，花蒂青绿色，气芳香甚浓者佳。产湖州者，色紫淡黄红色，朵长，蒂绿黄色，且有小点，香味淡，略次。萧山亳山产者，桃红色，味淡气香而浊，受潮极易变色，为最次。且玫瑰花具有特性，人尿屎浇着立死。凡正月终抽红芽，煎新抽嫩条，每颗二三枝，种斜形，生根较易，次年其花盛开，根傍亦有嫩枝发出，隔二三年，宜迁种换地，此花名离娘草，必须移东植西，方得起发。若同园有开红花之果木，如石榴、蔷薇等类，则满园玫瑰，忌不开花。速将夺色之花迁远，则玫瑰及时而开，亦其特性也。

花

【气味】味甘、微苦，温，无毒。《食物本草》卷一五。甘，微涩，温，无毒。《寿世秘典》卷三。气香性温，味甘微苦，入脾、肝经。《本草纲目拾遗》卷七。

【主治】主利肺脾，益肝胆，辟邪恶之气。食之芳香甘美，令人神爽。《寿世秘典》卷三。和血行血，理气治风痹。○能治跌打损伤。《本草纲目拾遗》卷七。舒肝胃之郁气，健脾降火，治腹中冷痛，胃脘积寒，兼能破血。《本草再新》卷一。调中活血，舒郁结，辟秽，和肝。可消乳癖。《随息居饮食谱·调和类》。

【发明】《茹草编》卷二：采采玫瑰，泽中之秀。其叶葳蕤，其葩繁茂。嗅若兰芬，色如华绶。和以饧饴，渍以钉饴。君子饵之，可以适口。摘花，打去苦汁，用白糖打为膏食之。**《寿世秘典》卷三**：王茇臣曰：采初开纯紫花瓣，捣成膏。白梅水浸，少时顺研，细布绞去涩汁，加白糖研匀，磁器收贮任用。亦可印作饼，晒干收用，全花白梅水浸去涩汁，蜜煎，亦可食。宋时宫中采花，杂脑、麝作香囊，气甚芬馥。

【附方】**《本草纲目拾遗》**卷七：治吐血玫瑰膏。用玫瑰花一百朵初开者去心蒂，河水二碗，煎半，再用河水一碗，煎半，去渣，和匀，共有碗半，复煎至一碗，白糖一斤，收成调膏，不时服之。《救生苦海》。噤口痢。用玫瑰花阴干煎服。治乳痈：玫瑰花七朵、母丁香七粒，无灰酒煎服，自愈。肿毒初起。玫瑰花去心蒂，焙为末一钱，好酒和服。乳痈初起，郁症宜此。玫瑰花初开者、阴干燥者三十朵，去心蒂，陈酒煎，食后服。《百草镜》。肝胃气痛。用玫瑰花阴干，冲汤代茶服。新久风痹。玫瑰花去净蕊蒂，阴干，三钱，红花、全当归各一钱，水煎，去渣，好酒和服七剂，除根永不再发。《百草镜》。吐红。用玫瑰花不拘多少，去蒂，捣汁熬膏，贮瓶内，每早空心茶匙挑四五匙，白滚水冲服，一二日即愈。《集听》。○风痹药酒。用白槿花、大红月季花、玫瑰花去蒂各一两，闹羊花五钱，风茄花五朵，龙眼肉、北枣肉各一两，绍酒五壶浸，封七日，隔水煮之。坛上置白米一撮，米熟成饭为度，取出，每服二三杯，盖暖卧，避风，即愈。《救生苦海》。保真丸。能通经络、和百脉、壮腰肾、健脾胃、加饮食、健步履，除一切痼疾，能固真元。用玫瑰花去蒂摘瓣，以竹纸糊袋装之，薄摊晒干，取净末一斤，不宜见火。此花色能益血，香能补气，妙难尽述；补骨脂一斤，淘净泥土，用芪、术、苓、甘各五钱，煎汁一碗拌晒，以汁尽晒燥炒；菟丝子一斤，用芎、归、芍、生地各五钱，煎汁去渣，以汁煮菟丝子，俟吐丝为度，晒干炒；胡桃仁六两，连皮捣如泥；杜仲四两，盐水炒去丝；韭子四两，淘净微火炒，各为细末，炼蜜为丸，如桐子大，每晨空心白汤服四钱，忌羊肉、芸苔并诸血。一方加鱼膘四两，男妇共服，可以种子，极效；或加鹿角胶、枸杞子。朱排山《柑园小识》。

钻地风《滇南本草》（即：黄锁梅）

【释名】黄所梅《滇南本草》、黄锁梅《校补滇南本草》。

【气味】味酸，性温。《滇南本草》卷中。

【主治】走筋骨疼痛，痿软麻木。止日久赤白痢。《滇南本草》卷中。

【附方】**《滇南本草》**卷中：治痢、赤血痢。所梅根、赤地榆煎服。○治白痢、休息痢。所梅根、乌梅一个，煎服。○治大肠下血日久可用。所梅根、槐寄生草，等分，煎服治之。单剂点水酒吃效。

倒钩藤《草木便方》

【气味】辛。《草木便方》卷一。

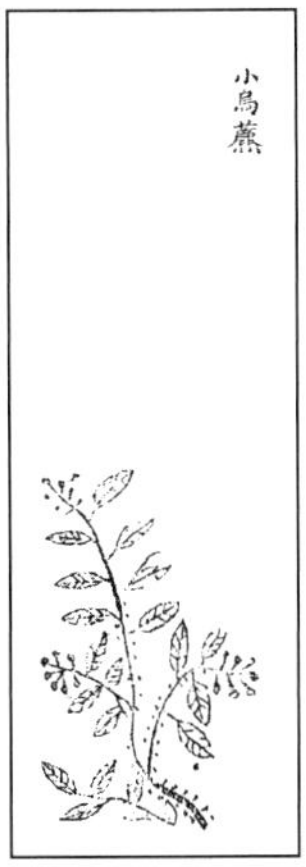

【主治】治逆经，跌打吐血须用根。叶嚼止血止疼痛，刀刃金疮把肌生。《草木便方》卷一。

小乌蔗《草木便方》

【气味】咸，温平。《草木便方》卷一。

【主治】根，散瘀除风逐痰停。叶汁，点眦牙虫出，清热止泪涂癞。《草木便方》卷一。

图 17-34-1　小乌蔗《便方》

笑靥儿草《履巉岩本草》

【释名】白头花草《履巉岩本草》。

【集解】《履巉岩本草》卷上：秋间带花收之。要用旋为末。

【气味】性温，无毒。《履巉岩本草》卷上。

【主治】能消肿毒，去诸风气。《履巉岩本草》卷上。

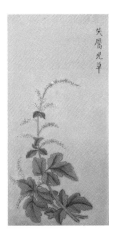

图 17-35-1　笑靥儿草《履巉岩》

使君子《开宝》

【释名】留求子《南方草木状》。

【集解】《南方草木状》卷上：留求子形如栀子，棱瓣深而两头尖，似诃梨勒而轻，及半黄已熟，中有肉白色，甘如枣，核大，治婴孺之疾。南海、交趾俱有之。《药性粗评》卷二：使君子蔓生如干指，叶青，如两指头，长二寸，三月生花淡红色，久变深红，有五瓣，七八月结子如拇指，长寸许，形如栀子、诃黎勒辈，紫黑色，四棱，亦有五棱，内有仁，白色，味如椰子。好生水岸，交广州郡处处有之。秋末采实，阴干。世传潘州郭使君疗小儿专用此物，故名。

【修治】《药性粗评》卷二：凡用热灰中炮去皮，取仁。亦有连皮用者，以仁细难得故也。

【气味】其味甘平，无毒。又云性温。《药性要略大全》卷四。味甘、酸，气寒，无毒。《本草汇言》卷六。

【主治】扫疳虫于齿鼻。《药性粗评》卷二。健脾而化乳停，开胃而散湿热。《药镜》卷一。

【发明】《药性解》卷四：使君子甘温，宜主脾胃，然多食令人发呃，伤胃故也。《本草经疏》卷九：使君子得土之冲气，而兼感乎季春之令以生，故其味甘，其气温，其性无毒。甘入脾，故入足太阴、阳明。为补脾健胃之要药。小儿五疳、便浊、泻利及腹虫，莫不皆由脾虚

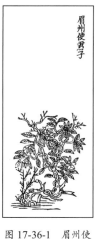

图 17-36-1 眉州使
君子《图经（政）》

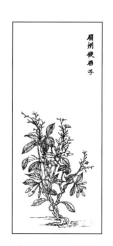

图 17-36-2 眉州使
君子《图经（绍）》

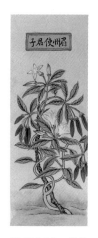

图 17-36-3 眉州
使君子《品汇》

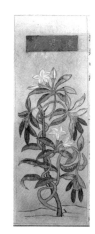

图 17-36-4 使君
子《雷公》

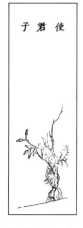

图 17-36-5 使
君子《三才》

图 17-36-6 使
君子《原始》

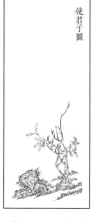

图 17-36-7 使君
子《草木典》

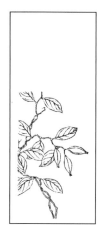

图 17-36-8 使君
子《图考》

胃弱，因而乳食停滞，湿热瘀塞而成。脾健胃开，则乳饮自消，湿热自散，水道自利，而前证俱除矣。不苦不辛，而能杀疳蛔，此所以为小儿上药也。《本草汇言》卷六：不苦不辛，能滋运脾胃，故疳可疗，浊可清，虫可灭，痢可止耳。此所以为儿科上药也。但性寒善消，如脾胃虚寒之子，又不宜多用，多食则发呃，盖可知矣。如大人方药中，世未尝用也。《本草新编》卷四：去白浊，除五疳，杀蛔虫，止泻痢。用之以治小儿伤食生虫者实妙，以其不耗气也。然而大人用之，未尝不佳。但宜用鲜，而不宜用陈，用熟而不宜用生。入药之时，宜现煨熟，去壳，口嚼咽下，以汤药送之，始能奏功也。

【附方】《药性要略大全》卷四：打虫法。每月十五日以前，虫头向上，可服此下之。十五日后，其虫头向下，虽服无效。必须于月初十日前服。其数照依小儿年纪，每岁服二枚。一生、一炮熟。先以壳煎汤，饮一二口，然后吃使君肉。其儿每一岁服二枚，二岁服四枚。二枚生、二枚熟。儿大者，照年岁加之。服后其虫自下。

《本草汇言》卷六：治一切疳疾。用使君子肉、芦荟、芜荑、麦芽、厚朴、陈皮各等分，每用一钱，白汤调服。《盖翁幼科方》。○治小儿头面虚肿，阴囊俱浮。用使君子肉一两，蜜三钱，拌炒，研细。每用一钱，食后米汤调服。同前。○治头面伤。用使君子肉五枚，香油浸一日，临睡时细嚼。如法服一月，全愈。《普济方》。○肥儿丸。治小儿疳积一切病，此药消疳化积，磨癖杀虫，清热补脾，进食养神。用使君子肉去壳，芜荑炒，各五钱，胡黄连、牵牛子头末各三钱，人参、白术、茯苓、甘草、麦芽、红曲、山查肉各四钱，共为末，黄米糊为丸，如芡实大。每服一丸，米汤化下。或作末药，每晚米汤调服六分。○消疳丸。治小儿五疳，皮黄肌瘦，发竖尿白，肚大青筋，好食泥炭、茶、米之物，或吐或泻，腹内积块，诸虫作痛。用使君子肉、芜荑仁、陈皮、厚朴、枳实、麦芽、苍术、砂仁、三棱、莪术各五钱，胡黄连三钱，共为细末，神曲糊为丸，如弹子大。每服一丸，米汤化下。○治黄病，爱吃生米、茶叶、柽炭、泥土、瓦屑之类。用使君子肉二两，切碎微炒，槟榔二两，南星三两，俱用姜汁拌炒，共为末，红曲打糊为丸，如梧桐子大。每服百余丸，乌梅花椒汤送下。《万病回春》。

《伤寒温疫条辨》卷六：消癖丸。治小儿痞块腹大，面黄肌瘦，渐成疳疾。使君子仁三钱炒，木鳖子仁炒五钱，为末，水丸，龙眼大，鸡子一个，破顶入药一丸，封固蒸熟食之。

风车子《植物名实图考》

【集解】《植物名实图考》卷九：风车子生南安。一名四角风。长蔓如藤而植立，赭色；叶长如枇杷叶而薄，中宽末尖，纹如楮叶，深刻细密，面凹背凸，面深绿，背淡青；结实如两片榆荚，十字相穿；极似扬谷风扇，四角平匀，生青熟黄；中有子一粒如稻谷，长三四分，皮黄如槐米。

【主治】俚医以祛风散寒，疗风痹、洗风足，为风病要药。《植物名实图考》卷九。

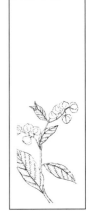

图 17-37-1 风车子《图考》

马兜铃《开宝本草》

【集解】《本草衍义》卷一二：马兜铃蔓生，附木而上。叶脱时，铃尚垂之，其状如马项铃，故得名。然熟时则自折拆，间有子全者。采得时须八九月间。《植物名实图考》卷二〇：马兜铃，《开宝本草》始著录。俗皆呼为土青木香，即《唐本草》独行根也。俚医亦曰云南根。李时珍以为即都淋藤。其形状功用具《图经》。《救荒本草》云：叶可食。今湖南山中多有之，唯花作筒，似角上弯，又似喇叭，色紫黑。与《图经》花如枸杞花殊戾，其叶实及仁俱无差，或一种而地产有异耶。

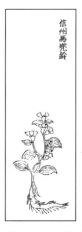

图 17-38-1　信州马
兜铃《图经（政）》

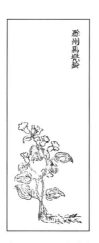

图 17-38-2　滁州马
兜铃《图经（政）》

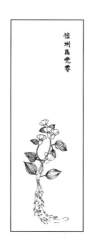

图 17-38-3　信州马
兜铃《图经（绍）》

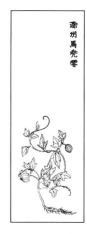

图 17-38-4　滁州马
兜铃《图经（绍）》

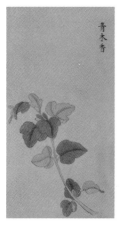

图 17-38-5　青木香《履
巉岩》

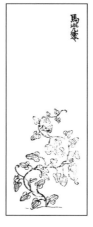

图 17-38-6　马兜零
《救荒》

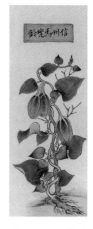

图 17-38-7　信州
马兜铃《品汇》

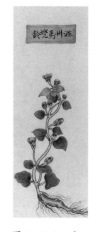

图 17-38-8　滁
州马兜铃《品汇》

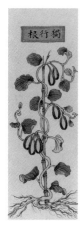

图 17-38-9　独
行根《品汇》

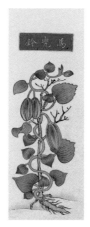

图 17-38-10　马
兜铃《雷公》

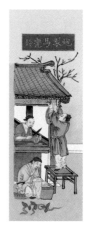

图 17-38-11　炮
制马兜铃《雷公》

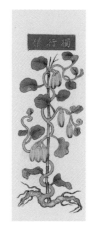

图 17-38-12　独
行根《雷公》

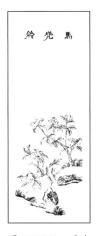
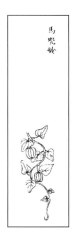
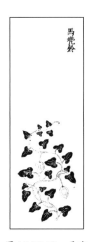
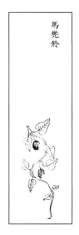

图 17-38-13 马兜　图 17-38-14 马兜　图 17-38-15 马兜　图 17-38-16 马
铃《三才》　铃《原始》　铃《博录》　兜铃《类纂》

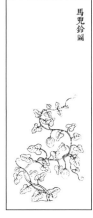
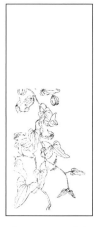
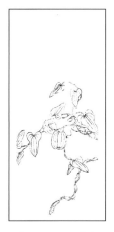
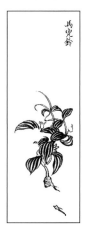

图 17-38-17 马兜　图 17-38-18 青木　图 17-38-19 马兜　图 17-38-20 马
铃《草木典》　香《图考》　铃《图考》　兜铃《图说》

实

【修治】《太乙仙制本草药性大全·本草精义》卷一：用时去革膜，取向里扁子，入药剂微炒燥为良。《颐生微论》卷三：去梗微焙。

【气味】气平，味微苦，性凉。《药品化义》卷六。

【主治】治肺气喘急。《本草衍义》卷一二。利小便，主肺热，安肺气，补肺。《洁古珍珠囊》〔《济生拔粹》卷五〕。主肺热咳嗽。痰结喘促，血痔瘘疮，生肌，治五种蛊毒。《履巉岩本草》卷上。主恶疮马疥。《药性要略大全》卷六。

【发明】《本草经疏》卷一一：马兜铃感冬气而生，故味苦气寒而无毒。亦应有辛，兼金气也。入手太阴经。苦善下泄，辛则善散，寒能除热，其性轻扬，厥状类肺，故能入肺除热，而使气下降。咳嗽者，气升之病也，气降热除，嗽自平矣。痰结喘促，亦肺热病也，宜并主之。血痔瘘疮，无非血热，况痔病属大肠，大肠与肺为表里，清脏热则腑热亦清矣，故亦主之。《本草汇言》卷六：马兜铃，清肺热，甄权定喘嗽之药也。杨启平稿究其味苦兼辛，气寒性速，而且轻扬。苦善下泄，辛善横散，寒善去热，轻扬而速，颇能开达，故《开宝》方主肺热痰嗽不清，甚致喘胀而气促者，屡获奇功。此药寒平和缓，不滑不燥，不烈不泄。厥状类肺，故能入肺除热。气降热除，痰嗽喘促，自是平矣。又言：能消血痔瘘疮，无非气郁血热所致，况痔病属大肠，大肠与肺通表里，此药能清藏热，则府热亦清矣，故亦主之。如肺虚寒作咳嗽，或寒痰作喘促者，勿服。《本草求真》卷四：马兜铃入肺清热降气，除寒。马兜铃专入肺。辛苦性寒，体轻而虚，熟则四开象肺，因苦则能入肺降气，因寒则能泻热除痰，因辛则于寒中带散，故肺热痰喘声音不清者，服此最宜。且其体轻则性上涌。故《纂要》治蛇虫毒，一味浓煎，服之探吐，其毒即解。汤剂用之多作吐。至有云服马兜铃能补肺阴者，取其热清气降，而肺自安之意。钱氏用此，同阿胶、糯米补肺，其功原在糯米、阿胶耳，岂马兜铃之谓哉？又云可治肠风痔瘘，以肺与大肠为表里，肠胃之热，本于肺脏所移，肺清而肠之热与之俱清耳。

【附方】《履巉岩本草》卷上：治五种蛊毒。用马兜零根，即是青木香也，以三两为末，分为三贴，每一贴用水一大盏，煎至五分，去滓，空心服，当吐出蛊为度。未快再服。

《药性粗评》卷二：肺气喘促。兜铃子二两，酥半两，拌匀炒干，甘草一两炙，剉，二味每服一钱，水一盏，煎六分，温而呷之，或以药末含咽其汁亦得。

《本草汇言》卷六：治久嗽不愈。用马兜铃五钱，蒌仁霜二钱，北五味一钱，俱炒，共为末。每服一钱，早晚食后，白汤调送。韦妈妈家传。○治血痔诸瘘疮。用马兜铃一两，甘草五钱，怀生地、于白术各二两，作五剂，水煎服。《日华子》方。○治痔瘘肿痛。以马兜铃，烧烟于瓶中，熏病处良。同前。○治水肿腹大，或喘急者。用马兜铃三钱，煎汤，日服之。《简要济众方》。○治瘰疬久不消。用马兜铃三钱，当归、生地各二钱，牡丹皮一钱，日饮一剂，渐消。《开宝》方。○治喉咽生疮，非关绵花毒者。用马兜铃二钱，桔梗、甘草各一钱，水煎服。同前。○治肺气热闭，下为癃闭，或为淋涩。用马兜铃二钱，怀生地三钱，生甘草一钱，茯苓、木通、灯心草各一钱五分，水煎服。《方脉正宗》。○治一切心胃作痛，不拘男女大小。用马兜铃一个，灯上烧存性为末，白汤调服，立效。《摘玄方》。

根

【气味】味辛、苦，性寒，有小毒。《药性粗评》卷二。

【主治】细捣，水调，傅丁肿。《本草衍义》卷一二。腹生肿胀。《药性粗评》卷二。

【附方】《履巉岩本草》卷上：治五种蛊毒。用马兜零根，即是青木香也，以三两为末，分为三贴，每一贴用水一大盏，煎至五分，去滓，空心服，当吐出蛊为度。未快再服。

《药性粗评》卷二：蛊毒。凡中蛊毒鼓胀者，以根一二两，水煮饮之，吐利俱作，自愈。丁肿。

凡患丁肿，并蛇毒者，以根细捣，水调傅之，甚妙。

天仙藤《图经本草》

【气味】味苦、辛，平。《宝庆本草折衷》卷二〇。

【主治】坚肾燥湿，活血疏气。主治水肿。《医林纂要探源》卷二。力能疏气活血，为疝气止痛专药。《药性切用》卷四。凉血活血，去风利湿，走经络，兼治腰脚肿疼。《本草再新》卷三。

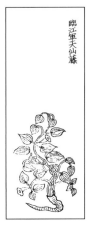

图 17-39-1 临江军
天仙藤《图经（政）》

图 17-39-2 临江
军天仙藤《品汇》

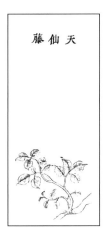

图 17-39-3 天仙藤
《三才》

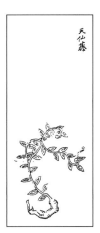

图 17-39-4 天仙藤
《汇言》

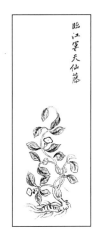

图 17-39-5 临江
军天仙藤《草木状》

图 17-39-6 天仙
藤《草木典》

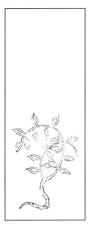

图 17-39-7 天仙
藤《图考》

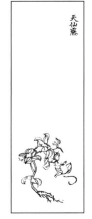

图 17-39-8 天
仙藤《图说》

【发明】《宝庆本草折衷》卷二〇：张松谓天仙藤又治五劳七伤，山岚瘴疟，骨蒸寒热，口苦舌干，腰膝酸倦，浑身疼痛，四时疫疠。今《局方》治伤寒剉散，及吴斑名方秦艽鳖甲散，皆用此藤。许洪所注与张松旨意同矣。《本草汇言》卷七：杨氏《直指方》，天仙藤治痰注臂痛，气留疝痛，瘕聚，奔豚腹痛，产后血气腹痛。他如妊娠水肿，面浮气促，男子风劳，久嗽不愈，久嗽数年不愈，起居自如，身无恙者，名曰风劳。出《巢氏方》。悉以此药治之，无不寝安。盖谓其善于流行血气故也。如诸病属虚损者，勿用。

【附方】《本草汇言》卷七：治癥瘕积聚及奔豚疝气诸疾。用天仙藤一两炒，乳香、没药、玄胡索醋炒，吴萸、干姜各二钱，小茴香五钱，共为末。每服三钱，好酒调服。王向若方。○治风劳久嗽。用天仙子四两，北细辛三钱，黄耆、防风、桑皮各二钱，分作十剂，水煎服。《巢氏方》。

金线钓虾蟆《本草纲目拾遗》

【释名】金铃草、挂金藤《丹房本草》、独脚蟾蜍、金线重楼《本草纲目拾遗》。

【集解】《本草纲目拾遗》卷五：金线钓虾蟆蔓生田野山石间，叶似三角风，光润带青黄色。根名金线钓虾蟆，又名独脚蟾蜍，亦名金线重楼。《准绳》痘毒方中用之，非《纲目》草河车及蚤休也。《丹房本草》：金铃草，一名挂金藤，亦曰金线钓虾蟆。其子状如铃，折断茎液如乳汁，取自然汁伏雄制硫，其霜可炼雌煮汞。《百草镜》：金线钓蛤蚂生山土，茎蔓红细，根大，叶类金锁匙，芒种时开花如谷精花，采根入药。按：防己亦与此相似，但根形不似蛤蚂，茎不甚紫，叶不甚圆，有尖歧，叶中蛛网纹不明不多为别。《草宝》云：金线重楼生阴山脚下，根有疙瘩，形类蟾蜍，入土不深，刨土易取，其性凉，乃吐药也。小满时发苗，蔓延紫色，叶不相对，类黄龙藤而柔软，叶上有蛛网纹甚明，若叶不圆而微尖，纹不明，茎不甚紫，形不类蟾蜍者，乃防己。非重楼也。汪连仕《草药方》：红线者是金线钓虾蟆，青茎者乃汉防己。王圣俞云：重楼根俨如三足蟾，其根旁又生根结蟾蜍。年久者，掘得一本之下，根有数十，蟾蜍累累横挂，其力最大。赵贡栽云：金线钓虾蟆生者力大，干者稍次。凡大毒，服之必吐，人多惧畏勿用。然吐后其病如失，毒即内消。凡发背毒气攻心，非此不治。若小毒断不可用，因药力性大，病不能相当也。不能相当，则有偏胜之害。

【气味】性平，味苦。《本草纲目拾遗》卷五。

【主治】消痈，去风，散毒。《本草纲目拾遗》卷五。

【附方】《本草纲目拾遗》卷五：跌扑伤。取根捣汁，酒和服，渣敷。张氏传方。

辟虺雷《唐本草》

【释名】朱砂莲《草木便方》。

 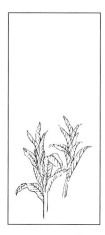 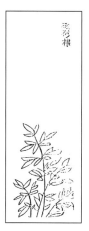 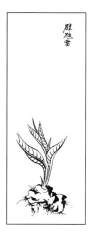

图 17-41-1　辟虺　　　图 17-41-2　辟虺　　　图 17-41-3　朱砂　　　图 17-41-4　辟虺

雷《草木典》　　　　　雷《图考》　　　　　莲《便方》　　　　　雷《图说》

【气味】味苦，大寒，无毒。〔《唐本余》〕《证类本草》卷六。

【主治】解百毒而祛大热，辟瘟疫而疗头疼。亦令消痰，又能止嗽。《太乙仙制本草药性大全·仙制药性》卷二。

【发明】《本草经疏》卷六：虺雷感天地阴寒之精，其味苦，气大寒，无毒。故主解百毒，消痰，祛大热，疗头痛，辟瘟疫。豫章人专以此和诸草捣汁，治疗疮有神。《草木便方》卷一：朱砂莲苦凉清热，喉痹牙痛火眼灭。打痧气痛腰胁疼，生肌长肉功更烈。

栝楼《本经》

【集解】《太乙仙制本草药性大全·本草精义》卷一：栝楼实一名黄瓜，一名果蠃实。春生山野僻处，苗系藤蔓引长，叶作叉有毛，花浅黄，六瓣，实结拳大，青渐赤黄，皮黄蒂小。正圆者名栝皮，赤蒂粗锐长者名楼、名传。虽异，证治相同。《增订伪药条辨》卷一：花粉伪名次花粉。闻此种系马前头混充，其性不可知，匪特不能生津止渴，且服之令人头晕目眩。按花粉即栝蒌根，秋后掘者结实有粉，夏日掘者有筋无粉。入土最深，皮黄肉白，气味苦寒，能启在下之水精上滋，厥功甚伟。所在皆有，价亦不贵，货者偏以伪乱真，藉博蝇头之利，其居心尚可问乎？更有一种洋花粉，无筋色白而嫩，其块较大，或云系洋粉伪造，煎之即腐烂，皆无益之品，幸勿误服也。炳章按：花粉，江苏、上海南翔镇等处出为山花粉，皮细结，肉白，性糯，无筋，起粉，为最佳。亳州出为亳花粉，性糯色白，无皮无筋，亦佳。嘉定古城、江北通州等处皆出，亦名山花粉，皮色黄有筋，略次。山东、关东出者，为洋花粉，极大，质松多筋，色黄白，为最次，郑君云洋花粉伪造即此。实非伪造，因其质松，如粉作造，非真以粉可造也。

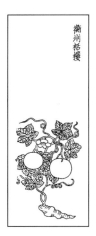

图 17-42-1 衡州栝楼《图经（政）》

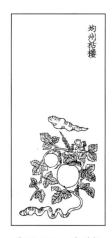

图 17-42-2 均州栝楼《图经（政）》

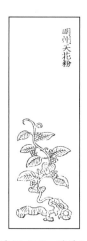

图 17-42-3 明州天花粉《图经（政）》

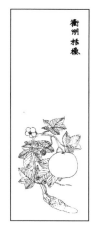

图 17-42-4 衡州栝楼《图经（绍）》

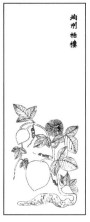

图 17-42-5 均州栝楼《图经（绍）》

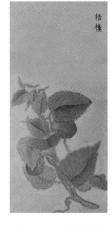

图 17-42-6 栝楼《履巉岩》

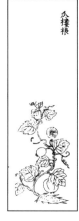
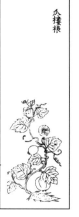

图 17-42-7 瓜楼根《救荒》

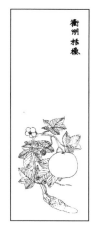

图 17-42-8 衡州栝楼《品汇》

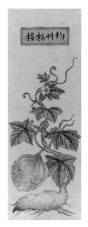

图 17-42-9 均州栝楼《品汇》

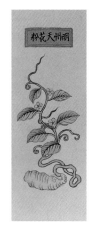

图 17-42-10 明州天花粉《品汇》

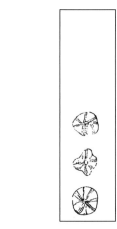

图 17-42-11 栝楼根《蒙筌》

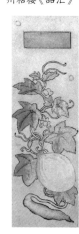

图 17-42-12 天花粉《雷公》

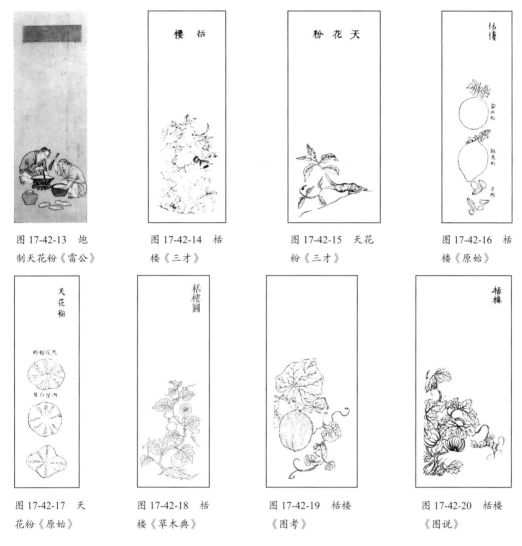

图 17-42-13 炮
制天花粉《雷公》

图 17-42-14 栝
楼《三才》

图 17-42-15 天花
粉《三才》

图 17-42-16 栝
楼《原始》

图 17-42-17 天
花粉《原始》

图 17-42-18 栝
楼《草木典》

图 17-42-19 栝楼
《图考》

图 17-42-20 栝楼
《图说》

实

【修治】《医宗粹言》卷四：造栝蒌饼法。用黄熟栝蒌，取穰和子，置石臼中，用蛤蜊、蚬壳煅如粉，和入栝蒌穰中得所，连子捣成饼，晒半干，细切过，复捣匀作饼子，晒干收用。或为散为丸，止嗽清痰，其功尤速于仁也。《本草述》卷一一：《准绳》曰：连子连皮细切用，今人止用核仁，非也。然有不可执一，有全用者，有用皮瓤而去子者，又止用瓤者，有止用子者，今人止用子者多，是亦未之细审也。《仙制》曰：用子，剥壳用仁，渗油只一度，免人恶心。毋多次，失药润性。根去皮，捣细，罗粉用。

【气味】味甘、苦，气寒。《药性通考》卷五。

【主治】泻火润肺，滑肠止血，治热痰，能清上焦之火，使痰气下降，为治嗽要药。《药性通考》卷五。

【发明】《药鉴》卷二：甘能补肺，润能降气，导痰治嗽之要药也。润肺，生津液，又能解烦渴，除热毒，治疮疖痈疽。仲景小柴胡症作渴者，以此剂易半夏，取其苦能润肺，而去半夏之辛燥耳。穰，和明矾粉，并主痰喘咳哮。姜汁糊丸，立应。子，入柴胡汤，总能润肺止渴，消痰降火甚捷。穰须阴干为快意，子必去油免恶心。《本草汇言》卷六：栝楼仁：润肺消痰，李时珍清火止渴之药也。陆杏园稿其体油润多脂，专主心肺胸胃一切燥热郁热，逆于气分，食痰积垢，滞于中脘。凡属有形无形，在上者可降，在下者可行。其甘寒而润，寒可以下气降痰，润可以通便利结，故仲景治胸痹痛引心背，或咳唾喘急，及伤寒烦热，结胸满痛，大便不通，皆用此药。取寒润不犯胃气，能降上焦心肺之火，而使结热下行也。但性润寒滑，如脾胃虚冷作泻者，勿服。朱丹溪老人曰：栝楼实，古方专治胸痹，以其味甘性润，甘能养肺，润能降气。胸中有痰者，乃肺受火逼，失其降下之令。今得甘缓润下之助，则痰自降。宜其前贤为治嗽之要药也。又能洗涤胸膈中垢腻郁热，如汤沃雪也。《药品化义》卷八：瓜蒌仁属阳中有阴有土与水，体润而滑，色肉白衣青，气和，味甘云苦非，性平云寒非，能降，力利热痰老痰，性气薄而味浊，入肺大肠二经。瓜蒌仁体润能去燥，性滑能利窍。凡薄痰在膈，易消易清，不必用此。若郁痰、浊老痰、胶顽痰、韧食痰粘，皆滞于内，不得升降，致成气逆胸闷，咳嗽烦渴少津，或有痰声不得出，藉其滑润之力，以涤膈间垢腻，则痰消气降。胸宽嗽宁，渴止津生，无不奏效。其油大能润肺滑肠，若邪火燥结大便，以此助苦寒之药，则大肠自润利矣。入丸，去壳，夹粗纸敲压二三次，略去其油。又无多压失其体润。

【附方】《药性粗评》卷一：**热病狂闷**。取一枚黄大者，剖开，新汲水八九合，浸淘取汁，入蜜半合，朴硝八分，搅令硝尽，分二服灌之，愈。**背乳诸痈**。凡痈肿，不拘背发乳房，但初起肿痛未穿者。以干一枚，连皮穰子捣为细末，井花水调下一钱，日二三次，或生捣敷上亦可。**脱肛见肠**。取一枚生者，捣绞汁，温过服之；又以猪肉汁洗手捼之令暖便入。**产后无乳**。取子一合，淘净，控干，炒令香熟，瓦上揭令白色，为末，酒调下一钱，合卧少时，自通出。

《太乙仙制本草药性大全·仙制药性》卷一：**下乳汁**。栝楼子淘洗控干，炒令香熟，瓦上令白色，为末，酒调下一匙，合面卧少时。○**治胸膈痛彻背，心腹痞满，气不得通，及治痰嗽**。大栝楼去瓤取子，熟炒，别研，和子皮面糊为丸，如梧桐子大，米饮下十五丸。○**治乳肿痛**。栝楼黄色老大者一枚，熟捣，以白酒一斗，煮取四升，去滓，温一升，日三服；若无大者，小者二枚，黄熟为上。○**治热病头疼发热进退方**。用栝楼一枚大者，取其瓤，细剉，置瓷碗中，用热汤一盏沃之，盖却良久，去滓，不计时候顿服。○**治中风口眼㖞斜**。用栝楼绞取汁，和大麦面搜作饼，炙令热熨，正便止，勿令太过。

《本草汇言》卷六：**治心肺有郁火，或气滞，或食积，或痰结，壅闭中脘，为胀为痛**。用栝楼仁去油六钱，川黄连、广陈皮、白豆仁、制半夏各二钱，生姜十片，水煎服。《方脉正宗》。○**治诸咳嗽不止，不拘寒痰热痰，风痰湿痰，气闭痰，食积痰**。用栝楼仁一斤去壳，研细绞去油，净霜三两，配陈胆星、川贝母各一两，和匀，每遇痰证，除虚劳血痰不治外，每用一钱。寒痰，用生姜汤调下；热痰，灯心汤下；风痰，用制熟附子三分，煎汤下；湿痰，白术汤下；气闭痰，牙皂汤下；食积痰，枳实汤下。如气虚不运生痰，浓煎人参汤下。同前。○治伤寒热盛发黄。用栝楼霜五钱，白汤调服。《方脉正宗》。○治妇人夜热痰嗽，月经不调，形瘦者。用栝楼仁研烂、香附童便浸各二钱，甘草五分，每日煎服一剂。《丹溪心法》。○治小儿痰喘咳嗽久不瘥，兼膈热者。用栝楼仁去油取霜，每日用五分，配抱龙丸一圆，生姜汤调服。刘河间方。○治伤酒成痰，咳嗽，用此救肺。用栝楼仁去油取霜。每早晚各服五分，广陈皮汤调下。《丹溪心法》。○治痰火头痛。用栝楼仁五钱，川芎七分，甘菊花一钱，水煎服。《圣惠方》。○治黄疸身面睛皆黄者。用栝楼仁三钱，茵陈草五钱，灯心五十枝，水煎服。《普济方》。○治小便不通，因伤火酒炙煿，并秽垢败精不行，胀闭溺窍者。用栝楼霜五钱，川牛膝一两微炒，共为极细末，和匀。每服三钱，白汤调送。《圣惠方》。○当归养血汤。治老人阴血枯槁，痰火气结，升而不降，饮食不下，将成膈噎之证。用瓜蒌子去壳、川贝母、白芍药、麦冬、熟地黄、茯苓、当归、陈皮、香附、抚芎、苏子各一钱五分，黄连酒炒七分，加生姜三片，黑枣三个，水煎服。

根（即：天花粉）

【气味】味甘润，无毒。沉也，阴也。《药鉴》卷二。味酸、苦，微甘，气寒，降也。《药性通考》卷五。

【主治】主肺火盛而喉痹，脾胃火盛而口齿肿痛，清心利小便，消痰除咳嗽，排脓消肿，生肌长肉，止渴退烦热，补虚通月经。《药性解》卷二。能泻火润燥，生津滑痰，解渴生肌，排脓消肿，行水通经。止小便，利膀胱，热解则水行，而小便不数。治热狂时疾，胃热疸黄，口燥唇干，肿毒发背，痈疽乳痈，疮痔。《药性通考》卷五。

【发明】《本草纂要》卷一：故肺火盛而咽喉蛾痹，脾火盛而舌口齿肿，或里热盛而气血不清，或郁烦扰而闷乱不安，或津液结而口舌干燥，或痰火壅盛而咳嗽不宁，或痈肿已溃未溃而热毒不散，或虚热虚火而咽干不利，是皆结之所致也，惟此剂开郁破结，并能治之。又曰：天花粉能治渴，盖苦寒之性，从补药而治虚渴，从凉药而治火渴，从气药而治郁渴，从血药而治烦渴，乃治渴之神剂也。但用治有不同耳。予尝考之，治渴之药，花粉其性苦寒，故治里渴，干葛其性甘寒，故治表渴。至若汗下之后，亡阳而作渴者，花粉不可妄投，必用人参之甘温，以生津治渴也；阴虚火动，津液不能上乘而作渴者，花粉不可概施，必用知母之甘辛，以滋阴治渴也。又有五味子酸敛生津，其渴自止；麦门冬润燥生津，其渴不生；茯苓有利水活津之妙；乌梅有止水夺精之功，是皆生津止渴之药也，务宜斟酌。苟用之无法，反有害人者矣。虽然花粉乃中和之剂，其症当用人参之甘温，而反与花粉之沉寒，必亡阳而脱阴也；当用干葛之甘寒，而反与花粉之沉寒，必引邪而入里也。二者之间，毫厘之差，千里之谬，可不慎乎？《药性解》卷二：天花粉色白入肺，味苦入心。脾胃者，心之子，肺之母也，小肠与心相为表里，故均入焉。本功清热，故主疗颇多，其理易达，惟曰补虚通经，此甚不可泥也。夫苦寒之剂，岂能大补？以其能清火，则阴得其养，非真补也。月水不通，亦以热闭，热退则血盛经通，非真能通也。此治本穷源之说耳。倘因寒致疾者，可误使哉？《本草经疏》卷八：栝楼根禀天地清寒之气，故味苦气寒而无毒。能止消渴身热，烦满大热。热散则气复，故又主补虚安中。凉血则血和，故主续绝伤，并除肠胃中痼热。苦寒能除热，故主八疸身面黄，唇干口燥，短气。血凉则不瘀，故通月水。膀胱热解则小便不频，故能止小便利。黄瓜主胸痹及伤寒结胸，悦泽人面。栝楼仁主消痰。茎叶疗中热伤暑，皆以其清寒散热故也。《本草汇言》卷六：天花粉降火清痰，《日华》生津止渴解疸，《别录》消痈之药也。许长如稿此药禀天地清阴之气以生，甘寒和平，退五藏郁热。如心火盛而舌干口燥，肺火盛而咽肿喉痹，脾火盛而口舌齿肿，痰火盛而咳嗽不宁，若肝火之胁胀走注，肾火之骨蒸烦热，或痈疽已溃未溃而热毒不散，或五疸身目俱黄而小水若淋若涩，是皆火热郁结所致，惟此剂能开郁结，降痰火，并能治之。又曰：天花粉，其性甘寒，善能治渴。从补药而治虚渴，从凉药而治火渴，从气药而治郁渴，从血药而治烦渴，乃治渴之神药也。又曰：干葛，其性辛寒，可治表渴；花粉，其性甘寒，可治里渴。若汗下之后，亡液而作渴者，花粉不可妄投，必用人参之甘温以生津治渴可也。阴虚火动，津液不能上乘而作渴者，花粉不可概施，必用知母之甘润，以滋阴治渴可也。又有五味子，酸敛生津，其渴自止。麦门冬，润燥生津，其渴不生。茯苓有利水活津之妙，乌梅有济水夺津之功，是皆生津止渴之药也。虽然，花粉乃中和之剂，其证当用人参之甘温，而反用花粉之甘寒，必至损胃而伐阳矣。当用干葛之辛寒，而反用花粉之沉寒，必至引邪以入里矣。二者辨明而用，斯无疑误之弊矣。但性寒而降，如脾胃虚寒作泄者，勿服。《仁寿堂药镜》卷一〇：天花粉终是寒剂，能害土气，只可施于壮盛多火之人，涉虚者所禁也。亭林一叟，久苦痰火。植有瓜蒌，取根造粉，连服两月，恶食暴泻，卒至不救，其寒可知也。《药品化义》卷八：肾药天花粉属纯阴，体润而肥大，色白，气和，味微苦，性微凉，能降，力清热痰，性气薄而味厚，入肺心二经。花粉味苦性凉，纯阴之品，专清膈上热痰，热痰由肺受火逼，失其降下之令，此善导上焦之火下行，使肺气清则声音顿发，胃热减则消渴即除。唇干口燥，润其津液自止；热痈诸毒，和其血脉必消。疗烦满，祛黄疸，内外同归清热；下乳汁，调月水，上下总是行津。但脾气虚寒者忌之，若汗下亡阳作渴，亦不宜用。《本草汇》卷一二：天花粉，苦而不燥，寒而不停，甘不伤胃，昔人止言其苦寒，似未深察。润枯燥而通行津液，故心中枯涸烦渴者，非此不能除也。然通经者，非若桃仁、姜黄之直行血分也，热清则血不瘀耳。所称补虚者，非真补也，盖退热为补也。然必竟是行秋冬之令，非所以长养万物，脾胃虚寒作泄者，勿服。《宝命真诠》卷三：主烦热干渴，痰凝咳嗽，解热消痰，是其本职。烦满身黄，清湿热。利膈清心，排脓散肿，消毒通经。通经，非若桃仁、姜黄之直行血分，热清则血不淤耳。苦能降火，甘不伤胃，故《本经》有安中补虚之称，亦以热退为补，惟虚热燥渴者与之相宜，毕竟行秋冬之令，非生万物者也。**《本草汇笺》卷四**：栝楼根味苦性凉，纯阴之品。专清膈上热痰，热痰由肺受火逼，失其降下之令，此善导上焦之火下行，使肺气清则声音顿发，胃热减则消渴即除。唇干口燥，以此润其中枯，热痛诸毒，藉此和其血脉。其栝楼实则体润性滑，润以去燥，滑以利窍。凡薄痰在膈，易消易清，不必用此。若郁痰浊，老痰胶，顽痰韧，食痰粘，皆滞于内，不得升降，致成气逆胸闷咳嗽，烦渴津枯，或痰声不得出，皆藉其滑润之力，以涤荡膈中垢腻，为痰家之圣剂也。陶节庵云：贝母得瓜蒌则开结痰。胡慎柔云：肺上老痰，见栝蒌则脱根而下。去壳皮、隔膜及油，为栝蒌霜。而古方每每全用。其油大能滑肠，若火邪燥结大便者，以此助苦寒之药，则大便自利。**《本经逢原》卷二**：栝蒌根性寒，降膈上热痰，润心中烦渴，除时疾狂热，祛酒瘅湿黄，治痈疡解毒排脓。《本经》有安中补虚、续绝伤之称，以其有清胃祛热之功，火去则中气安，津液复则血气和，而绝伤续矣。其性寒降，凡胃虚吐逆，阴虚劳咳误用，反伤胃气，久必泄泻喘咳，病根愈固矣。凡痰饮色白清稀者，皆当忌用。**《本草汇言》卷六**：先君在粤，饮酒多日，忽患泄泻。粤人丘杏山，名医也，屡用健脾燥湿之剂，泄泻愈甚，更用止涩之药，其病照常不减。偶遇友人薛东轩，寓中有天花粉散子。彼因吐血，一医用天花粉一味捣烂，用布袋盛取浆沥干，晒成白粉，用白汤调数钱，和白蜜少许，日服二次。先君过彼，口渴索茶，彼亦调一碗劝服，勉应彼意，即觉腹中爽快，是日晚不泄泻。次早恳彼一包，计十两余，如彼法服之，七日泄泻竟止。余细思此，系酒热伤藏气，故泄泻也。服健脾香燥药，故转剧耳。宜乎甘寒天花粉之与蜂蜜也。**《神农本草经读》卷三**：瓜蒌根气寒，禀天冬寒之水气而入肾与膀胱。味苦无毒，得地南方之火味而入心。火盛烁液则消渴，火浮于表则身热，火盛于里则烦满大热，火盛则阴虚，阴虚则中失守而不安。瓜蒌根之苦寒清火，可以统主之。其主续绝伤者，以其蔓延能通阴络而续其绝也。实名瓜蒌，《金匮》取治胸痹，《伤寒论》取治结胸，盖以能开胸前之结也。**《本草思辨录》卷二**：栝蒌根即天花粉、栝蒌实即栝蒌仁子。栝蒌根实《本经》俱苦寒，李氏谓根甘微苦酸，微寒。实甘寒。辨之致审。草木之根茎，其性上行，实则性复下降。栝蒌根能起阴气上滋，故主燥热之烦渴；实能导痰浊下行，故主粘腻之结痛。此张氏之说至允，用二物者当作如是想。

【附方】**《药性粗评》卷二**：消渴，小便多者。取根薄炙五两，水五升，煮取一升，随意饮之。折伤：不拘打扑折伤，取根捣烂，敷上，重布裹之，日二三易，热除痛止而愈。**太阳伤寒**。取根二两，剉，水五升，煎取一升半，分二服，小便利即差。**诸般肿毒**。不拘发背乳痈，已溃未溃者，取根捣烂，醋调傅上，干即易之，殊效。

《太乙仙制本草药性大全·仙制药性》卷一：治消渴利方。生栝楼根三十斤，以水一硕，煮取一斗半，去滓，以牛脂五合，煎取水尽，以浸酒，先食服如鸡子大，日三服即妙。○治二三年聋耳方。栝楼根三十斤，细切之，以水煮，用酿酒如常法，久久服之甚良。○治肠随肛出，转久不可收入。捣生栝楼汁温服之，以猪肉汁洗手随接之令暖，自得入。天花粉即栝楼根。味苦、甘，气寒，入地深者良。掘深土者，曝干，刮粗皮净，咀片。主治：善润心中枯渴，大降膈上热痰。肿毒排脓，溃疡长肉，消扑损瘀血；除时疾热狂，驱酒疸，去身面黄，通月水，止小便利。仍治偏疝，酒浸微煎，如法服之，住痛如劫。先以绵袋包暖阴囊，取天花粉五钱，以醇酒一碗，早晨渍至下午，微煎滚，于天空下露过一宿，次早低凳坐定，双手按膝饮下即愈，如未效，再服一剂。造粉调粥日食，亦润枯燥，补虚。茎叶捣汁浓煎，中暍音谒伤暑服效。补注：主伤寒渴饮：栝楼根三两，以水五升，煮取一升，分二服。清淡竹沥一斗，水二升，煮好银二两半，去银。先与病人饮之，然后服栝楼汤，其银汁须冷服。○治耳卒得风，觉耳中烘烘。栝楼根削令可入耳，以腊月猪脂煎三沸，出，塞耳，每用三七日即愈。○治消渴小便多。栝楼根薄切，炙，取五两，水五升，煮取四升，随意饮之，良。○治折伤。取栝楼根以涂之，重布裹之，热除痛即止。○治诸痈背发，乳房初起微赤。捣栝楼作末，以井华水调方寸匕。治太阳伤寒，栝楼根二两，水五升，煮取一升半，分二服，小便利即差。○治小儿忽发黄，面目皮肉并黄。生栝楼根捣取汁二合，蜜一大匙，二味暖相和，分再服。治产后乳无汁，栝楼末，井花水服方寸匕，日二服，夜流出。治痈未溃，栝楼根、赤小豆等分为末，醋调涂，效。太乙曰：栝楼凡使皮、子、茎、根，效各别，其栝并楼样全别。若栝，自圆黄皮厚蒂小；若楼，唯形长，赤皮蒂粗，是阴人服。若修事去上壳皮革膜并油了。使根，待构二三围，去皮细捣，作煎搅取汁，冷饮任用也。

《本草汇言》卷六：治心经火盛，舌干口燥。用天花粉一两，甘草三钱，水煎服。○治肺经火盛，咽肿喉胀。用天花粉一两，桔梗、荆芥各三钱，甘草一钱，水煎服。○治脾经火盛，口齿牙龈肿痛。用天花粉五钱，白芍药、薄荷各三钱，甘草一钱，水煎服。○治肝经火盛，胁肋胀闷，遍身走注疼痛。用天花粉五钱，牡丹皮、白芍药、白芥子各二钱，水煎服。○治肾经火盛，骨蒸烦热，口燥咽干，小便淋浊。用天花粉五钱，怀生地、菟丝子、山茱萸、牡丹皮、黄柏、知母各二钱，泽泻一钱，水煎服。已上五方见《方氏本草》。○治内热痰多咳嗽。用天花粉一两，杏仁、桑皮、贝母各三钱，桔梗、甘草各一钱，水煎服。《方脉正宗》。○治伤寒热极烦渴。用天花粉五钱，知母、麦门冬各三钱。内有宿食者，加枳实三钱；虚甚者，加人参三钱，甘草一钱，水煎服。同前。○治诸病烦渴。用天花粉一两，淡竹叶、麦门冬、知母各三钱，甘草一钱，生姜三片，水煎服。林机先手集方。○治男妇大小不拘壮盛老弱，一切疸疾。用天花粉一两，茵陈五钱，水煎代茶饮。《方脉正宗》。○治一切痈肿初起。用天花粉一两，连翘、金银花、紫花地丁各五钱，甘草一钱，水煎服。初起可定热痛，脓后加白芷三钱，亦可托里。孟氏方。○治偏疝痛极，服此立止如劫。用绵袋包暖阴囊，取天花粉一两，以醇酒二碗浸之，自卯至午，微煎滚，空中露一夜，次早低凳坐定，两手按膝，饮下即愈。未愈，再一服。《本草蒙筌》。○《本草汇言》卷六：治惊悸不宁，是心虚痰火内闭也，将成怔忡健忘，痫迷风癫之证。用加味温胆汤。用天花粉、黑山栀仁、竹茹、人参、酸枣仁炒、茯苓、当归、生地、川贝母、半夏、陈皮、胆星、麦门冬、黄耆、白芍药各一两五钱，俱酒拌炒，甘草八钱，分作十剂，每剂加生姜三片，黑枣五个，水煎服。苟氏家传。○治小儿喘嗽发热，气喘吐痰有血。用天花粉、沙参各五钱为末，每服五分，白汤调下。

茎叶

【主治】主胸痹，润泽人面。茎、叶疗中热伤暑。治痈疽未溃，用根同赤小豆等分为末，醋调敷贴患处。《履巉岩本草》卷中。

王瓜《本经》

【集解】《本草蒙筌》卷三：作藤蔓发叶，多刺微圆。逢夏至开花，深黄单瓣。实结一二寸许，成熟七八月间。外壳红黄如栝楼状，中子紫赤似螳螂头。采入医方，根子两用。《植物名实图考》卷二二：王瓜《本经》中品。《尔雅》：钩，藤姑。注：一名王瓜。今北地通呼为赤雹。《本草衍义》谓之赤雹子是也。自淮而南，皆曰马㼐，湖广谓之公公须。《本草纲目》：江西人名土瓜，栽之沃土，根味如山药。今江西呼番薯为土瓜。又宁都山中别有一种土瓜，味甚劣，未知其即王瓜否也。陶隐居释王瓜，与郭注所谓实如瓟瓜、正赤、味苦，形状吻合，则钩、藤姑之名王瓜，相沿至晋梁未改，古人姑、瓜音近相通，而王瓜之为赤雹，以色形证之，殆无疑义。马雹见《救荒本草》至土瓜之名，则经传已非一物。莬瓜、菲、芍，苏颂已谓同名异类。今俗间所谓土瓜，南北各别，不可悉数。故以土瓜释王瓜，而不具述形状，则睞瞢不知何物矣。郑注以为菝葜，必有所承。王菩王蕡，字异物同。秀蕡之说，以四月孟夏时令相符，强为牵合；不知萎绕《尔雅》具载，乃是远志。《草木虫鱼疏》以为栝楼；栝楼，《尔雅》已前见，郭景纯何故以王瓜释钩、藤姑，而不以释栝楼？且谓栝楼形状、藤叶与土瓜相类，不知所云土瓜又何物也？《唐本草》注：王瓜叶如栝楼而无叉缺，有毛刺。无叉缺，则亦不甚相肖。蔓生之叶，非以花叉齿缺分别，则相同者多矣。明人《　说部》乃以黄瓜为王瓜，蹲鸱之羊，形诸简牍，不经实甚。小臣侍直，曾蒙天语询及王瓜何物，因以所闻见具对。上复问黄瓜始于何时，具以始于前汉，改名之原委对。上曰：诸瓜多始于后世，古人无此多品。俗人乃以王瓜为黄瓜，失之不考。九重宵旰，于一草一木，无不洞烛根原。仰见雨露鸿钧，不私一物，亦不遗一物。彼训诂考订家，何能上测高深。

根

【主治】去小儿闪癖痞满，天行热疾发狂，诸邪气热结，痰疟暴生。不宜多服，恐吐下。根煎汤，破血癥瘕及损伤瘀血痛，通月闭，下乳汁不通，逐骨节中伏水，清颈项瘰疬，去湿痹酸疼，散痈肿，堕胎。《本草发明》卷五。

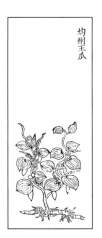

图 17-43-1 均州
王瓜《图经（政）》

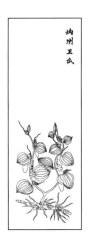

图 17-43-2 均州
王瓜《图经（绍）》

图 17-43-3 金瓜
儿《救荒》

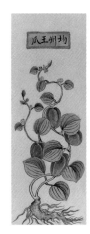

图 17-43-4 均
州王瓜《品汇》

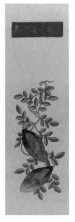

图 17-43-5 王
瓜《食物》

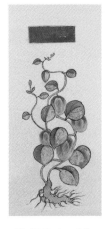

图 17-43-6 王瓜
《雷公》

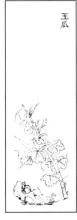

图 17-43-7 王瓜
《三才》

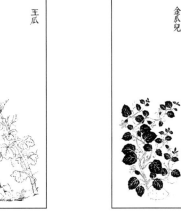

图 17-43-8 金瓜
儿《博录》

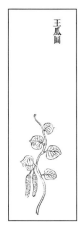

图 17-43-9 王瓜
《草木典》

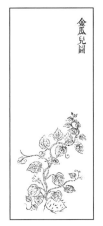

图 17-43-10 金瓜
儿《草木典》

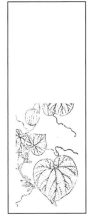

图 17-43-11 王
瓜《图考》

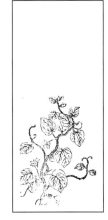

图 17-43-12 金瓜
儿《图考》

【发明】《本草汇言》卷六：李秋江稿：此药禀清肃阴寒之气，苦寒通利，除湿热热毒入血分诸病为多，故大氏方主治内疸热结，瘀血内闭，蛊毒痰疟，二便不通，及天行热疾，酒毒石毒，鼠瘘疔痈等证，并取根及叶捣汁，少少与服，当吐下即愈。如胃虚内寒，泄泻少食之人，戒用。《本草述》卷一一：绎《本经》益气二字，乃其功耳。先哲所云气如橐钥，血如波澜是也。但此味所益之气，乃血中之气，为阴气也。观其用于妇人经带居多，且男妇主治诸方，又于二便为多，则其气不为阴中之阳，而精专于血分者乎？再当以方书，治黑疸单用此味者参之，夫黑疸先哲固谓其为女劳之病，非水也。然独任之以为对待，其义谓何？是则兹味之益气者，非益阴中之气，而冀其奏的然之效也，能乎哉？但禀土中清阴专气，乃开花结实于六七月，是其气之畅者，正从阳归阴之候也。在《本经》以谓之益气而俾血和也，不为信而有征乎哉。

子

【主治】疗下利赤白肠风，肺痿止血，溢血泄。《本草发明》卷五。清火止血之药也。止吐血之暴热；凉肝脾，退黄疸之久延。《本草汇言》卷六。

【发明】《本草经疏》卷九：王瓜禀土中清肃阴寒之气，故味苦气寒而无毒。其能除湿热热毒，大约与栝楼性同，故其主治内疸消渴，邪气热结，鼠瘘，痈肿等证，皆与栝楼相似，而此则入血分诸病为多耳。

【附方】《本草汇言》卷六：治心肺伏热，吐血衄血。用土瓜子微炒研细，空心服二钱，白汤送。皮心垣家抄。○治黄疸胃热久不退。用土瓜子微炒，煎汤饮。同前。○治大便下血。用土瓜仁一两，生地黄二两，俱炒黑，黄连五钱焙，共为末，炼蜜丸梧子大。每服百丸，米饮下。大氏方。○治痰热头风。用土瓜七个，栝楼一个炒，牛蒡子四两焙，共为末。每食后茶调下二钱，忌食动风发气等物。《卫生秘宝》。○治瘀血作痛，不拘遍身腹胁等处，因血瘀者。用土瓜仁，连瓜皮𠲿𠲿烧存性，研末，无灰酒空心服二钱。陈藏器方药。○治经水不通，小腹满，或经一月再见者。用土瓜根、白芍药、桂枝、桃仁各二两，共为末，酒服方寸匕，日三次。仲景方家抄。○治中蛊毒。用土瓜根如指长三寸，切碎，以酒半升，浸二宿，服之即吐下蛊物。《外台秘要》。治结核，或生项侧，在颈，在臂，在身肿痛，多在皮里膜外，是痰注不散，火气郁甚，则结坚硬，累累如果中核也。不须溃发，但热散气和，则自消矣。用土瓜子三钱，连翘、木通、黄柏、半夏、白附子、僵蚕、南星、金银花、白芷、天门冬各二钱，苍耳子、瓜蒌仁、当归、生地黄各三钱，甘草一钱，水二大碗，煎半碗服。如延生不绝，加全蝎三个。流至两腋，加牡蛎粉火煅，二钱。流至下部，加牛膝、草薢各二钱。如发溃脓血者，本方去白附子、僵蚕、南星，加黄耆、白术、茯苓各三钱。《海上方》。○治颈项耳后结核，三五成簇，不红不肿不痛，不成脓者。用土瓜子、白蒺藜、怀熟地酒煮、山茱萸肉、山药、茯苓、泽泻、牡丹皮各四两，除地黄酒煮捣膏外，余药俱微炒，磨为细末，炼蜜丸梧子大。每晚各三钱，白汤下。

实

【气味】味苦、甘，寒，无毒。《日用本草》卷六。味甘，平。《校补滇南本草》卷上。

【主治】暑天痱子，用王瓜摩之，即消。《志雅堂杂钞》卷上。主消渴内痹，月闭，益气，妇人带下。行乳，止小便数。傅口疮。久食发脚气，不能行。《日用本草》卷六。

叶

【气味】治咽喉十八症，叶煎服即愈，多食者吐。《校补滇南本草》卷上。

合子草《本草拾遗》　【校正】《本草纲目》原附"榼藤子"条下，今分出。

【释名】鸳鸯木鳖、水荔枝、盒儿藤《百草镜》、天球草《本草纲目拾遗》。

【集解】《本草纲目拾遗》卷七：好生水岸道旁，苗高三四尺，叶如波斯花，有小绒，五月结实为球，球内生黑子二片，生时青老则黑，每片浑如龟背，又名龟儿草，丹术家取其汁伏硫汞，根伏雌雄。《百草镜》：鸳鸯木鳖，一名水荔枝、盒儿藤。叶长尖，有锯齿，生水涯，蔓生，秋时结实，状如荔枝，色青有刺，壳上中有断纹，两截相合，藏子二粒，色黑如木鳖而小。

【气味】有小毒。《本草纲目拾遗》卷七。

【主治】主蛊毒及蛇咬，捣敷疮上即愈。痧积初起。《百草镜》云：鸳鸯木鳖三钱，煎服愈。《本草纲目拾遗》卷七。

【发明】《本草纲目拾遗》卷七：此草似预知子，近时人罕用，而吴氏遵程著《从新》，以预知子为近日所无，直不知即天球草也，世不用，而草医又易以他名。

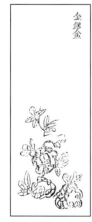

图 17-45-1　金银盆《便方》

金盆银盆《草木便方》

【气味】苦，寒。《草木便方》卷一。

【主治】主祛风，火眼热毒搽痔松，肠胃热结气痛止。银盆治法亦同功。黄白二种同性。《草木便方》卷一。

木鳖子《开宝本草》

【集解】《植物名实图考》卷二〇：木鳖子《开宝本草》始著录。《图经》云：岭南人取嫩实及苗叶作茹，蒸食。药肆唯贩其核，形宛似鳖，大如钱。《霏

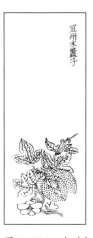

图 17-46-1 宜州木
鳖子《图经（政）》

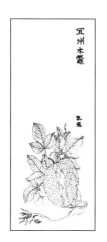

图 17-46-2 宜州木
鳖子《图经（绍）》

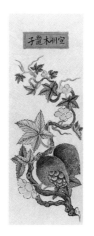

图 17-46-3 宜州
木鳖子《品汇》

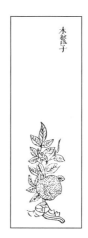

图 17-46-4 木
鳖子《蒙筌》

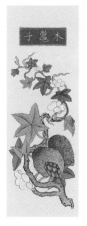

图 17-46-5 木
鳖子《雷公》

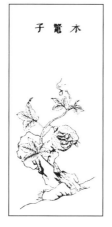

图 17-46-6 木鳖
子《三才》

图 17-46-7 木
鳖子《原始》

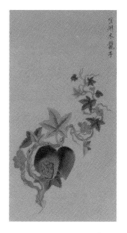

图 17-46-8 宜州木
鳖子《草木状》

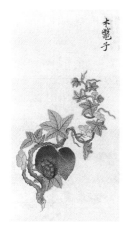

图 17-46-9 木鳖子
《图谱》

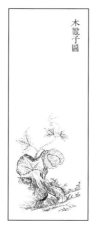

图 17-46-10 木鳖
子《草木典》

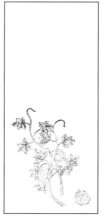

图 17-46-11 木鳖
子《图考》

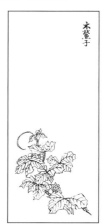

图 17-46-12 木鳖
子《图说》

雪录》著其毒能杀人。俗传丐者用以毒狗。《本草纲目》所列诸方，宜慎用之。又番木鳖，形状功用具《本草纲目》，亦云毒狗至死。

【修治】《本草原始》卷四：木鳖子，去壳取仁，或去油用。老者壳色苍黑，嫩者壳色黄白。仁：皮绿、肉白者佳。多油及瘦薄者不堪用。

【气味】苦、辛，有毒。《分部本草妙用》卷八。苦、辛、甘，大寒，大毒。气雄烈。《本草正义》卷下。

《景岳全书》卷四八：木鳖子味苦、微甘、微辛，气雄劣，性大寒，有大毒。《本草》言其甘温无毒。谬也。今见毒狗者，能毙之于顷刻，使非大毒，而有如是乎？

【主治】扫疥如神。《本草约言》卷二。恶痢，冷漏疮，恶疠风。《分部本草妙用》卷八。力能利肠。治疮消肿追风。仅可外科敷治，不入汤药。《药性切用》卷四。

【发明】《本草经疏》卷一四：木鳖子禀火土之气，感长夏暑热之令以生，故其味甘，气温，无毒。味厚于气，可升可降，阳也。为散血热、除痈毒之要药。夫结肿恶疮，粉刺，肛门肿痛，妇人乳痈等证，皆血热所致。折伤则血亦瘀而发热。甘温能通行经络，则血热散，血热散则诸证无不瘳矣。其止腰痛者，盖指湿热客于下部所致，而非肾虚为病之比也。用者详之。《本草汇言》卷六：楼渠泉稿《开宝》方作汤饮，主疗恶疮肿毒，乳痈便痈。又醋调敷粉刺；水调敷肛门肿痛。作散服，消痞积痞块，乃疏结泄壅之物。如胃虚大肠不实，元真亏损者，不可概投。如入敷贴外科诸疾，又勿论也。《景岳全书》卷四八：今见毒狗者，能毙之于顷刻，使非大毒，而有如是乎？人若食之，则中寒发噤，不可解救。按刘绩《霏雪录》云：木鳖子有毒，不可食。昔一蓟门人，有两子患痞，食之相继皆死，此不可不慎也。若其功用，则惟以醋磨，用敷肿毒乳痈，痔漏肿痛，及喉痹肿痛，用此醋漱于喉间，引痰吐出，以解热毒，不可咽下。或同朱砂、艾叶卷筒，熏疥杀虫最效。或用熬麻油擦癣亦佳。《本草求真》卷三：木鳖子引吐热毒从痰外出，番木鳖引吐热涎逆流而上。木鳖专入外科外治。本有二种，一名土鳖，有壳。一名番木鳖，无壳。木鳖味苦居多，甘辛略带。诸书皆言性温，以其味辛者故耳。究之性属大寒，狗食即毙。人若误用，中寒口噤，多致不救。常有因病错用而毙者矣！故其功用多从外治，如肿毒、乳痈、痔漏、肿痛、喉痹，用此醋漱于喉间，引痰吐出，以解热毒，不可咽下。或同朱砂、艾叶卷筒，熏疥杀虫最效。或用麻油熬擦癣亦可，总不可入汤剂，以致寒毒内攻耳。番鳖即马钱子功与木鳖大同，而寒烈之性尤甚。所治热病喉痹，亦止可同山豆根、青木香磨汁内含，使其痰涎引吐，逆流而上，不可咽下。斑疮入眼，可用番木鳖半个，轻粉、冰片、麝香为末，左目吹右耳，右目吹左耳，日吹二次即住。狗性大热，用此大寒内激，使之相反，立见毙与。止入外科治疗，用时除油。《对山医话》卷四：木鳖子《本草》言其无毒，能治泻痢痞积，而发明下又载蓟门人有二子，服此俱毙，特着为戒。近闻南门外有农人曹某，年已半百，子仅九龄，患腹痛，时发时止，经年不愈。或言此痞积，木鳖可疗。曹即市五文，尽数煎与其子服，不逾时乃肉颤筋弛，骨节尽解而死。按木鳖有二种，一产南中，形细而底凸，又名木虱子。昔人用以治痢，审其性味，不过苦参子之类耳。此种今已绝少，现肆中所卖者，皆番木鳖，出回回国，外科尝用以傅疮，服之能杀人，切勿入药以尝试也。

【附方】《药性粗评》卷二：年久恶疮。以营实研末，先将疮口米泔洗净，以药末掺之，又冬取其根，夏取其茎叶，浓煎饮之效。肉中折刺。凡折箭或刺入肉，脓囊不出。以营实煎汤服，七八日刺出。

《太乙仙制本草药性大全·仙制药性》卷三：治痔漏。以三枚去皮，杵碎，砂盆内研泥，以百沸汤一大桶，入盆器内和药匀，坐上熏之至通手即洗，一日不过三二次。

《本草汇言》卷六：治恶疮肿毒，乳痈便痈。用木鳖子仁三钱，金银花、紫花地丁各四钱，乳香、没药各一钱，水酒各二碗，煎一碗，毒在上，食后服；在下，食前服。乳痈，加瓜蒌实一个，打碎用。便痈鱼口，加大黄、皂角刺、穿山甲、火煅，各三钱。白荆山手抄。○贴泻痢如神。狗皮膏：用木鳖子十个，杏仁五十个，桃枝、柳枝各五十段，乳香、没药各五钱，用香油七两，将木鳖子以下四味入油煎浮，捞起渣，后下好黄丹三两，熬将成膏，用竹箸不住手搅，滴水内成珠，再入乳香、没药，以狗皮摊膏，贴脐上。

《医经允中》卷二一：治风狗咬伤如神。木鳖子麻油炙为末，每服二分，沙糖、酒调服，连进三日。

《植物名实图考》卷二〇：治舌长数寸。用番木鳖四两，刮净毛，切片，川连四钱煎水，将舌浸，良久即收。盖以异物治异病也。近世信验方。

解毒草《滇南本草图说》

图 17-47-1　解毒
草《滇南图》

【释名】天花粉《滇南本草图说》。

【主治】治梅疮攻鼻，红肿陷落，用此草常服之，可以解毒，而红肿之处自消。一切疮症，服之无不神效。《滇南本草图说》卷一〇。

土余瓜《滇南本草图说》

【集解】《滇南本草图说》卷五：土余瓜一名龙蛋草。非真龙蛋草也，真者已序于前。生山中有水处，叶似小蓟，根大而肥，夜有白光。《校补滇南本草》卷上：生山崖，倒挂，绿叶黄花，其花按一年开一朵，结一台，梗藤棉软，至十二年根成人形，夜有白光，《植物名实图考》卷二三：《滇本草》土余瓜味甘，无毒。生于山中。倒挂绿叶，开黄花；按一年开一朵，结一蕾，梗藤绵软；至十二年根成人形。夜有白光，属阳气。采取，同云茯苓膏服之，黑发延年，百病不生。若单服无益。茯苓亦夜有白光，阴也，须得土余瓜配合为妙。余遣人采得，根如何首乌，大小磥砢相属不绝，色

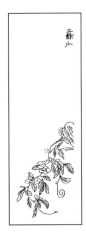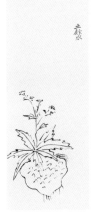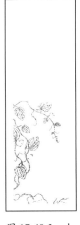

图 17-48-1　土　　图 17-48-2　土余　　图 17-48-3　土
余瓜《滇南》　　　瓜《滇南图》　　　余瓜《图考》

黄如土，细蔓丝袅，拳附下垂；一叶一须，似王瓜叶而光，有细纹，亦如瓜叶；人形、白光之说盖如枸杞、人参，以意测度。东坡谓：五月五日采艾如人形者。艾岂似人？万法皆妄出于意想，读医书者当知之。

【气味】味甘，无毒。《校补滇南本草》卷上。

【主治】治水肿，气肿，血肿，单腹膨胀。服此即消。久服延年益寿。采叶敷痈疽，发背疔毒，神效。即杨梅结毒，服七剂神效。《滇南本草图说》卷五。

血藤《本草图经》　【校正】《本草纲目》原附"茜草"条下，今分出。

【集解】《证类本草》卷三〇：〔《本草图经》〕血藤生信州。叶如婆叶，根如大拇指，其色黄。五月采。《植物名实图考》卷一九：李时珍按虞抟云：血藤即过山龙，未知的否。姑附之茜草下。按过山龙俗名甚多，不图其形，无从审其是否。罗思举《简易草药》：大血藤即千年健，汁浆即见血飞，又名血竭。雌、雄二本。治筋骨疼痛，追风，健腰膝。今江西庐山多有之。土名大活血。蔓生紫茎，一枝三叶，宛如一叶擘分；或半边圆，或有角而方，无定形，光滑厚韧；根长数尺，外紫内白；有菊花心。掘出曝之，紫液津润。浸酒一宿，红艳如血。市医常用之。广西《梧州志》：千年健浸酒，祛风延年。彼中人以遗远，束以色丝，颇似降真香。

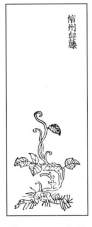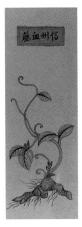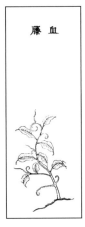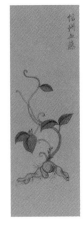

图 17-49-1　信州　　图 17-49-2　信　　图 17-49-3　血藤　　图 17-49-4　信州
血藤《图经（政）》　州血藤《品汇》　　《三才》　　　血藤《草木状》

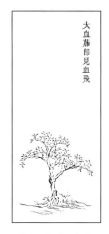 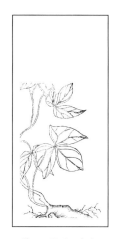 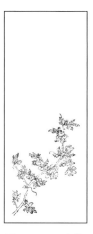 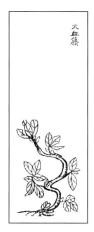

| 图 17-49-5　大血藤《草药》 | 图 17-49-6　大血藤《图考》 | 图 17-49-7　血藤《图考》 | 图 17-49-8　大血藤《便方》 |

【主治】治筋骨疼痛，追风，健腰膝，壮阳事。《草药图经》。

【发明】《夷坚志·再补》：水治寸白虫方。赵子山寓居邵武军天王寺，苦寸白虫为挠。医者戒云：是疾当止酒。而以素所躭嗜，欲罢不能。一夕，醉于外舍，归已夜半，口干咽燥，仓卒无汤饮，适廊庑间有瓮水，月映莹然可掬，即酌而饮之，其甘如饴，连饮数酌，乃就寝。迨晓，虫出盈席，觉心服顿宽，宿疾遂愈。验其所由，盖寺仆日织草履，浸红藤根水也。《草木便方》卷一：大血藤温入血分，瘳扑损伤积血病。破瘀生新止痰血，膨胀鼻衄金疮疬。

通草《本经》

【释名】下父、附支、蓪草《太平御览》、离南、活蒆《尔雅》、寇脱、倚商《山海经》、风藤草根《滇南本草》；实：燕覆子、乌覆、桴梾子、莩子《通志》。

《证类本草》卷八：〔《嘉祐本草》〕陈士良云：此是木通，实名桴梾子，茎名木通。《通志·昆虫草木略》卷七五：通草曰附支，曰丁翁，曰王翁。《万年方书》亦谓之木通。《尔雅》曰：离南，活蒆。以活蒆亦谓之离南，今人谓之通草。○其实曰燕覆子，曰乌覆，曰桴梾子，曰莩子。《本草集要》卷三：通草臣，今谓之木通。○通脱木，俗名通草。

【集解】《通志·昆虫草木略》卷七五：○张氏《燕吴行役记》：扬州大仪甘泉东院两廊前有通草，其形如椿，少叶，子垂梢际，如苦楝。与今所说殊别，不知是木通邪？通脱邪？或别是一种也。古方所用通草，皆今之木通，通脱稀有使者。近世医家多用利小便，南人或以蜜煎作果食之甚美，兼解诸药毒。《本草发明》卷二：木通今云即通草，俗名葡萄藤，茎长大。行水利肠并同见效，治他症不及通草远矣，通草皮厚软柔，孔节相贯，吹口气即通，藤茎不甚长，二者自有分别也。通脱木轻虚洁白，心中有瓤，脱木得之。

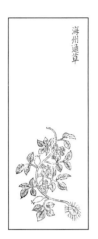

图 17-50-1 海州
通草《图经（政）》

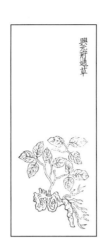

图 17-50-2 兴元府
通草《图经（政）》

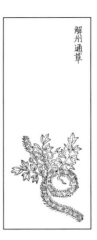

图 17-50-3 解州
通草《图经（政）》

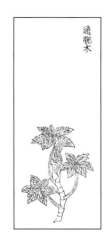

图 17-50-4 通脱
木《图经（政）》

图 17-50-5 海州
通草《图经（绍）》

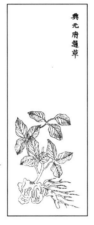

图 17-50-6 兴元府
通草《图经（绍）》

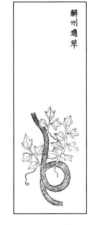

图 17-50-7 解州
通草《图经（绍）》

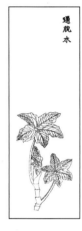

图 17-50-8 通脱
木《图经（绍）》

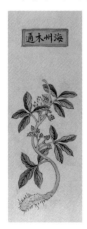

图 17-50-9 海
州木通《品汇》

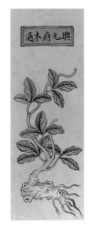

图 17-50-10 兴
元府木通《品汇》

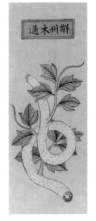

图 17-50-11 解
州木通《品汇》

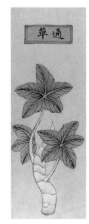

图 17-50-12 通
草《品汇》

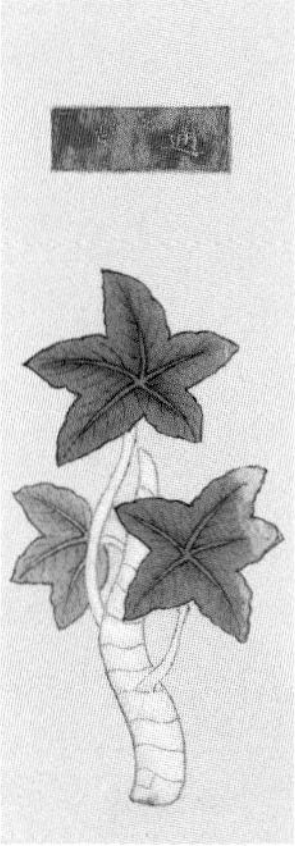

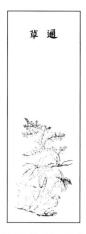

图 17-50-13 通
草《雷公》

图 17-50-14 通草
《三才》

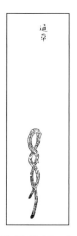

图 17-50-15 通
草《原始》

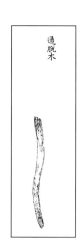

图 17-50-16 通
脱木《原始》

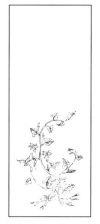

图 17-50-17 通
草《图考》

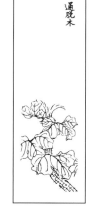

图 17-50-18 通
脱木《图说》

茎（即：木通）

【修治】《药性粗评》卷二：八九月采子，正月、二月采枝，阴干。凡用去皮节，《本草述》卷一一：修治去皮节，生用。

【气味】味辛、甘，平，无毒。《图经本草药性总论》卷上。味苦、辛，气微寒，无毒。《本草汇言》卷六。味苦，气寒。沉也，降也。《景岳全书》卷四八。

【主治】治小便，通诸风，散诸邪。《医方药性·草药便览》。除烦渴黄疸，导痰湿呕哕，消痈肿壅滞。《景岳全书》卷四八。清虚火，清肺热，生津液，通血分，利二便，活筋骨，治浑身肿胀，湿气下行。《本草再新》卷三。

根

【气味】性平，味淡平。《校补滇南本草》卷下。

【主治】泻小肠经实热即效，清利水道功效最良。能消水肿，通利五淋白浊，小便浓闭玉关，并治暴发火眼疼痛等症。《校补滇南本草》卷下。

子（即：燕覆子）

【气味】味甘，寒，无毒。《日用本草》卷六。

【主治】主利肠胃，令人能食。下三焦，除恶气。○主续五藏音声及气，使人足气力。○取枝叶煮饮服之，治卒气奔绝。亦通十二经脉。《食疗本草》卷子本。主胃口热闭，翻胃不下食，除三焦客热，理风热淋疾。小便急疼，小腹虚满，宜煎汤并葱食之有效。《太乙仙制本草药性大全·仙制药性》卷二。

【发明】《本草纂要》卷四：入手太阳小肠，通彻小水；复入少阴心经，宁心定志，此轻清之药也。主治惊痫，去邪恶，利九窍，除郁热；又治五淋，通血脉，定烦哕，散坚结，消痈肿，清鼻塞，疗耳聋，攻狂越，乃心与小肠之要药也。大抵此剂为通气之药。腑通则脏通，脏病由腑结也。是以治惊之剂多用木通，惊由心气郁也，今则不治其心，而反治小肠，因其心与小肠相为表里，使肠通而心郁散也。由是观之，用药之法，举此治彼，泻南补北，亦可见圣贤之大意矣。《药性解》卷三：木通利便，端泻小肠，宜疗五淋等症。其惊悸等症，虽属心经，而心与小肠相为表里，故并治之，脾疸喜睡，此脾之病，皆湿所酿也，利小肠而湿不去乎？瘟疫之来，感天地不正之气，今受盛之官行，而邪不能容，亦宜疗矣。《本草汇言》卷六：木通，开心通肾，泄金郁，利气窍，李时珍行小便之药也。莫士行稿《本草》主利九窍，除郁热，导小肠，治淋浊，定惊痫狂越，为心与小肠要剂。所以治惊之剂，多用木通。惊由心气郁故也，心郁既通，则小便自利，而惊痫狂越之病亦安矣。《仁寿堂药镜》卷十：君火为邪，宜用木通；相火为邪，宜用泽泻。利水虽同，用各有别。赋云：木通泻小肠火积而不散，利小便热闭而不通。《药镜》卷三：木通利诸经之窍，气滞心疼者，大把加煎，且定惊悸。泻小便之实，火疼湿肿者，斟酌量用，兼导闭淋。君火为邪，宜用木通。相火为邪，宜用泽泻。利水虽一，用各有差。盖木通能泻丙丁之火，则肺不受邪，上流开豁，惟水源既清，则津液自化，而诸经之湿与热，皆由小便去矣。《本草述》卷一一：此种谓其可疏湿热，以湿多，属血分不利之病也。至风热之病于血者亦用之，以血脏即风脏也，总不外于通利血脉关节之义。故丹溪用之治湿气脚痛，即以之专治白虎历节痛风者，皆有所见也。至如治女子经闭，月候不匀，即就妊娠一节明之。女子养胎，自肝为始，脏腑相滋，各养三十日，唯手少阴心、手太阳小肠，不在十月养经之数。无胎则在下为月水，有胎则在上为乳汁，故不养于胎也。是则调女子之月候者，为更切矣。《顾氏医镜》卷七：利水治淋，泻心家之火，则肺不受邪而气化及州都，随其性之通，而小便利，故曰君火为邪用木通，相火为邪用泽泻，利水虽同，用各有别。治淋者，乃通窍之功也。除湿杀虫。湿热生虫，利水则除湿，而热亦去，虫因死矣。宣九窍，利关节，通血脉，下乳汁。皆通窍之所致。关格可开，仲景云：关则不得小便，格则吐逆。盖因丹田有热，故不得小便，火炎上升，故食即吐逆。此能利诸经脉寒热不通之气。疮疖兼医。能泻心火，由小肠而出也。功用虽多，不出宣通气血四字。性极通利，精滑气弱，内无湿热者，忌用。能催生堕胎，孕妇勿服。《小儿诸热辨》：吾歙幼科习用木通，不知始自何人，竟成故套。予甚恶之，特为标出，细加评论，以尽予之苦心，知我罪我，亦听之世俗而已。三十年前，黄席有先生见予有心活幼，谓予曰：活幼一科，惟木通一味能引邪过界，不可轻用。予服其言，至今不易。其用木通处，必如心热之导赤散、淋症之八正散。痘疮一二朝之大热，利小便，诸疹疮疥之表气已通，而湿热未泄，舍此无用者矣。木通藤中有孔，两头皆通，故善通窍。通窍之药，最能引邪过界，如牛黄之引邪入脏，冰片之引邪入骨，皆医家所罕用者。若世俗幼科之习用木通，引邪入里，能使阳邪陷入阴分，热久不退，损人气血，其害实甚。人多以其淡而忽之，不知所以罪之。药之气味，辛甘发散为阳，酸苦涌泄为阴。六淫之邪，如风寒初感宜发散，断不宜涌泄，木通为大忌之药。麻黄之性，通自里而达于表也。木通之性，通自上而导之下也。阳分之邪，自里达表，自能得汗而解。导之使下，必致陷入阴分，断无风从小便而出之理。风邪在表，或在上焦气分，误用木通，陷入阴分，其病只是潮热，人渐瘦或咳，与风劳相似，病未久犹为可治，治之法，补中益气汤提出阳分之邪，是为对症之药。伤寒例麻黄、桂枝，皆有禁条，下早下迟，亦有明证。药之为用，补偏救弊，岂有通套之理？即《本草》称甘草能和百药，而呕家忌之，中满忌之，独于木通不知所禁忌哉？风寒入肺，面青，有涕泪者，宜温散。误用木通，如水益深，则肺气闭结，而不能解矣。风热入肺，痰嗽气促，面赤无涕泪者，宜清散，荆、防、甘、桔、杏仁、葱白之中，少加炒栀子，以泄其热。《经》所谓肺苦气上逆，急食苦以泻之者，是也。若用木通泻而不专，亦难解散。小儿惊骇，本属心虚，惊则气散，不与养心，反用木通以泻心，多有困毙而不能救者。伤食而误用木通，脾胃寒，有增其呕吐腹痛者。吐泻而误用木通，脾胃益伤，有累成慢惊者。麻症表未开，早用木通，两颊必然不透。痘症里虚，误用木通，必致泄泻，痒塌。疮隐丹闭误用木通，其毒必归腹，顷成腹胀。寒邪暴中，误用木通，下咽即毙。呜呼！木通之害大矣，非木通之害，不善用者之害也。《神农本草经读》卷三：防己、木通，皆属空通蔓草。防己取用在下之根，则其性自下而上，从内而外；木通取用在上之茎，则其性自上而下，自外而内，此根升梢降，一定不易之理。后人用之主利小便，须知小便之利，亦必上而后下，外而后内也。

【附方】《药性粗评》卷二：咽喉肿痛不利。取木通煎汤服之，或磨水服，或含之亦可。妇人血气不通。每以木通浓煎饮之，以通为度。

《本草汇言》卷六：**治郁热不清，或发热口干，或遍身走痛，小便淋涩不通等证。**用木通、车前、黑山栀各二钱，连翘、防风、黄芩各一钱，甘草五分，滑石、知每各一钱五分，水煎服。《方脉正宗》。○**治五淋并赤白浊。**用木通、生地黄、海金沙各二钱，甘草、茯苓、黄连、黄芩各一钱，竹叶五十片，灯心五十根，水煎服。临服时，加白果汁十茶匙。同前。**治心热多惊，并颠狂，踰垣上屋不定。**用木通二钱，半夏、胆星、白芥子、川连、广皮、防风、石膏、石菖蒲、茯神各一钱五分，水煎服。钱氏方。**治妇人血气阻闭不通。**用木通浓煎三五盏，饮之即通。孟氏方。

《伤寒温疫条辨》卷六：**治血瘀绕脐腹疼甚验。**通灵散：木通、五灵脂、赤芍三钱，水煎服。

《校补滇南本草》卷下：**治火眼疼痛。**风藤草尖，不拘多少，用潮纸包定，于子母火内微炮，挤汁点目内，要将灰去净。○**治尿结。**小儿更良。风藤草尖用新鲜者，不拘多少，捣汁，去渣，点水酒服之，良效。

三叶挈藤《植物名实图考》

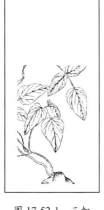

图 17-51-1 三叶挈藤《图考》

【集解】《植物名实图考》卷一九：三叶挈藤生长沙山中。蔓生，黑茎，新蔓柔细，一枝三叶，叶长寸余，而末颇团；面青背白，直横纹皆细。

【主治】治跌损、和筋骨之药。《植物名实图考》卷一九。

三加皮《植物名实图考》

【集解】《植物名实图考》卷一九：三加皮产建昌山中。大根赭黑似何首乌；丛生，细茎，老赭新绿；对发短枝，一枝三叶，叶劲无齿，形似豆叶而长，面绿背青白，中直脉纹亦稀疏。○非与一名金盐之五加皮一类也。

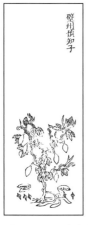

图 17-52-1 三加皮《图考》

【主治】俚医以治风气，故名三加皮。《植物名实图考》卷一九。

预知子《开宝本草》

【释名】《本草发明》卷三：取二枚缀衣领上，遇蛊毒物有声，能先知，故名预知。

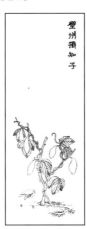

图 17-53-1 壁州预知子《图经（政）》

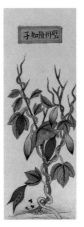

图 17-53-2 壁州预知子《图经（绍）》

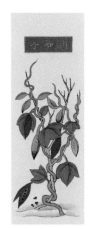

图 17-53-3 壁州预知子《品汇》

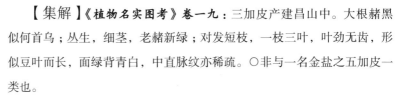

图 17-53-4 预知子《雷公》

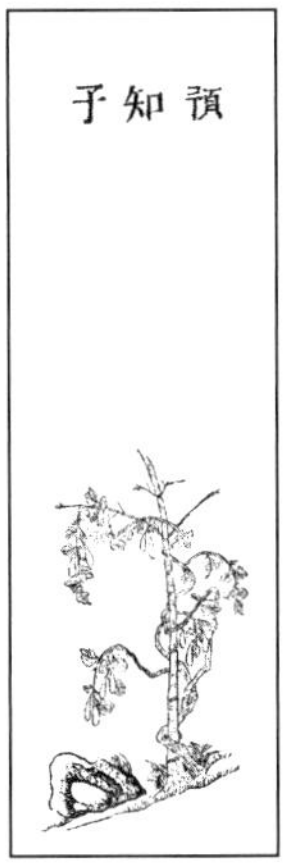

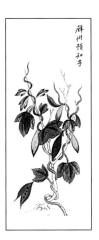

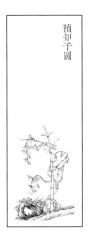

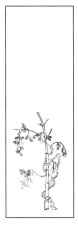

图 17-53-5　预
知子《三才》

图 17-53-6　璧州
预知子《草木状》

图 17-53-7　预知
子《草木典》

图 17-53-8　预
知子《图考》

【集解】《本草蒙筌》卷三：出淮南及汉黔诸州，系藤蔓附大木直上。叶三角，绿色，背浅面深；实五月作房，生青熟赤。子藏房内，六七多枚，如皂角子褐斑，似飞蛾虫光润。欲求极贵，因得甚难。

子仁

【气味】味苦，寒性，无毒。《本草元命苞》卷五。

【主治】服须去皮，研细汤下。杀虫诛蛊，诸毒并驱。《本草蒙筌》卷三。解毒药中恶，失音，发落，蛇虫蚕咬。《太乙仙制本草药性大全·仙制药性》卷二。

【发明】《本草经疏》卷一一：预知子，感阴寒之气以生，故其味苦，其气寒，其性无毒。凡蛊毒多辛热之物所造，故宜苦寒以泄其热毒，热毒既解，则蛊不灵矣。凡虫皆湿热所生，虫得苦则伏，故杀虫之药多苦多寒也。此草中之有灵性者，故其命名如此。又名仙诏子、圣知子、圣先子。蜀人贵重，云亦难得。采无时。其根味苦，性极冷，其效愈于子，山民目为圣无忧。冬月采，阴干，石臼内捣末，筛细。凡中蛊毒，则水煎三钱匕，温服立已。《日华子》又云：盍合子，温，治一切风，补五劳七伤，其功不可备述。并治疰癖气块，天行温疾，消宿食，止烦闷，利小便，催生，解毒药，中恶，失音，发落，傅一切蛇虫蚕咬。《本草汇言》卷六：预知子，杀虫，《开宝》解蛊毒之药也。缪仲淳稿此药感阴清之气以生，味苦气寒，凡蛊毒多辛热虫物所造，故宜阴清苦凉，以泄其热毒。热毒既解，则蛊不灵矣。凡蛊物皆甘温湿热之味所生，得苦寒之味则伏，故杀虫之药，多苦多寒也。此草中之有灵性者，故有预知之名。大氏方治一切风毒，化疰癖，消宿食。又治天行瘟疫，一切热病，每早吞二七粒即瘥。总关积热为祟者，应手奏功。倘属脾虚中气寒冷者，勿用。

根

【气味】根味苦，极冷。《本草发明》卷三。

【主治】治蛊之功胜于子。《本草纲目易知录》卷二。

菟丝子《本经》

【释名】合离草、独摇、离母《抱朴子》、女萝《通志》。

【集解】《本草衍义补遗》：菟丝子未尝与茯苓相共。种类分明，不相干涉。《本草汇言》卷六：卢子由先生曰：癸亥七月过烟霞岭，望林树间有若赤网笼罩者，有若青丝覆罩者，又有青赤相间者。以询山叟，曰赤网即菟丝，青丝即女萝。○根或绝地，尝寄生空中，质轻扬，不损本树之精英。夏末作花，赤色而无叶，随亦结实，实或着树间，次年随在吐丝，不下引也。《本草纲目拾遗》卷七：无根草，《采药录》：此草无根无叶，生在柴草上，缠结而生，名无根金丝草，色有紫有黄。《百草镜》：无根金丝草，一名（大）〔火〕焰草，即菟丝苗也，生毛豆茎上者佳。此草与女萝相似，以色黄如金而细如线者真。若色红紫粗类灯心者，名女萝。又紫背浮萍，亦名无根草，与此别。《药鉴》无根金丝草茎细而赤，无叶无根，惟有青色细累，附于茎际，蔓延极长，多缠草木上。《植物名实图考》卷二：菟丝，《本经》上品。北地至多，尤喜生园圃。菜豆被其纠缚，辄卷曲就瘁。浮波罢，万缕金衣；既无根可寻，亦寸断复苏。初开白花作包，细瓣反卷，如石榴状。旋即结子，球聚累累，人亦取其嫩蔓，油盐调食。《诗》云采唐，或即以此。江以南罕复见之。

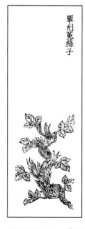

图 17-54-1 单州菟丝子《图经（政）》

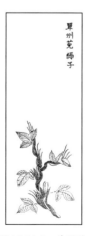

图 17-54-2 单州菟丝子《图经（绍）》

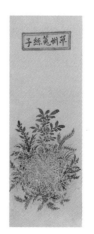

图 17-54-3 单州菟丝子《品汇》

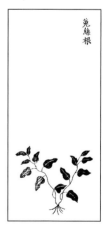

图 17-54-4 菟丝根《茹草》

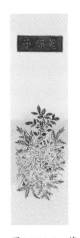

图 17-54-5　菟
丝子《雷公》

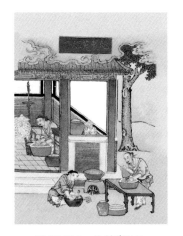

图 17-54-6　炮制菟丝子
《雷公》

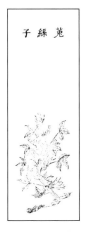

图 17-54-7　菟丝
子《三才》

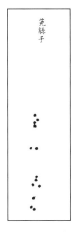

图 17-54-8　菟
丝子《原始》

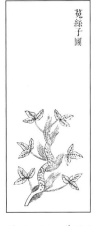

图 17-54-9　菟丝子
《草木典》

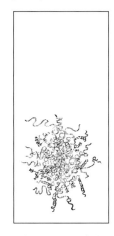

图 17-54-10　菟丝
子《图考》-1

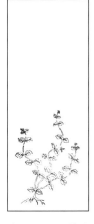

图 17-54-11　菟丝
子《图考》-2

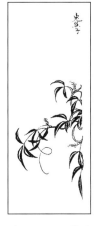

图 17-54-12　菟丝
子《图说》

子

【修治】《本草集要》卷二：得酒良，酒浸暴干，再浸再暴，杵末用，宜丸不宜煮。得酒良，酒浸暴干，再浸再暴，杵末用，宜丸不宜煮。《药性粗评》卷二：凡用水洗，澄去沙土，酒浸一宿，漉出蒸过，乘热杵为粗末，焙干。《医宗粹言》卷四：制菟丝子法菟丝子用温水淘去砂土净，用酒煮一日夜，捣作饼，晒干，然后复研方细。一法以白纸条同研方细。《仁寿堂药镜》卷一○：酒洗曝干，再浸、再曝九次，杵末用。《景岳全书》卷四八：先用甜水淘洗净，浸胀，次用酒渍，煮熟晒干，炒之更妙。《本草述》卷一一：米泔淘洗极净，曷晒，拣去稗草子，磨五六次，用酒浸一昼夜，捣之，不尽者再浸捣，须臾悉细。又法：酒浸四五日，蒸研作饼，微火焙干，再研末。一法：酒浸通软，乘湿研碎，焙干。《药笼小品》：淘净杂子，煮透吐丝，捣饼酒炒。

【气味】辛、甘，气平、温，无毒。《本草集要》卷二。甘，微辛，温。《本草正义》

卷上。味甘、辛，性温，无毒。入心、肝、肾三经。《本草再新》卷三。

【主治】主续绝伤，补不足，益气力，肥健。疗男子女人虚寒腰痛膝冷，填精补髓，强阴，坚筋骨，主茎中寒，精自出，溺有余沥，鬼交泄精，尿血，口苦燥渴，寒血为积，久服明目，轻身延年。小儿头疮，及女人面疮，煎汤洗之。《本草集要》卷二。滋肾水，兼能和血，壮阳道，兼可养阴，治痨伤虚损，解烦渴，散气，治痔疮。《本草再新》卷三。

【发明】《老学庵笔记》卷三：予族子相，少服菟丝子凡数年，所服至多，饮食倍常，气血充盛。忽因浴，去背垢者告以背肿。急视之，随视随长，赤嫩异常，盖大疽也。适四五月间，金银藤开花时，乃大取，依良方所载法饮之。两日至数斤，背肿消尽。以此知非独金石不可妄服，菟丝过饵亦能作疽如此，不可不戒。《续医说》卷一〇：山谷与王子均书云：承示尊体多不快，亦是血气未定时失调护耳。某二十四五时正如此，因服菟丝子，遂健啖耐劳。此方久服，不令人上壅，服三两月，其啖物如汤沃雪，半岁则太肥壮矣。若觉气壅，则少少服麻仁丸。某尝传此法与京西李大夫，服不辄啜物，作劳如少年人也。服菟丝子法：菟丝子不拘多少，用水淘净，研为细末，焙干，用好酒一升浸三日许，日中晒干，时时翻令沥尽酒，薄摊曝干，贮瓷器中，每日空心抄一匙，温酒吞下，则饮食大进。《山谷刀笔》。《本草纂要》卷七：入少阴肾经，补肾之药也。主男子精髓不足，阴胫痿弱、遗精、梦泄、小便滑涩；女子腰酸足寒，子宫久冷，小腹常痛，带下淋沥，是皆肾虚不足之症，惟此益肾之剂，内兼温补用之，其验如神者也。大抵此剂补而不峻，坚而不强，温而不燥，至和至美之药也。然而，入肾之经，虚可以补，实可以泻，寒可以温，热可以凉，湿可以燥，燥可以润，非若黄柏、知母之性苦寒而不温，有泻肾经之气；非若肉桂、益智之性辛温而不凉，有动肾经之燥；非若苁蓉、锁阳之性甘咸而滞气，有生肾经之湿者比也。按此剂若龟甲之实肾，实之而又能补髓也；若地黄之生肾，生之而又能添精也。今人精髓之虚者，苟用之必宜酒煮，以昼夜为度，捣饼曝干杵末用。《医宗必读·本草征要》上：菟丝子助火，强阳不痿者忌之。《本草汇》卷一二：菟丝子禀中和之性，凝正阳之气，不燥不寒，多归功于北方，为固精补肾虚寒首剂，不独治腰膝，去风，兼能明目。《本经》虽言其味辛，却与辛香燥烈之辛，迥不同也。单服偏补人卫气，助人筋脉。究之久则令气壅便闭，当以润药和解。凡肾家多火，强阳不痿者，忌之。大便燥结者，亦不宜用。《本草新编》卷二：可以重用，亦可一味专用，世人未知也，余表而出之。遇心虚之人，日夜梦精频泄者，用菟丝子三两，水十碗，煮汁三碗，分三服，早、午、夜各一服即止，且永不再遗。其故何也？盖梦遗之病，多起于淫邪之思想，思想未已，必致自泄其精，精泄之后，再加思想，则心火暗烁，相火乘心之虚，上夺君权，火欲动而水亦动矣，久则结成梦想而精遗。于是，玉关不闭，不必梦而亦遗矣。此乃心、肝、肾三经齐病，水火两虚所致。菟丝子正补心肝肾之圣药，况又不杂之别味，则力尤专，所以能直入三经以收全效也。他如夜梦不安，两目昏暗，双足乏力，皆可用至一二两。同人参、熟地、白术、山茱之类用之，多建奇功。古人云：能断思交。则不尽然也。《冯氏锦囊秘录·杂症痘疹药性主治合参》卷二：菟丝子禀中和之性，凝正阳之气，无根假气以成形，故能续补先天元阳宗气。专治肾脏败伤，寒精自出，溺有余沥。温而不燥，补而不滞，又能补土之母，故进食止泻并效。稀痘丹用之，亦培补先天不足之义也。然单服偏补人卫气，故古人同熟地名双补丸，同元参名玄兔丹，即此意也。《神农本草经百种录》：凡药性有专长，此在可解不可解之间，虽圣人亦必试验而后知之。如菟丝之去面，亦其一端也。以其辛散耶，则辛散之药甚多；以其滑泽耶，则滑泽之物亦甚多，何以他药皆不能去而独菟丝能之？盖物之生，各得天地一偏之气，故其性自有相制之理。但显于形质气味者，可以推测，而知其深藏于性中者，不可以常理求也。故古人有单方及秘方，往往以一二种药治一病而得奇中。及视其方，皆不若经方之必有经络奇偶配合之道，而效反神速者，皆得其药之专能也。药中如此者极多，可以类推。《神农本草经读》卷二：菟丝气平禀金气，味辛得金味，肺药也。然其用在肾而不在肺。子中脂膏最足，绝类人精，金生水也。主续绝伤者，子中脂膏如丝不断，善于补续也。补不足者，取其最足之脂膏，以填补其不足之精血也。精血足，则气力自长，肥健自增矣。汁去面者，言不独内服得其填补之功，即外用亦得其滑泽之效也。久服，肾水足则目明，肾气壮则身轻。《本经续疏》卷一：菟丝者焉，能以优柔温润之气，折暴戾严肃之阴，而令阳得归耶。

【附方】《药性粗评》卷二：精气虚羸。凡人年老，自觉精气虚乏，耳目不利者。菟丝子一斗，酒一斗，浸良久，漉出暴干，又浸又暴，以酒尽为度，捣筛为末，初服每服二钱，温酒空心调下，日二服，服后以水饭压之，至半月后，每服三钱，久久令人面色光泽，返老还少，驻世延年。腰膝冷痛。凡丈夫腰膝积冷，疼痛无时，或顽麻无力者，菟丝子三两，牛膝三两，入银器或磁器内，好酒浸高一寸，五日后漉出，暴干，为细末，将元浸酒再入少醇酒，作糊和为丸梧桐子大，每空心温酒下二十丸，佳。

《本草汇言》卷六：治男子阳道衰微，阴茎痿弱。用菟丝子八两，补骨脂一两，鹿茸、人参、于白术、山药、山茱萸肉、枸杞子、牛膝、肉桂、泽泻各一两，黄耆、牡丹皮各二两，为末，炼蜜丸。早服三钱，白汤送。葛氏《延生录》。○治遗精梦泄，小便不禁，或小便淋涩。用菟丝子四两，莲须、北五味子、车前子、茯苓、远志各二两为末，炼蜜丸。每早晚各服四钱，白汤送。《方脉正宗》。○治妇人腰脊酸疼，小腹作痛。用菟丝子四两，川续断、当归酒炒、川芎、杜仲、牡丹皮、香附醋炒、白芍药、丹参，各二两。如虚热加知母二两，虚寒加白术二两，肉桂、附子各八钱，童便制；气滞加木香。《妇科良方》。○治妇人子宫虚冷，带下淋沥。用菟丝子、山茱萸肉各四两，枸杞子三两，赤石脂、于白术、白薇各二两，为末，炼蜜丸。每早服三钱，汤酒任下。同前。○治男子妇人脾元不足，饮食减少，大便不实。用菟丝子四两，黄耆、于白术土拌炒、人参、木香各一两，补骨脂、小茴香各八钱，饴糖作丸。早晚各服三钱，汤酒任下。《方脉正宗》。○治脾肾两虚，精髓不固，子嗣难成。用菟丝子三两，北五味子、沙苑蒺藜、覆盆子、莲须、山茱萸肉、巴戟天、枸杞子各二两，为丸。早晚各服三钱。同前。○治老人血虚，眼目昏花。用菟丝子三两，甘菊花、蜜蒙花、沙苑蒺藜、枸杞子、谷精草、怀熟地、当归身，为丸，早服三钱《方氏本草》。○治男子腰膝冷痛，顽麻无力。用菟丝子四两，牛膝、于白术、枸杞子、肉桂、黄耆各二两，附子童便制七钱，为丸梧子大。每服三钱，汤酒任下。同前。

茎叶

【主治】小儿热痱，取茎叶，挼以浴之。小儿痘疮痒塌，取子及茎叶，煎浓汤，热渍洗之。《本草集要》卷二。生研烂，涂去面斑。煎汤饮小儿，善发瘖疹，解肺部热。《本草汇言》卷六。

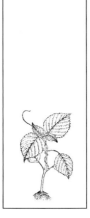

图 17-55-1　两头挈《图考》

【附方】《本草汇言》卷六：治溺有余沥，精不固。用菟丝子〔苗〕、牛膝各八两，枸杞子、北五味子各六两，杜仲、车前子、白茯苓各四两，没石子三两，俱用米醋拌炒，血鹿角一斤切碎炒，麦门冬、怀生地各八两，酒煮捣膏，和入末子内，炼蜜丸，每服三钱，早晚《广笔记》。

两头挈《植物名实图考》

【集解】《植物名实图考》卷一九：两头挈生广、信。草似野苎麻，有淡红藤一缕，寄生枝上。盖即毛芽藤生草上者。

【主治】治跌打，利小便。《植物名实图考》卷一九。

缠瓜草《滇南本草图说》

【集解】《滇南本草图说》卷一二：缠瓜草生南瓜地中，延蔓而生，细叶白花，有心。

【气味】气味甘、苦，平。《滇南本草图说》卷一二。

【主治】鱼皮癞痘，风疮，鱼风疮，一切疯癫，洗之如神。《滇南本草图说》卷一二。

图 17-56-1　缠瓜草《滇南图》

白龙须《本草纲目》

【集解】《草药图经》：白龙须生近水旁有石处，寄生搜风树节，乃树之余精也。细如棕丝，直起无枝叶，最难得真者。一种生于白线树根，细丝相类，但有枝茎稍粗为异，误用不效。

【气味】气味平，无毒。《草药图经》。

【主治】治男妇风湿，腰腿疼痛，左瘫右痪，口目㖞斜，及产后气血流散，胫骨痛，头目昏暗，腰腿痛不可忍，并宜之。《草药图经》。

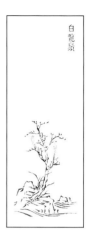

图 17-57-1 白
龙须《草药》

牵牛子《别录》

【集解】《植物名实图考》卷二二：牵牛子《别录》下品。今园圃中植之。《酉阳杂俎》谓之盆甑草。自河以北，谓之黑丑、白丑，又谓之勤娘子。其花色蓝，以渍姜，色如丹，南方以作红姜，故又名姜花。又一种子可蜜煎，俗谓之天茄。《救荒本草》谓之丁香茄。李时珍以为即牵牛子之白者，花叶固无异也。另入果类。

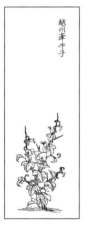

图 17-58-1 越州牵
牛子《图经（政）》

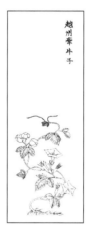

图 17-58-2 越州牵
牛子《图经（绍）》

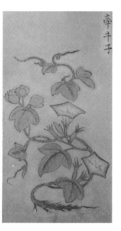

图 17-58-3 牵牛子
《履巉岩》

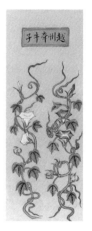

图 17-58-4 越州
牵牛子《品汇》

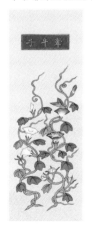

图 17-58-5 牵
牛子《雷公》

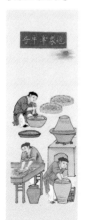

图 17-58-6 炮制
牵牛子《雷公》

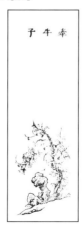

图 17-58-7 牵牛
子《三才》

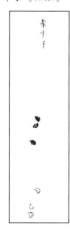

图 17-58-8 牵
牛子《原始》

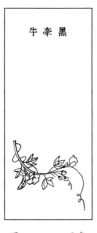

图 17-58-9 黑牵牛《野谱补》

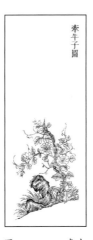

图 17-58-10 牵牛子《草木典》

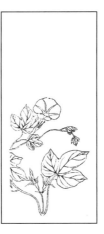

图 17-58-11 牵牛子《图考》

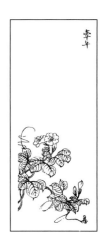

图 17-58-12 牵牛《图说》

【气味】味辛，气热，有毒。阳也，降也。《本草约言》卷一。味苦、辛，性寒，有毒，入大小肠二经。《药性解》卷三。

【主治】白牵牛其性寒。治胎前之恶血，止痛。黑牵牛其性温。治产后余疾，解心闷。《医方药性·草药便览》。下气逐水，通大小便，善走气分，通水道，消气实气滞水肿，攻症积。落胎杀虫，泻虫毒，去湿热痰饮，开气秘气结。古方多为散丸，若用救急，亦可佐群药煎服。然大泄元气，凡虚弱之人须忌之。《景岳全书》卷四八。

【发明】《宝庆本草折衷》卷一〇：艾原甫论牵牛子有黑白二种之分，而不言其治疗之异。往往均有行水之功。或谓白者性尤烈锐，今方书或单用一色，或以二色兼用，必有差等矣。《药性解》卷三：牵牛子专主水气，故入大小肠经。丹溪曰：属火善走，有两种，黑者兼水，白者兼金，病形与症俱实者用之，然驱逐致虚，不胀满不大便秘者，勿用，仲景治七种湿症及小便不利，俱不用之，何也？盖受湿之根在下焦，是血分中气病，皆因上焦虚弱，不能气化所致，若复用辛辣之剂，以泻太阴之金，危亡立至矣，可不谨乎？《本草经疏》卷一一：牵牛子《本经》不载，乃《名医》续注《本草》，谓为苦寒有毒。东垣以为感南方热火之化所生，应是辛热有毒之药。其主下气者，乃损削真气之谓。疗脚满水肿，除风毒，利小便，皆相似语。况前病多属脾胃气虚，此是泻药，今反用之，为害滋大。《医宗必读·本草征要》上：下气逐痰水，除风利小便。辛热有毒之药，性又迅急，主治多是肺脾之病，多因虚起，何赖泻药？况诸证应用药物，神良者不少，何至舍其万全，而就不可必之毒物哉？东垣谆复其词，以戒后人勿用。盖目击张子和旦暮用之，故辟之甚力，世俗不知，取快一时，后悔莫及。《本草述》卷一一：牵牛子在李东垣先生深致戒于妄投者，以其泄元气也。然此味能泄气分之湿，故下水积者类用之。夫湿即属血病矣。而又有所谓气分之湿者，此即海藏所谓血中之气也。

夫湿病于血，然未有不病于元气之不能化，以为血病者也。元气已病，积久而湿邪蕴隆之气，以致纠结填壅，如喘满肿胀，或郁遏下焦，致二便不得施化，斯时将从血而治乎？将必求其血中之气而责之，乃有人处于斯而补其正气，犹水沃石耳。用此味为斩关夺门之将，而猥云其泄元气，以致束手待毙也，可乎？如邪不至于蕴隆，而患不极于填壅，则正气尚未至并于湿邪，但处其弱而已，此际若以此味投之，其弱者能复有存否？故临证投剂，唯审湿邪之盛否，以为用舍，何能执一偏之说哉？**《本草新编》卷三**：牵牛味辛而苦，气寒，有毒。虽有黑、白二种，而功用则一。入脾与大小肠，兼通膀胱。除壅滞气急，及疝癖蛊毒，利大小便难，并脚满水肿，极验。但迅利之极，最耗人元气，不可轻用。虽然不言其所以不可轻用之故，而概置不用，亦一偏之辞也。夫牵牛利下焦之湿，于血中泻水，极为相宜，不能泻上焦之湿。于气中泻水，未有不损元气者也。李东垣辨之至明，似无容再辨，但未论及中焦也。中焦居于气血之中，牵牛既利血中之水，安在中焦不可半利其血中之水乎。嗟乎！水湿乃邪也，牵牛既能利水，岂分气血。但水从下受，凡湿邪从下受者，乃外来之水邪，非内伤之水邪也。牵牛止能泻外来之水，而不能消内伤之湿。**《神农本草经读》**：大毒大破之药，不堪以疗内病。惟杨梅疮，或毒发周身，或结于一处，甚则阴器剥，鼻柱坏，囟溃不合，其病多从阴器而入，亦必使之从阴器而出也。法用牵牛研取头末，以土茯苓自然汁泛丸，又以烧裩散为衣。每服一钱，生槐蕊四钱，以土茯苓汤送下，一日三服。服半月效。

旋花《本经》

【释名】箭头草《履巉岩》、葍子根、打碗花、兔儿苗、狗儿秧、燕葍根、缠枝牡丹、穰花《救荒本草》、蒲地参、打破碗、盘肠参《滇南本草》。

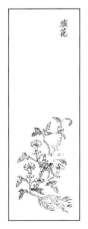 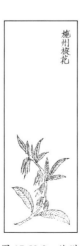 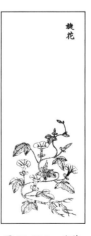 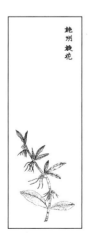

图 17-59-1　旋花 《图经（政）》　　图 17-59-2　施州旋花《图经（政）》　　图 17-59-3　旋花《图经（绍）》　　图 17-59-4　施州旋花《图经（绍）》

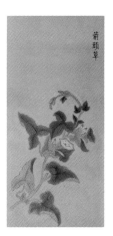

图 17-59-5 箭头草《履巉岩》

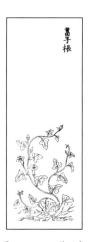

图 17-59-6 葍子根《救荒》

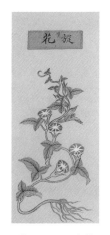

图 17-59-7 旋花《品汇》

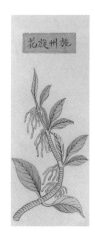

图 17-59-8 施州旋花《品汇》

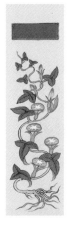

图 17-59-9 旋花《雷公》

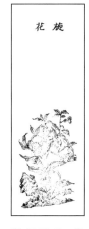

图 17-59-10 旋花《三才》

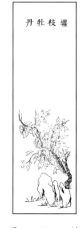

图 17-59-11 缠枝牡丹《三才》

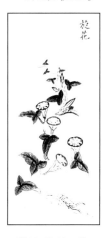

图 17-59-12 旋花《草木状》

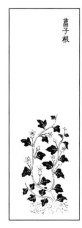

图 17-59-13 葍子根《博录》

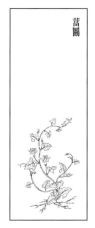

图 17-59-14 葍《草木典》

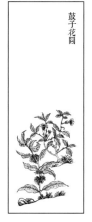

图 17-59-15 鼓子花《草木典》

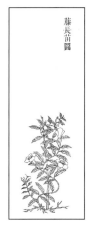

图 17-59-16 藤长苗《草木典》

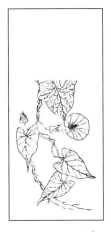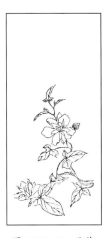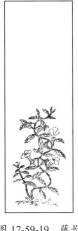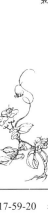

图 17-59-17 旋花　　　图 17-59-18 旋花　　　图 17-59-19 藤长　　　图 17-59-20 旋
《图考》-1　　　　　　《图考》-2　　　　　　苗《图考》　　　　　　花《图说》

【集解】**《救荒本草》卷上之后**：生平泽中，今处处有之。延蔓而生，叶似山药叶而狭小，开花状似牵牛花，微短而圆，粉红色，其根甚多，大者如小筋粗，长一二尺，色白。**《植物名实图考》卷二二**：旋花《本经》上品。《尔雅》：蕾，陆玑《诗疏》：幽州人谓之燕蕾。今北地俗语犹尔。《救荒本草》谓之蕾子根，根可煮食。有赤、白二种，赤者以饲猪，亦曰鼓子花；千叶者曰缠枝牡丹。今南方蘸菜，花叶与此无小异，唯根短耳。

花

【气味】味甘，气温，无毒。《图经本草药性总论》卷上。

【主治】治妇人白带，上盛下虚，水火不清，不胎育。《滇南本草》卷中。主益气，去面皯黑色，媚好。《本草集要》卷三。有益气续筋之功，北地车夫每多取载车上，云归煎汤可补伤损。《本草汇笺》卷四。

根

【气味】味苦，平，性寒。《滇南本草》卷中。味辛。《本草集要》卷三。

【主治】主腹中寒邪气，利小便。久服不饥轻身。《本草集要》卷三。主续筋骨，合金疮。《神农本经会通》卷一。

【附方】**《滇南本草》卷中**：治妇人白带。蒲地参三钱，引点水酒服。

《太乙仙制本草药性大全·仙制药性》卷二：续断筋法。取草根，洗去土，捣，量疮大小傅之，日二换，乃差止。

根苗

【主治】取根苗，捣绞汁服之，主丹毒，小儿毒热。《神农本经会通》卷一。

马蹄金《医方药性》

【气味】性甘。《医方药性·草药便览》。

【主治】治诸毒痈背，恶风。《医方药性·草药便览》。

白鹤藤《本草求原》

【释名】白膏药根《本草求原》。

【气味】涩、甘，平。《本草求原》卷四。

【主治】宽筋、壮骨。叶，敷烂脚，化腐疮。根，浸酒用。《本草求原》卷四。

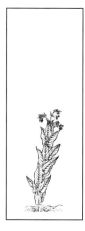

图 17-62-1 合掌消《图考》

合掌消《植物名实图考》

【集解】《植物名实图考》卷九：合掌消江西山坡有之。独茎脆嫩如景天，叶本方末尖，有疏纹，面绿，背青白，附茎攒生，四面对抱，有如合掌，故名。秋时梢头发细枝，开小紫花，五瓣，绿心，子繁如罂粟米粒，根有白汁，气臭。

【主治】俚医以为消肿追毒良药。《植物名实图考》卷九。

荷包草《滇南本草图说》

【释名】肉馄饨草、金锁匙《本草纲目拾遗》。

【集解】《本草纲目拾遗》卷五：生古寺园砌石间，似地连钱而叶有皱纹，形如腰包，青翠可爱。《百草镜》云：二月、十月发苗，生乱石缝中，茎细，叶如芡实大，中缺，形似挂包馄饨，故名。蔓延贴地，逐节生根，极易繁衍，山家阶砌乱石间多有之，四月、十月采，过时无。

【气味】味甘，平，寒，无毒。《滇南本草图说》卷六。

【主治】妇人午夜发热、虚劳等症，小儿疳热，眼目赤痛，煎汤服之神效。久服可祛劳虫，令人肥胖。《滇南本草图说》卷六。治黄白火丹，去湿火，兼神仙对坐草用。○清五脏，点热眼，止吐血，洗痔疮，调妇人经，忌盐。《本草纲目拾遗》卷五。

图 17-63-1 荷包草《滇南图》

【附方】《本草纲目拾遗》卷五：水肿初起。○活鲫鱼大者一尾，用瓷片割开，去鳞及肠血，以纸拭净，勿见水，以荷包草填腹令满，甜白酒蒸熟，去草食鱼。利湿热，治黄白疸臌胀，白浊经闭，捣汁点热眼，煎汤洗痔疮肿痛。《百草镜》。疝气。用荷包草研烂汁，酒送服。此草形似荷包，上面有二子，初生时有叶无子，须至六七月方生。周氏《家宝》。黄疸。荷包草螺蛳三合，同捣汁，澄清，煨热服。《家宝方》。眼中生疔。用肉馄饨草连根叶，和酒浆板捣汁，饮二三次，即愈。酒浆板，即酒酿糟也。《眼科要览》。蛇咬。鹤顶红即灰藋、肉馄饨、野甜菜，三味共捣敷之。《家宝方》。

滇土瓜《滇南本草》

【集解】《植物名实图考》卷二三：土瓜生滇、黔山中。细蔓，长叶微团。秋开如鼓子花，色淡黄，根以为果食。桂馥《札璞》土瓜形似莱菔之扁者，色正白，食之脆美。案即《尔雅》：黄，菟瓜。讹为土瓜。《滇本草》：味甘平，一本数枝，叶似胡芦，根下结瓜，红白二色。红者治红白带下，通经解热；白者治妇人阴阳不分，子宫虚冷，男子精寒。生吃有止呕疗饥之妙。《遵义府志》：俗呼土蛋，岁可助粮。按此草有花，一开即敛。《滇本草》以为无花，殆未细审。按：黔西山阪中极多，北人见者，皆以为燕葍。其花初黄后白，按《尔雅》：菲，芴。郭注：土瓜也。孙炎曰：葍，类也。此草形既如葍，名同土瓜，或是一物。但《本草》所述土瓜即是王瓜，而说经者皆不详土瓜花实，引证极博，究无的解。北地亦未见有此草，不敢遽谓葑菲之菲即此矣，若李时珍谓江西土瓜粉即王瓜根，恐赣南之土瓜亦即此物。唯彼人云味粗恶，此根味甘，有药气，不至辣喉。或以地气而异，若王瓜根则未闻可粉也。

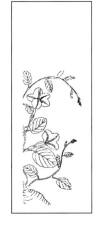

图 17-64-1　滇土瓜《图考》

【气味】味甜，性平。《滇南本草》卷中。

【主治】补脾，解胃热，利下小便，止大肠下血。《滇南本草》卷中。

【附方】《滇南本草》卷中：土瓜皮点水酒煎汤服，治膀胱偏坠，或一子大硬。注补：红土瓜，入脾胃二经，得土之气，故有补脾之说。血入胃死，故大肠下血治效。

白玉瓜《滇南本草》

【气味】性平，味甘。《校补滇南本草》卷中。

【主治】白者入肺经。利小便，治肺热肺痈，肺经热咳，通乳汁。《滇南本草》卷中。治肺热消渴。《校补滇南本草》卷中。

茑萝松《本草纲目拾遗》

【集解】《本草纲目拾遗》卷七：金凤毛，汪连仕云：今人呼翠翎草，翠绕如翎，细叶塌地而生，与翠云草凤尾不同。敏按：此种即茑萝，今人编竹为亭台，植之盆中，秋开大红小花者是也。《植物名实图考》卷二七：茑萝松细叶如松针，开小筒子花似丁香而瓣长，色殷红可爱；结实如牵牛子而小。

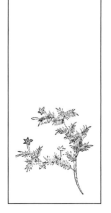

图 17-66-1　茑
萝松《图考》

【主治】治耳疔痔漏。《本草纲目拾遗》卷七。

紫葳《本经》

【释名】过墙花《医方药性》。

【集解】《太平御览》卷第九九六：幽州谓之翘饶，蔓生，茎如劳豆而细，叶似蒺藜而青，其华细，绿色，可生食，味如小豆藿。《药性粗评》卷二：凌霄花即紫葳花也。一名凌苕。木体蔓生，似木而非木者也。依大木而上，岁久延引至巅方有花，故名。其花黄赤色，夏中乃盛，茎叶经冬不凋。生川蜀山谷，今近道亦每有之。五、六月采花，暴干收贮。茎叶亦入药，采无时。《太乙仙制本草药性大全·本草精义》卷三：《衍义》云：紫葳今蔓延而生，谓之为草，又有木身，谓之为木，又须木而上。然条不逐冬毙，亦得木之多也，故分入木部为至当。唐白乐天诗有木名凌霄，擢秀非孤标，由是益知非草也。《本经》又云茎叶味苦，是与瞿麦别一种甚明。《唐本》注云：且紫葳、瞿麦皆《本经》所载，若用瞿麦根为紫葳，何得复用茎叶？此说尽矣！然其花赭黄色，本条虽不言其花，又却言茎叶味苦，则紫葳为花，故可知矣。《本草原始》卷四：紫葳今蔓延而生，谓之为草。又有木身，谓之为木。又须木而上，然干不逐冬毙，亦得木之多也，故分入木部为至当。唐白乐天诗有木名凌霄，擢秀非孤标，由是益知非草也。

花

【气味】味辛，有毒。《履巉岩本草》卷下。

【主治】能降诸草毒。《履巉岩本草》卷下。调血脉，养胎，止风痫。去热，除皮肤瘤，散身痒游风。《本草元命苞》卷六。治妇人产乳余疾，崩中带下，癥瘕血闭不通，寒热羸瘦，养胎，治血痛之要药也。且补阴甚捷，盖有守而能独行，妇人方中宜用。又疗酒热毒风刺。《医学统旨》卷八。功专行血清火。《本草撮要》卷一。

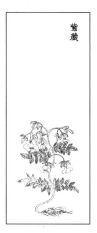

图 17-67-1 紫葳
《图经（政）》

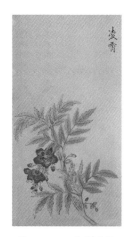

图 17-67-2 紫葳
《图经（绍）》

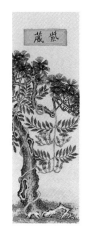

图 17-67-3 凌霄《履
巉岩》

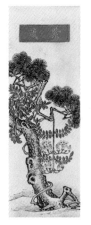

图 17-67-4 紫
葳《品汇》

图 17-67-5 紫
葳《雷公》

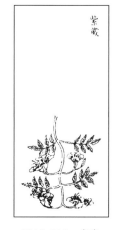

图 17-67-6 凌
霄花《三才》

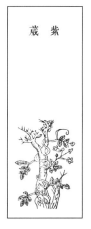

图 17-67-7 紫葳
《原始》

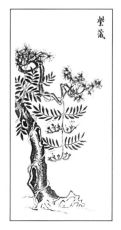

图 17-67-8 紫葳
《备要》

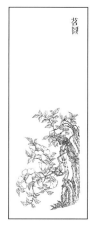

图 17-67-9 紫葳
《草木状》

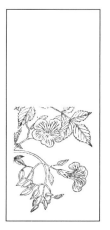

图 17-67-10 苕
《草木典》

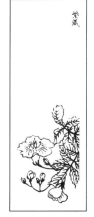

图 17-67-11 紫葳
《图考》

图 17-67-12 紫
葳《图说》

茎叶

【气味】味苦。《本草发明》卷四。味苦，无毒。《仁寿堂药镜》卷二。苦，平，无毒。《本草述》卷一一。

【主治】主痿躄，益气。《本草发明》卷四。

根

【主治】治身痒游风风。《本草发明》卷四。

【发明】《宝庆本草折衷》卷一三：紫葳初放者佳，盛开则力衰矣。艾原甫见其工于理血，因言肝藏血。此物味酸入肝，凡崩带不止，或瘀结不行者，虽皆可用，然通泄之功多而安和之效少，宜审其佐使而施为。《药性粗评》卷二：此乃血家之药，与牡丹皮同功。《药性解》卷五：紫葳甘归脾脏，酸走肝家，二经乃藏血裹血者也，故专调血证。风痒之生，亦荣卫不和尔，宜并理之。丹溪曰：治中血痛之要药也，且补阴甚捷，盖有守而独行者。《本草经疏》卷一三：紫葳，即凌霄花也。禀春气以生，故其味酸，气微寒，无毒。花开于夏而色赤，味应带苦，入肝行血之峻药。故主妇人产乳余疾，及崩中，癥瘕血闭，寒热羸瘦诸证。至于养胎，决非其性所宜，用者慎之！《本草汇言》卷六：《本经》行血闭，《日华》通血络之药也。程君安集其色赤艳，故曰紫葳。其蔓附木而上，高自变量丈，故曰凌霄。其气味酸寒，能行血凉血。甄氏方治妇人肝热血闭，经水不行，致成寒热羸瘦若劳；又治产后血脉淋沥，崩止不常，及男子血风酒皶，面上风刺诸疾。但其性利而善攻，走而不守，破血行血，是其专职。虚人禁用。李时珍先生曰：凌霄花及根，甘酸而寒，茎叶纯苦，为厥阴肝经兼入少阳胆经药也。走血分留难诸证，故《本经》主癥瘕寒热，血崩血闭，产乳余病。观其鼻闻伤脑，入目损睛，则非善物可知。《医宗必读·本草征要》上：紫葳酸寒，不能益人，走而不守，虚人避之。《本草述》卷一一：紫葳之气寒，其味咸先而胜，苦后而杀，知入血而散热结无疑矣。第丹溪云：补阴甚捷。在濒湖又言入血分而去伏火，固非专于通行者也。如希雍以为行血峻药，或亦据《本草》所谓治癥瘕，通血闭而云乎？然有产后奔血不定及崩中之能治，是可谓其专于行血乎？讵知甄权云治热风，《日华子》云治热毒风，盖化热毒风即血中所郁之热化而为毒风也。性虽主行，然必其能补阴，而后能除热毒风，是即行为补也。

【附方】《履巉岩本草》卷下：如有误食草药毒者。每用凌霄，同黑豆一处蒸熟，拣去花，只服豆三五粒，立差。

《药性粗评》卷二：少女经闭。凡女子血热风毒，四肢皮肤生瘾，并经闭不通。凌霄花不以多少，焙干捣罗为末，每服二钱，食前温酒调下，再服甚效。两耳卒聋。取凌霄叶捣绞汁，灌入耳中，须臾即通。

《本草汇言》卷六：治妇人血闭不行，或干血劳，渐羸瘦少食，寒热癥瘕。用凌霄花一两，干漆五钱，俱酒炒，当归身、白术、枸杞子、黄耆、川芎各二两，俱为末，怀熟地四两，酒煮，捣膏为丸梧子大。每早服五钱，酒送下。《杨氏产宝》。

葛《本经》

【集解】《药性粗评》卷一：葛根，葛藤根也。蔓生二三丈，叶似掀，三叉形，七月开花红紫色，似豆花，不结实，根如手臂大，外紫内白，江南处处有之，家种者粉多，可蒸食充饥，不如山生者。入药以入土深且肥者为佳。浅而近藤者为葛腨，食之哇人。五月五日劈破，阴干，谓之干葛。有一种野葛，即青藤葛也，以藤叶无毛为别，误食之急胀而死。《植物名实图考》卷二二：葛，《本经》中品。今之织絺绤者。有种生、野生二种。《救荒本草》：花可煠食，根可为粉，其蕈为葛花菜。赣南以根为果，曰葛瓜，宴客必设之。《尔雅翼》以为食葛名鸡齐，非为絺绤者。盖园圃所种，非野生有毛者耳。《周诗》咏葛覃，《周官》列掌葛。今则岭南重之，吴越亦尠。无论燕、豫、江西、湖、广皆产葛，凡采葛，夏月葛成，嫩而短者留之；一丈上下者，连根取，谓之头葛。如太长，看近根有白点者不堪用，无白点者可截七八尺，谓之二葛。凡练葛，采后即挽成网，紧火煮烂熟，指甲剥看，麻白不粘，青即剥下，就流水捶洗净，风干露一宿，尤白。安阴处，忌日色。纺以织。凡洗葛衣，清水揉，梅叶洗湔，夏不脆。或用梅树捣碎，泡汤入瓷盆内洗之，忌用木器，则黑。然岭北女工多事苧，南昌惟西山葛著称，赣州则信丰、会昌、安远诸处，皆治葛。有家园种植者，亦有野生者，而葛布多杂蕉丝，乍看鲜亮悦目，入水变色，质亦脆薄。用纯葛丝则韧而耐久，沾汗不污。会昌之精者，绩更艰，葛一斤，择丝十两绩之，半年始成一端。会昌、安远有以湖丝配入者，谓之丝葛。湖南旧时潭州、永州皆贡葛，今惟永州有上供葛。葛生祁阳之白鹤观、太白岭诸高峰。芒种时采，煮以灰而濯之，而曝之白，而擘为丝，纺以为布，如方目纱，制为衫。不可浣，污则洒以水，垢逐水溜无痕也。兴宁县亦莳之。里老云，葛有二种：遍体皆细毛者可绩布，曰毛葛；遍体无毛者曰青葛，不可绩。惟以为束缚，则又毛葛所不逮。又毛葛亦有二种：蔓延于草上者多枝节而易断，成布不耐久；惟缘地而生者，有叶无枝，成布较胜于苧。广西葛以宾州贵县者佳；郁林葛尤珍，明内监教之织为龙凤文也。粤之葛以增城女葛为上，然不鬻于市，彼中女子，终岁乃成一疋，以衣其夫而已，其重三四两者，未字少女乃能织，已字则不能，故名女儿葛。所谓北有姑绒，南有女葛也。

【修治】《本草述》卷一一：修治雪白多粉者良。去皮用。

葛根

【气味】味甘，平，气寒，性轻浮，无毒。足阳明经行经药。又入足太阴经药也。《本草纂要》卷二。味甘、苦，性温，平，无毒。入肝、脾、肾三经。《本草再新》卷三。

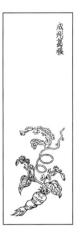

图 17-68-1 成州
葛根《图经（政）》

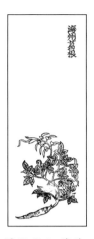

图 17-68-2 海州
葛根《图经（政）》

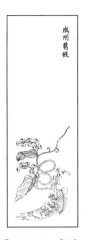

图 17-68-3 成州
葛根《图经（绍）》

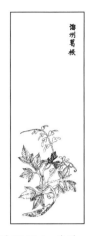

图 17-68-4 海州
葛根《图经（绍）》

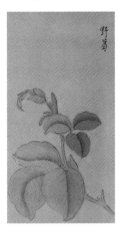

图 17-68-5 野葛《履
巉岩》

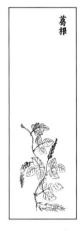

图 17-68-6 葛根
《救荒》

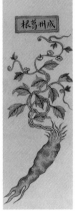

图 17-68-7 成州
葛根《品汇》

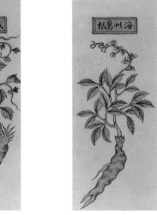

图 17-68-8 海
州葛根《品汇》

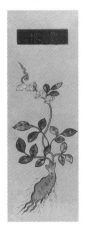

图 17-68-9 葛
根《食物》

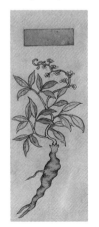

图 17-68-10 葛
根《雷公》

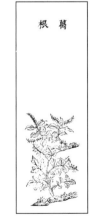

图 17-68-11 葛
根《三才》

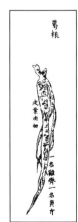

图 17-68-12 葛
根《原始》

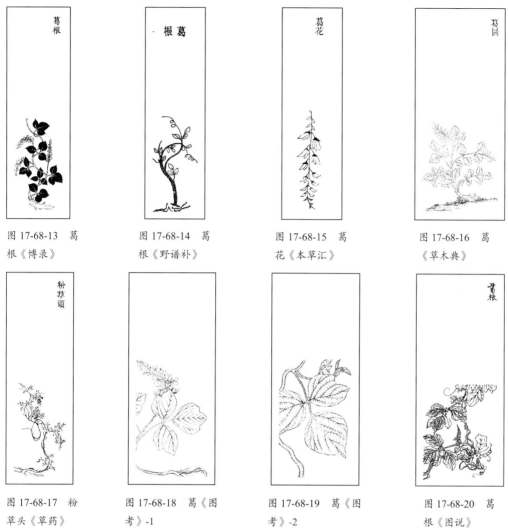

图 17-68-13　葛根《博录》

图 17-68-14　葛根《野谱补》

图 17-68-15　葛花《本草汇》

图 17-68-16　葛《草木典》

图 17-68-17　粉草头《草药》

图 17-68-18　葛《图考》-1

图 17-68-19　葛《图考》-2

图 17-68-20　葛根《图说》

　　【主治】《汤》云：阳明经引经药，足阳明经行经的药。东云：可升可降，阳中之阴也。发伤寒之表邪，止胃虚之消渴，解中酒之苛毒，治往来之温疟。又云：疗肌解表。《珍》云：生津，疗消渴大热，解诸毒，伤寒中风，解肌发汗，升发疮疹，又能解酒毒。多用损元气。《隶》云：解热，堕胎，去风，消酒，开腠理，除湿气，止瘀，解毒，破瘀血。《神农本经会通》卷一。五心烦热，乃问津于葛根。《药性粗评》卷一。葛根清暑而除热，解肌而散邪。腠理之通，功居第一。《药镜》卷三。

　　【发明】《履巉岩本草》卷下：酒后取根切作片子，细嚼三两片，大能解酒毒。叶治刀伤出血，挼叶傅之，甚效。煎汤亦止渴。《本草蒙要》卷二：主清风寒，解肌热，净表邪，止烦渴，泻胃火，除胃热。其功又与苏麻迭用，何也？盖辛温可以攻表，甘寒可以泻火，然而干葛则甘寒者也，紫苏、麻黄则辛温者也，果何如以为迭用哉。彼伤寒之症，病在太阳之经，无麻黄之辛温，不能汗解其表邪，风寒之症，病在分腠之间，无紫苏之甘温，不能轻扬以发汗，至若干葛之甘寒，亦可以为攻表之剂者也。《药鉴》卷二：发伤寒之表邪，止胃虚之消渴，解中酒之苦毒，治往来之温疟。能住头疼，善疏疮疹。入柴胡疗肌表，功为第一；同升麻通毛窍，效实无双。其汁寒凉，专理天行时疫，且止热毒吐衄。其粉甘冷，善解酒后烦热，更利二便燥结。花能醒酒不醉，壳能治痢实肠，诚阳明圣药也。痘疮不起者，予用之立起。何哉？盖因肌肉实，腠理密，不得通畅，故痘出不快耳。今得葛根一疗解，一疏通，此肌肉畅而腠理开，其痘立起矣。孕妇所忌。《药性解》卷二：葛根疗热解表，故入手、足阳明，入太阳初病未入阳明而头痛者，不可便服以发之，恐引贼入家也，又表虚多汗者禁用。《本草汇言》卷六：稽春山稿尝观发表散邪之药，其品亦多，如麻黄拔太阳营分之寒，桂枝解太阳卫分之风，防风、紫苏散太阳在表之风寒，藁本、羌活散太阳在表之寒湿，均称发散药也。而葛根之发散，亦入太阳，亦散风寒，又不同矣。非若麻、桂、苏、防辛香温燥，发散而又有损中气之误也；非若藁本、羌活，发散而又有耗营血之虞也。此药枝茎蔓延，统走太阳一身经络；根长丈余，入土最深，又得土阴之气，沉而且厚。故《神农经》谓起阴气，除消渴。身大热，明属三阳表热无寒之邪，能散之、清之之意也。如伤风伤寒，温病热病，寒邪已去，标阳已炽，邪热伏于肌腠之间，非表非里，又非半表里，口燥烦渴，仍头痛发热者，必用葛根之甘寒，清肌退热可也。否则舍葛根而用辛温，如麻、桂、苏、防之类。不惟疏表过甚而元气虚，必致多汗亡阳矣。然而葛根之性专在解肌，解肌而热自退，解肌而渴自止，解肌而汗自收。《本草汇》卷一二：干葛，禀清阳发生之气。迹其治验，皆在阳明一经。必正阳明病，其脉浮数而长，外证烦渴微躁，壮热，佐以升麻辛凉药解之。止痢者，升举之功也。《本草新编》卷三：或问：葛根解寒伤营之圣药，何以有时用之以解营中寒邪，而风邪不肯散，得毋葛根非解营之圣药耶？夫葛根实解寒伤营之圣药也。因人多用，反致伤营之正气，正气伤，而寒邪欺正气之弱，不肯外泄，反致无功。盖葛根轻浮，少用则浮而外散，多用则沉而内降矣。或问：葛根解肌表之邪，何以仲景张公用之于葛根汤中，以入阳明耶？曰：葛根原是阳明之药，少用则散肌中之风，多用则解胃中之热，一物而可以两用也。况寒邪由营以入腑，邪入胃中，而未必尽入胃也，半入于胃，而半留于营。用葛根，则营胃不两解乎，此葛根汤所以用葛根也。《本草崇原》卷中：仲祖《伤寒论》方有葛根汤，治太阳病，项背强几几，无汗，恶风。又治太阳与阳明合病。若阳明本病，只有白虎、承气诸汤，并无葛根汤证，况葛根主宣通经脉之正气以散邪，岂反引邪内入耶？前人学不明经，屡为异说。李时珍一概收录，不加辩证，学者看本草发明，当合经论参究，庶不为前人所误。卢子由曰：《本经》痹字与风寒湿相合之痹不同，如消渴、身热、呕吐及阴气不起，与诸毒皆痹也，故云诸痹。《长沙药解》卷一：治太阳与阳明合病，自下利者。以经气郁遏，则府气壅迫，不能容受未消之食，必至上呕，已化之谷，必至下利。麻黄发表而泻郁遏，葛根疏里而达壅迫也。《重庆堂随笔》卷下：葛根风药也，风药皆燥。古人言其生津止渴者，生乃升字之讹也。以风寒药主上行，能升举下陷之清阳，清阳上升，则阴气随之而起，津腾液达，渴自止矣。设非清阳下陷而火炎津耗之渴，误服此药，则火借风威，燎原莫遏。即非阴虚火炎之证，凡胃津不足而渴者，亦当忌之。《调疾饮食辨》卷四：仲景葛根汤本太阳表药，明说：太阳病，头痛无汗，项背强几几，恶风者，葛根汤主之。而张元素谬云阳明表药，仲景用之者，为断太阳入阳明之路，若太阳初病，便服葛根，反引邪入阳明。夫仲景方书之祖，同一葛根，仲景既用为断路之兵，何以他人用，忽变为引路之贼。即如上文所列之方，皆治伤寒初起危症，若为此等邪说所误，畏不敢用，岂不酿成大患耶。《本草求原》卷四：葛根与麻黄皆轻浮。但麻黄入太阳，走皮毛；葛入胃，走肌肉。其起阴气者，胃属燥金，每藉脾阴以行其津液，故《经》曰：燥气之治，中见太阴。胃阳升而热郁解，则湿土即能行其化，而肝胃之阳俱畅。所以古方治脾胃虚泻及肝郁胁痛、胁下有风气作块者，皆用之。盖胃气、元气、风升之气一也，人以为风药者在此。其实升气与散表不同，且外淫而热郁于胃经，目痛者宜之。中气虚而热郁于胃府目痛，当用升麻、柴、芪、参，亦无须于此也。同一切补肾益精药则起阴，令人有子。五劳七伤，上盛下虚，暑月虽有脾胃病，勿用。痘疹已见红点，恐升之则表虚而致瘢烂，切忌。《本草思辨录》卷二：葛根与栝蒌根，《本经》皆主消渴。而葛根起阴气，栝蒌根不言起阴气。张隐庵以栝蒌蔓延，结实之时，根粉尽消，结实既成，根复成粉。又凡草木根荄，性必上行，遂谓栝蒌根能起阴气上滋。邹氏亦韪之。愚窃以为不然，用葛根者皆知为升阳明之药，栝蒌根无用之为升者。虽凡根皆寓有升意，而用根之药不尽属能升，且以粉消为升，则有粉方掘，正在升力已退之时。盖其所以主消渴者，为其性濡润而味苦寒，皮黄肉白，能劫肺胃之热，润肺胃之燥耳。别名天花瑞雪，亦正取寒润下降之意。葛根则异乎是矣，味甘平，为阳明之正药。

【附方】《滇南本草》卷下：葛根汤。治伤风，治伤暑，解表邪热，发汗。小儿伤风感寒，痘疹初起，头疼发热增寒。葛根一钱、赤芍五分、前胡一钱、黄芩五分、薄荷三分、甘草五分，煎服。

《药性粗评》卷一：干呕不息。生葛根捣，取汁一升服之。酒醉不醒：其法同上。金疮中风。凡犯刀斧等项金疮中风，伤筋血涌，肿痛，晕闷欲死者，葛根一斤，咬咀，以水一斗，煮取五升，去滓，每取一升，温服。若干葛，则剉捣为末，取二三撮，温酒调服，口噤不开者，以箸支开灌之，活。饮食遇毒。凡遇饮食不拘肉等项中毒，烦闷，吐下欲死者。只以葛根不拘干生，剉煮汤，灌之即解。

《本草汇言》卷六：治斑初发壮热，点粒未透。用葛根、升麻、桔梗、前胡、防风各一钱，甘草五分，水煎服。《全幼心鉴》。○治妊娠病时行热疾，发热烦渴。用葛根二两，煮汤饮。《伤寒类要》。○治小儿热疾烦渴，或泄泻者。用葛根一两，煮汤频频服。《全婴要览》。○治心胃热极，吐血，或衄血不止。用葛根煮汤，频频饮。《广利方》。○治过食热物，因下血者。用葛根二两，甘草五钱，绿豆一两，煮汤饮。《梅师方》。○治酒醉不醒。用生葛根数两，捣汁二升，饮即愈。《千金方》。○治中诸药毒，发狂烦闷，吐下欲死。用葛根煮汤饮。《肘后方》。○治解中鸩毒，气欲绝者。用葛根研成粉，取半升，白汤调灌，立苏。《圣惠方》。○治虎伤人疮。用生葛煮汤洗之，仍捣末，白汤调服五钱，日夜四五次，立止痛。《梅师方》。

葛花

【气味】味甘，性寒。味甘，性寒。《滇南本草》卷下。

【主治】治头目眩晕，增寒壮热，解酒醒，脾胃酒毒酒痢，饮食不思，胸膈饱胀，呕吐痰涎，酒毒伤胃，吐血呕血，醒脾清热。《滇南本草》卷下。

【附方】《滇南本草》卷下：葛花解酒汤。葛花、厚朴、神曲、藿香、麦芽、白芷、柴胡、枳壳、淡竹叶。烦热加炒〔栀子〕，胃寒加砂仁。注补：予按：得此酒症，大便不通，饮食不思，肚腹疼痛，筋骨酸软，发热怕冷，此等之症，重难调治。治大便不通，止可用润肠之药，不可用巴豆之泻，若用巴豆，大便虽通，恐伤身体。手软，又有酒伤经络，手足痿软，今当选方调治。此方药轻，以从汗解，轻病用之良效。但止可治胃气实火，若脾胃寒冷，吞酸吐酸者忌之。葛花清心丸。治饮酒过多，积成热毒，损伤脾胃，呕血吐血，发热烦渴，小便赤少，葛花二两、黄连一钱、滑石、一两，水飞。粉草五钱，共为细末，水牒为丸，每服一钱，滚水下。

萝摩《唐本草》

【释名】苦丸《千金要方》。

《通志·昆虫草木略》卷七五：萝摩曰芄兰，曰苦丸。幽州人曰雀瓢，东人曰白环。《救荒本草》卷上之后：羊角苗，又名羊奶科，亦名合钵儿，俗名婆婆针扎儿，又名纽丝藤，一名过路黄。

【集解】《千金要方·食治》卷二六：其叶厚大，作藤，生摘之，有白汁出。《救荒本草》卷上之后：生田野下湿地中。拖藤蔓而生，茎色青白，叶似马兜零叶而长大，又似山药叶，亦长大，面青背颇白，皆两叶相对生，茎叶折之，俱有白汁出，叶间出穗，开五瓣小白花，结角似羊角，秋中有白穰。

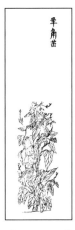

图 17-69-1 羊角苗《救荒》

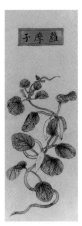

图 17-69-2 萝摩子《品汇》

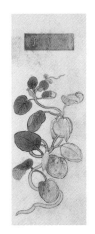

图 17-69-3 萝摩子《雷公》

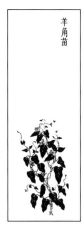

图 17-69-4 羊角苗《博录》

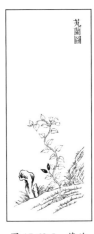

图 17-69-5 芄兰
《草木典》

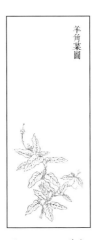

图 17-69-6 羊角
菜《草木典》

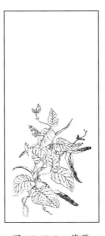

图 17-69-7 萝藦
《图考》

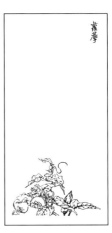

图 17-69-8 萝藦
《图说》

【气味】味甘，平。○无毒。《千金要方·食治》卷二六。

【主治】主丹毒，遍身赤肿有效。治虚劳，白癜风癣殊功。《太乙仙制本草药性大全·仙制药性》卷二。

【发明】《本草汇言》卷六：萝藦，《唐本草》补虚劳，益精气之药也。顾汝琳稿此药温平培补，统治一切劳损力役之人。筋骨血脉久为用力疲痹者，服此立安。陈氏方：疗金疮血出不止，用子捣敷即干。痈毒疔肿，用叶捣敷即退。若蜘蛛咬伤，并一切蛇虫诸毒，取叶与子捣汁饮，并将渣敷伤处，随见和平。然补血生血，功过归、地；壮精培元，力堪枸杞。化毒解疔，与金银花、半枝莲、紫花地丁，其效验亦相等也。奈时人不知其用，惜哉。

【附方】《太乙仙制本草药性大全·仙制药性》卷二：治白癜风。以萝藦草白汁傅上，揩令破，再傅三度差。○治肝火毒，遍身赤肿不可忍。以萝藦草捣绞汁傅之，或捣傅上，随手消。蜘蛛、蚕咬。折取汁点疮上，此汁烂丝，煮食补益。

《本草汇言》卷六：治房劳过度，精血有亏，或奔走远劳，筋骨疲惫。用萝藦子四两，枸杞子并根皮、酸枣仁、黄耆、白术各一两，俱用酒洗炒。北五味子一两炒，麦门冬去心、怀熟地黄各三两，酒浸蒸捣膏，共为丸梧子大。每早晚各服三钱，白汤下。《方脉正宗》。○治损伤血出不止，痛不可忍。用萝藦花、叶、子不拘，皆可捣烂，和白汤绞汁饮，渣敷患处，疮口立效。《袖珍方》。

黄环狼跋子《本经》

【集解】《梦溪笔谈·补笔谈》卷三：黄环即今之朱藤也，天下皆有，叶如槐。其花穗悬，紫色，如葛花。可作菜食，火不熟，亦有小毒。京师人家园圃中作大架种之，谓之紫藤花者是也。实如皂荚。《蜀都赋》所谓青珠、黄环者，黄环即此藤之根也。古今皆种，以为庭槛之饰。今人采其茎于槐干上接之，伪为矮槐。其根入药用，能吐人。**《植物名实图考》卷二二**：黄环，《本经》下品。其子名狼跋子。《别录》下品。据《唐本草》注及沈括《补笔谈》即今之朱藤也。南北园庭多种之，山中有红紫者，色更娇艳。其花作苞，有微毛。作蔬案酒极鲜香。《救荒本草》藤花菜即此。李时珍以为唐宋本草不收，殆未深考。又陶隐居云：狼跋子能毒鱼。今朱藤角，经霜迸裂，声厉甚，子往往坠入园池，未见鱼有死者。又《南方草木状》有紫藤，云根极坚实，重重有皮，茎香可降神。《本草拾遗》以为长安人亦种饰庭院，似即以朱藤紫藤为一种。今湖南春掘其根，以烘茶叶，云能助茶气味。其根色黄，亦呼小黄藤云。

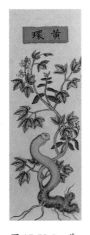 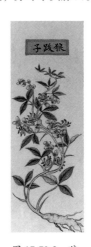 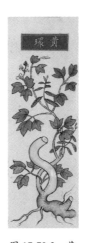 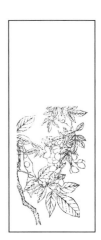

图 17-70-1 黄环《品汇》　图 17-70-2 狼跋子《品汇》　图 17-70-3 黄环《雷公》　图 17-70-4 黄环《图考》

根

【气味】味苦，气平，无毒。又云大寒，有小毒。鸢尾为之使。《太乙仙制本草药性大全·仙制药性》卷二。

【主治】主蛊毒鬼疰，祛鬼魅邪气。用之而除咳逆寒热，服之而止上气气急。气在脏中，用之脱体。《太乙仙制本草药性大全·仙制药性》卷二。

狼跋子

【气味】味苦，气寒，有小毒。《太乙仙制本草药性大全·仙制药性》卷二。

【主治】主恶疮痫疥奇捷，杀蛊鱼等毒大功。○捣以杂米投水中，鱼无拘大小皆出而死。○疗疥疮，用苦酒摩，搽疥上甚验。《太乙仙制本草药性大全·仙制药性》卷二。

山豆《植物名实图考》

【集解】《植物名实图考》卷一九：山豆产宁都。赭茎小科，茎短而劲，一枝三叶，如豆叶而小，面青背微白；秋结小角，长三四分，四五成簇，有豆两粒；赭根如树根，长四五寸。

【主治】治跌打，能行两脚。《植物名实图考》卷一九。

扳南根《植物名实图考》

【集解】《植物名实图考》卷一九：扳南根湖南园圃多有之。蔓生如葛，茎细而韧，叶亦似葛而小，褐根粗如巨擘，江西呼为鸡屎葛根。按苏恭注黄环云：今太常所收剑州者，皆鸡屎葛根。当即此。

【主治】俚医以治疔毒。《植物名实图考》卷一九。

鹅抱《图经本草》

【集解】《证类本草》卷三〇：〔《本草图经》〕鹅抱生宜州山洞中。〇此种多生山林中，附石而生，作蔓，叶似大豆，根形似莱菔，大者如三升器，小者如拳。二月、八月采根切片，阴干。

【气味】味苦，性寒。〔《本草图经》〕。《证类本草》卷三〇。

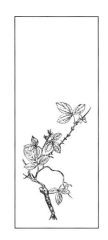

图 17-71-1　山豆《图考》

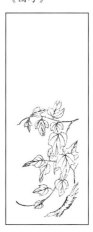

图 17-72-1　扳南根《图考》

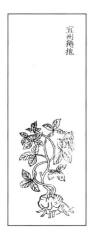

图 17-73-1　宜州鹅抱《图经（政）》

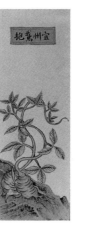

图 17-73-2　宜州鹅抱《品汇》

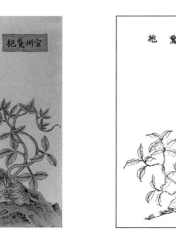

图 17-73-3　鹅抱《三才》

图 17-73-4　鹅抱《草木典》

【主治】主风热上壅，咽喉肿痛及解蛮箭药毒，筛末以酒调服之，有效。亦消风热结毒赤肿。用酒摩涂之，立愈。〔《本草图经》〕。《证类本草》卷三〇。

榼藤子《开宝本草》

【集解】《南方草木状》卷中：榼藤依树蔓生，如通草藤也。其子紫黑色，一名象豆，三年方熟。其壳贮药，历年不坏。生南海。解诸药毒。《南方草木状》卷中木类榼藤依树蔓生，如通草藤也。其子紫黑色，一名象豆，三年方熟。其壳贮药，历年不坏。生南海。解诸药毒。**《植物名实图考》卷二〇**：榼藤子即象豆。详《南方草木状》。《本草拾遗》《开宝本草》始著录。《南越笔记》云：子炒食，味佳。零娄农曰：余至粤未得见斯藤。按记，子可食；肤可为榼以贮药。何造物悯斯人之劳，而为之代斲也？蓏之实有匏焉，小以酌，大以济；木之实有椰焉，小以饮，大以掬。古者祭祀器用匏，非仅尚其质，亦以见天地之为人计者，纤悉俱备，用之以示报也。彼糜天地之物，而不知天地之心，必以暴殄致天罚。榼藤惜不植于岭北。近世蜀中模柚皮以为器，以无用为用，且轻而洁；南岳断大竹以为甑，至省工力。若而人也，以尝巧也，不为病矣。

仁

【气味】味甘、涩，平，无毒。《宝庆本草折衷》卷一四。

【主治】解诸药毒。《南方草木状》卷中。小儿脱肛，血痢，并烧灰服。《太乙仙制本草药性大全·仙制药性》卷三。

【附方】《太乙仙制本草药性大全·仙制药性》卷三：泻血。宜服一枚，以刀剜内瓤，熬研为散，空腹热酒调二钱，不过三服必效。○治五痔。烧成黑灰，微存性，米饮调服。人多剔去肉作药瓢垂腰间。

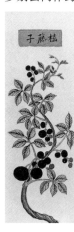

图 17-74-1 榼藤子《品汇》

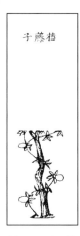

图 17-74-2 榼藤子《太乙》

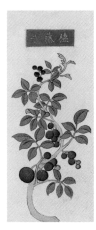

图 17-74-3 榼藤子《雷公》

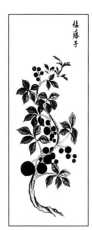

图 17-74-4 榼藤子《草木状》

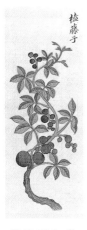
图 17-74-5 楤
藤子《图谱》

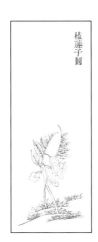
图 17-74-6 楤
藤子《草木典》

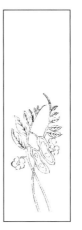
图 17-74-7 楤
藤子《图考》

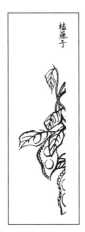
图 17-74-8 楤
藤子《图说》

瓢

【主治】治泻血，取一枚剜内瓢熬研为散，空腹热酒调二钱服。又入澡豆末，善除黔黯。《宝庆本草折衷》卷一四。

滑鱼藤《生草药性备要》

【主治】治囊痈，散毒极妙。《生草药性备要》卷下。

紫藤《开宝本草》

【释名】藤花菜《救荒本草》。

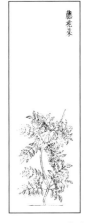
图 17-76-1 藤花
菜《救荒》

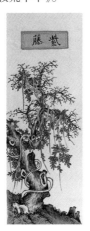
图 17-76-2 紫
藤《品汇》

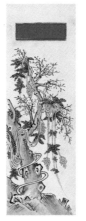
图 17-76-3 紫
藤《雷公》

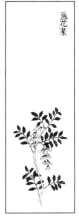
图 17-76-4 藤
花菜《博录》

【集解】《救荒本草》卷下之前：藤花菜生荒野中沙岗间。科条丛生，叶似皂角叶而大，又似嫩椿叶而小，浅黄绿色，枝间开淡紫花。《太乙仙制本草药性大全·本草精义》卷三：紫藤，旧不载所出州土，今京都亦种之，以饰庭。生作藤蔓，四月生紫花可爱，人亦种之。江东呼为招豆藤。皮着树，从心重重有皮。

【气味】味甘，气微温，有小毒。《太乙仙制本草药性大全·仙制药性》卷三。

【主治】主水瘕病，作煎如糖，下水良。《太乙仙制本草药性大全·仙制药性》卷三。

过岗龙《生草药性备要》

【集解】《生草药性备要》卷下：叶如燕尾，根红色，作花心。

【气味】味甜、香，性温。《生草药性备要》卷下。

【主治】祛风湿，壮筋骨，理跌打伤，通行周身血脉，又能行气、治痰火。《生草药性备要》卷下。

过山龙《滇南本草》

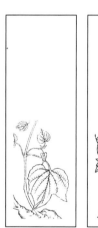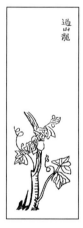

图 17-78-1 过山龙《图考》　图 17-78-2 过山龙《便方》

【气味】味苦、辣，性微寒，有小毒。降也。《滇南本草》卷中。

【主治】下气，消胸中痞满之气，推胃中隔宿之食，去年久腹中之坚积，消水肿。《滇南本草》卷中。

【发明】《滇南本草》卷中：其性走而不守，其用沉而不浮。得槟榔良。此草药中之虎将也，用宜慎之。用槟榔、芦子、石灰用。

【附方】《滇南本草》卷中：治男妇水肿。气实者方可用，虚者切宜禁之。过山龙五分，细末。糠瓢钱半，火上微焙，存性用。槟榔一钱。用槟榔、糠瓢煨汤，吃过山龙末，以泻为度。

岗菊《生草药性备要》

【气味】味甜，性平。《生草药性备要》卷下。

【主治】解毒，散痰。煲肉食，治苦伤。《生草药性备要》卷下。

昆明鸡血藤《植物名实图考》

【集解】《植物名实图考》卷二三：昆明鸡血藤大致即朱藤。而花如刀豆花，娇紫密簇，艳于朱藤，即紫藤耶。褐蔓瘦劲，与顺宁鸡血藤异。

【主治】浸酒亦主和血络。《植物名实图考》卷二三。

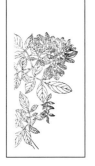

图 17-80-1 昆明鸡血藤《图考》

苦檀子《草木便方》

【气味】苦、辛，有毒。《草木便方》卷一。

【主治】杀虫攻毒久除。一切皮风叶煎洗，疥癣疳癞洗搽除。《草木便方》卷一。

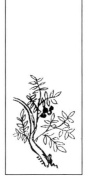

图 17-81-1 苦檀子《便方》

大力牛《生草药性备要》

【释名】大口唇、扮山虎《生草药性备要》卷下。

【气味】味甜，性劫。《生草药性备要》卷下。

【主治】壮筋骨，解热毒，理内伤，治跌打。浸酒，滋肾。《生草药性备要》卷下。

黑药豆《植物名实图考》

【集解】《植物名实图考》卷二：黑药豆生江西南安山林间，形状颇似豆，花黄紫色，结角长六七分，内有黑豆二粒，光圆如人瞳子。

【主治】俗云：每日吞二粒，明目，至老不花。《植物名实图考》卷二。

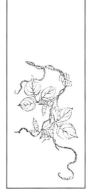

图 17-83-1 黑药豆《图考》

鸡血藤《本草纲目拾遗》

【集解】《本草纲目拾遗》卷七：鸡血藤胶产猛缅，去云南昆明计程一月有余，乃藤汁也，土人取其汁，如割漆然，滤之殷红，似鸡血，作胶最良。近日云南省亦产，其藤长亘蔓地上或山崖，一茎长数十里，土人得之，以刀斫断，则汁出如血，每得一茎，可得汁数升。彼处有店市之，价亦不贵，干者极似

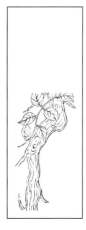

图 17-84-1 鸡血藤《图考》

山羊血，取药少许，投入滚汤中，有一线如鸡血走散者真。《云南志》：顺宁府出鸡血藤，熬膏可治血症。《滇游杂记》：云南顺宁府阿度里地方有一山，绵亘数十里，产藤甚异，粗类橡梁，细似芦苇，中空如竹，剖断流汁，色赤若血，故土人名之为鸡血藤。每岁端阳日携带釜甑入山斫取，熬炼成膏，泡酒饮之，大补气血，与老人妇女更为得益。或不饮酒者早晚用开水化服亦能奏效。按：顺宁刊售药单云：顺宁府顺宁县阿度吾山产此。又云：阿度吾里万名山寺龙潭箐所产，载于郡志，有二种，其一种起鼓丁刺者尤佳，或盘屈于地，或附树而生，伐之中通细窍，汁凝如脂，煮之有香者真。或云：两种糯者为雌，放者为雄。《植物名实图考》卷二三：鸡血藤，《顺宁府志》：枝干年久者，周围四五寸，小者亦二三寸；叶类桂叶而大，缠附树间；伐其枝，津液滴出，入水煮之，色微红。佐以红花、当归、糯米熬膏，为血分之圣药。滇南惟顺宁有之，产阿度吾里者尤佳。今省会亦有贩者，服之亦有效。人或取其藤以为杖，屈挈古劲，色淡红，其旧时赤藤杖之类乎。

【气味】味辛、苦，性寒，有微毒。入心、脾二经。《本草再新》卷三。甘，平。《本草求原》卷四。

【主治】壮筋骨，已酸痛，和酒服，于老人最宜。治老人气血虚弱，手足麻木瘫痪等症。男子虚损，不能生育，及遗精白浊。男妇胃寒痛。妇女经水不调，赤白带下。妇女干血劳，及子宫虚冷不受胎。《本草纲目拾遗》卷七。补中燥胃。《本草再新》卷三。消瘀，凉血，洗皮肤血热。《本草求原》卷四。

【发明】《倚云轩医案医话医论》：云南府出鸡血藤膏，治妇女血枯经闭有效。其藤生大箐中，不见天日，年深日久，故专能补益阴血。《本草纲目拾遗》卷七：《滇志》：鸡血藤胶，治风痛湿痹，性活血舒筋，患在上部，饱食后服；在下部，空心酒服，不饮酒者，滚水调服。其色带微绿，有清香气，酒服亦能兴阳。尤明府佩莲云：此胶治跌打如神，其太夫人一日偶闪跌伤，臂痛不可忍，用山羊血、参三七治之，多不验，有客教服此胶，冲酒一服，其疾如失，其性捷走血分可知。顺宁土人加药料煎熬鸡血膏，其煎膏之时，忌有孕妇看见，决熬不成，亦神物也。统治百病，能生血、和血、补血、破血、又能通七孔，走五脏，宣筋络。治妇人经水不调，四物汤加减八珍汤，加元胡索为引。妇女劳伤气血，筋骨酸痛转筋，牛膝、杜仲、沉香、桂枝、佛手、干木瓜、穿山甲、五加皮、砂仁、茴香为引；大肠下血，椿根皮煎汤送下，男子虚弱，八味加减为引。服此胶忌食酸冷。吾杭龚太守官滇，带有鸡血藤回里，予亲见之，其藤皮细洁，作淡黄色，切开中心起六角棱，如菊花样，色红，四围仍白色。干之，其红处辄突出二三分许，竟成红菊花一朵，亦奇物也。闻其藤最活血，暖腰膝，已风痰，戊申，长儿景炎在四川叙州府，与滇之昭通接界，因嘱其往觅此藤，所寄来者，外形不殊，而中心惟作小红点，干之亦不突起。据来书云，实金沙江土司山中所得，然与龚太守所带来者绝不相类，岂此藤亦有二种耶，附记于此，以俟考。辛亥，予在临安，患臂痛，胡春熙明府长君名什曾，宦滇南归里，蒙赠鸡血藤胶，皆方块，每块一二两不等，外涂以蜃灰作白色，剖视其内，皆黑色如膏药胶状，云风瘫痹痛有效，其外灰见水即脱去。据言其藤产腾越州铜壁关外新街所属地，遍山谷皆是。新街守弁，每岁辄命卡兵斫取熬膏，除馈遗各上司及僚友外，余剩者转市客商，贩入中土，藉沾微利，以为守资，渠所有即售自彼处也。外必以蜃灰饰之，庶久藏不坏。因带归以示儿子景炎，则又全非其所见。景炎曾馆昭通大关司马白公家，见其所藏鸡血藤胶，猩红成块，俨如赤玉，光润可爱。今胡公所赠，内作黑色，或系年久色黯，抑系新街所产与大关有别，惜不能亲历其地，为之细核，附笔于此，以俟后之君子考订焉。

紫果藤《本草再新》

【气味】味苦，性凉，无毒。入肝、脾、肺三经。《本草再新》卷三。

【主治】理血分，走经络，治腰痛脚气，通经治痔。《本草再新》卷三。

黄鳝藤《植物名实图考》

【集解】《植物名实图考》卷二一：黄鳝藤产宁都。长茎黑褐色，根纹斑驳，起粟黑黄如鳝鱼形，故名。叶如薄荷，无锯齿而劲。

【主治】治漂蛇毒。《植物名实图考》卷二一。

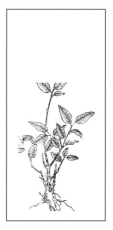

图 17-86-1　黄鳝藤《图考》

山楝青《履巉岩本草》

【气味】性凉，无毒。《履巉岩本草》卷下。

【主治】治诸般眼疾。夏月用叶，冬间收子用，捣烂贴眼。《履巉岩本草》卷下。

青龙草《草木便方》

【释名】鸭公青《草木便方》。

【气味】甘、淡，性平。《草木便方》卷一。

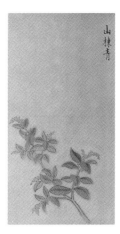

图 17-87-1　山楝青《履巉岩》

图 17-88-1 青龙
草《便方》

【主治】风湿脚痛散热淋,酒色劳伤暗积退,清热利胀损伤灵。
《草木便方》卷一。

天门冬《本经》

【释名】《通志·昆虫草木略》卷七五:蘠蘼曰满冬,曰地门冬,曰筳门冬。在东岳名淫羊藿,《抱朴子》作淫羊食。在中岳名天门冬,在西岳名管松,在北岳名无不愈,在南岳名百部,在京陆山阜名颠棘,今曰天门冬。《尔雅》:蘠蘼,门冬。叶如丝缕。《救荒本草》卷上之后:天门冬俗名万岁藤,又名娑罗树,《本草》一名颠勒,或名地门冬,或名筳门冬,或名巅棘,或名淫羊食,或名管松。

【集解】《救荒本草》卷上之后:生奉高山谷及建州、汉州,今处处有之。春生藤蔓,大如钗股,长至丈余,延附草木上。叶如茴香,极尖细而疏滑,有逆刺,亦有涩而无刺者。其叶如丝杉而细散,皆名天门冬。夏生白花,亦有黄花及紫花者,秋结黑子在其根枝傍,入伏后无花暗结子。其根白或黄紫色,大如手指,长二三寸,大者为胜。其生高地,根短味甜,气香者上。其生水侧下地者,叶细似蕴而微黄,根长而味多苦,气臭者下,亦可服。《增订伪药条辨》卷一:天门冬始出奉高山谷,其根白色,或黄色,柔润多汁,禀水精之气,而上通太阴。气味甘,寒,无毒。主治诸暴风湿偏痹,强筋骨,杀三虫,《本经》列为上品。闻有用福州小番薯,炊熟晒干伪充,良可慨已。炳章按:天门冬,浙江温州、台州俱出,肥大性糯,色黄明亮者佳。鲜时用矾水泡透,剥去外皮晒之,大小有提拣统之别。四川、山东、福建、河南、陕西亦产,总要肥壮黄亮,糯润者皆佳,伪者尚少。

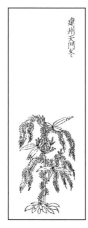

图 17-89-1 建州天
门冬《图经(政)》

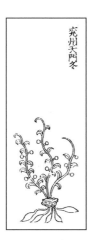

图 17-89-2 兖州天
门冬《图经(政)》

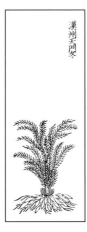

图 17-89-3 汉州天
门冬《图经(政)》

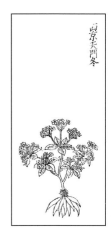

图 17-89-4 西京天
门冬《图经(政)》

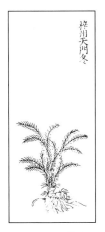
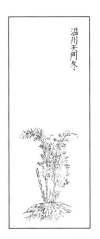
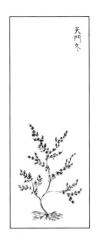
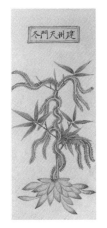

图 17-89-5　梓州天
门冬《图经（政）》

图 17-89-6　温州天
门冬《图经（政）》

图 17-89-7　天门
冬《救荒》

图 17-89-8　建州天
门冬《品汇》

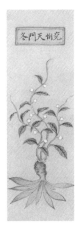
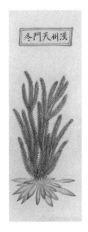
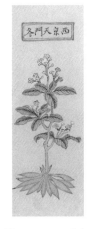
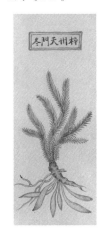

图 17-89-9　兖州天
门冬《品汇》

图 17-89-10　汉州
天门冬《品汇》

图 17-89-11　西京
天门冬《品汇》

图 17-89-12　梓州
天门冬《品汇》

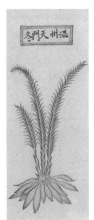
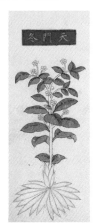
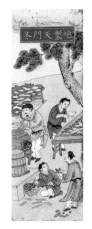
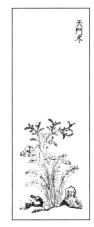

图 17-89-13　温州
天门冬《品汇）》

图 17-89-14　天门
冬《雷公》

图 17-89-15　炮
制天门冬《雷公》

图 17-89-16　天
门冬《三才》

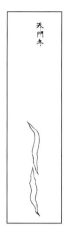 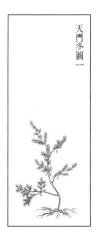 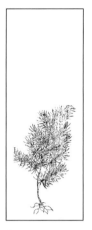 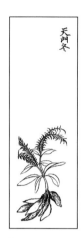

图 17-89-17　天　　　图 17-89-18　天门　　　图 17-89-19　天门　　　图 17-89-20　天
门冬《原始》　　　冬《草木典》　　　　冬《图考》　　　　门冬《图说》

【修治】《本草衍义》卷七：天门冬、麦门冬之类。虽曰去心，但以水渍漉，使周润，渗入肌，俟软，缓缓擘取，不可浸出脂液。其不知者，乃以汤浸一二时，柔即柔矣，然气味都尽。用之不效，乃曰药不神，其可得乎？《本草述》卷一一：以甘多者为胜。择肥圆长大者，汤浸，去皮心，焙热，即当风凉之，如此二三次，自干，不损药力。或用柳甑箅蒸一伏时，洒酒令遍，更添火蒸一伏时，取出，用一小架，去地二尺，摊上晒干。○又制法去心，捶扁极薄，晒干，加隔纸焙焦用。《本草汇》卷一二：去心，酒拌蒸用。

【气味】味苦、甘，平、大寒，无毒。《图经本草药性总论》卷上。气寒，味微苦。苦而辛，气薄味厚，阴也。甘，平，大寒，无毒，阳中之阴。入手太阴经、足少阴经。《汤液本草》卷四。味苦、微甘，气大寒。味厚气薄，沉也，阴也。入肺、肾两经。《景岳全书》卷四八。

【主治】保肺气，治血热侵肺，上喘气促。《洁古珍珠囊》〔见元·杜思敬《济生拔粹》卷五〕。生吃治偏坠疝气，或左右肾子肿。大利小便，下气，清肺气胀。热煎吃补肺，润皮毛，悦颜色，止咳血。《滇南本草》卷下。治肺气咳逆喘嗽，吐血衄血，肺痿生痈，吐脓血，泻肺火消痰；补五劳七伤，益气镇心，保肺去热；通肾气，利小便，强骨髓，养肌肤；久服轻身延年。寒多者禁服。《医学统旨》卷八。

【发明】《本草衍义》卷七：天门冬麦门冬之类。虽曰去心，但以水渍漉，使周润，渗入肌，俟软，缓缓擘取，不可浸出脂液。其不知者，乃以汤浸一二时，柔即柔矣，然气味都尽。用之不效，乃曰药不神，其可得乎？治肺热之功为多。其味苦，但专泄而不专收，寒多人禁服。《药性解》卷二：天门冬气薄主升，故入肺；味厚为阴，故入肾。虚热者宜之，虚寒者禁用。《本草经疏》卷六：天门冬正禀大寒初之气以生，得地之阴精独厚。味虽微苦甘而带辛，其气大寒，其性无毒。要以甘多者为胜。味厚于气，阴也降也，除肺肾虚热之要药也。其主诸暴风湿偏痹，杀三虫，去伏尸，保定肺气，去寒热者，盖以热则生风，暴则属火。其言湿者，乃湿热之谓。苦以泄湿，寒以除热。热去则风止，湿泄则痹瘳。偏痹者，湿热所致也。强骨髓者，肾为作强之官而主骨，湿热不去，下流客肾，能使人骨痿。肾欲坚，急食苦以坚之，天门冬、黄蘗之属是已。且肾者水脏也，平则温而坚，虚则热而软。味苦气寒，正入肾而除热坚软，故强骨也。三虫伏尸，必生于脾肾俱虚、内热气弱之人。苦能杀虫，辛能散结，故杀三虫而除伏尸也。肺为华盖之脏，喜清肃而恶烦热，亦畏湿热。平则安利，发声清亮。一受火热，则为贼邪所干，而痰壅咳逆、气喘吐血、寒热声哑之证出焉。热泄则痰散而肺清，肺清则津液流通，气得下降，而诸证自止矣。《颐生微论》卷三：天门冬清金降火，益水之源，故能下通肾气而滋补。肾主五液，燥则凝而为痰，得润剂，则肺不苦燥而痰自化。故湿火之痰，半夏主之；燥火之痰，天门冬主之。二者易治，鲜不危困。若脾胃虚寒，单服久服，必病肠滑而成痼疾。《本草汇笺》卷四：天门冬本非肺家药，为肺出气，气有余即是火，反克肺脏。以此体润性寒，最能保定肺气，勿令火扰，则肺清气宁。凡痰热痰盛，以致肺焦叶举，或咳嗽，或喘急，或吐血、衄血，或风热，或湿痹，俱宜用之。此保肺之功也。其味厚苦寒，俱属于阴。肾恶燥，以寒养之。欲坚，以苦坚之。故能入肾，助元益髓，生津利便，此滋肾之力也。《本草述》卷一一：二冬皆由胃而或入心，或归肾，以奏功于肺者，同也。麦冬味甘平而气微寒，曰阳中微阴也。天冬味甘苦，苦胜于甘而气寒，曰阳中之阴也。即是可以知二冬所入所归之地，虽同为治肺，其所以奏功者，即由其所入所归而殊有别也。二冬之味俱厚，一则清心而复脉滋阴，一则通肾而润燥益精。○天冬属足少阴气分药，本肾中之阴气以上至肺，故能保定肺中阴气，而后可攻其火也。《本草新编》卷二：世人谓天门冬善消虚热，吾以为此说不可不辨。天门冬止可泻实火之人也，虚寒最忌，而虚热亦宜忌之。盖虚热未有不胃虚者也。胃虚而又加损胃之药，胃气有不消亡者乎？胃伤而传之脾，则脾亦受伤。脾胃两伤，上不能受水谷，而下不能化糟粕矣，又何望其补哉？大约天冬，凡胃水亏而肾火炎上者，可权用之以解氛，肾大寒而肾水又弱者，断不可久用之以滋阴也。《长沙药解》卷三：天冬润泽寒凉，清金化水之力，十倍麦冬，土燥水枯者，甚为相宜。阳明伤寒之家，燥土贼水，肠胃焦涸。瘟疫斑疹之家，营热内郁，脏腑燔蒸。凡此闭涩不开，必用承气方。其燥结未甚，以之清金泄热，滋水滑肠，本元莫损，胜服大黄。及或疮疡热盛，大便秘塞，重剂酒煎热饮亦良。肾阴有盛而无衰，宜温不宜补。土燥水枯之证，外感中止有此种。至于别经伤寒，此证甚少。若内伤杂病，率皆阴旺土湿，未有水亏者，土胜而水负则生，水胜而土负则死。天冬证绝不偶见，未可轻服。其性寒滑湿濡，最败脾胃，而泄大肠。阳亏阴旺，土湿便滑者，宜切忌之。久服不已，阳败土崩，无有不死。后世庸工，以此杀人，不可胜数。凡肺痿肺痈，吐衄嗽喘，一切土热之证，非土燥阳实者，概不宜此，用者慎之。其有水亏宜饵者，亦必制以渗利之味，防其助湿。土湿胃逆，痰涎淫生，愈服愈滋，而水源愈竭矣，是犹求水于阳燧也。其诸主治，止咳逆，定喘促，愈口疮，除肿痛，疗肺痿，治肺痈，去痰涎，解消渴，利小便，滑大肠。《神农本草经读》卷一：天门冬禀寒水之气，而上通于天，故有天冬之名。

主治诸暴风湿偏痹者，言风湿之邪暴中于人身，而成半身不遂之偏痹。天冬禀水天之气，环转运行，故可治也。强骨髓者，得寒水之精也。三虫伏尸皆湿热所化，天冬味苦可以祛湿，气平可以清热，湿热下逐，三尸伏虫皆去也。太阳为诸阳主气，故久服轻身，益气。天气通贯于地中，故延年不饥。

《调疾饮食辩》卷一：天门冬可入药，可代茶，可作果。然性平而缓，少则无功。凡肺肾二家咳喘，风痹之症，及老人痰火久咳者，并宜长久服。惟肺肾有寒，及大便滑者忌之。

【附方】**《药性粗评》卷一**：去疾延年。天门冬二三十斤，蒸熟，去皮与心，细切，暴干，捣罗为细末收贮，每日空心，以二三钱，温酒调服，日三四次，不绝百日之后，筋骨壮健，血气冲融，百病俱除，颜容返少。《抱朴子》谓：杜紫微服天门冬，夜御八十妾，日行三百里。《列仙傅》谓：赤须子服天门冬，齿落更生，细发复出。御寒回暖：《圣化经》曰：欲不畏寒，天门冬、茯苓为末，等分，酒调下方寸匕，日再服，大寒时单衣汗出。

《本草汇言》卷六：治阴虚咳嗽，吐血不止，骨蒸夜热，或成肺痿肺痈，五劳七伤，诸般虚损。用天门冬、麦门冬各一斤，怀熟地、怀生地、鳖甲各八两，茯苓、川贝母、山药、沙参、人参各二两，紫菀、牡丹皮各三两，广橘红一两，用水百念碗，大锅内煎，取汁념碗，渣再煎二次，计共取汁四十碗，入砂锅内，慢火缓缓煎至一十碗，加炼蜜八两，龟胶四两收，入贮净磁瓶内，不拘时，用白汤调数茶匙服。《方脉正宗》。〇治肺热消渴。用天门冬、麦门冬不去心各八两，北五味子八钱，熬膏，加炼蜜少许收。早晚白汤调服五六匙。同前。〇治妇人骨蒸。用天门冬、麦门冬各八两，青蒿一斤，鳖甲、北沙参、牛膝、白芍药、地骨皮、生地、牡丹皮各四两，熬膏，炼蜜收。早晚白汤调服五六匙。谈贞士《妇科方》。〇治老人大肠结燥不通。用天门冬八两，麦门冬、当归、麻子仁、生地黄各四两，熬膏，炼蜜收。每早晚白汤调服十茶匙。《方氏家珍》。〇治诸般痈肿。用新鲜天门冬三四两，洗净捣烂，以好酒滤汁顿服。未效再服，必愈。虞氏《医家正传》。〇化痰顺气，开郁清火定喘方。古名清气化痰丸，今本稍增减一二味。用天门冬，汤泡去心，酒煮捣膏，杏仁汤泡去皮，瓜蒌仁去壳，苏子微炒，三味俱研细，各二两，川贝母、白茯苓、桔梗、橘红、山查肉、连翘、黄连姜汁炒、香附米童便炒、黄芩酒炒、半夏姜制、海石各一两五钱，真青黛五钱，皂角二两去皮弦子，熬汁用，右为细末，用神曲、竹沥打糊，和入皂角汁为丸，梧子大。每服五十丸，食后白汤下。〇治一切虚损，内热，形容枯槁，四肢羸弱，饮食不进，肠胃干涩，津液枯竭，久服补气生血，暖胃和脾。用天门冬去心、肉苁蓉各四两，羊肉去筋膜皮净三斤，好酒十壶，三味同煮极烂，捣膏，入人参、白术、当归、黄耆各二两，俱炒研末，和入为丸梧子大。每早晚服五钱，酒下。

百部《别录》

【集解】**《医林纂要探源》卷二**：有二种，一则蔓似天门冬，一则叶对生而小，根下结百部，

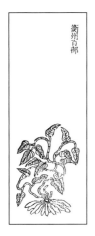

图 17-90-1　衡州
百部《图经（政）》

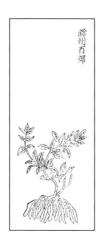

图 17-90-2　滁州
百部《图经（政）》

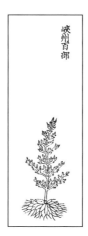

图 17-90-3　峡州
百部《图经（政）》

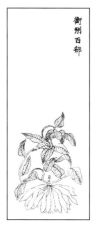

图 17-90-4　衡州
百部《图经（绍）》

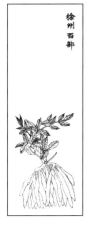

图 17-90-5　徐州
百部《图经（绍）》

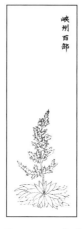

图 17-90-6　峡州
百部《图经（绍）》

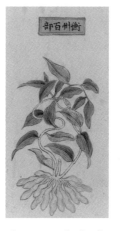

图 17-90-7　衡州百部
《品汇》

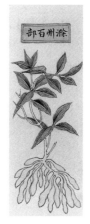

图 17-90-8　滁
州百部《品汇》

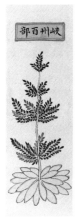

图 17-90-9　峡
州百部《品汇》

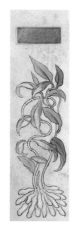

图 17-90-10　百
部《雷公》

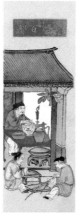

图 17-90-11　炮
制百部《雷公》

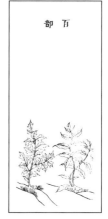

图 17-90-12　百部
《三才》

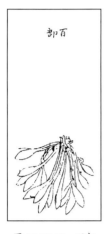
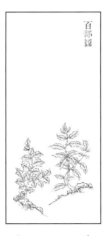
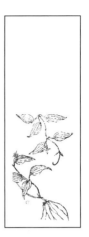
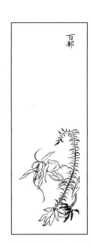

图 17-90-13　百部
《原始》

图 17-90-14　百部
《草木典》

图 17-90-15　百部
《图考》

图 17-90-16　百部
《图说》

累累攒集，亦似天冬，而百十成串合部，故名。**《植物名实图考》卷二二**：百部《别录》中品。《**本草拾遗**》云：人多以门冬当百部，今江西所产，苗叶正如《图经》所述。郑樵所云叶如薯蓣亦相近。李时珍以为有如茴香叶者，恐误。以天门冬当之，以驳郑说，过矣。秋开四尖瓣青白花。艺花者以末浸水，去虫。

【修治】**《太乙仙制本草药性大全·本草精义》卷一**：酒浸，炒用或火炙、酒淬饮之。

【气味】味甘苦，气微温。又云：微寒，无毒。一云：有小毒。**《本草集要》卷二**。味甘、苦，气温，微寒。**《仁寿堂药镜》卷一〇**。

【主治】主肺热咳嗽上气，润益肺，治嗽多用。又治疳蛔，及传尸骨蒸劳，杀寸白蛲虫。亦去虱，煮作汤洗牛犬，虱即去。并治一切树木蛀虫，烬之，亦可杀蝇蠓。暴嗽久嗽。同生姜二物，各绞汁，合煎服。又单用，捣绞汁，煎如饴，服方寸匕，日三服。**《本草集要》卷二**。

【发明】**《药性解》卷三**：百部专疗咳嗽，宜入肺经，而小毒，故能杀虫也。**《本草经疏》卷九**：百部根正得天地阴寒之气，故《蜀本》云微寒，《日华子》言苦。本经言微温者，误也。苦而下泄，故善降肺气。升则喘嗽，故善治咳嗽上气。能散肺热，故《药性论》主润益肺。其性长于杀虫，传尸骨蒸劳，往往有虫，故亦主之。**《医宗必读·本草征要》上**：脾胃虚人，须与补药同用，恐其伤胃气，又恐其滑肠也。**《本草述》卷一一**：百部与天冬类，以为皆治肺之剂，然有谓宜于肺热，又有谓宜于散寒者，讵知其味甚甘，而后微苦，苦特甘之余也，其气一曰微温，一曰微寒，固多以为治热，非温矣。然微寒乃清润之气，适与甘合也，讵可与天冬之苦寒同论哉？**《本草新编》卷三**：百部，杀虫之药未有不耗气血者，而百部何以独异乎？夫百部原非补剂，不补则攻，然而，百部非攻药也，乃和解之药，而性亦杀虫，能入于虫之内，而虫不知其能杀。杀虫之药，必与虫相斗，百部不特不斗，而并使虫之相忘其杀也，又何至有气血之耗哉。**《要药分剂》卷一**：《纲目》以百部为气温而不寒，寒嗽宜之。天冬性寒而不热，热嗽宜之。以此分别，夫百部并非温药，如何专治寒嗽？故当以仲醇之言为主。《本经续疏》卷四：百部主咳嗽上气，按其形象，当谓似肺，朝诸经脉，得经脉之辐辏，集其益而病已矣。殊不知根下撮如芋子，至十五六枚之多，咸黄白色，白为肺本色，黄乃脾色，则似肺致脾气以布于他矣。尚得谓诸脉朝于肺乎？盖咳嗽上气，既已习熟，遂难倏止，则向之引风寒痰热为咳者，至无所资，则转引脾家输肺之精，以为赖藉，百部根当能于肺朝百脉时，各令带引精气输于皮毛，于是毛脉合精行气于府，府精神明留于四藏，而气归于权衡，咳嗽上气焉有不止者，此其咳嗽上气为何如？咳嗽上气，可憬然悟矣。《本草求原》卷四：盖失治而致久嗽，肺阴亦伤，寒热两难施治。惟其此保肺以神其升降，更察其所因，审其留邪，而分佐辅。如寒则佐姜，热则和蜜，风寒稍佐麻黄、杏仁之类。若劳症久嗽，则别有主治，不得恃此。○一切虚嗽，与二冬、桑白、川贝、枇杷、五味、紫菀同用者，用其温以制各药之寒也。

【附方】《本草汇言》卷六：治男妇三十年久嗽。用百部二十斤，捣取汁，煎如饴，加炼蜜一斤，收贮。每早午晚，服方寸匕，白汤过。《千金方》。○治小儿咳嗽。用百部炒、麻黄去节炒各一两，杏仁去油净五钱，共为末，炼蜜丸，如龙眼核大。每服二丸，白汤下。钱乙方。○治虱多熏衣方。用百部为末，烧烟炉内，以竹笼罩衣熏之，虱自落。亦煮汤洗衣。集简方。○滋阴降火汤。治阴火动，发热咳嗽，吐痰喘急，盗汗口干。此方与六味丸相兼服之，大补虚劳神效。用百部三钱，生地黄、熟地黄、天门冬、麦门冬、知母、川贝母、白术、白芍药、茯苓、黄耆、地骨皮各一钱五分，水煎服。骨蒸夜热，加鳖甲三钱；盗汗不止，加炒酸枣仁二钱，倍黄耆；咳嗽痰多喘急，加沙参、人参各二钱；痰中带血，加真阿胶二钱，倍熟地黄；咽喉痒或作痛，加桔梗、桑白皮、倍贝母；梦泄遗精，加山药、芡实各五钱，牛膝二钱；小便淋浊，加车前子、草薢各二钱；大便不结实，加炒山药、炒扁豆各五钱。○治久嗽不已。咳吐痰涎，重亡津液，渐成肺痿，下午发热，鼻塞项强，胸胁胀满，卧则偏左，其嗽少止，偏右嗽必连发，甚则喘急，病必危殆。速宜百部汤主之。用百部、薏苡仁、百合、麦门冬各三钱，桑白皮、白茯苓、沙参、黄耆、地骨皮各一钱五分，水煎服。

朝天一柱《植物名实图考》

【集解】《植物名实图考》卷九：朝天一柱生南安。肉根圆赭，数条连缀，微似百部；缘茎疏节，对节生枝，长叶如柳。

【主治】治无名肿毒、蛇咬，升气补虚。《植物名实图考》卷九。

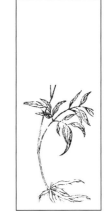

图 17-91-1　朝天
一柱《图考》

菝葜《别录》

【释名】金刚藤《履巉岩本草》、荆岗柣《药性要略大全》、金刚刺《医林纂要探源》。

【集解】《**药性要略大全**》卷四：与萆薢相似。萆薢色白，荆岗柣色赤为异尔。《**医林纂要探源**》卷二：蔓枝长引，劲而有刺，叶上三经纹，茎色赤，叶间有须，生红子如豆，着节间，有核，根结块，色黄。

【气味】味涩，平，性温，无毒。《药性要略大全》卷四。

【主治】治风肿，止痛，治扑损恶疮。入盐同捣，敷疮。《药性要略大全》卷四。主腰背寒痛，治时疾瘟瘴，理风毒、脚痹，利小便，益气。《太乙仙制本草药性大全》卷二。长于治毒疮，治蛇虫毒。《医林纂要探源》卷二。

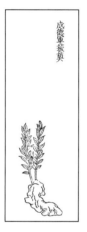

图 17-92-1 成德军菝葜《图经（政）》

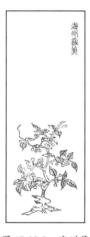

图 17-92-2 海州菝葜《图经（政）》

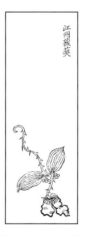

图 17-92-3 江州菝葜《图经（政）》

图 17-92-4 江宁府菝葜《图经（政）》

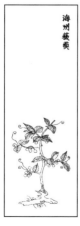

图 17-92-5 海州菝葜《图经（绍）》

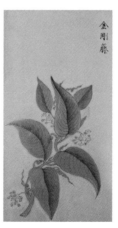

图 17-92-6 金刚藤《履巉岩》

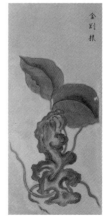

图 17-92-7 金刚根《履巉岩》

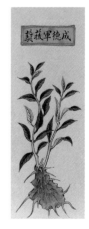

图 17-92-8 成德军菝葜《品汇》

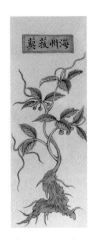

图 17-92-9 海
州菝葜《品汇)》

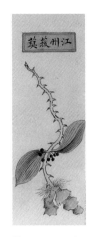

图 17-92-10 江
州菝葜《品汇》

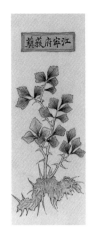

图 17-92-11 江
宁府菝葜《品汇》

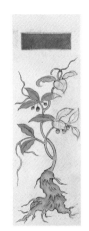

图 17-92-12 菝
葜《雷公》

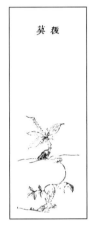

图 17-92-13 菝葜
《三才》

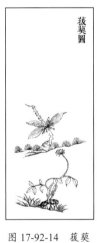

图 17-92-14 菝葜
《草木典》

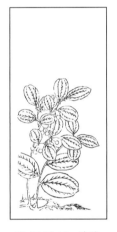

图 17-92-15 菝葜
《图考》

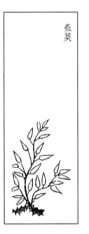

图 17-92-16 菝
葜《便方》

【发明】《本草洞诠》卷一〇：盖菝葜性啬而收故也。元旦屠苏酒内用之。草薢、菝葜、土茯苓三物，形虽不同，而主治不相远，岂亦一类数种乎？《草木便方》卷一：金刚藤根味甘平，崩带瘰疬止血淋。清热利水除风毒，跌扑损伤妙如神。

【附方】《履巉岩本草》卷上：主诸般恶毒，疮疖肿毒。每用一叶贴疮上，候清水出为度，未差再用。

金刚草《本草纲目拾遗》

【主治】治肺痈，痔漏，疔肿。《本草纲目拾遗》卷四。

土茯苓《本草拾遗》

【释名】冷饭团、遗仙粮《滇南本草》、黄牛根《药性要略大全》。

【集解】**《药性要略大全》卷四**：生细藤，叶尖长，颇类竹叶而厚。牧童常采而食之。**《医林纂要探源》卷二**：弱蔓长引，色黄赤，如线，叶长而厚，细根亦长引，入土深，下结卵，累累作串，大如鸭子，或白，俗名粳饭团。**《植物名实图考》卷二〇**：土茯苓即草禹余粮。**《本草拾遗》**始著录。宋《图经》谓之刺猪苓，今通呼冷饭团。形状功用具《本草纲目》。近时以治恶疮为要药。多以草薢充之，或有以商陆根伪充者。草薢去湿，性尚不远，若商陆则去水峻利，宜慎辨之。

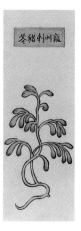

图 17-94-1 龙州刺猪苓《品汇》

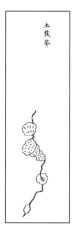

图 17-94-2 土茯苓《原始》

图 17-94-3 土茯苓《本草汇》

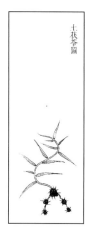

图 17-94-4 土茯苓《草木典》

图 17-94-5 土茯苓《滇南图》

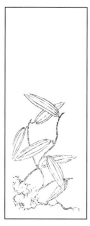

图 17-94-6 土茯苓《图考》

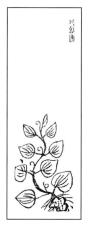

图 17-94-7 冷饭团《便方》

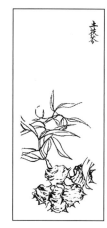

图 17-94-8 土茯苓《图说》

【修治】《本草述》卷一一：修治去皮为末。

【气味】味苦，微涩，性平。《滇南本草》卷中。味甜，性寒。《生草药性备要》卷下。

【主治】治五淋，赤白浊。《滇南本草》卷中。治风湿疮毒及脚弱腰疼。极治杨梅等疮。《药性要略大全》卷四。疗痈肿喉痹，除周身寒湿恶疮，尤解杨梅疮毒，及轻粉留毒，溃烂疼痛诸证。《景岳全书》卷四八。消毒疮、疗疮，疮科要药。生舂汁涂敷之，煲酒亦可。《生草药性备要》卷下。

【发明】《疮疡经验全书》卷一〇：或问土茯苓单疗此〔霉疮〕疾，竟有饵之不效，何也？余曰：土茯苓味甘气平，主温胃健脾，暖筋骨，倘过服寒凉损胃，毒滞脾经，饮食少进者，非此不能奏效。若毒在他经，脾胃健旺者，纵多服亦不见功。如脾虚泄泻者，服此实有奇验。故曰奇，良非虚名也。《本草汇言》卷六：土茯苓去风湿，利关节，治拘挛骨痛，李时珍解恶疮结毒之药也。江春野稿陈氏《救荒本草》言：能代谷不饥，健脾胃，壮筋力，止泄泻者，因气味甘平，而无消伐之性也。李氏方又言能蠲结毒，解内注汞粉药气者，因味甘兼淡，淡能利窍，淡能发留结，淡能泄陈垢耳。故恶疮有服水银、轻粉，外虽光洁，内注筋骨，久而破烂复溃，致成废疾，以此熬汁，屡服数月，不惟积毒渐消，且得补益之力。《本草述》卷一一：夫此味以疗杨梅毒有专功，先哲云此毒总由湿热邪火之化，但气化传染者轻，精化欲染者重。气化乃脾肺受毒，精化从肝肾受毒，斯言最为精确。然则如汪机所云毒气干于阳明者，义属未尽矣。先哲云：从脾肺受毒者，其患先从上部，见之皮肤作痒，筋骨不疼。从肝肾受毒者，先从下部，患之筋骨多疼，小水涩淋，是审证最明。盖以骨属肾，筋属肝，三焦之火藏于肾，而肝之相火与之通淫媟者，邪火炽而精化为毒，故深入于筋骨而为害，至发于肌肉，固亦毒干于阳明矣。然可谓止从阳明而治，不求其本乎？薛立斋曰：受证在肝肾二经，故多在下体发起，如是其责不始于阳明。而此味之于此毒有专功，可徒谓其去湿健脾胃去风湿乎？虽然其味甘淡，其气平，固入脾胃者也。夫土居中，以应四旁，而此味之治，固所谓肾之脾胃，肝之脾胃病也。诸毒遇土则化，而此味之具土德，以化淫火之毒，是其功用之微乎。如徒以健脾去湿概之，彼去风湿健脾胃之药不少矣，何不以之治斯证，而独须此味乎？又有种子方，亦以为君，毋亦清邪火，而有裨真阴乎？则岂徒以健脾去湿见长也。至汪机、时珍俱指为解轻粉之毒，不知其未犯轻粉之毒者，而亦疗之，但有兼剂耳。汪机所谓初病服之不效，盖初证而不知善用之过也。《冯氏锦囊秘录·杂症痘疹药性主治合参》卷二：土茯苓与草薢形虽不同，主治不甚相远，李氏疑为一物数种，理或然也。总之，皆除湿消水，去浊分清，固下焦元气。故能兴阳道而主诸痹及恶疮不瘳也。《本草求原》卷四：杨梅疮皆邪火湿毒所化。有气化传染者，由肺而入，患先见于上部，皮肤痒，筋不痛；有精化欲染者，由肾而入，患先见于下部，筋骨多痛，小便淋漓。〇精化之毒，亦有上下齐发于头角咽喉者，胆与膀胱经于头角，少阴之气并任冲于咽喉也。庸医妄用轻粉劫剂，其性燥烈，入胃劫去痰涎，从口齿出，疮即干愈；然毒气窜入经络、筋骨，精血枯涸，筋失所养，变为拘挛、痈瘘、溃烂、结毒，致成废疾。土茯苓能解轻粉毒。

方用一两为君，苡仁、银花、防风、木通、木瓜、鲜皮各五分，皂角子四分，气虚加参，血虚加归。一方土茯四两，生地、牛膝、杜、杞、归各二两，加皮三两，酒浸三日煮，埋土中一日夜，分数次再煮饮之。

【附方】《滇南本草》卷中：妇人红崩。单剂煎服，引点红糖。白带。单剂煎服，引点白糖。○治杨梅结毒丹流，治大毒疮红肿。遗仙粮未成即捣细末，醋敷。

山夜兰根《本草求原》

【气味】辛，大寒。《本草求原》卷一。

【主治】散皮肤、头面热毒，解中百药毒。《本草求原》卷一。

【附方】《本草求原》卷一：治杨梅疮毒。双桥丸以之熬膏为君。煎酒饮，一服即头面俱消，而后以托补解脏毒之剂继之，其效如神。浸酒良。

粘鱼须《救荒本草》

【释名】金岗藤《草药图经》。

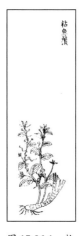 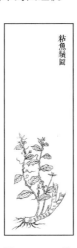 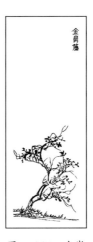 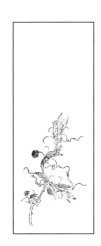

图 17-96-1 粘鱼须《救荒》　　图 17-96-2 粘鱼须《草木典》　　图 17-96-3 金岗藤《草药》　　图 17-96-4 粘鱼须《图考》

【集解】《本草纲目拾遗》卷三：《采药录》：鲇鱼须草梗叶青色，面起直纹，叶叶有须二条，其根如竹鞭状。治疔疮一切诸疮。汪连仕云：鲇鱼须沿藤如豆叶，二丫，内生二须，根白而粗。

【气味】温平，无毒。《本草纲目拾遗》卷三。

【主治】专治外科一切疔疮肿毒，罨之立消。《本草纲目拾遗》卷三。能通筋血，去死血，消肿痛。《草药图经》。

鲢鱼须《植物名实图考》

【集解】《植物名实图考》卷二一：鲢鱼须生建昌。蔓生有节，叶如竹叶，紫根多须。鲇鱼须以蔓名，此以根名。

【主治】土医以治热。《植物名实图考》卷二一。

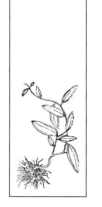

图 17-97-1 鲢鱼须《图考》

萆薢《别录》

【集解】《药性要略大全》卷四：形似菝葜，时人为之白菝葜。其川薢形体壮大突兀，切开白莹带粉，贩者多以荆岗脑充卖，其色红，其形相似，其味苦涩，切宜辨之。《太乙仙制本草药性大全·本草精义》卷二：一种茎有刺者，根白实；一种茎无刺者，根软虚。种虽两般，白者为胜。又与菝葜小异，凡收切勿混真。盖菝葜根作块，赤黄；萆薢根细长，浅白。《博物志》亦曰菝葜与萆薢相乱，时人每呼曰白菝葜者，即萆薢也。《本草述》卷一一：苏恭言茎有刺者，根白实无刺者，根虚软，二者取软也。苏颂言根黄白色，多节，三指许大。又时珍所云：其根长硬，大者如商陆而坚，是其根固硬也。虚软不足据，长而有大者，且多节，雷公所以云竹木也。细与浅白之说，亦恶足以求之。又有菝葜根亦至坚，但多尖刺，不同于萆薢之坚而多节也。○出川中虚软者佳。又云：其根细长浅白者真。《本草求原》卷四：色白虚软者良。黄赤长硬者为菝葜。菝葜亦主腰寒痛风痹，除湿利水，坚筋骨。但土萆薢与菝葜相似，或曰：萆薢亦有坚者，但壮大多节，色白。菝葜茎有刺，色黄。

【修治】《本草述》卷一一：酒浸一宿，焙干。

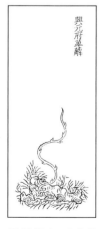

图 17-98-1 兴元府萆薢《图经（政）》

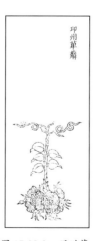

图 17-98-2 邛州萆薢《图经（政）》

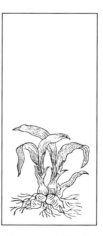

图 17-98-3 荆门军萆薢《图经（政）》

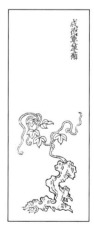

图 17-98-4 成德军萆薢《图经（政）》

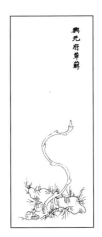

兴元府草薢

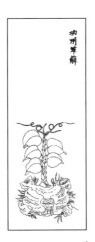

邛州草薢

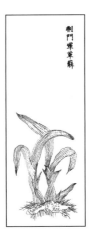

荆门军草薢

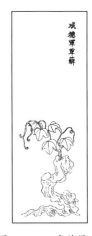

成德军草薢

图 17-98-5 兴元府草薢《图经（绍）》

图 17-98-6 邛州草薢《图经（绍）》

图 17-98-7 荆门军草薢《图经（绍）》

图 17-98-8 成德军草薢《图经（绍）》

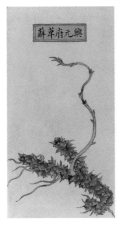

兴元府草薢

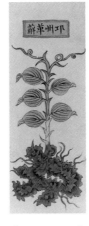

邛州草薢

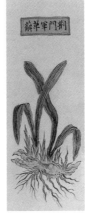

荆门军草薢

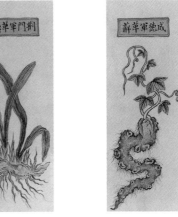

成德军草薢

图 17-98-9 兴元府草薢《品汇》

图 17-98-10 邛州草薢《品汇》

图 17-98-11 荆门军草薢《品汇》

图 17-98-12 成德军草薢《品汇》

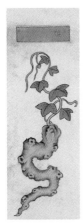

图 17-98-13 草薢《雷公》

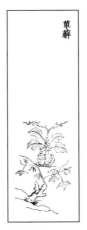

草薢

图 17-98-14 草薢《三才》

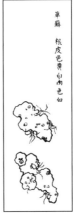

草薢 根皮色黄白肉色白

图 17-98-15 草薢《原始》

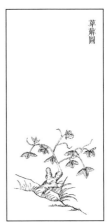

草薢图

图 17-98-16 草薢《草木典》

【气味】味苦、甘，性平，无毒，入脾、肾、膀胱三经。《药性解》卷三。

【主治】主腰背痛，强骨节，风寒湿周痹。恶疮不瘳，热气伤中恚怒，阴痿失溺，关节老血，老人五缓。《本草集要》卷三。搜风去湿，补肾强筋。健骨气，涩精血。运经脉，起阴痿。《本草汇》卷一二。

【发明】《本草发明》卷三：萆薢长于去湿。故《本草》主风寒湿周痹，恶疮，腰背冷痛，强骨节，伤中，关节老血，冷风瘴痹，脚腰不遂，手足惊掣。凡此，皆风湿所致。又治阴痿失溺，腰痛久冷，是肾间有膀胱宿水。又云补水藏，良有以也。盖水藏衰，肝挟相火而凌土湿，土主肌肉，湿郁肌腠而为疮疡，则荣卫不和，筋骨关节皆不利。《经》云湿气害人皮肉筋脉，是也。此以渗去脾湿，则荣卫从，筋脉柔，肌肉长，拘挛痛疮漏等皆愈矣。初服未效，以火盛而湿未郁耳。盖萆薢长于去湿，劣于去热，故云不疗热气。若病久火衰，而气耗则湿郁，用之去湿，故效也。

《本草汇言》卷六：萆薢驱风湿，活血气，朱丹溪苏痹魇之药也。陈月坡稿善治足三阴经风寒湿热之气，以致腰背病强，四肢痿痹，骨节拘挛，通身五缓五急诸证，及脚气肿痛，重坠难行，或肠风藏毒，血色红黯，或白带白浊，精滑淋漓，或周身恶疮，延蔓不已，凡一切风湿秽毒留滞之疾，此药去浊分清，活利血气，并能治之。顾萆薢之名，宜于身之下部，更宜于痹闭不通之疾也。若下部无湿疾，阴虚火炽，溺有余沥，茎中作痛，并肾虚腰痛，此真阴不足之候也，并不宜服。《颐生微论》卷三：萆薢主用皆祛风湿，补下元。杨子建曰：小便频，茎内痛，必大腑热闭，水液只就小肠，大腑愈加燥竭；因强忍房事，有瘀腐壅于下焦，故痛。此与淋症不同，宜盐炒萆薢一两，煎服，以葱汤洗谷道即愈。肾受土邪则水衰，肝挟相火而凌土湿，得萆薢以渗湿，则土安其位，水不受侮矣。《本草述》卷一一：萆薢之用，在《本经》主其治腰脊痛，强骨节，风寒湿周痹，即《别录》、甄权所主诸病，大都不越于外之寒湿，内之虚冷以为因，而所患居下焦固多也。然愚简方书，其用此以疗诸患而逐队于群剂者，犹有可商也。详所主治或因阳虚而病寒湿，如中风之换腿丸；或阳虚而阴血不化，如风证之独活散；或下之阳虚而病劳有天真丹；或元阳虚弱而恶寒，有神殊丹；或肾元衰惫而喘逆，有安肾丸；或肾元虚冷而腰脚痛，有立安丸；或肾肝冷痹而脚膝疼，有巴戟天汤。或如着痹之续断丸，因阳虚而得湿，即以滞血者也。或如鹤膝风之经进地仙丹，因肾气虚惫，风湿流注而患此者也。又如鹿茸橘皮煎丸，治元阳大衰而脾胃俱困者也。更如喝起丸，治小肠冷气而病于似疝痛者也。凡此虽外邪之有无自殊，而阳虚之微甚攸分，皆与《本经》及《别录》、甄权之主治，其揆一也。《宝命真诠》卷三：入肺搜风，入胃去湿。主腰膝仆痛，白浊茎中痛。既能逐水，又能摄溺，能搜肝风，故能理风与筋之病。能清胃家湿热，故能去浊分清。既逐水而又摄溺者，肾为闭蛰封藏之本，肾气强旺，则自能收摄，而妄水亦无容藏之地也。《本经逢原》卷二：萆薢苦平，胃与肝家药也，入肝搜风。《本经》主腰脊痛，强骨节，入肝祛风，入胃祛湿，故《本经》主寒湿周痹、恶疮热气等病。昔人称其摄精之功，或称逐水之效，何两说相悬耶？不知胃气健旺则湿浊去，而肾无邪湿之扰，肾藏自能收摄也。杨氏草薢分清饮专主浊病，正得此义。又主阴痿失溺，老人五缓者，总取行阳之力，以利关节助健运也。若阴虚精滑及元气下陷不能摄精，小便频数，大便引急者，误用病必转剧，以其温散不利于阴也。菝葜与草薢相类，《别录》主腰背寒痛风痹，皆取祛湿热利水、坚筋骨之义。《本草经解要》卷二：草薢入肺，肺通调水道，下输膀胱，可以去太阳之湿而理痹也。恶疮热气，皆属心火，草薢味苦清心，心火退，则疡疮愈，而热气解矣。制方：草薢同莲子、白茯、车前、木通、泽泻、牛膝、甘草、黄柏，可分清治湿。同杜仲，治腰脚痹软。同菖蒲、益智、乌药，治白浊。佐杜仲、肉苁蓉、菟丝子、北味丸，名金刚丸，治筋痿，足不能行。《本草求原》卷四：草薢甘平入胃主升。而苦。导心火归肾。能化阴、胃阴升则湿化。导阳以固下焦，火归则下固。而治风。阴升阳降，则肝风不作。主腰脊痛，强筋骨，寒湿周痹，顽麻瘫缓，皆除风去湿之效。益精、明目，阴化则精生。阴痿失溺，肾无湿扰，则自然收摄。肾间久冷，关节老血，膀胱宿水，白浊茎痛，导阳则阴浊随阳下降。脚气，鹤膝风挛，阴化则阳畅。痔痿恶疮。湿着之病。《本草明览》卷二：世之淫人，多病杨梅疮。剂用轻粉，愈而复发，久则肢体拘挛，变为痈漏。用草薢三两，或加皂角刺、牵牛各一钱。水六碗，耗一半，温三服，不数剂多瘥。原因水衰，肝挟相火凌土，土属湿，主肌肉，湿热郁于肌腠，故为痈肿。《经》曰湿气害人皮肉筋脉是也。草薢味甘淡，去脾湿，〔湿〕去则荣卫壮，筋脉柔，肌肉长，而拘挛痈肿漏并愈，亦此理也。初病服之不效者，火盛而湿未郁。草薢长于去湿，而劣于去火。病久则火已衰而气已耗，气耗则湿郁矣。用兹去湿，故效也。

【附方】《本草汇言》卷六：治风寒湿热之气，病腰背痛强，足膝痹软，或腰背痹软，足膝痛强。用真川草薢一斤，杜仲、苍术、枸杞子、黄柏各四两，俱酒洗炒，研为末。每旦，白汤调服三钱。○治通身筋脉五缓、缓，弛懈无力，即今之痿疾也。五急，急，拘挛不舒，即今之痹疾也。四肢不能举动。用草薢一斤，酒洗炒，黄柏盐水炒，白术土拌炒，姜黄童便拌炒，各四两，俱研为末。每旦服四钱，白汤调服。如胃强能食者，加威灵仙酒炒四两。为末和入。○治脚气肿痛不能动履，不论寒热虚实，久病暴发皆可。用草薢五钱，黄柏、苍术、牛膝、木瓜、猪苓、泽泻、槟榔各二钱，水二大碗，煎一碗，每日食前服一剂。方龙潭共三方。○治肠风藏毒，血色或红或黯。用川草薢、贯仲各一两，柿饼一个，苍术五钱，水煎，食前服。孙尚方。○治男子白浊，妇人白带久不愈。用草薢三钱，金樱子五钱，白术、苍术各二钱，甘草一钱。如白带，本方加当归、川芎各二钱；如白浊，本方加淡竹叶、牛膝各二钱，水煎，食前服。○治遗精梦泄。用草薢子、金樱子、龙骨煅、牡蛎煅各五钱，共研末，和匀，每早服三钱，白汤送。○治通身恶疮。用草薢四两，紫花地丁三两，半枝莲、连翘、甘菊花、荆芥、生地黄各二两，蒸酒饮。○治白浊频数，漩出稠浊，澄下如膏，或龟头浸渍湿烂，乃真元不足，下焦虚寒。用草薢五钱，石菖蒲、益智仁各三钱，乌药一钱，食盐五分，水煎服。《方脉正宗》共四方。

何首乌《别录》

【**释名**】内红消《草药图经》、铁称铊《草木便方》。

【**集解**】**《宝庆本草折衷》卷一〇**：何首乌本条及《图经》，尝以根赤者为雄，白者为雌，而《日华子》乃以叶白者为雄，叶赤者为雌，须雌雄相合则有验。然曰赤曰白，既不各分主治，又非如芍药、茯苓，赤者利、白者补之比，今循《和剂》诸方，通而用之，不必泥夫雌雄之说。**《折肱漫录》卷三**：古方用何首乌以赤白各等分用，今以得何首乌一时难兼二种，勉强成丸，服之亦效。近来吾乡多不可得大者，若重二斤，便为奇货。出山西者最大，六七斤者甚多。予宦于虔州觅此药，亦有重三四斤者，但人言此药出越中者良，他地所产服之多不效。予虔州所得，以制七宝丹，功力果逊，人言或者其然。

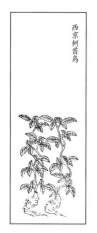

图 17-99-1　西京何首乌《图经（政）》

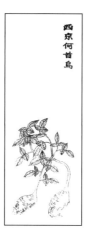

图 17-99-2　西京何首乌《图经（绍）》

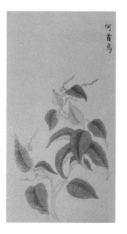

图 17-99-3　何首乌《履巉岩》

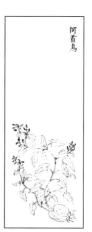

图 17-99-4　何首乌《救荒》

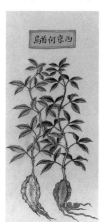

图 17-99-5　西京何首乌《品汇》

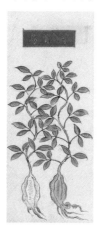

图 17-99-6　何首乌《雷公》

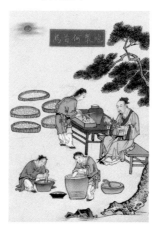

图 17-99-7　炮制何首乌《雷公》

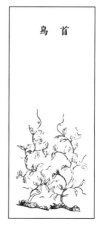

图 17-99-8　首乌《三才》

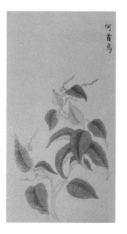

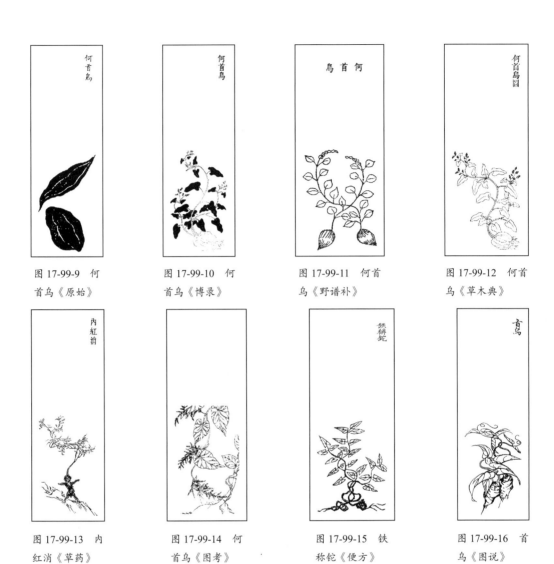

图 17-99-9　何首乌《原始》

图 17-99-10　何首乌《博录》

图 17-99-11　何首乌《野谱补》

图 17-99-12　何首乌《草木典》

图 17-99-13　内红消《草药》

图 17-99-14　何首乌《图考》

图 17-99-15　铁称铊《便方》

图 17-99-16　首乌《图说》

【修治】《本草汇笺》卷四：以铜刀切片，酒拌，入黑豆蒸晒九次用。《景岳全书》卷四八：若其制用之法，则有用黑豆层铺，九蒸九晒者。有单用米泔浸三宿，切焙为末而用者。有用壮健人乳拌晒三次，生杵为末而用者。总之，生不如熟，即单用米泔浸透，蒸之极熟则善矣，或不必人乳与豆也。服此之后，须忌生萝卜，并诸血败血等物。《本草述》卷一一：冬至后采者良，入春则芽而中空矣。北人以赝种欺人，香气不能混也。

【气味】味苦涩，气温，有微毒。《本草汇言》卷六。

【主治】治积年痨瘦，痰癖虚败痿黄。疗五痔，骨软，风腰身痒，膝痛。主瘰疬痈疽，疗头面风。长筋骨，悦颜色，益血气，止心疼，久服添精，令人有子。《太乙仙制本草药性大全·仙制药性》卷二。

【发明】《绍兴本草》卷一〇：何首乌，采根为用。出产、性味、主治，已具《经》注。但疗风湿诸疾颇验。在滋下益精方亦用之。今当从《本经》，味苦涩、微温、无毒者是矣。注说虽分赤白，而有雌雄二种，然所用无异。《本草汇言》卷六：何首乌固精敛气，《开宝》截疟止痢之药也。葛小溪稿此药味极苦涩，生用气寒，性敛有毒；制熟气温，无毒。前人称为补精益血，种嗣延年。又不可尽信其说。但观《开宝》方所云：治瘰疬，消痈肿，减五痔。气、血、毒、虫、湿五痔。去头面热疮，苏腿足软风，其作用非补益可知矣。惟其性善收涩，其精滑者可固，痢泄者可止，久疟虚气散漫者可截，此亦莫非意拟之辞耳。倘属元阳不固而精遗，中气衰陷而泄痢，脾元困疲而疟发不已，此三证自当以甘温培养之剂治之，又不必假此苦涩腥劣，寒毒损胃之物所收效也。《颐生微论》卷三：何首乌补阴而不滞不寒，强阳而不燥不热；禀中和之性，而得天地之纯气者也。昔有老人何姓者，见藤夜交，掘而服之，须发尽黑，故名首乌。后阳事大举，屡生男子，改名能嗣。则其养阴益肾，可想见矣。《轩岐救正论》卷三：七宝美髯丹，主乌须发，壮筋骨，固精气，续嗣延年。其方用赤白何首乌各一斤，如法制炼，入赤白茯苓各一斤，牛膝、枸杞、当归、菟丝子各八两，补骨脂四两，以蜜炼丸，晨夕吞服，为滋益上药，功能不可阐述。此古成方也。大都人有阴藏阳藏之不同，其属阴藏者，宜与此丸，为有骨脂温暖真阳也。若阳藏而藏府燥热，素耐寒凉者，则当去骨脂，减当归，加熟地黄十两，酒蒸知母二两，可令水火两平，而免偏胜之患。愚意又以赤苓性属渗泄，须禁之，庶久饵而无隐耗之弊，得全全善矣。及遍阅方书，亦有单服者，各随方法，大要莫外此药为君也。忆余髫龄十四通精，施泄无禁，关门虚滑，每少劳则病梦遗。及岁十七，从娶亲后，尤觉神气不支，虚焰侵肤，时或盗汗。皆少年不慎，真藏为患。余伯父心宇封君，素以儒医擅名，大较主治泥成法无外金锁丹、固精丸、莲须、牡蛎、金樱、鳔胶之属，时虽少止，暂辍仍复，沉疴数载，几无人理。至二十二岁，抵楚慈阳，幸逢胡慎庵先生，治法独异常流，令服参、耆、归、苓、熟地、升麻、石枣、阿胶、知母、麦冬等药，又以何首乌为君，茯苓、五味、沙苑蒺藜、苁蓉、仙茅、当归诸品为丸，晨昏服丸，午际啜汤。甫两旬，前症减半，越三月得全愈，自是勤服不辍，蒲柳柔资，禁受风霜，益信前哲非诬语也。与世之造淫丹，暗铄真阴，渐促天年者，则大不侔矣。特怪世人进锐退速，不勤久饵，堕功半涂，咎药迂缓，遂使完真善术，绝响无闻耳。《本草新编》卷二：何首乌味甘而涩，气微温，无毒。神农未尝非遗之也。以其功效甚缓，不能急于救人，故尔失载。然首乌蒸熟，能黑须鬓，但最恶铁器。凡入诸药之中，曾经铁器者，沾其气味，绝无功效。世人久服而不变白者，正坐此耳，非首乌之不黑须鬓也。近人尊此物为延生之宝，余薄而不用。惟生首乌用之治疟，实有速效，治痞亦有神功，世人不尽知也。虽然首乌蒸熟，以黑须鬓，又不若生用之尤验。盖首乌经九蒸之后，气味尽失，又经铁器，全无功效矣。不若竟以石块敲碎，晒干为末，同桑叶、茱萸、熟地、枸杞子、麦冬、女贞子、乌饭与黑芝麻、白果，共捣为丸，全不见铁器，反能乌须鬓，而延年至不老也。《冯氏锦囊秘录·杂症痘疹药性主治合参》卷二：首乌补阴而不滞不寒，强阳而不燥不热，禀中和之性，得天地之纯气者也。昔有老人何姓，见藤夜交，掘而服之，须发尽黑，故名首乌。后阳事大举，屡生男子，改名能嗣，则其养阴益肾可见矣。但熟地、首乌虽具补阴，然地黄禀仲冬之气以生，蒸晒至黑，则专入肾而滋天一之真水矣，其兼补肝者，因滋肾而旁及也。首乌禀春气以生，而为风木之化，入通于肝，为阴中之阳药，故专入肝经，以为益血祛风之用，其兼补肾者，亦因补肝而旁及也。一为峻补先天真阴之药，故其功可立救孤阳亢烈之危。一系调补后天荣血之需，以为常服，长养精神，却病调元之饵。先天后天之阴不同，奏功之缓急轻重亦有大异也。况名夜合，复名能嗣，则补血之中，复有补阳之力，岂若地黄专功滋水！气薄味厚，而为浊中浊者，坚强骨髓之用乎，此张心得之见，乃古哲未为缕析，今人混用补阴，不亦误甚！**《神农本草经读》**：后世增入药品，余多置之而弗论，唯何首乌于久疟久痢多取用之。盖疟少阳之邪也，久而不愈，少阳之气惯为疟邪所侮。俯首不敢与争，任其出入往来，绝无忌惮，纵旧邪已退，而新邪复乘虚入之，则为疟。纵新邪未入，而营卫不调之气，自袭于少阳之界，亦为疟。首乌妙在直入少阳之经，其气甚雄，雄则足以折疟邪之势；其味甚涩，涩则足以堵疟邪之路。邪若未净者，佐以柴、苓、橘、半；邪若已净者，佐以参、术、芪、归，一二剂效矣。设初疟而即用之，则闭门逐寇，其害有不可胜言者矣。久痢亦用之者，以土气久陷，当于少阳求其生发之气也，亦以首乌之味最苦而涩，苦以坚其肾，涩以固其脱。宜温者，与姜、附同用；宜凉者，与芩、连同用，亦捷法也。此外，如疽疮、五痔之病，则取其蔓延则通经络。瘰疬之病，则取其入少阳之经。精滑、泄泻、崩漏之病，则取其涩以固脱。若谓首乌滋阴补肾，能乌须发，益气血，悦颜色，长筋骨，益精髓，延年，皆耳食之误也。凡物之能滋润者，必其脂液之多也；物之能补养者，必气味和也。试问：涩滞如首乌，何以能滋？苦劣如首乌，何以能补？今之医辈竟奉为补药上品者，盖惑于李时珍《纲目》不寒不燥，功居地黄之上之说也。余二十年来目击受害者比比。以医为苍生之司命，不敢避好辩之名也。**《植物名实图考》**卷二○：何首乌详唐李翱《何首乌传》。《开宝本草》始著录。有红、白二种。近时以为服食大药。《救荒本草》：根可煮食，花可煠食。俚医以治痈疽毒疮，隐其名曰红内消。《东坡尺牍》以用枣或黑豆蒸熟，皆损其力。文与可诗亦云：断以苦竹刀，蒸曝凡九为。夹罗下香屑，石蜜相和治。然则世传七宝美髯丹，其功力不专在交藤矣。近时价日增而药益伪，其大者多补缀而成。以余所至居处间，皆紫绿双蔓，贯篱萦砌，如拳如杯，抛掷屑越。昆山以玉抵鹊，又文与可所谓盖以多见贱，蓬蘽同一亏也。滇南大者数十斤，风戾经时，肉汁独润，然不闻有服食得上寿者。岂所忌鱼肉未能尽绝，而炮制失其本性耶？三斗栲栳大，号山精，滇人得之，不必有缘，唯博善价籴谷事育耳。寇莱公服地黄萝卜，使发早白。《闻见近录》作服首乌，而食三白。余怪近之服饵者，发辄易皤，殆缘于此。则亦读《本草》未熟也。服食求仙，固为妄说；节嗜通神，药乃有效。醉饱中而乞灵草木，南辕北辙，相去益远。若其活血治风之功，则明时怀州知州李治所传一方，吾以为不妄。**《冷庐医话》**卷五：何首乌具人形者不可多得，得而服之，可以益寿，然亦有不尽然者，汤芷卿用中《翼駉稗编》云：吴江秀才某，见邻翁锄地，得二首乌如人形，以钱二千买之，用赤豆如法制食，未数日，腹泻死，此岂气体有未合钦？抑首乌或挟毒物之气能害人也，服食之当慎也。观于此而益信。**《存存斋医话稿》**：偶阅浙江《新闻千秋》副刊载有张君何首乌之考正及虚伪一文，因忆民十七在上海中医专门学校任教时，曾听顾惕生先生演讲肺痨病之食养疗法。顾氏尝患肺痨，以中药调理获愈。其子亦患是病，延西医疗治，卒不救。故其演词颇扬中抑西。其实肺病无论中西，金乏特效药，全赖调养得宜，方能渐愈。调养之道，中医不及西法完美。顾氏因爱子夭折，悲愤之余，遂谓西医不善治痨，其言虽失之偏激，但演词中所举治痨方药，确属经验有效，弥觉珍贵，爰为逐录如下，以便病肺诸君酌量制服。日人又盛称何首乌治痨，鄙人亦尝试服。首乌与六味丸之主药地黄，皆含铁之有机体物。服首乌之法，每首乌一斤，加茯苓半斤，咳者加五味子半斤，欲求子者加枸杞半斤，中药不但令人愈病，且令人有子，斯为奇也。初服即健啖倍常人，苦粳米饭不耐饥，须糯米饭方能果腹。其后多服，效力亦减。乃知治痨之法，药物不如食养。又此物有调整大便之用，患常习性便秘之人，取鲜首乌研末，蜜为丸，临睡以淡盐汤送下三四钱，自无如厕挣扎之苦。

【附方】《滇南本草》卷下：单剂治虚疾，秘方截虚疟、瘴疟，寒热往来。何首乌墨汁煎，每用三钱，煎露一次，明早煨热，向太阳服，效。

《本草汇言》卷六：治瘰疬延蔓，寒热羸瘦，乃肝郁火郁，久不治成劳也。用何首乌如拳大者一斤，去皮，如前法制，配夏枯草四两，当归、土贝母、香附各三两，川芎一两，共为末，炼蜜丸。每早晚各服三钱。○治时行火疖，或痈疽流发，遍身十数者。用何首乌生捣十两，紫花地丁、金银花各三两，甘草一两，陈皮五钱，白芷八钱，分作十剂，水煎服。○治五痔攻痛。用何首乌照前九制过四两，气痔，加人参、白术、乌药；血痔，加当归、生地、黄柏；虫痔，加使君子；湿痔，加苍术、厚朴、龙胆草四种，每味各加三钱。惟毒痔，加土茯苓八两，打碎，炒燥，俱浸酒，每早晚，随量饮。○治头面风热，生疮疹痱，并诸疾。用何首乌，照前九制过，一味，浸酒饮。○治疟邪在阴分，久不愈。用何首乌一两，鳖甲炙、牛膝、陈皮、青皮各四钱，当归、白术各三钱。虚甚，加人参三钱，水煎服。○治四肢骨软风疾。用何首乌一斤，照前九制过，川乌二两童浸炒，草乌三钱酒洗炒，川草薢、枸杞子各八两，为末，炼蜜作丸，早晚服三钱。或浸酒蒸一日，每日早晚随量饮亦可。○治大风癞疾。用何首乌一斤，照前九制法，用胡麻八两去皮，蕲蛇一条，俱为末。每服五钱，白汤调服。○治疥癣满身。用何首乌一斤，连皮生捣碎，每日用四两，生艾叶一两，共煎汤洗浴，渐退。○治中蛊毒。用生鲜何首乌，连皮捣烂，和白汤一碗绞汁，一气饮，即吐立解。○治小儿龟背。用何首乌，生捣为末，用酒调敷背高处，久久自平。已上八方俱见陈上池《经验方》。

神仙胡麻饭《滇南本草图说》

【集解】《滇南本草图说》卷五：神仙胡麻生山中朝阳有水处，绿叶紫背，相对而生，根肥大，连有子，夜放白光。采根，熬去苦水。

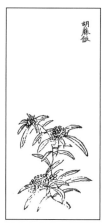

图 17-100-1 胡
麻饭《滇南》

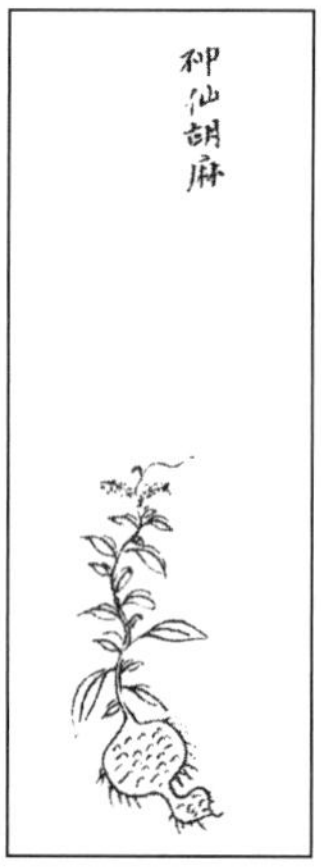

图 17-100-2 神仙
胡麻《滇南图》

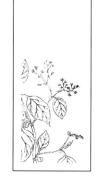

图 17-102-1 扒
毒散《图考》

【气味】气味甘甜,微温,无毒。《滇南本草图说》卷五。

【主治】诸虚百损,五劳七伤,补中益气,久服令人乌须黑发,延年益寿。凶年辟谷。同侧柏叶食之,香甜无比。治温疫遍散传染。《滇南本草图说》卷五。

黄德祖《本草纲目拾遗》

【集解】《本草纲目拾遗》卷四:黄德祖《藻异》:德祖即石公号。此草生圮上,故名。叶如尖刀、独梗芋,花红白,头如何首乌。

【主治】治疮癣。《本草纲目拾遗》卷四。

扒毒散《植物名实图考》

【集解】《植物名实图考》卷二三:扒毒散生云南圃中。插枝即活,以能治毒疮故名。大致类斑庄根而无斑点,叶亦尖长;秋深开小白花如蓼;而不作穗,簇簇枝头,尤耐霜寒。

【主治】能治毒疮。《植物名实图考》卷二三。

宽筋藤《生草药性备要》

【释名】火炭葛。《生草药性备要》。

【气味】味甜,性和。《生草药性备要》卷上。

【主治】消肿,除风湿,浸酒饮,舒筋活络。其根,治气结疼痛、损伤、金疮,治内伤,去痰止咳,治痈疽。挛手足,用热饭同敷甚效。《生草药性备要》卷上。

悬钩子《本草拾遗》

【集解】《本草汇言》卷六:李氏曰:悬钩子,即木莓也。条茎生,高四五尺,其茎白色,有倒刺,其叶有细齿,正面深青色,无毛,背面淡青色,颇似樱桃叶而狭长,又似地棠花叶,四月开小白花，结实色红，味酸美，人多食之。今人亦通呼为薫子也。孟氏、大氏并以此为覆盆子，误矣。杨士行云：南土覆盆子极多，是藤生，悬钩子是树生。形状虽同而色各异。覆盆色乌赤，悬钩色红赤，功用亦不同，今正之。**姚氏《食物本草》卷一九**：悬钩子生江淮林泽间。茎上有刺。其子如莓子，酸美，人多食之。汪〔机〕曰：悬钩枝梗柔软有刺，颇类金樱。四五月结实如覆盆子。采之擎蒂而中实，味酸；覆盆则蒂脱而中虚、味甘为异。

实

【气味】味酸，气平，无毒。《本草汇言》卷六。

【主治】主醒酒，止渴，除痰，去酒毒。捣汁服，解射工、沙虱毒。姚氏《食物本草》卷一九。

根皮

【气味】味苦，气平，无毒。《本草汇言》卷六。

【主治】治子死腹中不下，破血，妇人赤带下，久患赤白痢，脓血腹痛。杀虫毒，卒下血。并浓煮汁饮之。姚氏《食物本草》卷一九。

叶

【气味】烧研水服，主喉中塞。姚氏《食物本草》卷一九。

骨路支《本草拾遗》

【集解】《证类本草》卷七：〔《本草拾遗》〕生昆仑国，苗似凌霄藤，根如青木香。安南亦有，一名飞藤。

【气味】味辛，平，无毒。〔《本草拾遗》〕。《证类本草》卷七。

【主治】主上气浮肿，水气呕逆，妇人崩中，余血癥瘕，杀三虫。〔《本草拾遗》〕。《证类本草》卷七。

草部第十八卷

草之九　蔓草类（下）133种

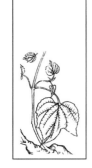

图 18-1-1　过山
龙《图考》

过山龙《植物名实图考》

【集解】《植物名实图考》卷一九：过山龙江西山中有之。根大如小儿臂，长硬赭黑，茎碧有节；附茎对叶，大如油桐，有歧不匀，粗纹大齿。

【主治】治闭腿风，敷肿毒。《植物名实图考》卷一九。

赤木通《校补滇南本草》

【释名】野蒲萄根《校补滇南本草》。

【气味】性寒，味酸、苦。《校补滇南本草》卷下。

【主治】利膀胱积热，消偏坠下气。走经络定痛，散乳结肿痛。治痈疮排脓。通利五淋，赤白便浊，止玉茎痛。《校补滇南本草》卷下。

【附方】《校补滇南本草》卷下：治膀胱偏坠，疝气疼痛。赤木通三钱，小茴香一钱，吴茱萸五分，水煎，点水酒服。疝气，加橘核，一钱，炒。荔枝核，七个，炒。为末，亦照前点水酒服。

紫葛《唐本草》

【集解】《本草集要》卷三：生山谷中，三月四月采，去皮，日干。不入方用。《植物名实图考》卷二二：紫葛《唐本草》始著录。湖南谓之赤葛藤。叶似野葡萄，而根长如葛，色紫，盖即葛之别种。主治金疮伤损。俗方多用之，原图叶甚相类；又一图殆其枯蔓，姑仍之。

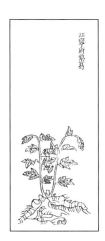

图 18-3-1　台州
紫葛《图经（政）》

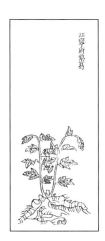

图 18-3-2　江宁府
紫葛《图经（政）》

图 18-3-3　台州
紫葛《图经（绍）》

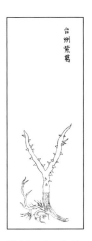

图 18-3-4　江宁府
紫葛《图经（绍）》

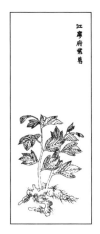

图 18-3-5　台州紫
葛《品汇》

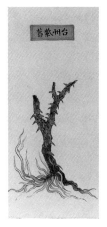

图 18-3-6　江宁
府紫葛《品汇》

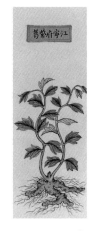

图 18-3-7　紫葛
《雷公》

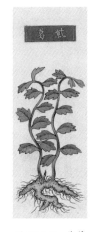

图 18-3-8　紫葛
《三才》

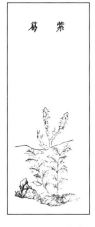

图 18-3-9　台州紫
葛《草木状》

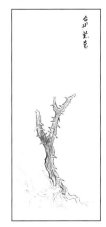

图 18-3-10　江宁
府紫葛《草木状》

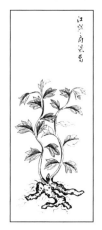

图 18-3-11　紫葛
《草木典》

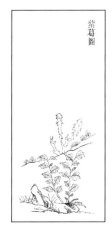

图 18-3-12　紫葛
《图考》

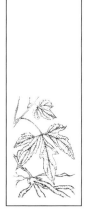

【气味】味甘苦，气寒，无毒。《本草集要》卷三。

【主治】主痈肿恶疮，取根皮，捣末，醋和封之。《本草集要》卷三。

【发明】《本经逢原》卷二：紫葛和血解毒，治痈肿恶疮。取根皮捣为末，酢和封之。《千金》紫葛丸用之为君，以其能散寒热结气也。

乌蔹莓《唐本草》

【释名】五叶藤、三角藤《履巉岩本草》、乌蔹草、茏草《太乙仙制本草药性大全》。

【集解】《太乙仙制本草药性大全·本草精义》卷二：乌蔹莓，一名乌蔹草，俗呼为茏草。生平泽及人间篱垣间，蔓生，茎端五叶，有五桠子，花青白色，俗呼为五叶莓。四月、五月采苗阴干用。《医林纂要探源》卷二：色黑根赤黑，茎蔓枝叶皆如白蔹，有细倒刺如毛，螫人。《本草述》卷一一：五龙草生于下湿地，遍地牵藤，叶似丝瓜叶而小，一叶有五丫，各丫内俱有须，故名五瓜龙。三月间采，阴干。吾潜处处有之。《植物名实图考》卷二二：乌蔹莓即五叶莓。《唐本草》始著录。按《诗经》：蔹蔓于野。《陆疏》形状正同乌蔹，毛晋《广要》亦云蔹有赤、白、黑，疑此即黑蔹云。今俗通呼曰五爪龙。

【气味】味甘，无毒，性寒。《履巉岩本草》卷上。苦，辛，寒。《医林纂要探源》卷二。

【主治】治痈疽发背，捣烂罨患处，立差。《履巉岩本草》卷上。主风毒热肿遊丹绝妙，敷疮肿蛇虫伤咬殊功。《太乙仙制本草药性大全·仙制药性》卷二。

【发明】《本草述》卷一一：五龙草，即五爪龙。此草《纲目》不载，因治背疽一方，大为奇中，若他方未必奏之然之效者，亦无取也。虽方中不以此味为主药，然却不可少，故附殿于蔓草后，而因录其治疗之详于左。

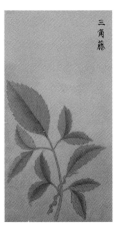

图18-4-1 三角藤《履巉岩》

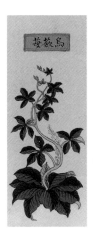

图18-4-2 乌蔹莓《品汇》

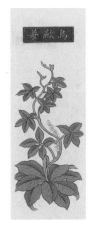

图18-4-3 乌蔹莓《雷公》

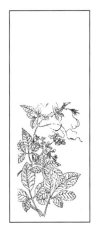

图18-4-4 乌蔹莓《图考》

【附方】《本草述》卷一一：治背疽方。背疽所患，惟内攻与外溃耳。证属火毒酝酿斯成，不能外散，势必内攻，不能中出，势必旁溃。医者往往以凉药围解，多罹兹二患。又阴疮不起发者，止有隔蒜灸一法，然亦未见凿凿取效。此方初用，药捻熏照，以火引火毒气外散，后用药敷围，追脓止痛，毒从孔窍及疮顶中出，可免旁溃矣。阴疮一照，即起红晕，状如蒸饼，变为阳证，可保无虞，此其奇中大署也。照法：日每一次，初用捻三根或四根，次日用四根或五根，以次六七根，止大率看疮轻重，酌捻多寡，重者不过六七日，腐肉尽化为脓，从疮口中陆续涌流，新肉如石榴子，累累而生，此时不必再照，围药终始如一，随疮势大小，渐渐收入。照围后，不可听医用膏药盖顶，以致毒气拂郁，止剖葱叶，量疮口贴之。凡照时先须猪蹄煎汤，澄清，洗去围药。如法熏照，待疮势大愈，内生将满，始上生肌散，龙骨二钱，水石火煅三钱，黄丹一钱，护以太乙膏，直候平复，复后膏药犹不可离，此其始末细微也。内服者，大要不出十宣散、护心散等方，最忌寒凉，恐伤胃气。按：以火捻提照之法，为治背疽第一，如《广笔记》所录，犹有不尽其窍会者，且用十宣散、护心散，而《笔记》削之，宜否？曰：曾以此方疗病者，未常用此二方，亦底厥绩，是则似乎可删也。盖以药捻照，且提之以出毒，即可代宣利药剂，更不伤胃气。第妙在手法，巧者意会耳。此疮由厚味、怒恼郁结所致，受病以年计，调摄之法，非惩忿窒欲，清散托里，治以前方，即庐扁复生，有望而走耳。熏药方雄黄、朱砂、血竭、没药，俱一钱，麝香二分，血竭、没药，膺物极多，须按《本草》求至真者。右五味研细末，绵纸为捻，长约尺许，每捻药三分，真麻油润灼，离疮半寸许，自外而内，周围徐徐照之，火头上出，药气内入，疮毒随气解散，自不内侵脏腑，初用三条，渐加至五七条，疮势渐消，又渐减，熏罢，随敷药。论曰：自外而内者，言自红晕外左右旋照，以渐将捻收入疮口上也。更须将捻猛向外提，以引毒气，此是手法。敷药方。五龙方即五爪龙、车前草连根叶、豨莶草、金银花各等分，右四味鲜草药，一处捣烂，加多年陈米粉，即常用称浆衣者，俗称蒸粉。初起仍加飞盐末少许，共为稠糊，敷疮上，中留一顶，拔脓出。若冬时无鲜者，用根及蓄下干药、陈醋调敷。其蓄草，阴干佳，无得见日。五龙草一时采摘不出，疮势紧急，即将车前等三味捣用，亦能奏功，不必拘执也。如采得更妙，疮初发时以此草取汁半盏，黄酒和水饮，能内消。太乙膏：玄参、白芷、当归、肉桂、大黄、生地、赤芍、苦参，将前八味切为粗片，用麻油二斤，入铜锅内煎至黑色，用棕一匹，滤去滓，入黄丹十二两，再熬，滴水成珠，捻软硬得宜，即成膏矣。制丹法：黄丹先炒紫色，倾入缸内，用滚水一桶泡之，再汲凉水满缸，用棒常搅，浸一宿，去水，再炒如前两次，方研，务要极细，可用。凡人将发痈疽毒，半年前或一年前必常常自觉口干，或作渴思饮茶并水，或食已即饥，名为中消。倘有此证，后发背必难疗，急须每日服忍冬丸，不次，如是，加念久服，可免发背。纵不免，必可治疗。如闲常无事，摘取金银花四斤，趁湿，水洗净，入石臼中杵烂，置大瓦罐内，入井花水三碗，无灰酒三碗，调稀，煎十余沸，药性出取下，生布滤去渣，汁入罐，再煎成膏，滴水不散。又将一斤焙干，同粉草二两，共为细末，取膏糁入末内，以酒打面糊和，入石臼中杵一二百下，丸如绿豆大，食远酒下八九十丸。

此药得酒良，不饮酒者百沸汤下。

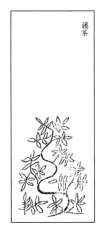

图 18-5-1　藤茶
《便方》

藤茶《草木便方》

【气味】甘，温。《草木便方》卷一。

【主治】叶：消渴，诸气鼓胀月瘕活。丹停气肿下蛊毒，利便通肠代茶喝。《草木便方》卷一。

野西瓜《植物名实图考》

【集解】《植物名实图考》卷二一：野西瓜赣南山坡中有之。蔓延林薄，细茎长须；叶作五叉，似西瓜、丝瓜叶，大者可寸许；秋结青白实，宛如莲子，捻之中断，内有清汁。

【主治】治火疮，取浆收贮，敷用。《植物名实图考》卷二一。

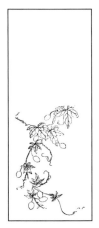

图 18-6-1　野西瓜
《图考》

洋条藤《植物名实图考》

【集解】《植物名实图考》卷二一：洋条藤产南赣山中。蔓生，细茎淡红，圆节；一叶一须，叶如凤仙花叶而宽，锯齿亦深，面绿细纹，中有紫白缕一道，背边绿中紫，亦有白纹。

【主治】以治妇科红白崩带，同大蕨煎酒服。《植物名实图考》卷二一。

独脚乌桕《生草药性备要》

【集解】《生草药性备要》卷上：藤生，叶似乌桕，藤似防己。

【气味】味甘、腥，性平。《生草药性备要》卷上。

【主治】治小肠气痛，煲酒服。敷大疮，散百毒，理蛇伤。《生草药性备要》卷上。

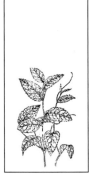

图 18-7-1　洋条藤
《图考》

常春藤《本草拾遗》

【释名】三角藤《履巉岩本草》、地锦、地噤《太乙仙制本草药性大全》、长春藤《本草再新》。

【集解】《证类本草》卷七：〔陈藏器〕生林薄间，作蔓绕草木，叶头尖，子熟如珠，碧色正圆。小儿取藤于地，打作鼓声，李邕名为常春藤。《太乙仙制本草药性大全·本草精义》卷二：生淮南林下，叶如鸭掌，藤蔓着地节处有根，亦缘树石。冬月不死，山人产后多用之。《植物名实图考》卷二〇：常春藤即土鼓藤。《本草拾遗》始著录。《日华子》以为龙鳞薜荔。《谈荟》以为即巴山虎。今南北皆有之。结子圆碧如珠，与《拾遗》说符。

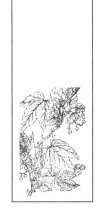

图 18-9-1　常春藤
《图考》

根

【气味】味苦。〔陈藏器〕《证类本草》卷七。味苦，性微寒，无毒。入肝、脾二经。《本草再新》卷三。

【主治】主风血，羸老腹内诸冷，血闭，强腰脚，变白。煮服，浸酒服。〔陈藏器〕《证类本草》卷七。煎汤浸酒，破血止疼。祛产后血凝，逐腹中血块。妇人瘦损，不能饮食可痊；淋沥不尽，赤白带下大效。天行时疾，心闷，煎煮浸酒服之。《太乙仙制本草药性大全·本草精义》卷二。治肝郁，补脾，利湿去风，滑痰，通经络，行血和血，并能理气。《本草再新》卷三。功用长于治痈疽肿毒。《植物名实图考》卷二〇。

叶

【气味】性凉，有小毒。《履巉岩本草》卷上。

【主治】主治疮疖肿，用一二叶，以净水洗去疮上恶毒，次用叶贴上。如疮未差，再用之。《履巉岩本草》卷上。

实

【气味】味甘，温，无毒。〔陈藏器〕《证类本草》卷七。

石猴子《植物名实图考》

【集解】《植物名实图考》卷一九：石猴子产南安。蔓生细茎，茎距根近处有粗节手指大，如麦门冬黑褐色，节间有细须缭绕，短枝三叶，叶微似月季花叶。

【气味】气味甘温。《植物名实图考》卷一九。

【主治】土人取治跌打损伤、妇人经水不调，敷一切无名

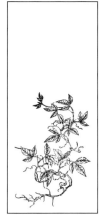

图 18-10-1　石猴子
《图考》

肿毒。《植物名实图考》卷一九。

千岁藟《别录》

【释名】山葡萄《滇南本草图说》。

【集解】《太乙仙制本草药性大全·本草精义》卷二：生泰山川谷。作藤生蔓，延木上，叶如葡萄而小。四月摘其茎，汁白而甘。五月开花，七月结实，八月采子，青黑微赤，冬惟凋叶。

【气味】味甘，气平，无毒。《太乙仙制本草药性大全·仙制药性》卷二。甘、酸，性平，无毒。《滇南本草图说》卷一一。

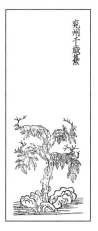

图 18-11-1　兖州千岁藟《图经（政）》

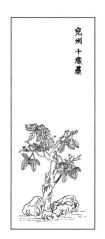

图 18-11-2　兖州千岁藟《图经（绍）》

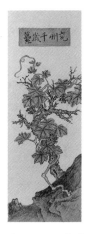

图 18-11-3　兖州千岁藟《品汇》

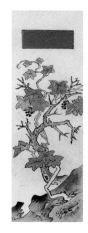

图 18-11-4　千岁藟《雷公》

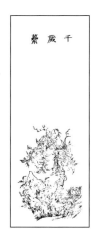

图 18-11-5　千岁藟《三才》

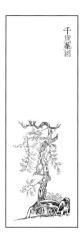

图 18-11-6　千岁藟《草木典》

图 18-11-7　山葡萄《滇南图》

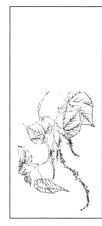

图 18-11-8　千岁藟《图考》

【主治】五脏益气，续筋骨长肌。去诸痹而大效，点热翳而神奇。治伤寒之呕哕，止烦渴而色明。久服通神明、轻身、耐老不饥。《太乙仙制本草药性大全·仙制药性》卷二。清火益气，消渴，悦颜色。不可多食。《滇南本草图说》卷一一。

【发明】《植物名实图考》卷二二：千岁蔂《别录》上品。陈藏器以为即葛蔂。《本草衍义》引甘守诚以为即姜抚所进长春藤，饮其酒多暴死。今俚医以为治跌损要药。其力极猛，不得过剂。吉安人有患跌折者，误以数剂并服，遂暴卒。鞫狱者取其茎，研入肉，以试犬，犬食之，顷刻间腹膨脝矣。

【附方】《太乙仙制本草药性大全·仙制药性》卷二：去热翳、赤白障。用斫口藤吹气，出一头如通草，以水浸，吹取气，滴入目中效。

扁担藤 《医方药性》

【气味】性温。《医方药性·草药便览》。

【主治】治脚气风，去肿，散血。《医方药性·草药便览》。

大小木通 《草木便方》

【气味】甘淡。《草木便方》卷一。

【主治】利二肠，通关利窍热淋尝。喉痹风热引下出，催生下乳行经良。二种同性。《草木便方》卷一。

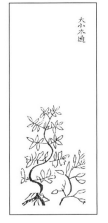

图 18-13-1　大小木通《便方》

大木通 《植物名实图考》

【集解】《植物名实图考》卷一九：大木通产九江山中。一名接骨丹。粗藤如树，短枝青绿；对叶排生，浓绿大齿。按形状与《本草》图异。苏颂引《燕吴行纪》：扬州甘泉东院有通草，其形如椿子，垂梢际。所说不同，或别一物。此草颇似椿叶，惟大齿不类。

【主治】捣叶敷治脚疮、烂毒，茎利小便。《植物名实图考》卷一九。

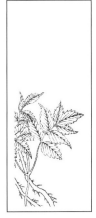

图 18-14-1　大木通《图考》

山木通《植物名实图考》

【集解】《植物名实图考》卷一九：山木通长沙山中有之。粗茎长蔓，三叶攒生一枝，光滑厚韧；叶际开花，花罢残蕊茸茸，尚在茎上。按《图经》木通一枝五叶，叶如石韦。此藤老茎亦中空，叶亦似石韦，而只三叶，无实。又别一种。

【主治】通窍利水。《植物名实图考》卷一九。

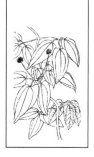

图 18-15-1 山
木通《图考》

穿山藤《滇南本草图说》

【集解】《滇南本草图说》卷五：穿山藤生山中，藤长丈余，上有毛刺，绿色，根老方可采取。

【气味】性味寒苦辛，有小毒。降也。《滇南本草图说》卷五。

【主治】下气，消腹中痞积，推胃中之宿食，年久腹中坚积，消水肿血肿。亦治筋骨疼痛，四肢不仁。《滇南本草图说》卷五。

【附方】《滇南本草图说》卷五：治五积六聚，胸中血积成块，俗名血鼠。采根，晒干为末，烧酒送下。○消寸白虫，成团下之。使君子汤送下，加槟榔、雷丸，共为末，○洗风癞疔疮。熬水，立愈。

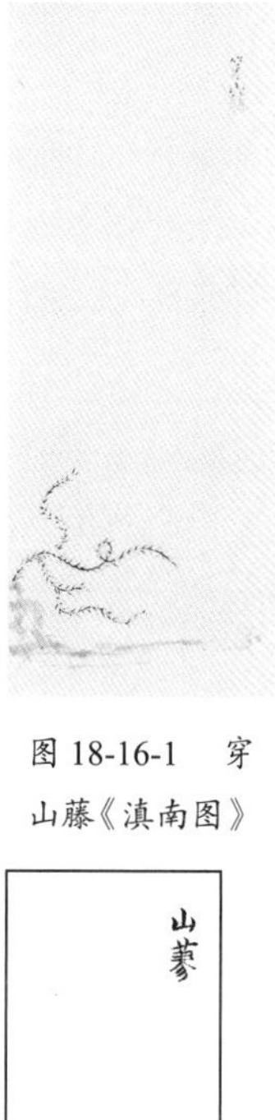

图 18-16-1 穿
山藤《滇南图》

山蓼《救荒本草》

【释名】小木通《植物名实图考》。

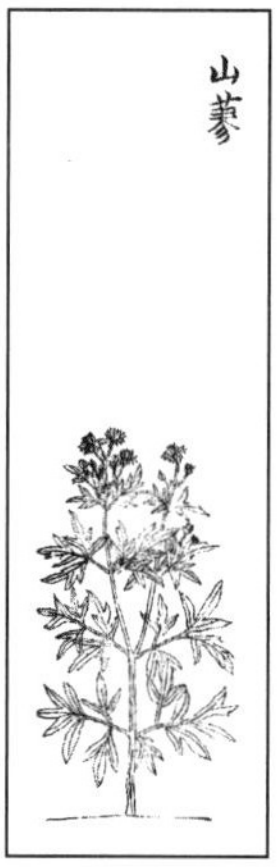

图 18-17-1 山
蓼《救荒》

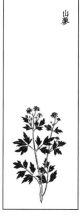

图 18-17-2 山
蓼《博录》

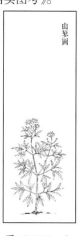

图 18-17-3 山
蓼《草木典》

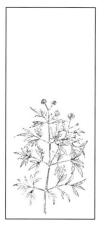

图 18-17-4 山蓼
《图考》

【集解】《救荒本草》卷上之前：山蓼生密县山野间。苗高一二尺，叶似芍药叶而长细窄音侧，又似野菊花叶而硬厚，又似水胡椒叶亦硬。开碎瓣白花。其叶味微辣。《植物名实图考》卷一九：小木通产湖口县山中。茎叶深绿，长蔓袅娜；每枝三叶，叶似马兜铃而细。按俗间木通多种，以木通本功通利九窍，故藤本能利水者，多以木通名之。

【主治】俚医用以利小便。《植物名实图考》卷一九。

铁线牡丹《滇南本草》（即：铁线莲）

【集解】《滇南本草图说》卷七：铁线牡丹形似牡丹，延蔓而生，花开碧绿色，大瓣中又开细瓣。《植物名实图考》卷二七：铁线莲《花镜》：铁线莲一名番莲，或云即威灵仙，以其本细似铁线也。苗出后即当用竹架扶持之，使盘旋其上，叶类木香，每枝三叶，对节生；一朵千瓣，先有包叶六瓣似莲，先开内花，以渐而舒，有似鹅毛菊。性喜燥，宜鹅鸭毛水浇。其瓣最紧而多，每开不能到心即谢，亦一闷事。春开，压土移栽。

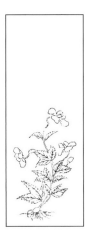
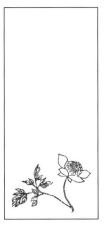

图 18-18-1 铁线牡丹《滇南图》　图 18-18-2 铁线牡丹《图考》　图 18-18-3 铁线莲《图考》

【气味】味微酸、辛，性微温。入肝肾二经。《滇南本草》卷上。

【主治】上行温暖脾胃，止呕吐恶心，吞酸，呕吐痰，饮食翻胃，胸隔胃口作疼，饮食饱闷懵卤，暖胃进食。下行入肾，能补命门相火之弱，温暖丹田，补火兴阳。《滇南本草》卷上。

【附方】《滇南本草图说》卷七：治翻胃呕吐。饮食胸膈饱胀，胃口疼痛，吞酸吐痰。铁线牡丹花叶根俱可用。为末，每服一钱五分，点酒服。

绣球藤《植物名实图考》

【集解】《植物名实图考》卷二三：绣球藤生云南。巨蔓逾丈，一枝三叶；叶似榆而深齿；叶际抽葶，开花如丝，长寸许，纠结成球，色黄绿。《滇本草》亦有此藤，而《图说》皆异，盖又一种。此藤开四瓣紫花，心皆粉蕊，老则迸为白丝微黄。土医或谓之木通。以为熏洗之药。主

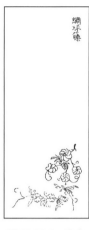
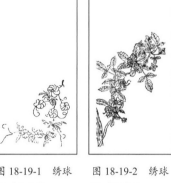

图 18-19-1 绣球
藤《滇南》

图 18-19-2 绣球
藤《图考》

治全别。《校补滇南本草》卷上：生山中有水处。其藤贯串，有小细叶一撮，生于藤上。

【气味】味苦，性微寒，无毒。《校补滇南本草》卷上。

【主治】主治一切下部生疮，肾囊风痒，洗之神效。治天报疮，三剂神效。俗呼杨梅结毒。又烧灰治瘴疮，吹入鼻中。或中毒于肺，鼻不能闻，服之，鼻窍即通。《校补滇南本草》卷上。

女萎《唐本草》

【释名】《太乙仙制本草药性大全·本草精义》卷一：女萎，一名荧，一名地节，一名玉竹，一名马萎。

【集解】《太乙仙制本草药性大全·本草精义》卷一：生太山山谷丘陵，今滁州、舒州及汉中皆有之。叶狭而长，表白里青，亦类黄精，茎强直似竹箭有节，根黄多须，大如指，长一二尺。或云可啖。三月开青花，结圆实，立春后采根阴干用之。《植物名实图考》卷二二：女萎见李当之《药录》。诸家误以解委萎。《唐本草》以为似白敛，主治痫泄。观王羲之《女萎丸帖》云：腹痛小差，须用女萎丸，得应甚速。则必非今玉竹矣。原出荆襄，又曰：鲁国女萎。近世方中无用者，存原图以俟访。

【气味】味甘，气平，无毒。可升可降，阴中阳也。《太乙仙制本草药性大全·仙制药性》卷一。

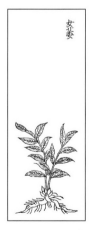
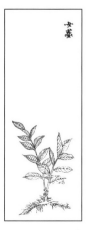
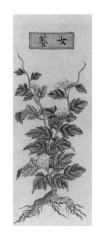
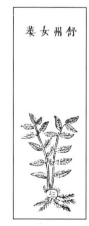

图 18-20-1 女萎
《图经（政）》

图 18-20-2 女萎
《图经（绍）》

图 18-20-3 女萎
《品汇》

图 18-20-4 舒
州女萎《蒙筌》

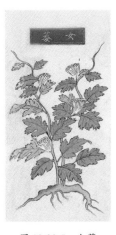 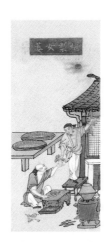 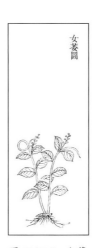 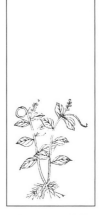

图 18-20-5　女萎　　　图 18-20-6　炮制　　　图 18-20-7　女萎　　　图 18-20-8　女萎
《雷公》　　　　　　女萎《雷公》　　　　《草木典》　　　　　《图考》

【主治】主风寒，霍乱，泄痢肠鸣，惊痫寒热。止痢有效。味辛，气温。凡
用根、不用叶。《药性要略大全》卷六。

【发明】《本草发明》卷三：胡洽治时气洞下下有女萎丸，治伤寒冷下结肠丸中用女萎，治
虚劳小黄芪酒云下痢者加女萎，缘其性温，能主霍乱泄利，其温中逐邪概见矣。一云：治肺病代
紫菀，得非上部萎蕤欤，更详之。畏卤咸。

威灵仙《开宝本草》

【集解】《宝庆本草折衷》卷一〇：威灵仙，坡仙《良方》辨其真者有五验：一味极苦，
二色深黑，三折脆而不软，四折有微尘如胡黄连，五断处黑白如鹳鸽眼。无此五验，即藁本之
细者也。

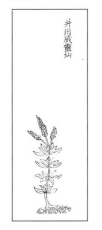 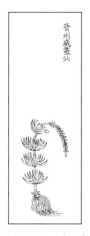 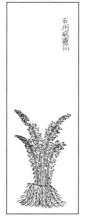 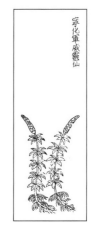

图 18-21-1　并州威　　　图 18-21-2　晋州威　　　图 18-21-3　石州威　　　图 18-21-4　宁化军
灵仙《图经（政）》　　灵仙《图经（政）》　　灵仙《图经（政）》　　威灵仙《图经（政）》

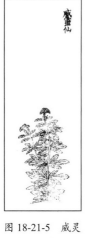

图 18-21-5 威灵
仙《救荒》

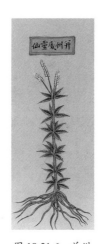

图 18-21-6 并州
威灵仙《品汇》

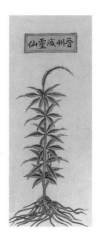

图 18-21-7 晋州
威灵仙《品汇》

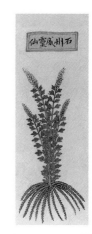

图 18-21-8 石州威
灵仙《图经（政）》

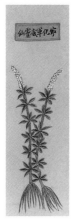

图 18-21-9 宁化军
威灵仙《图经（政）》

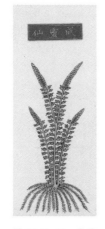

图 18-21-10 威灵
仙《雷公》

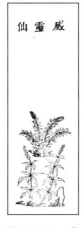

图 18-21-11 威
灵仙《三才》

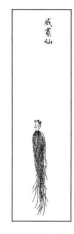

图 18-21-12 威
灵仙《原始》

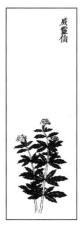

图 18-21-13 威
灵仙《博录》

图 18-21-14 威
灵仙《草木典》

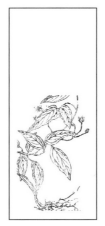

图 18-21-15 威
灵仙《图考》

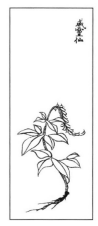

图 18-21-16 威
灵仙《图说》

【修治】《本草述》卷一一：修治去芦，酒洗。

【气味】味苦、辛，气温，无毒。阴中之阳，可升可降，通行十二经之药也。《本草约言》卷一。

【主治】推腹中新旧之滞，消胸中痰唾之癖；散苛痒皮肤之风，驱冷气腰膝之痛，及疗打伤。《药性要略大全》卷四。外而身表，去久客之风邪；内而胸腹，治不利之痰气。外而身表，走腰足而为之先。《本草约言》卷一。

【发明】《药性解》卷三：威灵仙可升可降，为阴中之阳，故于经络无所不入。丹溪云：属木，故于肝脏多功，治痛风之要药也。其性好走，多服疏人五脏真气，然风注痛疼非此不除，中病即已，不宜多用。《本草经疏》卷一一：威灵仙感春夏之气，故其味苦，其气温，其性无毒，升也，阳也。入足太阳经。春为风木之化，故主诸风，而为风药之倡导善走者也。腹内冷滞，多由于寒湿。心膈痰水，乃饮停于上中二焦也。风能胜湿，湿病喜燥，故主之也。膀胱宿脓恶水，靡不由湿所成。腰膝冷疼，亦缘湿流下部，侵筋致之。祛风除湿，病随去矣。其曰久积癥瘕，痃癖气块及折伤，则病干血分者多，气分者少，而又未必皆由于湿，施之恐亦无当，取节焉可也。《药品化义》卷一一：威灵仙属阴有水，体干，色黑，气和，味微苦云甘云辛咸皆非，性凉而急，能升能降，力疏风气，性气与味俱轻，通行十二经。灵仙体细条繁，性猛急，盖走而不守，宣通十二经络，主治风湿痰壅滞经络中，致成痛风走注骨节疼痛，或肿或麻。风胜者患在上，湿胜者患在下，二者郁遏之久，化为血热，血热为本，而痰则为标矣，以此疏通经络，则血滞痰阻无不立豁。若中风手足不遂，以此佐他药宣行气道。酒拌治两臂痛；因其力猛，亦能软骨；以此同芎归龟甲血余治临产交骨不开，验如影响；以此合砂糖酒煎，治骨鲠咽喉，若有神助。取味苦降下，顿除下部脚肿。《轩岐救正论》卷三：威灵仙性疏利，方家盛称其善疗诸风，蠲痹宣毒，功能不可尽阐。愚亦以为大谬也。若病非实症从外得者，不可轻饵也。故《本草纲目》有云：此物能疏人真气，稍涉虚者宜禁之。意可知矣。大凡一药具补泻两性，只宜于实，不宜于虚，只宜暂用，不宜久服。人知其泻之有功，而不知其补之无能，殊味扶羸之理，益彰通治之害。《本草汇笺》卷四：威灵仙体细条繁，性猛急而善走，亦可横行，宣通十二经脉，主治风湿痰壅滞经络中，致成痛风，走注骨节疼痛，或肿或麻木，风胜者患在上，湿胜者患在下，二者郁遏之久，化为血热，血热为本，而痰又为标。以此疏通经络，则血滞痰阻靡不立豁。若中风手足不遂者，亦以此佐他药，以为宣通气道之助。酒拌，亦治两臂痛。但其快利之性，多服亦疏人脏腑真气，中病宜即止耳。《本草备要》卷一：威灵仙宣，行气，祛风。辛泄气，咸泄水，《本草》苦，元素甘。气温属木。其性善走，能宣疏五藏，通行十二经络。治中风头风，痛风顽痹，湿热流于肢节之间，肿属湿，痛属热，汗多属风，麻属气虚，木属湿痰死血。十指麻木，亦是胃中有湿痰死血，脾主四肢故也。痛风当分新久，新痛属寒，宜辛温药；久痛属热，宜清凉药。河间所谓暴病非热，久病非寒是也。大法宜顺气清痰、搜风散湿、养血去瘀为要。《宝命真诠》

卷三：宣五藏而疗痛风，去冷滞而行痰水。威言猛烈，灵言效验。盖风药之善走者也。走真气耗血者，勿轻用。《本草新编》卷三：其性走而不守，祛邪实速，而补正实艰。用之于补气补血之中，自获祛痛祛寒之效。倘单借此一味，或漉酒长饮，或作丸频服，未有不散人真气，而败人之血者也。或问：威灵仙乃攻痰去湿妙药，而子谓散人真气，败人活血，是威灵仙乃害人之物，非益人之物乎？曰：吾戒人长饮频服者，恐风痰邪湿已去而仍用之，非教人风痰邪湿之未去，而戒用之也。《本草求真》卷三：威灵仙治十二经风湿冷气。威灵仙专入膀胱，兼入肠胃诸经。辛咸气温，其性善走，能宣疏五脏十二经络。凡一切风寒湿热，而见头风顽痹、癥瘕积聚，黄疸浮肿，大小肠秘，风湿痰气，腰膝腿脚、冷痛等症。《植物名实图考》卷二〇：威灵仙《开宝本草》始著录，有数种。《本草纲目》以铁脚威灵仙堪用，余不入药。今俚医都无分别。《救荒本草》所述形状，亦别一种。今但以铁脚者属本草，余皆附草药。近时庸医，遇疟辄用，既不知其疏利过甚，又不辨其形状。何似刺人而杀，委罪于药。哀哉！《衍义》《纲目》论之详矣，故备载以戒。

【附方】《滇南本草》卷下：威灵仙奇方。治冷寒攻心，面寒背寒，肚腹冷疼，痞满坚硬。威灵仙三钱、香白芷三钱、赤地榆四钱、杏叶防风五钱、吴萸二钱、茶匙草五钱、过山龙，一钱，酒炒。用好酒二斤，煎热，服二杯，止痛。一人常食糯米饭，伤食结滞，胃中不消，日久面黄肌瘦，胸膈膨胀，肚大青筋，或时作泄，乍寒乍热，肢体酸困。威灵仙三钱、砂糖三钱，点水酒服之，良效。一人脚湿气，脚边肿痛，经络痛，步履难行。威灵仙三钱，点水酒服效。一人背寒痛不可忍，威灵仙三钱、夏枯草五分，煎汤，冲烧酒服效。

《本草汇言》卷六：治中风不语，手足顽痹，口眼㖞斜。用威灵仙酒浸，九浸九蒸九晒八两，于白术、人参、黄耆、枸杞子、天麻、胆星各三两，俱焙燥，研为末，炼蜜丸梧子大。每服五钱，白汤送。苏氏方。○治筋骨痛风，或腰冷痛，胕腜酸疼。用威灵仙制法如前，五两，枸杞子、牛膝、杜仲、草薢、木瓜、虎骨、当归各四两，姜黄二钱，川附子五钱童便制，羌、独活酒炒一两，共研末，炼蜜丸梧子大。每早服五钱，酒下。同前。○治疠风酷毒，皮肤风痒，及肾藏风壅等疾。用威灵八两，制法如前，胡麻子、浮萍晒干、皂角刺尖、白蒺藜各六两，乌稍蛇一条，前药俱制炒为末，将蛇去肠肚净，露天煮熟，拌药末为丸如黍粒大。每早服五钱，白汤下。同前。○治头风眩晕，并脑漏流涕。用威灵仙四两，制法如前，白芷、辛夷各一两，白术、枸杞子、甘菊花各二两，共为末。每早晚各食后服三钱，白汤调下。同前。○治伤寒瘴气，憎寒壮热。用威灵仙酒炒过、紫苏叶各五钱，葱头五茎，水煎服。林氏方。○治黑疸黄疸，冷热气胀。用威灵仙制法如前，为末，水发为丸，如绿豆大。每服二钱，平明白汤送，微利恶物积滞，渐效。同前。○治胃痛膈气，有停饮者。用威灵仙，制法如前，醋一钟、蜜一钟，水一钟水煎七分服之。吐出宿饮痰涎愈。唐氏方。○治膀胱有宿脓宿垢，恶水气利。用威灵仙一两，制法如前，水煎服。方龙潭。○治脚气入腹，胀闷喘急。用威灵仙制法如前，为末，每服二钱，酒下，痛减一分，则药亦减一分。《千金方》。○治瘰疬结核。用威灵仙四两，制法如前，蜜陀僧一两，火煅过，斑毛三十个，去头翅，共为末，水发为丸，如黍米大。每早晚食后服百丸，白汤下。同前。○治男妇大小人，疥癣经年不愈。以威灵仙三两，制法如前，白术二两，浸酒五壶，蒸一夜，每日随时随量饮。《方脉正宗》。○治妇人经闭不行，并产后恶露停阻。用威灵仙四钱，制法如前，官桂、木香、细辛、桃仁去皮、牡丹皮、玄胡索醋炒、五灵脂滤去沙石，各三钱，共为极细末。每服三钱，早晚用砂糖酒调送。同前。○治痰迷心络，人事昏塞，语言模糊，视听俱废，饮食不进，大小便不知，自遗不觉，病名暗风。用威灵仙五钱，白术三钱，当归、半夏各二钱，猪牙皂角、石菖蒲各一钱，共为末。每服三钱，五更生姜汤调服。如卒时昏倒，口吐涎沫，踰时即苏，病名痫风。如逾垣上屋，骂詈不避亲疏，毁废物件，甚至裸体披发，昼夜狂妄，病名狂风。一并皆治。如小儿胎风脐风，每用二分，或三分，用灯心汤调送。同前。

顺筋藤《植物名实图考》

【集解】《植物名实图考》卷一九：顺筋藤南安长沙皆有之。蔓生缭曲，绿茎赤节，节间有绿须缠绕；叶如威灵仙叶，无歧斜纹；叶间结小青实如豆硬；根赭红色，磈砢盘错，复有长叶攒之。

【气味】甘，温。《植物名实图考》卷一九。

【主治】通经络、和血温补。《植物名实图考》卷一九。

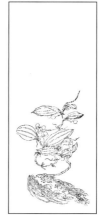

图18-22-1 顺筋藤《图考》

透骨草《本草纲目拾遗》

【集解】《本草纲目拾遗》卷四：《珍异药品》云：形如牛膝。《纲目》有名未用下附透骨草，亦未详其形状。据其所引治病诸用，乃凤仙草也。盖凤仙亦有透骨草之名，与此迥别。○汪连仕《采药书》：透骨草仿佛马鞭之形。大能软坚，取汁浸龟板，能化为水。合金疮入骨补髓，兼治难产。专主炼膏丹。按：凤仙，白花者，亦名透骨白，追风散气。红花者名透骨红，破血堕胎。亦有透骨之名，非一物也。

【主治】疗热毒良。○治风气疼痛，不拘远年近日。《本草纲目拾遗》卷四。

【附方】《本草纲目拾遗》卷四：治风气疼痛，不拘远年近日。

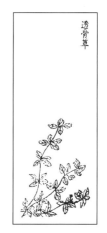

图18-23-1 透骨草《便方》

图 18-24-1 风藤草《滇南图》

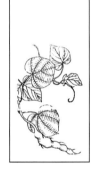

图 18-25-1 万年藤《图考》

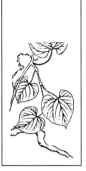

图 18-26-1 大打药《图考》

透骨草二两、穿山甲二两、防风二两、当归三两、白蒺藜四两、白芍三两、豨莶四两，去茎用叶，九蒸九晒。海风藤二两、生地四两、广皮一两、甘草一两，以上为末，用猪板油一斤，炼蜜为丸，梧子大，早晚各五钱。酒下。《家宝方》。○腿疼难忍。核桃肉四个、酸蒲萄七个、斑蝥一个、铁线透骨草三钱，水煎热服，出汗愈。不问风湿皆效。《医学指南》。○治痞。透骨草一味，贴患处，一炷香或半炷香时，即揭去，皮上起泡即愈。《医学指南》。○洗瘫痪秘方。蛤蚧一个、麻黄、川椒、透骨草、防风、大盐各四两，白花蛇二钱，艾一把，槐枝一条，川乌、草乌各二两，紫花地丁一斤，用水二桶煎，大缸半埋在地，入水，温时坐上洗，再用水二桶煎渣，候冷时，再入热水，或一日，或一夜，临出时，用水浇顶心数次。再用芥末稀贴患处，纸绢裹热，坑上睡，汗出尽为度，忌早起饮食，就卧内妙。《医学指南》。

风藤草《滇南本草图说》

【气味】味甘、苦，平。《滇南本草图说》卷一〇。

【主治】一切风痒，筋骨疼痛，补血，和血散血，疏风散热。一切疮疥，煎汤浴之最良。捣叶，散疮毒之肿痛。《滇南本草图说》卷一〇。

万年藤《植物名实图考》

【集解】《植物名实图考》卷一九：万年藤产建昌山中。蔓生硬茎，就茎两叶对生，圆如马蹄有微尖，横直细纹，梢叶有缺，颇似白英；赭根长尺许，圆节。

【主治】俚医以洗疮毒，滋阴生凉。《植物名实图考》卷一九。

大打药《植物名实图考》

【集解】《植物名实图考》卷一九：大打药产建昌山中。蔓生，绿茎，紫节如竹，一叶一须；须赭色；叶圆大如马蹄有尖，绿润疏纹；赭根长一二尺余。

【主治】俚医以治打伤，取根一段煎酒服。《植物名实图考》卷一九。

锦地罗 《本草纲目》

【集解】《植物名实图考》卷八：锦地罗，《本草纲目》始著录。生广西庆远、柳州。根似草薢。《本草求原》卷三：生于湿地。

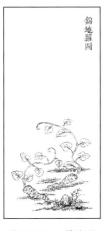

图 18-27-1　锦地罗
《草木典》

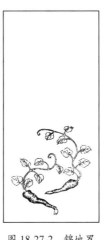

图 18-27-2　锦地罗
《图考》

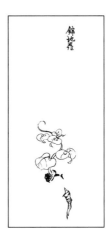

图 18-27-3　锦地罗
《图说》

【气味】味苦，气平。《本草求原》卷三。淡涩，寒。《本草求原》卷三。

【主治】消肿解毒，兼解瘴疠。锦地罗治瘴气疠毒，一切饮食诸毒。生研酒服，涂抹皆效。《玉楸药解》卷八。花有红、白，分治红白痢，解枳毒，俱同猪肉煮。理疳积，作茶饮。《本草求原》卷三。

赭魁 《本经》

【释名】薯良《本草纲目拾遗》。

【集解】《梦溪笔谈·药议》卷二六：本草所论赭魁皆未详审，今赭魁南中极多，肤黑肌赤，似何首乌，切破其中赤白理如槟榔，有汁赤如赭，南人以染皮制鞾，闽岭人谓之余粮，《本草》禹余粮注中所引，乃此物也。《本草纲目》卷一八：沈氏所说赭魁甚明，但谓是禹余粮者，非矣。禹余粮乃今之土茯苓，可食，故得粮名；赭魁不可食，岂得称粮耶？《本草纲目拾遗》卷七：薯良形如柚圆，蔓生红色。《植物名实图考》卷九：薯莨产闽、广诸山。蔓生无花，叶形尖长如夹竹桃，节节有小刺；根如山药有毛，形如芋子，大小不一；外皮紫黑色，内肉红黄色；节节向下生，每年生一节，野生。土人挖取其根，煮汁染网罾，入水不濡。留根在山，生生不息。

【气味】味甘，平，无毒。《图经本草药性总论》卷上。

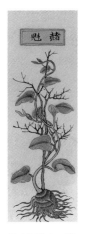

图 18-28-1 赭
魁《品汇》

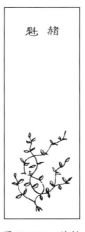

图 18-28-2 赭魁
《太乙》

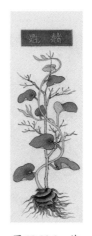

图 18-28-3 赭
魁《雷公》

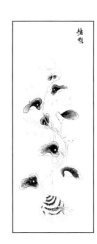

图 18-28-4 赭魁
《草木状》

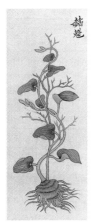

图 18-28-5 赭魁
《图谱》

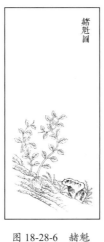

图 18-28-6 赭魁
《草木典》

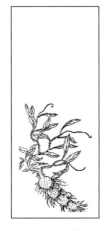

图 18-28-7 薯莨
《图考》

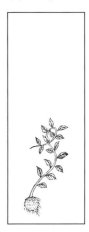

图 18-28-8 赭
魁《图考》

【主治】主心腹积聚，除三虫。《图经本草药性总论》卷上。浸酒服，能活血。《本草纲目拾遗》卷七。

独角薯《生草药性备要》

【主治】消疮散毒，敷之。《生草药性备要》卷上。

黄药子《开宝本草》

【集解】《宝庆本草折衷》卷一四：生岭南，及忠、万、夔、峡、明、越、陇、施、秦、开州，兴元府山中，藤生。○十月采根，暴干。《植物名实图考》卷二〇：黄药子《开宝本草》始著录。

沈括以为即《尔雅》：蓠，大苦。前此未有言及者。其根色黄，入染家用。味亦不甚苦，叶味酸。《救荒本草》酸桶笋即此。湖南谓之酸杆，其茎如蓼有斑。江西或谓之斑根。

【气味】味苦、酸、辛，平，无毒。《宝庆本草折衷》卷一四。

【主治】治马心肺热，有功。《本草衍义》卷一五。但治瘰疬及瘿气，外用颇验、大抵收缩之性多矣。《绍兴本草》卷一〇。主诸恶疮瘘，喉痹，蛇犬咬毒，取根研服之，亦含亦涂。《本草集要》卷四。治产后时疫热狂。配红花，治血晕。配防己，治吐衄。风热去，血自止。《得配本草》卷四。

【发明】《本草经疏》卷一四：黄药根得土中至阴之气以生，故其色黄味苦，气平，无毒。平即兼凉，《日华子》加凉是矣。气薄味厚，降多升少，阴也。入手少阴、足厥阴经。诸恶肿疮瘘，皆荣气不从，逆于肉里所致。盖荣主血，肝、心又主血、藏血之脏，二经得苦凉之气，则血热解，

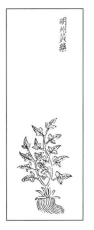
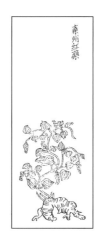
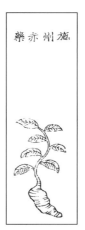
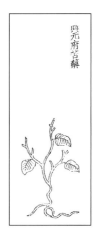

图 18-30-1　明州
黄药《图经（政）》

图 18-30-2　秦州红
药《图经（政）》

图 18-30-3　施州
赤药《图经（政）》

图 18-30-4　兴元
府苦药《图经（政）》

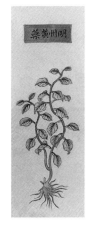
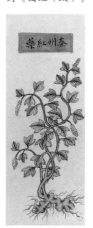
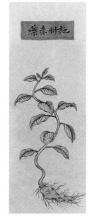
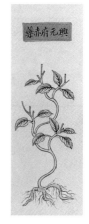

图 18-30-5　明州
黄药《品汇》

图 18-30-6　秦州
红药《品汇》

图 18-30-7　施州
赤药《品汇》

图 18-30-8　兴元
府赤药《品汇》

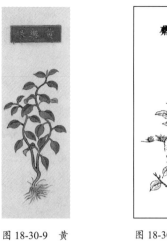

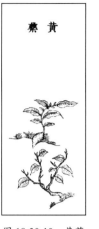

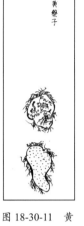

图 18-30-9　黄
药根《雷公》

图 18-30-10　黄药
《三才》

图 18-30-11　黄
药子《原始》

图 18-30-12　明州
黄药《草木状》

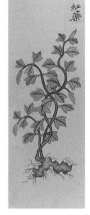

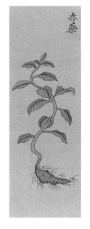

图 18-30-13　黄
药《图谱》

图 18-30-14　红
药《图谱》

图 18-30-15　赤
药《图谱》

图 18-30-16　苦
药《图谱》

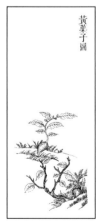

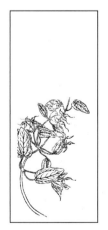

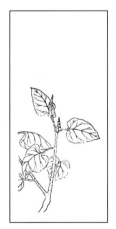

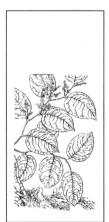

图 18-30-17　黄药子
《草木典》

图 18-30-18　黄药子
《图考》-1

图 18-30-19　黄药子
《图考》-2

图 18-30-20　黄药子
《图考》-3

荣气和，标证不求其止而止矣。《本草述》卷一一：黄药根在时珍谓能凉血降火，而先哲用之以治血证，云肺热咳唾血，惟七伤散用黄药子、白药子最有效，是则不独疮瘘之能奏功也。第在方书，如下虚上实，为肾厥头痛有茸珠丸，舌衄有圣金散，舌肿有黄药汤，咽喉热毒内攻生疮肿痛有牛蒡子丸。即此推之，则其适用于内治者，又当不止于此也。《罗氏会约医镜》卷一六：黄药根色黄味苦，无毒，入肺肝二经。外科多用治咽喉痹塞，《经》曰：一阴一阳结为喉痹。一阴者少阴君火也，一阳者少阳相火也，解君火则相火自不妄动而愈。疗诸恶疮疽、蛇犬咬伤。生捣取汁，可含可涂。子肉味酸，消瘿甚捷浸酒饮，见效即止，否则项缩。

【附方】《太乙仙制本草药性大全·仙制药性》卷三：治咯血。同汉防己各一两，为末，每服一钱匕，水一盏，小麦二十粒，同煎服之。○傅疮药。以子四两为末，用冷水调傅疮，干又傅之。治鼻衄出血，两头不止，谓之血汗。以新汲水磨至浓，止一碗顿服效。

白薯莨 《生草药性备要》

【气味】味甜、劫，性寒。《生草药性备要》卷下。

【主治】洗疳圣药，敷疮、散热解毒，理痈疽、恶毒大疮，消肿。《生草药性备要》卷下。

狂风藤 《植物名实图考》

【集解】《植物名实图考》卷一九：狂风藤江西赣南山中有之。赭根绿茎，蔓生柔苒；参差生叶，长柄细韧，似山药叶而长，仅有直纹数道。

【主治】土人以治风疾。《植物名实图考》卷一九。

牛尾参 《滇南本草图说》

【气味】味辛，性温、平。《滇南本草图说》卷三。

【主治】气血亏损，遗精冷淋，久服填精补髓，延年种子。《滇南本草图说》卷三。

茜草 《本经》

【释名】蒨藤、五叶藤、四对天王草《履巉岩本草》。

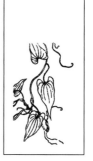

图 18-32-1 狂风藤《图考》

图 18-33-1 牛尾参《滇南图》

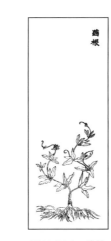

图 18-34-1　茜根
《图经（政）》

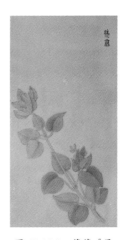

图 18-34-2　蒜根
《图经（绍）》

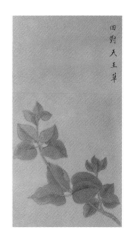

图 18-34-3　蒨藤《履
巉岩》

图 18-34-4　四对天王草
《履巉岩》

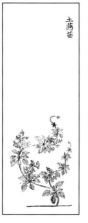

图 18-34-5　土茜
苗《救荒》

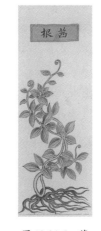

图 18-34-6　茜
根《品汇》

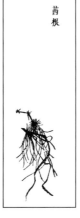

图 18-34-7　茜
根《蒙筌》

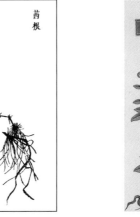

图 18-34-8　茜
根《雷公》

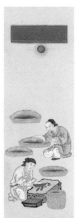

图 18-34-9　炮
制茜根《雷公》

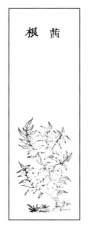

图 18-34-10　茜
根《三才》

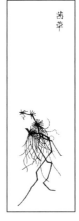

图 18-34-11　茜
草《原始》

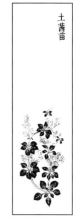

图 18-34-12　土
茜苗《博录》

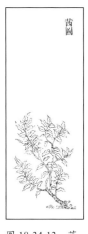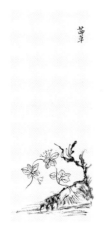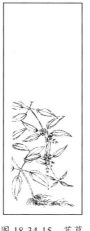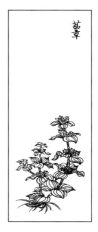

图 18-34-13　茜　　　图 18-34-14　茜草　　　图 18-34-15　茜草　　　图 18-34-16　茜草

《草木典》　　　　　　《滇南图》　　　　　　《图考》　　　　　　《图说》

《通志·昆虫草木略》卷七五：茜亦作蒨，可以染绯，故曰地血，亦曰茹藘，曰茅搜。齐人谓之茜，徐人谓之牛蔓。《诗》所谓茹藘在阪。《尔雅》所谓茹藘，茅搜。茎叶粗涩而根红，故许慎谓人血所生。《救荒本草》卷上之后：土茜苗，《本草》根名茜根。一名地血，一名茹藘（音闾），一名茅搜（音搜），一名蒨（与茜同）。

【集解】《救荒本草》卷上之后：生乔山川谷。徐州人谓之牛蔓。西土出者佳。今北土处处有之，名土茜根。可以染红，叶似枣叶形，头尖下阔，纹脉竖直，茎方，茎叶俱涩，四五叶对生节间，茎蔓延附草木，开五瓣淡银褐花，结子小如绿豆粒，生青熟红，根紫赤色。《药性粗评》卷二：蔓生，高五六尺，叶似枣叶，头尖下阔，茎叶俱涩，有毛刺，三五叶对生节间，其根多须，红紫色，染绯非此不成。江南山谷坂岸之间处处有之。二、八月采根，暴干。《植物名实图考》卷二二：茜草，《本经》上品。《尔雅》：茹藘，茅搜。注：今之蒨也。俗呼为血见愁。亦曰风车草。《说文》以为人血所化。《救荒本草》：土茜苗，叶可煠食，子红熟可食。湖南谓之锯子草，又一种叶圆，稍大，谓之金线草。南安谓之红丝线。二种通用。今甘肃用以染象牙，色极鲜，谓之茜牙。陶隐居谓东方有而少，不如西方多。盖谓此。

【修治】《神农本经会通》卷一：二三月采根，暴干。凡使勿犯铁并铅，炒用。《本草述》卷一一：修治铜刀剉焙。

【气味】苦，温，厥阴药也。《本草通玄》卷上。酸、咸，气平。《药性切用》卷四。味酸咸，性寒。色赤，入心包肝。《新编六书·药性摘录》卷六。

【主治】大能活血，善治便血等疾。不以多少为细末，每服二钱，空心食前酒调服。《履巉岩本草》卷中。主治寒湿风痹，黄疸内崩，下血吐血，解蛊毒，补膀胱不足，久服益精气，轻身。《药性粗评》卷二。行血滞，通经脉，理痛风，除寒湿，活血。《本草通玄》卷上。

【发明】《药鉴》卷二：茜草气寒，味苦，无毒。阴中微阳也。疗中多蛊毒，治跌扑损伤。吐下血如烂肝，凝积血成瘀块。虚热崩漏不止，劳伤吐衄时来。室女经滞不行，妇人产后血晕，治之皆愈。大都皆血家药也。故血滞者能行之，血死者能活之。痘家红紫干枯者用之于活血药中甚妙。外症疮疖痈肿者，用之于排脓药中立效。其曰除乳结为痈者何？盖乳者，血之所为也，用此剂以行之，则血行而痈自散矣。《本草经疏》卷七：茜根禀土与水之气，而兼得天令少阳之气以生。《本经》味苦寒。甄权云甘。洁古微酸、咸，温，无毒。盖尽之矣。入足厥阴、手足少阴，行血凉血之要药也。非苦不足以泄热，非甘不足以和血，非咸不足以入血软坚，非温少阳之气不足以通行。故主痹及疸。疸有五，此其为治，盖指蓄血发黄，而不专于湿热者也。痹者血病，行血软坚则痹自愈。甘能益血而补中，病去血和，补中可知矣。苦寒能下泄热气，故止内崩及下血，除热故益膀胱。蹙跌则血瘀，血行则蹙跌自安。凉无病之血，行已伤之血，故治蛊毒。《本草汇言》卷六：茜草根，韩保升散血行瘀，《别录》兼去痹痛之药也。计日闻抄《蜀本草》治吐血衄血，产后血晕及跌扑瘀血，能散血而行血也。《别录》治痿躄脚气及骨节风痛，能疏痹而通经脉也。其色赤，入营分，味苦入心经，气寒能凉血散血，而因血由热结也，故时人称为行血甚捷。前人又言治黄疸。疸者，湿与热抟滞于血分，惟其散血行血，则湿热亦行，而疸病自退矣。《本草汇笺》卷四：剪草，云即茜草，恐未必确。大抵状如茜草耳。凡上部血须用剪草，及丹皮、天麦二冬。许学士神传膏，治痿躄吐血，肺损及血妄行，每剪根一斤，洗净，晒为末，入生蜜二斤，和成膏，磁器盛之，不得犯铁，日一蒸曝，凡九遍，病人五更起，面东坐，不得语言，以匙抄药，如粥服之，每服四两，服已良久，以稀粟米饮压之。药只冷服，米饮亦勿太热。或吐或下，皆不妨。如久病肺损咯血，只二服愈。寻常咳嗽，血妄行，每服一匙可矣。《本草述》卷一一：先哲曰，血蓄于内者，瘀则易治，干则难治。茜根非能治干血者也。然有内伤者，即能瘀血，宁独虚劳。一女子年二十余，肌肤甲错，发多间白，未尝治之。后因夏末病热，用大黄主剂而愈，遂甲错白发皆愈。则瘀血之为患，亦又不独吐衄血者有之矣。如方书治心痹，心烦内热者，茜根煮汁服之。又与先哲所谓滞血为病，类多燥渴者合。而治吐血燥汤之剂，亦用茜根，其义固可思也。至女子血证，宁惟血闭者为瘀，即月经不止，或亦调养失节，内伤元气，致血壅隧道，不能归经而错出也欤。如后五旬行经一治可参矣。《本草新编》卷三：茜草味苦，气寒，阴中微阳，无毒。入胃、脾二经。止下血崩漏，始跌打损伤，散瘀血。女子经滞不行，妇人产后血晕，体黄成疸，皆能治之。但止行血而不补血，宜同补气之药以行血，不宜同补血之药以散气。至于各书言其能补虚热，且治劳伤，徒虚语耳，吾未见其功也。《本草求真》卷八：茜草入心包、肝行血，茜根可染。茜草专入心胞、肝。味酸咸寒，色赤，功用略有似于紫草，但紫草则止入肝凉血。使血自为通活，此则能入肝与心胞，使血必为走泄也。故凡经闭、风痹、黄疸。疸有黄胆、谷疸、酒疸、黄汗疸、女劳疸，皆有寒湿、热湿之别，此则专就蓄血以论，大抵寒湿，宜用茵陈附子、茵陈四逆，热湿宜用栀子大黄，血瘀宜用桃仁承气之类。因于瘀血内阻者，服之固能使瘀下行，如值吐崩尿血，因于血滞而见艰涩不快者，服之更能逐瘀血止，总皆除瘀去血之品，与于紫草血热则凉之意，貌同实异，不可混也。但血虚发热者忌用。根可染绛。忌铁。《本草求原》卷四：古方用治失血、下血、血痢发黄，皆以其清热行瘀之故。夫血因热瘀滞而失，脉必涩，兼见痰水，必呕恶，或发热足冷，或小腹结急，用之最宜。即寒湿风痹，亦是三气伤滞经脉之血以为病耳。至五劳、六极亦用之者，盖虚劳之极，内泌有干血。仲景用大黄虫丸攻血主之，可知瘀血必去，而后可从滋补。茜根虽不能治干血，而义可参用也。昔人云：血滞为病，类多燥渴，或吐血，或不吐血，心烦内热而渴，茜根煮汁服。一女子，年少发白，肌肤甲错，君大黄，佐此以活血，甲错、白发俱愈。同芩、地、侧柏、阿胶、发灰，治经水不止，此因血瘀隧道，不能归经而不收也。又治鼻洪、带下、产后血晕、乳结、肠风、痔瘘排脓、泄精、尿血、扑损，皆凉血行血之功。佐地、榆，治横痃鱼口神妙。血症加泄泻，饮食不进勿用。苦入心，则生血；甘和中，则统血。汁可染绛，似血，故行血，治血枯阴痿。

【附方】《药性粗评》卷二：吐血。以茜根一二两，剉，每服五钱，水一盏，煎至七分，放冷食后服之，再进，愈。中蛊。凡中蛊毒，或吐血下血如烂肝者，茜根三两，剉，水四升，煎取二升，去滓，待温顿服，即愈。

金线草《植物名实图考》

【集解】《植物名实图考》卷一九：金线草生长沙冈阜间。蔓生方茎，四叶攒生一处；茎叶皆有涩毛，棘人衣。与茜草同，唯叶大而圆为异。考《本事方》剪草似茜。○或即《本事方》之剪草。湖南呼茜草皆曰锯子草，二草形颇相类，而土人分辨甚晰。

【主治】治血证极效。此草能行血，治腰痛，俚医用之。《植物名实图考》卷一九。

【发明】《草木便方》卷一：透骨草辛似茜草，消散风湿祛毒好。跌打行瘀止吐血，能透筋骨通经宝。

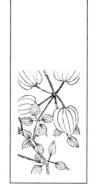

图 18-35-1　金线草《图考》

木蛇《本草纲目拾遗》

【集解】《本草纲目拾遗》卷六：《百草镜》云：木蛇似蛇，有鳞甲，内纹黄色，如菊花瓣，亦奇物也。

【主治】治狗咬。《本草纲目拾遗》卷六。

钩藤《别录》

【集解】《本草衍义》卷一五：钩藤中空，二经不言之。长八九尺，或一二丈者。湖南、北，江南、江西山中皆有。

【气味】味苦、甘，微寒，无毒。《绍兴本草》卷一〇。味苦、甘，平，微寒，无毒。《宝庆本草折衷》卷一四。性温、热。《医方药性·草药便览》。

【主治】专治小儿惊热。《本草衍义》卷一五。治惊啼瘈疭热拥，疗客忤胎风寒热。惟疗小儿，不入余方。《本草元命苞》卷七。舒筋活血。《药性要略大全》卷五。治风，去恶毒，散脚气风邪。《医方药性·草药便览》。

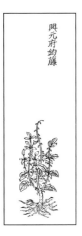

图 18-37-1 兴元
府钩藤《图经（政）》

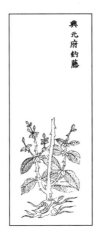

图 18-37-2 兴元府
钩藤《图经（绍）》

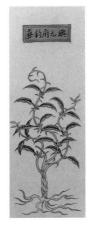

图 18-37-3 兴元
府钩藤《品汇》

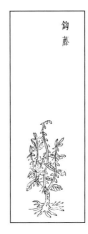

图 18-37-4 钩藤
《蒙筌》

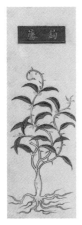

图 18-37-5 钩
藤《雷公》

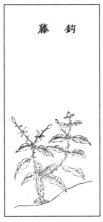

图 18-37-6 钩藤
《三才》

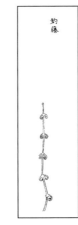

图 18-37-7 钩
藤《原始》

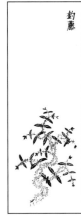

图 18-37-8 钩藤
《博录》

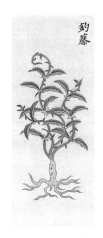
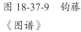

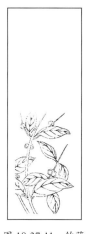
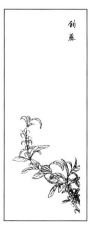

图 18-37-9　钩藤　　　图 18-37-10　钩藤　　　图 18-37-11　钩藤　　　图 18-37-12　钩藤
《图谱》　　　　　　　《草木典》　　　　　　　《图考》　　　　　　　《图说》

【发明】《绍兴本草》卷一〇：《经》虽不载采何为用，但用枝茎及皮以疗小儿惊风，诸方用之颇验。《本草经疏》卷一四：此药气味甘寒，直走二经，则风静火息而肝心宁，寒热惊痫自除矣。甄权主小儿惊啼，瘈疭热壅，客忤胎风者，亦此意耳。《颐生微论》卷三：钩藤祛风而不燥，为中和之品。但久煎便无力，俟他药煎就后，投钩藤一二沸即起，颇得力也。去梗纯用嫩钩，其功十倍。《本草新编》卷四：钩藤味甘、苦，气微寒，无毒。入肝经。治寒热惊痫，手足瘈疭，胎风客忤，口眼抽搐。此物去风甚速，有风症者，必宜用之。然最能盗气，虚者勿投。或问：钩藤为手少阴、足厥阴要药。少阴主火，厥阴主风，风火相搏，故寒热惊痫之症生。但风火之生，多因于肾水之不足，以致木燥火炎，于补阴药中少用钩藤，则风火易散。倘全不补阴，纯用钩藤以祛风散火，则风不能息，而火且愈炽矣。《本草求真》卷七：钩藤治心热祛肝风。钩藤专入心肝。味甘微苦，气平微寒，为手少阴心、厥阴肝经要药。缘肝主风，心主火，风火相煽，则风因火而愈炽，火亦因风而益盛。其在小儿，则病必在惊痫瘈疭，眼翻抽掣。筋急而缩为瘈，筋缓而弛为疭，伸缩不已为瘈疭，俗谓之搐搦是也。大人则病必见头旋目眩，妇人则病必见赤白带下，故必用此轻平宣泄以为下降，则风静火熄，而惊风热自尔其克除矣。藤类象筋，故抽掣病由筋生者，必为之用。此惟小儿风热，初热病未见甚者，用之得宜。若使风火至极，势难骤遏，则此轻平疏泄，效难克奏。又当细审所因，用以重剂以为投服，则药始与病当，而无病重药轻之弊矣。取藤细多钩者良。钩犹有力。但久煎则无力。

【附方】《图经本草药性总论》卷下：治卒得痫。用吊藤、甘草炙，各二分，水五合，煮取二合服，如小枣大，日五夜三，大良。

《本草原始》卷三：治小儿斑疹不快。钩藤钩子、紫草茸等分为末，每服一字，或半钱，温酒服。钱氏方。

水团花《本草纲目拾遗》

【集解】《本草纲目拾遗》卷六：《李氏草秘》：生溪涧近水处，叶如蜡梅树，皮似大叶杨，五六月开白花，圆如杨梅，叶皮皆可用。

【主治】治金刃伤，年久烂脚疮，捣皮叶罨上一宿即痂。《本草纲目拾遗》卷六。

八仙草《滇南本草》

【释名】鸡肠草《履巉岩本草》、猪殃殃《救荒野谱》、蓬子菜《救荒本草》、拉拉藤《植物名实图考》。

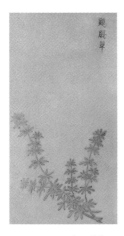

图 18-39-1 鸡肠草《履巉岩》

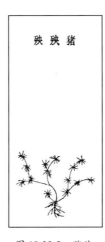

图 18-39-2 猪殃殃《茹草》

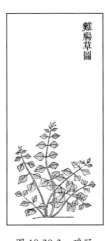

图 18-39-3 鸡肠草《草木典》

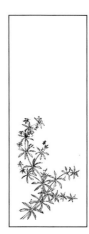

图 18-39-4 拉拉藤《图考》

【集解】《植物名实图考》卷二一：到处有之。蔓生，有毛刺人衣，其长至数尺，纠结如乱丝，五六叶攒生一处，叶间梢头，春结青实如粟。

【气味】味辛、苦，性微寒。入少阳、太阴二经。《滇南本草》卷上。

【主治】治脾家湿热，诸经客热，诸劳症虚热烦热，筋骨疼痛。湿气伤筋，故筋骨疼。走小肠经，治五种热淋，小便赤白浊，玉茎疼痛。退血分烦热，止小便血。《滇南本草》卷上。

【附方】《滇南本草》卷上：五种热淋，小便赤，尿前急胀，马口脓糊，玉茎疼痛。滑石二钱、甘草一钱、八仙草三钱、双果草二钱，引点水酒服。

凉藤仔《医方药性》

【气味】性凉。《医方药性·草药便览》。

【主治】降气，去痒，退烧。《医方药性·草药便览》。

鸡屎藤《生草药性备要》

【集解】《本草纲目拾遗》卷五：鸡虱草此草深秋有，开紫花，子如椒核，处处原隰皆有。叶如苎麻叶而气臭，故名鸡虱。《植物名实图考》卷一九：鸡矢藤产南安。蔓生，黄绿茎；叶长寸余，后宽前尖，细纹无齿；藤梢秋结青黄实，硬壳有光，圆如绿豆稍大，气臭。

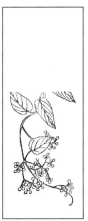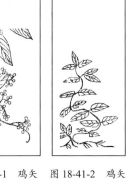

图 18-41-1　鸡矢藤《图考》　　图 18-41-2　鸡矢藤《便方》

【气味】味苦，性辛。《生草药性备要》卷下。

【主治】治新内伤，煲肉食，补虚益肾，除火补血，洗疮止痛，消热散毒。其叶，擂米加糖煎食，止屙痢。《生草药性备要》卷下。解毒、去风、清热、散寒。《植物名实图考》卷一九。根解洋烟积。煲肉。《本草求原》卷四。

【发明】《本草纲目拾遗》卷五：《必效方》云：海宁沈清芝患风毒，穿流五六处，疼痛异常，觅此草服之，一剂即愈。治风毒流火，取一握煎酒吃，或入酒煮一炷香，去渣服，俱效。《草木便方》卷一：鸡矢藤温补虚劳，理中脾胃元气调。病后虚肿耳鸣服，益气健弱炖不熬。

臭皮藤《植物名实图考》

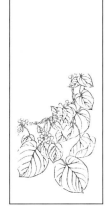

图 18-42-1　臭皮藤《图考》

【集解】《植物名实图考》卷一九：臭皮藤江西多有之。一名臭茎子，又名迎风子，蔓延墙屋，弱茎纠缠；叶圆如马蹄而有尖，浓纹细密；秋结青黄实成簇，破之有汁甚臭。

【主治】土人以洗疮毒。《植物名实图考》卷一九。

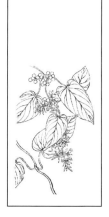

图 18-43-1 牛皮
冻《图考》

图 18-44-1 墓莲
藕《图考》

牛皮冻《植物名实图考》

【集解】《植物名实图考》卷一九：牛皮冻湖南园圃林薄极多。蔓生，绿茎，长叶如腊梅花叶，浓绿光亮；叶间秋开白筩子花，小瓣五出，微卷向外，黄紫色；结青实有汁。俚医云与臭皮藤一种，圆叶为雌，长叶为雄。

【主治】敷无名肿毒，兼补筋骨。《植物名实图考》卷一九。

墓莲藕《植物名实图考》

【集解】《植物名实图考》卷一九：墓莲藕湖广园圃中多有之。绿茎蔓延，附茎对叶，如王瓜叶微尖无毛；秋开五瓣小白花，数十朵攒簇；长根近尺，色赭。

【主治】治吐血。《植物名实图考》卷一九。

防己《本经》

【修治】《冯氏锦囊秘录》卷二：可酒洗浸，晒干用。

【气味】味辛、苦，平、温，无毒。《图经本草药性总论》卷上。气平，温。《本草发明》卷二。味苦、辛，性寒。入足太阴脾、足太阳膀胱经。《长沙药解》卷四。

【主治】《象》云：治腰以下至足湿热肿盛脚气，补膀胱，去留热，通行十二经。去皮用。《汤液本草》卷四。利湿除风，解火破血，消膀胱水肿，健脾胃，化痰。《本草再新》卷三。主风寒温疟，热气诸痫，除邪，利大小便。疗风水气，腰已下至足湿热肿，脚气，去膀胱热，及伤寒寒热邪气，中风手脚挛急。又主肺气喘嗽，膈间支满。杀痈肿恶结，诸蜗疥癣虫疮。○汉主水气，木主风气。《本草集要》卷二。

【发明】《本草发明》卷二：东垣云防己性苦寒，纯阴。泻血中湿热，通血中滞塞，补阴泄阳之药也。如饮食劳倦，阴虚内热，元气谷气亏者，若更以防己泻去大便，重亡其血也。又如大渴引饮，热在气分，久病津液不行，上焦虚渴及外感风寒邪传肺经，气大热，小便黄赤涩，甚至不通，此上焦气病也，俱不可服。《本草汇言》卷六：张元素祛风利湿，《别录》分决十二经水气之药也。耿长生稿故时方疗水肿，除脚气，推为首剂。如前人之治《本经》温疟寒热，肺闭喘嗽，肢节痛风，甄权膀胱水畜，二便不通，及《别录》痫疥虫癣等疾。凡属风湿水湿，湿热湿痰，为

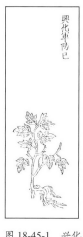

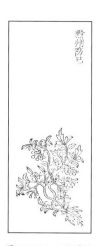

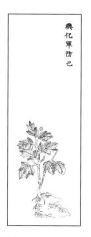

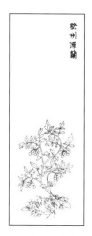

图 18-45-1　兴化军
防己《图经（政）》

图 18-45-2　黔州防
己《图经（政）》

图 18-45-3　兴化军
防己《图经（绍）》

图 18-45-4　黔州
防己《图经（绍）》

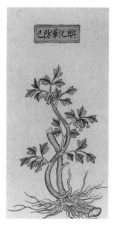

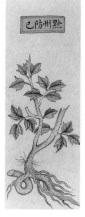

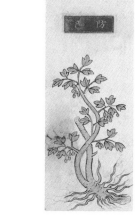

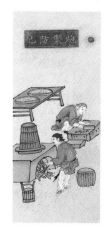

图 18-45-5　兴化军
防己《品汇》

图 18-45-6　黔
州防己《品汇》

图 18-45-7　防己
《雷公》

图 18-45-8　炮制
防己《雷公》

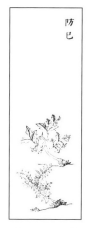

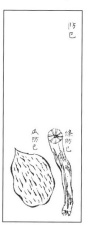

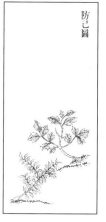

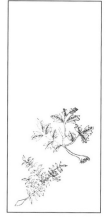

图 18-45-9　防
己《三才》

图 18-45-10　防
己《原始》

图 18-45-11　防
己《草木典》

图 18-45-12　防
己《图考》

病在下者，靡不奏效。然其性燥而不淳，多降下，善泄善走，长于除湿，治下焦腰下至足之疾，如饮食劳倦，脾胃衰薄，元气谷气已亏，阴虚内热，真元不足，自汗盗汗，口苦舌干，肾虚小水不利，脾虚作肿，肺虚喘嗽，及胎前产后，虽有下焦湿热之证，慎毋轻用。《药镜》卷三：防己消腰脚之风湿，喜于下部多功。治手足之禁挛，虞其亡血遗害。去下焦肿痛，膀胱中之邪火必须。如热郁肺经，津液有不行者最忌。《药品化义》卷一二：汉防己属阴中有阳，体干而实，色黄，气和，味苦带辛，性寒云温非，能沉，力理湿，性气薄而味厚，通行十二经。防己味苦主沉，能泻湿热，带辛主散，能消滞气。善祛热下行，除腰以下至足血分中湿热壅滞，主治阳实水肿，小便不利，腿足肿痛，腰膝重堕脚气等症。产汉中黄实而香者佳。《侣山堂类辨》卷下：防己《经》云：水道不行，则形气消索，是水有随气而运行于肤表者，有水火上下之相济者。如气滞而水不行，则为水病痰病矣。防己生于汉中者，破之纹作车辐，茎蔓空通，主通气行水，以防己土之制，故有防己之名。《本草述》卷一一：张仲景防己黄芪汤以治风水恶风者，而风湿相搏亦用之。盖风伤卫以致湿流关节，其恶风汗出，固而相搏者，关节沉痛，较风水之身重者微甚耳。更有用治风温证，其义将无同欤？曰：风湿为病，其见证不一。然亦有脉浮身重，汗出者，故亦用之。但反以防己为君，因其更有鼻息必鼾，语言难出证，风搏于热，而气化益郁，故君以宣阴，而益阳佐之，然后气化乃达。风温误汗者，以此方救之，误汗益伤阳也。即此可思其功。《本草新编》卷三：防己味辛、苦，气寒，阴也，无毒。能入肾以逐湿，腰以下至足湿热、足痛脚气皆能除去，利大小二便，退膀胱积热，消痈散肿，除中风挛急，风寒湿疟热邪。似乎防己乃祛湿热行经之圣药也，然其性止能下行，不能上达。凡湿热在上焦者，断不可用，用之则真气大耗，必至危亡。说者谓防己乃下焦血分之药，可行于血分，而不可行于气分也。不知即是下焦湿热之病，止可一用，而亦不可再用。防己之气味最悍，一服而湿热之在肾经者，立时解散。肾有补而无泻，多服则泻肾矣，如之何可再用乎。《伤寒温疫条辨》卷六：尤善腰以下至足湿热肿盛，疗风湿手脚挛疼拘急，口眼㖞斜，止嗽清痰，利大小便。惟十二经真有湿热壅闭，及膀胱积热下注脚气，诚为要药。但臭味拂人，妄用令人减食。木、汉二种，木主风，汉主水，为不同。脚气乃寒湿郁而为热，治以防己为主药。湿加苍术、木瓜，热加芩、柏，风加羌活、萆薢，痰加竹沥、南星，活血加四物，大便秘加桃仁、红花，小便秘加牛膝、泽泻，疼连胁加龙胆，疼连臂加桂枝、灵仙，冲心加槟榔，不可骤补。

【附方】《本草衍义补遗·新增补》：治肺痿咯血多痰。汉防己、葶苈等分，为末，糯米饮调下一钱，甚效。

《本草汇言》卷六：治脚气肿痛。用汉防己、木瓜、牛膝各三钱，桂枝五分，枳壳一钱，水煎服。○治湿疟寒热，由湿热有伤血分者。用汉防己二钱，苍术、柴胡、半夏、槟榔、厚朴、黄柏、黄芩各一钱，水煎服。○治肺气郁闭，喘嗽逆满者。用汉防己一钱五分，桔梗五分，枳壳、紫苏、杏仁、前胡各一钱，水煎服。○治四肢风痛，挛急不安。用汉防己、姜黄、牛膝、木瓜各二钱，白术、防风、威灵仙酒炒、当归、柴胡各一钱，水煎服。○治膀胱水蓄胀满，几成水肿。用汉防己二钱，车前、韭菜子、泽泻各三钱，水煎服。○治日伤酒食肥甘，湿面厚味，湿热脾伤，以致二便不通。用汉防己、木通、干葛、陈皮、川黄连、泽泻、红曲、枳实各二钱，水煎服。○治遍身虫癣疬疥。用汉防己三两，当归、黄耆各二两，金银花一两，煮酒饮之。方龙潭共八首。

贴石龙《植物名实图考》

【集解】《植物名实图考》卷一九：贴石龙生南安。赤根无须，细茎青赤；一枝三叶，叶如柳叶。

【主治】俚医以治头痛、脑风、牙痛，井水煎服；蛇咬擦伤处亦可服。《植物名实图考》卷一九。

黄藤《本草纲目》

【释名】茶铺藤《医林纂要探源》、茶蒲藤《本草纲目易知录》。

【集解】《医林纂要探源》卷二：藤生而叶似茶，气味清香，嫩苗可茹。解瘈犬毒。犬闻气则远避。

【气味】味甘，微苦，气寒，无毒。《本草汇言》卷七。

【主治】利小便不通。《本草汇言》卷七。疯犬伤，采此蒸煮食，或煎根汁服，毒遂解，后亦不发。《医林纂要探源》卷二。

蝙蝠藤《本草纲目拾遗》

【集解】《本草纲目拾遗》卷七：蝙蝠藤此藤附生邑壁乔木，及人墙茨侧，叶类蒲萄而小，多歧，劲厚青滑，绝似蝙蝠形，故名。

【主治】治腰痛瘰疬。《本草纲目拾遗》卷七。

【附方】《本草纲目拾遗》卷七：腰疼。用蝙蝠藤二两，老人用三两，酒煎服，二剂即痛止，不可再服。若多服一剂，腰反倾倒不支。《澹寮试效方》。

清风藤《图经本草》

【集解】《植物名实图考》卷一九：清风藤生天台山中。其苗蔓延木上，四时常有。彼土人采其叶入药，治风有效。按清风藤近山处皆有之。罗师举《草药图》云：清风藤又名青藤，其木蔓延木上，四时常青。采茎用治风疾、风湿，凡流注、历节、鹤膝、麻痹、瘙痒、损伤、疮肿，入酒药中用。南城县寻风藤即清风藤，蔓延屋上，土人取茎治风湿。余询之南城人，云藤以夤缘枫树而出树梢者为真，夺枫树之精液，年深藤老，故治风有殊效。余皆无力。遣人求得，大抵与木莲相类，厚叶木强，藤硬如木，粗可一握，黑子隆起，盖即络石一种而所缘有异。又《本草拾遗》，扶芳藤以枫树上者为佳，恐即一物，清风、扶芳，一音之转，土音大率如此。

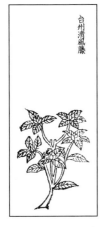 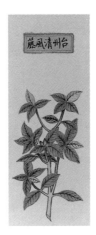 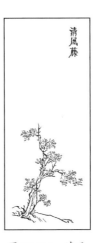 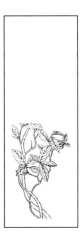

图 18-49-1 台州清风藤《图经（政）》　　图 18-49-2 台州清风藤《品汇》　　图 18-49-3 清风藤《草药》　　图 18-49-4 清风藤《图考》

【气味】味苦、辛，气寒，无毒。《药性要略大全》卷五。

【主治】疗诸风痈肿。《药性要略大全》卷五。

【发明】《本草汇言》卷七：清风藤，李时珍散风寒湿痹之药也。姜月峰稿《图经》方治风湿流注，肿毒延生，及历节、鹤膝、痛风挛缩、麻痹、瘫痪诸疾。使酒浸饮，能舒筋活血，正骨利髓。故风病软弱无力，并劲强偏废之证，久服常服，大建奇功。须与当归、枸杞合用方善也。《草木便方》卷一：清风藤温治风疾，历节鹤膝瘙痒宜。风湿流注消疮肿，诸风麻痹损伤息。

白药子《唐本草》

【集解】《太乙仙制本草药性大全·本草精义》卷二：白药一名瓜蒌。出原州，今夔、施、江西、岭南亦有之。三月生苗，似苦苣叶，四月而赤，茎长似葫芦蔓，六月开白花，八月结子。九月采根，以水洗，切碎，曝干，名白药子。江西出者叶似乌臼，子如绿豆，至八月其子变成赤色。

【气味】味辛、苦，冷，入手太阴、足阳明经。《本草汇·补遗》。性平，味苦。入脾肺肾三经。《校补滇南本草》卷下。

【主治】主治补中益气，敛肺气，兴阳道，治阳痿。止虚劳咳嗽，伤风日久咳嗽良效。治妇人白带。《滇南本草》卷下。

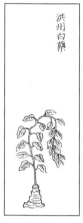 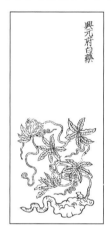 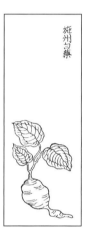 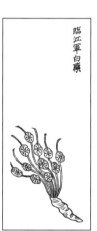

图 18-50-1　洪州白药《图经（政）》　　图 18-50-2　兴元府白药《图经（政）》　　图 18-50-3　施州白药《图经（政）》　　图 18-50-4　临江军白药《图经（政）》

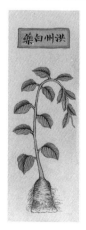 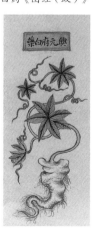 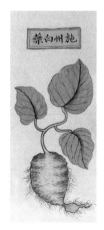 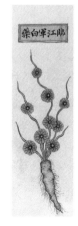

图 18-50-5　洪州白药《品汇》　　图 18-50-6　兴元府白药《品汇》　　图 18-50-7　施州白药《品汇》　　图 18-50-8　临江军白药《品汇》

图 18-50-9 白药
《雷公》

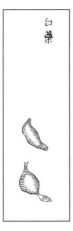

图 18-50-10 白
药《原始》

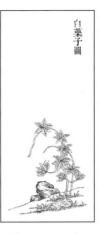

图 18-50-11 白
药子《草木典》

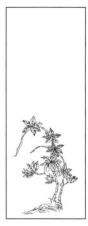

图 18-50-12 白
药《图考》

【发明】《滇南本草》卷下：白药子、艾叶、香附、伏龙肝、棉花子、芡实、明白果五个。昔有陈姓男子，四十无子，一人传以方，后生三子一女。每用白药子一两，煮猪肉，或牛肉，长服良效。《本草经疏》卷九：白药禀天地清寒之气，而兼金水之性，故味辛。经云气温，《日华子》云冷。当是辛寒之药无疑。故无毒而能解毒。金疮出血过多必发热，热则作痛，不得生肌矣，凉血清热则其痛自止，肌自生也。又《药性论》亦可单用，味苦，能治喉中热塞，噎痹不通，胸中隘塞，咽中常痛，肿胀。《日华子》云：性冷，消痰，止嗽，治渴，并吐血喉闭，消肿毒。又云：剪草，根名白药。详味二条所主，皆解热散结之功，则其为寒明矣。入肺，入胃，不言可知。《本草汇》补遗：白药，禀天地清寒之气，而兼金水之性，为辛散之剂。凡天行热病，肿毒喉痹，咽中痛塞，用之甚效。又能解野葛、生金、巴豆之毒。虽能治风热血热等症，若脾胃素弱，易于作泄者，不可服也。

【附方】《太乙仙制本草药性大全·仙制药性》卷二：妊娠伤寒护胎。用子不拘多少，为末，以鸡子清调，开纸上如碗大，贴在脐下胎存生处，干即以温水润之。○疗心气痛，解热毒。取根并野猪尾，二味洗净，去粗皮，焙干，等分停捣筛，酒调服钱匕。○诸疮痈肿不散者。取根生捣烂傅贴，干则易之，无生者用末水调涂之亦可。○天行。取研如面，浆水一大盏，空腹顿服之，便仰卧一食时候。心头闷乱，或恶心，腹内如车鸣，刺痛，良久当有吐利数行，勿怪。欲服药时先煮浆水粥，于井中悬着待冷，若吐利过度，即吃冷粥一碗止之，不然则困人。

千金藤《开宝本草》

【释名】乌虎藤、古藤、石黄香《宝庆本草折衷》、金线吊乌龟、山乌龟《植物名实图考》。

【集解】《太乙仙制本草药性大全·本草精义》卷三：千金藤有数种，南北名模不同，大略主治相似。按《南州记》云：生岭南山野，陈氏呼为石黄香。北地者根大如指，色似漆。生南土者黄赤如细辛。舒、庐间有一种藤似木蓼，又有乌虎藤，绕树冬青，亦名千金藤。又江西山林间有草生，叶头有瘿子似鹤膝，叶如柳，亦名千金藤。似荷叶，只钱许大，亦呼为千金藤，一名古藤，主痢及小儿大腹。千金者，以贵为名，岂俱一物，亦状异而功名同。南北所用若取的称，未知孰是。《植物名实图考》卷二一：金线吊乌龟江西、湖南皆有之。一名山乌龟。蔓生，细藤微赤；叶如小荷叶而后半不圆，末有微尖，长梗在叶中，似金莲花叶；附茎开细红白花，结长圆实，如豆成簇，生青熟红黄色；根大如拳。○按陈藏器云：又一种似荷叶，只大如钱许，亦呼为千金藤。当即是此。

【气味】味苦、甘，性平、微寒，无毒。《药性粗评》卷三。

【主治】主治血毒痈肿，麻风气蛊，霍乱中恶，天行虚劳，疟瘴，痰嗽癫痫，蛇犬等毒，无所不可。并宜煎服或浸酒服。《药性粗评》卷三。

【附方】《植物名实图考》卷二一：患齿痛者。切其根，贴龈上即愈。兼能补肾养阴。为俚医要药。

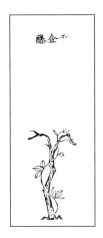

图 18-51-1 千金藤《太乙》

金线壶卢《植物名实图考》

【集解】《植物名实图考》卷一九：金线壶卢生江西建昌山中。硬根劲蔓，俱黑赭色。嫩枝细绿，叶柄长韧，叶本圆缺如马蹄，而末出长尖，中腰微凹，有似细腰壶卢。

【主治】根醋磨，敷乳吹。《植物名实图考》卷一九。

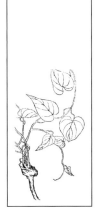

图 18-52-1 金线壶卢《图考》

伏鸡子《本草拾遗》

【集解】《类经证治本草·经外药类》：藤生作蔓，叶元薄如钱，根似鸟形者良。诚斋曰：茎正赤，俗名金线吊虾蟆。《植物名实图考》卷二○：伏鸡子根《本草拾遗》始著录。生天台山，根似鸟形者良。

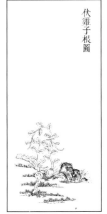

图 18-53-1 伏鸡子根《草木典》

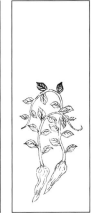

图 18-53-2 伏鸡子根《图考》

【气味】伏鸡子根味苦，寒，无毒。〔《本草拾遗》〕《证类本草》卷六。

【主治】主解百药毒，诸热烦闷急黄，天行黄疸，疳疮，疟瘴中恶，寒热头痛，马急黄及牛疫，并水磨服。生者尤佳。亦傅痈肿，与陈家白药同功。但霍乱诸冷，不可服耳。〔《本草拾遗》〕《证类本草》卷六。治黄疸、疟瘴、痈肿。《植物名实图考》卷二〇。

人肝藤《本草拾遗》 【校正】《本草纲目》原附"伏鸡子"条下，今分出。

【释名】露仙《本草发明》。

【集解】《本草发明》卷三：岭南山谷间，蔓生，叶三桠，花紫色。

【主治】主解诸毒药肿，游风，脚手软痹。并研服，或煮服之。亦傅患处，治虫蛊毒，消水，磨之。《本草发明》卷三。

九仙子《本草纲目》

【集解】《本草品汇精要续集》卷二：李时珍曰：九仙子，出均州太和山。《植物名实图考》卷二〇：《本草纲目》收之。出均州太和山。

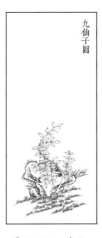 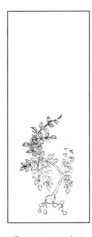 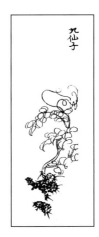

图 18-55-1　九仙　　　　图 18-55-2　九仙　　　　图 18-55-3　九仙
子《草木典》　　　　　　子《图考》　　　　　　　子《图说》

【主治】主咽痛喉痹，散血，以新汲水或醋磨汁含咽，甚良。《本草纲目》。《本草品汇精要续集》卷二。

解毒子《唐本草》

【释名】解毒《太乙仙制本草药性大全》。

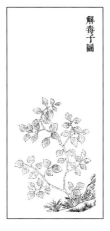

图 18-56-1　解毒子
《草木典》

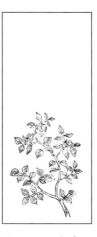

图 18-56-2　解毒子
《图考》

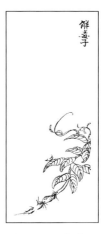

图 18-56-3　解毒子
《图说》

【集解】《滇南本草图说》卷五：地不荣软枝细藤，叶似小荷钱，根大而肥。《植物名实图考》卷二二：解毒子，《唐本草》以为生川西，即地不容。《图经》所云生戎州者，与滇南地不容虽相类，而云无花实。李时珍以《四川志》苦药子即解毒子，又或谓即黄药子。皆出悬揣。今以滇南地不容别为一图，而存解毒子原图以备考。世之用地不容者，当依《滇本草》为确。其旧说解蛊毒、消痰降火，虽具药性而不可轻试。若川中苦药子，亦恐非《唐本草》之解毒子也。

【气味】味苦，性温，有毒。《滇南本草》卷中。味苦，气大寒，无毒。《太乙仙制本草药性大全·仙制药性》卷二。性温，味苦、辛，有小毒。《滇南本草图说》卷五。

【主治】治一切疟疾，吐倒食。气虚者禁忌。吐痰甚于常山，恐伤人命。常山吐痰，有转达之能，地不容无转达之能，故尔忌用。《滇南本草》卷中。

【发明】《滇南本草图说》卷五：疟疾，吐痰倒食。气血虚弱之人忌用。此药只可敷疮，不可妄服。端治一切痛疽，疔毒发背。无名肿毒不出头者，用鸡蛋清调搽，留顶，一夜即出头，出头后切勿妄敷。热毒只采叶，贴患处即愈。若服，即中其毒，慎之！《植物名实图考》卷二二：《南岳揽胜集》：轸宿峰北多生地不容草，取汁同雄黄末调服之，大解蛇毒。以其滓敷伤处，虽蝮蛇、五步至毒，亦不加害，其效至速。零娄农曰：余在湘中，按志求所谓地不容者，不可得。及来滇，有以何首乌售者。或云滇人多以地不容伪为何首乌，宜辨之。余喜得地不容甚于何首乌也，遂博访而获焉。其根苗大致似交藤，而根扁而瘠，叶厚而圆，开小紫花。询诸土人，则曰其叶易衍，其根易硕，殆无隙地能容也，故名。或以其叶团似荷钱，而易为地芙荣，失其意矣。考《图经》生戎州，今为安顺府，与滇接。宋版舆不及滇，故不以为滇产。《滇本草》曰：味苦，性温，有毒。治一切疟，吐倒食气，吐痰。甚于常山，虚者忌之。常山有转达之功，地不容无转达之功，故禁用。其说与《图经》异而详。滇黔之药，多出于夷峒。夷之衣服饮食不与华同，以治夷者治民几何，不草菅而狄薙之耶。然世之好奇者，不求之乌浒狼，则求之番舶鬼市，辄曰药之来者远，则其为效也捷。呜呼！病非夷之病而药夷之药，则必衣夷之衣而后知其药之舒敛；食夷之食而后知其药之补伐；身体心腹无不变而为夷，而后药之，入其肺腑而达于毛发者，乃无一不相沦浃瞑眩焉，而后知夷医为和缓、夷药为参苓矣。否则不乃之羹、古刺之酒，且有呃于喉，刺于鼻，而不能一咽者，况此苦辛剧毒之品，而谓五行无偏胜之脏腑，可以兼容莫逆，如石投水哉！滇地今益辟，夷之负药入市者，惟熏洗疮痏，疡医实取资焉，骎骎乎胥百夷而冠带之，酸咸之，且将以治民者治夷矣。如《滇本草》，诚不以良民试夷法，滇亦多贤人哉。

药实根《本经》　【校正】《本草纲目》原附"解毒子"条下，今分出。

【气味】味辛、平，气温，无毒。《太乙仙制本草药性大全·仙制药性》卷三。

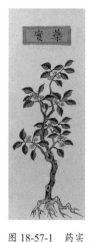
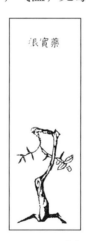
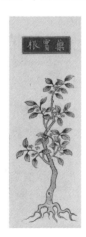
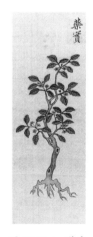

图 18-57-1　药实《品汇》　　图 18-57-2　药实根《太乙》　　图 18-57-3　药实根《雷公》　　图 18-57-4　药实《图谱》

【主治】治邪气诸痹疼酸，主破血止痢消肿。除蛊疰蛇毒，补骨髓绝伤。《太乙仙制本草药性大全·仙制药性》卷三。

【附方】《太乙仙制本草药性大全·仙制药性》卷三：疗忽生瘿疾一二年者。以万州黄药子半斤，须紧者为上，如轻虚即是他州者，力慢，须用二倍。取无灰酒一斗，投药，固济瓶口以糠火烧一伏时，停腾，待酒冷即开，患者时时饮一盏，不令绝酒气，经三五日后，常须把镜自照觉销即停饮，不尔便令人项细也。

金果榄 《本草纲目拾遗》

【集解】《本草纲目拾遗》卷四：金果榄出广中。《百草镜》云：出广西，性寒，皮有疙瘩，味苦色黄。陈廷庆云：内肉白者良。但有二种，一种味甚苦，一种味微苦，入药以味苦者良。○《药性考》：金桔榄，产广西，生于藤根，坚实而重大者良，藤亦可用。《粟香随笔·四笔》卷一：金桔榄产滕县，岁有常贡，系藤本。叶大而尖，面青色，背灰色，生根底土中。春夏间土人掘取，状如橄榄，中白外黄，晒干，治咽喉等症。亦解岚瘴。

【气味】味苦，性大寒。《本草纲目拾遗》卷四。味甘、酸，性寒，无毒。入脾、肾二经。《本草再新》卷五。

【主治】解毒，咽喉急痹，口烂，目痛，耳胀，热嗽，岚瘴，吐衄，俱可磨服。疽痈发背，焮赤疔瘰，蛇蝎虫伤，俱可磨涂。《本草纲目拾遗》卷四。滋阴降火，止渴生津。《本草再新》卷五。

【发明】《本草纲目拾遗》卷四：金苦榄，种出交趾，近产于广西苍梧藤邑。蔓生土中，结实如橄榄，皮似白术，剖之色微黄。味苦，土人每凿山穿石，或深丈许取之。先君尝觅得二十枚，愈数百人。而疗喉等症，有起死回生之功，当广传之，以补本草之缺。性寒味苦，能祛内外结热，遍身恶毒，消瘰疬，双单蛾及齿痛，切薄片含之，极神效。磨涂疗疮肿毒，立消。《柑园小识》。《粟香随笔·四笔》卷一：先君尝觅得二十枚，愈数百人，而疗喉等症，有起死回生之功，当广传之，以补本草之缺。

【附方】《本草纲目拾遗》卷四：凡肿毒初起。好醋磨傅，露出患头，初起者消，已成者溃。咽喉一切症。煎服一二钱即效。如喉中疼烂，用三钱为末，加冰片一分吹之。《百草镜》。

通脱木 《用药法象》

【集解】《药性要略大全》卷五：通草一名通脱木，乃茎生者也。其茎有节，其叶大小、茎干皆似蓖麻。中心有瓤轻白，可脱出作花饰，故名通脱。即今之擑草也。今方罕用，与灯草同功。《植物名实图考》卷八：通草，即《尔雅》离南，活脱。《山海经》：寇脱。《法象》《本草》收之。《拾遗》曰：通脱木，形状功用具《图经》，其叶茎中空，梢间作苞，开白花如枇杷。此草植生如木，颇似水桐，冬时茎亦不枯。《本草纲目》云蔓生，殊误，今入于山草类。

【修治】《本草述》卷一一：任採碎用。

【气味】味甘、辛，平，无毒。降也，阳中阴也。《药性要略大全》卷五。味甘、平，性微寒。降也，阳中之阴。无毒。《药性会元》卷上。

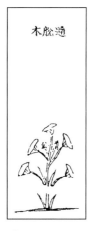

图 18-59-1　通脱木《太乙》

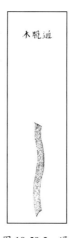

图 18-59-2　通脱木《类纂》

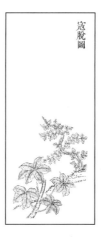

图 18-59-3　宼脱《草木典》

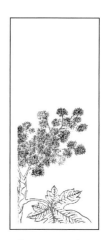

图 18-59-4　通脱木《图考》

【主治】辟蛊毒，通五淋，杀恶虫，除脾胃中寒热，通九窍，利血脉中关节，令人不忘。疗脾疸，常欲眠，心烦，哕出声音；治耳聋，散痈肿，诸结不消，及金疮鼠瘘，踒折，齆鼻息肉，去三虫，能堕胎。《药性会元》卷上。

【发明】《太乙仙制本草药性大全》卷二：通草、通脱木，《经》云行水，专利小肠，且多他证之治，既为良药，当勿传讹。奈何时医每以通草认作别条木通，以通脱木反呼名曰通草，致使市家真伪混卖，误人甚多！殊不知本草立名，各有意寓。通脱木因弧中藏脱木得之，名竟直述。通草藤茎不甚长大，故以草称。木通系俗指葡萄藤，茎且大且长，特加木字。总曰通者，孔窍悉同，行水利肠，固并建效。其治他证，虽百木通不能及一通草矣。况木通栽多家园，皮薄坚确，实名葡萄。通草产自山谷，皮厚软柔，实名燕腹。通脱木轻虚洁白，皮木脱除。三者内似外殊，极易分别。医误犹闲，病误深可悯也！《本草乘雅半偈》帙一〇：草类木状，白瓤理通而轻脱也。木乘金制曰倚，金体用行曰商。受前此之木，生后此之金，离南而转西矣。盖通因塞用，脱因涩用，木司阴窍，肝所主也。故主利阴窍，治五淋，除水肿，下乳催生，解诸毒虫痛耳。明目者，上通其木窍；泻肺者，泄肺之金郁，金郁则泄之，解表利小水也。然则泄金之用，正所以辅金之体，行木之用耳。别名倚商、离南者以此。《医林纂要探源》卷二：通草淡，寒。茎蔓似竹而弱，叶尖长多绉，垂蒂，作黄花，似菊而圆小。一名黄蔷薇。亦以蔓叶略似耳。茎中含白瓤，可挏之而出，轻软洁白，如灯草而粗大。又名通脱木。今用作象生花。功用同灯草，兼能通胃气，下乳汁，催生。灯草体小而行专，专入肺心、大小肠，通草体大而行泛，可统理三焦水道及周身窍穴，无所不达。

白英《本经》

【释名】排风草《履巉岩本草》、山甜菜《救荒本草》、白毛藤、天灯笼、和尚

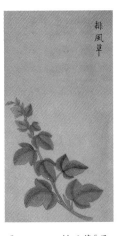

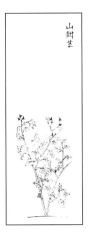

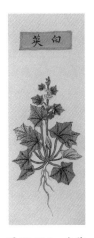

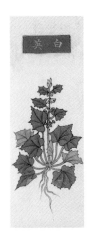

图 18-60-1 排风草《履
巉岩》

图 18-60-2 山甜
菜《救荒》

图 18-60-3 白英
《品汇》

图 18-60-4 白英
《雷公》

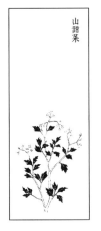

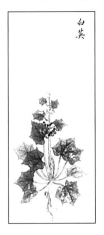

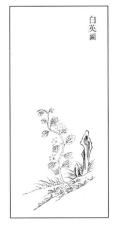

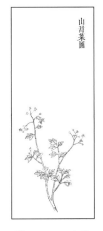

图 18-60-5 山甜
菜《博录》

图 18-60-6 白英
《草木状》

图 18-60-7 白英
《草木典》

图 18-60-8 山甜
菜《草木典》

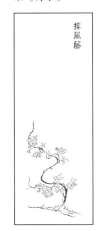

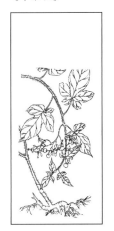

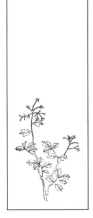

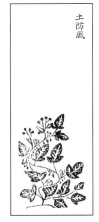

图 18-60-9 排风
藤《草药》

图 18-60-10 白英
《图考》

图 18-60-11 山甜
菜《图考》

图 18-60-12 土
防风《便方》

头草《本草纲目拾遗》、鬼目菜，望冬红《植物名实图考》、土防风《草木便方》，子俗名毛藤果《本草纲目拾遗》。

【集解】《救荒本草》卷上之前：山甜菜，生密县韶华山山谷中。苗高二三尺，茎青白色，叶似初生绵花叶而窄，花叉颇浅，其茎叶间开五瓣淡紫花，结子如枸杞子，生则青，熟则红色。叶味苦。《本草纲目拾遗》卷七：白毛藤亦名天灯笼，又名和尚头草。白毛藤生人家墙壁上，茎、叶皆有白毛，八九月开花藕合色，结子生青熟红，鸟雀喜食之。○《百草镜》：白毛藤多生人家园圃中墙壁上，春生冬槁，结子小如豆而软，红如珊瑚，霜后叶枯，惟赤子累累，缀悬墙壁上，俗呼毛藤果。《植物名实图考》卷二二：白英，《本经》上品。《尔雅》：苻，鬼目。即此。一名排风子。《吴志》曰：鬼目菜，《齐民要术》误以为岭南鬼目果。湖南谓之望冬红。俚医以为治腰痛要药。其嫩叶味酸，可作茹。老根生者，叶大有五桠，凌冬不枯，春时就根生叶。《吴志》所云绿树长丈余，叶广四寸，厚三分，不足异也。

根苗

【气味】性凉，无毒。《履巉岩本草》卷上。味甘，气寒，无毒。《太乙仙制本草药性大全·仙制药性》卷二。

【主治】寒热、烦热、消渴，疗丹毒、风、八疸。益气补中，治劳疟瘴。小儿结热，煮汁服良。久服轻身延年，充健无病。○夏月取茎叶煮粥，极解热毒。《太乙仙制本草药性大全·仙制药性》卷二。采其藤干之浸酒，云可除骨节风湿痛，止血淋、疟、疝气。汁滴耳中，止脓不干。入药内，保肿毒不大。治痨，用煮牛肉精者食之。清湿热，治黄疸水肿，小儿蛔结腹痛。《本草纲目拾遗》卷七。

【发明】《草木便方》卷一：排风藤味甘寒平，小儿风热瘾疹灵。除疸消渴丹毒解，子能明目补精神。

【附方】《履巉岩本草》卷上：医诸头风及面上游走风气等疾。每用不以多少，干碾为细末，每用一字，搐入鼻中，自然头目清爽，去风清上。

《太乙仙制本草药性大全·仙制药性》卷二：疗劳。用草叶作羹饮之良。○小儿结热。茎叶煮汁饮之效。

《本草纲目拾遗》卷七：风痛。桑黄二两，白毛藤二两，切碎，用绍兴原坛酒六斤，煎三炷香，每日服一饭碗。《杨氏验方》。黄疸初起。白毛藤、神仙对坐草、大茵陈、三白草、车前草各等分，白酒煎服。《百草镜》。大气脬。用白毛藤，无灰酒服。《不药良方》。

葎草《唐本草》

【释名】辣母藤《履巉岩本草》、葛勒子秧、涩罗蔓、揽藤《救荒本草》、割人藤《本经逢原》。

【集解】《救荒本草》卷上之前：旧不著所出州土，今田野道傍处处有之，其苗叶蔓而生藤，长丈余，茎多细涩刺，叶似蓖麻叶而小，亦薄，茎叶极涩，能抓挽人，茎叶间开黄白花，结子类山丝子。《植物名实图考》卷二二：葎草，《唐本草》始著录。处处有之。《救荒本草》谓之葛勒子，秧苗叶可煤食。《本草纲目》并入《别录》有名未用勒草。南方呼刺皆曰勒，未可以葎、勒音转，定为一物。

【气味】味辛、甘，微温、微寒，无毒。《履巉岩本草》卷上。

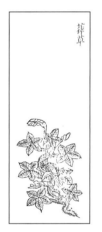

图 18-61-1　葎草《图经（政）》

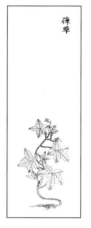

图 18-61-2　葎草《图经（绍）》

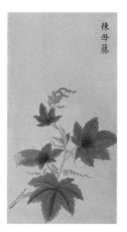

图 18-61-3　辣母藤《履巉岩》

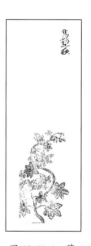

图 18-61-4　葛勒子秧《救荒》

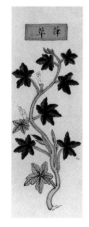

图 18-61-5　葎草《品汇》

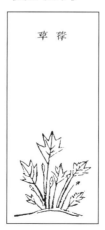

图 18-61-6　葎草《太乙》

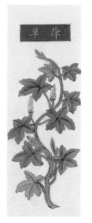

图 18-61-7　葎草《雷公》

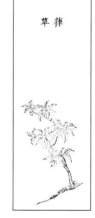

图 18-61-8　葎草《三才》

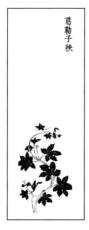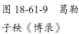

图 18-61-9 葛勒
子秧《博录》

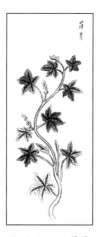

图 18-61-10 葎草
《草木状》

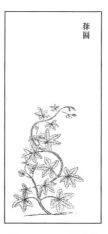

图 18-61-11 葎《草
木典》

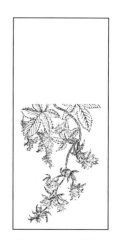

图 18-61-12 葎草
《图考》

【主治】主明目益精，除水气，疗血逆大热，头痛心烦。久服轻身。○主瘾疹痒痒，可作浴汤。《履巉岩本草》卷上。主五淋而利小便神方，除疟虚而止热渴秘诀。治水痢尤灵，理癞疮绝妙。《太乙仙制本草药性大全·仙制药性》卷二。

【发明】《本经逢原》卷二：葎草蔓生道傍，多刺勒人，故又名葛勒蔓。专主五淋利小便，散瘀血。并捣汁服。《千金》专主膏淋，以醋和服之。

【附方】《本草衍义》卷一二：治伤寒汗后虚热。剉，研，取生汁，饮一合愈。

《图经本草药性总论》卷上：主癞。遍身皆疮者，用葎草一担，以水二石，煮取一石，以渍疮，不过三作，乃愈。《独行方》。○膏淋。捣生汁二升，酢二合，相和，空腹顿服，当溺如白汁也。○主久痢成痔。取干蔓捣筛，量多少，管吹谷道中，不过三四次，差，已若神。

《履巉岩本草》卷上：大治小便赤浊之患。用茎叶捣取自然汁，空心通口服，每服八分盏。

木莲《本草拾遗》

【释名】扶芳、耐冬、滂藤、土鼓、常春、龙鳞、木蔓头、水蔓头《太乙仙制本草药性大全》。

【集解】《太乙仙制本草药性大全·本草精义》卷二：薜荔状同络石，但茎叶粗大如藤。此物生阴湿处。冬夏常青，实黑而圆，其茎蔓延，绕树生者叶大而薄。人家亦种之，俗名耐冬，茎节着处即生根须也，不拘时采之。木莲一名扶芳，一名滂藤，一名土鼓，一名常春，一名龙鳞。薜荔藤苗小时如络石，薜荔黉缘树木，藤似寄生，三五十年渐大，枝叶繁茂，叶圆，长二三寸，叶头尖厚若石韦，生子，子熟如珠，碧色，正圆似莲房，中有细子，一年一熟，子亦入用，房打破有白汁，停久如漆。采取无时。俗呼为木蔓头，又名水蔓头。《植物名实图考》卷二〇：薜荔，

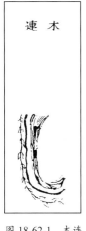
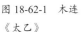

图 18-62-1　木莲
《太乙》

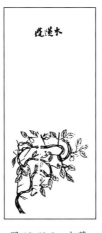

图 18-62-2　木莲
蓬《汇言》

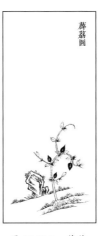

图 18-62-3　薜荔
《草木典》

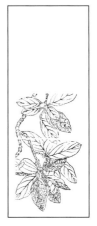

图 18-62-4　木莲
《图考》

李时珍以为即木莲。而《图经》以为一类二种。滇南有一种，与木莲绝相类，而叶实皆略小，其即《图经》所谓薜荔耶？《楚词》：薜荔拍兮蕙绸，罔薜荔兮为帷。皆言其能缘墙壁也。又曰贯薜荔之落蕊。木莲花极细，词人寓言，未可拘执。而注以为香草，不知薜荔殊无气味，释《离骚》者，斤斤于香草美人，拘文牵义，诚无当于格物耳。《山海经》有草荔，状如乌韭而生石上，应是苔类。《汉书》房中歌：都荔遂芳，方是香草。非络石蔓延山木者也。

叶

【气味】味苦。《太乙仙制本草药性大全·仙制药性》卷二。

【主治】治背痈，将叶采收，煎，酒饮下，利即愈。《太乙仙制本草药性大全·仙制药性》卷二。

【发明】《本草汇言》卷六：木莲蓬叶，《函谷集》解毒消痈，散热血之药也。李仁甫稿故陈氏方主血风不和，腰脚无力。苏氏方主背痈肿痛，去腐生肌。李氏方又主血淋涩痛，内热心烦。其藤汁又治风癣疥疮，并疠疡恶风血毒等证。其实中子，晒捣绞汁作腐，和糖醋调和。夏月食之，凉滑可口，辟暑解热，此盖禀天地阴寒之气而生，凉之甚也。如胃虚脾弱，并阴藏无阳之人，不宜食之。

木莲及子

【气味】木莲味苦，子味甘，气温，无毒。《太乙仙制本草药性大全·仙制药性》卷二。甘平。《医经允中》卷二一。

【主治】初服壮阳却病，久服耐老延年。《太乙仙制本草药性大全·仙制药性》卷二。治一切风癣恶疮。为利水、治血、通乳要药。《医经允中》卷二一。

【发明】《本草述》卷一一：《准绳》有黑丸子，专治久年痔漏下血，于诸味中以木馒头为君，是则时珍所云，治久痢肠痔，良不谬也。又《集简方》治阴囊肿，同木馒头烧研，酒服二钱。又方木馒头子、小茴香等分，为末，每空心酒服二钱，取效。以此三方合参，于时珍所云证，大是中病。盖阴之证，缘病于阴中之阳，大伤阳，不能为阴之主，有颓然不振之意，故字从疾从颓也。方书名曰阴，其义固可思矣。苏颂谓治阳道尤胜，以合于阴之治，不更为中的之剂乎哉？《本经》所云太阳为病发寒热，传为疝。夫两太阳皆属水化，而丹溪谓疝，概属于湿，是皆可以相通而互证矣。缘寒湿尽属阴也，虽方书如《准绳》治疝，绝不及此味，然亦未可以之为凭矣。**《本经逢原》卷二**：木莲，薜荔实也。性耐风霜，严冬不凋，故能治一切风癣恶疮，为利水、治血、通乳要药。古方以木莲二枚，用猪前蹄煎汤，饮汁尽，一日乳汁即通。无子妇人食之，亦能有乳。其叶主背疮，取叶捣绞汁，和蜜饮数升，以渣敷之，后利即愈。煎汤主贼风疼痛，乘热熏洗，日二次，痛止为度。取藤捣绞汁治白癜风、瘰疬、恶疮、疥癣，消肿散毒。疗肠痔、心痛阴。但南方有瘴气人，不可用。**《调疾饮食辩》卷四**：性能壮阳固精同补肾药为丸，消肿散毒，止血，下乳。治久痢，肠痔。《集简方》治妇人乳少：木莲二枚，猪前蹄一枚，煮食，饮汁尽。无子妇人食之，亦有乳。煮宜用酒，得鲜虾数十枚同煮，更妙。如无鲜虾，用干虾米，或干海虾，俱可。《外科精义》治痈疽初起，不问生于何处：木莲四十九个太多石白捣，入热酒一二壶，温服尽，出汗即消。《图经本草》治痈疽：用叶生捣，热酒绞汁，入蜜少许，顿服数升，渣敷患处。二法皆妙，医药不便处宜知。夏月采实，捣磨澄粉，明亮如水晶，加盐、醋或糖霜代，名凉粉。纵恣者爱食，谨慎者畏不敢食。不知多食此物而寒中腹痛，或吐泻者，由冷水之害。设使热食，何害之有。天下壮阳涩精之物，断不能凉散；凉血解毒之物，断不能温补。惟此兼之，乃上等通才妙品，岂反害人乎。叶可治血淋涩痛，新汲水捣汁，可解砒毒。宜服数升。实可治妇人白带、白淫，及血崩多年不愈。煅存性，研末。

藤汁

【主治】敷风毒，扫白癜、风，除疥癣、病疡。**《太乙仙制本草药性大全·仙制药性》卷二。**

【附方】**《太乙仙制本草药性大全·仙制药性》卷二**：白癜病疡及风恶疥癣。取叶汁傅之效。○风血羸老，腹内诸冷血闭，强腰脚。取子煮汁。浸酒服，变白耐老。

《本草汇言》卷六：治一切痈疽初起，不问发于何处。用木莲蓬四十个，揩去毛，捣烂，用生酒和，绞汁服。功与忍冬藤同。陈自明方。○治乳汁不通。用木莲蓬七个，猪前蹄一只，同煮食之，并饮汁尽，一日即通。无子妇人，食之亦有乳也。《集简方》。治瘀血内滞，兼有风气，腰膝脚踝无力。用木莲蓬十个，捣烂晒干，川萆薢、枸杞子各四两，浸酒饮。《方脉正宗》。○治男妇血淋涩痛。用木莲蓬十二个，车前叶、生地黄各等分，俱捣烂取汁，和生酒少许饮之。同前。○治一切风癣疥疮久不愈。用木莲蓬藤捣汁饮，并将渣擦患处。同前。○治病疡恶风血毒。用木莲蓬藤，零采，零捣汁，逐日饮。同前。○治久年酒痢，肠风下血，或因饮食热物，积毒大肠；或肛出不收，红紫黑血。用木莲蓬取汁，待凝成膏，和米醋食之。《和剂局方》。

石盘龙《植物名实图考》

【集解】《植物名实图考》卷一九：石盘龙江西山中多有之。横根赭黑，络石蔓衍，绿茎纠结；叶比木莲小而尖，亦薄弱，面青背黄绿。

【主治】俚医采根，同槟榔煎酒，治饱胀。《植物名实图考》卷一九。

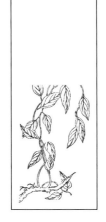

图 18-63-1　石盘龙《图考》

接筋藤《滇南本草图说》

【集解】《滇南本草图说》卷六：接筋藤形似皮条，有小叶，身上有毛，无花，遇石能穿，遇土可过，力胜将军。

【气味】气味甘平。《滇南本草图说》卷六。

【主治】跌打损伤，散血和血，筋骨疼痛，以酒为使，服之即愈。《滇南本草图说》卷六。

木龙藤《本草纲目拾遗》

【集解】《本草纲目拾遗》卷七：木龙藤，周益生《家宝方》：藤出钱塘横山，喜沿人家墙壁及石崖上，土人多识之。

图 18-64-1　接筋藤《滇南图》

【主治】治肺痈、吐痈、肠痈、胁痈四症，捣汁，老酒冲服，冬月以酒擂取汁二碗服，立效。《本草纲目拾遗》卷七。

络石《本经》

【集解】《植物名实图考》卷二二：络石，《本经》上品。湖广、江西极多。陈藏器以圆叶为络石，尖叶一头红者为石血。今从之。雩娄农曰：络石生石壁坏墙上，蔓而有直干。《本经》以为上药，盖藤属。象人筋络，其耐霜雪者性必温，风之不摇则却风淫；而色如血者即入血，人肖天地，百物肖人，以物治人，即以人治人，人食味、别声、被色而生，圣人亦以食、声、色之相类者生之，无他道也。故曰：行所无事。

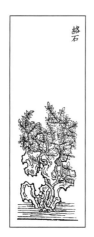

图 18-66-1 络石
《图经（政）》

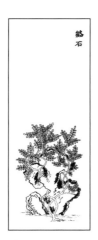

图 18-66-2 络石
《图经（绍）》

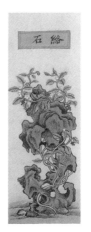

图 18-66-3 络石
《品汇》

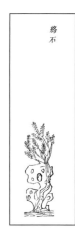

图 18-66-4 络
石《蒙筌》

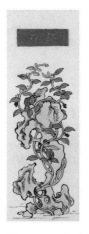

图 18-66-5 络石
《雷公》

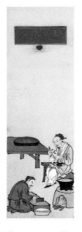

图 18-66-6 炮
制络石《雷公》

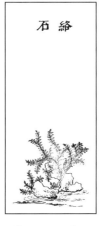

图 18-66-7 络石
《三才》

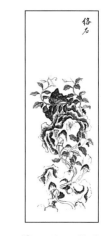

图 18-66-8 络石
《草木状》

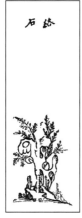

图 18-66-9 络石
《汇言》

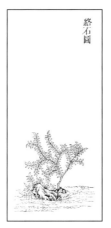

图 18-66-10 络石
《草木典》

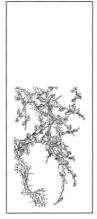

图 18-66-11 络石
《图考》

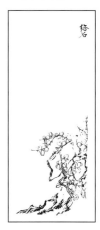

图 18-66-12 络石
《图说》

茎叶

【气味】味苦，温、微寒，无毒。《图经本草药性总论》卷上。味甘、酸，微苦，气温，无毒。入足阳明、手足少阴、足少阳、厥阴五经。《本草汇言》卷六。

【主治】主诸疮头疮白秃，治热气阴蚀不痊。喉闭不通欲绝，水煎汤下立苏。背痛痈肿延开，蜜和汁服即效。坚筋骨，强健腰足；利关节，润泽容颜。去风热死肌，解口舌干燥蛇毒。心闷能散，刀斧疮口可封。久服轻身通神，明目，延年耐老。《太乙仙制本草药性大全·仙制药性》卷二。络石之功，专于舒筋活络。《要药分剂》卷一。

【发明】《太乙仙制本草药性大全·仙制药性》卷二：石血味苦。亦以血攻，状与络石相同，但叶尖而半赤。石崖多产。收取无时，煎酒建功，堕胎亦速。《本草经疏》卷七：络石禀少阳之令，兼得地之阴气。其味苦，其气温、微寒而无毒，入足阳明、手足少阴、足厥阴少阳经。故主风热，死肌，痈伤，口干舌焦，痈肿不消，喉舌肿，水浆不下，皆苦温通气血。血属阴，阴寒入血而除热之效也。又能除邪气，养肾，主腰髋痛，坚筋骨，利关节，疗蛇毒心闷，刀斧伤，捣封立差，皆凉血除热之功也。《本经》久服轻身明目，润泽好颜色，不老延年。陈藏器以为能变白，亦指益阴凉血而言也。生石上者良。《本草汇言》卷六：络石暖血壮筋，《日华子》健运腰膝之药也。姚日章稿此药性质耐久，气味和平，前古列为上品。李氏方称为药中之君主，筋骨关节，风热肿强，不能动履。凡筋骨痹痛，不能屈伸；或痈疽肿毒，焮赤疼痛，流结上下身体枢络之间，起居动止，痿废勿用，速宜浸酒蒸饮。又喉痹肿塞，煎汁立通。刀斧伤疮，敷之随效。凡服此，能使血脉流通，经络调达，筋骨强利，奈举世医家莫知用者，岂以因其贱而忽之欤？抑功用未尽善欤？如阴藏畏寒易泄者，勿服。《本草述》卷一一：苦寒之味则就水，苦热则就火。络石之味苦，原得于阴气最厚，以凌冬不凋之性，乃于六七月采之，是为阴中有阳，非偏于寒者也。惟其阴气厚，故治血中热毒。惟其阴中有阳，故能就热毒以达其清解之用，不至于相逆而奏效。盖如喉痹背痈证，疗治原忌寒凉，故此味于斯二证有专功也。至治白浊，如孙氏《仁存堂经验方》所云，当是益阴气而又不大寒，正阴中有阳，水火相济之功耳。《本经续疏》卷一：石者，土欲化金而未成也。于藏气为帖紧相承之脾肺。络石者，木水土相参之化也。于藏气为间于脾肾之肝，肝主疏泄畅达者也。乃络石疏泄畅达，独于帖紧相承之脾肺，依附甚固。则凡脾肺所主肌肉皮毛间，倘有邪气附着，生气不荣，吸摄津液，以资启溉，致津液干涸，仍无济于生气者，得此疏泄畅达焉，不特枯竭转而荣茂，且干涸转而润泽矣。

【附方】《太乙仙制本草药性大全·仙制药性》卷二：喉痹，咽喉塞，喘息不通，须臾欲绝。以二两，水煎，取一大盏，去滓，细呷，须臾即通。○一切风。用一两，煮汁服之，变白耐老。太乙曰：凡采得后，用粗布揩叶上、茎蔓上毛了，用热甘草水浸一伏时，出，切，日干用。

《本草汇言》卷六：治筋骨挛拳，遍身疼痛，腰膝无力，行动艰难，不拘风寒湿毒，或精亡斫丧，筋骨衰败者，服此即瘥。用络石八两，日干，再炒燥，枸杞子、当归各四两，浸酒，日逐饮。○治痈疽肿毒，焮赤疼痛。用络石茎叶一两，水洗晒干，勿见火，皂角刺八钱，新瓦焙，甘草节五钱，大瓜蒌一个，取仁炒，乳香、没药各三钱，分作十剂，每日服一剂，水煎和酒半盏服。《外科精义》。治一身风毒作痛，或诸疮余毒作痛，或湿痰流饮作痛，或湿痰流饮作核作块，时聚时散，胀痛非常。取一二两并宜酒煎饮之。○治妇人频年小产不育。用络石八两，当归身、白术各四两，俱醋拌炒，共为末，炼蜜丸梧子大。每早晚各服三钱，白汤下，可全育。

根

【主治】除五脏寒热，止泄痢腹疼。除邪气，咳逆，疽癞诸疮。疗金疮伤挞，生肌长肉。《太乙仙制本草药性大全·仙制药性》卷二。

石血《本草发明》

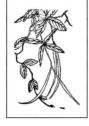

图 18-67-1　石血
《图考》

【集解】《本草发明》卷三：血石此与地锦、木莲之类相似，但其叶尖，一头赤。《植物名实图考》卷一九：石血，宋《图经》石血与络石极相类，但叶头尖而赤耳。按江西山坡及墙壁木石上极多。叶红如霜叶，掩映绿卉，尤增鲜明。但细审其叶，一茎之上，或尖或团，团如人手指，尖如竹叶；秋时结长角如豇豆，长六七寸，初青后赤；破之有子如萝藦子，半如针半如绒，绒亦白软，大约与络石同种，而结角则异，或以为雌雄耳。

【主治】主风血，暖腰脚，变白不衰。《本草发明》卷三。

山橙《本草求原》

【释名】屈头鸡《本草求原》。

【气味】苦、甘，平。《本草求原》卷一。

【主治】滋阴，消热积气痛，功同罗汉果。其壳，洗皮肤血热毒，搽湿癣、疥癞。《本草求原》卷一。

鹿角藤《本草纲目拾遗》

【集解】《本草纲目拾遗》卷七：鹿角藤一名白毛刺。汪连仕方云：木本藤也，刺长，伤人皮肉，立肿疼不休。又名不薪木，山人不斫。

【气味】性大热，气臭。《本草纲目拾遗》卷七。

【主治】打痞积，治风气如神，皆用根捣，共香糟罨之。叶蒸酒服，能钻筋透骨。子食之，大能醉人。《本草纲目拾遗》卷七。

乳藤《本草纲目拾遗》

【集解】《**本草纲目拾遗**》**卷七**：《粤志》：乳藤蔓如悬钩倒挂，叶尖而长，断之有白汁如乳。妇人产后，以藤捣汁，和米作粥食之，乳溷自通。初生嫩条可食，其大实曰冬荣子，大如柚子，中有瓤，瓣瓣相迭，白如猪脂，炙食皆甘美，身怀数日，香不减，秋末冬初间，采以相饷，矜为服食之珍，行血通乳《粤志》。《李氏草秘》：乳汁藤生山麓林中，高二三尺，叶似蒲萄子，蓝色一丛，根皮掐之出汁如乳。

【主治】为诸乳毒痈疮中之圣药。排脓散毒，生肌止痛，消肿益血，痛不可忍者，罨之即止。已成未成，已溃未溃，始终皆不可少。《本草纲目拾遗》卷七。

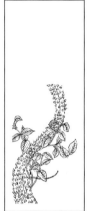

图 18-71-1　白龙藤《图考》

白龙藤《植物名实图考》

【集解】《**植物名实图考**》**卷二三**：白龙藤生云南山中。粗藤如树，巨齿森森，细枝小叶，亦络石之类。

【主治】土医云能舒筋骨。《植物名实图考》卷二三。

羊角纽《本草求原》

【气味】苦，寒，有毒，能杀人，不可入口。《本草求原》卷一。

【主治】止瘙痒，治疥癞热毒。其子似羊角，角内有花，极止刀伤血。《本草求原》卷一。

扶芳藤《本草拾遗》

【集解】《**证类本草**》**卷七**：〔《嘉祐》〕陈藏器云：山人取枫树上者为附枫藤，亦如桑上寄生，大主风血。一名滂藤。○藤苗小时如络石、薜荔黄缘树木，三五十年渐大，枝叶繁茂，叶圆长二三寸，厚若石韦。生子似莲房，中有细子，一年一熟。

【气味】味苦，小温。无毒。〔《嘉祐》〕陈藏器云。《证类本草》卷七。

【主治】主一切血，一切气，一切冷，去百病。久服延年，变白不老。〔《嘉祐》〕陈藏器云。《证类本草》卷七。

【发明】《证类本草》卷七：〔《嘉祐》〕陈藏器云：隋朝稠禅师，作青饮，进炀帝以止渴。生吴郡。采之忌冢墓间者，取茎叶细剉，煎为煎，性冷，以酒浸服。子亦入用，房破血。《本草纲目易知录》卷二：水湿脚气痒极，作腐皮脱，水流浸透鞋袜，诸药罔效，教以此叶贴之，水止渐愈。但其藤似而叶如枫树叶，大树俱延，经霜乃落，俗名上树枫。

忍冬《别录》（即：金银花）

【释名】鹭鸶藤《履巉岩本草》。

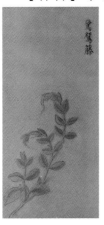

图 18-74-1　鹭鸶藤《履巉岩》

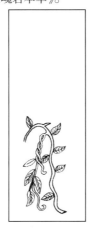

图 18-74-2　忍冬《歌括》

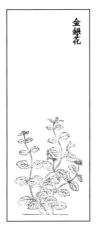

图 18-74-3　金银花《救荒》

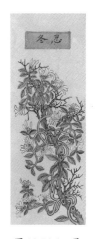

图 18-74-4　忍冬《品汇》

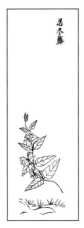

图 18-74-5　忍冬藤《蒙筌》

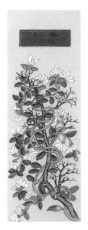

图 18-74-6　忍冬《雷公》

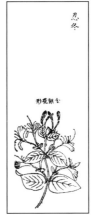

图 18-74-7　忍冬《原始》

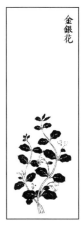

图 18-74-8　金银花《博录》

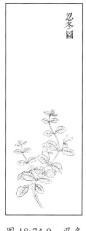

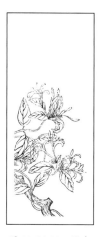

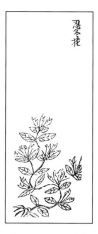

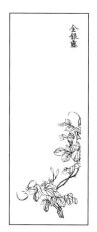

图 18-74-9　忍冬
《草木典》

图 18-74-10　忍冬
《图考》

图 18-74-11　忍冬
花《便方》

图 18-74-12　金
银藤《图说》

【集解】《救荒本草》卷上之后：金银花，《本草》名忍冬。一名鹭鸶藤，一名左缠藤，一名金钗股，又名老翁须，亦名忍冬藤。旧不载所出州土。今辉县山野中亦有之。其藤凌冬不凋，故名忍冬草。附树延蔓而生，茎微紫色，对节生叶，叶似薜荔叶而青，又似水茶臼叶，头微团而软，背颇涩，又似黑豆叶而大。开花五出，微香，蒂带红色，花初开白色，经一二日则色黄，故名金银花。

《增订伪药条辨》卷二：金银花甘平，除热解毒，能和荣卫，疗风养血，除痢宽胀，匪特为疮科要药也。随地皆有，以河南所产为良。近有以黍花伪充，为祸最烈。黍花短小梗多，色黑不香为异，亦易辨已。炳章按：金银花，产河南淮庆者为淮密，色黄白软糯而净，朵粗长，有细毛者为最佳。禹州产者曰禹密，花朵较小，无细毛，易于变色，亦佳。济南出者为济银，色深黄，朵碎者次。亳州出者，朵小性梗，更次。湖北、广东出者，色黄黑，梗多屑重，气味俱浊，不堪入药。

【气味】味甘，性温，无毒。《救荒本草》卷上之后。味甘，性寒，无毒。《药性粗评》卷三。味苦、甘，气平、微寒，无毒。《药性要略大全》卷五。味甘，平，无毒。入脾经。《医宗必读·本草征要上》。

【主治】主治寒热，头面身肿，诸色痈疽，并发背肿毒，散热消肿，为外科要药，物虽贱而有奇功。《药性粗评》卷三。专治痈疽，诚为要药。未成则散，甚多拔毒之功；已成则溃，大有回生之力。《太乙仙制本草药性大全·仙制药性》卷二。治风飞疡，去痢症。《医方药性·草药便览》。

【发明】《夷坚志·再补》：金银花解蕈毒。崇宁间，苏州天平山白云寺五僧行山间，得蕈一丛甚大，摘而煮食之，至夜发吐，三人急采鸳鸯草生啖，遂愈。二人不肯啖，吐至死。此草藤蔓而生，对开黄白花，傍水处多有之，治痈疽肿毒有奇功，或服、或敷、或洗皆可。今人谓之金银花，又曰老翁须。《外科心法》卷六：金银花治验。一园丁患发背甚危，令取金银藤五六两，捣烂入热酒一钟，绞取汁，酒温服，渣罨患处，四五服而平。彼用此药治疮，足以养身成家，遂弃园业。诸书云：金银花治疮疡，未成者即散，已成者即溃，有回生之功。一男子，患脑疽，势剧脉实，以黄连消毒散治之不应。以金银藤二两，水二钟，煎一钟，入酒半碗服之，势去三四。再服渐退。又加黄柏、知母、瓜蒌、当归、甘草节，数剂而溃止。加黄芪、川芎、白芷、桔梗，数剂而愈。一男子，患脑疽，其头数多，痛不可忍。先服消毒药不应，更以金银花服之，即酣睡，觉而势去六七。再四剂而消。又一男子，所患尤甚，亦令服之，肿痛顿退。但不能平，加以黄芪、当归、瓜蒌仁、白芷、甘草节、桔梗，数剂而愈。一男子，被鬼击，身有青痕作痛，以金银花煎汤，饮之即愈。本草谓此药大治五种飞尸，此其验也。《药性解》卷四：金银花解肌肤之毒，故入肺经，为疮科要药。陶隐居云：常服益寿，人多忽之，更求难得者，是贵远贱近，庸人之情乎！《分部本草妙用》卷八：忍冬治诸痈奇效，古人以治痢胀、诸尸为要药。今人不知及此，而只治毒疮。今古未可一辄论也。《折肱漫录》卷三：忍冬花摘鲜者酿酒，清香可爱，此药久服可免痈疽等症。香而有益，不服亦愚矣。《医宗必读·本草征要上》：解热消痈，止痢宽膨。禀春气以生，性极中和，故无禁忌。今人但入疮科，忘其治痢与胀，何金银花之蹇于遇乎？《本草述》卷一一：第其散血分热毒，不独肿毒可治，如缪氏治偏头痛，属肝经血虚有热者用之，以其从肝达肺，从肺达脾，其气之致于血。历此三经，以撤其壅热，散其聚毒，则其奇效似难以他味之散血热者概论也。方书有用此味同土茯苓治偏头风，左右剂中俱入，但他味有不同耳。其方载《医便后册》禁方中，谓右属痰与热，左属风与血少。忍冬花浸酒，能令血热，而大肠结燥者通利，亦是乙庚相合之义，不独治头痛也。《本草新编》卷二：消毒之神品也。未成毒则散，已成毒则消，将死者可生，已坏者可转。故痈疽发背，必以此药为夺命之丹。但其味纯良，性又补阴，虽善消毒，而功用甚缓，必须大用之。如发背痈，用至七八两，加入甘草五钱、当归二两，一剂煎饮，未有不立时消散者。其余身上、头上、足上各毒，减一半投之，无不神效。近人治痈毒，亦多识用金银花，然断不敢用至半斤。殊不知背痈之毒，外虽小而内实大，非用此重剂，则毒不易消。且金银花少用则力单，多用则力厚，尤妙在补先于攻，消毒而不耗气血，败毒之药，未有过于金银花者也。《重庆堂随笔》卷下：金银花，李士材已表其治痢治胀之功，而不知尚有清络中风火湿热、解温疫秽恶浊邪、息肝胆浮越风阳、治痉厥癫痫诸证也。

【附方】《履巉岩本草》卷下：治筋骨疼痛。捣为细末，每服二钱，热酒调服。○治脚气。剉碎，同木瓜、白芍药、官桂、当归、甘草一处，用酒水各半盏，煎至八分，去滓，空心食前热服。

《本草汇言》卷七：治风毒、湿毒、热毒，或痒或痛，或肿或木，或坚硬，或破烂，不拘遍身胸腹背臀手足等处。用忍冬藤叶、花、根一斤，土茯苓一斤，俱切碎，煎汤，逐日饮之。其毒渐减。○治痹痛，手足不随。用前方，日服有验。程石余方。

羊肚参《滇南本草》

【气味】味苦、微辛，性微温。《滇南本草》卷上。

【主治】补肝强筋，舒经活络，手足痿软，半身不遂，流痰血痹，风、湿、寒合为痹，血虚不仁为痹。筋骨疼痛，湿气走注，疬节风痛。木瓜为使，烧酒为引。《滇南本草》卷上。

【发明】《滇南本草》卷上：昔一人得半身不遂，手足顽痹不仁，筋骨疼痛，得奇方服之效。羊肚参三两、木瓜一两、烧酒二斤，煎三柱香时，冷定，去火毒，晚上临睡用，顿热三杯。注补：奇方：秦归三两、川芎一两五钱、川牛膝五钱、虎骨一两酒制、木瓜五钱、石南藤五钱、八仙草一两、羊肚参八两，好酒八斤，文武火煎三柱香时，冷定，不俱时顿热服。

图 18-75-1 羊肚参《滇南图》

山海螺《本草纲目拾遗》

【集解】《本草纲目拾遗》卷四：山海螺生山溪涧滨隙地上，叶五瓣，附茎而生，根如狼毒，皮有绉旋纹，与海螺相似，而生于山，故名。虽生溪畔，性却喜燥，枝叶繁弱，可以入盆玩。《百草镜》云：生山土，二月采，绝似狼毒，惟皮疙瘩，掐破有白浆为异。其叶四瓣，枝梗蔓延，秋后结子如算盘珠，旁有四叶承之。

【主治】治肿毒瘰疬，取汁和酒服。渣傅患处。《本草纲目拾遗》卷四。

珠子参《滇南本草》

【集解】《滇南本草》卷上：珠子参用之无力，充鸡肾参。但古人用方为刀疮药，搽之止血，生肌收口，为末用。今人亦充鸡肾参卖。但鸡肾参叶似合麻叶，绿色，初生无杆，叶铺地生，中发一杆，开白花，根下生一对雌雄果，皮薄。珠子参叶如舌，形绿面紫红背，梗长，开紫花，绿根下生果，皮粗，去皮用。

【气味】味甘，微苦，性温平。《滇南本草》卷上。

【主治】清肺热，理肺气，除肺风、粉刺。《滇南本草》卷上。

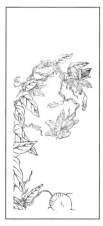

图 18-77-1 珠子参《图考》

拳黄鸡子《本草纲目拾遗》

【释名】水萝卜《本草纲目拾遗》。

【主治】《珍异药品》：治霍乱吐泻疟疾。每用一钱，嚼碎水饮下。《本草纲目拾遗》卷四。

含水藤《本草拾遗》

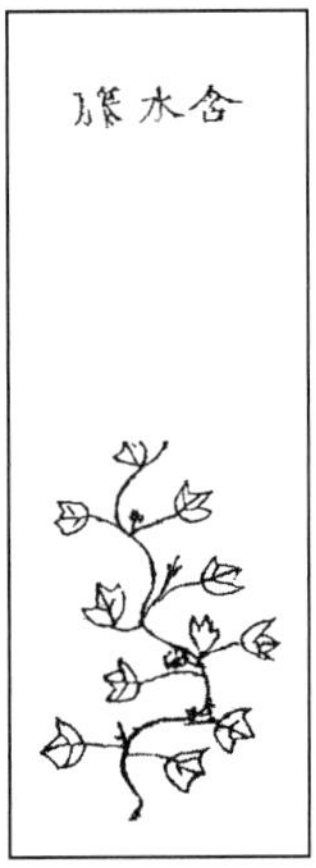

【释名】买麻藤《本草纲目拾遗》。

【集解】《本草纲目拾遗·正误》：《纲目》蔓草内载含水藤，引刘欣期《交州记》云：状若葛，叶似枸杞子，多在路旁，行人乏水处便吃此藤，故名。菜部又载东风菜。按《广志》，广州有凉口藤。状若葛，叶如枸杞，去地丈余，绝之更生，中含清水，渴者断取饮之甚美。沐发令长。此藤又名东风菜，先春而生，东风乃至，农夫以验土膏之动。一名绿耳，可为蔬。据《广志》所载形状及治病，与含水藤同，其可为蔬，名东风，又与东风菜同，则是一物也。濒湖误以为二，一收入蔓，一收入菜，未免考核失当。良由为裴渊《广州记》所误也。

图18-79-1 含水藤《太乙》

《本草纲目拾遗》卷七：买麻藤，《职方典》：出肇庆，缘树而生，有子，味苦可食，山行断取其汁饮之，可以止渴。《粤志》：买麻藤其茎多水，渴者断而饮之，满腹已，余水尚淋漓半日。性柔易治，以制履坚韧如麻，故名，言买藤得麻也。

含水藤中水

【气味】味甘，气平，无毒。《太乙仙制本草药性大全·仙制药性》卷三。

【主治】主止渴而润五脏，除烦热而去湿痹。傅水烂疮靫，治天行时气。○止渴润五脏，山行无水处断之，得水可饮，味清美。《太乙仙制本草药性大全·仙制药性》卷三。治蛇咬：鲜者干者俱效。《本草纲目拾遗》卷七。

叶

【主治】天行时气，取叶煮汁服效。○中水烂疮皮靫，捣叶傅之良。《太乙仙制本草药性大全·仙制药性》卷三。

鹤膝藤《生草药性备要》

【释名】九层塔《生草药性备要》。

【主治】去痰、杀虫、敷跌打妙。《生草药性备要》卷上。

南藤《开宝本草》

【集解】《药性要略大全》卷五：二四月采叶，阴干用。实亦可食。叶如批杷叶，有小刺，皆有紫点。《经》云：石楠即香楠木也。有一样附于楠木而上，故名石楠藤。郭云：石楠藤茎如马鞭，有节，紫褐色。叶如香叶而尖。一名丁公藤。《太乙仙制本草药性大全·本草精义》卷三：楠藤生南山山谷，今出泉州、荣州，生依楠木，故名楠藤，苗如马鞭有节，紫褐色，叶如杏叶而尖，生北地者根大如指，色黑似漆。南土者黄赤如细辛。又有榼藤子，生广南山，木如通草藤，三年方熟，紫黑色，一名象豆，今医家并稀用，故但附于其类。石楠藤一名鬼目。生华阴山谷，今南北皆有之。生于石上，株及有高大者，江湖间出者叶如枇杷叶，有小刺，凌冬不凋，春生白花，似椿树花，细碎成簇，秋结细红实。恶大小蓟。关陇间出者叶似莽草，青黄色，背有紫点，雨多则并生，长及二三寸，根横细紫色，无花实，叶至茂密，南北人多移以植亭宇间，阴翳可爱，不透日气。入药以关中叶细者良，二月采叶，四月采实，并阴干用。

【气味】味辛烈，温，无毒。《宝庆本草折衷》卷一四。味苦，气温、平，有小毒。《药性要略大全》卷五。味辛、苦，气平，无毒。《太乙仙制本草药性大全·仙制药性》卷三。

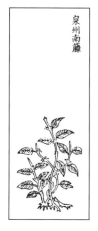

图 18-81-1　泉州
南藤《图经（政）》

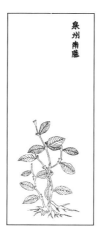

图 18-81-2　泉州
南藤《图经（绍）》

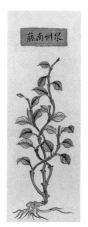

图 18-81-3　泉
州南藤《品汇》

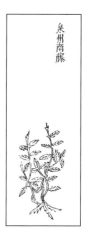

图 18-81-4　泉州
南藤《蒙筌》

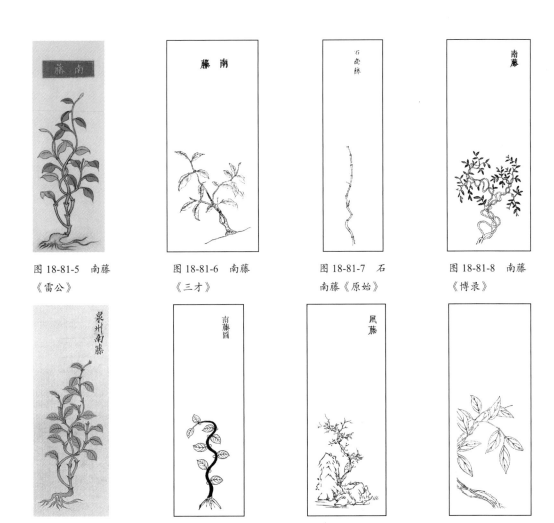

图 18-81-5 南藤《雷公》　　图 18-81-6 南藤《三才》　　图 18-81-7 石南藤《原始》　　图 18-81-8 南藤《博录》

图 18-81-9 泉州南藤《图谱》　　图 18-81-10 南藤《草木典》　　图 18-81-11 风藤《草药》　　图 18-81-12 南藤《图考》

【主治】疗脚气拘挛，利筋骨皮毛痛，补养肾气，兴阳，强腰脚，除热，杀蛊毒。《药性要略大全》卷五。祛风湿，散热毒，洗酒风脚，浸酒饮之，周身必有汗出，如痴迷一般。《生草药性备要》卷下。寒湿痹伤筋，祛风，筋骨疼痛。利小便，及茎中痛，热淋初起，利小便急速。生山石上者，走经络，更效。生土地上者，利小便效。《校补滇南本草》卷下。

【发明】《宝庆本草折衷》卷二〇：木瓜元之方，用药不一，亦有用石南藤者。许洪注云：主风血痹，治腰脚软弱，筋脉挛急。此元许洪亦编附于《局方》中。《本草述》卷一一：藏器《本草》首云兹味主风血，然又有补衰老云云，是则为补益良剂，固不止于治风而已。至木瓜丸论治，虽逐队于诸味之中，不能独见其功。然其功之大概，亦可睹矣。中风条类又有蠲风饮子，与众味合剂，因味有十余种，不及详录也。第世医多不知用之，俾其委弃与无情之荒草埒也，虽四时不凋，然不亦大可惜乎哉?

【附方】《校补滇南本草》卷下：治热淋茎中痛，或如脓糊住马口。石南藤二钱，木贼八分，甘草一钱，八仙草二钱，水煎，点水酒服。

海风藤《本草再新》

【气味】味苦，性寒，无毒。入心、肾二经。《本草再新》卷三。

【主治】行经络，和血脉，宽中理气，血脉和，则中无所滞；经络通，则气可自舒。下湿除风，理腰脚气，治疝安胎。《本草再新》卷三。

省藤《本草拾遗》

【气味】味苦，气平，无毒。《本草洞诠》卷一〇。

【主治】治诸风，通五淋，杀虫。齿痛含之。《本草洞诠》卷一〇。取叶拍软，贴小儿头疮面疮，俱效。《本草纲目易知录》卷二。

【附方】《本草纲目拾遗》卷九：治脑漏。用缚木红皮藤烧存性为末，每用酒服三钱，服后觉有一线从鼻至脊背而下股，其脑漏随愈。一人一年服一次，效。《急救方》。肠痈。凡肠痈生于小肚角，微肿，而小腹隐痛不止，皮色不变是也。红藤一两许，好酒二碗，饮醉卧。午后用紫花地丁一两许，亦以好酒煎，服后痛必渐止，再服。《经验广集》。

《本草纲目易知录》卷二：五淋涩痛。省藤、苎麻根等分，为末，每汤服一钱。葆验。

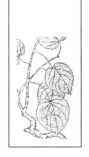

图 18-84-1 钻地风《图考》

钻地风《植物名实图考》

【集解】《植物名实图考》卷一九：钻地风长沙山中有之。蔓生，褐茎，茎根一色，不坚实；叶如初生油桐叶而圆，碎纹细齿。

【主治】治筋骨，行脚气。《植物名实图考》卷一九。

石气柑《草木便方》

【气味】辛，性微热。《草木便方》卷一。

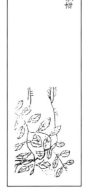

图 18-85-1 石气柑《便方》

【主治】外感风寒发表烈,消痰化气止咳嗽,清利胸膈散瘀血。《草木便方》卷一。

白花藤《唐本草》

【集解】《太乙仙制本草药性大全·本草精义》卷二:白花藤生岭南交州、广州平泽。苗生叶,有细毛,蔓生,花白,根似牡丹,骨柔,皮白而厚。味苦。用根不用苗。凌冬不凋。

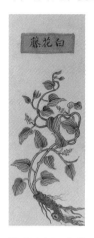 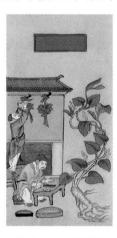 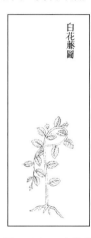 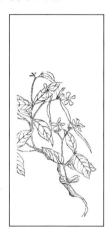

图18-86-1 白花藤《品汇》　　图18-86-2 白花藤《雷公》　　图18-86-3 白花藤《草木典》　　图18-86-4 白花藤《图考》

【修制】《太乙仙制本草药性大全·仙制药性》卷二:凡使勿用菜花藤,缘真似白花藤,只是味不同。菜花藤酸涩不堪用,白花藤味甘香。采得后去根,细剉,阴干用之。

【气味】味苦、甘,性寒、泄。〇气薄味厚,阴也。《本草品汇精要》卷九。味苦,微甘,气寒,无毒。《本草汇言》卷七。

【主治】主解诸药菜中毒,酒渍服之。主虚风热。《太乙仙制本草药性大全·仙制药性》卷二。

【附方】《本草汇言》卷七:解诸药、饮食中毒。煮浓汁,立解。《唐本草》。

甘藤《嘉祐本草》

【集解】《资暇集》卷下:甘草所言甘草,非国老之药者,乃南方藤名也。其丛似蔷薇而无刺,其叶似夜合而黄细,其花浅紫而蕊黄,其实亦居甲中。以枝叶俱甜,故谓之甘草藤。土人异呼为草而已。出在潮阳而南漳亦有,故备载之。《太乙仙制本草药性大全·本草精义》卷三:感藤,一名甘藤,又名甜藤。其树如木防己。生江南山谷。如鸡卵大,斫藤断吹气出一头,其汁甘美如蜜。〇采无时。

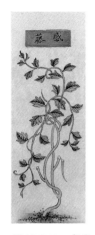 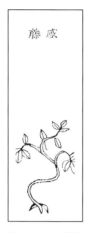 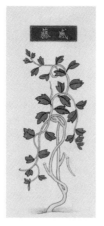 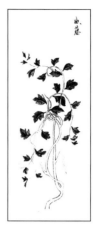

图 18-87-1 感藤 　　图 18-87-2 感藤 　　图 18-87-3 感藤 　　图 18-87-4 感藤
《品汇》 　　　　　《太乙》 　　　　　《雷公》 　　　　　《草木状》

藤汁

【气味】味甘，气平，无毒。《太乙仙制本草药性大全·仙制药性》卷三。

【主治】主五脏通血气，解诸热。治吊肾，止渴除烦，调中益气。《太乙仙制本草药性大全·仙制药性》卷三。

叶

【主治】生研傅蛇虫咬疮。《太乙仙制本草药性大全·本草精义》卷三。解热痢及膝肿。姚氏《食物本草》卷一八。

【发明】《本草汇言》卷七：甘藤汁，李东垣解诸热，止烦渴之药也。白尚之稿陈氏方主调中益气、利五脏者，特热胜阴虚、水枯血燥为病相宜也，若胃虚有寒者，不可用。

紫金藤《图经本草》

【集解】《证类本草》卷三〇：〔《本草图经》〕紫金藤生福州山中。春初单生叶，青色。至冬凋落，其藤似枯条，采其皮晒干为末。

【主治】治丈夫肾气。〔《本草图经》〕《证类本草》卷三〇。

【发明】《宝庆本草折衷》卷二〇：续说云：古方巴戟元用紫金藤，许洪注其主治，与此条同说。许洪又编此元，附入《局方》之内。

【附方】《和剂局方》卷之五：巴戟丸。补肾脏，暖丹田，兴阳道，减小便，填精益髓，驻颜润肌。治元气虚惫，面目黧黑，口干舌涩，梦想虚惊，眼中冷泪，耳作蝉鸣，腰胯沉重，百节酸疼，项筋紧急，背胛劳倦，阴汗盗汗，四肢无力。及治妇人子宫久冷，月脉不调，或多或少，赤白带下，并宜服之。良姜六两、紫金藤十六两、巴戟三两、青盐二两、肉桂去粗皮、吴茱萸各四两，右为末，酒糊为丸，每服二十丸，暖盐酒送下，盐汤亦得，日午夜卧各一服。

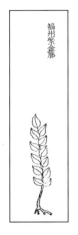
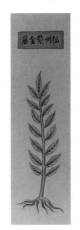
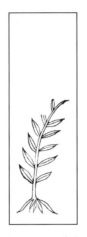
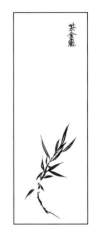

图 18-88-1　福州
紫金藤《图经（政）》

图 18-88-2　福州
紫金藤《品汇》

图 18-88-3　紫金
藤《图考》

图 18-88-4　紫金
藤《图说》

百棱藤《图经本草》

【集解】《证类本草》卷三〇：〔《本草图经》〕百棱藤生台州。春生苗，蔓延木上，无花叶，冬采皮入药。

【主治】治盗汗。〔《本草图经》〕《证类本草》卷三〇。治一切风痛风疮。《本草汇言》卷七。治风痛，大风疮疾。《植物名实图考》卷二〇。

【附方】《本草汇言》卷七：治一切风痹疼痛，不拘久近。用百棱藤五斤，水四斗，

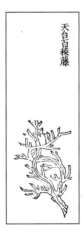
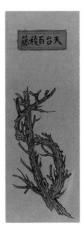
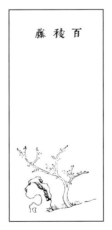
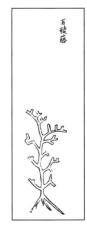

图 18-89-1　天台百
棱藤《图经（政）》

图 18-89-2　天台
百棱藤《品汇》

图 18-89-3　百棱藤
《三才》

图 18-89-4　百棱
藤《汇言》

煎一斗，滤汁，再煎至三升，入牛膝、童便制附子、天麻、鹿角胶各二两，俱作末，同煎，再入炼熟白蜜半升，熬如饧状，磁瓶收之。每早晚各食前服三钱，白汤温酒下。忌一切毒物。○治头风脑痛。用百棱藤十斤，水一石，煎汁三斗，入糯米三斗，作饭，候冷，拌曲末九两同入缸中，如常酿酒法。经三五日，待熟澄清。每温饮一小盏，服后浑身汗出为效。○治大风癞疮疠疾。用百棱藤一斤，水二斗，煮数百沸，去渣，入粳米三合，煮米熟，取出米粒，密室中乘热浴之。少卧取汗，汗后皮肤起如麸片。其叶渣隔日再作，连作十余次。渐愈。已上俱出《圣惠方》。

落雁木《海药本草》

【集解】《太乙仙制本草药性大全·本草精义》卷二：落雁木生南海山野中。藤蔓而生，四面如刀削。代州雁门亦有。藤蔓高丈余，雁过皆缀其中，故曰落雁木。又云：雁衔至代州雁门，

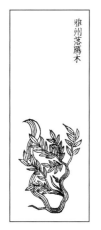

图 18-90-1 雅州落雁木《图经（政）》

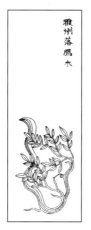

图 18-90-2 雅州落雁木《图经（绍）》

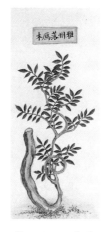

图 18-90-3 雅州落雁木《品汇》

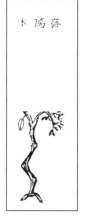

图 18-90-4 落雁木《太乙》

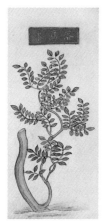

图 18-90-5 落雁木《雷公》

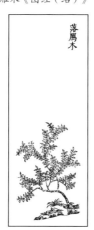

图 18-90-6 落雁木《三才》

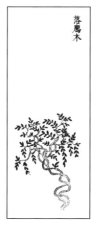

图 18-90-7 落雁木《博录》

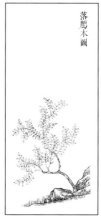

图 18-90-8 落雁木《草木典》

皆散落而生，以此为名。蜀中雅州亦出，其苗作蔓，缠绕大木，苗叶形色大都似茶，无花实，彼土人四月采苗入药用。《野菜博录》卷三：落雁木生深山中。其柯苗作蔓，缠绕大木。叶似茶叶，不结花实。

【气味】味甘，气平、温，无毒。《太乙仙制本草药性大全·仙制药性》卷二。

【主治】主风痛伤折，脚气肿，腹满虚胀，以粉木同煮汁，蘸洗并立效。又妇人阴疮浮泡，以椿木同煮之妙也。《太乙仙制本草药性大全·仙制药性》卷二。治风痛脚气，产后血气痛。《植物名实图考》卷二二。

白菟藿《本经》

【释名】白葛谷《太平御览》。

【集解】《太乙仙制本草药性大全·本草精义》卷二：白兔藿一名白葛。生交州、荆襄间山谷，今在处有之。苗似萝藦，叶圆厚，若摩茎俱有白毛，与众草异，蔓生，山南俗谓之白葛。而交、广又有白花藤，生叶似女贞，茎叶俱无毛，花白，根似野葛。五月、六月采苗曝干。而交州用根不用苗，则非藿也，用茎苗者真矣。《植物名实图考》卷二二：白兔藿《本经》上品。陶隐居云：人不复用，亦无识者。《唐本草》以为白葛，叶似萝藦。《蜀本草》以为叶圆如莼。

【气味】味苦，气平，无毒。《本草集要》卷三。

【主治】蛇虺、蜂虿、〔猘〕狗、菜、肉、蛊毒，鬼疰风疰诸大毒，不可入口者，皆消除之。又去血，可抹着痛上，立消。毒入腹，煮饮即解。《本草集要》卷三。风邪热极，直煮饮之。干则捣末，傅诸毒妙。《太乙仙制本草药性大全·仙制药性》卷二。

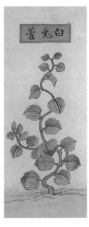

图 18-91-1 白菟藿《品汇》

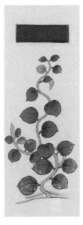

图 18-91-2 白菟藿《雷公》

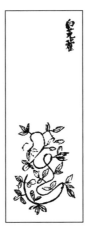

图 18-91-3 白菟藿《汇言》

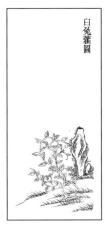

图 18-91-4 白菟藿《草木典》

【发明】《本草发明》卷三：白兔藿解毒之用为最，故主蛇虺蜂虿猘狗，蛊毒风疰，食物诸大毒，皆除之。又去血，末之着痛处，立消。毒入腹，煮饮之即解。生交州山谷。蔓生，叶圆若莼，五六月采苗，阴干。《本草汇言》卷六：蔓生山南，苗似萝藦，叶圆厚，茎有白毛，与众草异。五六月采苗，日干用。此药解毒，莫之与敌，而人不复用，并无闻识者。今交广又有黄藤、白花藤，亦善解毒，但用根，不用苗也。

烈节《图经本草》　　【校正】《本草纲目》原附"南藤"条下，今分出。

【集解】《证类本草》卷三〇：〔《本草图经》〕烈节生荣州。多在林箐中生。○春生蔓苗，茎叶俱似丁公藤而纤细，无花实。九月采茎。暴干。

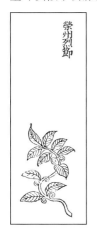 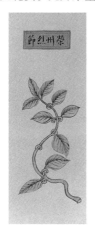 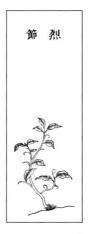 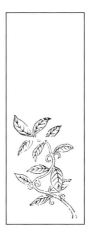

图 18-92-1　荣州　　　　图 18-92-2　荣州　　　　图 18-92-3　烈节　　　　图 18-92-4　烈节
烈节《图经（政）》　　　烈节《品汇》　　　　　《三才》　　　　　　《图考》

【气味】味辛，温，无毒。〔《本草图经》〕《证类本草》卷三〇。

【主治】主肢节风冷，筋脉急痛。○以作浴汤，佳。〔《本草图经》〕《证类本草》卷三〇。

地龙藤《本草拾遗》

【集解】《太乙仙制本草药性大全·本草精义》卷三：生天目山。其苗蔓生，蟠屈如龙，故号地龙。藤绕树木生，似龙所生，与此颇类，大同小异耳。吴中亦有也。

【气味】味苦，无毒。《太乙仙制本草药性大全·仙制药性》卷三。味苦，气平，无毒。《本草汇言》卷七。

【主治】主老人风血羸瘦，并腹内腰脚诸冷。《太乙仙制本草药性大全·仙制药性》

卷三。主风证，血羸弱，腰膝脚中诸冷，饮食不调，不作肌肤。浸酒蒸服之。《本草汇言》卷七。

【附方】《太乙仙制本草药性大全·仙制药性》卷三：主患前疾及食不作饥肤者。采取浸酒，热服饮之效。

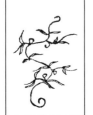

图 18-93-1　地龙藤《太乙》

龙手藤《本草拾遗》

【集解】《太乙仙制本草药性大全·本草精义》卷三：龙手藤生安浦山谷岩崖中石上向阳者，叶如龙手，因以为名。采无时。

【气味】味甘，气温，无毒。《太乙仙制本草药性大全·仙制药性》卷三。

【主治】主偏风，口眼㖞斜，手足瘫痪。去冷气风痹，补虚益阳。《太乙仙制本草药性大全·仙制药性》卷三。主偏风口㖞，手足瘫痪风痹诸证。兼能补虚益阳，去冷气。以醇酒浸蒸，空心随量饮。《本草汇言》卷七。

【附方】《太乙仙制本草药性大全·仙制药性》卷三：治瘫风顽痹，冷气。斟酌多少，以醇酒浸，近火令温，空心服之，取汗出。

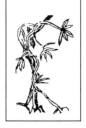

图 18-94-1　龙手藤《太乙》

牛领藤《本草拾遗》

【集解】《证类本草》卷一三：〔《本草拾遗》〕生岭南高山，形褊如牛领，取之阴干也。《本草汇言》卷七：取之晒干用。

【气味】味甘，温，无毒。〔《本草拾遗》〕《证类本草》卷一三。

【主治】主腹内冷，腰膝疼弱，小便白数，阳道乏。煮汁浸酒服之。〔《本草拾遗》〕《证类本草》卷一三。主腹中诸冷证，腰膝痛软无力，小便稠白如膏淋，男妇阳道衰乏立起。水煮饮，或浸酒蒸服。《本草汇言》卷七。

牛奶藤《本草拾遗》

【集解】《证类本草》卷一二：〔《本草拾遗》〕生深山。大如树。

【气味】味甘，温，无毒。〔《本草拾遗》〕《证类本草》卷一二。

【主治】主荒年食之令人不饥。取藤中粉食之，如葛根，令人发落。牛好食之。〔《本草拾遗》〕《证类本草》卷一二。

鬼髆藤《本草拾遗》

【集解】《证类本草》卷一三：〔《本草拾遗》〕生江南林涧中。叶如梨，子如柤子，山人亦名鬼薄者也。

【气味】味苦，温，无毒。〔《本草拾遗》〕《证类本草》卷一三。

【主治】主痈肿，捣茎、叶傅之。藤堪浸酒，去风血。〔《本草拾遗》〕《证类本草》卷一三。主去风活血，宜浸酒蒸服。其叶捣烂敷痈肿，尤良。《本草汇言》卷七。

斑珠藤《本草拾遗》

【集解】《证类本草》卷一二：〔《本草拾遗》〕生山谷中。不凋。子如珠而斑，冬取之。

【气味】味甘，温，无毒。〔《本草拾遗》〕《证类本草》卷一二。

【主治】主风血羸瘦，妇人诸疾，浸酒服之。〔《本草拾遗》〕《证类本草》卷一二。

息王藤《本草拾遗》

【集解】《证类本草》卷一三：〔《本草拾遗》〕生岭南山谷。冬月不凋。

【气味】味苦，温，无毒。〔《本草拾遗》〕《证类本草》卷一三。

【主治】主产后腹痛，血露不尽。浓煮汁服之。〔《本草拾遗》〕《证类本草》卷一三。

【附方】《本草汇言》卷七：主产后腹痛，恶露不尽。取尺余，煎汁服。

万一藤《本草拾遗》

【释名】万吉《本草拾遗》。

【集解】《证类本草》卷一〇：〔《本草拾遗》〕藤蔓如小豆，生岭南。

【主治】主蛇咬。杵筛以水和如泥，傅痈上。〔《本草拾遗》〕《证类本草》卷一〇。

曼游藤《本草拾遗》

【集解】《证类本草》卷一二：〔《本草拾遗》〕出巂为牙门山谷，如寄生着大树，春华色紫，叶如柳。

【气味】味甘，温，无毒。〔《本草拾遗》〕《证类本草》卷一二。

【主治】久服长生延年，去久嗽。〔《本草拾遗》〕《证类本草》卷一二。

【发明】《证类本草》卷一二：〔《本草拾遗》〕张司空云：蜀人谓之沉葫藤，亦云治癣。

百丈青《本草拾遗》

【集解】《药性粗评》卷三：百丈青蔓生紧硬，叶如薯蓣，对生，长百丈许，且常青，故名。江南林泽处处有之。采无时。

【气味】味苦，寒，平，无毒。〔《本草拾遗》〕《证类本草》卷八。

【主治】主解诸毒物，天行瘴疟疫毒。并煮服，亦生捣绞汁。〔《本草拾遗》〕《证类本草》卷八。主治天行时疫，瘴疟瘟疬，解诸毒。《药性粗评》卷三。

【附方】《药性粗评》卷三：时疫。凡患天行时疫，如前项症候者，以百丈青生捣绞汁，饮之差。

【发明】《本草汇言》卷七：主天行瘴疫，温热疫毒。并煎汁服，生捣汁亦可。其根性冷，服之令人下利。

温藤《本草拾遗》

【集解】《证类本草》卷一三：〔《本草拾遗》〕生江南山谷，不凋，着树生也。《本草汇言》卷七：生江南山谷，着树不凋。

【气味】味甘，温，无毒。〔《本草拾遗》〕《证类本草》卷一三。

【主治】主风血积冷，浸酒服之。〔《本草拾遗》〕《证类本草》卷一三。主积风积冷，有伤血分。宜浸酒蒸饮。《本草汇言》卷七。

蓝藤《本草拾遗》

【集解】《证类本草》卷六：〔《本草拾遗》〕生新罗国，根如细辛。

【气味】味辛，温，无毒。〔《本草拾遗》〕《证类本草》卷六。

【主治】上气冷嗽，煮服之。〔《本草拾遗》〕《证类本草》卷六。主冷气咳嗽，浓煎汁饮。《本草汇言》卷七。

瓜藤《图经本草》

【集解】《证类本草》卷三〇：〔《本草图经》〕瓜藤生施州。四时有叶无花。

瓜藤

【气味】味甘，性凉，无毒。〔《本草图经》〕《证类本草》卷三〇。

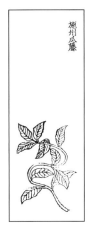 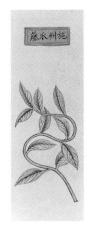 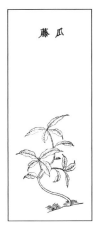 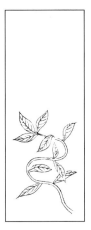

图 18-105-1　施州　　　图 18-105-2　施　　　图 18-105-3　瓜藤　　　图 18-105-4　瓜
瓜藤《图经（政）》　　　州瓜藤《品汇》　　　《三才》　　　　　　　藤《图考》

【主治】与刺猪零二味，洗净去粗皮，焙干，等分捣罗。用甘草水调贴，治诸热毒恶疮。〔《本草拾遗》〕《证类本草》卷三〇。

【附方】《本草品汇精要》卷四一：治诸热毒恶疮。与刺猪零二味洗净，去粗皮，焙干，等分，捣罗为末，用甘草水调贴。《图经》。

皮

【主治】皮捣贴热毒恶疮。《植物名实图考》卷二〇。

金棱藤《图经本草》

【集解】《证类本草》卷三〇：〔《本草图经》〕金棱藤生施州。四时有叶无花。〇采无时。

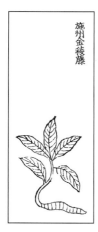

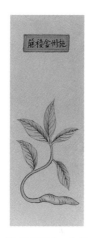

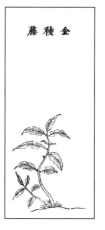

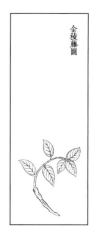

图 18-106-1 施州金
稜藤《图经（政）》

图 18-106-2 施州
金稜藤《品汇》

图 18-106-3 金稜
藤《三才》

图 18-106-4 金稜
藤《草木典》

皮

【气味】味辛，性温，无毒。〔《本草图经》〕《证类本草》卷三〇。

【主治】与续筋、马接脚三味，洗净去粗皮，焙干，等分捣罗。温酒调服二
钱匕。治筋骨疼痛，无所忌。〔《本草图经》〕《证类本草》卷三〇。

【附方】《本草品汇精要》卷四一：治筋骨疼痛。与续筋、马接脚三味洗净，去粗皮，焙干，
等分为末，温酒调服二钱匕。

含春藤《图经本草》

【集解】《证类本草》卷三〇：〔《本草图经》〕含春藤生台州。其苗蔓延木上，冬夏常青。

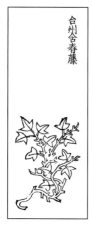

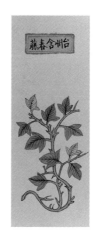

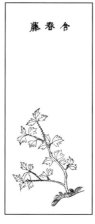

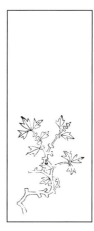

图 18-107-1 台州含
春藤《图经（政）》

图 18-107-2 台州
含春藤《品汇》

图 18-107-3 含春
藤《三才》

图 18-107-4 含春
藤《图考》

叶

【主治】彼土人采其叶入药。治风有效。《证类本草》卷三○：〔《本草图经》〕。

独用藤《图经本草》

【集解】《证类本草》卷三○：〔《本草图经》〕独用藤生施州。四时有叶无花，叶上有倒刺。

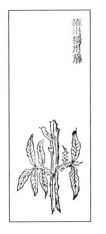

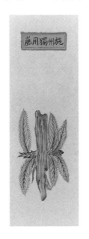

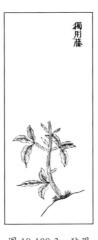

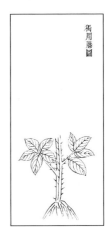

图 18-108-1　施州
独用藤《图经（政）》

图 18-108-2　施州
独用藤《品汇》

图 18-108-3　独用
藤《三才》

图 18-108-4　独用
藤《草木典》

皮

【气味】味苦、辛，性热，无毒。〔《本草图经》〕《证类本草》卷三○。

【主治】彼土人取此并小赤药头二味，洗净焙干，各等分，捣罗为末。温酒调一钱匕，疗心气痛。〔《本草图经》〕《证类本草》卷三○。

【附方】《本草品汇精要》卷四一：疗心气痛。与小赤药头二味洗净，焙干，各等分，捣罗为末，温酒调一钱匕。

祁婆藤《图经本草》

【集解】《证类本草》卷三○：〔《本草图经》〕祁婆藤生天台山中。其苗蔓延木上，四时常有。

叶

【主治】彼土人采其叶入药，治风有效。〔《本草图经》〕《证类本草》卷三○。

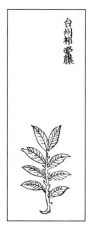

图 18-109-1　台州
祁婆藤《图经（政）》

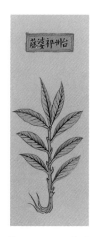

图 18-109-2　台州
祁婆藤《品汇》

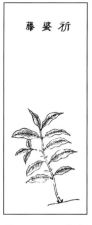

图 18-109-3　祁婆
藤《三才》

图 18-109-4　祁婆
藤《草木典》

野猪尾《图经》

【集解】《证类本草》卷三〇：〔《本草图经》〕野猪尾生施州。其苗缠木作藤生，四时有叶
无花。〇采无时。

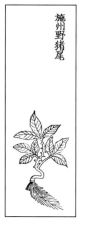

图 18-110-1　施州
野猪尾《图经（政）》

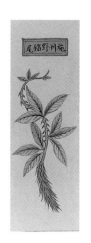

图 18-110-2　施
州野猪尾《品汇》

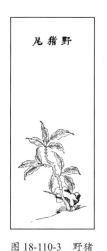

图 18-110-3　野猪
尾《三才》

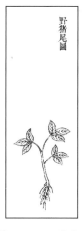

图 18-110-4　野猪
尾《草木典》

皮

【气味】味苦、涩，性凉，无毒。〔《本草图经》〕《证类本草》卷三〇。

【主治】彼土人取此并百药头二味，洗净去粗皮，焙干，等分捣罗为末。温
酒调下一钱匕，疗心气痛，解热毒。〔《本草图经》〕《证类本草》卷三〇。

【附方】《本草品汇精要》卷四一：疗心气痛，解热毒。与百药头二味，洗净，去粗皮，

焙干，等分，捣罗为末，温酒调下一钱匕。

石合草《图经本草》

【释名】八抓精、黄丝藤、花线草《草药图经》。

【集解】《证类本草》卷三〇：〔《本草图经》〕石合草生施州。其苗缠木作藤，四时有叶无花，〇采无时。

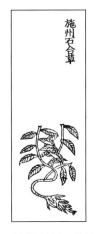 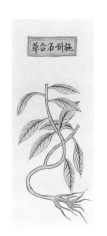 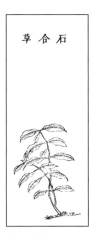 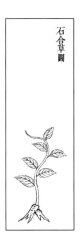

图 18-111-1　施州石合草《图经（政）》　图 18-111-2　施州石合草《品汇》　图 18-111-3　石合草《三才》　图 18-111-4　石合草《草木典》

叶

【气味】味甘，性凉，无毒。〔《本草图经》〕《证类本草》卷三〇。

【主治】捣罗为末。温水调贴，治一切恶疮肿及敛疮口。〔《本草图经》〕《证类本草》卷三〇。能治疯症，并筋骨拘挛转筋等症。用五七分，重者一钱，煎酒服，出汗。《草药图经》。

黄丝藤《救荒本草》

【释名】八抓精、花线草《草药图经》。

【集解】《救荒本草》卷下之前：黄丝藤生辉县太行山山谷中。条类葛条，叶似山格剌叶而小，又似婆婆枕头叶，颇硬，背微白，边有细锯齿。

【气味】味甜。《救荒本草》卷下之前。

【主治】能治疯症，并筋骨拘挛转筋等症。用五七分，重者一钱，煎酒服，出汗。《草药图经》。

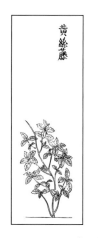

图 18-112-1 黄丝藤
《救荒》

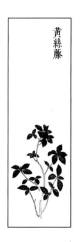

图 18-112-2 黄丝藤
《博录》

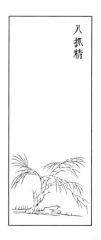

图 18-112-3 八抓精
《草药》

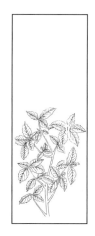

图 18-112-4 黄丝藤
《图考》

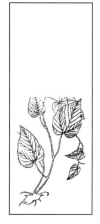

图 18-113-1 阴阳
莲《图考》

阴阳莲《植物名实图考》

【释名】大叶莲《植物名实图考》。

【集解】《植物名实图考》卷一九：产建昌山中。蔓生细绿，茎淡红，节有小刺；就节参差生叶，叶本如马蹄，宽寸余，末尖长二寸许；面浓绿背黄白，粗纹微涩；根大如指，横发枝蔓。

【主治】俚医以治妇科调经，取根干同桃仁煎酒服。《植物名实图考》卷一九。

野杜仲《植物名实图考》

【集解】《植物名实图考》卷一九：野杜仲抚建山中有之。蔓生，盘屈黑茎有星，劲脆如木；叶如橘叶而不光泽，疏纹无齿；短枝枯槎，颇似针刺；根亦坚实。

【主治】治腰痛，取皮浸酒，功似杜仲。《植物名实图考》卷一九。

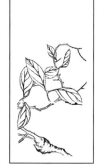

图 18-114-1 野杜
仲《图考》

山杜仲《医方药性》

【气味】性甘。《医方药性·草药便览》。

【主治】治飞疡，消恶热，补肾。《医方药性·草药便览》。

比香藤《医方药性》

【气味】性温。《医方药性·草药便览》。

【主治】退烧，去风邪。《医方药性·草药便览》。

凉藤仔《医方药性》

【气味】性苦、甘。《医方药性·草药便览》。

【主治】治飞痒，散热血之渴。《医方药性·草药便览》。

川山龙《植物名实图考》

【集解】《植物名实图考》卷一九：川山龙产南安。蔓生挺立，赤茎有星；参差生叶，叶圆而长，面绿背青黄，直纹稀疏，圆齿不匀；根如老姜，褐黄色，赭须数茎。

【主治】俚医以为跌打损伤要药。《植物名实图考》卷一九。

内风藤《植物名实图考》

【集解】《植物名实图考》卷二一：内风藤生湖南山坡。横根引蔓，俱赭色；叶如柳叶，有光而韧。

【主治】治内风。《植物名实图考》卷二一。

铁扫帚《植物名实图考》

【集解】《植物名实图考》卷二一：铁扫帚产建昌山中。蔓生，绿茎，柔细纠结，叶长几寸，后圆有缺，末尖，相距稀阔；细根硬须，赭色稠密。

【主治】俚医以为行血通骨节之药。用根煎酒服。《植物名实图考》卷二一。

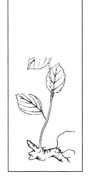

图 18-118-1 川山龙《图考》

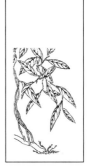

图 18-119-1 内风藤《图考》

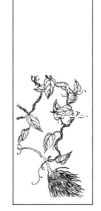

图 18-120-1 铁扫帚《图考》

凉帽缨《植物名实图考》

【集解】《植物名实图考》卷二一：凉帽缨生南安。细茎蔓生，叶大如大指，圆长有尖，淡赭；根蓬松如缨，故名。

【主治】俚医以治喉痛，消肿毒。气味平温。"喉痛"一作"喉病"。《植物名实图考》卷二一。

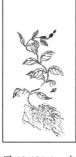

图 18-121-1 凉帽缨《图考》

白龙须《植物名实图考》

【集解】《植物名实图考》卷二一：白龙须生长沙山中。绿茎细长，对叶疏阔，叶如子午花叶而尖瘦，细纹无锯齿，长根如蜈蚣形，四周密须如细辛、牛膝。按：宋《图经》：白前根长于细辛，今用蔓生者。味苦，非真。疑即此蔓生者。

【主治】治痰气。《植物名实图考》卷二一。

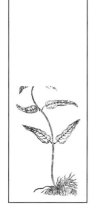

图 18-122-1 白龙须《图考》

大顺筋藤《植物名实图考》

【集解】《植物名实图考》卷二一：大顺筋藤生长沙岳麓。绿茎赭节，弱蔓细圆；长叶寸许，本宽腰细，近梢长匀出尖，面黄绿，背青白，有直纹数缕；叶际出短茎，开五瓣小赭色花，一茎一花；根须繁稠似牛膝而瘦。

【主治】治筋骨，通关节。《植物名实图考》卷二一。

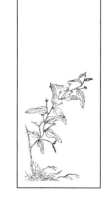

图 18-123-1 大顺筋藤《图考》

碧绿藤《植物名实图考》

【集解】《植物名实图考》卷二一：碧绿藤江西广饶山坡有之。茎叶碧绿一色，枝头叶稍长，余叶正圆，面绿背淡，疏纹细齿。按：《南城县志》有铜钱树，叶圆如钱，此殆肖之。

【主治】以藤煎水，洗红肿，有效。《植物名实图考》卷二一。

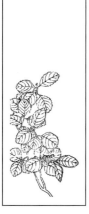

图 18-124-1 碧绿藤《图考》

大发汗藤《植物名实图考》

【集解】《植物名实图考》卷二三：大发汗藤生云南山中。蔓生劲挺，茎色淡绿；每节结一绿片，圆长寸许；片端发两枝，横亘下垂；长茎中穿，宛如十字；附枝生叶，叶如苦瓜叶而少花叉，有锯齿。

【主治】土人以其藤发汗故名。《植物名实图考》卷二三。

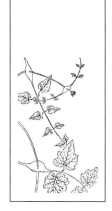

图 18-125-1　大发汗藤《图考》

牛网茨根《草药图经》

【释名】土巴戟、闩牛鼻《草药图经》。

【集解】《草药图经》：春日草生，即生藤发叶，草枯亦枯。枯藤与根俱可用。

【气味】味温，毒。《草药图经》。

【主治】根能治筋骨病，五劳七伤通用。《草药图经》。

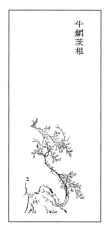

图 18-126-1　牛网茨根《草药》

乜金藤《本草纲目拾遗》

【气味】性温无毒。《本草纲目拾遗》卷七。

【附方】《本草纲目拾遗》卷七：治中风痰迷，半身不遂，左瘫右痪，不省人事，痰涎上壅，攻心作咽。用一钱，白汤磨下。小儿急慢惊风。大者五分，小者一二分，白汤磨下，立效如神。

蛇莆藤《本草纲目拾遗》

【集解】《本草纲目拾遗》卷七：蛇莆藤《职方典》：产福宁，茎细，叶如猴耳。

【主治】治喉齿百病。《本草纲目拾遗》卷七。

李头藤《本草纲目拾遗》

【集解】《本草纲目拾遗》卷七：李头藤《职方典》：产福宁，其藤腐朽者，可代香用。

【主治】止呕血，活经络。《本草纲目拾遗》卷七。

龙须藤 《本草纲目拾遗》

【集解】《本草纲目拾遗》卷七：龙须藤《粤东小录》：藤产东莞，微细如发，直起数丈，无一节，常飞越数树，如千百游丝牵缀，红者名红龙须，紫者名紫龙须，有五色，然生无根蒂，以秽物投之即消释，不知所去。土人以其液和细土石灰，涂岬糖釜，其坚如铁，虽猛火不裂。其花与子皆入药。浸酒服，补筋骨，祛风解毒，能循脉络，无微不到。○《药性考》：五色龙须藤，细如发，生无根蒂，挂树长发。

【主治】其花与子皆入药。浸酒服，补筋骨，祛风解毒，能循脉络，无微不到。《本草纲目拾遗》卷七。

黄练芽 《本草纲目拾遗》

【集解】《本草纲目拾遗》卷七：黄练芽今呼黄连芽，一名黄楝头。春初采嫩芽，小儿生食之，取其清香可口，味带苦涩如黄连，故名。亦可以盐汤焯食，漉出曝干为盐菜，暑月食之。《百草镜》：此物藤生，引蔓大树上，叶如桑寄生，尖长柔滑，颇光润肥厚，二三月枯枝生芽，淡红色，如椿芽，生食苦中带甘，入口生津。安徽人家多腌以为菜，与芹芽、椿芽、芦芽并重。《药性考》云：叶似槐而尖，嫩时揉干代茶胜茗，木甚细腻，苦中带甘，味如橄榄，盐食酸甜。解喉痛咽哽，消热醒酒，舌烂口糜，嚼汁可解。

【气味】味苦涩，性寒。《本草纲目拾遗》卷七。

【主治】解暑、止渴、利便、生津明目，清积热解毒。《本草纲目拾遗》卷七。

【附方】《本草纲目拾遗》卷七：敏按：方以智《物理小识》：黄楝头，一名回味，俗呼黄连头。树分叶如椿，大者合抱，春采其叶，味苦而甘，皮可合香入药，治痢及霍乱。《纲目》遗此未收。如方氏所云，则木也，与《百草镜》所云互异，或地土有不同耶，抑其物本有二种耶，并存俟考。

盘地藤 《滇南本草图说》

【集解】《滇南本草图说》卷六：盘地藤叶似荷叶，轻轻软枝，盘地而生。稍上细花，根大而肥。气味甘甜，无毒。性走阳道，亦行任督二脉，通十二经络。分阴阳，利小便，除内热。纵八十亦能生子，道家调龙虎而交媾，升水火而既济，久服轻身耐老，延年益寿。

【主治】生津养肺，润五藏而清六府，百病不生，能乌须黑发。《滇南本草图说》卷六。

羊桃《本经》

【集解】《证类本草》卷一一：陶隐居云：山野多有。甚似家桃，又非山桃子。小细，苦不堪啖，花甚赤。《通志·昆虫草木略》卷七五：叶花似桃，子如枣核，剑南人名细子根。《本草品汇精要》卷一四：《尔雅》云，苌楚、铫弋。郭云，今羊桃也。叶似桃，花白，子如小麦，亦似桃。《医林纂要探源》卷二：羊桃甘，酸，咸，温。藤蔓粗大，大叶有毛，子如小桃，皮黄褐色，如杜梨，瓤黄绿，中有细黑子。闽人曰藤梨。又有色青，形稍长而毛者，曰毛桃。浸藤汁，和石灰饰壁筑坟，甚胶固。然此非苌楚铫弋，苌楚虽弱，实是木类，如樱桃，花红，子亦似桃，而小如豆，亦有此名。李时珍混为一，失之矣。山东者甚大而瓤赤。益肺，止渴。多食寒中。《植物名实图考》卷二二：羊桃《本经》下品。《诗》苌楚，《尔雅》铫弋，皆此草也。今江西建昌造纸处种之，取其涎滑以揭纸。叶似桃叶，而光泽如冬青。湖南新化亦植之。黔中以其汁黏石不断，《黔书》《滇黔纪游》皆载之。光州造家，以其条浸水，和土捶之，干则坚如石，不受斧凿，以火温之则解。

【气味】味甘、酸、微苦，性寒，有小毒。《药性要略大全》卷六。味苦，气寒，有毒。《太乙仙制本草药性大全·仙制药性》卷二。

【主治】燥热身暴赤色，风水积聚，恶疡，除小儿热，去五脏水，消腹大，利小便，益气，可作汤浴。《药性要略大全》卷六。伤寒毒攻手足痛，煮羊桃汁渍之，杂少盐豉尤佳。○主风热羸瘦，取和老酒浸，服之。○风痒诸疮肿，取煮汁洗之妙。《太乙仙制本草药性大全·仙制药性》卷二。

【发明】《食物本草》卷二：羊桃味甘，寒。主燥热，风水积聚。《诗》名苌楚，疑与猕猴桃类。

草部第十九卷

草之十　水草类36种

羊蹄《本经》

【释名】猪耳朵《救荒本草》、大王菜《养生食鉴》、秃头草、大王头《生草药性备要》。

【集解】《本草元命苞》卷五：生陈留川泽，今在处有之。下湿地春生其苗，叶狭长，颇类莴苣，节间紫赤花，穗青白，子若茺蔚，有三棱，根似牛蒡而坚实。《救荒本草》卷上之后：生陈留川泽，今所在有之。苗初擖地生，后撺生茎又高二尺余，其叶狭长，颇似莴苣而色深青，又似大蓝叶微阔，茎节间紫赤色，其花青白成穗，其子三棱，根似牛蒡而坚实。

根

【气味】性大寒，味苦。《滇南本草》卷中。味辛、苦，有小毒。《神农本经会通》。无毒。《本草品汇精要》卷一四。味苦、辛、酸，气寒，无毒。《药性要略大全》卷六。味甘，气寒，属水，无毒。《太乙仙制本草药性大全·仙制药性》卷二。味辛、甘、滑，性寒，无毒。《养生食鉴》卷上。气味甘，滑，性寒，无毒。《滇南本草图说》卷一二。性平。《本草省常》。

【主治】阴热无子。《太平御览》卷第九九五。专医赤白杂痢。《本草元命苞》卷五。治诸热毒，泻六腑实火，六经客热，虚热虚痨，热淋，利小便。杀虫，搽癣疥。《滇南本草》卷中。秃癞疥癣，瘰疬喉痹，痔漏，女子阴蚀瘙痒，杀虫散热，凉血下气，利大便。《药性粗评》卷一。肠风下血，大便秘结不通。一治小儿五疳，肚大筋青，黄瘦，大伤脾胃，化虫下虫最良。〇敷马刀、石痈、疔毒。癣疮疥癞痈疽瘰疬等症，用醋为使。破烂，用油调搽，神验。《滇南本草图说》卷一二。下气止痒，利大小便。《本草省常》。

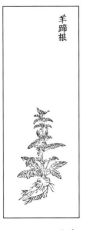

图 19-1-1 羊蹄
根《图经（政）》

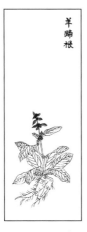

图 19-1-2 羊蹄根
《图经（绍）》

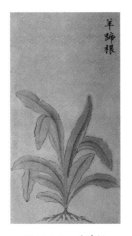

图 19-1-3 羊蹄根
《履巉岩》

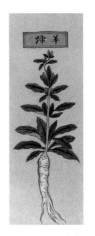

图 19-1-4 羊蹄
《品汇》

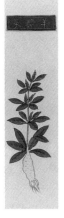

图 19-1-5 羊
蹄根《食物》

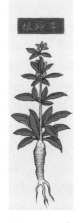

图 19-1-6 羊
蹄根《雷公》

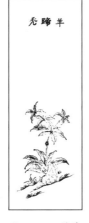

图 19-1-7 羊蹄
秃《三才》

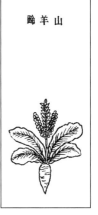

图 19-1-8 山羊蹄
《野谱补》

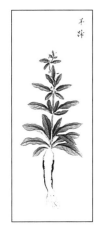

图 19-1-9 羊蹄
《草木状》

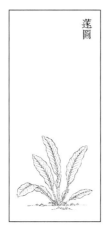

图 19-1-10 蓫《草
木典》

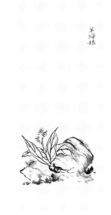

图 19-1-11 羊蹄
根《滇南图》

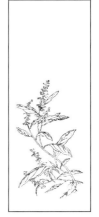

图 19-1-12 羊蹄
根《图考》

【发明】《本草崇原》卷下：羊蹄，水草也，生于川泽及近水湿地。感秋气而生，经冬不凋，至夏而死，盖禀金水之精气所生。金能制风，故治头秃疥瘯。水能清热，故除热。苦能生肌，故治阴蚀。《本草汇言》卷七：但苦寒而腥，如脾胃虚寒、泄泻不食者，切勿入口。《本草汇》卷一二：属水而走血分，服之能滑大腑。

【附方】《本草衍义》卷一二：治产后风秘。○剉根，研，绞汁取三二匙，水半盏，煎一二沸，温温空肚服。殊验。

《宝庆本草折衷》卷一〇：治大便涩结。羊蹄根一两，剉，水一盏煎取六分，去滓温服。《圣惠方》。

《履巉岩本草》卷下：治瘘瘤疮，湿癣痒，浸淫日广，痒不可忍，搔之黄水出，差后复发。取羊蹄根去土细切，捣碎傅上一时间，以冷水洗，日一傅。若为末傅之亦得。

《滇南本草》卷中：治搽疥疮。羊蹄根一两，石黄二钱，雄黄二钱，枯矾二钱，花椒一钱，臭菊花二钱，共为末，菜油调搽，素烛油亦可。

《药性粗评》卷一：喉风瘰疬。二病俱以羊蹄根，好醋研磨，取滓涂傅患处。头秃癣疮。二疮俱以羊蹄根和猪膏捣烂，敷之，如遍身疥痒，可以布包裹，周身涂擦。产后风邪。羊蹄根捣绞汁半盏，服之。

《太乙仙制本草药性大全·仙制药性》卷二：疬疡风。用根于生铁上，以好醋摩旋旋，刮取末〔涂于患上，末〕差，更入硫黄少许同摩，涂之。○大便卒涩结不通。用根一两，剉，水一大盏，煎六分，去滓，温服。○治疥。捣根和猪脂涂上，或着盐少许佳。○喉痹卒不语，独根者不见风日，及妇人、鸡犬。以三年醋研如泥，生布拭喉令赤，傅之。○漏瘤疮，湿癣痒，浸淫日广，痒不可忍，搔之黄水出，差后复发。取净去土，细切，捣为末，以大酢净洗傅上一时间，以冷水洗之，日一傅差。○肠风痔泻血。以叶根烂蒸一碗，食之立差。○癣疮久不差。用根捣绞取汁，调腻粉少许如膏，涂上三五次即差。如干，猪脂调傅。

《本草汇言》卷七：治女人阴蚀疼痛。用羊蹄根，煎汤揉洗。马玄晖方。○治白秃疮。用羊蹄根捣烂，蘸米醋擦之。《肘后方》。○治蛊毒。用羊蹄根捣汁饮，即吐出。苏氏方。○治产后风秘不通。用羊蹄根捣汁饮，即通。寇氏方。○治热郁吐血。用羊蹄根和麦门冬煎汤饮，或熬膏，炼蜜收，白汤调服数匙。《江上散人方》。○治赤白杂色痢疾。用羊蹄根煎汤饮，或作丸服亦可。《永类钤方》。

《本草汇》卷一二：新采者涂醋擦癣效。如久不瘥者。用独生羊蹄根，捣三钱，入川百药煎二钱，白梅肉擂匀，以井花水一盏，滤汁澄清，天明空心服。不宜食热物，其滓抓破擦之，三四次即愈。

《滇南本草》卷上：搽杨梅结毒。亦能拔皮肤之火，解热生肌。同猪骨髓油拌蒸。

叶

【主治】叶贴热毒红肿,血风癣疮。《滇南本草》卷中。叶作菜茹,小儿疳虫立追。食多滑肠作泻。《太乙仙制本草药性大全·仙制药性》卷二。叶贴太阳穴,治暴赤火眼疼痛,效。《滇南本草图说》卷一二。下气止痒,利大小便。《本草省常》。肠风下血,羊蹄菜常煮服之。《药性粗评》卷一。

实

【气味】味苦涩,无毒。《本草元命苞》卷五。涩,苦,平。《冯氏锦囊秘录·杂症痘疹药性主治合参》卷三。

【主治】止赤白杂痢。《冯氏锦囊秘录·杂症痘疹药性主治合参》卷三。

酸模《日华子》

【释名】莫菜《食物本草》。

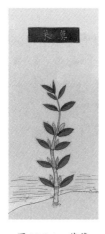 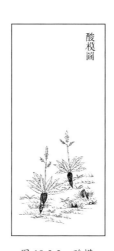 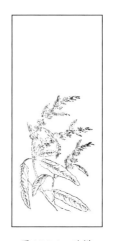

图 19-2-1 莫菜　　　　　图 19-2-2 酸模　　　　　图 19-2-3 酸模

《食物》　　　　　　　　《草木典》　　　　　　　　《图考》

【集解】《宝庆本草折衷》卷一〇:酸模生山冈而羊蹄则生川泽下湿地。《食物本草》卷二:生水浸湿地。○茎大如箸,赤节,节一叶,似柳叶,厚而长,有毛刺。《本草医旨·食物类》卷二:茎大如箸,赤节,节生一叶,似柳叶而厚且长,有毛刺,可为羹。始生时,又可生食。

【正误】《植物名实图考》卷一八:酸模,陶隐居云,一种极似羊蹄而味醋,呼为酸模,亦疗疥。日华子始著录。《本草拾遗》以为即山大黄。引《尔雅》:须,薞芜。郭注:似羊蹄而稍细,味酸可食为证。亦可通。但《诗经》采葑,《毛传》:葑,须也。郑注:坊记以葑为蔓菁,掌禹锡之说本此。李时珍驳之,过矣。

【气味】味酸，凉，无毒。《宝庆本草折衷》卷一〇。味酢而滑。《食物本草》卷二。

【主治】日华子云：治小儿壮热。《宝庆本草折衷》卷一〇。去皮肤风热。《食物本草》卷二。

【发明】《草木便方》卷一：牛耳黄苦能走表，壮力活血补精好。捣烂合调靛缸水，疥癣秃癞搽为宝。

牛舌实《别录》 【校正】《本草纲目》原附"酸模"条下，今分出。

【释名】草血竭、回头草《滇南本草》。

【气味】性微温，味苦、辛，微涩。《滇南本草》卷下。

【主治】宽中下气，消宿食，消痞块，年久坚积板硬，胃气疼，面寒疼。妇人癥瘕，消浮肿，破瘀血，止咳嗽。《滇南本草》卷下。

【附方】《滇南本草》卷下：治男女痞块疼痛，癥瘕积聚。草血竭焙，为末，每服一钱，沙糖、热酒服。气盛者加槟榔、台乌。〇治寒湿气浮肿。草血竭三钱，茴香根三钱，草果子二钱，共为末，同鳅鱼煮吃之，三四次效。

蛇舌《证类本草》

【校正】《本草纲目》十九卷目录原附"酸模"下，正文未见，今分出。

【集解】《证类本草》卷三〇：生大水之阳。四月采花，八月采根。

【气味】味酸，平，无毒。《证类本草》卷三〇。

【主治】主除留血，惊气，蛇痫。《证类本草》卷三〇。

土大黄《本草纲目拾遗》

【释名】金不换、救命王《本草纲目拾遗》。

【集解】《本草纲目拾遗》卷四：金不换亦名救命王，似羊蹄根，而叶圆短，本不甚高。此草出于西极，传入中土，人家种之治病，故山泽中不产。立春后生，夏至后枯，用根。《纲目》三七亦名金不换，与此别。又木本亦有金不换。汪连仕《草药方》：金不换大叶者，为金钵盂、大接骨草。细叶者，小接骨草。吐血颇效，因呼为吐血草，军中箭伤，罨之效，即呼箭头草。《植物名实图考》卷一五：金不换，江西、湖南皆有之。叶似羊蹄菜而圆，无花实。或呼为土大黄。

根

【气味】性平。《本草纲目拾遗》卷四。性凉。《植物名实图考》卷一五。

【主治】破瘀，生新，治跌打，消痈肿，止血，愈疥癣。和糖醋捣擦。《本草纲目拾遗》卷四。俚医以治无名肿毒，消血热。○根止吐血，同猪肉煮服。《植物名实图考》卷一五。

叶

【主治】蝮虫伤，用叶捣涂。○叶能伸臂力，开硬弓，臂痛或力弱不能弓者，取其叶揉软覆膊上，以帛束之，过夜痛者即定疼，且全力俱摄入臂上，开弓更不费力。营伍需为要药。《本草纲目拾遗》卷四。叶敷疮。《植物名实图考》卷一五。

【附方】《本草纲目拾遗》卷四：肿毒初起。金不换草，根叶不拘、捣碎五钱，陈酒煎服。《百草镜》。肺痈。金不换草，取根一两，或叶七瓣，捣汁酒煎服，三次愈。不论口臭吐秽物者皆效《百草镜》。风痛。金不换钱半，小活血、枳壳、苏叶、当归各三钱，乌药、川芎各二钱，花粉五钱，老酒一斤，煎热服。杨氏《验方》。跌打疼痛风气。救命王即金不换，叶如冬菜叶，春夏用叶，冬用根，捣汁冲酒服。渣加毛脚蟹捣烂傅。如风气，只用渣傅。汪连仕方：行血破血，合地苏木落得打，共酒服。《慈航活人书》。

蛇草 《本草纲目拾遗》

【释名】蛇口半枝莲、落得咬《采药书》。

【集解】《本草纲目拾遗》卷五：蛇草，《诸罗志》：形似菠薐，开小白花。按《纲目》有蛇眼草，生古井及年深阴湿地，形如淡竹叶，叶背有红圈，如蛇眼状。捣敷治蛇伤。未知即一物否，附以俟考。○《采药书》：蛇眼草产乡间，芦丛水泽旁甚多。

【主治】治蛇伤，连根捣罨伤口，仍煎泡酒服，立愈。《本草纲目拾遗》卷五。治一切蛇伤、疔痔。《采药书》。

水藻 《救荒本草》 【校正】时珍云出《纲目》，今据《救荒本草》改。

【释名】莥草《救荒本草》、狐尾草、狐媚花《本草纲目拾遗》。

【集解】《救荒本草》卷上：生陂塘及水泊中。茎如粗线，长三四尺，叶形似柳叶面狭长，故名柳叶莥。又有叶似蓬子叶者，根粗如钗股而色白。《医林纂要探源》卷二：藻咸，寒。有马尾藻、蕰藻二种。今所谓蕰葙也。细如绿丝者，青苶可爱。大如鸭舌者次之。摘嫩芽，挼去腥水，

图 19-7-1 水藻
《图说》

皆可作菹。《调疾饮食辩》卷三：水藻，《诗》曰：于以采藻，于彼行潦。《陆疏》曰：有二种：一种叶如鸡苏，茎如箸，长四五尺；一种叶如蓬蒿，茎如钗股，谓之聚藻。并揉去腥气，糁蒸食，滑美。荆、扬人以济饥。《尔雅》作藻，曰：莙，牛藻。郭注云：江东呼马藻。○马藻根连水底，不可移栽；聚藻无根，不藉土养。池沼及鱼缸内皆可畜之。○藻、蕴一类二种，吾乡俱呼须草。《本草纲目拾遗》卷三：汪连仕《采药书》：狐尾草，花如狐尾，九节，而生长水泽旁，名狐媚花。

【气味】味微咸，性微寒。《救荒本草》。咸，寒。《医林纂要探源》。味甘气腥，性寒而滑。《调疾饮食辩》。

【主治】补心，行水消痰，软坚。能消瘿瘤，破结核，消水肿。疗脚气，通噎膈，消积食，皆咸之功也。《医林纂要探源》卷二。吐血金疮，取根敷。一切肿毒，根罨。洗疮，用叶。《本草纲目拾遗》卷三。主治暴热、热利、热淋，止消渴，甚佳。寒病大忌。《调疾饮食辩》卷三。

【发明】《医林纂要探源》卷二：凡水藻，可蔬可药，海藻尤佳，以咸味尤厚耳。凡水菜，忌甘草。

过塘蛇《生草药性备要》

【释名】水蕹菜、崩草《生草药性备要》、小蕹菜《本草求原》、玉钗草《本草纲目拾遗》。

【集解】《本草纲目拾遗》卷五：玉钗草，《李氏草秘》：此草对叶圆梗，生近田水沟中。○汪连仕《采药书》：草里金钗开黄花，细茎独苗直上，如醒头草。

【气味】味淡，性寒。《生草药性备要》卷上。淡，寒，利水。《本草求原》卷一五。

【主治】理酒痰，敷背痈，治蛇伤、癫狗咬伤。利〔小〕便，捣汁饮。《生草药性备要》卷上。治打伤跌肿损折，捣汁服之，罨诸肿毒。○治金疮活血，白浊遗精。○治妇女白带白淫，合生白酒煎服。《本草纲目拾遗》卷五。治狂犬伤取汁饮，敷皮肤热毒，背痈大疮，蛇伤，坐板坐之。《本草求原》卷一五。

【发明】《草木便方》卷一：水云生平能补精，水泛为痰咳亦轻。虚损劳伤清利妙，壮水除烦热不生。

水朝阳花《植物名实图考》

【集解】《植物名实图考》卷一七：水朝阳花水朝阳花生云南海中。独茎高四五尺，附茎对叶，柔绿有毛；梢叶间开四瓣长筒紫花，圆小娇艳，映日有光。《滇本草》有水朝阳草与此异。此草花罢结角，细长寸许，老则迸裂，白絮茸茸，如婆婆针线包而短。

【主治】可敷刀疮。《植物名实图考》卷一七。

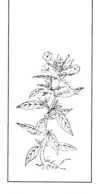

图 19-9-1　水朝阳花《图考》

无风自动草《滇南本草图说》

【集解】《滇南本草图说》卷六：无风自动草绿叶软藤，根大而肥，无风有声。此草有二种，一是草动无声，一是草动亦有声。《滇南本草》卷上：形似一枝蒿。

【气味】味咸、酸，无毒。《滇南本草》卷上。

【主治】采根，可大兴阳道，种子仙方。勿传匪人，忌用春方。《滇南本草图说》卷六。

【附方】《滇南本草》卷上：主治男子精寒，妇人血虚而子宫久冷，不能受胎。以附子一分，此草一分，共为细末，入于子宫，可受孕也。男子一服而精暖也。亦能治交媾劳乏虚症，脱阳，肾气崩散，服之即效。

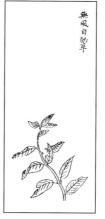 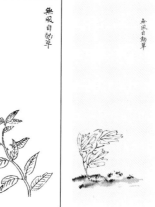

图 19-10-1　无风自动草《滇南》　　图 19-10-2　无风自动草《滇南图》

水芝麻《生草药性备要》

【气味】味淡，性寒。《生草药性备要》卷下。

【主治】治疳积，退热，生津止渴，消疮。《生草药性备要》卷下。

凫葵《唐本草》（即：莕菜）

【释名】水荇《通志》、荇丝菜、金莲儿、藕蔬菜《救荒本草》、藕丝菜《食治广要》。

《寿世秘典》卷三：荇菜性滑如葵，叶颇似莕，又曰葵，曰莕，俗呼荇丝菜。

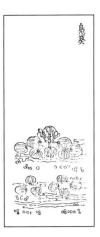

图 19-12-1 凫葵
《图经（政）》

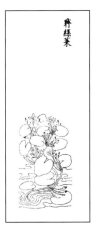

图 19-12-2 荇丝
菜《救荒》

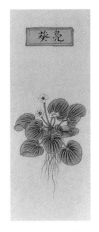

图 19-12-3 凫
葵《品汇》

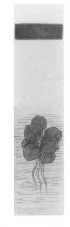

图 19-12-4 水
荇《食物》

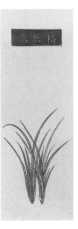

图 19-12-5 藕
丝菜《食物》

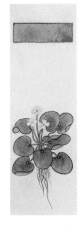

图 19-12-6 凫
葵《雷公》

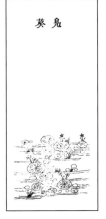

图 19-12-7 凫葵
《三才》

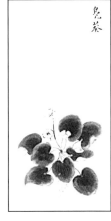

图 19-12-8 凫葵
《草木状》

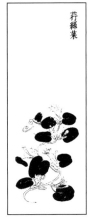

图 19-12-9 荇丝
菜《博录》

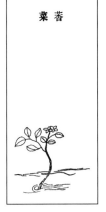

图 19-12-10 荇菜
《野谱补》

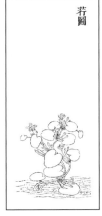

图 19-12-11 荇
《草木典》

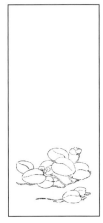

图 19-12-12 荇菜
《图考》

【集解】《救荒本草》卷上之后：荇丝菜，又名金莲儿，一名藕蔬菜。水中拖蔓而生，叶似初生小荷叶，近茎有桠劗音鸦藿，叶浮水上，叶中撺茎，上开金黄花。茎味甜。《食物本草》：菁菜食叶及实。生水泽中，叶似莼而微尖。俭年人采食之。结实大如梨，人亦食之。菁菜生水底，采采携筐筥。岸高水又深，彷徨泪如雨。

【气味】味甘，气冷，无毒。《太乙仙制本草药性大全·仙制药性》卷二。甘，平，无毒。《食治广要》卷四。甘，咸，寒，滑。《医林纂要探源》卷二。

【主治】主消渴，杀蛊毒如神，去热淋，利小便奇效。《太乙仙制本草药性大全·仙制药性》卷二。主霍乱后虚渴烦闷不能食，解酒食毒，下瘀血。大抵与藕同功。《食治广要》卷四。清热利水。服甘草者忌之。《本草省常·菜性类》。

【附方】《太乙仙制本草药性大全·仙制药性》卷二：蛇咬。取白茎，以苦酒投浸妙。○疗寒热。捣汁服之效。

泽泻《本经》

【释名】泽之《太平御览》、水荙菜《救荒本草》。

【集解】《救荒本草》卷上之前：丛生苗叶，其叶似牛舌草叶，纹脉竖直，叶丛中间撺葶对分，茎叉，茎有线楞，梢间开三瓣小白花，结实小青细。《药性粗评》卷一：《尔雅》谓之蕍葍。春生苗，独茎，高尺余，似牛舌而长，秋开白花，作丛似谷精草，结小实，其根如小芋，尾间或作两岐，多在浅水湿处。山东、河陕、江淮及荆湘处处有之，以汉中及泾州、华州者为胜。五月、八月采根，暴干。《植物名实图考》卷一八：《救荒本草》谓之水菜，叶可煤食。《抚州志》：临川产泽泻，其根圆白如小蒜。《侣山堂类辩》卷下：泽泻水草也。凡水草石草，皆属肾，其性主升。盖天气下降，地水之气上升，自然之理也。凡物之本乎上者性升，本乎下者性降。泽泻形圆，无下行之性矣。春时丛生苗于水中，独茎直上，秋时白花作丛，肾之肺品也。《易》曰：山泽通气，能行在下之水，随泽气而上升，复使在上之水随气通调而下泻，故名泽泻。

【修治】《本草原始》卷一：去毛，酒浸一宿，细剉，暴干任用。《医宗必读》：去皮，酒润焙。《本草备要》卷二：盐水拌，或酒浸用。忌铁。《本草求原》卷三：今人用盐炒，反制其肘矣。宜酒或米泔浸、蒸用。忌铁。《得配本草》卷四：健脾，生用或酒炒用。滋阴利水，盐水炒。

【气味】味甘、咸，寒，无毒。《图经本草药性总论》卷上。味甘、咸，气寒，无毒。《神农本经会通》卷一。味甘咸。性寒缓，气味厚阴也，阴中微阳。臭朽。《本草品汇精要》卷八。性温、甘。《医方药性·草药便览》。味甘、淡、微咸，气微寒。气味颇厚，沉而降，阴也，阴中微阳。入足太阳、少阳。《景岳全书》卷四九。

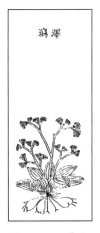

图 19-13-1 泽泻
《图经（政）》

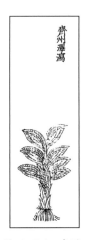

图 19-13-2 齐州
泽泻《图经（政）》

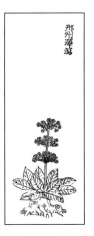

图 19-13-3 邢州
泽泻《图经（政）》

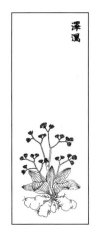

图 19-13-4 泽泻
《图经（绍）》

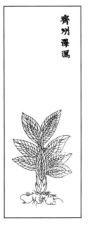

图 19-13-5 齐州
泽泻《图经（绍）》

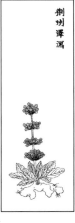

图 19-13-6 荆州泽
泻《图经（绍）》

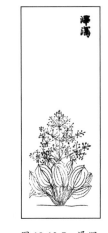

图 19-13-7 泽泻
《救荒》

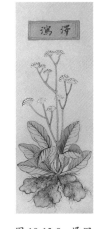

图 19-13-8 泽泻
《品汇》

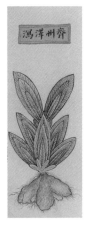

图 19-13-9 齐州
泽泻《品汇》

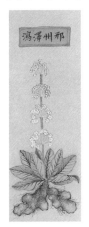

图 19-13-10 邢
州泽泻《品汇》

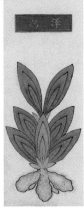

图 19-13-11 泽泻
《雷公》

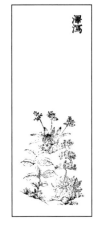

图 19-13-12 泽泻
《三才》

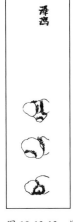
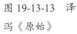

图 19-13-13　泽泻《原始》

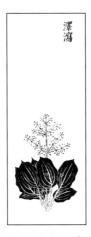

图 19-13-14　泽泻《博录》

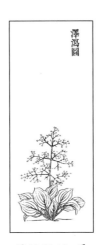

图 19-13-15　泽泻《草木典》

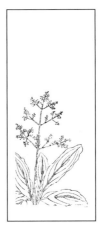

图 19-13-16　泽泻《图考》

【主治】去胞垢而生新水，退阴汗而止虚烦。主小便淋涩仙药，疗水病湿肿灵丹。又云：利水通淋，补阴不足。珍云：利便治水，去旧养新，渗泄，止泻，消除疮肿。《逌》云：生阴消水治诸淋，追风通乳并除湿，通血催生补女人。《神农本经会通》卷一。伐肾邪，去阴间汗，除湿行水之圣药。多服损目。《医学统旨》卷八。主治风寒湿痹，五脏痞满，痨伤虚弱，泄精淋沥，消渴。利小便，逐三焦停水，与甘遂同功。又治肾虚耳鸣，头旋，筋骨挛缩，催生下乳汁，宣通血脉。《药性粗评》卷一。主风寒湿痹，乳难，消水，养五脏，益气肥健，补虚，除五劳痞满，止梦泄遗精。《太乙仙制本草药性大全·仙制药性》卷二。分水谷，利小便，宽膈之药。《医方药性》。主去胞垢而生新水，退阴汗而止虚烦。治小便淋滞仙药，疗水病湿肿灵丹。利水通淋而补阴不足，止泄精，逐膀胱、三焦停水，除湿行水之功尤捷。治小便闭，去阴中汗。《药性会元》卷上。去旧水，生新水，止渴除湿，去脬中留垢，心下水痞，渗湿热，行痰饮，清相火，利小水。《分部本草妙用》卷五。其功长于渗水去湿，故能行痰饮，止呕吐泻痢，通淋沥白浊，大利小便，泻伏火，收阴汗，止尿血。疗难产疝痛，脚气肿胀，引药下行。《景岳全书》卷四九。

【发明】《医经溯洄集》：泽泻也，虽曰咸以泻肾邪，非泻肾之本也。故五苓散用泽泻者，讵非泻肾邪乎？白茯苓亦伐肾邪，即所以补正耳。是则八味丸之用泽泻者，非他，盖取其泻肾邪，养五脏，益气力，起阴气，补虚损五劳之功而已，寇氏又何疑其泻肾，而为接引桂附等之说乎？然泽泻固能泻肾，然从于诸补药群众之中，虽欲泻之，而力莫能施矣。《医经大旨》卷一：泽泻味咸，性寒，分利小水之捷药也，故能除湿，通淋止渴。治水肿，止泻痢，以猪苓佐之。无此疾者服之，令人眼疾，盖以眼中有水，属膀胱，过于分利，则膀胱水涸而火生矣；抑亦渗泄而耗肾水，以致虚火上盛故也。故下虚之人不宜服之。《药性会元》卷上：仲景用之，不过接引桂、附，归就肾经也。

然服此药，未有不小便多者。小水既多，肾气焉得不虚？《药鉴》卷二：盖以眼中真水，下通于肾，若过于分利，则肾水涸而火生矣。故下虚之人，宜禁服之。仲景八味丸用之，亦不过接引诸药，归于肾经耳。其曰止阴汗，生新水，止泄精，补阴不足者，皆非也。又淋渴水肿，因肾虚所致者，皆不可用。《本草经疏》卷六：泽泻禀地之燥气，天之冬气以生，故味甘寒。《别录》益之以咸。肾与膀胱为表里。咸能入肾，甘能入脾，寒能去热，盖淡渗利窍之药也。其曰主风寒湿痹，乳难，消水，养五脏，皆以利水燥湿则脾得所养，脾得所养则五脏皆得所养。益气力，肥健者，皆水利则湿去，湿去则脾强之功效也。又云主腹痞满淋沥，逐膀胱三焦停水，其能利水祛湿，益无疑矣。泄精者，湿热下流，客肾与膀胱，是民火扇君火也，故精摇而泄。病在脾胃，湿热尽则泄精自止矣。止消渴者，单指湿热侵脾，脾为邪所干则不能致津液也。总之，其性利水除湿，则因湿热所生之病，靡不除矣。《本草汇言》卷七：泽泻，甄权宣行水道之药也。许长如稿此药寒淡下行，以疏渗利窍为事，故前古统治一切水病。专通利下焦，去胞中之垢，消蓄积之水。东垣凡湿热黄疸，四肢水肿，时珍寒湿脚气，阴汗湿痒，小便癃闭，淋沥白浊。或心忡悸动，奔豚疝瘕，丹溪如上中下三焦停水之证，并皆治之。如患人无水湿病，而阴虚肾气衰微，阳虚血气不足，以致眩晕目昏，耳鸣耳聋，怔忡惊悸，烦渴肿满诸疾，法咸禁用。《药镜》卷四：泽泻作向导于肾府，而欲火退。走湿热于膀胱，而尿血停。盖脏腑有湿热，则头重而目昏耳鸣，痞满而支饮留垢，种种病至，惟湿去热随散，则去旧水而土气升，养新源而清化行，诸效全收。饵之过多，损妨明目。用之失术，漏泄真元。古方毋与猪苓并用，而功实不同。夫猪苓性燥，泽泻性润。猪令治水有损元气，泽泻治水能生肾气。所以《本经》云行水上，《别录》云起阴气，职此故耳。《本草汇笺》卷四：泽泻之功，长于行水，以其带咸入肾，故以为分利下焦之药。地黄丸用之以泻膀胱浊邪。古人用补必兼泻，邪去而补愈得力耳。乃贾九如独以色白归肺，主清润肺气，通调水道，下输膀胱。盖金为肾水之母，故云水出高源，此能引肺气从上顺下，如雨露之膏泽，故名泽泻。《本草汇》卷一二：以其味咸，能泻伏水，故能去之。而生新水，渗湿热而止阴汗。利小便赤涩仙药，宣水湿肿胀灵丹。《别录》称其止消渴者，单指湿热侵脾为言。脾为邪所干，则不能致精液矣。治泄精者，湿热下流客肾与膀胱，是民火煽君火也。故精淫而泄，病在脾胃。湿热尽，则泄精自止。按：泽泻，分利小水，除湿之捷药也。《本经》言多服明目，而扁鹊言多服病眼，何相反如此？盖水道利，则邪火不干空窍，故云明目。水道过于利，则肾气虚，故云病眼。脾胃有湿热，亦令头重目昏，用此渗其湿，则热亦随去，而土气得令，清气上行矣。若久服，则降令太过，清气不升，真阴潜耗，安得不目昏耶？盖眼中有水，属膀胱。太利，则膀胱水涸而火生，故下虚之人，不宜服也。《本草详节》卷三：泽泻之功，长于行水。考《素问》及古方，皆取其行利停水而已，惟六味丸与伏苓并用。赵献可则谓取其养五脏，益气力，起阴气，补虚损五劳。惟吴昆云泽泻甘从湿化，咸从水、从寒、从阴化，故能入水藏而泻水中之火，得其大要矣。况古人用补必兼泻邪，邪去则补自得力，专一于补，必有偏胜之害。献可胡不思之甚耶！《本草备要》卷二：既利水而又止泄精，何也？

此乃湿热为病，不为虚滑者言也。虚滑则当用补涩之药。湿热之病。湿热既除，则清气上行。又能养五藏，益气力，起阴气，补虚损，止头旋，有聪耳明目之功。脾胃有湿热，则头重耳鸣目昏。渗去其湿，则热亦随去，土乃得令，而清气上行，故《本经》列之上品。云聪耳明目，而六味丸用之。今人多以昏目疑之。多服昏目。小便过利，而肾水虚故也。眼中有水属膀胱，过利则水涸而火生。仲景八味丸用泽泻，寇宗奭谓其接引桂、附入肾经。《本经逢原》卷二：泽泻甘咸沉降，阴中之阳，入足太阳气分。《素问》治酒风身热汗出，用泽泻、生术、麋衔，以其利膀胱湿热也。《金匮》治支饮冒眩，用泽泻汤，以逐心下痰气也。治水蓄烦渴，小便不利，或吐，或泻，用五苓散，以泄太阳邪热也，其功长于行水。《本经》主风寒湿痹，言风寒湿邪痹着不得去，则为肿胀，为癃闭，用此疏利水道，则诸证自除。盖邪干空窍，则为乳难，为水闭。泽泻性专利窍，窍利则邪热自通，内无热郁则藏气安和，而形体肥健矣。所以素多湿热之人，久服耳目聪明，然亦不可过用。若水道过利则肾气虚。故扁鹊云，多服病人眼。今人治泄精多不敢用，盖为肾与膀胱虚寒而失闭藏之令，得泽泻降之，而精愈滑矣。当知肾虚精滑，虚阳上乘而目时赤者，诚为禁剂。若湿热上盛而目肿，相火妄动而精泄，得泽泻清之，则目肿退而精自藏矣，何禁之有。仲景八味丸用之者，乃取以泻膀胱之邪，非接引也。古人用补药，必兼泻邪，邪去则补药得力矣。《本草崇原》卷上：主治风寒湿痹者，启在下之水津，从中土而灌溉于肌腠皮肤也。乳者，中焦之汁，水津滋于中土，故治乳难。五脏受水谷之精，泽泻泻泽于中土，故养五脏。肾者作强之官，水精上资，故益气力。从中土而灌溉于肌腠，故肥健。水气上而后下，故消水。久服耳目聪明者，水济其火也。不饥延年者，水滋其土也。轻身面生光者，水泽外注也。能行水上者，言此耳目聪明，不饥延年，轻身，面生光，以其能行在下之水，而使之上也。《药性切用》卷四：建泽泻甘咸微寒，入膀胱而兼入肾藏。泻湿热，利小便，为阴分湿热专药。肾虚无湿者忌。按：择泻、木通俱是利药，但泽泻泻相火湿热，木通泻心火湿热为不同。《伤寒温疫条辨》卷六：泽泻味苦淡微咸，气寒，气味颇厚，沉而降，阴中微阳。入膀胱、胆。渗水去湿，利小便，泻伏火，收阴汗，引药下行。《经》云除湿止渴圣药，通淋利水仙丹。若湿热壅闭而目不明，非《本草》久服昏目之说也。泽泻三两，白术二两，水煎分三服，治心下有水。久服泽泻，未有不与熟地、山萸同用者。古人制方，有补必有泻，此仲景八味丸用泽泻之微义也。后人处方，多填塞补药，何益之有？当局者悟之。

【附方】《太乙仙制本草药性大全·仙制药性》卷二：治肾藏风，主疠。泽泻、皂荚水煮烂，焙干为末，炼蜜为丸如梧子大，空心以温酒下十五丸至二十丸，甚妙，常服尤良。身热解堕，汗出如浴，恶风少气，名曰酒风。治之以泽泻、术十分，麋衔五分合，以二指撮为后饭。后饭者，饭后药先，谓之后饭。

《本草汇言》卷七：治一切停饮停水。用泽泻五钱，人参、白术、半夏、茯苓、陈皮、紫苏、猪苓各三钱。为治饮无不效。《深师方》。○治水肿昼剧夜平者。阳水也。用泽泻、猪苓、白茯苓、人参、白术、白芍药、赤小豆、桑白皮、陈皮，多服必愈。治水肿夜剧昼平者。阴水也。

用泽泻、车前子、赤茯苓、生地黄、白芍药、赤小豆、桑白皮、木瓜、石斛、萆薢、薏苡仁，多服必愈。分两各等，水煎服。缪氏方。○治阴胞不净，为淋、为浊、为带，诸垢秽宿疾。用泽泻一两，瞿麦、猪苓各五钱，滑石三钱，甘草一钱，灯心五十枝，水煎，和生白果肉汁半盏服。如无白果汁，生白萝卜汁亦可。龙潭方。○治膀胱不清，水蓄不利。用泽泻一两，猪苓五钱，滑石一钱，肉桂、木香各五分，水煎服。《千金方》。○治湿热黄疸，面目身黄。用泽泻、茵陈各一两，滑石三钱，水煎服。《千金方》。○治寒湿脚气，有寒热者。用泽泻、木瓜、柴胡、苍术、猪苓、木通、萆薢各五钱。水煎服。《外科正宗》。○治阴汗湿痒，肾囊风疾。用泽泻一两，小茴香、苍术各五钱，水煎服。《丹溪心法》。○治小便癃闭，或淋沥，或白浊。用泽泻、猪苓、车前子、瞿麦、甘草、白茯苓、川黄柏各三钱，水煎。临服时加海金沙一钱调服。○治水湿凌心，心忡悸动。用泽泻、猪苓各五钱，半夏三钱，白术二钱，水煎服。《斗门方》。○治心下支饮。用泽泻五两，苍、白术俱米泔水浸一日，炒，各一两，水二升，煎半升。温服。《颐生微论》。○治水蓄渴烦，小便不利，或吐或泻。以泽泻一两，猪苓五钱，白术、茯苓各三钱，肉桂一钱五分，水煎服。刘默斋家抄。

《得配本草》卷四：治酒风。配白术，治支饮。配薇衔、白术。口鼻中气出。盘旋不散，凝如黑盖，过十日，渐至胸肩，与肉相连，坚胜金石，无由饮食，多因疟后得之。用泽泻煎服三碗，连服四五日，自愈。

《本草衍句》：水湿肿胀。用白术、泽泻各一两，为末，或为丸，每服三钱，茯苓汤下。冒暑霍乱，小便不利，头晕引饮。三白散，用泽泻、白术、白云苓各三钱，姜五片，灯心十节煎服。

实

【气味】味苦。《图经本草药性总论》卷上。

【主治】能主肾虚精自出，治五淋，利膀胱热，宣通水道。《图经本草药性总论》卷上。

蕲草《唐本草》

【释名】蕲荣《唐本草》、鸭舌草、鸭儿嘴《植物名实图考》。

【集解】《太乙仙制本草药性大全·本草精义》卷二：蕲草，一名蕲荣。生水傍，所在有之。叶圆似泽兰而小，花开青白，亦堪啖。江南人用蒸鱼食之甚美。五月、六月采茎叶曝干。《植物名实图考》卷一三：鸭舌草处处有。固始呼为鸭儿觜。生稻田中。高五六寸，微似茨菇叶，末尖后圆，无歧；一叶一茎，中空，从茎中抽葶，破茎而出，开小蓝紫花六瓣，小大相错；黄蕊数点，袅袅下垂，质极柔脆。芸田者恶之。

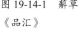
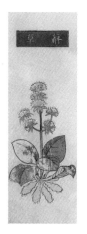
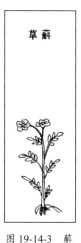
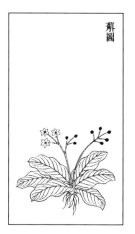

图 19-14-1　薢草　　　图 19-14-2　薢　　　　图 19-14-3　薢　　　图 19-14-4　薢
《品汇》　　　　　　　草《雷公》　　　　　草《野谱补》　　　　　《草木典》

【气味】味甘，性寒，缓。气之薄者，阳中之阴。《本草品汇精要》卷一二。

【主治】主暴热喘息如神，祛小儿丹肿绝妙。《太乙仙制本草药性大全·仙制药性》
卷二。

解草《生草药性备要》

【气味】性平。《生草药性备要》卷下。

【主治】理跌打肿伤。捶敷甚妙。《生草药性备要》卷下。

浮蔷姚氏《食物本草》

【释名】雨韭《本草纲目拾遗》。

【集解】《救荒野谱》：〔姚氏《食物本草》卷首〕入夏生水中，六七月采。生熟皆可食。采
采浮蔷，涉彼沧浪。无根可托，有茎可尝。野风浩浩，野水茫茫。飘荡不返，若我流亡。此种即
浮苹。叶圆白花者是。若叶尖黄花者，其名曰荇。其根茎亦可蒸为蔬。《本草纲目拾遗》卷七：
雨韭生水泽旁，即青茨菇花。

【主治】去湿之功同茵陈。○散一切疔肿，消痔漏。《本草纲目拾遗》卷七。

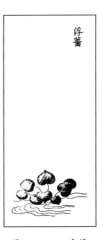
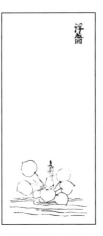
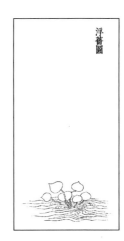

图 19-16-1　浮蔷
《野谱》

图 19-16-2　浮蔷
《茹草》

图 19-16-3　浮蔷
《三才》

图 19-16-4　浮蔷
《草木典》

田葱《生草药性备要》

【集解】《生草药性备要》卷上：多生瘀泥中，处处有之。

【主治】洗脚，搽癣，同铁、锡粉炒。《生草药性备要》卷上。

菖蒲《本经》

【释名】菖阳、甘蒲《药性要略大全》。

【集解】《南方草木状》卷上：菖蒲，番禺东有涧，涧中生菖蒲，皆一寸九节。安期生采服仙去，但留玉舄焉。《艺文类聚》卷八一：《春秋运斗枢》曰：玉衡星散为菖蒲。远雅颂着倡

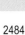
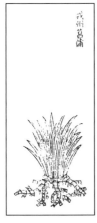
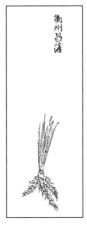
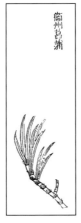
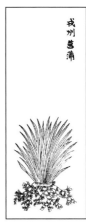

图 19-18-1　戎州
菖蒲《图经（政）》

图 19-18-2　衡州
菖蒲《图经（政）》

图 19-18-3　卫州
菖蒲《图经（政）》

图 19-18-4　戎州
菖蒲《图经（绍）》

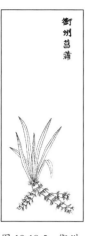

图 19-18-5 衡州
菖蒲《图经(绍)》

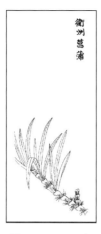

图 19-18-6 卫州
菖蒲《图经(绍)》

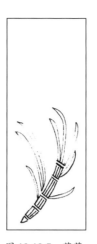

图 19-18-7 菖蒲
《歌括》

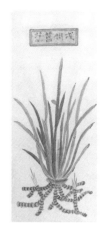

图 19-18-8 戎州
菖蒲《品汇》

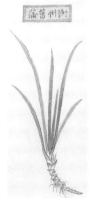

图 19-18-9 衡州
菖蒲《品汇》

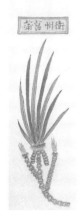

图 19-18-10 卫
州菖蒲《品汇》

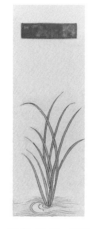

图 19-18-11 菖蒲
《食物》

图 19-18-12 蒲儿
根《野谱》

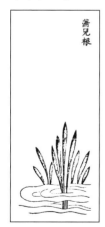

图 19-18-13 蒲儿
根《茹草》

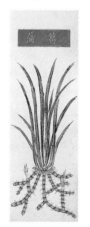

图 19-18-14 菖
蒲《雷公》

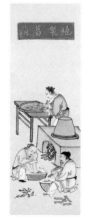

图 19-18-15 炮
制菖蒲《雷公》

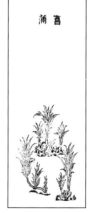

图 19-18-16 菖
蒲《三才》

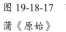

图 19-18-17　菖
蒲《原始》

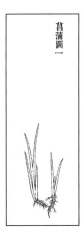

图 19-18-18　菖蒲
《草木典》

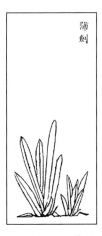

图 19-18-19　蒲剑
《便方》

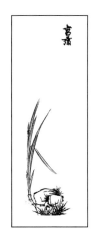

图 19-18-20　菖
蒲《图说》

优，则玉衡不明，菖蒲冠环。《山海经》曰：菖蒲一寸九节，韩终王兴所服，并然而此，过之有
足珍也。《左传》曰：王使周公阅来聘飨，有昌歜。《孝经援神契》曰：菖蒲益聪。《抱朴子》曰：
韩终服菖蒲十三年，身有毛。《吴氏本草》曰：菖蒲一名尧韭，一名昌阳。《神仙传》曰：王兴者，
阳城人，汉武帝上嵩高，忽见有仙人长二丈，耳出额，下垂肩。帝礼而问之。仙人曰：吾九疑人
也。闻中岳有石上菖蒲，一寸九节，食之可以长生，故来采之。忽然不见。帝问侍臣曰：彼非欲
服食者，以此喻朕耳。《罗浮山记》曰：罗浮山中菖蒲，一寸十二节。诗　梁江淹《石上菖蒲诗》
曰：琼琴久芜没，金镜废不看。不见空闺里，纵横愁思端。缓步遵汀渚，扬枻泛春澜。电至烟流
绮，水绿桂丹。凭酒竟未悦，半影方自叹。每为忧见及，杜若讵能宽。冀采石上草，得以驻余颜。

《本草乘雅半偈》帙一：《月令》云：冬至后五旬七日，菖始生，百草之先生者也，于是始耕。喜
生逆水，根茎络石，略无少土，稍有泥滓，即便凋萎。叶心有脊如剑，四时长青，新旧相代。新
者从茎端抽发，旧者从茎末退去。一叶一节，节稀茎长，节密茎短，茎昂者茎端生叶，茎仆者节
旁分枝，洁白下生者为根，翠碧有节者为茎，有以根为须，茎为根者，因茎枝延蔓布石故尔。望
夏作花黄色、紫色者尤善。以茎瘦节密折之中心微赤，嚼之辛香少滓者，入药最良。以砂石栽之，
旦暮易水则易茂，春夏愈摘则愈细，叶仅长寸许，甚有短至一二分者，别有香苗、挺秀、金钱、
台蒲诸种甚奇。而香苗之最细者，曰虎须，尤可娱目。东坡云：凡草生石上者，必须微土以附其根，
唯石菖蒲，濯去泥土，渍以清水置盆中，可数十年不枯不死。节叶转坚瘦，根须转连络，忍冬淡泊，
苍然几案，延年之功，信非虚语。**《玉楸药解》卷一**：生石中者佳，四川地道莱阳出者亦可用。

根

【修治】《颐生微论》卷三：去毛切片，微炒。**《本草乘雅半偈》帙一**：以铜刀刮去黄黑皮
及硬节，同嫩桑枝相拌蒸熟，日中暴干，勿得误用形如竹鞭及色黑气臭味腥者。**《本草通玄》卷上**：
铜刀刮去粗皮，米泔浸之，饭上蒸之，藉谷气而臻于中和，真有殊常之效。**《罗氏会约医镜》卷**

一六：米泔浸，饭上蒸用，或炒用。忌铁。《药性解》卷三：去根毛用。

【气味】性温，味辛苦。《滇南本草》卷中。气温，平，味辛，无毒。《本草发明》卷二。性苦、辣。《医方药性·草药便览》。味辛、苦，气温，无毒。恶麻黄。《本草便》卷一。菖蒲味辛，气平。《玉楸药解》卷一。味辛、苦。《药性通考》卷五。

【主治】治九种胃气，止疼痛。《滇南本草》卷中。主耳聋、耳鸣、耳痛，头风鬼气，痈疮疥瘙，杀诸虫；止小便，利四肢湿痹；下气除烦闷，止心腹痛，胎动下血。《医学统旨》卷八。疗风寒湿痹，难屈伸，头风泪，下咳逆上气，利四肢，温肠胃，止小便，补五脏，疗疮毒恶疮疥瘙，杀诸虫，小儿温疟积热不解，利丈夫水脏，女人血海冷败，除烦闷，止心腹痛，霍乱等候，通治之。更长于治风湿。《本草发明》卷二。治嗽气，宽胸，散诸邪。《医方药性·草药便览》。宣五藏，耳聪目明，通九窍，心开智长。风寒湿痹宜求，咳逆上气莫缺。止小便利，理脓窠疮。《医宗必读·本草征要》上。开心窍，消伏梁，除痰嗽，通九窍，明耳目，出音声，散风湿，止心痛，杀诸虫，辟鬼邪，理恶疮。《本草通玄》卷上。开心益智，下气行郁。辛烈疏通，开隧窍瘀阻，除神志迷塞；消心下伏梁，逐经络湿痹。治耳目瞆聋，疗心腹疼痛；止崩漏带下，胎动半产；散痈疽肿痛、疥癣痔瘘。《玉楸药解》卷一。

【发明】《本草发明》卷二：菖蒲辛温，通神明，开心帅气之圣药也。故《本草》主开心孔，通九窍，聪耳明目，出音声，主耳鸣聋，久服不忘不迷惑，益心高志，轻身延年，苏鬼击瞎死，此通神开心之专功也。《药性解》卷三：菖蒲通神明，宜入心经，祛风湿，宜入肺与膀胱，功验虽宏，然主散而不主收，勿宜久用。疏菖蒲，君，正禀孟夏六阳之气，而合金之辛味以生者也。其味苦辛，其气大温。阳精芳草，故无毒。阳气开发，外充百骸，辛能四达以散邪结。此通利心脾二经之要药也。盖苦可燥湿，温能辟寒，辛可散结，风寒湿三者合而成痹，去此三邪，痹自愈矣。阳气开发，芬芳轻扬，气重于味，辛兼横走，故能下气开心。咳逆者，气逆之候也，下气则咳逆上气可去。五脏之壅遏既彻，则九窍应之而通，故聪明耳目，出音声，主耳聋。辛以散之，故治痈疮。气味辛温，气厚发热，故温肠胃。膀胱虚寒，则小便不禁，肠胃既温，则膀胱与焉，故止小便。脾主四肢，脾湿既祛，则四肢湿痹不得屈伸自利。山岚瘴气，最能使小儿发疟。寒湿之甚，莫过山岚。既散其邪，则病本已拔，疟焉得而不已焉！作浴汤，及久服轻身者，除湿之验也。不迷惑，益心智，高志者，心窍开利也。《分部本草妙用》卷六：服食家盛陈菖蒲之功，除百病，延长年，若灵丹也。然辛散之性，虚人用之，必以君臣相佐为妙。故同参、苓、白术、米饮服之，以治噤口危痢甚效。治耳聋亦灵。无非热气成痰，壅滞上焦所致耳。力能排痈，功可奏捷。《仁寿堂药镜》卷一〇下：服食家盛陈菖蒲之功，却百病而得永年。观其隆冬不凋，盛暑不萎，浣去泥土，惟以水浸，生长不息，经岁繁茂，则其得天地清阳之气最多，亦神物也。然辛散之性，虚人用之，须有君有臣为妥，不宜独用耳。《颐生微论》卷三：芳香利窍，心脾之良药也。能佐地黄、天冬之属，资其倡导，臻于太和。多用独用，亦为气血之殃。《本草汇笺》卷四：菖蒲寒暑不凋，经岁繁茂，受天地清阳之气，而能上升，用入心经，以通神明。取味辛利窍，气香透心，主治气闭胸膈，痰迷心窍，昏暗健忘，耳聋口噤，暂用此开发孔窍，使神气昌，故名菖蒲。但心性喜敛而恶散，菖蒲、远志皆属辛散，心脏所忌，不可久用及多用。《本草崇原》卷上：菖蒲禀寒水之精，能濡五脏之窍，故内补五脏，外通九窍，明耳目，出音声，是通耳目口鼻之上窍也。又曰：主耳聋、痈疮者，言耳不能听而为耳痈、耳疮之证。菖蒲并能治之。温肠胃，止小便利，是通前后二阴之下窍也。菖蒲气味辛温，性唯上行，故温肠胃而止小便之过利。久服则阳气盛，故轻身。心气盛，故不忘，寒水之精，太阳之阳，标本相合，故不迷惑而延年。益心智者，菖蒲益心，心灵则智生，高志不老者，水精充足，则肾志高强，其人能寿而不老。《罗氏会约医镜》卷一六：菖蒲香燥，阴血不足者忌之。《神农本草经读》卷二：菖蒲性用略同远志，但彼苦而此辛，且生于水石之中，受太阳寒水之气。其味辛，合于肺金而主表。其气温，合于心包络之经，通于君火而主神。其主风寒湿痹、咳逆上气者，从肺驱邪以解表也。开心窍至末句，皆言补心之效，其功同于远志。声音不出，此能入心而转舌，入肺以开窍也。疮痛为心火，而此能宁之。心火下济而光明，故能温肠胃而止小便利也。但菖蒲禀水精之气，外通九窍，内濡五脏，其性自下以行于上，与远志自上以行于下者有别。《药性诗解》：菖蒲本心脾阳虚之良药，苦辛而温，芳香而散，故有开心散冷之能。血虚精滑，阴弱多汗者戒用。

【附方】《滇南本草》卷中：治九种胃气，止疼痛。用一寸九节者，新瓦焙，为末，烧酒服一钱，效。附方：治症同上。九节菖蒲四两，吴茱萸二两，香附二两，为丸，每服二钱，用开水点酒服。

《药性粗评》卷三：凡患健忘，心思不利者。甲子日取石菖蒲，用根不露一寸九节者，不计多少，铜刀刮去粗皮，悬挂当风处，阴干一百日，铜刀剉，研为细末，每日三服，温酒送下一钱匕，十日后耳目自然聪明，心思能记不忘。又方同前：石菖蒲一寸九节者，治择一斤许，以水及米泔各浸一宿，刮去粗皮，剉，暴干，捣筛为末，用糯米粥和匀，更入熟蜜搜丸如梧桐子大，以葛布盛，置当风处阴干，每日空心温酒或米饮，任意送下三十丸，临卧再服，久久其效无比，如本条所说。

《太乙仙制本草药性大全·仙制药性》卷一：胎动不安及日月未足而欲产。捣生根汁二三升服之。○血海败及产后下血不止，用二两，入酒四盏，煎二盏，分作三服。○小儿温疟，积热不解。煎汤浴之。○中恶与卒死，鬼击。捣生根汁灌之。○痈肿发背。生捣贴之。疮干者。捣末水调涂。○遍身热毒，疮痛不痒。捣末二三斗，布席上，恣卧以被盖之，五七日愈。

《本草经疏》卷六：治肾虚耳聋。若中年预服，可使老而听聪。菖蒲同熟地黄、黄檗作丸。除湿强步之要药，兼治下部脓窠湿疮如神。同二术、木瓜、薏仁、石斛、萆薢、黄檗。

补心之剂。佐人参、麦门冬、酸枣仁、茯神、远志、生熟地黄。心气郁结者。加沉香，能益火以开心。

石菖蒲《本草蒙筌》

【释名】兰荪《本草衍义》。

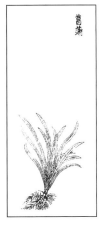

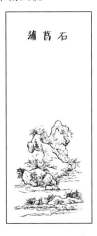

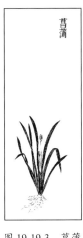

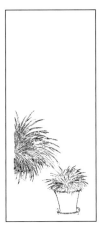

图 19-19-1　菖蒲《救荒》　　图 19-19-2　石菖蒲《三才》　　图 19-19-3　菖蒲《博录》　　图 19-19-4　菖蒲《图考》

【集解】《本草蒙筌》卷一：池郡属南直隶，最多，各处亦有。生石涧中为美，一寸九节方灵。拣去露根，埋土者堪用，露出者去之。勿犯铁器。药入捣碎。○生石涧而叶细嫩者，名菖蒲，根小节稠，味甚辛烈，堪收入药，通窍开心；种池塘而叶粗长者，名菖阳，根大节疏，味兼和淡，惟取作饯，餍酒点茶。故古方中但用此味，特加石字于上，示其所优，使人之不误取也。匪特菖蒲为然，他如栀子、茯菰，每加山字，亦此意尔。药必求真，服才获效。《本草汇言》卷七：李氏曰：菖蒲乃蒲类之昌盛者，故名。生上洛石涧间。今池州、戎州蛮谷中者更佳。今所在亦有。《吕氏春秋》曰：冬至后五旬七日，菖始生，为百草之先生者，于是始耕。喜生逆水，根茎络石，略无沙土，颇能活。四时常青，新旧相代。新者从茎端抽发，旧者从茎末退去。一叶一节，节稀茎长，节密茎短。茎直者，茎端生叶；茎曲者，节旁分枝。茎翠碧，有嫩节。根洁白，多向下生，因茎枝延蔓布石故也。夏作花，黄色，紫色者更佳。以茎瘦节密，拆之中心微赤，嚼之辛香少滓者，入药最良。以砂石栽之，旦暮易水则易茂。春夏愈摘则愈细。叶仅寸许，甚有短一二分者。别有香苗、挺秀、金钱、台蒲诸种，而香苗之最细者曰虎须，尤可娱目。东坡云：凡草生石上者，必须微土以附其根。惟石菖蒲濯去泥土，渍以清水，置盆中，可数十年不枯不死。节叶根须，愈转连络。忍冬淡泊，苍然几案，真仙草也。《修养书》云：石菖蒲置几案间，夜坐诵读，烟收其上，不致损目。修治入药，以铜刀刮去黄黑皮及硬节，曝干用。勿犯铁器，令人吐逆。如形似竹鞭及色黑、气味腥秽者，勿入药用。又一种生于溪涧砂石之间，叶高尺许，瘦根密节，亦石菖蒲也。亦可入药。又一种生溪涧之旁，湿土之间，叶高二三尺，根如竹鞭者，名土菖蒲。仅堪杀蚤虱，捣汁入酒中，驱蛇虫毒。今以端阳节供食用者，不入药用。《蒙筌》曰：按生石涧而叶细嫩者名菖蒲。根小节密，味甚辛烈，堪收药用，能通窍开心志者也。种池塘而叶粗长者，名菖阳。根大节疏，味兼苦淡，惟取作饯、酝酒、点茶者也。故古方中但用此味，特加石字于上，示其所优，使人之不误取也。

《医林纂要探源》卷二：石菖蒲辛，苦，温。大曰泥菖，小曰龙须蒲，中曰石菖蒲。以生水石上，叶有剑脊，根瘦而节密者入药，不必拘一寸九节也。《植物名实图考》卷一八：菖蒲《本经》上品。石菖蒲也。凡生名山深僻处者，一寸皆不止九节。今人以小盆莳之，愈剪愈矮，故有钱蒲诸名。零娄农曰：沈存中谓荪即今菖蒲，而《抱朴子》谓菖蒲须得石上，一寸九节，紫花尤善。菖蒲无花，忽逢异萼，其可遇不可必得者耶？然《平泉草木记》又谓茅山溪中有溪荪，其花紫色，则似非灵芝天花，神仙奇药矣。若如陶隐居所云，溪荪根形气色，极似石上菖蒲，而叶如蒲无脊，俗人误呼此为石上菖蒲。按其形状，乃似今之吉祥草，不入药饵。沈说正是。隐居所谓俗误，而《抱朴子》乃并二物为一汇耶？《离骚草木疏》引证极博，不无调停。诗人行吟，徒揣色相；仙人服饵，尤务诡奇；隐居此注，似为的矣。

根

【修治】《本草述》卷一二：用铜刀刮去毛，微炒，捣碎入药。忌铁器。有谓心劳神耗者，此味大辛则宜。如雷公用嫩桑枝，拌蒸熟，晒干用。《医林纂要探源》卷二：去皮，微炒。肝家药也。《要药分剂》卷三：雷公曰：凡使采石上生根，条嫩黄紧硬，一寸九节者，铜刀刮出黄黑皮硬节，同嫩桑枝蒸，去桑枝，到用。《伤寒温疫条辨》卷六：石菖蒲九节者佳，米汁浸蒸。

【气味】味辛、苦，气温。无毒。《本草蒙筌》卷一。性苦、辣。《医方药性·本草征要》上。味辛，气温、平。《药性会元》卷上。味辛。入手少阴、足太阴经。《得宜本草》。味辛、微苦，性温。入心、肺、膀胱。《伤寒温疫条辨》卷六。味苦，性凉，无毒。入心、肝、肺三经。《本草再新》卷三。

【主治】主手足湿痹，可使屈伸；贴发背痈疽，能消肿毒。下气除烦闷，杀虫愈疥疮。消目翳，去头风。开心洞达出音声，益智慧通窍虚灵。劫耳聋耳鸣，禁尿遗尿数。腹痛或走者易效，胎动欲产者即安。鬼击懵死难苏。急灌生汁。温疟积热不解。宜浴浓汤。疗血海败，并产后下血不止。单味入酒煎。治遍身毒及不痒发痛疮疡。细末铺席卧。多服聪明不忘，久服延年耐老。《本草蒙筌》卷一。止嗽化痰，退肿宽气。《医方药性·本草征要》上。主开心气，疗冷气，更治耳聋、明目。《药性会元》卷上。主消目翳，去头风，开心志，益智慧，清音声，通灵窍。腹痛或走者立效，胎动欲产者即安。《药鉴》卷二。

【发明】《本草汇言》卷七：石菖蒲：能通心气，开肾气，温肺气，达肝气，快脾气，通透五藏六府，十二经、十五络之药也。故《本草》主《本经》咳逆上气肺，《日华》人事昏迷心，东垣两腰沉滞肾，时珍恚怒气逆肝，韩保升肚腹饱胀，水土不和脾等证。又治一切风疾，如手足顽痹，别录瘫痪不遂，服之即健；一切时行瘟疫，如瘴疟毒痢，丹溪噤口不食，服之即安。一切气闭，如音声不清，《本经》耳窍不利，时珍并喉胀乳蛾，服之即通。大抵此剂，辛则上升，而苦则下降；香则通窍，而温则流行。可以散风，可以温寒，可以去湿，可以行水，可以和血也。《折肱漫录》卷三：石菖蒲能通心气，养心丹中多用之。然心气不足者少用，以能散气也。《冯氏锦囊秘录》卷二：总阳气开发，故外充百骸，辛能四达，走窍散结，为通利心脾二经之要药也。主治痘疹合参：凡痘疹惊痫，神昏谵妄者可用，及痘后不着痂，溃烂成疮疖者宜入丸用。但芳草味辛多散，阴血不足，心气不敛者禁之。《药品化义》卷四：石菖蒲属阳，体干，色皮赤肉白，气腥，味辛，性温，能升，力开窍，性气清而味薄，入心肝二经。菖蒲寒暑不凋，经岁繁茂，受天地清阳之气而能上升，用入心经以通神明，取味辛利窍，气香能透心气。主治气闭胸膈，痰迷心窍，昏瞆健忘，耳聋口噤，暂用此开发孔窍，使神气昌，故名菖蒲。但心性喜敛而恶散，菖蒲远志皆属辛散，心脏所忌，不可久用及多用。《本草详节》卷一：菖蒲辛芳，故九窍之疾可通。苦温燥湿辟寒，故痹疮之疾可治。然辛芳太甚，年壮心孔昏塞者，用之得宜。若心劳神耗者，少用。士瀛云：下痢禁口，虽是脾虚，亦热气闭隔心胸所致，俗用木香失之温，山药失之闭，惟参苓白术散加石菖蒲、粳米饮调下，或用参、苓、石莲肉，少入菖蒲服之，胃次一开，自然思食，亦取其通窍也。《本草新编》卷一：石菖蒲味辛而苦，气温，无毒。能开心窍，善通气，止遗尿，安胎除烦闷，能治善忘。但必须石上生者良，否则无功。然止可为佐使，而不可为君药。开心窍，必须君以人参，通气，必须君以耆、术。遗尿欲止，非多加参、耆不能取效。胎动欲安，非多加白术不能成功。除烦闷，治善忘，非以人参为君亦不能两有奇验也。《本草从新》卷二：芳香利窍，心脾良药，能佐地黄、天冬之属资其倡导，若多用独用，亦耗气血而为殃。香燥而散，阴血不足者禁之，精滑汗多者尤忌。《重庆堂随笔》卷下：石菖蒲舒心气，畅心神，怡心情，益心志，妙药也。而世俗有散心之说，不知创自何人。审是，则周文王嗜此，何以多男而寿考耶？故清解药用之，赖以祛痰秽之浊而卫宫城；滋养药用之，借以宣心思之结而通神明。《药笼小品》：石菖蒲气辛性窜，惟痰火结于包络用之，以开蒙塞。若小儿小有惊痫，自当散风清热，平肝消食。此味不可轻用，因走窜真气。

【附方】《本草汇言》卷七：治咳逆上气，因气道阻塞者。用石菖蒲三钱，木香一钱，共为末，白汤调服。龚希烈方。○治中风，中痰，中气，中暑，中食，人事昏迷，语言不出者。用石菖蒲、胆南星各三钱，为末。中风，防风、秦艽汤下；中痰，白芥子、制半夏汤下；中气，白术、木香汤下；中暑，川连、薄荷汤下；中食，枳实、厚朴汤下。马瑞云方。○治两腰沉滞，重强不能俯仰。用石菖蒲、石斛、萆薢各等分，水煎服。莫士行方。○治积怒伤肝，愤恚成疾。用石菖蒲一两，红花五钱，共为末。每服三钱，白汤调下。莫士行方。○治脾气不和，肚腹饱胀。用石菖蒲一两，白术、厚朴各五钱，甘草四钱，俱炒燥为末，水发丸。每服三钱，灯心汤引。于子良方。○治手足顽痹，瘫痪不仁。用石菖蒲四两，枸杞子八两，白术五两，共为末，炼蜜丸。每服五钱，白汤送下。释医玄生方。○治时疫瘴疠传染。用石菖蒲一两，茵陈二两，川连三钱，姜皮五钱，共为末。每服二钱，白汤调下。陈氏方。○治噤口恶痢，粒米不入者。用石菖蒲一两，川黄连、甘草、五谷虫各三钱，为末，蜜汤调送少许。夏继玄方。○治三十六种风。不治者，并治癫痫风疾。用石菖蒲三斤，薄切日干，好酒一斛，以绢袋盛浸酒中，密封百日，视之如菜色，再以熟黍米五升，纳中，封十四日，取出日饮，无不效验。夏禹臣方。○治尸厥魇死，但痛啮其踵跟及足拇趾甲际即苏。或再用石菖蒲捣汁灌之。或用干者研末，白汤调灌亦可。《肘后方》。○治卒中客忤。用石菖蒲，捣汁灌之。《肘后方》。○治喉痹肿痛。用石菖蒲，捣汁含之。○治胎动不安，或腰痛，胎转抢心，或日月未足而欲产。并以石菖蒲根捣汁，温饮。《千金方》。○治耳卒聋闭。用石菖蒲一寸，蓖麻仁一粒，去壳同捣，作七丸，绵裹一丸，塞耳，日一换。《肘后方》。

《本草述》卷一二：癫痫风疾。九节菖蒲去毛，木臼捣末，以黑獖猪心一个，批开，砂罐煮汤，调服三钱，日一服。诸积鼓胀，食积，气积，血积之类，石菖蒲八两，剉，斑蝥四两，去翅足，同炒黄，去斑蝥不用，以布袋盛，拽去蝥末，为末，醋糊丸梧子大，每服三五十丸，温白汤下，治肿胀尤妙。或入香附末二钱。

《得配本草》卷四：苏鬼击。灌生汁。治温疟。浴浓汤。治肺虚吐血。配白面。治赤白带下。配破故纸。搽阴汗湿痒。配蛇床。治下痢噤口。佐四君。治神昏。佐犀角、地黄。热邪去，则胞络清。治癫痫。掺黑獖猪心蒸食。

《伤寒温疫条辨》卷六：治心气不足，精神恍惚，语言错妄，怔悸烦郁，健忘少睡，忧喜惨凄，夜多异梦，寐即惊魇，或发狂眩暴，不知人等证。菖蒲补心丸：石菖蒲、茯苓、茯神、远志、酸枣仁、柏子仁、地骨皮、熟黄精、山药、枸杞子、预知子等分，人参、朱砂减半，为末，炼蜜丸，如芡实子大，每嚼一丸，人参汤下。

白菖《别录》

【释名】水昌、水宿、茎蒲《别录》、溪荪、昌阳、水昌蒲《本草拾遗》。

【集解】《证类本草》卷三〇：〔陈藏器〕生水畔，人亦呼为昌蒲，与石上昌蒲都别。大而臭者是，亦名水昌蒲，根色正白。

【气味】味甘，无毒。〔《别录》〕《证类本草》卷三〇。

【主治】主食诸虫〔《别录》〕。去蚤虱〔陈藏器〕。《证类本草》卷三〇。

香蒲《本经》

【释名】睢蒲《太平御览》。

【集解】《本草原始》卷一：今人谓蒲槌为蒲棒。世多以姜黄末挽麦面充之，每称为罗过蒲黄。其色嫩黄可爱，其面细如黄粉。用是治病，安得获效？人当择色淡黄，有蕊屑者入药方真。《医林纂要探源》卷二：蒲黄甘，平。此菖蒲作花，其蕊屑也。蒲中抽茎，后有一长叶抱之，前有一短叶承之，花黄坐其中，作穗如杵。《植物名实图考》卷一八：香蒲，《本经》上品。其花为蒲黄，俗名蒲棒。《唐本草》注：根可葅者为香蒲，菖蒲为臭蒲。李时珍谓香蒲有脊而柔；泥菖蒲根大，节白而疏；水菖蒲根瘦，节赤稍密，即溪荪云。零娄农曰：蒲槌怒擎池中物耳。而《本草》以为香，《楚词》岂独纫夫蕙茝，旧说皆以茝为白芷，独《草木疏》据《说文》楚蓠、晋蘺、齐茝之说，

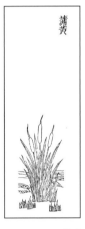

图 19-21-1　蒲黄
《图经（政）》

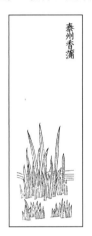

图 19-21-2　泰州
香蒲《图经（政）》

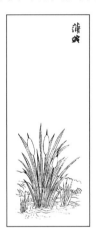

图 19-21-3　蒲黄
《图经（绍）》

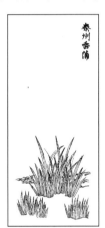

图 19-21-4　泰州香
蒲《图经（绍）》

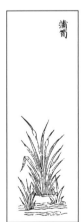

图 19-21-5　蒲笋
《饮膳》

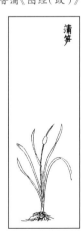

图 19-21-6　蒲笋
《救荒》

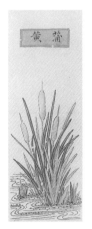

图 19-21-7　蒲黄
《品汇》

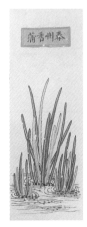

图 19-21-8　泰
州香蒲《品汇》

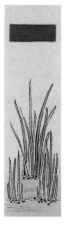

图 19-21-9 蒲
黄《雷公》

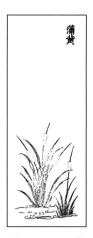

图 19-21-10 蒲
黄《三才》

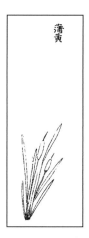

图 19-21-11 蒲
黄《原始》

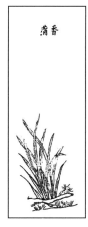

图 19-21-12 香
蒲《汇言》

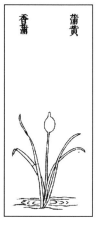

图 19-21-13 香蒲
蒲黄《本草汇》

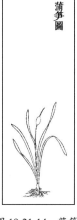

图 19-21-14 蒲笋
《草木典》

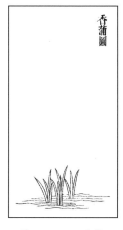

图 19-21-15 香蒲
《草木典》

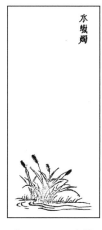

图 19-21-16 水蜡
烛《草药》

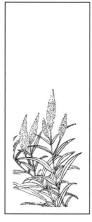

图 19-21-17 水蜡
烛《图考》

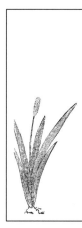

图 19-21-18 香蒲
《图考》

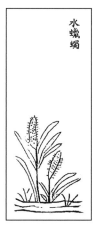

图 19-21-19 水蜡
烛《便方》

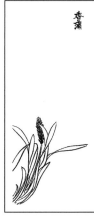

图 19-21-20 香蒲
《图说》

以为即莞苻。蓠乃莞蒲也，然则蒲为香草信矣。出污不染，沁粉屑金，媲之莲芰芝兰，纵不邻其发越，亦当结此幽贞。吴氏之说，独标颖异，故不糠秕其言。

蒲黄

【修治】《药性会元》卷上：凡使，须隔三层纸焙，令老黄色。或再蒸半日，焙干用之妙。《药性解》卷三：忌见铁器，宜隔纸焙黄蒸之，再焙用。

【气味】味甘、淡，气平，无毒。阳中之阴，降也。《本草约言》卷一。属阳，体轻，色黄，气微香，味甘，性平，能升能降。《药品化义》卷二。微甘，微寒。《本草正义》卷上。味甘、苦，性微寒，无毒。入肝、肾二经。《本草再新》卷三。

【主治】主心腹膀胱寒热，利小便，止血，消瘀血。又云：治一切吐、衄、唾、溺、崩、泻、扑、癥、带下等血，并皆治之。并疮疖，通月候，堕胎，儿枕急痛，风肿鼻洪，下乳，止泄精血利。如破血消肿则生用，补血止血则炒用。《汤液本草》卷四。主治一切吐血、唾血、衄血、崩血、肠风下血、尿血、扑血，血症，堕胎，带下，月经不调，心腹痛，膀胱寒热，产后诸血病。利小便，止血，消瘀血及游肿。《药性会元》卷上。疗跌扑抑损，理风肿痛疮。女人月不匀，非此莫调。产后儿枕，非此莫去。炒则补血而且止，生则破血而兼消。佐黄柏，君故纸，崩漏殊功。同槐花，使条芩，肠风立效。吐衄唾咯者，血热妄行也，用之立验。凝积癥瘕者，血瘀乱聚也，投之即去。《药鉴》卷二。

【发明】《本草纂要》卷二：血分之药也。主诸家失血。若吐血、衄血，若溺血、便血，或崩漏下血，或跌扑损血，或肠风下血，或肿毒出血，是皆血家之候，惟蒲黄可治之者也。大抵蒲黄之剂，清膀胱之源，利小肠之气。如血之上者，可以清之；血之下者，可以利之；血之瘀者，可以行之；血之积者，可以除之；血之闭者，可以破之；血之行者，可以止之。抑论凡药之性可行也不可止，可止也不可行，今也蒲黄之剂，行止之兼全者，果何为哉？吾闻生则利，熟则补；生则行，熟则止；所以破血之剂，用蒲黄而必宜生，止血之剂，用蒲黄而必宜熟；生则筛过如面嫩黄，则易破也；熟则炒过如煤存性，则易止也。若蒲莩粗末赤色者，须炒用；如面细嫩黄者，宜生用。《本草经疏》卷七：蒲黄得地之阴气，兼得金之辛味。其言甘平者，是兼辛而言也，非辛则何以能散邪？又禀天之阳气，故曰微寒而无毒也。如是则甘能和血，辛能散结，微寒能除热。入手少阴、太阳、太阴，足阳明、厥阴。故主心腹、膀胱寒热，利小便，止血，消瘀血。久服轻身、益气力者，是血热、瘀血、伤损之病去，而身轻力长也。欲止血，熟用；欲消血，生用。《本草经疏》卷七：一切劳伤发热，阴虚内热，无瘀血者禁用。《本草汇言》卷七：熹宗皇帝赐王司马有验李太医临方治关格上下不通，膈中觉有所碍，欲升不升，欲降不降，升降不行，饮食不下，大便不出。书云：关者，甚热之气。垢物无由而出，热在下焦，填塞不便也；格者，甚寒之气。水谷无由而入，寒在胸中，遏绝不进也。用真香蒲末一两，半夏曲六钱，川贝母五钱，苏子四钱，茯苓三钱，白术二钱，枳实、沉香各一钱，俱为极细末。如关病大便闭塞不便，本方加酒煮，九蒸九晒大黄一两，砂仁五钱，共为末，炼蜜丸，如黍米大。每空心服二钱，豆腐浆送下。如格病饮食不入，本方加肉桂一两，附子童便制五钱，白豆仁四钱，共为末，炼蜜丸，弹子大。噙口内，随津唾徐徐咽下。《**药品化义**》卷二：力生破血炒止血，性气薄而味厚，入脾经。蒲黄色黄气香，专入脾经。若诸失血久者，炒用之以助补脾之药摄血归源使不妄行，又取体轻行滞，味甘和血，上治吐衄咯血，下治肠红崩漏。但为收功之药，在失血之初用之无益。若生用，亦能凉血消肿。《**本草述**》卷一二：心腹膀胱寒热，利小便，止血消瘀血，治吐衄，尿泻血，痢血，及女子崩漏堕胎。又通经脉，疗血气，心腹痛，女子血症血晕，儿枕急痛。又治打扑血闷。方书主治：中风发热，咳嗽霍乱，鼻衄舌衄，吐血，溲血下血，心痛，胃脘痛，谵妄，滞下，小便不通，淋，舌咽喉。之颐曰：蒲水草黄，其夏火之华，英也。凡草木绽萼吐英，与夫荣实蒂落，莫不具春升、夏出、秋降、冬藏之象，至黄布花心，此又夏出吐英之荣极时也。第蒲黄四布花上若黄金，经久不变，是知蒲性精专在黄。夫百花有黄，花谢黄减，以非专精于黄者也，唯蒲黄乃尔，然亦具夏火、长夏土、秋金三义。《**本草新编**》卷二：入肺经。能止衄血妄行，咯血、吐血亦可用，消瘀血，止崩漏白带，调妇人血候不齐，去儿枕痛，疗跌扑折伤，亦佐使之药，能治实，而不可治虚。虚人用之，必有泄泻之病，不可不慎也。《**本草求真**》卷八：蒲黄，生用宣瘀通滞，炒用止血。蒲黄专入肝。味甘气平，功用无他。但以生用熟用炒黑，分其治法耳。以生而论，则凡瘀血停滞，肿毒积块，跌仆伤损，风肿痈疮，溺闭不解，服之立能宣泄解除。《**本草求原**》卷五：蒲黄甘和血，辛开结。春出水中，夏生黄花如金，经老不变，是具水之体，达火土之用，卒布金化以配火孕水，而上下环转者也。故治心腹寒热，金水互为升降，则阳得阴化，阴得阳化，而寒热自除。利小便，肺气下降，则能通调水道以下输。止血、消瘀血，升降不息则水化气，气化血，自然能消能止。故热伤血而衄，则合清凉以化热，如鸡苏散是也；寒湿伤血，又合温燥以化寒而血俱止，如黑神散是也。舌肿满口，木舌，皆血瘀所致。寒者合干姜掺之，热者服三黄丸，而以此末掺之。或从阳引之，或从阴降之，而皆不舍此味，以其能先升后降以解寒热也。《**增订伪药条辨**》卷二：蒲黄蒲，水草也。蒲黄乃香蒲花中之蕊，屑细若金粉。始出河东泽中，今处处有之，以秦州出者为良。近今药肆中，或以松花伪充。按松花气味辛温，蒲黄气味甘平，松花能除风，蒲黄能消痰，性既不同，功亦各异，胡得伪充以害人乎？况失笑散中有用蒲黄，为治产后瘀血攻心之妙方，若用松花伪充，则贻误不少矣。炳章按：蒲黄乃蒲草之花蕊，色淡黄，是花茸花蕊相合，名草蒲黄，为佳。又有一种苏州来者，曰蒲黄面，色老黄，屑细滑若粉，入罐煎之如糊胶一般，服之令人作呕，且不能入喉。吾绍初到时，人人以此为地道，各大药铺争先置备，后因病人不能服，向医生责问，始识受蒲黄面之害，乃通告各药铺，禁其沿用。今仍用草蒲黄，郑君所云屑细若金粉，或亦是此物，不识以何物伪作。亦非松花粉，盖松花粉色淡黄质轻，蒲黄面质重色老黄。然总是害人赝品，应当革除之。

【附方】《本草经疏》卷七：治产后诸血病。得炒黑干姜、炒黑豆、泽兰、当归、川芎、牛膝、生地黄。治溺血。同车前子、牛膝、生地黄、麦门冬。治血崩、血淋。同阿胶、白胶、人参、麦门冬、赤茯苓、车前子、杜仲、川续断。消重舌。生纳舌下，数数易之。治一切跌扑伤损，瘀血停滞腹中，生蒲黄煮浓，和童便饮之良。

《本草汇言》卷七：治吐血、衄血，不拘男妇老幼。用蒲黄末微炒，每服三钱，白汤调送。《简要济众方》。○治小便溺血血淋，大便肠风漏血。用生蒲黄微炒，每空心服三钱，生地黄煎汁调服。甄氏方。○治妇人血崩经漏。用蒲黄炒焦，当归、川芎、熟地、牡丹皮各二钱，煎汤调服。同前。○治小便不通。用生蒲黄、海金砂各等分，白汤调服，早晚各二钱。同上。

蒲蒻

【释名】蒲笋《得配本草》、香蒲根《随息居饮食谱》、蒲菜《本草省常》。

【集解】《本草发明》卷二：其始生取其中心，入地未出水时，红白色，啖之甘脆，以苦酒浸之，味如笋鲜美，亦可为鲊用。《得配本草》卷四：蒲初生中心白者，曰蒻，可煮汁煎药。

【气味】味甘，寒，无毒。《食鉴本草》卷下。甘，凉。《随息居饮食谱·水饮类》。性寒。《本草省常》。

【主治】去热燥，利小便。《食鉴本草》卷下。清热，养血，消痈，明目，利咽喉，坚牙，通二便。《随息居饮食谱·水饮类》。去燥热，利小便，止消渴，和血脉。疗妊娠劳热，治胎动血崩。配粟米煮食，治热毒痢。蒲初生中心白者，曰蒻，可煮汁煎药。《得配本草》卷四。去热，利小便。生啖，甘脆，止消渴。煠食亦佳。《每日食物却病考》卷上。性寒。清肠胃热，利二便，散瘀血。久食明目坚齿，益气轻身。《本草省常·菜性类》。

蒲包草

【集解】《本草纲目拾遗》卷三：草部上蒲包草《活人书》：又名鬼蜡烛。《新语》云：水蜡烛，草本，生野塘间，秋杪结实，宛与蜡烛相似。有咏者云：风摇无弄影，煤具不燃烟，以其开花结实，俨似蜡烛，故名。○汪连仕《采药书》：蒲萼即蒲草。南人呼莎草，北人呼板枝花，结实为鬼蜡烛，其粉即蒲黄。《草药图经》：水蜡烛水蜡烛，根头即毛蜡烛。

【主治】能生血，能散血。《草药图经》。

【附方】《本草纲目拾遗》卷三：治瘰疬。蒲包草连根采来，洗去泥，切寸段。砂锅煎汤，代茶饮，不论男女皆愈。但妇人服此，愈后终不受孕。须服北京真益母丸四五两，可解之。

水萍《本经》

【释名】水花、水白、水苏《别录》、伏平草《滇南本草》。

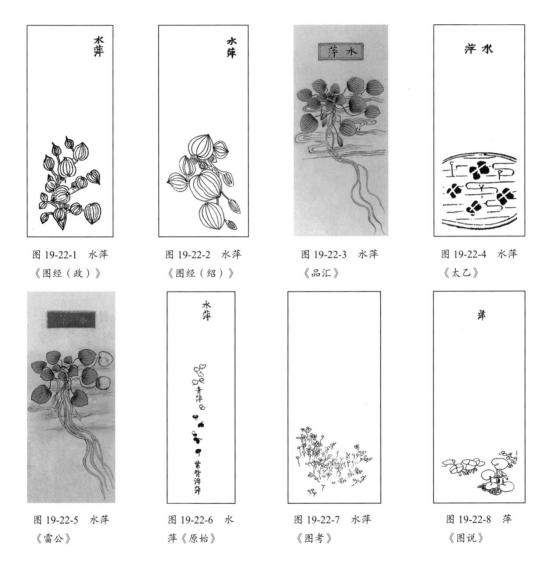

图 19-22-1 水萍 《图经（政）》

图 19-22-2 水萍 《图经（绍）》

图 19-22-3 水萍 《品汇》

图 19-22-4 水萍 《太乙》

图 19-22-5 水萍 《雷公》

图 19-22-6 水萍《原始》

图 19-22-7 水萍 《图考》

图 19-22-8 萍 《图说》

【集解】《药性粗评》卷三：水萍发汗亦堪图。水萍，一名水苏。浮生水面，叶圆径寸，背紫色，与溪涧所生小小者不同。江南池泽处处有之。三月采，暴干。味辛、酸，性寒，无毒。主治汗闭，与麻黄同功。高奉先《采萍歌》曰：不在山，不在岸，采我之时七月半。惧甚瘫风与痪风，些小微风都不算。豆淋酒内下三丸，铁幞头上也出汗。但此言七月采，与前言三月采不同。《太乙仙制本草药性大全·本草精义》卷二：生雷泽池泽。系柳絮随风飞起入池沼，得水生成。小者藻，背面俱青；大者萍，面青背紫，下无根蒂，水面漂浮。入药拯疴，惟萍可用。七月半采，依法曝干，竹筛摊开，水盆架住，曝向烈日才得燥干盆无水则不燥，研末细罗蜜丸弹大，豆淋酒化，空心顿吞。

【修治】《本草品汇精要》卷一一：为末或捣汁用。《本草述》卷一二：紫背浮萍者入药良。面背皆绿者，不可用也。七月采之，拣净，以竹筛摊之，下置水一盆映之，日晒方易干也。

【气味】味辛、酸，寒，无毒。《图经本草药性总论》卷上。性寒，味苦。《滇南本草》卷中。

【主治】利膀胱积热，洗皮肤之风。疗妇人诸经客热，清胎热，妇人湿热带下用之。《滇南本草》卷中。主消渴，时行热病，发汗甚有功。《医学统旨》卷八。发表出汗，泄湿清风。浮萍辛凉发表，治瘟疫斑疹，疗肌肉麻痹，中风喎斜瘫痪，医痛疽热肿，隐疹瘙痒，杨梅、粉刺、汗斑皆驱。利小便闭癃，消肌肤肿胀，止吐衄，长须发。《玉楸药解》卷一。去皮肤风热。作汤浴，治遍身疮癞，去瘙痒。治筋肉痿痹。《医林纂要探源》卷二。发汗，祛风，利水。治一切风热肿毒，风湿麻痹，无名风疾，及脚气扑伤。《得配本草》卷四。

【发明】《本草经疏》卷九：水萍专得水气之清阴，故味辛气寒，《别录》兼酸无毒。盖其体轻浮，其性清燥，能祛湿热之药也。热气郁于皮肤则作痒，味辛而气清寒，故能散皮肤之湿热也。寒能除热，燥能除湿，故下水气。酒性湿热，而萍之质不沉于水，其气味辛寒，轻清而散，故能胜酒。血热则须发焦枯而易堕，凉血则荣气清而须发自长矣。《别录》主消渴者，以湿热之邪去，则津液自生而渴自止也。其曰下气，以沐浴、生毛发者，亦以寒能除热、凉血之验也。热邪不干，荣气清旺则能获轻身矣。《本草汇言》卷七：水萍，韩保升发汗驱风，下水气，时珍化丹毒之药也。葛小溪稿此专得寒水清阴之气以生，夏天清阳之气以长。体轻性燥，《日华》善去皮肤湿热风疹。又作汤沐浴，《别录》生长毛发。他如风湿痿痹，瘫痪不起者，疠风恶毒，思邈筋骨颓败者，用此屡建奇功。又如水肿，藏器因热郁小便闭结为患者，用此亦无不愈也。但性燥气寒，善于发汗，力胜麻黄，下水功同通草。如表气虚而自汗出者勿用。前贤朱丹溪曰：浮萍发汗，胜于麻黄。俗医用治时行热疾无汗者，大有功效。其方用四月中初出浮萍晒干一两，麻黄去根节五钱，甘草二钱，共研细末。每用二钱，葱头汤乘热调服，汗出乃瘥。《分部本草妙用》卷四：予闻昔葛可久治一徽人发背，未萌初萌之际，胗其脉，一发即毙也。其人拜求救命。以此煮熟淡食，即吃粥饭，亦以此作菜，月余发一小疮于背，不致为害。消毒之功，岂浅哉？《冯氏锦囊秘录》卷三：水萍，专得水气之清阴，故味辛酸，气寒，无毒。其体轻浮，其性清燥，故能散皮肤之湿热，而下水胜酒，消渴发汗之需也。水萍，背面俱青而小者名藻，面青背紫而大者为萍。入药用萍，七月半采，置筛架水，晒干研末，蜜丸弹大，一切瘫风中风，空心酒服三丸，发汗骤来，驱风速退。仍治时行热病，堪浴遍身痒疮。消水肿，利小便。发汗力比麻黄，下水功同通草。苟非大实大热，表虚自汗者勿用。《本经逢原》卷二：下水气者，兼通阳明肉理也。胜酒者，阳明通达而能去酒毒也。长须发者，毛窍利而血脉荣也。止消渴者，经气和而津液复也。浮萍为祛风专药。去风丹，用紫背浮萍为末，蜜丸，弹子大，豆淋酒下一丸。治大风癞风，一切有余，风湿脚气及三十六种风皆验。而元气本虚人服之，未有不转增剧者。至于表虚自汗者，尤为戈戟。《本草求真》卷四：浮萍入肝散风，入脾利湿。浮萍专入肝脾。浮于水上，体轻气浮，辛寒。古人谓其发汗胜于麻黄，下水捷于通草一语，括尽浮萍治功，故凡风湿内淫，瘫痪不举，在外见肌肤搔痒，一身暴热，在内而见水肿不消，小便不利，用此疏肌通窍。俾风从外散，湿从下行，而瘫与痪其悉除矣。至《本经》载长须发者，以毛窍利而血脉荣也。风去血荣。止消渴者，以经气和而津液复也。热去津生。胜酒者，以阳明通达而能去酒毒也。总皆因其体浮，故能散风。因其气寒，故能胜热。因其产于水上，故能以水利水耳！用浮萍其背紫色为末，蜜丸弹子大，空心酒服。然必大实大热，方可用此。若表虚自汗者，其切禁焉。烧烟辟蚊亦佳，但气虚切勿近此。绣见有一妇人用此辟蚊，其儿仅两周耳，因此即毙。《本草思辨录》卷二：水萍浮于水面，而味辛气寒，能发皮肤中湿热之邪汗，故《本经》主暴热身痒。《伤寒论》云：不得小汗出，身必痒。其身痒为有风寒之邪，宜以麻、桂取微汗。此则湿热不汗出而痒，故水萍主之。水萍亦汗药也，而与麻、桂有霄壤之殊。丹溪谓发汗胜于麻黄，不加分别。后遂有视水萍为峻剂而不敢用者矣。《本经》以下水气，止消渴，两许水萍。盖以其状外帖水面，内含血络，水不能濡，则水气自下；日不能烁，则阴液固充，此效之所以并呈也。《本经》未尝言风，而后世以风药推之。要知其所治为风热之风，非风寒之风。如《古今录验》以水萍与牛蒡子、薄荷治风热瘾疹，则药病相当矣。

【附方】《本草集要》卷三：水肿，小便不利。捣汁饮之。又，末服方寸匕，日二服良。恶疾遍身疮。浓煮汁，渍浴，半日效。此方甚奇古。

《本草汇笺》卷四：梅疮初发。以鲤鱼一尾，剖腹，入晒干紫萍及麻黄五钱，扎固，麻油煎熟，即将滚热酒冲下煮烂，连酒食之，出汗，毒邪自散。

《药性粗评》卷三：遍身恶疮风疥。作汤沐浴可愈。可傅面。小萍，暴干为末。治水肿，利小便，愈火烧疮。捣汁服之。热毒。取生浮萍，捣汁傅之令遍，良。蚊虫。五月五日取浮萍，阴干烧烟，其蚊自去。

《太乙仙制本草药性大全·仙制药性》卷二：水肿，小便不利。捣汁饮之。又末服方寸匕，日三服良。恶疾遍身疮者。取水中浮萍，浓煮汁，渍浴半日多效。此方甚奇。治少年面上起细疱。按浮萍盒之，亦可饮少许汁，良也。发背初得，毒肿焮热赤烂。捣和鸡子清贴之良。治中水毒，手足指冷即是，或至膝肘。以浮萍日干，服方寸匕差。治小便不利，膀胱水气流滞。以浮萍日干为末，服方寸匕，日一二服良。凡热毒。取浮萍捣汁傅之令愈。

《得配本草》卷四：治夹惊伤寒。佐犀角、钩藤。治身体虚痒。佐四物、黄芩。治杨梅疮初发。入鲤鱼腹内，麻油、酒煮。治胬肉攀睛。研烂入冰片少许，贴眼上。紫背者佳。拣净，以竹筛摊晒，干用。浴遍身风疾恶疮。取鲜者煮汁。烧烟，辟蚊。发汗胜于麻黄。血虚肤燥、服之血涸则死。气虚风痛，服之汗出不止。二者禁用。

<h1 style="text-align:center">苹《吴普本草》</h1>

【集解】《寿世秘典》卷三：苏恭言：有三种，大者名苹，中者名荇，小者即水上浮萍，处处池泽止水中甚多。季春始生，或云杨花所化，一叶经宿，即生数叶，叶下有微须，即其根也。一种背面皆绿者。一种面青背紫者，谓之紫萍，入药为良。诸家本草皆以苹注浮萍，盖由苹、萍二字音相近也。别有一种萍蓬草，茎大如指，叶似荇叶而大，初生如荷叶，六七月开黄花，结实状如角黍，长二寸许，内有细子一包如罂粟，泽农采之，洗擦，去皮，蒸曝，舂取米作粥饭食之。其根大如藕，俭年人亦食之，香味如栗，俗呼水栗子。《植物名实图考》卷一八：苹，四叶合成一叶，如田字形。或以其开小白花，因呼白苹。或谓生水中者为白苹，生陆地者为青苹，水生者可茹云。

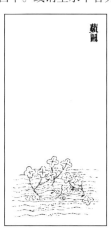

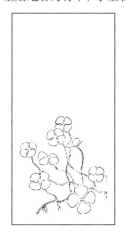

图 19-23-1　苹　　　　图 19-23-2　苹《草　　　　图 19-23-3　苹《图
《食物》　　　　　　　　木典》　　　　　　　　　考》

【气味】味辛酸，寒，无毒。《本草医旨》卷二。

【主治】长须发，主消渴，下气，久服轻身。《本草医旨》卷二。

【发明】《食物本草》卷一九：程氏夫妻性好嗜鳖。一日，偶得巨鳖，嘱婢修事，时暂出外。婢念手所杀鳖，不知其几，今此巨鳖，心欲释之，甘受棰挞耳。遂放池中。主回索鳖，对以忘失，遂遭痛打。后感疫疾将死，家人舁至水阁，以俟命尽。夜忽有物池中出，身负萍藻，涂于婢身。热得凉解，病乃渐愈。主怪不死，诘之，具以实对。主不信，至夜潜窥，则向所失鳖也。阖门惊叹，永不食鳖。

<h1 style="text-align:center">龙舌草《本草纲目》</h1>

【集解】《本草纲目》卷一九：龙舌生南方池泽湖泊中。叶如大叶菘菜及茇苴状。根生水底，

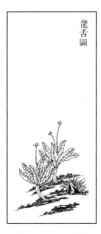

图 19-24-1 龙舌
《草木典》

抽茎出水，开白花。根似胡萝卜根而香，杵汁能软鹅鸭卵，方家用煮丹砂，煅白矾，制三黄。

【气味】甘，咸，寒，无毒。《本草纲目》卷一九。

【主治】痈疽，汤火灼伤，捣涂之。《本草纲目》卷一九。

苦草《本草纲目》

【气味】酸，寒。《续医说》卷一〇。苦，温，无毒。《本经逢原》卷二。

【主治】产后煎服，能逐恶露。○治嗜食干茶，面黄无力，为末，和炒芝麻，不时嚼之。《本经逢原》卷二。主治白带，又主好嗜干茶面黄二种病。《本草纲目拾遗》卷四。

【发明】《续医说》卷一〇：苦草吴中习俗相传，产妇恶血不尽，单服苦草一味，以为圣药。殊不知白芍药丹溪禁用，以其酸寒，恐伐生气故耳。况苦草之至寒者乎？有信服者，他日必生心腹之疾。或白带、血崩、漏下之证，经年不痊。戕贼元气，竟不知遗害于后也。初产之妇，气血俱虚，大宜温热之剂，岂可轻用寒凉，重伐其发生之气也！《经》曰无伐化，无违时，必养必和，待其来复，此之谓也。余尝考诸本草及诸方书皆不载，不知吾吴中始于何人，而传袭之误如此，莫之能革，产家切宜知此。《本经逢原》卷二：苦草香窜，入足厥阴肝经，理气中之血。产后煎服，能逐恶露。但味苦伐胃，气窜伤脑，膏粱柔脆者，服之减食作泻，过服则晚年多患头风。昔人畏多产育，以苗子三钱，经行后曲淋酒服，则不受妊，伤血之性可知。

蜈蚣萍《本草纲目拾遗》

【集解】《本草纲目拾遗》卷五：蜈蚣萍生溪涧田港止水中，若流水则不生，形如蕨萁，中一茎，两旁细叶攒对，似蜈蚣状，故名。叶颇糙涩，不似浮萍之光泽。《纲目》水藻集解下有马藻，叶亦对生，形亦微似，而实非一物。盖藻可食，此则不可食。故主治亦别也。俗呼边箕萍。《群方谱》：麻藻，萍之异种，长可指许，叶相对联缀，不似萍之点点清轻也。按：麻藻，即今蜈蚣萍。

【主治】治虱。《同寿录》：蜈蚣萍晒干烧烟熏之，则一切跳蚤壁虫皆除。《本草纲目拾遗》卷五。

油灼灼 姚氏《食物本草》

【释名】马尿花、水旋覆《滇南本草》。

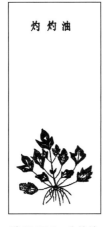

图 19-27-1　油灼灼
《野谱》

图 19-27-2　油灼灼
《茹草》

图 19-27-3　油灼灼
《草木典》

【集解】《救荒野谱》：〔姚氏《食物本草》卷首〕油灼灼，食叶。生水边，叶光泽。生熟皆食，又可作干菜。油灼灼，光错落。生岸边，照沟壑。沟壑朝来饿殍填，骨肉未冷攒乌鸢。《滇南本草》卷中：生海中，草地边，仙人塘，近华浦前。《植物名实图考》卷一七：马尿花生昆明海中，近华浦尤多。叶如荇而背凸起，厚脆无骨，数茎为族，或挺出水面；抽短葶开三瓣白花，相迭微皱。

【气味】性微寒，味苦、微咸。《滇南本草》卷中。

【主治】治妇人红崩白带，水旋覆为末，熟水牛肉同食，甚效。《滇南本草》卷中。

眼子菜 姚氏《食物本草》

【释名】牙齿草、牙拾草《滇南本草图说》。

【集解】《救荒野谱》：〔姚氏《食物本草》卷首〕眼子菜食叶。生水泽中。叶青背紫，茎柔滑而细，长可数尺。六七月采之，熟食。眼子菜，如张目，年年盼春怀布谷，犹向秋来望时熟。何事频年倦不开，愁看四野波漂屋。《滇南本草图说》卷四：牙齿草，一名牙拾草。生田中，似谷形，取入药用。《植物名实图考》卷一七：牙齿草牙齿草生云南水中。长根横生，紫茎，一枝一叶，叶如竹，光滑如荇，开花作小黄穗。

【气味】性寒，味苦、涩。《滇南本草图说》卷四。

【主治】妇人赤白带下，或成崩症。亦治红白痢疾、大肠下血，最效。《滇南本草图说》卷四。

图 19-28-1　眼子菜
《野谱》

图 19-28-2　眼子菜
《茹草》

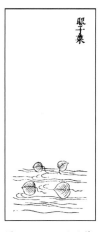

图 19-28-3　眼子菜
《三才》

图 19-28-4　眼子菜
《草木典》

【附方】《滇南本草》卷中：治赤白痢疾日久者。牙齿草、山查，各等分，沙糖二钱，同煎服。

荇米《植物名实图考》

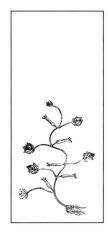

图 19-29-1　荇米
《图考》

【释名】茶菱、藻心《植物名实图考》。

【集解】《植物名实图考》卷一七：荇米生陂塘。直隶谓之荇米，固始谓之茶菱，江西义宁谓之藻心。蔓生水中，长柄圆叶，似初生小葵而扁；一边生叶，一边结箈子，长四五分；端有三叉，俗亦呼三叉草。箈内实如莲，须长二寸许。以芝麻拌熝，香气扑鼻，可以饤盘；用为茶素，洁馨。

【主治】颇宜脾胃。《植物名实图考》卷一七。

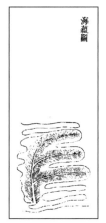

图 19-30-1　海蕰
《草木典》

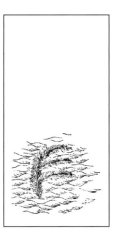

图 19-30-2　海蕰
《图考》

海蕰《本草拾遗》

【释名】《调疾饮食辩》卷三：海蕰，《纲目》曰：蕰，乱丝也。此叶似之，故名。与海藻同种异类，犹水藻之有水蕰也。功同海藻。

【集解】《证类本草》卷八：〔《本草拾遗》〕生大海中，细叶如马尾，似海藻而短也。《植物名实图考》卷一八：盖海藻之细如乱丝者。

【气味】味咸，寒，无毒。〔《本草拾遗》〕《证类本草》卷八。

【主治】主治瘿瘤、结气在喉间，下水。《植物名实图考》卷一八。利水消瘿。服甘草者忌之。《本草省常·菜性类》。

海带《嘉祐本草》

【集解】《太乙仙制本草药性大全·本草精义》卷二：海带生东海池泽中石上。似海藻而粗且长。登州人采取干之，柔韧可以系束物。今医家用下水，速于海藻、昆布之类。《医林纂要探源》卷二：滑长而厚，色赤黑，有圆短稍白者，曰海白菜。

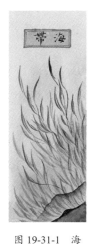
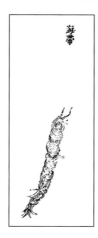
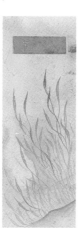
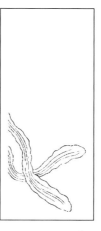

图 19-31-1 海带《品汇》　　图 19-31-2 海带《蒙筌》　　图 19-31-3 海带《雷公》　　图 19-31-4 海带《图考》

【气味】味甘、咸，性寒滑。不可与甘草同食。《饮食须知·菜类》。咸、甘，凉。《随息居饮食谱·蔬菜类》。

【主治】散瘿囊兼理气瘰，亦疗风淫，更下水湿。《太乙仙制本草药性大全·仙制药性》卷二。行痰泄火，消瘿化瘤。咸寒疏利，清热软坚，化痰利水。治鼓胀瘿瘤，与昆布、海藻同功。《玉楸药解》卷一。补心，行水，消痰软坚。消瘿瘤结核，攻寒热癥疝，治脚气水肿，通噎膈。《医林纂要探源》卷二。软坚散结，行水化湿，故内而痰饮、带浊、疝胀、疝瘕、水肿、奔豚、黄疸、脚气，外而瘿瘤、瘰疬、痈肿、瘘疮，并能治之。解煤火毒，析酲消食。荤素金宜。短细者良。海藻、昆布粗不中食，入药功同。《随息居饮食谱·蔬菜类》。

【发明】《本草省常》：服半夏、甘草者忌之。

海藻《本经》

【释名】《通志·昆虫草木略》卷七五：海藻类紫菜而粗恶，曰落首，曰藫，曰石衣，曰海萝。《宝庆本草折衷》卷九：藻之生于海者，故以海藻名，即本条所载性用者是也。藻之生于河者，则以水藻名，即《诗》所咏采于行潦者是也。

【集解】《太乙仙制本草药性大全·本草精义》卷二：生东海池泽，出登、莱诸州海中。凡水中皆有藻，水草。生水底有二种，一种叶如鸡苏，茎如箸，长四五尺；一种茎如钗股，叶如蓬蒿，谓之聚藻，扶风人谓之藻聚，为发声也。二藻皆可食，熟挼其腥气，米面糁蒸为茹甚佳。荆扬人饥荒以当谷食。今谓海藻者，乃是海中所生，根着水底石上，黑色，如乱发而粗大少许，叶类水藻而大，谓之大叶藻，《本经》云主瘿瘤是也。海人以绳系腰，没水下而得之，旋系绳上。又有一种马尾藻，生浅水中，状如短马尾，细黑色，此主水癊，下水用之。反甘草。

【气味】味苦、咸，寒，无毒。《图经本草药性总论》卷上。

【主治】主瘿瘤气，颈下核，破散结气，痈肿癥瘕坚气，腹中上下鸣，下十二水肿。疗皮间积聚，暴癀，留气热结，利小便。《珍》云：洗去咸，泄水气。《汤液本草》卷四。其用有二：利水道，通闭结之便；泄水气，消遍身之肿。〔《医要集览》〕《珍珠囊·诸品药性主治指掌》。

【发明】《绍兴本草》卷一一：海藻生于海中，亦海菜之属也。性味主治具载《经》注，今医方用此治瘿瘤及下水颇验。当从《本经》味苦咸、寒、无毒是也。《本草经疏》卷九：海藻全禀海中阴气以生，故味苦咸、寒而无毒。气味俱厚，纯阴，沉也。苦能泄结，寒能除血热，咸能软坚润下，故《本经》主瘿瘤气，颈下核，破散结气痈肿，癥瘕坚气，及腹中上下鸣，下十二水肿，疗皮间积聚，暴，瘤气结热，利小便。洁古专消瘿瘤、马刀、瘰疬诸疮，坚而不溃者。《经》云：咸能软坚。荣气不从，外为浮肿，随各引经治之，肿无不消。《本草汇言》卷七：散瘿气，消痈肿，化癥瘕，《本经》下水肿之药也。鲁当垣稿此药治瘿核、马刀诸疮，坚而不溃，溃而不敛者。咸能软坚，寒能泻热。如营气不调，外为痈肿，随各引经药配之，肿无不消。又《李氏方》兼治水肿脚气，留饮结痰之湿热。使邪气从小便中出，取咸入肾达膀胱，有润下分消之意。如脾虚胃弱，血气两亏者，勿用之。《医宗必读·本草征要》上：脾家有湿者勿服。《本草述》卷一二：《本经》主治瘿瘤结气，并痈肿癥瘕坚气，其散结破坚者，总归于能达阴中之气。夫人身至阴之气，水化出焉，故《本经》更云下十二水肿，即此推之。如先哲所云起男子阴，消男子疾，岂非有益于阴气，而的能奏功如是欤。第谓南人多食，北人食之则生诸疾者，合于时珍咸能润下，寒能泄热之说，则知此味宜于阴气虚而化湿热者，如阴气虚而病于寒，则不宜也。《本草备要》卷一：其用在咸，似不宜过洗。《本草新编》卷四：味苦、咸，气寒，无毒。云有

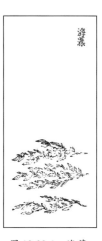

图 19-32-1　海藻
《图经（政）》

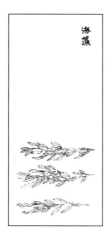

图 19-32-2　海藻
《图经（绍）》

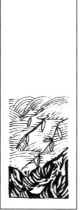

图 19-32-3　海
藻《歌括》

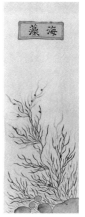

图 19-32-4　海
藻《品汇》

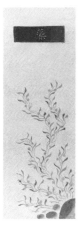

图 19-32-5　海
藻《食物》

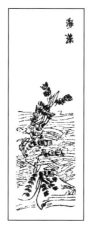

图 19-32-6　海藻
《蒙筌》

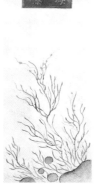

图 19-32-7　海藻
《雷公》

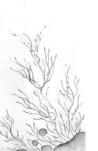

图 19-32-8　炮
制海藻《雷公》

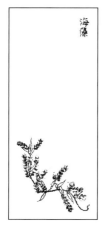

图 19-32-9　海藻
《原始》

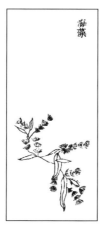

图 19-32-10　海藻
《类纂》

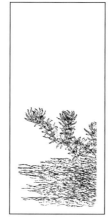

图 19-32-11　海藻
《图考》

图 19-32-12　海藻
《图说》

毒者，非。反甘草，入脾。治项间瘰疬，颈下瘿囊，利水道，通癃闭成淋，泻水气，除胀满作肿，辟百邪鬼魅，止偏坠疝疼。此物专能消坚硬之病，盖咸能软坚也。然而单用此一味，正未能取效，随所生之病，加入引经之品，则无坚不散矣。或问：海藻消坚致效，亦有试而言之乎？夫药必有试而言之，则神农氏又将何试哉。虽然言而未试，不若试而后言之为验。予游燕赵，遇中表之子，谈及伊母生瘿，求于余。余用海藻五钱、茯苓五钱、半夏一钱、白术五钱、甘草一钱、陈皮五分、白芥子二钱、桔梗一钱，水煎服，四剂而瘿减半，再服四剂，而瘿尽消，海藻治瘿之验如此，其他攻坚，不因此而可信乎。

【附方】《药性粗评》卷二：留饮不消。凡腹中宿食留饮，停而不消者，以海藻洗去盐，焙干，研为末，每用一二钱，温水调下。瘿气结核。凡颈下结囊，欲成瘿或结核，欲成瘤者，海藻一斤，洗净，清酒二升，春夏浸二日，秋冬三日，每服二合，日三次，酒尽更合饮之，以消为度。

《太乙仙制本草药性大全·仙制药性》卷二：颔下瘰疬如梅李。取一斤洗净，酒一升，渍数日，稍稍饮之。○颈下卒结囊，欲成瘿。同前法。又同昆布等分为末，蜜丸如杏核大，含之，稍稍咽汁。○又方用一斤，洗去咸，酒浸饮之。○瘿酒方。用一斤，绢袋盛，以清酒浸，春夏二日，秋冬三日，日三服，服尽，滓曝干为末，服方寸，不过两服即差。疗膀胱气如神。太乙曰：凡使先须用乌豆并紫背天葵和海藻，三件同蒸一伏时，候日干用。

昆布《别录》

【释名】海昆布、纶组、石发、陟厘《太乙仙制本草药性大全》。

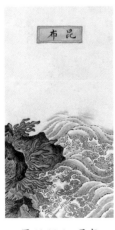
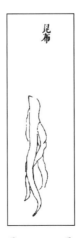
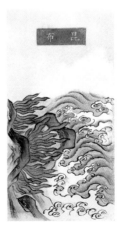
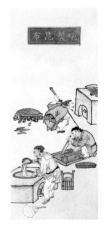

图 19-33-1 昆布《品汇》　　图 19-33-2 昆布《蒙筌》　　图 19-33-3 昆布《雷公》　　图 19-33-4 炮制昆布《雷公》

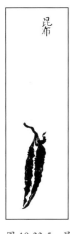

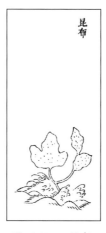
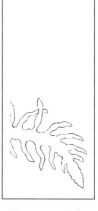

图 19-33-5　昆　　　　图 19-33-6　昆布　　　　图 19-33-7　昆布　　　　图 19-33-8　昆布
布《原始》　　　　　《汇言》　　　　　　　《本草汇》　　　　　　《图考》

【集解】《药性粗评》卷二：昆布，此与海藻同类，柔韧如麻，故名。海人以为菜茹。生东海及高丽国，采制俱与海藻同。《太乙仙制本草药性大全·本草精义》卷二：生东海，今出登莱诸州，色类似苔而粗涩为异。又云藻叶似蕨而大，生海底。且陟厘下自有条，味性功用与海藻全别。又生江南池泽，乃是水中青苔，古人用以为纸，亦青黄色，今注以为石发是也。

【修治】《药性会元》卷上：煮去咸味，焙干，到用。

【气味】味咸，寒，滑，无毒。《千金要方·食治》卷二六。气寒，味大咸。无毒。《医学统旨》卷八。

【主治】下十二水肿、瘿瘤结气、瘘疮，破积聚。《千金要方·食治》卷二六。破疝气，散瘿瘤及结聚。利水道，治鼠瘘，去面肿恶疮，善主阴，下热烦气。多服令人腹冷痛，发气吐白沫。《太乙仙制本草药性大全·仙制药性》卷二。

【发明】《本草经疏》卷二：昆布得水气以生，故味咸、气寒而性无毒。咸能软坚，其性润下，寒能除热散结，故主十二种水肿，瘿瘤聚结气，瘘疮，东垣云：瘿坚如石者，非此不除，正咸能软坚之功也。详其气味、性能、治疗，与海藻大略相同。故同一简误也。《本草汇言》卷七：昆布，去顽痰，利结气，吴普消瘿疬之药也。黄正旸稿《别录》方又治十二种水肿，并阴疝瘕诸疾，总不过为消痰下气故也。古方噎隔证恒用之，亦取此意。但此性雄于海藻，不可多服，令人瘦削。《本草述》卷一二：海藻、昆布，其功大都相同。用者谓其寒能润下，咸能软坚，第在他药中亦有兼之者，如谓此二种，本于海咸之气所生为有异耶？则海咸之气味所生，寒而咸者不少矣，何独取此种以奏前功也？毋亦以其润下软坚者，因其与水浮沉之性，故从上而下，能致其流湿之用乎？观其下而治男子阴，即上而颈核，更上而面肿，无不奏效，则其用可思矣。是流湿引水者，乃二物之所独擅，而散结破坚，即流湿引水之能事，不与他味例视者也。虽然如《本经》首言治瘿瘤结气，即如阴，皆属膀胱结气，气属阳，本不聚而成形，所为诸患，皆阴畜乎阳也。此种破阴之蓄以达阳，恐亦不得恃其寒能泄热而独任之，须有以佐其破阴者，如海藻酒之治瘿，必藉酒以行，又如昆布臛皆合葱白、姜、橘、椒之力以为功，是不可以推类乎哉？

【附方】《药性粗评》卷二：咽喉热肿。取昆布捣汁饮之。瘿气结核。昆布一二两，洗去咸味，焙干为末，蜜丸如梅李大，含而咽之。一方：捣烂，每以一丸如弹大者，绵裹于好醋中浸过，含而咽之，味尽再含，俱以消为度。

《太乙仙制本草药性大全·仙制药性》卷二：瘿气结核，肿硬。用一两，洗去咸，捣为散，每以一钱，绵裹，于好醋中浸过，含咽津，药味尽，再含之。○颔下卒结囊渐大，欲成瘿。以昆布、海藻等分为末，蜜丸，含如杏核大，稍稍咽汁。○治五瘿。用一两，并切如指大，醋浸，含咽津，愈。太乙曰：凡使先弊甑箪同煮，去咸味，焙，细到用。每修事一斤，用甑箪大小十个。同昆布细到，二味各一处，下东流水，从巳煮至亥，水旋添，勿令少。○昆布臛法。用一斤，以白米泔浸一宿，洗去咸味，以水一斗，令向热擘，长三寸，阔四五分，仍取葱白一握，二寸切断，擘之更煮，令昆布烂极，仍下醋豉糁调和，一依臛法，不得令咸酸，以生姜、橘皮、椒末等调和，宜食粱米、粳米饭。海藻亦依此法，极下气大效，无所忌。

三棱《开宝》

【释名】京三棱、草三棱、鸡爪三棱《开宝本草》、黑三棱、石三棱、荆三棱《图经本草》。

【集解】《宝庆本草折衷》卷一一：《图经》论诸三棱本为一物，虽则云然，而《博济方》金锁元乃以草三棱与京三棱兼行，故《图经》又言力有刚柔，各适其用也。《救荒本草》卷上之后：黑三棱旧云河陕、江淮、荆襄间皆有之。今郑州、贾峪山涧水边亦有。苗高三四尺，叶似菖蒲叶而厚大，背皆三棱剑脊，叶中撺葶，葶上结实，攒为刺球状如楮桃样而大颗瓣甚多，其颗瓣形似草决明子而大，生则青，熟则红黄色。根状如乌梅而颇大，有须蔓延相连，比京三棱体微轻，治疗并同。《本草经疏》卷一一：草三棱，即鸡爪三棱，与京三棱其实一类。但以所产之地与形质不同为别耳。破散克削之性，一同乎京三棱，故参互、简误亦同，兹不复赘。《植物名实图考》卷二：五荆三棱荆三棱，《开宝本草》始著录。处处有之。鸡爪三棱、黑三棱、石三棱，皆一物而分大小。《救荒本草》：黑三棱葶味甜、根味苦，皆可食。今湖南至多，择其小者以为香附子。零娄农曰：三棱，茅属也，生于山泽者苗肥而根硕，名之曰荆，非所谓江淮之间一茅三脊耶？世以封禅包匦，疑为瑞草，不知《禹贡》厥篚，多为祭物，纤缟橘柚，岂皆为非常之珍？后世仪物烦多，不给于供，至为三年一郊天、六年一祭地之说。侈备物而阔享祀，岂非议礼者务为浮夸之过哉？

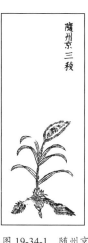

图 19-34-1　随州京
三稜《图经（政）》

图 19-34-2　邢州京
三稜《图经（政）》

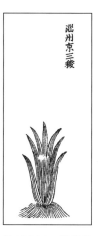

图 19-34-3　淄州京
三稜《图经（政）》

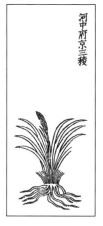

图 19-34-4　河中府
京三稜《图经（政）》

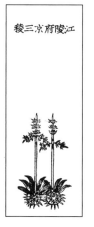

图 19-34-5　江陵府
京三稜《图经（政）》

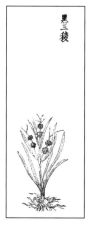

图 19-34-6　黑三
稜《救荒》

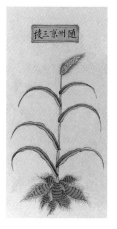

图 19-34-7　随州京
三稜《品汇》

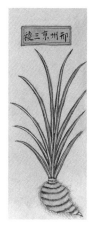

图 19-34-8　邢
州京三稜《品汇》

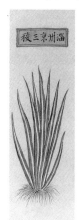

图 19-34-9　淄
州京三稜《品汇》

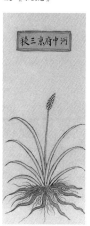

图 19-34-10　河中
府京三稜《品汇》

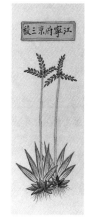

图 19-34-11　江宁
府京三稜《品汇》

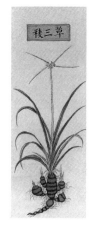

图 19-34-12　草
三稜《品汇》

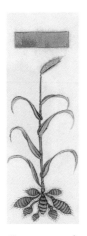
图 19-34-13 京
三稜《雷公》

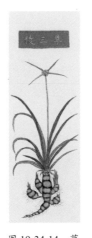
图 19-34-14 草
三稜《雷公》

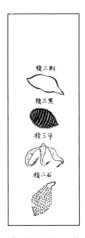
图 19-34-15 荆
三稜《原始》

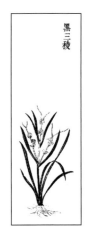
图 19-34-16 黑
三稜《博录》

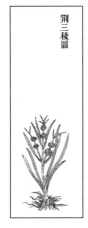
图 19-34-17 荆
三稜《草木典》

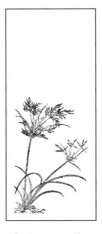
图 19-34-18 荆三
稜《图考》

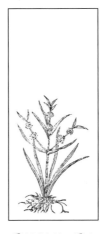
图 19-34-19 黑三
稜《图考》

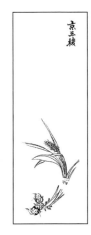
图 19-34-20 京
三稜《图说》

【修治】《本草品汇精要》卷一五：细剉用。《药鉴》卷二：醋煮为良。《药性解》卷三：面裹炒。醋炒用。《景岳全书》卷四八：制宜醋浸炒熟入药。《药品化义》卷二：面包火煨加醋炒用。

【气味】味甘，平，温，无毒。《宝庆本草折衷》卷一一。味苦，性平，无毒。《救荒本草》卷上之后。味甘，性平，温，缓。气之厚者，阳也。《本草品汇精要》卷一五。三稜味苦、辛，气平，无毒。阴中之阳，可升可降。《本草约言》卷一。气平，味苦、辛。阴中之阳。《药鉴》卷二。味苦，性平，无毒，入肺、脾二经。《药性解》卷三。味苦，气平。入足厥阴肝经。《玉楸药解》卷一。

【主治】疗产后恶血，通月水血结，堕胎，破积聚癥瘕，止痛利气。《宝庆本草折衷》卷一一。主治老癖癥瘕，结块瘀血，积气，妇女月经不通，消胀满，下乳汁。《药性粗评》卷二。主行气行血，多年癥癖如石，能消为水。《药性解》卷三。行瘀，清积，化块。磨积聚癥瘕，善破老血，通经利气，下乳堕胎。止经产心腹诸病，消跌扑损伤诸瘀，软疮疡痈肿坚硬。《玉楸药解》卷一。散一切血瘀气结，疮硬食停，老块坚积，消肿止痛，通乳堕胎。《药笼小品》。

【发明】《药性粗评》卷二：海藏云：其色白者，破血中之气。又云：荆三棱、蓬莪茂治疮，坚硬甚者用之。洁古云：荆三棱破积气，损真气，虚人勿用可也。《药鉴》卷二：畏牙硝。孕妇勿用。《本草纂要》卷二：盖血随气行，气聚而血不流，则生气结之患，惟三棱辛苦之剂，能破血中之气。若积、若痞、若结核、若痞块滞于关格，郁结不散，致令心腹攻痛，下上无时；或癥、或淋、或癃闭、或便涩，蕴蓄下焦，致使痛引小腹，急疾不利，非破气之药不能通，惟三棱可以治之。大抵此剂开结而至烈，破滞而不辞，有斩关夺将之功者也。元虚之人还宜忌之，虽用炮制，大伤正气，非气盛血实之人不可用也。《本草汇言》卷二：荆三棱破血通经，李时珍为气中血药也。金自恒稿盖血随气行，气聚而血不流，则生瘀滞之患。若老癖癥瘕，积聚结块，产后恶血血结，或食积蛊疾，膨胀痞坚，肠痛肚疝。凡病胸腹肠胃之间，急疾不通，非此不治。此药苦能泄，辛能散，入血则破血，入气则破气。○但攻辟而至烈，摧拉而不辞。有斩关夺将之功者也。能伐人真气，元虚者忌之。缪仲淳先生曰：荆三棱、蓬莪术二药，俱能泻真气。真气虚者勿用。此见谛之言也。故凡用以攻导，必资人参、耆、术、归、芍之力，而后可以无弊。东垣氏五积方，皆有人参，意可知已。何者？盖积聚癥癖，必由元气不足，不能运化流行致之。欲其消也，必藉脾胃气旺，能渐渐消磨解化，以收平复之功。如只一味专用克削，则脾胃之气愈弱，后天之气益亏，将见故疾不去，新病复至矣。可不慎哉！《本草洞诠》卷八：同蓬莪茂、青皮、香附、延胡索、肉桂、牡蛎、鳖甲、人参，则消一切坚癥老癖之积聚。同青皮、红蓝花、当归、川芎、生地黄、芍药、桂心、牛膝、延胡索、五灵脂，则治产后一切恶血停滞留结，及月水凝蓄不通，少腹作痛不可按。同橘皮、青皮、缩砂密、红曲、山查、麦芽、人参、肉豆蔻、黄连，则消一切食积，并气壅塞不利。《本草汇》卷一〇：三棱为血中气药。虽云入肝经血分，然脾裹血，肺主气，宜并入焉。盖血随气行，气聚则血不流，故生癥癖之患，非此不治。第其斩关之势，能泄真气，真气虚者勿用，此见谛之言也。故凡用以消导，必资人参、芍药、地黄之力，而后可以无弊。盖积聚癥癖，必由元气不足，不能运化流行致之，欲其消也，必藉脾胃气旺，方能渐渐销磨开散，以收平复之功。如专用一味克削，则脾胃之气愈弱，后天之气益亏矣。所以东垣五积方中，皆有人参，意可知已。生荆襄陂泽。黄白体重者佳。面包火炮，加醋浸，复炒用。或煮熟焙干，亦良。《得宜本草》：功专疗癥瘕，破血结。得蓬术治浑身燎泡，得大黄治痃癖。《本草撮要》卷一：得蓬术治浑身燎泡，得大黄治痃癖，得丁香治反胃，药食不下。堕胎。面裹煨用。按：用棱、术均须佐以补气健脾之品为要。

【附方】《药性粗评》卷二：癥瘕鼓胀。三棱草切一石，以水五石，煮取一石，去滓，更煎取三斗，但稀稠如糖者，取出纳密器中，每服以一匙，调酒一盏服之，日三四次，常令酒气相续。

疢癖惊痫。不拘大人小儿。冷气作癖痫热不宁者。以三棱捣取汁，或米或面，和水煮作羹粥，与服之，小儿不能服者，以喂乳母。

《本草汇言》卷二：治一切坚癥、老癖、积聚。用京三棱、蓬莪术、香附、玄胡索、肉桂、牡蛎、人参。《圣济总录》。○治臌胀。用荆三棱、白术、砂仁，少加川黄连。《千金翼方》。○治蛊疾腹胀如鼓，内有虫者。用荆三棱、乌梅肉、川椒各五钱，共为细末，巴豆肉、去油六分，和匀梧子大。每早空心服一钱，白汤下。《千金翼方》。○治肚内痈疽脓已成、难出者。用荆三棱、穿山甲、红蜀葵根各等分为末，每早服二钱，生酒下。窦氏方。○治产后一切恶血停滞，及月水不通、少腹作痛。用荆三棱、红花、当归尾、川芎、赤芍药、肉桂、牛膝、玄胡索、五灵脂。《妇人良方》。○治一切食积，并气壅塞不利。用荆三棱、陈皮、青皮、砂仁、红曲、麦芽、肉豆蔻、山查、川黄连。《脾胃论》。○治乳汁不下。用荆三棱三个切片，水二碗，煎汁一碗。洗奶，取汗出为度，极效。《外台秘要》。○治反胃恶心，药食不下。荆三棱炮一两，母丁香三分，共为末，每服一钱，白汤调下。《圣济总录》。

《药镜》卷三：小儿惊痫疢癖。人参同煮，蒸羹呷之。妇人瘀血作疼。胡索、灵脂、地、归君式。

《本草求原》卷二：治癥瘕鼓胀。熬膏酒服。治疢癖气块。同陈皮、青皮、木香、槟榔、玉蔻糊丸，姜下，或加大黄。然非有老块，未可遽用。调经堕胎，止心腹膈痛、胸满。同莪术、青皮、陈仓米，俱醋浸过，入巴豆炒，去豆为丸，米汤下。反胃。同丁香研，水下。通乳，煎汁洗奶。治疮肿硬。又经闭痛，并产后一切血结。入四物，加桂、膝、延胡、红花、青皮、灵脂。消食积。同参、橘、青、砂、查芽、玉蔻、川连。一切坚积。同参、桂、莪、延、蛎、青皮、香附、鳖甲。治心积。脉沉而芤，名伏梁，同六君、枳、朴。

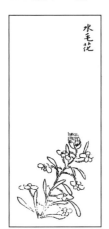
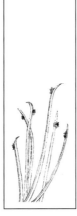

图 19-35-1　水
毛花《滇南》

图 19-35-2　水
毛花《图考》

水毛花《滇南本草》

【集解】《滇南本草》卷上：水毛花有毒。形似毛枪，梅花叶，生水中。《植物名实图考》卷一七：水毛花生滇海滨。三棱，丛生，如初生荚蒲，高二三尺；梢下开青黄花，似灯心草微大，一茎一花；根如茅根。

【主治】采取作麻药，剐疮不疼，或剐尿结，先搽此药，剐之不疼。《滇南本草》卷上。

大浮萍 《生草药性备要》

【释名】水浮莲《生草药性备要》。

【气味】味淡，性寒。《生草药性备要》卷上。

【主治】治酒风脚痛，煲肉食。亦擦汗斑，能散皮肤血热，又治麻疯。下死胎，煲水熏之。《生草药性备要》卷上。逐皮肤瘀血，洗疠疯。《本草求原》卷五。

草部第二十卷

草之十一　石草类55种

石斛《本经》

【集解】《南方草木状》卷上：良耀草枝、叶如麻黄，秋结子如小粟。煨食之，解毒，功不亚于吉利。始昔有得是药者，梁氏之子耀，亦以为言梁，转为良尔。花白，似牛李。出高凉。《本草蒙筌》卷一：多产六安，州名，属南直隶。亦生两广。广东、广西。茎小有节，色黄类金。世人每以金钗石斛为云，盖亦取其象也。其种有二，细认略殊。生溪石上者名石斛，折之似有肉中实；生栎木上者名木斛，折之如麦秆中虚。石斛有效难寻，木斛无功易得。卖家多采易者代充，不可不预防尔。《本草纲目拾遗》卷三：出江南霍山，形较钗斛细小，色黄而形曲不直，有成球者，彼土人以代茶茗，云极解暑醒脾，止渴利水，益人气力。或取熬膏饷客，初未有行之者，近年江南北盛行之，有不给。市贾率以风兰根伪充，但风兰形直不缩，色青黯，嚼之不黏齿，味微辛，霍石斛嚼之微有浆，黏齿，味甘微咸，形缩者真。《植物名实图考》卷一六：今山石上多有之。开花如瓯兰而小，其长者为木斛；又有一种，扁茎有节如竹，叶亦宽大，高尺余，即《竹谱》所谓悬竹。衡山人呼为千年竹，置之笥中，经时不干，得水即活。《植物名实图考》卷一七：金兰即石斛之一种。花如兰而瓣肥短，色金黄，有光灼灼；开足则扁阔，口哆中露红纹尤艳；凡斛花皆就茎生柄，此花从梢端发杈生枝，一枝多至六七朵，与他斛异。滇南植之屋瓦上，极繁，且卖其花以插鬓。滇有五色石斛，此其一也。

【修治】《医宗必读·本草征要上》：酒浸酥拌蒸。《本草汇笺》卷四：制宜去根，酒浸曝干，酥炙。《顾氏医镜》卷七：酒拌蒸。《冯氏锦囊秘录》卷二：择取新者，去枝、节，酒洗蒸过用。《本经逢原》卷二：凡入汤药酒浸晒干入丸剂，薄切，米饮浆晒干磨之。《药性通考》卷五：细剉，水浸，熬膏更良也。《本草从新》卷二：去头根，酒浸。

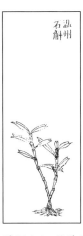

图 20-1-1　温州石
斛《图经（政）》

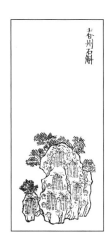

图 20-1-2　春州石
斛《图经（政）》

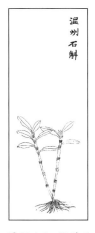

图 20-1-3　温州石
斛《图经（绍）》

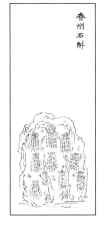

图 20-1-4　春州石
斛《图经（绍）》

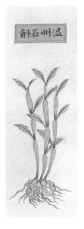

图 20-1-5　温州
石斛《品汇》

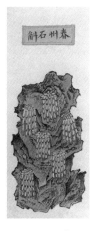

图 20-1-6　春州
石斛《品汇》

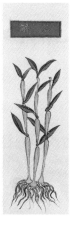

图 20-1-7　石
斛《雷公》

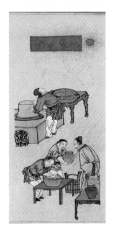

图 20-1-8　炮制石
斛《雷公》

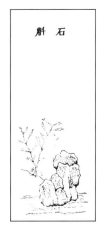

图 20-1-9　石斛
《三才》

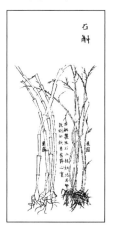

图 20-1-10　石斛
《原始》

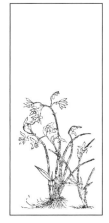

图 20-1-11　石斛
《图考》-1

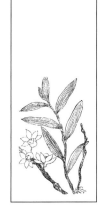

图 20-1-12　石斛
《图考》-2

【气味】性平，味甘淡。升也，阴中之阳也。《滇南本草》卷下。味甘，性平，无毒，入胃、肾二经。《药性解》卷四。气和，味苦，性凉，能浮能沉。《药品化义》卷六。甘，微咸，平。《医林纂要探源》卷二。味苦、淡，性微寒，无毒。入心、肝、脾三经。《本草再新》卷三。甘，淡，微苦、咸，平，无毒。《本经逢原》卷二。

【主治】平胃气，能壮元阳，升托发散伤寒。《滇南本草》卷下。治虚劳羸瘦，强阴益精，壮筋骨，利脚膝，除热益气，补肾蠲痹，定志镇惊，及治胃中虚热有功。《医学统旨》卷八。清胃生肌，逐皮肤虚热；强肾益精，疗脚膝痹弱。厚肠止泻，安神定惊。《药镜》卷三。下气通关，泄湿逐痹。温肾壮阳，暖腰健膝。治发热自汗，排痈疽脓血，疗阴囊湿痒，通小便淋漓。《玉楸药解》卷一。退火养阴，除脾胃之热，颇有苦味。除烦止渴清胃。理脚膝痹弱补肾，安神定惊，肾足，上交于心。长肌止泄。入胃利湿。《罗氏会约医镜》卷一六。清胃除虚热，生津已劳损，以之代茶，开胃健脾。功同参芪。○定惊疗风，能镇涎痰。○解暑，甘芳降气。《本草纲目拾遗》卷三。

【发明】《滇南本草》卷下：伤寒阳症传入阴经，半表半里，或表症陷入于里，有升托发汗，解表之功。退虚痨发热，截寒热形如疟症。治湿气伤经，故筋骨疼痛，托散湿气，把住于腰膝作痛，不得曲伸，出湿散寒，疼痛自止。《药性解》卷四：石斛入肾，则端主下部矣。而又入胃者，盖以其味甘能助肾，而不伤于热，平胃而不伤于燥之故也。《本草汇言》卷七：甄权壮筋骨、健脚膝之药也。王绍隆稿不藉水土，缘石而生。色黄味涩，丛生盘结，亦若筋膜之聚络骨节也。故前古称其功用，能壮筋骨，健脚膝，厚肠胃，主伤中疲弱，五脏虚损，内绝不足，肌肉羸瘦诸证，咸宜用之。皆取此清虚纯洁之质，不与粪土卑污、秽腐滋生之物比也。又马氏方有久服却病延年，定志安神，开胃进食，以其有益脾胃，益心肾之功力也。凡物之受而量满成斛，满而溢，故虚劳可补，羸瘦可充，筋骨脚膝可健。附生于石，故命名以此。《医宗必读》：石斛宜于汤液，不宜入丸，形长而细且坚，味甘不苦为真。误用木斛，味大苦，饵之损人。《颐生微论》卷三：石斛性和，主用宏多。但气力浅薄，得参芪便能奏功，专倚之，无捷得之效也。选择味甘者佳。《景岳全书》卷四九：石斛此药有二种，力皆微薄，圆细而肉实者，味微甘而淡，其力尤薄。《本草》云：圆细者为上。且谓其益精强阴，壮筋补虚，健脚膝，驱冷痹，却惊悸，定心志。但此物性味最薄，焉能滋补如此？惟是扁大而松，形如钗股者，颇有苦味，用除脾胃之火，去杂善饥，及营中蕴热。其性轻清和缓，有从容分解之妙，故能退火养阴除烦，清肺下气，亦止消渴热汗。而诸家谓其厚肠胃，健阳道，暖水脏，岂苦凉之性味所能也？不可不辨。《药品化义》卷六：石斛生于石岩，不涉沙土，色如黄金，象肺之体，气味轻清，合肺之性，性凉而清，得肺之宜。丹家云肺名娇脏，独此最为相配，主治肺气久虚，咳嗽不止，邪热痱子，肌表虚热，其清理之功，不特于此。盖肺出气，肾纳气，子母相生，使肺金清则真气旺，顺气下行以生肾水，强阴益精，更治囊湿精少，小便余沥，且上焦之势，能令热气委曲下行，无苦寒沉下之弊。并长养肌肉，厚益肠胃，诚仙品也。产温州，体短色黄状如金钗者佳。川产体长味淡者次之。《**本草述**》**卷一三**：石斛甘为主，固土德冲和之味，而兼以咸，合于甘中之淡气分之平，以就下，是胃阳合于肾阴而归元，故曰除痹下气，正所谓水土合德以立地，是即平胃气，补肾，是即强阴益精，而补五脏之虚劳者也。平胃气即是除胃中虚热。盖胃之三脘，皆属任脉，胃之虚热出于肾阴不足，而脾阴因之亦不足，故为虚而生热也。石斛能合脾肾之阴气，至于胃如是，则胃阳不亢，而阳即随阴以降，此之谓疗胃虚热，即治伤中除痹下气，还以强阴益肾，而五脏胥益也。若然，则此味之由脾而及四脏者，特以脾肾交通，欲益五脏之阴气，用之为关捩子，非谓淡平之性味，能专任其补益之功也。然而为主为辅，固有攸宜者矣。第又有可参者，窃谓强阴益精四字，是此味奏功处，似不为其味咸入肾故也。《**本草备要**》**卷一**：石斛平补脾肾，涩元气。甘淡入脾，而除虚热；咸平入肾，而涩元气。益精，强阴，暖水藏，平胃气，补虚劳，壮筋骨。疗风痹脚弱，发热自汗，梦遗滑精，囊涩余沥。雷敩曰：石斛镇涎。昂按：石斛石生之草，体瘦无汁，味淡难出。置之煎剂，猝难见功。必须熬膏，用之为良。光泽如金钗，股短而中实。生石上者良，名金钗石斛。长而虚者名木斛，不堪用。去头、根，酒浸用。恶巴豆，畏僵蚕。细剉水浸，熬膏更良。《**本草新编**》**卷二**：石斛却惊定志，益精强阴，尤能健脚膝之力，善起痹病，降阴虚之火，大有殊功。今世吴下之医，颇喜用之，而天下人尚不悉知其功用也。盖金钗石斛，生于粤闽岩洞之中，岩洞乃至阴之地，而粤闽又至阳之方也，秉阴阳之气以生，故寒不为寒，而又能降虚浮之热。夫虚火，相火也，相火宜补，而不宜泻。金钗石斛妙是寒药，而又有补性，且其性又下行，而不上行。若相火则易升，而不易降者也，得石斛则降而不升矣。夏月之间，两足无力者，服石斛则有力，岂非下降而兼补至阴之明验乎。故用黄柏、知母泻相火者，何如用金钗石斛之为当乎。《**医林纂要探源**》**卷二**：泻肾浊，咸泻肾，生于水石，挹水石之英而遗其浊秽，其质洁清也。和脾胃，甘补脾，淡渗湿，且兼补五脏。得清虚之气，以祛浮热而保其真。能治劳热，去妄火，壮筋骨，起痿痹，治自汗盗汗，梦泄遗精，吐血衄血诸证。不寒而能退热，不涩而能敛阴，气味中和，须习服久始得益，难刻期责效。熬膏不如水煎当茶常饮为妙。《**药性切用**》**卷四**：石斛性味甘淡，微咸微寒。平胃气而除虚热，益肾阴而安神志，为胃虚挟热伤阴专药。出霍山者，功用相仿，兼能开胃。鲜者大寒，尤能泄热益阴。味苦梗方质硬者，名木斛，不堪用。《**本草求真**》**卷七**：石斛入脾除虚热，入肾涩元气。石斛专入脾肾。生于石上，体瘦不肥，色黄如金，旁枝如钗，甘淡微苦咸平，故能入脾而除虚热，入肾而涩元气，及能坚筋骨，强腰膝。凡骨痿痹弱，囊湿精少，小便余沥者最宜。以其本生于石，体坚质硬，故能补虚弱，强筋助骨也。但形瘦无汁，味淡难出，非经久熬，气味莫泄，故止可入平剂。或熬膏用之为良。以治虚热，补性虽有，亦惟在人谅病轻重施用可耳。取光润如金钗股，短中实者良。长而虚者名水斛，不堪入药。《**神农本草经读**》**卷一**：叶天士曰：石斛气平入肺，味甘无毒入脾。甘平为金土之气味，入足阳明胃、手阳明大肠。阴者，中之守也。阴虚则伤中，甘平益阴，故主伤中。痹者，脾病也。

风、寒、湿三气而脾先受之，石斛甘能补脾，故能除痹。上气，肺病也，火气上逆则为气喘，石斛平能清肺，故能下气。五脏皆属于阴，而脾名至阴，为五脏之主。石斛补脾而荫及五脏，则五脏之虚劳自复，而肌肉之消瘦自生矣。阴者宗筋也，精足则阴自强。精者，阴气之精华也，纳谷多而精自储。肠者，手阳明大肠也；胃者，足阳明胃也。阳明属燥金，久服甘平清润，则阳明不燥而肠胃厚矣《新订》。张隐庵曰：石斛生于石上，得水长生，是禀水石之专精而补肾。味甘色黄，不假土力，是夺中土之气化而补脾。斛乃量名，主出主入，能运行中土之气而愈诸病也。《药笼小品》：石斛入胃，稆豆皮入肾，虚而有热宜之。二种皆轻清淡味，配入诸药，如馔中之虾菜，无甚要紧，然不可缺。鲜石斛清养胃阴，调理之病，最妙之品。《药性蒙求》：鲜霍山三钱、川金钗五钱石斛甘寒，鲜清胃热。养胃生津，霍山最益。鲜石斛产浙地，皮如铁色，性寒，清解胃中热毒。〇霍山石斛，味微咸，形软，钗斛细小，色黄而形曲不直，其功长于清胃热，惟胃虚有虚热者宜之。《本草汇纂》卷二：长于清胃除热，惟胃虚有虚热者宜之。若虚而无火者，不得混用。但形瘦味淡，非先入药久熬，其汁莫出。且治虚热，补性虽有，亦在量病轻重施用。

【附方】《滇南本草》卷下：虚痨发热。午前乍寒怕冷，午后发热，烦渴头疼，肢体酸疼，饮食无味，自汗盗汗，耳内蝉鸣，头晕心慌，手足酸麻。石斛汤：石斛二钱，黄柏，炒焦，五钱。地骨皮一钱五分，鳖甲，一钱，炙。秦艽二钱，生地一钱，薄荷三分，水煎，点童便服。昔有一女子，因身染风感寒，平素因血虚弱，寒邪入于二阴经，形如痨症。用石斛汤退痨热及发汗，汗后微冷，又用滋阴降火汤全愈。

《本草汇言》卷七：治五痿五痹，腰膝酸软。用川石斛、草薢、枸杞、牛膝、天麻、白术、当归身各五钱，黄柏七钱，作散服。空心服五钱，白汤调送。龙潭家抄。〇治遗精梦泄，涩浊成淋。用石斛、远志、茯苓、车前、木通、滑石、甘草、黄柏、泽泻各二钱，牡蛎煅三钱，海金沙五钱，作散子，空心服三钱，白汤调送。龙潭家抄。〇治三消病。好饮汤水，终日不辍，为上消；好食米面、肥甘、果食等类，愈食愈瘦，为中消；烦渴引饮，索水汤不厌，所下小便混浊如膏，为下消。以川石斛、川黄连、知母各等分，配入六味地黄丸料作丸。早晚食前后皆可服五钱，白汤送。龙潭家抄。〇治五膈五噎证。用川石斛一味，熬膏，加鹿角胶少许，收之，白滚汤化服十余匙。此证多死，间有生者，不过百中一二而已。龙潭家抄。〇治脾元内损，无故羸瘦。用川石斛十两，白术、茯苓、半夏、当归、砂仁、广皮、人参、黄耆各一两，甘草五钱，熬膏，炼蜜四两，和鹿角胶二两，溶化收之。每早午晚各服十余匙，白汤调送。龙潭家抄。〇治男妇血冷精寒，子嗣勿育；或半产漏下，血气妄行。用川石斛、菟丝子各十两，黄耆、白术、川草薢、枸杞子、当归身、川芎、补骨脂、山药、肉桂、木香、人参各四两，熬膏，以龟板胶、鹿角胶各四两，药汁内溶化，收之，量加炼蜜数两亦可。每早晚白汤调服十余匙。妇人服此加香附四两。龙潭家抄。〇治脾胃不和，饮食减进；或多食作胀，少食即饥。用川石斛四两，人参、黄耆、白术、茯苓、半夏、陈皮各一两，甘草、川黄连姜炒、白蒺藜各五钱，砂仁、麦芽各二两。为末，作散子。每服三钱，白汤下。

《本草经解要》卷一：理伤中，补虚劳，强阴益精。石斛同麦冬、五味、人参、白芍、甘草、杞子、牛膝、杜仲。治胃热，四肢软弱。同麦冬、白茯、陈皮、甘草。健足力。专一味，夏月代茶。

骨碎补《开宝本草》

【集解】《药性粗评》卷二：春抽叶，长一尺许，每一叶两边槎牙相对，青绿色，杂以赤点，无花实，至冬而枯，叶脚下又有短叶相抱，有黄枯之色，根黄有毛，如知母，枝长五六寸。好生大树或石或古墙上，多在背阴处，江南处处有之。采无时。世说骨碎补乃唐明皇所更名也，以其能主折伤，故名。

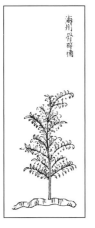 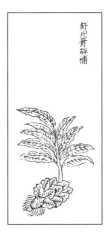 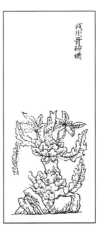 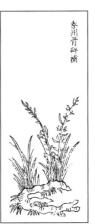

图 20-2-1　海州骨碎补《图经（政）》　　图 20-2-2　舒州骨碎补《图经（政）》　　图 20-2-3　戎州骨碎补《图经（政）》　　图 20-2-4　秦州骨碎补《图经（政）》

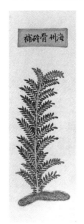 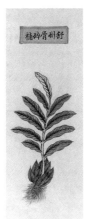 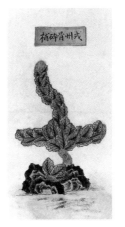 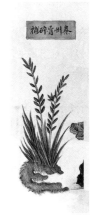

图 20-2-5　海州骨碎补《品汇》　　图 20-2-6　舒州骨碎补《品汇》　　图 20-2-7　戎州骨碎补《品汇》　　图 20-2-8　秦州骨碎补《品汇》

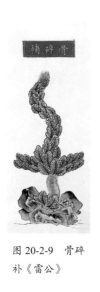

图 20-2-9 骨碎补《雷公》

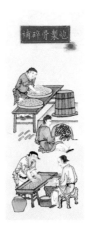

图 20-2-10 炮制骨碎补《雷公》

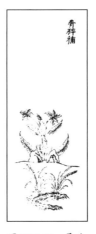

图 20-2-11 骨碎补《三才》

图 20-2-12 骨碎补《原始》

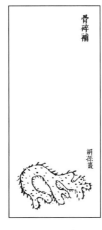

图 20-2-13 骨碎补《本草汇》

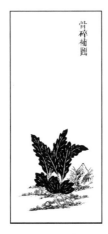

图 20-2-14 骨碎补《草木典》

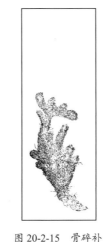

图 20-2-15 骨碎补《图考》-1

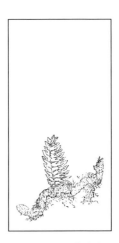

图 20-2-16 骨碎补《图考》-2

【修治】《药性粗评》卷二：凡用刮去毛。《本草发明》卷三：采根，刮去黄赤毛，用蜜拌令润，蒸半日，晒干用。

【气味】味辣，性平。《生草药性备要》卷上。

【主治】最能固齿杀虫，不惟疗跌打损伤，又治骨中毒风，气血疼痛。《本草约言》卷一。

【发明】《本草发明》卷三：此专主破血，亦能止血。故《本草》主补骨节伤碎折伤为专功。又云：主骨中毒气，疗风血积疼。又治恶疮蚀烂肉，杀虫。大略破毒血，止新血可知矣。亦入妇人血气药用。《药性解》卷三：骨碎补温而下行，专入肾家，以理骨病。齿者骨之余也，故能固之。又能杀虫者，盖以虫生于湿，今能去毒风，而虫之巢穴捣矣，岂能生耶？《本草经疏》卷一一：骨碎补得金气，兼得石气。石者水之母也。味苦气温，亦应有辛。好生阴处，故得阴气为多，宜其入足少阴，而主骨、开耳、入血行伤也。开元命名，其义可思矣。甄权用以主骨中毒气，风血疼痛，五劳六极，手足不收，上热下冷。雷公用以治耳鸣。戴元礼用以治痢风，足痿软。皆入肾强骨之验也。《本草汇言》卷七：骨碎补，破血止血，疗折伤，《开宝》补骨碎之药也。耿长生稿按此药好生阴处，每得阴气为多，宜其入足少阴肾经而主骨间病也。苏氏方治妇人血分阻滞，因虚而不堪行药者，用此行散瘀积，补续折伤，一切筋骨血病。又甄氏方主骨中邪气，风血两痹，以致手足不收，或大病后四肢痿软无力。雷氏方治耳鸣耳聋，虚气攻牙，牙痛动摇诸证，咸需治之。皆入肾入骨之验也。但性燥气温，如血虚风燥，血虚有火，血虚挛痹者，俱禁用之。如必不得已，在所当用者，宜配大滋养同剂方可。卢不远先生曰：味苦走骨，气温暖肾。有火疾者，恐生懊恼。《本草述》卷一三：骨碎补类以为补肾虚云耳，而破血止血，补伤折并疗骨中毒气之说，初不深究也。且因名思义，骨碎而曰补者，不先疗伤折，而谓能补骨碎乎？且《经》曰：髓者，骨之充也。不疗伤折及骨中毒气，俾能髓充骨中而谓能补肾虚乎？先哲曰：凡男子女人一百九十骨，或隐或衬，或无髓势，余二百五十六骨并有髓液以藏，诸筋之会，诸脉溪谷相需而成身形，谓之四大，此骨度之常也。即此参之，则每用此味以补骨之碎折者，岂非谓其能大补髓液乎？盖由其为阴气所钟，而乃味苦气温，苦者火味，温者少火之气也，故能破血，即能止血，血和而血海细缊之，余乃化为精，即入于肾之合者，能散毒而益髓，所云专理骨病者此耳。然则刘松石谓益精髓乃补，《本草》之所未发，岂如粗工辈泛泛言其益肾哉？虽然先哲每言由血化精，是化机宁尽由血，盖禀于阴中之阳，为由化而得生之玄机，是乃由气而化血者也。《本草新编》卷三：骨碎补味苦，气温，无毒。入骨，用之以补接伤碎最神。疗风血积疼，破血有功，止血亦效。同补血药用之尤良，其功用真有不可思议之妙；同补肾药用之，可以固齿；同失血药用之，可以填窍，不止祛风接骨独有奇功也。《本草思辨录》卷二：骨碎补《开宝》主破血、止血、补伤折。其所破之血，乃伤折之瘀血；所止之血，乃伤折之好血。非谓其于他处能破血，复能止血也。伤在皮肤曰伤破，在筋脉曰伤断，在骨曰伤折。骨碎补寄生树上或石上，多在背阴处，其根有黄赤毛，所抽之叶，则有青、绿、黄、白、赤、紫各点，宛似效力于骨碎之处而调其血脉。又寸寸折之，寸寸皆生。处处折之，处处有汁。气味苦温，故能入肾，坚肾补伤折。且无花无实，力专而不分也。李氏谓以骨碎补研末，入猪肾中，煨熟空心食，治久泄顿住。其补肾之功，自不可没。则他方书治耳鸣牙疼，亦必不虚。要知其为苦温之剂，勿施于阳胜之体而可耳。

【附方】《药性粗评》卷二：牙痛。凡虚气攻牙，疼痛血出，龂痒等病。骨碎补不拘多少，刮去毛，细剉，炒令黑色，捣为末，每擦牙根下良久，漱水吐之，或每日常用擦牙亦可，临卧时擦牙根下，睡着点之无妨。骨伤。凡被闪折，筋骨伤损，取骨碎补去毛，捣烂，以黄米粥调敷患处，干复易之，或用热酒调敷亦可。耳聋。凡患耳聋，或肾虚耳鸣。取骨碎补一块，削作尖条，火炮，乘热塞入耳中。肿毒。骨碎补去毛捣烂，调酒敷之。

《本草汇言》卷七：治折扑伤损，骨节筋脉，或肿或痛，或伤折，或闪肭。用骨碎补三两，当归、川芎、续断、红花，俱酒洗炒，桃仁泥各一两五钱，分作十剂，水煎服。或作丸梧桐子大。每早晚吞服三钱，白汤送亦可。稽接骨家传方。○治妇人血气阻滞，攻痛心腹，或流散四肢，成肿成胀，腹犹疼闷，血不行者。用骨碎补三钱，当归、川芎、木香、玄胡、香附各二钱，俱酒炒，水煎服。《产宝方》。○治骨中邪气。或风或火，或湿或血，或痰饮诸病，留滞作疼作胀，难以言状者。用骨碎补三钱，羌活、防风、黄柏、苍术、当归、川芎、怀生地、半夏、天麻各二钱，俱酒洗，炒燥为末。每用三钱，白汤调服。方士谭春台方。○治久痢久泻不止。形容憔悴，腿足痿软无力者，用骨碎补二两，川草薢一两，于白术、茯苓、枸杞子各八钱，俱用酒洗，晒干，炒燥为末，或作散，或作丸，每食前服三钱，白汤送。戴元礼方。○治肾虚耳鸣耳聋，并齿牙浮动，疼痛难忍。用骨碎补四两，怀熟地、山茱萸、山药、茯苓各二两，牡丹皮一两五钱，俱酒洗炒，泽泻八钱，盐水炒，共为末，炼蜜丸。每服五钱，食前白汤送下。《圣济总录》。○治一切牙痛。用骨碎补四两，炒黑为末，每早擦牙，不惟坚齿，亦且补肾益精。并除一切骨病。如牙动将落者，数擦立住，再不复动，极验。同上。○治病后发落不住。用骨碎补、野蔷薇嫩枝各少许，煎汁刷之。内府方。○治肠风失血不止。用骨碎补四两，炒黑如炭，为细末。每早服三钱，米汤调服。杨仁斋家抄。

石韦 《本经》

【集解】《汤液本草》卷四：石韦此一条，与《本经》无一字同，恐别是一物，有误，姑存之。名远墨子、血见愁、鹿经草也。《时习》云：今一种作青苔帖，名蚁子槐，作血见愁。又隰州鼓角楼上一种，名血见愁，俱能破瘀血。《时习》补：或人言，紫花如旋风草，但花不白。又有一种，花黄，叶似槐，结角如绿豆，俗呼夹竹梅。

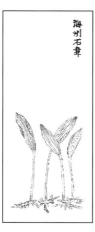
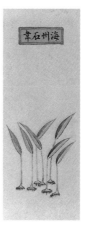
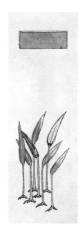

图 20-3-1　海州石韦《图经（政）》　　图 20-3-2　海州石韦《图经（绍）》　　图 20-3-3　海州石韦《品汇》　　图 20-3-4　石韦《雷公》

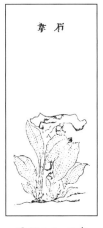

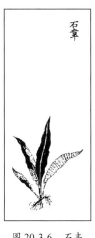

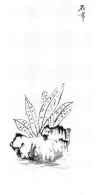

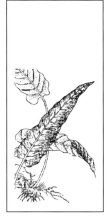

图 20-3-5　石韦
《三才》

图 20-3-6　石韦
《原始》

图 20-3-7　石韦
《滇南图》

图 20-3-8　石韦《图
考》

【修治】《滇南本草》卷中：刮去毛用，毛去不净，令人咳嗽。

【气味】味苦、甘，气平、微寒，无毒。《本草集要》卷三。

【主治】治劳热邪气，五癃淋闭不通，利小便水道；止烦下气，补五劳，安五脏，去恶风，益精气。南中医人炒末，冷酒服，疗发背效。《医学统旨》卷八。

【发明】《滇南本草》卷中：昔一人手战作抖，用石韦煎汤，当茶吃，效。《药性解》卷四：石韦清热利水，本入膀胱，而肺则下连者也，宜兼入之。既能清热利水，则无阳亢阴伤之患。《本草汇言》卷七：石韦利水道，《本经》通癃闭之药也。闵效轩稿：《日华子》主小便癃闭不通，或淋沥遗溺，凡膀胱一切火郁气闭之证，用此立清。故前古又谓清肺气，主劳热，下咳逆，即与治膀胱火郁气闭之证同意。但其气性温平，无毒，不补不泻，为方科要药。倘不善制，去毛未净，增人咳嗽。司业者，当留心毋忽也。《本草述》卷一三：石韦生于石旁及阴崖险罅，似乎禀阴寒之气，以为治热而已。乃阅方书用之以治五淋，如治热淋，则因于肾气不足，而移热于膀胱者也。更如冷淋亦治，则属气之虚寒者也。至于气淋而投之，乃因于气之郁结于下者也。又其沙石淋亦即由于气之郁结而成，此沙石之形者也。若劳淋之治，固以肾气虚而为劳也。统是究之，则此味得阴气之专，固于肾气有即补以为通之用乎。然则《本经》所谓气味苦平，其治劳热邪气，五癃闭不通者，诚然即《别录》调其下气，益精气，补五劳，通膀胱满者，岂臆说哉？虽之颐所说未必中肯，然亦有思议下为苟然之语也。《本草求真》卷五：石韦专入肺。苦甘微寒，功专清肺行水，凡水道不行，化源不清，以致水道益闭。化源不清，则水道自闭。石韦蔓延石上，生叶如皮，味苦气寒，苦则气行而金肃，寒则热除而水利。是以劳力伤津，伏有热邪，而见小便不通，及患背发等症，治当用此调治。俾肺肃而水通，亦淋除而毒去矣。

【附方】《药性粗评》卷三：发背。石韦剉炒，为末，冷酒调下一二钱，甚效。燥风。凡身体燥热有风气者，采石韦叶煎汤浴之。

《本草汇言》卷七：治小便淋痛。用石韦去毛净，滑石各等分，为末，每服二三钱，白汤送，最验。《圣惠方》。〇治小便转脬。用石韦去毛净，车前子各二钱，甘草五分，水煎服。《指迷方》。〇治男妇血淋。用石韦去毛为末，茄子枝煎汤下二钱。《普济方》。〇治血崩漏。用石韦去毛为末，每服三钱，温酒服，极效。同上。

金星草《嘉祐本草》

【释名】《药性要略大全》卷七：冬至后叶背有两行黄点，故名金星。与石韦相类。

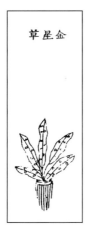

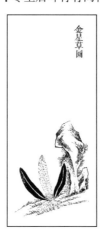

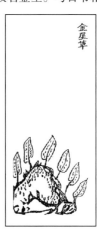

图 20-4-1　金星
草《太乙》

图 20-4-2　金星
草《草木典》

图 20-4-3　金星
草《便方》

【集解】《植物名实图考》卷一六：金星草又一种生山石间。横根多须，抽茎生叶，如贯众而多齿，似狗脊而齿尖，叶背金星极多。盖狗脊之别种。

【气味】味苦、甘，气寒，无毒。《药性要略大全》卷七。

【主治】治赤紫丹毒，发背，诸疮肿，痈疽结核等症。浸油搽头，极生毛发。《药性要略大全》卷七。

【发明】《本草汇言》卷七：金星石韦其主治功用与石韦同。然性至冷，解郁热，背发痈疡，及金石烟火丹药诸毒，发病特异。悉以末，白汤调服，立下。不惟丹石火药之毒悉去，即终身有患诸火病，一并尽除也。如年老人不可辄服。若患人不因金石烟火丹药之毒，而因忧郁，气血凝滞而发毒者，亦非所宜也。

【附方】《药性粗评》卷三：金石丹毒。凡服砂、硫、金石丹药，日久毒发燥渴，至成痈肿发背诸患者。用金星草连根叶半斤许，剉，以酒五升，瓷器中煎取二升，五更空心待温顿服，其毒悉下，肿患俱平，如不能饮酒，以新汲水调下一二钱亦可，俱以知为度。毛发不生。凡头秃毛发不生者。取金星草根捶碎，浸清油，涂头上，最妙。痈肿诸疮。凡患发背痈肿诸毒，以金星草根叶，捶碎渍水，频频服之，又以水时涂肿上。牙疳急症。凡小儿发热，成疳蚀牙，其症卒急者，以金星草根叶，捶碎渍水，频与饮之，又时以水涂其唇齿，妙。

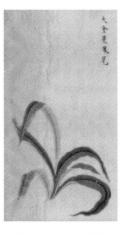

图 20-5-1　大金星凤尾《履巉岩》

大金星凤尾草《履巉岩本草》

【气味】味苦，寒，无毒。《履巉岩本草》卷上。

【主治】主痈疽疮毒。大解硫黄及丹石毒、发背、痈肿、结核。用叶和根，酒煎服之。《履巉岩本草》卷上。

水石韦《植物名实图考》

【释名】银茶匙、牌坊草《植物名实图考》。

【集解】《植物名实图考》卷一六：水石韦生山石间。横根赭色，一茎一叶；长如石韦而叶薄软，面绿背淡。

【主治】主治咳嗽，敷手指蛇头。《植物名实图考》卷一六。

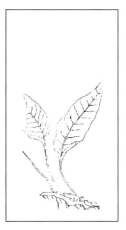

图 20-6-1　水石韦《图考》

辟瘟草《本草纲目拾遗》

【释名】鱼鳖金星、凤尾金星、独脚金鸡、鸭脚金星《本草纲目拾遗》。

【集解】《本草纲目拾遗》卷四：佩带之可辟疫气。近见市者，有小叶而短狭，大叶而长狭者，皆非辟瘟草也。小者名七星草，俗呼骨牌草。惟无五六，盖五六乃天地之中，不易结，寄生石树间。大者名剑脊金星，长一二尺，生山溪涧旁，老则叶背皆起星。此二种，东壁《纲目》已收载。辟瘟草叶如鸭脚，有三歧，一茎一叶，气味清香，老则有星，香气亦减。《百草镜》云：鸭脚金星，即辟瘟草。叶如鸭脚，大而薄，背生星点，至八九月间，星老乃黄，干之，其气香冽不变，若叶太老及经水者，便不香。端午采嫩者阴干用，勿见火。

【气味】性平，味苦，气香。《本草纲目拾遗》卷四。

【主治】治伤寒疟痢，风气肿毒，时气恶气，散邪风乳痈热疮，小儿痘眼疳，喉闭生蛾，同金锁匙汁醋漱痧胀，香窜疏经络，治痧。《本草纲目拾遗》卷四。

【附方】《本草纲目拾遗》卷四：治痧胀。用鸭脚金星草，晒干为末。取少许鼻中，或煎服亦可。《百草镜》。疔肿。用鸭脚金星草煎酒，一服即消。《小泉验方》。

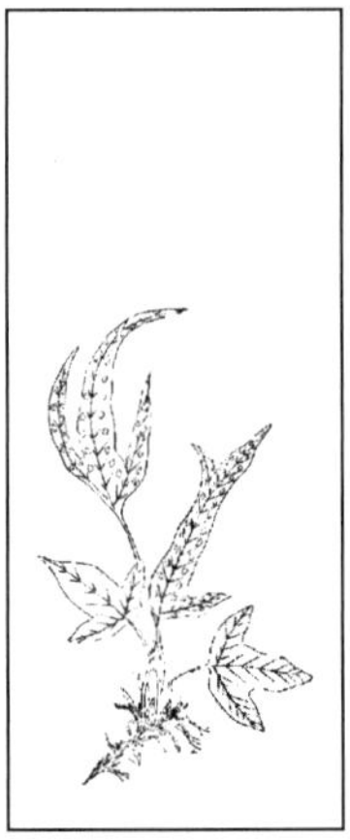

鹅掌金星《校补滇南本草》

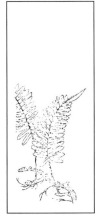

图 20-8-1　鹅掌金星草《图考》

【集解】《校补滇南本草》卷上：此草形似鸡脚，上有黄点，按宿度而生，或依根贴土上，或石上。《植物名实图考》卷一六：鹅掌金星草生建昌山石间。横根，一茎一叶，叶如鹅掌，有金星。

【气味】味甘，性寒，无毒。《校补滇南本草》卷上。

【主治】采服，治沙淋血淋，白浊冷淋。又能包肚脐，治阴症，敷名疮大毒如神。《校补滇南本草》卷上。

水龙骨《植物名实图考》

【集解】《植物名实图考》卷一六：水龙骨生山石间。圆根横出分权，蓝白色，多斑，破之有丝，疏须数茎，抽茎红紫，一茎一叶，叶长厚如石韦，分破如猴姜而圆，有紫纹。

【主治】主治腰痛，酒煎服。《植物名实图考》卷一六。

图 20-9-1　水龙骨《图考》

金鸡脚《药性要略大全》

【集解】《药性要略大全》卷七：金鸡脚即金星草之别种也。○生石上，一茎一叶三丫，形如鸡脚，故名。其气与辟汗草香相似。

【气味】味甘香，气寒，无毒。《药性要略大全》卷七。

【主治】治痈肿热毒及妇人乳痈。《药性要略大全》卷七。

凤尾草《生草药性备要》

【集解】《植物名实图考》卷一六：凤尾草生山石及阴湿处。有绿茎、紫茎者。一名井阑草。或谓之石长生。

【主治】治跌打折伤，或浸疮疔疮，亦治痢症。退黄气。《生草药性备要》卷下。治五淋，止小便痛。《植物名实图考》卷一六。

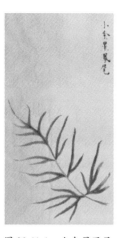
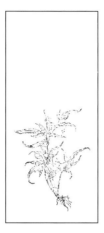
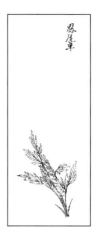

图 20-11-1　小金星凤尾
《履巉岩》

图 20-11-2　凤尾草
《图考》

图 20-11-3　凤尾
草《图说》

蜈蚣草《履巉岩本草》

【气味】性凉。有毒。《履巉岩本草》卷中。味甘、酸、辛，平，无毒。《滇南本草图说》卷一一。

【主治】能解诸毒。《履巉岩本草》卷中。筋骨疼痛，左瘫右痪，半身不遂，偏估麻木之症，以酒为引，其效如神。《滇南本草图说》卷一一。

【附方】《履巉岩本草》卷中：治蜈蚣伤。干为末，入盐少许，水调一二钱，敷贴患处。

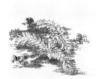

图 20-12-1　蜈蚣
草《滇南图》

海风丝《植物名实图考》

【集解】《植物名实图考》卷一○：海风丝生广信。一名草莲。丛生，横根绿茎，细如小竹；初生叶如青蒿，渐长细如茴香叶。

【主治】治头风，利大小便。《植物名实图考》卷一○。

石猪棕《草木便方》

【气味】甘，平、温。《草木便方》卷一。

【主治】止嗽定喘化痰烈。妇人血气捣酒饮，劳伤气血补肺捷。《草木便方》卷一。

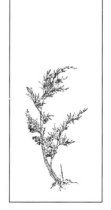

图 20-13-1　海风
丝《图考》

图 20-15-1 过坛
龙《图考》

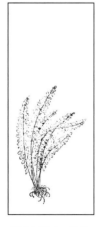

图 20-16-1 铜线
草《滇南图》

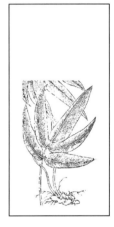

图 20-17-1 金鸡
尾《图考》

过坛龙《草药图经》

【集解】《草药图经》：铁线草三月采根，阴干用。《植物名实图考》
卷一六：过坛龙生南安。似铁角凤尾草，长茎分枝，叶稍大，盖一类。

【气味】气微苦，平，无毒。《植物名实图考》卷一六。

【主治】治疗风疾，消肿毒。治产后风尤妙。《草药图经》。
治疮毒，研末傅之。疮破不可擦。《植物名实图考》卷一六。

铜线草《滇南本草图说》

【气味】气味甘甜，走肝经。《滇南本草
图说》卷九。

【主治】能活血，生血，养血。点酒散血。
治跌打损伤，骨碎筋断，筋骨疼痛，除湿祛
风，解热，治痿软痰火，同酒煮服，最效。《滇
南本草图说》卷九。

【附方】《滇南本草图说》卷九：治疗疮毒。
铜线草烧灰存性，为末，酒服。○骨断。捣敷患处。
能接打伤之处，敷之亦愈。○治疮毒，即年久筋
骨疼痛。煎服立瘥。○服过升药，筋骨冷者。
服之能暖。亦能解水银之毒。

金鸡尾《植物名实图考》

【集解】《植物名实图考》卷九：金鸡尾生建昌山中。一名年年松。丛
生，斑茎；叶如箬叶，排生，中有金黄粗纹一道，面绿背淡，微白。露根似
贯众、狗脊。

【主治】解水毒，用同贯众。《植物名实图考》卷九。

铁角凤尾草《植物名实图考》

【集解】《植物名实图考》卷一六：生建昌山石上。高四五寸，丛生，

紫茎，对叶排生；生如指肚大而末作细齿，背有细子小如粟。岳麓亦多有之。

【主治】治红白痢，连根叶酒煎服。《植物名实图考》卷一六。

抱树莲《生草药性备要》

【释名】爬墙虎《生草药性备要》。

【气味】味甘，性苦。《生草药性备要》卷上。

【主治】治一切风气，壮筋骨。取根，用叶，洗痔疮、疥癞、黄水疮；又治内伤，化痰止咳。敷折损伤，酒糟同敷。治小肠气发，和鸡蛋、泰和酒熟服之即消。《生草药性备要》卷上。

鱼鳖金星《本草纲目拾遗》

【集解】《本草纲目拾遗》卷四：鱼鳖金星生背阴山石上，立夏后发苗，根细如纤线，蔓延石上，叶不对节，一长一圆，长者为鱼，圆者为鳖，鱼叶经霜则老，背起金星，惟鳖叶无，亦生西湖飞来峰绝顶。

【主治】治臌胀瘰疬火毒症，消痞块痰核疟腮。《本草纲目拾遗》卷四。

【附方】《本草纲目拾遗》卷四：治烟筒戳伤喉。用鱼鳖金星草煎浓汤，咽喉中伤，立止疼而愈。《永师方》，一作《永宁传方》。

金星凤尾草《履巉岩本草》

【集解】《滇南本草图说》卷五：形似茴香，年多者有红干，细绿叶。《校补滇南本草》卷上：生山中有水处。采枝叶用，忌犯铁器。然扫天晴明草硬梗，凤尾草软梗。《本草纲目拾遗》卷四：凤尾金星根类竹根，黄色有须，叶类建蕙而短，长不满尺。春月发苗，背有点子，两行相对，有数十粒极密，秋霜后乃黄，生石山下，其根蔓生。《百草镜》：金星凤尾，其叶细碎，形似凤尾，三月发苗叶，背有星，作细白点子，秋后乃黄，生古墙石堑中。背日者佳。惟实热症可用。

【气味】味苦，性寒。《滇南本草》卷中。性凉。

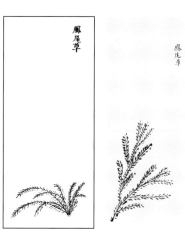

图 20-21-1　凤尾草《滇南》　图 20-21-2　凤尾草《滇南图》

【主治】治吐血咽喉火毒，诸丹毒，发背痈。《本草纲目拾遗》卷四。

【发明】《本草纲目拾遗》卷四：《百草镜》：痈疽非阳毒及非金石药毒者戒用。谢云溪云：性太凉，男女忌服，虽取效一时，但精血受寒，不能生育为虞耳。○《宁德县志》：白脚者治痢。

《滇南本草》卷中：解硫黄毒，升轻粉毒。

【附方】《履巉岩本草》卷上：治五毒发背。和根净洗，用慢火焙干，秤四两，入生甘草一钱，捣末，分作四服。每服用酒一升已来，煎三二沸后，更以冷酒三二升相和，入瓶器内封却。时时饮服，忌生冷油腻毒物。一名铁脚鸡。捣末，涂发背疮上。亦效。根：主生发，浸油涂头。老人不可多服，其性冷故也。

《滇南本草》卷中：解硫黄毒，升轻粉毒。今用洗暴赤火眼，老年晕，退翳膜遮睛。煎汤，候温，或洗或用笔管吹。

《本草纲目拾遗》卷四：治喉癣。金星凤尾草捣汁，加米醋数匙和匀，用竹箸裹新棉花，蘸汁点患处，稠痰随箸而出，亦治喉风。《家宝方》。

剑丹《植物名实图考》

【集解】《植物名实图考》卷一六：剑丹生赣州山石上。丛生，长叶如初生莴苣，面绿背淡，亦有金星如骨牌点。

【主治】治跌打损伤，酒煎服。《植物名实图考》卷一六。

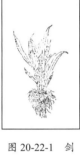

图 20-22-1　剑丹《图考》

万年松《校补滇南本草》

【释名】笤帚菌、千里菌《校补滇南本草》。

【集解】《校补滇南本草》卷上：万年松似松青草，又似瓦松，佛指甲。《植物名实图考》卷一六：万年松产峨眉山。置之箧中经年，得水即生，彼处以充馈问。其似柏叶为千年柏，深山亦多有之。李时珍以释《别录》玉柏，但与紫花不符。

【气味】味苦，微寒，无毒。《校补滇南本草》卷上。

【主治】治一切疗疮发背，无名肿毒，敷之神效。《校补滇南本草》卷上。

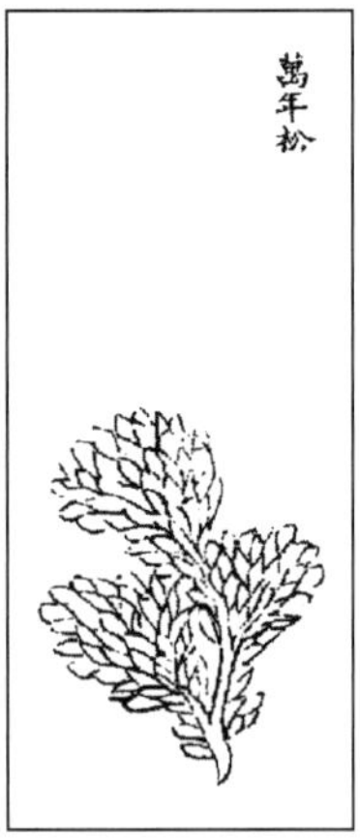

图 20-23-1　万年松《滇南》　　图 20-23-2　万年松《图考》

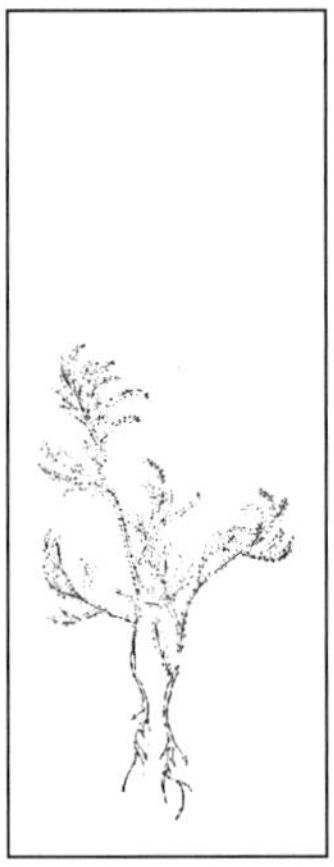

千层塔《植物名实图考》

【集解】《植物名实图考》卷一六：千层塔生山石间。蔓生绿茎，小叶攒生，四面如刺，间有长叶及梢头叶，俱如初生柳叶。

【主治】可煎洗肿毒、跌打及鼻孔作痒。《植物名实图考》卷一六。

筋骨草《植物名实图考》

【释名】小伸筋、过山龙《植物名实图考》。

【集解】《植物名实图考》卷一六：筋骨草生山溪间。绿蔓茸毛，就茎生杈，长至数尺；着地生根，头绪繁挐如人筋络。○秋时茎梢发白芽，宛如小牙。滇南谓之过山龙，端午日猡猡采以入市鬻之。

【主治】俚医以为调和筋骨之药。○云小儿是日煎水作浴汤，不生疮毒受湿痒。

郁松《植物名实图考》

【集解】《植物名实图考》卷一七：郁松生蒙自县山中。绿茎细叶，蒙茸荏柔，一丛数本，经冬不萎，故名为松，而枝叶俱扁。

【主治】土医治牙痛，无论风火虫蚀，揉熟，塞入患处即止。《植物名实图考》卷一七。

翠云草《本草纲目拾遗》

【释名】翠云草、孔雀花、神锦花、鹤翎草、凤尾草《本草纲目拾遗》。

【集解】《本草纲目拾遗》卷四：其草独茎成瓣，细叶攒簇，叶上有翠斑。《百花镜》：翠云草无直梗，宜倒悬及平铺在地，因其叶青绿苍翠，重重碎蹙，俨若翠钿云翘，故名。但有色而无花香，非芸也。其根遇土即生，见日则萎，性最喜阴湿。

【主治】治痔漏，同胡桃叶煎洗。○治吐血神效。《本草纲目

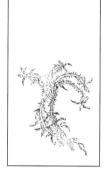

图 20-24-1　千层塔《图考》

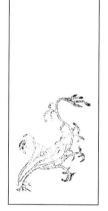

图 20-25-1　筋骨草《图考》

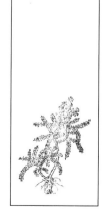

图 20-26-1　郁松《图考》

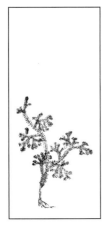

拾遗》卷四。

【发明】《本草纲目拾遗》卷四：嘉庆癸亥，予寓西溪吴氏家。次子年十五，忽腹背患起红瘰，蔓延及腰如带，或云蛇缠疮，或云丹毒，乃风火所结，血凝滞而成。予疑其入山樵采染虫毒，乃以蟾酥犀黄锭涂之，不效。二三日瘰愈，大作脓。复与以如意金黄散傅之，亦不效。次日，疮旁复起红晕，更为阔大，有老妪教以用开屏凤毛，即翠云草也，捣汁涂上，一夕立消。此草解火毒如此，又不特治血神效也。

【附方】《本草纲目拾遗》卷四：女子吐血。翠云草三钱，水煎服。《百草镜》。

图 20-27-1 翠云草《图考》

石长生《本经》

【释名】还阳草《植物名实图考》。

【集解】《太乙仙制本草药性大全·本草精义》卷二：生咸阳山谷石岩下，近道亦有之。陶云叶细似蕨而细，如龙须草，花紫色如光漆，高尺余，不与余草杂也。唐注云：今市人用筋草为之，叶似青葙，茎细，紫色，今〔太〕常用者是也。五月、六月采茎叶用。《植物名实图考》卷一六：石长生，《本经》下品。陶隐居云：似蕨而细，如龙须草，黑如光漆。今蕨地多有之。《植物名实图考》卷一七：还阳草，大体类凤尾草，细茎如漆，横根多毛，殆石长生之类。

【气味】味咸、苦，又云酸，气微寒，有毒。《太乙仙制本草药性大全·仙制药性》卷二。

【主治】逐诸寒热大热，辟百邪鬼气不祥。下三虫甚效，治恶疮疥癣奇方。《太乙仙制本草药性大全·仙制药性》卷二。

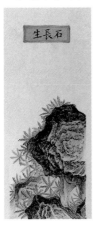

图 20-28-1 石长生《品汇》

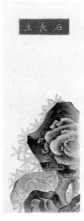

图 20-28-2 石长生《雷公》

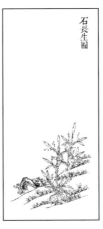

图 20-28-3 石长生《草木典》

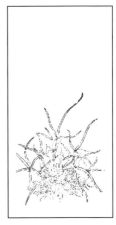

图 20-28-4 还阳草《图考》

【发明】《神农本草经赞》卷三：石有时泐，草独长留。色踰桧泽，地旁蕨柔。丹沙名异，元漆光浮。筋细紫，药物何求。《周礼》：石有时以泐。《益部方物记》：长生草生山阴，蕨地修茎茸叶，色似桧而泽，经冬不凋。李时珍曰：一名丹沙草。陶弘景曰：叶似蕨而细如龙须，黑如光漆。苏恭曰：市人以筋草为之，茎细劲紫色。杜甫诗：多病所须惟药物，微躯之外更何求？

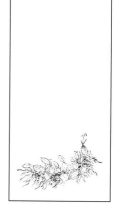

石豆 《植物名实图考》

【集解】《植物名实图考》卷一六：石豆生山石间。似瓜子金，硬茎，初生一蒂大如豆，上发一叶如瓜子微长而圆，厚分许，一名石仙桃，一名鱼毙草。性与瓜子金同。〇瓜子金山石上皆有之。毛根如猴姜，横蔓细茎，叶如瓜子稍长，厚一二分，背有黄点。

【主治】治风损，煎酒冲白糖服。《植物名实图考》卷一。

图 20-29-1　石豆《图考》

八鹿皮 《草药图经》

【集解】《草药图经》：八鹿皮生于深山石岩长流水边，有土方生，四时不断。如雀舌一般，叶底生根，绿如翠色，面光滑，无毛刺。古名雀舌草。

【主治】治汤火烧，阴阳瓦焙干，研末，麻油调搽。《草药图经》。

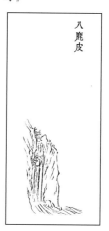

图 20-30-1　八鹿皮《草药》

石风丹 《本草纲目拾遗》

【集解】《本草纲目拾遗》卷四：石风丹生石上，能疗疮毒，出云南蒙化府。《植物名实图考》卷一七：石风丹生大理府。似石韦有茎，梢开青花，作穗如狗尾草。〇盖亦草血竭一类。

【气味】性温，味苦，无毒。《植物名实图考》卷一七。

【主治】通行十二经络，养血舒肝，益气滋肾。入筋祛风，入骨除湿。《植物名实图考》卷一七。

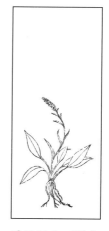

图 20-31-1　石风丹《图考》

景天《本经》

【释名】护花草《履巉岩本草》、挂壁青《本草蒙筌》、脚眼睛草《本草纲目易知录》。

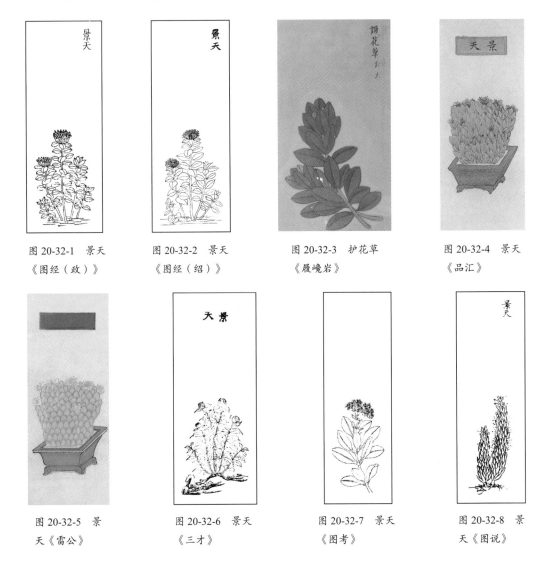

图 20-32-1 景天
《图经（政）》

图 20-32-2 景天
《图经（绍）》

图 20-32-3 护花草
《履巉岩》

图 20-32-4 景天
《品汇》

图 20-32-5 景
天《雷公》

图 20-32-6 景天
《三才》

图 20-32-7 景天
《图考》

图 20-32-8 景
天《图说》

【集解】《太乙仙制本草药性大全·本草精义》卷一：生太山山谷，今南北皆有之。人家多种于中庭，或以盆盛植于屋上，云以辟火，谓之慎火草。春生苗，叶似马齿而大，作层而上，茎极脆弱，夏中开红紫碎花，秋后枯死亦有宿根者。四月四日、七月七日采其花并苗叶，阴干。《本草蒙筌》卷二：人家园亭，多以盆植。茎叶坚厚，随插随生。俗名挂壁青，谓无土养不瘁。《滇南本草图说》卷五：打不死草生山涧中，细叶软枝，根肥而白，上有须。《植物名实图考》卷一一：景天，《本经》上品。宋《图经》叙述极详。今俗呼火焰草，京师谓之八宝，亦名佛指甲，盆盛养于屋上。南方秋深始开花。李时珍以《救荒本草》佛指甲为景天，今景天花淡红繁碎，亦无白汁，非一种也。雩娄农曰：景天名甚丽，如苏颂言即八宝草。南北种于屋上以辟火，此不待访询而知也。李时珍乃谓茎有汁，开小白花，并云叶可煤食，抑异矣。广州慎火大三四围，传闻过甚耳。近时岭南皆种仙人掌、金刚纂，以阻踰折，兼辟火。亦有甚巨者，疑慎火之名，不止一草。有星孛于大辰，西及汉，识者以为有火灾，而请灌斝玉瓒，子产以为天道远，人道迩，厌胜之术，古有之矣。南中多火，皆天道耶？抑人道耶？火政不修，恃区区之小草与鸱尾争逐毕方，王梅溪诗：禁殿安鸱尾，骚人逐毕方。岂能胜于斝瓒乎？珠足以御火灾则宝之，火炎昆冈将奈何？唯善以为宝，如宋郑之卿可矣。《生草药性备要》卷下：叶对生，似瓜子菜。

【正误】《开宝本草》：皇朝收复岭表，得广州医官问其事，曾无慎火成树者，盖陶之误尔。

【气味】味苦、酸，性平，无毒。《药性粗评》卷三。味苦酸，气平，无毒。一云：有小毒。《本草集要》卷二。气平，味苦、酸，无毒。《本草发明》卷三。气味甘，微寒，无毒。《滇南本草图说》卷五。味苦、酸，寒，无毒。入心经。《医宗必读》。味苦、酸，气寒，有小毒。《医经允中》卷二。

【主治】主治身热，邪火恶气，风疮癣，并小儿赤丹。《药性粗评》卷三。煎汤浴小儿热刺痱疮，捣烂敷小儿赤游丹毒。金疮蛊毒兼疗，风惊热燥总医。《本草蒙筌》卷二。骨碎筋断，瘀血不散，跌打损伤，以酒为使，神奇。《滇南本草图说》卷五。主治火伤，小儿赤游丹毒，毒蛇伤咬，急用捣敷。止宜外用，不可内服。《医经允中》卷二一。治火瘰疬，挟跌打伤。《生草药性备要》卷下。疗诸种火丹，一切游风，捣敷蛇咬。《本草从新》卷二。涂风疹。入醋捣，涂丹毒。《得配本草》卷四。入心泻热解毒，并涂丹肿蛇伤。《药性切用》卷四。

【发明】《本草经疏》卷七：今详其功用，当是大寒纯阴之草也。性能凉血解毒，故主大热，火疮，身热烦，邪恶气，诸蛊毒，痂疕，寒热风痹，诸不足。热解则毒散血凉，血凉则阴生故也。《本草汇言》卷七：解小儿赤游丹毒，甄权消风疹热疮之药也。闵效轩稿《别录》方解蛊毒，一切血热诸病。鲍氏方定伤寒热狂，时行赤眼头痛，小儿血热惊风等证。但苦寒纯阴，苟非实热火邪，勿得轻用，以动脾气，惟外涂无碍耳。《食物本草》：景天草来仙岛，年来旱暵兼淫潦。苍苍有意救民生，春初便得抽茎早。慰吾民，莫烦恼，权将藜藿充粱稻。固穷顺命暂时艰，泰来自获丰年好。《医宗必读》：诸种火丹能疗，一切游风可医。毒蛇伤咬，急用捣敷。大寒纯阴之品，故独入离宫，专清热毒。按：中寒之人服之有大害，惟外涂不妨耳。《本经逢原》卷二：《千金》慎火散以之为君，专主血热崩中带下之病，捣汁涂。小儿丹毒发热及游风热疮，外用并效。一切病得之寒湿，恶寒喜热者勿投。《本草从新》卷二：苦酸而寒。纯阴之品，独入离宫，专清热毒。《草木便方》卷一：打不死草红白茎，大小二种入血分。跌打损扑吐衄血，劳伤积血消瘀尽。

【附方】《证类本草》卷七：治瘾疹。以慎火草一斤，捣绞取汁，傅上热炙，摩之再三，即差。

《外台秘要》。治小儿丹发。慎火草生一握，捣绞汁，以拭之上，日十遍，夜三四遍。《千金方》。○治小儿赤游。行于体上下，至心即死。捣生景天敷疮上。疗烟火丹发。从背起或两胁及两足，赤如火。景天草、真珠末一两，捣和如泥，涂之。《杨氏产乳》。疗萤火丹。从头起，慎火草捣和苦酒涂之。

《本草衍义》卷八：扫游风、赤瘼频热者。浓研取汁，涂火心疮，甚验。干为末，水调。

《药性粗评》卷三：小儿赤丹。小儿凡患瘾赤丹，遍身风癞之类，取生景天草，捣绞汁傅之，一二次即愈。

《本草经疏》卷七：治毒虺蛇伤。取汁饮，并敷伤处，立效。

《本草汇言》卷七：治热毒丹疮，并烟火丹毒，金粉诸毒。毒从两股、两胁起，赤如火。用火丹草捣汁，和生酒减半饮之。或用渣涂患上。《千金方》。○治蛊毒内攻，不能吐出。用火丹草，捣汁饮之。《别录》。○伤寒热极狂乱。用火丹草，捣汁饮之。○治天行时热，眼赤头痛。用火丹草捣汁，日点三五次。《日华子》方。○治小儿惊风烦热，并遍身风疹，搔痒诸疮，或风疹隐现皮肤不出。用火丹草，煎汤浴之。《普济方》。

花

【主治】主女人漏下赤白，轻身明目，久服通神不老。又治风疹恶癣。主小儿丹毒，发热惊疾。《履巉岩本草》卷中。

【发明】《本草经疏》卷七：功用具如经说，第大苦寒之药，而云轻身明目，通神不老，未可尝试也。

昨叶何草《唐本草》

【释名】兰香《宝庆本草折衷》。

【集解】《宝庆本草折衷》卷一一：生上党屋上，今处处年久瓦屋上有之。○六七月采苗，日干。《太乙仙制本草药性大全·本草精义》卷二：瓦松生古瓦屋深沟内瓦上，若松子作层。泽葵，凫葵也。虽曰异类，而皆感瓦石而生，故陆推类而云耳。《植物名实图考》卷一六：余至晋，见此草，果与他处有异；秋时作粉红花极繁，五瓣白须，黑蕊数点；阳瓦灼，益复郁茂。盖山西风烈，屋上皆落土尺许，草生其上，无异冈脊；气饱霜露，味兼土木，较之鳞次雨飘，仅藉湿润而生，其性状固不得同耳。

【气味】味苦，性寒，有毒。入肝、肺二经。《本草再新》卷三。

【主治】通女人经络，经水闭涩。《太乙仙制本草药性大全·仙制药性》卷二。破血通经，滴耳痛，散乳毒，又能洗痔疮毒。《生草药性备要》卷上。治百毒，以毒

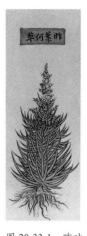

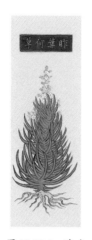

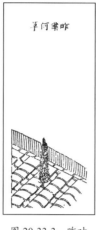

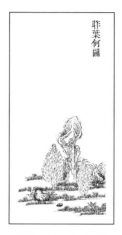

图 20-33-1　昨叶
荷草《品汇》

图 20-33-2　昨叶
荷草《雷公》

图 20-33-3　昨叶
荷草《汇言》

图 20-33-4　昨叶荷草
《草木典》

攻毒。疗火疮，消肿杀虫。《本草再新》卷三。瓦花酸平能止血，血痢下血热淋捷。
妇女月闭行经妙，汤火烂疮生肌烈。《草木便方》卷一。

【发明】《太乙仙制本草药性大全·仙制药性》卷二：至贱之类，如许之名，盖因所附不同，
以致主疗各异。瓦松虽则别种，亦由渗湿而生，故并录之，以便查考。《本草汇言》卷七：李时
珍凉血行血之药也。江春野稿《唐本草》治胃热酒积，烟火、金石、丹毒成血痢肠风者，服之即
止，此凉血而止血也。又女子内热血干，经络不行，服之即通，此又凉血而行血也。然气寒性利，
通行之用居多，如血热气实，酒食味厚之人，间有用之取效。如老弱胃虚乏力之人，不可泛施。

【附方】《宝庆本草折衷》卷一一：治头风白屑。用瓦松暴干，烧灰淋汁，热洗，不
过五七度。《圣惠方》。

《本草汇言》卷七：治经血不通。用古屋阴处瓦松，活者五两，捣汁，和酒一碗，入当归
梢、红花各一两，煎减半，空心饮。摘玄方。○治热毒酒积，肠风血痢。用瓦松八两捣汁，
和酒一半，入白芍药五钱，炮姜末五钱，煎减半，空心饮。《唐本草》。○治小便沙涩成淋不通。
用瓦松一斤，浓煎汤，乘热熏洗小腹，约两三次即通。《经验良方》。

佛甲草《图经本草》

【释名】火烧草《履巉岩本草》、寄生、铁指甲《本草纲目拾遗》、慎火草《医方药性》。

【集解】《本草纲目拾遗》卷五：生阴湿地，立夏前发苗，叶尖细作品字式，层覆而生。
夏至时，开花黄色，类瓦松，花后即死。其年雨水多，其草必茂。叶大者曰虎牙。○铁指甲《李
氏草秘》：其草叶似指甲，生墙脚阶岸石砌间。王安《采药方》：此草沿松树上，一名佛指甲，一
名寄生。《植物名实图考》卷一六：宋《图经》始收之。南方屋上、墙头至多，北方罕见。详《本

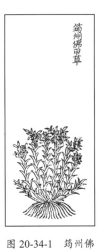 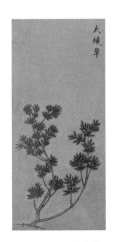 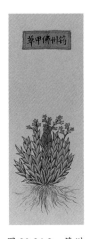 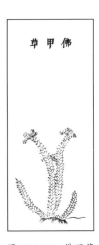

图 20-34-1 筠州佛　　图 20-34-2 火烧草　　图 20-34-3 筠州　　图 20-34-4 佛甲草
甲草《图经（政）》　　　《履巉岩》　　佛甲草《品汇》　　　　《三才》

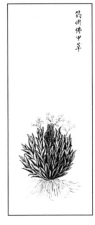 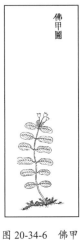 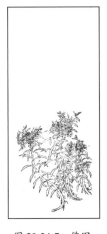 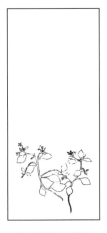

图 20-34-5 筠州　　图 20-34-6 佛甲　　图 20-34-7 佛甲　　图 20-34-8 佛甲
佛甲草《草木状》　　《草木典》　　草《图考》-1　　　　草《图考》-2

草纲目》。今人亦以治汤火灼疮。佛甲草又一种佛甲草生山石上及瓦上。茎叶淡绿，高三四寸，叶如小匙，大若指顶，微有白粉，厚脆；夏开黄花，五瓣微尖。与前一种以茎不紫、叶不尖为别，根亦微香。

【气味】性凉，无毒。《履巉岩本草》卷中。性凉。《医方药性·草药便览》。

【主治】治汤荡火烧，不以多少，干为细末，每用少许，冷水调傅患处。紫背者疗痔疾。《履巉岩本草》卷中。退脑底风，退热，尻目周。《医方药性·草药便览》。贴汤火伤。配酒浆调，敷疮毒。已溃者勿用。《得配本草》卷四。跌损金刃止血崩。肠风下血除血痢，热毒鼻犬伤珍。《草木便方》卷一。

【附方】《本草纲目拾遗》卷五：治痈疔便毒，黄疸喉癣。用狗牙半支捣汁，加陈京墨磨汁，和匀嗽喉，日咽四五次，甚者半月愈。天蛇头，疼不可忍。《救生苦海》。用半支连同香糟捣烂，少加食盐，包住患处，疼即止。虎牙半支功同。《医宗汇编》。治疗肿火毒痔漏，神效。汪连仕《采药书》。○治诸疖毒火丹，头面肿胀，将危者，少入皮消捣罨之，立愈《李氏草秘》。牙疼，煅末擦之，立效。王安。

瓦松《滇南本草》

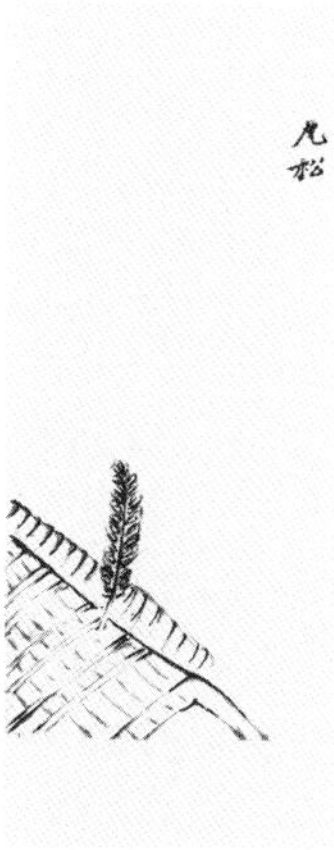

图 20-35-1　瓦松
《滇南图》

【释名】佛指甲《滇南本草》。

【气味】性微寒，味甘、微辛。《滇南本草》卷下。

【主治】咽疼喉疼，单双乳蛾。采根，入足阴，治筋骨疼，风湿可散。夷人采捣，敷囟门，止鼻不止神，包打伤亦良。《滇南本草图说》卷三。

【附方】《滇南本草》卷下：治咽喉肿，乳蛾疼痛。新鲜瓦松不拘多少，捣烂，加清水搅浊后澄清，去渣不用，能用酒者点酒服，不食酒者点醋服。

垂盆草《履巉岩本草》

【释名】山护花《履巉岩本草》、鼠牙《本草纲目拾遗》。

【集解】《本草纲目拾遗》卷五：鼠牙半支生高山石壁上，立夏后发苗，叶细如米粒，蔓延络石，其根嵌石罅内，白如鼠牙。《百草镜》载各种半支，有七十二种，此为第一。《百草镜》：鼠牙半支二月发苗，茎白，其叶三瓣一聚，层积蔓生，花后即枯，四月开花黄色，如瓦松。

【气味】性凉，无毒。《履巉岩本草》卷上。性寒。《本草纲目拾遗》卷五。

【主治】治热毒疮疖肿痛，每用少许，捣烂贴患处。《履巉岩本草》卷上。消痈肿，治湿郁水肿。治诸毒及汤烙伤疔痈等症，虫蛇螫咬。《本草纲目拾遗》卷五。

【附方】《本草纲目拾遗》卷五：治一切大毒。如发背、对口、冬瓜、骑马等痈，初起者消，已成者溃，出脓亦少。半枝莲饮：鼠牙半支一两，捣汁，陈酒和服，渣敷留头，取汗而愈。章南闻试效。《百草镜》。

泽半支《本草纲目拾遗》

【集解】《本草纲目拾遗》卷三：《百草镜》：叶如鼠牙半支，生山涧处，叶皆对节，夏开黄花如瓦松。

【集解】治蛇咬疔肿。《本草纲目拾遗》卷三。

费菜《救荒本草》

【释名】土三七《植物名实图考》。

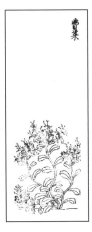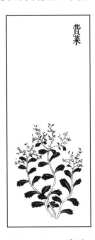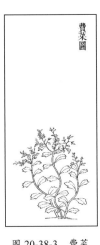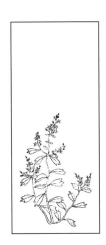

图 20-38-1　费菜　　　图 20-38-2　费菜　　　图 20-38-3　费菜　　　图 20-38-4　费菜
《救荒》　　　　　　　《博录》　　　　　　　《草木典》　　　　　　《图考》

【集解】《救荒本草》卷上：费菜生辉县太行山车箱冲山野间。苗高尺许，叶似火焰草叶而小，头颇齐，上有锯齿，其叶拤音布茎而生，叶梢上开五瓣小尖淡黄花，结五瓣红小花蒴儿。苗叶味酸。《植物名实图考》卷九：土三七生广西。茎叶俱似景天而不甚高，厚叶有汁，无纹，周围有圆齿，伏日拔置赫曦中，经月不槁，无花实，摘叶种之即生，亦名叶生根。畏寒，经霜即腐。○土三七又一种土三七，广信衡州山中有之。嫩茎亦如景天，叶似千年艾叶，无歧有齿，深绿柔脆，惟有淡白纹一缕，秋时梢头开尖细小黄花。

【主治】主治凉血，止吐血。《植物名实图考》卷九。

马牙半支《本草纲目拾遗》

【释名】酱瓣半支、铁梗半支、山半支《本草纲目拾遗》。

【集解】《本草纲目拾遗》卷五：《百草镜》云：酱瓣半支，又名旱半支，叶如酱中豆瓣，生石上，或燥土平隰皆有之，蔓生。二月发苗，茎微方，作水红色，有细红点子，经霜不雕，四月开花黄色，如瓦松。山左人以为菜茹。

【气味】性寒。《本草纲目拾遗》卷五。

【主治】消痈肿，治湿热，利水和血，肠痈痔漏。治蛇咬疔疽，便毒风痹，跌扑黄疸，擦汗斑尤妙。《本草纲目拾遗》卷五。

【发明】《本草纲目拾遗》卷五：江献祥云：此有二种，有红梗青梗之别，治妇人赤白带第一妙药。赤带用赤梗者，白带用白梗者。采得，捣汁半酒盏。酸迷迷草亦有赤白二种，赤带用赤者，白带用白者。捣汁半酒盏，和匀，加绍酒半盏煮熟，一服即止，永不再发。

【附方】《本草纲目拾遗》卷五：跌扑。用酱瓣半支一握，捣汁，陈酒和服。《百草镜》。绝疟。酱板豆草，六月六日鸡鸣时采，略洗，蒸熟一日，晒干，不干焙之，每一斤配老姜一斤，磨细收贮，一日者一钱，二日者二钱，三日者三钱，酒调服，服后饮酒至醉为妙。合时忌鸡犬妇人见之，神效。《家宝方》。狗咬。以酒洗净疮口血，捣酱板半支上，一二日即痂而愈。王小静试验。瘰疬。金养湉云：马牙半支作菜常服，多年瘰疬皆消，屡试屡验。治急痧。用酱瓣草阴干，每服三钱，水煎服。治淋疾。用芝麻一把，核桃一个，石上马牙半支，共捣碎，生酒冲服。《奇方类编》。治水臌。汪连仕云：取酱瓣草捣合麝香，贴脐眼，如人行五里，其水即下。

螺厣草《本草拾遗》

【释名】石龙、石茶《植物名实图考》。

【集解】《植物名实图考》卷一六：《本草拾遗》：螺厣草，蔓生石上。叶状似螺厣，微带赤色，而光如镜，背有少毛，小草也。○按《救荒本草》有螺厣儿，形状不相类，恐非一种。○横根丛生，一茎一叶，高三四寸，叶如茶而厚，如石韦重迭堆砌。李时珍谓石韦有如杏叶者，殆即此。

【主治】主痈肿风，脚气肿。捣傅之。亦煮汤洗肿处。藤生石上似螺厣微有赤色，背有少毛。〔《本草拾遗》〕《证类本草》卷一○。

 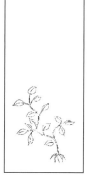

图 20-40-1　螺厣草《草木典》　图 20-40-2　螺厣草《图考》

虎耳草《履巉岩本草》 　【校正】时珍云出《纲目》，今据《履巉岩本草》改。

【释名】老虎耳《生草药性备要》、系系叶、金系荷叶《草药图经》、金线吊芙蓉《本草求原》。

【集解】《生草药性备要》卷上：其形叶皆有毛，梗青红。《医林纂要探源》卷二：以形名。生水石上。叶圆如钱，后缺，背色赤，旁引长须，亦赤。《草药图经》：系系叶，即金系荷叶，土名虎耳草。四季长有。《植物名实图考》卷一六：虎耳草，《本草纲目》始著录。栽种者多白纹；自生山石间者，淡绿色，有白毛却少细纹。

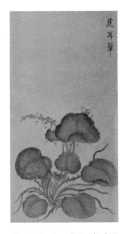
图 20-41-1　虎耳草《履巉岩》

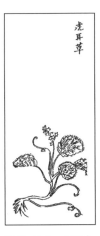
图 20-41-2　虎耳草《汇言》

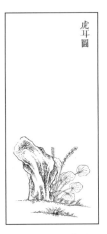
图 20-41-3　虎耳《草木典》

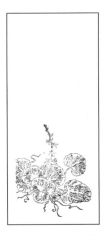
图 20-41-4　虎耳草《图考》

【气味】性凉,有毒。《履巉岩本草》卷上。味苦辛,气寒,有小毒。《本草汇言》卷七。味微苦辛,性寒。《本草品汇精要续集》。甘,淡,寒。《医林纂要探源》卷二。

【主治】善治痔疾肿毒。用少许干,入马子内,烧熏痔疾,不过五、七次差。《履巉岩本草》卷上。治耳内痈及耳痛,并敷诸疮。《本草求原》卷三。系耳科要药,兼治喉闭无音。《草药图经》。

【发明】《植物名实图考》卷一六:过用或成聋闭、喉闭、无音。用以代茶,亦治吐血。《草木便方》卷一:虎耳草寒味苦辛,丹毒擂酒疗疫瘟。生用吐利熟能止,聤耳滴汁痔洗熏。

【附方】《本草汇言》卷七:止吐利。煎汤冷饮之。治暑月热沙霍乱者。煎汤冷饮之,立止。盖寒凉能散能利之物,有损胃气,除此数证之外,无他用。

《生草药性备要》卷上:治耳内暴热毒,红肿流脓、疼痛。捶汁滴入耳内;或加冰片,消散而愈。

《医林纂要探源》卷二:治聤耳肿痛。揉汁,滴耳中。凉血渗湿之功,当不止此。

《草药图经》:吐血者。五七窠煮肉食之。

2544

飞鸾草《本草纲目拾遗》

【集解】《本草纲目拾遗》卷四:《秋景盦杂记》:飞鸾草,生钱塘葛岭后山金鼓洞,洞在道士庵湢之右,涉泉入洞,暗处仰见一线天光,光中见有此草。形如飞鸾,有头有翅,有三尾,雪中开五色花,中抽一茎直上着花,叶状如金丝荷叶,草面绿而背银红色光者,可治病。有黑毛而不开花者,乃断肠草,能杀人。不可误采也。故须雪中见花者为真,根如老姜,入药用叶。

【气味】性上升,味苦寒。《本草纲目拾遗》卷四。

【主治】治咽喉及口内诸病，取叶七片，滚水冲服，立愈。《本草纲目拾遗》卷四。

【发明】《本草纲目拾遗》卷四：此草味虽苦寒，性反不下降，而独上升，见物即沾，窜烈可知。以此草冲于水中，用指蘸之，则苦寒全在指上，其水即淡。若沾唇，则味在唇上，水虽咽下，而味不入喉也。故治咽喉者，须以小管灌于喉中，或令病人张大口，用匙灌入，直达喉所。则味在患处矣。金鼓洞左近背阴地亦有之。

鬼灯檠《医方药性》

【气味】性凉。《医方药性·草药便览》。

【主治】治眼中之血热。去风邪，止痛。《医方药性·草药便览》。

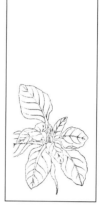

图 20-44-1 呆白菜《图考》

呆白菜《植物名实图考》

【释名】矮白菜《植物名实图考》。

【集解】《植物名实图考》卷一六：呆白菜生山石间。铺生不植立。一名矮白菜。极似苦苣。长根数寸。

【主治】主治吐血。《植物名实图考》卷一六。

扯根菜《救荒本草》

【释名】矮桃《植物名实图考》、黄脚鸡《草木便方》。

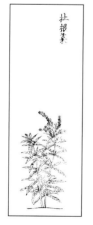

图 20-45-1 扯根菜《救荒》

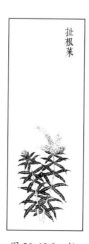

图 20-45-2 扯根菜《博录》

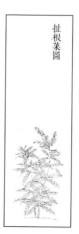

图 20-45-3 扯根菜《草木典》

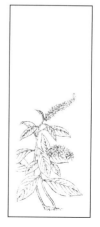

图 20-45-4 扯根菜《图考》

【集解】《救荒本草》卷上：生田野中。苗高一尺许，茎色赤红，叶似小桃红叶，微窄小，色颇绿。又似小柳叶，亦短而厚窄，其叶周围攒茎而生，开碎瓣小青白花，结小花蒴，似蒺藜样。

《植物名实图考》卷一二：按此草湖南坡陇上多有之。俗名矮桃。以其叶似桃叶，高不过二三尺，故名。○矮桃。又一种矮桃生湖南，颇似扯根菜，三叶攒生，柔厚尖长，梢开青白小五瓣花成穗。土人以为即扯根菜一类，故俱呼矮桃。

【气味】叶苗味甘。《救荒本草》卷上。辛。《草木便方》卷一。

【主治】俚医以为散血之药。《植物名实图考》卷一二。散瘀血，产后血气攻心灭，腰痛脚疼筋不荣，虚损劳伤解毒捷。《草木便方》卷一。

破钱草《滇南本草》

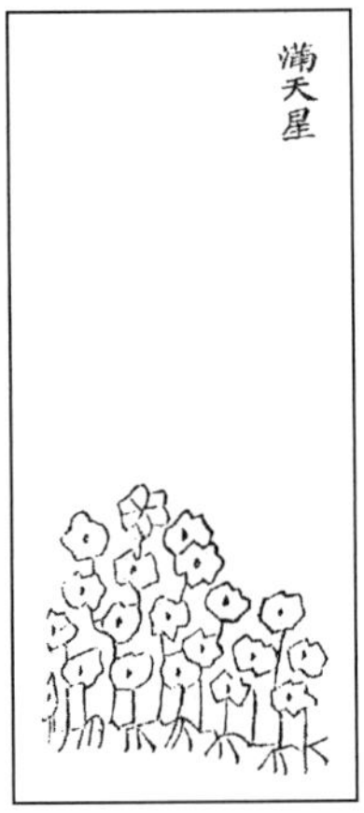

【释名】千里光《滇南本草》、满天星草《草木便方》。

【集解】《医林纂要探源》卷二：蔓地生，叶圆如钱而小，有刻缺，色绿而光润可爱。《本草纲目拾遗》卷五：草部下镜面草《滇南志》：出滇中，能通血脉。按：此草今处处有之，多生阶砌石畔，叶如指面大而圆，其边微作碎齿，叶面光如镜，深绿色，土人呼为蟢儿草。又名地连钱。不见开花，止见叶而已，亦呼镜面草。不知滇中所产，即此类否。性凉，治肺火结成脓血痈疽《采药志》。月闭，和藏蕤煎酒服《滇南志》。

【气味】性温，味辛、苦。《滇南本草》卷下。苦，性平。《草木便方》卷一。

【主治】主发散诸风头痛，明目，退翳膜，利小便，疗黄疸。《滇南本草》卷下。明目去翳。揉塞鼻中，左翳塞右孔，右翳塞左孔。《医林纂要探源》卷二。头疮白秃风瘙灵，皮肤疥癫涂耳烂，牛马诸疮洗涂清。《草木便方》卷一。

【附方】《滇南本草》卷下：治翳膜遮睛。羞明怕日，目涩多泪，黑轮生青筋，白轮生红丝。千里光一两，川乌二钱，木贼五钱，谷精草五钱，胆草三钱，蝉退五钱，草决明五钱，荆芥穗三钱，川芎五钱，栀子五钱，白菊一两，蔓荆子，去壳，童便浸三日，每日换便，焙用。每用药一两，对蔓荆子一两，每服二钱，滚水送下。

图 20-46-1　满天星
《便方》

撒地金钱《医方药性》

【气味】性凉。《医方药性·草药便览》。

【主治】退烧，散心火，止小儿惊风。《医方药性·草药便览》。

酢浆《唐本草》

【释名】赤孙施《图经》、急性子、酸味草《生草药性备要》、斑鸠酸《本草求原》。

【集解】**《握灵本草》**补遗：酢浆草，此小酸浆草，与前卷灯笼草名酸浆草异，一枝三叶。**《医林纂要探源》**卷二三：小草，弱茎，蔓生石砌，每枝三叶，圆聚茎端，则形如六叶，叶有齾，夜则三叶皆合，晨复开，开小黄花，结小角，中有四五小子，色褐。**《植物名实图考》**卷一六：《唐本草》始著录。即三叶酸浆，生山石间，叶大如钱。

【气味】味酸，性寒，无毒。《救荒本草》卷上。性微温，味咸。《滇南本草》卷下。叶酸，平。《医林纂要探源》卷二三。酸涩，寒。《本草求原》卷三。

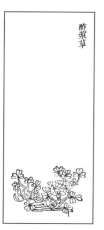

图 20-48-1 酢浆草
《图经（政）》

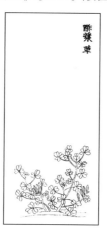

图 20-48-2 酢浆草
《图经（绍）》

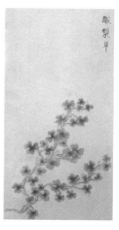

图 20-48-3 酸浆草
《履巉岩》

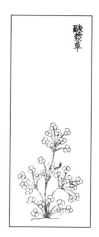

图 20-48-4 酸浆
草《救荒》

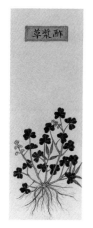

图 20-48-5 酢
浆草《品汇》

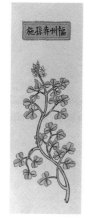

图 20-48-6 福州
赤孙施《品汇》

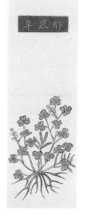

图 20-48-7 酢
浆草《雷公》

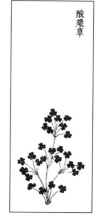

图 20-48-8 酸浆
草《博录》

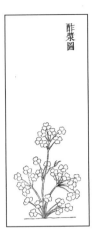

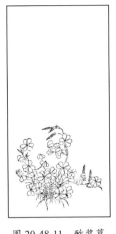

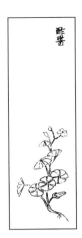

图 20-48-9 酸浆草《汇言》　　图 20-48-10 酢浆《草木典》　　图 20-48-11 酢浆草《图考》　　图 20-48-12 酢浆草《图说》

【主治】利小便,治五淋,玉茎痛。攻疮毒,治腹痛,破血破气。《滇南本草》卷下。主诸淋带下。《握灵本草》。杀止痛、散热消肿。理跌打,散瘀血,煲酒服。又干水、止痒。《生草药性备要》卷下。补肺泻肝,除热气,去瘀血,敛阴,出治节。《医林纂要探源》卷二三。散瘀止痛,除热毒,消肿,杀,干水,止痒,理跌折。捣汁调酒。《本草求原》卷三。

【发明】《本草汇言》卷七:用揩瑜石铜器,白亮如银。酸浆草:李时珍解毒凉血之药也。闵效轩稿《唐本草》治男妇大小诸热淋证,涩沥不通及大便秘塞,或痔疮胀痛,或肛脱不收,或天行烦热,燥渴诸疾。凡属血热,咸宜用之。但酸寒清利,只宜热闭不通。如属胃虚,自当逊避。《医林纂要探源》卷二三:能煮红铜为白,其去瘀血可知。味酸数三,则肝木也。开合应晨夕,则肺金之出治节也。酸主收敛,而开合以时,故能补肺金,而靖肝火,使气静而血不妄行,治吐血衄血,去一切逆血瘀血,及血热痈毒,汤火伤,勿以贱而忽之。《草木便方》卷一:酸浆草酸性寒平,带下血痢便血淋。妇女阴疝诸血结,金疮跌损汤火灵。

【附方】《本草汇言》卷七:治小便气、血、砂、膏、劳五种淋证。用酸浆草一把,和四苓散煎服即愈。王氏《百一选方》。○治大肠热极,肛脱不收。用酸浆草一大把,甘草五钱,水二升,煎半升,徐徐服。濒湖方。○治天行时热,烦燥作渴,真热极者。用酸浆草一大把,水二升,煎减半,饮之。邵九先方。

《握灵本草》补遗:治目暗目泪。将三叶小酸浆草几秤,蒸如花露,每日服之。

八字草《植物名实图考》

【集解】《植物名实图考》卷一五:八字草产建昌。小草蔓生,茎细如发,本红梢绿,微有毛；一枝三叶，似三叶酸而更小，叶极稀疏。○按《本草拾遗》：漆姑草如鼠迹大，生阶墀间阴处。气辛烈。接敷漆疮，亦主溪毒。主治既同，形亦相类，而《本草》不图其形，未敢遽定。

【主治】土人捣碎，敷漆疮。《植物名实图考》卷一五。

三叶草《滇南本草》

【气味】性微温，味辛、微苦。《滇南本草》卷中。

【主治】治疮疡肿毒，散疮痈。《滇南本草》卷中。

鹿含草《生草药性备要》

【释名】人字草、铁线草《生草药性备要》、千里光、鹿衔草《本草求原》。

【气味】味淡、酸，性温。《生草药性备要》卷上。酸、甘，平。《本草求原》卷一。甘、辛，平。《本草求原》卷三。

【主治】滋阴，壮筋骨，散酒伤，延寿。敷跌打损伤，浸酒。散痰，去瘀生新，舒筋活络。《生草药性备要》卷上。滋阴健骨，舒筋活络，化痰，去瘀生新，理酒伤，敷跌打，浸酒妙。《本草求原》卷一。治打跌扑肿，擂酒服并敷。解毒，消鸦片积。《本草求原》卷三。

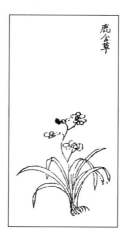
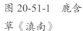
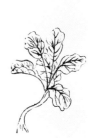

图 20-51-1　鹿含草《滇南》　　图 20-51-2　鹿含草《滇南图》

崖棕《图经本草》

【集解】《证类本草》卷三〇：〔《本草图经》〕崖棕生施州石崖上。○苗高一尺已来，四季有叶，无花。

【气味】味甘、辛，性温，无毒。〔《本草图经》〕《证类本草》卷三〇。

【主治】彼土医人采根，与半天回、鸡翁藤、野兰根等四味，净洗焙干，去粗皮，等分捣罗，温酒调服二钱匕。疗妇人血气并五劳七伤。妇人服，忌鸡、鱼、湿面；丈夫服无所忌。〔《本草图经》〕《证类本草》卷三〇。

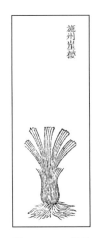

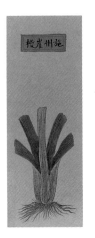

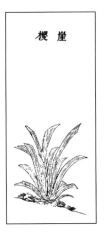

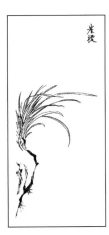

图 20-52-1 施州
崖棕《图经（政）》

图 20-52-2 施州
崖棕《品汇》

图 20-52-3 崖棕
《三才》

图 20-52-4 崖棕
《图说》

离鬲草《本草拾遗》

【集解】《证类本草》卷八：〔《本草拾遗》〕生人家阶庭湿处，高三二寸，苗叶似幂，去疟为上，江东有之，北土无。

【气味】味辛，寒，有小毒。〔《本草拾遗》〕《证类本草》卷八。

【主治】主瘰疬丹毒，小儿无辜寒热，大腹痞满，痰饮膈上热。生研绞汁服一合，当吐出胸膈间宿物。〔《本草拾遗》〕《证类本草》卷八。

【发明】《本草汇言》卷七：离鬲草：吐痰饮，拾遗方截疟疬之药也。闵效轩稿：故陈氏藏器方治小儿无辜寒热，大腹痞满，又散膈上痰饮。生捣汁，饮一合，当吐出宿物，立愈。又捣烂，敷瘰疬结核，疖块诸疾。此瞑眩之药。

仙人草《本草拾遗》

【集解】《证类本草》卷六：〔《本草拾遗》〕生阶庭间。高二三寸，叶细有雁齿，似离鬲草，北地不生也。

【主治】主小儿酢疮。煮汤浴，亦捣傅之。酢疮，头小，大硬。小者，此疮或有不因药而自差者。当丹毒入腹必危，可预饮冷药以防之，兼用此草洗疮。亦明目，去肤翳，授汁滴目中。〔《本草拾遗》〕《证类本草》卷六。

石苋 《图经本草》

【集解】《证类本草》卷三〇：〔《本草图经》〕石苋生筠州，多附河岸沙石上生。〇春生苗叶，茎青，高一尺已来。叶如水柳而短。八月、九月采。

【气味】味辛、苦，有小毒。〔《本草拾遗》〕《证类本草》卷八。味辛、苦，气平，有微毒。《本草汇言》卷七。

【主治】彼土人与甘草同服，治駒齡及吐风涎。〔《本草图经》〕《证类本草》卷三〇。

草部第二十一卷

草之十二　苔类26种

陟厘《别录》

【释名】乌韭《本草品汇精要》。

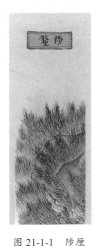

图 21-1-1　陟厘
《品汇》

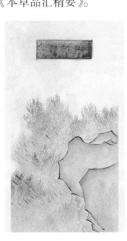

图 21-1-2　陟厘
《雷公》

图 21-1-3　侧厘
《草木典》

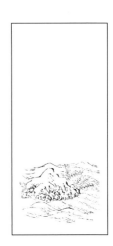

图 21-1-4　陟厘
《图考》

【集解】《太乙仙制本草药性大全·本草精义》卷二：陟厘与苔令异，生江南池泽中石上，生如毛绿色，即南人用作纸者，方家惟合断下药用之。唐注云：此物乃水中苔，今取以为纸，名苔纸，青黄色，体涩。〇乌韭一名石衣，亦名石苔，又名石发。生岩石阴不见日处。青翠茸茸者，似苔而非苔，长者可四五寸，即松柏相类也。

【气味】味甘，气寒平，无毒。《本草汇言》卷七。辛，平。《得配本草》卷四。性热，甘平，无毒。《滇南本草图说》卷六。

【主治】大小便虚冷水泻，阴寒亦解，暖脐甚佳。采取煅之，为末，可搽疗疮、黄水疮，痘症顶陷亦可效。《滇南本草图说》卷六。

【发明】《本草汇言》卷七：《别录》止渴止痢之药也。生水中石上。闵效轩稿甘寒而洁，善治暑热之邪，伤气血者，为烦渴而燥，为秽痢而涩，并积热犯胃，痢疾胀闷不食者，每需用此，屡奏功效。倘属胃家虚寒，切勿沾口。《本经逢原》卷二：陟厘与水苔同生水中，但浮于水者谓之水苔。《千金》治胁热下利，呕逆，温食则吐，有陟厘丸为痢证之首方，《日华》捣汁治天行心闷，《别录》主心腹大寒，温中消谷，强胃气，止泄痢，并取其性温而能利水也。

【附方】《得配本草》卷四：怪症。身上及头面肌肉浮肿，状如蛇者。用雨滴阶前砖上苔痕一钱，水化，涂蛇头上即消。

干苔《嘉祐本草》

【集解】《本草集要》卷三：干苔即海中苔菜。《本草蒙筌》卷三：即地面青苔是也。渗湿有，背阴生。

【气味】味咸，温，无毒。《日用本草》卷八。味咸，气寒。《本草集要》卷三。

【主治】主心腹大寒，温中强胃气，止泄痢。《日用本草》卷八。主痔杀虫，及霍乱呕吐不止，煮汁服之。又心腹烦闷，冷水研如泥，饮之即止。下一切丹石，杀诸药毒。不可多食，令人痿黄，少血色。《本草集要》卷三。发诸般疮疥杀虫，下一切丹石去毒。但服不可过剂，令人少血痿黄。《本草蒙筌》卷三。

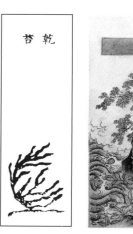

图 21-2-1 干苔　图 21-2-2 干苔
《太乙》　　　《雷公》

【发明】《本草蒙筌》卷三：生老屋上者，名屋游。利膀胱吊气，及浮热在皮肤间。○生古墙侧者，名垣衣。主黄疸心烦，致暴热攻肠胃内。○陟厘生水石面，止泄痢，强胃气，消谷温中。○土马鬃生土墙头，凉骨蒸，止鼻衄，败毒驱热。○井苔从井底觅，疗水肿漆疮热疮。○船苔向船底求，治五淋鼻洪吐血。○昔邪生山石，去小儿时热惊痫。○瓦松生瓦沟，通女人经络闭涩。○谟按：至贱之类，类如许之名，盖因所附不同，以致主疗各异。瓦松虽则别种，亦由渗湿而生。故并录之，以便查考。

井中苔及萍蓝《别录》

【集解】《太乙仙制本草药性大全·本草精义》卷二：井中苔，人家废井中多生苔萍，及砖土间生杂草菜蓝，既解毒，在井者弥佳，不应复别是一种名井中蓝。《本草汇言》卷七：陶隐居曰：

井中苔及萍蓝，系古废井中苔萍，及井中砖石土缝间多生杂草，俱类此。

图 21-3-1 井中
苔萍《品汇》

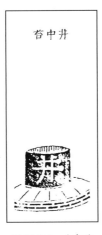

图 21-3-2 井中苔
《太乙》

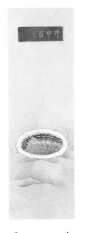

图 21-3-3 井
中苔《雷公》

图 21-3-4 井中
苔萍《草木状》

【气味】味苦、微甘，气寒，无毒。《本草汇言》卷七。

【主治】主漆疮、热疮，疗浮肿、水肿。蓝：杀野葛毒如神，解巴豆毒大效。
《太乙仙制本草药性大全·本草精义》卷二。

【附方】《本经逢原》卷二：火疮伤烂脱皮者。以苔炙末，每钱入冰片二分，杵极细掺上，
痛即止，不过三度愈。如无井中者，墙阴地上者亦可用之。

《本草汇言》卷七：清阴寒洁，善除一切火病，并解野葛、巴豆诸毒。捣烂，调水饮之。
耿长生稿。

船底苔《食疗本草》

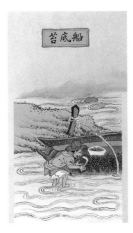

图 21-4-1 船底
苔《品汇》

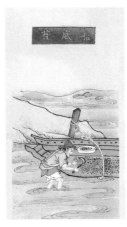

图 21-4-2 船底
苔《雷公》

【集解】《本草汇言》卷七：船底苔，
系水之精气，浸渍船板木中，久则变为青涎，
渐长苔草。盖因太阳日气，下映水中，阴阳
之气，蒸渍木中而成。

【气味】味甘，气冷，无毒。《本
草汇言》卷七。

【主治】鼻洪吐血立止，治五淋
淋沥即通。又水中细苔，疗天行心闷，
绞汁有神功。《太乙仙制本草药性大全·本
草精义》卷二。

【发明】《本草品汇精要》卷一二：旧船之底浸渍日久，得水土之气积袭而生也。

【附方】《太乙仙制本草药性大全·本草精义》卷二：吐衄血。以炙甘草并豉汁同煎浓汁服。○五淋。取一鸭卵大块，水煮服之效。○天行病心闷。水中细苔，捣绞汁服良。

《本草纲目易知录》卷二：天行热病，伏热头目不清，神志昏塞，及诸大毒。以五两和酥饼一两半，面糊丸，每酒下五十丸。

蕰《野菜博录》

【释名】水藻、牛尾蕰、马藻《野菜博录》。

【集解】《野菜博录》卷二：有二种，生水中，浮沉间长六七尺，一种叶细如丝，类鱼腮状；一种密叶对生如钗股状。

【气味】味甘，性寒，滑，无毒。《野菜博录》卷二。

【主治】清火毒，火症热痢淋渴服，小儿游赤白妙，火炎热疮捣烂涂。《草木便方》卷一。

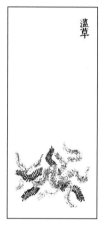

图 21-5-1　蕰草
《博录》

石蕊《本草拾遗》

【集解】《证类本草》卷六：〔《嘉佑本草》〕陈藏器云：生石之阴，如屋游、垣衣之类，得雨即展，故名石濡。早春青翠，端开四叶，山人名石芥。《本草汇言》卷七：陈氏曰：石蕊，生太山石上，如花蕊。《别录》方虽载，只言功用，不言形状。此生高山石上。今人谓之蒙顶茶，多生兖州蒙山石上，乃山雾日影，熏蒸日久结成。早春青翠铺开，叶如手掌，盖苔衣类也。春

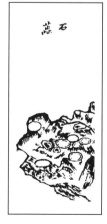

图 21-6-1　石蕊
《汇言》

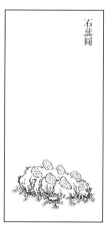

图 21-6-2　石蕊《草木典》

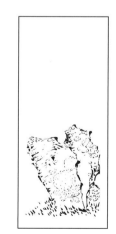

图 21-6-3　石蕊
《图考》

中刮取，曝干馈人，谓之石云茶。其状白色，清薄如花蕊，其气香如薰，其味甘涩如茗。不可煎饮，止宜咀嚼及泡汤啜，清凉有味。

【气味】味甘，涩，气寒，无毒。《本草汇言》卷七。

【主治】能去心热烦闷不安，肝热眼障失明，脾热唇口疮发，肺热咽燥痰结，肾热小便淋闭。凡诸虚火火郁之证，咸宜用之。见《蕴斋本草》《本草汇言》卷七。

【附方】《本草汇言》卷七：治心热烦闷。用石蕊花五钱，以莲子十五粒，煎汤泡服。○治肝热，眼目昏障。用石蕊花三钱，以木贼、薄荷各二钱，煎汤泡服。○治脾热口疮。用石蕊花三钱，以川黄连六分。煎汤泡服。○治肺热，咽燥有痰。用石蕊花三钱，以麦冬去心，黄芩各三钱，煎汤泡服。○治肾热，小便淋闭及湿热五疸诸疾。用石蕊花五钱，以车前子、木通各三钱，煎汤泡服。上五方出《朱蕴斋医集》。

石布 《滇南本草图说》

图 21-7-1　石布
《滇南图》

【集解】《滇南本草图说》卷九：生于大石面上，隐隐似布形，扯起一块，内有筋，又似大叶。人多不觉，此物生于石上也。

【气味】气味苦，微寒。《滇南本草图说》卷九。

【主治】吐血，血衄，血痢，血崩，去湿痹，生肌。治冷风历节疼痛，止尿血。取汁，润发，敷汤火伤，止痛。煎汤服之，杀虫，疗蛊痢。《滇南本草图说》卷九。敷大恶疮，无名肿毒。汤大伤，调醋搽之如神效，或为末调麻油搽痔疮。夷人治小儿生火，调麻油搽火即散，又治廉疮如神效。《校补滇南本草》卷上。

石藓 《滇南本草》

【释名】白地膏《滇南本草图说》、白地骨《校补滇南本草》。

【集解】《滇南本草》卷中：生石上，形如白藓样，形薄。《滇南本草图说》卷三：生石上，似白藓。○上有黑点者，必年深日久方能有之，得此最效，但不能多得。《校补滇南本草》卷上：白地骨生山地上，形似虫窝，亦同白藓，或敷贴于石上，色白。

【气味】味苦，涩，性寒。《滇南本草》卷中。

【主治】治赤白带下，便浊，五淋疼痛。《滇南本草》卷中。敷一切诸疮、无名肿毒最良。《滇南本草图说》卷三。敷大恶疮，无名肿毒，汤火伤，调醋搽之如神效。或为末调麻油搽痔疮。夷人治小儿生火，调麻油搽火即散，又治廉疮如神效。《校补滇南本草》卷上。

地衣草《日华子》

【集解】《太乙仙制本草药性大全·仙制药性》卷二：地衣冷，有微毒。即阴湿地被日晒起苔藓是也。

图 21-9-1　地衣
《汇言》

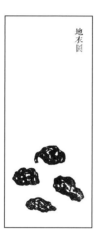
图 21-9-2　地衣
《草木典》

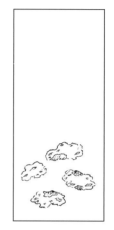
图 21-9-3　地衣
《图考》

【气味】味苦，平，无毒。〔《本草拾遗》〕《证类本草》卷六。味无考，性温，无毒。《药性粗评》卷四。冷，有微毒。《太乙仙制本草药性大全·仙制药性》卷二。味苦，气寒，微有毒。《本草汇言》卷七。

【主治】主治卒心痛，并中恶。取人膏人垢汗也，和作丸，温水下七丸，愈。亦主人马花疮，和清油涂之佳。《太乙仙制本草药性大全·仙制药性》卷二。用生油调傅马反花疮良。《药性粗评》卷四。解火毒、丹毒之药也。《本草汇言》卷七。

地卷草《校补滇南本草》

【释名】虫草、抓地松、石上青苔、地卷丝《校补滇南本草》。

【集解】《校补滇南本草》卷上：地卷草生石上，或贴地。绿细叶，自卷成虫形。采取晒干，为末听用。《植物名实图考》卷一七：地卷草即石上青苔。湿气凝结成片，与仰天皮相似。面青黑，背白，盖即石耳之类。

【气味】味甘，无毒。《校补滇南本草》卷上。

【主治】跌打损伤，筋骨疼痛，手足痿软，煮酒常服，即愈。亦可以延年。

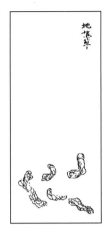

图 21-10-1 地卷草
《滇南》

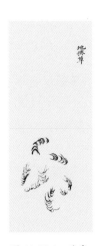

图 21-10-2 地卷
草《滇南图》

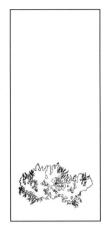

图 21-10-3 地卷草
《图考》

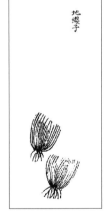

图 21-11-1 地缨子
《滇南》

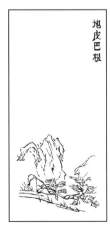

图 21-12-1 地皮巴
根《草药》

生服破血，炙过最奇。《滇南本草图说》卷五。治鼻血效。治一切跌打损伤，骨碎筋断，服之神效。不可生用，生则破血。《校补滇南本草》卷上。

地缨子《校补滇南本草》

【集解】《校补滇南本草》卷上：此草形似缨子一撮，贴地。分赤绿二色。

【气味】味苦，性寒。《校补滇南本草》卷上。

【主治】赤丝者治脱阳，服之如神。绿丝者治脱阴，服之如神。《校补滇南本草》卷上。

地皮巴根《草药图经》

【集解】《草药图经》：地皮巴根即山土之精涎。

【气味】性温，微毒。《草药图经》。

青苔《滇南本草图说》

【集解】《滇南本草图说》卷六：石青苔生石上或土山上，形似水青苔，其性不同。

【修治】《滇南本草图说》卷六：采取晒干，为末。

【气味】性辛，味甘。《滇南本草图说》卷六。

【主治】能解夷人毒药。有中毒者，服此即愈。又能解散蒙汗药性，敷疮功胜一笔勾。《滇南本草图说》卷六。

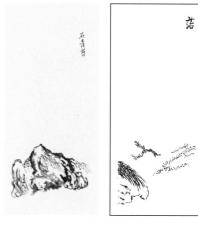

图 21-13-1　石
青苔《滇南图》

图 21-13-2　苔
《图说》

垣衣《别录》

【释名】土马鬃《药性要略大全》。

【集解】《药性要略大全》卷七：此系背阴古墙垣上苔，生在墙为之垣衣，在屋为之屋游，在井为之井苔。一皆苔类也。

【主治】主治骨蒸烦热，毒痈衄血，及黄疸，心烦热病。《药性要略大全》卷七。去小儿肘热惊痫神效。《太乙仙制本草药性大全·仙制药性》卷二。主暴热暴风口噤、金疮、黄疸、心烦。《得配本草》卷四。

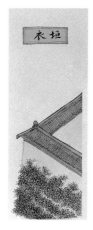

图 21-14-1　垣
衣《品汇》

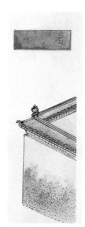

图 21-14-2　垣
衣《雷公》

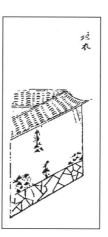

图 21-14-3　垣衣
《汇言》

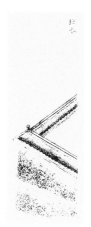

图 21-14-4　垣
衣《草木状》

屋游《别录》

【释名】瓦上青苔《药性粗评》。

【集解】《宝庆本草折衷》卷一一：屋游，古瓦屋北阴青苔衣也。

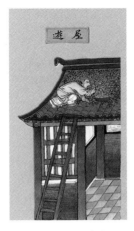

图 21-15-1　屋游
《品汇》

图 21-15-2　屋游
《太乙》

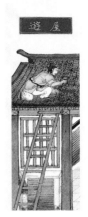

图 21-15-3　屋游
《雷公》

【气味】味苦，气寒，无毒。入汤用。煮服之。《药性要略大全》卷七。

【主治】主浮热在皮肤，往来寒热，利小肠膀胱气。〇主小儿痫热，时气烦闷，止渴。《宝庆本草折衷》卷一一。主治热毒上攻，鼻衄不已，并皮肤寒热，膀胱不利。《药性粗评》卷三。理水气，止消渴，治皮热、寒热往来。《得配本草》卷四。

【发明】《本草汇》补遗：屋游，即古瓦屋上青苔也。能疗犬咬之毒，与雄黄研贴。其长数寸者，即瓦松也。味酸，有大毒。烧灰淋汁沐发，发即堕落。误入目中，令瞽。《本草》无毒及生眉发之说，谬也。又有垣衣，生于古垣城墙北阴，即青苔衣也。气味酸冷，能疗黄疸心烦，傅汤火伤。

【附方】《本草汇言》卷七：治犬咬痛极。取古屋上青苔屑，按之立止。《经验良方》。

雪茶《本草纲目拾遗》

【集解】《本草纲目拾遗》卷六：雪茶出滇南，色白，久则色微黄，以盏烹瀹，清香迥胜，形似莲心，但作玉芽色耳。平莱仲云：雪茶出丽江府属山中。敏按：雪茶出云南永善县，其地山高积雪，入夏不消，雪中生此，本非茶类，乃天生一种草芽，土人采得炒焙，以其似茶，故名。其色白，故曰雪茶。己亥腊过余杭，往访刘抱清少府，啜雪茶，云带自云南，茶片皆作筒子，如蜜筒菊蕊瓣样，询所主治，因言此茶大能暖胃，凡严寒冰冻时，啜一盏，满腹如火，若患痨损及失血过多之人，腹胃必寒，最忌食茶，惟此茶不忌。乃相与烹瀹食之，果入腹温暖，味亦苦冽香美，较他茶更厚。

【气味】味甘，性大温。《本草纲目拾遗》卷六。

【主治】治胃气积痛，疗痢如神。《本草纲目拾遗》卷六。

矮它它《草木便方》

【气味】寒。《草木便方》卷一。

【发明】解热毒，风湿腰膝酸痛服，行气化痰消痈肿，血不荣筋洗服涂。《草木便方》卷一。

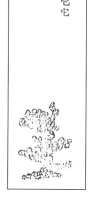

图 21-17-1　矮它它《便方》

乌韭《本经》

【集解】《证类本草》卷一一：〔《唐本草》〕注云：此物即石衣也，亦曰石苔，又名石发。生岩石阴不见日处，与卷柏相类也。〔《开宝本草》〕按：陈藏器《本草》云：乌韭，烧灰沐发令黑，生大石及木间阴处，青翠茸茸者，似苔而非苔也。《植物名实图考》卷一六：乌韭《本经》下品。又名石发。生石上及木间阴处。青翠茸茸，似苔而非苔也。

【气味】味甘，气寒，无毒。垣衣为使。《太乙仙制本草药性大全·仙制药性》卷二。

【主治】主皮肤往来寒热如神，利小肠膀胱疝气奇妙。疗黄疸如金，理金疮内塞。益气补中，悦泽颜色。补注：乌韭烧灰，水煮沐发令黑，淋头亦能长发。《太乙仙制本草药性大全·仙制药性》卷二。

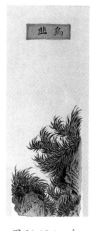

图 21-18-1　乌韭《品汇》

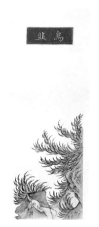

图 21-18-2　乌韭《雷公》

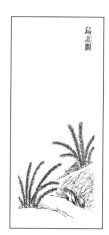

图 21-18-3　乌韭《草木典》

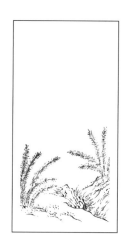

图 21-18-4　乌韭《图考》

2561

土马鬃《嘉佑本草》

【集解】《证类本草》卷九：〔《嘉佑本草》〕所在背阴古墙垣上有之，岁多雨则茂盛。世人或便以为垣衣，非也。垣衣生垣墙之侧，此物生垣墙之上，比垣衣更长，大抵苔之类也。以其所附不同，故立名与主疗亦异。在屋则谓之屋游、瓦苔，在墙垣则谓之垣衣、土马鬃，在地则谓之地衣，在井则谓之井苔，在水中石上则谓之陟厘。

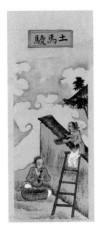
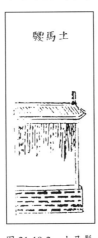
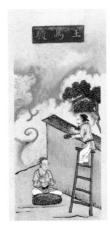
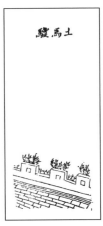

图 21-19-1 土马
鬃《品汇》   图 21-19-2 土马鬃
《太乙》   图 21-19-3 土马鬃
《雷公》   图 21-19-4 土马
鬃《汇言》

【气味】味酸，性寒。○气薄味厚，阴也。《本草品汇精要》卷一二。味咸，无毒。《太乙仙制本草药性大全·仙制药性》卷二。

【主治】主治骨蒸之热，败热燥之烦。痈毒能驱，衄鼻立解。《太乙仙制本草药性大全·仙制药性》卷二。

【附方】《本草汇言》卷七：治暴衄。取土马鬃一二两，生酒煮滚，温和服。《卫生宝鉴》。○治骨蒸夜热。取土马鬃一两，纳嫩鸡中煮食，渐退。《思安集》。

卷柏《本经》

【释名】神投时《太平御览》、石莲花、回阳草《滇南本草》、不死草《滇南本草图说》。

【集解】《太平御览》卷第九八九：《建康记》曰：建康出卷柏。《范子计然》曰：卷柏，出三辅。《本草蒙筌》卷一：多生石崖湿处，形仅寸半而长。茎叶紫青，仿佛扁柏。遇雨舒开如掌，经晴卷束如拳。凡欲用之，随时收采。《太乙仙制本草药性大全·本草精义》卷一：生常山山谷间，今关、陕、沂、兖诸州亦有之。宿根紫色，多须。春生苗，似柏叶而细碎，拳拳如鸡足，青黄色，高五寸，无花实，多生石上。五月七日采，阴干，去下近石膏沙土处用之。《本草汇言》卷七：

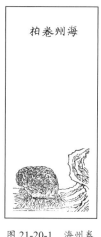

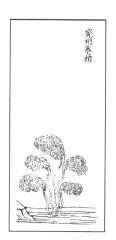

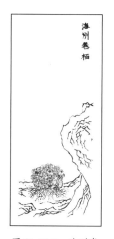

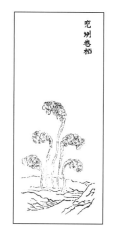

图 21-20-1 海州卷
柏《图经（政）》　　图 21-20-2 兖州卷
柏《图经（政）》　　图 21-20-3 海州卷
柏《图经（绍）》　　图 21-20-4 兖州卷
柏《图经（绍）》

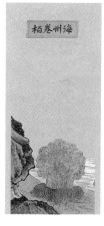

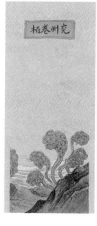

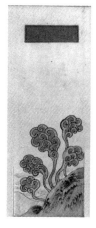

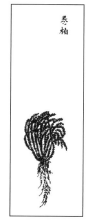

图 21-20-5 海州
卷柏《品汇》　　图 21-20-6 兖州
卷柏《品汇》　　图 21-20-7 海州
卷柏《雷公》　　图 21-20-8 卷柏
《原始》

外有地柏，即卷柏之生于地上者。生蜀中山谷，根黄茎细，状如丝，上有黄点子，无花叶。三月生，长四五寸许。四月采，曝干用。

【气味】味苦，性寒。《滇南本草》卷中。味辛、甘，气温、平、微寒，无毒。《本草集要》卷二。

【主治】通月经，破癥瘕，消血块，难产催生效。《滇南本草》卷中。主五脏邪气，女子阴中寒热痛，癥瘕血闭绝子。治脱肛，散淋结，头中风眩，痿躄，强阴益精，镇心，治鬼邪啼泣。久服轻身，和颜色。生用破血，炙用止血。《本草集要》卷二。治妇人癥瘕血闭殊功，疗男子风眩痿躄立效。止脱肛而散淋结，除啼泣以驱鬼邪。尸疰鬼疰腹痛百邪，鬼魅啼泣酒煎服之。益精强阴，镇心安魄。暖水脏育孕，和颜色轻身。《本草蒙筌》卷一。

【发明】《本草发明》卷三：卷柏辛而甘温，活血益血居多。故《本草》主五藏邪气，女子阴中寒热痛，癥瘕血闭，绝子，通月水，散淋结，止咳逆，风眩头风，面皯，痿蹶，此辛能活血散气之功。又强阴益精，治脱肛，镇心，治邪啼泣，暖水藏育孕，久服轻身，好容颜，是甘温养血滋阴之用也。《本草述》卷一三：之颐止述《本经》主治耳。然其所说，时值阴离于阳，能使阳相交合以明主治之义，可谓得未曾有矣。盖《本经》止言女子之主治，而不及丈夫者，正为女子以血为主，如所谓癥瘕，血闭绝子，正阴不得阳之配，以致于斯，不漫同于阴虚之血闭绝子也。即《别录》谓其强阴益精，皆属此义。故云止咳逆，治脱肛，散淋结，头中风眩，痿躄等证，非臆说也。再合于《日华子》暖水脏一语，乃知卢氏所说，信而有征。且《准绳》治嗽血唾血，及脏毒下血，并用兹味，试推求脏毒二字，以参卢氏五脏至阴之地，为邪所薄数语，乃知五脏至阴之地不得阳以和而行之，其为阴毒更有大焉者尔。

【附方】《本草汇言》卷七：治妇人血闭成瘕，寒热往来，子嗣不育者。用卷柏四两，当归二两，俱酒浸炒，白术、牡丹皮各二两，白芍药一两，川芎五钱，分作十剂，水煎服，或炼蜜为丸。每早服四钱，白汤送。○治大肠下血，不拘年月远近。用卷柏、侧柏、棕榈各等分，俱火烧存性为末，每早食前服三钱，白汤调下。杨仁斋方。○治脏毒下血。〔地柏〕与嫩黄耆各等分为末，米饮调，每服二钱。蜀医甚神此方，特附此以广用云。

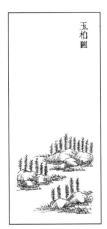

图 21-21-1 玉柏
《草木典》

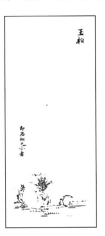

图 21-21-2 玉柏
《图说》

玉柏《别录》

【集解】《证类本草》卷三〇：〔《别录》〕一名玉遂。生石上，如松，高五六寸，紫花，用茎叶。〔《嘉佑本草》〕按：陈藏器云：今之石松，生石上，高一二尺。

【气味】味酸，温，无毒。〔《别录》〕《证类本草》卷三〇。

【主治】主轻身，益气，止渴。〔《别录》〕。山人取根、茎浸酒，去风血，除风痒，宜老。〔《嘉佑本草》〕陈藏器云。《证类本草》卷三〇。

石松《本草拾遗》

【释名】伸筋草《草木便方》。

【集解】《本草汇言》卷七：陈氏曰，石松生天台山石上。似松，高一二尺，山人取根茎用。诸名山皆有之。《植物名实图考》卷一七：石松，生云南山石间。矮草大根，长叶攒簇似罗汉松叶，叶脱剩茎，粗痕如错。

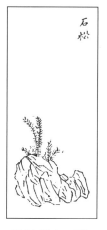
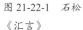

图 21-22-1　石松
《汇言》

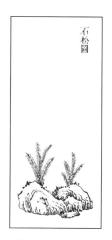

图 21-22-2　石松
《草木典》

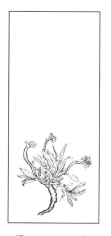

图 21-22-3　石松
《图考》

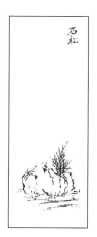

图 21-22-4　石松
《图说》

【气味】味苦、辛，气温，无毒。《太乙仙制本草药性大全·仙制药性》卷三。

【主治】主久患风痹，腰脚疼痛冷，皮肤不仁，气力衰惫。久服好颜色，变白而耐老。浸酒服。《太乙仙制本草药性大全·仙制药性》卷三。

【发明】《本草汇言》卷七：石松，陈藏器驱风活血之药也。杨思山稿《拾遗》方主脚膝冷疼，皮肤麻木，一切风痹不仁之证，宜一味浸酒饮之。《草木便方》卷一：伸筋草温性舒筋，筋急拘挛力能伸。消瘀活血肢节痛，风湿寒痹酒服珍。

桑花《别录》

【集解】《太乙仙制本草药性大全·本草精义》卷三：非指桑椹花，为云乃树上白藓花，亦

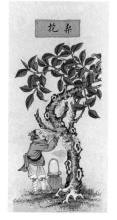

图 21-23-1　桑花
《品汇》

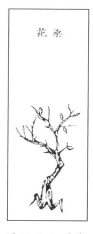

图 21-23-2　桑花
《太乙》

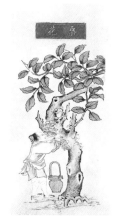

图 21-23-3　桑花
《雷公》

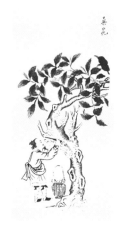

图 21-23-4　桑花《草木状》

图 21-24-1 木上
森《滇南图》

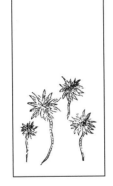

图 21-25-1 一把
伞《图考》

其名桑花。其状因与地钱花相类，故假此立名。刀削取之火炒入药。

【气味】味苦，气温，无毒。《本草汇言》卷七。苦，平。入足太阴、手阳明经。《得配本草》卷四。

【主治】性缓无毒，健脾涩肠，塞崩中，禁带漏，鼻洪吐血。愈肠风下血，安胎。《太乙仙制本草药性大全·本草精义》卷三。

木上森《滇南本草图说》

【集解】《滇南本草图说》卷九：木上森形似白森，贴于木上，采取。

【主治】外科一切疮毒，已出头，未出头，围搽敷之，能消散。熬水，洗癞疮，其效如神。一治杨梅结毒，年久不愈，用火煅，为末，加冰片共研，调油搽之，立愈。并贴无名肿毒。《滇南本草图说》卷九。

一把伞《植物名实图考》

【集解】《植物名实图考》卷一七：一把伞生大理府石上。似峨眉万年松而叶圆。

【气味】味甘涩，性温，入足少阴。《植物名实图考》卷一七。

【主治】补腰肾，壮元阳。《植物名实图考》卷一七。

马勃《别录》

【释名】马屁菌《药性要略大全》、马尤兰、马疟勃、香末菇《太乙仙制本草药性大全》。

【集解】《医林纂要探源》卷二：生湿地，或粪草堆中及朽木上。形下小上大，如伞之未开者，色紫，中虚，亦如肺状，不分叶，弹之则粉出，取粉用。

【气味】辛、咸，平。《医林纂要探源》卷二。

【主治】主恶疮、马疥神功，治喉闭、咽痛奇效。《太乙仙制本草药性大全·仙制药性》卷二。

【发明】《宝庆本草折衷》卷一一：张松谓马屁勃又治缠喉风，急重舌、木舌及双肉娥亦作蛾、单肉娥，皆由热壅所致，夫一边肿为单娥，两边肿为双娥。痰涎盛而不能语，并宜以马勃入蜜调噙少块，亦不必咽。凡诸凉咽之药，亦可通用也。以至骨鲠疼刺，以生布盖于盏面，将马勃

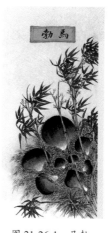

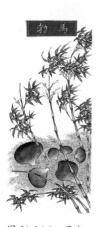

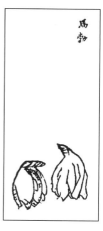

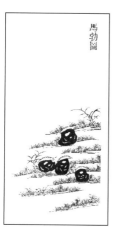

图 21-26-1　马勃
《品汇》

图 21-26-2　马勃
《雷公》

图 21-26-3　马勃
《汇言》

图 21-26-4　马勃
《草木典》

就布上揩之。即取盏中之末，和沙糖，元如龙眼大，临睡含化而卧。若冻疮血出疼甚，则干摊贴软帛，系定，悉有验矣。**《本草经疏》卷一一**：马勃感土金之气而生，故味辛气平而无毒。宜其主恶疮马疥及止冻疮也。《衍义》曰：去膜，以蜜揉拌，少以水调呷，治喉痹痛，则辛散之功也。

《本草汇言》卷七：马勃，陶弘景敷诸种恶疮之药也。江春野稿《别录》方除浸淫马疥，疗疿疽疮毒，散头面卒肿。卢氏《乘雅》凡阇乱晦蒙之眚，结聚壅闭成病者，假此轻浮、勃然卒长之物，旋放旋卷，即旋开而卒旋阖矣。他如寇氏方治喉痹重舌，久嗽失音，冻疮破烂诸证，亦取此勃然旋放，冥然旋消之意。**《本草述》卷一三**：凡物顺气化而成形，如马勃之成，乃本于腐化之气也。且如五六月卒然而发，是当火土极盛之候，百物化生之气已极，即腐化之气亦乘于斯时之气而成形。有如斯者，即其弹之尘出，又名之为灰菰、焰硝，则其气之腐，亦偶然假聚而即归于消化矣。故以对待浮而在上，并偶寄而不即化之证，借此腐化假聚者，俾归之于无何有也，斯为妙于取裁者乎。

【附方】《太乙仙制本草药性大全·仙制药性》卷二：喉闭咽痛。取之去膜，以蜜揉拌，少以水调服。诸疮取为末，以傅之良。

《本草汇言》卷七：治马疥。用马勃擦粉，菜油调敷。见医兽方中。○治疿疽。用马勃擦粉，米醋调敷，即消。并入连翘各少许，煎服亦可。《外科良方》。○治头面卒肿，并大头瘟毒。用马勃五钱剪碎，连翘、荆芥、牛蒡子、薄荷、白芷、玄参、羌活、防风各三钱，杏仁、川芎各一钱，水煎服。东垣方。○治急喉痹。用马勃擦粉五钱，火硝一钱，共为极细末，每吹一字，吐涎血即愈。《经验良方》。○治久嗽不止。用马勃擦粉，再研细，炼蜜丸梧子大，每服三十丸，白汤下。《普济方》。○治积热吐血。用马勃擦粉，蜜汤调服一二钱。《袖珍方》。○治臁疮久不敛。用马勃粉敷之，间日用葱汤洗一次。仇远方。

(R–0031.01)

ISBN 978-7-5088-5567-7

9 787508 855677 >

定　价：798.00元

科学出版社中医药出版分社

联系电话：010–64019031　　010–64037449
E-mail:med-prof@mail.sciencep.com